酸碱失衡与水电解质紊乱诊断治疗学

Diagnostics & Therapeutics of Acid-Base and Water, Electrolyte Disorders

朴镇恩　编著

科学出版社

北　京

内 容 简 介

本书共 29 章，深层次地探讨了酸碱失衡与水电解质紊乱的基础理论、病理生理改变及临床诊断与治疗，归纳了常见急危重症酸碱失衡与水电解质紊乱的临床诊断和治疗要点。全书内容新颖，反映了近年来酸碱平衡与水电解质代谢的研究进展及临床实践水平。多数章节还提示快速诊断与治疗要点，并加入典型插图，便于阅读和理解。

本书既适合各级医院临床科室如急诊科、重症监护科及其他各科的临床医师使用，也可作为医学院校教师、本科生、研究生教学与学习参考用书，以及作为临床专科医学继续教育和急诊科、重症监护病房专业培训的高级专修教材。

图书在版编目（CIP）数据

酸碱失衡与水电解质紊乱诊断治疗学 / 朴镇恩编著. —北京：科学出版社，2017.5

ISBN 978-7-03-052611-3

Ⅰ. 酸… Ⅱ. 朴… Ⅲ. ①酸碱代谢紊乱–诊疗 ②水–电解质代谢紊乱–诊疗 Ⅳ. ①R589.6 ②R589.4

中国版本图书馆CIP数据核字（2017）第086920号

责任编辑：马晓伟 杨小玲／责任校对：张小霞

责任印制：赵 博／封面设计：陈 敬

科学出版社 出版

北京东黄城根北街 16 号

邮政编码：100717

http://www.sciencep.com

北京厚诚则铭印刷科技有限公司印刷

科学出版社发行 各地新华书店经销

*

2017 年 5 月第 一 版 开本：787×1092 1/16

2025 年 3 月第 三 次印刷 印张：52 3/4

字数：1 270 000

定价：198.00 元

（如有印装质量问题，我社负责调换）

前　言

近年来，酸碱平衡与水电解质及血液气体的基础理论和临床研究进展很快，也是医学研究的热点之一。在临床各科多种重病，特别是危重和急症患者常出现各种酸碱失衡与水电解质紊乱及血液气体异常，需要及时、正确的诊断和采取有效的治疗措施。因此，急症医学与重症监护病房医护人员，以及临床各科医师均应熟练掌握酸碱平衡、失衡及水电解质紊乱方面的基础理论和临床诊治知识。

本书主要对酸碱平衡与失衡及水电解质领域的临床生理、生物化学等基础理论、病理生理及临床诊断和治疗做重点阐述，全书内容新颖，并努力反映近年来酸碱与水电解质平衡方面的研究水平和临床医学水平。

本书的主要特点是结合新进展重点阐明酸碱失衡和水电解质紊乱的基础理论、新概念及研究成果，对相关常见危重疾病的酸碱失衡与水电解质紊乱的临床诊断和治疗要点进行有条理的归纳，内容贴近临床，突出实用性。全书共29章，内容包括酸碱平衡与水电解质的相关基础理论、酸碱失衡的临床病理生理基础和单纯性与混合性酸碱失衡的诊断方法，常见危重疾病的酸碱失衡特点及其治疗原则等。书中关于血液气体酸碱电解质参数和血流动力学等的单位大部分仍为习用单位。多数章节还提示诊断与治疗要点，并加入很有意义的插图，便于阅读和理解。

本书不仅可为各级医院临床各科、检验科及重症监护室医师提高危重患者的抢救水平提供极其有效的专业知识和理论依据，而且可作为医学院校基础和临床医学教师，硕士、博士研究生，本科生等颇具指导意义的教学与学习参考书和选读教材，并且也可作为临床专科医学继续教育和急诊科、重症监护病室（房）专业培训的高级专修教材。

本书编写过程中，朴京哲负责打印、绘图等多方面的工作，在此一并表示衷心的感谢。由于编者水平有限，书中不妥之处，祈请广大读者批评指正。

朴镇恩

2016年10月于美国

目　　录

第一章　酸碱平衡的生理学与生物化学基础……1

第一节　酸碱的化学概念……1

第二节　酸碱平衡常用公式与有关定律……10

第三节　体液酸碱物质的来源……23

第四节　血液气体及其对酸碱平衡及机体的重要影响和相关气体定律……25

第五节　影响动脉血氧分压和动脉血二氧化碳分压的主要因素……29

第二章　酸碱平衡的调节……63

第一节　血液的化学缓冲系统……63

第二节　细胞对酸碱平衡的调节……71

第三节　肺的酸碱平衡调节……74

第四节　肾的酸碱平衡调节……80

第五节　肝和骨对酸碱平衡的调节……93

第六节　酸碱失衡的代偿调节……94

第三章　动脉血气与酸碱平衡的常用指标及临床意义……99

第一节　酸碱代谢指标……100

第二节　动脉血二氧化碳分压……122

第三节　血氧指标……123

第四章　酸碱失衡类型……155

第一节　单纯性酸碱失衡的基本类型与特点……155

第二节　混合性酸碱失衡的基本类型与特点……158

第五章　呼吸性酸中毒……166

第一节　病因……166

第二节　病理生理……167

第三节　对机体各系统的影响……175

第四节　临床表现……178

第五节　动脉血气及酸碱与电解质改变的特点……179

第六节　诊断要点……181

第七节　治疗……183

第六章　呼吸性碱中毒……191

第一节　病因……191

第二节　病理生理……192
第三节　对机体各系统的影响……197
第四节　动脉血气及酸碱与电解质改变的特点……198
第五节　诊断要点……200
第六节　治疗……201
第七章　代谢性酸中毒……204
第一节　病因与发病机制……204
第二节　病理生理……213
第三节　对机体各系统的影响……218
第四节　临床表现、动脉血气及酸碱与电解质改变的特点……220
第五节　诊断要点……223
第六节　治疗……227
第八章　代谢性碱中毒……238
第一节　病因与发病机制……239
第二节　病理生理……244
第三节　对机体各系统的影响……251
第四节　临床表现、动脉血气及酸碱与电解质改变的特点……252
第五节　诊断要点……255
第六节　治疗……257
第九章　混合性酸碱失衡……265
第一节　混合性酸碱失衡的类型……265
第二节　呼吸性酸中毒合并代谢性酸中毒……266
第三节　呼吸性酸中毒合并代谢性碱中毒……272
第四节　呼吸性碱中毒合并代谢性碱中毒……277
第五节　呼吸性碱中毒合并代谢性酸中毒……282
第六节　代谢性酸中毒合并代谢性碱中毒……286
第七节　高 AG 型代谢性酸中毒合并正常 AG 型代谢性酸中毒……289
第八节　三重酸碱失衡……291
第十章　单纯性和混合性酸碱失衡的诊断步骤……299
第一节　单纯性酸碱失衡的诊断……299
第二节　混合性酸碱失衡的诊断……311
第十一章　水与电解质平衡概论……330
第一节　水与电解质代谢的常用公式与有关定律……330
第二节　体液电解质的功能单位与换算方法……339

第三节 电解质平衡与酸碱平衡的相关性……342
第十二章 水的正常代谢与障碍……346
第一节 体液的概念与正常平衡……346
第二节 水的正常代谢……350
第三节 水平衡紊乱及其治疗……360
第十三章 钠代谢平衡与障碍……371
第一节 钠代谢平衡……371
第二节 钠平衡紊乱及其治疗……377
第十四章 钾代谢平衡与障碍……402
第一节 钾代谢平衡……402
第二节 钾平衡紊乱及其治疗……413
第十五章 镁代谢平衡与障碍……433
第一节 镁代谢平衡……433
第二节 镁平衡紊乱及其治疗……438
第十六章 氯代谢平衡与障碍……452
第一节 氯代谢平衡……452
第二节 氯平衡紊乱及其治疗……456
第十七章 钙代谢平衡与障碍……463
第一节 钙代谢平衡……463
第二节 钙平衡紊乱及其治疗……472
第十八章 磷代谢平衡与障碍……488
第一节 磷代谢平衡……488
第二节 磷平衡紊乱及其治疗……493
第十九章 糖尿病酮症酸中毒的酸碱失衡与水电解质紊乱……505
第一节 糖尿病酮症酸中毒的发病机制……507
第二节 糖尿病酮症酸中毒的病理生理……510
第三节 糖尿病酮症酸中毒血气改变、酸碱失衡与水电解质紊乱的特点……514
第四节 糖尿病酮症酸中毒酸碱失衡与水电解质紊乱的治疗……516
第二十章 急性呼吸窘迫综合征的血气改变与酸碱失衡……525
第一节 急性呼吸窘迫综合征的发病机制……526
第二节 急性呼吸窘迫综合征的病理生理……527
第三节 急性呼吸窘迫综合征血气改变与酸碱失衡的特点……532
第四节 急性呼吸窘迫综合征的防治及其病理生理基础……534

第二十一章　呼吸衰竭的血气改变、酸碱失衡与水电解质紊乱……546
第一节　概念……546
第二节　Ⅰ型呼吸衰竭(低氧血症型呼吸衰竭)……550
第三节　Ⅱ型呼吸衰竭(高碳酸血症型呼吸衰竭)……556
第四节　呼吸衰竭的病理生理……562
第五节　呼吸衰竭血气改变、酸碱失衡与水电解质紊乱的特点……568
第六节　呼吸衰竭的诊断要点……574
第七节　呼吸衰竭的治疗及其病理生理基础……574
第二十二章　心力衰竭的血气改变、酸碱失衡与水电解质紊乱……583
第一节　概念……583
第二节　心力衰竭的病理生理……586
第三节　心力衰竭的发病机制……589
第四节　心力衰竭血气改变与酸碱失衡的特点……597
第五节　心力衰竭水电解质紊乱的特点……602
第六节　心力衰竭血气改变、酸碱失衡与水电解质紊乱的防治……606
第二十三章　休克的血气改变、酸碱失衡与水电解质紊乱……615
第一节　概念……615
第二节　休克的分期及其病理生理……617
第三节　休克血气改变与酸碱失衡的特点……623
第四节　休克各期酸碱失衡与血气异常的特点……627
第五节　休克的主要治疗原则及其病理生理基础……629
第六节　休克时酸碱失衡与水电解质紊乱的防治及其病理生理基础……632
第七节　休克多器官功能衰竭综合征的治疗原则……638
第八节　休克复苏终点与预后评估指标……639
第二十四章　肾衰竭的酸碱失衡与水电解质紊乱……642
第一节　急性肾衰竭……642
第二节　慢性肾衰竭……655
第二十五章　肝性脑病及肝病失代偿的血气改变、酸碱失衡与水电解质紊乱……664
第一节　概述……664
第二节　肝性脑病的发病机制……666
第三节　肝性脑病及肝病失代偿血气改变、酸碱失衡与水电解质紊乱的特点……671
第四节　肝性脑病及肝病失代偿血气改变、酸碱失衡与水电解质紊乱的治疗……681
第二十六章　心肺复苏的血气改变、酸碱失衡与水电解质紊乱……694
第一节　心肺复苏血气改变与酸碱失衡的病理生理……694

第二节　心肺复苏血气改变与酸碱失衡的诊断……700
第三节　心肺复苏血气改变与酸碱失衡的治疗……703
第四节　心肺复苏的电解质紊乱及其治疗……710
第二十七章　外科疾病常见血气改变、酸碱失衡与水电解质紊乱……725
第一节　外科手术创伤的应激反应……725
第二节　外科疾病常见血气改变与酸碱失衡的主要类型……730
第三节　外科疾病常见水电解质紊乱的特点……737
第四节　外科疾病常见血气改变、酸碱失衡与水电解质紊乱的治疗……742
第二十八章　妇产科疾病常见血气改变、酸碱失衡与水电解质紊乱……756
第一节　妊娠期循环、呼吸、血液及肾脏生理改变……756
第二节　妇产科疾病常见血气改变、酸碱失衡与水电解质紊乱的特点……759
第三节　妇产科疾病常见血气改变、酸碱失衡与水电解质紊乱的治疗……767
第二十九章　儿科疾病常见血气改变、酸碱失衡与水电解质紊乱……775
第一节　儿童调节酸碱平衡功能的特点……775
第二节　儿科疾病常见酸碱失衡类型……778
第三节　儿科疾病常见低氧血症……786
第四节　儿科疾病体液平衡的生理特点……787
第五节　儿科疾病常见体液紊乱类型和电解质紊乱……792
第六节　儿科疾病液体疗法的主要治疗原则……800
第七节　儿科疾病常见酸碱失衡与水电解质紊乱的治疗……806
第八节　儿科疾病常见低氧血症的主要治疗原则……814
附录 1　动脉血样的采取与注意事项……818
附录 2　静脉血气的评估及其意义……824

第一章　酸碱平衡的生理学与生物化学基础

人体在正常生命过程中，细胞内碳水化合物、脂肪和蛋白质在有氧代谢过程中产生 CO_2，后者与水结合生成碳酸，红细胞、肺泡上皮细胞和肾小管细胞内含有的碳酸酐酶（CA）能催化这一反应。成人每日在安静状态下，产生 15 000～20 000mmol 的 CO_2。如果全部与水结合成碳酸，并释放 H^+，就相当于 15～20mol 的 H^+。通常通过肺排出这种挥发酸（volatile acid），即挥发性弱酸——碳酸，所以又称呼吸酸。此外，机体还有固定酸（fixed acid），又称非挥发酸（unvolatile acid）。这种固定酸只能通过肾由尿排出。体内的固定酸绝大部分由代谢产生。固定酸的主要来源包括蛋白质分解代谢产生的硫酸、磷酸和尿酸；糖酵解生成的丙酮酸、乳酸、甘油酸，糖氧化过程生成的三羧酸；脂肪代谢产生的 β-羟丁酸和乙烯乙酸等。在代谢过程中产生的非挥发性酸，大约每日 80mmol。体内碱性物质主要来自食物，特别是蔬菜和瓜果含有的有机酸钾盐或钠盐等。机体代谢产生的碱性物质并不多见，如氨基酸分解代谢产生的 NH_3 能与氢离子（H^+）结合成 NH_4^+ 而增加体液的碱性。机体碱的生成量与酸相比则少得多。虽然摄入酸性或碱性食物，而且在机体内不断地生成酸性和碱性代谢产物，但是体内体液环境必须保持在一个相对稳定而适宜的酸碱范围之内，血 H^+浓度保持在狭窄范围内。酸碱的生物化学包括了 H^+解离，也包括 H^+浓度的生物溶液成分的物理化学。机体内体液的生物溶液是由溶解在体液中的解离电解质和溶液组成的，在溶液中解离产生的 H^+，一旦解离，这些相同的分子变成与 H^+具有重新结合能力的位点。根据布朗斯特–劳里（Bronsted-Lowry）酸碱理论，酸是 H^+的供者，碱是 H^+的受者。

动脉血 H^+浓度范围为 37～43nmol/L，维持 H^+在这样的低水平对正常细胞功能活动（因为 H^+和其他化合物，尤其是蛋白质之间的高度反应性）极为重要。pH（H^+浓度负对数值）是容易测定的生理上的 H^+浓度，已广泛应用于临床。正常动脉血 pH 范围为 7.35～7.45。这是依靠体内各种体液缓冲系统和肺与肾等一系列调节功能来实现的，机体能够维持适宜的酸碱度范围的过程称为酸碱平衡（acid-base balance），这对保证生命活动的正常进行至关重要。理解酸碱稳态的核心是要理解挥发性弱酸，特别是碳酸方面的知识。如果机体内酸与（或）碱产生过多或不足，或其调节体系失常，则可引起超过其正常酸碱度范围的异常改变，此种状态称为酸碱平衡紊乱或酸碱失衡（acid-base disturbance）。一旦发生酸碱失衡，就会使病情更加恶化和复杂，有时，甚至可对生命造成严重威胁，因此及时发现和诊断、适宜的处理，常常是治疗成败的关键。

第一节　酸碱的化学概念

一、酸碱的概念

在历史上曾有多种关于酸碱的理论，法国化学家拉瓦锡（Lavoisier）曾于 1776 年左右提出一套酸碱理论，他是最早提出酸碱概念的人，当时拉瓦锡认为氧是酸中不可或缺的组成部分，将氧定义为酸生成者，并且认为当时还未研究清楚的氢卤酸中也含有氧元素。这个定义一直推行了30年左右，直到1810年戴维(Davy)证明了H_2S、H_2Te和卤化氢虽属于酸，但不含氧原子。后来，1838年尤斯图斯·冯·李比希(Justus von Liebig)提出，酸是含氢元素的物质，并且其中的氢可以被金属原子替换，这个理论推行了约50年之后，被更加全面的阿累尼乌斯(Arrhenius)酸碱电离理论所替代。

(一)阿累尼乌斯酸碱电离理论

阿累尼乌斯酸碱电离理论是以阿累尼乌斯和威廉·奥斯特瓦尔德(Wilhelm Ostwald)在1884年的研究为基础提出的，阿累尼乌斯本人于1903年获得诺贝尔化学奖。该酸碱理论中，酸在水溶液中解离出H^+，而碱则解离出OH^-，其酸碱反应的本质是H^+与OH^-反应生成水(H_2O)，也叫“水离子理论”，是建立在电离理论基础上、大众最熟知的经典酸碱理论。

$$2H_2O \longrightarrow OH^- + H_3O^+$$

因此，在该理论下，酸碱反应生成盐和水的过程也被称为中和反应。

$$\text{酸}^+ + \text{碱}^- \longrightarrow \text{盐} + \text{水}$$

(二)布朗斯特–劳里酸碱理论

丹麦化学家布朗斯特和英国化学家劳里于1923年分别提出酸碱“质子理论”，也称为布朗斯特–劳里酸碱理论(Bronsted-Lowry acid-base theories)。

根据布朗斯特–劳里酸碱定义，任何物质在一定条件下释放质子(氢离子，H^+)，即H^+供给者(H^+ donor)称为酸(布朗斯特酸)；凡是能结合质子(氢离子，H^+)，即H^+接受者(H^+ acceptor)称为碱(布朗斯特碱)。用化学反应式表示如下：

$$\begin{array}{c}\text{氢离子给予者}\quad\text{氢离子接受者}\\ \text{A(酸)} \rightleftharpoons H^+ + B^-\text{(共轭碱)}\end{array}$$

例如：

$$H_2CO_3 \rightleftharpoons H^+ + HCO_3^-$$

$$H_2PO_4^- \rightleftharpoons HPO_4^{2-} + H^+$$

$$NH_4^+ \rightleftharpoons NH_3 + H^+$$

$$\text{乳酸} \rightleftharpoons \text{乳酸}^- + H^+$$

$$\text{H 蛋白质} \rightleftharpoons \text{蛋白质}^- + H^+$$

其中，酸(A)及其共轭碱(B)，合称为共轭偶(conjugation)，B为A的共轭碱，即“共轭酸碱对”的概念，将酸碱概念从“水体系”推广到“质子体系”。向右游离越完全，酸性就越强，向左越完全，碱性越强。可见酸(或碱)的强度，取决于H^+的数量，也就是说，这是以H^+为中心的作用。

根据该理论，既能给出质子，又能接受质子的物质称为两性物质，酸和碱不是孤立的，它们通过质子互相联系，用通式可以表示为：

$$酸 \rightleftharpoons 碱 + 质子(H^+)$$

布朗斯特–劳里酸碱理论不仅限于电中性的分子，也包括带电的阴阳离子。在该理论下的酸碱反应则是两对共轭酸碱对之间传递质子的反应，即酸是具有质子提供功能的任何分子，碱是有质子接受功能的任何分子。酸释放 H^+后剩余的阴离子叫做该酸的结合碱（A^-），因为它已成为有能力结合质子的质子接受者。H_2O 可接受 H^+而形成水合氢离子（hydronium ion，H_3O^+），或放出 H^+而形成 OH^-。由此可见，水是具有两性的物质，依其反应物的不同，水既是碱，又是酸（图 1-1）。H_2O 只有很少一些解离成 H^+和 OH^-，但是也能被 pH 电极测出来。显然，H^+和 OH^-的数量是相同的。

$$酸1 + 碱2 \longrightarrow 碱1 + 碱2$$

$$AH + B \longrightarrow A^- + BH^+$$

$$HCl(酸) + H_2O \longrightarrow H_3O^+ + Cl^-$$

$$NH_3(碱) + H_2O \longrightarrow NH_4^+ + OH^-$$

$$AH(酸) + H_2O \rightleftharpoons A^- + H_3O^+$$

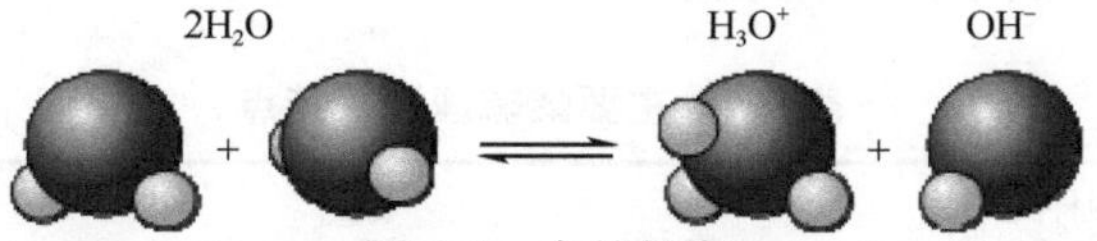

图 1-1　水的解离

水是两性物质，依反应物不同，水可能是酸（释放质子），也可能是碱（接受质子）

水的解离遵循物质运动法则，根据这一原理，解离和再结合的循环是连续的可逆反应。

$$HOH \rightleftharpoons H^+ + OH^-$$

等式中的 H^+实际上与未解离的 HOH 结合形成 H_3O^+。在平衡状态时，所有这些分子的组成不管是哪种状态都是稳态的。

（三）路易斯酸碱理论

路易斯（Lewis）酸碱理论于 1923 年由吉尔伯特·牛顿·路易斯（Gilbert Newton Lewis）研究提出，他结合了布朗斯特–劳里酸碱理论和酸碱溶剂理论的特点，着重探讨电子的给予与获得，在水溶液和非水溶剂中都有很广泛的应用。这个理论也称为路易斯酸碱“电子理论”。路易斯酸被定义为电子接收体，而路易斯碱则是电子给予体。

$$Ag^+(酸) + 2:NH_3(碱) \longrightarrow [H_3N:Ag:NH_3]^+(酸碱加合物)$$

路易斯酸与路易斯碱反应时，路易斯碱含有孤对电子的最高占有轨道（HOMO），其向路易斯酸缺电子的最低未占轨道（LUMO）贡献电子生成配位键，其产物被称为酸碱加合物。在强极性分子如三氟化硼中，电负性强的元素吸引电子，带有部分负电荷，电负性弱的元素则带有部分正电荷，孤对–成键电子（Lp-Bp）之间作用力超过成键–成键电子（Bp-Bp）之间的作用力。

（四）溶剂体系理论

溶剂体系理论是基于阿累尼乌斯关于所有自偶解离溶剂的定义提出的。溶剂体系理论认为，凡是在溶剂中产生该溶剂的特征阳离子的溶质叫酸，而产生该溶剂的特征阴离子的溶质叫碱。将酸碱理论从“质子体系”推广到“非质子体系”。在溶剂中存在的中性溶剂分子与解离出的阳离子和阴离子之间平衡：

$$2H_2O \longleftrightarrow H_3O^+ + OH^-$$

$$2NH_3 \longleftrightarrow NH_4^+(\text{铵}) + NH_2^-(\text{胺})$$

酸可导致溶剂阳离子浓度上升，阴离子浓度下降；而碱则导致阳离子浓度下降，阴离子浓度上升。例如，在液氨中，KNH_2提供NH_2^-，是强碱，而NH_4NO_3提供NH_4^+，是强酸。在液态二氧化硫(SO_2)中，亚硫酰基化合物是酸，提供SO^{2+}；而亚硫酸盐提供SO_3^{2-}，可看作碱。在该理论下，液氨中的酸碱反应包括：

$$2NaNH_2(\text{碱}) + Zn(NH_2)_2(\text{两性}) \longrightarrow Na_2[Zn(NH_2)_4]$$

$$2NH_4I(\text{酸}) + Zn(NH_2)_2(\text{两性}) \longrightarrow [Zn(NH_3)_4]I_2$$

酸碱溶剂理论中，同一化合物在不同溶剂中可以改变其酸碱性质，如高氯酸($HClO_4$)在水中是强酸，在乙酸中是弱酸，而在氟磺酸中则是弱碱。该溶剂体系理论可把酸碱概念扩展到完全不涉及质子的溶剂体系中。水–离子理论只是水作为溶剂时的溶剂理论体系的特例。

上述主要酸碱理论可简单归纳为表 1-1。

表 1-1 主要酸碱理论的特点

酸碱理论的种类	酸	碱
阿累尼乌斯(Arrhenius)酸碱“电离”理论	H^+	OH^-
布朗斯特–劳里(Bronsted-Lowry)酸碱“质子”理论	H^+供给者	H^+接受者
路易斯(Lewis)酸碱“电子”理论	电子接受体	电子给予体
溶剂体系理论	解离出阳离子的溶质	解离出阴离子的溶质

除了上述四种主要酸碱理论外，还有其他酸碱理论，如乌萨诺维奇(Usanovich)酸碱理论是俄罗斯化学家乌萨诺维奇于 1939 年提出的，只要可以接受负电荷或放出正电荷，就是酸，反之则是碱。此外，还有德国化学家 Hermann Lux 于 1939 年提出的，后来 Hakon Flood 在 1947 年进一步修正的“氧负离子理论”。该理论认为能接受氧负离子(O_2^-)的物质是酸，能提供氧负离子的物质是碱。该理论适用于高温氧化物反应等。拉斐尔·皮尔逊(Ralph Pearson)于 1963 年首次提出了一个高级定性概念——“硬软酸碱理论”，“硬”对应的是小的、高氧化态的粒子，这些粒子都很难被极化，相反，“软”是指大的、低氧化态的粒子，很容易被极化。软–软和硬–硬之间的酸碱反应最稳定。这个理论在有机化学和无机化学均有应用，主要用于探讨金属离子的配合物体系。

二、化学平衡与解离常数

(一)化学平衡

根据上述酸碱概念，酸碱关系可用以下公式表示：

$$酸 \rightleftharpoons H^+ + 碱^-$$

一个酸总是和一个碱形成共轭关系，这样的一对酸碱称为共轭酸碱对。一个弱酸(HA)在水溶液中解离可按以下化学式表示：

$$HA(aq) \rightleftharpoons H(aq) + A(aq)$$

在一定温度下，其反应速度与参与反应的物质浓度的乘积和解离常数(K)有着比例关系。可用下式表示其反应速度：

$$正反应速度(V_1) = K_1[酸]$$

$$逆反应速度(V_2) = K_2[碱^-] \times [H^+]$$

当解离过程进行到一定程度时，酸性物质逐渐减少，其解离速度即正反应速度减慢，与此同时碱性物质浓度逐渐增加，促使H^+重新结合的逆反应速度增加，到一定时间正反应速度和逆反应速度达到相等状态，这时称为化学平衡(chemical equilibrium/chemical balance)。此时，$V_1 = V_2$，即$K_1[酸] = K_2[碱^-] \times [H^+]$。

(二)解离常数

1. 酸解离常数(酸度系数)　在化学及生物化学中，是指一个特定的平衡常数(K_a值)，代表一种酸解离氢离子的能力。该平衡状况是指由一种酸(HA)在水中解离的氢离子(即一粒质子)转移至水(H_2O)。其水的浓度($[H_2O]$)是不会在系数中显示的。其解离的化学反应为

$$酸(HA) + H_2O \rightleftharpoons H_3O^+ + 碱^-(A^-)$$

其平衡状态也可用氢离子(H^+)来表示，此时可反映出酸质子理论：

$$酸(HA) \rightleftharpoons H^+ + 碱^-(A^-)$$

平衡常数的方程式为

$$K_a = [H_3O^+][A^-] / [HA]$$

不同的酸具有不同的酸解离常数，常以对数的加法逆元表示，以符号pK_a来表示：

$$pK_a = -\lg K_a$$

一般来说，较大的K_a值(或较小的pK_a值)代表较强的酸，这是因为在相同浓度下，其解离能力较强有关。

$$[碱^-][H^+] / [酸] = K_1 / K_2 = K$$

其中K表示平衡状态时，各生成物浓度($[碱^-] \times [H^+]$乘积)与各反应物浓度乘积($[酸]$)的比值，这就是平衡常数(equilibrium constant)或解离常数(electrolytic dissociation constant)。

$$pH = pK' + \lg([X^-] / [HX])$$

pK'是一个常数，对各种缓冲系统来说，$[X^-]$与$[HX]$之比是决定pH的重要因素。两者之比为1时，两者的浓度相等。

$$\lg([X^-] / [HX]) = \lg 1 = 0$$

这种情况时，上式可改写为

$$pH = pK'$$

因此，某种缓冲系统的碱与酸浓度之比，越接近1时，其缓冲能力就越大。这种情况

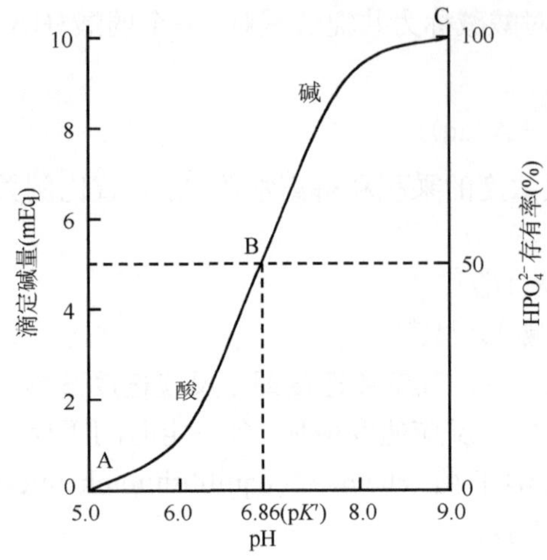

图 1-2 磷酸（$H_2PO_4^-$）溶液(10mmol/L)的滴定曲线

可用滴定曲线来稍加说明。含有某种缓冲系统的溶液中，若弱酸与碱浓度之比为 0(图 1-2 中 A 点)，随着滴定加入碱性物质而其曲线则由 A 点逐渐上升到 B 点，也就是溶液中酸逐渐减少，而碱则逐渐增多，当曲线达到 B 点时，酸与碱的浓度变为相等，此时的 pH 正好等于 p*K*′。如果继续滴加某碱性物质时，碱浓度比酸浓度大，曲线可上升至 C 点，这样形成的曲线称滴定曲线(titration curve)，一般呈“S”形(图 1-2)。

该滴定曲线各部分的缓冲能力是：

AB 代表[酸]＞[碱]，缓冲酸的能力＜缓冲碱的能力；

B 代表[酸]＝[碱]，缓冲酸的能力=缓冲碱的能力；

BC 代表[酸]＜[碱]，缓冲酸的能力＞缓冲碱的能力。

在滴定曲线上，其 pH 正好等于 p*K*′的点，就是缓冲酸与缓冲碱的能力相等。

根据用各种不同类的酸被滴定而获得的滴定曲线(图 1-3)，其缓冲液的缓冲能力主要取决于其 p*K*′常数，也就是说，p*K* 值越接近于 7.40 的缓冲溶液，其缓冲能力就越大，如碳酸氢盐系统的 p*K* 是 6.10(38℃)，磷酸盐系统的 p*K*′为 6.8(38℃)，所以若仅从 p*K* 来说，后者的缓冲能力比前者大。

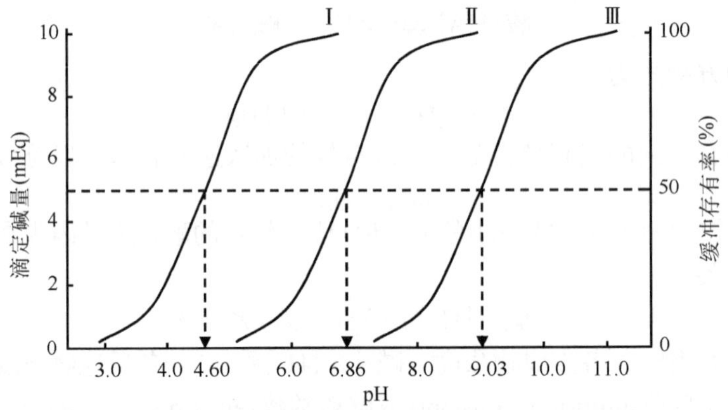

图 1-3 乙酸、磷酸和氨溶液(10mmol/L)的滴定曲线

Ⅰ：乙酸，Ⅱ：磷酸，Ⅲ：氨

(引自：Baum GL，et al)

2. 碱解离常数(碱度系数) 根据共轭碱(A)定义其碱度系数 K_b 及 pK_b 为

$$K_b = [HA][OH]/[A]$$

$$pK_b = -\lg K_b$$

在平衡状态的解离常数为

$$A^+ + H_2 \longleftrightarrow HA + OH^-$$

较大的 K_b 值代表较强的碱，这是因为在同一浓度下，可以接受更多的质子。

酸度系数与碱度系数的关系：由于酸(HA)与碱(A^-)的电离作用就等同于水的自我离子化，酸度系数与碱度系数的积就相当于水的解离常数(K_w)，在 25℃温度下，即 1.0×10^{-14}。

$$K_a K_b = K_w$$
$$pK_a + pK_b = pK_w$$

由于 K_a 与 K_b 的积是一常数，较强的酸即代表较弱的共轭碱；较弱的酸则代表较强的共轭碱。

影响酸碱强度的因素：作为一个平衡常数，酸度系数 K_a 是以反应物与化合物，更准确的应是质子化状态(AH)与脱质子化状态(A^-)的自由能差ΔG来计算。分子的相互作用偏向脱质子化状态时会提升 K_a 值(因[A^-]与[AH]的比增加)，或是降低 pK_a 值。相反，分子作用偏向质子化状态时，K_a 值下降，或是提升 pK_a 值。可见，K_a 值越大，pK_a 越小，则 H^+越容易解离，酸性越强；而与此对应的碱，则与 H^+的结合性能减弱，碱性则越弱(图 1-4)。即强酸的共轭碱是弱碱；反之，弱酸的共轭碱则属强碱。

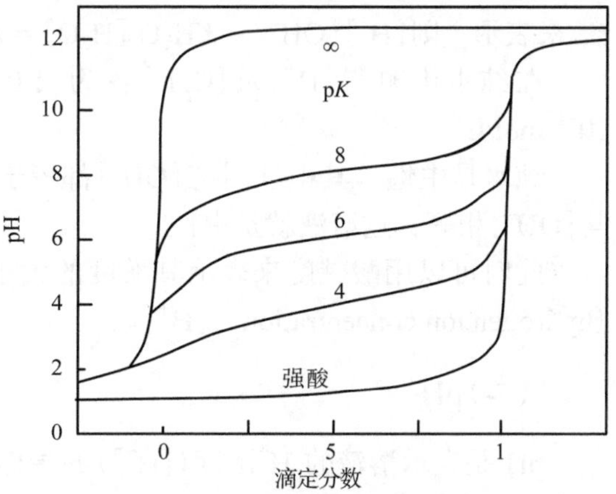

图 1-4　不同酸碱度的滴定曲线

(引自：Lower S K，et al)

影响解离常数(pK′)值的因素如下。①温度：在 38℃条件下，碳酸氢盐系统的 pK 是 6.10，磷酸盐系统的 pK′为 6.8。其温度和 pK 的关系是：$\Delta pK' / \Delta t = 0.005$。②患者血 pH：在 37.5℃时，pH 与 pK′的关系是 $pK' = 6.086 + 0.044(7.4–pH)$。但在临床上，这些变化可以忽略不计。③离子强度(ion strength，I)：在 38℃条件下，HCO_3^- 溶液的离子强度对 pK′的影响(在体外)。可用以下公式表示：

$$pK' = 6.33–0.5\sqrt{I}\ (\text{只在 } 0.01<I<0.18 \text{ 的范围内})$$

三、氢离子浓度与 pH

(一)氢离子浓度

根据酸碱定义，在溶液中能释放出 H^+的物质为酸，而在溶液中能接受 H^+的物质为碱。用以下公式表示：

$$\text{酸(acid)} \rightleftharpoons H^+ + \text{碱}^-\text{(base)}$$

$$\text{碳酸}(H_2CO_3) \rightleftharpoons H^+ + HCO_3^-\ \text{(碳酸氢根)}$$

$$\text{磷酸二氢根}(H_2PO_4^-) \rightleftharpoons H + HPO_4^{2-}\ \text{(磷酸氢根)}$$

可见，酸解离释放 H^+时，具有酸的性质，而接受 H^+时，具有碱的性质。向右解离越完全，其酸性就越强；而向左越完全，其碱性也就越强。如果解离极少，其酸性或碱性也就极弱。如果比较相同计量(1L)和浓度(1/10mol)，盐酸的解离度大，几乎可以完全解离，而乙酸的解离度小，仅有 2%能解离，所以这两种溶液中的 H^+浓度就相差很大。盐酸属于强酸，而乙酸属于弱酸。由此可知，该溶液的酸性或碱性的大小，决定于该溶液中的 H^+数量，即单位容积中的解离 H^+浓度。因此，H^+浓度的高低又取决于溶质释放 H^+的解离常数(pK)大小。当酸碱物质的解离及重结合在水溶液中进行时，水不仅是一个溶剂，而且水本身也参与其反应。

$$H_2O \rightleftharpoons H^+ + OH^-$$

平衡时，$([H^+][OH^-])/H_2O = KH_2O$。

由于水的电离度很小，即解离很少，故可将$[H_2O]$看作一个常数，与 KH_2O 合并，用 K_w来表示；则$[H^+][OH^-] = KH_2O\ [H_2O] = K_w$，即$[H^+][OH^-] = K_w$。

在纯水中测得$[H^+]$及$[OH^-]$各为 1.0×10^{-7}mol/L，则 $K_w = [H^+][OH^-] = 1.0\times10^{-14}$mol/L。

纯水是中性，其中$[H^+]$与$[OH^-]$都等于 10^{-7}mol/L，同样在任何水溶液中只要其$[H^+]$与$[OH^-]$相等，这溶液就是中性。

此时可以用酸碱度来表示其酸度的大小。溶液的酸碱度就是其中所含的氢离子浓度(hydrogen ion concentration，$[H^+]$)。

(二) pH

pH 是表示溶液的 H^+浓度($[H^+]$)的指标。pH，亦称$[H^+]$指数、酸碱值，是溶液中 H^+活度的一种标度，也就是通常意义上溶液酸碱程度的衡量标准。这个概念是 1909 年由丹麦生物化学家索伦森(Sørensen)提出的。酸碱度，顾名思义就是酸碱的程度，指单位容积的溶液中所含的 H^+克数，这种数字非常小，如每升净水中所含的$[H^+]$为 0.000 000 1g，为了简化，用“p”来代表其负对数，用“H”来代表 H^+，采用 pH 这一概念，即 pH 为以$[H^+]$的负对数来表示。以上述的净水为例，将$[H^+]$ 10^{-7}mol/L 可写成“pH 7”，以表示极微量的$[H^+]$。pH 的含义是指溶液供给一个当量的氢离子(1.008g)所需体积(以升为单位)的对数，即每升溶液中氢离子浓度的负对数。把 pH 定义为$[H^+]$的负对数($pH = -\lg[H^+]$)。

净水的 $pH_{H_2O} = \lg(1/0.000\,000\,1) = \lg(1/10^{-7}) = 7$。

实际上，测定某种溶液的 pH 时，可用以下公式：

$$pH = -\lg[H^+]$$

因为$[H^+] = 40\times10^{-9}$ mol/L

$$pH = -\lg[40\times10^{-9}] = -[1.6 + (-9.0)] = 7.40$$

净水的 $pH = \lg(1/0.000\,000\,1) = \lg(1/10^{-7}) = 7$。

pH 的计算公式如下：

$$pH = -\lg[H^+] = \lg\frac{1}{[H^+]}$$

其中$[H^+]$指的是溶液中 H^+的活度，单位为 mol/L，在稀溶液中，H^+活度约等于 H^+的浓度，可以用$[H^+]$来进行近似计算。在标准温度和压力下，pH=7 的水溶液(如纯水)为中性，这是因为水在标准温度和压力下自然电离出的H^+和OH^-浓度的乘积（水的离子积常数）始终是1×10^{-14}，且两种离子的浓度都是1×10^{-7}mol/L。pH 小于 7 说明H^+的浓度大于OH^-的浓度，故溶液酸性强，而 pH 大于 7 则说明H^+的浓度小于OH^-的浓度，故溶液碱性强。所以 pH 愈小，溶液的酸性愈强；pH 愈大，溶液的碱性也就愈强。在酸碱平衡中最重要的因素就是 pH，或者另外用[H^+]来表示。

一般用 pH 来表示的酸碱范围（0～14）。以 7.0 为中性，小于 7 为酸性，大于 7 为碱性。pH 愈小，则酸性愈强，pH 愈大，则碱性愈强（表 1-2）。

表 1-2　[H^+]和 pH 与[OH^-]的关系

	[H^+]（mol/L）	pH	[OH^-]（mol/L）
酸	1.0	0	10^{-14}
	0.1	1	10^{-13}
	0.01	2	10^{-12}
	0.001	3	10^{-11}
	0.0001	4	10^{-10}
	10^{-5}	5	10^{-9}
	10^{-6}	6	10^{-8}
中性	10^{-7}	7	10^{-7}
碱	10^{-8}	8	10^{-6}
	10^{-9}	9	10^{-5}
	10^{-10}	10	0.0001
	10^{-11}	11	0.001
	10^{-12}	12	0.01
	10^{-13}	13	0.1
	10^{-14}	14	1.0

（引自：Fox SI，et al）

酸碱度对于人体生理有着非常重要的意义。血液的[H^+]为 4×10^{-8}mol/L，即等于0.4×10^{-7}ml/L = 40nmol/L，所以血液 pH = –lg（0.4×10^{-7}）=7.40。成人动脉血 pH 的正常值为 7.35～7.45。动脉血H^+正常值为 35～45nmol/L。正常人动脉血 pH 比静脉血 pH 高 0.03～0.04。人仅能在血液 pH 为 6.8 到 7.8 范围内生存，相当于[H^+]为 160～16nmol/L。血浆的 pH 主要取决于血浆中[HCO_3^-]与[H_2CO_3]比值。也就是说血浆中[HCO_3^-]与 PCO_2 比例改变。通过血样不同的 PCO_2 水平进行平衡后，测定其 pH 和 HCO_3^- 水平就可以得到不同 CO_2 等位线（图 1-5）。这是以图解法来表示三个变数的重要关系。

[H^+]与 pH 的关系是随着 pH 升高而[H^+]的值降低，两者呈负相关（图 1-6）。

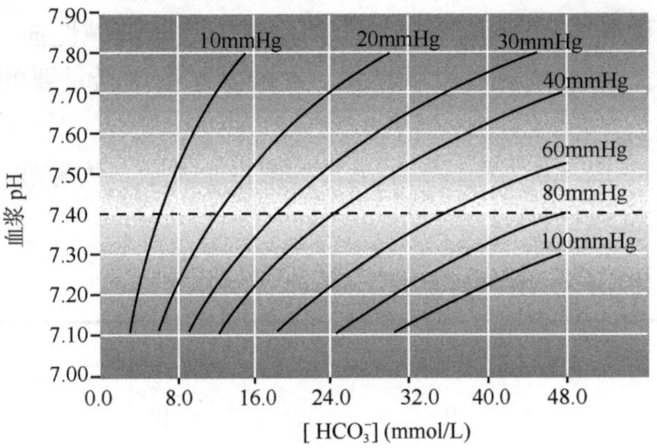

图 1-5 不同 PCO_2 等位线对 pH 与 [HCO_3^-] 的影响
（引自：Averill BA）

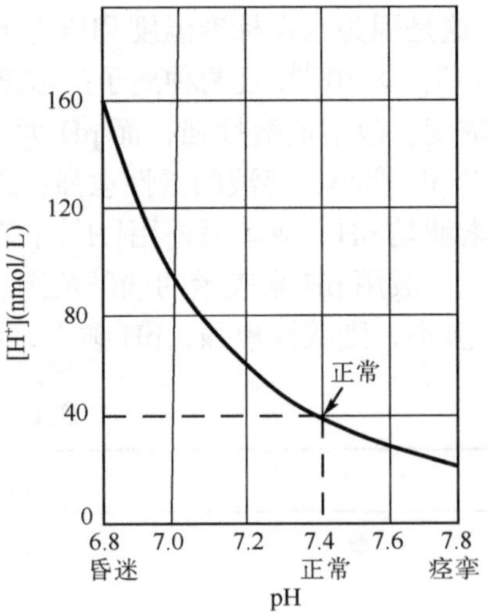

图 1-6 [H^+]与 pH 的关系
（引自：Paulev PE）

动脉血液 pH 低于 7.35（或 H^+>45nmol/L）时，提示有酸血症，pH 高于 7.45（或 H^+<35nmol/L）时，则提示有碱血症。这种失衡的反应称为酸中毒和碱中毒，它们又分别细分为代谢性或者呼吸性酸碱中毒，但 pH 在正常范围，也不能完全排除无任何酸碱失调（后述）。

第二节 酸碱平衡常用公式与有关定律

一、亨德森–哈塞尔巴赫公式

（一）亨德森–哈塞尔巴赫公式的基本原理

亨德森–哈塞尔巴赫（Henderson-Hasselbalch，H-H）公式最初是由亨德森（Henderson）和哈塞尔巴赫（Hasselbalch）两位学者提出的，这一公式对酸碱平衡和失衡具有重要意义（图 1-7）。

保持适宜的酸碱度对保证人体生理功能和物质代谢具有十分重要的意义。能保持恒定的酸碱度是由于机体拥有完善的酸碱调节系统，其中包括灵敏的体液缓冲系统，而碳酸与碳酸氢盐所组成的缓冲系统又是其中最重要的。机体细胞外液的正常酸碱度为 7.35～7.45。在 CO_2 和 HCO_3^- 之间，有以下的平衡：

$$CO_2 + H_2O \rightleftharpoons H^+ + HCO_3^-$$

早在 1909 年亨德森按照质量作用定律，得出解离成分浓度的乘积与未解离者的比例应该为一常数，可用下式表示：

$$[H^+][B^-]/[A] = K_a \quad (1)$$

K_a 代表其解离常数。碳酸解离后所产生的氢离子浓度代入上式时，则可得下列公式：

$$[H^+][HCO_3^-]/[H_2CO_3] = K_a \quad (2)$$

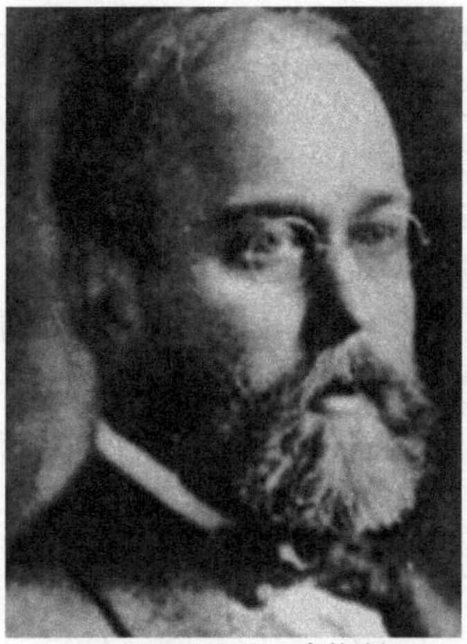

Lawrene J Henderson(亨德森)
(1878~1942)

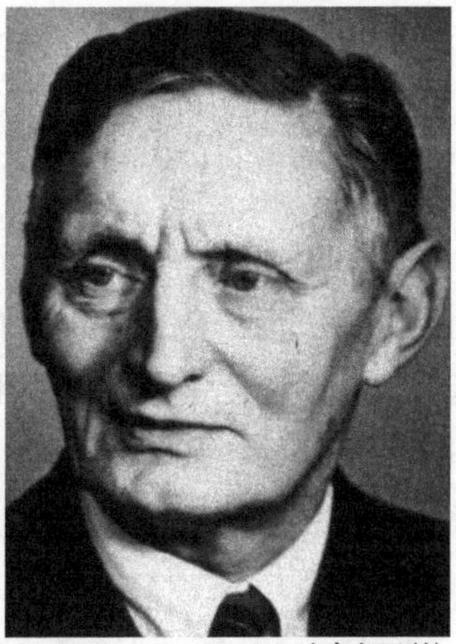

Karl Albert Hasselbalch(哈塞尔巴赫)
(1874~1962)

图 1-7　亨德森-哈塞尔巴赫公式的作者

亨德森-哈塞尔巴赫公式

$pH = pK_a + lg([Base]/[Acid])$

$pH = pK_a + lg([HCO_3^-]/[H_2CO_3])$

碳酸在机体内与体液中的阳离子(B^+)结合形成碳酸氢盐($BHCO_3$)，后者解离后产生碳酸氢根离子(HCO_3^-)与碳酸解离后所产生的碳酸氢根离子(HCO_3^-)发生“同离子效应”。

$$[H_2CO_3] \rightleftharpoons [H^+] + [HCO_3^-] \tag{3}$$

$$[BHCO_3] \rightleftharpoons [B^+] + [HCO_3^-] \tag{4}$$

从公式(3)可见，$[H^+]$的多少与$[H_2CO_3]$成正比，而与$[HCO_3^-]$的多少成反比。从上式(4)可见，$[HCO_3^-]$的多少又与$[BHCO_3]$的含量成正比。

从公式(2)求$[H^+]$，即得亨德森方程式：

$$[H^+] = K_a \times [H_2CO_3]/[BHCO_3]$$

1916 年由哈塞尔巴赫将上述加以负对数处理：

$$-lg[H^+] = -lg(K_a[A]/[B^-])$$

使用对数时，乘法变为加法，故上式变为

$$-lg[H^+] = -lgK_a + (-lg[A]/[B^-])$$

因为 $pH = -lg H^+$，所以用 pH 及 pK_a 代替这些负对数，则为

$$pH = pK_a - lg([A]/[B^-])$$

若将$-lg([A]/[B^-])$代以相等的 $lg([B^-]/[A])$，则得亨德森–哈塞尔巴赫方程式(简称 H-H 方程式)：

$$pH = pK_a + lg([B^-]/[A])$$

$$pH = pK_a + lg([HCO_3^-]/[H_2CO_3]) \tag{5}$$

根据亨利(Henry)气体溶解定律，溶解于水中的 CO_2 与 PCO_2 成正比，其溶解的 CO_2 浓度是 CO_2 的 1 个函数($H_2CO_3 = \alpha \cdot PCO_2$)，故这一公式又可以写成：

$$pH = pK_a + lg([HCO_3^-]/\alpha \cdot PCO_2) \tag{6}$$

式中，pK_a 等于 6.1，α 为气体溶解系数[mmol/(L · mmHg)]等于 0.03mmol/(L · mmHg)。

$$pH = 6.1 + \lg([HCO_3^-] / 0.03 \times PCO_2) \tag{7}$$

在正常生理状态下，血浆[HCO_3^-]平均为 24mmol/L，$PaCO_2$ 平均为 40mmHg(5.33kPa)。

$$pH = 6.1 + \lg(24 / 0.03 \times 40)$$
$$pH = 6.1 + \lg 20/1 = 7.401 \approx 7.4$$

该公式表明血浆 pH 是由 PCO_2 和 HCO_3^- 的比值决定的，而不是由某个值决定的。若 PCO_2 的变化引起 HCO_3^- 的变化，两者比值不变，则其 pH 可保持不变。

如果用图解法来表示，亨德森–哈塞尔巴赫公式中三个变数间的关系就可以看得更清楚(图 1-8)。

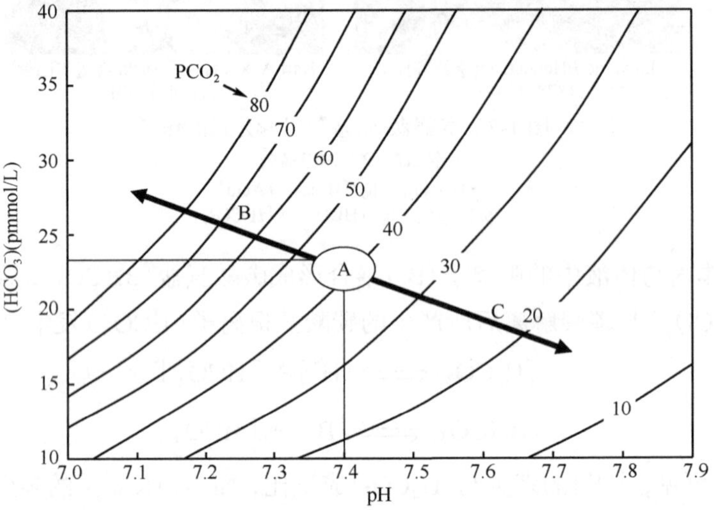

图 1-8　亨德森–哈塞尔巴赫公式中三个变数(pH、HCO_3^- 与 PCO_2)的图示法

以 pH 与[HCO_3^-]作图，而将 PCO_2 用一系列等压线来表示。BAC 为正常缓冲线；A 区为正常区域(椭圆形区)
(引自：West J)(编者在原图上稍加修改)

若[CO_2]用 mmol/L、PCO_2 用 mmHg 表示，则 α 为 0.03，pK_a 为解离常数，不同酸性物质的 pK_a 是不同的。其中 H_2CO_3 的 pK 为 6.1，$H_2PO_4^-$ 的 pK 为 6.8，NH_4^+ 的 pK 为 9.3，氧合血红蛋白($HHbO_2$)存在时的 pK 为 6.6，还原血红蛋白(HHb)存在时的 pK 为 7.85。

$$pH = 6.1 + \lg([HCO_3^-] / 0.03 \times PCO_2)$$
$$[H^+] = 24 \times (PaCO_2 / [HCO_3^-]) \tag{8}$$

这一公式不用对数即可将[H^+]、$PaCO_2$ 与[HCO_3^-]之间的关系表示清楚。

正常人体温 38℃时，血浆[HCO_3^-]为 24mmol/L，H_2CO_3($H \cdot HCO_3^-$)的解离常数 6.1，$PaCO_2$ 为 40mmHg，血浆中 α 值为 0.03，[CO_2] = 0.03×40 = 1.2mmol/L。

血浆的 $pH = 6.1 + \lg([HCO_3^-] / [H_2CO_3]) = 6.1 + \lg([HCO_3^-] / 0.03 \times PCO_2)$

$$pH = 6.1 + \lg(24 / 1.2) = 6.1 + \lg 20 = 6.1 + 1.301 = 7.401 \approx 7.4$$

血浆 pH 正常值平均为 7.4(7.35～7.45)。

从亨德森–哈塞尔巴赫公式中，我们可注意到以下三点：①pH 与[HCO_3^-]呈正相关；②pH 与 PCO_2 呈负相关；③[HCO_3^-]与 PCO_2 的比值决定 pH。

(二)亨德森–哈塞尔巴赫公式的临床意义

1. 体液 pH 的正常维持　主要取决于体液中 HCO_3^- 和 H_2CO_3 浓度之比，即只要维持 HCO_3^- 和 H_2CO_3 比值在 20∶1，即能维持正常的 pH，而不是各自的绝对值。也就是说，任何一方的浓度发生改变，只要另一方做相应的增或减，使两者的比值维持在 20∶1，则其 pH 仍可维持在正常范围(图 1-9)。这一点对于机体维持酸碱平衡极为有利。如果 HCO_3^- 与 H_2CO_3 浓度不成比例地改变，则不能保持 20∶1 的比例关系，势必发生 pH 的改变。

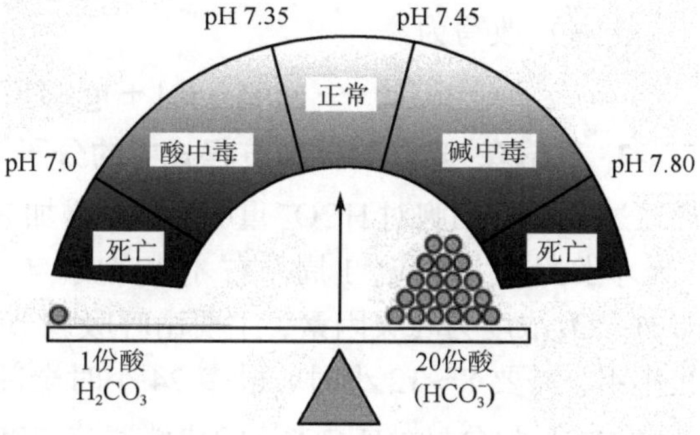

图 1-9　酸碱平衡图

(引自：Pauling L)

亨德森–哈塞尔巴赫公式几乎是最常见的基本酸碱判读方程式。亨德森–哈塞尔巴赫方程式将 pH 与碳酸氢盐缓冲系统组分联系起来。这种缓冲系统是细胞外液中最大的缓冲系统，不仅量多，具有非常大的缓冲能力，而且通过肺、肾与外界相通的二重调节装置在其中起作用(图 1-10)。任何血中酸碱平衡紊乱瞬间地反映在一个或两种缓冲组分中。任何时候它们的比率都决定其血液的酸碱度，pH、$PaCO_2$ 和 HCO_3^- 是酸碱平衡的 3 个重要指标，因此，亨德森–哈塞尔巴赫方程式的定义为 pH。pH 表示体液的酸碱度，等于[H^+]的负对数。

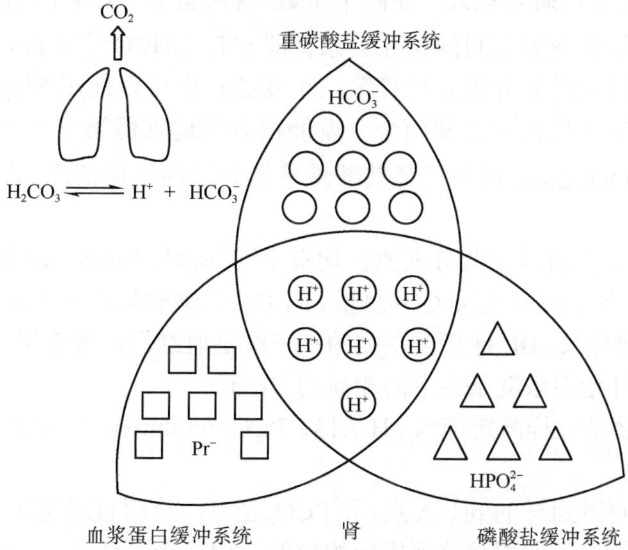

图 1-10　重碳酸氢盐缓冲系统的特点

(引自：朴镇恩)

$$pH=\lg\frac{1}{[H^+]}=\lg\frac{1}{[K_a]}+\lg\frac{[HCO_3^-]}{[H_2CO_3]}=pK_a+\lg\frac{[HCO_3^-]}{0.03\times PaCO_2}$$

$$pH = pK + \lg[HCO_3^-] / \alpha \cdot PaCO_2$$

式中 pK 为解离常数，碳酸的 pK 为 6.1；$[HCO_3^-]$为碳酸氢盐浓度(mmol/L)；$PaCO_2$ 为动脉血 CO_2 分压(mmHg)；α 为 CO_2 在血浆中 38℃时的溶解系数，α=0.03mmol/(L·mmHg)。

上式可改写为

$$pH = 6.1 + \lg[HCO_3^-] / 0.03\times PaCO_2$$

2. 亨德森–哈塞尔巴赫方程式中的分子 即 HCO_3^- 浓度为代谢因素，主要由肾来调节，肾通过肾小管细胞对 HCO_3^- 重吸收，以增加 HCO_3^- 浓度，一般需要 6～7 小时开始作用，3～4 天才发挥最大效应，1 周左右才能完成。与此相反，亨德森–哈塞尔巴赫方程式中的分母，即 H_2CO_3 浓度为呼吸因素，主要由呼吸调节，其变化则比较迅速，一般在几分钟之内开始起作用，需要 8～12 小时，最多 24 小时全部完成。通常亨德森–哈塞尔巴赫方程式中分子($[HCO_3^-]$)与分母($[H_2CO_3]$)的代偿调节速度和特点不同，则影响两者的比值，势必发生＜20/1，或＞20/1，造成 pH 的下降或上升。

3. 缓冲能力还取决于 p*K* 值的大小 即其 pK 值越接近于正常血液 pH 7.40 时，其缓冲能力则越大。在血浆中，比较碳酸氢盐缓冲系统和磷酸盐缓冲系统的 pK 值，后者 pK 值比前者 pK 值更接近于正常血液 pH 7.40，所以若只按 pK 来评价，磷酸盐系统的能力大，不过因其在血浆中含量只占碳酸氢盐系统的 1/7，故磷酸盐缓冲系统的缓冲效应远比碳酸氢盐缓冲系统小。

4. 亨德森–哈塞尔巴赫方程式 在两个常数(解离常数 pK_a 和溶解常数 α)一定的条件下，表示三个主要酸碱变数之间的相互关系，即 pH、$[HCO_3^-]$与 $PaCO_2$ 三者中，如果已知其中两项，就可以通过此方程式计算第三个变数；也可以使用 Siggaard-Andersen 酸碱列线图表，只要在三个变数中已知两个，就能很方便地求得第三个变数(图 1-11)，并根据$[HCO_3^-]$与$[H_2CO_3]$比值，初步了解其酸碱平衡失调的代偿情况。举例说明此酸碱列线图的用法：

如图 1-11 所示，其直线图共分五栏，均有不同的标尺刻度，图的右侧为 PCO_2 标尺，pH 标尺位于中央，最左侧是血浆 CO_2 总量(T-CO_2)、碳酸氢根的标尺，pH 标尺和碳酸氢根标尺之间是 BE 值标尺，BE 标尺最左侧的一根线是血红蛋白等于零，即血浆中的 BE 值，其他各线为不同血红蛋白浓度条件下的相应的 BE 值。

例如，某一患者的血样测定值为 pH 7.13，PCO_2 65mmHg(8.66kPa)，SaO_2 92%，血红蛋白 15g/dl。

在图 1-11 中，将其血样的 pH(A 点)和 PCO_2 值(B 点)用直线连接，此线与直线图中其他各项标尺相交的部位，即指示该项指标的数值。相当于血红蛋白 15g 的 BE 标尺(C 点)的数值为−10mmol/L，HCO_3^- 标尺(D 点)数值为 20.5mmol/L，T-CO_2 标尺(E 点)数值为 22mmol/L。计算 SB 值时，可用 100%氧合时的 BEb(−10mmol/L，即 C 点)与 PCO_2 标尺上 40mmHg(5.33kPa)连线(虚线)，此连线与 HCO_3 标尺相交的点(D′点)的数值 16.6mmol/L 就是该血样的 SB 含量。

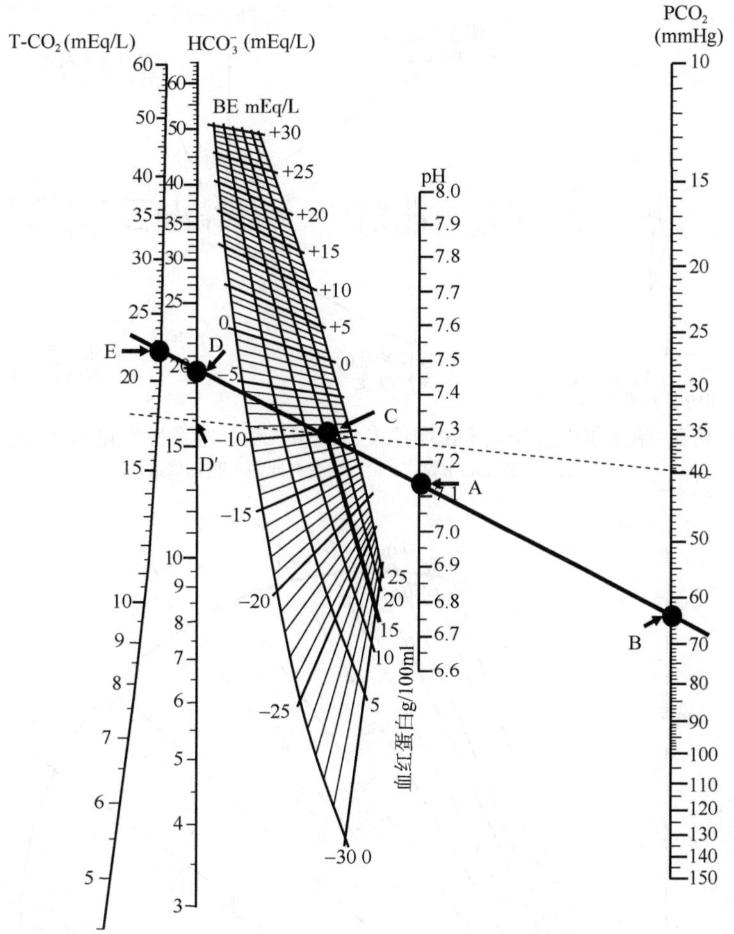

图 1-11　西加德–安德森（Siggaard-Andersen）直线型诺模图的应用

（引自：Rooth G）

（三）决定 pH 的生化因素

从亨德森–哈塞尔巴赫公式得知，决定机体细胞外 pH 的最重要的生化因素是其比率的分子（代谢性成分[HCO_3^-]）异常、分母（呼吸性成分[PCO_2]）异常或两者均出现异常或其比率异常（混合性或复合性酸碱失衡）（图 1-12）。亨德森–哈塞尔巴赫方程式中的分子，即[HCO_3^-]主要通过肾来调节，亨德森–哈塞尔巴赫方程式中的分母，即 $PaCO_2$ 主要由肺来调节，所以将此亨德森–哈塞尔巴赫公式 $pH = 6.1 + \lg([HCO_3^-]/\alpha \times PaCO_2)$ 可改写成为

$$pH \approx 肾/肺$$

将上述方程式以图解形式表示如图 1-13 所示。

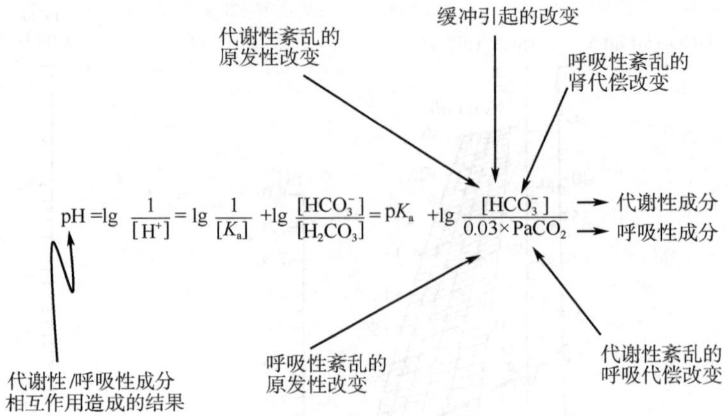

图 1-12　用亨德森–哈塞尔巴赫公式来说明原发性酸碱失衡和继发性变化相互作用对 pH 的影响

（引自：Schrier RW，et al）（编者在原图上稍加修改）

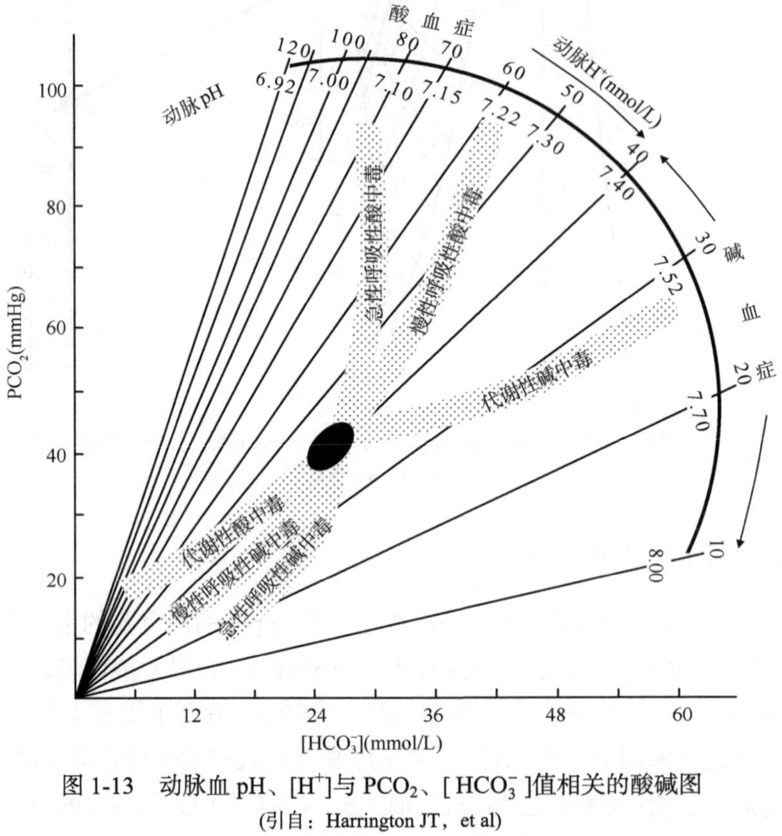

图 1-13　动脉血 pH、$[H^+]$与 PCO_2、$[HCO_3^-]$值相关的酸碱图

（引自：Harrington JT，et al）

机体的缓冲作用是一个复杂的问题，绝不是一个亨德森–哈塞尔巴赫方程式所能完全解释的。机体对酸碱平衡失调的代偿能力与速度、不同组织的缓冲效应，以及机体各组织器官对这些紊乱的耐受力不尽相同有关，所以在临床上，除了做血液气体分析（简称血气分析）、化验检查外，结合临床实际，给予全面的考虑是很重要的。酸碱列线图可能对现有的酸碱代偿结果是否适宜的评估有所帮助（图 1-14）。

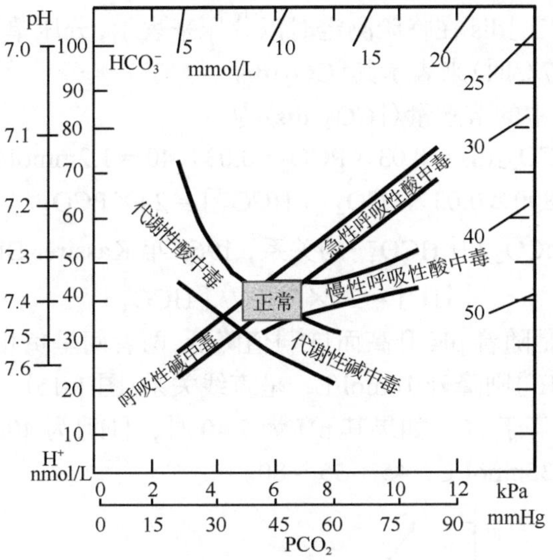

图 1-14 酸碱列线图

(引自：Fberheim)

二、Kassirer-Bleich 公式

血浆$[H^+]$与 $PaCO_2$ 和$[HCO_3^-]$的关系，可用 Kassirer-Bleich 公式表示：

$$[H^+] = 24 \times PCO_2 / [HCO_3^-]$$

上式中$[H^+]$的单位为 nmol/L，$[HCO_3^-]$为 mmol/L 或 mEq/L，PCO_2 为 mmHg。如果 PCO_2 是 40mmHg 和$[HCO_3^-]$是 24mmol/L 时，其$[H^+]$是 40nmol/L。

这一公式不用对数即可计算，$[H^+]$、$[HCO_3^-]$与 $PaCO_2$ 三者中，如果已知其中两项，就可以通过此方程式计算第三个变量。

H_2CO_3 与溶解在水中的 CO_2（$[CO_2]$dis）的水合反应的平衡式可用下式表示：

$$[CO_2]dis + H_2O \rightleftharpoons H_2CO_3 \rightleftharpoons H^+ + HCO_3^-$$

上式可简化为：$[CO_2]dis + H_2O \rightleftharpoons H^+ + HCO_3^-$

根据质量作用定律：

$$K_a = [H^+][HCO_3^-] / [CO_2]dis\ [H_2O]$$

K_a 为解离常数。上式可以写成：

$$K_a[H_2O] = [H^+][HCO_3^-] / [CO_2]dis$$

以 K'_a 表示 $K_a[H_2O]$时：

$$K'_a = [H^+][HCO_3^-] / [CO_2]dis$$

$$[H^+] = K'_a \times [CO_2]dis / [HCO_3^-]$$

当血浆温度 37℃时，$K'_a = 800$nmol/L（800×10^{-9}mol/L，$pK'_a = 6.10$）。

$\therefore [H^+] = 800 \times [CO_2]dis / [HCO_3^-]$

溶解在血浆中的$[CO_2]$dis 在临床测定时以分压来表示，分压单位是 mmHg，所以 PCO_2 需乘以溶解系数 0.03（37℃时）来表示其$[CO_2]$dis。

CO_2在 37℃时血浆中的溶解量（$[CO_2]$dis）为

$$[CO_2]dis = 0.03 \times PCO_2 = 0.03 \times 40 = 1.2mmol/L$$

$$[H^+] = 800 \times 0.03 \times PCO_2 / [HCO_3^-] = 24 \times PCO_2 / [HCO_3^-]$$

表示血浆$[H^+]$与 $PaCO_2$ 和$[HCO_3^-]$的关系，1965 年 Kassirer-Bleich 将此方程式简化为

$$[H^+] = 24 \times PCO_2 / [HCO_3^-]$$

$[H^+]$与 pH 的关系是随着 pH 升高而$[H^+]$值降低，两者间呈负相关，但在 pH 7.20～7.55 时，pH 每升降 0.01，$[H^+]$则降升 1nmol/L，呈直线关系（图 1-15），也就是其 pH 的小数点后两位数加$[H^+]$的值约等于 80。如果其 pH 为 7.40 时，$[H^+]$为 40nmol/L，40 + 40 = 80；pH 为 7.45 时，$[H^+]$为 35nmol/L，45 + 35 = 80。

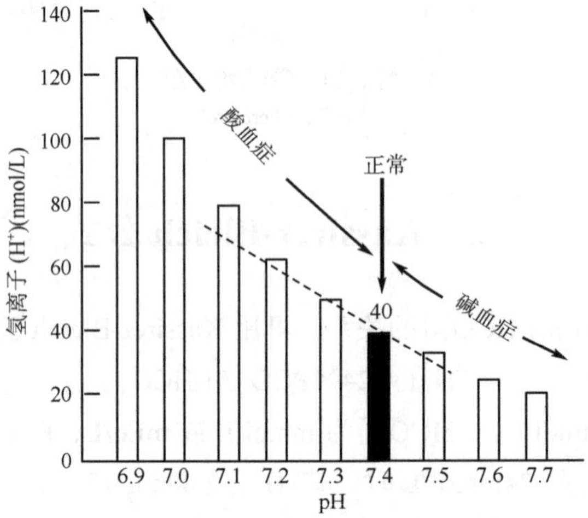

图 1-15　氢离子浓度$[H^+]$ 和 pH 关系

pH 在 7.20～7.55，pH 每升降 0.01 时，其$[H^+]$则降升 1nmol/L，呈直线关系，但是 pH<7.20 时，$[H^+]$增加的幅度远比 pH 降低明显，这显示，$[H^+]$改变比 pH 改变更敏感和准确

（引自：Miller RD）

已知 pH，计算$[H^+]$ 的简便方法（表 1-3）是：

（1）pH 每升高 0.1，$[H^+]$乘以 0.8。

例如，pH 为 7.50 时，其 pH 比正常值升高 0.1，故其$[H^+]$为 $40 \times 0.8 = 32$nmol/L。

（2）pH 每降低 0.1，$[H^+]$ 乘以 1.25。

例如，pH 为 7.30 时，其 pH 比正常值降低 0.1，故其$[H^+]$为 $40 \times 1.25 = 50$nmol/L。

表 1-3　pH 与$[H^+]$的关系

pH	$[H^+]$(nmol/L)	$[H^+]$(nmol/L)*
7.00	100	79×1.25
7.10	79	100×0.80 或 63×1.25
7.20	63	79×0.80 或 50×1.25
7.30	50	63×0.80 或 40×1.25

续表

pH	$[H^+]$(nmol/L)	$[H^+]$(nmol/L)*
7.40	40	正常参考值
7.50	32	40×0.80 或 25×1.25
7.60	25	32×0.80 或 20×1.25
7.70	20	25×0.80

*约数。

（引自：Schafer JA）

用血中$[H^+]$来反映体内酸碱平衡状态，更为确切。若仅从 pH 变化来看，似乎机体对酸或碱的耐性是相近的，但从$[H^+]$的绝对值变化来看，就可以看出机体对酸的耐受性远比对碱的耐受性强。当 pH 从 7.40 降低至 7.00 时，$[H^+]$则由 40nmol/L 上升至 100nmol/L；当 pH 从 7.40 增加至 7.80 时，$[H^+]$则由 40nmol/L 降低至 16nmol/L。可见，pH 只减 0.4 与只增 0.4 时，$[H^+]$改变的绝对值是 60nmol/L 与 25nmol/L，故判断酸碱失衡时，$[H^+]$比 pH 更为精确。

三、等氢离子原则

根据$[H^+]=K_a\cdot[HA]/[A^-]$ 公式，即$[H^+]=K_a\cdot$酸$[HA]$/ 碱$[A^-]$，任何弱酸的酸与碱的比值均取决于其解离常数与溶液中的氢离子浓度。由于氢离子浓度可影响每一种缓冲物，故下列相关式是成立的：

$$[H^+]=K_{a1}\cdot(0.03\times PCO_2)/[HCO_3^-]=K_{a2}\cdot[H_2PO_4^-]/[HPO_4^{2-}]=K_{a3}\cdot[HA]/[A^-]$$

即在一般溶液中，所有缓冲物都在同一个氢离子浓度下作用，并保持彼此之间的平衡，这叫等氢离子原则（isohydric principle），如果其氢离子浓度改变，其溶液中所有的缓冲物都受影响。这意味着，了解其中任何一种缓冲物的变化情况，就可充分预知其溶液中其他缓冲物的变化状况。机体在稳定状态下，细胞外液中各缓冲系统之间、细胞外液与细胞内液的氢离子浓度，按等氢离子原则也趋于平衡。在临床上，患者的酸碱状态常用细胞外缓冲系统来表示，其中，最主要的缓冲系统是HCO_3^-/H_2CO_2系统，因为其缓冲能力最强，并易于测量。

$$[H^+]=24\times(PCO_2/[HCO_3^-])$$

按等氢离子原则，只要熟悉了解这一缓冲系统的变化，就能举一反三地预知其他缓冲系统的变化情况。

四、电中和定律

机体任何部分体液中带负电荷的阴离子总量必须与带正电荷的阳离子总量相等，从而保持电中性，称为电中和定律。也就是说，无论是细胞外液还是细胞内液，它们各自所含的正、负离子毫克当量（mEq）总浓度必须相等。也就是说，体内起化学反应时，离子之间的关系不是 1mg 阳离子对 1mg 阴离子，而是以毫摩尔（mmol）或摩尔（mol）起化学反应。这是体液内电解质平衡的特点。一价离子的 mEq 值与 mmol 值相同，其 mg 值被它的原子

量除，即得 mmol 值。mg 换算成 mmol 的公式为

mg ÷ 分子质量 = mmol

mmol/L 与 mEq/L 的关系为

mmol/L = mEq/L × 化合价

如果 mg/dl 换算成 mmol/L 时，其公式为

mg/dl ÷ 分子质量 × 10 = mmol/L

（分子质量 = 各原子量的总和）

电解质在体液中以离子状态存在，绝大多数并不以化合物状态出现。体液是个大化学反应池（chemical reaction pool），这些阴、阳离子在池内不停地活跃忙碌着，为的是使电解质平衡，从而保持电中性，这是一个重要定律，但它们多互不结合也是一个特点。例如，血浆中阳离子为153mEq/L，则阴离子也必须是 153mEq/L。细胞内液的阳离子总量为 210mEq/L H_2O（210mEq/kg H_2O），阴离子总量也为 210mEq/L H_2O（210mEq /kg H_2O），因而它们都能各自保持静电平衡，也就是电中性（表 1-4）。阴、阳两种离子在任何情况下，彼此间保持平衡。当其中某一种离子因病理情况升高或降低时，另一种离子即做相应的调整，继续保持阴阳离子的平衡。酸碱物质实质也是一种电解质，即 H^+带正电荷，OH^-带负电荷，也必须遵循电中性原理。电解质平衡和酸碱平衡间的相互关系，可用 Gamble 图表来说明（图 1-16），这是对血浆电中和定律的图解。

表 1-4　体液中电解质含量

离子	血浆（mEq/L）	血浆（mEq/kg H_2O）*	组织液（mEq/kg H_2O）*	细胞内液#（mEq/kg H_2O）*
阳离子				
Na^+	142	153	145	10
K^+	4	4.3	4	159
Ca^{2+}	5	5.4	3	1
Mg^{2+}	2	2.2	2	40
总量	153	165	154	210
阴离子				
Cl^-	103	111	117	3
HCO_3^-	25	27	28	7
蛋白质	17	18	—	45
其他	8	9	9	155
总量	153	165	154	210

#骨骼肌细胞；* mEq/kg H_2O（= mEq/L H_2O）是按含水 93%计算。

（引自：Tanner GA）

血浆中主要阳离子是 Na^+（142mEq/L）、K^+、Ca^{2+}、Mg^{2+}等，使阳离子总量达到 153mEq/L；主要阴离子是 Cl^-（101mEq/L），其次是 HCO_3^-（24mEq/L）、蛋白质（17mEq/L），还有磷酸盐、硫酸盐及残余的有机酸（乳酸盐、丙酮酸盐等），其阴离子总量为153mEq/L。阴阳离子经常

彼此间保持平衡，其调整也遵循一定的规律。

(1) 缓冲碱(BB)是血液中有缓冲作用的碱性物质的总和。全血缓冲碱(BBb)的正常值为45～52mEq/L。因此，缓冲碱是酸碱平衡和电解质平衡之间相连接的桥梁，根据电中和定律，阴离子总量和阳离子总量相等，如果残余阴离子的量正常，则

$$BB(\text{缓冲碱}) = Na^+ - Cl^-$$

$$\text{残余阴离子} = \text{血浆阳离子}^+ - (Cl^- + BB^-)$$

$$\text{血浆}\ HCO_3^- = \text{血浆阳离子}^+ - (Cl^- + Pr^- + \text{残余阴离子}^-)$$

$$\text{血浆}\ K^+ + Ca^{2+} + Mg^{2+} \approx \text{残余阴离子}^- \approx 10\sim11mEq/L$$

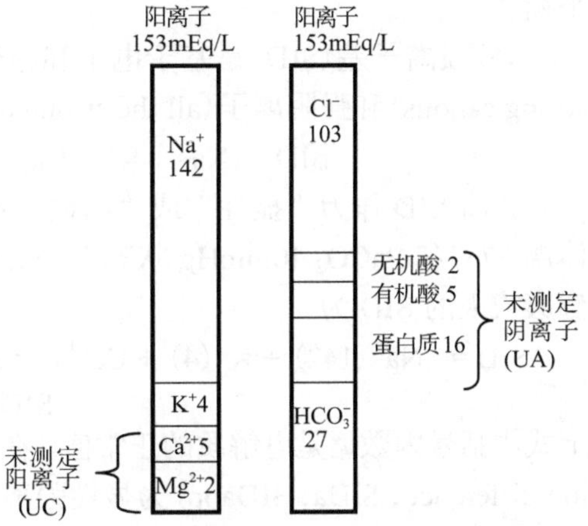

图 1-16　“Gamble”图（“Gamble-Gram”）

（引自：Fitzgerald RL）

在临床上，为了迅速判定酸碱平衡的动向，只要将测知的血浆 Na^+减去 Cl^-，便可初步判断非常接近的 BB(缓冲碱)数值，若 BB 的计算值小于 42mEq/L 时，初步提示有代谢性酸中毒存在。

(2) 根据电中和定律引导出的阴离子间隙(AG)是判断代谢性酸中毒的另一重要指标之一，特别是对混合性酸碱失调的鉴别诊断具有重要价值。阳离子与阴离子以 mEq/L 表示时，其总量在血浆中相等，以保持电的中性。即

$$AG = (Na^+ + K^+) - (HCO_3^- + Cl^-)$$

因 K^+在血浆中浓度很低，对 AG 的影响较小，故将上式改写为

$$AG = Na^+ - (Cl^- + HCO_3^-)$$

AG =未测定阴离子(unmeasured anion，UA) –未测定阳离子(unmeasured cation，UC)组成UA 和 UC 的任何一个部分及 Na^+、HCO_3^-、Cl^-的改变均可影响 AG 值。

阴离子间隙的诊断意义在于是否有代谢性酸中毒的存在，不论 pH 是正常，还是高于正常，只要 AG 大于 16mEq/L，则初步提示合并高 AG 型代谢性酸中毒，因此在临床上计算阴离子间隙具有其实用意义。

(3) 电中和定律不仅与电解质平衡有关，而且与酸碱平衡的关系也很密切。低氯血症时，Cl^-的下降必然伴随阳离子(主要是 Na^+)的下降，或其他阴离子(主要是 HCO_3^-)的升高，或伴 Na^+减少同时 HCO_3^-升高，因此在低氯血症时，由于 Cl^-原发性下降，可使 HCO_3^-的代偿性增加，并且两者的变化幅度几乎相同，其特点是[ΔCl^-] = [ΔHCO_3^-]。结果易合并低氯性碱中毒或低氯性碱中毒合并低钠血症。相反，当代谢性碱中毒时，易合并低血氯，这也是根据电中性原理，Cl^-与 HCO_3^-为细胞外液主要阴离子，两者互相消长，血 HCO_3^-升高时，血 Cl^-继发性下降的结果。

(4) 阳离子(如 Na^+)升高或降低时，必导致阴离子也随之升高或降低。低钠血症时，若 AG 不变，HCO_3^-或 Cl^-相应减少，或两者同时相应的减少，以求阴阳离子总和相等。相反，当输入含钠溶液时，血 Na^+即见升高，此时阴离子 HCO_3^-也可相应增加，以保持阴阳离子

平衡。

(5)强离子差(SID)是基于电中和原理，SID 系指血浆中存在的所有强阳离子(all the strong cations)和强阴离子(all the strong anions)之间的差。可用下式表示：

$$SID = (Na^{+} + K^{+} + Ca^{2+} + Mg^{2+}) - (Cl^{-} + \text{其他强阴离子})$$

常将 SID 作为“显性”或“明显”强离子差(“apparent” SID, SIDapp)。在血 pH 7.4、体温 37℃和 $PaCO_2$ 40mmHg 状态下，SID 的正常值为 40mEq/L(38～42mEq/L)。根据上式，健康成人的 SID 为

$$SID = [Na^{+}(142) + K^{+}(4) + Ca^{2+}(2.5) + Mg^{2+}(1)] - [Cl^{-}(104) + \text{其他强阴离子}(5)]$$

$$SID = 40.5mEq/L$$

上式中括号内数据是电解质的正常值。在正常情况下，SIDa–SIDe = 0。SIDa(apparent strong ion difference, SIDa, SIDapp)为显性强离子差；SIDe(effective strong ion difference, SIDeff)为有效强离子差；两者的正常值分别等于 40mEq/L，并且两者之差应等于 0，此时“强离子间隙”(“strong ion gap”, SIG)应为零。如果 SIDa 和 SIDe 之间出现任何差距，则表示有未定离子(unmeasured ions)增加，实际上这两者的差就是 SIG。

$$\text{强离子间隙}(SIG) = SIDa - SIDe$$

五、酸碱失衡预计代偿公式和代谢性酸碱中毒预期代偿的大拇指规则

酸碱失衡预计代偿公式(equation of compensation in acid-base disorders)是简便有效地判定单纯性和混合性酸碱失衡的重要方法之一。单纯性酸碱失衡时，其代偿变化应在适宜的范围内，若超过其代偿范围即可以考虑为混合性酸碱失衡。酸碱失衡预计代偿公式是反映酸碱失衡代偿程度的定量指标。这种判定方法很简便且临床使用价值大。

(一)四种单纯性酸碱失衡的预计代偿公式

见表 1-5。

表 1-5 四种单纯性酸碱失衡的预计代偿公式

酸碱失衡类型	预计代偿公式	代偿极限(mmHg)
代谢性酸中毒	$PaCO_2 = 1.5 \times HCO_3^- + 8 \pm 2$	$PaCO_2 = 10$
	或 $PaCO_2 = 40 - [24 - HCO_3^-] \times 1.2 \pm 2$	
代谢性碱中毒	$PaCO_2 = 40 + 0.7 \times [HCO_3^- - 24] \pm 5$	$PaCO_2 = 55$
呼吸性酸中毒	急性：$HCO_3^- = [PaCO_2 - 40] \times 0.1 + 24 \pm 2$	$HCO_3^- = 30$
	慢性：$HCO_3^- = [PaCO_2 - 40] \times 0.4 + 24 \pm 2$	$HCO_3^- = 45$
呼吸性碱中毒	急性：$HCO_3^- = 24 - [40 - PaCO_2] \times 0.2 \pm 2$	$HCO_3^- = 18$
	慢性：$HCO_3^- = 24 - [40 - PaCO_2] \times 0.5 \pm 2$	$HCO_3^- = 15$

(二)代谢性酸碱中毒预期代偿的大拇指规则

(1)代谢性酸中毒的大拇指规则(rule of thumb)：在代谢性酸中毒时 pH 7 后的两位小数点就是其预期代偿值。例如，代谢性酸中毒 pH 7.25(检测)时，7 以后的 25 就是其 PCO_2

的预计代偿值= 25mmHg。

(2) 代谢性碱中毒的大拇指规则：在代谢性碱中毒时 pH 7 后的两位小数点就是其预期代偿值。例如，代谢性碱中毒 pH 7.54（检测）时，7 以后的 54 就是其 PCO_2 的预计代偿值= 54mmHg。

(三) 酸碱失衡预计代偿公式及规则的局限性

(1) 这些预计代偿公式和规则也有一定局限性。特别是严重酸碱失衡的情况下，可能没有把握其一定是准确的。以代谢性酸中毒为例，它是从血清 [HCO_3^-] >6～7mmol/L 的患者中观察得出的。所以对血清 [HCO_3^-] 值<6mmol/L 的特别严重的代谢性酸中毒患者可能不适用或不准确。

(2) 另一个局限性是不能反映其代偿反应的时间过程。

第三节　体液酸碱物质的来源

正常人在普通膳食条件下，酸性物质产生量远远超过碱性物质，机体耐酸能力较耐碱能力更强。摄入或体内产生的酸性或碱性物质，通过体内体液缓冲系统，细胞内外及肺、肾与肝等的代偿调节，使血 pH 保持在 7.35～7.45 的正常范围内，这对保证机体生命活动的正常进行至关重要(图 1-17)。

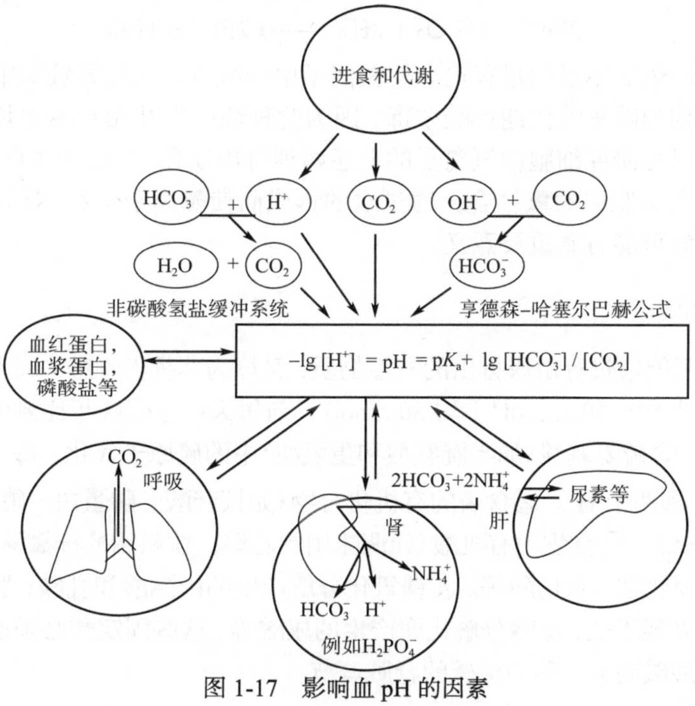

图 1-17　影响血 pH 的因素

(引自：Silbernagl S，et al)

一、酸性物质

(一) 挥发性酸

机体在糖、脂肪和蛋白质氧化分解代谢过程中不断产生大量的 CO_2。正常成年人在安静状态下，每日生成CO_2至少约有15 000mmol（336L）。CO_2与水结合生成碳酸（H_2CO_3），而H_2CO_3也可以分解成CO_2和H_2O，H_2CO_3可解离出H^+，也可形成CO_2，通过呼吸排出体外，所以称为挥发性酸，也称为呼吸性酸。约50%的H^+与HCO_3^-在碳酸酐酶作用下形成H_2CO_3，其余则由其他H^+受体如红细胞内血红蛋白、血浆蛋白、磷酸盐等缓冲对所缓冲。碳酸酐酶主要存在于肺泡上皮细胞、红细胞、肾小管上皮细胞及胃黏膜上皮细胞等细胞内。

$$CO_2 + H_2O \rightleftharpoons H_2CO_3 \xrightleftharpoons{\text{碳酸酐酶}} H^+ + HCO_3^-$$

在肺内由于肺泡上皮细胞内碳酸酐酶的作用，上述反应呈逆反应，即自右向左进行。在机体的平衡系统中，单位时间内CO_2生成的总量等于呼吸时CO_2排出量，因而pH不发生变化。如果由于任何原因使单位时间内生成的CO_2不能排出，那么pH就会降低（[H^+]增加）；反之，如果呼吸量增加而CO_2生成量不改变，则pH就升高（[H^+]减少）。影响CO_2量的最常见因素是呼吸改变。在某些情况下，各种引起分解代谢增强的生理或病理因素，如剧烈的肌肉活动、发热和甲状腺功能亢进等，CO_2生成量大于其排出量时，体内CO_2则可能蓄积，可能导致上述自左向右的反应加强，使体内[H^+]增加。这样生成的正常H^+的一部分，经过H_2CO_3，通过肺以呼出挥发性酸（CO_2）形式排出体外，这种肺对挥发性酸的调节作用在机体酸碱平衡方面起着重要作用；另一部分（也是较大的一部分），可与细胞内的氧结合而生成水。即H^+通过电子传递系统与氧起反应，并以水的形式被排出体外。其反应过程可写成下式：

$$2Fe^{2+} + 1/2\ O_2 + 2H^+ \longrightarrow 2Fe^{3+} + H_2O$$

任何引起组织供氧不足的过程均会使氢离子中和减少，从而导致酸中毒的可能性，这种情况在临床上称为缺氧性代谢性酸中毒，因为此种酸中毒并无CO_2量增加，故不能称为呼吸性酸中毒。可见研究细胞内氢离子的上述两种排出途径（经过H_2CO_3，以肺呼出CO_2的形式而排出；与细胞内的氧结合，通过水的形成而使氢离子中和）对酸碱平衡发生机制的一些问题的理解可能有着重要意义。

（二）固定酸

固定酸是指只能通过肾由尿排出的酸性物质，又称为非挥发性酸。成人每日由固定酸释放出的氢离子可达50～100mmol（平均80mmol），与每天产生碳酸相比要少得多。固定酸有四个主要来源：①含硫氨基酸（如半胱氨酸和蛋氨酸）中的硫原子氧化，每一个硫原子的氧化能生成一个SO_4^{2-}和两个H^+。②含磷的有机化合物（如核苷酸、磷蛋白、磷脂等）经分解代谢产生的磷酸（H_3PO_4）。③食物中有机酸（如调味用的乙酸，饮料用的柠檬酸、酒石酸等），或服用酸性药物如氯化铵、水杨酸等。④糖氧化分解产生的丙酮酸和乳酸；脂肪酸氧化分解产生的乙酰乙酸和β-羟丁酸；嘌呤分解代谢产生的尿酸等。这些固定酸必须通过肾随尿排出体外，通过肾进行酸碱调节，称为酸碱的肾脏调节。

二、碱性物质

体内碱性物质的来源分为摄入的碱和代谢产生的碱两种。

(一)摄入的碱

食物中的碱性物质主要有蔬菜和水果，其中含有较多的有机酸盐，如柠檬酸盐、苹果酸盐、草酸盐和乳酸盐等，其酸根均可与氢离子结合，分别转化为柠檬酸、苹果酸、草酸和乳酸等。柠檬酸和乳酸等可经糖异生作用转变为葡萄糖或糖原，而 Na^+或 K^+与体液中 HCO_3^-结合生成碱性盐。以苹果酸盐为例：

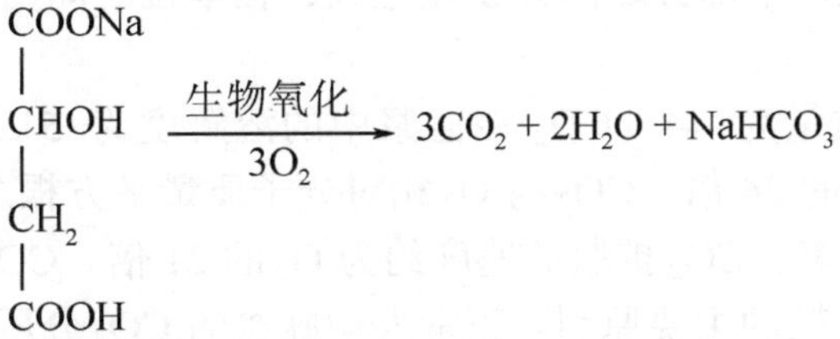

(苹果酸钠)

(二)代谢产生的碱

体内代谢过程中也可产生碱性物质，如氨基酸脱氨基所产生的氨(NH_3)能与 H^+结合形成 NH_4^+，但由于在肝中经鸟氨酸循环而转化为尿素，故对体液的酸碱度影响甚微。HCO_3^-在机体内的总量约为 600mmol，其中 60%分布于细胞外液，约为 360mmol，另外 40%分布于细胞内液，约为240mmol，细胞外液浓度为24mmol/L。HCO_3^-并非摄入获得，而是机体本身在代谢过程中生成的。体内物质代谢过程中，CO_2和 H_2O 在碳酸酐酶的催化下生成的 H_2CO_3，解离成为 HCO_3^-和 H^+。肾是调节 HCO_3^-的重要器官，机体每天从肾小球滤出碳酸氢钠约 300g，但其排出量通常仅为 0.3g，是滤过量的 0.1%，说明肾重吸收 HCO_3^-的量为其滤过量的 99.9%。肾是保碱的最重要器官。肾不仅通过对 HCO_3^-的重吸收方式增加保碱，以补充缓冲作用所消耗的 HCO_3^-，而且还能新生成 HCO_3^-。

第四节　血液气体及其对酸碱平衡及机体的重要影响和相关气体定律

一、血液气体的特点

空气中的氧经过外呼吸进入机体血液中，随血液循环运送到全身组织细胞，经细胞呼吸为组织细胞所利用。呼吸是机体从外界环境中摄取 O_2 并排出 CO_2 的过程，它包括三个相互联系着的环节：空气与血液在肺部进行气体交换(外呼吸)；气体在血液中的运输，由血液和循环系统来完成；血液或组织液与组织细胞之间的气体交换(细胞呼吸)。外呼吸的生理功能在于维持血液气体(O_2 和 CO_2)的正常分压。O_2 的相对分子质量为 32，O_2 占大气压的 20.95%，在海平面标准状态下，即大气压为 760mmHg(101.3kPa)，PO_2 为 159mmHg

(21.2kPa)。O_2在一定血浆容量内的溶解量与O_2的气体分压成正比，这时O_2恰巧和血浆内氧张力平衡。动脉血氧分压为100mmHg时，O_2的溶解量为0.31ml/dl。静脉血的氧分压为40mmHg，氧的溶解量为0.12ml/dl。O_2由血浆进入组织中仅约减低0.19ml/dl。在正常情况下，当血流约为5L/min时，仅有9.5ml O_2输送到组织细胞中。各种气体，不论是处于气体状态或溶解于液体之中，都有通过分子运动而均匀地分布于所在空间的倾向，这就是气体分子的扩散。在扩散中，从某气体分压高的部分到分压低的部分将有这一气体分子的净移动，而且这两个部分之间分压差愈大，在单位时间内这种净移动的气体分子数量也愈多。

CO_2的相对分子质量为44，CO_2在血浆中的溶解度为51.5ml/dl，O_2的溶解度为2.14ml/dl，前者是后者的24倍。CO_2与O_2相对分子质量平方根之比为1.14∶1，即很接近，因此，如分压差相等，CO_2扩散的速度约为O_2的21倍。CO_2在血浆中的溶解度大，是CO_2在机体内易于弥散的主要原因。正常人动脉血的CO_2分压约为40mmHg，能溶解CO_2 1.2mEq/L，静脉血的CO_2分压约为46mmHg，能溶解CO_2 1.38mEq/L。CO_2的物理溶解与温度有关，一般随温度下降而上升。将机体组织细胞内多余的CO_2带到肺，通过呼吸排出体外。血液气体虽然具有空气中气体的物理学特性，基本上遵循一般气体定律(后述)，但有以下几个特点：

(1)CO_2在血浆中的溶解度是O_2的24倍，而CO_2与O_2的相对分子质量平方根之比为1.14∶1，即很接近，故在分压差相等的条件下，CO_2扩散速度约为O_2的21倍。

(2)O_2与CO_2均具有高脂溶性，可自由通过生物膜。肺换气必须通过呼吸膜，而后者对O_2和CO_2具有极大的通透性。肺气体交换主要靠气体分子的物理扩散，其扩散的速度和量决定于其气体的分压差和气体在血浆中的溶解度及气体的相对分子质量。

(3)O_2在血液中的运输方式有两种，即物理溶解与血红蛋白结合，以与血红蛋白结合为其主要运输方式，而氧分压和物理溶解的O_2却可直接影响动脉血氧饱和度。血红蛋白与O_2的结合量主要决定于PaO_2，但并不与PaO_2呈直线关系，而是呈“S”形曲线。

(4)CO_2是有氧代谢的最终产物。CO_2在血液中存在着三种形式，一是物理溶解形式，其与$PaCO_2$大致成正比；二是通过CO_2的水合作用产生碳酸氢根离子形式，这是其主要形式，占CO_2总运输量的88%；三是与Hb结合形成氨基甲酸血红蛋白形式，仅占总运输量的7%，但后者是肺排出CO_2的主要来源。血液中CO_2含量与PCO_2关系的曲线(CO_2解离曲线)，与氧解离曲线不同，两者之间接近线性关系而不是呈“S”形曲线，而且没有饱和点。

氧是机体维持生命活动不可缺少的极重要物质；CO_2也是体内代谢的重要气体，它在机体的酸碱调节和呼吸调节等方面起着重要的作用。

二、血气分析对酸碱平衡和机体的重要影响

(1)氧气和二氧化碳均是重要的血液气体，与机体酸碱平衡密切相关。因此，血气分析是判定酸碱平衡的一个重要指标。$PaCO_2$不仅是反映肺泡通气量的可靠灵敏指标，而且是判定酸碱失衡的一个主要指标。氧是机体维持生命活动不可缺少的极重要的物质，它可以直接或间接地影响酸碱平衡。目前，动脉血气分析在临床各科低氧血症和酸碱失衡的诊

断、救治中，已经成为必不可少的医疗手段。

(2)在危重病救治过程中，酸碱失衡是较常见的临床并发症，及时诊断和纠正酸碱失衡对危重病的救治有着相当重要的意义。动脉血气分析不仅是唯一可靠的判断和衡量人体酸碱平衡状况和治疗反应的有用指标，而且在抢救这些急危重患者中，对提高其救治率及保障生存质量可能起很重要的作用。

(3)严重低氧血症时，由于无充足的组织供氧，从而减少了通过电子传递系统与氧起反应过程，结果降低了水的形成而使氢离子中和减少，导致酸中毒，这种情况称为缺氧性代谢性酸中毒，在休克或心搏骤停等时常见到。酸碱平衡问题就是氢离子问题，低氧可引起氢离子增加或蓄积，严重时引起酸中毒。

(4)低氧血症是常见并随时可危及患者生命的并发症，许多疾病或手术时均可引起。然而，单凭临床症状和体征，有时无法对低氧血症及其程度做出准确的判断和估计。动脉血气分析是唯一可靠的诊断低氧血症和判断其程度的指标。即使吸氧或呼吸机可以纠正低氧和低氧血症，如果没有动脉血气分析监测的帮助，就无法较合理应用吸氧或呼吸机。

三、有关气体的物理性质与气体定律

(一)气体的物理性质

了解气体的物理性质及其有关定律对深入认识血液气体与酸碱平衡理论和临床均具有重要意义。任何一种气体均由无数的微粒或分子组成，并连续不断地进行布朗运动，气体分子之间碰撞，这一重要作用是对周围物质施加压力。如果在一个容器内盛有一定量气体，因为气体的分子运动速度很快，它在容器内膨胀，并充满了容器。气体对容器所施加的压力，随气体分子撞击容器壁的次数多少而不同。如果容器缩小，压力增加；如果容器大小不变，气体温度上升时，其压力增加。气体的另一特性是弥散。如果某种气体在一个系统的两个部分内的分压不同，则在两个部分之间就有一个弥散压力梯度(diffusion gradient)，在高分压部分的气体就流向低分压部分。气体的这些物理特性是遵循其气体定律的。

(二)气体定律

1. 道尔顿(Dalton)定律　混合气体中一种气体所产生的压力(分压)，与该气体单独充满整个容器时所产生的压力相等，也就是说，每一种气体的分压在总压力所占的百分比，相当于该气体在总气体中所占的容积百分比。即混合气体的总压力是各个气体分压之和，分压为总压力乘以该气体所占容积的百分比。以公式表示为

气体分压 = 总压力×该气体的容积百分比

在恒温下，混合气体中每一气体成分所具有的分压，只与该空间内该气体分子密度有关，而与其他成分气体的同时存在无关。

2. 玻意耳(Boyle)定律　在温度恒定的条件下，其容积与压力成反比，即容积增加一倍时其压力则减少一半。相反，当容器缩小时，其压力势必增加，因为气体分子挤紧使其

对容器壁的撞击增多。可用下式表示：

$$PV=K$$

式中，P代表压力；V代表容积；K代表常数。

气体的一个重要作用是对周围物质施加压力。如果在一个容器内盛有一定量的气体，因为气体的分子运动很快，它在容器内膨胀，并充满了容器。气体对容器的压力，随气体分子撞击容器壁的次数多少而不同。

3. 查理(Charles)定律 在恒压情况下，一定量气体的容积大小和绝对温度成正比。可用下式表示：

$$V=KT$$

式中，V代表容积；T代表绝对温度；K代表常数。

4. 盖-吕萨克(Gay-Lussac)定律 在容积恒定的情况下，其气体压力与温度成正比。也就是说，气体温度上升时，势必引起压力增加，因为温度增加而分子运动的速度加快，分子撞击容器内壁的机会也就增加导致其压力增加。可用下式表示：

$$P=KT$$

式中，P代表压力；T代表温度；K代表常数。

5. 亨利(Henry)定律 在温度恒定的条件下，气体溶解于溶剂的量与位于溶剂表面的该气体分压成正比。即分压越高，溶解于溶剂的量越多。某气体在单位分压下能溶解于溶剂中的量称为该气体在这个溶剂中的溶解度。可用下式表示：

$$Q=\alpha\cdot P$$

式中，Q代表溶解气体的量；α代表溶解度；P代表该气体在气相中的分压。

O_2和CO_2在37℃时气压为760mmHg，100ml血浆中溶解量分别为2.14ml、51.5ml。可见CO_2在血浆中的溶解度约为O_2的24倍。气体在液体中的弥散速率，取决于气体本身浓度的梯度，故气体在液体中的溶解度愈大，则其在液体中的弥散速率就愈大。

6. 格雷姆(Graham)定律 在相同的面积、扩散距离和压力差的条件下，气体扩散的相对速率与该气体的相对分子质量的平方根成反比。也就是说，在一个气体容积里，质量轻的气体分子运动比质量重的快，故质量轻的气体较质量重的气体弥散快。可用下式表示：

$$\text{扩散速率(扩散系数)}=1/\sqrt{\text{气体分子质量}}$$

7. 阿伏伽德罗(Avogadro)定律 该定律是关于气体物质的量的定律，可以表述为：在同温同压下，相同体积的气体含有相同数目的分子。1811年由意大利化学家阿伏伽德罗提出假说，后来被科学界所承认。这一定律揭示了气体反应的体积关系，用以说明气体分子的组成，为气体密度法测定气态物质的相对分子质量提供了依据。气体的体积是指所含分子占据的空间，通常条件下，气体分子间的平均距离约为分子直径的10倍，因此，当气体所含分子数确定后，气体的体积主要决定于分子间的平均距离而不是分子本身的大小。在相同的温度和压强下，相同体积的任何气体都含有相同数目的分子，所以又叫四同定律，也叫五同定律或克拉贝隆方程(五同指同温、同压、同体积、同分子个数、同物质的量)。理想气体(即气体分子无体积、各分子间无作用力。在高温高压下，许多气体都接近于理想气体)，可以是单一气体，也可以是混合气体；可以是单质气体，也可以是化合物气体。

8. 吸入气氧分压(PiO_2)公式与水蒸气特点

$$PiO_2 = (PB-47) \times FiO_2$$

式中，PB 为大气压(760mmHg)；FiO_2(%)为吸入气的氧浓度；47(mmHg)为水蒸气压(正常体温时)。

在这里对水蒸气的特点稍加以解释：当空气吸入肺后，被送进肺泡，由鼻至细支气管组织表面蒸发的水分来湿润这些空气，水蒸气和其他气体一样，也有混合气体内独立存在的分压，它和其他气体无关。另一方面，水蒸气需和其液态平衡，所以和其他气体也有一点不同，即水蒸气的分压几乎完全受温度的影响，而与气压完全无关，正常体温时的水蒸气分压为 47mmHg(6.27 kPa)。

第五节　影响动脉血氧分压和动脉血二氧化碳分压的主要因素

一、影响动脉血氧分压的因素

动脉血氧分压(arterial partial pressure，PaO_2)代表着能直接被组织利用的、以物理状态溶解在血浆中的氧产生的张力。正常人吸入 21%的氧时，动脉血氧分压为 100mmHg(13.3kPa)。动脉血氧分压的高低，不仅受肺泡通气量的影响，而且受环境、肺泡水平气体交换等重要因素的影响。在环境要因中有大气压(PB)、吸入气氧浓度(FiO_2)两个因素，肺通气功能要因中有肺泡通气量(alveolar ventilation volume)(潮气量、呼吸频率和无效腔量)和肺泡气氧分压(吸入气氧分压、肺泡通气量和肺摄氧量)等因素，在肺泡水平气体交换要因中，有通气与血流(V_A/Q)之比、肺弥散量(lung diffusing capacity，DL)、静动脉分流率(QS/QT)、无效腔样通气等因素，在本文中加以重点叙述。以上三大要因与七种因素均对动脉血氧分压有影响(图 1-18)。本节中将逐一进行讨论。

机体自外界吸入氧气，在海平面大气 PO_2 大约为 159mmHg，通过呼吸道、肺泡、肺毛细血管、动脉血、全身的毛细血管、细胞，最后氧到达产生能量的细胞线粒体时为 2～5mmHg。在这一过程中，氧分压呈阶梯式下降，如同几层连续瀑布下落一样，因此也称作氧降阶梯(O_2 cascade)(图 1-19)。这其中任何一个步骤发生病理变化时，均可引起动脉血氧分压降低。

空气中氧被机体吸入呼吸道后，在运往组织细胞线粒体的过程中，在不同的部位其氧分压逐步下降。氧降阶梯包括以下内容(图 1-20)。

(1)大气干燥气体的氧分压(PbO_2)为 159mmHg。

(2)吸入气氧分压(PiO_2)为 149mmHg。

(3)肺泡气氧分压(PAO_2)为 100mmHg。

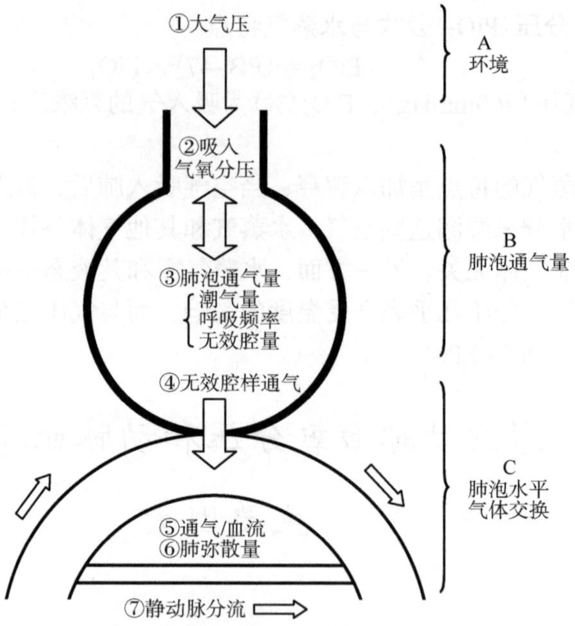

图 1-18 影响动脉血氧分压的三大要因与七种因素

（引自：朴镇恩）（编者在原图上稍加修改）

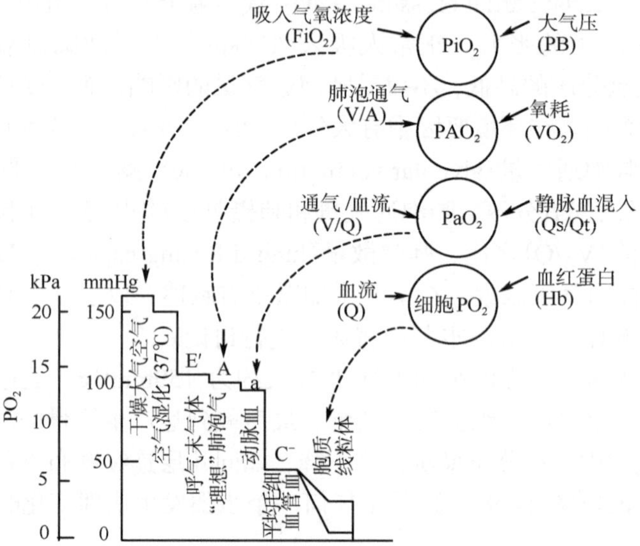

图 1-19 氧降阶梯图

（引自：Merilainen P，et al）

(4) 动脉血氧分压为平均 95mmHg。

(5) 当肺泡水平气体交换发生障碍时，可引起肺泡气–动脉血氧分压差[P(A-a)O_2]明显增大，导致[P(A-a)O_2]增大的三种主要因素为：①通气/血流比值失调；②气体弥散功能障碍；③肺内动静脉分流等。

(6) 混合静脉血和毛细血管血氧分压为(40±3) mmHg。

(7) 细胞线粒体氧分压≥2mmHg。

动脉血氧分压(PaO_2)能反映肺泡气与肺循环的氧气交换功能。混合静脉血氧分压(PvO_2)是反映组织氧合情况的重要指标。

机体完整的呼吸过程包括外呼吸和内呼吸，由相互衔接并且同时进行的五个环节来完成，这一过程通过呼吸、循环和血液三个系统的协调配合完成，它们与机体代谢水平相适应，又受神经体液因素等调节。其五个环节如下(图 1-21)。①肺通气：大气与肺泡之间进行气体交换；②肺换气：肺泡气与肺毛细血管之间 O_2 和 CO_2 通过弥散进行气体交换；③气体在血液中的运输：O_2 与 CO_2 通过肺和体循环转运；④内呼吸或组织呼吸：O_2 与 CO_2 在组织毛细血管和组织细胞之间通过弥散进行气体交换；⑤细胞利用 O_2 和产生 CO_2 过程等。

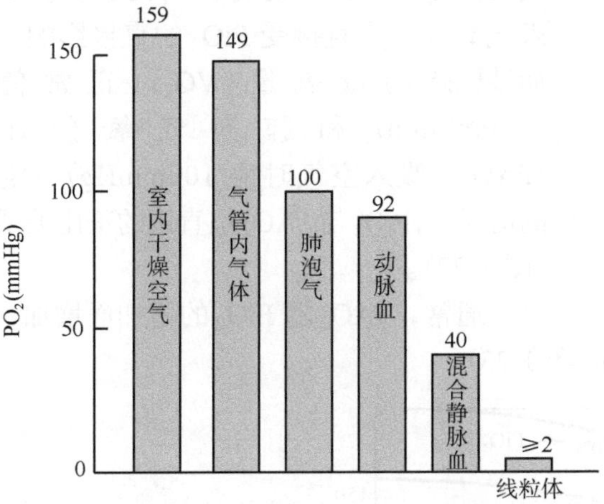

图 1-20　健康人吸入室内空气(在海平面水平)时，氧在运往组织细胞的过程中在不同部位其 PO_2 逐步下降的示意图

(引自：Powell FL)

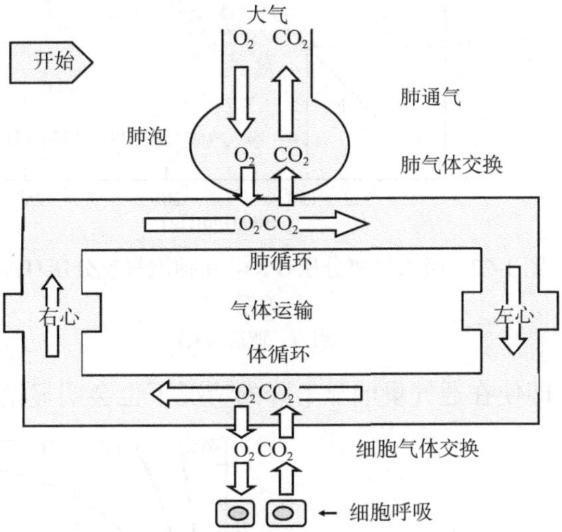

图 1-21　呼吸(外呼吸和内呼吸)的五个环节

(引自 Vander AJ，et al)

(一)吸入气的氧分压与大气压

空气中的氧浓度是 20.94%，近于 21%，约占空气的 1/5。吸入气与体外的空气稍有不同，不同点在于气道中的空气有饱和的水蒸气存在，饱和水蒸气分压为 47mmHg(6.27kPa)。因此吸入气道的吸入气氧分压(PiO_2)为大气压(PB)减去饱和水蒸气压 47mmHg 的差的 21%。其方程式一般写成：

$$PiO_2 = (PB-47) \times FiO_2$$

即

$$PiO_2 = (760-47) \times 0.21 = 150\text{mmHg}$$

所以吸入气氧分压为 150mmHg(20kPa)，比大气氧分压约低 10mmHg(1.33kPa)。由此可见，吸入气的氧分压受大气压与吸入气氧浓度(FiO_2)的直接影响。

在吸入气的氧浓度恒定的情况下，大气压越低，则吸入气的氧分压亦相应地降低。在高山上氧浓度并不稀薄，与海平面一样(占 21%)，但由于气压低，从上述方程式中 PB 值变小，吸入氧分压值亦相应变小。在海拔 3000m 的高原吸入气氧分压为 100mmHg (13.3kPa)，与海平面 150mmHg(20kPa)相比低 50mmHg(6.67kPa)，在这个高山地区生活的人，只有通过各种适应反应，才有可能得以生存，其中之一的适应反应就是红细胞中 2, 3-磷酸甘油酸盐(2, 3-diphosphoglycerate，2, 3-DPG)增多，向组织提供大量的氧。

喷气客机通常在 10000m 高空飞行，机舱内压调整为与 900～2400m 高度的大气压相同，即 PB 为 567～692mmHg，而绝不是 1 个大气压(760mmHg)。这是为了减轻机体内外的气压差，避免机体不能承受。吸入气氧分压为 118～119mmHg(15.7～15.9kPa)。

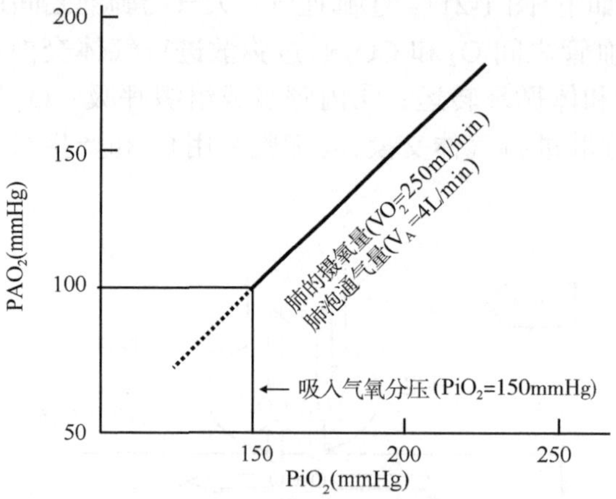

图 1-22 吸入气氧分压(PiO_2)和肺泡气氧分压(PAO_2)关系

(引自：诹访邦夫)

吸入气氧分压(PiO_2)不仅受上述大气压的影响，而且还受 FiO_2 的影响。吸入气氧分压是直接受 FiO_2 的直接影响。如果肺的摄氧量(VO_2)(正常值=250ml/min)和肺泡气氧分压(PAO_2)(吸入空气时为 100mmHg)一定的情况下，PiO_2 与 PAO_2 呈直线的正比关系(图 1-22)。

通常，PAO_2 随 FiO_2 的增加而增加，即使在通气量明显下降的情况下也会明显增加(图 1-23)。

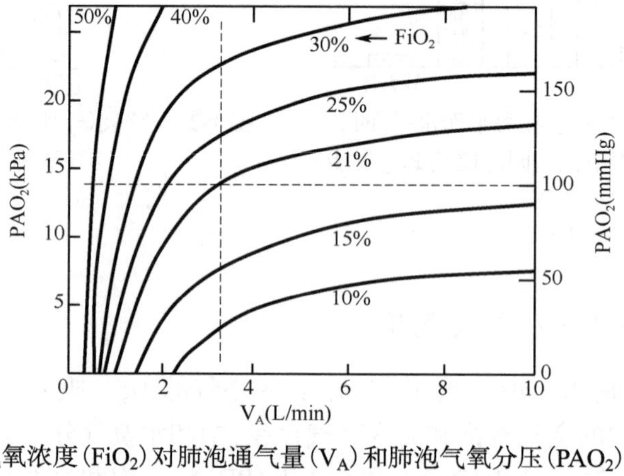

图 1-23 吸入气氧浓度(FiO_2)对肺泡通气量(V_A)和肺泡气氧分压(PAO_2)之间增减的影响

(引自：Miller RD)

例如，通风不良的地窖、地道等周围的空气被大量惰性气体(如氮气)稀释为缺氧环境。一般而言，一个混合气体的总压力是各个气体分压之和。其分压为总压力乘以该气体所占容积的百分比，这就是道尔顿分压定律。以公式表示为

气体分压 ＝ 总压力×该气体的容积百分比

空气在海平面的总压力是 760mmHg(101kPa)，也就是氧、二氧化碳、氮和惰性气体如氩、氖等分压的总和。空气中氧约占 20.94%、二氧化碳占 0.04%和氮占 79%，所以它们的分压相应为 159.14mmHg、0.3mmHg、600mmHg 和极微的惰性气体。

（二）肺泡通气量与肺泡气氧分压

1. 肺泡通气量（alveolar ventilation，V_A或 volume of alveolar gas） 指安静状态下，每分钟进入呼吸性细支气管及肺泡与气体交换的有效通气量。从气体交换的角度考虑，只有到达肺泡的气体才具有进行气体交换的机会。由于从鼻到呼吸性细支气管以上这一段呼吸道不能进行气体交换，称为解剖无效腔或无效腔（dead space）。其所含的气体量，称为无效腔气量（V_D），它可随体位或气管的舒缩状况而改变，一般约为 150ml。解剖无效腔量常与体重、年龄、体位及气管的舒缩状态有关。与体重大致成正比，一般在 2ml/kg 左右，并与潮气量有平行增减的倾向；随着年龄的增长，其解剖无效腔量亦增加，老年人大于年轻者；随体位改变其解剖无效腔亦有变化，坐位大于仰卧位。气管插管大致可以减少 1/3 的无效腔量，气管切开则可减少 1/2 的无效腔量。肺泡通气量的计算式为

肺泡通气量（V_A）=［潮气量（V_T）（ml）–无效腔气量（V_D）（ml）］×呼吸频率（RR）（次/分）

或　V_A=｛V_T（ml）×［1–V_D/V_T（ml）］｝×呼吸频率（RR）（次/分）

肺泡通气量的大小因人而异，一般为 3.0～5.5L。肺泡通气量受无效腔气量与潮气量比率的影响。正常无效腔气量/潮气量为 0.3～0.4。比值小则有效肺泡通气量增加；反之则减少。

进入肺泡中的气体，如果无相应肺泡毛细血管血流与之进行气体交流，也可能同样会产生无效腔效应，称为肺泡无效腔（alveolar dead space）。肺泡无效腔和解剖无效腔，合称为生理无效腔（physiological dead space）。正常人因通气/血流比值正常，肺泡无效腔量极小，可以忽略不计，因此，正常人生理无效腔量即等于解剖无效腔量。

在临床上，若生理无效腔气量增加，或是潮气量减少，得到同样结果，就是肺泡通气量减少。

肺泡通气量和 $PaCO_2$ 的关系曲线呈反抛物线形。当机体每分钟产生的 CO_2 量（VCO_2）不变（正常人的平均 VCO_2 = 200ml/min）时，肺泡通气量增加，则 $PaCO_2$ 势必下降。其特点是：在肺泡通气量大于正常水平的情况下，V_A-$PaCO_2$ 曲线较平坦，随着肺泡通气量的增加，$PaCO_2$ 仅略有下降；但当肺泡通气量小于正常水平时，两者的关系表现为几乎陡直的线性关系，此时即使肺泡通气量轻微下降，亦可引起 $PaCO_2$ 的明显上升（图 1-24），因此对严重通气障碍的患者，积极实施改善有效通气是很重要的。

如果机体 CO_2 的产生量超过肺泡气体交换，$PaCO_2$ 将升高，如果肺泡气体交换超过 CO_2 的产生量，$PaCO_2$ 将下降。$PaCO_2$ 与 CO_2 的生成率（VCO_2）呈正相关，而与肺泡通气量呈负相关。这种重要关系可用 $PaCO_2$ 方程式表示：

$$PaCO_2 = \frac{CO_2\text{的生成率}(ml/\ min) \times 0.863}{\text{肺泡通气量}(L/\ min)}$$

上式中 0.863 为 VCO_2［ml/min，STPD（标准状态：即 0℃、1 个大气压、干燥气体的状态）］和 V_A［L/min，BTPS（体温–标准压力–饱和水蒸气）］的单位转变为 $PaCO_2$ 的 mmHg 的单位常数。

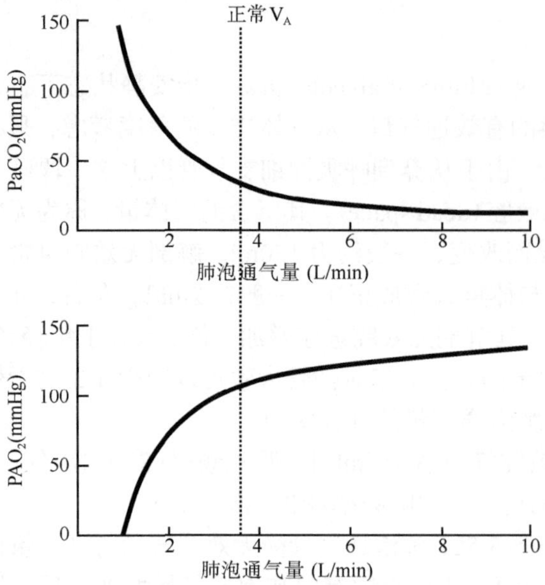

图 1-24 肺泡通气量与肺泡气氧分压(PAO_2)和肺泡气CO_2分压($PaCO_2$)的关系曲线

(引自：Levitzky MG)

如VCO_2值增加(VCO_2 = 800ml/min)，其曲线向右移(图 1-25)，此时要想保持正常的$PaCO_2$水平，应提高其肺泡通气量。

肺泡通气量和肺泡气氧分压的关系曲线正好与上述肺泡通气量和 $PaCO_2$的关系曲线相反，呈正抛物线形。当机体每分钟产生的 CO_2 量不变(正常人的平均 VCO_2 = 200ml/min)时，肺泡通气量(V_A)增加，则 PAO_2 势必上升。其特点是：当 V_A 大于正常水平的情况下，VA-PAO_2曲线较平坦，随着V_A的增加，PAO_2仅略有升高；但当 V_A 小于正常水平时，两者的关系表现为几乎陡直的线性关系，此时即使V_A轻微下降，便可引起PAO_2的明显下降，见图 1-24 下方图。因此对严重通气障碍的患者，除积极改善有效通气之外，必需的吸氧措施是很重要的。

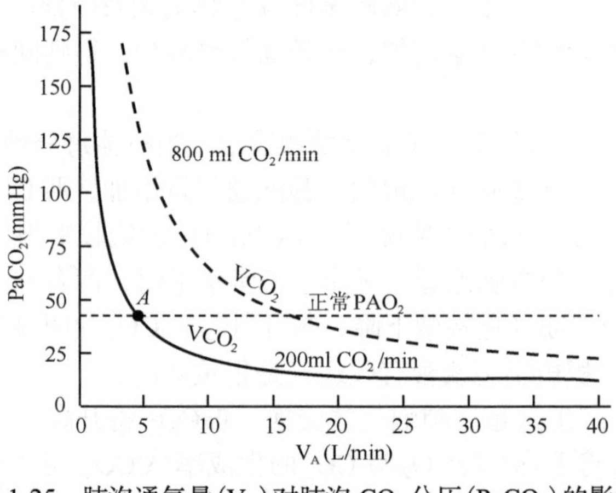

图 1-25 肺泡通气量(V_A)对肺泡 CO_2分压($PaCO_2$)的影响

VCO_2为每分钟代谢产生的CO_2(ml/min)；*A* 为正常运作点

(引自：Guyton AC，et al)

2. 肺泡气氧分压 主要取决于吸入气氧分压和外呼吸功能，而肺泡气的氧分压必定是动脉血氧分压的主要决定因素。动脉血氧分压的最高极限是由平均肺泡气的氧分压来决定的。在稳定状态下，PaO_2不可能高于计算的 PAO_2。PaO_2是实验测量值，PAO_2是一个源于肺泡气体方程式的计算值。实际测定肺泡气氧分压比较困难。介绍一种简略的理论上可用的肺泡气方程式(alveolar air equation)：

$$PAO_2 = PiO_2 - PACO_2\left[FiO_2 + \frac{(1-FiO_2)}{R}\right]$$

本质上，肺泡气的氧分压（PAO_2）是吸入气氧分压（PiO_2）减去肺泡 $PaCO_2$ 的 1.25 倍。肺泡气方程式（公式）的简缩形式可用下式表示：

$$PAO_2 = PiO_2 - 1.25 \times PaCO_2$$

上式中，PAO_2 为肺泡气氧分压（mmHg）；$PaCO_2$ 为动脉血 CO_2 分压；1.25 = 1/呼吸商（R）= 1/0.8 = 1.25。

$$PAO_2 = PiO_2 - PaCO_2 / 0.8$$

$$PiO_2 = (PB-47) \times FiO_2$$

PiO_2 为吸入气的氧分压（mmHg）= $FiO_2(PB-PH_2O)$ = 吸入气氧浓度×（大气压力，mmHg−水蒸气压力，mmHg）= $FiO_2 \times (760-47)$。通常，大气压为 760mmHg，饱和水蒸气压为 47mmHg。

肺泡通气量（V_A）于不吸氧状态（室内空气）时，按 $PiO_2 = (PB-47) \times FiO_2$ 计算

$$= (760-47) \times 0.21 = 150\text{mmHg}。$$

如果 $PaCO_2$ 为 40mmHg 时，按 $PAO_2 = PiO_2 - PaCO_2/0.8$ 计算

$$= 150\text{mmHg} - 50\text{mmHg} = 100\text{mmHg}。$$

可见，$PaCO_2$ 升高时，PAO_2 将相应地降低，如果未吸氧时，势必引起低氧血症。PAO_2 随着 $PaCO_2$ 的增加而降低的数值与 CO_2 分压和呼吸交换的比例（$R = VCO_2 / VO_2$）有关。在海平面水平，当 $PaCO_2$ 升高至 80mmHg 时（$PaCO_2$ = $PACO_2$ 的条件下），可使 PAO_2 从 100mmHg 降至 50mmHg，导致 PaO_2 降低而明显缺氧，即 $PAO_2 = 150 - 1.25 \times 80 = 50$mmHg。

肺泡气的氧分压与吸入气的氧分压不同，因为 CO_2 不断从血液中排到肺泡，这自然使 PAO_2 变小。一般而言，在肺泡通气量不太大时，肺泡通气量愈大，则肺泡气氧分压愈高，但是肺泡通气量达到一定程度时，这种效果不明显。在不同情况下其上升幅度并不相同。依图 1-24，在肺泡通气量偏低时（图中正常 V_A 虚线左侧），通气变化对肺泡气氧分压的影响十分明显，但是在肺泡通气量较大时（图 1-24 中正常 V_A 虚线右侧），它对肺泡气氧分压的影响几乎很小。如果提高吸入气氧浓度，则随其吸入气氧浓度的增加而使肺泡气氧分压亦明显上升。

（三）通气与血流的比值

1. 正常的通气与血流比值　肺泡气体交换中，通气与血流比值（ventilation-perfusioin ratio）是指每分钟肺泡通气量（V_A）和每分钟肺血流量（Q）之间的比值（V_A/Q）。通气与血流的比值是非常重要的。流经肺的混合静脉血（mixed venous blood）的动脉化，不仅需要有足够的肺泡通气及充分的肺毛细血管血流，而且需要两者数量上的配合协调。正常成人平静呼吸时，平均每分钟肺泡通气量约为 4L，肺循环血流量约为 5L，通气与血流的比值为 0.8，可作为肺气体交换效率的指数，从而保证有效地进行气体交换（图 1-26）。肺泡通气与血流比值是影响肺换气的一个重要因素。

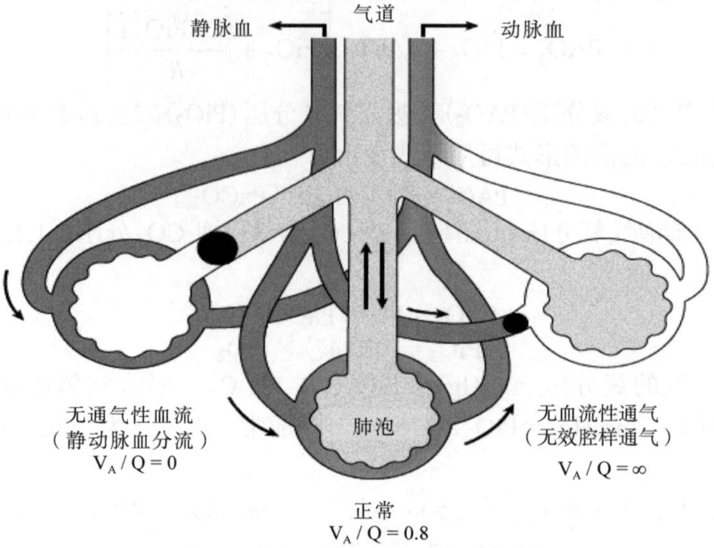

图 1-26　通气与血流比例关系的模式图

（引自：Sheck E）

肺的总的通气/血流比值即便正常，肺部不同部位的吸入气体分布和血流分布也可不均匀一致，这是受到各种物理、生理和病理因素的影响的缘故。其物理、生理性原因中，重力和体位的影响最大。由于肺内气体、血流和胸腔内压等受重力影响，使气体、血流的分布表现为明显的重力依赖性，而气体分布的重力依赖性与血流相比要轻得多，因此正常的通气/血流比值在肺内的分布也不均匀。通常，直立位时，由于重力因素的影响，从肺尖部到肺底部，肺泡通气量和肺毛细血管血流量都逐渐增加，而以其血流量的增加更为显著，所以肺尖部的 V_A/Q 比值较大，可高达 3.3，而肺底部的 V_A/Q 比值较小，可降低至 0.63（图 1-27）。

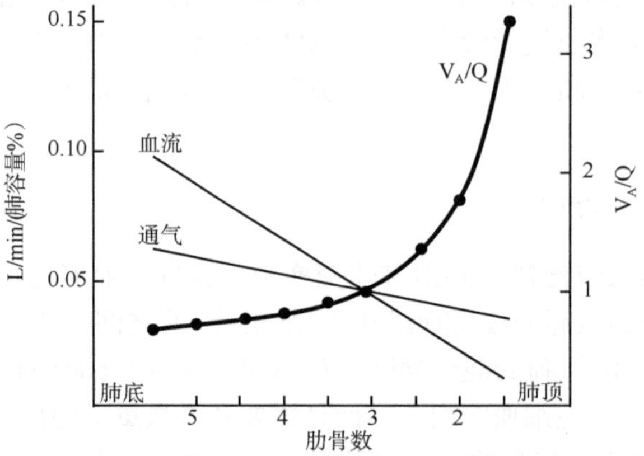

图 1-27　正常人直立位时肺通气与血流的分布

（引自：West JB）

（1）肺气体分布不均的原因

1）胸膜腔压力存在区域性差别：如吸气时，肺尖部胸膜腔内压负压大于肺底部。直立肺的高度为 30cm，每下降 1cm，则胸膜腔内压升高 0.25cm H_2O，即越靠近肺底部，其胸膜腔内压越高（即负压值变小）；肺尖与肺底的胸膜腔内压分别为−10cm H_2O 与−2.5cm H_2O，即相差 4～5mmHg；平静吸气之末，胸膜腔内压平均为−10～−5mmHg；用力吸气时，可达−80～−30mmHg；平静呼气之末，−5～−3mmHg。在坐、立位时，由于肺本身的重量作用和上尖底宽的肺本身特殊形状的影响，胸腔上部较下部压力更负，以致在通气前，肺尖部肺泡已较肺底部扩张（图 1-28）。

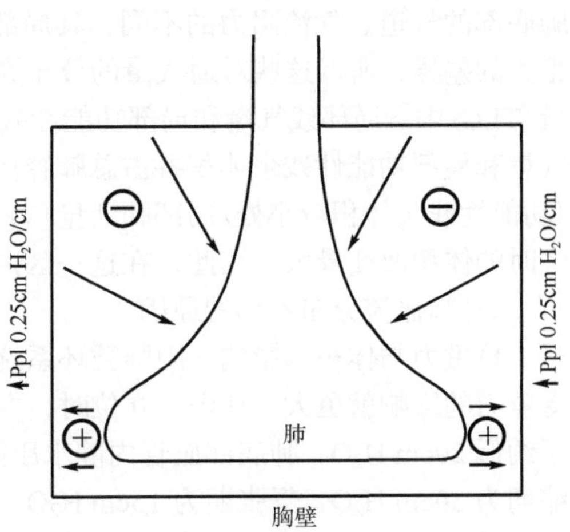

图 1-28　胸内肺回缩力向量
Ppl 为胸内压
（引自：Benumof JL）

在肺通气中，原已相当扩张的肺泡其顺应性较小，而原来不甚扩张的肺泡顺应性较大，结果在肺泡通气中于同等压力改变时，原已扩张的肺尖部，其容积改变较小，因而通气量也较小，肺泡顺应性也较小，但是原来不甚扩张的肺底部，比上部肺泡将进入更多的空气，其容积改变较大，肺泡顺应性较大，肺泡通气量也较大（图 1-29A）。

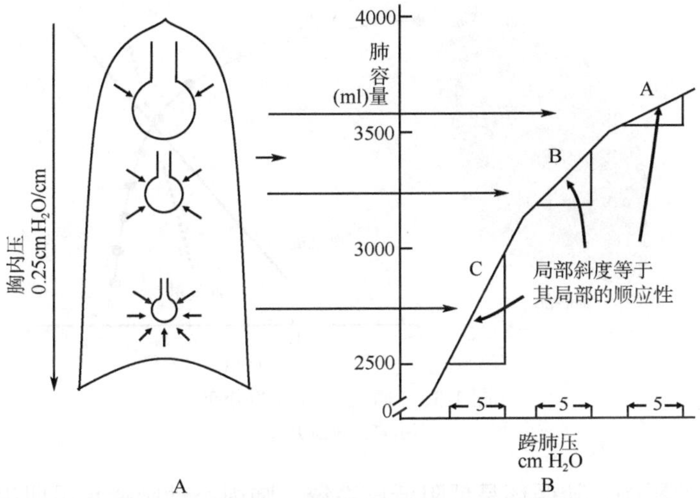

图 1-29　肺容积与肺顺应性的关系
（引自：Benumof　JL）

2）上、下肺组织容量–压力关系曲线的影响：图 1-29B 的纵坐标示肺容积（lung volume），横坐标示跨肺压（transpulmonary pressure），其斜度可反映容积在某一范围内改变时，肺所具有的顺应性。此曲线上端较平坦（A），提示在肺容积较大的情况下进行呼吸时，肺的顺应性甚小，相当于肺尖部；曲线上中段有一定陡峭坡度（B），提示肺的顺应性比肺尖部大，而比肺底部小，相当于肺的中部；曲线下段呈陡峭很大的坡度，近似斜直线（C），提示当肺容积在通常活动潮气量范围内变化时，肺的顺应性较大。这种情况提示，肺容积与肺顺应性有密切关系。

3）肺部各部分气道、气流阻力的差异，也是造成气体分布不均的原因：由于肺尖区与肺底部的气道、气流阻力的不同，其局部残气量(RVr)和局部功能性残余体积(FRCr)亦有很大的差异，所以这些对通气量的分布亦起重要作用。在生理情况下，在肺尖区的总肺容量(TLC)中，局部残气量和局部功能性残余体积各占约 35%和 66%，但在肺基底部局部残气量和局部功能性残余体积各占总肺容量的 6%和 23%。在正常状态下，不太伸展的部位(功能性残余体积较小处)局部肺活量(V_C)是最大的。胸腔的最下部包括横膈区在吸气和呼气时的体积改变最大，因此，在这一区内的通气也是最显著的。

(2)肺血流分布不均的原因

1)重力与体积的影响：因肺循环系统压力较低，而且低阻高容量的特点，比之体循环受重力的影响就更大。在坐、立位时，主要由于重力作用，肺顶部血管内静水压较肺动脉干约低 20cm H_2O，肺底部血管内静水压则较肺动脉干约高 20cm H_2O。肺门部动脉血压收缩期为 30cm H_2O，舒张期为 15cm H_2O。因此收缩期肺尖部血压为 10cm H_2O(30–20)；而肺底部则为 50cm H_2O(30 + 20)。舒张期肺尖部几乎无血流灌注。在直立位时，肺尖部血流量相对较少，灌注压随部位的下移而递增，血流量也相应递增，一般肺底部的血流量比肺尖部多 5～6 倍(图 1-30)。

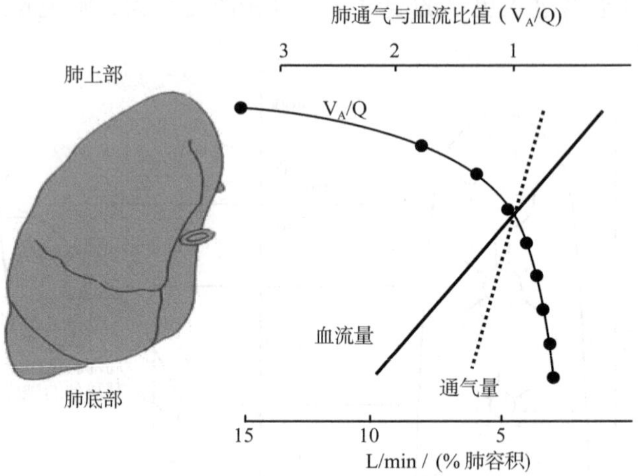

图 1-30　通气与血流的分布

(引自：West JB)

2)呼吸周期的影响：肺循环是低阻低压系统，肺内小动脉壁平滑肌很少，分支短粗壁薄并具有较大的扩展性。其血流阻力为 0.12 外周阻力单位(PRU)，约为体循环的 1/8。因为这种解剖生理学的特点，容易受血管内外作用力，如呼吸、胸膜腔内压等改变的影响。当吸气时，胸腔内负压增加和肺内压的降低均使肺毛细血管扩张，呼气时则相反。深吸气时，由于肺底部有较大的扩张，因而肺下部血流较多。

(3)肺部各区肺泡通气/血流和气体分压(PO_2、PCO_2、PN_2)的定量数值(图 1-31)：West 用放射性氙-133(^{133}X)测定了直立人体中肺的各区每分钟肺泡通气量和血流量及两者比例分布和 PO_2、PCO_2 及 PN_2 定量数值。从图 1-31 可见，可得出以下几个结论：

1)自肺尖至肺底，其每分钟肺泡通气量递增，后者为前者的 3.4 倍。

2)自肺尖至肺底，其血流量亦递增，后者为前者的 18 倍。

3)肺上、下部血流分布不均程度明显大于通气分布不均的程度，因此，肺上部或肺下

部的 V_A 和 Q 均未达到理想的配比，肺上部 V_A＞Q（V_A/Q 为 3.3），肺下部 V_A＜Q（V_A/Q 为 0.63）。

4）正常人肺的通气/血流总体为 0.8（V_A/Q 为 5.09/6.00，等于 0.83），但从肺的不同部位看，肺上部通气相对好，血流相对少，因此 V_A/Q 值变大，相反，肺下部血流比通气多，因此 V_A/Q 值变小。

（4）肺部各区的动、静脉压和肺泡压对肺血流的影响：见图 1-32。

1）肺上区：相当于肺尖部。该区的肺泡压（alveolar pressure，PA）大于肺动脉压（pulmonary artery pressure，Ppa）和肺静脉压（pulmonary venous pressure，Ppv），即 PA＞Ppa＞Ppv，结果肺毛细血管受压常处于萎陷状态，影响肺尖部血流量，通气与血流比值变大。

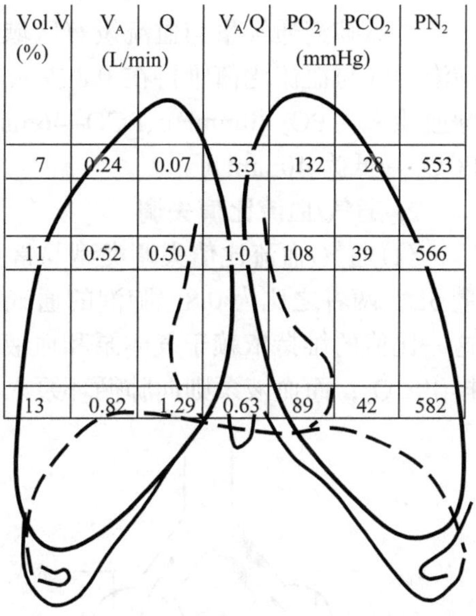

图 1-31　肺部各区肺泡通气/血流和气体分压

（引自：West JB）

2）肺中区：相当于心脏水平的肺组织。该区的肺动脉压大于肺泡压和肺静脉压，即 Ppa＞PA＞Ppv，结果肺毛细血管静脉端常呈萎陷状态。其血液流速像瀑布样通过，即压差越大，则使萎陷状态的血管开放内径越宽，血管阻力越小，结果通过的血流量则会较多，通气与血流比值处于平衡状态，比值为 0.8～1.0。

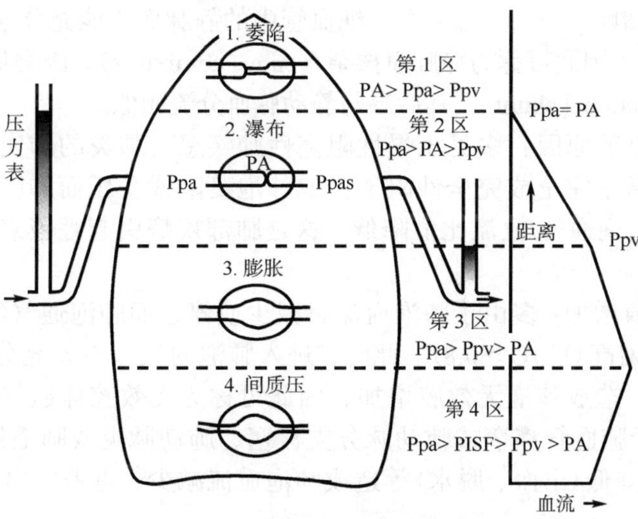

图 1-32　直立肺各区的肺血流分布

（引自：West　JB）

3）肺下区：该区 Ppa＞Ppv＞PA。因为该区的肺动脉压大于肺静脉压与肺泡压，特别是肺静脉压力大于肺泡压时，其血管进一步扩张呈膨胀状态，而血管阻力相应减少，再加上重力的作用，引起血流量增加，V_A/Q 比值为 0.68～0.73。

4）肺最下区：在肺的最低部，该区 Ppa＞PISF＞Ppv＞PA。由于肺组织间隙压（pulmonary interstitial pressure，PISF）进一步增高，变为正压，并超过肺静脉压与肺泡压时，该区不仅其血流量减少，而且肺容量亦减少。

虽然肺泡通气量与血流量有区域性差异，但是机体通过自身的调节机制，使整个肺的肺泡通气与血流比值维持在 0.8 左右。此时肺毛细血管中静脉血可得到充分的氧合，使静脉血原来为 PO_2 40mmHg、PCO_2 46mmHg，经肺泡换气之后其动脉血 PO_2 上升为 100mmHg，PCO_2 降低为 40mmHg。

2. 通气/血流比值失调

（1）通气/血流比值失调类型与常见原因：正常每分钟肺泡通气量 4L，肺毛细血管血流量 5L，两者之比为 0.8。肺泡的通气与血流的比例必须协调，才能保证有效的气体交换。这一比值的维持依赖于气体泵和血液泵的协调配合。其中气体泵实现肺泡通气，提供氧气，排出 CO_2；而血液泵则向肺循环泵入相应的血液，并及时带走摄取的氧，而且及时带来机体组织产生的 CO_2。如果通气与血流的比值增大或减小，都会妨碍肺的气体交换，导致机体缺氧和 CO_2 潴留，特别是缺氧。可见肺通气与血流的比值异常是造成肺换气功能异常最常见的一种原因。肺通气与血流的比值失调的主要类型有以下两种（图 1-33）。

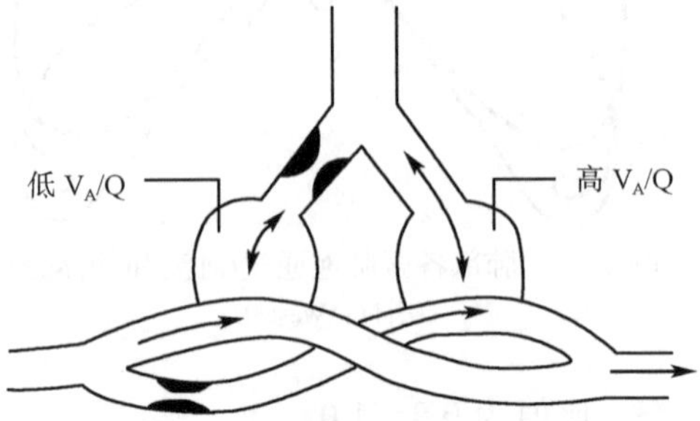

图 1-33　肺通气/血流比值失调

低 V_A/Q：肺通气/血流比值减少；高 V_A/Q：肺通气/血流比值增加

1）通气/血流比值减少：多由于肺泡通气量明显减少，而血流绝对或相对灌注良好，致 $V_A/Q<0.8$。此时，肺泡通气不足，致使流经肺泡的毛细血管中的静脉血不能充分地进行气体交换，便直接进入动脉血中，因此可称为静脉血掺杂（venous admixture）。因类似动静脉短路，故又称功能性分流（functional shunt），其后果与静动脉血分流相似。

功能性分流常见的原因：多见于慢性阻塞性肺疾患、肺炎的肺实变、肺纤维化和肺不张等引起的气道不完全或完全性阻塞，或肺泡萎陷或受压而肺膨胀不全等造成肺通气障碍，患者可出现通气/血流比值降低。这是肺部疾病引起呼吸衰竭最常见的机制之一。

2）通气/血流比值增加：多由于肺泡血流量减少或停止而肺泡通气绝对或相对良好，致使通气/血流比值增高（$V_A/Q>0.8$）。此时，进入肺泡的气体不能充分与血液接触，致使气体交换不充分，造成肺泡无效腔增加，因此可称为无效腔样通气（dead space like ventilation）。多见于肺血管痉挛或肺动脉分支栓塞、肺动脉炎或肺毛细血管床减少（如肺气肿）、肺动脉压降低（出血、脱水）等造成肺泡血流减少，患者可出现通气/血流比值增加（图 1-34）。

（2）通气/血流比值改变对一个肺泡单位的 PO_2 和 PCO_2 的影响：肺通气/血流比值降低时，由于通气不足，流经此处的静脉血不能充分氧合，其肺泡单位内气体特点是 PO_2 = 40mmHg，PCO_2 = 45mmHg（图 1-35）。与此相反，肺通气/血流比值增加时，虽然肺泡通气正常，但由于血流不足而不能充分氧合，其肺泡单位内气体特点是 PO_2 = 150mmHg，PCO_2 = 0mmHg。V_A/Q= 0.8 或近于 1.0 时，才能保证有效的肺泡气体交换，其肺泡单位内气体

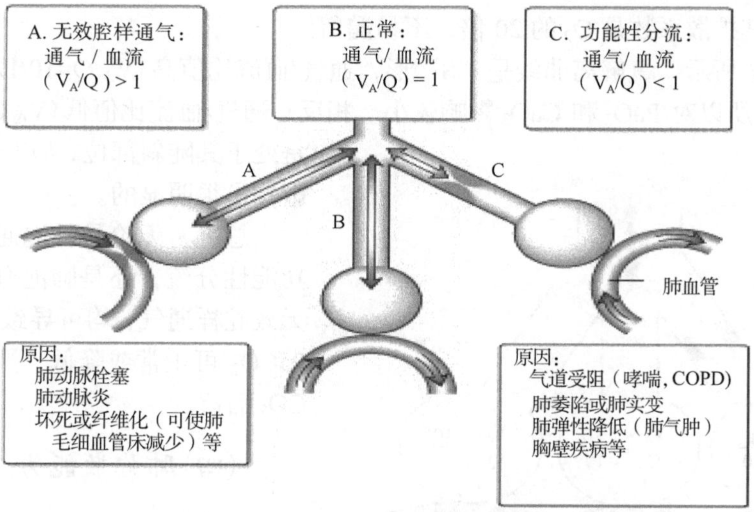

图 1-34　肺通气/血流比值失调及其常见原因

特点是：$PO_2 = 100$mmHg，$PCO_2 = 40$mmHg。又通过显示通气/血流改变的 O_2-CO_2 图（图 1-36）可以看出，当一个肺泡单位的 PO_2 和 PCO_2 改变是随着通气/血流比值改变曲线的移动而变化。即通气/血流比值的增加从 V_A/Q 正常到吸入气体点（I），而通气/血流比值的减少从 V_A/Q 正常到静脉血混合点（V）。

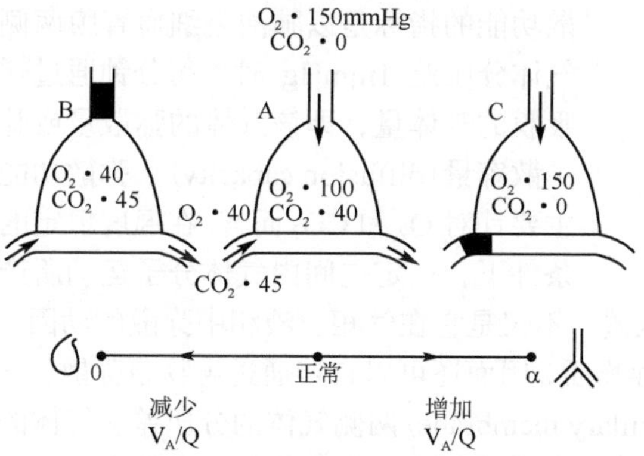

图 1-35　肺通气与血流比值改变对一个肺泡单位的 PO_2 和 PCO_2 的影响

（引自：West JB）

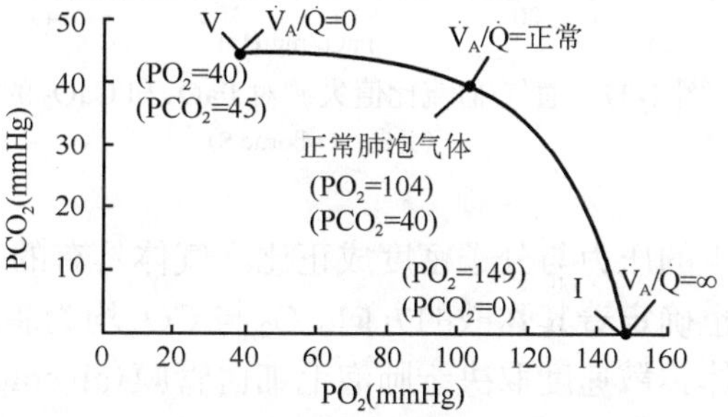

图 1-36　显示肺通气/血流比值线的 O_2-CO_2 关系图

（引自：West JB）

V：混合静脉血点；I：吸入气体点

（3）通气/血流比值改变对血液气体的影响：无论肺通气/血流比值降低或增加，都不能进行有效的肺换气，可引起机体低氧血症，但对 CO_2 的影响相对较小。其主要原因是：①正常动、静脉血液之间 PO_2 差值（60mmHg）远大于 PCO_2 差值（6mmHg）。在静脉血分流时，静脉血进入动脉血后，PO_2 的下降程度远大于 PCO_2 的升高。②当通气/血流比值失调时，机体的调节机制或缺氧因素可增加通气量，但是通气量的增加主要限于肺通气/血流增加和正常的肺泡区域，而通气/血流减少的肺泡区域则因通气受阻致使增加通气较少。这种通气增加几乎无助于 O_2 的摄取而不能增加血氧，却可以排出 CO_2。结果易造成低氧血症，甚至可伴低碳酸血症。只有严重肺通气/血流比值失调病例才可出现 CO_2 潴留。③CO_2 的扩

散比 O_2 快，其扩散系数是 O_2 的 20 倍，不易潴留。

从图 1-37 所示，氧解离曲线呈“S”形，通气/血流比值高（$V_A/Q=10/1$）时，正是处于其平坦部位，所以对 PaO_2 和 CaO_2 影响较小，相反，通气/血流比值低（$V_A/Q=1/10$）时，正是处于其陡斜部位，所以对 PaO_2 和 CaO_2 影响是很明显的。

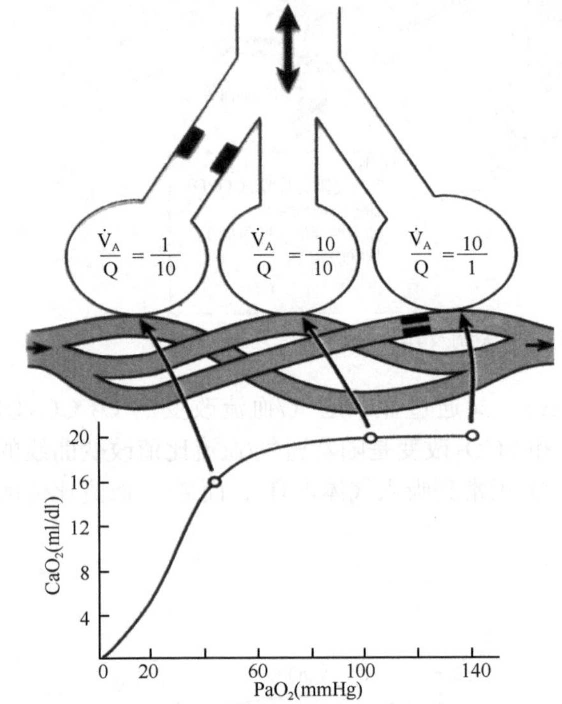

图 1-37　通气/血流比值失调对 PaO_2 和 CaO_2 的影响

（引自：Osborne S）

总之，无论是肺泡通气不足引起的功能性分流，还是肺泡血流不足引起的无效腔样通气，均可导致 PaO_2 降低，而 $PaCO_2$ 可正常或降低，严重病例也可致 CO_2 潴留。

（四）肺弥散能力

1. 弥散的概念　弥散（diffusion）是指 O_2 与 CO_2 通过肺泡膜进行交换的过程。它是气体分子从高浓度扩散至低浓度，从而达到气体分子平衡的过程。肺泡气与肺泡毛细血管血液之间的气体交换是一种物理性气体弥散过程。衡量弥散功能的指标是以肺泡毛细血管膜两侧气体分压差 1mmHg 时，每分钟通过呼吸膜的气体量，即该气体的弥散量或肺扩散容量（diffusion capacity）。弥散功能主要针对 O_2 和 CO_2 而言。在温度恒定的条件下，一定空间内气体分子运动所产生的压力与分子密度成正比。气体具有的分压差，不仅是它在气相、液相中弥散的动因，也确定着其弥散的方向。O_2 与 CO_2 均为脂溶性物质，因而还可以直接通过生物膜弥散。气体弥散速度取决于肺泡毛细血管膜（alveolocapillary membrane）两侧气体的分压差、气体的相对分子质量、气体在体液中的溶解度、肺泡膜的面积和厚度。气体弥散量还取决于血液与肺泡接触的时间。这些因素之间的关系可用下式表示：

$$弥散速度 \propto \frac{气体分压差 \times 气体溶解度 \times 弥散面积}{弥散距离 \times \sqrt{气体相对分子质量}}$$

在单位分压差的条件下，单位时间内通过单位面积扩散的量称为弥散系数。在液体内或液–气界面，不同气体分子的弥散系数与该气体的溶解度成正比。

根据格雷汉（Graham）定律，在相同条件下，各种气体弥散的相对速度与该气体密度的平方根成正比。气态 O_2 与 CO_2 弥散的相对速率为

$$\frac{CO_2弥散率}{O_2弥散率} = \frac{\sqrt{O_2相对分子质量}}{\sqrt{CO_2相对分子质量}} = \frac{\sqrt{32}}{\sqrt{44}} = \frac{5.6}{6.6}$$

气体在液体中弥散的一个重要因素，乃是气体在液体中的溶解度。根据亨利（Henry）

定律，在一定温度下，气体溶解于溶媒中的体积，与该气体的分压成正比。气体在液体中的弥散速率取决于气体本身的浓度梯度，故气体在液体中的溶解度愈大，其在液体中的弥散速率就愈大。

在一定空间内，恒温条件下，混合气体中，每一气体成分所具有的分压，只与该空间内该气体分子密度有关，而与其他成分气体的同时存在无关，并且各成分也按照所具有的分压差，自其分压高处向分压低处扩张，而且这两个部分分压差愈大，在单位时间内这种净移动的气体分子数量也愈多。在肺内气体交换过程中，呼吸膜两侧的气体分压梯度，不仅影响其弥散速率，而且也确定其弥散的方向。呼吸膜及体循环毛细血管和组织细胞之间的生物膜主要由脂质构成，可以允许脂溶性 O_2 和 CO_2 自由通过，因此，与呼吸有关的气体交换过程，是属于被动的物质转运过程。肺内气体弥散主要是 O_2 从肺泡进入肺毛细血管，CO_2 从肺毛细血管进入肺泡而排出体外的过程(图 1-38)。

2. 影响弥散功能的因素 主要是气体的弥散速率和肺泡通气/血流的配比。有关肺泡通气/血流的比值。气体在肺内的弥散速率和弥散量主要取决于下列五个因素。

(1)呼吸膜的厚度：肺泡气体与肺泡毛细血管血液之间，进行气体交换所通过的组织结构，称为呼吸膜，即肺泡–毛细血管膜。它包括几层结构，自肺泡内表面向外，依次为(图 1-39)：①表面活性物质层；②极薄的液体层；③肺泡上皮；④由胶原纤维和弹力纤维交织成网的间隙和间质液体；⑤毛细血管基膜；⑥毛细血管内皮；⑦红细胞膜等。

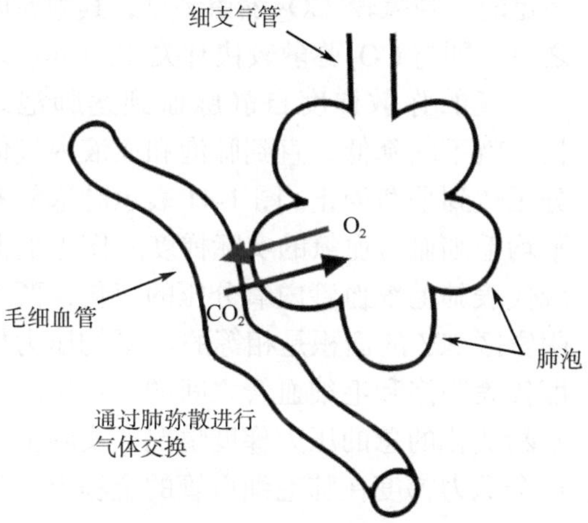

图 1-38 肺弥散过程的示意图

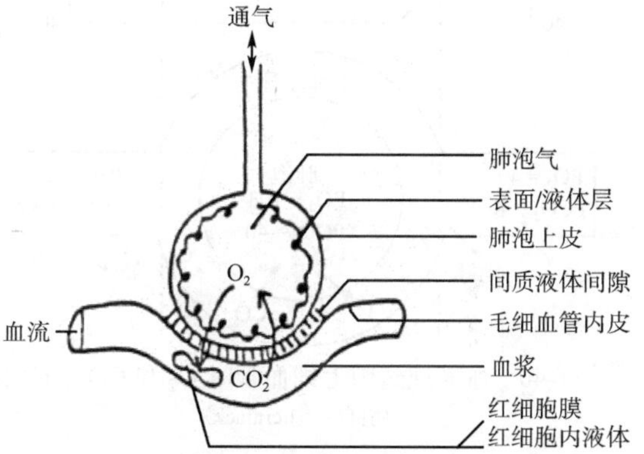

图 1-39 肺泡呼吸膜及其弥散屏障示意图
(引自：Webber CL)

呼吸膜厚度为 0.2～0.6μm，而且主要由脂质构成，所以有利于 O_2、CO_2 等脂溶性气体分子透过该膜进行气体交换。气体的弥散速度与呼吸膜的厚度成反比。炎症、间质水肿或肺泡透明膜形成、肺毛细血管纤维化等病变可使呼吸膜增厚，气体在液相中的扩散距离增加，因而影响肺的换气。

(2)弥散面积：正常人肺约有 3 亿个肺泡。在静息呼吸时，参与换气的肺泡面积为 35～40m^2，运动时可增加至 60～70m^2，说明肺有较大的储备能力。一般而言，参与气体交换的呼吸膜的面积越大，单位时间内气体弥散量越大。如某种病理性因素，使肺泡壁受到破坏，致肺泡呼吸面积减少，可影响肺的弥散量。肺气肿时肺泡大量破坏或肺叶切除、肺实变、肺不张等都将引起弥散面积减少。

(3)弥散梯度：一种气体通过一个屏障的弥散速度常和屏障两边的分压或分压梯度(partial pressure gradient)成正比。呼吸膜两边的分压差，在静脉血进入毛细血管时最大，离开毛细血管时变为最小。肺泡毛细血管膜两边分压梯度的大小，随每种气体解离曲线的斜坡不同而有差异。当血氧饱和度低时，氧解离曲线的斜坡很陡，而当血氧饱和度高时，其曲线的斜坡很平坦。所以自肺泡至毛细血管的氧交换首先发生在曲线的陡峭部分，然后在曲线的平坦部分。这是因为开始时氧分压梯度很大，所以氧很快由肺泡吸收到毛细血管内。在血液通过肺毛细血管行程的一半以前，经 0.25～0.3 秒，氧弥散已进行了 95%。在其余半程的短暂时间内，呼吸膜两边的氧分压渐趋平衡。在肺毛细血管的末梢，一般很少有压力梯度存在，所以肺静脉的氧分压几乎等于肺泡内氧分压。至于 CO_2 解离曲线则与 O_2 解离曲线不同，其曲线全段陡峭，要达到肺泡和毛细血管之间 CO_2 平衡，约需要 0.072 秒，通常＜0.1 秒。虽然 CO_2 通过呼吸膜弥散的速度较 O_2 快 21 倍，但是，如果同时还考虑气体分压差，则 CO_2 的弥散速率约为 O_2 的 2 倍。因此，当肺内通气不足时，缺氧较 CO_2 潴留多见，其中原因之一，即与 CO_2 弥散较快有关(图 1-40)。

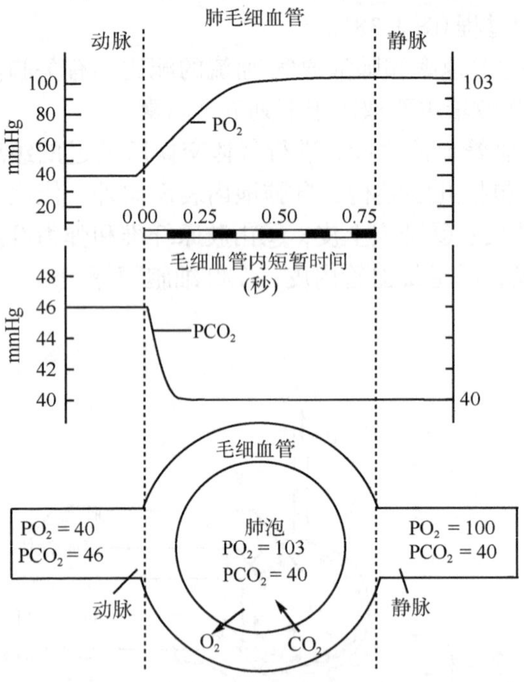

图 1-40　血液通过肺毛细血管时 O_2 和 CO_2 的变化
(引自：Cherniack)

氧的弥散梯度自静脉血到达肺泡之初，就不断降低，直到肺泡和血液内气体分压达到平衡为止。图 1-41 表示肺泡氧和平均毛细血管血氧的实际梯度。图上的曲线代表肺毛细血管内氧分压的变化，两个阴影区 XY 的面积是相等的。平均压力梯度代表肺泡和毛细血管之间的一种生理上不断变化的总的压力梯度情况，实际上，这个压力梯度在肺毛细血管的全程上，随时不断地在改变着。

(4)气体的性质：一种气体从气体相到液体相的弥散速度和它在液体内的溶解度成正比，和它的相对分子质量平方根成反比。将某种气体在 38℃、760mmHg 大气压下，能溶解于 100ml 体液中的毫升数，作为该气体的溶解度。在体内血浆中，O_2 的溶解度为 2.14ml%，CO_2 为 51.5ml%，CO_2 在血浆中的溶解度约为 O_2 的 24 倍；但 CO_2 的相对分子质量为 44，O_2 的相对分子质量为 32，CO_2 与 O_2 相对分子质量平方根之比则为 1.14∶1，前者稍大于后者，因此，CO_2 在体内的弥散速度约为 O_2 的 21 倍。CO_2 在血浆中的溶解度大是它在体内易于弥散的主要原因。

(5)血液和肺泡接触时间：正常人在静息状态时，流经肺泡壁毛细血管的血液与肺泡接触的时间约为 0.75 秒，而完成气体交换所需的时间，O_2 为 0.25～0.3 秒，CO_2 只需要 0.072 秒即可。若在贫血或运动等情况下，由于通过肺泡壁毛细血管的时间缩短，血液尚未充分

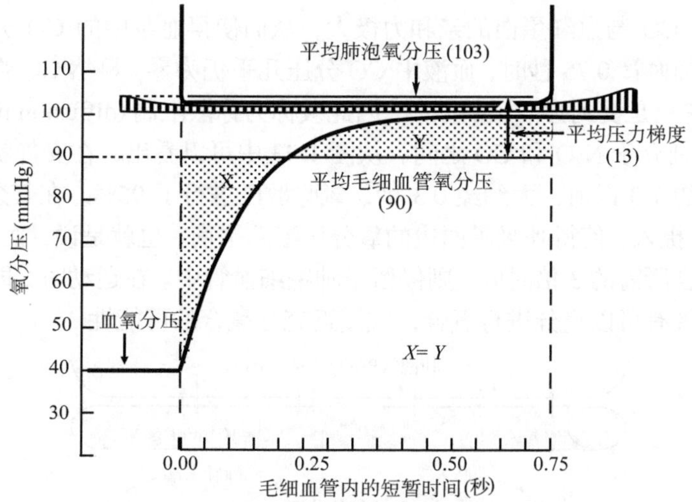

图 1-41　肺泡氧和平均毛细血管血氧的实际梯度

（引自：Webber CL）

氧合，就已进入了静脉端，结果影响 O_2 的弥散。

这种情况还可见于阻塞性肺部疾患，由于肺泡毛细血管网的破坏和减少，剩余部分血管中的血流速度代偿性增快，以致血液没有足够的时间进行气体交换，血液未能充分氧合，此点亦当属于弥散功能降低和通气/血流比例失调的范畴。

3. 弥散限制与灌流限制的概念、O_2 和 CO_2 的弥散时程及其特征　正常人在静息状态下，血液通过肺毛细血管需要 0.75 秒左右。吸入含有 N_2O、CO 及 O_2 的气体时，在肺毛细血管的变化归纳为图 1-42。

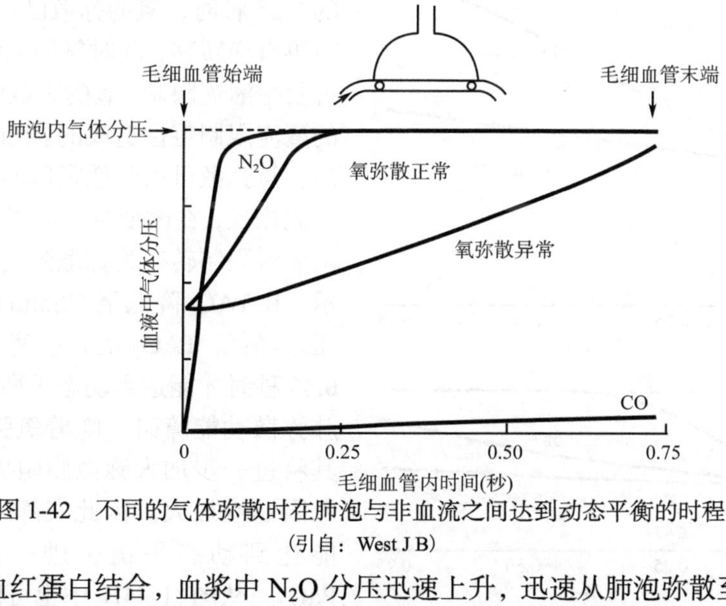

图 1-42　不同的气体弥散时在肺泡与非血流之间达到动态平衡的时程

（引自：West J B）

N_2O 不与血红蛋白结合，血浆中 N_2O 分压迅速上升，迅速从肺泡弥散至血浆，在肺毛细血管的起始端 0.15 秒时弥散膜两侧的分压差即已消除，达到了动态平衡。此时弥散动力丧失，不再有净转移。通常，N_2O 的弥散速率不受弥散膜特性的影响，只受灌流肺泡的血流量的影响，因此 N_2O 被称为灌流限制（perfusion limitation）性气体。

CO 则不同，CO 与血红蛋白的亲和力极大，从而使得血浆中的 CO 分压基本不升高，到血液离开肺毛细血管 0.75 秒时，血液中 CO 分压几乎仍为零。显然 CO 弥散速率与肺血流量无直接关系，它只是受到弥散膜的限制，因此被称为弥散限制（diffusion limitation）性气体。

O_2 的弥散特征介于 N_2O 和 CO 之间，从图 1-43 中可以看出，在安静状态下，血液通过肺毛细血管行程的 1/3 以前，大约经 0.3 秒，氧弥散已进行了 95%。在其余 2/3 时间内，又追加若干量的 O_2 摄入，使得呼吸膜两边的氧分压渐趋平衡。也就是说，血液在正常情况下，能够充分进行氧合所需的 3 倍时间，则停留于肺毛细血管中。在运动时，即使肺毛细血管时间缩短，但是血液有可以充分进行氧合，或接近充分氧合的可能性。

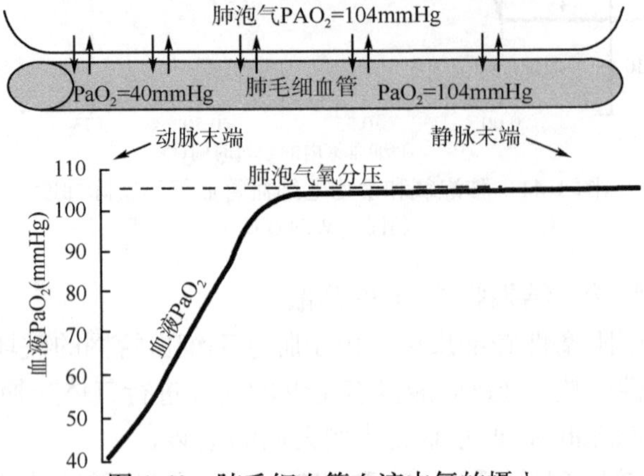

图 1-43 肺毛细血管血液中氧的摄入

（引自：Guyton A C，et al）

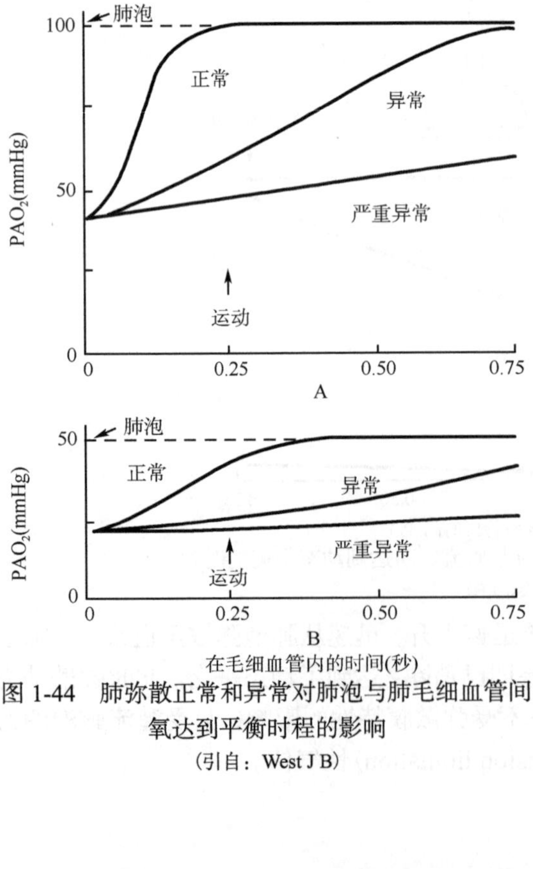

图 1-44 肺弥散正常和异常对肺泡与肺毛细血管间氧达到平衡时程的影响

（引自：West J B）

图 1-44A 中显示，血液流经肺毛细血管的 0.25 秒时，氧的弥散已达到了动态平衡，不再有净转移，此时氧的弥散如同 N_2O，也可发生灌流限制。氧的弥散储备能力是由它的灌流限制特性造成的。在改变某些因素之后，氧弥散可由弥散限制转变为灌流限制，与此相反，在改变某些因素之后，氧弥散可由灌流限制转变为弥散限制。图 1-44B 中显示，在 PAO_2 降低至 50mmHg 时，由于氧分压差降低，PAO_2 的弥散速率减慢，大约在 0.45 秒时才能达到动态平衡。此时如果存在肺弥散功能障碍，随着氧弥散程度加重，其将进一步加大弥散膜阻力，氧气已呈弥散限制性加大。因此安静时氧的弥散已不能达到动态平衡，进一步降低了血液 PaO_2。从图 1-44B 中也可以看出，在安静时氧的弥散已不能达到肺泡与肺毛细血管间动态平衡，结果进一步降低了血液 PaO_2。

表 1-6 总结了氧穿过血液气体屏障的弥散过程和特点。

表 1-6　氧穿过血液气体屏障的弥散过程和特点

在安静状态下，血液通过肺毛细血管行程的 1/3 以前，大约经 0.3 秒，氧弥散已进行了 95%。在其余的短暂时间内，呼吸膜两边的氧分压渐趋平衡
正常人在静息状态时，流经肺泡壁毛细血管的血液与肺泡接触的时间约为 0.75 秒
当运动时，红细胞流经肺毛细血管的时间可缩短至 0.25 秒。其主要原因是：①运动时，平时（静息）未开放的肺毛细血管得以因运动而开放或因运动而使其肺毛细血管更加扩张，结果使氧弥散面积比之前增加；②通气/血流比值更加适于合理匹配（等于或接近 0.8），这样其弥散量将趋于正常
肺弥散过程因运动、肺泡低氧血症和血液气体屏障的肥厚等因素而受到挑战
CO_2 比 O_2 弥散速度快，如果存在肺泡膜气体弥散问题，可能只会引起低氧血症，通常，不会使 CO_2 潴留（高碳酸血症）
弥散限制可能由肺部疾病的血液–气体屏障的肥厚引起，但是由此而产生的动脉血低氧血症，通常，在初期常因氧气的呼吸而迅速被减轻

CO_2 也为灌流限制性气体，而完成气体交换所需的时间，CO_2 只需要 0.072 秒，通常＜ 0.1 秒即可。在正常（PaO_2 45mmHg）情况下，血液流经肺毛细血管＜0.1 秒时，CO_2 的弥散已达到了动态平衡。因为 CO_2 通过呼吸膜弥散的速度是 O_2 的 21 倍，如果同时还考虑气体分压差，则 CO_2 的弥散速率约为 O_2 的 2 倍。CO_2 的弥散速度比 O_2 快，能较快地弥散入肺泡使 $PaCO_2$ 与 $PACO_2$ 取得平衡。图 1-45 中显示，在动脉末端中，肺毛细血管的血液 PCO_2 为 45mmHg，此时肺泡气内 PCO_2 为 40mmHg。两者的压力差为 5mmHg，CO_2 的移动方向是分压高的肺毛细血管部位向分压低的肺泡气部位。血液通过肺毛细血管行程的 1/3 以前，肺毛细血管 PCO_2 已经降低至与肺泡气 PCO_2 几乎相同的水平，即呼吸膜两边的 CO_2 分压渐趋平衡（图 1-46）。

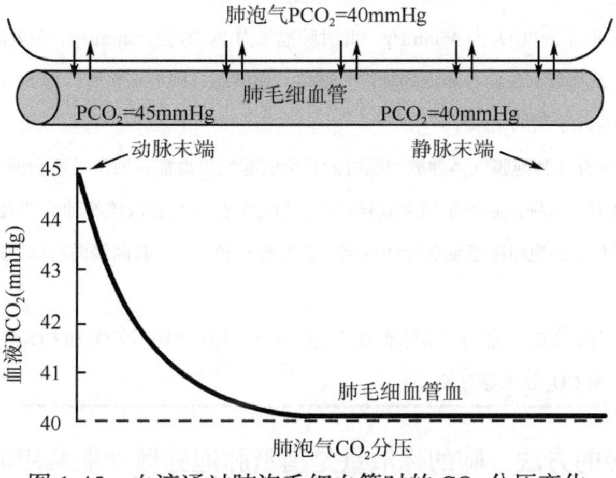

图 1-45　血液通过肺泡毛细血管时的 CO_2 分压变化

（引自：Guyton A C，et al）

图 1-47 显示，当肺泡膜病变致使肺泡弥散能力发生异常时，CO_2 的弥散在血液流经肺毛细血管的时间内不能达到平衡，此时转化为弥散限制，结果其肺泡与肺毛细血管间达到

平衡时程延长，而且其曲线向右移，特别是严重弥散异常的病变时，其气体交换时间更明显延长超过 0.75 秒。

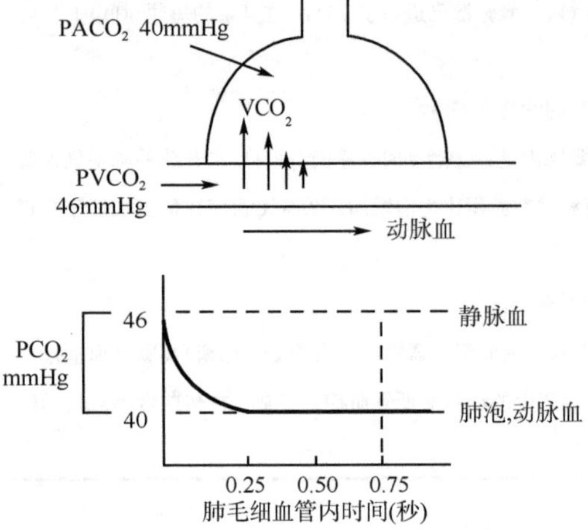

图 1-46　正常人血液流过肺毛细血管时二氧化碳分压的改变

$PACO_2$：肺泡气 CO_2 分压；VCO_2：肺的 CO_2 呼出量；$PVCO_2$：混合静脉血 CO_2 分压

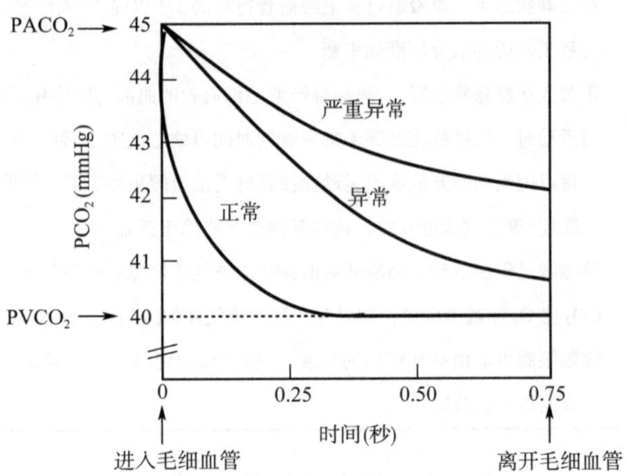

图 1-47　肺弥散正常和异常对肺泡与肺毛细血管间 CO_2 达到平衡时程的影响

表 1-7 总结了 CO_2 穿过血液气体屏障的弥散过程和特点。

表 1-7　CO_2 穿过血液气体屏障的弥散过程和特点

在安静状态下，血液流经肺毛细血管<0.1 秒时，CO_2 的弥散已达到了动态平衡。因为 CO_2 通过呼吸膜弥散的速度是 O_2 的 21 倍，如果同时还考虑气体分压差，则 CO_2 的弥散速率约为 O_2 的 2 倍
正常人在静息状态时，流经肺泡壁毛细血管的血液与肺泡接触的时间约为 0.75 秒
在动脉末端中，肺毛细血管的血液 PCO_2 为 45mmHg，此时肺泡气内 PCO_2 为 40mmHg。两者的压力差为 5mmHg，CO_2 的移动方向是分压高的肺毛细血管部位向分压低的肺泡气部位。血液通过肺毛细血管行程的 1/3 以前，肺毛细血管 PCO_2 已经降低至与肺泡气 PCO_2 几乎相同的水平
CO_2 比 O_2 弥散速度快，如果存在肺泡膜气体弥散问题可能只会引起低氧血症，通常，不会使 CO_2 潴留（高碳酸血症）。但是，当肺泡膜部弥散异常时，特别是在严重的弥散异常时，CO_2 的弥散在血液流经肺毛细血管的时间内不能达到平衡，此时转化为弥散限制，结果其肺泡与肺毛细血管间达到平衡时程延长，而且其曲线向右移，其气体交换时间更明显延长，超过 0.75 秒
一般来说，肺部疾病影响动脉血 CO_2，常不及动脉血 O_2 严重，这是因为：①血液 O_2 和 CO_2 解离曲线是不同的；②与通气反射来紧密地控制着动脉血 CO_2 分压等有关

4. 衡量弥散功能的方法　肺的弥散量是衡量肺泡弥散功能常用的生理指标。临床上常用一氧化碳吸入法间接测定其弥散功能。因为一氧化碳能迅速地透过肺泡膜、毛细血管壁，与血红蛋白充分结合，这样肺泡与毛细血管血液两者间的一氧化碳分压差，就等于肺泡中一氧化碳分压，可避免测定气体压差的困难。其公式为

$$D_LCO = VCO / P(A-C)$$

其中 D_LCO 是肺一氧化碳的弥散量（lung diffusing capacity of carbon monoxide），用

ml/(mmHg · min)表示。VCO是每分钟一氧化碳吸收量(volume of CO per minute)；P(A-C)是该气体在肺泡和毛细血管之间的平均压力梯度。因为CO在肺毛细血管中的分压接近于零，故上式可改写为

$$D_LCO = VCO / PACO$$

PACO为肺泡一氧化碳分压。

氧在肺的弥散量等于一氧化碳弥散量乘以1.1。因为气体弥散速率与该气体在体液中的溶解度成正比，与该气体相对分子质量的平方根成反比。

$$D_LO_2 = \frac{O_2\text{在血浆中的溶解度}}{CO\text{在血浆中的溶解度}} \times \frac{\sqrt{CO\text{相对分子质量}}}{\sqrt{O_2\text{相对分子质量}}} \times D_LCO$$
$$= \frac{0.0214}{0.0185} \times \frac{\sqrt{28}}{\sqrt{32}} \times D_LCO$$
$$=1.156 \times 0.935 \times D_LCO = 1.08 \times D_LCO$$
$$\approx 1.1 \times D_LCO$$

D_LO_2为肺氧弥散量(lung diffusing capacity of oxygen)。

氧弥散量(D_LO_2)=一氧化碳弥散量(D_LCO)×1.1

弥散气体容量亦可以通过以上公式计算。

计算氧消耗量的公式为

$$VO_2 = V_E\left(FiO_2 \times \frac{FEN_2}{FiN_2} - FEO_2\right)$$

其中 VO_2为每分钟氧消耗量，V_E是呼出通气量，F 是该气体在吸入气(i)内的浓度，E 是呼出气，N_2是氮气。

同样，通过肺泡毛细血管膜的一氧化碳弥散量可以从呼吸气体的容量、吸入和呼出气中的一氧化碳和氮的浓度来计算。其公式只是用一氧化碳代替氧即可：

$$VCO = V_E[FiCO \times (FEN_2 / FiN_2) - FECO]$$

(五)静–动脉分流

部分未经氧合的静脉血掺入到体循环动脉血中，造成静脉血掺杂(venous admixture)，又称静–动脉分流(简称血流分流)。血流分流包括解剖学分流(anatomic shunt)和功能性分流(functional shunt)两种。

1. 解剖学分流　生理情况下，有一小部分静脉血经由支气管静脉和左心室最小静脉分别流入到肺静脉和左心室，而进入体循环。此种解剖学分流的血液分流量约占心排血量的2%～3%。这种静脉血一部分来自支气管旁支和肺膜，由此流入肺静脉；另一部分来自冠状循环的左心室 Thebesian 静脉，最后进入体循环。病理情况下，如自右至左分流的先天性心脏病，或由肺动脉向肺静脉分流的肺动静脉瘘、支气管扩张伴有支气管血管扩张、肺动脉高压或休克、严重创伤、烧伤等肺微循环障碍时，肺内动、静脉交通支开放，都可以发生解剖学分流增加，而导致未经充分氧合的静脉血直接流入到动脉血中，结果发生真性静脉血掺杂(true venous admixture)，造成低氧血症(图 1-48)。

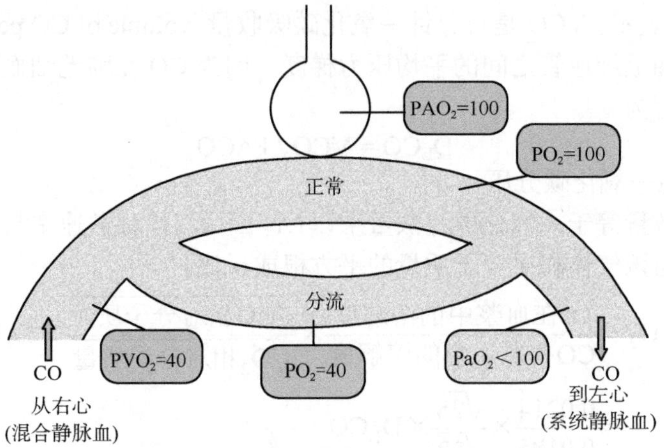

图 1-48　解剖分流(右向左分流)的示意图

PAO_2：肺泡气氧分压；PO_2：氧分压；PVO_2：混合静脉血氧分压；PaO_2：动脉血氧分压；CO：心排血量
(引自：Costanzo LS)

2. 功能性分流　当部分肺泡由于通气不足，而血流并不相应减少，以致肺内一部分静脉血流经通气不足或完全不通气的肺泡时，该处肺泡通气量与血流量的比值明显低于正常，流经该处的静脉血未经充分氧合，便离开肺毛细血管，然后和来自肺的其他正常肺泡的得以充分氧合的血流相混合而流入左心室，这种情况称为功能性分流增加。正常人由于肺内通气分布不均形成的功能性分流仅占肺血流量的3%左右。在慢性阻塞性肺疾患发展至严重阶段时，功能性分流明显增加，可达肺血流量的 30%～50%。

在一部分肺泡通气不足而血流正常时，该部分肺泡通气与血流比值降低，此时没有病变的肺泡往往呈代偿性过度通气，故流经健康肺泡的血液能够与肺泡气之间进行较充分的气体交换。这两部分血液相混合后，一般只引起低氧血症而不伴有二氧化碳潴留。这可用图 1-49 来解释。图中 CDC 为二氧化碳解离曲线(carbon dioxide dissociation curve)，ODC 为氧解离曲线(oxygen-hemoglobin dissociation curve)，以分压为横轴，含量为纵轴。首先就健康成人的情况而言，若从动静脉含量差来看，ΔCCO_2 / ΔCO_2 = 4/5(R=0.8)分压差以 $PVCO_2$ 与 $PaCO_2$ 各为 46mmHg、40mmHg，其 ΔPCO_2 为 6mmHg，由于 PaO_2 与 PVO_2 各为 100mmHg、40mmHg，则 ΔPO_2 为 60mmHg，是前者的 10 倍。所以由于部分肺泡通气不足而引起的功能性分流造成的静脉血掺杂后，对动脉血二氧化碳分压影响较小。其次，是二氧化碳解离曲线的特点所决定的。血液中二氧化碳分压改变与二氧化碳含量几乎呈线性关系。代偿性过度呼吸的肺泡，由于二氧化碳分压的降低，血中 CO_2 得以更多地排出，于是排出了因肺泡萎陷而通气不足造成的 CO_2。再次，是与氧解离曲线的特点有关系，它与 CO_2 解离曲线不同，氧解离曲线呈“S”形，血氧饱和度达 80%时便为平坦部分，因此即使增加通气也不能使血液的氧饱和度有明显增加，故易出现低氧血症。

分流量异常大时，即使给予高浓度氧，其动脉血氧分压也不能得到改善。使用鼻管吸氧，其流量为 6L/min(含氧 30%～40%)，若 PaO_2 超过 100mmHg，则说明没有大的分流存在。当气管插管进行机械通气的患者，吸入气氧浓度(FiO_2)为 1.0(100% O_2)时，PaO_2 低于 500mmHg，则说明有异常分流的存在。吸入 100%O_2 20 分钟后，测定 PaO_2，用 Fick 法计算其分流率。

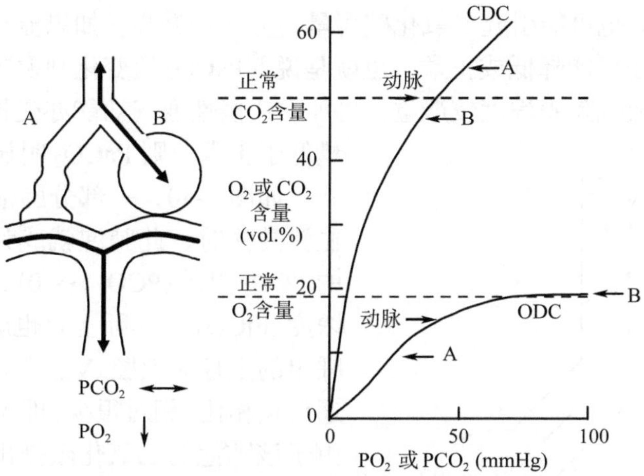

图 1-49 肺内分流对血液气体成分的影响

A：萎陷肺泡(collapsed alveolus)；B：正常肺泡(normal alveolus)。在 A 和 B 状态时的 O_2 与 CO_2 含量分别用箭头表示于 CO_2 与 O_2 解离曲线上。CDC：CO_2 解离曲线；ODC：O_2 解离曲线

(引自：Baum GL，et al)

计算公式可写为

$$QS/QT=\frac{C\acute{c}O_2-CaO_2}{\left(C\acute{c}O_2-CaO_2\right)+\left(CaO_2-CVO_2\right)}\times 100$$

在吸入 100%O_2，20 分钟后肺毛细血管(ć)、动脉血(a)的血红蛋白 100%饱和，而且可以看成 $P\acute{c}O_2=PAO_2$。

$$C\acute{c}O_2=1.34\times Hb+0.0031\times PcO_2=1.34\times Hb+0.0031\times PAO_2$$
$$CaO_2=1.34\times Hb+0.0031\times PaO_2$$

0.0031 为 37℃时氧在血中的溶解系数，1.34 为每克 Hb 与 O_2 结合的最多毫升数，因此，如看成 $CaO_2-CVO_2=5$vol%时，可改写为

$$\text{分流率}\left(QS/QT\right)=\frac{0.0031\times AaDO_2}{0.0031\times AaDO_2+5}\times 100$$

在此使用的 $AaDO_2$ 为吸入 100% O_2 的数值。

(六)无效腔样通气

当一部分肺泡通气良好而肺泡血液供应减少时，气体进入这些肺泡后很少能参与气体交换，因而气体离开这些肺泡时的成分和在气管支气管系统内的成分未见明显差别，相当于增加了肺泡无效腔量，故称为无效腔样通气(dead-space-like ventilation)。肺泡无效腔(alveolar dead space)是指吸入气中到达肺泡腔并与肺泡内气体相混合，但由于没有血液灌注而不参与气体交换的那一部分肺泡容量，也就是通气良好而无有效血液灌注的肺泡容量。肺泡无效腔的存在使通气/血流比值增大，当部分肺泡通气良好而血流灌注减少(或肺泡毛细血管床减少)时，进入该部肺泡的气体不能弥散入血，此时其气体成分同气道内的气体成分无差别，相当于肺泡无效腔(图 1-50)，在这种情况下，流经此处的血流量实在太少，以致总的气体交换减少，另外其他健康肺区的血流量增加，这些肺泡的负荷变重，而使通气与血流比值低于正常，这部分血液亦不能充分氧合，而其氧分压与氧含量均下降，

发生低氧血症，同时也可能引起二氧化碳含量与分压均升高。如果流经正常的肺泡能够代偿，则二氧化碳分压可能降低或正常，也就是说，$PaCO_2$的变化则取决于代偿性呼吸增强程度。如果通气与换气障碍程度较严重，再加上代偿性通气功能亦受损，使总的肺泡通气量低于正常，则 $PaCO_2$ 明显升高。

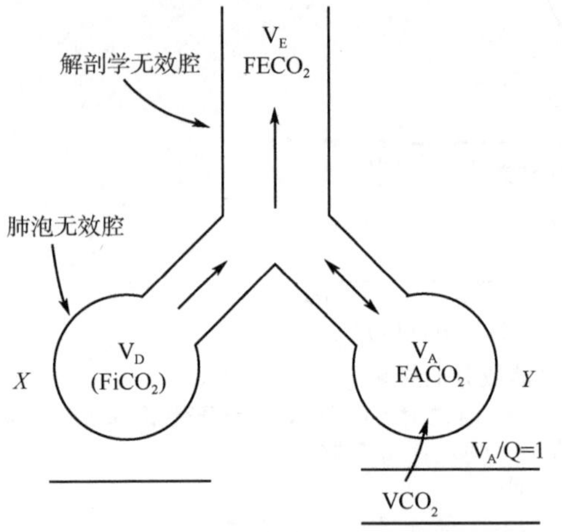

图 1-50　肺泡无效腔的模式图

V_D：生理无效腔；V_A：肺泡通气；V_E：每分钟通气量；VCO_2：肺 CO_2 呼出量；$FiCO_2$：吸入气 CO_2 浓度；$FACO_2$：肺泡气 CO_2 浓度；$FECO_2$：混合呼气的浓度；V_A/Q：通气与血流的比例

（引自：Benumof JL）

如图 1-50，一部分肺泡虽有通气，但没有血流灌注时，此肺泡就成为肺泡无效腔，此处的 PCO_2 很低（$PCO_2 \approx 0$），相当于吸入气 CO_2 浓度（$FiCO_2$），实际上它也应包含在不参与 CO_2 呼出的生理无效腔（V_D）中。即使有血流，但与通气量相比，相对很少，即 V_A/Q 比值明显增大，由于该肺泡的二氧化碳排出量少，便成为无效通气，而增加无效腔（V_D）的作用。当肺泡呼气时，若 X 和 Y 的呼出量相等，则因为在呼气末了部分是肺泡气 CO_2 浓度（$FACO_2$）和 $FiCO_2$ 等量气体的混合，$FACO_2$ 为 PCO_2 等于 40mmHg，$FiCO_2$ 为 PCO_2 几乎等于 0，所以混合呼气 CO_2 浓度（$FECO_2$）为 1/2 $FACO_2$，即混合呼气 CO_2 浓度为 PCO_2 等于 20mmHg，故混合呼气 CO_2 分压（$PECO_2$）与动脉血 PCO_2 的差可作为衡量肺泡无效腔的指标。

根据每分钟呼吸频率（f）和潮气量（V_T），可用下列公式计算每分钟通气量（V_E）：

$$V_E = V_T \times f$$

潮气量的肺泡通气部分等于潮气量（V_T）减去无效腔气量（V_D），可用下列公式计算每分钟肺泡通气量（V_A）：

$$V_A = (V_T - V_D) \times f$$

即使 V_E 和 V_D 不变的情况下，肺泡通气量随呼吸频率和潮气量的改变而变化。表 1-8 列举一例。

表 1-8　V_E 和 V_D 不变，V_A 随 f 和 V_T 的改变而变化

每分通气量（V_E）(L/min)	无效腔气量（V_D）(ml)	潮气量（V_T）(ml)	呼吸频率（f）(次/分)	肺泡通气量（V_A）(L/min)
8.0	150	1000	8	6.8
8.0	150	500	16	5.6
8.0	150	250	32	3.2

（引自：Cherniack，et al）

可见，当每分钟通气量和无效腔气量不变，而呼吸频率增加时，则肺泡通气量降低。同样，当潮气量减少时，肺泡通气量也下降。

如果每分钟通气量和呼吸频率一定时，则随无效腔气量的增加而肺泡通气量降低。这种情况，可见于慢性阻塞性肺气肿患者，因为肺气肿时生理无效腔增大，潮气量的增大，可以抵偿无效腔气量的增加，但这种患者，难以增加这样大的潮气量。表 1-9 列举另一例。

当无效腔气量增加或潮气量减少时，肺泡通气量也下降，结果使 PaO_2 降低。

表 1-9 肺泡通气量随无效腔气量的改变

每分通气量(V_E)(L/min)	无效腔气量(V_D)(ml)	潮气量(V_T)(ml)	呼吸频率(f)(次/分)	肺泡通气量(V_A)(L/min)
8.0	150	500	16	5.6
8.0	200	500	16	4.8
8.0	250	500	16	4.0

(引自：Cherniack，et al)

在某些情况下，如由于大出血而继发的肺血流量减少，通气与血流比例明显增大，此时发生的缺氧可引起代偿性肺泡通气增强，但血液灌注减少，以致生理无效腔气量与潮气量之比，即 V_D/V_T 由 30%增高至 50%。当肺血流量明显减少并伴有过度通气时，则提示原发性代谢性酸中毒，这与单纯的通气增强而肺血流正常的情况不同，后者则只可引起原发性呼吸性碱中毒。

呼出气包含两部分。一部分并不参与气体交换，其组成与吸入的空气相同。该气体来自解剖无效腔和来自未有血液灌注的肺泡无效腔。第二部分是参与气体交换的并具有肺泡气的成分。第一部分是 V_D，第二部分是 V_A，两者合在一起组成了 V_T。

$$V_T = V_D + V_A \tag{1}$$

其 V_D 的计算公式为

$$V_TF_E = V_DF_i + V_AF_A \tag{2}$$

F_E 为呼出气体浓度，F_i 为吸入气体浓度，F_A 为肺泡气体浓度。

公式(1)中的 V_A 值代入(2)：

$$V_TF_E = V_DF_i + (V_T - V_D)F_A \tag{3}$$

解出 V_D，则

$$V_D = V_T\frac{F_A - F_E}{F_A - F_i} \tag{4}$$

假设以 CO_2 作为参考气体，则

$$V_D = V_T\frac{FACO_2 - FECO_2}{FACO_2 - FiCO_2} \tag{5}$$

设呼吸空气或任何其他不含 CO_2 的气体($FiCO_2$=0)，则

$$V_D = V_T\frac{FACO_2 - FECO_2}{FACO_2} \tag{6}$$

因

$$FCO_2 = \frac{PCO_2}{B - PH_2O}$$

$$V_D = V_T \frac{PAOC_2 - PECO_2}{PACO_2} \quad (7)$$

$FACO_2$ 为肺泡气 CO_2 浓度；$FECO_2$ 为呼出气 CO_2 浓度；$FiCO_2$ 为吸入气 CO_2 浓度；FCO_2 为 CO_2 浓度；B 为大气压；$PACO_2$ 为肺泡气 CO_2 分压；PH_2O 为水蒸气压；PaCO 为动脉血 CO_2 分压；$FECO_2$ 为呼出气 CO_2 分压。

若用化学方法将肺泡气样品（潮气之终末部分）和呼出的混合气体中的 CO_2 分析出来，则采用公式（6）。

若用 CO_2 计直接记录 PCO_2，测量 $PACO_2$ 和 $FECO_2$，则用公式（7）。

如要求测量 $PaCO_2$，则可假设 $PaCO_2 = PACO_2$，上述公式可重新写为

$$V_D = V_T \frac{PaCO_2 - PECO_2}{PaCO_2}$$

正常人无效腔气量与潮气量之比值（V_D/V_T）低于 30%。测定 $PACO_2$ 同时采取动脉血测定 $PaCO_2$，再按 Bohr 公式计算 V_D/V_T 的比值：

$$V_D / V_T = \frac{PaCO_2 - PECO_2}{PaCO_2}$$

在严重的肺部疾患时 V_D/V_T 比值，可增达 50%～70%。

二、影响动脉血二氧化碳分压的因素

正常机体组织细胞，随着生物氧化（主要在线粒体内）每分钟产生 CO_2 约 200ml，须及时通过呼吸排出体外，以保持体内 CO_2 的稳定水平，即 $PaCO_2$ 维持在 40mmHg 左右，也就是通过肺的调节，使 $PaCO_2$ 保持在正常水平。影响动脉血 CO_2 分压的主要因素是肺泡通气量，后者与潮气量、无效腔及呼吸频率密切相关，但事实上并不完全与单一因素有关，影响 $PaCO_2$ 的因素总结归纳见图 1-51。$PaCO_2$ 与肺泡通气量的关系如下。

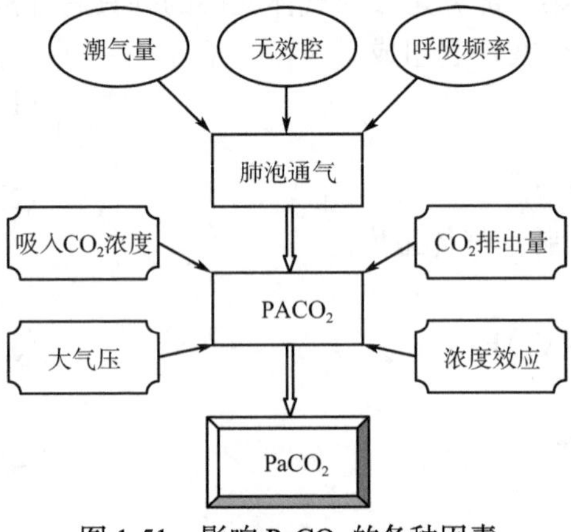

图 1-51 影响 $PaCO_2$ 的各种因素
（引自：郭先健）

$PaCO_2$ 主要取决于每分钟肺泡通气量（V_A）与全身每分钟产生的二氧化碳量（VCO_2）。可用下式表示：

$$PaCO_2 = 0.863 \times VCO_2 / V_A$$

从上式可以看出，如果 VCO_2 一定，$PaCO_2$ 与 V_A 成正比。通常 VCO_2 以 ml/min 表示，V_A 以 L/min 表示。常数 0.863 是以 mmHg 为单位。

$PACO_2$ 和 V_A、VCO_2 及 PAO_2、V_A 与 VO_2 之间的关系如图 1-52 所示。

图 1-52 表示不同的 VCO_2 和 VO_2 对 PAO_2 和 PAO_2 的影响。曲线与虚线相交点为不同 VCO_2 和 VO_2 维持正常肺泡分压所需要的 V_A。例如，VCO_2 为 220ml/min，V_A 为 4L/min，VO_2 为 200ml/min。VCO_2 与 V_A 基本上成正比。如果 VCO_2 不变，则 $PACO_2$ 与 V_A 几乎成反比。特别是 V_A 不超过 4L/min 时，$PACO_2$ 与 V_A 的关系曲线坡度很陡，说明 V_A 对 $PACO_2$ 的影响更明显。若肺泡通气量从 2L/min 增加到 4L/min 时，其 $PACO_2$ 几乎下降 1/2。VO_2 与 V_A 基本上成正比。PAO_2 与 V_A 曲线形态的前段陡直、后段平坦的特点可以看出，当通气不足时，增加通气量可有效提高 PAO_2，但是在曲线平坦部分，即使再增加通气，亦只能使 PAO_2 增加甚微。

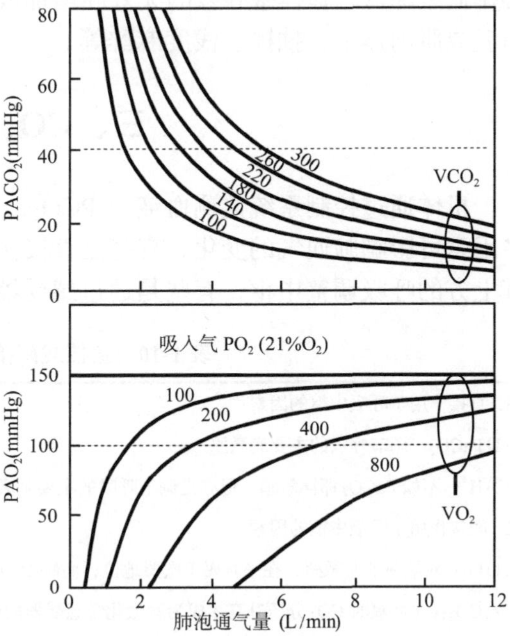

图 1-52　肺泡通气量对肺泡 CO_2 和 O_2 分压的影响
(引自：Benumof JL)

V_A 乘以 $FACO_2$ 等于 VCO_2，在这里 VCO_2 就是 CO_2 呼出量，因为从长时间(30 分钟至 1 小时或以上)来看，两者是一致的。

$$[VCO_2] = V_A \times FACO_2$$

但是式中 V_A 是体温时的通气量，故 VCO_2 有括号以表示体温时的 CO_2 呼出量。如果将此换成 STPD(标准状态：即 0℃、1 个大气压、干燥气体的状态)，同时以 $PACO_2$ 代替 $FACO_2$，则上式需进行修正。若[VCO_2]是干燥状态，则 $FACO_2$，可按下式换算：

$$FACO_2 = \frac{PACO_2}{760} = \frac{PaCO_2}{760}$$

再将干燥体温[VCO_2]换算至 STPD 时的值。

$$[VCO_2] = \frac{273+37}{273} \times VCO_2$$

$$VCO_2 = \frac{273}{273+37} \times [VCO_2]$$

即

$$VCO_2 \times \frac{310}{273} = V_A \times \frac{PaCO_2}{760}$$

所以

$$PaCO_2 = 863 \times \frac{VCO_2}{V_A}$$ (VCO_2 和 V_A 两者均以 L/min 表示)

或者

$$PaCO_2 = 0.863 \times \frac{VCO_2}{VA}$$ (通常 VCO_2 以 ml/min，V_A 以 L/min 表示)

$PaCO_2$ 小于 35mmHg 为低碳酸血症，其可能的原因：①CO_2 排出增加，包括过度人工机械通气、低氧或代谢性酸中毒伴代偿性过度通气和肺实质性疾病刺激 J-受体导致肺泡通气量增加等；②CO_2 生成减少，主要由于神经肌肉阻滞和低温而致机体代谢率降低等。$PaCO_2$ 大于 45mmHg 为高碳酸血症，其主要原因：①CO_2 排出减少，由于肺通气功能下降、心排血量降低、肺栓塞导致的无效腔增加或CO_2重复吸入等；②CO_2产量增加，主要见于高温或肌肉痉挛、抽搐、浅度麻醉等。

三、CO_2呼出的调节

机体通过控制系统监测血液中PCO_2，并调节呼吸，以维持体内CO_2稳定水平。有很多因素可影响肺通气的变化，有些是直接作用于延髓的呼吸中枢、脑桥下方的长吸中枢及其上方的呼吸调整中枢；有些是通过感受器刺激作用，间接地作用于呼吸中枢(表 1-10)。

表 1-10　直接或间接作用于呼吸中枢的因素

1. 直接作用于呼吸中枢的因素
(1) $PaCO_2$：调节呼吸的主要刺激原
(2) H^+：不如$PaCO_2$那样敏感，但亦是调节呼吸的主要刺激原之一
2. 间接作用于呼吸中枢的因素
(1) O_2：对缺氧非常敏感，在平时属于次要地位，而缺O_2或CO_2麻醉致呼吸中枢功能低下时，才变主要地位
(2) CO_2：在低氧时CO_2分压升高才成为刺激化学感受器的作用
(3) H^+：浓度增高，亦可刺激颈动脉体和主动脉体

(一) 直接作用于呼吸中枢的因素

在延髓腹外侧，相当于第 9、10 脑神经根部的腹侧，位于表面下约 0.2cm 处的左右对称的局限区域，称为中枢化学感受器，它们对细胞外液(ECF)和脑脊液(CSF)中CO_2和H^+浓度改变十分敏感。血液内存在的过量的CO_2和H^+可对呼吸中枢进行直接作用而引起吸气和呼气。

(1) CO_2：动脉血CO_2分压上升是对通气的一个最重要的化学性影响。一般认为CO_2对吸气神经元直接作用。CO_2极易透过血–脑屏障和血–脑脊液屏障，CO_2进入细胞外液和脑脊液，对中枢化学感受器起作用，这是调节呼吸的主要刺激原。在CO_2引起的呼吸反应总量中，通过中枢化学感受器引起的占 70%～80%。正常情况下，$PaCO_2$在 40～45mmHg 范围内，只要有 2～3mmHg 的快速波动，就可使静息潮气量增加 1 倍。当$PaCO_2$自 40mmHg 上升至 60mmHg 时，其通气量约增加 10 倍。如果动脉血CO_2分压迅速降低至 35mmHg 时，通气量明显减少，若$PaCO_2$减低到约 30mmHg 时，甚至可引起呼吸暂停，可见呼吸通气对$PaCO_2$变化极为敏感。

(2) H^+：肺通气对H^+浓度改变的反应不如对$PaCO_2$那样敏感，但仍是调节呼吸的主要刺激原之一。H^+不易透过血–脑屏障和血–脑脊液屏障，而CO_2则较易通过。当PCO_2上升时，CO_2可通过血–脑屏障与水形成H_2CO_3，继而分解出H^+，更由于脑脊液缓冲能力较弱，pH 下降而引起中枢化学感受器受到刺激，发生通气反应。最大的通气反应发生在酸碱度约为 7.0 时，此时肺通气量比之前约增加 5 倍。与此相反，当 pH 升高而致碱中毒时，肺通气反而减少。H^+虽然不易通过血–脑屏障，但是H^+一旦进入中枢后作用大，在中枢的H^+作用比外周强 25 倍之多。

在刺激通气的因素中，以 CO_2 最为重要。CO_2 以敏感性高（$PaCO_2$ 增高 2mmHg 即可刺激兴奋）、呼吸效应强（大约占 80%）为特点。若实验对象采取自由呼吸状态，一旦提高 $PaCO_2$（吸 CO_2 或重复呼吸），就会引起肺通气增加。这种情况在安静状态下，健康人（清醒）呼气之末 PCO_2 与每分钟通气量（V_E）在颇广的范围内大致成直线关系，其坡度为 1～2L/mmHg，其坡度陡峭，说明呼吸对 CO_2 十分敏感（图 1-53）。

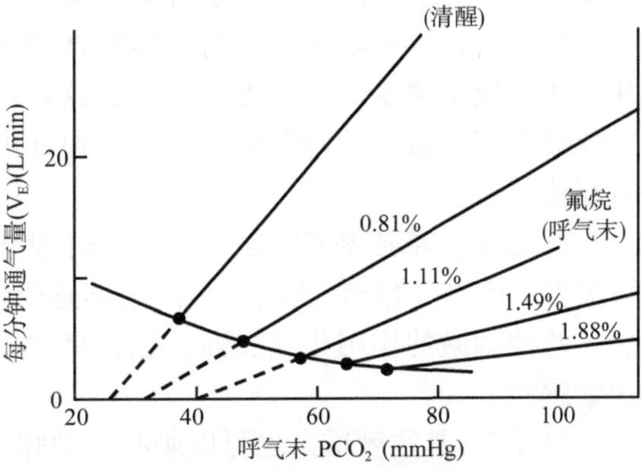

图 1-53　呼气末 PCO_2 增加对每分钟通气量的影响

（引自：Benumof JL）

安静清醒的状态下，$PaCO_2$ 每增加 1mmHg，则每分钟肺通气量增加 2L/min。正常生理睡眠状态可使 CO_2 反应曲线右移并降低，PCO_2 将增加至 50～52mmHg。在自主呼吸时，使用吸入挥发性麻醉药显示剂量依赖性 PCO_2 增高，即恩氟烷引起 PCO_2 增多的最多，而氟烷则最少。CO_2 反应曲线向右移而且其斜率降低。

在延髓中有对 PCO_2 敏感的特殊化学感受器，并能将冲动信息传送至呼吸中枢。延髓化学感受器（medullary chemoreceptor，MCR）位于第四脑室，靠近与呼吸中枢–延髓背侧相对的腹侧表面，比呼吸中枢还高些的部位。MCR 是脑组织的一部分，即血–脑屏障（blood-brain barrier，BBB）与血液相隔离。由于血–脑屏障不易透过 H^+，故血液 pH 变化本身不能迅速地引起脑脊液的 pH 改变。而 CO_2 分子极易透过血–脑屏障，故 $PaCO_2$ 的变化，则很快引起 MCR 的 PCO_2 改变。PCO_2 进入血–脑屏障后，通过以下反应：

$$H_2O + CO_2 \rightleftharpoons H^+ + HCO_3^-$$

分解出 H^+，使 MCR 的 pH 发生变化。MCR 本身对 pH 的变化反应敏感并向呼吸中枢发出冲动。但由于脑血流量远较颈动脉体为少，因此，当 $PaCO_2$ 突然改变时，通过中枢化学感受器，引起与 $PaCO_2$ 改变相应的呼吸反应较为缓慢，约需数分钟。有人通过动物实验证实，切断双侧颈动脉窦神经的清醒动物，吸入含 CO_2 气体所引起的肺通气反应，与窦神经完整时的反应相比较，并未见有显著差异。CO_2 虽然对中枢化学感受器和外周化学感受器都起作用，但是主要还是通过前者起作用的。中枢化学感受器对 PaO_2 改变不敏感。尽管 $PaCO_2$ 对 MCR 有明显的刺激作用，但 PaO_2 下降可加强 CO_2 刺激通气作用。在不缺氧的情况下（$PAO_2 \geqslant 100$mmHg），呈直线的实线（图 1-54），但 PAO_2 从 60mmHg 开始渐渐左移的同时，坡度也更陡峭，说明氧分压的下降，可加强 CO_2 刺激肺通气的作用。

（二）间接作用于呼吸中枢的因素

颈动脉体和主动脉体周围化学感受器受第 9 对和第 10 对脑神经支配，它们的神经感受器暴露于动脉血中。

（1）O_2：颈动脉体和主动脉体对血浆内溶解的氧的浓度，主要是缺氧非常敏感。动脉血氧分压的下降就引起颈动脉体和主动脉体周围化学感受器的敏感性增加。这是因为颈动脉体血流极为丰富，因此引起的呼吸反应极为迅速，仅需数秒钟。在正常安静状态下，PaO_2

的波动，一般不直接参与呼吸活动的调节，但在缺氧或因 CO_2 在体内潴留而致呼吸中枢功能低下时，由于呼吸中枢对 PCO_2 改变产生的传入信息已不敏感，此时缺氧作用于颈动脉体等化学感受器，以维持呼吸，这对改善呼吸中枢的兴奋性具有重要意义，也就是当呼吸中枢的敏感性降低时，在低氧血症的刺激下，周围化学感受器就成为呼吸动力的主要控制者。

(2) CO_2：单独 $PaCO_2$ 的改变似乎不能够刺激颈动脉体和主动脉体，可是在低氧血症情况下，PCO_2 的升高能刺激周围化学感受器，促使通气增加。这是因为在低氧血症情况下，两种刺激的作用相互加强，也就是 PO_2 的降低提高了外周化学感受器对 PCO_2 变化的敏感性。

(3) H^+：其浓度增高也可以刺激颈动脉体和主动脉体，而引起通气反应。

在动物实验中，分别刺激颈动脉体和主动脉体，其反应有明显不同。刺激颈动脉体时，肺通气反应明显，而刺激主动脉体则循环系统的反应突出。支配颈动脉体的神经是舌咽神经的分支；支配主动脉体的神经是迷走神经的分支，PaO_2 降低对两者均有刺激作用。若 $PACO_2$ 不变，则 PAO_2 的变化与通气量不呈直线关系（图 1-54）。当 $PACO_2$ 固定在 40mmHg，PAO_2 在 100mmHg 附近时，每分钟通气量的变量 (ΔV_E)/动脉血分压的变量 (ΔPAO_2) 为 −0.05L/mmHg，其敏感度极低（坡度平缓），但从 PAO_2 在 60mmHg 左右开始敏感性急剧增高（曲线的坡度陡峭），与 PAO_2 在 40mmHg 附近的 $\Delta V_E/\Delta PACO_2$ 的坡度相当（−1～−2L/mmHg）。可见，对正常的 $PACO_2$ 而言，一旦 PAO_2 下降 60～70mmHg，就对呼吸产生强烈的刺激而大致成为双曲线的图形。

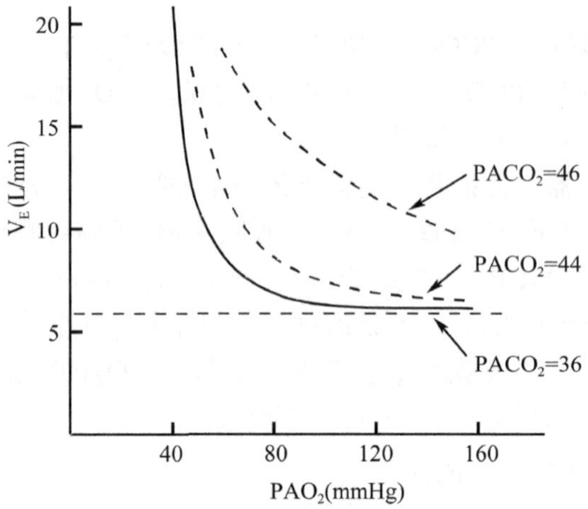

图 1-54　当 $PACO_2$ 不变时，PAO_2 和 V_E 的关系
V_E 为每分钟通气量；PAO_2 为肺泡气氧分压；$PACO_2$ 为肺泡气二氧化碳分压
（引自：诹访邦夫）

（三）其他因素

除了上述化学感受器（中枢和周围化学感受器）受到各种因素刺激后即向呼吸中枢发送传入冲动，调节呼吸，影响呼吸的深度和频率之外，还有机械感受器（肺牵张反射）、温度感受器及压力感受器等的传入冲动均能影响呼吸中枢而改变呼吸。

四、CO_2 呼出率

不断地从外界摄取 O_2，同时把 CO_2 排出体外，是人体最基本的生理活动之一。在通气过程中并非都能有效呼出 CO_2，CO_2 的呼出也存在“效率”问题。根据 CO_2 从血液相转到气相，将通气分为两种情况：

(一)肺泡通气量

肺泡通气量(V_A)即每次肺通气中已到达肺泡的气量的累积值，也就是能达到肺泡并与动脉血 PCO_2 相平衡的部分。

(二)无效腔通气量

无效腔通气量(V_D)指完全不接触肺泡二氧化碳的通气部分。

无效腔通气量与肺泡通气量之和，就是每分钟通气量(V_E)，即

$$V_E = V_A + V_D$$

吸入气、肺泡气、呼出气三者的 PCO_2 和 CO_2 呼出量(VCO_2)之间的关系可写成：

$$0.863VCO_2 = V_E(PECO_2 - PiCO_2) \quad (1)$$

$$0.863VCO_2 = V_A(PaCO_2 - PiCO_2)$$

$PECO_2$ 为混合呼气的 CO_2 分压，$PiCO_2$ 为吸入气 CO_2 分压。

V_A 与 V_E 之比可视为效率 E，呼出 CO_2 效率(ECO_2)为

$$ECO_2 = \frac{V_A}{V_E} = \frac{PECO_2 - PiCO_2}{PaCO_2 - PiCO_2} \quad (2)$$

又“无效率”：

$$1 - ECO_2 = \frac{V_D}{V_E} = \frac{PaCO_2 - PECO_2}{PaCO_2 - PiCO_2} \quad (3)$$

$$\text{呼出}CO_2\text{效率}(ECO_2) = \frac{\text{肺实际呼出的}CO_2\text{量}}{\text{理论上肺能呼出的}CO_2\text{量}} \quad (4)$$

$$1 - ECO_2 = \frac{\text{肺实际没有呼出的}CO_2\text{量}}{\text{理想的肺能呼出的}CO_2\text{量}} \quad (5)$$

将公式(3)中 V_D 和 V_E 各自除以呼吸频率，即得到 V_D'(无效腔量)和 V_T'(潮气量)，因而也可写成：

$$1 - ECO_2 = \frac{V_D'}{V_T'} = \frac{PaCO_2 - PECO_2}{PaCO_2 - PiCO_2} \quad (6)$$

而空气中的 PCO_2 几乎近于 0，可省略不计，故上式也可写成：

$$\frac{V_D'}{V_T'} = \frac{PaCO_2 - PECO_2}{PaCO_2} \quad (7)$$

公式(6)或公式(7)，也称“无效腔方程式”(dead space equation)。

生理无效腔，一般称为“无效腔”，即公式(6)中所指的 V_D，也就是通气中无助于 CO_2 呼出的那部分通气量。生理无效腔除了解剖无效腔外，肺泡无效腔也具有重要意义。

在肺泡无效腔气体中，PCO_2 很低，因为肺泡虽有通气，但无血流灌注或血流甚少，此时 V_A/Q 比值显著增大，该肺泡的 CO_2 排出很少，便成为无效通气而增加 V_D 的作用。虽然摄 O_2 障碍主要是由 V_A/Q 比值低的肺泡引起的，但 CO_2 的呼出却取决于 V_A/Q 比值增加的肺泡。

在不同的无效腔量/潮气量比值(V_D/V_T)情况下，V_E 和 $PaCO_2$ 之间成反比的参数曲线(图 1-55)。当 V_E 下降时，$PaCO_2$ 在所有不同比值的 V_D/V_T 曲线上，均为增高。若 V_D/V_T 比值增加，随着每分钟通气量的降低，$PaCO_2$ 更明显的增高。

CO_2呼出量等于V_A乘肺泡CO_2浓度($FACO_2$)。即

$$VCO_2 = V_A \times FACO_2$$

肺泡无效腔(V_D)中，肺泡虽然有通气，但完全没有血流灌注时，其中CO_2浓度($FiCO_2$)几乎等于0，所以$V_E \times FECO_2 = V_A \times FACO_2$。

$FECO_2$为混合呼气的CO_2浓度，$FACO_2$为肺泡气的CO_2浓度。

实际上肺泡无效腔本身不参与CO_2排出，便成为无效通气，而增加生理无效腔作用。

当肺泡同肺毛细血管之间距离增加，而使气体弥散距离延长时，动脉血和肺泡气之间也就产生了分压差。一般认为CO_2与O_2相比，不容易出现弥散障碍，但由于呼吸膜的增厚，发生严重弥散障碍的也不少见(图1-56)。

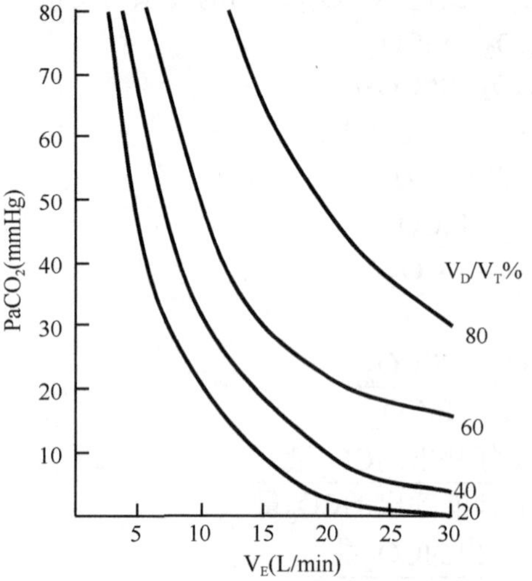

图1-55　不同的V_D/V_T对V_E和$PaCO_2$的影响

V_D/V_T：无效腔量与潮气量比值；V_E：每分钟通气量；$PaCO_2$：动脉血二氧化碳分压

(引自：Benumof　JL)

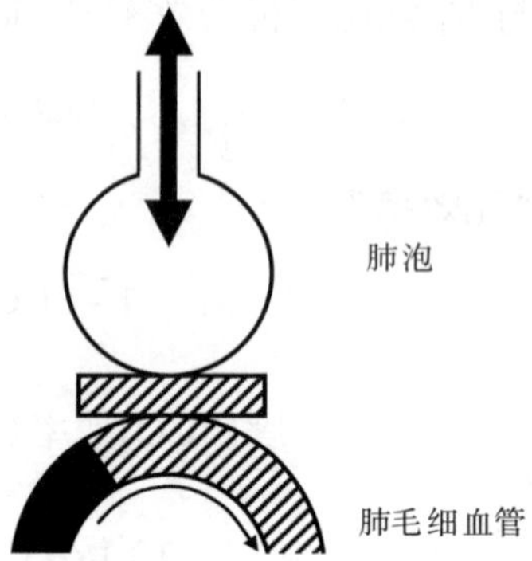

图1-56　呼吸膜增厚引起弥散障碍的模式图

参考文献

工藤翔二，村田朗. 2003. 血液ガステキスト. 东京：文光堂.

蒋朱明. 2013. 临床水与电解质平衡. 3版. 北京：人民卫生出版社.

李迎旭，黄志锋. 2004. 血液气体的物理化学//韩志钧主编. 血气酸碱分析. 2版. 沈阳：辽宁科学技术出版社，1-10.

毛宝龄. 1985. 血气分析的基础理论//毛宝龄主编. 临床血气分析. 北京：人民军医出版社，1-24.

毛利 昌史，工藤 翔二，久田 哲哉，等. 2003. 肺機能テキスト. 东京：文光堂.

朴镇恩. 2008. 最新血液气体与酸碱平衡. 哈尔滨：黑龙江教育出版社.

朴镇恩. 2013. 动脉血气分析快速解读. 北京：中国医药科技出版社.

钱桂生，任成山，徐剑铖. 2014. 实用血气分析及酸碱紊乱治疗学. 郑州：郑州大学出版社.

尾崎孝平. 2009. 血液ガス・酸塩基平衡教室. 东京：メディカ出版.

张家骧，史延芳. 2008. 酸碱平衡生理//张家骧主编. 酸碱平衡和酸碱平衡紊乱. 北京：人民卫生出版社，1-30.

朱雷，刘又宁，钮善福. 2008. 临床呼吸生理学. 北京：人民卫生出版社.

诹访邦夫. 1976. 血液ガスの 臨床. 东京：中外医学社.

Arbus G S. 1973. An in vivo acid-base nomogram for clinical use. Can Med Assoc J. 109：291.

Ashfaq H. 2013. The analysis of blood gas. Handbook of blood gas/acid-base interpretation. London：Springer.

Burrowes K S，Clark A R，2011. Blood flow redistribution and ventilation-perfusion mismatch during embolic pulmonary arterial occlusion. Pulm Circ，1(3)：365-376.

Constable P D. 2003. Hyperchloremic acidosis：The classic example of strong ion acidosis. Anesth Analg，96：919-922.

Cotanzo L S. 2010. Physiology，4th Ed. Elsevier.

DuBose T D Jr. 2001. Acidosis and alkalosis. In：Braunwald E. Harrison's Principles of Internal Medicine. 15th ed. New York：McGraw-Hill，283.

Dunn F L，Brennan T J，Nelson A E，et al. 1973. The role of blood osmolality and volume in regulationg vasopressin secretion in the rat. J Clin Invest，52：3212-3219.

Effros R M，Swenson E R. 2010. Acid-base balance. In：edited by Mason RJ Murray & Nadel's Textbook of Respiratory Medicine. 5thed. Philadelphia，Pa：Saunders Elsevier.

Fox S I. 2003. Human Physiology. 8th ed. Boston：The McGraw-Hill Co.

Glaser D S. 1996. Utility of the serum osmol gap in diagnosis of methanol or ethylene glycol ingestion. Ann Emerg Med，27(3)：343-346.

Guglielminotti J，Pernet P，Mauy E，et al. 2002. Osmolar gap hyponatremia in critically ill patients：evidence for the sick Cell syndrome? Crit Care Med，30(5)：1051-1055.

Guyton A. 2000. Medical physiology. 10th ed. Philadelphia：W. B. Saunders CO.

Hilgemann D W. 1997. Cytoplasmic ATP-dependent regulation of ion transporters and chanmels：mechanisms and messengers. Annu Rev Physiol，59：193.

Iain H，Alan J. 2007. Arterial Blood Gases Made Easy. Churchill Livingstone.

Kellum J A，Kramer D J，Pinsky M R. 1995. Strong ion gap：a methodology for exploring unexplained anions. J Crit Care，10(2)：51-55.

Le Thi Tuyet Lan，Anh Tuan Dinh-Xuan. 2013. Pathophysiology Updates for Chronic Obstructive Pulmonary Disease. Curr Respir Care Rep，2：139-144.

Murray K K，Boyd R K. 2006. Standard definition of terms relating to mass spectrometry recommendations. International Union of Pure and Applied Chemistry.

Petrucci R H，Harwood W S，Herring FG. 2002. General Chemistry . 8th ed. Prentice-Hall，666.

Poulose V. 2002. Factors influencing the serum osmolar gap. Chest，122：381.

Powell F L. 2003. Pulmonary gas exchange// Edited by Johnson LR. Essential Medical Physiology. 3rd ed. Amsterdam：Elsevier Academic Press.

Powell F L. 2003. Oxygen and carbon dioxide transport in the blood//edited by Johnson LR. Essential Medical Physiology. 3rd ed. Amsterdam：Elsevier Academic Press.

Prough D S，Wolf S W，Funston J S，et al. 2006. Acid-base，fluids，and electrolytes// Edited by Barash PG. Clinical Anesthesia. 5thed. Philadelphia：Lippincott Williams & Wilkins，175-207.

Quillen E W Jr，Cowley A W J. 1983. Influence of volume changes on osmolality-vasopressin relationships in conscious dogs. Am J Physiol，244：H73-H79.

Rao M S，Nagendranath V. 2002. Arterial blood gas monitoring. Indian J Anaesth，46：289-297.

Rooth G. 1974. Acid-base and electrolyte banlance. (Vol.2.) Introductioin. Lund：Studentlitteratur.

Sakao S，Tatsumi K. 2011. The importance of epigenetics in the development of chronic obstructive pulmonary disease. Respirology，16：1056-1063.

Schafer J A. 2003. The role of the kidney in acid-base balance// Edited by Johnson LR. Essential Medical Physiology. 3th ed.

Seifter J L. 2011. Acid-base disorders// Edited by Goldman L. Cecil Medicine. 24th ed. Philadelphia：Saunders Elsevier.

Silbernagl S，2008. Color atlas of physiology. 6th ed. Thieme Medical Pub.

Singh V，Khatana Shruti K，Gupta P. 2013. Blood gas analysis for bedside diagnosis. Natl J Maxillofac Surg，4(2)：136-141.

Sood P，Paul G，Puri S. 2010. Interpretation of arterial blood gas. Indian J Crit Care Med，14：57-64.

Thrasher T N. 1982. Osmoreceptor mediation of thirst and vasopressin secretion in the dog. Fed Proc，41：2582-2532.

Tierney L M. 2005. Acid-base disorders// Edited by Tierney LM，Jr. Current medical diagnosis & treatment. 44th ed. New York：Lange

Medical Books / McGraw-Hill，856-866.
Verbalis J G. 1993. Osmotic inhibition of neurohypophysial secretion. Ann NY Acad Sci，689：146-160.
Verbalis J G. 1997. Body water and osmolality// edited by Wilkinson B. Textbook of nephrology. London：Chapman & Hall.
Verma A K，Paul R. 2010. The interpretation of Arterial Blood Gases. Australian Prescriber，33：124-129.
Watson M L. 2002. Back to basics acid base disorders. Can J CME，6：57-63.
West J B. 2011. Respiratory Physiology. 9th Ed. Lippincott Williams & Wilkins.

第二章　酸碱平衡的调节

体内每天生成大量的酸和少量的碱性物质，可使体液的酸碱度总是保持在 pH 7.35～7.45。这种 pH 的维持主要依靠四个方面的调节：①血液的化学缓冲系统的缓冲作用；②细胞内外离子交换的缓冲作用；③肺的呼吸调节；④肾的调节。

下面分别讨论这四种主要调节作用(图 2-1)。

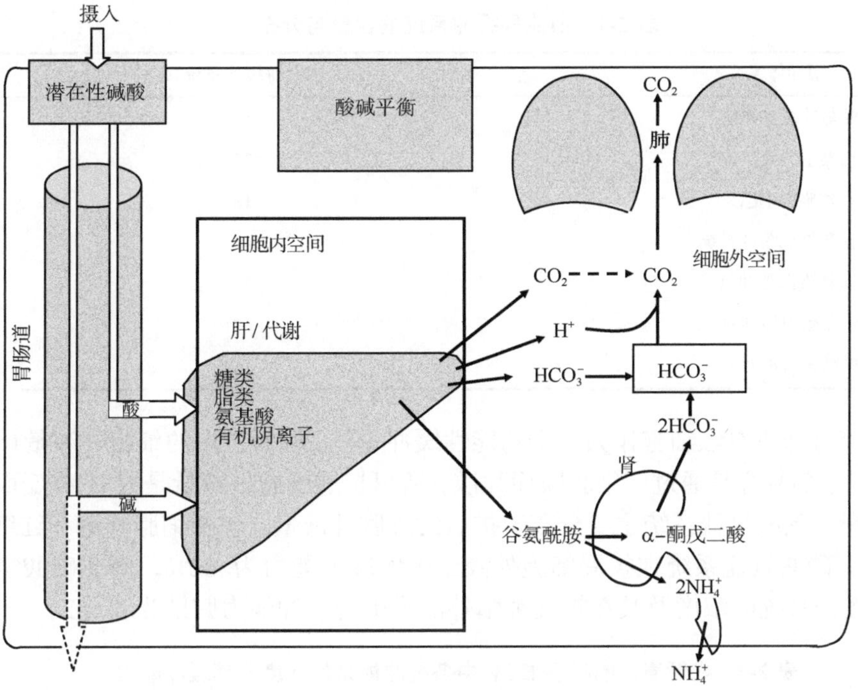

图 2-1　酸碱平衡

(引自：Kulpmann W R，et al)

第一节　血液的化学缓冲系统

血液缓冲系统由弱酸及其盐构成的缓冲对所组成。机体对抗酸碱失调的第一道防线是体液的缓冲作用，其作用最为迅速，一般于 1 秒以内缓冲系统开始反应，在 30 分钟内迅速完成。在每升体液中加入 1mEq 盐酸，仅增加[H^+]约 5mEq/L，即每百万 H^+中，除了 5 个 H^+之外，全部都被缓冲。因此，这种缓冲系统对酸碱平衡失调的初期及急性期的调节具有较大的意义。血液的缓冲系统有 7 对缓冲组合，每一对缓冲组合包含一个弱酸(HA)及其相应的碱性盐(BA)，其中的 HA 能缓冲强碱，生成弱酸盐，而 BA 能缓冲强酸生成弱酸，因而可有效防止体液中氢离子浓度的大幅度变动，以达到代偿的目的。主要存在于细胞外液(extracellular fluid volume，ECV)及红细胞中的七对缓冲组合为：

(1) 血浆中(三对)：①碳酸氢盐系统($BHCO_3/H_2CO_3$)；②无机磷酸盐系统(B_2HPO_4/BH_2PO_4)；③血浆蛋白系统(B-蛋白质/H-蛋白质)。

(2) 红细胞中(四对)：①碳酸氢盐系统($KHCO_3/H_2CO_3$)；②血红蛋白系统(KHb/HHb)；③氧合血红蛋白系统($KHbO_2/HHbO_2$)；④无机磷酸盐系统(K_2HPO_4/KH_2PO_4)。

红细胞里血红蛋白缓冲对的含量占绝对优势，是红细胞里主要的缓冲对。

血浆是一个开放系统，在这一开放系统中，气体不仅与肺内肺泡气进行平衡，而且与细胞外液量进行平衡。主要缓冲体系可分为碳酸氢盐系统和非碳酸氢盐系统两大类(表 2-1)。

表 2-1　血液各缓冲系统的含量与分布

缓冲体系	占全血缓冲系统(%)
碳酸氢盐缓冲系统	53
血浆 HCO_3^-	35
红细胞内 HCO_3^-	18
非碳酸氢盐缓冲系统	47
血红蛋白缓冲对	35
血浆蛋白缓冲对	7
磷酸盐缓冲对	5

细胞外液量和所有红细胞作为一个功能性缓冲单位，称为扩展的细胞外液量(extended ECV，eECV)。CO_2容易通过红细胞膜而弥散，所以扩展细胞外液量是因 H^+改变而原发性参与的分布量。碳酸氢盐系统主要分布于扩展的细胞外液量，包括细胞外液和红细胞。基于这种观点，碳酸氢盐系统在扩展细胞外液量中的缓冲能力为 82%，而非碳酸氢盐仅占18%。这些缓冲系统的浓度及其在扩展细胞外液量中的缓冲能力归纳为表 2-2。

表 2-2　在健康人的扩展 ECV 中各缓冲体系的浓度及其缓冲能力

缓冲体系	净阴离子浓度(mM，平均)	缓冲能力(mM/pH 单位)
碳酸氢盐系统	24(67%)	50(82%)在恒定的 $PaCO_2$ 下
非碳酸氢盐系统	12(33%)	11(18%)
血红蛋白	7	9
血浆蛋白	4	2
磷酸盐	1	0.4
共计	36(100%)	61(100%)

注：mM，mmol/L。

(引自：Paulev PE)

一、碳酸氢盐缓冲系统

碳酸氢盐缓冲系统由 $BHCO_3/H_2CO_3$ 组成，在细胞外液中 B 代表 Na^+，在细胞内 B 代

表 K^+，是体内最强大的缓冲系统，也是缓冲系统中最重要者。在细胞外液和内液均具有缓冲作用，但在细胞外液中作用更强。组织细胞代谢不断产生大量的 CO_2，并与水反应生成碳酸，在肺中，可分解为 CO_2 和水，CO_2 由肺排出。HCO_3^- 含量可通过肾增加或减少 HCO_3^- 的排出量或重新生成量加以调节（图 2-2）。所以在临床上常用这一对缓冲系统的量来代表或评估体内缓冲能力。

$$CO_2 + H_2O \rightleftharpoons H_2CO_3 \rightleftharpoons H^+ + HCO_3^-$$

当固定酸（H^+）过多时，上述反应向左进行，使 H^+浓度不至于发生大幅度增加，同时 HCO_3^- 的浓度降低；与此相反，当 H^+减少时，则其反应向右进行，使 H^+浓度得到部分恢复，同时 HCO_3^- 的浓度增加。

碳酸是一个弱酸、弱电解质，不能完全电离，电离到一定程度时，溶液中离子浓度和分子浓度趋于平衡，即电离平衡。按照质量作用定律，在一定温度下，弱电解质电离的两个离子浓度的乘积与尚未电离的分子浓度之比为一常数，即电离常数（K_a）。

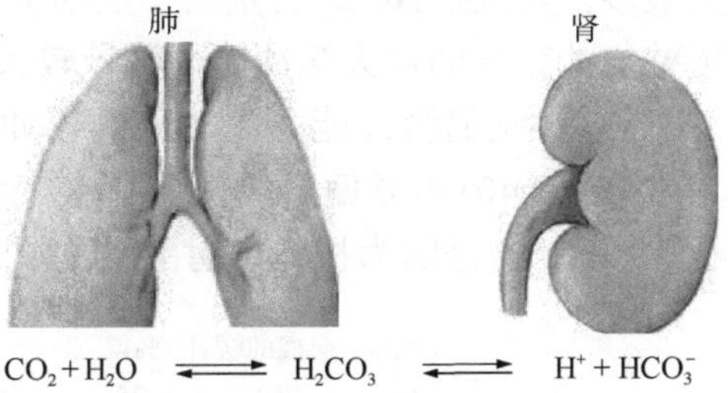

图 2-2　通过肺和肾二重调节装置调节酸碱平衡的模式图

$$K_a = ([H^+][A^-])/[HA] = ([H^+][HCO_3^-])/[H_2CO_3]$$

（20℃时 H_2CO_3 的 K_a 为 4.3×10^{-7}）

上式可以改写成：

$$K_a[H_2CO_3] = [H^+][HCO_3^-]$$

$$K_a = ([H^+][HCO_3^-])/[H_2CO_3]$$

$$[H^+] = K_a([H_2CO_3]/[HCO_3^-])$$

正常机体中 HCO_3^- 的浓度比 H_2CO_3 的浓度高 20 倍。这一对缓冲系统既能作用于细胞外液，又能作用于红细胞，所以是扩展的细胞外液中作用最大的缓冲体系，在扩展的细胞外液中的缓冲能力约为 82%，且易于酸碱调节。

根据 Henderson-Hasselbach 公式：

$$pH = pK_a + \lg([HCO_3^-]/[H_2CO_3])$$

由此可知，体液正常 pH 的维持，取决于体液中 HCO_3^- 和 H_2CO_3 浓度之比（正常为 20/1）。若 $[HCO_3^-]$ 与 $[H_2CO_3]$ 不成比例地改变，20/1 发生变化，则 pH 也随之改变。

碳酸氢盐缓冲系统的缓冲特点有以下几点：

（1）对固定酸的缓冲起主要作用，不能缓冲挥发性酸。人体内物质代谢以产酸为主。代谢产生的固定酸进入血浆，可与碳酸氢盐缓冲系统中的 HCO_3^- 起作用，生成 H_2CO_3，H_2CO_3 可分解成 CO_2 由肺排出。即强酸（如乙酰乙酸、硫酸、乳酸等）可被生成的弱酸所代替，血浆中的 H^+浓度不致增加过多。H_2CO_3 最后又可经肺排出。

$$CH_3COCH_2COOH + NaHCO_3 \longrightarrow CH_3COCH_2COONa + H_2CO_3$$

$$H_2SO_3 + 2NaHCO_3 \longrightarrow Na_2SO_4 + 2H_2CO_3$$
（强酸）（弱酸盐）（中性盐）（弱酸）

经过这一缓冲效应后，可使体液中的HCO_3^-量减少，碱储量下降。为了补偿体液中的HCO_3^-含量，机体又通过加强肾的远曲小管和集合管上皮细胞的泌氢功能，增加HCO_3^-的重吸收，使机体的碱储量提高到正常范围，使HCO_3^-与H_2CO_3的比值恢复到20∶1(正常比值)，以维持正常pH。

(2)缓冲能力强：在扩展细胞外液中的缓冲能力约为82%，而且在扩展细胞外液中含量最多，其血浆HCO_3^-含量占扩展细胞外液近70%；[HCO_3^-]为[H_2CO_3]的20倍，其碳酸/碳酸氢盐系统的最大缓冲能力区域较大(图2-3)。

(3)对酸的缓冲能力比对碱的缓冲能力明显大：碳酸的p*K*为6.1，其p*K*1′值比血液正常pH(7.40)明显偏于酸性侧，这表示对酸的缓冲能力大，而对碱的缓冲能力相对较小(图2-4)。这是因为机体内对酸性物质的缓冲比对碱性物质的缓冲机会多且重要。

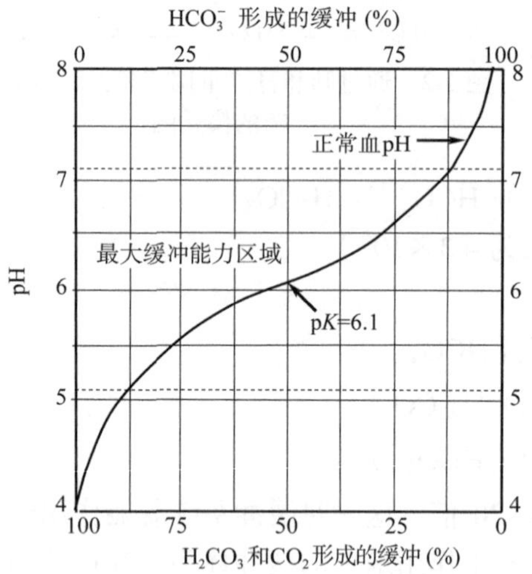

图2-3　碳酸–碳酸氢盐缓冲系统的最大缓冲能力区域
(引自：Casiday R，et al)

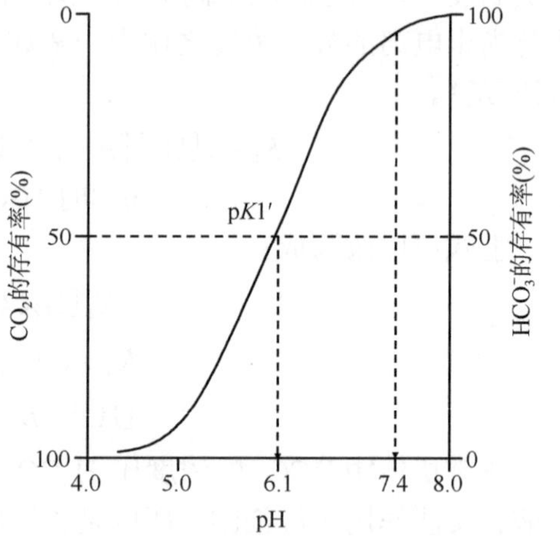

图2-4　HCO_3^-/H_2CO_3缓冲系统的滴定曲线
(引自：Baum G L，et al)

(4)开放性缓冲调节：碳酸氢盐缓冲系统的另一个特点是具有开放于肺和肾的缓冲调节功能，其缓冲对之一——碳酸(H_2CO_3)能和体液中溶解的CO_2取得平衡而受肺的调节；其缓冲对的另一个——碳酸氢盐(HCO_3^-)能通过肾进行调节，所以该系统开放于肺、肾两器官进行缓冲调节(图2-5)。

(5)缓冲潜力很大：碳酸氢盐缓冲系统能自主更新缓冲对，所以其缓冲潜力很大。碳酸氢盐系统是机体中唯一能自主更新的缓冲对，且在机体内储量丰富，无论HCO_3^-或H_2CO_3均可在机体内不断产生和补充，使两者的比例保持在20∶1，以维持正常pH。在这一过程中，细胞内的碳酸酐酶起着重要作用。

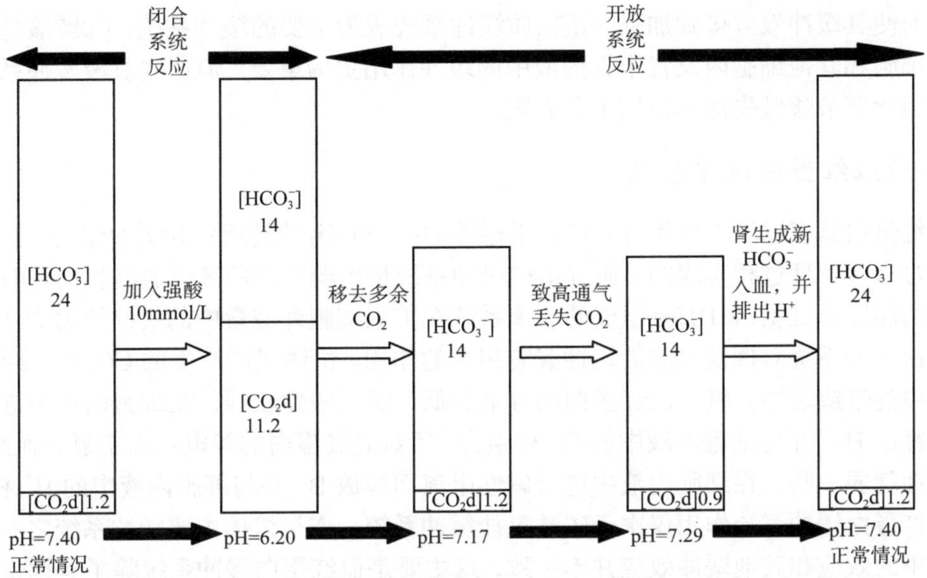

图 2-5　HCO_3^- /H_2CO_3缓冲系统在闭合系统和开放系统缓冲反应的比较

在闭合系统中，加入强酸 10mmol/L 时，[HCO_3^-]和[CO_2d]分别变为 14mmol/L 和 11.2mmol/L，pH 降低至 6.20；但在开放系统中，缓冲反应为通过肺排出多余的 CO_2，而使溶解的 CO_2 浓度[CO_2d]降低至 1.2mmol/L，结果其 pH=7.17，进一步通过高通气使[CO_2d]降低至 0.9mmol/L，而 pH = 7.29；又通过肾再吸收和新生成 HCO_3^-入血，并排出 H^+而使[HCO_3^-]恢复至 24mmol/L，使[CO_2d]恢复到 1.2mmol/L，结果 pH 恢复到 7.40

（引自：Tanner GA）

(6) 最为迅速：该缓冲系统是维持酸碱平衡的第一道防线，在酸碱失衡时最先起缓冲调节作用，作用迅速，一般于 1 秒以内开始反应，多于 30 分钟内迅速完成(后述)，这样可以避免血液酸碱度过大、过快的波动，但其作用在一定限度之内。

碳酸氢盐缓冲系统对碱的缓冲作用：碳酸氢盐缓冲系统除对固定酸有缓冲作用外，还有缓冲碱的作用。当碱性较强的物质(BOH)进入血液时，可迅速与碳酸氢盐缓冲系统中的 H_2CO_3 进行缓冲，然后形成水和碳酸氢盐，使其碱性减弱，其反应式为

$$BOH + H_2CO_3 \longrightarrow BHCO_3 + H_2O$$

生成的 $BHCO_3$，在肾小管中解离为 B 和 HCO_3^-，后者与远曲小管腔中的 H^+ 结合形成 H_2CO_3，并迅速分解为 H_2O 和 CO_2，此时肾小管细胞内碳酸酐酶的催化作用受到抑制，使 CO_2 和 H_2O 不能合成 H_2CO_3。所以，肾小管细胞内的 CO_2 便扩散到血液中，提高血液中的 H_2CO_3 含量，与碳酸氢盐的比值恢复到 1：20，pH 则维持在正常范围内。

二、非碳酸氢盐缓冲系统

由于碳酸氢盐缓冲系统不能缓冲挥发性酸，挥发性酸的缓冲主要靠非碳酸氢盐缓冲系统，特别是血红蛋白缓冲系统(hemoglobin buffer system)。非碳酸氢盐缓冲系统包括血红蛋白缓冲系统、血浆蛋白缓冲系统和磷酸盐缓冲系统：①血红蛋白缓冲系统对挥发性酸的缓冲起着巨大的作用，红细胞中的碳酸酐酶和血红蛋白是维持其缓冲作用的很重要的因素；②蛋白质缓冲系统主要存在于血浆和细胞内，在 pH 明显改变时，血浆蛋白则发生电

离反应而使其缓冲效应得到加强，蛋白质缓冲系统成为主要的缓冲系统；③磷酸盐缓冲系统在红细胞和其他细胞内及肾小管内液中的缓冲作用更为重要。但这些血液缓冲系统容量有限，因此调节酸碱失衡的作用十分有限。

（一）血红蛋白缓冲系统

血红蛋白具有以下重要生理功能：①运输 O_2；② CO_2 的转运；③缓冲作用。其缓冲作用是通过这些生理过程实现的。血红蛋白缓冲系统是由弱酸性的氧合血红蛋白（$HHbO_2$）和弱碱性的还原血红蛋白（HHb）组成的。该系统在扩展细胞外液量中的缓冲能力为 14.7%。血红蛋白缓冲系统对挥发性酸的缓冲起着很大的作用。机体代谢产生的 CO_2 中，约 92%由血红蛋白携带或缓冲。氧合血红蛋白的等电点低，所以酸性较强，在细胞内液中进行酸性电离而释放 H^+，并与细胞内液中的 B^+ 相结合。还原血红蛋白的等电点高于氧合血红蛋白，所以酸性就弱一些，在细胞内液中进行碱性电离而释放 B^+ 并与细胞内液中的 H^+ 相结合。

血红蛋白缓冲系统作用仅次于碳酸氢盐缓冲系统，亦是机体主要缓冲系统之一。其缓冲过程中的效应和其他缓冲效应并不一致，这主要是血红蛋白缓冲系统除了有携带与释放 O_2、结合和释放 H^+的作用以外，还有携带与缓冲 CO_2 的作用。血红蛋白不仅是向机体各组织细胞输送 O_2 的主要工具，也是将机体各组织细胞产生的 CO_2 输送到肺排出的主要工具。当血液流经组织时，因组织 CO_2 分压较高，故弥散入红细胞内并经碳酸酐酶作用，与 H_2O 结合成 H_2CO_3，解离为 H^+和 HCO_3^-，其中 H^+很快由还原血红蛋白摄取而被缓冲。在组织中 O_2 分压较低，氧合血红蛋白释放 O_2 转变为还原血红蛋白，后者的酸性比前者弱。还原血红蛋白的生理性缓冲作用主要与血红蛋白分子中 α 链第 122 位和 β 链 146 位的组氨酸的咪唑基有关。咪唑基在初期与血红蛋白的铁结合，其缓冲能力根据血红蛋白是否与 O_2 结合而不同，也就是说，当血红蛋白氧合变为氧合血红蛋白时，其咪唑基与 H^+的解离度变大，其溶液（血液）的 pH 降低，反之，氧合血红蛋白释放 O_2 转变为还原血红蛋白时，其咪唑基可接受等量的 H^+，而其溶液（血液）的 pH 上升。血红蛋白的氧合和释放作用，以及 CO_2 携带与释放过程本身实际上就是对挥发性酸进行缓冲的过程。在这一过程中血液 pH 改变又对血红蛋白的氧合有直接影响，当血 pH 降低时，有利于氧合血红蛋白释放 O_2（在组织），相反，当血液 pH 上升时，有利于还原血红蛋白结合 O_2（在肺）。

血红蛋白携带 CO_2 与缓冲过程分为两种形式进行，即碳酸氢盐–氯离子转移形式和氨基甲酸血红蛋白形式（图 2-6）。

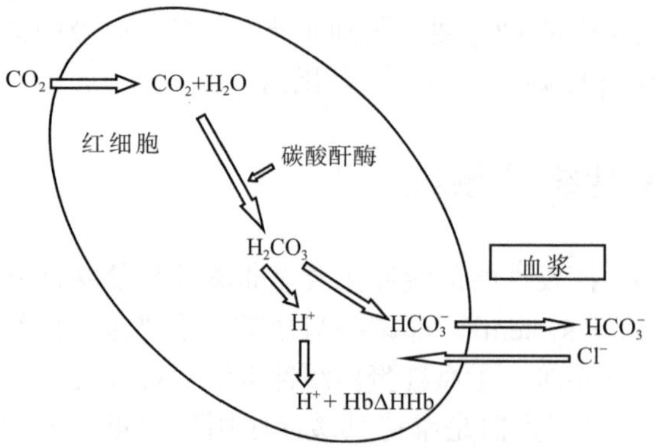

图 2-6 血红蛋白携带 CO_2 与缓冲过程

（1）碳酸氢盐–氯离子转移形式：有 64%～72%的 CO_2 在红细胞内碳酸酐酶的作用下，与 H_2O 迅速合成 H_2CO_3，并又进一步解离为 H^+和 HCO_3^-。

H^+被还原血红蛋白结合，同时释放 B^+ 于细胞内液中。HCO_3^- 与还原血红蛋白释放的 B^+结合成 $BHCO_3$，但在红细胞内 HCO_3^- 浓度增加后，可扩散到血浆中。红细胞膜只能允许HCO_3^-透过而B^+不能透过。HCO_3^-由红细胞扩散至血浆的过程中，与Cl^-进行置换，即Cl^-由血浆中进入红细胞内(氯离子转移)，与红细胞内的B^+结合形成BCl，降低了红细胞内的$BHCO_3$浓度。由于氯离子转移这一机制的存在，不仅使血浆运转CO_2的能力大为增加，而且血红蛋白的缓冲过程得以有效进行。这个反应在经过肺时，向相反的方向进行，HCO_3^-进入红细胞内而Cl^-从红细胞中出来(氯离子转移)。

(2)氨基甲酸血红蛋白形成：有21%的CO_2可直接与血红蛋白的游离氨基结合形成氨基甲酸血红蛋白。其反应式为

$$CO_2 + HbNH_2O_2 + H^+ \underset{\text{在肺中}}{\overset{\text{在组织中}}{\rightleftharpoons}} HHbNHCOOH + O_2$$

在组织中上述反应式由左向右进行，故可将O_2释放到细胞中。

在肺中上述反应式由右向左进行，故可将CO_2释放出来。

血红蛋白与O_2结合生成氧合血红蛋白时，解离出的H^+增多而pH降低，结果对碱的缓冲效应增加。与此相反，还原血红蛋白时，解离出的H^+减少而pH上升，结果对酸的缓冲效应变大。这些缓冲效应可用下式表示：

$$pH=6.60+\lg\frac{[HbO_2^-]}{[H\times HbO_2]}$$

$$pH=7.85+\lg\frac{[Hb^-]}{[H\times Hb]}$$

在红细胞中的碳酸酐酶和血红蛋白也是维持碳酸氢盐缓冲系统较大的缓冲作用且保证其迅速进行的主要因素，血浆中的CO_2虽能转化成H_2CO_3，但反应过程很缓慢，在红细胞内，由于碳酸酐酶的作用，使转化速度明显加快，大约比血浆中快13 000倍，血液对碳酸的缓冲作用绝大部分通过红细胞来实现。缓冲CO_2产生的H^+，主要由血红蛋白完成。HCO_3^-弥散入血浆，同时伴随等量Cl^-弥散入红细胞内，通过氯离子转移调节血浆HCO_3^-含量的变化，是血浆碳酸氢盐发挥缓冲作用的关键因素。在红细胞中，含有血红蛋白缓冲对、氧合血红蛋白缓冲对，两者的p*K*分别为7.30(血红蛋白)与6.68(氧合血红蛋白)，均接近于血液的正常pH 7.4，所以其缓冲能力亦很大。

(二)血浆蛋白缓冲系统

血浆蛋白缓冲系统是由弱碱性的蛋白盐(BPr)和弱酸性的蛋白酸(HPr)组成。关于血浆蛋白缓冲系统的Henderson-Hasselbach公式为

$$pH = pK'w + \lg([COO^-]/[NH_2^+])$$

$$\lg([COO^-]/[NH_2^+]) = 0$$

$$pH = pK'w$$

此时将pH称为等电点(iso electric point)，用PI表示。

PI = pH时，就意味着其溶液的pH使该溶液所含蛋白质达到了等电点，此时这种蛋白质不带任何电(= 0)而失去了供给或接受H^+的能力，这种情况下，这种蛋白质是不能进行任何缓冲作用的。蛋白质是由各种氨基酸组成的高分子化合物。在蛋白质的多肽链中，含有游离氨基(—NH_2)和羧基(—COOH)。因为氨基具有结合H^+的性能，而羧基又具有释放H^+的性能，故具有两性电离和等电点的特性。正常人血浆pH平均为7.40，微呈碱性，溶

于血浆中的蛋白质的等电点均低于此值，故这些蛋白质均进行酸性电离而带负电荷，成为阴离子。机体发生酸碱失衡早期，动用体液的化学缓冲及肺、肾等所有调节功能后，血 pH 尚能维持正常范围时，血浆蛋白一般无明显解离变化，故其缓冲作用不大。但是当血浆 pH 出现明显改变时，血浆蛋白则发生电离反应而其缓冲效应得到加强并成为主要的缓冲系统，此时血浆蛋白缓冲作用的重要性增加。其缓冲效应为：

$$pH<7.35，HCl + BPr \longrightarrow HPr + BCl$$

$$pH>7.45，BOH + HPr \longrightarrow BPr + H_2O$$

当血浆 pH 下降时，血浆蛋白中的弱碱蛋白便与之中和，结合血液中的 H^+ 并释放与羧基结合着的 B^+ 到血液中。因为与 H^+ 结合而抑制其羧基的酸性解离，此时弱碱蛋白便变成了弱酸蛋白，血液中 H^+ 浓度下降，但血液中的游离 B^+ 浓度却增加。这个过程也可称为血浆蛋白的碱性电离过程。

当血浆 pH 上升时，血浆蛋白中的弱酸蛋白与之中和，迅速解离羧基的 H^+到血液中，同时与血液中的 B^+结合成蛋白盐。因为与 B^+结合而增强其羧基的酸性解离，故此时的弱酸蛋白便变成了弱碱蛋白，血液中的 H^+浓度上升，pH 下降，但血浆中的游离 B^+浓度却降低。这个过程也可称为蛋白质的酸性电离过程。

（三）磷酸盐缓冲系统

磷酸盐缓冲系统由呈弱碱性的磷酸氢二盐（B_2HPO_4）与呈弱酸性的磷酸二氢盐（BH_2PO_4）组成。该系统占全血缓冲总量的 5%左右。在血液 pH 为 7.4 时，血浆中[HPO_4^-]约为[$H_2PO_4^-$]的 4 倍。磷酸盐缓冲系统的 pK_p 为 6.8（38℃），这与其他缓冲系统的 pK 比较，最接近血液 pH 正常值 7.4，这表明，按其缓冲能力来看，磷酸盐缓冲系统具有较强的缓冲能力，但是该系统在细胞外液的含量较少，只占碳酸氢盐缓冲系统的 8%，所以磷酸盐缓冲系统在细胞外液的总缓冲能力远不如碳酸氢盐缓冲系统。由于磷酸盐不仅存在于血浆中，还主要存在于红细胞和其他细胞内液中，其排泄主要由肾来完成，所以其缓冲作用不仅在血浆中，也主要发生在细胞内和远曲小管腔中。原尿中的碱性磷酸盐能与肾小管上皮细胞分泌的 H^+ 结合，生成磷酸盐自尿排出。

当酸性较强的物质（如 HCl）进入血浆或细胞内时，呈弱碱的磷酸氢二盐便与之中和，然后形成中性盐和弱酸性的磷酸二氢盐。这样，酸性较强的物质，就变成了酸性较弱的物质。其缓冲效应如下式：

$$HCl + B_2HPO_4 \longrightarrow BCl + BH_2PO_4$$

当碱性较强的物质进入血浆或细胞内液时，呈弱酸性的磷酸二氢盐便与之中和，然后形成水和呈弱碱性的磷酸氢二盐。这样，碱性较强的物质就变成了碱性较弱的物质。

$$BOH + BH_2PO_4 \longrightarrow H_2O + B_2HPO_4$$

关于磷酸盐缓冲系统的 Henderson-Hasselbalch 公式为

$$pH = pK'_p + \lg([H_2PO_4^{2-}]/[H_2PO_4^-])$$

pK'_p 为磷酸 pK'，等于 6.8（在 38℃）。

$$pH = 6.8 + \lg(4/1) = 7.4$$

磷酸盐缓冲对在细胞外液中含量仅为 0.2mmol/L，故所起的作用很小。但是在肾小管液和细胞内液中却具有重要的作用：①在肾小管液中，该缓冲对被明显浓缩，其浓度变得很高而使磷酸盐缓冲系统的缓冲能力提高；而且肾小管液的 pH 比细胞外液明显降低，可接近其 p*K*6.8，所以其缓冲作用提高。②细胞内液中，该缓冲对的浓度比细胞外液高很多倍，这有利于细胞内液缓冲度的提高，而且细胞内液的 pH 低于细胞外液，更接近该缓冲对的 p*K*，也可使其缓冲作用增加。

第二节　细胞对酸碱平衡的调节

一、重要性与基本原理

在体液化学缓冲系统的酸碱平衡调节机制中，当然也离不开细胞参与的缓冲作用。通过细胞内外离子交换和细胞内缓冲进行的细胞对酸碱平衡的调节是机体行使整个缓冲作用的重要组成部分。正常机体对酸或碱的缓冲作用约 50%是在细胞内完成的，即细胞参与细胞外液酸碱平衡的调节。当酸或碱加入细胞外液时，约有一半 H^+、OH^-或 HCO_3^- 等离子进入细胞内，然后在细胞内受到缓冲。根据电中和平衡定律，这些离子与细胞内离子进行交换，或者与带相反电荷的另一离子一起进入细胞，以维持电平衡。当机体组织产生或食入酸性物质，即 H^+ 增加时，有一部分在细胞外液受到缓冲，剩余部分弥散至细胞内。由于 H^+带正电荷，故可与细胞内 Na^+或 K^+进行交换，或与负离子 Cl^-一起进入细胞内，其中离子交换对 H^+ 来说是很重要的，几乎 2/3 的 H^+与 Na^+交换，1/3 的 H^+与 K^+交换（图 2-7）。在细胞外液 H^+ 浓度降低时，上述过程可以逆行。

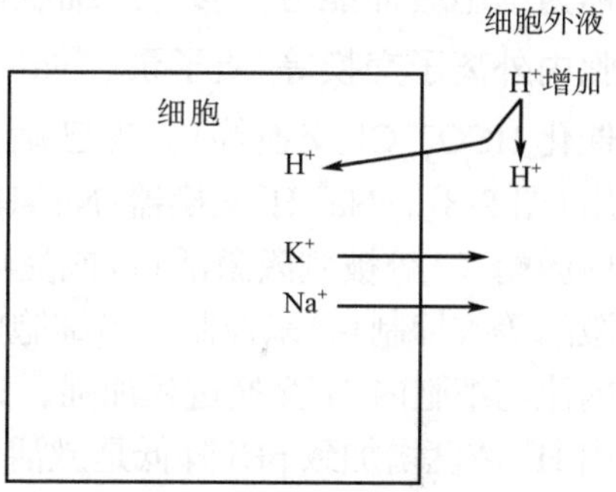

图 2-7　细胞内外的 H^+、K^+和 Na^+的转移
（引自：Rose B D，et al）

Cl^-及 HCO_3^- 能自由弥散通过细胞膜，故当细胞外液 PCO_2 增高，CO_2 弥散入红细胞内时，其中部分形成 H_2CO_3，并离解为 HCO_3^-；细胞内的 HCO_3^- 达到一定浓度时，弥散至细胞外液中，导致氯离子移入红细胞内。细胞外液 HCO_3^- 的增高可抵消原来 $PaCO_2$ 增高的影响。这些离子交换的调节功能对调节酸碱平衡有重要作用。有人通过动物实验证明，当酸性物质注入机体后，约有 50%的 H^+与细胞内 K^+交换而中和，但此过程较慢。

这种细胞内外的离子交换作用和细胞内的缓冲作用，需要 2～4 小时才能发挥。细胞的缓冲调节主要通过细胞内外的离子转运，该过程消耗能量，称为 Na^+，K^+-ATP 酶（即钠泵）。当血液 pH 下降时，H^+ 大量进入细胞内，但由于细胞膜的半透膜作用，Cl^-进入细胞内的量相对较少；通过细胞内外 H^+-Na^+ 交换和 K^+-Na^+交换的竞争性抑制作用，K^+进入细胞的量减少，即 H^+-Na^+ 交换抑制 K^+-Na^+ 交换，结果血钾升高。pH 每降低 0.1，血清 K^+约上升 0.6mmol/L，可见于急性酸中毒。若血液 pH 升高时，呈相反的离子交换，而引起低血钾。pH 每升高 0.1，血清 K^+下降 0.2～0.3mmol/L。

由于细胞膜的半透膜特性，H^+ 和 HCO_3^- 进出细胞的过程相对缓慢，但 CO_2 是脂溶性物质，易通过细胞膜迅速进入细胞内，所以在呼吸性酸中毒时，只要不存在明显的缺氧状态下，其细胞内的缓冲作用远比代谢性酸中毒时迅速且强大，一般在 15 分钟后，其缓冲作用可达 60%，而在 3 小时后其细胞内缓冲作用可达高峰。但是代谢性酸中毒时的细胞内外离子交换过程本身比较缓慢，因为 H^+ 需要通过 H^+-Na^+ 交换增强，K^+-Na^+ 交换抑制，而逐渐进入细胞内的缘故。

机体组织细胞(包括红细胞、肌肉组织细胞和骨细胞等)的细胞内液是酸碱平衡的巨大缓冲池(buffer pool)。这些组织细胞的缓冲特点亦有些不同，主要表现在红细胞缺乏线粒体等细胞器结构，但其他组织细胞有数量众多、较丰富的线粒体，在细胞内进行强大的代谢作用，可迅速补充碱性物质的丢失，细胞器上的质子泵可将 H^+泵入细胞器，迅速降低细胞质的 H^+浓度，因此在细胞功能完好的情况下，细胞内的磷酸根离子、碳酸氢根离子和蛋白阴离子成为缓冲物质，对细胞内酸中毒有较好的缓冲作用。多数细胞内[H^+]比细胞外液高，所以细胞内 pH 比细胞外液低(细胞内 pH = 6.0～7.0)，红细胞内 pH 约为 7.25。细胞内存在的蛋白质系统和 HPO_4^{2-} 的含量比血浆约高 3 倍，并且细胞内蛋白质系统和磷酸盐系统的 pK 相当接近其细胞内正常 pH，再加上细胞具有的离子主动转运功能，使细胞内液的细胞缓冲能力(cellular buffering power)比细胞外液大 5 倍左右。这对细胞内液的缓冲起着重要的作用。通常将细胞内缓冲物质总量和离子主动转运(active ion transport)能力合称为细胞缓冲能力。参与红细胞内酸碱调节的主要机制包括血红蛋白的缓冲作用、红细胞内外离子交换等(质子泵、Na^+-H^+交换、$NaCO_3^-$/HCO_3^- 或 Cl^-交换、红细胞膜带 3 蛋白催化 HCO_3^--Cl^-交换等)。现已确认 Na^+-H^+交换在细胞内 pH(pHi)的调节中起着重要作用(图 2-8)，Na^+-H^+交换器(Na^+-H^+ exchanger)位于细胞膜上，受 pH 敏感激活剂位点、蛋白激酶 C 等被刺激激活(+)或受环磷酸腺苷(cAMP)–依赖蛋白激酶和钙调蛋白–依赖蛋白激酶等被抑制(–)来控制。当细胞内 pH 低于生理水平时，可激活 Na^+-H^+交换蛋白，使 Na^+内流与细胞内 H^+交换过程加强，直至 pHi 恢复正常，以维持细胞内酸碱平衡。可见，细胞内 H^+ 浓度增加致 pHi 降低是激活 Na^+-H^+交换器的重要因素。大量经交换进入细胞内的 Na^+，通过 Na^+, K^+-ATP 酶的作用从细胞内排至细胞外，以维持细胞内外的正常 Na^+浓度梯度。

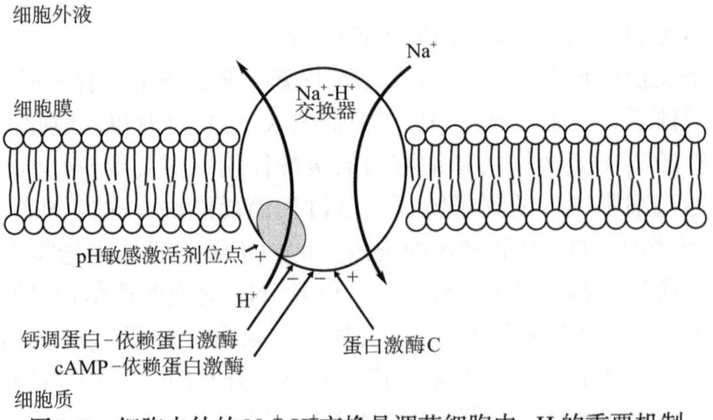

图 2-8　细胞内外的 Na^+-H^+交换是调节细胞内 pH 的重要机制

(引自：Tanner G A)

二、细胞内外离子交换缓冲作用的特点

(1)细胞的缓冲作用调节主要通过细胞内外的离子转运，这一过程是消耗能量的离子泵参与的主动转运。此过程较缓慢，需要 2～4 小时才能发挥调节作用，其所需要的能量来自细胞膜上的 Na^+,K^+-ATP 酶，能使 ATP 水解为 ADP 和无机磷酸(Pi)，同时释放出所需要的能量。所以凡是影响离子泵的因素(如低温、严重缺氧、离子浓度或某些药物等)均能影响其调节功能。影响 K^+的跨细胞转移的主要因素包括胰岛素(通过增加 Na^+,K^+-ATP 酶活性而促进 K^+进入细胞内)、肾上腺素(通过 β_2-肾上腺素受体兴奋，经 cAMP 机制激活 Na^+,K^+-ATP 酶而促进 K^+进入细胞内)、醛固酮(不仅可增加 Na^+,K^+-ATP 酶活性，促进 K^+向细胞内主动转运，而且通过远曲小管和集合管促进 K^+的排泌)，此外酸中毒时可增高细胞膜对 K^+的通透性，增加从细胞内移至细胞外 K^+。但碱中毒时，与此相反，K^+进入细胞内增加。

(2)由于细胞膜的半透膜特性，H^+ 和 HCO_3^- 进出细胞的过程相对缓慢，但 CO_2 是脂溶性物质，易通过细胞膜迅速进入细胞内，所以在呼吸性酸中毒时，只要不存在明显的缺氧状态，其细胞内的缓冲作用远比代谢性酸中毒时迅速且强大，代谢性酸中毒时的细胞内外离子交换过程本身比较缓慢。

(3)机体组织细胞(包括红细胞、肌肉组织细胞和骨细胞等)细胞内液是酸碱平衡的巨大缓冲池。这些组织细胞的缓冲特点亦有些不同。主要表现在，红细胞缺乏线粒体等细胞器结构，但其他组织细胞数量众多，并有较丰富的线粒体，在细胞内进行强大的代谢作用。细胞内酸碱调节主要是通过质子泵、Na^+-H^+交换、Na_2CO_3/ HCO_3^-、Cl^-/ HCO_3^- 交换等细胞内外离子交换等方式实现的。通常体细胞内可维持较恒定的 pH。细胞内 pH 比细胞外液低，实测 pHi 值平均为 6.9，这是由于细胞代谢产生的 H^+和细胞外 H^+通过细胞膜内电负性效应而流入细胞内。当细胞外 pH 明显降低，发生酸中毒时，因细胞外 H^+浓度明显增加，H^+ 则被动地跨细胞膜至细胞内(膜内电负性效应)进行细胞内缓冲。为了维持稳定的细胞内 pH，细胞必须通过 Na^+-H^+交换将细胞内 H^+排出到细胞外，以匹配 H^+的移入量。此外，许多细胞还通过位于细胞膜上的各种 HCO_3^- 转运系统(如 Na^+-依赖和 Na^+-非依赖的 Cl^-/HCO_3^- 交换器)进行调节。这些交换器通过细胞内 pH 改变而被激活，细胞内存有大量的蛋白质和有机磷酸缓冲系统，此外细胞内各种化学反应也可释放或耗尽这些 H^+。通过 Na_2CO_3/ HCO_3^-、Cl^--HCO_3^- 交换等细胞内外离子交换方式也可调节细胞内酸碱(图 2-9)。

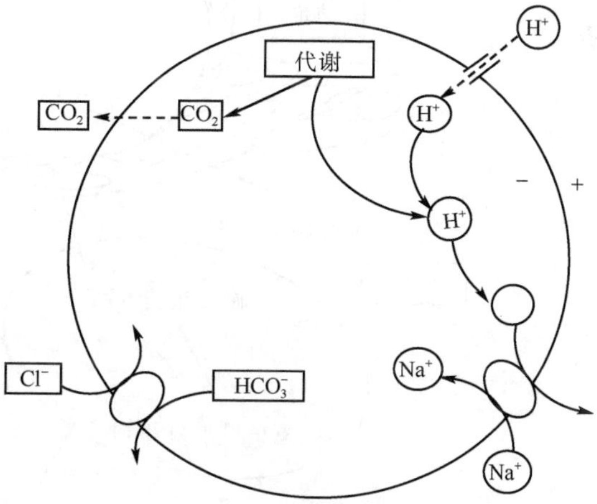

图 2-9 细胞内酸碱平衡
(引自：Tanner G A)

第三节 肺的酸碱平衡调节

一、肺调节的重要性

肺是酸碱平衡调节中的第二道防线。正常成人在基础代谢下，每日体内可产生 CO_2 15 000mmol，并通过改变肺泡通气量来控制 CO_2 的排出量，使血浆 HCO_3^-/ H_2CO_3 的比值趋向正常，以降低 pH 的变化程度。通常，通过肺排出的 CO_2 量与组织代谢所形成的 CO_2 量大致相同。这显然比肾脏每天排出的酸量（40～80mmol）多，故肺强大的排酸能力是维持机体酸碱平衡的有力保障。一般而言，呼吸系统的总缓冲力比细胞外液的其他所有化学缓冲系统的总缓冲力强 1～2 倍。机体组织产生的 CO_2 约有 92%系由红细胞携带，在红细胞内的 CO_2 中约 5%直接溶解于红细胞胞质的水中，另有 21%的 CO_2 直接与血红蛋白的氨基结合，形成氨基甲酸血红蛋白，再有 64%的 CO_2 在红细胞中的碳酸酐酶的作用下形成 H_2CO_3。当血液流经肺时，红细胞中的 H_2CO_3 经碳酸酐酶的催化分解成 CO_2 和 H_2O，由于肺泡中 CO_2 分压较低，CO_2 向肺泡弥散并由肺排出体外，此时红细胞中的 HCO_3^- 浓度不断减少，血浆中的 HCO_3^- 进入红细胞内，而等量的 Cl^- 从红细胞移入血浆（图 2-10）。肺的呼吸，除了吸取 O_2 通过心血管系统供应全身细胞线粒体氧化代谢需要的氧以外，在维持和调节体液酸碱平衡方面起着重要的作用，当然，在这一过程中，红细胞中血红蛋白直接参与并起着至关重要的作用。在肺中，氧的摄取取决于氧和二氧化碳分压梯度，并取决于红细胞内的 pH 及其他化学环境等。在组织细胞中，几乎是同样的机制，但方向相反，即 CO_2 从组织细胞释出，而 O_2 释出至组织细胞，这是由于组织细胞内 PCO_2 增高，而 PO_2 低。

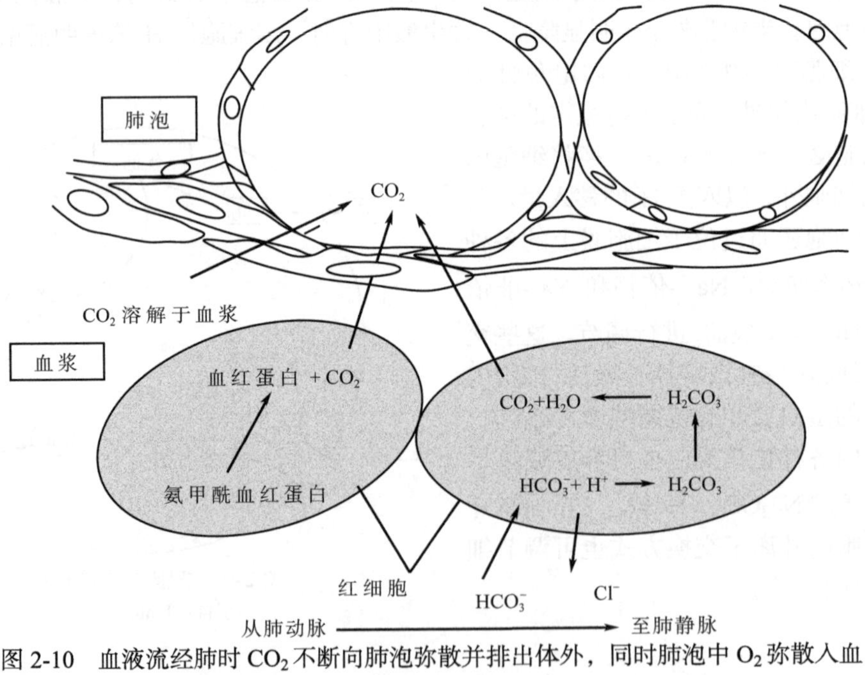

图 2-10 血液流经肺时 CO_2 不断向肺泡弥散并排出体外，同时肺泡中 O_2 弥散入血

（引自：Fox S I）

肺的通气调节一般在几分钟至 30 分钟开始起作用，代偿调节作用需要 8～12 小时达到高峰。

二、肺在酸碱平衡调节中的作用

肺是调节体液酸碱平衡的一个主要器官，其调节机制主要是通过改变肺泡通气量来控制 CO_2 的呼出量，以保持动脉血 CO_2 分压的稳定，即 $PaCO_2$ 维持在 40mmHg。$PaCO_2$ 主要取决于每分钟肺泡通气量（V_A）与全身每分钟产生的 CO_2 量（VCO_2），可用下式表示：

$$PaCO_2 = 0.863 \times [CO_2\text{产量}(VCO_2) / \text{肺泡通气量}(V_A)]$$

CO_2 产量（250ml/min）一定时，肺泡通气量与 $PaCO_2$ 几乎呈负相关（图 2-11）。通常，肺泡通气量增加 1 倍，则 $PaCO_2$ 下降 1/2。肺泡通气量与潮气量、无效腔及呼吸频率密切相关。可用下式表示：

每分钟肺泡通气量=（潮气量–无效腔气量）×呼吸频率（次/分）

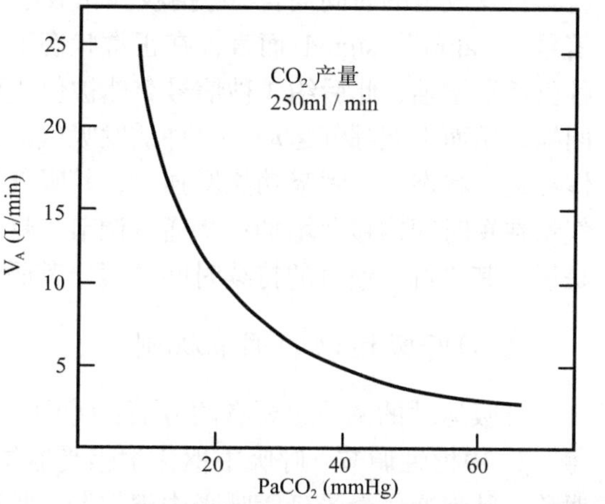

图 2-11　肺泡通气量（V_A）与 $PaCO_2$ 的关系

（在 CO_2 产量 250ml/min 的条件下）

（引自：Graber）

在机体内 CO_2 产量恒定的条件下，血 CO_2 含量增加时，H_2CO_3 和 H^+浓度增加，势必导致细胞外液 pH 降低。肺泡通气率比正常增加 2 倍时，细胞外液的 pH 则增高 0.23。当体液 pH 为 7.40，并保持正常的肺泡通气量时，加倍的通气率则可使 pH 增加至 7.63。与此相反，将肺泡通气降低至正常的 1/4 时，其 pH 可降低至 6.95（图 2-12）。主要通过改变肺泡通气来控制血 H_2CO_3 浓度，以维持 HCO_3^-/H_2CO_3 比值为 20：1，使血 pH 保持正常。

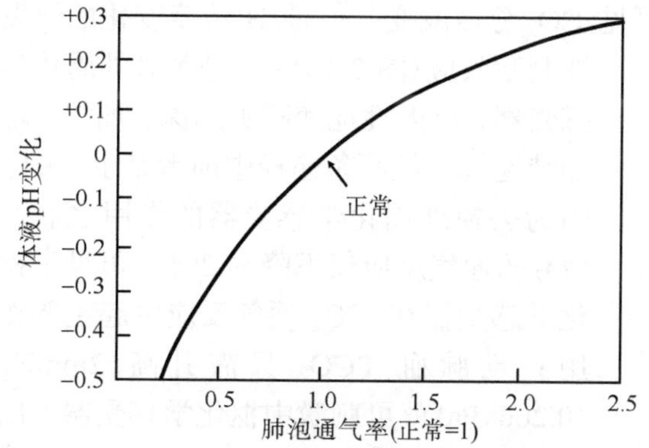

图 2-12　肺泡通气率的增加或降低引起细胞外液的 pH 改变

（引自：Guyton A C，et al）

$$pH = pK + \lg(\text{肾}/\text{肺})$$

所以肺是调节机体酸碱平衡的一个很重要的器官，但其不足之处是仅对 CO_2 有调节作用。

（一）呼吸中枢

呼吸中枢广泛分布于中枢神经系统内，包括大脑皮质、间脑、脑桥、延髓和脊髓等。其中，延髓的呼吸中枢是控制呼吸的第一中心，包括两个独立的呼吸中枢细胞群：①延髓背内侧呼吸组（dorsal respiratory group，

DRG)，主要作用是吸气；②延髓腹外侧呼吸组(ventral respiratory group，VRG)包含呼气和吸气同时作用的神经元，特别是在剧烈运动时，当需要更多量的肺通气时，该呼吸组以超驱动机制(overdrive mechanism)形式起作用。

脑桥呼吸中枢位于脑桥的上 1/3 处，是具有调节呼吸节律和呼吸样式作用的呼吸调整中枢(pneumotaxic center)。吸气性和呼气性泵肌肉通过下传的神经通路，接收来自呼吸中枢的节律信号。在呼吸中枢系统内有的神经元呈节律性地释放电信号，并与呼吸周期相关。就其自发放电的时间而言，包括吸气相放电神经元和呼气相放电神经元。以其吸气相"灯"信号("ramp" signal)而言，在正常状态下，刚开始时其信号像灯一样，最初很弱，经 2 秒就逐渐增强，此后约 3 秒信号突然被停止而使其对膈肌的作用消失，继而因胸廓的弹性回缩作用而引起呼气运动。这种诱发吸气的"灯"信号是通过以下两个机制来调节：①机体在运动状态下，呼吸功能增强时，其吸气相"灯"信号的强度增加，结果肺内进入的空气量在短时间内显著增加；②通过调节"灯"信号的终止点，就可调节其呼吸频率。也就是说，其"灯"信号的持续时间越短，其吸气时间就越短，导致呼吸频率增加。

(二)呼吸运动的调节机制

呼吸运动的调节主要有两方面：①中枢性调节；②外周性调节。

1. 中枢性调节 呼吸中枢化学感受器位于延髓腹外侧浅表部位(深度约 1/5mm)，左右对称。肺泡通气量受延髓呼吸中枢控制，呼吸中枢接受来自中枢化学感受器和外周化学感受器的刺激。直接作用于中枢化学感受器的因素如下。

(1) CO_2：是调节呼吸运动的最重要的生理性化学因素。一定水平的 PCO_2 对维持呼吸中枢的基本活动是必需的。CO_2 刺激呼吸通过两条途径实现，一是通过刺激中枢化学感受器再兴奋呼吸中枢，CO_2 分子易透过血–脑屏障进入脑脊液，形成 H_2CO_3，解离出 H^+，使脑脊液[H^+]升高，刺激中枢化学感受器，H^+是化学感受器的刺激物，而[H^+]的改变主要源于血中 PCO_2 的改变。实际上，CO_2 对中枢化学感受器的刺激作用主要是通过 CO_2 分子透过血–脑屏障解离形成的 H^+作用来实现的。可见 CO_2 分压改变，一是 H^+浓度变化的继发性刺激效应(图 2-13)；二是刺激外周化学感受器，反射性地使呼吸加深、加快，增加肺通气。但两条途径中前者是主要的。因为去掉外周化学感受器的作用之后，CO_2 的通气反应仅下降约 20%，可见中枢化学感受器在 CO_2 通气反应中起主要作用；动脉血 PCO_2 只需升高 2mmHg (0.266kPa)就可刺激中枢化学感受器，出现通气加强反应，如刺激外周化学感受器，则需升高 10mmHg(1.33kPa)。

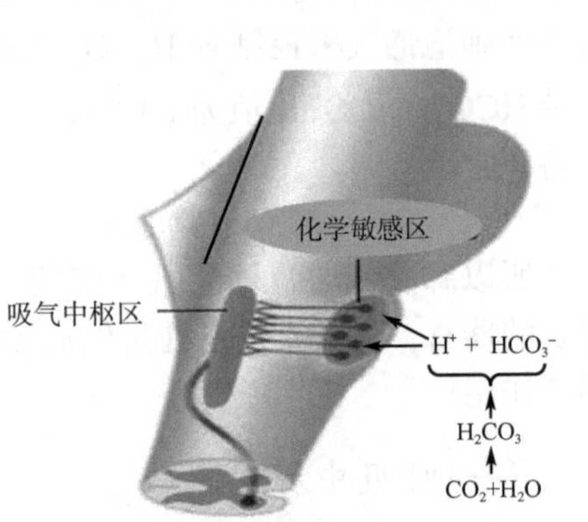

图 2-13 中枢化学感受器

位于延脑外侧浅表层，对脑脊液中的 H^+敏感的中枢化学感受器。CO_2↑通过血–脑屏障使中枢化学感受器周围脑脊液的[H^+]升高，从而刺激中枢化学感受器，再引起呼吸中枢兴奋

(引自：Guyton AC，et al)

在 CO_2 引起机体呼吸反应的总量中，通过中枢化学感受器引起的占 70%～80%。正常情况下，$PaCO_2$ 若增加 4mmHg(0.533kPa)时，就会刺激呼吸中枢

出现肺通气量增加 1 倍。当 $PaCO_2$ 自 40mmHg(5.32kPa) 上升至 60mmHg(8kPa) 时，肺通气量增加 6～10 倍(图 2-14)，但是如果 $PaCO_2$ 进一步增加超过 80mmHg 时，呼吸中枢反而被抑制，产生 CO_2 麻醉，通气量转而下降。$PaCO_2$ 低于 35mmHg 时，肺通气量明显减少。

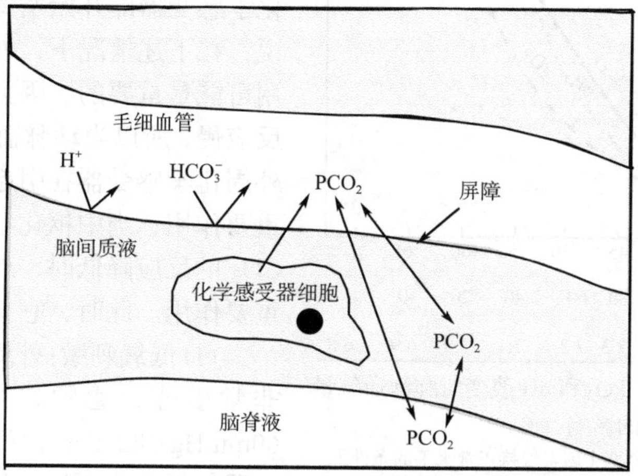

图 2-14　CO_2 对中枢化学感受器的作用机制

CO_2 易透过细胞膜和血–脑屏障，当 PCO_2 升高时，CO_2 弥散入脑间质液和脑脊液的量增加，CO_2 很快与 H_2O 反应形成 H_2CO_3，后者解离成 HCO_3^- 和 H^+，增多的 H^+ 刺激中枢化学感受器而加强通气效应。脑毛细血管内 H^+ 和 HCO_3^- 不易渗透血–脑屏障，故限制了这些离子对中枢化学感受器的影响

(引自：Rhoades R A)

(2) H^+：在体液中 CO_2 所产生的 H^+ 对中枢化学感受器具有强烈的刺激作用，而且 H^+ 是激活呼吸中枢细胞的唯一有效的刺激。也就是说有效刺激不是 CO_2 本身，而是 CO_2 所产生的 $[H^+]$ 的增加。CO_2 极易透过生物膜和血–脑屏障，脑脊液不同于血液，没有血红蛋白缓冲 CO_2 的功能，脑脊液中 CO_2 张力较易增高，CO_2 弥散入脑间质液和脑脊液后，很快与 H_2O 反应形成 H_2CO_3，后者解离成 HCO_3^- 和 H^+，升高的 $[H^+]$ 刺激中枢化学感受器，再通过神经联系到达呼吸中枢，可见，脑脊液中的 H^+ 才是中枢化学感受器的最有效的刺激(见图 2-13)，但是脑毛细血管内 H^+ 和 HCO_3^- 不易渗透脑脉络膜和毛细血管内皮，故限制了这些离子对中枢化学感受器的影响(见图 2-14)。通常，H^+ 对呼吸的调节是通过中枢化学感受器和外周化学感受器来实现的。中枢化学感受器对 H^+ 的敏感性较外周化学感受器高得多，约为后者的 25 倍。但是 H^+ 通过血–脑屏障的速度较缓慢，限制了其对中枢化学感受器的作用。

(3) PaO_2：其对呼吸中枢的直接作用是抑制性的。一般情况下，PaO_2 对呼吸中枢的影响最不敏感，$PaO_2 < 80mmHg$ 时，可出现能觉察的通气反应增加，$PaO_2 < 60mmHg$ 时，出现较明显通气增加(图 2-15)。$PaCO_2$ 这些呼吸调节当然在一定程度上，受大脑皮质的随意呼吸运动的控制。

2. 外周性调节　外周化学感受器是控制呼吸的第二中心，包括主动脉体和颈动脉体外周感受器两种，前者位于主动脉弓附近，后者在颈动脉窦区域颈内外动脉交接处，按重量比例，这些外周化学感受器的血流量极大，颈动脉体具有极为丰富的血液供应，高达每分钟 $2000ml \cdot 100ml^{-1}$，为脑血液供应的 37 倍。颈动脉体的作用较主动脉体更重要。在正常

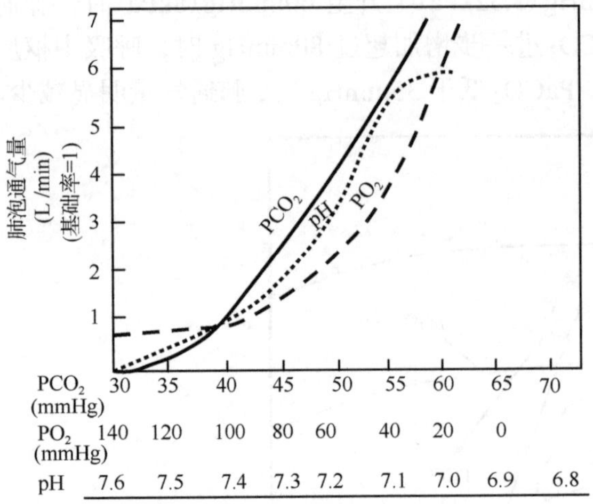

图 2-15 动脉血 PCO_2、PO_2 和 pH 改变对肺泡通气量的影响

仅改变一种体液因素而另外两个因素维持正常水平的条件下

（引自：Graber）

情况下，主动脉体和颈动脉体的化学感受器管制呼吸的作用次于中枢化学感受器，但是在中枢化学感受器受到抑制时，外周化学感受器即开始发挥重要作用。也就是说，在下述情况下，外周化学感受器的作用可能是重要的。因为中枢化学感受器的反应慢，所以当动脉血 PCO_2 突然大增时，外周化学感受器在引起快速呼吸反应中起重要作用；当中枢化学感受器到抑制、对 CO_2 的反应降低时，外周化学感受器就起重要作用。此时，它接受以下三种刺激。

(1) 低氧刺激：外周化学感受器对缺氧非常敏感，通常，当其氧分压降低至 60mmHg (8kPa) 时，可立即发生较明显的肺通气反应。不过，如果呼吸两口低氧的混合气体、引起非常短暂时间的低氧、其氧分压下降到 93mmHg 时，可立即出现通气增加反应。但是如果在低氧环境下较久，则不常见到其通气增加，这是因为在低氧环境较久时，起初通气增强，$PaCO_2$ 降低，血 pH 上升致碱中毒而抑制呼吸中枢，与对抗低氧血症的刺激作用有关。当呼吸中枢的敏感性降低时，低氧刺激外周化学感受器成为呼吸动力的主要控制者。

(2) H^+浓度增高或 pH 降低的刺激：可以刺激外周化学感受器而增加通气反应，并不因颈动脉体和主动脉体的神经切断而消失，这些反射的敏感性比中枢化学感受器低得多，可能并不居重要地位。

(3) $PaCO_2$ 增高的刺激：在 CO_2 引起机体呼吸反应的总量中，通过外周化学感受器引起的只占 20%。通常，单独 $PaCO_2$ 改变似乎不能刺激外周化学感受器，但在低氧血症情况下，$PaCO_2$ 增高确能刺激外周化学感受器而增加通气反应，这是因为在低氧血症时，低氧和高 CO_2 两种刺激作用叠加和加强，但更可能是由于升高的 $PaCO_2$ 使低氧致低碳酸血症和碱中毒引起的呼吸抑制作用被除去后，使得低氧血症的刺激作用更为显著。据临床研究资料显示，$PaCO_2$ 增高对外周化学感受器的刺激反应速度较中枢化学感受器为快，大约快 5 倍。

（三）机械性反射调节

1. 肺牵张反射 是指肺的扩张或缩小所引起的反射性呼吸变化，即此反射通过缩短吸气过程，控制吸气深度，以调节呼吸频率。此反射的感受器主要分布在支气管和细支气管的平滑肌内。在吸气过程中，当肺内气量达一定容积时，感受器兴奋，发放冲动增加，冲动沿着迷走神经中的传入神经至延髓的背侧呼吸组，抑制吸气中枢，促使吸气向呼气转化，以终止吸气。肺扩张时的牵张反射（Hering-Breuer 反射）是一种负反馈调节机制，其生理意义是协助终止吸气过程，使吸气不致过长、过深，促使吸气转入呼气。正常人在安静呼吸时，此反射并非调节肺通气的重要机制，只有当肺的潮气量超过 1.5L 时方参与调节，以防止肺过度扩张，因此具有保护性意义。在充血性心力衰竭、肺不张和肺炎等病理情况下，这种反射更为敏感，此时呼吸中枢发放的吸气冲动被阻断，于是呼吸频率有了增加，表现为快而浅的呼吸，或呼吸促迫等。

2. 肌梭反射 在全部呼吸肌中平行分布的肌梭(即 γ 纤维系统)有肌梭感受器(属本体感受器)，当接受肌纤维牵拉的刺激时，反射性地引起呼吸运动的增强。这种反射通过呼吸肌本体感受器，传入冲动经脊髓，兴奋 α 运动神经元，使呼吸肌收缩加强，以克服呼吸所遇到的阻力。肌梭反射性调节的意义在于使呼吸能够保持一定的深度，也就是在调节呼吸深度中起重要的作用。

3. “J”感受器反射 “J”感受器存在于肺泡壁内，接近肺毛细血管的神经末梢。当肺毛细血管扩张时受到刺激，冲动沿迷走神经传入纤维传至延髓，可引起浅而快的呼吸、心率和血压下降等。正常人在安静呼吸活动时，此反射一般不起作用，但当肺充血、肺水肿或运动时，“J”感受器受到刺激而反射性地引起呼吸加速和呼吸困难的感觉。

三、肺酸碱平衡调节的特点

(1)通过呼吸运动调节血液中的挥发性酸。正常人每日产生的 CO_2 总量可达 15 000 毫当量，相当于 900g，通过改变肺泡通气从呼吸排出 CO_2，控制血浆 HCO_3 浓度的高低，以维持血浆中 HCO_3^- 与 H_2CO_3 比值正常，保持体内的酸碱平衡，所以肺是调节机体酸碱平衡的一个重要器官。一般而言，通过呼吸系统的总缓冲力比细胞外液的其他所有化学缓冲系统的总缓冲力强 1～2 倍。

(2)调节作用较迅速，通气调节一般在几分钟之内开始发生，代偿调节作用需 8～12 小时可全部完成。这是因为肺泡通气量受延髓呼吸中枢控制，后者接受来自中枢化学感受器和外周化学感受器的刺激，呼吸中枢化学感受器对血中 $PaCO_2$ 变动甚为敏感，这些过程均通过中枢神经机制而起作用。

(3)肺具有多种调控呼吸运动的因素。肺除了中枢神经性调节和机械性反射调节因素以外，主要有呼吸中枢化学感受器接受 $PaCO_2$ 改变的刺激，通过控制呼吸的第一中心——呼吸中枢来完成的，但是如果呼吸中枢受到抑制，还可通过控制呼吸的第二中心——主动脉体与颈动脉体化学感受器对低氧的化学反射性推动(chemoreflex drive)来实施。此中心只有在呼吸中枢被抑制的紧急情况下才能作用，而且它可成为兴奋呼吸的主要控制者。不仅如此，在气道-肺组织严重受损时，机械性调节因素，包括肺牵张反射、肌梭反射和“J”感受器反射等均协调发挥更主要的作用，共同完成肺调节酸碱平衡的重要作用。

综上所述，正常情况下，呼吸中枢的化学感受器作用比主动脉体及颈动脉体的化学感受器强。呼吸调节的化学刺激因素有 $PaCO_2$、H^+及氧张力的改变，其中 $PaCO_2$(更确切地说[H^+])的改变是呼吸中枢的最重要的化学刺激。一般通过改变呼吸频率和深度，以增加或减少 CO_2 的排出，这种调节作用较迅速，一般在几分钟到 30 分钟之内开始发生，代偿调节作用需要 8～12 小时达到高峰，但是其呼吸调节功能的代偿有一定的限度，呼吸中枢不可能因 CO_2 的不断潴留而无止境地增加通气量。当 $PaCO_2$ 增加到正常值的 1 倍时，呼吸中枢的反应只占正常的 10%～20%。CO_2 的潴留进一步加重，不但对呼吸中枢化学感受器无兴奋作用，反而起抑制作用。正常情况下，氧对呼吸中枢并无刺激作用，但在呼吸中枢对 CO_2 刺激失去反应的条件下，低氧成为主动脉体和颈动脉体化学感受器的主要刺激，反射性地兴奋呼吸中枢，在这种情况下，周围化学感受器就成为呼吸动力的主要控制者。在支气管肺组织严重病变时，机械性调节因素亦参与协调，相辅相成地发挥其应有的作用。但肺仅对 CO_2 有调节作用，不能缓冲固定酸，因此肺调节酸碱平衡的作用还有一定限度。

第四节　肾的酸碱平衡调节

一、肾调节的重要性

肾对酸碱平衡的调节是维持机体酸碱平衡的第三道防线，其调节过程实际上就是排酸保碱过程。肾在调节酸碱平衡方面的主要作用通过排出固定酸或碱及对碳酸氢盐的重吸收等三个方面来维持血浆 HCO_3^-/H_2CO_3 的比值对中 HCO_3^- 的浓度，以确保两者比值趋于 20/1 或接近正常。正常膳食条件下，由尿排出固定酸的量比碱多，尿液的 pH 一般为 6.0 左右。根据体内酸碱平衡的实际情况，尿液 pH 常在 4.4～8.2 范围内变动，可见，肾有相当大的排酸或排碱能力以维持血液正常 pH。正常成人在代谢过程中，产生大量的固定酸，其总量约为细胞外液离解的 H^+ 总量的 120 000 倍，这些固定酸通过肾每天排出 60～80mEq。发生严重酸中毒时，每日排出 H^+ 可增加至 700mEq，以调节酸碱平衡。通过肾的调节作用，每日必须重吸收被肾小球滤过的约 4500mEq 的 HCO_3^-，同时消耗于缓冲 H^+ 的 HCO_3^- 必须重新生成。这种肾的调节作用是复杂的生物化学代谢过程，此过程比较缓慢，在酸碱平衡失调后 6～7 小时开始，3～4 天可达高峰，1 周左右才能完成，代偿作用最强且时间最久为其特点。肾调节酸碱平衡的主要机制是通过 H^+-Na^+ 交换、HCO_3^- 的重吸收、磷酸盐的酸化、铵盐的排出和过多碱的排出等方式进行的（图 2-16）。

二、肾在酸碱平衡调节中的作用

泌氢与碳酸氢盐的重吸收是肾调节酸碱平衡的最基本过程。从肾小球滤过的 HCO_3^-，85%～90%在近端小管被吸收，其余部分在远端小管和皮质与髓质层的集合管被重吸收。这一过程并不是简单地将滤过的 HCO_3^- 重吸收，而是常常与 H^+ 的分泌同时进行的一个复杂过程，这一过程中，需要碳酸酐酶（carbonic anhydrase，CA）的参与、离子交换与各种 ATP 酶催化等。肾的泌 H^+ 与 HCO_3^- 重吸收对维持体内酸碱平衡具有十分重要的意义。近年来对影响 H^+ 排出的肾细胞转运蛋白的研究有了重大进展，包括转换 H^+ 和 Na^+ 的 Na^+-H^+ 交换体、Na^+-HCO_3^- 同向转运体和 HCO_3^--Cl^- 逆向转运体、转运 1 价磷酸盐分子和钠离子的磷酸钠同向转运蛋白，以及直接将氢离子泵入肾小管腔内的 H^+ 泵等。

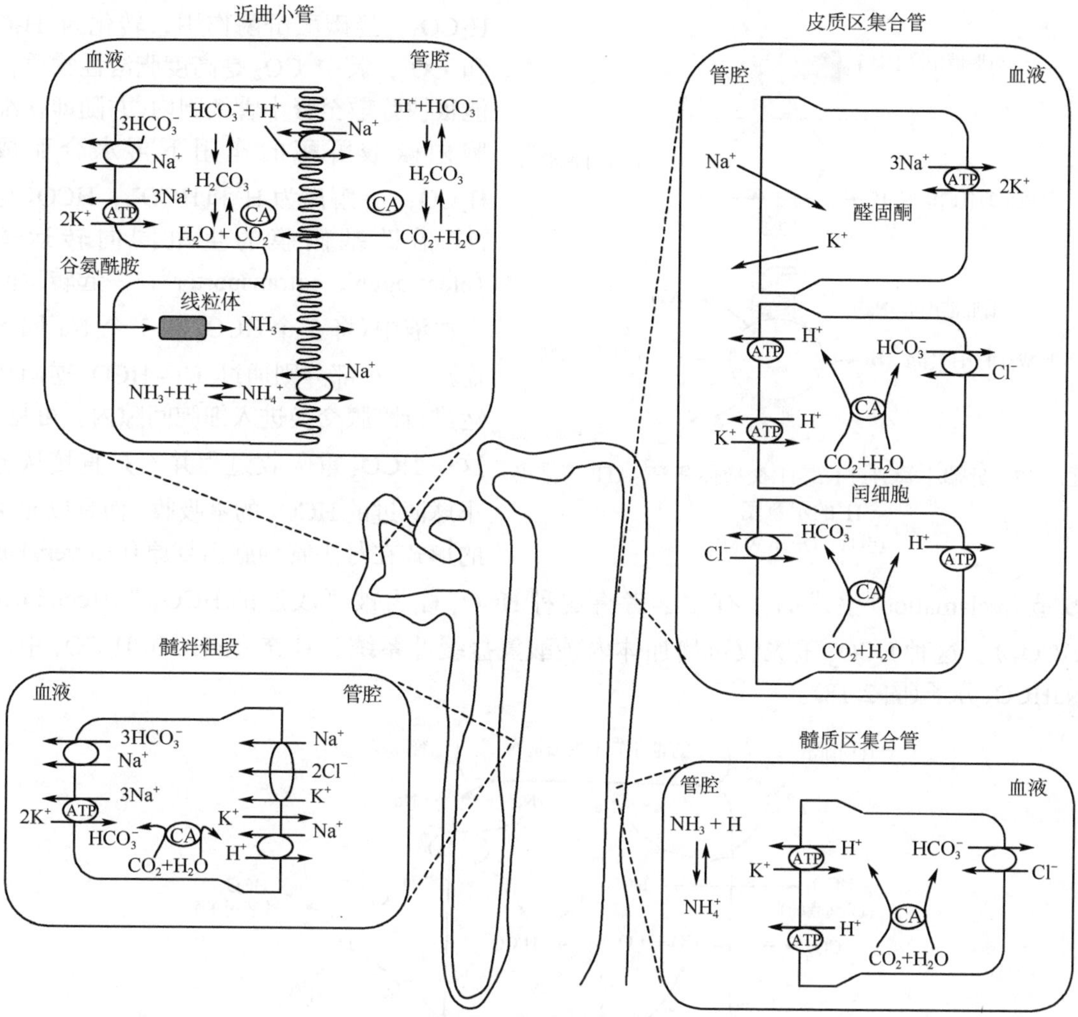

图 2-16　肾脏酸化机制

CA 为碳酸酐酶

（引自：Seifter J L）

（一）近端小管的泌 H^+ 与 HCO_3^- 重吸收

近端小管细胞主动分泌 H^+ 入管腔包括 2 种形式（图 2-17）：

(1) 主要通过管腔膜上 Na^+-H^+ 交换体来完成。即近端肾小管细胞主动分泌 H^+ 的同时，从管腔中回收 Na^+，两者转运方向相反，称 H^+-Na^+ 逆向转运。内在的 10 倍的电化学梯度通过 1∶1 的 Na^+-H^+ 交换能够维持泌尿腔内 1 个 pH 单位的酸化。其能量由基膜面的 Na^+,K^+-ATP 酶消耗 ATP 来提供。当小管腔液中 [Na^+] 较高和腔内形成较低 [H^+] 梯度时，主要通过管腔膜上 Na^+-H^+ 交换体，H^+ 被分泌到管腔中，而管腔液中的 Na^+ 则顺浓度梯度进入上皮细胞内。这种 Na^+-H^+ 交换时常伴有 HCO_3^- 的重吸收。大约占 HCO_3^- 重吸收的 2/3，也是 Na^+ 在近曲小管主要的重吸收方式。H^+ 主动分泌主要发生在近端小管管腔膜刷状缘（刷状缘中富含碳酸酐酶），当 H^+ 分泌至肾单位管腔时，与已被滤出的 HCO_3^- 发生反应形成

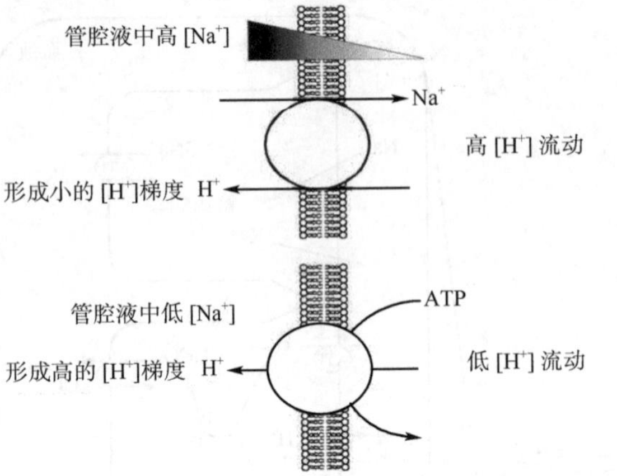

图 2-17 近端小管通过 Na^+-H^+交换体和 H^+-ATP 酶排泌 H^+的示意图

(引自：Orson W M)

H_2CO_3，经碳酸酐酶作用，转化为 H_2O 和 CO_2，其中 CO_2 是高度脂溶性物质，能很快弥散至肾小管细胞内，并随即在细胞内碳酸酐酶的作用下再水合而成 H_2CO_3，并解离为 H^+和 HCO_3^-，HCO_3^-与 Na^+借助基侧膜的生电同向转运体(electrogenic cotransporter)，一起转运回入血液中(将 3 个 HCO_3^-和 1 个 Na^+回入血)，一小部分则通过 Cl^--HCO_3^-逆向转运进行跨膜交换进入细胞间隙内。可见，这一 HCO_3^-重吸收过程并不是直接从肾小球滤过的 HCO_3^-的重吸收，而是以 CO_2 的形式在肾小管细胞内复原(recovery)或改造(reclamation)生成的。有的学者将这种 HCO_3^-称为被“改造的 HCO_3^-”(reclaimed HCO_3^-)。这种 HCO_3^-重吸收可增加体内碳酸氢盐缓冲系统，补充 $NaHCO_3/H_2CO_3$ 中的 $NaHCO_3$分子(图 2-18)。

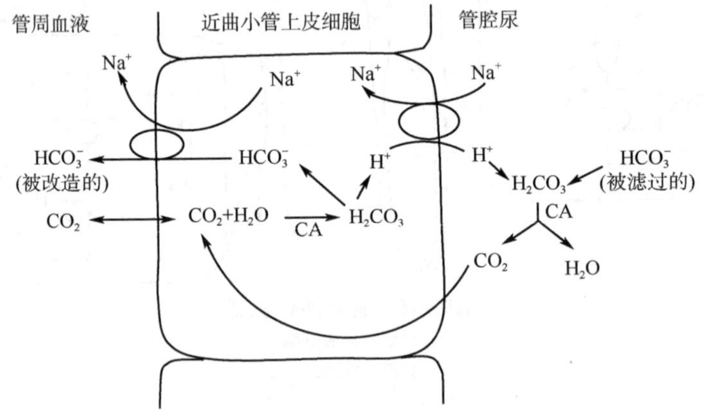

图 2-18 近端小管泌 H^+和重吸收 HCO_3^-

CA：碳酸酐酶

(引自：Tanner G A)

(2)此外，当小管腔内[Na^+]相对较低和腔内较高[H^+]梯度时，H^+被排泌到管腔，通过近端小管顶端膜上的质子泵(H^+-ATP 酶)主动分泌入小管腔中。据研究，在近端小管 H^+-ATP 酶可承担顶端膜大约 1/3 的泌氢功能。

由此可见，近端肾小管的泌 H^+ 与 HCO_3^-的重吸收有以下特点：

(1)H^+-Na^+交换的量和速率是促进肾小管重吸收 HCO_3^-的关键，也就是说，HCO_3^-重吸收完全取决于肾小管细胞主动分泌 H^+的量和速率。每一次 H^+-Na^+交换，就有一个 HCO_3^-重吸收入血。即肾小管上皮向管腔排泌 1mol 的 H^+，同时在血浆内增加 1mol 的 HCO_3^-。近端肾小管是泌 H^+与 HCO_3^-重吸收的最主要的部位，量也最大，肾小球滤出的 HCO_3^- 80%～

90%在近曲小管重吸收。H^+-Na^+交换是一个继发性耗能过程。

(2)近端小管细胞内和附着在管腔膜刷状缘的碳酸酐酶对 H^+ 的分泌和 HCO_3^- 的重吸收起着重要作用；酸中毒时碳酸酐酶活性增强，泌 H^+和保碱作用加强。

(3) HCO_3^- 重吸收过程并不是直接从肾小球滤过的 HCO_3^- 的重吸收，而是以 CO_2 的形式在肾小管细胞内复原或改造生成的。这种 HCO_3^- 的重吸收过程是与 H^+分泌及回吸收 Na^+等三者互为相关、互为促进的一种一举三得的调节过程(图 2-19)。据 Laghmani 等研究证实，在慢性代谢性酸中毒时，通过加强肾脏内皮素-1(endothelin-1)的活性而激活近曲小管刷状缘的 Na^+-H^+交换蛋白 3(Na^+-H^+ exchanger 3，NHE3)，后者是 Na^+-H^+向转运体,同时刺激 HCO_3^- 的重吸收、谷氨酰胺系统产生 HCO_3^- 和可滴定酸的形成。

(4)尽管近端小管分泌大量 H^+，但 H^+ 不是单纯排泄而是重新被用于 HCO_3^- 的重吸收，也就是 H^+与滤液中的 HCO_3^- 结合形成 H_2CO_3，并分解为 H_2O 和 CO_2，水随尿排出，CO_2 又弥散入细胞内，故在尿中并无 H^+的大量排出。

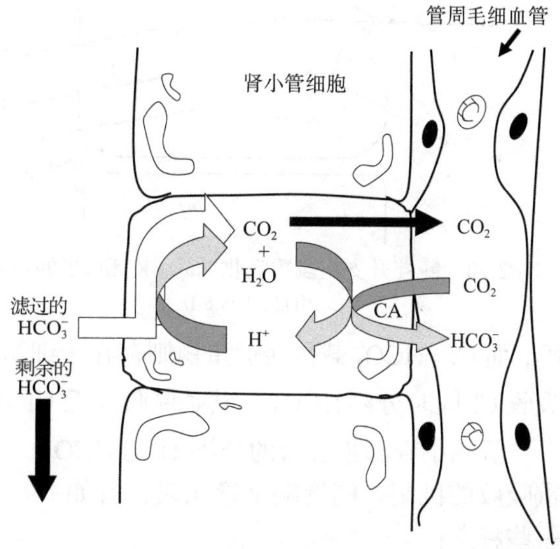

图 2-19　近端小管细胞间接重吸收 HCO_3^- 的机制
CA：碳酸酐酶
(引自：Goldberg S)

(二)髓袢升支粗段对 Na^+、K^+和 Cl^-的重吸收

髓袢(loop of Henle)升支细段对水不通透，但对 Na^+和 Cl^-容易通透，通常，NaCl 可以扩散进入组织间液。髓袢升支粗段是重吸收 NaCl 的主要部位，而且是主动重吸收。在髓袢升支粗段的顶端膜上有电中性的 Na^+-K^+-Cl^-同向转运体，这种转运体可使小管液中 1 个 Na^+、1 个 K^+和 2 个 Cl^-同向转运进入上皮细胞内。进入上皮细胞内的 Na^+被细胞基底侧膜的 Na^+,K^+-ATP 酶泵至组织间液，而在组织间液中 K^+被细胞基底侧膜的 Na^+,K^+-ATP 酶泵至上皮细胞内。细胞内的 K^+则顺浓度梯度经基底侧膜上的钾离子通道进入组织间液中。Cl^-则顺浓度梯度经基底侧膜上的氯离子通道随着 K^+也被动地进入组织间液中。也有细胞内 K^+顺浓度梯度经管腔膜(顶端膜)返回小管滤液中(图 2-20)。由于 K^+返回小管液中造成正电位，这种电位差又使小管液中的 Na^+、K^+和 Ca^{2+}等正离子经细胞旁途径被动地重吸收。

(三)远端肾小管及集合管的酸化作用(磷酸盐的酸化)和排泌过多的 HCO_3^-

1. 远端肾小管及集合管的酸化作用(磷酸盐的酸化)　除了近端肾小管细胞通过 Na^+-H^+交换分泌 H^+、促进 HCO_3^- 的重吸收外，远端肾小管也可分泌 H^+。其远端肾小管的酸化作用由远端小管和集合管的 α-闰细胞(type α-intercalated cells)承担。α-闰细胞可分泌 H^+，这种细胞又称泌酸细胞(acid-secreting cells)，它不能转运 Na^+，是一种非 Na^+依赖性的

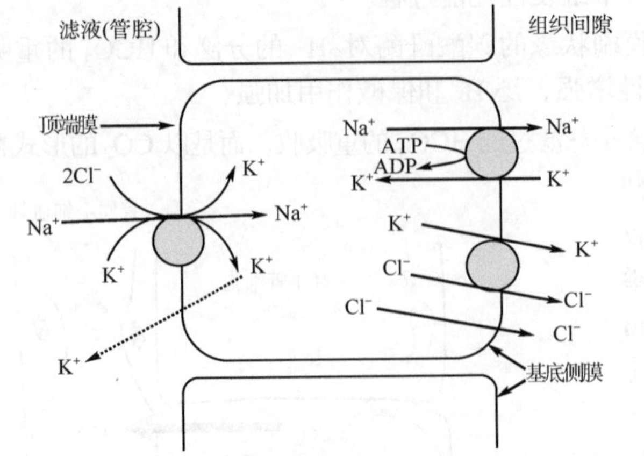

图 2-20　髓袢升支粗段重吸收 Na$^+$、K$^+$和 Cl$^-$的示意图

(引自：Fox S I)

泌 H$^+$，主要借助于 H$^+$-ATP 酶。其管腔膜含有丰富的 H$^+$-ATP 酶和 H$^+$，K$^+$-ATP 酶，细胞通过 H$^+$-ATP 酶耗能将 H$^+$分泌入管腔，H$^+$-K$^+$-ATP 酶除了泌 H$^+$外，还可从管液中吸收 K$^+$。α-闰细胞泌 H$^+$到集合管腔后，可与管腔滤液中的碱性 HPO_4^- 结合形成可滴定酸 $H_2PO_4^-$，使尿液酸化。

$$H^+ + HPO_4^{2-} \longrightarrow H_2PO_4^-$$

β-闰细胞(type β-intercalated cells)也有 H$^+$-ATP 酶和 H$^+$，K$^+$-ATP 酶，但不同的是这些酶存在于细胞的基侧膜，而 Cl$^-$-HCO_3^- 载体转运蛋白则存在于细胞的管腔膜，Cl$^-$-HCO_3^- 载体转运蛋白可主动重吸收 Cl$^-$同时分泌 HCO_3^-，其基侧膜缺乏 Cl$^-$-HCO_3^- 交换体为其特点(图 2-21)。

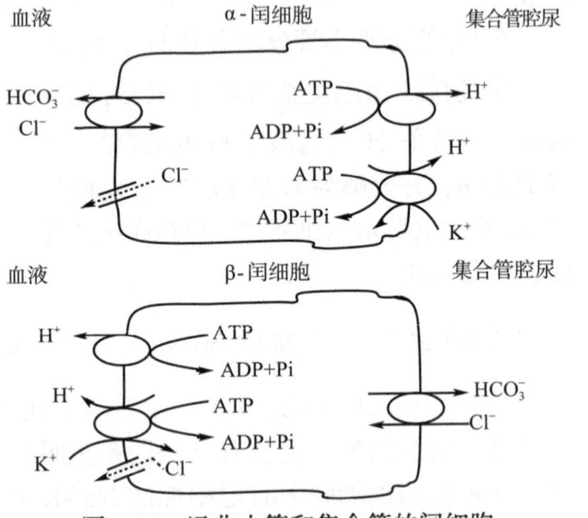

图 2-21　远曲小管和集合管的闰细胞

α-闰细胞分泌 H$^+$，通过液泡型 H$^+$-ATP 酶(vacuolar type of H$^+$-ATP ase)和电中性 H$^+$,K$^+$-ATP 酶(electroneutral H$^+$，K$^+$-ATPase)的作用向集合管腔分泌 H$^+$，同时通过位于基侧膜的 Cl$^-$-HCO_3^- 交换体重吸收 HCO_3^-；位于皮质层集合管的 β-闰细胞具有相反的极性，并通过 Cl$^-$/HCO_3^- 交换体向管腔内分泌 HCO_3^-，吸收 Cl$^-$，同时通过基侧膜 H$^+$-ATP 酶等吸收 H$^+$，但基侧膜缺乏 Cl$^-$/HCO_3^- 交换体为其特点

(引自：Tanner G A)

远端小管和集合管的分泌 H$^+$与 HCO_3^- 重吸收的机制，同近端小管比较，有如下一些特点：

(1) α-闰细胞分泌 H$^+$是借助于管腔膜 H$^+$-ATP 酶泵向管腔中分泌 H$^+$，它并不能转运 Na$^+$，是一种非 Na$^+$ 依赖性的泌氢过程。这种泌 H$^+$过程包括以下两个步骤(图 2-22)：①该细胞中溶解的 CO_2 可与 H_2O 结合形成 H_2CO_3。②继而 H_2CO_3 在细胞内碳酸酐酶的作用下，解离为 HCO_3^- 和 H$^+$，其中 HCO_3^- 经 Cl$^-$-HCO_3^- 交换体吸收入血，而 Cl$^-$由血液进入细胞内；同时将 H$^+$通过 H$^+$-ATP 酶泵入管腔中，H$^+$的分泌是一个逆电化学梯度进行的主动转运的耗能过程。

(2) α-闰细胞泌 H$^+$的方式不同，近端肾单位与远端肾单位对尿液酸化的能力有很大的差别。近端小管内尿液 H$^+$浓度仅浓缩 3～4 倍，而在远端小管，特别是集合管，其尿液 H$^+$浓度可浓缩至 900 倍，故远端肾单位可根据机体需要改变 H$^+$分泌量，对 $NaHCO_3$ 进行调节性重吸收。

(3) 可滴定酸的排出与 HCO_3^- 的重新生成：远端肾小管 H$^+$的分泌有 2 种形式，即除了 α-闰细胞通过 H$^+$-ATP 酶(vacuolar type of H$^+$-ATPase)和电中性 H$^+$,K$^+$-ATP 酶分泌 H$^+$入管腔

形式以外，还有通过小管液中清除 Na^+所形成 H^+电梯度促分泌，该过程由 H^+-Na^+交换体完成。集合管腔原尿中 Na_2HPO_4 的 Na^+则被回吸收至肾小管上皮细胞。即分泌一个 H^+，就回吸收一个 Na^+。Na^+和肾小管上皮细胞中 HCO_3^- 同时回吸收至血液，以补充血液中 $NaHCO_3$ 的含量。分泌 H^+到集合管腔后，可与管腔滤液中的碱性 HPO_4^- 结合形成可滴定酸 $H_2PO_4^-$，使尿液酸化，并由尿排出体外。这种磷酸盐酸化形成的可滴定酸占肾排酸总量的 1/3～1/2。可用下式表示：

$$Na_2HPO_4 + H_2CO_3 \longrightarrow NaH_2PO_4(\text{排泄}) + NaHCO_3(\text{重吸收})$$

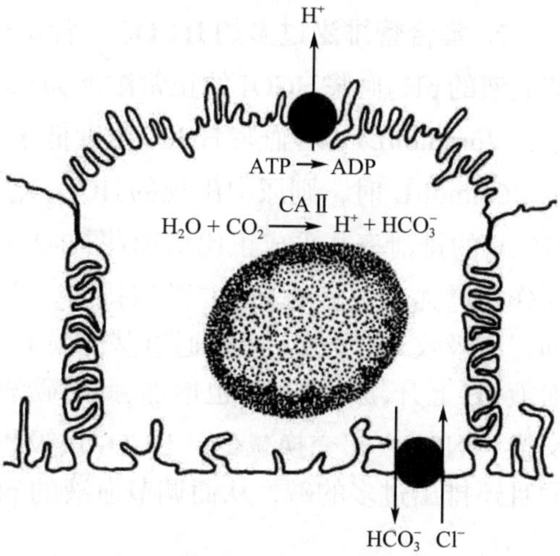

图 2-22　典型的 α-闰细胞
(引自：Brown D，et al)

这个反应是因为 $NaHCO_3$ 的重吸收而向右进行。这是通过尿的酸化作用而排泄此类弱酸的典型例子。在此终尿中的磷酸盐，Na_2HPO_4 和 NaH_2PO_4 的比值倒转为 1∶99。终尿的 pH 降至 4.8 左右。在此过程中，除可排泄一定量的酸以外，还可以回收重新生成的 HCO_3^- 来补充在缓冲过程中耗掉的碱储量，每天重新生成的“新 HCO_3^-”为 1.0～1.5mmol/kg。这不仅是管腔液内磷酸盐的酸化过程，将碱性 Na_2HPO_4 转变成酸性 NaH_2PO_4(被排出)的过程，而且是回吸收的 Na^+与远曲小管细胞内的 HCO_3^- 生成新的 $NaHCO_3$ 回流入血液的过程，学者们将这种 HCO_3^- 称为“新生成的 HCO_3^-”（图 2-23）。

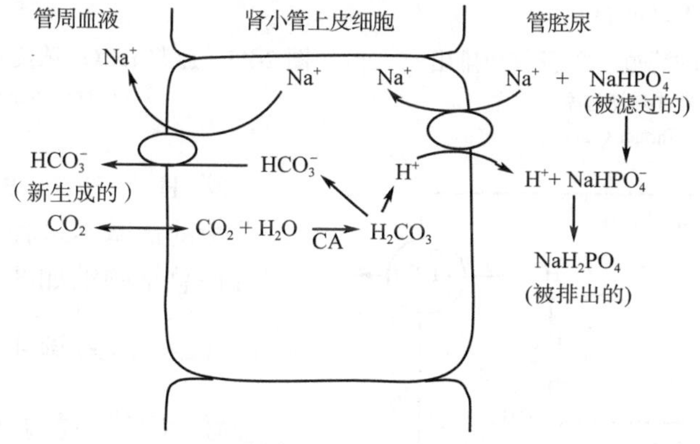

图 2-23　磷酸盐的酸化与 HCO_3^- 的重新生成
(引自：Tanner G A，et al)

通过肾排出的可滴定酸每天为 60～80mEq。其中最多的是磷酸盐缓冲系统中的 NaH_2PO_4 及 Na_2HPO_4，其次为稍强的酸，如乳酸、*β*-羟丁酸、乙酰乙酸、乙酸等。

当血液中碱储量不足时，远曲小管不仅加强可滴定酸的排出，而且加强 HCO_3^- 的重新生成，主要通过管腔液流经远曲小管时，管壁细胞分泌的 H^+与管腔液内缓冲盐中的 Na^+进行 H^+-Na^+交换，Na^+进入肾小管细胞内，重新生成的 HCO_3^- 重返血液，这实际上也是尿液的酸化途径。

2. 集合管排泌过多的 HCO_3^- 肾不仅排出过多的酸，而且还排出过多的碱，从而调节血液的pH。血浆 HCO_3^- 的正常浓度为(24±2) mmol/L，肾对 HCO_3^- 的排出有一定的肾阈(通常为 26mmol/L)，若血浆 HCO_3^- 浓度低于 25mmol/L，原尿中 HCO_3^- 全部被重吸收，但当超过 26mmol/L 时，则尿中出现的 HCO_3^- 增加(图 2-24)，并且随着血 HCO_3^- 浓度的增加而其 HCO_3^- 的排泄率几乎成正比增加(图 2-25)。此时位于皮质层集合管的 β-闰细胞的 HCO_3^- 分泌作用增强，过多的 HCO_3^- 随尿排出。它使通过 Cl^-/HCO_3^- 交换体向管腔内排泌 HCO_3^- 增加，而吸收 Cl^- 增加，同时通过基侧膜 H^+-ATP 酶等吸收 H^+ 入血增加。机体内碱过多时，血液pH上升，原尿的pH也增加，此时碳酸酐酶和谷氨酰胺酶活性降低，肾小管细胞 H^+-Na^+ 交换、NH_4^+-Na^+ 交换减少，HCO_3^- 重吸收减少(图 2-26)。这说明，肾不仅排出过多的酸，而且还排出过多的碱，从而调节血液的 pH 趋于正常。

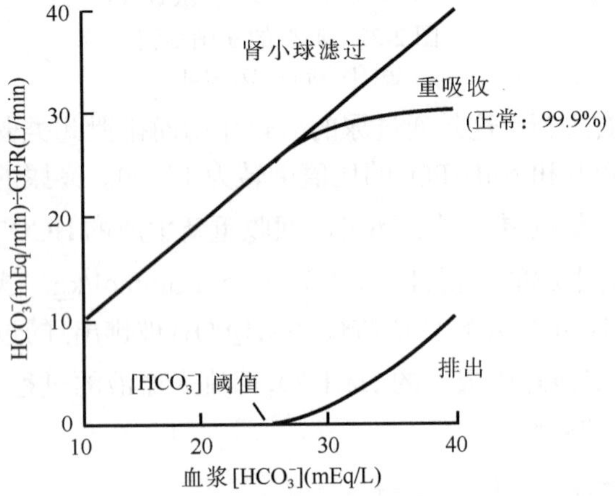

图 2-24 HCO_3^- 的滤过、重吸收和排出
GFR：肾小球滤过率
(引自：Tanner G A)

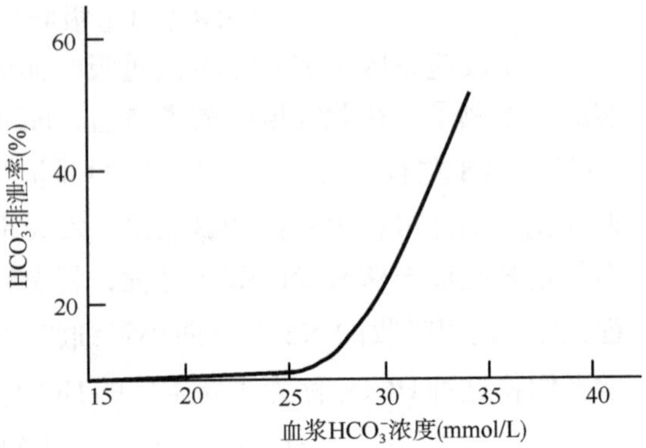

图 2-25 血浆 HCO_3^- 浓度对 HCO_3^- 排泄率的影响
(引自：Schafer J A)

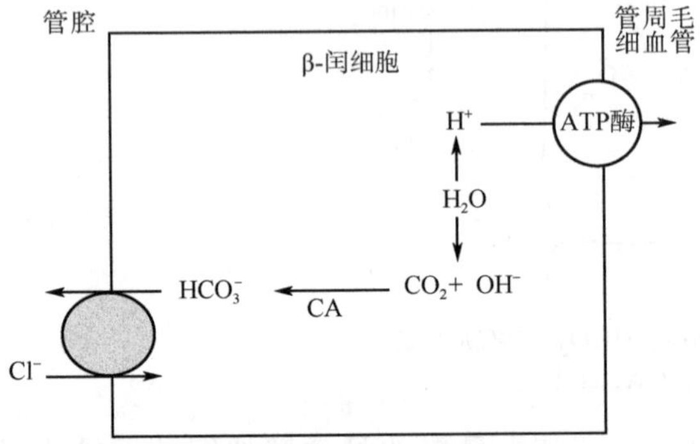

图 2-26 β-闰细胞向管腔分泌 HCO_3^- 的机制
通过 Cl^-/HCO_3^- 交换体向管腔内分泌 HCO_3^-，吸收 Cl^-，同时通过基侧膜 H^+- ATP 酶等吸收 H^+ 入血
(引自：Rose B D，et al)

泌 H^+ 与 HCO_3^- 的重吸收是肾调节酸碱平衡的最基本过程，现将其主要细胞机制过程总结归纳如图 2-27。

(四)铵的排出

铵(NH_4^+)通过尿排出主要有两种机制。一种机制是作为 NH_4^+ 的形式：近端肾小管上皮细胞是产 NH_4^+ 的主要场所，每一分子谷氨酰胺(glutamine)通过谷氨酰胺酶的作用产生 2 个 NH_4^+ 和 2 个 HCO_3^-。NH_4^+ 通过 NH_4^+-Na^+ 交互转运载体(泵)进入管腔液中，在这一过程中，Na^+ 被转运到细胞内，并与 HCO_3^- 一起通过基侧膜重吸收入管周毛细血管血中。在近端肾小管上皮细

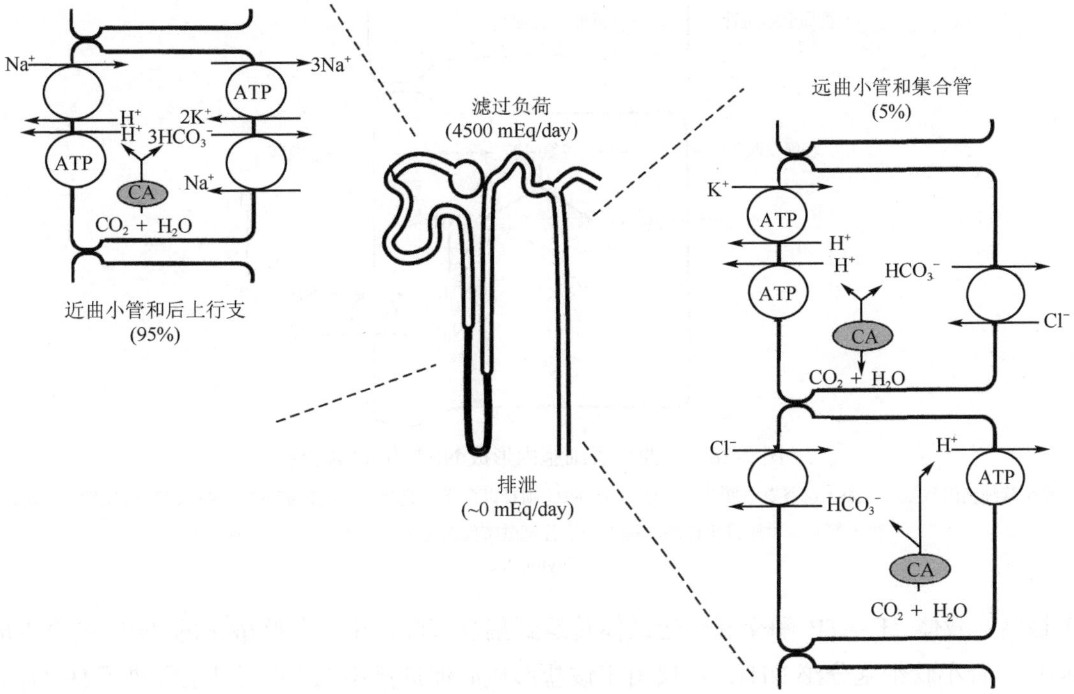

图 2-27　肾单位泌 H^+和 HCO_3^- 重吸收的细胞机制总结

（引自：Koeppen B M）

胞内产 NH_4^+ 过程中，一分子谷氨酰胺代谢之后，就可产生 2 个 NH_4^+ 排泌入尿，并重新生成 2 个 HCO_3^- 进入到毛细血管内。通常在慢性酸中毒时，近曲小管内线粒体中的谷氨酰胺酶活性增强，因此在近曲小管细胞内形成 NH_4^+ 增多，在其细胞内生成的 NH_4^+ 为水溶性，而非脂溶性，几乎不能自由通过细胞膜，故 NH_4^+ 必须借助于 Na^+，K^+ -ATP 酶的作用，进行 NH_4^+ -Na^+交换（属于耗能的继发性主动转运），进入管腔中，并与 Cl^-结合以 NH_4Cl 形式随尿液排出体外，而且，其上皮细胞内生成新的 $NaHCO_3$ 回流入血（图 2-28）。NH_4^+ 的生成和排泄是 pH 依赖性的，即酸中毒越严重，尿 pH 越低，尿液中铵盐排泄量就越多。此时 NH_4^+ 的排出量每日可达 250mmol（正常人 30～40mmol/d），甚至可＞400mmol/d。酸中毒时在近曲小管细胞线粒体中的谷氨酰胺酶 I 的活性增高。在通常情况下，线粒体内膜对谷氨酰胺的通透性较低，但在酸中毒的情况下，线粒体内膜对谷氨酰胺的通透性可增加 100 倍。此外在酸中毒时，体内糖皮质激素分泌可能增加，后者可使肾小管细胞线粒体内膜对谷氨酰胺的通透性增加。

另一种机制是以氨（NH_3）的形式：在远曲小管和集合管腔内形成 NH_4^+，即在正常情况下，NH_3 主要由远曲小管和集合管细胞所分泌，并与管腔内 H^+结合形成 NH_4^+。NH_3 是脂溶性物质，容易透过细胞膜扩散入远曲小管和集合管腔中，与小管液中的 H^+结合形成 NH_4^+，由于远曲小管和集合管上皮细胞膜难以通透非脂溶性的 NH_4^+，因此由尿排出体外（图 2-29）。通常每排出 1 个 NH_4^+，即重新生成 1 个 HCO_3^- 转运到间质液和毛细血管中。

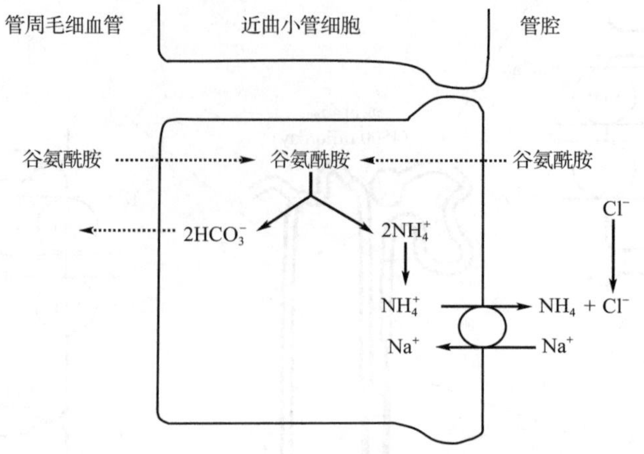

图 2-28　近曲小管细胞内形成 NH_4^+ 的排出机制

近曲小管细胞内谷氨酰胺酶水解谷氨酰胺产生 NH_4^+，而 NH_4^+ 则难以穿透细胞膜，须经耗能 NH_4^+-Na^+交换（继发性主动转运）进入管腔，由尿排出体外。每 1 分子谷氨酰胺代谢生成 2 个 NH_4^+ 和 2 个 HCO_3^-

（引自：Guyton A C，et al）

H^+被转运载体 H^+-ATP 酶交互转运载体转运到集合管腔液中，与弥散来的 NH_3 结合生成 NH_4^+。肾小管细胞分泌 NH_3，不仅由于铵盐形成而促进排出 H^+，而且也促进了 HCO_3^- 的新生成，大约占肾新生成 HCO_3^- 总量的 50%。NH_4^+ 的生成与排出有助于强酸的排泄。H^+ 的排出又有利于 NH_3 的生成和分泌，这样两者相互促进，协调完成调节酸碱平衡的重要作用。NH_3 是一种缓冲剂，肾小管分泌 NH_3 是排出强酸的主要形式。NH_3 具有易扩散的特点。肾的泌 NH_3 功能除了可以中和管腔液中的强酸以利于排出外，还可以使肾回收已耗掉的碳酸氢盐来补充体内的碱储量，同时将分解蛋白质时脱掉的 NH_3 所合成的谷氨酰胺再还原成 NH_3，以 NH_4^+ 的形式通过尿排出体外，大约占肾排酸总量的 2/3。因此，NH_3 的分泌是肾排酸保碱的重要环节。

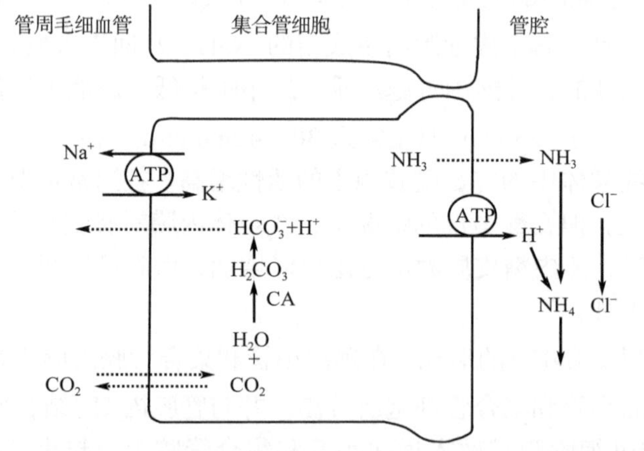

图 2-29　在远曲小管和集合管腔内形成铵（NH_4^+）的排出机制

远曲小管和集合管细胞内形成的 NH_3，能自由扩散透过细胞膜进入管腔中，与管腔中的 H^+ 结合成 NH_4^+，从尿中排出。在其细胞内形成的“新 HCO_3^-”，则回入血液中。CA 为碳酸酐酶

（引自：Guyton A C，et al）

三、肾调节酸碱平衡的特点

(1) 肾的酸碱调节通过复杂的生物化学代谢过程，此过程比较缓慢，在发生酸碱失衡后 6～7 小时开始，3～4 天可达高峰，但维持最久，1 周左右。肾脏在维持体液酸碱平衡的过程中，排出过多的酸或碱，调节 HCO_3^- 的浓度，致使 [HCO_3^-]/ H_2CO_3 比值为 20∶1，以维持正常的 pH。可是由于肾的酸碱调节过程缓慢，当动脉血二氧化碳分压水平急速改变(如急性呼吸性酸中毒或急性呼吸性碱中毒)时，肾来不及充分发挥其代偿调节作用，所以 [HCO_3^-]/ H_2CO_3 比值不能保持 20∶1，势必容易导致动脉血 pH 的明显改变(图 2-30)。临床上，在急性呼吸性酸中毒或急性呼吸性碱中毒时，更易发生动脉血 pH 改变，若不及时处理可能引起严重后果。

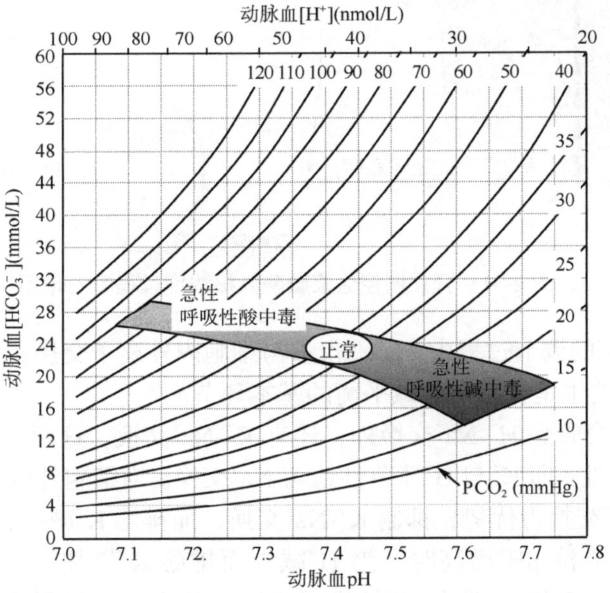

图 2-30　PCO_2 的急性改变对动脉血 pH 和 HCO_3^- 的影响

(引自：Dubose D，Jr)

(2) 其缓冲代偿调节作用最强，特别是肾有相当强的调节固定酸排出的能力。在正常膳食条件下，尿液的 pH 可降至 4.4 或升至 8.0，变动幅度很大，两者相差 3 个 pH 单位以上，故其所含 H^+浓度相差 1000 倍以上，主要通过 H^+-Na^+交换、尿液的酸化和 NH_4^+ 排出等方式。说明肾有相当强的调节酸碱物质排泄能力，是维持机体酸碱平衡的第三道防线。

(3) 肾是保碱的最主要部位，它不仅重吸收由肾小球滤出的 HCO_3^- (约 90%在近曲小管 S1 和 S2 段被重吸收，其余 10%在外髓集合管重吸收)，而且可重新生成 HCO_3^-，这对补偿血浆缓冲代谢作用产生酸而消耗的 HCO_3^-，保持 HCO_3^-/H_2CO_3 的比值在 20∶1，具有重要生理意义(图 2-31)。不仅如此，当机体内碱过多而 pH 上升时，若血浆 HCO_3^- 浓度超过其肾阈(26mmol/L)，肾可排出过多的 HCO_3^-，此时除了减少 HCO_3^- 重吸收外，β-闰细胞及 Cl^-- HCO_3^- 交换体向管腔内排泌 HCO_3^- 增加，吸收 Cl^- 增加。

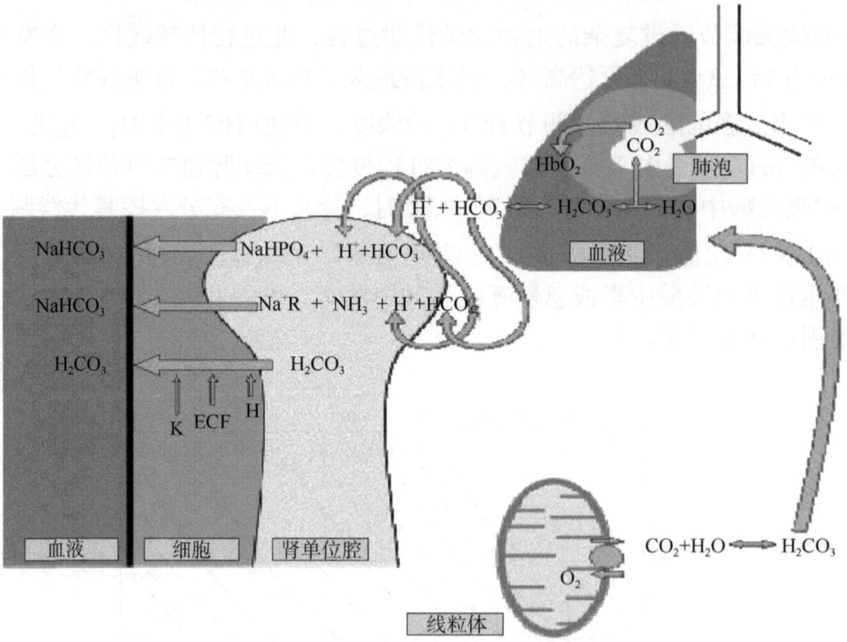

图 2-31 肾在调控血浆碳酸氢根浓度过程中的作用

(4)在酸碱平衡的调节过程中，K^+不仅参与细胞内外离子交换，而且肾的 K^+与 H^+竞争性地与 Na^+交换。这也是肾调节酸碱平衡的基本环节。

远曲小管和集合管除 H^+-Na^+交换外，还有 K^+-Na^+交换，这两种交换进行时，在 H^+与 K^+之间有相互竞争性，即 K^+与 H^+竞争性地与 Na^+交换。当细胞外液 pH 降低时，远曲小管泌 H^+增加，H^+-Na^+交换占优势，抑制 K^+-Na^+交换，而排泌 K^+减少，故易引起高钾血症；与此相反，当细胞外液 pH 增高时，泌 H^+减少而排泌 K^+增加，从而可引起低钾血症。在这一交换过程中，K^+的排泄与 H^+的排泌成反比关系。一般而言，高血钾时，K^+分泌增加，K^+-Na^+交换增强，从而抑制 H^+-Na^+交换，可产生酸中毒；相反，低血钾时，K^+分泌减少，K^+-Na^+交换减弱，H^+-Na^+交换增强，可产生低钾性碱中毒，可见 H^+-Na^+交换也受血钾浓度的影响。醛固酮可促进远曲小管和集合管对钠的重吸收，由于重吸收 Na^+的作用增强，K^+-Na^+交换和 H^+-Na^+交换增强，H^+和 K^+的排出增加，可引起“保 Na^+保水排 K^+”作用，因而尿的酸度增加，产生代谢性碱中毒等。肾对 K^+的排泄量大致与尿量成正比。在许多情况下，尿钾排出量与尿 H^+排出量成反比。K^+是血浆中唯一在肾小管中既可被重吸收，又可被分泌的一种电解质，K^+也是影响酸碱平衡的重要电解质之一。血浆 K^+含量和醛固酮水平及血浆 pH 对远端肾小管与集合管中K^+排泌率的影响归纳如图 2-32。

(5)肾排氢的细胞机制，近年来对影响 H^+ 排出的肾细胞转运蛋白的研究有了重大进展，

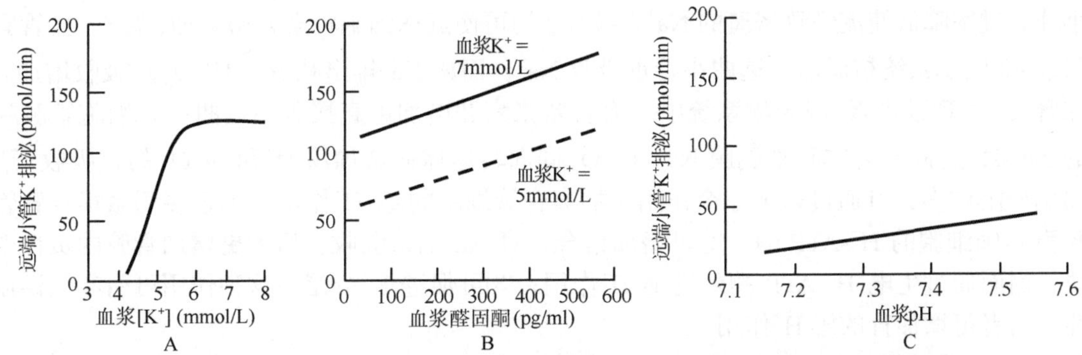

图 2-32　血浆 K^+含量和醛固酮水平及血浆 pH 对远端肾小管与集合管中 K^+排泌率的影响

A. 血浆 K^+含量增至 4～5.5mmol/L 时，远端肾小管的 K^+排泌率急骤地增加；B. 血浆醛固酮水平增加也可促进 K^+排泌，这种效果是对高血浆 K^+含量的一个附加作用；C. 若较低的血浆 K^+含量和较低的醛固酮水平，可使血浆 K^+排泌率降低。这种排泌率致 K^+-Na^+交换减弱而 H^+-Na^+交换增强，远端小管和集合管腔膜细胞分泌 H^+增加，结果使酸血症(acidemia)减轻，相反，则碱血症(alkalemia)增加

(引自：Schafer J S，et al)

包括转换 H^+和 Na^+的 Na^+-H^+交换体、Na^+-HCO_3^-同向转运体和 HCO_3^--Cl^-逆向转运体、转运 1 价磷酸盐分子和钠离子的磷酸钠同向转运蛋白和直接将 H^+泵入肾小管腔内的 H^+-ATP 酶等。在慢性代谢性酸中毒时，通过加强肾脏内皮素-1 活性而激活近曲小管刷状缘的 Na^+-H^+交换体 3，同时刺激 HCO_3^-的重吸收、谷氨酰胺系统产生新的 HCO_3^-和可滴定酸的形成。

四、影响肾小管泌 H^+和 HCO_3^-重吸收的因素

(一) $PaCO_2$

当 $PaCO_2$升高时，肾小管上皮细胞内 PCO_2亦上升而促使碳酸酐酶活性增强，可催化 $CO_2 + H_2O \longrightarrow H_2CO_3 \longrightarrow H^+ + HCO_3^-$反应，从而肾小管细胞内 H^+ 浓度增加，H^+-Na^+交换及 HCO_3^-重吸收也随之增加。相反，由于过度通气而 $PaCO_2$降低时，HCO_3^-重吸收减少，泌 H^+ 也减少，尿立刻碱性化，血浆 HCO_3^-浓度亦降低。CO_2是高度脂溶性物质，能迅速透过细胞膜。

(二) 血浆 pH

酸血症(血浆 pH＜7.40)时，肾小管细胞内 pH 也降低而直接刺激近曲小管的 Na^+-H^+交换体和远曲小管及集合管内 α-闰细胞的 H^+-ATP 酶而加强 H^+分泌，从而对 HCO_3^-重吸收也增加；相反，碱血症(血浆 pH＞7.40)时，H^+分泌减少，HCO_3^-重吸收减少。除了上述机制外，血浆 pH 对碳酸酐酶活性也有影响。当酸中毒时，碳酸酐酶的活性增强，泌 H^+和重吸收 HCO_3^-作用也增强；碱中毒时其活性降低，泌 H^+减少和 HCO_3^-排出增加。

(三) 细胞外液容量

当细胞外液容量减少时，肾血管灌注压下降，可刺激入球小动脉壁的牵张感受器，肾

小球滤过率降低使流经致密斑的Na^+量减少，均可使近球细胞肾素分泌增加，肾素–血管紧张素–醛固酮系统被激活，远曲小管重吸收Na^+，而尿Na^+排出减少，HCO_3^-重吸收增加。在肾素–血管紧张素–醛固酮系统中，血管紧张素Ⅱ增加可直接刺激近曲小管细胞管腔膜的Na^+-H^+逆向转运体和基侧膜Na^+-HCO_3^-同向转运体而增加泌H^+和HCO_3^-的重吸收；醛固酮分泌增多，可通过以下三个作用增加集合管细胞的泌H^+作用：①直接刺激集合管管腔膜α-闰细胞的H^+-ATP酶；②可增加集合管对Na^+的重吸收，后者更增加管腔内负性电位，因而通过生电H^+-ATP酶促进泌H^+作用；③可促进K^+分泌，这种作用可引起低钾血症，后者可增加肾的泌H^+作用。

（四）血钾离子浓度

远曲小管和集合管泌酸细胞分泌H^+时，除H^+-Na^+交换外，还有K^+-Na^+交换，当进行这两种交换时，在H^+与K^+之间有竞争性抑制作用。如果血钾浓度降低，K^+分泌减少，K^+-Na^+交换减弱，而H^+-Na^+交换增强，远曲小管和集合管管腔膜的α-闰细胞分泌H^+增加。相反，血钾浓度升高时，K^+分泌增多，K^+-Na^+交换增强，从而抑制H^+-Na^+交换，分泌H^+减少。

（五）碳酸酐酶的活性

碳酸酐酶存在于细胞内，特别是近曲小管上皮细胞的刷状缘含有大量的碳酸酐酶。它可催化$CO_2 + H_2O \longrightarrow H_2CO_3 \longrightarrow H^+ + HCO_3^-$反应，可增加13 000倍或更快。碳酸酐酶活性增高对泌H^+和重吸收HCO_3^-起关键作用。当酸中毒时，碳酸酐酶的活性增强，泌H^+和重吸收HCO_3^-作用也增强；碱中毒时其活性降低，泌H^+减少和HCO_3^-排出增加。如果使用乙酰唑胺等碳酸酐酶抑制剂来抑制其活性，肾小管细胞内CO_2和H_2O不能合成H_2CO_3，而H^+和HCO_3^-含量减少，结果肾小管细胞的泌H^+功能障碍，影响H^+-Na^+交换，同时Na^+在肾小管细胞内不能与HCO_3^-结合形成$NaHCO_3$，直接减少了HCO_3^-的重吸收。

除了上述主要因素之外，还有高钙血症（hypercalcemia）、甲状旁腺功能低下症（hypoparathyroidism）等也可促进肾小管对HCO_3^-的重吸收。影响肾小管泌H^+和HCO_3^-重吸收的主要因素归纳如表2-3。

表2-3 影响肾小管泌H^+和HCO_3^-重吸收的主要因素

促进其泌H^+和HCO_3^-重吸收	抑制其泌H^+和HCO_3^-重吸收
↑PCO_2	↓PCO_2
↑H^+，↓HCO_3^-	↓H^+，↑HCO_3^-
细胞外液容量减少	细胞外液容量增加
↑血管紧张素Ⅱ	↓血管紧张素Ⅱ
↑醛固酮	↓醛固酮
低钾血症	高钾血症

（引自：Guyton A C，et al）

第五节 肝和骨对酸碱平衡的调节

上述四个方面的调节因素是维持机体酸碱平衡最主要的机制，但是肝和骨在酸碱平衡中的作用也日益受到重视，现简略地加以说明。

一、肝对酸碱平衡的调节作用

氨基酸氧化代谢过程中，产生NH_4^+和HCO_3^-。肝通过尿素合成清除NH_4^+。NH_4^+的来源主要有：①氨基酸经肝分解代谢产生；②由肾生成的NH_3，在血中主要以NH_4^+形式存在。尿素经肝合成后即可进入血液，经肾随尿排出。氨除了大部分转变为尿素外，也有一部分氨和谷氨酸结合成为无毒的谷氨酰胺。其谷氨酰胺的生成量取决于血液pH，酸血症时能促进生成谷氨酰胺，碱血症时，它的生成受到抑制。由氨生成谷氨酰胺的过程也是解毒氨的一种方式。生成的谷氨酰胺经血液运至肾，在肾小管上皮细胞内被谷氨酰胺酶水解，再生成氨和谷氨酸。NH_3进入肾小管腔和那里的H^+结合成NH_4^+，而谷氨酸在谷氨酸脱氢酶作用下形成α-酮戊二酸(α-ketoglutarate)，形成新的HCO_3^-。NH_4^+与管腔内的酸根结合成铵盐，然后随尿排出体外，这不仅是机体的解毒方式，也是体内排酸的一种方式，NH_4^+还用以替换回Na^+、K^+等阳离子。由此可见，肝与肾两脏相符的配合对机体酸有一定的调节作用(图 2-33)。

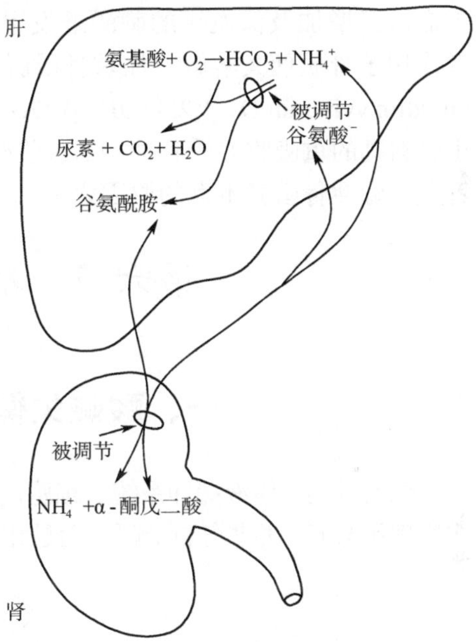

图 2-33 肝与肾对酸碱平衡的调节作用
(引自：Dubose T D，Jr)

二、骨对酸碱平衡的调节作用

骨骼系统是钙、磷的储藏库。骨的阳离子主要为Ca^{2+}，此外还有Mg^{2+}和Na^+等；阴离子主要为PO_4^{3-}，其次为CO_3^{2-}、OH^-及少量Cl^-、F^-，另外还有微量的柠檬酸根等。骨的阳离子及阴离子都能与细胞外液中的各种离子自由进行交换。交换的离子主要是以静电力与骨盐结合，离子交换与pH和离子的多少有关。证明骨骼中的CO_2主要吸附在其表面，而不是结合成HCO_3^-。两个Ca^{2+}与4个Na^+或H_3O^+置换；或与两个Sr或Pb置换；或与一个Ur置换；但不与K或Ba置换；其表面的阴离子与HCO_3^-、OH^-、PO_4^{3-}及柠檬酸离子交换。离子交换随年龄的增长而减少。

钙与血磷含量之间的关系十分密切。正常人血浆钙、磷离子浓度的乘积为一常数，即$[Ca]\times[P]=30\sim40$，如<35，则骨钙化障碍，甚至骨盐溶解；若>40，则钙磷以骨盐形式沉积在骨组织上。由于钙、磷浓度积必须维持一常数，所以当血磷下降时，血钙必然升高，相反，当血磷上升时，血钙必然下降。在慢性代谢性酸中毒中，可发生骨骼的钙盐分解增加，这一过程有利于对 H^+的缓冲。例如，慢性肾衰竭（CRF）引起代谢性酸中毒时，由于磷酸等固定酸排出障碍而血磷增高，为了维持钙和磷离子乘积恒定，血清钙即降低，同时钙从肠道吸收差，酸中毒本身亦可使骨动员加强，促进骨盐溶解，于是骨质只有消耗而缺乏修补，终至骨质普遍脱钙。在慢性代谢性酸中毒时骨骼的缓冲作用加强，H^+ 进入骨骼后，主要通过 H^+-Ca^{2+}交换。由于体液 pH 降低，骨盐溶解度增加，PO_4^{3-} 从骨中进入血浆，与血浆中 H_2CO_3 起反应：

$$2\,PO_4^{3-} + 2H_2CO_3 \longrightarrow 2\,HPO_4^{2-} + 2\,HCO_3^-$$

生成 2 分子 HCO_3^-，可中和 2 个 H^+，而 2 分子 HPO_4^{2-} 又可结合 2 个 H^+。骨骼钙盐分解产生的 $Ca_3(PO_4)_2$ 与 H^+结合变成 H_2PO_4。即

$$Ca_3(PO_4)_2 + 4H^+ \longrightarrow 3Ca^{2+} + 2H_2PO_4$$

由此可见，钙呈负平衡。这一过程也是对氢离子进行缓冲的一种方式。其次还可由于血清磷增加及低血钙的刺激继发甲状旁腺增生，分泌较多的甲状旁腺激素（PTH），后者作用于骨质使其溶解，加重骨质脱钙。再次，酸中毒可干扰 1,25 二羟维生素 D[1,25-dihydroxyvitamin D，1,25-$(OH)_2VD_3$]的合成，结果不仅肠对钙磷的吸收受到抑制，而且肾小管对钙的重吸收亦受到抑制。这些机制亦是持续较长的慢性肾衰竭合并代谢性酸中毒患者发生肾性骨营养不良的原因之一 。

第六节　酸碱失衡的代偿调节

一、酸碱失衡的代偿调节所需的时间

综上所述，体液缓冲系统、细胞内外离子交换、肺和肾等四个方面的主要调节，在生理或病理状态下，并非各自分隔，而是相互联系的，其目的就是要维持体液正常 pH（图 2-34）。

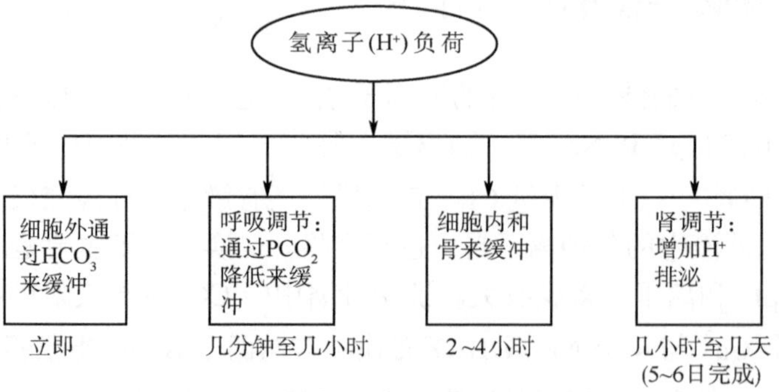

图 2-34　机体对氢离子负荷的缓冲调节

（引自：Rose B D，et al）

在体液酸碱平衡的调节中，缓冲系统的缓冲效应所起的作用最为迅速，是维持酸碱平衡的第一道防线，这样可以避免血液酸碱度过大、过快波动，但其作用毕竟在一定限度之

内，而且不易持久，况且发挥作用后，尚依赖于细胞内外离子交换，需要 2～4 小时才能发挥作用，细胞内液的缓冲效应强于细胞外液。肺的调节作用效能大，也很迅速，在几分钟至 30 分钟开始起作用，其代偿调节作用需要 8～12 小时达到高峰。通过改变肺泡通气来控制血浆 H_2CO_3 浓度的高低，以保持 HCO_3^- 与 H_2CO_3 比值的正常，但仅对 CO_2 有调节作用，不能缓冲固定酸，所以必须依靠肾的调节作用，虽然肾的调节作用较为缓慢，常在酸碱失衡发生后 6～7 小时开始发挥作用，3～4 天达高峰，1 周左右才能完成。但是其效果较为可靠、代偿作用最强而且作用较持久，特别是在排出固定酸和保留 HCO_3^- 方面起重要的作用。因此，维护肾的正常调节功能对保持水、电解质和酸碱平衡具有非常重要的意义(图 2-35)。另外肝通过尿素合成清除 NH_3 等调节酸碱平衡和骨骼系统通过钙盐分解对酸碱平衡的调节亦有一定的协调作用。

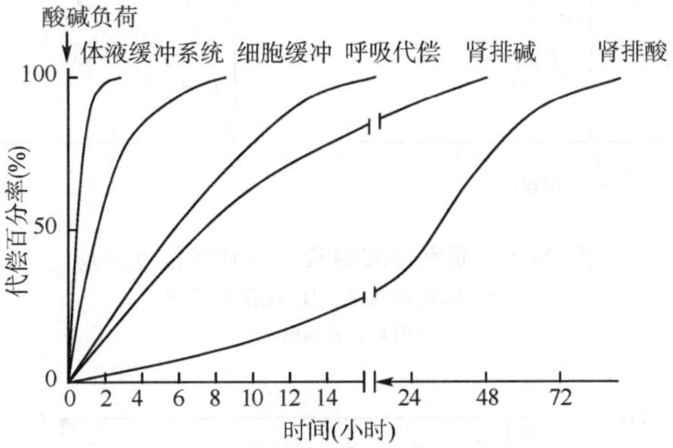

图 2-35　机体对酸碱负荷的缓冲时程

(引自：DuBose TD Jr)

二、代偿调节的规律性

总之，当发生原发性酸碱紊乱时，机体的代偿调节有一定的规律性，即按照 Henderson-Hasselbalch 方程式，使 HCO_3^-/H_2CO_3 比值趋向 20/1，以保持 pH 7.4。图 2-36 可见，原发性酸碱紊乱(A)是以 $PaCO_2$ 40mmHg 与 HCO_3^- 24mEq/L 在 pH 7.4 虚线上的交点(黑点)为起始向上(代谢性碱中毒)、向下(代谢性酸中毒)、向右(呼吸性酸中毒)和向左(呼吸性碱中毒)，离开其黑点越远，其原发性酸碱失衡程度则越严重(在图 2-36A 上呈“十”字形四个箭头)。可是，代偿性反应(B)曲线的移动趋向是靠近 pH 7.4 虚线，即每一箭头的代偿变化方向均靠向正常 pH 线(在图 2-36B 上尖端相对的双“V”字形四个箭头)，即其箭头越靠近正常 pH 虚线时提示其代偿反应越好或越完全。可是机体对单纯性酸碱平衡紊乱的代偿能力并不是无限的。

图 2-37 的酸碱列线图(acid-base nomogram)可能对评估现有的酸碱代偿结果是否适宜有所帮助。为目前存在的单纯性酸碱失衡，或者混合性酸碱失衡的判断提供适宜的建议。

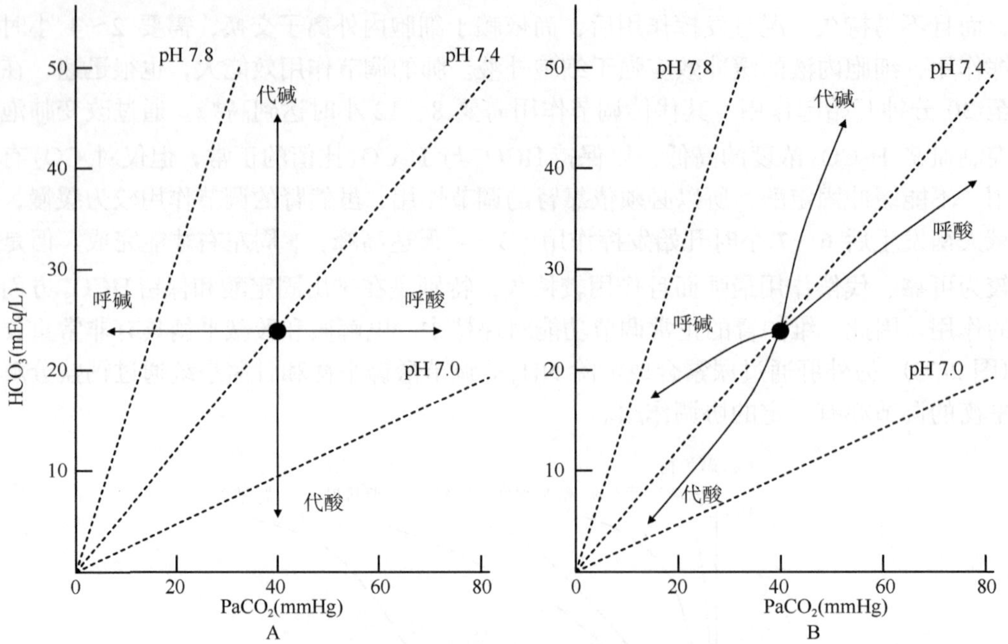

图 2-36　原发性酸碱紊乱及其代偿性反应

A. 原发性紊乱；B. 代偿性反应

（引自：Kokko JP）

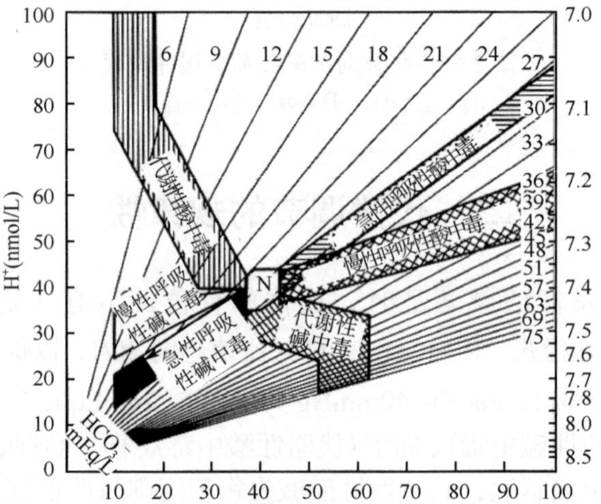

图 2-37　酸碱列线图以 PCO_2 和 pH（[H^+]）为 *XY* 轴的图解

N：正常；HCO_3^-：碳酸氢根；[H^+]：氢离子浓度；pH：酸碱度。斜线是[HCO_3^-]的等值线。阴影线带部分表示单纯原发性酸碱失衡的正常呼吸或代谢代偿界限值的 95%可信区。若不正常的 pH，而 PCO_2 和碳酸氢盐浓度在阴影线带区域外的点则可表示混合性酸碱失衡

（引自：Doyle DJ）

参 考 文 献

朴镇恩. 1982. 心血管疾病常见的血液气体异常与酸碱平衡失调及电解质紊乱. 黑龙江医药，9：11-19.

朴镇恩. 2008. 血液气体与酸碱平衡常用指标及酸碱平衡调节机理//朴镇恩编著. 最新血液气体与酸碱平衡. 哈尔滨：黑龙江教育出版社，51-96.
钱桂生，任成山，徐剑铖. 2014. 实用血气分析及酸碱紊乱治疗学. 郑州：郑州大学出版社.
殷莲华. 2008. 酸碱平衡紊乱//金惠铭主编. 病理生理学. 7 版. 北京：人民卫生出版社，46-68.
查锡良. 2008. 生物化学. 7 版. 北京：人民卫生出版社.
张树基，罗明绮. 1998. 水、电解质、酸碱平衡失调的判定与处理. 北京：北京医科大学、中国协和医科大学联合出版社，111-127.
朱蕾，何礼贤. 2003. 酸碱平衡与紊乱//朱蕾主编. 水、电解质与酸碱平衡紊乱. 上海：上海科学技术出版社，111-132.
Akiba T，Alpern RJ，Eveloff J，et al. 1986. Electrogenic sodium/bicarbonate cotransport in rabbit renal cortical basolateral membrane vesicles. J Clin Invest，78：1472.
Alpern RJ. 1985. Mechanism of basolateral membrane H^+/ OH^-/ HCO_3^- transport in the rat proximal convoluted tubule：A sodium-coupled electrogenic process. J Gen Physiol，86：613.
Alpern RJ. 1996. Renal acidification mechanisms// Edited by Brenner BM. The Kidney. 5th ed. Philadelphia：WB Saunders CO.
Astrup P，Siggaard-Andersen O，Jorgenson K，et al. 1960. The acid-base metabolism：a new approach. Lancet，I：1035.
Baum GL. 1994. Textbook of Pulmonary diseases. 5ht ed. Boston：Little Brown and Co.
Boron WF，Boulpaep EL. 1983. Intracellular pH regulation in the renal proximal tubule of the salamander：Basolateral HCO_3^- transport. J Gen Physiol，81：53.
Caroline N. 2013. Nancy Caroline's Emergency care in the streets. 7th ed. Buffer systems：Jones & Bartlett Learning，347-349.
Clayden J，Warren S. 2000. Organic Chemistry. New York：Oxford University Press.
Codina J. 1997. Colonic H^+，K^+ ATPase（HKα2）protein is upregulated selectively in rat renal medulla by chronic hypokalemia. J Am Soc Nephrol，8：31A.
Cogan MG. 1990. Regulation and control of bicarbonate reabsorption in the proximal tubule. Semin Nephrol，10：115.
Curthoys NP，Moe OW. 2014. Proximal Tubule Function and Response to Acidosis. Clin J Am Soc Nephrol.
Disney JD. 2002. Acid-base disorders//Edited by Marx JA. Rosen's Emergency Medicine：Concepts and Clinical Practice，5th ed. Mosby Inc.
DuBose TD Jr. 2004. Acid-Base disorder// Edited by Brenner BM. The Kidney. 7th ed. Philadelphia：Saunders，921-941.
Fall PJ. 2000. A stepwise approach to acid-base disorders. Postgrad Med，107（3）：249-263
Fencl V. 2000. Diagnosis of metabolic acid-base disturbances in criticalli ill patients. Am J Respir Crit Care Med，162：2246-2251.
Fox SI. 2003. Human Physiology. 8th Ed. Boston：The McGraw-Hill Co.
Fox SI. 2006. Human Physiology. 9th ed. New York：Mcgraw Hill International Edition.
Gamble JL Jr. 1982. Acid-base physiology. Baltimore：The Johns Hopkins University Press，1-125.
Garrett R H，Grisham C M. 2010. Biochemistry. Cengage Learning，43.
Guyton AC. 2000. Medical physiology. 10th Ed. Philadelphia：W. B. Saunders CO.
Hall JE，Guyton AC. 2010. Guyton and Hall taxtbook of Medical physiology. 12th ed. Philadelphia：W. B. Saunders CO.
Kaplan LJ. 2005. Clinical review：Acid-base abnormalities in the intensive care unit-part Ⅱ. Critical Care，9：198-203.
Kellum JA. 1995. Strong ion gap：a methodology for exploriing unexplained anions. J Crit Care，10：51-55.
Kellum JA. 2005. Acid-Base Disorders// Edited by Fink MP. Textbook of Critical Care. 5th ed. Philadelphia：Elsevier Saunders，51-62.
Koeppen BM. 2009. The kidney and acid-base regulation. Adv Physiol Educ，33（4）：275-281.
Kokko JP. 2000. Fluids and electrolytes// Edited By Goldman L. Cecil Textbook of Medicine. 21st ed. Volume 1. Philadelphia：W. B. Saunders Co，540-567.
Kozlowski-Templin R. 1995. Blood gas analyzers. Respir Care Clin North Am，1：35-46.
Kraut JA. 1986. The effects of metabolic acidosis on bone formation and bone resorption in the cat. Kidney Int，30：694.
Kulpmann W-R. 2007. Electrolytes，acid-base balance and blood gases. 2nd ed. New York：Springer Wien.
Lemann J. 2003. Bone buffering of acid and base in humans. American Journal of Physiology. Renal Physiology，285（5）：F811-F832.
Marino PL，Sutin KM. 2006. Acid-base interpretations//Edited by Marino PL. The ICU Book. 3rd edition. Lippincott Williams & Wilkins.
Monson JP. 2002. Salt and water homeostasis and acid-base balance//edited by Hunter L. Texebook of Medicine. 4th ed. Elsevier

Science Limited，1099-1118.

Muller-Plathe O. 1987. A nomogram for the interpretatioin of acid base data. J Clin Chem Clin Biochem，25：795.

Nancy C. 2013. Nancy Caroline's Emergency care in the streets. 7th ed. Buffer systems：Jones & Bartlett Learning，347-349.

Narins RG. 1994. Clinical disorders of fluid and electrolyte metabolism. New York：McGraw-Hill，Inc.

Orson WM. 2006. Na^+/ H^+ exchangers in renal reguration of acid-base balance. Semin Nephrol，26(5)：334-344.

Preisig PA，Ives HE，Cragoe EJ Jr，et al. 1987. Role of the Na^+/ H^+ antiporter in rat proximal tubule bicarbonate absorption. J Clin Invest，80：970.

Rector FC Jr. 1983. Sodium，bicarbonate，and chloride absorption by the proximal tubule. Am J Physiol，244：F461.

Rhoades RA，Bell DR. 2008. Medical physiology. 3rd Ed. Lippincott Williams & Wilkins.

Rooth G. 1974. Acid-base and electrolyte balance. Lund：Student literature.

Rose BD，Post TW. 2001. Clinical physiology of acid-base and electrolyte disorders. 5th ed. New Yook：McGraw-Hill.

Rose BD. 1994. Clinical physiology of acid-base and electrolyte disorder. New York：Mc-Graw-Hill.

Sardet C，Wakayabashi S，Fafournoud P，et al. 1991. Molecular properties of Na^+/ H^+ exchangers//Edited by De Santo NG. Acid-Base Balance. Capasso G. Cosenza (Italy)：Editoriale Bios，13.

Scanlon VC，Sanders T E. 2011. Essential of anatomy and physiology. 6th ed. Philadelphia，F.A. Davis Company.

Schafer JA. 2003. Renal regulation of potassium，calcium，nd magnesium// Edited by Johnson LR. Essential Medical Physiology. 3rd ed. Elsevier，437-446.

Schuster VL. 1993. function and regulation of collecting duct intercalated cells. Annu Rev Physiol，55：267.

Schwartz JH. 1995. Renal acid-base transport：the regulatory role of the inner medullary collecting duct. Kidney Int，47：333.

Seifter JL. 2004. Acid-base disorders//Cecil Textbook of Medicine. 22nd ed. Edited by Goldman L，et al. Philadelphia：Saunders，688-695.

Seldin DW. 1992. The regulation of acid-base balance. New York：Raven Press.

Shapiro BA. 1992. In-vivo monitoring of arterial blood gases and pH. Respir Care，37：165.

Story DA. 2004. Bench-to-bedside review：A brief history of clinical acid-base. Critical Care，8(4)：253-258.

Tanner GA. 2008. Acid-base balance//Edited by Rodney AR. Medical Physiology. 3ed ed. Lippincott Williams & Wilkins，428-444.

Tierney LM Jr. 2005. Acid-Base Disorders// Edited by Tierney LM，Jr. Current Medical Diagnosis & Treatment. 44th ed. New York：Lange Medical Books/McGraw-Hill，856-866.

Vander AT. 1991. Renal Physiology. 4th ed. New York：McGraw-Hill.

Wall SM. 1995. Heterogeneity of NH_4^+ transport in mouse inner medullary collecting duct cells. Am J Physiol，269：F356.

Weinman EJ，Shenolikan S. 1993. Regulation of the renal brush border membrane Na^+-H^+ exchanger. Annu Rev Physiol，55：289.

Weinman EJ. 1993. Regulation of the renal brush border membrane Na^+-H^+ exchanger. Annu Rev Physiol，55：289.

William OM. 1997. Fluid，electrolyte and acid-base homeostasis// Edited by Fannaroff AA. Neonatal-perinatal medicine. 6 ed. St. Louis：Mosby.

第三章 动脉血气与酸碱平衡的常用指标及临床意义

(一)正常动脉血气值

动脉血气资料包括测量值和推算值，其正常值归纳如表 3-1。

表 3-1 血气分析仪测定的各种参数#

略语	名称	正常值
pH	酸碱度	7.40±0.05
$PaCO_2$	动脉血 CO_2 分压	(40±5) mmHg[(5.30±0.66) kPa]
PaO_2	动脉血 O_2 分压	(90±10) mmHg[(12±1.33) kPa]*
AB	实际碳酸氢	(24±2) mmol/L
SB	标准碳酸氢	(24±2) mmol/L
BBp	血浆缓冲碱	(42±2) mmol/L
BBb	全血缓冲碱	(48±3.5) mmol/L
Bep	血浆碱过剩	±2mmol/L
Beb	全血碱过剩	±2mmol/L
BE_5**	细胞外液碱过剩	±2mmol/L
CaO_2	动脉血氧含量	(19±2) ml/dl
SaO_2	动脉血氧饱和度	95%～99%
P50	SaO_2 50%时的 PO_2	(26±2) mmHg[(3.50±0.26) kPa]

*与年龄相关；**Hb 等于 5g/dl 时的 BE；#海平面呼吸周围空气。

(二)动脉血气的危急值

动脉血气的危急值(critical values，or panic values)归纳如表 3-2。

表 3-2 动脉血气的危急值

名称	危急值
pH	＜7.20 和＞7.60
$PaCO_2$	＜20mmHg 和＞77mmHg
PaO_2	＜40mmHg
HCO_3^-	＜10mmol/L 和＞40mmol/L
SaO_2	＜60%

(三) 酸碱失衡的概念

血液的 pH 是指 H^+ 浓度的负对数 ($pH = -lg[H^+]$)。实际上，酸血症与碱血症的概念和酸中毒与碱中毒的概念是有区别的 (表 3-3)。

表 3-3 酸碱失衡的概念

概念	标准
酸血症	血清 pH＜7.35
碱血症	血清 pH＞7.45
酸中毒	使 $[H^+]$ 升高和血清 pH 降低的原发性病理生理学过程
碱中毒	使 $[H^+]$ 降低和血清 pH 升高的原发性病理生理学过程
代谢性酸中毒	使 $[HCO_3^-]$ 原发性降低的病理生理学过程
代谢性碱中毒	使 $[HCO_3^-]$ 原发性升高的病理生理学过程
呼吸性酸中毒	使 PCO_2 原发性升高的病理生理学过程
呼吸性碱中毒	使 PCO_2 原发性降低的病理生理学过程
混合性酸碱失衡	一种以上的酸碱平衡紊乱同时出现
代偿	对酸中毒或碱中毒的一种生理性反应，可以部分逆转 pH，使之趋于正常

(引自：Longenecker JC)

第一节 酸碱代谢指标

一、血液 pH 和 H^+ 浓度

(一) 概念

pH 是反映血液酸碱度的指标，并且易于测定，是反映未分离血细胞的血浆中的 $[H^+]$，其值以 $[H^+]$ 的负对数来表示。即 $pH = -lg[H^+]$。

成人动脉血 pH 的正常值为 7.35～7.45。动脉血 $[H^+]$ 正常值为 35～45nmol/L。正常人动脉血 pH 比静脉血 pH 高 0.02～0.04。静脉血 pH 正常值为 7.32～7.42。组织间液 pH 与血浆近似，细胞内液 pH 比细胞外液低，其范围为 6.0～7.4，平均 7.0。刚出生的足月儿处于轻度代谢性酸中毒的状态，平均血 pH 为 7.30。生后 24 小时，足月儿的血 pH 与成人 (约 7.39) 相当。小儿动脉血 pH 的正常值见表 3-4。

表 3-4 小儿动脉血 pH 的正常值

年龄	pH
早产儿	7.35～7.50
出生时 (足月产)	7.11～7.36
出生后 5～10 分钟	7.09～7.30

续表

年龄	pH
出生后 30 分钟	7.21～7.38
>1 小时	7.26～7.49
1 日	7.25～7.45
>1 日	7.35～7.45

人仅能在血液 pH 为 6.8～7.8 生存，相当于[H^+]为 160～16nmol/L。血浆的 pH 主要取决于血浆中[HCO_3^-]与[H_2CO_3]比值。主要基于 Henderson-Hassalbach 方程式，即

$$pH = pK + \lg[HCO_3^-]/[H_2CO_3],\ pH = pK + \lg[HCO_3^-]/\alpha \cdot PaCO_2$$

$$pH = 6.1 + \lg[HCO_3^-]/(0.03 \cdot PaCO_2)$$

上式中 pK=6.1，是碳酸的 pK_a，此值在 37℃环境中，被视为一个比较恒定的数字。HCO_3^- 主要由肾调节，[H_2CO_3]主要由肺调节，其两者比值为 20∶1 时，血 pH 等于 7.40。α为 CO_2 的溶解系数。血液的[H^+]为 0.4×10^{-7}mol/L = 40nmol/L，所以血液 pH = $-\lg(0.4\times10^{-7})$=7.40。[H^+]与 pH 的关系是随着 pH 升高而[H^+]的值降低。两者的关系似乎呈负相关。在 pH 7.25～7.55 范围内，两者几乎呈直线关系，pH 降低 0.01 时，[H^+]升高 1nmol/L；pH<7.25 时，随着 pH 降低，[H^+]比 pH 发生更大幅度的变化；但在 pH>7.55 时，pH 则比[H^+]发生更大幅度的变化。这就是机体较易耐受酸中毒，而不宜耐受碱中毒的主要原因。

传统上，血液的酸碱度既可以用 pH 单位，也可以用游离氢离子浓度[H^+]来表示。不过，用 pH 单位来表示时，就很难将酸度的量变概念化。当血液的 pH 从 7.40 降低为 7.10 时，pH 只改变了 0.3，但是它代表的[H^+]则由 40nmol/L 增加为 80nmol/L，相当于增加了 1 倍。因此可以看出，[H^+]比 pH 发生更大的变化，故判断酸碱失调时，pH 不如[H^+]灵敏准确。pH 与[H^+]数值转换的简便方法有以下几种：

(1)“0.8/1.25”法：pH 每增加 0.1 个单位，它便在原先的[H^+]基础上乘以 0.8，pH 每减少 0.1 个单位，便乘以 1.25。实际[H^+]可通过以下公式计算而得，或根据 pH 所对应的[H^+]nmol/L（图 3-1）。

$$[H^+] = 24\times(PCO_2/[HCO_3^-])$$

(2) pH 7.25～7.55，当 pH 单位在平均正常值 7.40 的基础上，每降低或增加 0.01 个 pH 单位时，它们分别对应的[H^+]则增加或减少 1nmol/L。即 pH 的小数点后两位数加[H^+]的值的变化值，如当 pH 为 7.35 时，对应的[H^+]变化值为+5nmol/L，此时[H^+]为 40 + 5mmol/L= 45nmol/L。又如 pH 为 7.45 时，[H^+]变化值为−5nmol/L，此时 40−5mmol/L=35nmol/L。需要注意的是这种转换法只在 pH 7.25～7.55 范围内是相对准确的。

(3) 可使用以下公式计算，[H^+](nmol/L)= 反对数(antilog)(9−pH)，使用这个公式时，最好同时使用带有自动转换[H^+]和 pH 的软件程序袖珍计算器。例如，计算 pH 为 7.15 的血液的[H^+]值时，先计算 9−7.15 = 1.85，即 1.85 的反对数为[$10^{1.85}$]，计算结果为 71。因此，相当于血液 pH 7.15 的[H^+]为 71nmol/L。

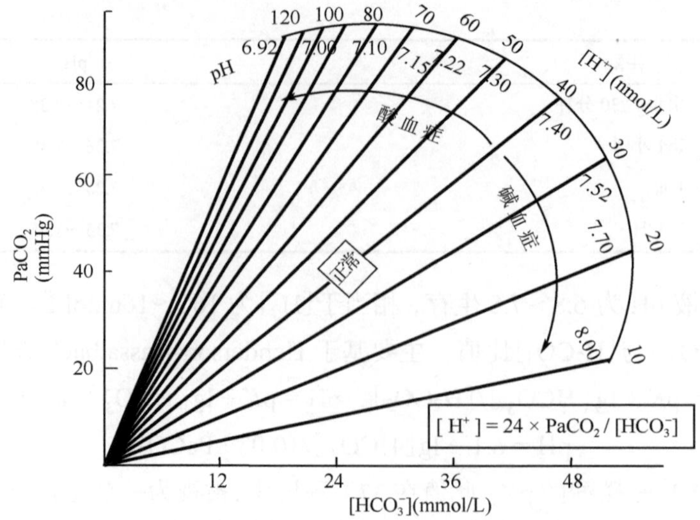

图 3-1　氢离子浓度[H^+]和 pH 与 $PaCO_2$/[HCO_3^-]的关系

（引自：Wiki W）

（二）临床意义

（1）pH 是反映酸碱度的重要指标：动脉血液 pH 低于 7.35（或[H^+]＞45nmol/L）时，提示有失代偿性酸中毒，存在酸血症；pH 高于 7.45（或[H^+]＜35nmol/L）时，则提示有失代偿性碱中毒，存在碱血症，但单凭 pH 的变化不能区分是呼吸性还是代谢性酸碱中毒。

（2）血中[H^+]反映体内酸碱平衡状态，似乎更为灵敏准确，不过 pH 目前仍然被全世界所使用，而且在动脉血气报告中没有让位于[H^+]。

（3）按照[H^+]= 24×（PCO_2 /[HCO_3^-]）公式或“0.8/1.25”法或[H^+]（nmol/L）=反对数（9–pH）公式等可以快速估算[H^+]。

（4）血液 pH 正常并不能表明机体没有酸碱平衡紊乱，因为可能有三种情况：①在酸、碱中毒时，[HCO_3^-]和[H_2CO_3]的数值虽已发生改变，但通过机体的酸碱调节机制，[HCO_3^-]和[H_2CO_3]的比值仍可维持或接近于 20∶1，即完全代偿性酸碱平衡紊乱，故 pH 仍在正常范围；②可能存在 pH 相抵消型混合性酸碱失衡；③机体没有酸碱平衡紊乱。所以判定酸碱平衡紊乱时，不能只凭 pH 的高低，必须结合临床资料与其他实验参数等综合判断。

二、实际碳酸氢盐和标准碳酸氢盐

（一）概念

细胞外液中的最大缓冲系统是碳酸氢盐系统。H^+ 和 HCO_3^- 反应后生成 H_2O 和 CO_2，后者以 HCO_3^- 的形式由红细胞运送到肺，然后被转回成 CO_2 呼出体外。肾不仅具有重吸收由肾小球滤出的 HCO_3^- 的功能，而且可重新生成新 HCO_3^-，这对补偿血浆缓冲代谢作用所产生的酸而消耗的 HCO_3^-，以保持 HCO_3^-/H_2CO_3 的比值在 20∶1，具有重要生理意义。

实际碳酸氢盐（actual bicarbonate，AB）是指在实际 PCO_2 和血氧饱和度条件下测得的血浆碳酸氢盐（HCO_3^-）浓度。AB 是应用最广泛的酸碱平衡状态的代谢性参数。由于 pH 和 PCO_2 两个独特检测变量关系的约束，因此 AB 被认为是最可靠的参数。成人正常值为 22～27mmol/L，平均 24mmol/L。实际碳酸氢盐受代谢因素的影响，而且在一定程度上也受呼吸成分变化的影响。

标准碳酸氢盐（standard bicarbonate，SB）是指血液在 37℃和 $PaCO_2$ 为 40mmHg、血红蛋白 100%氧合的标准条件下，所测得的血浆碳酸氢盐（HCO_3^-）的含量。其正常值为 22～27mmol/L，平均 24mmol/L。SB 一般不受呼吸因素的影响，所以它是判断代谢性因素的主要指标之一，常代表代谢性因素的趋向和程度。SB 浓度可以在两种 CO_2 压力水平下，血标本压力检测后，用 HCO_3^- 等浓度线的 $lgPCO_2$/pH 曲线图的内插法测定（图 3-2）。

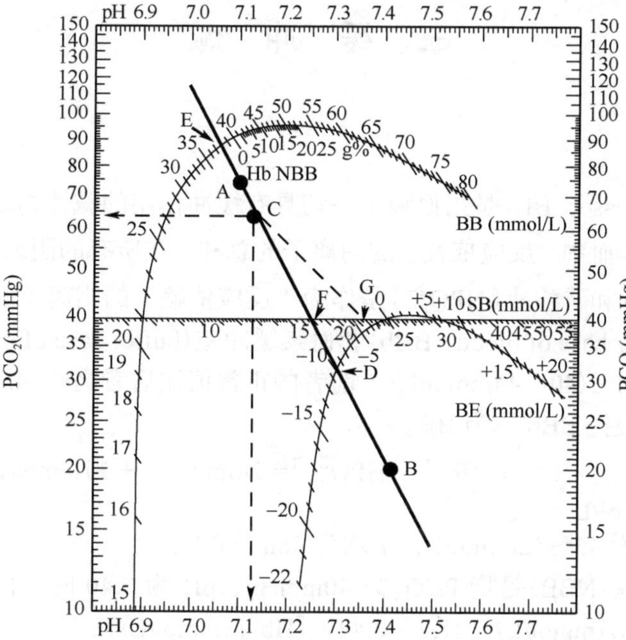

图 3-2　西伽德–安德森（Siggaard-Andersen）曲线诺模图

（引自：Winters　RW，et al）

如图 3-2 所示，血标本在已知两种 CO_2 浓度（70mmHg 和 30mmHg）的混合气体平衡之后，得到的 pH 分别为 7.09（A 点）和 7.40（B 点）。连接 A 与 B 两点得到 AB 线，此为该血样的缓冲线，在 AB 线上与实测 pH 7.13 交点为 C 点，此 C 点相对应的 PCO_2 是 65mmHg（8.66kPa），此即为该血样标本的实际 PCO_2。AB 线与 BE 曲线标尺相交点为 −10mmol/L（D 点），即 BE 为−10mmol/L；AB 线与 BB 曲线标尺相交点（E 点）为 38mmol/L，即 BBb 为 38mmol/L；AB 线与 SB 标尺相交点（F 点）为 16.5mmol/L，即 SB 为 16.5mmol/L。从 C 点作一直线以 45° 角与 SB 标尺相交点（G 点）为 21.2mmol/L，此为实际 HCO_3^- 值（AB 值）。

（二）临床意义

在代谢性酸中毒时，SB 降低，而在代谢性碱中毒时，SB 升高，在呼吸性酸、碱中毒时，由于肾的代偿作用，SB 也分别增高或降低。AB 与 SB 的差值反映了呼吸因素对酸碱平衡的影响。通常，SB 比 AB 更准确地反映代谢情况。在正常健康人中，AB 与 SB 两个数值相等。

(1) AB 增高提示：①代谢性碱中毒；②呼吸性酸中毒的代偿反应。

(2) AB 降低提示：①代谢性酸中毒；②呼吸性碱中毒的代偿反应。

(3) AB 值与 SB 值两者比较也有助于判断其酸碱失衡类型：①如果 AB↑>SB↑提示呼吸性酸中毒，CO_2 在体内潴留；②如果 AB↓<SB↓提示呼吸性碱中毒，CO_2 呼出过多；③如果 AB 和 SB 两者均>正常，则提示代谢性碱中毒或呼酸代偿；④如果 AB 和 SB 两者均<正常，则提示代谢性酸中毒或呼碱代偿；⑤但 AB = SB = 正常，提示酸碱平衡正常。

三、缓 冲 碱

(一) 概念

缓冲碱(buffer base，BB)是指血液中一切具有缓冲作用的碱性物质的总和，亦即 pH 在 6.8～7.8 范围内，血中“反应依赖”的阴离子的总和。在所有的阴离子中，只有 HCO_3^-、Hb^-、血浆蛋白(Pr^-)和磷酸盐(HPO_4^{2-})是作为“反应依赖”的阴离子起作用的。BB 可分为全血缓冲碱(buffer base of blood，BBb)和血浆缓冲碱(buffer base of plasma，BBp)，后者的正常值为 42mmol/L(40～44mmol/L)，前者的正常值比后者高些(45～52mmol/L，平均为 48mmol/L)。一般把 BBb 称为 BB。

(1) BBb=$[HCO_3^-]+[Pr^-]+[Hb^-]+[HPO_4^{2-}]$= 24mmol/L + 17mmol/L + (0.45×15g Hb) + 2mmol/L= 49.3mmol/L

BBb 的正常值为 45～52mmol/L，平均为 48mmol/L。

正常全血缓冲碱(NBB)是指 PCO_2 为 40mmHg、pH 为 7.40 时的血缓冲碱，其值可按以下公式计算：NBB(mmol/L) = 41.7 + 0.42×$[Hb^-]$(mmol/L)。

41.7 是缓冲液(主要是 HCO_3^- 和血浆蛋白)的浓度，而不是血红蛋白浓度；血红蛋白以 g/dl 表示。由于 BB 不受氧饱和度的影响，其数值在动脉血和静脉血中是一样的。

(2) 血浆缓冲碱(BBp)=$[HCO_3^-]+[Pr^-]+[HPO_4^{2-}]$=24mmol/L+17mmol/L+2mmol/L=43mmol/L

BBp 的正常值为 40～44mmol/L。

(3) 细胞外液缓冲碱(BBecf，或 BB_5)表示血红蛋白为 5g/dl 时的缓冲碱总量。其正常值为 44mmol/L。BBecf(或 BB_5) = $[HCO_3^-]+[Pr^-]$+ 5×0.42(mmol/L) = 44mmol/L。

BB 一般不受呼吸因素与血红蛋白氧饱和度的影响，但能随血红蛋白及血浆蛋白浓度而改变。

(二) 临床意义

BB 是反映代谢性酸碱平衡的一个参考指标。

(1) BB 增高提示：①代谢性碱中毒；②呼吸性酸中毒的代偿反应。

(2) BB 降低提示：①代谢性酸中毒；②呼吸性碱中毒的代偿反应。

(3) 由于 Hb 和血浆蛋白量等会影响 BB 的含量，若出现 BBb，或 BBp，或 BBeff 降低，而 [HCO_3^-] 值正常时，提示低蛋白血症、贫血等。

四、碱过剩和碱缺失

(一) 概念

碱过剩或剩余碱(base excess，BE)是指在标准状态下，即 37℃、$PaCO_2$ 40mmHg、Hb 为 15g %、100%氧饱和的情况下，用酸或碱滴定 1L 全血或血浆至 pH 等于 7.40 时所用的酸或碱的 mmol 数。如果用酸滴定则表示血液的缓冲碱过多，即 BE，用正值表示(即+ BE)；若用碱滴定，则表示血液的缓冲碱不足，用负值表示(即–BE)或称碱缺失(base deficit，BD)。BE 和 BD 表示偏离正常缓冲能力(buffering availability)的程度。

可以通过 CO_2 平衡法和 lg PCO_2 / pH 计算图等方法得到 BE 值(见图 3-2)。

若被测血液 pH 为 7.40，则不需要滴定，BE = 0。

BE 的正常值为–2～+ 2mmol/L [(0±2) mmol/L]，能较真实地反映 BB 的增加或减少，可反映血中碱量较正常增多或减少的具体程度。BE 不受血液中呼吸性成分的影响，是代谢性酸碱失衡的指标。因 BE 反映总的 BB 的变化，故较 SB 更全面。BE 亦可理解为实际 BB 与 NBB 的差，即

$$BE = BB - NBB$$

BE 和标准碳酸氢盐浓度(SBC)的变化之间的关系不完全是线性关系，并随着血红蛋白浓度的改变而改变。在血红蛋白浓度正常时，两者之间的关系可以用以下公式表示：

$$BE = 1.3 \times \Delta SBC$$

也可从 [HCO_3^-] 和 pH 评估计算，按西加德–安德森公式(Siggaard-Andersen equation)计算：

$$BE = 0.93 \times ([HCO_3^-] - 24.4 + 14.8 \times [pH - 7.4])$$

或
$$BE = 0.93 \times [HCO_3^-] + 13.77 \times pH - 124.58$$

或
$$BE = 0.02786 \times PaCO_2 \times 10^{-(pH-6.1)} + 13.77 \times pH - 124.58$$

或
$$BE = \{pH - [7.40 - (PCO_2 - 40) \div 200]\} \times 100$$

$$PaCO_2 \text{ 变量值(variance)} = (PaCO_2 - 40)$$

$$\text{判定(predicted)} pH = [7.40 - (PaCO_2 - 40)/200]$$

从测得的 pH 与 $PaCO_2$ 计算 BE 值。

可评估非呼吸性酸碱失衡之程度。正常状况下 BE 为–2～+2mmol/L。若是 BE＜+10mmol/L 或＞+ 10mmol/L 则明显不正常。

(二) 临床意义

(1) 判定代谢性酸碱失衡的重要指标：BE 或 BD 是代谢性酸碱平衡紊乱的较为方便的客观指标，而且也比较真实地反映了 BB 的绝对量过剩或不足。通常，代谢性酸中毒时 BE 负

值增加（BE＜–3mmol/L）；代谢性碱中毒时 BE 正值增加（BE＞+3mmol/L）。在慢性呼吸性酸中毒时，由于肾的代偿，BE 的正值亦可增高，相反，在慢性呼吸性碱中毒时，BE 也可降低。

（2）计算其酸碱治疗公式的常用依据：在治疗时，常用这种指标来计算具体补碱或补酸剂量。许多补碱公式使用 BE，因为 BE 比［HCO_3^-］更为实际。

补碱量（mmol）= –BE×体重（kg）×0.3

（3）计算细胞外液剩余碱，更符合实际情况：细胞外液的BE（BEecf）是反映代谢因素的较好指标，因为测定时已用 $PaCO_2$ 为 40mmHg 的气体平衡，而排除了血液 PCO_2 升降的影响，另外为了排除 BE 受血红蛋白浓度影响的干扰而用细胞外液的血红蛋白 5g/100ml 浓度进行了校正。BEecf 实际上表示 BEp 或 BE_5。根据 BEecf 纠正酸碱失衡，更符合患者实际情况。

BEb 受血红蛋白浓度的影响，因为血红蛋白亦是重要缓冲物质，故常需要对血红蛋白的浓度进行校正。

使用 Siggaard-Andersen 酸碱列线图（图 3-3），只要在 pH、PCO_2 及［HCO_3^-］三个指标中已知两个，就能很方便地求得细胞外液 BE 值。

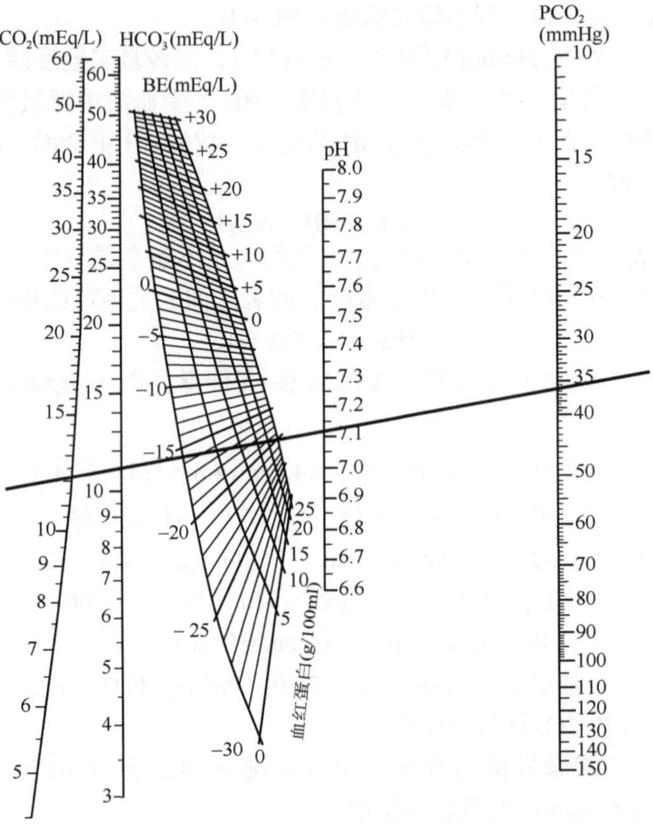

图 3-3　Siggaard-Andersen 列线图

（引自：Rooth G）

由图 3-3 可见，图的右侧为 PCO_2 标尺，pH 标尺位于中央，最左侧为血浆 CO_2 总量（TCO_2）和血浆 HCO_3^- 的标尺，pH 标尺和 HCO_3^- 标尺间有一个较复杂的 BE 值标尺，BE 标尺最左侧的一根线表示在 Hb = 0 时的血浆 BE 值，其他各线则表示在不同血红蛋白浓度条件下相应的全血 BE 值。

举例：代谢性酸中毒患者的酸碱资料如下。

pH 为 7.12，PCO_2 为 36mmHg，HCO_3^- 为 11mmol/L，Hb 为 15g/100ml。

求细胞外液 BE 值?

方法：在图 3-3 上，在 PCO_2=36mmHg 和 HCO_3^-=11mmol/L 的两点间画一直线，此线通过 Hb 为 15g 的 BE 标尺时的数值为−18.5，即全血的 BE 值(BEb)；此线通过 Hb 为 5g 的 BE 标尺时的数值为−16.5，即细胞外液 BE 值(BEecf)。

答案：细胞外液 BE 值(相当于 Hb 5g/100ml 时)为−16.5mmol/L。

(4)使用 BE、$PaCO_2$ 与 pH 三者变化关系来初步诊断酸碱失衡类型和混合性酸碱失调，参见图 3-4、图 3-5。

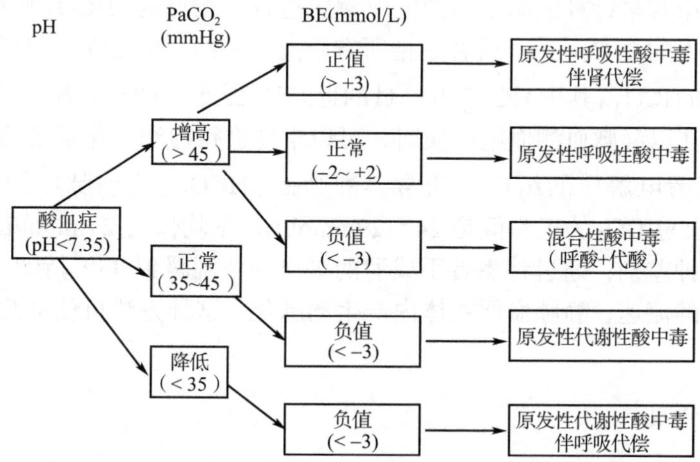

图 3-4　使用 BE、$PaCO_2$ 与 pH 三者变化关系来诊断酸血症的示意图

(引自：Verma AK，et al)(编者稍加修改)

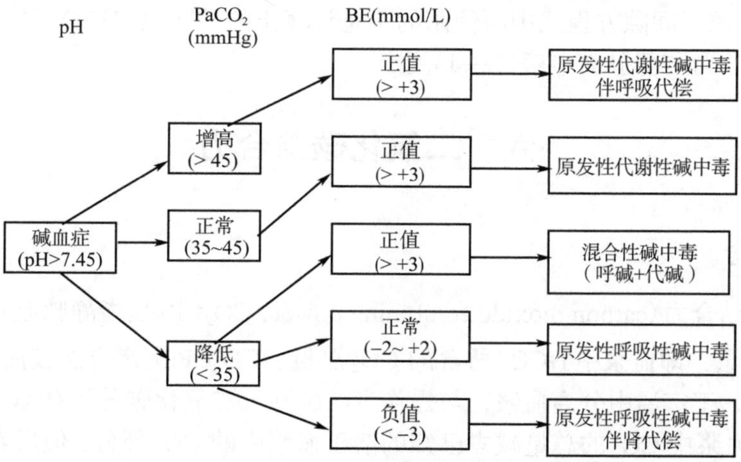

图 3-5　使用 BE、$PaCO_2$ 与 pH 三者变化关系来诊断碱血症的示意图

(引自：Verma A K，et al)(编者稍加修改)

五、总 CO_2 量

(一)概念

血浆总 CO_2 量(total plasma CO_2, TCO_2)是指血浆中化学结合 CO_2 量和物理溶解的 CO_2 量的总和。可用以下公式表示:

$$血浆总 CO_2 量 = 化学结合的 CO_2 量 + 物理溶解的 CO_2 量$$

动脉血浆总 CO_2 量=$[HCO_3^-] + PaCO_2 \times \alpha = 24 + 40 \times 0.03$ mmol/L = 25.2mmol/L。

动脉血总 CO_2 量的正常值为 22～26mmol/L。

由于血浆$[HCO_3^-]$不能直接定量,通常检测静脉血总 CO_2 量来替代。常规的血清电解质检查,特别是用其来计算阴离子间隙的电解质检查,测得的$[HCO_3^-]$值常不是用动脉血而是用静脉血测得的总 CO_2 值。后者是指所有游离的和结合的 CO_2,包括溶解的 CO_2、碳酸、氨基甲酸盐和 HCO_3^-,其中 HCO_3^- 占总量的近95%,因此,TCO_2 值基本反映了血浆 HCO_3^- 的含量,而且,在以静脉血测血电解质时,可以常规进行检测。化学实验室检测的静脉血$[HCO_3^-]$作为血清电解质的组成。通常,静脉血$[HCO_3^-]$比动脉血$[HCO_3^-]$高出 2～4mmol/L。静脉血总 CO_2 的正常值是 24～29mmol/L,平均值为 27mmol/L。为了减小静脉血和动脉血的这种差别,通过将患者手或肘的采血部位温暖到 45℃持续 10 分钟,这样能显著提高静脉血的流速,静脉血便在体内产生动脉化。这种方法可使动静脉血差别几乎可以被忽略。

(二)临床意义

(1)其意义同$[HCO_3^-]$值。通常受呼吸因素的影响,在 CO_2 潴留和代谢性碱中毒时 TCO_2 增加;而过度通气和代谢性酸中毒时 TCO_2 降低。

(2)通常阴离子间隙方程式中所使用的不是计算出的动脉血$[HCO_3^-]$值,而是测得的静脉血总 CO_2 量,常与静脉血电解质一起测定。

六、二氧化碳结合力

(一)概念

二氧化碳结合力(carbon dioxide combining power, CO_2CP)是指静脉血浆中呈化学结合状态的 CO_2 总量,即血浆中 HCO_3^- 所含的 CO_2 总量。CO_2CP 测定方法较简单,应用已久。在测量过程中,于室温中分离血浆,与操作者的肺泡气二氧化碳分压($PACO_2$)40mmHg 平衡后,测得的血浆中 CO_2 的总量减去已知的溶于血浆中的 CO_2 部分,但后者在呼吸因素影响不大,且量少而恒定,可忽略不计。因此,CO_2CP 在一定程度上可反映血浆中 HCO_3^- 的含量。CO_2CP 正常值为 23～31mmol/L,平均 27mmol/L。若需转换为容积%表示,需以 2.2

乘每升血中 CO_2 的毫当量数，即

$$二氧化碳结合力(毫当量/升)\times 2.2 = CO_2\ CP\ 容积\%$$

CO_2 CP 容积%的正常值为 50～70 容积%，平均值为 58 容积%。若需转换为[HCO_3^-]值时，除以 2.2 即可。CO_2CP 容积%÷2.2＝mmol/L，也可用滴定法或气体分析法(量积法)所测得的血浆中[HCO_3^-]含量(毫当量/升)乘以 2.2，即为 CO_2CP 的容积%。需要说明的是，这些方法所测得的[HCO_3^-]值都可能比实际[HCO_3^-]偏高，这是因为有 $NaCO_3^-$ 等因素的干扰。此外 CO_2CP 一般是采静脉血测定的，其结果较动脉血结果高 2mmol/L 左右。

（二）临床意义

CO_2CP 可反映血浆中 HCO_3^- 的含量。当 CO_2CP 增高时，可能提示代谢性碱中毒，或代偿后的呼吸性酸中毒；当 CO_2CP 降低时，可提示代谢性酸中毒或代偿后的呼吸性碱中毒。使用这种指标时，必须结合临床资料与其他实验资料，综合分析才能正确判断。

七、阴离子间隙

（一）概念

阴离子间隙(anion gap，AG)是指血浆中未测定阴离子(undetermined anion，UA)与未测定阳离子(undetermined cation，UC)的差值，即 AG＝UA–UC。

在临床上，通过计算可获得 AG 值，其计算公式为

$$AG = ([Na^+] + [K^+]) - ([HCO_3^-] + [Cl^-]) \quad (1)$$

即

$$AG = (140 + 5) - (24 + 104)\ mmol/L = 17mmol/L$$

因 K^+ 在血浆中浓度很低，对 AG 的影响很小，故可简化为下式：

$$AG = [Na^+] - ([HCO_3^-] + [Cl^-]) \quad (2)$$

即

$$AG = 140 - (24 + 104)\ mmol/L = 12mmol/L$$

此时，AG 的正常值为 8～16mmol/L(在正常静息状态下，K^+不计算在内)。目前 AG 公式(2)更常用。

根据体液电中性定律，带负电荷的阴离子总量必须与带正电荷的阳离子总量相等(图 3-6)，均为 153mmol/L，从而维持其电荷平衡。其主要阳离子为 Na^+，约占血浆阳离子总量的 90%，称为可测定阳离子，其余部分为未测定阳离子(K^+、Ca^{2+}和 Mg^{2+} 等)。其主要阴离子为 Cl^-和 HCO_3^-，约占血浆阴离子总量的 85%，称为可测定阴离子，其余部分为未测定阴离子(Pr^-、SO_4^{2-}、HPO_4^{2-} 和有机酸根⁻等)。AG 的真实含义反映了未测定阴离子量(包括血浆蛋白、硫酸盐、磷酸盐、乳酸和其他有机酸等)与未测定阳离子量(包括 Ca^{2+}、Mg^{2+}、K^+等)的差值。以公式表示：

$$[Na^+] + UC = ([Cl^-] + [HCO_3^-]) + UA$$

$$[Na^+] - ([Cl^-] + [HCO_3^-]) = UA - UC$$

$$AG = UA - UC \quad (3)$$

实际使用时，仅测定可测定的阳离子中的 Na^+ 与阴离子中的 Cl^- 和 HCO_3^-，并计算其差值即可。

$$AG = [Na^+] - ([Cl^-] + [HCO_3^-])$$
$$AG = 140 - (104 + 24)\ mmol/L = 12mmol/L$$

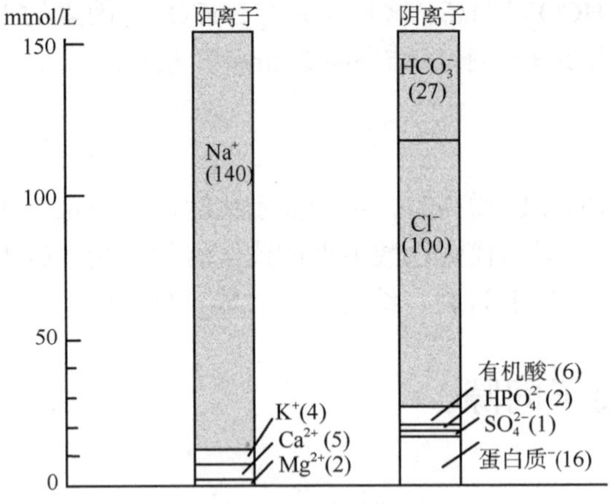

图 3-6 血浆的离子谱

（引自：Kulpmann WR，et al）

可见，在实际应用中，AG 是指血浆中可测定的阳离子与阴离子总量之差。

一般 AG 正常值为（12±4）mmol/L（8～16mmol/L）。有些实验室仍将血浆中 K^+ 计算在内，此时，其 AG 的正常值为 10～20mmol/L（K^+ 计算在内）。另外，每个实验室对于电解质分析的检测技术不同，可能得出不同的正常范围。由于实验室离子检测技术的进步，其正常阴离子间隙值可能更低一些。

通常，计算阴离子间隙的电解质时，测得的[HCO_3^-]值常不是用动脉血而是用静脉血测得的 TCO_2。使用 TCO_2 可以很好地估计血浆[HCO_3^-]，而且，在以静脉血测血电解质时，可以常规进行检测。静脉血[HCO_3^-]比动脉血[HCO_3^-]要高出 2～4mmol/L。

如果使用静脉血 TCO_2 值来衡量其[HCO_3^-]，其阴离子间隙均可用下面的公式计算：

$$AG = [Na^+] - ([Cl^-] + CO_2 值)$$

此时，AG 的正常值也为（12±4）mmol/L。在常规的电解质检测中，阴离子间隙的经典计算法仅基于三种电解质：Na^+、Cl^- 和 HCO_3^-（或血清 CO_2 值）。

（二）临床意义

（1）主要为确定和区分代谢性酸中毒及其类型：可以根据 AG 值正常或升高，将代谢性酸中毒分为高 AG 型代谢性酸中毒和正常 AG 型（高氯血性）代谢性酸中毒。不论 pH 是否正常，只要 AG 值＞16mmol/L 就可以考虑为高 AG 型代谢性酸中毒。目前多数学者认为 AG 值＞20mmol/L 就可以认定为高 AG 型代谢性酸中毒。如果 AG 值＞30mmol/L，则 100% 被确认为有机酸中毒。高 AG 型代谢性酸中毒最常见的原因是乳酸酸中毒、糖尿病酮症酸中毒和尿毒症酸中毒。比较少见的原因包括进食某些像水杨酸、甲醇和乙烯乙二醇等代谢毒物等。正常 AG 型代谢性酸中毒，又称高氯型酸中毒，通常是由于碱丢失，多为通过肾或胃肠道丢失大量的碱引起的，常见于严重腹泻、肠漏、胆汁引流等直接丢失 HCO_3^- 而不是酸的增加，或过多使用含氯的酸（如盐酸精氨酸等）或碳酸酐酶抑制剂等。

（2）AG 是临床判断高 AG 型代谢性酸中毒的重要指标，也可用于对伴有高 AG 型代谢性酸中毒的混合性酸碱失衡的鉴别。有时尽管发生代谢性酸中毒，但由于某种原因血清 HCO_3^- 浓度正常，从而掩盖了其代谢性酸中毒的存在，此时，AG 是诊断高 AG 型代谢性酸中毒的唯一线索。例如，有些慢性呼吸性酸中毒合并代谢性酸中毒时，前者因 $PaCO_2$

明显升高，较易诊断，但后者可因呼吸性酸中毒代偿而[HCO_3^-]高于正常或[HCO_3^-]属于正常，此时，只有升高的 AG 值可作为判断代谢性酸中毒的有力佐证。AG 值尤其对判断代谢性酸中毒的各种混合性酸碱平衡失调有意义，此时，也可使用 AG 值与[HCO_3^-]相关图进行分析（图 3-7），尤其对诊断三重酸碱失衡（triple acid-base disorder，TABD）具有重要意义。

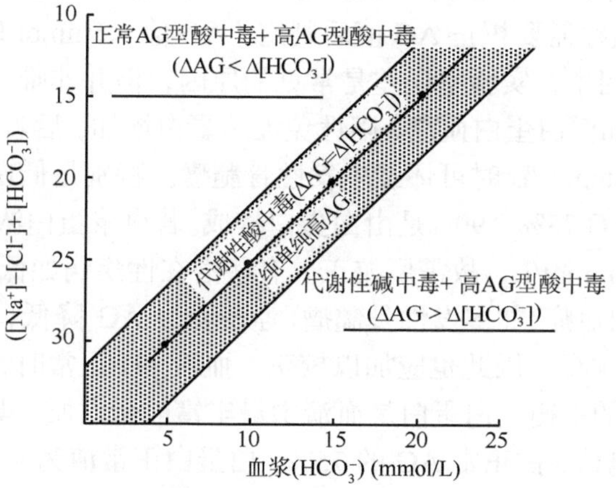

图 3-7　AG 值与血浆[HCO_3^-]相关图

纯单纯高 AG：纯单纯性高 AG 型代谢性酸中毒（puresimple high AG metabolic acidosis）

（引自：Goodkin DA，et al）

利用这一相关图只在高 AG 型代谢性酸中毒前提下，可以判断单纯高 AG 型代谢性酸中毒，也可以判断高 AG 型代谢性酸中毒合并正常 AG 型代谢性酸中毒或高 AG 型代谢性酸中毒合并代谢性碱中毒。当测得的血浆 HCO_3^- 浓度和 AG 型值相交点落在单纯代谢性酸中毒的 95%可信带内，则提示为单纯性高 AG 型代谢性酸中毒（$\Delta AG = \Delta[HCO_3^-]$），而落于 95%可信带上区，则提示高 AG 型代谢性酸中毒合并正常 AG 型代谢性酸中毒（$\Delta AG < \Delta[HCO_3^-]$）；若落于 95%可信带下区，则提示高 AG 型代谢性酸中毒合并代谢性碱中毒（$\Delta AG > \Delta[HCO_3^-]$）。使用该相关图来判定较方便，也很实用。

举例：输尿管-肠吻合术患者，查动脉血 pH 7.27、HCO_3^- 10mmol/L、$PaCO_2$ 31mmHg（4.13kPa）、Na^+ 140mmol/L、K^+4mmol/L、Cl^- 112mmol/L。

分析：血 pH 7.27 低于正常 7.40，HCO_3^- 10mmol/L＜24mmol/L，初步考虑为代谢性酸中毒。计算 AG 值 ＝140－（112＋10）mmol/L＝18mmol/L，其 AG=18mmol/L＞16mmol/L，说明该患者为高 AG 型代谢性酸中毒。通过 AG 与 HCO_3^- 相关图（见图 3-7）分析，该患 HCO_3^- 为 10mmol/L 与 AG 值为 18mmol/L 的相交点落在其可信带上区，相当于高 AG 型代谢性酸中毒合并正常 AG 型代谢性酸中毒区，提示高 AG 型代谢性酸中毒合并正常 AG 型代谢性酸中毒。

$$\Delta AG = (18-12)\ mmol/L = 6mmol/L$$

$$\Delta[HCO_3^-] = (24-10)\,mmol/L = 14mmol/L$$

$$\Delta AG < \Delta[HCO_3^-]$$

实测 Cl^- 为 115mmol/L＞105mmol/L。

结论：高 AG 型代谢性酸中毒合并正常 AG 型代谢性酸中毒（高氯性代谢性酸中毒）。

（3）AG 值升高除了代谢性阴离子增高以外，药物或化学性阴离子升高（水杨酸盐中毒、大剂量羧苄西林钠盐治疗、甲醇或乙烯乙二醇中毒等）也可引起 AG 值升高。

（4）严重低蛋白血症需要校正 AG 值后判定：AG 值＜6mmol/L 时，可判定为 AG 值降低。AG 值降低的原因中，实验室误差是常见的原因，但并非唯一原因，有些潜在性疾病可引起 AG 值降低，如低白蛋白血症、阳性免疫球蛋白增加，后者多见于多发性骨髓瘤等。因此在临床上 AG＜6mmol/L 时可怀疑多发性骨髓瘤。特别是低白蛋白血症是 AG 降低的常见原因，因为正常 AG 75%～90%是由白蛋白构成。若血浆蛋白浓度由 4g/dl 降低至 2g/dl，AG 值可能减少约 5.5mmol/L，故需要校正。有些潜在性疾病如低白蛋白血症（如肝硬化、肾病综合征）、副蛋白血症（如多发性骨髓瘤）等表现为 AG 降低，这种低 AG 有时可以掩盖高 AG 型代谢性酸中毒，因此也应加以校正。血液 pH 正常时，所有的血清蛋白质电荷呈负性，参与阳离子的平衡。白蛋白是血清中最丰富的蛋白质，具有较高的电荷密度，每个分子约有 18 个负电荷，占正常 AG 的 75%。白蛋白正常值为 4.5（3.5～5.0）g /dl。当白蛋白降低时，可引起 AG 值降低，所以可用校正的阴离子间隙来判断“血清白蛋白正常”时的 AG 值。因为每降低 1g/dl 血浆白蛋白，可使 AG 降低 2.5mmol/L。其校正的 AG（AG corr）公式为

$$AG\ corr\,(mmol/L) = AG\ 测定值 + [2.5\times(4.5-测得血清白蛋白)\,g/dl]$$

上式中 4.5 为白蛋白的正常值（平均，g/dl），2.5 为每降低 1g/dl 白蛋白时的 AG 降低值（mEq/L）。若 AG corr＞16mmol，可提示合并高 AG 型代谢性酸中毒。

举例：患者，血清白蛋白为 2.0g，AG 值 15mmol/L。

计算/分析：按上述校正公式计算 AG 值。

$$AG\ corr\,(mmol/L) = AG\ 测定值 + [2.5\times(4.5-测得血清白蛋白)\,g/dl]$$

$$AG\ corr\,(mmol/L) = 15 + [2.5\times(4.5-2.0)] = 15 + 6.25 = 21.25mmol/L$$

计算的 AG corr = 21.25 mmol/L＞16mmol/L。

结论：可以判断为高 AG 型代谢性酸中毒。

分析与判断 AG 值时，须注意分析 Na^+、Cl^- 和 HCO_3^- 的精确测定值和相互关系：①通常情况下，AG 值升高同时 HCO_3^- 降低，才能明确判定为高 AG 型代谢性酸中毒，这是因为按电中和定律，$\Delta AG\uparrow = \Delta[HCO_3^-]\downarrow$，故在 AG 升高时，势必 HCO_3^- 降低。但在混合性酸碱失衡时，虽然存在高 AG 型代谢性酸中毒，但 HCO_3^- 可能不一定降低。②通常，氯离子变化不影响 AG 值。根据电中和定律，当高氯性代谢性酸中毒时，$[Cl^-]\uparrow = [HCO_3^-]\downarrow$；而在低氯性代谢性碱中毒时，$[Cl^-]\downarrow = [HCO_3^-]\uparrow$，故 $[Cl^-]$ 变化对 AG 值无任何影响（图 3-8）。③使用 AG 值分析时，一定要在排除实验室误差的基础上，结合临床进行综合评价。

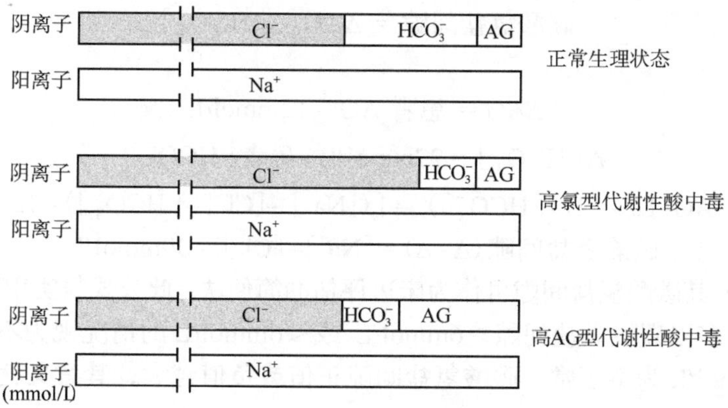

图 3-8 血浆 AG 值变化

在通常状态下，氯离子浓度不影响血浆 AG 值变化(编者注)

(引自：Kulpmann WR，et al)

八、碳酸氢盐间隙

(一)概念

碳酸氢盐间隙是指血浆阴离子间隙变化值(delta AG，ΔAG)和血浆[HCO_3^-]变化值(delta HCO_3^-)之间的差,故有人称为 delta - delta(Δ–Δ)。在正常情况下,AG 增加的值(ΔAG)与血清[HCO_3^-]降低的值(Δ[HCO_3^-])之差应该是零。也就是说在单纯性高 AG 型代谢性酸中毒时，HCO_3^- 与未测定阴离子交换。这种交换导致阴离子间隙值增高(一个Δ)和[HCO_3^-]下降(另一个Δ)。此时在单纯性高 AG 型代谢性酸中毒中，这两个“Δ”值应基本相等。也就是说，当高 AG 型代谢性酸中毒出现另一个代谢性紊乱时，这两个值就可能不一致。即AG 升高并且碳酸氢盐间隙明显偏离零，不论正值或负值，均提示合并有混合性酸碱紊乱。

考虑到高 AG 型代谢性酸中毒与代谢性碱中毒共存时，高 AG 型代谢性酸中毒引起[HCO_3^-]的下降和由于未测定阴离子的增加所致 AG 的值上升。代谢性碱中毒以 Cl^- 交换 HCO_3^-，因此[HCO_3^-]增加。假如存在的两个过程变化相等，则 pH、[HCO_3^-]和 PCO_2 都将在正常范围之内，但是 AG 值会增高，此时 AG 值的变化比[HCO_3^-]的变化大。这两个“Δ”值不一致证明，除了较易确定高 AG 型代谢性酸中毒外，还存在着代谢性碱中毒。又考虑到高 AG 型代谢性酸中毒与正常 AG 型代谢性酸中毒共存的情况下，两者都可引起[HCO_3^-]的下降,只有高 AG 型代谢性酸中毒引起 AG 值增加,此时 AG 值的变化比[HCO_3^-]的变化小。这两个“Δ”值不一致证明，除了存在着较易确定的高 AG 型代谢性酸中毒外，还存在正常 AG 型代谢性酸中毒。

在高 AG 型代谢性酸中毒时使用碳酸氢盐间隙(bicarbonate gap，HCO_3^- gap)来判定伴高 AG 型代谢性酸中毒的混合性酸碱失衡，是为了揭示被高 AG 型代谢性酸中毒所掩盖的代谢性碱中毒或正常 AG 型酸中毒。碳酸氢盐间隙可用以下计算公式：

$$碳酸氢盐间隙 = \Delta AG - \Delta[HCO_3^-] \quad (1)$$

公式(1)中：

$$\Delta AG = 患者\ AG - 12mmol/L \quad (2)$$

$$\Delta[HCO_3^-] = 27mmol/L - 患者[HCO_3^-] \quad (3)$$

$$碳酸氢盐间隙 = (AG-12) - (27-[HCO_3^-]) = [([Na^+] - [Cl^-] - [HCO_3^-]) - 12] - (27 - [HCO_3^-])$$

$$碳酸氢盐间隙(\Delta - \Delta) = [Na^+] - [Cl^-] - 39mmol/L \quad (4)$$

公式(4)计算其碳酸氢盐间隙可作为床边评估的简便法，此公式很实用，而且计算简便。

在临床上，多以碳酸氢盐间隙＞6mmol/L 或＜6mmol/L 的情况视为不正常。但也有人建议偏离±8mmol/L 为不正常。碳酸氢盐间隙正值或负值越大，其意义就越大。通常，计算阴离子间隙的电解质时，测得的$[HCO_3^-]$值常不是用动脉血而是用静脉血测得的 TCO_2。使用 TCO_2 值可以很好地估计血浆$[HCO_3^-]$，而且，在以静脉血测血电解质时，可以常规一起进行检测，这样也可避免两者不同时间检测的误差。

(二)临床意义

在高 AG 型代谢性酸中毒情况下，为了评估伴高 AG 型代谢性酸中毒的混合性酸碱失衡，可计算碳酸氢盐间隙，也就是说，只有在高 AG 型代谢性酸中毒出现时才能使用，这是使用碳酸氢盐间隙应遵循的原则。

(1)碳酸氢盐间隙大于 6 mmol/L 时，提示高 AG 型代谢性酸中毒合并代谢性碱中毒和(或)呼吸性酸中毒的代偿性的碳酸氢盐潴留。

举例：患者近 2 天来反复恶心呕吐和轻度腹泻，血压 90 / 65mmHg，诊断为急性胃肠炎。电解质检查：Na^+ 144mmol/L、Cl^- 94mmol/L、K^+ 4.5mmol/L、HCO_3^- 15mmol/L。

分析计算 AG 值，$AG = [Na^+] - ([Cl^-] + [HCO_3^-]) = 144-(94+15) = 35mmol/L$。

$$\Delta AG = 患者\ AG - 12mmol/L$$

$$\Delta AG = 35-12 = 23mmol/L$$

$$\Delta[HCO_3^-] = 27 - 15 = 12mmol/L$$

$$碳酸氢盐间隙 = (AG - 12) - (27 - [HCO_3^-]) = 23-12 = 11mmol/L$$

简便计算法，碳酸氢盐间隙$= [Na^+] - [Cl^-] - 39$。

$$碳酸氢盐间隙 = 144 - 94 - 39 = 11mmol/L$$

其碳酸氢盐间隙是 11mmol/L(简便计算法也为 11mmol/L)＞6mmol/L，提示该患者为高 AG 型代谢性酸中毒合并代谢性碱中毒。可能由于严重脱水和低组织灌注状态引起高 AG 型代谢性酸中毒，又由于严重呕吐和丢失胃酸过多引起代谢性碱中毒。

(2)碳酸氢盐间隙小于-6mmol/L 时，提示高 AG 型代谢性酸中毒合并正常 AG 型代谢性酸中毒和(或)呼吸性碱中毒的代偿性的碳酸氢盐排泄。

举例：患有急性肾衰竭的患者，血气分析结果为 pH 7.15、$PaCO_2$ 14mmHg、HCO_3^- 5mmol/L；电解质检查 Na^+ 140mmol/L、Cl^- 115mmol/L、K^+ 4.0mmol/L。

分析：看似代谢性酸中毒。先用碳酸氢盐间隙法来分析：①计算 AG 值，$AG = 140-([Cl^-] + [HCO_3^-]) = 140-(115 + 5) = 20mmol/L$；②计算$\Delta AG = 20-12 = 8mmol/L$；③计算

$\Delta[HCO_3^-]$ = 27–5 = 22mmol/L；④计算碳酸氢盐间隙=(AG – 12)–(27 –$[HCO_3^-]$) = 8 – 22 = –14mmol/L。简便计算法，碳酸氢盐间隙= $[Na^+]$–$[Cl^-]$ – 39 = 140 – 115 – 39 = –14mmol/L。其碳酸氢盐间隙是–14mmol/L(简便计算法也是–14mmol/L)＜–6mmol/L，提示该患者为高AG型代谢性酸中毒合并正常AG型代谢性酸中毒，后者是由于肾衰竭引起高氯性酸中毒。

九、矫正的碳酸氢盐

(一)概念

"矫正的碳酸氢盐"("corrected HCO_3^-")，于1985年由Gabow提出"潜在HCO_3^-(potential bicarbonate)"的概念，但是现在多数学者将其称为"矫正(校正，或更正)的碳酸氢盐(corrected HCO_3^-，HCO_3^-corr)"，或"初始HCO_3^-(starting HCO_3^-)"。这是当高AG型代谢性酸中毒时，由于AG值增加引起$[HCO_3^-]$值降低，按电中性原理，其$\Delta AG\uparrow = \Delta[HCO_3^-]\downarrow$，所以计算其矫正的$[HCO_3^-]$来判断"AG值正常"时的$[HCO_3^-]$值，以排除并存高AG型代谢性酸中毒对$[HCO_3^-]$掩盖作用之后的$[HCO_3^-]$。计算时采用还原法将实测$[HCO_3^-]$加上AG的变化值，即可得出不存在高AG型代谢性酸中毒时的$[HCO_3^-]$值。即矫正的碳酸氢盐是指实测$[HCO_3^-]$加上AG与均值(12mmol/L)的差值。其计算公式为

$$矫正的[HCO_3^-] = 实测[HCO_3^-] + (AG - 12)$$

矫正的$[HCO_3^-]$正常值为(24±2)mmol/L。目前多以矫正的$[HCO_3^-]$值＞26mmol/L，作为判断是否合并有高AG型代谢性酸中毒合并代谢性碱中毒的界限。若矫正的$[HCO_3^-]$＜22mmol/L，提示高AG型代谢性酸中毒合并正常AG型代谢性酸中毒。

(二)临床意义

计算矫正的$[HCO_3^-]$值是判断高AG型代谢性酸中毒是否合并其他酸碱失衡的很实用的指标。在临床上，只适用于高AG型代谢性酸中毒患者。目前多以矫正的$[HCO_3^-]$＞26mmol/L，考虑为高AG型代谢性酸中毒合并代谢性碱中毒。有的学者提出其矫正的$[HCO_3^-]$值＞30mmol/L时，判定为合并代谢性碱中毒，可减少其假阳性。若矫正的$[HCO_3^-]$＜22mmol/L，提示高AG型代谢性酸中毒合并正常AG型代谢性酸中毒。若矫正的$[HCO_3^-]$=24mmol/L，则提示只有AG型代谢性酸中毒，并不合并任何其他代谢性酸碱失衡。

计算矫正的$[HCO_3^-]$值在含有高AG型代谢性酸中毒的酸碱失衡判断中的主要用途：①揭示高AG型代谢性酸中毒合并代谢性碱中毒；②揭示高AG型代谢性酸中毒合并正常AG型代谢性酸中毒；③揭示含高AG型代谢性酸中毒的三重酸碱失衡中的代谢性碱中毒的存在；④揭示含高AG型代谢性酸中毒的三重酸碱失衡中的正常AG型代谢性酸中毒的存在。

1. 揭示高AG型代谢性酸中毒合并代谢性碱中毒

举例1：患有慢性肾衰竭，近来厌食、反复恶心呕吐患者，血气分析结果为pH 7.41、HCO_3^- 25mmol/L、$PaCO_2$ 41mmHg；血电解质检查，Na^+ 140mmol/L、K^+ 3.4mmol/L、Cl^-

95mmol/L。

分析：①该患者 pH、HCO_3^-和 $PaCO_2$ 均在正常范围内，似乎无酸碱失衡；②计算 AG 值 = 140 − (95 + 25) = 20mmol/L，因 AG 值=20mmol/L＞16mmol/L，故患有高 AG 型代谢性酸中毒；③计算矫正的[HCO_3^-]值 = 25 + (20−12) = 33mmol/L，因计算矫正的[HCO_3^-]= 33mmol/L＞26mmol/L，提示合并有代谢性碱中毒。这表明该患者有高 AG 型代谢性酸中毒合并代谢性碱中毒。

2. 揭示高 AG 型代谢性酸中毒合并正常 AG 型代谢性酸中毒

举例 2：患者严重腹泻合并休克，其动脉血气分析结果为 pH 7.28、[HCO_3^-] 13mmol/L，$PaCO_2$ 28mmHg；电解质检查结果，Na^+ 142mmol/L、K^+ 5.0mmol/L、Cl^- 109mmol/L。

分析：①pH 7.28＜7.35，表明为酸中毒；②[HCO_3^-] 13mmol/L＜22mmol/L，考虑为代谢性酸中毒；③计算 AG 值 = 142−(109 + 13) = 20mmol/L＞16mmol/L，可考虑为高 AG 型代谢性酸中毒；④按代谢性酸中毒的预计代偿公式计算，$PaCO_2$ = 1.5×[HCO_3^-]+ 8±2= 1.5×13 + 8±2 = 25.5～29.5mmHg，该患者 $PaCO_2$=28mmHg 在其预计代偿范围内；⑤计算矫正的[HCO_3^-]= 13 + (20−12) = 13 + 8 = 21，因其矫正的[HCO_3^-]21mmol/L＜22mmol/L。这表明该患者有高 AG 型代谢性酸中毒合并正常 AG 型代谢性酸中毒。

3. 揭示含高 AG 型代谢性酸中毒的三重酸碱失衡中的代谢性碱中毒存在 在高 AG 型代谢性酸中毒前提下，如果合并呼吸性酸碱失衡或疑有合并三重酸碱失衡时，可用矫正的[HCO_3^-]和呼吸性酸（或碱）中毒预计代偿公式计算所得的预计[HCO_3^-]值进行比较来评定。若矫正的[HCO_3^-]大于预计[HCO_3^-]值的高值时，可判定为合并代谢性碱中毒。以慢性呼吸性酸中毒为例，其矫正的[HCO_3^-]＞24 +[($PaCO_2$−40)/ 3]+ 2，则提示高 AG 型代谢性酸中毒又合并代谢性碱中毒。若以慢性呼吸性碱中毒为例，若符合矫正的[HCO_3^-]＞24−[(40−$PaCO_2$)/2]+ 2，则提示高 AG 型代谢性酸中毒加呼吸性碱中毒又合并代谢性碱中毒。

举例3：患肺源性心脏病合并心力衰竭患者，动脉血气分析结果为 pH 7.34、$PaCO_2$ 69mmHg、HCO_3^- 36mmol/L，电解质检查，Na^+141mmol/L、K^+3.0mmol/L、Cl^- 82mmol/L。

分析：①该患者为肺源性心脏病，$PaCO_2$ 69mmHg＞40mmHg，pH 7.34＜7.40，HCO_3^- 36mmol/L＞24mmol/L，提示慢性呼吸性酸中毒；②计算慢性呼吸性酸中毒 HCO_3^- 预计代偿值，[HCO_3^-]= 24 +[($PaCO_2$−40) / 3]±2 = 24 +[(69−40)/3]±2 = 33.7±2 = 31.7～35.7mmol/L；③计算 AG = 141−(82 + 36) = 23mmol/L，23mmol/L＞16mmol/L 提示高 AG 型代谢性酸中毒；④计算矫正的[HCO_3^-]值 = 实测[HCO_3^-]+ ΔAG = 36 + (23−12) = 47mmol/L；⑤若矫正的[HCO_3^-]＞24+[($PaCO_2$−40)/3]+ 2 时，则提示高 AG 型代谢性酸中毒又合并代谢性碱中毒。因该患者的矫正的[HCO_3^-]47mmol/L＞其[HCO_3^-]预计代偿值的高值 35.7mmol/L，故提示又合并代谢性碱中毒。

结论：呼吸性酸中毒合并高 AG 型代谢性酸中毒加代谢性碱中毒（呼吸性酸中毒型三重酸碱失衡）。

4. 揭示含高 AG 型代谢性酸中毒的三重酸碱失衡中的正常 AG 型代谢性酸中毒存在

举例4：肺心病合并心力衰竭伴严重腹泻，血气与电解质检查果为 pH 7.30，$PaCO_2$ 53mmHg，HCO_3^- 15mmol/L，Na^+141 mmol/L，K^+ 4.0mmol/L，Cl^- 106mmol/L。

分析：①患者合并慢性呼吸道疾病和肺心病，$PaCO_2$ 53mmHg，高于正常，pH 7.30 低于 7.35，故其原发性酸碱失衡为呼吸性酸中毒。②计算 AG 值= 141–（106 + 15）= 141–121 = 20mmol/L，AG 值 20mmol/L＞16mmol/L，提示合并高 AG 型代谢性酸中毒。③按慢性呼吸性酸中毒的代偿预计公式计算，预计［HCO_3^-］= 24 +［（$PaCO_2$–40）/3］±2，故其［HCO_3^-］浓度的预计代偿值为 24 +［（53–40）/3］±2= 28.3±2= 26.3 ～30.3mmol/L。④再按矫正的［HCO_3^-］公式计算，其矫正的［HCO_3^-］= 15 +（20–12）= 23mmol/L；矫正的［HCO_3^-］23mmol/L＜其预计代偿值的低值 26.3mmol/L，提示该患者又合并正常 AG 型代谢性酸中毒。

结论：呼吸性酸中毒合并高 AG 型代谢性酸中毒加正常 AG 型代谢性酸中毒。

十、delta 比 值

（一）概念

delta 比值（delta ratio）是指血浆阴离子间隙增加值（increase in AG）和血浆［HCO_3^-］降低值（decrease in HCO_3^-）之比。

delta 比值或ΔAG/Δ［HCO_3^-］比值也是揭示被高 AG 型代谢性酸中毒所掩盖的代谢性碱中毒或正常 AG 型酸中毒的常用指标。delta 比值用于混合性酸碱失衡的鉴别诊断。其计算公式为

$$\text{delta 比值}=\text{阴离子间隙增加值}\div\text{血浆}[HCO_3^-]\text{降低值}$$

$$\text{delta 比值}=(AG-10)\div(24-[HCO_3^-])$$

式中，AG 为实测的 AG 值，10 为 AG 正常值，24 为 HCO_3^- 正常值，［HCO_3^-］为实测的［HCO_3^-］。

其正常值为 1～1.6。影响 delta 比值的因素可参见图 3-9。

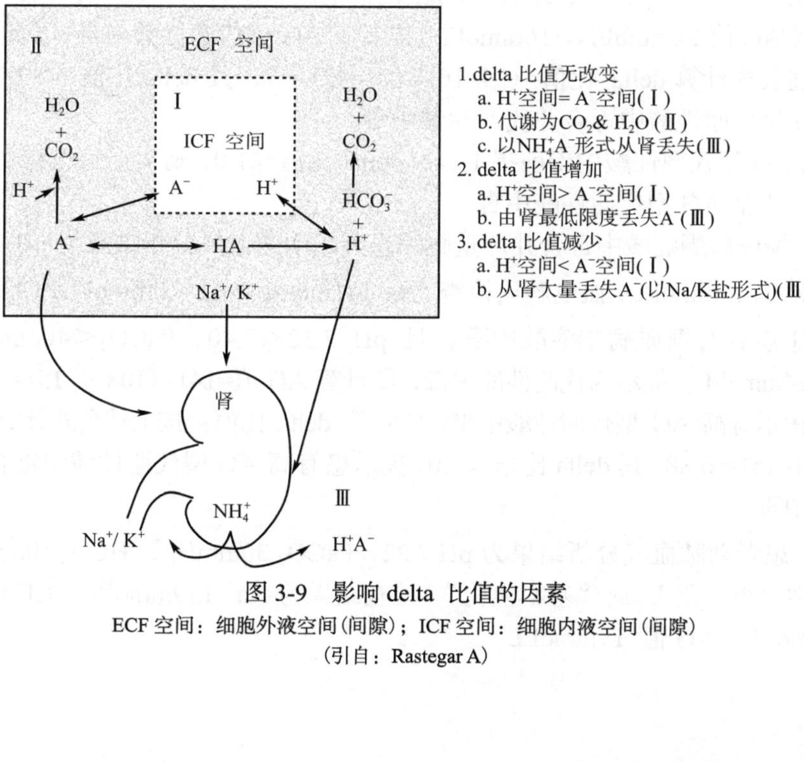

图 3-9　影响 delta 比值的因素

ECF 空间：细胞外液空间（间隙）；ICF 空间：细胞内液空间（间隙）

（引自：Rastegar A）

在高 AG 型代谢性酸中毒时计算 delta 比值（ΔAG / Δ[HCO_3^-]比值）用于混合性酸碱失衡的鉴别诊断（表 3-5）。

表 3-5 应用 delta 比值来评估代谢性酸碱失衡

delta 比值	评估准则
<0.4	高氯性正常 AG 型代谢性酸中毒
0.4～0.8	考虑为高 AG 型代谢性酸中毒合并正常 AG 型代谢性酸中毒，但是如果其比值常<1，提示伴肾衰竭的代谢性酸中毒
1～2	(1) 常提示高 AG 型代谢性酸中毒（未代偿） (2) 乳酸酸中毒：其 delta 比值（平均值）为 1.6 (3) 糖尿病酮症酸中毒：其 delta 比值接近 1，这是因为尿酮体丢失（特别是患者无脱水状态）
>2	先前存在 HCO_3^-　HCO_3^- 水平升高，可考虑： (1) 常提示高 AG 型代谢性酸中毒同时合并代谢性碱中毒 (2) 先前存在代偿性呼吸性酸中毒

（引自：Brandis K）

（二）临床意义

(1) 在高 AG 型代谢性酸中毒前提下，若 delta 比值>2.0，提示患有高 AG 型代谢性酸中毒合并代谢性碱中毒。

举例 1：患者急性胃肠炎伴严重呕吐和腹泻，其动脉血气分析为 pH 7.41、[HCO_3^-] 22mmol/L、$PaCO_2$ 40mmHg；血电解质检查，Na^+ 141mmol/L、K^+ 3.0mmol/L、Cl^- 95mmol/L。

分析：①pH、HCO_3^-、$PaCO_2$ 几乎均在正常范围；②计算 AG 值=141－(95 + 22)= 24mmol/L，因 AG 值 24mmol/L>16mmol/L，提示有 AG 型代谢性酸中毒；③此时计算 delta 比值：按上述公式计算 delta 比值=(24−10)÷(24−22)= 7，其 delta 比值 7>2.0。这表明该患者有高 AG 型代谢性酸中毒合并代谢性碱中毒。

(2) 在高 AG 型代谢性酸中毒前提下，若 delta 比值<1.0，则常提示患有高 AG 型代谢性酸中毒合并正常 AG 型代谢性酸中毒。

举例 2：糖尿病酮症酸中毒合并严重腹泻患者，动脉血气分析结果为 pH 7.32、$PaCO_2$ 32mmHg、HCO_3^- 15mmol/L；血电解质检查，Na^+141mmol/L、K^+5.0mmol/L、Cl^- 108mmol/L。

分析：①患者有糖尿病酮症酸中毒，且 pH 7.32<7.40，$PaCO_2$<40mmHg，HCO_3^- 15mmol/L<24mmol/L，提示为代谢性酸中毒；②计算 AG 值=141－(108 + 15)= 18mmol/L>16mmol/L，提示有高 AG 型代谢性酸中毒；③计算 delta 比值：按上述公式计算 delta 比值=(18−10)÷(24−15)= 0.88，其 delta 比值<1.0，提示患有高 AG 型代谢性酸中毒合并正常 AG 型代谢性酸中毒。

举例 3：患者动脉血气分析结果为 pH 7.22，$PaCO_2$ 30mmHg，HCO_3^- 10mmol/L；静脉血 BMP（俗称“小生化”，或“基本生化”）检查结果为 Na^+ 139mmol/L，Cl^- 110mmol/L，CO_2 值 10mmol/L，AG 值 19mmol/L 。

分析：①pH 7.22＜7.40，$PaCO_2$ 30mmHg＜40mmHg，HCO_3^- 10 mmol/L＜24mmol/L，提示为代谢性酸中毒；②测得的 AG 值 = 19＞16mmol/L，提示有高 AG 型代谢性酸中毒；③计算 delta 比值：按上述公式计算 delta 比值 =（19–10）÷（24–10）= 0.64，其 delta 比值＜1.0，提示患有高 AG 型代谢性酸中毒合并正常 AG 型代谢性酸中毒。

举例 4：患者动脉血气分析结果为 pH 7.26，$PaCO_2$ 15mmHg，HCO_3^- 14mmol/L，静脉血 BMP 检查结果为 Na^+ 130mmol/L，Cl^- 90mmol/L，CO_2 值 15mmol/L，AG 值 25mmol/L。

分析：①pH 7.26＜7.40，$PaCO_2$ 15mmHg＜40mmHg，HCO_3^- 14mmol/L＜24mmol/L 提示为代谢性酸中毒；②测得的 AG 值 25mmol/L，因 AG 值 25mmol/L＞16mmol/L，提示有高 AG 型代谢性酸中毒；③此时计算 delta 比值：按上述公式计算 delta 比值 =（25–10）÷（24–14）=1.5，其 delta 比值 1.5 属于 1.0～2.0 的 delta 比值范围，这表明患有单纯高 AG 型代谢性酸中毒。

十一、强 离 子 差

（一）概念

1981 年和 1983 年由 Steward 首次提出应用强离子差（strong ion difference，SID）来评价临床酸碱平衡失调。强离子来自于溶液中能够完全解离的化合物，其平衡解离常数 K 大于 10^{-4}（酸）或小于 10^{-12}（碱）。强离子差是指血浆中存在的所有强阳离子（all the strong cations）总和和所有强阴离子（all the strong anions）总和之间的差。可用下式表示：

$$SID = \sum(Na^+ + K^+ + Ca^{2+} + Mg^{2+}) - \sum(Cl^- + \text{其他强阴离子}) \quad (1)$$

$$SID = (Na^+ + K^+ + Ca^{2+} + Mg^{2+}) - (Cl^- + \text{其他强阴离子}) \quad (2)$$

常将强离子差作为“显性”强离子（“apparent”SID，SIDapp）。

在血 pH 7.4、体温 37℃和 $PaCO_2$ 40mmHg 状态下，SID 的正常值为 40（38～42）mEq/L。

根据上式（1），健康成人的强离子差为

$$SID = [Na^+(142) + K^+(4) + Ca^{2+}(2.5) + Mg^{2+}(1)] - [Cl^-(104) + \text{其他强阴离子}(5)]$$

SID = 40.5mEq/L，上式中括号内数据是电解质的正常值。

Steward 认为影响血浆 H^+浓度的因素可分为以下两方面：①依赖性变量（dependent variable）因素，$[H^+]$、$[OH^-]$、$[HCO_3^-]$、$[CO_3^{2-}]$和[HA]及$[A^-]$（弱酸及其离子）等六种因素。②独立性变量（independent variable）因素，PCO_2、总非挥发性弱酸（total weak non-volatile acids，ATOT）和强离子差等三种。

独立性变量因素的影响可通过以下 6 个等式来预示：

$$[H^+] \times [OH^-] = K'W \ (\text{水解离式}) \quad (3)$$

$$[H^+] \times [A^-] = K_A \times [HA] \ (\text{弱酸}) \quad (4)$$

$$[HA] + [A^-] = [ATOT] \quad (5)$$

$$[H^+] \times [HCO_3^-] = K_c \times PCO_2 \quad (6)$$

$$[H^+] \times [CO_3^{-2}] = K_3 \times [HCO_3^-] \quad (7)$$

$$[SID] + [H^+] - [HCO_3^-] - [A^-] - [CO_3^{2-}] - [OH^-] = 0 \ (\text{电中性}) \quad (8)$$

由此可见，强离子差是酸碱调节的重要独立变量之一，强离子在水溶液中几乎安全解离。SID 和 H^+浓度及 OH^-浓度呈同一轴上的变化，即 H^+浓度上升时，SID 值降低，相反 OH^-浓度上升时，SID 值升高。可用以下公式表示：

$$[H^+]=K'W/[SID] \quad (9)$$

$$[OH^-]=K'W/[SID] \quad (10)$$

$$\text{在正常情况下，} SIDa-SIDe=0 \quad (11)$$

上式(11)中，SIDa(apparent strong ion difference，SIDapp)为显性强离子差；SIDe(effective strong ion difference，SIDeff)为有效强离子差；正常时，两者的正常值分别等于 40mEq/L，并且两者之差应等于 0，此时强离子间隙(strong ion gap，SIG)应为 0。如果 SIDa 和 SIDe 之间出现任何差距，则表示有未定离子(unmeasured ions)增加，实际上这两者的差就是 SIG(图 3-10)。

$$\text{强离子间隙(SIG)}=SIDa-SIDe \quad (12)$$

若 SIDa 明显大于 SIDe，则表示有未定阴离子增加，相反，SIDa 明显小于 SIDe 时，则表示有未定阳离子增加。

显性强离子差可用下式进行计算：

$$SIDa=[Na^+]+[K^+]+[Mg^{2+}]+[Ca^{2+}]-[Cl^-]-[\text{乳酸}^-] \quad (13)$$

有效强离子差可用以下公式计算：

$$SIDe=12.2\times pCO_2/(10^{-pH})+10\times[Alb]\times(0.123\times pH-0.631)+[Pi^-]\times(0.309\times pH-0.469) \quad (14)$$

$$[Alb^-]=[Alb]\times(0.123\times pH-0.631) \quad (15)$$

$$[Pi^-]=[Pi]\times(0.309\times pH-0.469) \quad (16)$$

上式(14，15，16)中，Alb 为血浆白蛋白，Pi 为无机磷酸盐(PO_4^{3-})。

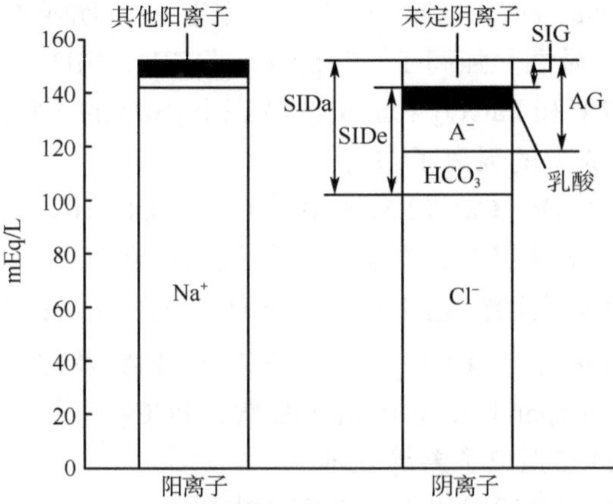

图 3-10 血浆电平衡与强离子差(SID)

其他阳离子包括 Ca^{2+}和 Mg^{2+}等

(引自：Kellum JA)

$$SID=[HCO_3^-]+[Alb^-]+[Pi^-] \quad (17)$$

上式(17)中，$[Alb^-]$为血浆白蛋白；$[Pi^-]$(inorganic phosphate)为无机磷酸盐(图 3-11)。

$$SID\approx[HCO_3^-]+0.28\times[Alb](g/L)+1.8\times[Pi](mmol/L) \quad (18)$$

上式中，0.28 为将 1g/dl 白蛋白矫正为 mEq/L 的系数；1.8 为将 1mmol/L 磷酸盐矫正为 mEq/L 的系数。

在正常情况下，其他强阴离子并不存在，而 Ca^{2+}和 Mg^{2+}对 SID 的影响很小可以忽略。因此，可将上述强离子差的公式（1）或（2）简化为以下公式：

$$SID=[Na^{+}]+[K^{+}]-[Cl^{-}] \quad (19)$$

SID 的正常值大约为 40mmol/L。

这种简化公式（19）只作为患者无乳酸盐增加的情况下，在床边评估其强离子差时的参考，简便而实用。

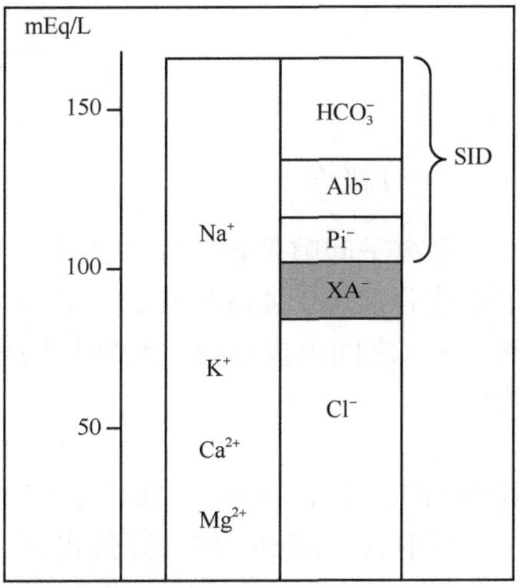

图 3-11　血浆电中和图（electroneutrality in blood plasma）

SID 为强离子差；Alb^-为白蛋白；Pi^-为无机磷酸盐；XA^-（unidentified strong anions）为未定强阴离子

（引自：Fencl V，et al）

（二）临床意义

诊断代谢性酸碱失调时，除了通常使用的血浆碳酸氢盐或剩余碱含量和阴离子间隙以外，强离子差是评价代谢性酸碱平衡紊乱的第三种较为方便的指标之一，它的基础是生理化学原理（图 3-12）。SID 值减少则提示血浆中$[OH^-]<[H^+]$，血浆酸化（acidification）或伴有代谢性酸中毒，这可能与机体内自由水增加，导致$[Na^+]$减少或稀释性酸中毒（dilutional acidosis）或阴离子增加有关。如果其增加的阴离子是 Cl^-，则不改变阴离子间隙而可引起高氯型代谢性酸中毒。若其增加的阴离子是未定阴离子时，则可引起高阴离子间隙型代谢型酸中毒。SID 值增加则提示血浆中$[OH^-]>[H^+]$，血浆碱化或伴有代谢性碱中毒，这可能由于机体内自由水减少，导致$[Na^+]$增加，或浓缩性碱中毒（contraction alkalosis）。后者与机体过多丢失强阴离子（strong anion）有关，例如使用利尿剂治疗时，通过尿排出大量氯离子等。

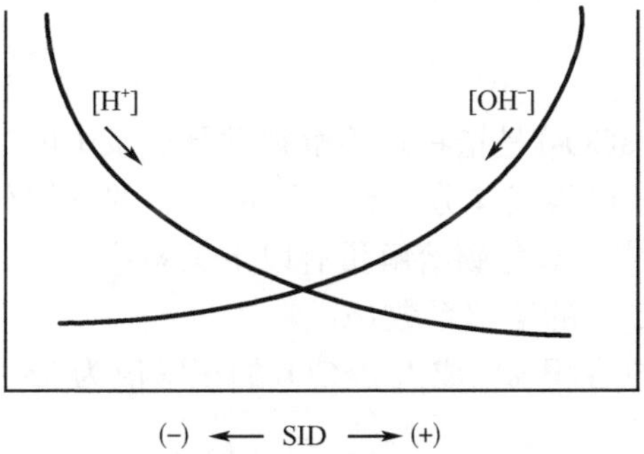

图 3-12　[SID]与$[H^+]$和$[OH^-]$的关系图

（引自：Waters J）

总之，影响 SID 值的情况可归纳为以下两方面：

1. 含量的改变　脱水（dehydration）或过度水合（over-hydration）而引起血浆中强离子浓度的增加或降低。正常机体血浆偏碱性，机体脱水时强离子含量被浓缩碱化引起浓缩性碱中毒，此时 SID 增加；相反，若过度水合其含量被稀释为中性而引起稀释性酸中毒，此时 SID 减少。

2. 强离子的改变　如果 Na^+浓度正常，其他强离子浓度改变可影响 SID。

（1）无机酸增加：当钾、钙和镁含量未见明显改变的情况下，$[Cl^-]$增加可引起酸中毒，并使 SID 减少。因为氯离子是能被测定的离子，所以阴离子间隙正常。

（2）有机酸增加：机体内有机酸中任何一种过多蓄积时，就可引起正常氯离子含量伴高 AG 型代谢性酸中毒。常见的有机酸包括乳酸、甲酸和酮酸等。

十二、强离子间隙

(一)概念

强离子间隙是指显性强离子差和有效强离子差之间的差。正常时，SIDa 和 SIDe 的正常值分别等于 40mEq/L，并且两者之差应等于 0，此时强离子间隙应为 0。如果 SIDa 和 SIDe 之间出现任何差距增加则表示强离子间隙增加，并有未定离子增加。其计算公式为

$$SIG = SIDa - SIDe$$

其中 $SIDa = [Na^+] + [K^+] - [Cl^-]$；$SIDe = [HCO_3^-] + [A^-]$；$SIG = AG - [A^-]$。

其中 A^-(mEq/L)的计算公式为

$$[A^-] = 2.8 \times \text{白蛋白(g/dl)} + 0.6 \times \text{磷酸盐(mg/dl)}$$

A^-为离子化弱酸。

(二)临床意义

当 SIG＞0 时，则提示未定阴离子增加大于未定阳离子，即存在未定阴离子增加的代谢性酸中毒(如乳酸、酮体、 甲酸、甲醇和水杨酸等)；相反，SIG 变为负值(＜0)时，则提示未定阳离子增加大于未定阴离子，即其酸中毒是由于氯离子潴留[继发于肾小管性酸中毒(RTA)快速输注盐水和使用阴离子交换树脂等]。

第二节　动脉血二氧化碳分压

(一)概念

动脉血二氧化碳分压(partial pressure of CO_2，$PaCO_2$)是指物理溶解在动脉血浆中的二氧化碳分子所产生的张力，也就是能与血液中二氧化碳气体分子构成平衡状态的气体分压。$PaCO_2$是反映呼吸性成分的重要指标。它与血中二氧化碳溶解量有以下关系：

$$\text{血二氧化碳溶解量} = PaCO_2 \times CO_2\text{的溶解系数}(\alpha)$$

CO_2的溶解系数(α)为 0.03(毫当量/升)或 0.067(容积%)。成人 $PaCO_2$的正常值为 35～45mmHg(4.67～6.0kPa)，平均为 40mmHg(5.33kPa)。

正常人血二氧化碳的溶解量为 1.2 毫当量/升或 2.68 容积%。$PaCO_2$的高低与血液中溶解的 CO_2的浓度呈线性关系。CO_2的弥散力很强，是 O_2弥散力的约 20 倍。正常情况下，肺泡气二氧化碳分压($PACO_2$)与 $PaCO_2$相等，所以 $PaCO_2$可反映肺泡通气量水平，是能反映肺泡通气的重要指标。$PaCO_2$反映二氧化碳产生和排出的关系，其决定于肺泡通气量与 CO_2产量，可以下列公式表示：

$$PaCO_2 = CO_2\text{产量}[VCO_2](ml/min) \times 0.863/\text{肺泡通气量}[V_A](L/min)$$

常数 0.863 以 mmHg 为单位。$PaCO_2$与 CO_2产量成正比，而与肺泡通气量成反比。决定 $PaCO_2$的是肺泡通气量，而不是每分通气量。也就是说，每分通气量只有通过肺泡通气

量才能影响 $PaCO_2$。

（二）临床意义

1. 判断呼吸性酸碱平衡失调的重要指标　$PaCO_2$＞45mmHg（6.0kPa），则提示呼吸性酸中毒；$PaCO_2$＜35mmHg（4.67kPa），则提示呼吸性碱中毒。但不能单凭 $PaCO_2$ 的改变做出呼吸性酸碱失调的诊断，因为它也可能受代谢性因素的影响，必须结合临床与其他实验室资料，方能正确判断。

2. 判断呼吸衰竭及其类型的指标　呼吸衰竭的诊断标准是在海平面大气压下，静息条件下呼吸室内空气，并排除心内解剖分流和原发于心排血量降低等情况后，动脉血氧分压（PaO_2）低于 60mmHg（8kPa），或伴有 $PaCO_2$ 高于 50mmHg（6.67kPa）。Ⅰ型呼吸衰竭，$PaCO_2$ 可正常或略降低；Ⅱ型呼吸衰竭，$PaCO_2$＞50mmHg（6.67kPa）。

3. 判断代谢性酸碱平衡失调的代偿反应　$PaCO_2$ 也可能受代谢因素的影响，也可以是由于代谢性酸碱改变引起的继发性（代偿性）$PaCO_2$ 变化。例如，因代谢性酸中毒的代偿作用而继发 $PaCO_2$ 降低；或因代谢性碱中毒机体代偿作用而继发 $PaCO_2$ 升高。

4. 判断通气效果的最可靠的指标　$PaCO_2$ 可反映通气效率：CO_2 对肺泡膜具有很大的弥散力，大于氧的弥散力约 20 倍。故 $PaCO_2$ 可基本上反映肺泡气的 CO_2 压力，在正常情况下，$PACO_2$ 与 $PaCO_2$ 基本相等，也就是该 $PaCO_2$ 是反映肺泡通气量的重要指标。在 CO_2 产量一定的情况下，$PaCO_2$ 的高低与肺泡通气量大小成反比。然而，在 CO_2 生成量不固定的条件下，$PaCO_2$＞45mmHg（6.0kPa）则提示：①肺泡通气不足；②代谢增加引起 CO_2 产量增加，如运动时多见。$PaCO_2$＜35mmHg（4.67kPa）则提示：①通气增强；②CO_2 生成减少，后者主要由于神经肌肉阻滞和低温而致机体代谢率降低等。

第三节　血 氧 指 标

一、评 估 氧 合

氧合（oxygenation）是指氧分子从大气进入到肺泡内通过肺泡–毛细血管膜入血，运送到组织细胞线粒体，从而被利用于组织代谢的一系列过程。这种氧合作用的结果为血液由暗紫色变为红色。氧合的相反过程称为氧离（de-oxygenation）。

评估氧合的主要指标有三个：①动脉血氧分压（PaO_2）；②动脉血氧饱和度（SaO_2）；③动脉血氧含量（CaO_2）。

（一）动脉血氧分压

1. 概念与正常值　PaO_2 是指以物理状态溶解在动脉血中氧分子达到平衡的气体分压。PaO_2 主要决定于肺泡氧分压和肺泡通气与换气功能，它反映肺毛细血管的摄氧情况。在海平面静息状态的正常成人吸入氧浓度（= 21%）的条件下，PaO_2 的正常值为 80～100mmHg（10.66～13.3kPa）。按 Henry 定律，即在某一温度下，气体溶解在液体中的量与该气体的分压成正比。即氧分压愈大，溶解于血液中的氧量也愈多。即氧溶解量 $=\alpha \cdot PaO_2$。

α 为氧的溶解系数，等于 0.00306mml %/mmHg(37℃)。物理溶解于血液的氧，虽然很少，但它是组织能够直接利用的氧，并且又是氧的运输过程中必不可少的。氧分压仅反映溶解于血浆中的氧分子而不是结合于血红蛋白的氧，这是因为氧分子一旦与血红蛋白结合就不再产生任何压力。除了肺泡通气和肺泡水平气体交换障碍因素以外，影响 PaO_2 的因素如年龄、睡眠/兴奋、体位、吸入气氧浓度、大气压等分述如下。

2. 影响 PaO_2 的主要生理与肺外因素

(1)年龄：在正常情况下，一般而言，60 岁以后的正常人，年龄每增大 1 岁，PaO_2 最低从 80mmHg 开始，可下降 1mmHg。70 岁时可降低到 70mmHg(有人称"70 岁 70 规则")，80 岁时约达到 60mmHg。正常的 PaO_2 有年龄依赖性，随着年龄的增长，由于肺顺应性的自然下降，可能引起通气/灌注失衡变化，因此 PaO_2 略减。其 PaO_2 与年龄关系的公式较多，常用的年龄预计公式为

$$PaO_2(mmHg) = 102 - 0.33 \times 年龄 \qquad (1)$$

或

$$PaO_2(mmHg) = 109 - 0.43 \times 年龄 \qquad (2)$$

例：在海平面静息状态下的 80 岁老人，其 PaO_2 大致多少值以上属于正常？

按上述公式计算其预计 $PaO_2(mmHg) = 102 - 0.33 \times 80 = 102 - 26.4 = 75.6mmHg$

如图 3-13 所示，在正常情况下，80 岁时可降低到 75mmHg。但是即使年龄再大，正常人也不应低于 PaO_2 70mmHg。高龄者低氧血症的判定标准，目前仍有争议，有的学者主张为低于其相应年龄预期 PaO_2 值的最低正常值，还有学者主张为低于其相应年龄预期 PaO_2 值的 10mmHg，或 15mmHg。

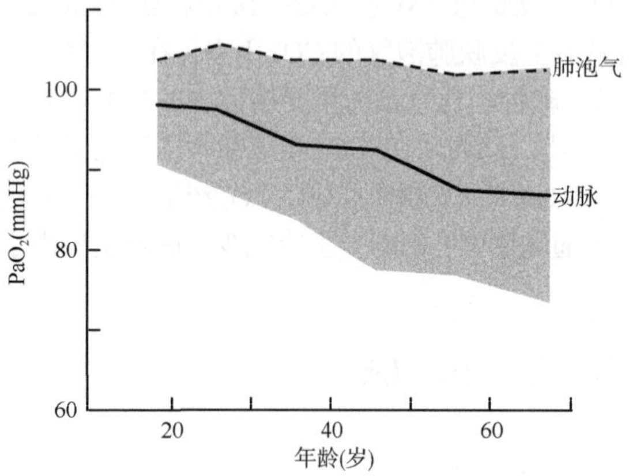

图 3-13　正常情况下 PaO_2 和年龄的关系

(引自：Klocke RA)

在正常情况下，动脉血氧分压随着年龄的增长而降低，但肺泡气氧分压则与此不同，其并不随着年龄的增长而相应地下降，只可能有小幅度的下降，结果，肺泡气–动脉血氧分压差[$P(A-a)O_2$]则随着年龄增长而增大。

关于 PaO_2 与年龄的关系，需要说明的是正常新生儿的 PaO_2 范围为 50～80mmHg。出生时，PaO_2 多为 60mmHg，出生后 30 分钟时，PaO_2 为 68mmHg。

(2)睡眠/兴奋：在睡眠期间，PaO_2 可降低至 80mmHg，但是精神兴奋时，PaO_2 可上升至 100mmHg 以上。这种改变是属于正常生理性变化范围的。

(3)体位：当体位由坐位改变为卧位时，其 PaO_2 平均下降 5～10mmHg。随着年龄的增长，其下降幅度增加。可参考以下两个公式。

$$PaO_2 = 103.5 - (0.42 \times 年龄) + 4mmHg(卧位)$$

$$PaO_2 = 104.2 - (0.27 \times 年龄) + 4mmHg(坐位)$$

(4)吸入气氧浓度(FiO_2)：在判读 PaO_2 之前必须先了解吸入的氧气浓度。

$\because FiO_2 \propto$ 肺泡气氧分压(PAO_2) $\propto PaO_2$

一般来说，吸入气氧浓度(%)的5倍约为其 PaO_2 值。可用以下公式表示：

$$PaO_2 \approx FiO_2(\%) \times 5$$

举例1：吸入气氧浓度40%时，其预计 $PaO_2 = 40\% \times 5 \approx 200$mmHg。

举例2：冠心病患者吸入气氧浓度30%时，计算其预计 $PaO_2 = 30\% \times 5 \approx 150$mmHg。但是，如果该患者实际测得的 PaO_2 低于150mmHg，原则上应增加其吸氧浓度，以此来及时预防严重低氧血症的发生。

(5)大气压(PB)：当大气压低时(高原、高空)，如海拔8844m的珠穆朗玛峰，实际上氧浓度并不稀薄(FiO_2 为 0.21)，只是大气压低(PB为253mmHg)而致吸入气道的氧分压(PiO_2)降低。按其公式计算。

$$PiO_2 = (PB-47) \times FiO_2$$

式中，PB为饱和水蒸气分压，FiO_2 为吸入气氧浓度，PiO_2 为吸入气氧分压。

在珠穆朗玛峰：$PiO_2 = (253-47) \times 0.21 = 206 \times 0.21 = 43.26$

$$PAO_2 = PiO_2 - PaCO_2/0.8$$

如果 $PaCO_2$ 为7.5mmHg，按 $PAO_2 = PiO_2 - PaCO_2/0.8$ 公式计算：

$$PAO_2 = 43.26 - (7.5/0.8) = 33.88\text{mmHg}$$

一般来说，PaO_2 永远低于 PAO_2。通常30岁以下的正常人，肺泡气氧分压与动脉血氧分压之差为5～10mmHg，故其 PaO_2 大致为 $33.88-10 = 23.88$mmHg。

相反，当大气压高时(如高压氧舱)，由于大气压增高而使 PaO_2 上升。本书中这些例子说明大气压因素也是影响动脉血氧分压的重要因素之一。

3. 临床意义　PaO_2 是决定血氧饱和度的重要因素。PaO_2 是反映肺呼吸状况的主要指标。PaO_2 是反映氧合状态的重要指标。它也反映肺毛细血管血的摄氧情况。PaO_2 是由 PAO_2 和肺泡-毛细血管表面状态所决定的，与能吸收氧气的血红蛋白量的多少关系不大。

除了上述影响 PaO_2 的主要生理与肺外因素以外，还有以下几个机体因素：①肺通气功能；②肺弥散功能；③静脉血分流入动脉的程度；④通气/血流比值。

(1)肺通气功能：按肺泡通气量公式。

$$\text{肺泡通气量}(V_A)=[\text{潮气量}(V_T)-\text{无效腔量}(V_D)]\times\text{呼吸频率}(f)$$

再按 PAO_2 公式：

$$\text{肺泡气氧分压}(PAO_2)=\text{吸入气氧分压}(PiO_2)-0.863\times(VO_2/V_A)$$

式中，0.863是校正BTPS和STPD。VO_2 代表肺摄氧量。从上述公式可见，肺泡气氧分压由吸入气氧分压、肺泡通气量和肺摄氧量三个因素决定：①吸入气氧分压越高，肺泡气氧分压越高；②肺泡通气量越大，肺泡气氧分压越高；③肺摄氧量越多，肺泡气氧分压越低。

肺泡通气量对肺泡气氧分压的影响(图3-14)显示，肺泡通气量偏低时，肺泡通气量变化对肺泡气氧分压影响十分明显，但是肺泡通气量较大时，它对肺泡气氧分压的影响就很小。

实际测定 PAO_2 比较困难。在临床上，可用以下公式计算：

$$PAO_2 = PiO_2-[PaCO_2/\text{呼吸商}(R)] \quad (1)$$

$$PAO_2 = (PB-PH_2O)\times FiO_2-PaCO_2/R \quad (2)$$

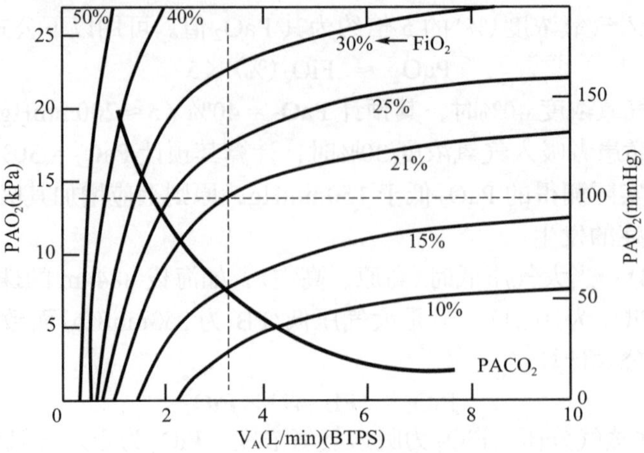

图 3-14 吸入气氧浓度(FiO_2)与肺泡通气量(V_A)、肺泡气氧分压(PAO_2)及肺泡气二氧化碳分压($PACO_2$)之间的关系

BTPS：体温-标准压力-饱和水蒸气

(引自：Miller RD)

公式(2)是从下述公式中修正而得的(R=0.8)：

$$PAO_2 = (PB-PH_2O)\times FiO_2-PaCO_2\times[FiO_2+(1-FiO_2)/R]$$

大致上，$PAO_2 = PiO_2-PaCO_2\times 1/R$。

计算 PAO_2 时，吸入氧浓度小于 0.6 时，R 一般采用 0.8。

此时，将(2)公式可改写为

$$PAO_2 = (PB-PH_2O)\times FiO_2 - PaCO_2\times 1.25 \tag{3}$$

在临床上，也可用 $PaCO_2$ 与 PaO_2 的关系图(图 3-15)来预计出其 PaO_2。此关系图是基于肺泡气体方程式，海平面吸入室内空气 FiO_2 = 0.21 的条件下，$PaCO_2$ 若变化 4mmHg，PaO_2 反方向变化 5mmHg，简称“4-5 规则”，使用起来很方便实用。

举例 1：患者 29 岁，吸入室内空气的条件下，$PaCO_2$ 48mmHg 时，预计其 PaO_2 是多少？

分析：患者 $PaCO_2$ 48mmHg 比正常值(平均 40mmHg)增加 8mmHg，按上述 $PaCO_2$ 与 PaO_2 的关系“4-5 规则”，患者的预计 PaO_2 比正常值(平均 90mmHg)降低 10mmHg。

结论：PaO_2 为 80mmHg。

要记住的是：计算 PAO_2，吸入氧浓度大于或等于 0.6 时，R 一般采用 1.0。此时，公式(2)可改写为

$$PAO_2=[(PB-PH_2O)\times FiO_2(\%)]-PaCO_2 \tag{4}$$

式中，PB 为大气压(760mmHg)；PH_2O 为水蒸气压(47mmHg)；FiO_2 为吸入气氧浓度(%)；$PaCO_2$ 为动脉血 CO_2 分压。

举例 2：在海平面静息状态下，吸入室内空气的患者，$PaCO_2$ 50mmHg 时 其 PAO_2 是多少？

分析：计算 PAO_2 时，吸入氧浓度小于 0.6 时，按公式(3)计算。

$$PAO_2 = (PB - PH_2O)\times FiO_2 - PaCO_2\times 1.25$$

$$PAO_2 = (760-47)\times 0.21 - 50\times 1.25 = 149.73 - 62.5 = 87.23\text{mmHg}$$

举例 3：在海平面静息状态下，吸入 100%纯氧的患者，$PaCO_2$ 40mmHg 时，其 PAO_2 是多少？

分析：计算 PAO_2，吸入氧浓度大于 0.6，此时，按公式(4)计算。

$$PAO_2 = (PB - PH_2O) \times FiO_2 - PaCO_2$$

$$PAO_2 = (760-47) \times 0.21 - 40 = 149.73 - 40 = 109.73mmHg$$

举例 4：大气压 740mmHg 静息状态下，吸入 50%氧的患者，$PaCO_2$ 40mmHg 时，其 PAO_2 是多少?

分析：计算 PAO_2，吸入氧浓度小于 0.6，此时，按公式(3)计算。

$$PAO_2 = (PB - PH_2O) \times FiO_2 - PaCO_2 \times 1.25$$

$$PAO_2 = (740-47) \times 0.5 - 40 \times 1.25 = 346.5 - 50 = 296.5mmHg$$

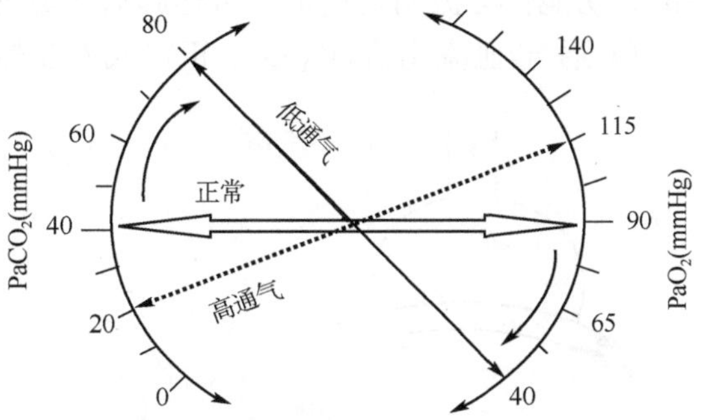

图 3-15　$PaCO_2$ 与 PaO_2 的关系图

按肺泡气方程式，当 $PaCO_2$ 增加 1 倍，即 $PaCO_2$ 增加到 80mmHg 时，PAO_2 将降至 50mmHg。在一般情况下 $P(A-a)O_2$ 的正常值为 5～15mmHg(呼吸房间空气 $FiO_2 = 0.21$)，平均为 10mmHg，也就是说，PaO_2 值比 PAO_2 值大约小 10mmHg，即此时 $PaO_2 = PAO_2$，50mmHg–10mmHg = 40mmHg。在上图中对准 $PaCO_2$ 80mmHg 实心箭头的另一侧箭头指的 PaO_2 40mmHg 就是预计的 PaO_2 的数值(低通气)。在上图中对准 $PaCO_2$ 20mmHg 虚点箭头的另一侧箭头指的 PaO_2 115mmHg 就是预计的 PaO_2 的数值(高通气)。在上图中对准 $PaCO_2$ 40mmHg 空心箭头的另一侧箭头指的 PaO_2 90mmHg 就是预计的 PaO_2 的数值(正常通气)

(引自：Pierson DJ)

(2)肺弥散功能(图 3-16)：CO_2 弥散比 O_2 大约 40 倍，所以 CO_2 几乎不产生弥散障碍。影响弥散功能的主要因素有呼吸膜的厚度、弥散面积、弥散梯度、气体的性质和血液与肺泡接触的时间等。

(3)静脉血分流入动脉的程度：血流分流有两种，一种是解剖学分流，在生理情况下，有一小部分静脉血经支气管静脉和左心室内最小静脉分别流入肺静脉和左心室，进入体循环，这种解剖学分流量占心排血量的 2%～3%。在病理情况下，如自右至左分流的先心病，或支气管扩张症伴支气管血管扩张、肺内动静脉交通支开放等都可以发生解剖学分流增加而引起低氧血症。另一种是功能性分流，主要由于血流经通气不足或完全不通气的部分肺泡时，该处肺泡通气量与血流量的比值明显低于正常，甚至等于 0，即流经该处的血液为未经充分氧合的混合血，流入左心室，这种情况称为功能性分流增加，结果发生类似真性静脉血掺杂，造成低氧血症(图 3-17)。在严重慢性阻塞性肺疾

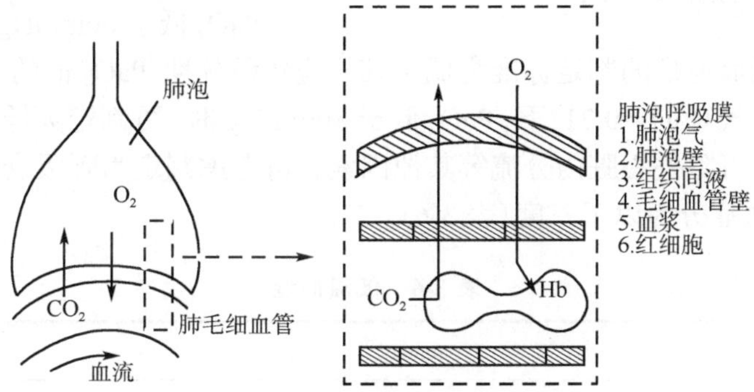

图 3-16　肺泡毛细血管气体弥散示意图

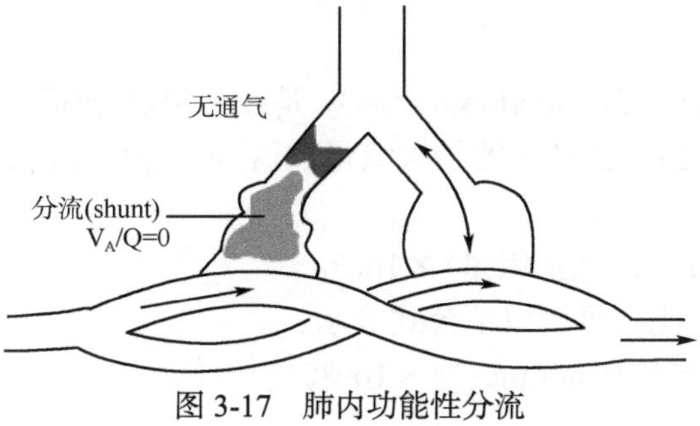

图 3-17　肺内功能性分流

V_A/Q：通气/ 血流

患时，功能性分流明显增加，可达肺血流量的 30%～50%。

(4) 通气/血流比值(V_A/Q)：正常成人在静息状态下，肺泡通气量(V_A)约为 4L/min，肺血流量(Q)约为 5L/min，两者的比值约为 0.8。如果肺通气不足或部分完全不通气，但血流仍正常，使 V_A/Q 显著减少，这种情况类似动-静脉短路(功能性分流)，造成严重肺换气功能障碍而导致低氧血症。反之，肺血管栓塞或肺血管收缩等使肺血流阻塞或减少，但肺通气正常时，V_A/Q 显著大于正常，这种情况称为肺泡无效腔增大，称为无效腔样通气，也造成严重肺换气功能障碍而引起低氧血症。可见，无论 V_A/Q 比值下降或增大，都会妨碍肺换气，是导致机体缺氧的重要原因之一(图 3-18)。

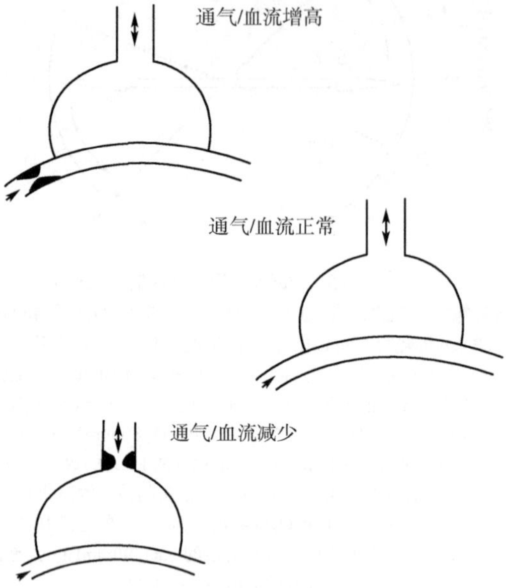

图 3-18　肺泡通气与血流关系的模式图
(引自：Poberts F)

一般认为动脉血氧分压的降低程度可作为低氧血症的分级依据，PaO_2 低于 60mmHg(8.0kPa)时引起组织缺氧。高龄者低氧血症的判定标准为低于其相应年龄预期 PaO_2 值的 15mmHg(2kPa)。通常在吸入室内空气(FiO_2=0.21)下，PaO_2 低于 80mmHg 时，可判定为低氧血症，如果 PaO_2 低于 60mmHg，并可除外心脏内分流等其他因素，可考虑判定为呼吸衰竭。临床上常根据 PaO_2 高低将低氧血症分为以下三度(表 3-6)。

表 3-6　低氧血症

分度	mmHg	kPa
轻度	79～60	10.5～8.0
中度	59～40	7.86～5.33
重度	＜40	＜5.33

(二) 动脉血氧饱和度

1. 概念　动脉血氧饱和度(oxygen saturation of hemoglobin，SaO_2)是在一定氧分压下，动脉血中血红蛋白实际结合的氧含量占血红蛋白能够结合的最大氧量(氧容量)的百分比，即血红蛋白含氧分数。以公式表示：

$$SaO_2 = (\text{Hb 实际携氧量} / \text{Hb 最大携氧量}) \times 100\%$$

实际上，SaO_2 是动脉血氧含量与氧容量之比，可用以下公式表示：

$$SaO_2 = [\text{氧含量}(CaO_2) / \text{氧容量}(CaO_2max)] \times 100\%$$

其正常值为 95%～99%。SaO_2 主要取决于动脉血氧分压。实测 SaO_2 即为血气分析实际测定的 PaO_2 和氧合血红蛋白解离曲线上某个位置的函数。SaO_2 主要受氧解离曲线偏移的影响。

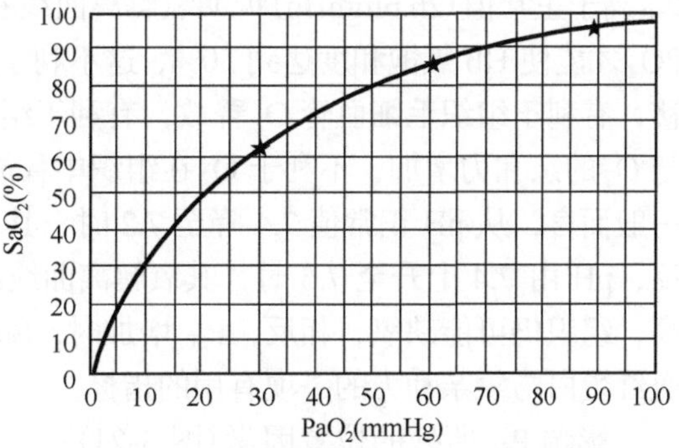

图 3-19　氧解离曲线的 3、6、9 规则

（引自：Popovich DM，et al）

2. 氧解离曲线　SaO_2 与 PaO_2 的关系可用氧合血红蛋白解离曲线表示，两者并非是直线关系，而是呈“S”形曲线关系，此即为氧解离曲线（血红蛋白氧离解曲线）（oxygen dissociation curve，ODC）（图 3-19）。这种氧解离曲线可分为平坦段（PaO_2 60～100mmHg）和陡直段（PaO_2 40～60mmHg）两部分。曲线平坦段：只要 PaO_2 大于 60mmHg，SaO_2 即可达到 90%以上，这样有利于肺内血红蛋白与氧结合。处于此平坦段范围内即使 PaO_2 下降，但 SaO_2 随 PaO_2 的变化较小。在曲线的陡部（PaO_2 40～60mmHg）：PaO_2 稍有下降，SaO_2 即可有较大幅度的下降，有利于氧在组织中释出，以满足组织细胞对氧的需要。在曲线的最陡部（PaO_2 15～40mmHg）：PaO_2 下降很小，SaO_2 也降低显著。机体剧烈活动时，对需氧明显增加而促进较多的氧从 HbO_2 中解离以供活动组织的需要，该段代表氧的储备。

关于氧解离曲线应记住以下三个要点：

（1）氧解离曲线的 3、6、9 规则（见图 3-19），即 PaO_2 30mmHg（4.0kPa）时 SaO_2 为 60%，PaO_2 60mmHg（8.0kPa）时 SaO_2 为 90%。

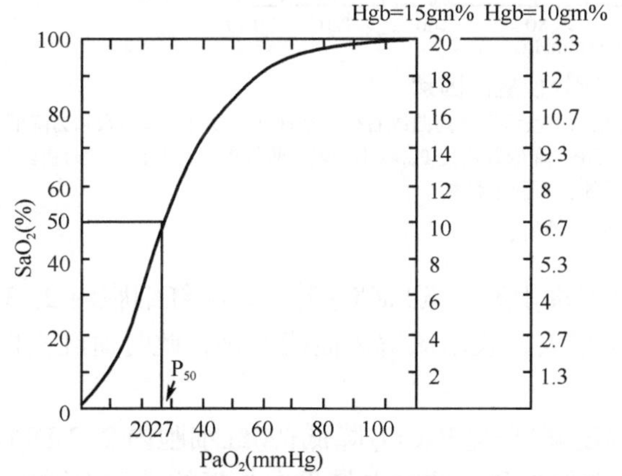

图 3-20　氧解离曲线

氧解离曲线显示 SaO_2 和 PaO_2 对两种不同血红蛋白（Hgb）数值的氧含量。P_{50} 是血红蛋白被 50%氧饱和的 PaO_2，其正常值是 27mmHg

（2）PaO_2 在 60mmHg（8.0kPa）以下时，氧解离曲线处于陡直段，PaO_2 的轻度下降即可引起 SaO_2 的大幅度减少，即 SaO_2 的急减特点。

（3）把 PaO_2 增高到 100mmHg（13.3kPa）以上并非有益。如果吸入气的 O_2 浓度很高，PaO_2 也能上升至数百 mmHg，但是在 PaO_2 为 100mmHg（13.3kPa）时，已有 97.5%的血红蛋白与氧结合，因此 PaO_2 上升至 100mmHg（13.3kPa）以上时，也不能再提高其 SaO_2，而是可能增加高浓度氧气对机体的有害作用。通常，当 PaO_2 大于 85mmHg（11.3kPa）即 SaO_2 为 96.5%时，增加 PaO_2 未见对 SaO_2 有明显影响（图 3-20）。

（三）P_{50}

P_{50}（半饱和氧分压，P fifty）是血氧饱和度 50%时的 PaO_2。在体温 37℃、血 pH 7.4、$PaCO_2$ 40mmHg（5.33kPa）、BE 为 0 的条件下，P_{50} 为 26.6mmHg（3.54kPa）。P_{50} 正好处于其曲线的陡直部分，可表示氧解离曲线的位置改变，可反映血液输送 O_2 的能力和血红蛋白对氧的亲和力。

P_{50}高于正常值(26.6mmHg)说明氧解离曲线右移，表示 Hb 对 O_2 的亲和力降低，需要更高的 PO_2 才能使 Hb 氧饱和度达到 50%，这不利于肺毛细血管血液的氧，但另一方面氧解离曲线右移，有利于组织毛细血管 O_2 释放，有利于组织利用 O_2 及增加组织供氧；反之左移，说明 Hb 与 O_2 的亲和力增加，不利于 O_2 在组织中释放，向组织细胞供氧减少，而利于氧在肺中摄取。一般而言，从 pH 正常值 7.4 降至 7.2 时，其氧解离曲线的位置改变为约向右移 15%，与此相反，pH 由 7.4 上升至 7.6 时，其氧解离曲线的位置相应地向左移。若 P_{50} 太低，即使 SaO_2 很高，组织仍可能缺氧，相反，P_{50} 增加时，SaO_2 虽然降低，但组织并无明显缺氧。P_{50} 是检测血红蛋白与氧亲和力的一项有用的指标。

影响 P_{50} 所处的位置因素(图 3-21)：

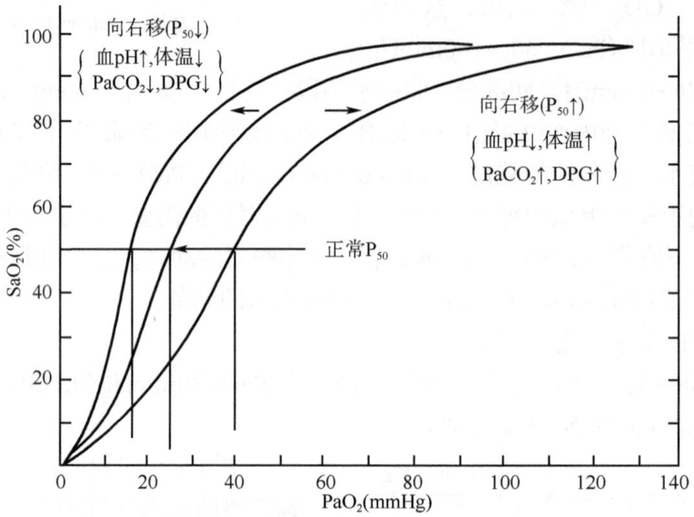

图 3-21 影响 P_{50} 所处位置的因素

血 pH 降低，体温上升，$PaCO_2$ 升高，2，3-DPG 增加等均使 P_{50} 增大，表示氧解离曲线右移，此时血红蛋白和氧的亲和力降低，有利于释氧。相反，血 pH 升高，体温降低，$PaCO_2$ 减少，2，3-DPG 降低等均使 P_{50} 减小，表示氧解离曲线左移，此时血红蛋白和氧的亲和力增加，不利于释氧

(引自：Ihsan A)

(1) P_{50} 增大的因素：①血液 pH 降低；②温度上升；③$PaCO_2$ 升高；④红细胞内 2，3-二磷酸甘油酸(2，3-DPG)含量增高等均使 P_{50} 增大，表示氧解离曲线右移，此时血红蛋白和氧的亲和力降低。

(2) P_{50} 减小的因素：①血液 pH 升高；②温度降低；③$PaCO_2$ 降低；④红细胞内 2，3-DPG 含量减少等因素，均使 P_{50} 减小，表示氧解离曲线左移，此时血红蛋白与氧的亲和力增大。

(四) 脉搏血氧饱和度仪

脉搏血氧饱和度仪(脉氧仪，pulse oxymeter)是一种无创监测动脉血氧饱和度(SaO_2)的方法。脉氧仪主要用于重症监护(ICU、CCU 等)、麻醉手术、使用呼吸机治疗及术后早期的血氧饱和度监测等。脉搏血氧饱和度具有无创性、无需定标、使用简便、可连续监测血氧饱和度和容易携带等许多优点。

1. 主要原理 脉搏血氧饱和度仪包括光电感受器、微处理机和显示器等三个部分。

其依据光电比色原理，利用不同组织吸收光线的波长差异设计而成。氧合血红蛋白吸收可见红光(波长 660nm)，还原血红蛋白吸收红外线(波长 940nm)(图 3-22)，一定量的光线传到分光光度计探头，随着动脉搏动吸收不同光量，光线通过组织后转变为电信号，传至脉搏血氧饱和度仪，经放大及微机处理后将光强度数据换算成氧饱和度百分比值。在显示屏上可直接读到测试者的脉搏血氧饱和度(SpO_2)和脉搏数，并观察到其脉搏波形。

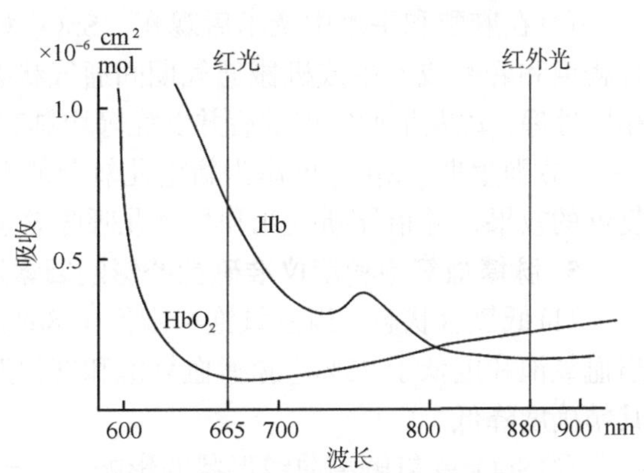

图 3-22　氧合血红蛋白和还原血红蛋白在红光和红外光区吸收光谱特性

（引自：Leung A）

2. 脉搏血氧饱和度的正常值与准确性　SaO_2 值在 71%～95%的范围内，其 SpO_2 基本上能反映 PaO_2 的变化(图 3-23)。呼吸空气时正常青壮年 SpO_2 的值为 95%～98%。新生儿为 91%～94%。脉搏血氧饱和度仪监测的准确率为 80%～100%。多数学者研究证实，当 SpO_2 在 70%～100%的范围内，与 SaO_2 比较其准确性只差 2%～3%。与动脉血气分析 SaO_2 有相关性(r 值为 0.84～0.99)。一般认为 SpO_2 正常值应不低于 94%，在 94%以下为供氧不足。通常，若 SpO_2 低于 90%，表示低氧血症。

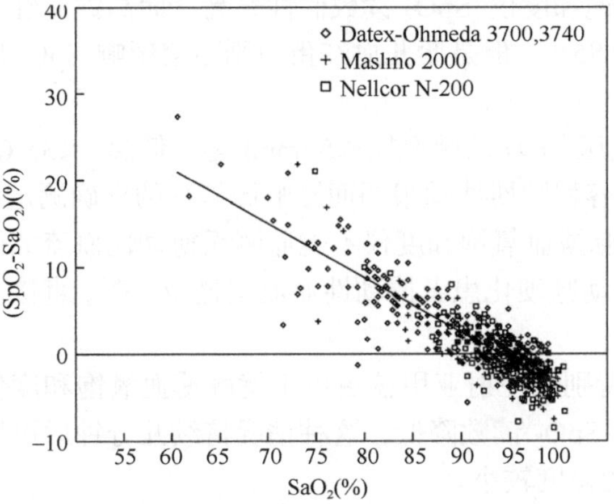

图 3-23　脉搏血氧饱和度仪的乖离率功能(bias function)

(SpO_2-SaO_2)%：(脉搏血氧饱和度-动脉血氧饱和度)%；SaO_2：动脉血氧饱和度；图右上角是 3 种脉氧仪的型号(即 Datex-Ohmeda 3700，3740；Masimo 2000；Nellcor N-200)

（引自：Gerstmann D，et al）

SaO_2 在 71%～95%的范围内，其 SpO_2 基本上能反映 PaO_2 的变化情况。临床上 SpO_2 在此范围内时，用测到的 SpO_2 值减去 30 后的数据大致与实际 PaO_2 相等，可间接评估其 PaO_2 的值。

举例：测得的 SpO_2 为 90%时，大致预计 PaO_2 是多少？

预计：PaO_2(mmHg) = SpO_2−30 = 90−30 = 60mmHg。

不过 SaO_2＜70%时，SpO_2 的可靠性下降。

3. 方法　将不同规格和形状的传感器，固定在毛细血管搏动部位(手指或趾端探头、耳垂探头、鼻探头)，开机数秒钟即可数字显示脉率及 SpO_2。脉搏及搏动幅度以数字与声波的形成显示，并有上下限报警性能。

4. 脉搏血氧饱和度仪的临床应用

(1)在重症监护室(ICU)：连续(连续读数)追踪监测 SpO_2 和脉率最有用，可及时评估因氧合障碍而发生的低氧血症，并可采取正确措施进行合理给氧和合理选择合适的机械通气治疗，并可避免频繁多次采取动脉血。不过，脉搏血氧饱和度仪出现 SpO_2 读数低于预计值时，也提醒注意监测动脉血气的必要性。

(2) 在麻醉和手术中及术后观察：SpO_2 对手术前呼吸功能的评估、监测无通气期的氧合程度和麻醉或术中或机械通气期间通气状态及术后观察、评估早期低氧血症和及时进行相应处理，以及早期发现术后并发症等均具有重要意义。

(3) 围生期：SpO_2 可作为新生儿氧合的有用指标，可正确评估新生儿气道处理和呼吸复苏的效果，并指导新生儿和早产儿呼吸窘迫综合征治疗时氧气治疗的合理性。

5. 脉搏血氧饱和度仪准确性的影响因素及其局限性

(1) 低氧合状态：当血氧饱和度低于 80%时，脉搏血氧饱和度仪的准确性进一步降低。当血氧饱和度低于 75%，脉搏血氧饱和度仪监测的 SpO_2 与 SaO_2 的偏差较大(5%～12%)，其精确度降低。

(2) SpO_2 受氧解离曲线形状的影响，处于相对平坦部位，特别是在 PaO_2 100mmHg 以上，即使 PaO_2 由 180mmHg(吸氧)下降到 100mmHg，SpO_2 仍下降很小，甚至觉察不到。

(3) 贫血：尽管脉搏血氧饱和度仪在相当范围内对 SpO_2 的测定值结果都很可靠，但重度贫血(血红蛋白浓度＜5g/dl)时，SpO_2 的准确性下降。

(4) 异常血红蛋白血症(dyshemoglobinemia)：脉搏血氧饱和度仪只能测定氧化血红蛋白和脱氧血红蛋白波长的光线，对碳氧血红蛋白(COHb)和高铁血红蛋白(MetHb)能够导致严重的错误。碳氧血红蛋白可使脉搏血氧饱和度仪 SpO_2 读数假性升高。而高铁血红蛋白则使脉搏血氧饱和度仪的测量值总是接近 85%。但是胎儿血红蛋白则不会影响 SpO_2 值的监测结果。

(5) 血流动力学状态：组织低灌注、低血压(平均动脉血压＜50mmHg)、低温(＜35℃)或使用血管收缩药等情况下血管收缩，导致容积脉搏搏动很弱而影响脉氧仪的准确测定。这种情况下，耳探头的效果优于肢端探头。脉搏血氧饱和度仪不能监测无搏动性血流如体外循环或心搏骤停或无脉搏患者等的 SpO_2。动脉硬化患者搏动性血流明显减少时，直接影响 SpO_2 的测定结果。

(6) 静脉内有色染料：血管内的染料，特别是注射亚甲蓝后可干扰脉搏血氧饱和度仪的准确性，使人误认为还原血红蛋白增加而 SpO_2 读数降低，这种情况持续几分钟后可恢复正常。吲哚花青绿使 SpO_2 出现假性下降的幅度较小。

(7) 指甲油：也可影响脉搏血氧饱和度仪的准确性。指甲油对 SpO_2 的影响多依赖于其颜色，蓝色、绿色和黑色指甲油可增加 660nm 波长的光，故 SpO_2 读数降低。红色和紫色指甲油一般不会影响 SpO_2 的读数。为了防止指甲油的干扰，此时用手指探头夹住患者手指的两侧即可，或在检测之前，将指甲油去掉。

(8) 活动伪差：患者肢体运动、躯体颤抖、振荡、癫痫发作、震颤或手指抖动等均可影响脉搏血氧饱和度仪的准确测定。

(9) 周围光线过强：荧光、氙外科手术灯、太阳光线过强等也可影响 SpO_2 的可信度。

(五) 动脉血氧含量

1. 概念 动脉血氧含量(oxygen content in arterial blood，CaO_2)是指动脉血内血红蛋白结合的氧量与物理溶解的氧量总和。通常是指 100ml 动脉血中实际所含和携带的氧量的总和，CaO_2 能直接反映动脉血中氧分子总数，包括结合和未结合的血红蛋白。与 PaO_2、SaO_2 等两个变量相比，CaO_2 依赖于血红蛋白含量，并与之直接相关。CaO_2 代表血液携带氧的

能力，能直接测量或从氧含量公式计算，其计算公式为

$$CaO_2 = 1.34 \times Hb(g/dl) \times SpO_2(\%) + 0.003 \times PaO_2(mmHg)$$

正常 CaO_2 为 19～20ml/dl。CaO_2 受血红蛋白量和 SpO_2 及 PaO_2 影响。1.34 为 1g 血红蛋白在 100%氧饱和时所能结合的氧量。0.003 为在 1mmHg 氧分压下，每 100ml 血液中物理溶解方式存在的氧量。

2. 血红蛋白的分子结构和功能　红细胞的主要成分是血红蛋白，约占细胞重量的 34%。一个血红蛋白分子由一个珠蛋白分子(globin)结合四分子的血红素(heme)构成。珠蛋白又由四个多肽键亚基构成，这种多肽键含有两对亚基，一对为 α 链，另一对为 β 链。α 链具有 141 个氨基酸，β 链是含有 146 个氨基酸的直链，这四个亚基蜷曲成四聚体的立体构型。血红素则附于血红蛋白表面的每一个多肽键的裂隙中，容许氧分子进入其中与血红素的 Fe^{2+}结合而“氧合”，但在低氧状态下，氧合血红蛋白迅速解离而放出氧(“氧离”)，以达到运输氧的目的。Hb 的四个单位之间和亚单位内部由盐键连接。Hb 与 O_2 的结合或解离将影响盐键的断裂或形成，使 Hb 四级结构的构型发生改变，Hb 与 O_2 的亲和力也随之改变，这是 Hb 氧解离曲线呈“S”形和波尔效应的基础。氧和 Hb 结合时，使 HbO_2 疏松结合，称为松弛型(relaxed binding structure form，R form)，即 R 型，即每分子 Hb 有四个 Fe^{2+} 原子，每个 Fe^{2+} 能以其配位键与一分子 O_2 发生可逆结合，盐键断裂，并且将 2, 3-二磷酸甘油酸(2, 3-DPG)分子驱除，这种构型使 O_2 和 Hb 的结合表现为协同作用。结合后铁原子价无改变，因此非氧化而为氧合。脱氧 Hb 中各亚基间存在 8 个盐键，使 Hb 分子呈紧密型(tight binding structure form，T form)，即 T 型，2, 3-DPG 与血红蛋白β链形成盐键并促使 Hb 变成 T 型。R 型对氧的亲和力比 T 型大约 500 倍(图 3-24)。

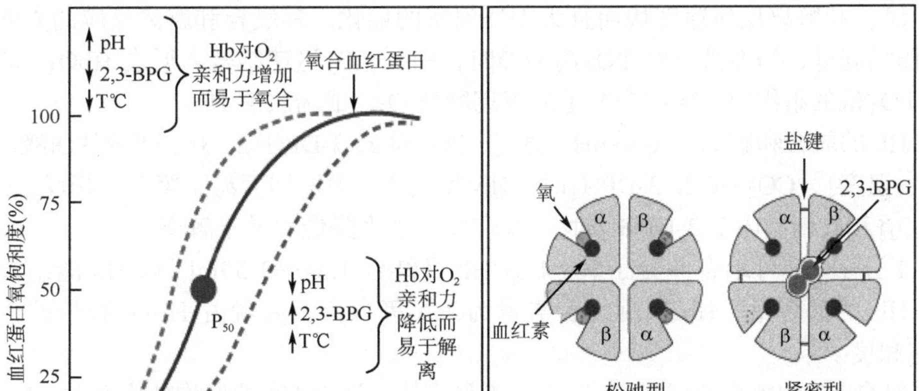

图 3-24　血红蛋白在氧合和去氧时的化学构型变化(右图)与影响氧解离曲线的因素(左图)

T：温度；2, 3-DPG：2, 3-二磷酸甘油酸。Hb 氧合时，2, 3-DPG 被驱除，Hb 对氧的亲和力增加；Hb 脱氧时，2, 3-DPG 与 Hb β 链形成盐键，Hb 对氧亲和力降低并促使 Hb 变成 T 型。当 pH 降低、温度升高、2, 3-DPG 增加时，氧解离曲线右移(Hb 和氧亲和力降低而易于解离)；相反，当 pH 增加、温度降低、2, 3-DPG 减少时，氧解离曲线左移(Hb 和氧亲和力增加而易于氧合)

(引自：Fauci AS，et al)

α 亚基在结构上存在宽的空隙，容许氧分子进入与 Fe^{2+} 结合，而 β 亚基则不能。α 亚

基同 O_2 结合后造成血红蛋白分子立体构型的变化，促使 β 亚基能同 O_2 结合。不仅如此，当一对 α、β 亚基同 O_2 结合后，其构型发生变化，并随之发生功能变化，称“变构效应”(allosteric effect)。“变构效应”是生物体内调节高分子功能的极为普遍的方式。Hb 含四个 Fe^{2+}，当前三个 Fe^{2+} 与 O_2 结合后，促使第四个 Fe^{2+} 同 O_2 的亲和力增加 125 倍，这就说明 Hb 分子的四个 Fe^{2+} 对 O_2 的亲和力决定于它们已经结合了多少氧，即结合的氧越多，对氧的亲和力越大。氨基酸残基按照通常习惯从氨基末端开始编号。若照此编号则一般认为在 α 链的 87 号与 β 链 92 号的组氨酸分子，此异吡唑(imidazole)环的 N 与血红素的 Fe^{2+} 结合。SaO_2 和 Hb 浓度决定血中 O_2 总量。

Hb 只有在血红素与珠蛋白结合时，才能保持其运氧能力。一个 Fe^{2+} 结合一个氧。每个血红蛋白分子含四个 Fe^{2+}，可同四个氧分子发生可逆结合，所以 1 摩尔质量的 Hb 能结合 4 摩尔质量的氧。Hb 的相对分子质量为 64 000～67 000。可见，Hb 的主要功能是携带 O_2。如果 Hb 的量或质发生异常，如严重贫血、CO 中毒或亚硝酸盐中毒等，可引起 SaO_2 降低、CaO_2 明显降低而致严重组织缺氧。此外，CO_2 与 Hb 分子中珠蛋白的四个末端 α-氨基结合形成氨基甲酸血红蛋白，在血液中对 CO_2 运输起着重要作用。另外 Hb 中的组氨酸咪唑环还有缓冲作用等。

3. 血红蛋白与氧结合的特点

(1) Hb 与氧结合是氧合，而不是氧化。Hb 中的 Fe^{2+} 与氧结合是可逆性结合，并且与氧结合后仍是二价铁原子，故这种反应是氧合。Hb 只有在血红素与珠蛋白结合时才能保持运输氧的能力。在病理状态下，亚铁血红素氧化成正铁血红素时，二价铁被氧化为三价铁，后者属于氧化。

(2) 氧合和解离反应速度快而且无需任何酶的催化。其氧合和解离反应的方向取决于其氧分压的高低，当血液流经 PO_2 高的肺时，Hb 与 O_2 迅速结合，形成 HbO_2；相反，血液流经 PO_2 低的组织时，Hb 与 O_2 迅速解离释放 O_2，成为去氧 Hb。

(3) Hb 的氧合和解离主要受 pH、温度、CO_2 和 2，3-DPG(2，3-二磷酸甘油酸)的影响。当 pH↑、温度↓、CO_2↓和 2, 3-DPG↓时，Hb 和氧亲和力增加而易于氧合，相反，pH↓、温度↑、CO_2↑和红细胞内 2, 3-DPG ↑时，Hb 和氧亲和力降低而易于解离。

(4) 1 分子 Hb 可结合 4 分子氧。1 克 Hb 可结合 1.34～1.39ml 氧。Hb 能结合的最大氧量为 Hb 的氧容量；Hb 实际结合氧量为 Hb 氧含量。后者占 Hb 氧容量的百分数为 Hb 氧饱和度。

(5) 氧合 Hb 的解离曲线呈“S”形，不呈直线，这与 Hb 的变构效应有关。Hb 与氧结合时由 T 型变为 R 型。R 型对氧的亲和力比 T 型大 500 倍。Hb 分子含 4 个 Fe^{2+}，当前 3 个 Fe^{2+} 与 O_2 结合后，促使第 4 个 Fe^{2+} 同 O_2 的亲和力增加 125 倍，即结合的 O_2 愈多对 O_2 的亲和力愈大(图 3-25)，因此 Hb 氧饱和度和 PO_2 的关系不是直线关系，而是一条特殊的“S”形曲线，而 Hb 与氧解离时，则与此相反。氧解离曲线呈“S”形特点对于血液运输 O_2 的功能具有重要生理意义。

(6) Hb 内 Fe^{2+} 与 O_2 结合时，由于 Hb 分子构型发生改变，同时有 H^+ 释放，所以 HbO_2 的酸性较脱氧 Hb 为强。当[H^+]增加时，将妨碍这种构型变化，降低 Hb 对 O_2 的亲和力，使 HbO_2 趋于解离，这与波尔效应有关。

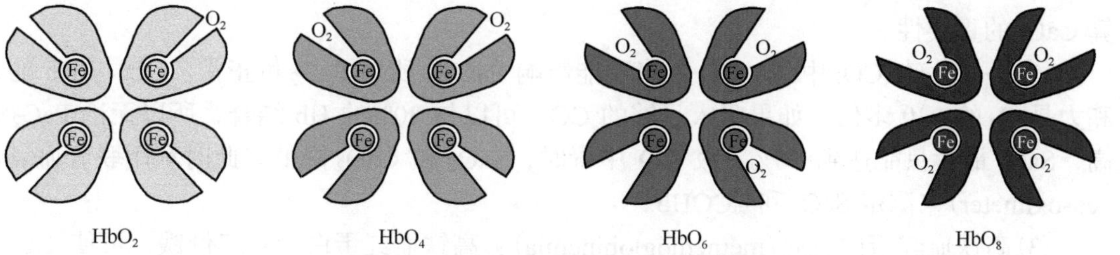

图 3-25　血红蛋白与氧结合呈协同效应

1 个亚单位与 O_2 结合后，由于变构效应，其他 3 个亚单位更易于与 O_2 结合；反之，当 HbO_2 的 1 个亚单位释出 O_2 后，其他亚单位更易释放 O_2

4. 初步评估组织供氧状态　组织供氧的多少通常取决于：①CaO_2；②氧解离曲线有无偏移；③微循环状态等因素。

临床案例：患者男，59 岁，肝性昏迷已 2 天，查血气表明，PaO_2 90mmHg，PvO_2(混合静脉血氧分压）30mmHg，SaO_2 96.2%，$PaCO_2$ 28mmHg，pH 7.73，HCO_3^- 22mmol/L。检查 Hb 8g/dl。

(1) 提问：怎样评估组织血氧状态？该患者动脉血氧含量?该患者是否有低氧血症或缺氧？该患者的酸碱状态？该患者的氧解离曲线的偏移?右移或左移？如果合并心功能不全，组织血氧状态又是如何？

(2) 临床分析（答案）：先计算该患者动脉血氧含量，按其公式。

$$CaO_2 = (1.34 \times Hb \times SaO_2) + (PaO_2 \times 0.0031)$$

$$CaO_2 = (1.34 \times 8 \times 0.962) + (90 \times 0.0031) = 10.6ml/dl$$

该患者的 CaO_2=10.6ml/dl＜16ml/dl。尽管该患者 PaO_2 和 SaO_2 均正常，但因有严重贫血，CaO_2 必然降低，导致组织供氧减少。这说明在评估组织供氧时，计算 CaO_2 的重要性。

该患者的 PaO_2 为 90mmHg，考虑年龄因素其 PaO_2 也属于正常范围。按 PaO_2 与年龄关系的公式计算：$PaO_2 = 109-0.43 \times 59 \pm 4 = 83.6 \pm 4 = 79.6 \sim 87.6$mmHg。所以该患者不属于低氧血症。该患者的 PvO_2 为 30mmHg，低于 35mmHg，所以可考虑组织缺氧。

该患者动脉血 pH 为 7.73＞7.45，$PaCO_2$ 为 28mmHg＜40mmHg 提示呼吸性碱中毒。根据 $PaCO_2$ 和 pH 相应变化原理（即 $PaCO_2$ 每改变 10mmHg 时，pH 改变 0.08 则为急性呼吸性酸碱紊乱，而 pH 只改变 0.03 则为慢性呼吸性酸碱失衡）来评估其急慢性。该患者 $PaCO_2$ 改变 12mmHg（40–28 =12），其 pH 改变了 0.32（7.72–7.40 = 0.32），也就是说，其 pH 改变值为 0.32＞0.096［(12×0.08)/10］，则提示该患为急性呼吸性碱中毒。

该患者的 PCO_2 降低（28mmHg＜40mmHg）并呈碱中毒（7.73＞7.45）状态，所以其氧解离曲线向左移，因为 Hb 与氧的亲和力增强，而影响血液在组织细胞中释放氧气，导致组织细胞进一步缺氧，加重组织代谢障碍。

氧供（DO_2）大小受心排血量的影响。如果合并心功能不全时，势必 DO_2 减少，而引起血液携带氧输送到机体组织的数量减少，更加重组织缺氧（下述）。另外，DO_2 也可定量反映外周组织供氧的速度。

5. 临床意义　临床上，CaO_2 在有些方面比 PaO_2、SaO_2 更有意义。

(1) 贫血状态：通常 PaO_2 和 SaO_2 均可正常，但 CaO_2 降低，主要因为 Hb 含量减少而影响其与氧结合使 CaO_2 减少，结果组织无充足氧气利用。这说明在评估组织供氧时，计

算 CaO_2 的重要性。

(2)一氧化碳(CO)中毒：CO 本身不能影响 PaO_2，所以 PaO_2 可正常。CO 与 Hb 的亲和力是 O_2 的 230 多倍。如果吸入足够的 CO，可以与 30%的 Hb 结合，所以无论 PaO_2 多高，SaO_2 最大只能达到 70%，故 CO 中毒时，SaO_2 和 CaO_2 降低。此时利用联合血氧计(co-oximeter)来测定 SaO_2 和%COHb。

(3)高铁血红蛋白血症(methemoglobinemia)：高铁血红蛋白含有三价铁，可使 Hb 不能结合氧，所以只能减低 SaO_2 和 CaO_2，而 PaO_2 正常。此时通过联合血氧计来测定 SaO_2 和高铁血红蛋白。

(4)动脉血氧含量(CaO_2)与静脉血氧含量(CvO_2)之差为组织的摄氧量，以此来估计周围组织的循环情况及组织代谢情况。其正常值约为 5ml/dl。

(5)氧供(氧输送量)是反映机体向组织提供氧能力的敏感指标，DO_2 是指单位时间内由心脏循环向外周组织输送的氧量，主要由心排血量(CO)和 CaO_2 所决定。其计算公式为

$$DO_2 = CO \times CaO_2 \times 10$$

上式中 CO 为心排血量(L/min)；CaO_2 为动脉血氧含量(ml/dl)；10 为矫正 CO 与 CaO_2 单位之间差别的系数，因为 10dl = 1L；DO_2 的正常值为 1000ml / min(700～1400ml/L)。其中 CaO_2 的公式为

$$CaO_2 = PaO_2 \times 0.0031 + Hb \times SaO_2 \times 1.34$$

若忽略 $PaO_2 \times 0.0031$，其公式简化为：$CaO_2 = Hb \times SaO_2 \times 1.34$。

CaO_2 为动脉血氧含量(ml/dl)；Hb 为血红蛋白含量(mg/dl)；SaO_2 为动脉血氧饱和度；0.0031 为氧气的溶解系数；1.34 为每克 Hb 充分氧合时所结合的 O_2 毫升数。

所以，简化的 DO_2 公式可写为：$DO_2 = CO \times Hb \times SaO_2 \times 1.34$。

(6)测定肺动脉和心脏各腔内血氧含量及动、静脉血氧含量的心导管检查对诊断由左向右分流的先天性心脏病具有重要意义。

(7)利用氧含量的 Fick 氧公式可计算心输出量(Qt)：

$$Qt = VO_2/(CaO_2 - CvO_2) \times 10$$

其中 VO_2 为肺氧消耗量(ml/min)，CaO_2、CvO_2 分别为动脉血、混合静脉血的氧含量(ml/dl)。

VO_2 等于吸入气氧含量与呼出气氧含量之差，可通过监测吸入气与呼出气之间的氧含量差异计算得出；CaO_2 是动脉血氧含量，需要动脉穿刺性血气分析；CvO_2 是混合静脉血的氧含量，需要放置右心导管测定。

正常成人按 Fick 公式计算其心排血量时，若 VO_2 为 250ml/min，CaO_2 为 20ml/dl，混合静脉血的氧含量(CvO_2)为 15ml/dl，则可得 Qt 为 5L/min，即成人的 Qt 平均值为 5L/min。

(8)通过测定 CaO_2 与 CvO_2 亦可计算肺内分流率(Qs/Qt)：Qs/Qt 的正常值为 3%～5%。通常，功能性肺内分流一般通过增加吸氧浓度可以很快得到纠正。但是真性肺内分流即使吸入纯氧也难以或不能纠正。

通过测定 CaO_2 与 CvO_2 亦可计算 Qs/Qt：

$$\frac{Qs}{Qt} = \frac{CC'O_2 - CaO_2}{(CC'O_2 - CaO_2) + (CaO_2 - CvO_2)} \tag{1}$$

$CC'O_2$为肺泡终末毛细血管血氧含量；CaO_2为动脉血氧含量；CvO_2为混合静脉血氧含量。

CaO_2与CvO_2之差正常约为5ml/dl，则

$$\frac{Qs}{Qt}=\frac{CC'O_2-CaO_2}{CC'O_2-CaO_2+5}$$

$CC'O_2$和CaO_2都含有Hb结合的氧和溶解的氧。如果PaO_2很高，则SaO_2能看作100%，肺泡终末毛细血管的SaO_2当然也是100%。也就是在两者（$CC'O_2$，CaO_2）之间，Hb结合的O_2量相等。因此，两者的差只是溶解的氧之差。

$$CC'O_2-CaO_2=0.0031\ (PAO_2-PaO_2)$$

$$\frac{Qs}{Qt}=\frac{0.0031(PAO_2-PaO_2)}{5+0.0031(PAO_2-PaO_2)} \qquad (2)$$

故用PAO_2和PaO_2亦能算出肺分流率。

二、评估肺换气功能

PaO_2是判断有无低氧血症及其程度的重要指标，可是单纯用PaO_2不能鉴别其低氧血症是由肺换气功能障碍，或是因肺外疾病引起的低肺泡通气（alveolar hypoventilation）所致。在临床上，用PaO_2水平来确定低氧血症，再用肺泡–动脉血氧分压差[alveolar-to-arterial oxygen difference，$P(A\text{-}a)O_2$，或A-aDO_2]来评估肺换气功能和分流异常。此外，还可用$P(A\text{-}a)O_2$来进行低氧血症类型（type of hypoxemia）的鉴别诊断，以及监测其病情和治疗效果。$P(A\text{-}a)O_2$是反映肺换气功能的重要指标。此外，还有氧合指数（PaO_2/FiO_2）。

（一）使用肺泡–动脉血氧分压差

肺泡–动脉血氧分压差是指肺泡气氧分压与动脉血氧分压之差，也称肺泡气–动脉血氧差。其计算公式为

$$P(A\text{-}a)O_2=PAO_2-PaO_2$$

$$PAO_2=FiO_2\ (PB-PH_2O)-PaCO_2/R$$

式中，FiO_2为吸入气氧浓度，PB为大气压，PH_2O为水蒸气压=47mm H_2O，R为呼吸商=0.8。

$$P(A\text{-}a)O_2=PiO_2-PaCO_2\times1.25-PaO_2 \qquad (1)$$

在室内空气条件下，PiO_2为

$$PiO_2=(PB-47)\times FiO_2=(760-47)\times0.21=150mmHg$$

故，将(1)改写为

$$P(A\text{-}a)O_2=150-PaCO_2\times1.25-PaO_2 \qquad (2)$$

在海平面静息状态的正常成人FiO_2=0.21的条件下，若大气压为760mmHg，大气氧分压为160mmHg，气管氧分压为150mmHg，肺泡气氧分压为102mmHg，动脉血氧分压为94mmHg，肺泡气氧分压与动脉血氧分压之差[$P(A\text{-}a)O_2$]的正常值为5～15mmHg（图3-26）。

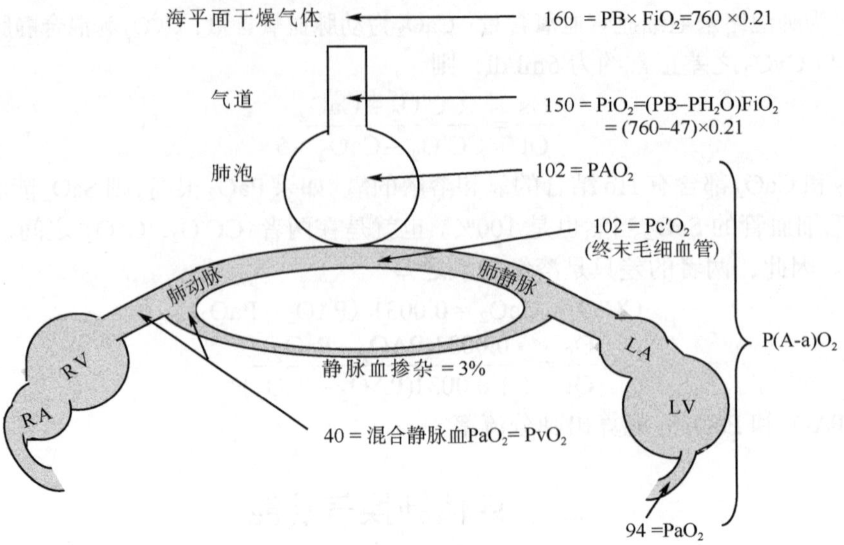

图 3-26 从大气到血液 PaO_2 的变化和肺泡–动脉血氧分压差

RA：右心房；RV：右心室；LA：左心房；LV：左心室

（引自：Martin L）（编者稍加修改）

1. 影响 $P(A\text{-}a)O_2$ 的生理因素

(1)年龄：$P(A\text{-}a)O_2$ 的正常值，正常青年人平均为 8mmHg，通常 30 岁以下时为 5～15mmHg，吸入空气（$FiO_2 = 0.21$）时一般不超过 20mmHg。在 60～80 岁时，可达到 25mmHg，但通常不超过 30mmHg（4.0kPa）。随着年龄增长，其 $P(A\text{-}a)O_2$ 呈线性上升。其 $P(A\text{-}a)O_2$ 与年龄的关系，可用以下公式计算其预计值。

$$P(A\text{-}a)O_2 < 年龄/4 + 4 \tag{3}$$

随年龄的增加，其对 $P(A\text{-}a)O_2$ 的影响为（在海平面条件下）：

20 岁：$P(A\text{-}a)O_2$ 为 4～17mmHg；

30 岁：$P(A\text{-}a)O_2$ 为 7～21 mmHg；

40 岁：$P(A\text{-}a)O_2$ 为 10～24 mmHg；

50 岁：$P(A\text{-}a)O_2$ 为 14～27 mmHg；

60 岁：$P(A\text{-}a)O_2$ 为 17～31 mmHg。

(2)吸入的氧气浓度

1)吸入气氧浓度（FiO_2）每增加 10%时，其 $P(A\text{-}a)O_2$ 可增加 5～7mmHg。

2)正常人若吸入 100%氧气时，其 $P(A\text{-}a)O_2$ 可达 60～70mmHg，甚至可能达到 100mmHg。

(3)肥胖：过度肥胖时，即使在清醒状态下，由于 V_A/Q 失调引起 $P(A\text{-}a)O_2$ 增大。

(4)重力关系：由于重力关系使气体和血流的分布在肺内并不均匀一致，肺通气量和肺血流量自肺从上而下递增，但血流量的递增更为明显，因而 V_A/Q 比值于肺上段为 1.7，肺中段为 0.9，肺下段为 0.6。正常人由于重力关系及低压力的肺循环作用造成 V_A/Q 比值有一定的变动，造成正常的 $P(A\text{-}a)O_2$ 增大。在海平面呼吸空气的条件下，生理范围内的 $P(A\text{-}a)O_2$ 正常时几乎接近平衡或相差不超过 25mmHg。

(5)小量静动脉血分流：一般而言，小量未经氧化的体静脉血经支气管动脉直接进入肺静脉和经左心室 thebesius 静脉直接流入左心室，这种解剖学分流的血液分流量约占心输出量的 2%～3%。这属于正常的生理解剖学范围。

2. 影响 $P(A\text{-}a)O_2$ 的病理因素

(1)V_A/Q 比值降低所致的静动脉分流样效应：由于阻塞性肺疾患、肺不张、肺实变、气道狭窄或堵塞时，血液流经不通气或通气不足的肺泡，静脉血未经充分氧合，V_A/Q 比值降低甚至近于零，导致静脉血掺杂，“功能性分流”明显增加，结果 $P(A\text{-}a)O_2$ 明显增大(图 3-27)。

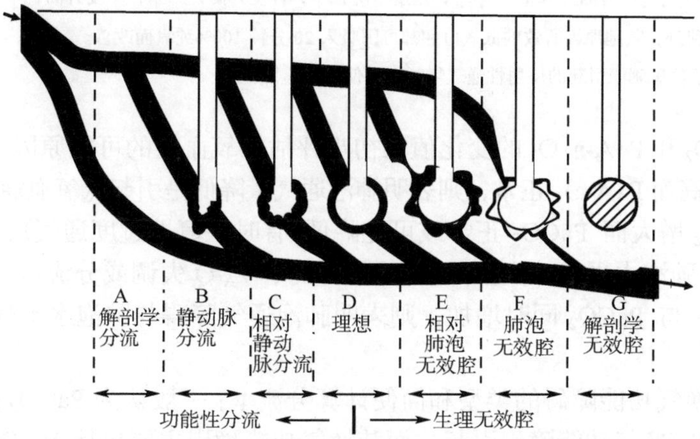

图 3-27 肺泡通气与血流关系的模式图

(引自：Shiroshita Y)

(2)肺泡–毛细血管屏障的弥散障碍：肺的病变引起弥散障碍主要是由于呼吸膜增厚和肺泡膜面积减小。前者可见于肺水肿、肺纤维化、肺间质水肿或成人 ARDS 等，引起肺泡–毛细血管膜厚度增加，弥散距离增大，影响气体弥散；后者可见于肺实变、肺叶切除、肺不张或肺气肿等疾病，肺泡大量破坏，结果弥散面积减少而影响气体交换。因此，肺泡–毛细血管屏障的弥散障碍亦是 $P(A\text{-}a)O_2$ 增大的重要因素之一。

(3)V_A/Q 比值增高引起的无效腔样通气：无效腔样通气指的是通气的肺泡血液供应相对减少或无血液灌注，得不到充分的气体交换，引起肺泡 V_A/Q 比值增高。此种情况见于肺动脉分支栓塞、肺动脉低压及肺毛细血管床减少，结果不参与血流气体交换的通气量增加，PaO_2 下降，肺泡气–动脉血氧分压差增大。

(4)右向左分流的先天性心脏病及左向右分流的心功能不全时，未经氧合的静脉血掺杂而发生 $P(A\text{-}a)O_2$ 增大。可使流经病变区肺泡的静脉血未能充分动脉化而致掺入动脉血内，导致 V_A/Q 明显小于正常。

3. 临床意义 $P(A\text{-}a)O_2$是综合评价肺的换气功能的敏感指标。临床上在病理情况下，$P(A\text{-}a)O_2$ 增大的常见原因有三个：①V_A/Q 比值失调；②肺内分流增加；③弥散障碍。

(1)低氧血症的常见原因有五种(表 3-7)。

表 3-7 低氧血症的主要原因

原因	PaO_2	$PaCO_2$	P(A-a)O_2	对吸氧的反应*(FiO_2=100%)
通气不足	↓↓	↑↑↑	正常	很好
通气 / 灌流失调	↓↓	正常	↑↑	好
右向左的分流	↓↓↓	正常	↑↑↑	差
弥散障碍	↓↓	正常	运动时↑	好
低 FiO_2	↓↓	正常或↓**	正常	很好

注：↓，轻度下降；↓↓，中度下降；↓↓↓，重度下降；↑，轻度升高；↑↑，中度升高；↑↑↑，重度升高。

*除了右向左的分流外，其他原因所致的低氧血症都可因吸入 20 分钟 100%纯氧而改善。

**低 FiO_2 时，由于低氧刺激引起的反射性通气增加可能使 $PaCO_2$ 降低。

(2)从 $PaCO_2$ 和 P(A-a)O_2 的变化值来初步评估低氧血症的可能原因

1)$PaCO_2$ 增高而 P(A-a)$_2$ 正常，则表明肺泡通气量降低是引起低氧血症的唯一原因。

2)P(A-a)O_2 增大而 $PaCO_2$ 正常或可能降低(有时缺氧性过度通气)，则表明其低氧血症的可能原因为肺泡水平气体交换障碍(弥散障碍、V_A/Q 失调或分流)。

3)P(A-a)O_2 与 $PaCO_2$ 同时增加，则表明肺泡通气障碍与肺泡水平气体交换障碍两者都存在。

(3)鉴别肺换气功能障碍的类型和简便计算分流率：一般认为 $PaCO_2$ 值正常的情况下，低氧血症主要由肺换气功能障碍引起，而肺换气功能障碍主要包括 V_A/Q 比率失调、肺弥散功能障碍和肺内分流增加三个方面。此时主要用吸纯氧(吸 100%纯氧 20 分钟)后的反应来鉴别肺换气功能障碍的类型。临床上，医生需要铭记的是以下 3 个问题：①吸 100%纯氧 20 分钟(FiO_2=1.0)。当患者吸入 100%纯氧 20 分钟后，氮气则完全从患者肺中排出，而其肺内存在的只有 O_2、CO_2 和水蒸气，此时 PAO_2 正好等于 PiO_2 和 $PaCO_2$ 之差(即 PAO_2=PiO_2 − $PaCO_2$)。由于投给 100%纯氧 20 分钟，也可以使 V_A/Q 不均衡效果失去作用，此时有利于用 P(A-a)O_2 来评价是否存在肺分流率。②一般而言，FiO_2=1.0 时，P(A-a)O_2＜100mmHg 为正常。③FiO_2=1.0 时，计算肺分流率的公式为：分流率(%)= P(A-a)O_2 / 20。

吸纯氧 20 分钟后从 P(A-a)O_2 与 PaO_2 增加的关系来鉴别。正常时，吸 100%纯氧时 P(A-a)O_2 可增至 60～70mmHg，但不应超过 100mmHg。如果患者低 FiO_2 下 P(A-a)O_2 增加，但在吸 100%纯氧 20 分钟时，P(A-a)O_2 正常，此时应考虑为 V_A/Q 比例失调；若存在弥散障碍时，P(A-a)O_2 只有在运动时增高，而在休息或吸 100%纯氧时正常，在临床上，单纯弥散功能障碍的情况非常罕见；如果吸 100%纯氧的情况下，P(A-a)O_2 仍增加，甚至＞300mmHg 时，提示绝对分流(absolute shunt)(绝对分流 = 解剖分流 + 毛细血管分流，后者即 V_A/Q 比值= 0 时的右向左分流)的存在，这种分流即使吸纯氧也不能被纠正。绝对分流主要见于急性肺损伤或急性呼吸窘迫综合征、肺不张、肺水肿和肺实变等。

4. 临床例题 患者 31 岁，吸入 100%纯氧 20 分钟后，检查动脉血气结果显示，PaO_2 为 240mmHg，$PaCO_2$ 为 35mmHg。

(1)提问：①P(A-a)O_2？②低氧血症的原因？③分流率？

(2)临床分析(答案)

1)先计算 PAO_2，PAO_2 =(760 − 47)−35 = 678mmHg。

2) $P(A\text{-}a)O_2 = 678 - 240 = 438mmHg$。

3) 该患者 $P(A\text{-}a)O_2$ 为 438mmHg，显然比 FiO_2=1.0 时可允许的 $P(A\text{-}a)O_2$（100mmHg）高得多，这可能提示该患者存在 V_A/Q 失调、肺内分流或弥散障碍。一般来说，投给 100%氧气时 V_A/Q 比例失调的效果消失。实际上，单纯弥散功能障碍很少见，该患者又不存在肺间质性水肿、明显肺纤维化或弥散面积明显减少等弥散障碍因素，且在弥散障碍时，$P(A\text{-}a)O_2$ 只在运动时增高，而在休息或吸纯氧时变为正常，所以基本排除了单纯弥散功能障碍。因此，该患者 $P(A\text{-}a)O_2$ 增高的主要原因可能是肺内分流增加。

4) 吸入 100%氧气（FiO_2 =1.0）时，$P(A\text{-}a)O_2$ 每增加 20mmHg 可使其分流率增加 1%。可用公式表示：$Qs/Qt(\%)=[P(A\text{-}a)O_2 \div 20](\%)$。

5) 该例：$P(A\text{-}a)O_2 = 678 - 240 = 438mmHg$。按上述 Qs/Qt 公式可推算其分流程度，分流率(%)＝$[P(A\text{-}a)O_2 \div 20]\times 100\%=(438 \div 20)(\%)= 21.9\%$。

（二）肺内分流率的概念及计算方法综述与说明

肺内分流率（Qs/Qt）是指单位时间内混合静脉血从右心室排出的血液流经肺循环但未经氧合而直接入体循环的血量（Qs）与心排血量（Qt）之比。Qs/Qt 是判断肺内分流最准确的指标。正常人 Qs/Qt 为 2%～5%，但最高不超过 7%。若其 Qs/Qt 大于 15%属于重症；即使是危重患者，其 Qs/Qt 为 20%以下时，通常不危及生命，而 Qs/Qt 为 20%～30%时只有当心功能受损时才危险，但是 Qs/Qt 大于 30%时可能危及生命，因为其可能导致严重的缺氧。一般而言，Qs/Qt 大于 20%时，多需要机械呼吸辅助。

1. 直接测定法　通过 Swan-Ganz 导管采取混合静脉血。可用经典的分流方程（classic shunt equation）计算：

$$Qs/Qt(\%)= Cc'O_2 - CaO_2 / Cc'O_2 - CvO_2$$

式中，$Cc'O_2$ 为肺毛细血管末端血氧含量；CaO_2 为动脉血氧含量；CvO_2 为混合静脉血氧含量。

2. 间接评估法　简便预计公式（吸入 100%纯氧 20 分钟），可以选择以下任何一个公式。

（1）使用 $P(A\text{-}a)O_2$ 来评估

1) $Qs/Qt(\%)= 0.003\times P(A\text{-}a)O_2 /[0.003 \times P(A\text{-}a)O_2 + 5]$；

2) $Qs/Qt(\%)= P(A\text{-}a)O_2 /[P(A\text{-}a)O_2 + 1670]$；

3) $Qs/Qt(\%)= P(A\text{-}a)O_2 \div 20$；

4) $Qs/Qt(\%)=[P(A\text{-}a)O_2 -100]\div 100\times 5\% + 5\%$；

5) 根据 Qs/Qt 计算诺模图（图 3-28）进行查阅。

现举例说明其用法。

某患者在大气压 760mmHg 下，吸入 100%纯氧 20 分钟后，查 PaO_2 为 592 mmHg，$PaCO_2$ 为 40mmHg。计算 $PAO_2= 760 - 47 - 40 = 673mmHg$，然后计算其肺泡气–动脉血氧分压差（mmHg）＝ 673 − 592 = 81mmHg。从 Qs/Qt 计算诺模图中，在 $PAO_2–PaO_2$=81mmHg 相对应的 Qs/Qt（%）就是 4.62%。

举例 1：患者 29 岁，吸入 100%纯氧 20 分钟后，检查动脉血气结果显示，PaO_2 为 280mmHg，$PaCO_2$ 为 38mmHg。

提问：①$P(A\text{-}a)O_2$？②其 Qs/Qt？

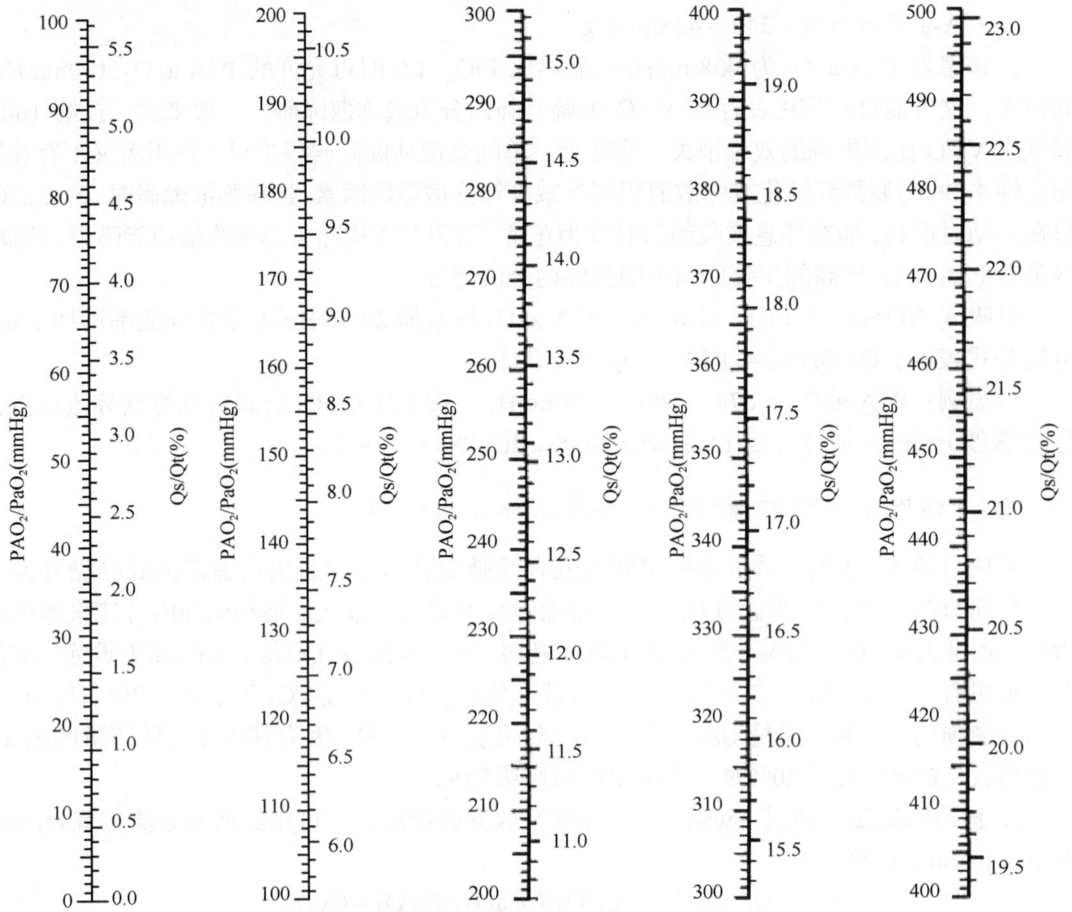

图 3-28 肺内分流率(Qs/Qt)计算诺模图(Qs/Qt calculation nomogram)

PAO_2=$-PaO_2$(mmHg)= 肺泡气氧分压–动脉血氧分压差(mmHg)；Qs/Qt(%)= 肺内分流率(%)

(引自：Chiang ST)

临床分析(答案)：先计算 PAO_2，PAO_2 =(760 – 47)–38 = 675mmHg，P(A-a)O_2 = 675 – 280 = 395mmHg，按上述公式计算其 Qs/Qt(%)=[395/(395 + 1670)]×100% = 395 /2065×100% = 19%。

(2)使用 PaO_2 来评估：正常时，吸入 100%氧气时，PaO_2 可达 550～600mmHg。如果每增加 5% Qs/Qt 时，PaO_2 可减少约 100mmHg。

举例 2：假设吸入100%氧气时，检查 PaO_2 为 300mmHg 时，其 Qs/Qt 为多少？

$$Qs/Qt(\%)=[P(A\text{-}a)O_2-100]\div 100\times 5\%+5\%$$

$$Qs/Qt(\%)=[(600-300)\div 100]\times 5\%+5\%=20\%$$

根据 FiO_2 的增加引起的 PaO_2 变化来预估 Qs/Qt 可参考表 3-8。

表 3-8 根据 FiO_2 的增加引起的 PaO_2 的变化来预估 Qs/Qt

FiO_2	PaO_2(mmHg)						
0.21	95	80	65	60	55	50	42
0.35	150	110	85	65	57	52	45
0.40	185	180	90	70	65	60	47

续表

FiO_2				PaO_2(mmHg)			
0.60	315	235	160	105	75	65	52
0.80	460	360	265	180	110	70	55
1.00	573	475	400	290	170	100	60
Qs/Qt	5	10	15	20	25	30	50

注：假定为血红蛋白＞10g/dl，$PaCO_2$ 25～40mmHg，动静脉血氧含量差[C(a-v)DO_2]5vol%等状态下。

图 3-29 为在 Hb 10～14g/dl、$PaCO_2$ 3.3～5.4kPa(25～40mmHg)和动静脉血氧含量差为 5ml/dl 等正常条件下，测得的 Qs/Qt 对动脉血氧合作用的关系图。正常健康人的静动脉分流量通常小于 5%，大于 5%时常说明其分流量增加。在正常情况下，随着吸氧浓度(PiO_2)的增加，相应 PaO_2 增加，两者呈线性关系。但是分流量增加的患者，随着分流量加大，其 PaO_2 随 PiO_2 增加而升高的幅度越来越小，当分流量达到 50%时，吸入 100%氧亦只能稍许地增加 PaO_2。

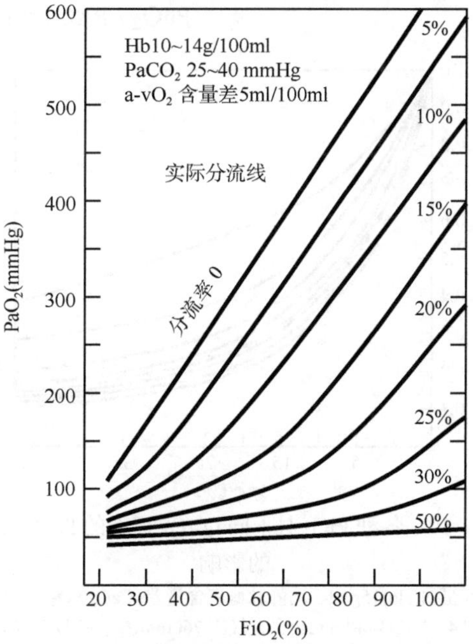

图 3-29　动脉血氧分压(PaO_2)与吸入气氧浓度(FiO_2)、肺内分流率(Qs/Qt)之间的函数关系

Hb：血红蛋白；$PaCO_2$：动脉血 CO_2 分压；a-vO_2：动脉-混合静脉血氧含量之差

(引自：Moon RE，et al)

(三)氧合指数

1. 概念　氧合指数(oxygenation index 或 ratio of partial pressure of O_2 in arterial blood to fraction of inspired oxygen，PaO_2/FiO_2 radio，P/F)系指动脉血氧分压与吸入气氧浓度之比，是反映动脉血摄氧状况的指标。正常情况下，PaO_2 和 FiO_2 两者呈正相关，若提高吸氧浓度而 PaO_2 未能相应增加则表明肺的换气功能障碍。其正常值为 400～500mmHg（53.13～66.6kPa）。在一定程度上，排除了吸氧浓度对 PaO_2 的影响，故在氧气治疗状态下，也能反映肺的换气功能。通常在严重肺内动–静脉分流和(V_A/Q)比例失调时，氧合指数可明显减少。

2. 临床意义　氧合指数是评价肺氧合和换气功能的常用指标。其临床意义在于：

(1)PaO_2/FiO_2≤300mmHg，在排除左心衰的情况下，可提示呼吸衰竭。

(2)在急性肺损伤(ALI)[按 AECC 标准(1994)]时其 PaO_2/FiO_2≤300mmHg；在急性呼吸窘迫综合征(ARDS)时其 PaO_2/FiO_2≤200mmHg；PaO_2/FiO_2＜200mmHg 时，其 Qs/Qt 常大于 20%。

(3)也可作为呼吸功能不全的病情程度和治疗效果的观察指标。

（四）动脉–肺泡氧气分率

1. 概念 动脉–肺泡氧气分率(PaO_2/PAO_2)(arterial / alveolar oxygen tension ratio，a/A ratio，a/A PO_2)，又称动脉/肺泡氧分压比值。PaO_2/PAO_2是评价肺氧合和换气功能的一种简便指标。只要肺处于稳定状态下，增加吸氧浓度，PaO_2/PAO_2仍保持稳定，这是因为PaO_2和PAO_2均受FiO_2增加的因素影响。所以在临床上，不管吸氧与否，年轻人PaO_2/PAO_2大约0.9以上，年老者大约0.74以上，一般>0.75即为正常。这意味着正常人肺泡内氧气中有75%的氧气可以扩散入肺毛细血管血液内。

$$PaO_2 / PAO_2 = PaO_2 / (713 \times FiO_2) - PaCO_2/0.8$$

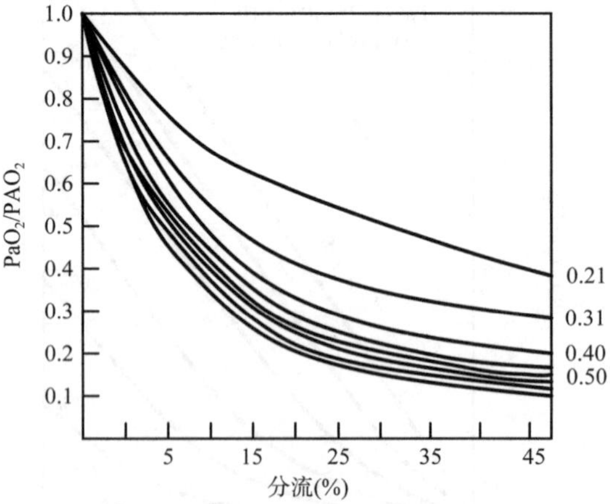

图 3-30 各种FiO_2对不同Qs/Qt患者的PaO_2/PAO_2的影响

血红蛋白(Hb)15g/dl、动静脉血氧含量差(CaO_2-vO_2) 5vol%、pH 7.4、$PaCO_2$ 40mmHg、大气压760mmHg、呼吸商(*R*) 0.8、体温37℃等状态下测得。提示在高肺内分流率水平时，PaO_2/PAO_2水平明显依赖于FiO_2

（引自：Doyle J）

据PaO_2 / PAO_2和Qs/ Qt的相关研究，两者有较高的相关性($r = -0.78$)，即PaO_2/PAO_2值越降低，则其Qs/Qt就越增大。PaO_2/ PAO_2=0.61时，Qs/Qt大约为20%，若PaO_2/PAO_2 = 0.489时，Qs/Qt可增加到35%。据另一研究，Qs/Qt很高的情况下，FiO_2增加仍可影响PaO_2/PAO_2(图3-30)。

2. 临床意义

(1) PaO_2/PAO_2是不管其吸氧浓度多少，均可评价肺氧合和换气功能的一种简便指标。若PaO_2/PAO_2=0.5，意味着正常人肺泡内氧气中只有50%的氧气可以扩散入肺毛细血管血液内的，说明其肺的氧合功能明显降低。其原因可能为V_A/Q比值异常，肺内分流率增加，或弥散障碍等引起的肺功能失常。

(2) 重新调整其吸氧浓度以后可用PaO_2/PAO_2来预测其PaO_2的可能性。

3. 临床案例 患者在吸入室内空气的条件下，PaO_2 60mmHg，$PaCO_2$ 40mmHg。

(1) 提问：①动脉/肺泡氧分压比值(PaO_2/PAO_2)？②投给50%氧气(FiO_2=0.5)时，预测的PaO_2是多少？③在恢复病室内其FiO_2调整到0.3(30%)后，测得PaO_2=124mmHg、$PaCO_2$=40mmHg时，其PaO_2/PAO_2？④该患者从恢复病室转移到普通病室(室内空气，FiO_2 = 0.21)时，有继续投给氧气的必要么？

(2) 临床分析(答案)

1) 先计算 PAO_2 =[(760–47)×0.2]–(40/0.8)= 100mmHg。然后计算 PaO_2/PAO_2=60/100= 0.6(60%)，也就是说肺泡内氧气中只有60%扩散入动脉血内，这一数据低于正常人PaO_2/PAO_2 0.75(75%)，提示有肺的氧合功能异常。

2) 投给50%氧气(FiO_2=0.5)时，计算预测的PaO_2。先介绍两个重要方程式：

$$PaO_2 = PAO_2 \times PaO_2 / PAO_2 \quad (1)$$

$$旧\ PaO_2/旧\ PAO_2 = 新\ PaO_2/新\ PAO_2 \quad (2)$$

式中，旧PaO_2指FiO_2改变以前；新PaO_2指FiO_2改变以后。

该患者投给 FiO_2= 0.5 以前，旧 PaO_2 = 60mmHg，旧 PAO_2 = 100mmHg，其 PaO_2/PAO_2 = 0.6（60%）；该患者投给 FiO_2= 0.5 以后，新 PAO_2=（760–47）×0.5 –（40 /0.8）= 306mmHg，而新 PaO_2?

$$新\ PaO_2 = 新\ PAO_2 \times PaO_2/PAO_2 = 306 \times 0.6 = 183.6\text{mmHg}$$

3）在恢复病室内其 FiO_2 调整到 0.3（30%）后，测定的 PaO_2=124mmHg，$PaCO_2$=40mmHg 时，其 PaO_2/PAO_2?

$$PAO_2 = (760-47) \times 0.3 - (40/0.8) = 164\text{mmHg}$$

其 PaO_2/PAO_2= 124/164 = 0.75，这提示肺的氧合功能是适宜的。

4）该患者从恢复病室转移到普通病室（室内空气，FiO_2 = 0.21）时，测定 $PaCO_2$ 为 46mmHg，是否需要继续投给氧气？假设该患者搬到普通病室后，不投给氧气，即吸入室内空气时：

$$旧\ PaO_2 = 124\text{mmHg}，旧\ PAO_2 = 164\text{mmHg}，PaO_2 / PAO_2 = 0.75$$

$$新\ PAO_2 = (760-47) \times 0.21 - (46/0.8) = 92.2\text{mmHg}$$

$$新\ PaO_2 = 新\ PAO_2 \times PaO_2 / PAO_2 = 92.2 \times 0.75 = 69.2\text{mmHg}$$

这提示，如果该患者搬到普通病室吸入室内空气，预测 PaO_2 只是 69.2mmHg，所以投给氧气是必要而安全的。

（五）呼吸指数

1. 概念　呼吸指数［respiratory index，RI；$P(A\text{-}a)O_2/PaO_2$］为 $P(A\text{-}a)O_2$ 与 PaO_2 的比值，是评价肺氧合和肺换气功能的简单而实用的指标。即使不在吸入 100%氧状态下，也可以评估肺内分流率的增减和肺氧合效率。RI 的正常值为 0.10～0.37。可按以下公式计算：

$$RI = P(A\text{-}a)O_2/PaO_2$$

$$RI = [(760-47) \times FiO_2 - PaCO_2 \times 1.25 - PaO_2]/ PaO_2$$

2. 临床意义　RI＞1 时，常提示氧合功能明显减退；RI＞2 时，常提示需要机械呼吸治疗。

三、评估组织氧合状态

评估组织氧合状态见图 3-31。

（一）混合静脉血氧

1. 概念　混合静脉血是通过 Swan-Ganz 导管末端取肺动脉血，分别测定混合静脉血氧分压（PvO_2）、混合静脉血氧饱和度（SvO_2）或混合静脉血氧含量（CvO_2），还可计算动静脉血氧含量差（CaO_2-CvO_2）、动脉血氧分压和混合静脉血氧分压之差［$P(a\text{-}v)O_2$］。

正常参考值：PvO_2 为 35～45mmHg（4.7～6.0kPa），平均（40±3）mmHg［（5.33±0.4）kPa］；SvO_2 为 65%～75%；$P(a\text{-}v)O_2$ 平均为 60mmHg（8.0kPa）。

$$CvO_2 = 1.34 \times Hb \times SvO_2 + 0.003 \times PvO_2$$

其中，SvO_2 为混合静脉氧血饱和度；PvO_2 为混合静脉血氧分压。

正常混合静脉血氧含量为 12～14ml/dl。CaO_2-CvO_2 的正常值为 4～6ml/dl。

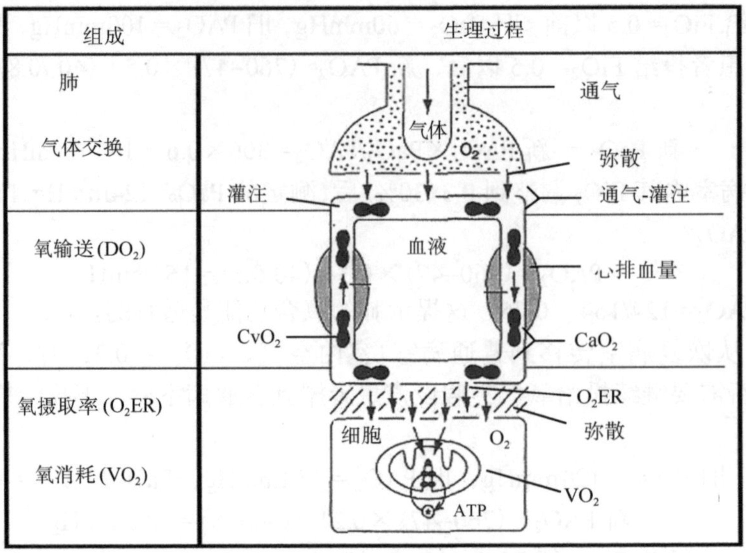

图 3-31　Johnson's 氧合模型概念

CaO_2 为动脉血液氧含量；CvO_2 为静脉血液氧含量

（引自 Taylor CR，et al）

2. 临床意义

（1）PvO_2 常作为判断组织缺氧程度的一个指标，即评价氧供/组织需氧的综合指标。在无病理性静–动脉血分流情况下，PvO_2＜35mmHg（4.67kPa）提示组织缺氧。PvO_2 主要取决于：①供氧量；②组织摄取氧量。也就是说，当循环氧供量下降或组织氧摄取增加时，均可使 PvO_2 降低。反之，若氧在组织中释放减少，或组织细胞利用氧障碍（如氢化物中毒或细胞线粒体损伤等），均可使 PvO_2 增加。

$P(a\text{-}v)O_2$ 可反映组织摄氧情况。若 $P(a\text{-}v)O_2$ 值变小，提示组织摄氧受阻；反之，$P(a\text{-}v)O_2$ 变大，提示组织需氧增加。

（2）SvO_2：用 Swan-Ganz 导管可以连续监测 SvO_2，或通过 Swan-Ganz 导管在肺动脉内取血进行测定。SvO_2 可反映全身氧供和氧需要的平衡，可以评估组织对氧的利用和在组织水平的氧供适当性。理论上 $SvO_2 = SaO_2 -$［氧耗（VO_2）/氧供（DO_2）］。若 SaO_2 保持相对恒定，当 DO_2 减少或 VO_2 增加时，VO_2/DO_2 比值增大，SvO_2 下降；当 DO_2 增加或 VO_2 减少，VO_2/DO_2 比值减小，则 SvO_2 上升，因而 SvO_2 可以较直观地反映机体整体的氧供和氧耗关系。

1）SvO_2 降低：表明氧需要量超过了氧供应量，即氧输送下降（主要是心排出量减少等）或组织氧需增加（高体温、恶寒、严重疼痛发作等）。SvO_2＜40%常提示较严重的组织缺氧，此时可引起无氧代谢增强而血中乳酸增加。

2）SvO_2 增加：SvO_2＞80%时，表明氧供增加，组织氧需量下降或组织氧利用减少，氧供常伴有动脉血压、心排血量或血红蛋白量增加；组织氧需量下降可见于基础代谢率降低。

有些情况，如氰化物中毒时，氧运输量充足，但是由于线粒体中毒可引起毛细血管和细胞之间氧运输受阻而使 SvO_2 增高，在临床上，SvO_2 增高是氢化物中毒的一个诊断性线索。

3) SvO_2 正常：局部低灌注或轻度左向右的分流等情况时，通常不会导致混合静脉血饱和度显著降低。混合静脉血氧测定能反映全身氧供的适当性，然而对大多数患者来说，动脉血气分析、体格检查和临床进程，对评估氧合作用已足够。再者，混合静脉血检查属于侵袭性检查和监测，所以在临床上，只有在怀疑循环功能受损引起氧运输量不充足时，仅凭 PaO_2、SaO_2 和氧含量监测是不够的。在这些状况下，使用 SvO_2 来评估氧合作用是很重要的，此时插入右心导管从肺动脉获得混合静脉血检查或监测是必要的。

（二）氧供需平衡的监测

1. 氧供（氧输送量，oxygen delivery，DO_2）　指单位时间内通过心脏泵的作用由血液循环向外周组织输送的氧总量。通常以每分钟毫升数（ml/min）来表示，主要由心排血量和动脉血氧含量决定。其计算公式为

$$DO_2 = CO \times CaO_2 \times 10$$

式中，CO 为心排血量(L/min)；CaO_2 为动脉血氧含量(ml/dl)；10 为矫正 CO（心排血量）与 CaO_2 单位之间差别的系数，DO_2 正常值为 1000ml/min（700～1400ml/L）。心排血量主要受每搏量和心率的影响；氧含量受 Hb 含量和 SPO_2 的影响。其中，心排血量增加是提高氧供最有效的途径。

临床意义：单纯的 PaO_2 或 CaO_2 大小只能反映动脉血中氧张力或氧含量，不能反映多少氧到达机体组织，因此 DO_2 是反映机体向组织提供氧能力的敏感指标。DO_2 是通过心脏和血液携带氧输送到机体组织，反映机体向组织提供氧的能力。因此大体上反映了循环系统的运输功能，并与总组织灌流量及心排血量相关。故 DO_2 大小对 CO 的变化最敏感。另外，DO_2 也定量反映外周组织供氧的速度。DO_2 与肺气体交换功能、PaO_2 和 CO 及 Hb 浓度均有关，其中任何一个改变都会影响 DO_2。但是决定 DO_2 最重要的因素是 CO。

2. 氧消耗量（氧耗，oxygen consumption，VO_2）　指单位时间内全身所消耗的氧总量。其计算公式为

$$VO_2 = CO \times (CaO_2 - CvO_2) \times 10$$

式中，CO 为心排血量（L/min）；CaO_2 为动脉血氧含量；CvO_2 为混合静脉血氧含量；系数 10 为矫正 CO 单位与 CaO_2 或 CvO_2 单位之间的差别。正常 VO_2 为 250ml/min（200～280ml/min）。

VO_2 的另一公式为

$$VO_2 = CO \times (SaO_2 - SvO_2) \times Hb \times 1.34 \times 10$$

式中，SaO_2 为动脉血氧饱和度；SvO_2 为混合静脉血氧饱和度。

临床意义：在正常情况下，VO_2 可反映机体对氧的需求量，即机体外周组织摄取氧的能力。

VO_2 通常决定于组织代谢状态，当组织能量代谢增加、细胞摄取氧量增加时，VO_2 增加，因此 VO_2 是检测机体代谢率的可靠指标。VO_2 保持稳定不变的条件下，CO 下降，必导致动静脉血氧含量差增加，可用下式表示它们之间的关系：

$$VO_2 = CO \times (CaO_2 - CvO_2)$$

由此可见，心排血量和动静脉血氧含量差中任何一个因素的改变均可影响 VO_2，但其中主要因素是混合静脉血的氧含量（CvO_2）。

3. 氧摄取率（oxygen extraction ratio，OER）　指全身组织的氧利用率。其计算公式为

$$OER = VO_2/DO_2$$

或

$$OER(\%) = (CaO_2 - CvO_2)/CaO_2$$

式中，CaO_2为动脉血氧含量；CvO_2为混合静脉血含量。OER 的正常值为 25%～30%。正常成人 VO_2 为 250ml/min，DO_2 为 1000ml/min，其 OER= 250/1000 =0.25。这说明在正常基础状态下，VO_2为氧供量的 1/4～1/3。

临床意义：OER 反映组织摄取氧的能力。它和氧耗一样是反映机体组织的氧利用情况，并可反映组织微循环灌注时的氧利用情况和细胞线粒体的呼吸功能。

4. 氧耗与氧供的关系 在生理情况下，即在临界氧供(critical DO_2，DO_{2c})以上时，即使组织需氧量增加，VO_2 对氧供为非依赖性，也就是说在血液流经组织时，可通过增加 OER 来代偿，使 VO_2不依赖于 DO_2而保持相对不变，以满足机体各组织的代谢需要，即 DO_2 降低并不引起 VO_2 改变，两者之间的这种关系称为氧耗的"非氧供依赖相"(DO_2-independent phase)。但当 DO_2进一步下降，并降低到低于临界氧供水平时，VO_2随 DO_2 的下降而呈线性下降，这种关系称为 VO_2 的"生理性氧供依赖相"(physiologic DO_2-dependent phase，或 physiologic O_2 delivery dependency)。在严重疾病如急性呼吸窘迫综合征(ARDS)、脓毒血症(sepsis)、严重休克、心力衰竭、COPD、严重肺动脉高压、心肺引流术和急性肝衰竭或其他危险性疾病等情况时，出现代谢率明显增加，氧耗显著增加，称为氧耗的"病理性氧供依赖相"(pathologic DO_2-dependent phase 或 pathologic dependence of oxygen consumption on oxygen delivery)(图 3-32)。

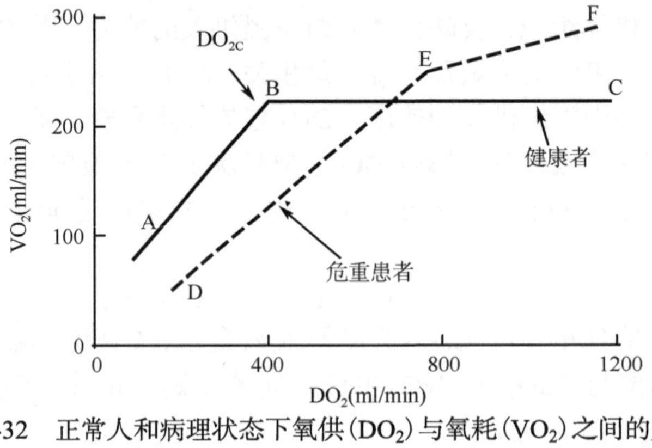

图 3-32 正常人和病理状态下氧供(DO_2)与氧耗(VO_2)之间的关系

正常人 VO_2 与 DO_2 之间的关系为 ABC 线，其中 A-B 相为生理性氧供依赖相，B-C 相为生理性非氧供依赖相，B 点为正常人的临界氧供值(DO_{2c})；病理状态时，VO_2 与 DO_2 之间的关系为 DEF 线，其中 D-E 相为病理性氧供依赖相，E-F 相为病理性非氧供依赖相，E 点为病理状态下的临界氧供值，此时 E 点升高，并且 D-E 相坡度比 A-B 相降低，表示组织摄氧能力降低；E-F 相呈斜形，明显增高超正常水平(supranormal levels)，提示氧债存在

(引自：Leach RM，et al)

发生严重危险性疾病时，其临界氧供值明显升高。正常人在健康状态下，其临界氧供值为 7～10ml/(kg · min)。但在病理状态下，其临界氧供值上升到 12ml/(kg · min)，此时组织摄取氧的能力存在缺陷，其 VO_2 在很大程度上依赖于 DO_2，即 VO_2 随 DO_2 的下降而线性降低，表现为 VO_2 与 DO_2 呈同向性改变的病理性氧供依赖性氧耗，此时组织内无氧代谢增加而出现乳酸酸中毒，因此，VO_2 的病理性氧供依赖相常与组织乳酸水平呈相关性。当组织 DO_2 减少到其临界值以下时，血乳酸水平增高，故血乳酸浓度可作为组织缺氧的指标。血乳酸的正常值为 1mmol/L。若血乳酸＞1.5～2mmol/L，提示全身组织氧合不足。若血乳

酸＞4～5mmol/L，可发生乳酸酸中毒并提示氧气需求量已明显超过了氧气的消耗而负有氧债（oxygen debt），这意味着组织明显缺氧，表明组织有严重无氧代谢。因此 DO_2 和 VO_2 的关系是评估组织氧合状态的有用指标（图 3-33）。

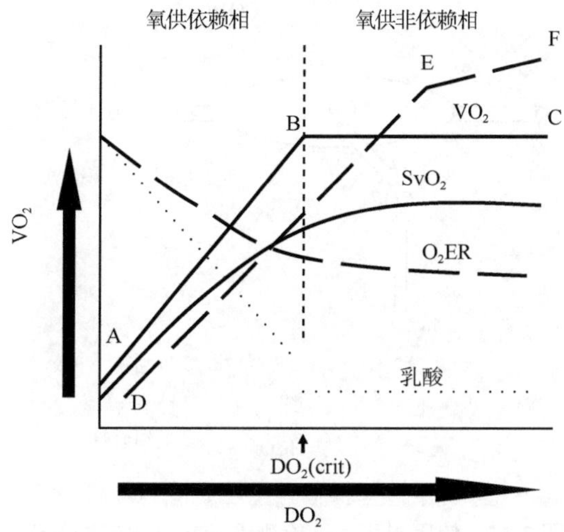

图 3-33　应用 DO_2 与 VO_2 之间的关系来评估组织氧合状态

DO_2：氧供；VO_2：氧耗；DO_2 (crit)：临界氧供值；SvO_2：混合静脉血氧饱和度；O_2ER：氧摄取率；A、B、C、D、E、F 含义同图 3-32

（引自：Johnson KL，et al）

组织缺氧必须考虑心排血量和组织摄氧水平，血氧含量是主要决定因素之一，因为动脉血氧含量乘心排血量是 DO_2。由于组织的氧供减少，或组织的利用氧能力障碍导致机体组织细胞功能和形态结构异常改变，特别是急性缺氧引起重要器官的损伤，常与急性缺氧时间的长短有关，甚至危及机体生命。所以每一医师应记住，在临床治疗中，由于时间上的紧迫性，应尽可能快地积极采取措施以改善组织缺氧状态。

关于动脉血氧分压、血红蛋白和心排血量对危重患者氧供的相关作用的研究显示，心排血量增加对氧供增加效果最大（图 3-34）。

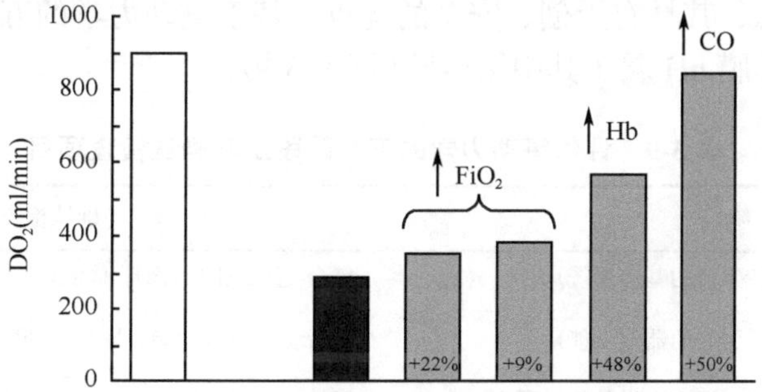

FiO_2	0.21	0.21	0.35	0.60	0.60	0.60
PaO_2(kPa)	13.0	6.0	9.0	16.5	16.5	16.5
SaO_2(%)	96	75	92	98	98	98
Hb(g/ml)	13.0	7.0	7.0	7.0	10.5	10.5
CO(L/min)	5.3	4.0	4.0	4.0	4.0	6.0

图 3-34　PaO_2、Hb 和 CO 对危重患者 DO_2 的相关作用

DO_2：氧供；FiO_2：吸入气氧浓度；PaO_2：动脉血氧分压；SaO_2：动脉血氧饱和度；Hb：血红蛋白；CO：心排血量。白色柱代表体重 75kg 的正常人在休息状态下的 DO_2；黑色柱代表伴有低氧血症、贫血和心排血量减少状态下的 DO_2；灰色柱代表一系列调停对 DO_2 的影响。每个柱上显示的百分数代表与其前柱比较增加的 DO_2 值。其结果显示，CO 增加对 DO_2 增加效果最大

（引自：Leach RM，et al）

5. 胃黏膜 pH 监测　是评估局部组织氧合情况的常用方法。尽管可使用 DO_2 与 VO_2 关系的氧动力学监测、混合静脉血氧饱和度（SvO_2）监测和动脉血乳酸含量监测等总体监测来评估全身氧合状态，但对反映局部组织的氧合情况不够敏感。胃肠道系统是机体最容易受到缺血缺氧影响的器官，因为胃肠黏膜血流呈对向性流动而且其血管呈直角分歧，所以

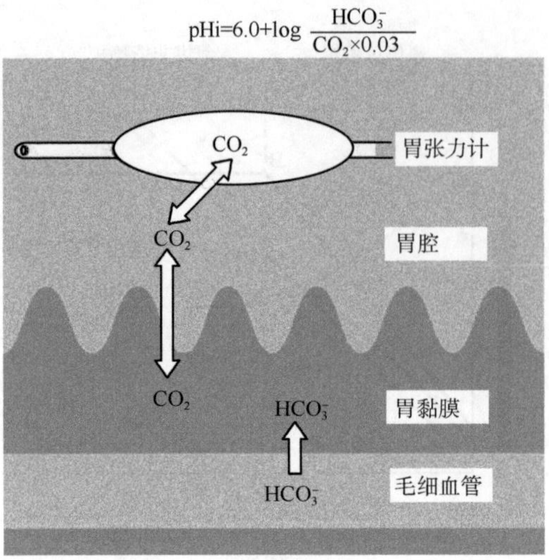

图 3-35 使用胃张力计检测胃 pHi 以测定局部组织的 CO_2

红细胞较难流入，此外具有较丰富的 α 受体，故容易引起缺血缺氧；另外，胃肠黏膜属于代谢率快、氧消耗量很大的器官，因此胃肠黏膜的氧供与氧耗平衡易遭破坏。缺氧缺血易导致 ATP 生成障碍，无氧酵解增强而局部组织细胞内的乳酸蓄积和氢离子增加，为了维持细胞内 pH，其氢离子溢出至细胞外。细胞外的氢离子被碳酸氢盐缓冲系统缓冲而 CO_2 生成增加。故测定胃黏膜组织的酸碱度便可反映其局部氧供和血液灌注情况。现已证实通过胃黏膜 pH(pHi) 可预测危重患者的预后及治疗措施是否得当。特别值得注意的是早期发现胃黏膜 pH 异常对防治移行为严重败血症、多器官功能不全(MOF)等具有重要意义。检测胃 pHi 的方法是使用胃张力计(gastric tonometry)来测定局部组织的 CO_2，然后推算出胃黏膜 pH(图 3-35)。

胃张力计基于 CO_2 气体可自由弥散通过细胞膜和组织的特点，从组织间液到胃黏膜表面、空腔器官内液体，甚至于这些器官半透膜囊中的生理盐水均为相同的 PCO_2，并且设定组织间液中 HCO_3^- 浓度与动脉血 HCO_3^- 相等，测定胃黏膜组织的酸碱度便可反映其局部氧供和血液灌注状态，其具有无创、安全的优点。基于氧动力学的五个阶段与其确认检查项目有关，监测胃黏膜 pH 属于其中第四阶段(表 3-9)。

表 3-9 评估氧动力学的五个阶段及其确认检查项目

阶段	确认检查项目
第一阶段(维持生命的基本系统)	氧合-通气-(Hb)-循环-体温
第二阶段(氧耗引起的器官功能)	电活动、器官功能、尿量、药物代谢
第三阶段(全身、器官水平的氧供平衡)	氧供、氧耗、SvO_2、SjO_2、$ShvO_2$、动脉血乳酸、pH、PCO_2
第四阶段(组织氧代谢)	rSO_2(近红外光谱法)、pHi(胃黏膜 pH)
第五阶段(细胞内氧的内环境稳定)	NF-κB、HIF、mitDNA、cAMP

注：Hb 为血红蛋白；SvO_2 为混合静脉血氧饱和度；SjO_2 为颈内静脉血氧饱和度；$ShvO_2$ 为肝静脉血氧饱和度；PCO_2 为二氧化碳分压；NF-κB 为核因素κB(nuclear factor κB)；HIF 为低氧诱导因子；mitDNA 为线粒体 DNA；cAMP 为环腺苷酸。

根据 Henderson-Hasselbalch 方程，可推算出胃黏膜 pH，即 $pH = 6.1 + lg(HCO_3^- / PCO_2 \times 0.03)$。

胃黏膜 pH 的正常值>7.35，<7.30 为异常。

6. PaO_2 高而 SaO_2 低的可能原因 PAO_2 虽然是 PaO_2 的主要决定因素，但是对 SaO_2 并无影响。此外，Hb 的数量可影响 O_2 含量，但不影响 O_2 和可利用 Hb 的结合。从氧解离曲线上可以预测，当 PaO_2 为 150mmHg 时，SaO_2 接近 100%。高 PaO_2 而低 SaO_2 的可能原因主要有以下两个。

(1)碳氧血红蛋白(HbCO)血症：由于 CO 本身不影响 PaO_2 值，因而 PaO_2 仍可正常，但明显影响 SaO_2 和氧含量，故 SaO_2 降低。CO 与 Hb 结合，占据了 O_2 的结合位点，使 HbO_2 明显下降。CO 通过以下机制来影响组织获得 O_2：①CO 与 Hb 的亲和力为 O_2 的 200～300 倍，这意味着极低的 PaCO，CO 就可以从 HbO_2 中取代 O_2；②HbCO 较氧合血红蛋白的解离速度慢 3600 倍，即 HbCO 不易分离；③CO 还能够与细胞色素酶和肌红蛋白结合，从而对细胞呼吸有抑制作用。当吸入气中的 CO 浓度达到 0.1%时，血液中就有可能有 50%的 Hb 与 CO 结合成 HbCO，使 Hb 失去运载 O_2 的能力，结果使氧解离曲线向左移，而妨碍 O_2 的解离，进一步加重组织细胞缺氧。在肺毛细血管内，严重贫血(Hb 仅占正常的 40%)与 60%的 HbCO 对氧含量的影响是相同的。然而，在组织中却有很大的不同。吸入过多 CO 的患者比贫血的患者组织缺氧更为严重，这是因为 HbCO 与氧气结合更加紧密而且使氧解离曲线向左移，组织细胞获得的氧更少(图 3-36)。CO 中毒治疗的关键是给氧。

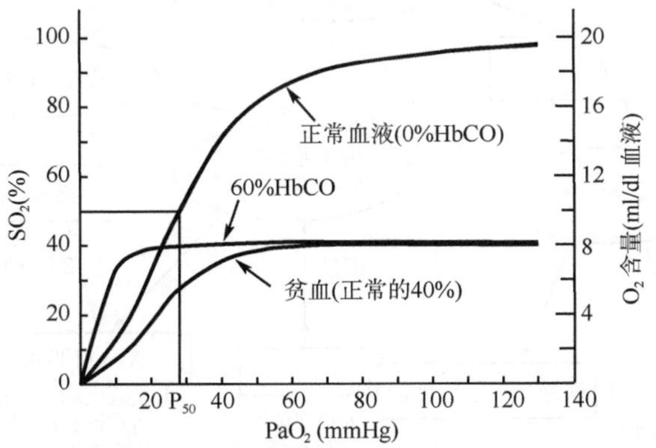

图 3-36　红细胞比容和 CO 对氧解离曲线的影响

严重贫血为当血氧含量降低至正常的 40%时，因其 Hb 含量减少，血液携氧量降低致氧解离曲线明显压低；当血液含有 60%HbCO 时，血氧含量降低至约 8ml/dl，并且氧解离曲线向左移

(引自：Rhoades RA)(编者稍加修改)

(2)高铁血红蛋白血症：亚硝酸、苯胺等引起的变性血红蛋白，可能使血红蛋白 Fe^{2+} 氧化为 Fe^{3+}，当 Hb 氧化为高铁血红蛋白(methemoglobin，metHb)，就会丧失运载 O_2 的能力而引起组织缺氧。metHb 分子中 Fe^{3+} 与—OH 牢固结合而失去携带氧的能力。而且当 Hb 分子的 4 个 Fe^{2+} 有一部分被氧化成 Fe^{3+} 后，还可增强其余 Fe^{2+} 与氧的亲和力，使 Hb 向组织细胞释放的 O_2 减少，导致氧解离曲线左移。

四、低氧血症的诊断示意图

(一)低氧血症和缺氧的概念

一般认为，在海平面水平，中年人静息呼吸空气条件下，若动脉血氧分压(正常值为 80～100mmHg，10.7～13.3kPa)低于 80mmHg(10.7kPa)或正常下限，则为低氧症(hypoxia)或低氧血症(hypoxemia)。实际上，低氧症或低氧血症与缺氧症(anoxia)或缺氧血症(anoxemia)是有区别的，低氧血症是指从大气传递至血的氧减少，即 PaO_2 下降，而缺氧症或缺氧血症是指氧气传递至组织减少，即组织细胞内缺氧。所以可有低血氧而无缺氧，反之也一样。理论上可认为组织缺氧最好的指标是混合静脉血氧分压（PvO_2）。其正常值为35～45mmHg（4.67～6.0kPa），主要取决于组织摄氧和利用氧的能力。在安静状态下，其PvO_2低于 35mmHg（4.67kPa）时，可以考虑组织缺氧。后者是由于组织的氧供应不足，或组织利用氧能力障碍导致机体组织细胞功能和形态结构异常改变的病理过程，甚至危及机体生命。

（二）低氧血症的鉴别诊断

低氧血症的鉴别诊断见图 3-37。

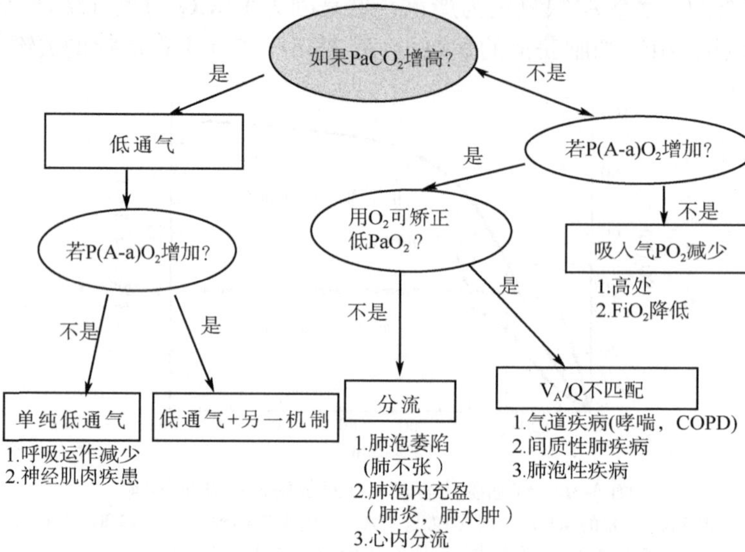

图 3-37　低氧血症（PaO_2＜80mmHg）的诊断示意图

P(A-a)O_2：肺泡-动脉血氧分压差；V_A/Q：通气/灌注；$PaCO_2$：动脉血 CO_2 分压；FiO_2：吸入气 O_2 浓度；COPD：慢性阻塞性肺疾病

（引自：Harrison RA）

（1）是否有低氧血症？在海平面吸入室内空气下，判定低氧血症的最主要指标是：①PaO_2；②SaO_2。若 PaO_2＜80mmHg，或 SaO_2＜94%可判定为低氧血症。即使是健康人，其 PaO_2 也会随着年龄的增加而逐渐下降。＞40 岁者，可用以下公式估计其氧分压：PO_2（mmHg）= 104 –（年龄×0.27）。

（2）是否低氧血症合并高碳酸血症？此时主要看两个指标，一是 PaO_2＜80mmHg（或SaO_2＜94%）；另一个是 $PaCO_2$＞45mmHg。这些明确提示低通气（hypoventilation）的存在。此时可计算 P（A-a）O_2，若 P（A-a）O_2 增加，则提示低通气+另一机制存在；但若 P（A-a）O_2不增加，则提示单纯低通气（呼吸运动减少或神经肌肉疾病）。

（3）如果 PaO_2＜80mmHg，而无 $PaCO_2$ 值增加，计算 PAO_2 和 P（A-a）O_2 来评估其换气功能，因为 P（A-a）O_2 上升比单独的 PaO_2 下降敏感。按 P（A-a）O_2 的公式计算：P（A-a）O_2 =［（PB – 47）×FiO_2］– $PaCO_2$×1.25 – PaO_2。正常年轻人 P（A-a）O_2 为 10～15mmHg，并随年龄的增长而增加，但一般不超过 30mmHg。为了排除年龄对 P（A-a）O_2 的影响，常规计算

其年龄预计值[$P(A-a)O_2$= 年龄/ 4 + 4]。实际计算的 $P(A-a)O_2$ 值应低于其年龄预计值，为其正常值。如果其 $P(A-a)O_2$ 大于正常，而且用氧气也不能矫正其低氧血症则提示分流存在(肺泡萎陷；肺泡内充盈；心内分流等)；尽管其 $P(A-a)O_2$ 大于正常，但是用氧气能矫正其低氧血症则提示 V_A/Q 不匹配(哮喘、COPD 等气道疾病；间质性肺疾病；肺泡性疾病等)。

(4)若 $P(A-a)O_2$ 与 $PaCO_2$ 同时增加，则表明肺泡通气障碍与肺泡水平气体交换障碍两者都存在。

(5)计算氧合指数(PaO_2/FiO_2)来评估：PaO_2/FiO_2 正常值为 400～500mmHg。

参 考 文 献

哈尔滨医科大学第二医院，上海第一学院中山医院，四川医学院附属医院. 1975. 肺心病酸碱平衡失调和电解质紊乱 // 中国医学科学院阜外医院主编. 慢性肺心病的防治. 北京：人民卫生出版社，160-168.

韩志钧，胡成进，黄志锋，等. 2004. 血气酸碱分析. 2 版. 沈阳：辽宁科学技术出版社，42-69.

毛宝龄，郭先健. 1985. 临床血气分析. 北京：人民军医出版社，1-24.

朴镇恩. 2008. 最新血液气体与酸碱平衡. 哈尔滨：黑龙江教育出版社.

朴镇恩. 2013. 动脉血液气体分析快速解读. 北京：中国医药科学技术出版社.

钱桂生，任成山，徐剑铖. 2014. 实用血气分析及酸碱紊乱治疗学. 郑州：郑州大学出版社.

唐典俊. 2006. 小儿水电解质平衡与液体疗法. 北京：中国医药科技出版社.

殷莲华. 2008. 酸碱平衡紊乱 // 金惠铭主编. 病理生理学. 7 版. 北京：人民卫生出版社，46-68.

朱蕾，何礼贤. 2003. 酸碱平衡与紊乱 // 朱蕾主编. 水、电解质与酸碱平衡紊乱. 上海：上海科学技术出版社，111-132.

Alpern RJ. 1996. Renal acidification mechanisms // The Kidney. 5th ed. Edited by Brenner BM，et al. Philadelphia：WB Saunders CO.

Ashfaq H. 2013. The analysis of blood gases. Handbook of blood gas / Acid-Base Interpretation. London：Springer，253-266.

Astrup P，Siggaard-Andersen O，Jorgenson K，et al. 1960. The acid-base metabolism：a new approach. Lancet，Ⅰ：1035.

Braun wald，Fauci A S，Kasper DL，et al. 2001. Harrison's Principles of Internal Medicine. 15th ed. McGraw- Hill Medical Publishing Didision.

Carmody JB，Norwood VF. 2013. Paediatric acid-base disorders：A case-based review of procedures and pitfalls. Paediatr Child Health，18(1)：29-32.

DuBose Jr T D. 2004. Acid-Base disorder // The Kidney. 7th ed. Edited by Brenner BM. Philadelphia：Saunders，921-941.

Emmer M，Narins R G. 1977. Clinical use of the anion gap. Medicine，56：38-54.

Fall P J. 2000. A stepwise approach to acid-base disorders：practical patient evaluation for metabolic acidosis and other conditions. Postgrad Med，107：249-258.

Fencl V，Jabor A，Kazda A，et al. 2000. Diagnosis of metabolic acid-base disturbances in criticalli ill patients. Am J Respir Crit Care Med，162：2246-2251.

Gamble Jr JL. 1982. Acid-base physiology. Baltimore：The Johns Hopkins University Press，1-125.

Hayes J B. 2003. Acid-Base Disorders and the CNS // Neurological therapeutics：principles and practice. Edited by Noseworthy JH. London：Martin Dunitz.

Kaiser Permanents Health and Wellness Collection. 2004. Handbook of Diagnostic Tests. 3rd ed. Philadelphia：Lippincott Williams & Wilkins，130-136.

Kellum JA，Kramer DJ，Dinsky MR. 1995. Strong ion gap：a methodology for exploriing unexplained anions. J Crit Care，10：51-55.

Kokko JP. 2000. Fluids and electrolytes // Cecil textbook of medicine. 21st ed. Volume 1. Edited by Goldman L. Philadelphia：W. B. Saunders Co，540-567.

Kozlowski-Templin R. 1995. Blood gas analyzers. Respir Care Clin North Am，1：35-46.

Kulpmann W R. 2007. Electrolytes，acid-base balance and blood gases. 2nd ed. Springer Wien New York.

Longenecker JC. 1998. High- Yiield Acid-Base. Lippincott Williams & Wilkins.

Martin L. 1999. All you really need to know to interpret arterial blood gasses(includes：ABG quik coures). 2nd ed. Philadelphia：Lipincott Williams & Wilkins.

Mikulcik P. 2009. Rapid analysis-Blood gases and more. Siemens Healthcare Diagnostics.

Miller RD. 2000. Respiratory physiology and respiratory function during anesthesia. //Anesthesia. 5th ed. New York：Churchill Livingston.

Moon RE. 2000. Respiratory monitoring. //Anesthesia. 5 th ed. Volume 1. Edited by Miller RD. Philadelphia：Churchill Livingstone，1255.

Moviat M. 2003. Conventional or physicochemical approach in intensive care unit patients with metabolic acidosis. Crit Care，7：R41-R45.

Muller-Plathe O. 1987. A nomogram for the interpretatioin of acid base data. J Clin chem Clin Biochem，25：795.

Narins R G. 1994. Clinical disorders of fluid and electrolyte metabolism. New York：McGraw-Hill，Inc.

Oh MS，Carroll H J. 1977. The anion gap. N Engl J Med，297：814.

Pierson DJ. 1992. Respiratory failire：introduction and overview // Pierson DJ Foundation of respiratory care. New York：Churchill Livingstone，292-302.

Porter RS. 2010. The Merk Manual of Diagnosis and Therapy. 17th ed.

Rastegar A. 2007. Use of the delta AG / delta HCO_3- ratio in the diagnosis of mtxed acid-base disorders. J Am Soc Nephrol，18(9)：2429-2431.

Rooth G. 1974. Acid-Base and Electrolyte balance. Volume 1. Lund：Student literature.

Rose B D. 1994. Clinical physiology of acid-base and electrolyte disorder. New York：Mc-Graw-Hill.

Seifter J L. 2004. Acid-base disorders // Cecil Textbook of Medicine. 22nd ed. Edited by Goldman L. Philadelphia：Saunders. 688-695.

Sood P，Paul G，Puri S. 2010. Interpretation of arterial blood gas. Indian J Crit Care Med，14：57-64.

Taylor CR，Weibel ER. 1981. Design of the mammalian respiratory system. I. Problem and strategy . Respir Physiol，44(1)：1-10.

Vander AT. 1991. Renal Physiology. 4th ed. New York：McGraw-Hill.

Verma AK. 2010. The interpretation of arterial blood gases. Aust Prescr，33(4)：124-129.

Wind hager EE. 1992. Handbook of Physiology，Section 8：Renal Physiology. New York：Oxford University Press，969.

Winters RW. 1965. Terminology of acid-base disorders. Ann NY Acad Sci，133：211.

第四章　酸碱失衡类型

原发性酸碱失衡分为呼吸性酸中毒、呼吸性碱中毒、代谢性酸中毒和代谢性碱中毒等四个基本类型(表 4-1)。此外，还存在两种酸碱失衡(double acid-base disorders，DABD)或三种酸碱失衡(TABD)并存的混合性酸碱失衡。

♣酸碱平衡紊乱的诊断：

1. 确定 pH、CO_2 分压和[HCO_3^-]

(1) Henderson-Hasselbalch 方程。

(2) 酸碱的数据分类图。

2. 原发性紊乱的鉴别

(1) 确定动脉血 pH 来判断酸血症和碱血症。

(2) 通过判断 CO_2 分压、[HCO_3^-]评估呼吸性、代谢性或者同时存在。

3. 判断紊乱是单一的还是混合的

(1) 酸碱的数据分类图。

(2) 阴离子间隙。

(引自：Bongard FS，et al)

第一节　单纯性酸碱失衡的基本类型与特点

单纯性酸碱失衡(simple acid-base disturbance)是指仅有一种原发性的酸碱变化和其继发性代偿反应而引起的 pH 的改变。其中原发性异常是由于单一的呼吸成分(PCO_2)或代谢成分(血浆[HCO_3^-])的改变引起的，并伴有另一组成分的继发性改变。总共四种基本的单纯性酸碱失衡，即呼吸性酸中毒、呼吸性碱中毒、代谢性酸中毒和代谢性碱中毒。关于酸血症(acidemia)或碱血症(alkalemia)的概念是仅就 pH 偏离了正常值(<7.35 或>7.45)而言的。酸中毒(acidosis)或碱中毒(alkalosis)是指体液被酸化或碱化的病理生理学过程，包括代偿和失代偿过程改变。有时因酸中毒和碱中毒混合存在而血 pH 表现正常，但这时已有异常病理变化存在。单纯性酸碱失衡的基本类型与特点如表 4-1。

表 4-1　单纯性酸碱失衡的基本类型与特点

基本类型	pH	H^+	PCO_2	HCO_3^-
正常	7.4	40mmol/L	40mmHg	24mmol/L
呼吸性酸中毒	↓	↑	↑↑	↑
呼吸性碱中毒	↑	↓	↓↓	↓
代谢性酸中毒	↓	↑	↓	↓↓
代谢性碱中毒	↑	↓	↑	↑↑

注：↓降低；↑升高；↓↓或↑↑原发性紊乱；原发性呼吸性酸碱失衡时，初始改变是 PCO_2 的增加或减少；原发性代谢性酸碱失衡时，初始改变是 HCO_3^- 的增加或减少。

(引自：Guyton AC，et al)

亨德森–哈塞尔巴赫(Henderson-Hasselbalch)公式几乎是最常见的基本酸碱判读方程式。该式将酸碱平衡的 pH、$PaCO_2$ 和[HCO_3^-]等三个重要指标联系起来(图 4-1)。

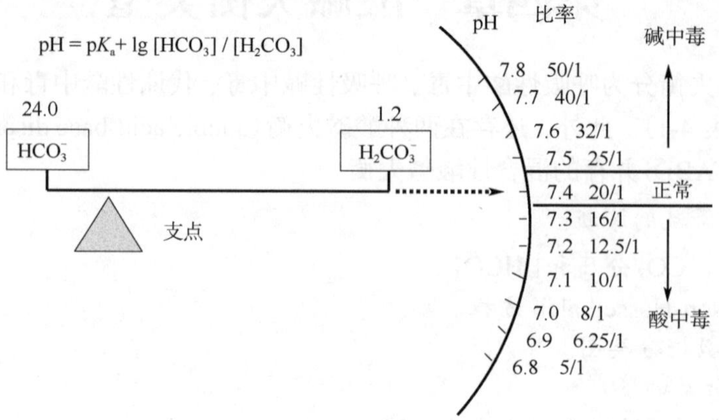

图 4-1 亨德森–哈塞尔巴赫公式反映了 pH、$PaCO_2$ 和[HCO_3^-]三者的相互关系
(引自:Porth CM)

根据亨德森–哈塞尔巴赫公式:

$$pH = pK_a + \lg\frac{[HCO_3^-]}{[H_2CO_3]} = pK_a + \lg\frac{[HCO_3^-]}{\alpha \times PaCO_2}$$

式中,K_a 表示酸的解离常数;以 pK_a 代表$-\lg K_a$;α 为 CO2 溶解系数,等于 0.03;在 37℃血浆的 pK_a 为 6.1。

$$pH = 6.1 + \lg\frac{[HCO_3^-]}{0.03 \times PaCO_2}$$

[HCO_3^-]主要由肾来调节;$PaCO_2$ 由肺来调节。

将上式改写:

$$pH = pK_a + \lg\frac{[肾]}{[肺]}$$

从上述公式可以得出以下 8 个重要结论:

(1)pH 主要取决于[HCO_3^-]与 $PaCO_2$ 的比值,而不是单纯取决于[HCO_3^-]或 $PaCO_2$ 任何一个变量的绝对值。

(2)在[HCO_3^-]和 $PaCO_2$ 中,任何一个变量发生原发性变化(最初的改变),通常都会引起另一变量的继发性代偿变化,这样限制了酸中毒或碱中毒的程度。

(3)pH 是随[HCO_3^-]和 $PaCO_2$ 两个变量变化而变化的变量。

(4)代偿性调节的方向与原发变化呈同向性者为单纯性酸碱紊乱(参见后述)。

(5)代偿性调节方向与原发变化呈反向性者必有混合性酸碱紊乱的存在(参见后述)。

(6)[HCO_3^-]与 $PaCO_2$ 虽然发生明显异常,但是 pH 却在正常范围时,应考虑合并有混合性酸碱紊乱的可能。

(7)一般而言,原发性酸碱紊乱常决定其 pH 是偏酸或偏碱。

(8)原发性失衡变化通常必大于继发性代偿变化。

目前在临床上所使用的单纯性酸碱紊乱的预计代偿公式较多，选择其中较常用的各种类型单纯性酸碱紊乱的预计代偿公式及代偿限值见表 4-2，供参考。

表 4-2　单纯性酸碱失衡预计代偿公式

酸碱失衡类型	预计代偿公式	代偿限值
呼吸性酸中毒	急性：$[HCO_3^-] = 24 + [(PaCO_2 - 40) \times 0.1] \pm 1.5$	$[HCO_3^-]$=30mmol/L
	慢性：$[HCO_3^-] = 24 + [(PaCO_2 - 40) \times 0.4] \pm 3$	$[HCO_3^-]$=45mmol/L
呼吸性碱中毒	急性：$[HCO_3^-] = 24 - [(40 - PaCO_2) \times 0.2] \pm 2.5$	$[HCO_3^-]$=18mmol/L
	慢性：$[HCO_3^-] = 24 - [(40 - PaCO_2) \times 0.5] \pm 2.5$	$[HCO_3^-]$=15mmol/L
代谢性酸中毒	$PaCO_2 = 40 - [24 - HCO_3^-] \times 1.2 \pm 2$	$PaCO_2$=10mmHg
	或 $PaCO_2^* = 1.5 \times [HCO_3^-] + 8 \pm 2$	
代谢性碱中毒	$PaCO_2 = 40 + 0.7 \times [HCO_3^- - 24] \pm 5$	$PaCO_2$=55mmHg

* Winter's 公式。上式中 24 为$[HCO_3^-]$的平均正常值；40 为 $PaCO_2$ 的平均正常值。
（引自：McPherson；Adrogue HJ，et al；朴镇恩）

在图 4-2 中，归纳整理了四种原发性酸碱失衡及其主要代偿性改变的特点。

原发性碱失衡		代偿性改变
$\downarrow pH = \frac{\downarrow HCO_3^-}{PaCO_2}$	代谢性酸中毒	$\downarrow pH = \frac{\downarrow HCO_3^-}{PaCO_2}$
$\uparrow pH = \frac{\uparrow HCO_3^-}{PaCO_2}$	代谢性碱中毒	$\uparrow pH = \frac{\uparrow HCO_3^-}{PaCO_2}$
$\downarrow pH = \frac{HCO_3^-}{\uparrow PaCO_2}$	呼吸性酸中毒	$\downarrow pH = \frac{HCO_3^-}{\uparrow PaCO_2}$
$\uparrow pH = \frac{HCO_3^-}{\downarrow PaCO_2}$	呼吸性碱中毒	$\uparrow pH = \frac{HCO_3^-}{\downarrow PaCO_2}$

图 4-2　四种原发性酸碱失衡及其代偿性改变
（引自：Martin L）

在通常情况下，根据动脉血气结果，特别是 pH、$PaCO_2$ 和 HCO_3^- 等水平可评估基本的酸碱失衡的种类，其过程主要有三个部分：①评估 pH；②评估 $PaCO_2$ 和 HCO_3^-；③初步判定其基本类型和代偿情况。在代谢性酸中毒时常需要计算阴离子间隙（AG），在临床上若存在高 AG 型代谢性酸中毒时，不要忘记计算矫正的碳酸氢盐（corrected HCO_3^-）（初始 HCO_3^-）。其计算公式为

$$矫正的碳酸氢盐=实测\ HCO_3^- + (AG-12)$$

若矫正的碳酸氢盐＞26mmol/L，提示代谢性酸中毒合并代谢性碱中毒；若矫正的碳酸氢盐＜22mmol/L，则提示代谢性酸中毒合并正常 AG 型代谢性酸中毒（图 4-3）。

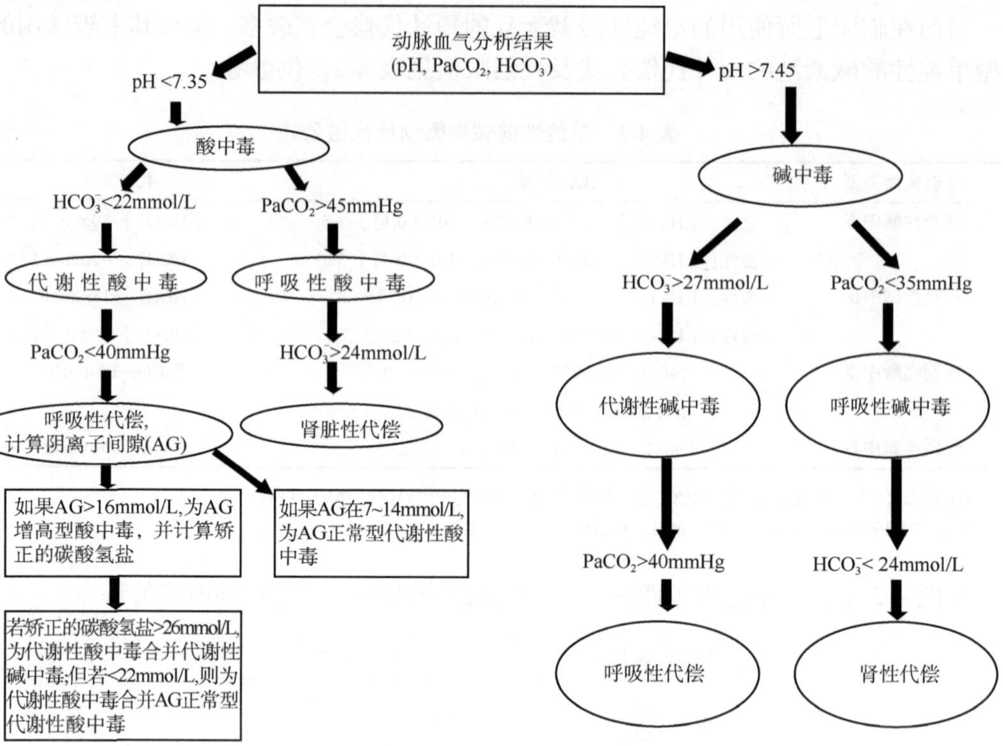

图 4-3 酸碱失衡的诊断流程示意图

矫正的碳酸氢盐（初始 HCO_3^-）计算公式：矫正的碳酸氢盐=实测 HCO_3^- +(AG−12)

（引自：Bigatello LM，et al）(编者在原图上稍加修改)

第二节 混合性酸碱失衡的基本类型与特点

混合性酸碱平衡失调(mixed acid-base disorders)是两种或两种以上的酸碱平衡紊乱同时存在。其中两种酸碱紊乱(DABD)并存的情况主要有五种：①呼吸性酸中毒合并代谢性酸中毒(respiratory acidosis/metabolic acidosis)；②呼吸性酸中毒合并代谢性碱中毒(respiratory acidosis/metabolic alkalosis)；③呼吸性碱中毒合并代谢性碱中毒(respiratory alkalosis/metabolic alkalosis)；④呼吸性碱中毒合并代谢性酸中毒(respiratory alkalosis/metabolic acidosis)；⑤代谢性酸中毒合并代谢性碱中毒(metabolic acidosis/metabolic alkalosis)。

另外，三种酸碱紊乱并存情况又称三重酸碱紊乱(TABD)，共有两种：呼吸性酸中毒合并代谢性酸中毒加代谢性碱中毒(respiratory acidosis/metabolic acidosis plus metabolic alkalosis)；呼吸性碱中毒合并代谢性酸中毒加代谢性碱中毒(respiratory alkalosis/metabolic acidosis plus metabolic alkalosis)。

关于混合性酸碱平衡紊乱的常见类型及其特点参见表 4-3。

表 4-3 混合性酸碱紊乱的主要类型及其化学改变特点

混合性酸碱紊乱	化学改变
双重酸碱失衡(DABD)	
1. 相加性联合(additive combinations)或相加性酸碱紊乱	
(1)呼吸性酸中毒合并代谢性酸中毒	严重酸血症，HCO_3^-↓，PCO_2↑
(2)呼吸性碱中毒合并代谢性碱中毒	严重碱血症，HCO_3^-↑，PCO_2↓
2. 相消性联合(counterbalancing combinations)或相消性酸碱紊乱	
(1)呼吸性酸中毒合并代谢性碱中毒	可变性酸度，HCO_3^-↑，PCO_2↑
(2)呼吸性碱中毒合并代谢性酸中毒	可变性酸度，HCO_3^-↓，PCO_2↓
(3)代谢性酸中毒合并代谢性碱中毒	可变性酸度，可变性HCO_3^-与PCO_2，AG升高数大于HCO_3^-下降数
三重酸碱失衡(TABD)	
(1)呼吸性碱中毒合并代谢性酸中毒+代谢性碱中毒 (2)呼吸性酸中毒合并代谢性酸中毒+代谢性碱中毒	可变性HCO_3^-和PCO_2，最终pH取决于三种失衡中相对占优势者

(引自：Emmett M，Narins RG)

由于对血气分析与AG的概念有了进一步认识，临床上对混合性酸碱失衡的理解可能更广泛，因为有些患者还存在除了上述以外的两种以上混合性酸碱平衡紊乱，如高AG型代谢性酸中毒加正常AG型代谢性酸中毒，也包括在混合性酸碱失衡的范畴内(参见下述)，所以双重性酸碱失衡实际上共有6种。

众所周知，对这些混合性酸碱紊乱进行准确而迅速地分析、判断，往往是治疗成功与否的关键，因此必须综合临床资料、血气电解质参数，应用判断酸碱紊乱的基本原则加以分析，简捷准确地做出判断。

在临床上，推荐使用酸碱列线图，以$PaCO_2$和HCO_3^-为*XY*轴的诊断图(图4-4)和由Cogen MG及Rector Jr FC修正的酸碱列线图(acid-base nomogram)(图4-5)。不管使用何种列线图，其原理及判断结果基本上是一致的。

酸碱平衡失调的诊断图实际上是根据预计代偿公式计算的数据绘制而成的。目前在临床上使用的酸碱诊断图的种类很多，尽管每个诊断图的样式不一样，但是无论使用哪一种诊断图进行分析，其判断结果都基本相同。这种酸碱诊断图是由几种常见酸碱紊乱类型的代偿带联合制成一张图，在任何时候均可使用，并且不需要进行计算，使用起来更方便。

现将目前使用较广泛而且比较方便的由Cogen MG和Rector Jr FC修正的酸碱列线图重点介绍如下，它是以pH和[HCO_3^-]为*XY*轴的诊断图解(见图4-5)。

一、各 种 坐 标

此图以动脉血pH(H^+浓度)为横坐标，[HCO_3^-]为纵坐标制成。图中指出了不同类型酸碱失衡的区域。

1. pH与氢离子浓度 pH列于横坐标，同时列上氢离子浓度(nmol/L)便于对照。pH 7.40为正常平均值。以pH 7.40为中心，左半侧为血液酸度增加，即酸血症，而右半侧为碱度增加，即碱血症。

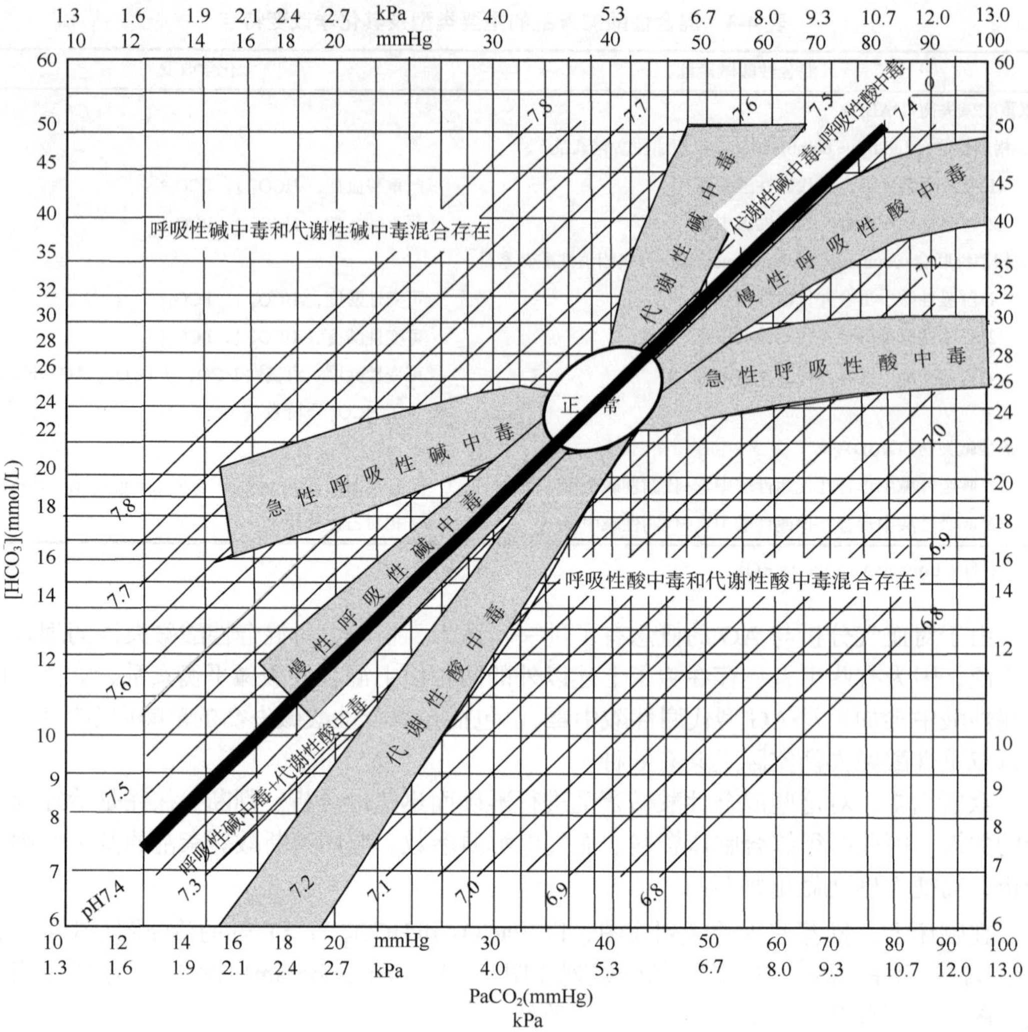

图 4-4 酸碱诊断图

（引自：Kulpmann W R，et al）

2. HCO_3^-浓度 动脉血［HCO_3^-］列于纵坐标，单位以 mmol/L 表示，HCO_3^-的正常平均值为 24mmol/L。

3. $PaCO_2$ 单位为 mmHg，以斜线列出。其正常平均值 40mmHg。从图之右上角向左下角与横线几乎呈 45°斜线列出。

二、表 中 各 区

1. 正常区 标志休息时机体之酸碱正常值。通常性别及饮食情况对此稍有影响，如妇女或婴儿趋向于该区之左下，而男性趋向于右上，以植物性食物为主饮食者，趋向于右侧，而进食富于蛋白之食物者，趋向于左侧。

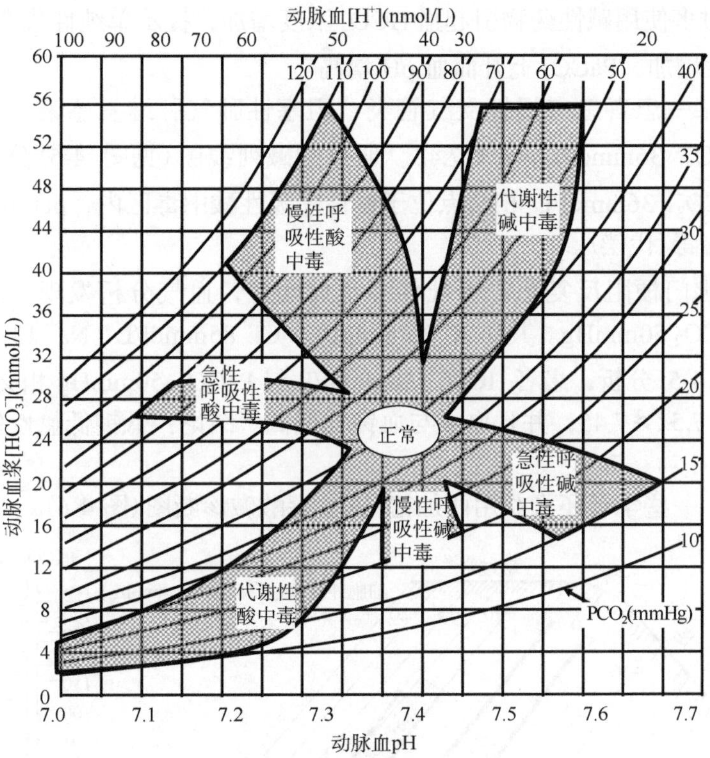

图 4-5　酸碱列线图(acid-base nomogram)

以 pH 和[HCO_3^-]为 *XY* 轴的图解

(引自：Rector Jr FC)

2. 急性呼吸性酸中毒区　标志由于急性肺泡通气功能降低而引起急性 CO_2 分压上升，提示单纯性急性呼吸性酸中毒(acute respiratory acidosis)，特点为血中 CO_2 上升，血浆 pH 降低，而 HCO_3^- 浓度尚正常或轻度上升。

3. 急性呼吸性碱中毒区　标志由于突然过度通气而血中 $PaCO_2$ 下降，提示单纯性急性呼吸性碱中毒(acute respiratory alkalosis)，特点为血 $PaCO_2$ 降低，血浆 pH 增高，而 HCO_3^- 浓度尚正常或轻度降低。

4. 慢性呼吸性酸中毒区　标志慢性呼吸功能不全，但肾代偿功能尚正常者，提示单纯性慢性呼吸性酸中毒(chronic respiratory acidosis)，特点为血 $PaCO_2$ 增高，HCO_3^- 浓度增加，而血 pH 正常或轻度下降。

5. 慢性呼吸性碱中毒区　适用于高原生活的正常人或轻度缺氧患者，肺泡通气增高而血中 $PaCO_2$ 下降，提示单纯性慢性呼吸性碱中毒(chronic respiratory alkalosis)，其特点为血 $PaCO_2$ 降低，HCO_3^- 浓度降低，而血 pH 正常或轻度增高。

6. 代谢性酸中毒区　由于 HCO_3^- 丢失过多或 H^+ 浓度增加而血 HCO_3^- 浓度减少，多由慢性肾功能不全或糖尿病酮症酸中毒等引起，提示单纯性代谢性酸中毒，特点为血 HCO_3^- 浓度降低，$PaCO_2$ 降低，而血 pH 降低(失代偿)或血 pH 正常(代偿)。

7. 代谢性碱中毒区　由于 HCO_3^- 增加或 H^+ 丢失过多，通常由于长期过多使用排钾排氯的利尿剂或过多使用碱性药物引起血 HCO_3^- 浓度增加，提示单纯性代谢性碱中毒，特点为血 HCO_3^- 浓度增加，$PaCO_2$ 上升而血 pH 增高。

举例 1：某一患者患有慢性支气管炎、阻塞性肺气肿继发感染。查动脉血 $PaCO_2$ 60mmHg，HCO_3^- 36mmol/L，pH 7.42。通过酸碱列线图(见图 4-5)分析，患者 $PaCO_2$ 60mmHg 与 HCO_3^- 36mmol/L 相交点位于慢性呼吸性酸中毒区内，pH 在正常范围内。结论：呼吸性酸中毒(代偿)。

举例 2：幽门梗阻反复恶心呕吐伴手足搐搦症，血气分析发现，pH 7.52、HCO_3^- 38mmol/L，$PaCO_2$ 50mmHg。其血 K^+ 3.3mmol/L、Cl^- 85mmol/L、Na^+ 139mmol/L。通过酸碱列线图(见图 4-5)分析，患者 HCO_3^- 38mmol/L 与 $PaCO_2$ 50mmHg 相交点落于代谢性碱中毒区内，pH 7.52>7.45，并且血氯与血钾均偏低。结论：低钾低氯性代谢性碱中毒(失代偿性)。

在临床上，一些学者还喜欢用西加德–安德森酸碱诊断图(图 4-6)。

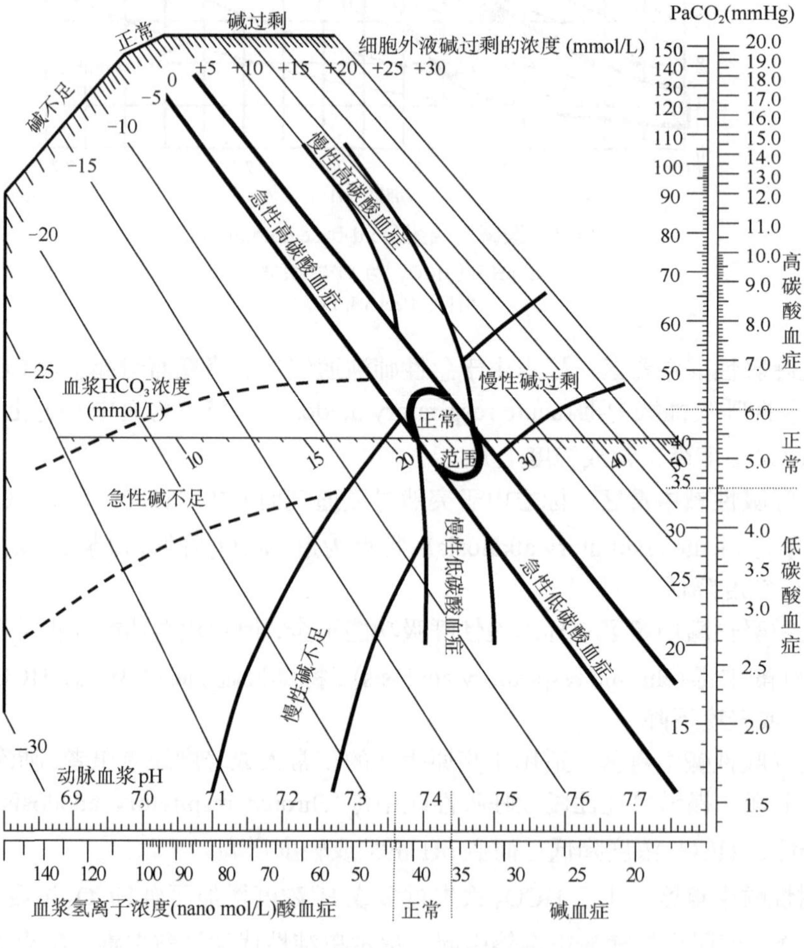

图 4-6 西加德–安德森酸碱诊断图

以 pH 和 $PaCO_2$ 为 *XY* 轴的图解

(引自：Siggaard-Andersen O)

此图以 pH 为横坐标，lg[$PaCO_2$]为纵坐标制成，同时列上氢离子浓度(nmol/L)，$PaCO_2$ 单位为 kPa 和 mmHg，便于对照。特别是细胞外液之碱剩余(BE ecf)与碱缺失(BD ecf)列于左上角引出斜线，其正常范围为–3.0～+3.0mmol/L。落于正常范围等浓度线右上半表中各点，标志 BE ecf 增加(正值)，即碱剩余，而左下半表中各点为 BE ecf 减少(负值)，即碱缺失。用此图可估计出 BE ecf 值，作为治疗参考之用。如代谢性酸中毒时，BE ecf 呈负值，根据碱缺失之数值，可估计需补充的碱量。

预计补碱量(mmol)=(–BE ecf)×体重(kg)×0.3

0.3 为 HCO_3^- 空间增长到体重的 30%。已知 5% $NaHCO_3$ 溶液 1.66ml 等于 1mmol。先给 1/2 剂量，复查 BE 后，酌情补充。

在临床上，一些学者又喜欢用另一个酸碱列线图(Flenley acid-base nomogram)(图 4-7)。

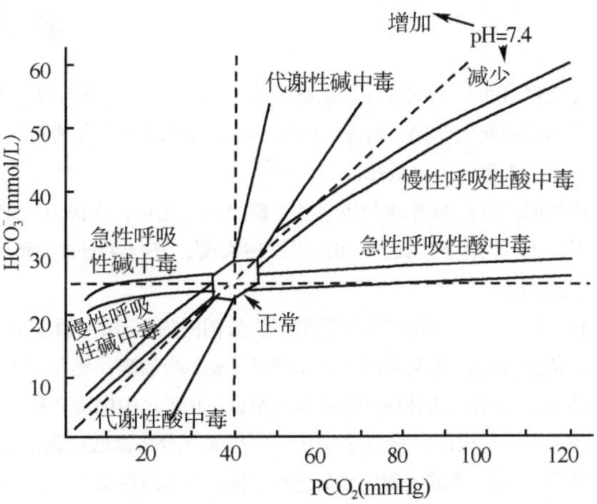

图 4-7　酸碱列线图(Flenley acid-base nomogram)

三、高 AG 型代谢性酸中毒合并正常 AG 型代谢性酸中毒

在临床上，患者有高 AG 型代谢性酸中毒(AG 值>16mmol/L)时，须计算碳酸氢盐间隙(bicarbonate gap, BG)可揭示被高 AG 型代谢性酸中毒所掩盖的代谢性碱中毒或正常 AG 型代谢性酸中毒的存在。

按 BG 公式 $=\Delta AG-\Delta HCO_3^-=(AG-12)-(24-[HCO_3^-])$ 计算。

或 BG 简便公式($\Delta AG-\Delta CO_2=Na^+-Cl^--39$)计算。

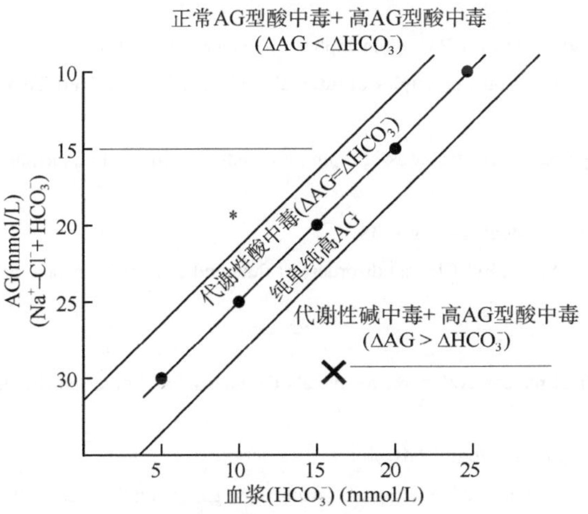

图 4-8　AG 值与血浆[HCO_3^-]相关图

✕为例 1；*为例 2

(引自：Goodkin DA，et al)

若 BG<–6mmol/L 时，则提示高 AG 型代谢性酸中毒合并正常 AG 型(高氯性)代谢性酸中毒；若其值>6mmol/L 时，则提示高 AG 型代谢性酸中毒合并代谢性碱中毒。AG 与 HCO_3^- 相关图(图 4-8)有助于判断。

只在高 AG 型代谢性酸中毒前提下利用这一相关图，可以判断 AG 增高型代谢性酸中毒合并 AG 正常型代谢性酸中毒或 AG 增高型代谢性酸中毒合并代谢性碱中毒。当测得的血浆 HCO_3^- 浓度和 AG 值相交点落在单纯代谢性酸中毒的 95%可信带内，则提示为单纯性 AG 增高型代谢性酸中毒($\Delta AG=\Delta HCO_3^-$)，而落于带上区，则提示 AG 增高型代谢性酸中毒合并 AG 正常型代谢性酸中毒（$\Delta AG < \Delta HCO_3^-$）；若落于带下区，则提示 AG 增高型代谢性酸中毒合并代谢性碱中毒（$\Delta AG > \Delta HCO_3^-$）。使用该相关图判定既方便，又实用。

参 考 文 献

陈文彬. 1994. 血气变化与酸碱失衡//蔡如升主编. 慢性肺心病 20 年防治研究. 北京：科学技术文献出版社，127-146.

哈尔滨医科大学第二医院. 1975. 肺心病酸碱平衡失调和电解质紊乱//中国医学科学院阜外医院主编. 慢性肺心病的防治. 北京：人民卫生出版社，168-185.

蒋朱明. 2013. 临床水与电解质平衡. 3 版. 北京：人民卫生出版社.

罗炎杰，冯玉麟. 2009. 单纯性酸碱失衡，复合性酸碱失衡//罗炎杰主编. 简明临床血气分析. 2 版. 北京：人民卫生出版社，49-100.

朴镇恩. 1981. 血液气体与酸碱平衡失调的临床//洪宝源主编. 临床内科. 哈尔滨：黑龙江人民出版社，773-783.

朴镇恩. 2008. 最新血液气体与酸碱平衡. 哈尔滨：黑龙江教育出版社.

朴镇恩. 2013. 动脉血气分析快速解读. 北京：中国医药科技出版社.

钱桂生，任成山，徐剑铖. 2014. 实用血气分析及酸碱紊乱治疗学. 郑州：郑州大学出版社.

吴善. 1985. 酸碱失衡类型筛选判断法. 中华内科杂志，24(9)：548-551.

伍贻经. 1998. 酸碱平衡紊乱//苏静怡主编. 病理生理学. 重排本. 北京：北京医科大学、中国协和医科大学联合出版社，34-51.

殷莲华. 2008. 单纯性酸碱平衡紊乱//金惠铭主编. 病理生理学. 7 版. 北京：人民卫生出版社，46-68.

余健民. 1999. 血气分析和酸碱平衡//余健民主编. 呼吸内科临床手册. 南昌：江西科学技术出版社，137-148.

张树基，罗明绮. 1998. 水，电解质，酸碱平衡失调的判定与处理. 北京：北京医科大学，中国协和医科大学联合出版社，127-154.

Adrogué HJ，Madias NE. 2010. Secondary responses to altered acid-base status：the rules of engagement. Journal of the American Society of Nephrology：JASN，21(6)：920-923.

Adrogue HJ，Nabil-Rashad MDM，Arnold BMD，et al. 1989. Assessing acid-base status in circulatory failure. N Engl J Med，320：1312.

Adrogué HJ. 2006. Mixed acid-base disturbances. J Nephrol，19 Suppl 9：S97-103.

Bigatello LM. 2006. Critical care handbook of the Massachusetts general hospital. 4th ed. Philadelphia：Lippincott Williams & Wilkins.

Cogen MG，Rector Jr FC. 1986. Acid-base disorders//The Kidney. 3rd ed. Philadelphia：WB Saunders Co.

DuBose Jr TD. 2000. Acid- base disorders//Edited by Brenner BM. Brenner and Rector's the kidney. 6th ed. Philadelphia：Saunders，925-997.

DuBose Jr TD. 2004. Acid-base disorders//The Kidney. 7th ed. Edited by Brenner BM. Philadelphia：Saunders，921-996.

DuBose Jr TD. 2005. Acidosis and alkalosis//Edited by Kasper DL. Harrison's principles of internal medicine. 16th ed. New York：McGraw-Hill，283-291.

Effros RM. 2005. Acid-Base Balance// Edited by Masos RJ. Murray and Nadel's textbook of repiratory medicine. 4th ed. Philadelphia：Elsevier Saunders，172-193.

Emmett M，Narins RG. 1977. Clinical use of the anion gap. Baltimore：Medicine，56：38.

Emmett M，Narins RG. 1994. Mixed acid-base disorders// Edited by Narins RG. Clinical disorders of fluid and electrolyte metabolism. 5th ed. New York：McGraw-Hill，1991-1007.

Epstein SK. 2000. Respiratory acidosis. Respir Care，46：366.

Fall PJ. 2000. A stepwise approach to acid-base disorders：Practical patient evaluation for metabolic acidosis and other conditions. Postgrad Med，107：249-258.

Flenley DC. 1971. Another non-logarithmic acid-base diagram?. Lancet，1(7706)：961-965.

Gabow PA，Kaehny WD，Fennessey PV，et al. 1980. Diagnostic importance of an increased serum anion gap. N Engl J Med，303：854.

Galla JH. 2000. Metabolic alkalosis. J Am Soc Nephrol，11：369.

Goodkin DA，Krishna GQ，Narins RG. 1984. The role of the anion gap in detecting and managing mixed metabolic acid-base disorders.

Clin Endocrin Metab，13(2)：333-349.

Guyton AC. 2010. Medical physiology. 12th ed. Philadelphia：W.B.Saunders Co.

Kellum JA. 2005. Acid-base disorders// Edited by Fink MP. Textbook of critical care. 5th ed. Philadelphia：Elsevier Saunders，51-62.

Kirby RR. 1997. Acid-base chemistry and physiology//Critical Care. 3rd ed. Edited by Civetta JM. Philadelphia：Lippincott-Raven，255-264.

Kulpmann WR. 2007. Electrolytes，acid-base balance and blood gases. 2nd ed. New York：Springer Wien.

Longenecker JC. 2007. High-Yield Acid-Base. 2nd ed. Philadelphia：Lippincott Williams & Wilkins.

Madias NE，Adrogue HJ. 2003. Cross-talk between two organs：How the kidney responds to disruption of acid-base balance by the lung. Nephron Physiol，93：61.

McPherson. 2011. Henry's clinical diagnosis and management by laboratory methods，22nd ed.

Monson JP. 2002. Salt and water homeostasis and acid-base balance//Textbook of Medicine. 4th ed. Philadelphia：Churchill Livingstone，1099-1118.

Narins RG. 1994. Clinical disorders of fluid and electrolyte metabolism. 5th ed. New York：McGraw-Hill Inc，755-982.

Porth CM. 1998. Pathophysiology：conceps of altered health states. 5th Ed. Lippincott- Raven Publishers.

Rakel RE. 2005. The respiratory system//Edited by Rakel RE. Cann's current therapy. Philadelphia：Elsevier Saunders，247-255.

Rose BD. 1994. Clinical physiology of acid-base and fluid and electrolyte disorders，4th ed. New York：McGraw Hill.

Rose BD. 2001. Clinical physiology of acid-base and fluid and electrolyte disorders. 5th ed. New York：McGraw Hill.

Seifter JL. 2004. Acid-base disorders//Edited by Goldman L. Cecil textbook of medicine. 22th ed. Philadelphia：Saunders，688-699.

Shangraw RE. 2000. Acid-Base balance//Anesthesia. 5th ed. Volume I. Edited by Miller RD. Philadelphia：Churchill Livingstone，1390-1413.

Siggaard-Andersen O. 1971. An acid-base chart for arterial blood with normal and pathophysiological reference areas. Scand J Clin Lab Invest，27：239.

Singh V，Khatana S，Gupta P. 2013. Blood gas analysis for bedside diagnosis. Natl J Maxillofac Surg，4(2)：136-141.

Sood P，Paul G，Puri S. 2010. Interpretation of arterial blood gas. Indian J Crit Care Med，14(2)：57-64.

Tanner GA. 2008. Acid-Base balance// Edited by Rodney AR. Medical physiology. 3rd ed. Philadelphia：Lippincott Williams & Wilkins，426-444.

Tierney Jr LM. 2005. Acid-Base disorders//Edited by Tierney LM Jr. Current medical diagnosis & treatment. 44th ed. New York：Lange Medical Book/McGraw-Hill，856-866.

Wooten EW. 2003. Calculation of physiological acid-base parameters in multicompartment systems with application to human blood. J Appl Physiol，95：2333.

第五章　呼吸性酸中毒

♣ 诊断要点：

(1) 酸血症（<7.40）。

(2) $PaCO_2$ 原发性升高（>45mmHg）。

(3) [HCO_3^-] 代偿性升高，急性者接近正常，而慢性者适当地升高（>24mmol/L）。

(4) 急性者有明显呼吸困难、发绀、甚至神志不清等；慢性者有乏力、虚弱，严重时嗜睡、神志恍惚、昏迷等。

*严重的呼吸性酸中毒可引起心肌收缩力下降、肺动脉高压、内脏血管收缩。

（引自：Bongard FS，et al）（编者稍加修改/综合）

呼吸性酸中毒是原发性的以肺通气障碍导致 CO_2 的排出低于代谢生成，增多的 CO_2 使 $PaCO_2$ 升高，并导致动脉血 pH 下降为特征的酸碱失衡。根据呼吸生理理论，其原因可能有：①有效肺泡通气不足而 CO_2 排出少于其产生使 $PaCO_2$ 升高，这是主要原因；②机体代谢增加引起 CO_2 的产量大于其排出量，不过，如果在正常的肺泡通气率状态下，即使 CO_2 产量轻度增加也可通过增加肺泡通气而迅速处理，因此，通常不易发生 CO_2 潴留。后一因素常不是主要的。呼吸性酸中毒代偿者动脉血 pH 可正常。呼吸性酸中毒根据发病的急缓可分为急性呼吸性酸中毒和慢性呼吸性酸中毒。此外，根据 $PaCO_2$ 原发性改变引起其 pH 的相反方向改变程度可判定急性或慢性呼吸性酸中毒。若 $PaCO_2$ 每升高 10mmHg，pH 降低了 0.08，则表示急性呼吸性酸中毒；若 $PaCO_2$ 每升高 10mmHg，pH 只降低 0.03，则提示慢性呼吸性酸中毒，这种判定方法很实用。

第一节　病　　因

急性呼吸性酸中毒常由于某种突发原因引起急性呼吸功能障碍，其中最重要的是延髓呼吸中枢麻痹或受抑制（如吗啡、苯巴比妥、乙醇或外科麻醉剂等过量或中毒或脑血管意外、脑外伤、脑水肿、脑疝等）引起的呼吸障碍和急性气道阻塞（异物堵塞、喉痉挛、溺水等）及严重肺泡气体交换面积减少（急性肺水肿、急性呼吸窘迫综合征、严重哮喘、心搏呼吸骤停等），此外，还有神经肌肉失调（重症肌无力危象、周期性瘫痪、吉兰–巴雷综合征等）和胸廓疾病（连枷胸、气胸或血胸等）等。

慢性呼吸性酸中毒的主要病因是 COPD、支气管哮喘、严重间质性肺疾病和神经肌肉疾病（脊髓灰质炎、肌萎缩性侧索硬化症、多发性硬化症、黏液水肿等）及胸廓疾病（各种原因引起的胸廓畸形、胸膜增厚引起的呼吸功能不全或肥胖–低通气综合征等）等。

急性和慢性呼吸性酸中毒的主要原因归纳为表 5-1。

表 5-1　急性和慢性呼吸性酸中毒的主要原因

延髓呼吸中枢的抑制
(1)急性
1)药物：鸦片制剂、麻醉剂、镇静剂
2)慢性高碳酸血症的吸氧(不适宜吸氧)
3)心搏骤停
4)中枢型睡眠暂停(central sleep apnea，CSA)
(2)慢性
1)过度肥胖(Pickwickian 综合征)
2)中枢神经系统损害(罕见)
3)代谢性碱中毒(尽管引起高碳酸血症是代谢性碱中毒病例的适应性代偿反应)
呼吸肌和胸壁病变
(1)急性
肌肉虚弱：重症肌无力危象、周期性瘫痪、氨基糖苷类、吉兰–巴雷综合征、严重低钾血症或低磷血症
(2)慢性
1)肌肉虚弱：脊髓损伤、脊髓灰质炎、肌萎缩性侧索硬化症、多发性硬化症、黏液水肿
2)脊柱后侧凸(kyphoscoliosis)
3)过度肥胖
上呼吸道阻塞
急性
1)异物或呕吐物被吸入
2)阻塞型睡眠呼吸暂停(obstructive sleep apnea)
3)喉痉挛
跨肺毛细血管影响气体交换疾病
(1)急性
1)潜在性肺疾患的恶化(包括由于高糖饮食而 CO_2 产量增加)
2)成人呼吸窘迫综合征
3)急性心源性肺水肿
4)严重哮喘或肺炎
5)气胸或血胸
(2)慢性
1)慢性阻塞性肺疾患：支气管炎、肺气肿
2)过度肥胖
机械通气不足

(引自：Rose BD，et al)

第二节　病理生理

一、肺泡通气障碍的病理生理学

肺通气量(pulmonaryventilation)是指每分钟吸入或呼出的气体总量，它等于潮气量与呼吸频率的乘积。肺泡通气功能障碍必然引起高碳酸血症，所以高碳酸血症是呼吸性酸中毒的主要特征。在稳定状态下，$PaCO_2$ 主要取决于每分钟肺泡通气量(V_A)与全身每分钟产生的二氧化碳量(VCO_2)。可用下式表示：

$$PaCO_2 = 0.863 \times 二氧化碳产生量(VCO_2)/肺泡通气量(VA) \quad (1)$$

式中，VCO_2 以 ml/min 表示，VA 以 L/min 表示。常数 0.863 以 mmHg 为单位。

从上式可以看出，CO_2 产生量增加或肺泡通气量降低均能导致高碳酸血症。通常，CO_2 生成增加是呼吸性酸中毒的罕见原因，因为机体能正常调节通气率以与 CO_2 生成相适应。因而，高碳酸血症和呼吸性酸中毒的主要原因是肺泡通气量下降。也就是说肺泡通气量减少是导致 CO_2 潴留的决定性机制。这种 CO_2 潴留的决定因素是呼吸泵和呼吸负荷力量的一种失衡。呼吸泵衰竭包括中枢驱动的抑制、异常的神经肌肉传导。过高的负荷可包括增强的通气需求、增高的无效腔通气、增加的气流阻力、肺及胸膜和胸壁的僵硬度等。呼吸泵不能够平衡相应的负荷（呼吸泵下降，或者负荷增加，或者两者结合等）就可引起 CO_2 潴留（图 5-1）。

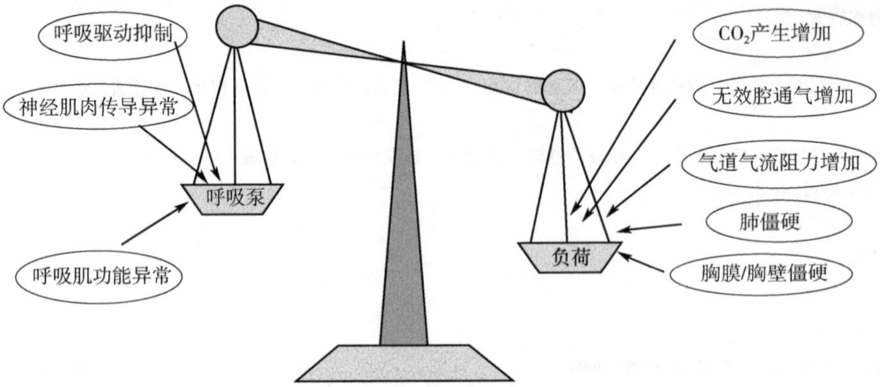

图 5-1　呼吸性酸中毒的发病机制

当呼吸泵不能够平衡相应的负荷时，可发生呼吸性酸中毒。呼吸泵力量减弱、负荷增加或两者相叠加，均可导致 CO_2 潴留

（引自：Adrogue HJ，et al）

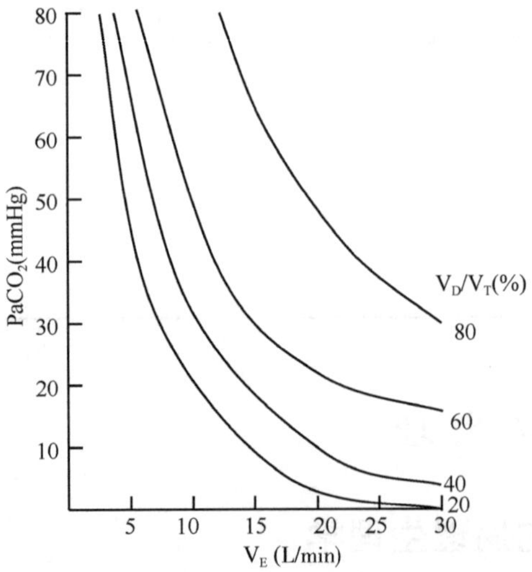

图 5-2　不同的 V_D/V_T 对每分钟通气量（V_E）和 $PaCO_2$ 的影响

（引自：Benumof JL）

肺泡通气量是指每分钟吸入肺泡的新鲜空气量，等于潮气量（V_T）减去无效腔气量（V_D）后乘以每分钟呼吸频率（f）。可用公式表示：

$$V_A=(V_T-V_D)\times f$$

正常人的无效腔气量一般约为 150ml。潮气量约为 500ml。

在呼吸中枢神经受到抑制、进展期神经肌肉疾病和严重呼吸肌疲劳状态等时，每分钟通气量（V_E）的下降导致了无效腔通气量增加。

在不同的无效腔量/潮气量之比（V_D/V_T，也称“通气效果指数”）情况下，V_E 和 $PaCO_2$ 之间成反比的参数曲线。当 V_E 下降时，$PaCO_2$ 在所有不同比值的 V_D/V_T 曲线上，均为增高（图 5-2）。

呼吸性酸中毒是肺泡通气量降低的结果，但肺尚未完全丧失其功能，所以仍然以加深加快呼吸动作来增加对 CO_2 的呼出量，并以此来降低血液中的碳酸浓度，可是其效率极低。

在呼吸性酸中毒时，由于 $PaCO_2$ 升高，势必引起肺泡气氧分压（PAO_2）相应地减少，此时如果吸入的是空气(FiO_2为 0.21)时，可致低氧血症。$PaCO_2$和 PAO_2的关系，可用下式表示：

$$PAO_2 = PiO_2 - PaCO_2 \times 1/R$$

PiO_2为吸入气氧分压；R 为呼吸商(安静状态下约为 0.8)。

$$PAO_2 = PiO_2 - PaCO_2 \times 1.25$$

在海平面吸入空气($FiO_2 = 0.21$)的状态下，简化的肺泡气体方程式：

$$PaO_2 = 150 - PaCO_2 \times 1.25$$

按此公式计算，若患者 $PaCO_2$增高至 80mmHg，则其 PAO_2将降低至 50mmHg($PAO_2 = 150 - 80 \times 1.25 = 50$)。可见，呼吸性酸中毒时仅高 $PaCO_2$因素(吸入空气时)，就可能引起肺泡气氧分压降低而致动脉血缺氧，PaO_2明显降低，此时生命是无法耐受的。在极高的碳酸血症时，严重的 CO_2潴留常常是不恰当氧疗的结果。此时必须同时给予充足的通气治疗来降低 CO_2分压。再者由于 $PaCO_2$升高、pH 降低等因素，还可使血红蛋白氧解离曲线右移，结果血红蛋白和氧的亲和力降低而影响肺摄氧能力。

二、呼吸性酸中毒的代偿调节

机体内原发性碳酸增多，$PaCO_2$增高对酸碱平衡的影响主要取决于：

(1)CO_2潴留的速度，这是最主要的。

(2)体内碱储备的多少。

(3)$PaCO_2$升高的严重程度。

(4)肾代偿功能的好坏。

从表 5-2 可以看到，机体各种缓冲作用的次序是不同的，肾的代偿调节作用十分缓慢，需要 3～5 日发挥最大效应。

表 5-2 机体缓冲过程的次序

时相	缓冲作用	时间	有关体液与器官
Ⅰ	理化缓冲及离子再分布	即刻开始，10～30 分钟完成	血液、组织液
Ⅱ	细胞内外液的离子交换	2～4 小时开始，24～36 小时完成	细胞内、外液
Ⅲ	肾代偿	6 小时开始，3～5 日达高峰，7 日完成	肾与体液

呼吸性酸中毒的决定性代偿仅发生在肾。肾代偿调节作用虽然较缓慢，但代偿调节作用最强，维持时间也最久，而且是最重要的(图 5-3)。

(一)急性呼吸性酸中毒

急性呼吸性酸中毒具有：发病急、在短期内 $PaCO_2$显著升高；机体酸碱调节系统来不及代偿；大量 H_2CO_3不能靠碳酸氢盐缓冲系统缓冲，因为其与 H^+反应仍然生成碳酸；非碳酸氢盐缓冲系统的缓冲作用和细胞内外离子交换的缓冲效应十分有限，故易呈失代偿状态等特点。

由于肾的代偿调节作用十分缓慢，常在发病后 12～24 小时内作用甚微，再加上急性 CO_2

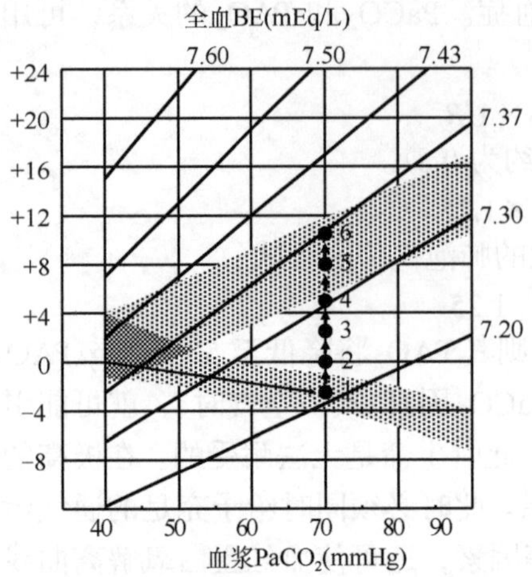

图 5-3 呼吸性酸中毒时机体的代偿情况

1：失代偿性急性呼吸性酸中毒，主要由体液缓冲系统发挥缓冲效应；2、3、4：部分代偿性呼吸性酸中毒，主要由肾发挥代偿作用；5、6：最大限度代偿的慢性呼吸性酸中毒（稳定型），主要由肾发挥代偿作用

（引自：哈尔滨医科大学第二医院等）

潴留引起的 H_2CO_3 也不能靠碳酸氢盐缓冲系统缓冲，因为细胞外液的 HCO_3^- 对碳酸急性增加并无缓冲能力（$H_2CO_3 + HCO_3^- \longrightarrow H_2CO_3 + HCO_3^-$），故急性呼吸性酸中毒主要代偿方式是：首先由非碳酸氢盐（血红蛋白、蛋白质、磷酸盐）缓冲系统发挥作用，其中血红蛋白缓冲系统具有显著的缓冲能力，除了血液缓冲作用外，细胞内外离子交换和细胞内缓冲也发挥重要作用。

1. 非碳酸氢盐缓冲系统的缓冲作用 非碳酸氢盐（血红蛋白、蛋白质、磷酸盐）缓冲系统的缓冲能力约占总扩展细胞外液（extended ECV）缓冲能力的 18%，碳酸与非碳酸氢盐缓冲物（B^-）的反应可用下式表示：

$$H_2CO_3 + B^- \rightleftharpoons HB + HCO_3^-$$

上述反应所示，当碳酸生成 1mmol H^+被 B^- 缓冲后，可生成 1mmol 的 HCO_3^-，而全血碱剩余（BE）并无变化，仍然是 BE 等于 0（图 5-4）。其中血红蛋白缓冲系统具有显著的缓冲能力，其缓冲作用约占扩展细胞外液缓冲作用的 14.7%。血浆中 CO_2 迅速弥散进入红细胞，与水生成 H_2CO_3，后者在碳酸酐酶的催化下，又解离为 H^+和 HCO_3^-，H^+主要被血红蛋白和氧合血红蛋白缓冲，而 HCO_3^- 则与血浆中 Cl^-交换，结果又使血浆中 HCO_3^- 浓度增加，而使血浆 Cl^-浓度降低（图 5-5）。

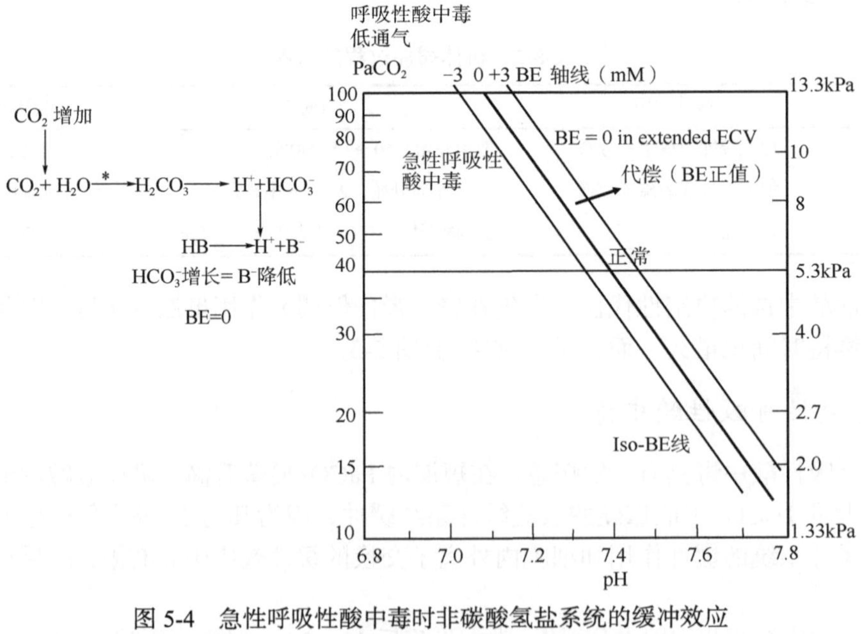

图 5-4 急性呼吸性酸中毒时非碳酸氢盐系统的缓冲效应

BE：碱剩余；extended ECV：扩展的细胞外液；B^-：非碳酸氢盐缓冲物；Iso-BE：等-BE

（引自：Paulev PE）

$$H^+ + Hb^-(Pr^-) \rightleftharpoons HHb(HPr)$$

但是，这种缓冲能力很有限。故当急性呼吸性酸中毒时，血浆[HCO_3^-]变化较小，动脉血 pH 急剧降低。

在急性呼吸性酸中毒出现的几分钟内，由于碳酸中的 H^+被非碳酸缓冲系统清除而致血浆中[HCO_3^-]的轻度增加。呼吸性酸中毒大约 1/3 的缓冲反应是由红细胞和细胞外的蛋白缓冲系统完成，另外 2/3 由组织细胞的缓冲系统完成(参见后述)。红细胞的作用是细胞外氯离子进入红细胞内而交换出 HCO_3^-。

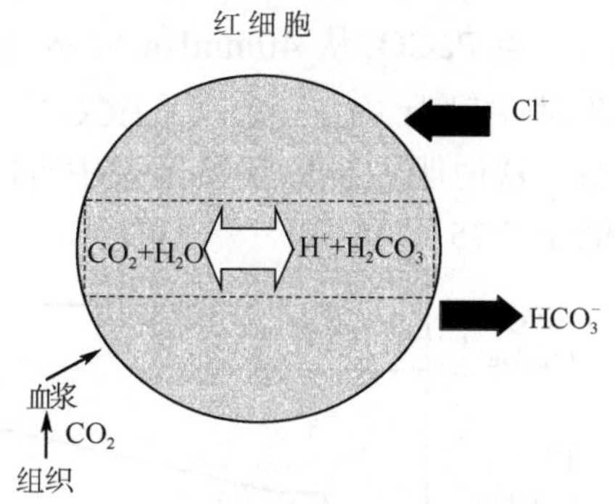

图 5-5　急性呼吸性酸中毒时血红蛋白缓冲系统的缓冲作用

CO_2弥散进入到红细胞内，并在碳酸酐酶的作用下解离成 H^+和 HCO_3^-，而 HCO_3^-弥散至血浆中

(引自：Silke B)

2. 细胞内外离子交换的缓冲作用　这种缓冲作用多于 2～4 小时开始，24～36 小时完成。主要由细胞内的缓冲系统起作用，包括细胞内外离子交换和细胞内蛋白质缓冲。H_2CO_3 离解为 H^+和 HCO_3^-，其中 H^+与细胞内 K^+进行交换，细胞外 2 个 Na^+和 1 个 H^+进入细胞内，3 个 K^+从细胞内外移，进入细胞内的 H^+可被蛋白质缓冲，HCO_3^-则留在细胞外起一定的代偿作用。

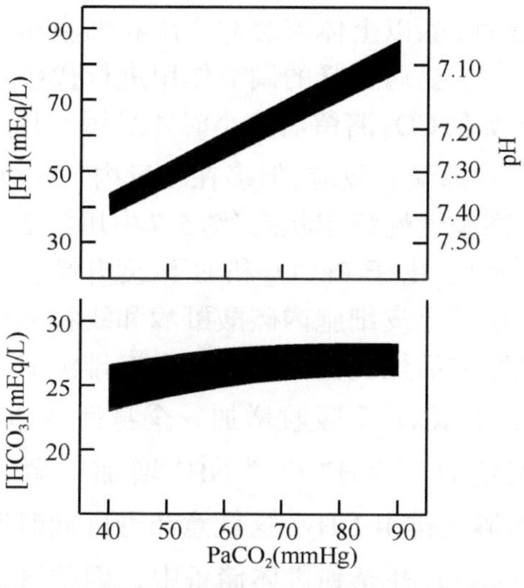

图 5-6　急性呼吸性酸中毒时[H^+]的改变与[HCO_3^-]的 95%代偿可信带

(引自：Brackett Jr. NC，et al)

急性呼吸性酸中毒的非碳酸氢盐缓冲作用和细胞内外离子交换的缓冲效应十分有限，血浆[HCO_3^-]变化较小，动脉血 pH 急剧降低为其特点。通常，$PaCO_2$每升高 10mmHg (1.33kPa)，血浆 HCO_3^-仅增高 1mmol/L，不足以维持[HCO_3^-]/[H_2CO_3]的正常值，所以急性呼吸性酸中毒的 pH 常低于 7.35，呈失代偿状态(图 5-6)。

图 5-7 可见，$PaCO_2$从 40mmHg 突然上升至 80mmHg 时，[H^+]按公式计算为 80nmol/L，理论上在急性呼吸性酸中毒时，主要由非 HCO_3^-缓冲系统的作用，于 10～15 分钟内[HCO_3^-]仅是微量上升的条件下，稳定约数小时呈急性稳定状态(图 5-7 中用第 1 个箭头表示)，其 pH 为 7.10。此时实际上因肾的代偿调节作用缓慢，尚未发挥作用，而主要靠非碳酸氢盐缓冲系统和细胞内外离子交换和细胞内缓冲代偿，这种缓冲代偿作用非常有限，并且其血液[HCO_3^-]的代偿性增加量很小，故其 pH 明显降低，按其代偿公式计算。

急性呼吸性酸中毒的代偿公式为

$$\Delta[HCO_3^-](\uparrow) = 0.1 \times \Delta PaCO_2 \qquad (1)$$

或

$$[HCO_3^-] = [(PaCO_2 - 40)/10] + 24 \pm 1.5 \qquad (2)$$

当 $PaCO_2$ 从 40mmHg 突然升至 80mmHg 时，血浆［HCO_3^-］仅上升 3～4mmol/L。此时［H^+］为 71nmol/L，［HCO_3^-］可增加至 27mmol/L，pH 为 7.10～7.15，呈失代偿状态。这说明在急性呼吸性酸中毒时，比较容易发生失代偿性酸中毒，故其 pH 常明显低于 7.35。

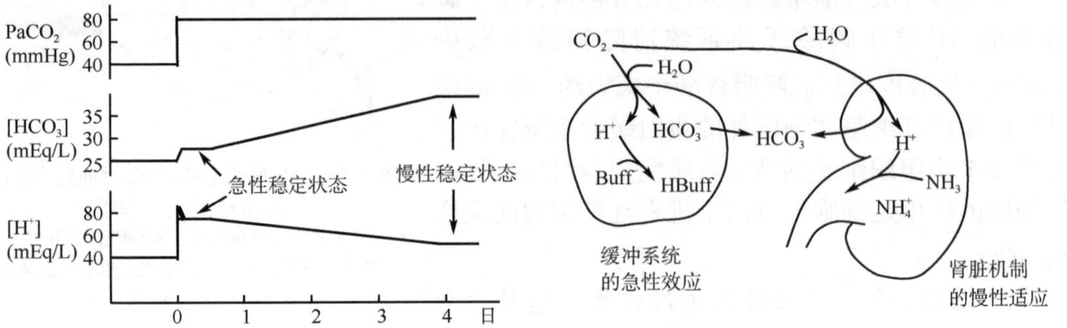

图 5-7　呼吸性酸中毒时 HCO_3^- 生成机制和缓冲时程示意图

Buff⁻= 缓冲根

（引自：Gennari FJ）

（二）慢性呼吸性酸中毒

$PaCO_2$ 升高持续时间较久的慢性呼吸性酸中毒时，除以上体液缓冲作用和细胞离子交换外，主要通过肾的调节作用进行代偿。肾代偿须在 CO_2 潴留后数小时才显示作用，3～5 日发挥最大效应，但多在 4 日内［HCO_3^-］逐渐升高呈慢性稳定状态（图 5-7 中用第 2 个箭头表示）。由于 $PaCO_2$ 和 H^+浓度升高，可激活肾小管上皮细胞内碳酸酐酶和线粒体中谷氨酰胺的活性，促使肾小管上皮排泌 H^+、NH_4^+ 和对 HCO_3^- 重吸收增加。全身性 PCO_2 增加引起肾产 NH_4^+ 和泌 NH_4^+ 增加，肾以 NH_4^+ 的形式排出 NH_3，这就意味着肝同时产生新的 HCO_3^- 补充到机体储备中，因此肾泌 NH_4^+ 增加是机体产生新的 HCO_3^- 的重要原因。持续的 H^+分泌增加需要重吸收更多的 HCO_3^-，并由此导致血浆［HCO_3^-］升高。慢性呼吸性酸中毒时，由于肾的保碱作用较强，而且随 $PaCO_2$ 升高，HCO_3^- 也呈适应性增高（图 5-8）。

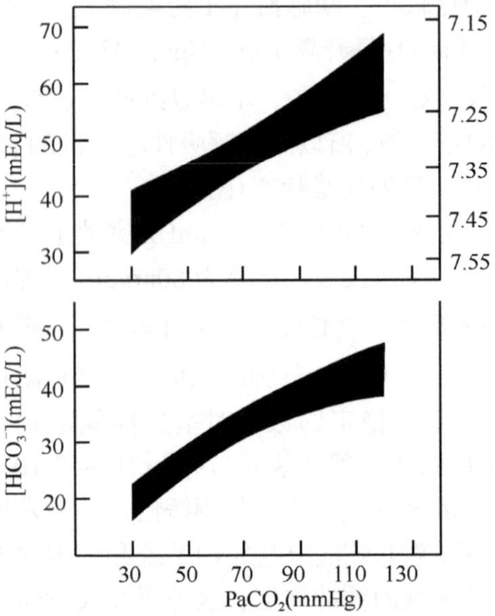

图 5-8　慢性呼吸性酸中毒时［H^+］的改变与［HCO_3^-］的 95%代偿可信带

（引自：Schwartz WB，et al）

图 5-8 可见，当慢性呼吸性酸中毒时，尽管 $PaCO_2$ 为 80mmHg，由于肾的代偿调节作用较充分，HCO_3^- 可增加至 38mmol/L，此时，［H^+］按公式计算为

$$[H^+]=24\times 80/38=50\text{nmol/L}$$
$$pH=7.30$$

在慢性呼吸性酸中毒时，$PaCO_2$ 每升高 10mmHg，血浆 HCO_3^- 浓度增高 3.5～4.0mmol/L，$[H^+]$ 增加 2～3nmol/L。其血液 $[HCO_3^-]$ 的代偿性增加量，按其代偿公式计算如下。

慢性呼吸性酸中毒的代偿公式为

$$\Delta[HCO_3^-](\uparrow)=0.4\times\Delta PaCO_2\pm 3$$

或　$$[HCO_3^-]=(PaCO_2-40)\times 0.4+24\pm 3$$

由此可见，高碳酸血症的状态下，尽管 $PaCO_2$ 升高程度相同，但其 $[H^+]$ 和 pH 改变，主要取决于 $[HCO_3^-]$ 的浓度，也就是说 $[HCO_3^-]$ 增加越小，则 $[H^+]$ 越增加而 pH 越降低，相反，$[HCO_3^-]$ 增加越大，则 $[H^+]$ 越减低而 pH 改变越小。血浆 HCO_3^- 浓度主要取决于肾的代偿功能。这种肾的调节机制，以最大限度的代偿来维持慢性呼吸性酸中毒的稳定状态（chronic respiratory acidosis' chronic steady state）（图 5-9）。

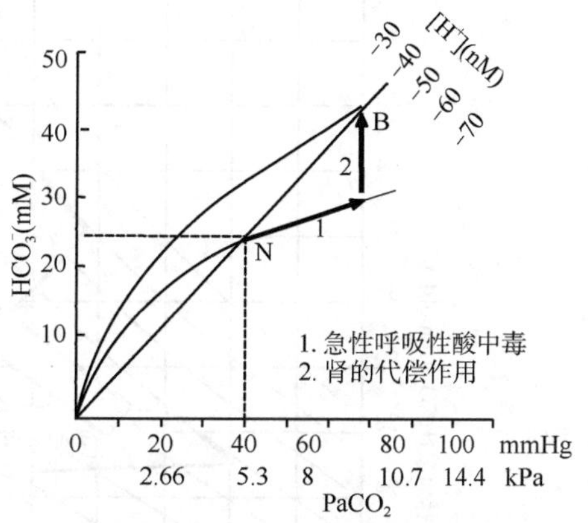

图 5-9　呼吸性酸中毒时机体的代偿情况

1. 急性呼吸性酸中毒时，主要由非碳酸氢盐缓冲系统和细胞内外离子交换等发挥缓冲效应。
2. 慢性呼吸性酸中毒时，主要由肾发挥代偿作用。N：正常

（引自：Silke B）

CO_2 进一步或急剧潴留，上述代偿机制便受到一定限制。当 $PaCO_2$ 升高达 70～85mmHg 以上时，便不能发挥充分代偿作用。呼吸中枢在高度 CO_2 潴留时又发生失效反应，结果发生失代偿性呼吸性酸中毒。

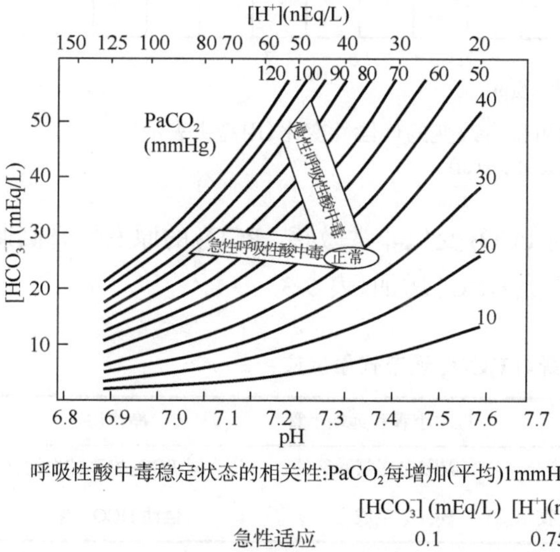

呼吸性酸中毒稳定状态的相关性：$PaCO_2$ 每增加（平均）1mmHg时

	$[HCO_3^-]$ (mEq/L)	$[H^+]$(nEq/L)
急性适应	0.1	0.75
慢性适应	0.3	0.3

图 5-10　呼吸性酸中毒时动脉血 HCO_3^- 和 H^+ 浓度的代偿适应性定量改变

（引自：Adrogue HJ，et al）

综上所述，急性和慢性呼吸性酸中毒时，机体通过其酸碱调节机制可分别引起动脉血 $[HCO_3^-]$ 和 $[H^+]$ 的急性代偿适应性改变（acute adaptation）和慢性代偿适应性改变（chronic adaptation），以维持其稳定状态（steady-state）（图 5-10）。

急性呼吸性酸中毒的自身代偿过程中，最重要的代偿是通过肾的 HCO_3^- 含量增加，后者增加的程度须与 H_2CO_3 增加程度相适应，但是这些改变通常需要数日至一周的代偿时间，所以其 HCO_3^- 水平只是轻度增加，故其 pH 下降较明显（图 5-11）。

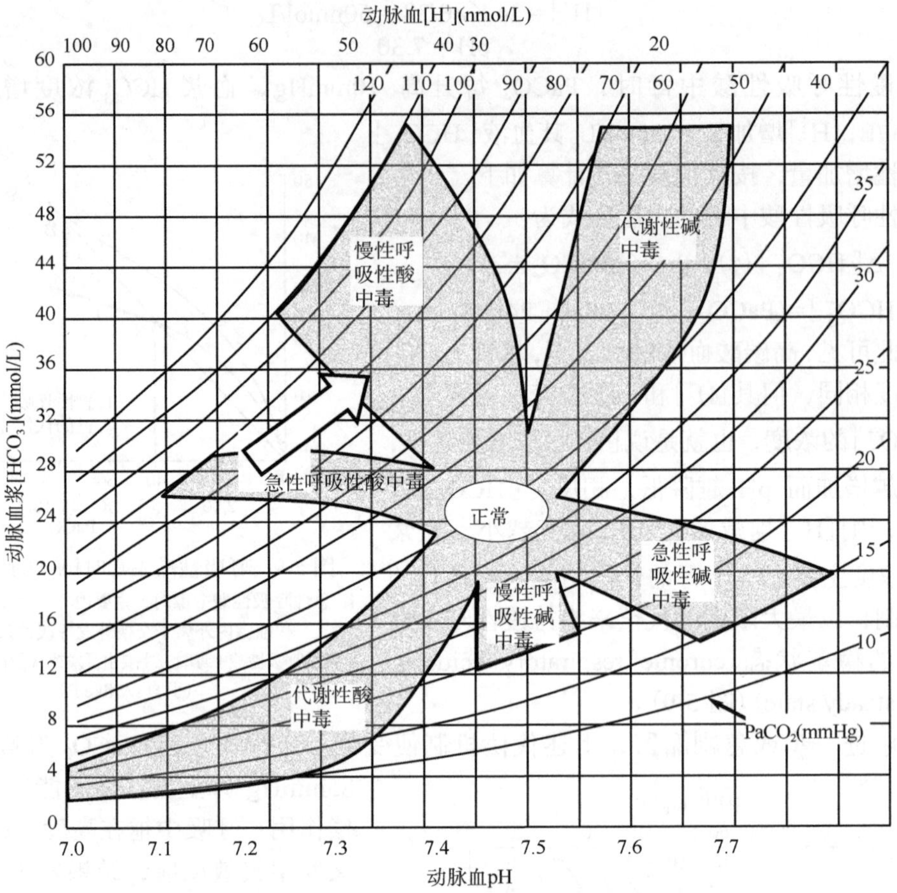

图 5-11 呼吸性酸中毒时由急性向慢性可信带改变的代偿性变化(用箭头表示)

(引自：Kokko JP，et al)

慢性持续性高碳酸血症时，肾小管细胞对 PCO_2 变化非常敏感。PCO_2 的原发性升高刺激近端肾小管重吸收 HCO_3^-，并远端肾小管生成 HCO_3^- 增加(表 5-3)。

表 5-3 呼吸性酸中毒时肾对 HCO_3^- 调节代偿反应

酸碱失调	肾小球	近端小管	近端小管和远端小管	净作用
呼吸性酸中毒	HCO_3^- 滤过量正常	高碳酸血症刺激 HCO_3^- 重吸收	高碳酸血症刺激新的 HCO_3^- 生成	对 PCO_2 增高的血清代偿性 HCO_3^- 增加

肾小管对 H^+ 的排泌持续性增加，并对 Cl^- 的重吸收持续性减少，结果其净酸排泌(net acid excretion)量短暂性超过其内源性产酸(endogenous acid production)量(图 5-12)。

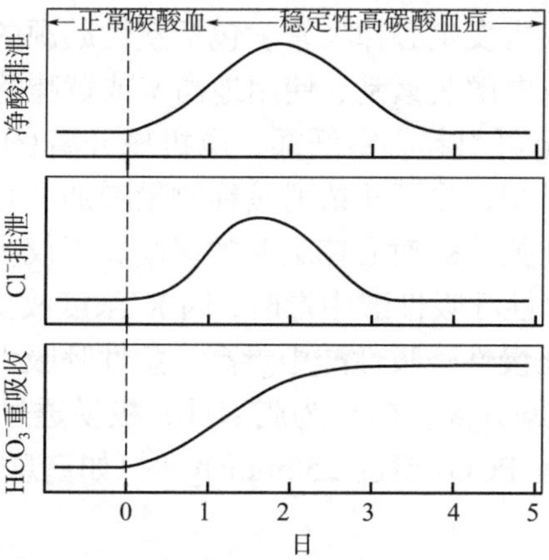

图 5-12　慢性高碳酸血症时的肾酸化反应（renal acidification response）
（引自：Adrogue HJ，et al）

第三节　对机体各系统的影响

一、急性呼吸性酸中毒

急性呼吸性酸中毒对机体的影响中，最重要的是对中枢神经系统的影响，严重的急性呼吸性酸中毒可以导致精神错乱或昏迷，其次是对心血管系统的影响。

（一）对中枢神经与周围神经系统的影响

对神经系统的影响主要取决于呼吸性酸中毒的发展程度与速度，以及伴发的低氧血症的程度。急性呼吸性酸中毒时，早期症状为头痛、不安、失眠等兴奋症状，$PaCO_2$进一步增高至 80mmHg（10.7kPa）以上时，可出现精神错乱、嗜睡、昏睡、甚至昏迷等“CO_2麻醉”症状，临床称为肺性脑病或呼吸性脑病。当急性 $PaCO_2$ 增高时，因为 CO_2 分子为脂溶性，极易透过生物膜和血–脑屏障，脑脊液不同于血液，没有血红蛋白缓冲 CO_2 的功能，又加上 HCO_3^- 为水溶性，通过血–脑屏障极为缓慢。CO_2 弥散入脑间质液和脑脊液后，很快与 H_2O 反应形成 H_2CO_3，后者解离成 HCO_3^- 和 H^+，H^+浓度随之增加，结果造成脑脊液中的 pH 降低较一般细胞外液更为显著；再加上缺氧及高浓度 CO_2 对脑血管的直接扩张作用，可引起脑水肿和脑间质水肿，严重者则发生脑疝等。

（二）对心血管系统的影响

急性轻、中度动脉血 $PaCO_2$ 突然升高，导致血管运动中枢和内源性交感神经–肾上腺系统的兴奋，使儿茶酚胺释放增多，降低受体对儿茶酚胺的敏感性，这些因素综合作用导致皮肤温暖发红，心率增快、心搏量增加、血压上升。当重度呼吸性酸中毒时，由于 pH 明显降低，酸中毒加重，效应器官的敏感性降低，心肌收缩力减弱，血压降低。严重急性呼吸性酸中毒可以通过以下两种机制导致难以控制的低血压：①心肌收缩力下降，心排血量明显降低；②外周动脉平滑肌舒张，引起血管舒张和全身血管阻力下降。

急性呼吸性酸中毒时，常发生心律失常，包括室性起源的心律失常，特别是在急性碳酸血症合并低氧血症、严重电解质紊乱、使用地高辛或黄嘌呤类或肾上腺素受体阻断剂等时更易促发心律失常，甚至可引起心室纤颤、电机械分离(electromechanical dissociation)等严重心律失常，其发生机制，除了儿茶酚胺释放量增加、心肌应激性升高和低血氧等因素以外，主要与高钾血症有关。K^+对心律失常的影响，不仅决定于血钾的绝对值，而且与其变化速率有很大关系。急性呼吸性酸中毒时，因K^+浓度改变迅速，引起严重心律失常的发生率(如心室纤颤等)远比慢性呼吸性酸中毒高。急性呼吸性酸中毒时，发生心律失常的另一个机制是由于 CO_2 急剧升高，CO_2 为脂溶性，极易透过细胞膜导致心肌细胞内 CO_2 分压突然明显增高，特别是 PCO_2 超过 250mmHg 时(如窒息或心搏呼吸骤停等)，就可能发生心脏电机械分离。

二、慢性呼吸性酸中毒

(一) 对神经系统的影响

慢性呼吸性酸中毒的早期可发生头痛、头晕、乏力、不安、失眠等兴奋症状。当 $PaCO_2$ 大于 80～100mmHg 时，可出现神志障碍，多先兴奋(不安、烦躁、震颤、扑翼样震颤、肌肉抽搐、癫痫、精神错乱)，而后抑制(嗜睡、昏睡、昏迷等)。若严重的低氧血症并存，神经系统症状出现得更早。慢性呼吸性酸中毒神志障碍的发生，虽然与 $PaCO_2$ 和 pH 改变的速度与程度似有相关，但在临床上，神经精神症状的出现并不完全与其平行。因此，是否发生神志改变，不仅取决于 CO_2 潴留的程度，而且还取决于 CO_2 潴留的速度和患者对 CO_2 的耐受性及体内酸碱代偿能力的大小等因素。慢性呼吸性酸中毒患者在动脉血 pH＜7.25 时 $PaCO_2$ 增长率比较快，并在 $PaCO_2$ 为 70～100mmHg 状态时，若有以下情况，更易促发昏迷：①慢性呼吸功能不全急性加重，尤其是进行不适当的高流量吸氧治疗，这是由于丧失了低氧对呼吸中枢的刺激；②多数 $PaCO_2$ 大于 80～100mmHg，这是由于高 CO_2 直接对脑细胞的麻醉效应；③少数患者出现视神经盘水肿，主要与高 CO_2 导致脑血管扩张而引起颅内压增高有关；④镇静剂过量或不适宜等引起呼吸中枢被抑制。

(二) 对心血管系统的影响

慢性呼吸性酸中毒对心血管系统的影响主要包括对血管、心脏和心律等三方面。

1. 对血管的作用 慢性呼吸性酸中毒对血管的影响是周围皮肤血管、心冠状动脉、脑血管等扩张，而肺血管收缩引起肺动脉高压。后者可引起右心损伤导致肺源性心脏病。慢性呼吸性酸中毒常伴有缺氧，而且持续时间较长时，可引起肺血管收缩、肺动脉高压，结果出现右心功能不全。因此，肺动脉高压是发生肺源性心脏病的病理学基础。由于 CO_2 潴留本身就存在缺氧因素，可导致潜在低氧性肺血管收缩。缺氧可使肺血管平滑肌细胞膜上电压依赖性钾通道(Kv)被抑制，使 K^+外流减少，膜电位降低，引发细胞膜去极化，导致电压依赖性钙通道开放，细胞外 Ca^{2+}内流增多而引起肺血管收缩、甚至肺血管重塑等，形成持续肺动脉高压，以致右心室负荷增加，久之造成肺源性心脏病。

越来越多的学者把注意力集中于血管内皮细胞功能异常在肺血管张力调节中的重要

作用。在缺氧与酸中毒或自由基过多等病理情况下，内皮细胞功能受到损伤而一氧化氮(NO)和 PGI_2 等合成与释放减少。在血管内皮依赖性舒张功能减退的病理情况下，内皮源性血管收缩因子(EDCF)释放增加，其中最主要的即为内皮素(endothelin，ET)，它是最强的缩血管物质。ET 不仅具有强烈的缩血管作用，也是具有促血管平滑肌细胞生长、增殖功能的多肽。在这种病理情况下，由于血管内皮细胞损伤，PGI_2 合成减少或不能合成，因而不能对抗致病因子激活的血小板释放的血栓素(thromboxane，TXA_2)，而 TXA_2 升高，使 PGI_2/TXA_2 比例降低，从而引起肺血管强烈收缩，导致肺动脉压力升高。已知细胞钾通道功能障碍，儿茶酚胺，血管紧张素Ⅱ，白三烯 C_3、D_4 等在缺氧性肺动脉高压中也起一定的作用。除了肺血管收缩作用以外，肺血管结构的重建对维持慢性低氧性肺动脉高压也起着很重要的作用。

2. 对心脏的影响 慢性 CO_2 潴留的早期心排血量略有增加，血压较正常稍高，但在后期因严重缺氧及呼吸性酸中毒又可抑制心肌，心排血量降低，血压降低，心率加快，肺动脉压明显上升，出现右心功能不全，严重时引起周围循环衰竭(休克)。呼吸性酸中毒对心肌的影响通常比代谢性酸中毒较迅速，这是因为 CO_2 较迅速地进入到心肌细胞内。

3. 心律失常 尽管慢性呼吸性酸中毒伴有慢性缺氧，其对心血管的影响常不如急性呼吸性酸中毒明显，但是可发生窦性心动过速、室上性心动过速、房性或室性期前收缩和心房颤动及各种传导阻滞，严重时发生心室纤颤等。严重酸中毒可引起缓慢性心律失常。慢性呼吸性酸中毒时发生心律失常的主要机制为：①儿茶酚胺的释放增加，这对心脏冲动形成和心肌应激性都有重要作用，因而引起各种心律失常。②血钾浓度增高，由于血钾浓度升高，而引起膜电位下降，甚至接近阈电位，结果易发生严重心律失常。据临床资料，肺源性心脏病合并呼吸性酸中毒伴有高钾血症的发生率为 17.7%，其中 1/2 患者因心室纤颤、心搏骤停而死亡。③迷走神经兴奋性增高：呼吸性酸中毒伴有缺氧时，可刺激化学感受器提高迷走神经的紧张度，结果引起心率缓慢和房室传导抑制。这种迷走神经反射因素，可能是心动过缓性心律失常的部分原因。④严重呼吸性酸中毒时因 $PaCO_2$ 明显升高，CO_2 易透入心肌细胞内，也可导致心脏电机械分离。

(三)对呼吸系统的影响

慢性呼吸性酸中毒早期，由于 $PaCO_2$ 增高至 60mmHg 时，可刺激呼吸中枢，使呼吸加快、加深。但是，若 $PaCO_2$ 大于 68～70mmHg，呼吸中枢对 CO_2 反应已不敏感，此时，主要靠缺氧的刺激维持呼吸运动。再加上，气道阻力增高和呼吸肌疲劳及球状肺泡低通气或区域性肺泡低通气等因素，可使肺通气量反而降低。

在呼吸性酸中毒时，由于 $PaCO_2$ 升高，势必引起肺泡气氧分压(PAO_2)相应地减少，此时，如果未吸氧，可致低氧血症。$PaCO_2$ 和 PAO_2 的关系，可用下式表示：

$$PAO_2 = PiO_2 + PaCO_2 \times FiO_2\,(1-R)/R - PaCO_2/R$$

上式也可粗略改写为：$PAO_2 = PiO_2 - PaCO_2 \times 1/R$。

FiO_2 为吸入气的氧浓度；PiO_2 为吸入气的氧分压；R 为呼吸商(安静状态下约为 0.8)。

按此公式计算，当 $PaCO_2$ 增加 1 倍，即 80mmHg 时，PAO_2 将降至 50mmHg。

$$PAO_2 = 150 - 80 \times (1/0.8) = 50$$

由此可见，呼吸性酸中毒本身，由于 $PaCO_2$ 增高，就可能较容易引起肺泡氧分压降低而缺氧，因此，几乎所有高碳酸血症患者(除了吸氧者外)都存在低氧血症，临床医生应记住这一点。再者由于 $PaCO_2$ 升高，pH 下降还使血红蛋白氧解离曲线右移，结果血红蛋白和氧的亲和力降低。这是因为氧解离曲线的“S”状特性，在肺泡水平只要氧分压高于 60～80mmHg，正处于氧解离曲线的平坡部分，即使移位，对血液从肺部摄氧影响较小，相反，其氧分压低于 60mmHg 时，正处于氧解离曲线的陡峭部分，故其曲线的右移对肺摄氧影响较大。

第四节　临床表现

一、原发病症状与体征

急性呼吸性酸中毒多在大气道阻塞或手术麻醉或心搏骤停等急性因素的情况下发生，所以其原发病症状为突然气道梗阻性通气障碍或呼吸中枢受抑制的限制性通气障碍等，发病较急而重，但是慢性呼吸性酸中毒多于慢性阻塞性肺部疾病、肺源性心脏病等慢性因素下发生，所以以发病较缓慢而病情持久为特点。

二、急性呼吸性酸中毒的临床征象

急性呼吸性酸中毒患者呈急性缺氧和 CO_2 潴留表现。呼吸困难是最早出现的临床症状，可有呼吸频率及节律的改变，若呼吸中枢受累可出现呼吸不规则、呼吸浅慢；若呼吸道病变可出现呼吸浅快伴明显呼吸困难。急性呼吸性酸中毒伴急性缺氧的早期症状为头痛、不安、失眠等兴奋症状，进一步 CO_2 潴留时，可出现呼吸中枢抑制症状包括精神错乱、嗜睡、昏睡、昏迷等。当 pH 低于 7.30 的急性 CO_2 潴留时，就会出现明显精神改变，这些改变常与 CO_2 极易通过血–脑屏障和脑神经细胞膜引起细胞内酸中毒有关。发绀是缺氧的典型表现，还原血红蛋白超过 5%可表现为发绀。因此发绀的出现与缺氧程度及还原血红蛋白的绝对值有关。急性呼吸性酸中毒时，因 CO_2 在血中急剧潴留，$PaCO_2$ 急速上升，大量 H^+进入细胞内，K^+从细胞内转移到细胞外液而发生高钾血症，有时临床表现的第一个征象也可能就是心室纤颤。另外，还由于 CO_2 极易通过心肌细胞膜进入到心肌细胞内，结果在短期内心肌细胞内 PCO_2 急剧升高，后者可引起心脏电机械分离的严重后果。

三、慢性呼吸性酸中毒的临床征象

慢性呼吸性酸中毒多有明显的基础疾病，其中以慢性阻塞性肺疾病(COPD)最多见，常出现胸闷、气短、咳嗽、咳痰。慢性呼吸性酸中毒时可出现一系列的神经系统征象，先兴奋后抑制症状，如先神经不安、烦躁、头痛、失眠等；当 $PaCO_2$ 大于 80mmHg 时，可发生昏睡、昏迷等，出现肺性脑病。后者多与慢性呼吸功能不全患者因镇静剂或继发感染和高浓度氧气吸入有关。若无低氧性脑损害，这种脑病可以逆转。当 $PaCO_2$ 轻、中度升高时，CO_2 对呼吸中枢有刺激作用，使呼吸加深而快；但 $PaCO_2$ 继续升高，呼吸中枢对 CO_2

反应迟钝而呼吸被抑制。

慢性呼吸性酸中毒患者较易出现发绀，这是因为常伴缺氧性红细胞增多，即使血氧饱和度大于85%，也会有发绀表现。

慢性CO_2潴留可使皮肤血管扩张，皮肤红润、温暖与多汗等，常掩盖缺氧和(或)循环衰竭所致的发绀征象。慢性呼吸性酸中毒因高碳酸血症所致的眼部征象，包括眼球结膜充血水肿、眼底静脉扩张、瞳孔改变等。

轻至中度呼吸性酸中毒者心率增快、心搏量增加、血压上升、心律失常等。伴发严重高碳酸血症患者心肌收缩功能受损并导致肺源性心脏病心力衰竭和(或)血压下降及严重心律失常，包括心室纤颤或心脏电机械分离等。

第五节　动脉血气及酸碱与电解质改变的特点

一、呼吸性酸中毒的预计代偿公式

呼吸性酸中毒的预计代偿公式见表5-4。

表5-4　呼吸性酸中毒的预计代偿公式

类型	预计代偿公式	代偿极限
急性呼吸性酸中毒	公式(1) $\Delta[HCO_3^-](\uparrow)=0.1\times\Delta PaCO_2\pm1.5$	$[HCO_3^-]$=30mmol/L
	公式(2) $[HCO_3^-]=24+(0.1\times\Delta PaCO_2)\pm1.5$	$[HCO_3^-]$=30mmol/L
	公式(3) $[H^+]=40+(0.8\times\Delta PaCO_2)\pm4$nmol/L	$[H^+]$=89nmol/L
慢性呼吸性酸中毒	公式(1) $\Delta[HCO_3^-](\uparrow)=0.4\times\Delta PaCO_2\pm3.0$	$[HCO_3^-]$=45mmol/L
	公式(2) $[HCO_3^-]=24+(0.4\times\Delta PaCO_2)\pm3.0$	$[HCO_3^-]$=45mmol/L
	公式(3) $[H^+]=40+(0.3\times\Delta PaCO_2)\pm4$nmol/L	$[H^+]$=60nmol/L

(引自：DuBose Jr TD；Kellum JA；Concept by Howard A. Baker Ⅲ；朴镇恩)

二、急性呼吸性酸中毒的动脉血气特点

急性呼吸性酸中毒的血气特征是$PaCO_2$在短期内迅速原发性升高而HCO_3^-正常或轻度增高，结果引起动脉血pH下降。当$PaCO_2$急性升高时，主要靠非碳酸氢盐缓冲系统(包括血红蛋白缓冲系统)和细胞内外离子交换及细胞内缓冲，但代偿程度有限，$PaCO_2$每升高10mmHg，血浆HCO_3^-增高1mmol/L，血液的最大缓冲能力为HCO_3^- 30mmol/L。

急性呼吸性酸中毒的主要动脉血气特点：

(1) $PaCO_2$原发性升高，＞45mmHg(＞6.0kPa)。

(2) HCO_3^-代偿性升高或正常(24mmol/L)。其预计代偿值为$[HCO_3^-]=[(PaCO2-40/10)+24\pm1.5$mmol/L，或$\Delta[HCO_3^-](\uparrow)=0.1\times\Delta PaCO_2\pm1.5$。代偿极限为$HCO_3^-$升高到30mmol/L。

(3) pH＜7.35。

(4) HCO_3^-＞SB，SB正常，BE正常。

(5)多伴有低氧血症：PaO_2↓，SaO_2↓。

三、慢性呼吸性酸中毒的动脉血气特点

慢性呼吸性酸中毒的适应性代偿反应是除上述非碳酸氢盐缓冲系统和细胞离子交换等作用外，主要由肾的代偿调节作用，通过肾的泌 H^+和 HCO_3^-重吸收、磷酸缓冲盐的酸化及泌 NH_4^+等过程进行。肾代偿须在 CO_2潴留后 6～7 小时开始，3～4 天达高峰，5～7 天才能完成。慢性呼吸性酸中毒一般是指持续 12～24 小时的 CO_2潴留。在慢性 CO_2潴留中，由于 $PaCO_2$ 原发性增加，机体发挥代偿作用，充分代偿达到的 HCO_3^-水平起码需要 2～4 天，通过计算其预计值，可以进行一个大致的估计：当 $PaCO_2$增加 10mmHg 时，HCO_3^-可增加 3.5～4mmol/L。

慢性呼吸性酸中毒的主要动脉血气特点如下。

(1) $PaCO_2$原发性升高，＞45mmHg(＞6.0kPa)。

(2) HCO_3^-代偿性升高，＞24mmol/L。其预计代偿公式为 $\Delta[HCO_3^-] = 0.4 \times \Delta PaCO_2 \pm 3.0$mmol/L，或 $[HCO_3^-] = 24 + (0.4 \times \Delta PaCO_2) \pm 3.0$mmol/L 或 $PaCO_2$每升高 10mmHg(1.3kPa)时，血浆 HCO_3^-可增高 3.5～4mmol/L；代偿极限为 HCO_3^-升高到 45mmol/L；在临床上也可以使用以下公式简便计算其完全代偿值：HCO_3^-(mmol/L) = $(PaCO_2 \times 0.44) + 7.6 \pm 2$。

(3) pH：代偿良好者为正常范围；失代偿者＜7.35。

(4) HCO_3^-＞SB＞正常，BE 为正值增大。

(5)常伴有低氧血症：PaO_2↓，SaO_2↓。

四、呼吸性酸中毒时的电解质改变

(一)血钾改变

呼吸性酸中毒时，因 H^+与 Na^+进入细胞内，K^+自细胞内外移，可致血 K^+升高，并且肾小管泌 H^+增加，H^+-Na^+交换增加，而 K^+-Na^+交换减少，致排 K^+减少，均可导致高钾血症，特别是急性呼吸性酸中毒或失代偿性呼吸性酸中毒时，较易发生血 K^+增高。但是在慢性呼吸性酸中毒时，由于进食少、利尿剂等原因，故血 K^+可正常。

(二)血氯改变

慢性呼吸性酸中毒时，因 HCO_3^-代偿性增高，根据电中性定律必伴有 Cl^-降低，以保持体液阴、阳离子电荷的平衡。因此，在呼吸性酸中毒时，Cl^-通过肾排出增加，部分 Cl^-进入细胞内，导致血浆 Cl^-降低。血氯降低的特点，在理论上，$\Delta[Cl^-] = \Delta[HCO_3^-]$，但在临床上，血清 HCO_3^-降低的绝对数值并不等于 Cl^-降低的数值，这可能与其他酸碱平衡紊乱参与有关。

第六节　诊 断 要 点

一、原发疾病和临床表现及动脉血气特点

根据其原发病史、诱因，以及参考其临床表现，特别是血气特点，只要有原发性 $PaCO_2$ 升高，大于 45mmHg（>6.0kPa），pH 降低至低于 7.35（或 H^+>45nmol/L）即可诊断为呼吸性酸中毒。其中，原发性肺泡通气量降低、$PaCO_2$ 增加是诊断呼吸性酸中毒的必要条件。pH 是血液酸碱失衡的重要指标，但是根据机体代偿情况不同而不同，如果完全代偿，pH 可正常，否则 pH 有改变。急性呼吸性酸中毒时的 HCO_3^- 代偿性升高或正常（24mmol/L）；其预计代偿值为：$[HCO_3^-]=(PaCO_2-40/10)+24\pm1.5$mmol/L，或 $\Delta[HCO_3^-](\uparrow)=0.1\times\Delta PaCO_2$；代偿极限为 HCO_3^- 升高到 30mmol/L。慢性呼吸性酸中毒时的 HCO_3^- 代偿性升高>24mmol/L。其预计代偿公式为：$[HCO_3^-]=24+(0.4\times\Delta PaCO_2)\pm3$mmol/L，或 $PaCO_2$ 每升高 10mmHg（1.3kPa），血浆 HCO_3^- 可增高 3.5～4mmol/L；代偿极限为 HCO_3^- 升高到 45mmol/L。

二、急性与慢性呼吸性酸中毒的判断要点

除了原发疾病与诱发原因，以及发病缓急（通常，急性呼吸性酸中毒<12～24 小时；慢性呼吸性酸中毒 3～5 天）等因素外，主要根据 $PaCO_2$ 原发性改变引起其 pH 的相反方向改变程度判定急性或慢性呼吸性酸中毒。若 $PaCO_2$ 每升高 10mmHg，pH 降低 0.08，则表示急性呼吸性酸中毒；若 $PaCO_2$ 每升高 10mmHg，pH 只降低 0.03，则提示慢性呼吸性酸中毒，这种判定方法很实用。可用以下公式表示：

$$急性呼酸时预计降低的\ pH=0.08\times(实测\ PaCO_2-40)/10$$

$$慢性呼酸时预计降低的\ pH=0.03\times(实测\ PaCO_2-40)/10$$

举例：患者女性，苯巴比妥过量，急查 $PaCO_2$ 60mmHg，pH 7.26，HCO_3^- 26mmol/L，需要判定急性或慢性呼吸性酸中毒。先按上述 $PaCO_2$ 每升高 10mmHg 时，pH 降低 0.08 应为急性呼吸性酸中毒的公式原则，该患者 $PaCO_2$ 为 60mmHg，比正常值（40mmHg）高 20mmHg，其 pH 应降低 0.16（$0.08\times2=0.16$），即其 pH 应为 $7.40-0.16=7.24$，该患者实测的 pH 为 7.26，近似于 7.24，故可判定为急性呼吸性酸中毒。如果按慢性呼吸性酸中毒的公式原则计算，$PaCO_2$ 每升高 10mmHg 时，pH 应降低 0.03，故其 pH 应降低 0.06（$0.03\times2=0.06$），即其 pH 应为 $7.40-0.06=7.34$ 才能诊断为慢性呼吸性酸中毒。但该患者实测的 pH 为 7.26，故不应判定为慢性呼吸性酸中毒。

另外，还可参考其发病时间的缓急。急性者≤6 小时；慢性者>12 小时；病程为 6～12 小时者，可暂按急性处理。但根据 $PaCO_2$ 与 pH 改变来判断其急、慢性呼吸性酸中毒似乎更准确，而且很实用。

三、计算呼吸性酸中毒的预计代偿公式

急慢性呼吸性酸中毒的预计代偿值特点见表 5-5。最常用的代偿公式为如下。

急性呼吸性酸中毒：[HCO_3^-]=($PaCO_2$–40/10)+24±1.5

慢性呼吸性酸中毒：[HCO_3^-]= 24 +(0.4× $\Delta PaCO_2$)±3

评估：

(1)实测 HCO_3^- 值在预计代偿范围内时为单纯性呼吸性酸中毒。

(2)实测 HCO_3^- 值<预计代偿范围的低值时合并代谢性酸中毒。

(3)实测 HCO_3^- 值>预计代偿范围的高值时合并代谢性碱中毒。

表 5-5 急慢性呼吸性酸中毒的预计代偿值的特点

类型	$PaCO_2$	预计降低的 pH	预计增高的 HCO_3^- (mmHg)
急性呼吸性酸中毒	每升高 10mmHg 时	0.08	1
慢性呼吸性酸中毒	每升高 10mmHg 时	0.03	3.5～4

(引自：Shthi V)

四、呼吸性酸中毒的诊断列线图

酸碱列线图不仅能诊断出急性或慢性呼吸性酸中毒，而且还可能判定单纯性或混合性酸碱紊乱。若患者的 $PaCO_2$ 与 HCO_3^- 相交点落于急性或慢性呼吸性酸中毒代偿可信带内，即可判定为急性或慢性呼吸性酸中毒。即使是单纯性代偿性呼吸性酸中毒，如果其相交点落于其可信带之上或之下，可能多为混合性酸碱紊乱(图 5-13)。但这种图表，只能作为临床参考，必须结合临床综合分析，始能得出较为正确的结论。

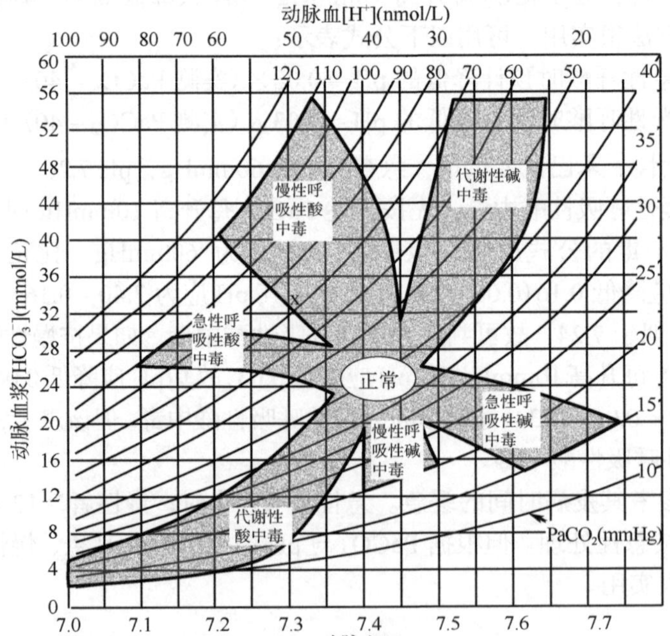

图 5-13 酸碱列线图(acid-base nomogram)

以 pH 和[HCO_3^-]为 *XY* 轴的图解

(引自：Cogen MG，Rector Jr FC)

举例：62 岁男性患者，有慢性支气管炎、阻塞性肺气肿史，近来呼吸困难和咳嗽加重伴黄痰，检查有轻度发绀，血压 125/85mmHg，呼吸频率 24 次/分，两肺有广泛中等量干湿性啰音，查动脉血 pH 为 7.32，$PaCO_2$ 为 72mmHg，HCO_3^- 为 34mmol/L，PaO_2 为 50mmHg。该患者的 $PaCO_2$ 72mmHg 与 HCO_3^- 34mmol/L 相交点正好落于慢性呼吸性酸中毒的可信带中(图 5-13 之 X 处)，所以该患者为单纯性慢性呼吸性酸中毒。

第七节 治 疗

一、急性呼吸性酸中毒的治疗

治疗要点：

(1) 治疗的关键是迅速恢复有效通气，包括通畅呼吸道、处理原发病与诱发因素。必要时气管内插管及机械性通气或无创性机械通气。

(2) 经开放气道后患者惊恐，动脉血 pH>7.10 或 $PaCO_2$<80mmHg 时，可通过鼻导管或鼻面罩吸氧，以维持 PaO_2>60mmHg 或 SaO_2 达到 88%～93%。

(3) 如果患者处于昏迷状态，呼吸迟钝，并且动脉血 pH<7.10 或 $PaCO_2$>80mmHg 时，考虑实施鼻部或面罩无创辅助通气治疗。

(4) 如果无创通气无效，可考虑气管插管并行有创机械通气。

(5) 如果经过机械通气，动脉血 pH 仍低于 7.10，在气管插管的状态下，可投给碱性药物，作为临时应急措施，以防止重度酸中毒引起严重心血管功能障碍，直到可以进行有效治疗。

急性呼吸性酸中毒的治疗包括基础疾病的病因治疗、通畅气道与积极纠正低氧血症和高碳酸血症，以及机械通气、改善肺功能等治疗。其中最关键的是恢复有效通气和改善低氧血症。

(一) 通畅气道

除积极治疗原发疾病及其诱发因素外，保持呼吸道通畅，解除支气管痉挛，祛痰及抗炎治疗，必要时可做气管插管，用呼吸机进行人工呼吸，改善肺泡通气，以纠正缺氧与高碳酸血症为其主要治疗措施。急性呼吸性酸中毒的处理主要依靠识别和处理潜在病因，重点在于维持呼吸道通畅，当临床指征明确时，使用扩支气管药物、皮质激素和抗感染药物等。

如为呼吸道的急性梗阻(气管异物、溺水、塌方窒息等)或昏迷等急性呼吸调控障碍引起的气道阻塞，迅速恢复和保持气道通畅是逆转急性呼吸性酸中毒的最根本方法。对于所有急性呼吸性酸中毒或急性呼吸衰竭患者而言，建立有效的气道是维持通气和改善氧合的基础。根据不同的情况可选择以下治疗措施：①昏迷致咽下部阻塞时，可用仰头举颏法(head tilt-chin lift)来开放气道；②吸入异物致急性窒息时，可用膈腹冲击法(abdominal thrust-Heimlich maneuver)来治疗；③气管插管具有通畅呼吸道、促进氧合、清除分泌物和预防误吸等重要作用，根据病情需要也可以经口或经鼻插管；④气管切开术是获得适当气道的最可靠方法，但其本身适应证受限且不能由未经训练者操作。

（二）吸氧与通气治疗

急性呼吸性酸中毒常合并低氧血症，所以氧气疗法是治疗缺氧的重要手段。急性呼吸性酸中毒患者经开放气道后心血管系统情况稳定，但患者惊恐，动脉血 pH＞7.10 或 $PaCO_2$＜80mmHg 时，可通过鼻导管或鼻面罩吸氧，以维持 PaO_2＞60mmHg 或 SaO_2 达到 88%～93%。如果患者处于昏迷状态，呼吸迟钝，并且动脉血 pH＜7.10 或 $PaCO_2$＞80mmHg 时，考虑实施鼻部或面罩无创辅助通气治疗。无创正压通气治疗的主要优点包括增加肺泡通气、降低呼吸做功、提供呼吸肌休息、降低插管概率等。如果无创通气无效，可考虑气管插管并行有创机械通气。过大的潮气量、过高的气道压力可能导致肺泡过度膨胀和气道压伤。

现在推荐小潮气量通气策略，即保护性通气伴允许性高碳酸血症。这种治疗方案包括等于/低于 6ml/kg 的潮气量、平台压力小于 30cmH_2O 和低于 30 次/分的呼吸频率。这种小潮气量通气策略可以减少肺部损伤并降低病死率和减少住院日数，同时有利于逐渐撤离呼吸通气。

呼吸心搏骤停等急性呼吸性酸中毒患者在保证呼吸道畅通条件下，利用简易呼吸囊给予高浓度或纯氧的面罩人工呼吸机进行合理氧疗和机械通气治疗。

（三）使用碱性药物问题

急性呼吸性酸中毒的治疗关键是恢复有效通气。通常情况下，使用碱性药物可能有相当大的危险性（见后述）。因此，除以下情况外，均不应该使用：①当被动性 CO_2 过高（如低潮气量并且允许性高碳酸血症），如果经过机械通气，动脉血 pH 仍低于 7.10 的患者，应酌情使用碱性药物，以改善酸血症使血 pH 维持在 7.10～7.20；②严重急性呼吸性酸中毒（pH＜7.10）伴有严重的血流动力学不稳定（心力衰竭难以纠正或休克等），在气管插管的状态下，可投给碱性药物；③伴严重肾衰竭；④伴有严重高钾血症等。可选用的主要碱性药物有：氨丁三醇（Trometamol，缓血酸胺）和碳酸氢钠两种。此外 Carbicarb 是一种碳酸钠和碳酸氢钠的等分子混合物，尚没有商业产品供临床使用。

1. 氨丁三醇 氨丁三醇不仅能纠正细胞外酸中毒和高碳酸血症，而且还能纠正细胞内酸中毒，不含钠离子，但因碱性很高（pH 为 10）对局部组织有刺激、抑制呼吸、降低血压等不良反应，必要时酌情使用。如急救急性呼吸性酸中毒或严重呼吸性酸中毒时，这些碱性药物中，氨丁三醇更适合于 ARDS 合并混合性酸中毒的患者，这是因为 ARDS 治疗策略为容许高碳酸血症通气（permissive hypercapnia ventilation，PHV）的低潮气量原则，所以使用氨丁三醇来纠酸治疗时，可减少加重 CO_2 潴留之虞。但是使用时，要避免剂量过大、滴速过快，以免引起严重不良反应。

氨丁三醇静脉用药，有 7.28%（0.6M）氨丁三醇溶液、3.64%（0.3M）等渗溶液两种。7.28%氨丁三醇 1.66ml 等于 1mmol。1mmol = 0.3M（3.64%）溶液 3.3ml。使用氨丁三醇时，需要血气分析监测，酌情调整。

2. 碳酸氢钠 因碳酸氢钠只分布于细胞外液，故按 0.24×体重（kg）代表细胞外液量。静脉用药为 5%碳酸氢钠溶液，每克含碱 12mmol。在上述指征时，可使用少量碳酸氢钠静脉滴注，作为临时应急措施来对抗重度酸中毒，以防止酸中毒引起心血管系统进一步损伤，直到可以进行有效治疗。使用碳酸氢钠时应避免过量，并且监测血气分析和病情，酌情调整。需特别注意，碳酸氢钠只在有相当通气功能时才能发挥其纠正酸中毒的作用。否则输入的碳酸氢钠可在体内分解产生二氧化碳和水，二氧化碳不能通过肺排出则使 $PaCO_2$ 上升，pH 更低，反而加重病情。因此，必须保证在有充分肺泡通气的条件下才可使用。

二、慢性呼吸性酸中毒的治疗

治疗要点：

(1)积极治疗原发疾病、改善和畅通呼吸道、合理用氧和改善呼吸功能等为主要治疗原则。慢性呼吸性酸中毒患者常需要对其急重性诱发因素，特别是肺部感染进行合理有效的处理，使用支气管扩张剂，必要时给予激素等来改善肺功能。

(2)慢性呼吸性酸中毒伴有中等(PaO_2 40～55mmHg)以上程度缺氧患者，通常应给予低浓度持续吸氧治疗，常用鼻管吸氧，吸氧浓度为 30%～40%，不宜超过 40%。保持 PaO_2＞60mmHg，或者 SaO_2 在 90%即可。

(3)对于慢性呼吸性酸中毒急性加重患者，使用鼻、面罩进行无创正压通气(NPPV)治疗是一种很好的选择。

(4)如果无创辅助通气无效或无法实施，可考虑使用气管插管和机械通气治疗。特别是患者情况不稳定或中枢神经功能恶化，出现呼吸肌麻痹表现时，应给予机械通气治疗。

(5)在严重呼吸性酸中毒的抢救过程中，如果动脉血 pH 低于 7.10～7.15，在气管插管或气管切开进行机械呼吸的状态下，为了应急，可短暂投给碱性药物。慢性呼吸性酸中毒若出现神经精神症状即肺性脑病患者伴有较重 CO_2 潴留或呼吸浅表，进行吸氧治疗时，或又没有条件或不能使用无创通气治疗的患者可考虑短暂配合应用呼吸兴奋剂。根据患者情况也可以静脉给予盐酸多沙普仑(doxapram hydrochloride)。

(一)控制呼吸道感染

对于 COPD 或肺源性心脏病患者，肺部感染是慢性呼吸性酸中毒引起急性加重的最常见病因，所以应选用适宜抗生素积极治疗。

(二)保持呼吸道通畅

保持呼吸道通畅是保证肺部气体交换和改善通气功能的必要条件和重要方法。除了使用抗生素、清除痰液等措施外，使用支气管扩张剂，必要时短期应用肾上腺皮质激素，以改善气道阻力和呼吸功能。

(三)吸氧与呼吸兴奋剂和辅助通气及呼吸机治疗

1. 吸氧　慢性呼吸性酸中毒伴有中等(PaO_2 40～55mmHg)以上程度缺氧患者，通常应给予低浓度持续吸氧治疗，这种给氧方法比较安全且不至于解除缺氧对呼吸中枢刺激而抑制呼吸。慢性呼吸性酸中毒伴有缺氧时，切忌快速纠正缺氧，记住这一点很重要。此时，常用鼻管吸氧，吸氧浓度为 30%～40%，不宜超过 40%，氧流量为 2～3L/min，吸氧浓度(%)= 21 + 4×氧流量(L/min)。以保持 PaO_2＞60mmHg，或者 SaO_2 在 90%。通常，吸氧

30 分钟后复查动脉血气分析，以确认其氧合情况，未引起 CO_2 潴留为宜。

2. 合理应用呼吸兴奋剂 呼吸兴奋剂通过增强呼吸中枢兴奋性，增加呼吸频率和潮气量以改善通气。与此同时，患者的氧耗量和 CO_2 产生量亦相应增加。应用呼吸兴奋剂的利弊应按上述几种因素的主次而定。目前在临床上，在严重呼吸性酸中毒的抢救过程中，除非以下情况，否则不应考虑常规投给呼吸兴奋剂治疗。为了应急，短暂投给呼吸兴奋剂的指征为：①慢性呼吸性酸中毒若出现神经精神症状即肺性脑病患者，伴有较重 CO_2 潴留或呼吸浅表，进行吸氧治疗时，可考虑短暂地配合应用呼吸兴奋剂。②可作为机械通气前的过渡治疗。在氧疗同时可适当使用，但务必使气道保持通畅，否则只会增加呼吸功耗和氧耗量。

对神经传导系统和呼吸肌病变，以及肺炎、肺水肿和肺广泛间质纤维化的换气功能障碍者，呼吸兴奋剂有弊无利，不宜使用。

在应用呼吸兴奋剂的同时，要鼓励患者咳嗽、排痰，保持呼吸道的通畅。必要时可配合吸氧。呼吸兴奋剂的剂量不宜偏大，也不要长期使用。

常用的为尼可刹米，可直接兴奋呼吸中枢。洛贝林可通过刺激颈动脉窦和主动脉体化学感受器，反射性兴奋呼吸中枢，因此，尼可刹米与洛贝林配合交替使用，以免吸氧治疗引起呼吸抑制。吗乙苯吡酮既作用于呼吸中枢，又刺激颈动脉窦及主动脉体化学感受器，安全范围大。根据患者情况也可静脉给予盐酸多沙普仑，首次剂量 1～2mg/kg，以后可静脉滴注维持(0.5～1.0mg/kg)，每小时总量不宜超过 300mg，1 日总量不宜超过 3g。盐酸多沙普仑为呼吸兴奋剂，通过刺激呼吸中枢和外周的化学感受器，增加呼吸频率和潮气量，但对大脑皮质似无影响，有助于慢性呼吸性酸中毒急性恶化患者治疗。静脉注射起效只需 20～40 秒，在 1～2 分钟出现高峰，其持续时间仅 5～12 分钟。注射速度过快或剂量过大(＞4mg/kg)时可引起暂时性血压升高、心动过速或心律失常等。

3. 无创正压通气(NPPV) 对于慢性呼吸性酸中毒患者，如果保守治疗氧合能够保证 $PaO_2 > 60mmHg$，或 $SaO_2 > 90\%$时，应尽量避免辅助通气治疗。一般而言，如果患者清醒，且能够咳嗽、能配合治疗时，辅助通气治疗是不必要的。对于慢性呼吸性酸中毒合并急性加重(中至重度呼吸困难，伴辅助呼吸机参与呼吸并出现胸腹矛盾呼吸)患者，可考虑使用鼻、面罩进行 NPPV 治疗。因为 NPPV 可增加肺泡通气、减轻呼吸肌疲劳和无需气管插管，以及呼吸机相关的并发症较少等原因较有创通气更易被患者接受，而且能用在清醒患者。据一项荟萃分析显示，NPPV 治疗可使 COPD 的死亡率下降 11%，气管插管率下降 28%。但是 NPPV 不能保证有效的痰液引流和稳定的通气支持。

4. 有创通气 如果无创辅助通气无效或无法实施，可考虑使用气管插管和机械通气治疗。当患者情况不稳定或中枢神经功能恶化、出现呼吸肌麻痹表现时，应给予机械通气治疗。

对于慢性呼吸性酸中毒急性加重的患者，若实施机械通气时，临床医生应该铭记以下两点：

(1) 切忌快速纠正高碳酸血症。在使用呼吸机时，注意掌握好呼吸频率与潮气量，以避免过多、过急地排出 CO_2，因为 CO_2 的骤然排出易发生严重心律失常，甚至心室纤颤；另外 CO_2 迅速排出也可使血压骤然下降；还可导致高碳酸血症后代谢性碱中毒，加重组织缺氧等不良后果。发生这些不良反应的机制为：①当高碳酸血症时，可使心脏冠状血管扩张，但由于 CO_2 骤然排出后血液变为碱性，此时冠状血管收缩与痉挛，导致心肌缺血；血pH 急剧增高使氧解离曲线左移，更加重心肌组织细胞的缺氧；再加上血钾浓度变化的速率急速等因素，可致各种心律失常，甚至引起心室纤颤。②CO_2 快速排出后，血中儿茶酚胺浓度也随之下降，与使用升压药物维持血压时，突然撤除升压药物而造成血压下降相似。③慢性呼吸性酸中毒患者已通过肾使血浆 HCO_3^- 代偿性增加，此时迅速降低 $PaCO_2$ 可致 $[BHCO_3]/[H_2CO_3]$ 的分母突然变小，引起 pH 上升，由呼吸性酸中毒转变为代谢性碱中毒，严重碱血症，结果氧合血红蛋白解离曲线左移和脑血管明显收缩，引起组织细胞严重缺氧，会发生惊厥或昏迷。④CO_2 极易通过血–脑屏障而 HCO_3^- 则不能，故脑脊液内高碳酸血症后代谢性碱中毒易发生，与维持时间较长而致脑细胞缺氧损伤也有关。

(2) 不必急于恢复 $PaCO_2$ 至正常水平，而是应该缓慢达到或接近本次急性发病前（基础水平）$PaCO_2$ 水平。如果通气过程中，强行达到 $PaCO_2$ 正常水平，对于许多呼吸功能损伤和通气障碍的患者来说，当撤掉机械通气则可能导致不能维持足够的通气量而再次出现严重呼吸性酸中毒，或发生脱机困难和呼吸机依赖。建议机械通气的 $PaCO_2$ 的最终目标不是 $PaCO_2$ 的正常值，而是基础水平或略高于基础水平。

（四）纠正酸碱失衡和电解质紊乱

1. 碱性药物的使用 通畅呼吸道、改善呼吸功能为其首要治疗原则。在严重呼吸性酸中毒的抢救过程中，除非在以下情况（下述），否则不应考虑常规投给碳酸氢钠治疗。

轻度或中度失代偿呼吸性酸中毒，即使 pH 降低，也主要通过增加肺通气量等有效措施来改善其呼吸性酸中毒，原则上不予投给碱性药物。慢性呼吸性酸中毒较单纯急性呼吸性酸中毒更易防止因并发急性 $PaCO_2$ 升高而导致的血 pH 变化，因此慢性呼吸性酸中毒时的酸中毒本身对机体的影响远不如急性危险。其原因有二：①慢性呼吸性酸中毒通过肾代偿已有较高的 HCO_3^- 含量状态；②慢性呼吸性酸中毒患者急性 $PaCO_2$ 升高，可导致肾快速排泌 H^+ 增加，但单纯急性呼吸性酸中毒时肾排泌作用较差。Neff 等研究显示，在慢性呼吸性酸中毒时，即使 $PaCO_2$ 缓慢升高到 110mmHg，其动脉血 pH 仍高于 7.25。因此慢性呼吸性酸中毒本身并不危险，可是若合并代谢性酸中毒时，则可能发展成为严重的酸血症。在慢性呼吸性酸中毒时，由于肾排酸保碱的代偿作用，使 HCO_3^- 含量增高，此时应该慎用碱性药物治疗，特别是通气尚未改善之前，错误地先使用大量碳酸氢钠，则使 $PaCO_2$ 进一步增高，加重呼吸性酸中毒，并有引起代谢性碱中毒的危险。碳酸氢钠纠正酸中毒的作用，系通过与血浆缓冲系统的质子（即 H^+）结合，生成碳酸，再进一步分解为水和 CO_2，只有后者排出体外，这一过程才能最终得以完成。

$$Na^+\cdot HCO_3^- + H^+\cdot \text{缓冲系统} \rightleftharpoons Na^+\cdot \text{缓冲系统}^- + H_2CO_3 \rightleftharpoons H_2O + CO_2\uparrow \text{排出}$$

当肺通气功能严重障碍时，机体处于一种类似“半密闭状态”或“几乎密闭状态”，此时如果静脉注射高渗碳酸氢钠溶液，至少有以下五个方面的害处：

(1) 可能促使“非代偿性 CO_2”与代谢产生的 CO_2 一起潴留，加重呼吸性酸中毒。

(2) CO_2 是脂溶性气体，容易通过细胞膜及血–脑屏障而弥散。当严重的呼吸功能衰竭时，特别是合并有严重的循环功能障碍阶段，如果大量投给碳酸氢钠，可致 CO_2 急剧蓄积，导致心肌细胞内CO_2分压明显增高，就有可能发生心脏电机械分离。

(3)碳酸氢钠生成的CO_2不仅能加重CO_2蓄积而致脑血管扩张，而且能迅速通过血-脑屏障，而HCO_3^-则为水溶性，通过其屏障极为缓慢，因而脑脊液中的pH的降低较一般细胞外液更为显著，并且脑细胞内pH下降导致脑神经细胞内酸中毒的可能，进一步抑制中枢神经系统功能。

(4)静脉注入高渗碳酸氢钠时，可引起细胞外液的高渗状态，这对心、脑、肾功能均不利。

(5)此外，若碳酸氢钠逾量可造成代谢性碱中毒，后者可改变氧解离曲线的位置(Bohr效应)，使血红蛋白不易将结合的氧释出，从而更加重组织供氧不足，脑组织对缺氧特别敏感，由此可加剧脑神经症状。

综上所述，在严重呼吸性酸中毒的抢救过程中，除非在以下情况，否则不应考虑常规投给碳酸氢钠治疗。呼吸性酸中毒时在气管插管或气管切开进行机械呼吸的前提下，为了应急，短暂投给碳酸氢钠的指征为：①慢性呼吸性酸中毒急性发作，进行机械通气时动脉血pH仍低于7.10～7.15，患者在气管插管的状态下，可投给碱性药物；②伴有严重肾衰竭等引起的代谢性酸中毒；③伴有严重的血流动力学不稳定(包括心力衰竭难于纠正或休克等)；④伴有高钾血症等。不过必须保证在伴有充分肺泡通气的条件下才可作用。

2. 纠正水电解质紊乱

(1)静脉输液问题：严重呼吸性酸中毒时，可以引起静脉容量血管收缩，因此各种静脉输液都会迅速升高中心静脉压，导致心脏功能失代偿，甚至引起肺水肿，所以任何形式的呼吸性酸中毒患者实施补液时都要加倍小心，这是一个重要原则。

(2)高钾血症的治疗：威胁生命的高钾血症的首选治疗是静脉注射氯化钙或葡萄糖酸钙，以拮抗高血钾对心脏的毒性效应，它可5分钟起效，维持30～60分钟。此外，可静脉输注碳酸氢钠和胰岛素加葡萄糖液的静脉推注或持续静脉滴注等。

(3)低氯血症的治疗：慢性呼吸性酸中毒时，由于$PaCO_2$升高，肾代偿性的HCO_3^-重吸收增强，并排出相应的Cl^-，导致继发性低氯血症，后者是高碳酸血症后突然发生碱中毒等潜在性严重后果的病理生理基础之一。其治疗原则为补充氯离子，若伴血钠浓度偏低可补充生理盐水；若伴血钾偏低可酌情使用氯化钾等。不过，这种低氯血症原则上无须特殊治疗，随着呼吸性酸中毒的改善和HCO_3^-浓度下降而自然恢复；纠正高碳酸血症时，切忌排出CO_2过急过多，以免发生高碳酸血症后碱中毒。

三、目前有争议和尚未解决的问题

在急性呼吸性酸中毒的治疗过程中，总是通过增加通气量的方法治疗高碳酸血症。可是大型研究表明，急性肺损伤和ARDS的治疗是建议应用低潮气量治疗方案，允许范围内的高碳酸血症可以被耐受且很少出现并发症而且可降低死亡率。目前公认过量过高的潮气量的治疗方案不仅有害，而且其死亡率也高。这些研究提示在急性呼吸性酸中毒治疗中，总是过分增加每分钟通气量来纠正的老方法，可能需要重新考虑而且有必要进一步临床研究证实。氨丁三醇不仅可纠正细胞外酸中毒和高碳酸血症，而且还有纠正细胞内酸中毒及不含钠离子等优点。可是氨丁三醇由于 pH 介导的通气抑制，还可引起 CO_2 潴留，又因其碱性很高(pH 为 10)对局部组织有刺激损伤，还有降低血压、高钾血症、低血糖等不良反应。因此有人建议在治疗呼吸性酸中毒时，不再推荐使用，不过进一步研究其潜在的治疗作用是必要的。

参 考 文 献

陈文彬. 1994. 血气变化与酸碱失衡. 蔡如升主编. 慢性肺性病 20 年防治研究. 北京：科学技术文献出版社，127-146.

哈尔滨医科大学第二医院. 1975. 肺心病酸碱平衡失调和电解质紊乱. 见：中国医学科学院阜外医院主编. 慢性肺心病的防治. 北京：人民卫生出版社，168-185.

哈尔滨医科大学第二医院内科教研室. 1975. 慢性肺原性心脏病酸碱失调与电解质紊乱几个问题的探讨. 心脏血管疾病，4：310-317.

蒋朱明. 2013. 临床水与电解质平衡. 3 版. 北京：人民卫生出版社.

毛宝龄. 1991. 呼吸系统疾病的酸碱和电解质紊乱. 崔祥瑸主编. 实用肺脏病学. 上海：上海科学技术出版社，99-113.

朴镇恩. 2008. 呼吸性酸中毒. 见：朴镇恩主编. 最新血液气体与酸碱平衡. 哈尔滨：黑龙江教育出版社，214-233.

钱桂生. 2002. 酸碱失衡的类型及判断. 钱桂生主编. 现代临床血气分析. 北京：人民军医出版社，148-160.

钱桂生. 2005. 动脉血气分析与酸碱失衡. 毛宝龄主编. 呼吸衰竭. 上海：上海科学技术出版社，46-67.

殷莲华. 2008. 呼吸性酸中毒. 金惠铭主编. 病理生理学. 7 版. 北京：人民卫生出版社，46-68.

Adrogue HJ. 2003. Respiratory acidosis，respiratory alkalosis，and mixed disorders//Edited by Johnson RJ. Comprehensive clinical nephrology. New York：Mosby，167-182.

Bongard FS. 2008. Fluids, electrolytes, & acid-base// Edited by Bongard FS. Current Critical Care Diagnosis & Treatment. 3rd ed. New York：Lange Medical Book/McGraw-Hill.

Brackett NC，Wingo CF. 1969. Acid-base response to chronic hypercapnia in man. N Engl J Med，280：124.

Cho Kerry C. 2011. Electrolyte & Acid-Base Disorders//Edited by. McPhee SJ. CURRENT Medical Diagnosis & Treatment.

DuBose Jr TD. 2004. Acid-Base Disorders// Edited by Brenner BM. The Kidney. 7th ed. Philadelphia：Saunders，921-996.

DuBose Jr TD. 2005. Acidosis and alkalosis// Edited by Kasper DL. Harrison's principles of Internal Medicine. 16th ed. New York：McGraw-Hill Med. Publishing Division，283-291.

Effros RM，Swenson ER. 2010. Acid-base balance//Edited by Mason RJ. Murray & Nadel's Textbook of Respiratory Medicine . 5th ed. Philadelphia：Saunders Elsevier，chap 7.

Effros RM. 2005. Acid-Base Balance//Edited by Mason RJ. Murray and Nadel's textbook of respiratory medicine 4th ed. Philadelphia：Elsevier Saunrers，172-193.

Epstein SK. 2001. Respiratory acidosis. Respir Care，46：366-383.

Gennari FJ. 1994. Respiratory acidosis and alkalosis// Edited by Narins RG. Clinical disorders of fluid and electrolyte metabolism. 5th ed. New York：McGraw-Hill Inc.

Gennari FJ. 2005. Acid-base disordes and thetr treatment. Taylor & Francis Group，LLC.

Gluck SL. 1998. Acid-base. Lanset，352：474-479.

Kallet RH. 2000. The treatment of acidosis in acute lung injury with tris-hydroxymethyl aminomethane(THAM). Am J Respir Crit Care Med，161：1149-1153.

Kallet RH. 2003. Management of acidosis during lung-protective ventilation in acute respiratory distress syndrome. Respir Care Clin North Am，9：437-456.

Kellum JA. 2005. Acid-base disorders// Edited by Fink MP. Textbook of critical care. 5th ed. Philadelphia：Elsevier Saunders，51-62.

Kirby RR. 1997. Acid- base chemistry and physiology//Edited by Civetta JM. Critical Care. 3rd ed. Philadelphia：Lippincott- Raven，255-264.

Kurtz I. 2004. Acid-base case studies. Trafford Publishing.

Laffey JG. 2000. Buffering hypercapnic acidosis worsens acute lung injury. Am J Respir Crit Care Med，161：141-146.

LM Jr. 2005. Acid-Base disorders// Edited by Tierney LM Jr. Current medical diagnosis & treatment. 44th ed. New York：Lange

Medical Book/McGraw-Hill，856-866.

Longenecker JC. 1998. High-yield acid-base. Philadelpia：Lippincott Williams & Wilkins.

Madias NE，Adrogué HJ. 2000. Respiratory Alkalosis and Acidosis// Edited by DW Seldin. The kidney：physiology and pathophysiology. 3th ed Philadelphia：Lippincott Williams &Wilkins，2131-2166.

Monson JP. 2002. Salt and water homeostasis and acid-base balance//Textbook of medicine. 4th ed. Philadelphia：Churchill Livingstone，1099-1118.

Narins RG. 1980. Simple and mixed acid-base disorders. A practical approach. Medicine，59：161-187.

Parsons PE. 2000. Mediators and mechanisms of acute lung injury. Clin Chest Med，3：467-476.

Permanente K. 2003. Handbook of diagnostic test. 3rd ed. Philadelphia：Lippincott Williams & Wilkins，130-145 .

Prough DS. 2006. Acid-base，fluids，and electrolytes//Edited by Barash PG. Clinical anesthesia. 5th ed. Philadelphia：Lippincott Williams & Wilkins，175-207.

Rakel RE. 2005. The respiratory system//Edited by Raked RE. Cann's current therapy. Philadelphia：Elsevier Saunders，247-255.

Rose BD. 2001. Clinical Physiology of Acid-Base Electrolyte Disorders. 5th ed. New York：McGraw-Hill.

Schwartz WB，Brackett Jr NC. 1965. The response of extracellular hydrogen ion concentration to graded degrees of chronic hypercapnia：The physiologic limits of the defense of pH. J Clin Invest，44：291.

Seifter JL. 2004. Acid-base disorders//Edited by Goldman L. Cecil Textbook of Medicine. 22nd ed. Philadelphia：Saunders，688-699.

Seifter JL. 2011. Acid-base disorders//Edited by Goldman L. Cecil Medicine . 24th ed. Philadelphia：Saunders Elsevier，chap 120.

Shangraw RE. 2000. Acid-Base balance// Edited by Miller RD. Anesthesia. 5th ed. Volume I. Philadelphia：Churchill Livingstone，1390-1413.

West JB. 2007. Pulmonary physiology and pathophysiology. 7th ed. Philadelphia：Lippincott Williams & Wilkins.

第六章 呼吸性碱中毒

呼吸性碱中毒诊断要点：

(1)碱血症(pH＞7.40)。

(2)$PaCO_2$原发性降低(＜35mmHg)。

(3)[HCO_3^-]代偿性降低，急性者接近正常，而慢性者适当地降低(＜24mmol/L)；呼吸加快、口唇发红、焦虑、易激怒、眩晕和晕厥。严重时可出现手足抽搐、癫痫、肌肉颤动、昏厥等。

(4)心电图可引起ST-T低平，T波倒置，可能与冠状动脉血管收缩或心肌缺氧及由碱血症导致的氧解离减少等有关。

呼吸性碱中毒是指肺通气增强引起$PaCO_2$原发性减少导致的pH升高为特征的酸碱平衡失调，即原发性低碳酸血症。这种碱中毒比较少见，可见于高通气综合征(hyperventilation syndrome)。

呼吸性碱中毒按发病的急缓可分为急性呼吸性碱中毒和慢性呼吸性碱中毒。根据$PaCO_2$原发性改变引起其pH的相反方向改变程度可判定急性或慢性呼吸性碱中毒。$PaCO_2$每降低10mmHg时，pH升高了0.08，则提示为急性呼吸性碱中毒；$PaCO_2$每降低10mmHg时，pH只升高0.03，则提示为慢性呼吸性碱中毒。

第一节 病 因

任何引起肺泡通气增加的因素均可导致呼吸性碱中毒，常见于低氧血症、一些肺支气管疾病(急性呼吸窘迫综合征、哮喘等)、直接刺激呼吸中枢的疾病及机械性通气等(表6-1)。

表6-1 呼吸性碱中毒的病因

低氧血症	(2)肝衰竭
(1)肺疾患：肺炎、肺间质纤维化、肺栓塞、肺水肿	(3)革兰氏阴性败血症
(2)充血性心力衰竭	(4)水杨酸盐中毒
(3)低血压或严重贫血	(5)代谢性酸中毒矫正后
(4)高海拔处居住	(6)妊娠和月经周期的黄体期(由于黄体酮作用)
肺部疾病	(7)神经病：脑血管意外、脑桥肿瘤
呼吸中枢直接受刺激	**机械通气**
(1)精神性或随意性过度通气	

(引自：Rose BD，et al)

肺通气增强是通过呼吸中枢直接受到刺激，或颈动脉窦与主动脉体化学感受器受到兴奋，经反射性刺激呼吸中枢，以及胸内牵张感受器和肺毛细血管旁感受器受到兴奋而反射性刺激呼吸中枢引起通气增强，致使$PaCO_2$降低，而引起呼吸性碱中毒。其病因发病机制归纳为图6-1。

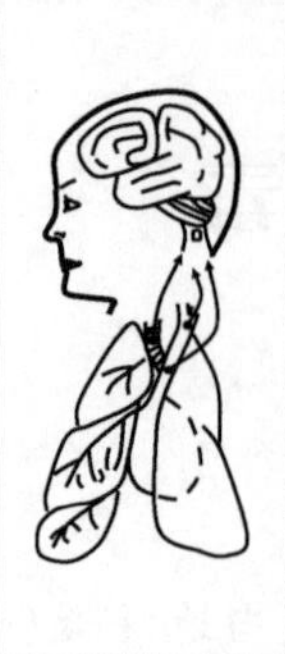

部位	机制	举例	效果
中枢神经系统	直接刺激呼吸中枢	激动、水杨酸盐、器质性疾病、黄体酮、氨	肺泡通气率增加
周围化学感受器	反射性刺激呼吸中枢	低氧血症	
胸内感受器	反射性刺激呼吸中枢	局部肺部疾病	

图 6-1 呼吸性碱中毒的病因与发病机制

（引自：Winters R W，et al）

第二节 病 理 生 理

一、肺泡通气增强的病理生理学

肺泡通气增强必然引起低碳酸血症，所以低碳酸血症是呼吸性碱中毒的主要特征。在稳定状态下，$PaCO_2$ 主要取决于每分钟肺泡通气量（V_A）与全身每分钟产生的二氧化碳量（VCO_2）。可用下式表示：

$$PaCO_2 = 0.863 \times VCO_2/V_A$$

式中，VCO_2 以 ml/min 表示，V_A 以 L/min 表示。常数 0.863 以 mmHg 为单位。

从上式可以看出，若肺泡通气量增加 1 倍，而代谢功能不变时，动脉血 CO_2 分压下跌到正常的一半。CO_2 产生量减少或肺泡通气量过大均能导致低碳酸血症。通常，CO_2 生成减少是呼吸性碱中毒的罕见原因。因而，低碳酸血症和呼吸性碱中毒通常是 CO_2 的排出率超过其产生率引起的，即原发性肺泡通气量过大的结果。后者多由刺激外周化学感受器的低氧血症直接刺激呼吸中枢和（或）从肺产生的继发性信号所引起。呼吸性碱中毒的发生主要通过两种内在因素对通气的控制调节作用而影响肺泡通气率。前馈因素如肌肉的传入、肺牵张感受器、心排血量和中枢神经系统等，反馈调节主要依赖于 $PaCO_2$、[H^+] 和 PaO_2 等血气参数。这一调解系统受很多调节机制（如儿茶酚胺、黄体酮、甲状腺素、中枢温度、钾和压力感受器等）的影响（图 6-2）。

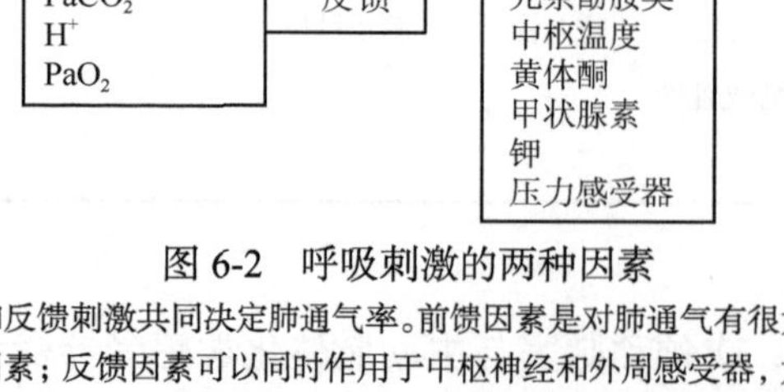

图 6-2 呼吸刺激的两种因素

前馈和反馈刺激共同决定肺通气率。前馈因素是对肺通气有很大驱动作用的因素；反馈因素可以同时作用于中枢神经和外周感受器，大多数情况下，以反馈抑制方式来调节通气。调解因子可以影响通气对刺激产生反应的大小，或是对最初由前馈因素及反馈因素共同决定其肺泡通气量的静息稳态数值并给予细微的调整。

（引自：Krapf R，et al）

低碳酸血症引起的机体酸碱效应可分为三期（图 6-3）。1 期和 2 期交错出现在同一时程（大约几分钟至数小时），相当于急性呼吸性碱中毒。3 期

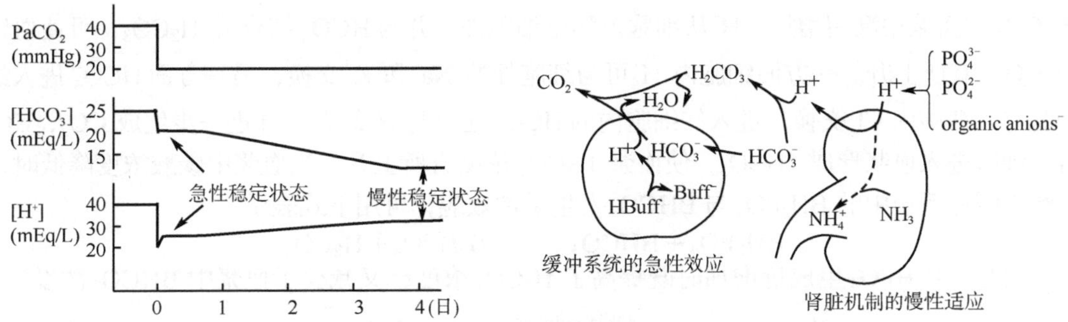

图 6-3　呼吸性碱中毒时 HCO_3^- 浓度降低机制和缓冲时程示意图

Buff⁻：缓冲根；organic anions⁻：有机阴离子

（引自：Gennari FJ）

开始进入慢性平衡状态，相当于慢性呼吸性碱中毒。此三期的出现及其特点分述如下：

(1) 由于 $PaCO_2$ 突然降低引起血浆[HCO_3^-]/PCO_2 值的迅速增加导致急性碱化作用，其对血 pH 的影响是 pH 增加(大约几秒钟到几分钟)。

(2) 急性碱化作用可以很快继发一个非肾性机制介导的缓冲液反应，此反应可以通过细胞内缓冲液(如血红蛋白)和细胞外缓冲液(如 $H_2PO_4^-$)释放 H^+来降低血 pH。

(3) 肾酸化作用的减少，从数小时开始出现，并进一步使血浆[HCO_3^-]下降，直到出现慢性平衡状态。48～72 小时之后，在三期的共同作用下，达到慢性平衡状态。

二、呼吸性碱中毒的代偿调节

(一) 急性呼吸性碱中毒

急性呼吸性碱中毒是由于呼吸运动过快、过强，体内 CO_2 在短时间内丧失的量多于 CO_2 产生的速率，使血浆[HCO_3^-]不能相应地降低，而 HCO_3^-/H_2CO_3 之比，不能保持正常，结果导致 pH 增高。当动脉血 CO_2 迅速降低时，血浆[HCO_3^-]相对增高，在 5～10 分钟内，这种适应反应基于下列平衡式：

$$H^+ + HCO_3^- \rightleftharpoons H_2CO_3 \rightleftharpoons H_2O + CO_2$$

在 $PaCO_2$ 降低时，体内发生下述反应：

$$H^+ + HCO_3^- \longrightarrow H_2CO_3 \longrightarrow CO_2 + H_2O$$

其结果使血中[HCO_3^-]降低而 CO_2 从肺排出。上述反应式中 H^+主要来自红细胞中的血红蛋白、蛋白质和磷酸盐等非碳酸氢盐缓冲系统，这样当 1mol HCO_3^- 被消除时，就要生成 1mol 非碳酸性缓冲物质(B^-)，即 HCO_3^- 降低量 = B^-升高量，结果在扩展细胞外液中碱剩余(BE)并无变化，仍然是 BE 等于 0(图 6-4)。其中血红蛋白缓冲系统具有显著的缓冲能力，其缓冲作用约占扩展细胞外液缓冲作用的 14.7%。来自细胞代谢产生的乳酸，后者可能与碱中毒时氧解离曲线左移、氧合血红蛋白不易解离、组织缺氧促进糖酵解而使乳酸生成增多有关。当血浆 pH 上升及 $PaCO_2$ 下降时，氧解离曲线左移，还可使血红蛋白携带 CO_2 能力减弱，

使 CO_2 在血浆中潴留增加。H^+从细胞内移至细胞外，并与 HCO_3^- 结合成 H_2CO_3，可使血浆［HCO_3^-］有所上升。一方面细胞内 H^+可与细胞外的 Na^+和 K^+交换，另一方面 HCO_3^- 进入红细胞与红细胞内 Cl^-交换，进入红细胞内的 HCO_3^- 还可与 H^+结合，并进一步生成 CO_2，CO_2 自红细胞进入血浆形成 H_2CO_3，使血浆 H_2CO_3 浓度有所上升。当血浆中碳酸浓度降低时，磷酸盐缓冲系统中的 BH_2PO_4 与 $BHCO_3$ 发生缓冲效应，可用下式表示：

$$BH_2PO_4 + BHCO_3 \rightleftharpoons B_2HPO_4 + H_2CO_3$$

可见，B_2HPO_4 生成量增加时既提高了 H_2CO_3 浓度，又减少了血浆中 $BHCO_3$ 浓度。

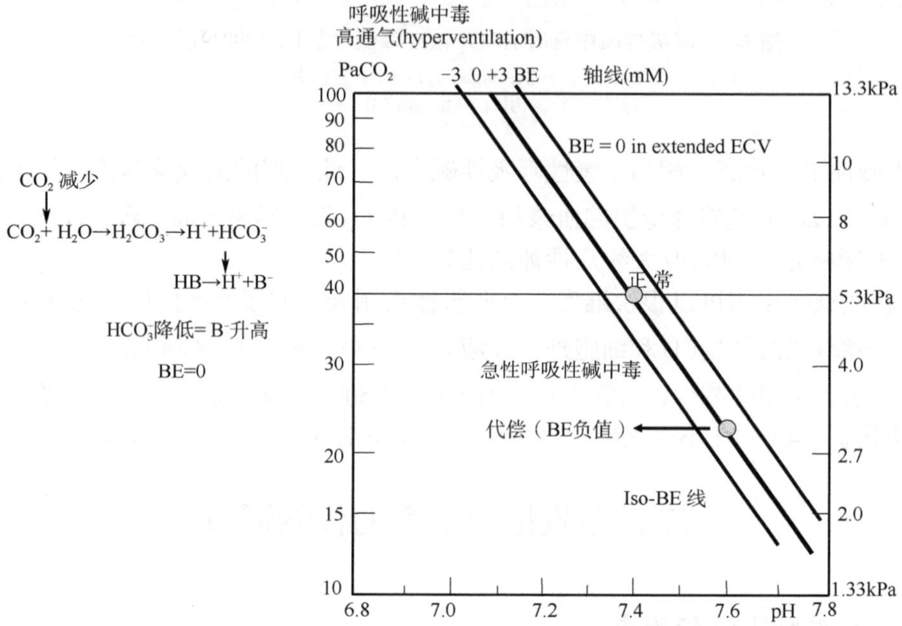

图 6-4　急性呼吸性碱中毒时非碳酸氢盐系统的缓冲效应

BE：碱剩余；extended ECV：扩展的细胞外液；B^-：非碳酸氢盐缓冲物；Iso-BE：等-BE

（引自：Paulev PE）

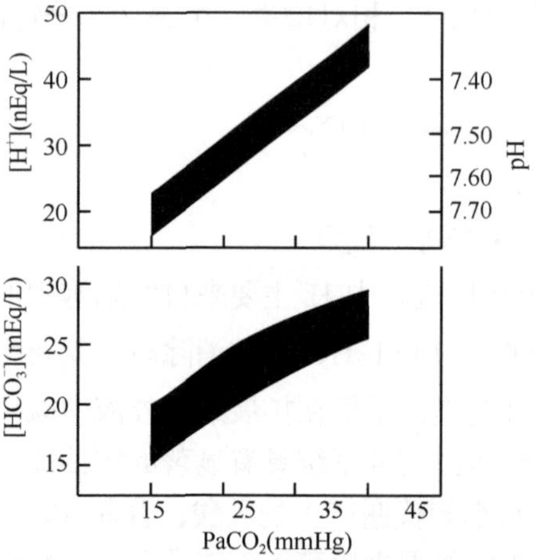

图 6-5　急性呼吸性碱中毒时的[H^+]改变与［HCO_3^-］的 95%代偿可信带

（引自 Arbus GS，et al）

通过上述代偿调节作用，急性呼吸性碱中毒时，$PaCO_2$ 每下降 10mmHg（1.33kPa），血浆 HCO_3^- 浓度降低 2mmol/L。代偿极限为 HCO_3^- 降低到 18mmol/L（图 6-5）。

其预计代偿公式为

$$\Delta[HCO_3^-] = -0.2 \times \Delta PaCO_2$$

从图 6-3 可见，$PaCO_2$ 从 40mmHg 突然降低至 20mmHg 时，按公式计算[H^+]降低至 24nmol/L。在急性呼吸性碱中毒时，主要由于非 HCO_3^- 缓冲系统和细胞内外离子交换等的作用，于 10～15 分钟内［HCO_3^-］仅是微小量降低，并在起初数小时到 48～72 小时呈急性稳定和不稳定的过渡状态，其 pH 为 7.60。其稳定状态可以保持至少 2

小时，此时实际上肾的代偿调节因作用缓慢尚未发挥作用，而主要靠非碳酸氢盐缓冲系统和细胞内外离子交换和细胞内缓冲代偿的结果，这种缓冲代偿作用非常有限，并且其血液[HCO_3^-]的代偿减少量很小，故 pH 明显升高为其特点。酸碱调节系统对低碳酸血症导致的碱血症的急性调节反应应属于非肾性机制，这并不表示没有肾性机制参与，而只是其作用微小。参与此期的调节机制有以下三项。①从血液、间质和组织缓冲液中释放出来的 H^+，以下列方式消耗细胞外液中的 HCO_3^-：$HBuffer^+ \longrightarrow H^+ + Buffer$（起因子[$H^+$]降低）；$HCO_3^- + H^+ \longrightarrow H_2CO_3$（引起细胞外液[$HCO_3^-$]减少）；$H_2CO_3 \longrightarrow H_2O + CO_2$（由肺排出）。②细胞内酸碱转运活动的急性变化。③有机酸产生增多：由低碳酸血症诱发的碱血症可导致细胞有机酸迅速增加，进一步提供 H^+使细胞外液的 HCO_3^- 出现继发性轻度减少。

（二）慢性呼吸性碱中毒

慢性呼吸性碱中毒时，除上述代偿调节机制外，主要靠肾的代偿调节作用，但肾的代偿比较缓慢，一般需要几天时间才能完善。肾代偿须在 CO_2 降低后数小时才显示作用，2～5 日发挥最大效应，但[HCO_3^-]多在 4 日内逐渐降低呈慢性稳定状态（图 6-3 中用第 2 个箭头表示）。通常需要 7 天或 7 天以上才能完全达到充分代偿。在持续较久的慢性呼吸性碱中毒时，肾小管细胞对 PCO_2 的变化非常敏感。原发性 PCO_2 减少可抑制近端肾小管对 HCO_3^- 的重吸收，并抑制远端肾小管对 HCO_3^- 的新生成（表 6-2）。

表 6-2　呼吸性碱中毒时肾脏对 HCO_3^- 的调节代偿反应

酸碱失调	肾小球	近端小管	近端小管和远端小管	净作用
呼吸性碱中毒	HCO_3^- 滤过量正常	低碳酸血症抑制 HCO_3^- 重吸收	低碳酸血症抑制新的 HCO_3^- 生成	对 PCO_2 降低的血清代偿性 HCO_3^- 减少

由于近端肾小管细胞的 PCO_2 的降低，使肾小管上皮细胞代偿性泌 H^+减少，泌 NH_3 减少，HCO_3^- 的重吸收降低，而随尿排出 HCO_3^- 增加。在呼吸性碱中毒时，通过下列途径，可使肾小管 HCO_3^- 重吸收减少，尿排 HCO_3^- 增加。

（1）碱中毒时，谷氨酰胺酶活性减弱，致使肾小管远端泌 NH_4^+ 减少，结果使尿中阳离子与 HCO_3^- 结合排出。

（2）在碱中毒时，肾小管细胞内碳酸酐酶活性减弱，泌 H^+减少，H^+和 Na^+交换减少，HCO_3^- 便和 Na^+结合排出。

（3）肾小管对 Cl^-的重吸收增多，而排出减少，以填充较少的 HCO_3^- 浓度，并促使 HCO_3^- 从尿中排出。

当肾发挥完全代偿时，$PaCO_2$ 每下降 10mmHg（1.33kPa），血浆 HCO_3^- 浓度降低 5mmol/L。其预计代偿公式：

$$[HCO_3^-] = 24 - [(40 - PaCO_2)/2] \pm 2.5$$

$$\Delta[HCO_3^-] = -0.5 \times \Delta PaCO_2 \pm 2.5$$

达到最大代偿所需时间为 3～5 天，其代偿极限为 HCO_3^- 15mmol/L。

综上所述，急性和慢性呼吸性碱中毒时，机体通过其酸碱调节机制可分别引起动脉血[HCO_3^-]和[H^+]的急性代偿适应性改变和慢性代偿适应性改变，以维持其稳定状态（图 6-6，图 6-7）。

慢性持续性低碳酸血症时，肾小管对 H^+的排泌持续性降低，并对 Cl^-的重吸收率持续性增加，结果其净酸排泌(net acid excretion)短暂性抑制(transient suppression)，使净酸排泌和其内源性产酸(endogenous acid production)之间暂时不一致而导致"正性 H^+平衡"（"positive hydrogen ion balance"）和 HCO_3^- 在机体内储藏减少(图 6-8)。

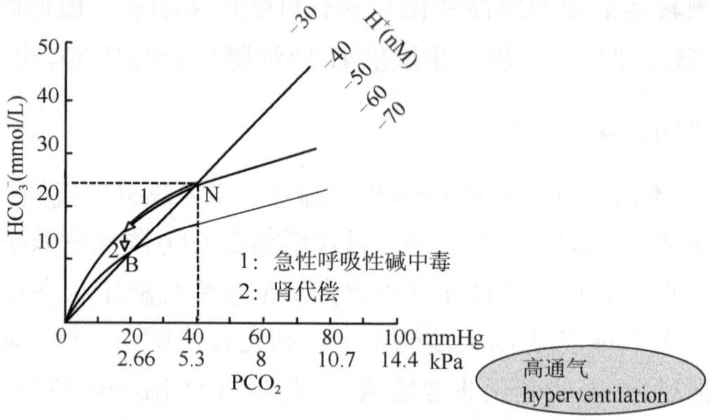

图 6-6　呼吸性碱中毒时机体的代偿情况

1：急性呼吸性碱中毒时，主要由非碳酸氢盐缓冲系统和细胞内外离子交换等发挥缓冲效应；

2：慢性呼吸性碱中毒时，主要由肾发挥代偿作用；N：正常

（引自：Silke B）

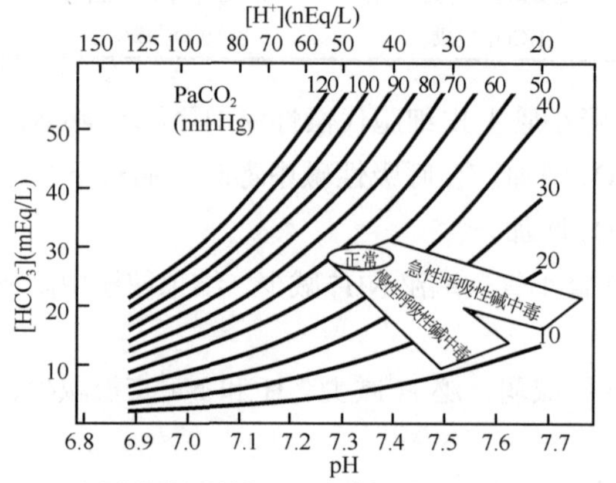

呼碱状态的相关性:$PaCO_2$每降低(平均)1mmHg时

	[HCO_3^-] (mEq/L)	[H^+](nEq/L)
急性适应	0.1	0.75
慢性适应	0.3	0.3

图 6-7　呼吸性碱中毒时动脉血 HCO_3^- 和 H^+浓度的代偿适应性定量改变

（引自：Adrogue HJ，et al）

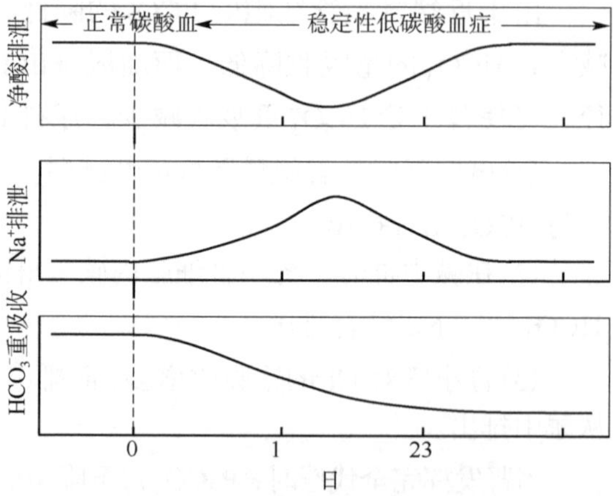

图 6-8　慢性低碳酸血症时的肾酸化反应(renal acidification response)

（引自：Adrogue HJ，et al）

常发生于肺通气增强的病例，主要由于呼吸过快、过大，体内原发性 CO_2 呼出过多，血中 H_2CO_3 浓度降低，结果 $PaCO_2$ 下降而血 pH 上升导致呼吸性碱中毒。这种碱中毒比较

少见，可见于“高通气综合征”。主要由于肺部 CO_2 的排出超过体内的生成，导致血 $PaCO_2$ 降低，血［HCO_3^-］也代偿性降低，通常 $PaCO_2$ 下降水平大于［HCO_3^-］的减少程度而血 pH 升高。

$$pH = pK + \lg [HCO_3^-]/\alpha \times PaCO_2$$

$$pH\uparrow = pK + \lg [HCO_3^-]\downarrow/\alpha \times PaCO_2\downarrow\downarrow$$

第三节　对机体各系统的影响

一、对神经系统的影响及其表现

急性呼吸性碱中毒比慢性呼吸性碱中毒更为常见，而且其症状较明显且重。急性呼吸性碱中毒时血 pH 明显增高，而使游离钙降低导致神经肌肉兴奋性增强是其病理生理基础。临床上，轻者四肢及口周围感觉异常，重者意识障碍、抽搐、癫痫、肌肉颤动、昏厥等。检查时，Chvostek 征及 Trousseau 征阳性，当很轻地刺激四肢肌肉时易发生痉挛。中枢神经功能障碍的主要机制除了碱中毒引起的低钙血症外，与低碳酸血症时引起脑血管收缩所致脑血流量减少引起脑缺氧性损伤也有关。由于碱中毒引起氧解离曲线左移，氧合血红蛋白不易解离而引起的脑细胞缺氧加重导致神经组织细胞缺氧性脑功能的损伤也与中枢神经功能障碍有一定的关系。急性呼吸性碱中毒时，$PaCO_2$ 下降至 30mmHg（4.0kPa）时，脑血流量可减少 30%。$PaCO_2$ 下降至 20mmHg（2.67kPa）时，脑血流量可减少 50%，只能耐受 6 小时。

二、对心血管系统的影响

急性呼吸性碱中毒时由于 $PaCO_2$ 明显降低，不仅脑血管收缩，而且冠状动脉血管也收缩，肾血流减少，因此严重的低碳酸血症会引起心绞痛发作，心电图可有 S-T 段下降、T 波倒置、QT 间期延长，严重时可发生各种心律失常，甚至是难治性心律失常。心电图异常可能与冠状动脉血管收缩或心肌缺氧及由碱血症导致的氧解离减少等有关。对于麻醉患者，当发生急性低碳酸血症时，可能会引起心排血量降低、周围血管阻力增加和血压下降等。

三、对呼吸系统的影响

呼吸性碱中毒是肺通气增强所致，但是当 $PaCO_2$ 降低和碱中毒之后，则又反过来抑制呼吸中枢的功能，使呼吸深度和频率降低来多保留 CO_2，使 $PaCO_2$ 上升也是肺的一种代偿调节。此外，与碱中毒性低钙致支气管痉挛致 V_A/Q 失调加重或碱中毒性低钙致呼吸肌痉挛或喉部痉挛或严重缺氧等也有关。在临床上，表现为呼吸困难、叹息呼吸、患者主诉不能获得一次呼吸或足够空气感，甚至引起窒息感或喉痉挛等。据报道，低碳酸血症还可引起支气管黏膜微血管通透性增加，肺顺应性降低，并使功能不良的表面活性物质产生增多等。呼吸性碱中毒 pH 上升，通过 Bohr 效应氧解离曲线左移，氧与血红蛋白的亲和力增加，在组织间氧合血红蛋白不易释放出氧，使机体各组织缺氧加重。

对机体的影响及临床表现总结见表 6-3。

表 6-3　急性呼吸性碱中毒对机体的影响

心排血量降低	低血钾
碱中毒 pH 上升，通过 Bohr 效应氧解离曲线左移，氧合血红蛋白不易释放氧，使组织缺氧加重	脑血流量减少 脑脊液压降低
碱中毒性低钙致支气管痉挛致 V_A/Q 失调加重	高通气后低氧血症
低血压	中枢神经化学感受器的重组

（引自：Kirby RR，et al）

第四节　动脉血气及酸碱与电解质改变的特点

一、急性呼吸性碱中毒的动脉血气特点

急性呼吸性碱中毒是原发性通气过度使 $PaCO_2$ 在短时间内迅速降低到 35mmHg (4.67kPa) 以下，此时尽管在 5～10 分钟内血液和细胞内缓冲系统开始作用，但这种代偿作用很有限，$PaCO_2$ 每下降 10mmHg，血浆 HCO_3^- 降低 2mmol/L。代偿极限为 18mmol/L（表 6-4）。

表 6-4　呼吸性碱中毒的预计代偿公式

类型	预计代偿公式	代偿极限
急性呼吸性碱中毒	公式 (1) $[HCO_3^-] = 24 - [(40 - PaCO_2)/0.2] \pm 2.5$	$[HCO_3^-] = 18mmol/L$
	公式 (2) $[H^+] = 40 - (0.7 \times \Delta PaCO_2) \pm 4nmol/L$	$[H^+] = 20nmol/L$
慢性呼吸性碱中毒	公式 (1) $[HCO_3^-] = 24 - [(40 - PaCO_2) \times 0.5] \pm 2.5$	$[HCO_3^-] = 15mmol/L$
	公式 (2) $[H^+] = 40 - (0.2 \times \Delta PaCO_2) \pm 4nmol/L$	$[H^+] = 25nmol/L$

（DuBose Jr TD；Kellum JA；Concept by：Howard A. Baker Ⅲ）

急性呼吸性碱中毒的动脉血气特点：

(1) $PaCO_2$ 原发性下降，＜35mmHg (4.67kPa)。

(2) HCO_3^- 代偿性降低，＜24 或≈24mmol/L；其预计代偿值为：$[HCO_3^-] = 24 - [(40 - PaCO_2)/5] \pm 2.5mmol/L$ 或 $[HCO_3^-] = 24 - (0.2 \times \Delta PaCO_2) \pm 2.5mmol/L$，代偿极限为 HCO_3^- 降低到 18mmol/L。

(3) pH＞7.45。

(4) HCO_3^-＜SB，SB＝正常，BE＝正常。

二、慢性呼吸性碱中毒的动脉血气特点

慢性呼吸性碱中毒是低碳酸血症持续存在的情况下，主要靠肾的代偿调节作用，其代偿反应主要由肾分泌 H^+ 量下降所介导。完全代偿需要 2～3 日，肾的铵分泌减少和 HCO_3^- 的

重吸收降低而随尿排出的HCO_3^-增加。通常，$PaCO_2$每降低 10mmHg，血浆HCO_3^-浓度下降 5mmol/L。

动脉血气特点：

(1) $PaCO_2$原发性下降，＜35mmHg (4.67kPa)。

(2) HCO_3^-代偿性降低，＜24mmol/L。其预计代偿公式为：$HCO_3^- = 24 - [(40 - PaCO_2)] \times 0.5 \pm 2.5$mmol/L；或$[HCO_3^-] = 24 - (0.5 \times \Delta PaCO_2) \pm 2.5$mmol/L；或$PaCO_2$每降低 10mmHg，血浆$HCO_3^-$浓度下降 5mmol/L。

(3) pH：代偿良好者为正常范围；失代偿者＞7.45。

(4) HCO_3^-＜SB＜正常，BE 为负值。

三、呼吸性碱中毒时的电解质改变

1. 血钙改变　由于$PaCO_2$降低而 pH 增高，在急性或慢性呼吸性碱血症的条件下，可使钙与血浆蛋白结合增加而游离钙减少。pH 每下降 0.1，血清钙浓度下降 0.05mmol/L。血清钙低于 2.0mmol/L 时，可发生严重的随意肌及平滑肌痉挛。

2. 血钾改变　在急性呼吸性碱中毒时，血浆钾浓度变化至今没有一致的研究结果。但是在慢性呼吸性碱中毒时易引起低钾血症。由于血浆 pH 升高而引起血浆H^+从细胞内移出，K^+进入细胞内，可致血K^+降低。另一方面因血浆H^+浓度降低，肾小管泌H^+减少，H^+-Na^+交换减少，而K^+-Na^+交换增加，致使肾排钾增加，而加重血钾降低。这一过程本身也是一种代偿过程，以防止 pH 过度升高。pH 每升高 0.1，血K^+下降 0.1～0.4mmol/L。

3. 血氯改变　高氯血症在急性和慢性呼吸性碱中毒时都会发生，可能由于$PaCO_2$降低而$[HCO_3^-]$降低，Cl^-从红细胞内移出，进入血浆；同时因肾代偿性回吸收Cl^-增加，血浆$[Cl^-]$明显增加，通常$\Delta[Cl^-] = \Delta[HCO_3^-]$。呼吸性碱中毒早期血浆$Cl^-$可能正常，但到后期则多为升高。

4. 血磷改变　多数急性呼吸性碱中毒可发生血浆磷酸盐浓度明显降低，这是因为细胞内碱中毒使糖原分解增强，葡萄糖-6-磷酸盐和 1,6-二磷酸果糖等磷酸化合物生成增加，结果消耗了大量的磷，致使细胞外液磷进入细胞内，而血磷降低。但是慢性呼吸性碱中毒时，血浆钙离子浓度下降同时血磷水平增加，这与肾对钙离子的吸收增加但对磷酸盐的清除减少有关。

5. 血钠改变　急性低碳酸血症时可发生轻度低钠血症（下降 2～4mmol/L）。这是由于细胞对钠的摄取增多所致，主要与Na^+-H^+交换过程有关。但是在慢性低碳酸血症时很少发生低钠血症。

6. 细胞外液容量改变　急性呼吸性碱中毒时，可引起无蛋白质液体向血管外转移，从而发生细胞外液容量减少。其机制为：①毛细血管内静水压增高；②毛细血管通透性增加；③细胞对钠摄取量增加，可能与Na^+-K^+交换过程有关。慢性呼吸性碱中毒时，诱发的一过性肾排钠增加是引起细胞外液量减少的主要原因。

第五节 诊断要点

一、临床表现与血气特点

除了原发疾病与诱发因素外，可根据呼吸性碱中毒的临床表现，结合动脉血气特点做出诊断并不困难。原发性 $PaCO_2$ 降低，小于 35mmHg(4.67kPa)是诊断呼吸性碱中毒的必备条件。pH 升高，大于 7.45(或 H^+<35nmol/L)(失代偿)或正常(代偿)。

二、急性呼吸性碱中毒与慢性呼吸性碱中毒判别要点

除了原发疾病与诱发原因，以及发病缓急(通常，急性呼碱<12 小时；慢性呼碱 1～2 天)等因素外，主要根据 $PaCO_2$ 原发性改变引起其 pH 的相反方向改变程度判定急性或慢性呼吸性碱中毒。若 $PaCO_2$ 每降低 10mmHg，pH 升高了 0.08，则表示急性呼吸性碱中毒；若 $PaCO_2$ 每降低 10mmHg，pH 只升高 0.03，则提示慢性呼吸性碱中毒。可用以下公式表示：

急性呼碱时预计升高的 pH = 0.08×(40 –实测 $PaCO_2$)/10

慢性呼碱时预计升高的 pH = 0.03×(40 –实测 $PaCO_2$)/10

三、计算呼吸性碱中毒的预计代偿公式

最常用的代偿公式如下：

急性呼吸性碱中毒：[HCO_3^-] =24–[(40 – $PaCO_2$)/5]±2.5mmol/L

慢性呼吸性碱中毒：[HCO_3^-] =24–[(40 – $PaCO_2$)/2]±2.5mmol/L

评估：

(1)实测[HCO_3^-]值在预计代偿范围内时为单纯性呼吸性碱中毒。

(2)实测[HCO_3^-]值<预计代偿范围的低值时合并代谢性酸中毒。

(3)实测[HCO_3^-]值>预计代偿范围的高值时合并代谢性碱中毒。

四、急性与慢性呼吸性碱中毒的诊断列线图对诊断呼吸性碱中毒的意义

这种代偿可信带图不仅能诊断出急性或慢性呼吸性碱中毒(代偿性)，而且还可能判定失代偿性呼吸性碱中毒或混合性酸碱紊乱(后述)。如果患者的 $PaCO_2$ 与 HCO_3^- 相交点落于相应的急性或慢性呼吸性碱中毒的 95%代偿可信带内，即急或慢性呼吸性碱中毒；如果其相交点落于其可信带之上或之下，可能为呼吸性碱中毒合并混合性酸碱失调。

举例 1：水杨酸盐中毒患者，急查动脉血 $PaCO_2$ 为 19mmHg，pH 为 7.65，HCO_3^- 为 21mmol/L。该患者的 $PaCO_2$ 19mmHg 与 HCO_3^- 21mmol/L 在这可信带图上(图 6-9)相交点

落于急性呼吸性碱中毒的可信带中，所以可判定为单纯性急性呼吸性碱中毒。

举例 2：肝性脑病患者，呼吸加深加快，急查动脉血气分析发现，pH 为 7.47，$PaCO_2$ 为 25mmHg，HCO_3^- 为 19mmol/L。该患者的 $PaCO_2$ 25mmHg 与 HCO_3^- 19mmol/L 相交点正落于图 6-9 慢性呼吸性碱中毒的 95%代偿可信带中，因此可判定为单纯性慢性呼吸性碱中毒。

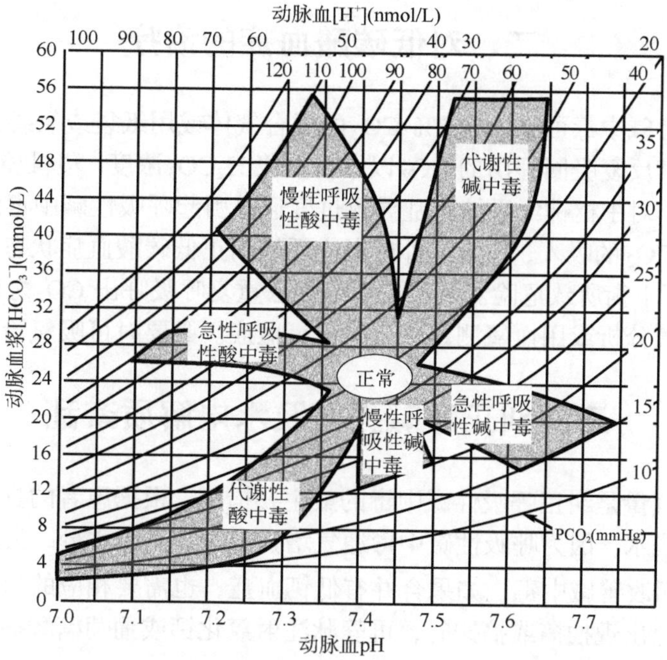

图 6-9　酸碱列线图以 pH 和［HCO_3^-］为 *XY* 轴的图解

（引自：Cogen MG）

第六节　治　　疗

呼吸性碱中毒治疗要点：

(1) 纠正或缓解过度通气的原发疾病及其诱发因素。使用呼吸机的患者应适当控制呼吸频率和潮气量。

(2) 低氧血症引起的过度通气，应首先吸氧治疗以矫正缺氧状态。

(3) 对急性呼吸性碱中毒可吸入含 5% CO_2 的混合气体或用纸袋或氧袋套于患者口鼻上增加呼吸无效腔使其反复吸回呼出的 CO_2 以维持血浆 H_2CO_3 浓度。

(4) 若患者出现明显低钙症状，甚至出现抽搐或搐搦时，可静脉注射氯化钙或葡萄糖酸钙进行治疗。如果能保证氧供，必要时可投给短效的苯二氮䓬类镇静剂以缓解焦虑。

呼吸性碱中毒的治疗要针对纠正或缓解过度通气的原发疾病及其诱发因素和对潜在病因的处理，包括进行耐心的心理治疗、解除不必要的紧张状态，必要时，在能保证氧供时，适当使用镇静剂以缓解焦虑是可行的。要正确掌握机械通气的使用原则，适当控制其通气量及监测血气分析等。纠正严重低氧血症比纠正酸碱失衡对改善患者整体情况更加重要。

一、纠正缺氧措施

对低氧血症引起的过度通气，应首先吸氧治疗以矫正缺氧状态。通过控制通气（降低每分钟通气量）加吸氧进行治疗。

二、对低碳酸血症的治疗

对急性呼吸性碱中毒可吸入含 5% CO_2 的混合气体或用纸袋或氧袋套于患者口鼻上增加呼吸无效腔使其反复吸回呼出的 CO_2 以维持血浆 H_2CO_3 浓度。塑料袋不应使用，因为它有时可导致窒息。对中枢神经系统紊乱导致过度通气引起呼吸性碱中毒的患者，不应通过重复呼吸法增加 CO_2 的吸入，因为这种患者应缓慢纠正低碳酸血症状态，以避免中枢神经系统和外周 pH 不平衡所致危险。建议使用纸袋法重复呼吸呼出 CO_2 之前，排除心肌缺血情况，用动脉血气分析或用血氧测定法排除低氧血症。必要时可吸氧治疗。

三、纠正酸碱失衡及水电解质紊乱

控制肺泡通气量是纠正呼吸性碱中毒的最主要措施。根据患者的具体情况，可适当补充液体，以纠正脱水，因为呼吸性碱中毒通气增强常丢失不少水分，另外补充水分还可促进肾排出 HCO_3^- 而改善碱中毒。如果合并有低钙血症，也需要相应的治疗，若患者出现明显低钙症状，甚至出现抽搐或搐搦时，可静脉注射氯化钙或葡萄糖酸钙进行治疗。必要时可投给短效的苯二氮䓬类镇静剂。

参 考 文 献

毛宝龄. 1991. 呼吸系统疾病的酸碱和电解质紊乱//崔祥瑸主编. 实用肺脏病学. 上海：上海科学技术出版社，99-113.

朴镇恩. 2008. 呼吸性碱中毒//朴镇恩主编. 血液气体与酸碱平衡. 哈尔滨：黑龙江人民出版社，234-244.

朴镇恩. 2013. 呼吸性碱中毒//朴镇恩主编. 动脉血血气分析快速解读. 北京：中国医药科技出版社.

伍贻经. 1998. 呼吸性碱中毒//苏静怡主编. 病理生理学（重排本）. 北京：北京医科大学、中国协和医科大学联合出版社，45-46.

谢灿茂. 2000. 高通气综合征//谢灿茂主编. 呼吸系统疾病. 北京：科学技术文献出版社，448-449.

殷莲华. 2008. 呼吸性碱中毒//金惠铭主编. 病理生理学. 7 版. 北京：人民卫生出版社，62-64

Adrogué HJ，Madias NE. 1998. Management of life-threatening acid-base disorders. N Engl J Med，338：107-111.

Adrogué HJ，Madias NE. 1981. Changes in plasma potassium concentration during acute acid-base disturbances. Am J Med，71：456.

Adrogué HJ. 1999. Disorders of acid-base balance//Edited by Schrier RW. Atlas of diseases of the Kidney. Volume I. Philadelphia：Current Medicine.

Arbus GS，Herioert LA，Levesque PR，et al. 1969. Characterization and clinical application of the “significance band” for acute respiratory alkalosis. N Engl J Med，280：117.

Cho Kerry C. 2011. Electrolyte & acid-base disorders//Edited by McPhee SJ. Current medical diagnosis & treatment .

Cogan MG. 1984. Effects of acute alterations in PCO_2 on proximal HCO_3^-，Cl^-，and H_2O reabsorption . Am J Physiol，246：F21.

DuBose Jr TD. 2001. Acidosis and alkalosis//Edited by Kasper DL. Harrison’s Principles of Internal Medicine. 15th ed. New York：McGraw-Hill，283.

Foster GT. 2001. Respiratory alkalosis. Respir Care，46：384-391.

Gennari FJ. 1982. Respiratory alkalosis//Edited by Cohen JJ. Acid-Base. Boston，349-376.

Gennari FJ. 1994. Respiratory acidosis and alkalosis//Edited by Narins RG. Clinical disorders of fluid and electrolyte metabolism. 5th ed. New York：McGraw-Hill Inc，970-982.

Guyton AC. 2000. Regulation of respiration//Edited by Guyton AC. Medical Physiology. 10th ed. Philadelphia：W.B. Saunders Co，474-483.

Kellum JA. 2005. Acid-base disorders//Edited by Fink MP. Critical care. 5th ed. Philadelphia：Elseviea Saunders，51-62.

Kirby RR. 1997. Acid-Base Chemistry and Physiology//Edited by Civetta JM. Ccitical care. 3rd ed. Philadelphia：Lippincott Raven，255-264.

Krapf R，Beeler I，Hert ner D，et al. 1991. Chronic respiratory alkalosis：The effect of sustained hyperventilation on renal regulation of acid-base equilibrium. N Engl J Med，324：1394-1401.

Laffey JG. 2002. Hypocapnia. N Engl J Med，347(1)：43-53.

Longenecker JC. 1998. High-yield acid-base. Philadelphia：Lippincott Williams & Wilkins.

Madias NE，Adrogué HJ. 2000. Respiratory alkalosis and acidosis// Edited by DW Seldin. The kidney：physiology and pathophysiology. 3th ed. Philadelphia：Lippincott Williams &Wilkins，2131-2166.

Phil Ayers，Carman Dixon，Andrew Mays. 2015. Acid-base disorders：learning the basics. Nutr Clin Pract，30(1)：14-20.

Prough DS. 2006. Acid-base，fluids，and electrolytes//Edited by Barash PG. Clinical Anesthesia. 5th ed. Philadelphia：Lippincott Williams & Wilkins，175-207.

Rose BD，Post TW. 2001. Clinical physiology of acid-base and electrolyte disorders. 5th ed. New York：McGraw-Hill.

Seifter JL. 2004. Acid-base disorders//Edited by Goldman L. Cecil Textbook of Medicine. 22nd ed. Philadelphia：Saunders，688-699.

Tanner GA. 2008. Acid-Base balance//Edited by Rodney AR. Medical physiology. 3rd ed. Philadelphia：Lippincott Williams & Wilkins，426-444.

Tierney Jr LM. 2005. Acid-Base disorders// Edited by Tierney Jr LM. Current medical diagnosis & treatment. 44th ed. New york：Lange Medical Book/McGraw-Hill，856-866.

Winters RW. 1969. Acid base physiology in medicine. 2nd ed. Cleveland：The London Co，247.

第七章 代谢性酸中毒

代谢性酸中毒诊断要点：

(1)酸血症($pH<7.40$)。

(2)[HCO_3^-]原发性降低(<22mmHg)。

(3)$PaCO_2$代偿性降低(<40mmol/L)。

(4)代谢性酸中毒可分为高AG型代谢性酸中毒和正常AG型代谢性酸中毒。

(5)高AG型代谢性酸中毒常见于乳酸酸中毒(lactic acidosis)、酮症酸中毒(ketoacidosis)、毒物质引起代谢性酸中毒等；正常AG型代谢性酸中毒常见于胃肠丢失HCO_3^-或肾小管性酸中毒(RTA)等；检查尿AG值对评估正常AG型代谢性酸中毒的原因具有鉴别意义(肾性或非肾性)。

(6)在严重的代谢性酸中毒时可引起周围血管扩张、心肌收缩力下降、极度疲乏、木僵和昏迷等。

代谢性酸中毒是最常见的酸碱失衡，是由于体内碳酸氢根[HCO_3^-]水平原发性下降而出现的酸血症的病理状态。单纯性代谢性酸中毒以低[HCO_3^-]、低PCO_2、低pH为主要表现。代谢性酸中毒的基本特征是血浆碳酸氢盐浓度原发性减少或原发性固定酸增多致动脉血pH下降的酸碱平衡紊乱。

根据阴离子间隙(AG)值的变化，将代谢性酸中毒分为两类。

(1)高AG型代谢性酸中毒：其特点是AG值增高(通常大于16mmol/L)、血浆HCO_3^-降低、血氯正常。

(2)正常AG型代谢性酸中毒：其特点是AG正常、血浆HCO_3^-降低、血氯升高。

第一节 病因与发病机制

代谢性酸中毒可通过以下一种或多种病理生理机制引起：①非挥发性酸的生成增加，如糖尿病酮症酸中毒或乳酸中毒等；②通过肾排出酸性物质减少，如肾功能不全；③HCO_3^-丢失增加，如碳酸氢盐或有机阴离子盐从体内丢失，如腹泻等。

一、高AG型代谢性酸中毒原因与发病机制

高AG型代谢性酸中毒的特点是AG值增高、血浆HCO_3^-降低、血氯正常，故称高AG型代谢性酸中毒。AG增大，常表示血浆[HCO_3^-]水平降低，但血氯浓度正常，这是高AG型代谢性酸中毒的特点。这类酸中毒是指含氯以外的任何固定酸在血浆中浓度增大所致的代谢性酸中毒。临床上常见于乳酸酸中毒、糖尿病酮症酸中毒、尿毒症酸中毒和水杨酸中毒等。其固定酸的酸根包括乳酸根、β-羟丁酸根、乙酰乙酸根、$H_2PO_4^-$、SO_4^{2-}、水杨酸

根等均属于未测定的阴离子，所以 AG 值增大。

高 AG 型代谢性酸中毒的发生原因在表 7-1 中有归纳性总结。

表 7-1 高 AG 型代谢性酸中毒的病因

(1)乳酸酸中毒：乳酸盐，D-乳酸盐*
(2)酮症酸中毒：β-羟丁酸盐
(3)肾衰竭：硫酸盐，磷酸盐，尿酸盐，马尿酸盐
(4)摄入
1)水杨酸盐：酮，乳酸盐，水杨酸盐乙烯糖苷
2)甲醇或甲醛：甲酸盐
3)乙烯糖苷：羟乙酸盐，草酸盐
4)三聚乙醛：有机阴离子
5)甲苯：马尿酸盐(通常伴正常 AG 型)
6)硫(黄)：SO_4^{2-}
(5)大量横纹肌溶解

* D-乳酸盐主要指 D-乳酸酸中毒，可能的病因是短肠综合征(切除小肠达 75%以上时易发生)，由于糖类吸收障碍而在结肠中堆积，经结肠菌群酵解产生的丙酮酸转变为 D-乳酸并回收入血增加引起中毒(编者注)。

(引自 Rose BD，et al)

高 AG 型代谢性酸中毒的病因，可用“DRMAPLES”一词来帮助记忆。这是由每一个原因疾病的英文名称第一个印刷符号拼凑起来的。

D(diabetic ketoacidosis)= 酮症酸中毒；

R(renal failure)=肾衰竭；

M(methanol)=甲醇；

A(alcoholic ketoacidosis)=酒精性酮症酸中毒；

P(paraldehyde)=三聚乙醛；

L(lactic acidosis)=乳酸酸中毒；

E(ethylene glycol)=乙烯乙二醇；

S(salicylate intoxication)=水杨酸盐中毒。

(一)乳酸酸中毒

乳酸酸中毒是乳酸产生过多和(或)乳酸利用障碍而血中乳酸积聚发生碳酸氢盐的消耗，阴离子间隙增加，其血浆乳酸浓度大于 4mmol/L 的代谢性酸中毒。正常动脉血乳酸浓度小于 1.5mmol/L，静脉血乳酸浓度则小于 2.0mmol/L。在正常情况下，基础乳酸的产量为平均每天 1300mmol，主要在脑、红细胞、骨骼肌和皮肤产生。当 ATP 水平降低和磷酸果糖激酶(PFK)活性增强时乳酸生成增加促进糖酵解而生成大量丙酮酸。乳酸是葡萄糖转化为 CO_2 和水的过程中产生。经过糖酵解过程，每 1mol 的葡萄糖可产生 2mol 的乳酸，经氢离子缓冲作用产生乳酸阴离子。乳酸酸中毒是代谢性酸中毒常见的病因。乳酸酸中毒主要见于严重缺氧、休克、心力衰竭、严重血容量不足、酗酒、氰化物中毒、一氧化碳中毒、恶性肿瘤广泛转移、肝脏疾病、药物中毒、心搏或呼吸骤停和先天性代谢异常等(表 7-2)。

表 7-2　乳酸酸中毒的病因

(一)乳酸生成增加	4) CO 中毒
1. 丙酮酸生成增加	5) 严重低氧血症($PO_2<25\sim30$mmHg)
(1)糖原异生的糖原分解酶缺乏	6)嗜铬细胞瘤
(2)呼吸性碱中毒，包括水杨酸中毒	(3)氧利用降低
(3)嗜铬细胞瘤	1)氰化物中毒
2. 丙酮酸利用减少	2)药物引起的线粒体功能失调[齐多夫定(Zidovudine)或司他夫定(Stavudin)等]
丙酮酸脱氢酶或丙酮酸羧化酶活性降低	4. 乳酸酸中毒
(1)先天性	(二)乳酸利用的原发性减少
(2)也许糖尿病的作用，Reye 综合征	1. 低灌注和明显的酸血症
3. 丙酮酸转化为乳酸的氧化还原过程改变	2. 酒精中毒
(1)代谢率增加	3. 肝脏疾患
1)癫痫大发作	(三)机制未确定
2)剧烈运动	1. 恶性变
3)低温战栗	2. 糖尿病，包括二甲双胍
4)严重哮喘	3. 获得性免疫缺陷综合征(AIDS)
(2)氧供减少	4. 低血糖
1)休克	5. 特发性
2)心搏骤停	
3)急性肺水肿	

(引自：Rose BD，et al)

在这里对于组织缺氧所致的代谢性酸中毒发生机制稍加说明：酸碱平衡问题实际上就是氢离子问题。正常氢离子生成主要在细胞内，这是由于糖和脂肪及一些蛋白质分解成有活性的乙酸盐，后者参与到三羧酸循环中，在此处逐步分解出 CO_2 和 2 个氢原子。糖的整个反应是：

$$C_6H_{21}O_6 + 6O_2 \longrightarrow 6CO_2 + 6H_2O \tag{1}$$

反应(1)中形成的 $6H_2O$ 是通过电子传递系统所引起的一系列反应的最终结果，最终阶段可写成下式：

$$\underset{\text{(还原型)}}{NAD\text{-}2e^-} + 2H^+ + 1/2\ O_2 \longrightarrow \underset{\text{(氧化型)}}{NAD} + 2H_2O \tag{2}$$

$$\underset{\text{(还原型)}}{FAD\text{-}2e^-} + 2H^+ + 1/2\ O_2 \longrightarrow \underset{\text{(氧化型)}}{FAD} + 2H_2O \tag{3}$$

从(2)、(3)可以看出，如果有充足的供氧，则可通过电子传递系统与氧起反应，并能形成 H_2O 而使氢离子被中和并排出，相反，如组织严重缺氧，因供氧不足而减少了通过水的形成而使细胞内氢离子中和减少，从而导致氢离子积聚引起缺氧性代谢性酸中毒。在这里可以看出，在组织缺氧早期，尽管不存在乳酸生成过剩，但细胞内已有氢离子积聚现象，甚至引起酸中毒。氧是细胞呼吸过程和维持生命活动所必需的重要物质。换句话说，机体通过生物氧化有效利用氧和能量，即没有氧就很少有能量，没有能量就不能正常进行细胞代谢。从细胞内氢离子代谢角度来看，没有氧就减少了水的形成，氢离子中和减少而引起缺氧性代谢性酸中毒，也就是说，缺氧是发生这种酸中毒的重要的早期机制之一。

组织严重缺氧，一旦氧气供应严重不足，除了葡萄糖无氧性降解外，就没有更多的能量来源。这是一种能量的无效应用。因为在无氧代谢中，1mol 的葡萄糖仅形成 2mol 的 ATP，此时 1mol 的乳酸盐，就会生成 1mol 的氢离子。与此相反，在可利用氧的条件下，却可生成 38mol 的 ATP。

乳酸的生成主要取决于以下三个因素：①丙酮酸的数量；②NADH（还原型辅酶 I）/NAD^+的（氧化型辅酶 I）比值，这两者的比值可决定丙酮酸转化为乳酸盐的比例；③胞质中的氢离子浓度。

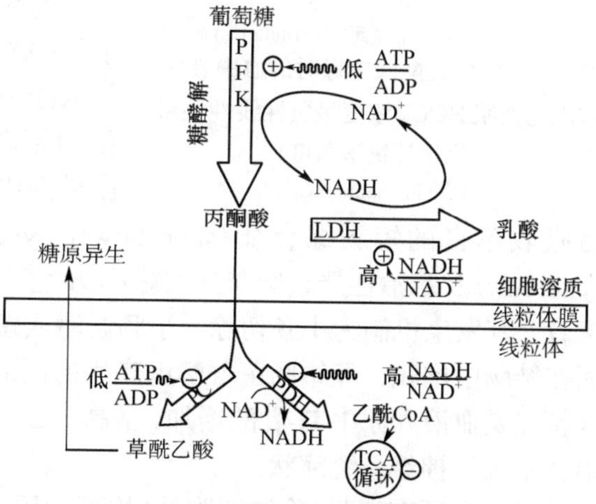

图 7-1　缺氧引起的乳酸性酸中毒

PFK（6-phosphofructokinase）为 6-磷酸果糖激酶；PC（pyruvate carboxylase）为丙酮酸羧基酶；PDH（pyruvate dehydrogenase）为丙酮酸脱氢酶；+为促进；−为抑制

（引自：Adrogue HJ，et al）

乳酸的生成主要取决于丙酮酸的数量，后者是糖酵解过程中的第一个终产物。当 1mol 的葡萄糖转化为 2mol 的丙酮酸时产生 2mol 的 ATP。乳酸是葡萄糖无氧酵解的中间产物。如果组织细胞严重缺氧而线粒体功能受损，丙酮酸在线粒体内有氧代谢则不能正常进行，结果丙酮酸在细胞质内大量积聚，后者在乳酸脱氢酶（LDH）的作用下，在还原型辅酶 I（NADH）的参与下生成乳酸。乳酸一旦从丙酮酸生成后，无其他代谢途径可循，只可经 LDH 作用再逆回生成丙酮酸。但反应的方向主要取决于丙酮酸的浓度、$NADH/NAD^+$的比值和H^+浓度（图 7-1）。

乳酸是糖酵解的最终产物，由丙酮酸还原而成。

$$\underset{\text{丙酮酸}}{CH_3COCOOH} + \underset{\text{还原型辅酶 I}}{NADH} + H^+ \xrightleftharpoons{\text{乳酸脱氢酶}} \underset{\text{乳酸}}{CH_3(OH)COOH} + \underset{\text{氧化型辅酶 I}}{NAD^+}$$

根据质量作用定律，在平衡时上式可写成：

$$\frac{[\text{乳酸}]}{[\text{丙酮酸}]} = K\frac{[NADH][H^+]}{[NAD^+]}$$

或

$$[\text{乳酸}] = [\text{丙酮酸}] \times K\frac{[NADH][H^+]}{[NAD^+]}$$

式中，K 是 LDH 反应的平衡常数；$[H^+]$是胞质中的氢离子浓度；$[NAD^+]$为氧化型辅酶 I 浓度。可见胞质中乳酸浓度决定于两个可变因素的乘积，如$[NADH][H^+]/[NAD^+]$之比恒定时，则[乳酸]与[丙酮酸]成正比。也就是说体液中乳酸浓度主要决定于丙酮酸浓度；损害线粒体的氧化功能都将导致丙酮酸积聚，使平衡移向生成乳酸增多。

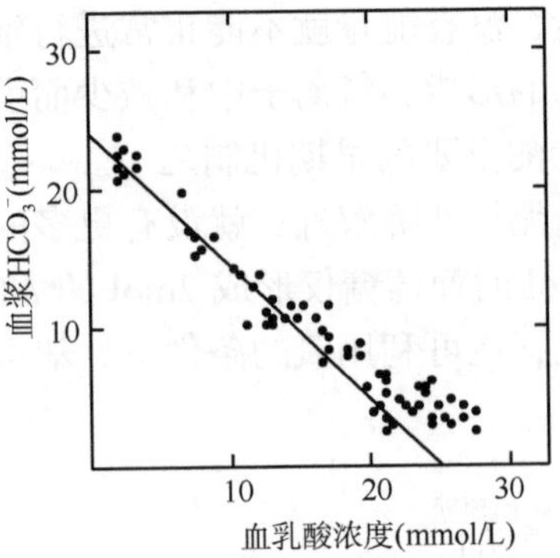

图 7-2 急性乳酸酸中毒时的血中乳酸浓度与血浆HCO_3^-浓度呈负性线性关系（化学计量学角度）

（引自：Narins RG）

当血乳酸浓度大于 4mmol/L，乳酸/丙酮酸比值大于 10 时称为乳酸酸中毒。当 $NADH/NAD^+$比例增高（如缺氧或酒精中毒等）或丙酮酸浓度增加（如糖酵解加强或糖异生减少等），都可使血中乳酸积聚。由于乳酸增加而使HCO_3^-浓度降低，可引起乳酸增多性代谢性酸中毒。在急性乳酸酸中毒时，血中乳酸浓度与血浆HCO_3^-浓度呈负性线性关系（图 7-2）。

乳酸酸中毒是由于组织供氧减少或毒性物质抑制了某些关键的氧化酶，导致正常时能抑制糖酵解速率的 ATP 和其他中间产物大为减少，使葡萄糖向乳酸转化。除了乳酸过多外，还可由于血液中 D-乳酸增高致 D-乳酸中毒（D-lactic acidosis），后者常见于小肠切除后吸收不良的短肠综合征（short-bowel syndrome）和盲袢综合征（blind intestinal loops syndrome）及难治性严重肥胖症实施小肠短路术（small bowel bypass）后几个月或几年后的患者，其发生机制为小肠切除、小肠淤滞或短路后因小肠吸收有改变，患者糖类吸收障碍而在结肠中堆积，经结肠菌群酵解产生的丙酮酸转变为 D-乳酸并回收入血增加引起中毒，其特点是血液和尿中 D-乳酸增加，呈高 AG 型代谢性酸中毒，可出现意识模糊、共济失调、语言不利等神经系统症状。

机体内所有细胞（除红细胞外）均可利用乳酸，但肝和肾是乳酸利用的首要部位（其中肝起相对更重要的作用）。这两个器官都是通过 LDH 使乳酸盐转换为丙酮酸，后者被代谢为糖或者被氧化，通过三羧酸循环转化为 CO_2 和水。在这些过程中，1mol 的乳酸盐能消耗 1mol 的氢离子。

由于有氧代谢的抑制，肝对乳酸的利用受到影响，因此高乳酸血症的形成是产生乳酸过多和利用乳酸减少的共同结果。

乳酸酸中毒可分为 A 型与 B 型。A 型多由于组织缺氧引起乳酸产生过多而引起，即由于组织供氧不足或耗氧过多所致，前者可见于低氧血症、低血压、贫血、心力衰竭等原因所致的组织供氧不足；后者可见于剧烈运动、抽搐、严重哮喘等原因所致的组织耗氧过多，大量丙酮酸转化为乳酸，发生乳酸酸中毒。B 型又可分为 B_1 型、B_2 型和 B_3 型。B_1 型是由于肝硬化等肝功能障碍而不能充分代谢乳酸转化为丙酮酸，导致乳酸堆积；B_2 型是由于毒物与药物如氰化物、苯乙双胍和二甲双胍中毒等影响细胞代谢、阻断氧化磷酸化；B_3 型是由于某些先天性缺陷使糖酵解障碍而乳酸产生过多。先天性乳酸酸中毒的生化缺陷包括先天性氧化磷酸化缺陷、先天性丙酮酸脱氢酶系缺陷、先天性 6-P-葡萄糖磷酸酶缺乏、先天性 1,6-二磷酸果糖磷酸酶缺乏和先天性丙酮酸羧化酶缺乏等 5 种。

（二）酮症酸中毒

酮症酸中毒可见于体内大量动用脂肪的情况下，常见于糖尿病、饥饿和酒精中毒等。

1. 糖尿病性酮症酸中毒 最重要的原因是体内胰岛素量的绝对或相对不足，使葡萄糖利用减少，脂肪分解加速，大量脂肪酸进入肝脏，在肝细胞的线粒体内经 β 氧化成为乙酰辅酶 A，再缩合成酮体，酮体包括丙酮、乙酰乙酸、β-羟丁酸等三种物质，其中后两种物质是酸性物质。由于形成过多的酮体而超过外周组织的氧化能力及肾排出能力时，可发生酮症酸中毒。糖尿病酮症酸中毒的主要特点有：①高血糖（血浆葡萄糖＞250mg/dl）；②酮症（血清酮体浓度＞6mmol/L）；③代谢性酸中毒（pH＜7.30，血浆 HCO_3^- 浓度＜15mmol/L，AG＞16mmol/L）。

2. 饥饿性酮症酸中毒　在饥饿或禁食情况下，可引起饥饿性酮症酸中毒，由于各种原因不能进食或消化吸收不良时，体内肝糖原消耗殆尽，以致大量动员脂肪供能，结果加速脂肪分解，当脂肪储备已经消耗到高于正常的 10%时，酮体生成增加，甚至酮症酸中毒。饥饿性酮症酸中毒是一种类似糖尿病酮症酸中毒的相关综合征，和糖尿病酮症酸中毒相比，虽然两者都是酮症酸中毒，但是饥饿性酮症酸中毒特点为血糖正常或偏低，有明显酮尿，但血酮仅呈弱阳性，代谢性酸中毒多不严重。若长时间饥饿还可能引起明显的高尿酸血症。饭后 1 小时，尿中酮体基本消失。饥饿性酮症酸中毒和糖尿病酮症酸中毒，两者在中重度患者的临床表现上有很多相似。

3. 酒精性酮症酸中毒（AKA）　常是由于乙醇滥用者本身长期糖类摄取不足，加上乙醇本身可直接抑制葡萄糖异生作用及加强脂肪分解而增加大量的游离脂肪酸也可引起脂肪代谢紊乱，结果乙酰乙酸和 β-羟丁酸在体内过多积聚，导致酮症酸中毒；另外乙醇可引起胃炎或胰腺炎，导致严重呕吐，并抑制食欲，产生脱水，更易诱发酮症酸中毒的发生。急性饥饿几乎是酒精性酮症酸中毒的最常见特征。酒精性酮症酸中毒的主要特点有：①大量饮酒引起呕吐，不能进食或饮酒超过 24 小时，饥饿期间反复呕吐，严重腹痛病史；②血糖浓度通常正常，或者轻度增高（如血糖＜150mg/dl），甚至可以为低血糖，这显然不符合糖尿病酮症酸中毒（DKA）标准；③血酮体中 90%是以 β-羟丁酸的形式存在，硝酸盐反应常常为阴性或弱阳性，β-羟丁酸在尿液酮酸检查中常无法被检出，因此可在尿中加入过氧化氢，将 β-羟丁酸氧化成酮乙酸盐，就可用尿液试纸检测出酮酸的存在，这有助于本病的鉴别；④多为高 AG 型代谢性酸中毒，或者与其他酸碱失衡同时出现。

（三）肾衰竭

肾衰竭是高 AG 型代谢性酸中毒最常见的原因之一。急性和慢性严重肾衰竭时，固定酸不能通过尿排泄而机体内滞留过多，并消耗大量的碱储而硫酸根和磷酸根浓度在血中增加，同时因肾小管功能受损，肾小管上皮细胞泌氢和泌 NH_4^+ 能力减低，因而发生代谢性酸中毒。氨是肾小管途径中 H^+ 的主要接受者，正常时，肾排泄的酸性物质中有一半是由氨缓冲的。也就是说 H^+ 的排泌过程中形成 NH_4^+。这一过程主要取决于肾功能的好坏。若肾小球肾小管同时受损，即肾小球滤过与肾小管重吸收功能均有损害时，可发生 H^+ 及固定酸根同时潴留，导致高 AG 型代谢性酸中毒。一般来说，当肾功能丧失＞80%时，则酸碱平衡不能正常维持，即肾小球滤过率（GFR）低于 20ml/min，尿素氮（BUN）＞40mg/dl，肌酐（CR）＞4mg/dl，将出现尿毒症性酸中毒（uremic acidosis）。

（四）药物与毒素

1. 水杨酸盐中毒　大量摄入阿司匹林（乙酰水杨酸）可引起酸中毒，血中[HCO_3^-]下降，水杨酸根潴留。单纯代谢性酸中毒伴动脉血 pH 降低是儿童水杨酸中毒的并发症，成人较少见。阿司匹林治疗剂量为平均每天 10～40mg/kg。一次口服量达到 150～200mg/kg 时出现轻度中毒，300～500mg/kg 时出现严重中毒。尤其是 5 岁以下的儿童。

中毒表现：过量口服引起恶心呕吐，随后出现呼吸深而快、耳鸣、发热、大汗、昏睡。严重者出现持续性呕吐、昏迷、抽搐及肺水肿、虚脱等。水杨酸对呼吸中枢有刺激作用，导致过度通气和呼吸性碱中毒，这种情况在中毒早期尤为明显。多数水杨酸盐中毒的成年人可引起呼吸性碱中毒或高 AG 型代谢性酸中毒伴呼吸性碱中毒。血液中水杨酸盐浓度每增加 100mg/dl，将导致血 AG 升高 7.3mmol/L。合并代谢性酸中毒的主要机制是：①水杨酸盐抑制三羧酸循环中酶的活性，导致丙酮酸盐和乳酸盐生成增加，结果发生高 AG 型代谢性酸中毒。②水杨酸盐还可促进脂质代谢而导致酮体增加。③水杨酸盐虽然是解热药，但也能导致发热、代谢率增加，并且伴随退热时大量出汗，再加上伴严重恶心呕吐时有效循环血量减少，血液浓缩，血流缓慢，组织缺氧致乳酸堆积；此时也可导致肾血流量不足，使酸性代谢产物滞留体内。

2. 甲醇、乙二醇中毒

(1) 甲醇中毒：甲醇的毒性主要来源于其代谢产物甲醛与甲酸。其中，甲醛很快代谢成为甲酸而不蓄积。甲醇中毒的主要物质为甲酸。其病情严重程度和死亡率与血清甲酸浓度直接相关。有癫痫发作和昏迷症状的患者死亡率增加 10 倍。甲酸毒性机制是抑制线粒体内细胞色素氧化酶活性（参与线粒体内呼吸链的最后一步），导致组织缺氧、Na^+, K^+-ATP 酶衰竭致细胞和髓鞘损害。成人少量的甲醇［30ml（约 24g）］就可以致命。甲醇的中毒剂量为 5～10ml（4～8g）。从饮用甲醇到出现中毒症状的潜伏期为 6～36 小时（平均 12 小时）。急性甲醇中毒主要引起严重代谢性酸中毒、中枢神经系统抑制（嗜睡和意识错乱）、视觉障碍（甲醇对视神经和视网膜有特殊的选择作用，复视/失明），少见的表现有胰腺炎（恶心呕吐和剧烈腹痛）、肌红蛋白尿引起的肾损害等。甲醇中毒引起阴离子间隙增高的代谢性酸中毒的主要机制为：①病程早期的酸中毒由甲酸直接引起，酸中毒的程度与血清甲酸浓度呈显著正相关。线粒体内膜仅允许甲酸通过，酸中毒时甲酸/甲酸盐比值增高，使细胞损伤加重。②甲酸抑制线粒体细胞色素氧化酶，引起组织缺氧，加上甲醇在体内可抑制某些氧化酶系统，使糖的需氧分解和机体代谢发生障碍，乳酸和其他有机酸蓄积，引起高 AG 型代谢性酸中毒。乳酸的浓度往往超过甲酸浓度。乳酸积聚是病程后期酸中毒的主要原因。③若严重恶心呕吐、不能进食时有效循环血量减少，可导致肾血流量亦不足，使酸性代谢产物滞留体内而加重其代谢性酸中毒。甲醇中毒可使血渗透压间隙（osmolar gap）增加，即不是由血糖、血钠或 BUN 升高引起的渗透压增加（＞10mOsm/L）。其血的质量浓度每升高 320mg/L，血浆渗透压就增加 10mOsm/kg。

(2) 乙二醇中毒：与甲醇一样，乙二醇在肝内乙醛脱氢酶的催化下，再转化成羟基乙酸，而羟基乙酸就是乙二醇聚集后中毒的主要毒性物质。这些物质的产生是引起中毒和阴离子增加性代谢性酸中毒的主要原因。此时血渗透压间隙＞10mOsm/L。乙二醇中毒的潜伏期为 30 分钟到 12 小时。乙二醇中毒可分为三期：Ⅰ期主要是中枢神经抑制症状，持续几小时或达 12 小时，临床特点是醉酒症状、共济失调，甚至昏迷；Ⅱ期也称为心肺衰竭期，多在服用乙二醇后 12～24 小时出现，临床特点为严重高血压和心动过速，可发生高心排血量性心力衰竭，并可出现 AG 增加型代谢性酸中毒；Ⅲ期又称急性肾衰竭（ARF），多在摄入乙二醇 24～72 小时或之后出现，临床特点为少尿、无尿等肾衰竭症状。在存活下来的中毒患者中，脑神经麻痹等脑神经病变也可以见到。

3. 抗生素 青霉素(penicillin)偶尔可引起高 AG 型代谢性酸中毒，其机制与焦谷氨酸(pyroglutamate)有关。利奈唑胺偶尔也可引起高 AG 型代谢性酸中毒，其机制与其对线粒体的毒性(mitochondrial toxicity)有关。

二、正常 AG 型代谢性酸中毒原因与发病机制

正常 AG 型代谢性酸中毒的特点是 AG 正常、血浆 HCO_3^- 降低、血氯升高。若伴血氯增加的代谢性酸中毒又称高血氯性正常 AG 型代谢性酸中毒。常见于严重腹泻、肠瘘、胆汁引流等直接丢失 HCO_3^-；肾小管性酸中毒重吸收 HCO_3^- 减少或泌 H^+ 障碍；轻度或中度肾衰竭泌 H^+ 减少；使用碳酸酐酶抑制剂或含氯酸性盐摄入过多等。正常 AG 型代谢性酸中毒发生机制通常是碱丢失，而不是酸增加。其原因在表 7-3 中进行了总结。

表 7-3 正常 AG 型代谢性酸中毒的病因

1. 肾性原因	2. 胃肠原因
(1)丢碱过多	(1)腹泻状态
1)近端肾小管性酸中毒(tape Ⅱ RTA)	(2)小肠瘘(small-bowel drainage)
2)稀释性酸中毒	(3)输尿管肠吻合术(ureterosigmoidostomy)
3)碳酸酐酶抑制剂	3. 酸化性药物摄入(或输入)
4)原发性甲状旁腺功能亢进	(1)氯化铵(ammonium chloride)
(2) HCO_3^- 再生功能衰竭	(2)盐酸赖氨酸(lysine hydrochloride)
1)远端肾小管性酸中毒(tape Ⅰ RTA)	(3)盐酸精氨酸(arginine hydrochloride)
2)远端肾小管性酸中毒(tape Ⅳ RTA)	(4)胃肠外营养过度(parenteral hyperalimentation)
3)利尿剂：阿米洛利(amiloride)，螺内酯(spironolactone)，氨苯蝶啶(triamterene)	

(引自：Kokko JP)

为了便于记忆，将正常 AG 型代谢性酸中毒的病因，用“HARDUP”一词总结，实际上，是由每一个疾病的英文名称第一个印刷符号拼凑起来的。

H(hyperalimentation)=营养过度；

A(administration of acidifying salts)=酸或成酸性盐摄入或输入过多；

R(renal tubular acidosis)=肾小管性酸中毒；

D(diarrhea)=腹泻；

U(ureterosigmoidostomy)=输尿管肠吻合术；

P(pancreatic drainage)=胰瘘。

建议必须记住腹泻(尤其是儿童腹泻)和肾小管性酸中毒(尤其发生于成年人)是导致正常 AG 型代谢性酸中毒的两个最常见的病因。

（一）从消化道丢碱过多

肠液、胰液和胆汁中含有丰富的HCO_3^-（正常肠液含HCO_3^- 31～60mmol/L，胰液含121mmol/L，胆汁含40mmol/L），严重腹泻、小肠瘘、胰瘘、胆瘘或十二指肠引流等情况都可因丧失过多的含HCO_3^-的碱性液体而造成正常AG型代谢性酸中毒。严重腹泻（排便量≥4L/d）时，HCO_3^-从粪便中大量丢失，特别是小儿严重腹泻时更为明显，甚至血HCO_3^-下降到5mmol/L以下，因HCO_3^-的丢失常同时伴有阳离子的丢失，故AG不增加。输尿管结肠吻合术后引起正常AG型代谢性酸中毒的可能原因，一是肠黏膜对尿成分的重吸收，主要是H^+的重吸收，包括NH_4Cl的重吸收；另一种是由于吻合口狭窄，而引起肾盂积水及肾损伤，此时，Na^+和Cl^-均可被迅速重吸收，但Cl^-的吸收较Na^+更快，因此出现高Cl^-低HCO_3^-的正常AG型代谢性酸中毒。从消化道丢失HCO_3^-过多时，血浆和肾小球滤液中的HCO_3^-减少，引起肾小管管腔膜H^+-Na^+交换减少，结果Na^+与更多的Cl^-一起被重吸收，同时在血浆HCO_3^-不足的情况下，回肠和结肠吸收Cl^-增多，因而导致血氯增高、HCO_3^-降低，可引起AG正常的代谢性酸中毒。

（二）从肾脏丢碱过多

(1) 当轻度或中度肾功能不全时，只要其肾小球滤过率在正常值的25%以上，血HPO_4^{2-}、SO_4^{2-}等阴离子尚不致发生潴留，此时因肾小管泌H^+和重吸收HCO_3^-减少可引起正常AG型代谢性酸中毒。

(2) 各种类型的肾小管性酸中毒均是由于肾小管不能充分分泌H^+，使血HCO_3^-水平原发性下降，导致AG正常型代谢性酸中毒。Ⅱ型肾小管性酸中毒（近端肾小管性酸中毒）特征是近端肾小管重吸收HCO_3^-的能力下降，并且有远端肾功能损害。患有Ⅱ型肾小管性酸中毒时，由于Na^+-H^+转运功能障碍，碳酸酐酶活性降低，HCO_3^-在近端肾小管的重吸收减少，而尿中排出增多，血浆HCO_3^-浓度降低，Cl^-从红细胞内移出进入血浆，导致正常AG型高氯性代谢性酸中毒。Ⅰ型肾小管性酸中毒（远端或典型肾小管性酸中毒）主要特征是远端肾单位排泌H^+减少。这种患者的远端肾小管对HCO_3^-的重吸收正常，但由于远端肾小管的尿路酸化和肾产铵功能的缺陷导致了酸净排出量少于无机酸的产生量。Ⅰ型肾小管酸中毒发生机制，可能与远端肾小管上皮细胞的管腔膜对H^+的通透性增加有关，此时，分泌入管腔的H^+又顺着浓度梯度通过扩散而回到小管细胞，导致尿排H^+减少；或可能因远端肾小管腔不能产生正常的负电位差而可引起H^+分泌减少等。过去所称的Ⅲ型肾小管性酸中毒实际是Ⅰ型肾小管性酸中毒的变异型，现已不用这一术语。Ⅳ型肾小管性酸中毒主要特征是由于醛固酮缺乏而影响肾小管功能，使维持正常酸碱状态所需要的酸排泌功能缺陷，并常伴有高钾血症，这种高钾血症和代谢性酸中毒的程度与其肾功能损害的程度不成比例。这种Ⅳ型肾小管性酸中毒可见于糖尿病肾病、慢性间质性肾炎、阻塞性尿路疾病、镰状细胞肾病和慢性肾移植排异反应等。Ⅳ型肾小管性酸中毒常见于低肾素–低醛固酮血症患者，但也可见于绝对醛固酮缺乏和对醛固酮反应低下的患者。

以上三种肾小管酸中毒的鉴别见表7-4。

有些抗生素如四环素类(tetracyclines)、氨基糖苷类(aminoglycosides)等偶尔可引起正常 AG 型代谢性酸中毒。其机制与发生范科尼综合征(Fanconi syndrome)有关。

表 7-4 Ⅰ、Ⅱ与Ⅳ型肾小管性酸中毒的鉴别要点

所见	肾小管性酸中毒类型		
	Ⅰ型	Ⅱ型	Ⅳ型
血浆 K^+含量	低	低	高
尿 pH 伴酸中毒	<5.5	>5.5	<5.5 或>5.5
尿净电荷	正电荷	正电荷	正电荷
范科尼损伤(Fanconi lesion)	存在	无	无
HCO_3^- 排泌分数	>10%～15%	<5%	<5%～10%
U-B PCO_2*	正常	低**	低
治疗反应	最差	好	比较差
伴随症状	Fanconi 综合征	肾钙质沉着/高球蛋白血症	肾功能不全

*U-B PCO_2 =尿-血 CO_2 分压；**除了两性霉素 B 之外。
(引自：DuBose Jr TD)

(3)碳酸酐酶抑制剂：如应用乙酰唑胺(diamox)作为利尿剂时，由于它可抑制肾小管上皮细胞内碳酸酐酶活性，使上皮细胞内 H_2CO_3 生成减少，进而使 H^+的排泌减少，以致影响 H^+-Na^+及 H^+-K^+交换，从而导致 HCO_3^- 重吸收减少，而尿中大量排出 HCO_3^-，血中 H^+与 Cl^-上升，形成正常 AG 型高氯性代谢性酸中毒。

(三)过多摄入或输入含氯的酸性药物

长期或大量服用含氯的酸性药物，如氯化铵、氯化钙、盐酸精氨酸或盐酸赖氨酸等，在体内可导致 HCl 生成增加。大量输入生理盐水时，不仅可稀释体内 HCO_3^-，而且可致 Cl^-增加，因而引起正常 AG 型高氯性代谢性酸中毒。

第二节 病 理 生 理

机体每天产生无机酸约 1mmol/kg 或 60～70mmol。这些无机酸包括硫酸盐和磷酸盐。因为体内游离 H^+的浓度大约是 40×10^{-9}mol/L，每天产生的 H^+轻微的积累[(60～70)×10^{-3}mol]时，将迅速致死。因而，内源性产生的非挥发性酸性物质必须立即被缓冲系统缓冲，以便游离 H^+不在体液中聚集。肾在酸碱平衡中的作用是分泌与内生无机酸相关的无机盐离子并产生 60～70mmol 的碳酸氢盐，这些碳酸氢盐可缓冲每天内源性酸负荷的消耗量。这一缓冲过程概括于表 7-5。

表 7-5 非挥发性酸性物质的缓冲调节作用

固定酸的每日产生	缓冲系统的缓冲	肾脏的 H^+排泌
1. H_2SO_4	1. HCO_3^- /H_2CO_3	1. H^+排泌
2. H_3PO_4	2. 白蛋白	2. 尿中可滴定酸排出

续表

固定酸的每日产生	缓冲系统的缓冲	肾脏的 H^+ 排泌
3. 脂肪、糖类、蛋白质的部分氧化形成有机酸	3. 血红蛋白	
总产量：1～1.5mEq/(kg・d)	失碱量：1～1.5mEq/(kg・d)	总排泌量：1～1.5mEq/(kg・d)

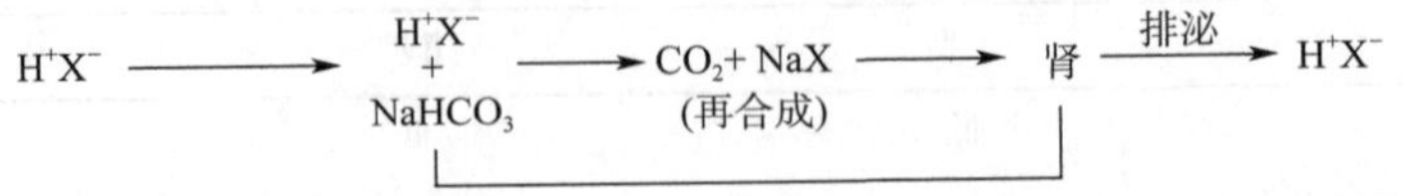

注：H^+X^-：固定酸(fixed acid)；X^-：固定酸根。
(引自：Narins RG)

在细胞外液中，固定酸积聚后 H^+浓度增加，通过体液化学缓冲系统的缓冲作用和细胞内外离子交换及肺、肾的代偿而发生一系列的代偿调节作用。

一、体液化学缓冲系统

代谢性酸中毒时，在细胞外液中增多的 H^+被血浆缓冲系统缓冲，这是第一道防线，这些缓冲系统中，碳酸氢盐缓冲系统对固定酸的缓冲作用最大，在扩展细胞外液中的缓冲能力约为 82%，而且在扩展细胞外液中含量最多，其血浆 HCO_3^- 含量占扩展细胞外液的近 70%。代谢产生的固定酸进入血浆，它可与碳酸氢盐缓冲系统中的 HCO_3^- 起作用，生成 H_2CO_3，碳酸可分解成 CO_2 由肺排出。可用下式表示：

$$H^+ + HCO_3^- \longrightarrow H_2CO_3 \longrightarrow CO_2 + H_2O$$

另外非碳酸氢盐缓冲系统在扩展细胞外液中的缓冲能力约为 18%。其缓冲作用可用下式表示：

$$H^+ + Buf^-(\text{非 } HCO_3^- \text{ 缓冲碱}) \longrightarrow HBuf$$

二、细胞内外液离子交换和细胞内液缓冲

代谢性酸中毒时，随着细胞外液 H^+浓度增加，多在酸中毒 2～4 小时开始，通过细胞内外离子交换方式进行缓冲反应，即细胞外 1 个 H^+、2 个 Na^+移入细胞内，而 3 个 K^+从细胞内向细胞外转移，其结果常导致细胞外高钾血症。其缓冲作用可用下式表示：

$$H^+ + Pr^- \longrightarrow HPr;\ H^+ + HPO_4^{2-} \longrightarrow H_2PO_4^-;\ H^+ + Hb^- \longrightarrow HHb$$

氢离子在细胞内缓冲约占 58%。细胞内外离子交换过程通常需 24～36 小时完成。

三、肺的代偿作用

代谢性酸中毒时，肺的代偿调节是防御 pH 改变的第三道防线，主要通过改变其呼吸频率和幅度来改变肺泡通气量，从而促进 CO_2 排出，并以此降低血浆中 H_2CO_3 浓度，于是保证 HCO_3^-/H_2CO_3 比值趋于正常，使血液 pH 接近正常。代谢性酸中毒时，血液 H^+浓度增加，可刺激颈动脉窦和主动脉体化学感受器和(或)呼吸中枢使肺通气加深、加快，明显改变肺泡通气量(图 7-3)。这种呼吸代偿反应通常比较迅速，在酸中毒几分钟后就出现呼吸

增强，经30分钟逐渐达到代偿作用，12～24小时达代偿高峰。但是肺的代偿调节是有限度的，主要原因是H^+浓度增加引起呼吸运动加深加快，使CO_2排出增加的同时也降低了$PaCO_2$，而$PaCO_2$下降则会反射性引起肺的呼吸运动减慢变浅，这部分抵消掉因血液H^+浓度增加对呼吸中枢的兴奋效应。

在单纯性代谢性酸中毒时，血浆中HCO_3^-浓度每降低1mmol/L，$PaCO_2$降低1.2～1.5mmHg。下面介绍的代谢性酸中毒的预计代偿公式可反映HCO_3^-浓度和$PaCO_2$两者之间的变量关系：

$$\Delta PaCO_2 = 1.2 \times \Delta[HCO_3^-] \pm 2$$

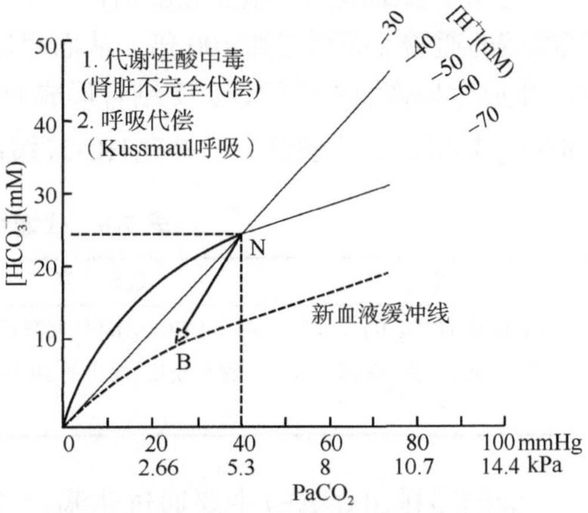

图 7-3 代谢性酸中毒时呼吸代偿(主要)

(引自：Silke B)

四、肾的调节

在细胞外液中，固定酸积聚后H^+浓度增加，肾通过其排酸保碱能力的加强来发挥其代偿作用。肾是防御pH改变的第四道防线。在代谢性酸中毒时，肾小管细胞内pH降低不仅引起肾小管上皮细胞中的碳酸酐酶和谷氨酰胺酶活性增强，而且也可直接刺激近曲小管的Na^+-H^+交换体和集合管α-闰细胞的H^+-ATP酶活性，结果使尿中可滴定酸和NH_4^+排出增加，并重新形成HCO_3^-。肾小管泌NH_4^+增加是最主要的代偿机制(图7-4)。在酸中毒情况

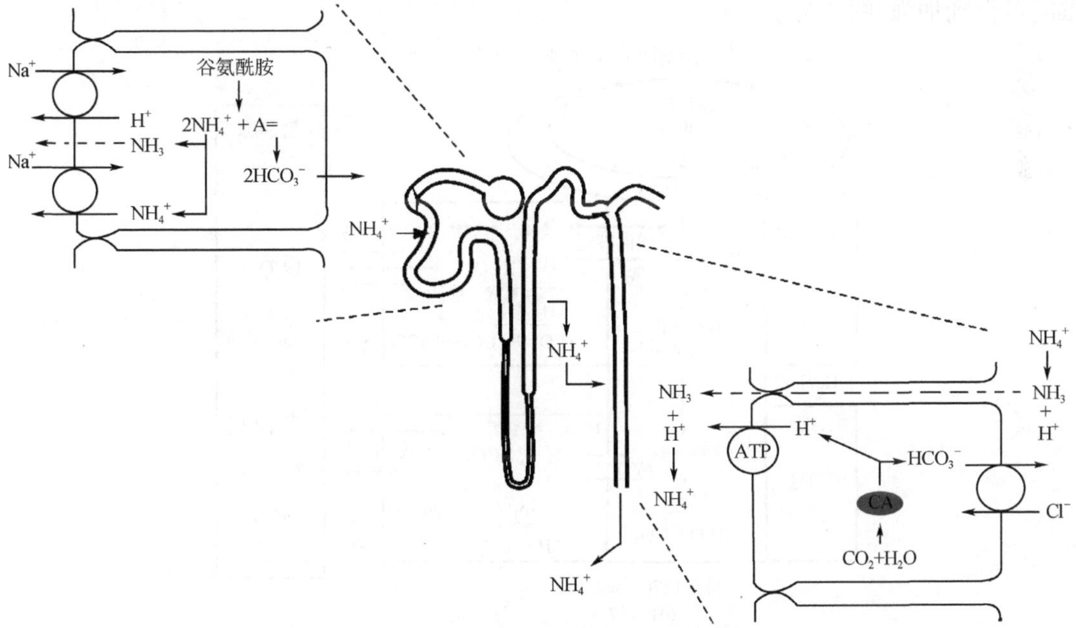

图 7-4 肾泌NH_4^+和泌NH_3的机制

A：酮戊二酸(2-oxoglutarate)；CA：碳酸酐酶

(引自：Koeppen BM)

不仅近曲小管细胞内谷氨酰胺酶活性增加而使氨生成率增加，而且其小管细胞线粒体膜对谷氨酰胺的通透性亦可增加 100 倍，从而明显增强氨的分泌率，比正常增加 10 倍。NH_3 为脂溶性，生成后易弥散入管腔，与 H^+ 结合形成 NH_4^+，随尿排出体外（表 7-6）。实际上，每增加 1mmol 的 NH_4^+ 排泄，即代表肾为了补充 HCO_3^- 缓冲池，再生了 1mmol 的 HCO_3^-。

表 7-6　代谢性酸中毒的肾代偿反应

肾小球	近端小管	近端小管和远端小管	净作用
由于血清[HCO_3^-]低于正常，HCO_3^- 滤过减少	pH 和[HCO_3^-]降低刺激近端小管重吸收，滤出的 HCO_3^- 增加	pH 和[HCO_3^-]降低刺激生成新的 HCO_3^-；肾产 NH_3 明显增加（达 10 倍）	排 H^+（以 NH_4^+ 形式）入尿也明显增加

酸的净排出（NAE）主要通过非滴定酸（以 NH_4^+ 的形式）和滴定酸（主要是磷酸盐）的排出实现。肾小管管腔内 H^+ 浓度越高，NH_4^+ 的生成与排出越快，产生 HCO_3^- 越多。肾以 NH_4^+ 的形式排出 H^+，这是肾排 H^+ 的主要方式，约占排出 H^+ 的 60%，另一种方式是以磷酸盐的形式排出 H^+，约占排出 H^+ 的 40%。每排泄 1mmol 的可滴定酸表示肾再生出 1mmol 的 HCO_3^-。酸净排泄量等于排泌 NH_4^+ 和可滴定酸总量减去尿液中存在的任何碳酸氢盐。肾除泌 H^+ 以外，还可通过 HCO_3^- 的重吸收来增加体内的 HCO_3^- 浓度这也是肾代偿调节的一个重要组成部分。在肾小球滤过液中 90%的 HCO_3^- 由近曲小管重吸收，其余 HCO_3^- 由远曲小管和集合管重吸收。在肾小管上皮细胞中，CO_2 和水在碳酸酐酶的作用下，生成碳酸，又解离出 H^+ 和 HCO_3^-，此时在肾小管上皮细胞中的 H^+ 与肾小管管腔中的 Na^+ 进行 H^+-Na^+ 交换，这是借助 Na^+，K^+-ATP 酶作用的主动转运，HCO_3^- 则是被动吸收，这一过程在代谢性酸中毒时可得到加强（图 7-5）。

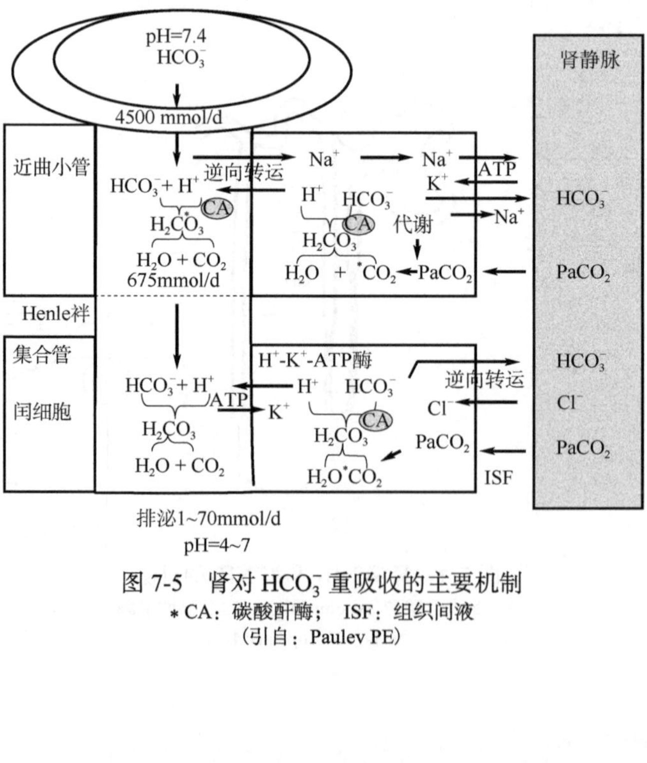

图 7-5　肾对 HCO_3^- 重吸收的主要机制

＊CA：碳酸酐酶；　ISF：组织间液

（引自：Paulev PE）

血 K^+浓度也可影响肾小管上皮细胞对 H^+分泌和对 $NaHCO_3$ 的重吸收。当血钾浓度增高时，肾小管细胞的泌 H^+功能减弱而泌 K^+功能加强，H^+-Na^+交换改为 K^+-Na^+交换(借助 Na^+，K^+-ATP 酶)。Na^+被重吸收后过多的结合 Cl^-形成 NaCl，使血 Cl^-浓度也随之升高，而分泌到管腔液中的 K^+则与 HCO_3^-结合形成 $KHCO_3$ 随尿排出。血 K^+浓度降低时，肾小管的泌 H^+功能加强，$NaHCO_3$ 的重吸收量可能增多。肾的上述代偿调节过程的结果，虽然[HCO_3^-]/[H_2CO_3]的绝对值未能恢复到正常，但其比值接近正常，pH 趋于正常，使代谢性酸中毒得到代偿。

肾的代偿过程通常在酸负荷以后 6～7 小时开始，3～5 天达高峰，1 周左右完成。但是其代偿功能是有限的，若代谢性酸中毒进一步加重，超出体液缓冲系统、细胞内外液离子交换、肺和肾的代偿调节功能，则血中[HCO_3^-]/[H_2CO_3]比值就无法维持正常范围，pH 下降，引起失代偿性代谢性酸中毒。

在代谢性酸中毒情况下，[HCO_3^-]原发性降低，继而 H^+浓度增加，很显然，由于伴有 $PaCO_2$ 的下降，所增加的 H^+能够被减少，而 $PaCO_2$ 的降低是因为生理性通气增加的结果，这是在代谢性酸中毒伴有直接恰当的呼吸反应。在代谢性酸中毒时，相继发生的缓冲系统的代偿和肺与肾代偿调节出现时间的早晚和能力不同，[HCO_3^-]、$PaCO_2$、[H^+]和 pH 都有不同的变化特点(图 7-6)。

综上所述，在代谢性酸中毒时，机体通过其酸碱调节机制可引起动脉血 $PaCO_2$ 的代偿适应性改变，即 HCO_3^-每降低 1mmol/L 时其 $PaCO_2$ 大约降低 1.2mmHg，以维持其稳定状态(图 7-7)。

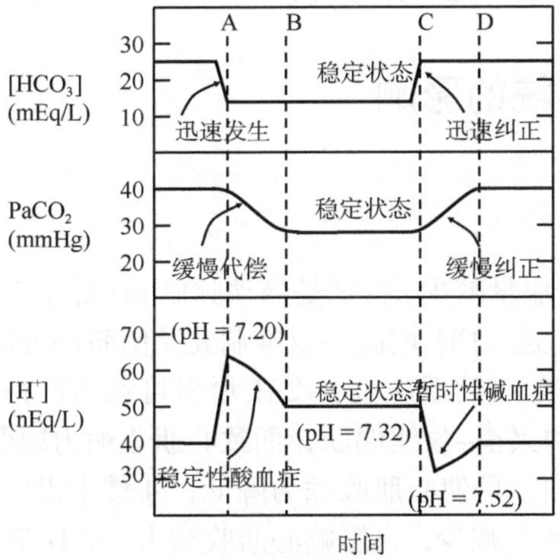

图 7-6 代谢性酸中毒的发生与代偿

(引自：Cohen JJ，et al)

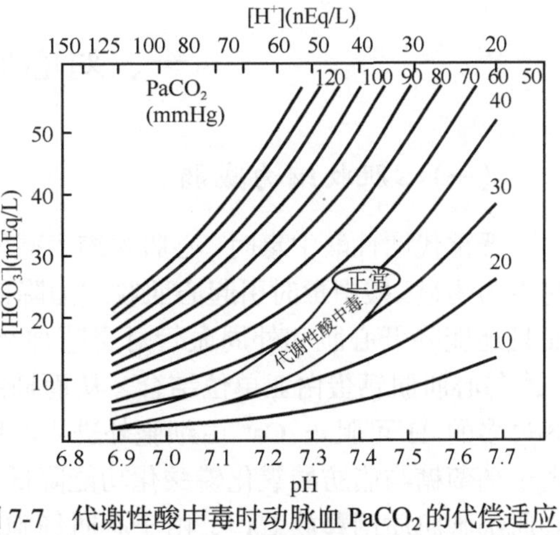

图 7-7 代谢性酸中毒时动脉血 $PaCO_2$ 的代偿适应性定量改变

(引自：Adrogue HJ，et al)

总之，在代谢性酸中毒时，由于血浆碳酸氢盐浓度原发性减少或原发性固定酸增多致动脉血缓冲碱(BB)降低，BB(实测缓冲碱)–NBB(正常缓冲碱)= BE 负值增大。等–BE(BE=–15mM)代偿线比正常代偿线(BE = 0)明显陡斜，这提示基础缓冲剂的 p*K* 值相对低。经体液缓冲系统、肺和肾三者共同维持和发挥其代偿调节作用，除了肾衰竭和肾小管性酸中毒外，其他各种原因引起的代谢性酸中毒，肾都能充分发挥其排酸保碱的代偿调节作用(图 7-8)。

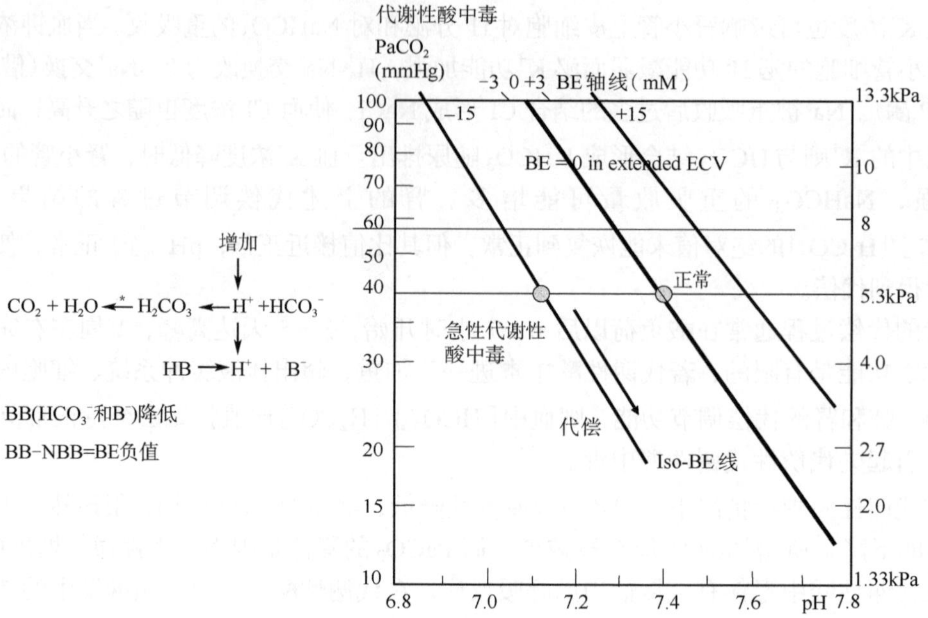

图 7-8 代谢性酸中毒的缓冲效应

BE：碱剩余；extended ECV：扩展的细胞外液；BB：缓冲碱；BB（实测缓冲碱）－NBB（正常缓冲碱）= BE 负值；B^-（Buf^-）：非碳酸氢盐缓冲碱；Iso-BE：等-BE

（引自：Paulev PE）

第三节 对机体各系统的影响

一、对心血管系统的影响

（一）心肌收缩力减弱

严重代谢性酸中毒时，心肌收缩力减弱，心排血量减少，特别是当动脉血 pH 低于 7.10 时更为明显。酸中毒时引起心肌收缩力降低的机制是：①H^+增高不仅抑制儿茶酚胺的分泌，而且还能降低心肌和外周血管对交感神经和儿茶酚胺的反应性；②H^+增多可竞争性抑制 Ca^{2+}与心肌肌钙蛋白亚单位结合，从而抑制心肌的兴奋–收缩偶联，而致心肌收缩力减弱；③过多的 H^+可阻止 Ca^{2+}由细胞外进入心肌细胞内，可使心肌收缩力降低；④酸中毒时，由于葡萄糖与脂肪酸氧化磷酸化功能降低，ATP 产生减少，也影响心肌收缩力；⑤H^+影响心肌细胞肌质网释放 Ca^{2+}，由于心肌细胞内 Ca^{2+}减少，而导致心肌收缩力减弱；⑥酸中毒时由于单价无机磷酸盐浓度增加引起肌动–肌球蛋白横桥周期受损而导致心肌细胞对 Ca^{2+}敏感性降低及心肌收缩功能障碍；⑦酸中毒时可使心肌 β 受体密度降低，并且心肌 β 受体对其激动剂的反应性也受到抑制；⑧酸中毒时可减少冠状动脉血流量而致心肌缺血缺氧，影响心肌收缩力。有人用动物实验证实，当心脏灌流液的 pH 由 7.4 降低至 6.6 时，冠状动脉血流量可降低到原水平的 1/4。

(二)心律失常

严重的代谢性酸中毒对心肌及传导系统的激动形成和传导都有重要的影响，常引起各种心律失常。不少临床和动物实验都证明酸中毒与心律失常有密切的关系。严重的代谢性酸中毒时，在心电图上可出现高T波及深S波，并可依次出现交替电压、心动过缓伴2∶1房室传导阻滞、完全性房室传导阻滞和心室停搏。当酸中毒被纠正后，这种改变可以恢复，少数可出现QRS波增宽，甚至发生心室纤颤。有些窦性心动过缓则转为心室自搏性心律。据一些临床资料显示，较严重酸中毒，特别是当血pH下降至7.1～7.2时，发生心律失常者约占35%，多为心动过速、室内传导阻滞、交替电压合并心动过缓和各种房室传导阻滞，少数为室性心律失常；当血pH降至7.0～7.1时，心律失常的出现率为48%，多为心动过缓、窦性停搏、完全性或不完全性房室传导阻滞，少数有心室纤颤和心室停搏；当血pH在7.0以下时，绝大多数为心动过缓、心室自搏性心律、完全性房室传导阻滞、心室纤颤和心室停搏等。代谢性酸中毒时引起心律失常的机制：①可能与血钾升高密切相关，血钾浓度增高不仅对心脏的激动形成和传导作用发生抑制，而且对膜静息电位下降，甚至接近阈电位而引起各种心律失常。酸中毒时高血钾的发生除与细胞外H^+进入细胞内与K^+交换、K^+逸出到细胞外有关，还与酸中毒对肾小管上皮细胞排泌H^+增加、排K^+减少也有关。②严重酸中毒还可使心房颤动的阈值降低。③急性酸血症pH降低可使血红蛋白对氧的亲和力降低、氧解离曲线右移，但是酸血症持续6～12小时可引起红细胞2,3-二磷酸甘油酯（DPG）浓度下降，背离急性Bohr效应，氧解离曲线左移，此时，血红蛋白对氧的亲和力增加，导致心肌细胞缺氧加重也促使心律失常发生。

(三)血管系统对儿茶酚胺的反应性降低

代谢性酸中毒，特别是动脉血pH小于7.2时，周围血管系统对儿茶酚胺的反应性降低，使血管扩张、脉压降低、血压下降。尤其是对毛细血管前括约肌影响最明显，使微循环容量扩大、回心血量减少可引起周围循环衰竭。

二、对呼吸系统的影响

(一)呼吸频率与深度的改变和支气管痉挛

代谢性酸中毒时，由于H^+浓度增加可刺激颈动脉窦和主动脉体的化学感受器，反射性引起呼吸中枢兴奋，从而使呼吸加深、加快，有利于CO_2代偿性呼出增加。特别是动脉血pH＜7.20时常有很深而快的呼吸。严重代谢性酸中毒可引起支气管平滑肌痉挛收缩，影响肺的通气功能，严重时可引起肺损害。

(二)氧解离曲线右移影响氧与血红蛋白的亲和力

急性酸中毒使氧解离曲线右移，P_{50}增大，血红蛋白和O_2的亲和力降低，有利于组织利用氧。若代谢性酸中毒持续6～12小时，因2,3-二磷酸甘油酸合成减少，使血红蛋白和O_2的亲和力增加，反而不利于血红蛋白释放氧，可引起组织缺氧。

三、对中枢神经系统的影响

代谢性酸中毒时中枢神经系统功能障碍的主要表现为抑制症状，可出现知觉迟钝、精神萎靡不振、神志模糊、定向力障碍、乏力，甚至意识障碍、嗜睡、昏迷等。最后可因呼吸中枢和心血管中枢麻痹而死亡。其发生机制有：①严重酸中毒时脑细胞内谷氨酸脱羧酶活性增强，使抑制性神经递质 γ-氨基丁酸生成增多；②酸中毒时细胞生物氧化酶类的活性受到抑制，氧化磷酸化过程降低而引起 ATP 生成减少，脑细胞代谢所必需的能量供应障碍。

四、对肾的影响

代谢性酸中毒时，对近端和远端肾小管的氢离子分泌增加，并且肾合成和排泄 NH_4^+ 过程增加。若酸中毒长期持续时可引起肾组织细胞肥大，这种肾肥大可以增加净酸排泄，对维持酸碱平衡有益，但是对肾功能不全患者来说，这种肾肥大可能有害。其有害作用包括肾囊肿生成，也可引起肾间质损害而发生肾间质 NH_4^+ 浓度升高，后者可以活化补体而导致肾组织损伤。结果肾脏排泄酸的功能进一步下降。此外，慢性代谢性酸中毒也伴有肾钙质沉着和肾结石。这可能主要是由于尿枸橼酸排泌显著减少所致。尿中低枸橼酸浓度是形成肾实质钙化和钙结石的主要危险因素，这与尿枸橼酸排泌减少对尿中钙溶解度的不利作用有关。

五、对骨骼系统的影响

在慢性代谢性酸中毒时，骨骼是重要的缓冲池，骨盐中和酸而导致明显的钙流失，即使较轻的慢性代谢性酸中毒也会引起高钙尿和骨质疏松等疾病。

第四节　临床表现、动脉血气及酸碱与电解质改变的特点

一、临 床 表 现

在代谢性酸中毒时除了原发病的症状和体征以外，各系统都会发生相应的临床表现（表 7-7）。

表 7-7　代谢性酸中毒的临床症状

急性和慢性代谢性酸中毒
(1)脑血管症状：颅内压增高，头痛
(2)心血管症状：心动过速/心动过缓，心律失常，减弱心缩力作用，低血压
(3)肺症状：Kussmaul 呼吸，肺动脉高压，肺水肿
(4)胃肠道症状：肠弛缓(intestinal atony)

续表

慢性代谢性酸中毒症状
(1)肾脏症状：高钾尿症(hyperkaliuria)，高钾血症，高钙尿症(hypercalciuria)，肾钙质沉着(nephrocalcinosis)，肾石病(nephrolithiasis)
(2)骨骼症状：矮身高儿童，骨质疏松(osteopenia)
(3)激素紊乱：甲状旁腺激素分泌减少，红细胞生成素分泌减少，肾1α-氢氧酶激活降低，儿茶酚胺分泌增加，糖皮质激素分泌增加，肾素及醛固酮分泌增强
(4)代谢：蛋白水解增加，对胰岛素的耐性增加，脂肪分解(lipolysis)增加

(引自：Kulpmann WR，et al)

(一)心血管症状

早期常无明显心血管症状，只是心率加快、心音低钝，偶尔发现期前收缩等。当较严重的代谢性酸中毒时，血压降低、脉压变小，可发生各种心律失常，包括心动过速或心动过缓，甚至发生严重传导阻滞、心室纤颤和心室停搏。心电图上可出现高T波和深S波、交替电压，以及各种房室传导阻滞和室性心律失常等。

(二)呼吸道症状

代谢性酸中毒时，比较特征性的表现是呼吸加深、加快，称之为酸中毒大呼吸。尤以HCO_3^-下降至14mmol/L时为明显。有时还可引起支气管痉挛或肺水肿而致两肺出现干湿性啰音或哮鸣音。若伴有酮症酸中毒，可在呼吸气味中闻到酮味(烂苹果味)；尿毒症酸中毒者可带有尿味。

(三)脑神经症状

早期患者感觉疲倦、乏力、头晕、知觉迟钝、精神恍惚、头痛、定向力障碍，甚至嗜睡、昏睡或昏迷等。脑神经症状与脑组织细胞内酸中毒、γ-氨基丁酸增多、脑血管扩张、脑细胞水肿等有密切关系。

(四)消化道症状

常发生食欲不振、恶心、口渴、胃胀，有时腹痛、腹泻等。

(五)肾脏症状

慢性代谢性酸中毒可加重肾功能不全患者肾的进一步损害而致尿少，或伴有肾钙质沉着和肾结石引起的临床症状和体征等。

二、动脉血气特点与电解质改变

(一)动脉血气与AG特点

(1) HCO_3^-原发性降低，<22mmol/L。
(2) $PaCO_2$代偿性降低，<40mmHg(5.33kPa)。

其预计代偿公式为

$$\Delta PaCO_2 = 1.2 \times \Delta[HCO_3^-] \pm 2$$

或 $PaCO_2 = 1.5 \times [HCO_3^-] + 8 \pm 2$；代偿极限为 $PaCO_2$ 10～15mmHg。

(3) pH＜7.35(失代偿)，pH =正常(代偿)。

(4) AB 与 SB 均降低，在早期，AB 值可大于 SB 值，但是随着机体代偿，也就是 $PaCO_2$ 的下降，SB 值又大于 AB 值。

(5) BE：代偿性代谢性酸中毒时负值增大，失代偿者负值显著增大。

(6) AG 的改变：AG 是评估酸碱平衡紊乱的重要指标，即 $AG = [Na^+] - ([Cl^-] + [HCO_3^-])$。AG 正常值为 8～12mmol/L，通常大于 16mmol/L 提示高 AG 型代谢性酸中毒。

(7) pH 每降低 0.1 单位，可使 $PaCO_2$ 从其原有值降低 7mmHg(又称“7”规则)(表 7-8)。

表 7-8 “7”规则

pH	相应呼吸代偿时的 $PaCO_2$ (mmHg)
7.3	28±5
7.2	21±5
7.1	14±5

(引自：Kirby RR，et al)

代谢性酸中毒时，pH 降低与 $PaCO_2$ 相关代偿的“7”规则是 pH 每降低 0.1 单位，则可使 $PaCO_2$ 从其原有值降低 7mmHg。这是一个很简便的计算法，使用起来很方便实用。

现举例说明其用法：有一患者患代谢性酸中毒，原来动脉血 pH 为 7.30，后来复查发现 pH 为 7.20，此时使用“7”规则就很快计算出其相应呼吸代偿时的 $PaCO_2$ 为(21±5)mmHg。这是基于原来 pH 为 7.30，即 pH 与原来值比较下降 0.1，故其相应呼吸代偿时的 $PaCO_2$ 比原来值减少 7mmHg 为(21±5)mmHg。以此类推可计算出相应的代偿 $PaCO_2$ 值。

(二) 代谢性酸中毒的预计代偿公式

代谢性酸中毒的预计代偿公式见表 7-9。

表 7-9 代谢性酸中毒的预计代偿公式

预计代偿公式	代偿极限
公式(1) $PaCO_2 = 1.5 \times [HCO_3^-] + 8 \pm 2$	$PaCO_2$ = 15mmHg
公式(2) $PaCO_2 = 40 - (1.2 \times \Delta[HCO_3^-]) \pm 2$	$PaCO_2$ = 10mmHg
公式(3) $[H^+] = 40 + (1.5 \times \Delta[HCO_3^-]) \pm 4$	$[H^+]$ = 80nmol/L

(引自：DuBose Jr TD)

(三) 电解质改变

1. 血钾改变 代谢性酸中毒时常伴有高钾血症，这是由于酸中毒时，因细胞外液 H^+ 浓度增高，H^+ 向细胞内转移，而细胞内 K^+ 外逸，可致血钾增高。同时由于肾小管上皮细胞排泌 H^+ 增加，故 H^+-Na^+ 交换增加，而 K^+-Na^+ 交换减少，结果排 K^+ 减少导致钾在体内潴留引起高钾血症。一般血 pH 每下降 0.1，血清 K^+ 浓度升高 0.5mmol/L。

2. 血氯改变 细胞外液阴离子中氯的含量占 66%左右，对维持阴阳离子平衡起一定作用。Cl^- 与 HCO_3^-，两者互相制约，调节细胞外液中缓冲碱的量。高 AG 型代谢性酸中毒时，由于 HCO_3^- 降低，AG 增高，血氯正常；正常 AG 型代谢性酸中毒时，HCO_3^- 降低，AG 正常，血氯代偿性增加，形成高氯性代谢性酸中毒。

3. 血钙改变　代谢性酸中毒时，H^+移入细胞内及骨骼，与 K^+、Ca^{2+}交换，或使蛋白结合钙转变为游离钙，使血 K^+和血游离钙增高。

第五节　诊断要点

一、原发疾病与临床表现、血气特点、预计代偿值及代偿可信带图或酸碱诊断列线图

根据其原发病史有失碱(肠液丢失)、产酸(休克、缺氧等)、存酸(肾功能不全)及参考代谢性酸中毒临床表现，特别是其血气特点，只要有原发性 HCO_3^-降低，低于 22mmol/L，pH 降低，低于 7.35(或 H^+>45nmol/L)即可诊断为失代偿性代谢性酸中毒。完全代偿时，pH 正常。在诊断过程中，根据 $PaCO_2$的降低或升高，不仅可判断呼吸代偿充分或未充分，而且对判断是否合并其他酸碱紊乱也具有重要意义。当代谢性酸中毒发生后，呼吸很快发生代偿，$PaCO_2$开始降低，若呼吸充分代偿，需要 8～24 小时，HCO_3^-每下降 1mmol/L，$PaCO_2$下降 1.0～1.5mmHg(0.133～0.2kPa)。关于代谢性酸中毒时的预计代偿公式种类很多，其中常用的有以下几种：

(1) Winter 公式：$PaCO_2 = 1.5 \times [HCO_3^-] + 8 \pm 2$，这是常用的公式。

(2) $PaCO_2 = 40 - (1.2 \times \Delta[HCO_3^-]) \pm 2$。

呼吸代偿限度为 $PaCO_2$ 10～15mmHg。如果经过一段时间后，$PaCO_2$大于预计代偿值，则应考虑合并有呼吸性酸中毒；相反，若 $PaCO_2$小于预计代偿值，则应考虑合并呼吸性碱中毒。

代谢性酸中毒的 95%代偿可信带图(图 7-9)初由 Winters、Albert 和 Dell 等于 1967 年研究制成，后来由 Narins 将此图稍加以修正，这些图不仅能诊断出单纯性代谢性酸中毒，而且还有助于判定是否代谢性酸中毒合并有混合性酸碱紊乱。如果患者的 HCO_3^-与 $PaCO_2$相交点落于代谢性酸中毒 95%代偿可信带内，即单纯性代谢性酸中毒，如果其相交点落于可信带之上或之下，可能为代谢性酸中毒合并混合性酸碱紊乱。

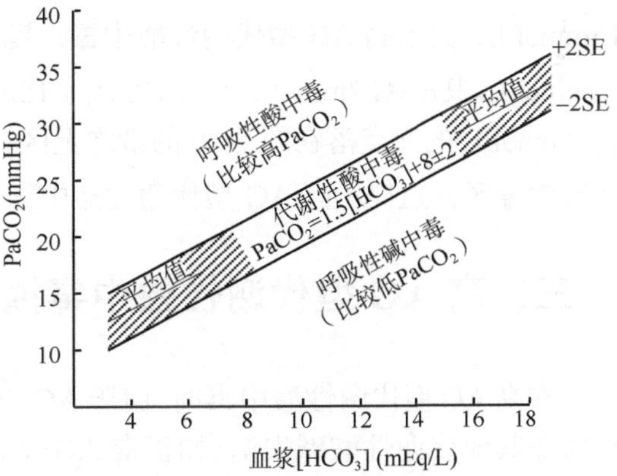

图 7-9　代谢性酸中毒的预计代偿公式图

(引自：Narins RG，et al)

举例：糖尿病酮症酸中毒患者，测定动脉血 pH 为 7.34，HCO_3^-为 13mmol/L，$PaCO_2$ 26mmHg(3.73kPa)。根据代谢性酸中毒的 95%代偿可信带图(图 7-9)，患者 HCO_3^- 13mmol/L 与 $PaCO_2$ 26mmHg 相交点落在代谢性酸中毒的可信带内，即提示该患者为单纯性代谢性酸中毒。

在临床上，一些学者喜欢用西加德–安德森酸碱诊断图（见图 4-6）。

二、AG 值或 AG 与血浆 HCO_3^- 相关图

根据 AG 值是否增加或正常，可将代谢性酸中毒分为两大类，即高 AG 型代谢性酸中毒与正常 AG 型代谢性酸中毒。AG 正常值为（12±2）mmol/L。目前多于 AG 值＞16mmol/L 时，才考虑诊断为高 AG 型代谢性酸中毒。AG 值不仅能够区分代谢性酸中毒类型，而且还有助于判断单纯或混合性酸碱平衡紊乱。

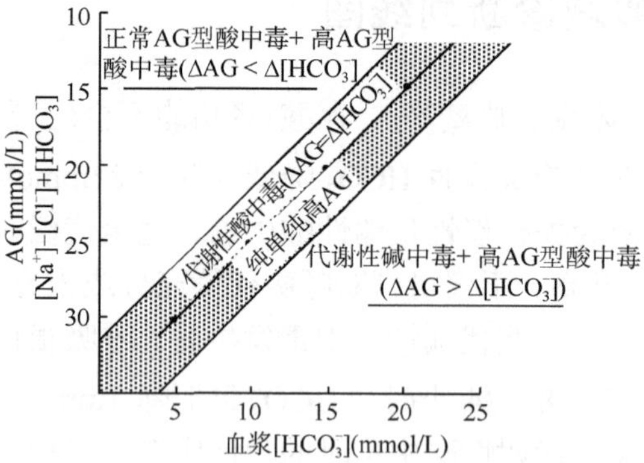

图 7-10　AG 值与血浆［HCO_3^-］相关图

纯单纯高 AG 为纯单纯性高 AG 型代谢性酸中毒（pure, simple high AG metabolic acidosis）

（引自：Goodkin DA，et al）

使用 AG 值与［HCO_3^-］相关图（图 7-10），不仅能诊断出单纯性高 AG 型代谢性酸中毒（ΔAG=Δ［HCO_3^-］），而且还有助于判定是否有高 AG 型代谢性酸中毒合并正常 AG 型代谢性酸中毒（ΔAG＜Δ［HCO_3^-］）或高 AG 型代谢性酸中毒合并代谢性碱中毒（ΔAG＞Δ［HCO_3^-］）。若测得的血浆［HCO_3^-］和 AG 值的交点落在其带内，则提示单纯高 AG 型代谢性酸中毒（ΔAG = Δ［HCO_3^-］），而落于带之上区则提示高 AG 型代谢性酸中毒+正常 AG 型代谢性酸中毒（ΔAG＜Δ［HCO_3^-］）；若落于带之下区则提示高 AG 型代谢性酸中毒+代谢性碱中毒（ΔAG＞Δ［HCO_3^-］）。

举例：动脉血气分析示 pH 7.20、$PaCO_2$ 18mmHg、HCO_3^- 9mmol/L，电解质检查示 Na^+ 为 140mmol/L、Cl^- 为 112mmol/L、K^+ 为 4.5mmol/L。计算 AG 值=140–（112+9）=19mmol/L＞16mmol/L，提示高 AG 型代谢性酸中毒；其ΔAG=19–12=7mmol/L；计算Δ［HCO_3^-］= 27–9 = 18mmol/L。其ΔAG 7mmol/L＜Δ［HCO_3^-］18mmol/L。计算的 AG 值 19mmol/L 和测得［HCO_3^-］值 9mmol/L 的交点落在图 7-10 的带之上区，相当于高 AG 型代谢性酸中毒+正常 AG 型代谢性酸中毒区，这提示高 AG 型代谢性酸中毒+正常 AG 型代谢性酸中毒（ΔAG＜Δ［HCO_3^-］）。

三、高 AG 型代谢性酸中毒掩盖的混合性酸碱失衡的诊断方法

在高 AG 型代谢性酸中毒时，由于 AG 值增高使 HCO_3^- 浓度降低，即ΔAG↑=Δ［HCO_3^-］↓，常掩盖其他代谢性酸碱失衡（如正常 AG 型代谢性酸中毒或代谢性碱中毒等）的存在，故在临床上，任选以下几种方法中一种来揭示被高 AG 型代谢性酸中毒所掩盖的其他酸碱失调的存在。

（一）矫正的 HCO_3^-

计算“矫正（校正）的 HCO_3^-”（corrected bicarbonate，HCO_3^- corr）对高 AG 型代谢性酸

中毒掩盖的代谢性酸碱失衡和三重酸碱失衡的代谢性碱中毒的诊断具有重要意义。矫正(校正)的HCO_3^-的计算公式为

$$矫正\ HCO_3^- = 实测\ HCO_3^- + (AG-12)$$

其矫正的HCO_3^-的正常值为(24±2)mmol/L。若矫正的HCO_3^-＞26mmol/L则提示高AG型代谢性酸中毒合并有代谢性碱中毒；若矫正HCO_3^-＜24mmol/L，提示高AG型代谢性酸中毒合并正常AG型代谢性酸中毒。若矫正的HCO_3^-=24mmol/L，则提示只有高AG型代谢性酸中毒，并不合并任何其他代谢性酸碱失衡。

(二)碳酸氢盐间隙

碳酸氢盐间隙(bicarbonate gap，BG)是用于判断高AG型代谢性酸中毒时是否合并其他代谢性酸碱失衡的实用指标。碳酸氢盐间隙是指血浆阴离子间隙变化值(delta AG)和HCO_3^-变化值(delta HCO_3^-)之间的差。可用以下计算公式：

$$碳酸氢盐间隙 = \Delta AG - \Delta[HCO_3^-] \quad (1)$$

$$碳酸氢盐间隙 = (AG-12) - (27-[HCO_3^-])$$

上式可简写为下式：

$$碳酸氢盐间隙 = [Na^+] - [Cl^-] - 39 \quad (2)$$

碳酸氢盐间隙＜−6mmol/L，提示高AG型代谢性酸中毒合并高氯性代谢性酸中毒；碳酸氢盐间隙＞6mmol/L，提示高AG型代谢性酸中毒合并代谢性碱中毒。

(三)delta比值

delta比值(delta ratio)也是为了揭示被高AG型代谢性酸中毒所掩盖的代谢性碱中毒或正常AG型酸中毒的常用指标。delta比值是指血浆阴离子间隙变化值(delta AG)和HCO_3^-值变化值(delta HCO_3^-)之间的比值，即"$\Delta AG/\Delta[HCO_3^-]$比值"。用于混合性酸碱失衡的鉴别诊断。其计算公式为

$$delta\ 比值 = (AG-10) \div (24-[HCO_3^-])$$

其正常值为1～2.0mmol/L。在高AG型代谢性酸中毒前提下，delta比值＞2.0，提示有高AG型代谢性酸中毒合并代谢性碱中毒；delta比值＜1，提示有高AG型代谢性酸中毒合并正常AG型代谢性酸中毒。

四、强离子差对评估代谢性酸中毒的意义

强离子差(SID)对评估代谢性酸中毒具有一定意义。先按强离子差公式计算其强离子差，即SID =([Na^+] + [K^+] + [Ca^{2+}] + [Mg^{2+}])−([Cl^-] +乳酸根)，也就是SID=([Na^+] + [K^+])−([Cl^-]+乳酸根)，但K^+在血浆中含量较少，故其公式改写为

$$SID = [Na^+] - ([Cl^-] + 乳酸根)$$

可见影响SID的主要因素是Na^+、Cl^-和乳酸根。

如果患者无乳酸盐增加等情况，将上述公式改为最简便计算法：

$$SID = [Na^+] - [Cl^-]$$

这种简便法只能用于床边评估参考。健康成人的血浆 SID 的正常值为(40±2)mmol/L，并且强离子间隙(SIG)等于 0。若血浆 SID 值减少，并且 SIG>0，提示未定阴离子增加，此时可考虑为高 AG 型代谢性酸中毒。若只是强阴离子，即氯离子增加时阴离子间隙并不增加。若血浆容量明显增加而引起 Na^+被稀释致稀释性代谢性酸中毒时，强离子差值降低。

五、尿 AG 值对评估正常 AG 型代谢性酸中毒原因的意义

尿 AG 值对评估正常 AG 型代谢性酸中毒原因具有一定的意义，尿 AG(UAG)是尿液中氯离子浓度与尿液钠离子和钾离子浓度总和之差值。可用以下公式表示：

$$尿 AG(UAG) = U[Na^+] + U[K^+] - U[Cl^-]$$

正常尿 AG 为负值，因 Cl^-从尿中的排出量大于 Na^+与 K^+从尿中排出量。存在代谢性酸中毒时，如果肾的酸化机制未受损，NH_4^+ 排出增加的同时，为维持电离子中性，尿 Cl^- 的排出也增加，因而尿 Cl^-比尿的阳离子(K^+、Na^+)多，尿 AG 仍为负值(通常为−50～−10mEq/L)。在血清正常 AG 型代谢性酸中毒的环境下，尿 AG 与尿液排泄 NH_4^+ 相关，并提示正常泌尿系统酸化尿液以对抗肾外碳酸氢盐丢失或盐酸盐使用。如果尿液 AG 值变为正值则提示泌尿系统酸化作用受损。若Ⅰ型肾小管性酸中毒、肾衰竭，H^+及 NH_4^+ 的排出功能降低，因此尿 AG 值变为正值。所以尿 AG 值对评估正常 AG 型代谢性酸中毒的原因具有一定的辅助诊断意义。

尿 AG 的临床意义有：在正常 AG 型代谢性酸中毒(高氯性代谢性酸中毒)状态下，鉴别其原因。肾性或非肾性时可用尿 AG 来鉴别，很方便，也很实用。

UAG>正(+)值(positive UAG)时提示肾性原因的正常 AG 型代谢性酸中毒(Ⅰ型肾小管性酸中毒)；UAG<负(−)值(negative UAG)时提示由于胃肠道丢失 HCO_3^- 引起的正常 AG 型代谢性酸中毒。

但是在以下两种情况下，尿 AG 则无法使用。①低血容量：此时近曲小管对 Na^+的重吸收增加，尿的酸化作用受到障碍，Cl^-的重吸收同时伴有 Na^+的重吸收，这妨碍了 NaCl 的排出，使得尿 AG 仍保持正值；②酮酸血症：酮酸的排泄中和阳离子 NH_4^+ 排出的增加，从而减少了尿 AG 的负值。

六、血渗透压间隙对代谢性酸中毒的诊断意义

渗透压间隙(osmolar gap, Osm G)是实际测得的渗透压(mOsm/L)与正常情况下估测计算的渗透压之间的差距。计算渗透压间隙的常用公式为

$$渗透压间隙(mOsm/L) = [2 \times Na^+(mmol/L)] + [葡萄糖(mg/dl)/18] + [BUN(mg/dl)/2.8] + [乙醇(mg/dl)/4.3]$$

其计算的正常渗透压为(285±5)mOsm/L。而渗透压间隙的正常值<10mOsm/L。

渗透压间隙大于 10mOsm/L 为异常。渗透压间隙大于 14mOsm/L 时应紧急医学处理；渗透压间隙≥25mOsm/L 时，强烈提示甲醇或乙二醇中毒，并应紧急抢救治疗。渗透压间

隙增加的原因为：①肾衰竭；②甲醇(血 pH 降低)；③乙二醇(血 pH 降低)；④甘露醇(mannitol)、山梨醇(sorbitol)；⑤三聚乙醛；⑥造影剂等。

第六节　治　　疗

一、正常 AG 型代谢性酸中毒的治疗要点

(1) 对伴有中度以上脱水而低血容量的患者，应及时纠正水与电解质紊乱、恢复有效循环血量和改善组织血液灌注状态。

(2) 轻度或中度代谢性酸中毒患者，若一般情况尚良好，经上述措施可取得疗效者，一般不需要补碱治疗。

(3) 胃肠道或其他非肾因素合并严重代谢性酸中毒时，血pH低于7.10或血清 HCO_3^- 浓度小于 12mmol/L；或伴有血流动力学不稳定，包括心功能降低和血压降低趋势；或代谢性酸中毒伴有高钾血症的患者，进行补碱治疗是合理的。pH 恢复到＞7.20 即可，即纠正 pH 高于 7.20 为目标，多不主张 pH 一定恢复到＞7.35。

(4) 对肾小管性酸中毒致正常 AG 型代谢性酸中毒治疗原则分述如下：Ⅰ型(远端)肾小管性酸中毒通常投给碱性药物[通常剂量为 1～2mmol/(kg · d)]；Ⅱ型(近端)肾小管性酸中毒，成人一般不需要用碱性药物治疗，但是儿童每日必须补充大量的碱性药物，其剂量为 10～20mmol/(kg · d)，同时补充 K^+；Ⅳ型肾小管性酸中毒通常不需要用碱性药物治疗，但是该型易引起高钾血症。其主要治疗原则是限制钾盐摄入。可使用外源性盐皮质激素，如氟氢可的松等。

(一) 治疗原发疾病与诱发因素

积极预防和治疗原发病和诱发因素是其主要措施之一，并及时识别和处理潜在病因等。

(二) 纠正水、电解质失衡

机体丢碱过多(如严重腹泻或肠梗阻、肠道减压、造口等)引起的正常 AG 型代谢性酸中毒应及时纠正脱水和电解质紊乱，特别是对伴有中度以上脱水而低血容量的患者，只要不存在水中毒的危险或水的排泄障碍，均应及时纠正水与电解质紊乱、恢复有效循环血量和改善组织血液灌注状态。纠正高钾血症也是很重要措施。在纠正酸中毒过程中，要注意补钙，因为酸中毒纠正后，血中游离钙减少，容易发生手足搐搦。

(三) 碱性药物治疗

轻度或中度代谢性酸中毒患者，若一般情况尚良好，经上述措施可取得疗效者，一般不需要补碱治疗。

1. 碳酸氢钠　轻度或中度代谢性酸中毒患者，必要时可以口服碳酸氢钠，每次 1～2g，每日 3 次。对严重腹泻引起的血 HCO_3^- 明显丧失致代谢性酸中毒的患者，实施碳酸

氢盐治疗是很有益的。根据患者的原发病因是HCO_3^-减少，常首选的碱性药物是碳酸氢钠，因碳酸氢钠可直接补充血浆缓冲碱，作用迅速。较严重的正常 AG 型代谢性酸中毒的补碱治疗的适应证有：①胃肠道或其他非肾因素合并严重代谢性酸中毒时，血 pH 低于 7.10 或血清HCO_3^-浓度小于 12mmol/L；②伴有血流动力学不稳定包括心功能降低和血压降低趋势；③代谢性酸中毒伴有高钾血症的患者。

若需要通过静脉途径补充碱性药物，可按下列公式中任何一个计算：

(1) 补碱量(mmol)＝(24 –实测HCO_3^-)×体重(kg)×0.3^*(婴儿 0.3)。

(2) 5%碳酸氢钠(ml)＝(期望HCO_3^{-**}–实测HCO_3^-)×体重(kg)×0.3^*(婴儿 0.4)×1.66。

(3) 需碱量(mmol)＝–BE×体重(kg)×0.3^*(婴儿 0.4)。

一定剂量的碳酸氢钠引起的血清HCO_3^-的改变取决于HCO_3^-“分布容积”(“volume of distribution”，VOD)。

*0.3 指中度酸中毒时，所用碳酸氢盐的HCO_3^-“分布容积”是体重的 30%。中度酸中毒患者最好先选用 0.3 计算较为安全。细胞外液(ECF)为体重的 20%，细胞内液(ICF)为 40%。HCO_3^-在 30 分钟内可分布于 98%的细胞外液中，但它分布于 98%的细胞内液需要 18 小时以上。根据酸中毒的严重程度，若酸中毒较轻可选用 0.2(HCO_3^-“分布容积”为体重的 20%)；若酸中毒较重可选用 0.4(HCO_3^-“分布容积”为体重的 40%)。酸中毒越严重选用的HCO_3^-“分布容积”的体重%就越大，当实测[HCO_3^-]≥10mmol/L 时，可选用的分布体积为 0.5(即HCO_3^-分布容积为体重的 50%)；实测[HCO_3^-]＝5～10mmol/L 时，可选用的分布体积为 0.75；实测[HCO_3^-]＜5mmol/L 时，可选用的分布体积为 1.0。可见，HCO_3^-分布容积的实际含义是HCO_3^-分布容积＝HCO_3^-的剂量/血清Δ[HCO_3^-]。分布体积不是一个常数，可随酸中毒的严重程度而增加，其改变取决于细胞内外蛋白质的缓冲能力和细胞内 pH 的稳定性。

1.66 指 5%碳酸氢钠 1.66ml 等于 1.0mmol。**期望HCO_3^-可以是 24mmol/L，或者是 15mmol/L，这与酸中毒的种类和严重程度不同，与所要求的拟提高血HCO_3^-的目标不同有关。

以上公式计算的补碱量，不要一次给足，首先给 1/2 量，急救时静脉一次性注射(缓慢)其 1/2 剂量或用无张溶液(葡萄糖液或注射用水)稀释其 1/2 量为等张碳酸氢钠液(1.4%)经 3～4 小时静脉滴注[其输入速率不应超过 1mmol/(kg · min)]，剩余剂量用静脉滴注方式持续 6～12 小时给药或根据检查血气分析情况再加以调整。在治疗期间应经常监测血气分析，以了解碳酸氢盐治疗反应并及时相应地调整剂量。投给碳酸氢钠时必须以充分的通气条件为前提。通气不足会导致CO_2蓄积。在理论上，在通气不畅的情况下，碳酸氢钠所形成的CO_2容易弥散入细胞内，并在碳酸酐酶的催化下生成H_2CO_3，后者又解离为另一新的H^+，会导致细胞内酸中毒，这对细胞功能是有害的。

2. 乳酸钠 其缓冲作用较缓慢，因为乳酸根必须在肝内氧化分解后才能转化为HCO_3^-而起缓冲作用。另外乳酸钠含有乳酸，对严重缺氧患者来说，可加重乳酸血症的危险。此药也可引起钠离子潴留。因此，乳酸钠不适于严重缺氧、休克、心力衰竭及合并肝功能不良或乳酸酸中毒等情况时的代谢性酸中毒治疗。乳酸钠静脉用药，每支 20ml 含乳酸钠 2.24g，11.2%乳酸钠 1ml 等于 1mmol。乳酸钠的等渗液为 1.9%。每克乳酸钠含碱 9mmol。

3. 氨丁三醇（THAM） 是强有力的氨基缓冲剂，其优点为不含钠；相对分子质量小，易透过细胞膜进入细胞内而中和细胞内的 H^+，有利于纠正细胞内酸中毒；能与 H_2CO_3 的 H^+结合而使 HCO_3^- 在血中增加，因此，它除了可提供 HCO_3^- 来补偿碱储备外，尚能直接降低血浆中溶解的 CO_2 而使 $PaCO_2$ 下降；大部分经肾排出，24 小时可排出 50%～70%，同时可带出一定量的水分，故有一定的利尿作用；氨丁三醇还能干扰肾小管内 H^+-Na^+离子的交换，抑制肾小管对 Na^+的重吸收，从而加强利尿作用。其作用反应式为

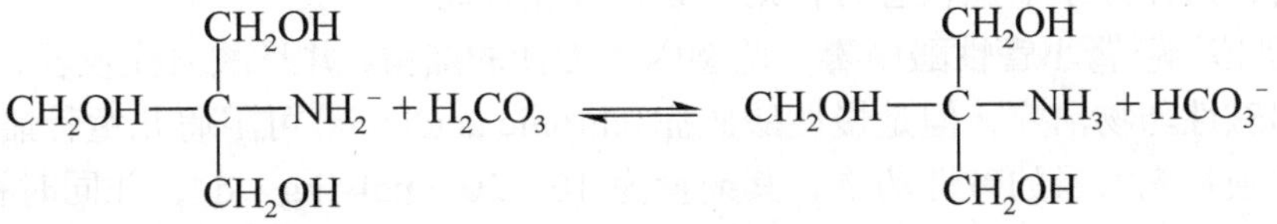

氨丁三醇可用于代谢性酸中毒和呼吸性酸中毒的治疗，尤其适用于 ARDS 或限钠的患者。但是氨丁三醇也有很多不良反应，由于碱性很强，使用时可引起静脉炎或静脉血栓，若溢于皮下，可发生局部炎症或坏死等。如果过大剂量快速静脉注射，由于 pH 迅速上升及 $PaCO_2$ 急剧降低而使呼吸中枢发生抑制，所以静脉输注氨丁三醇时，可同时用呼吸中枢兴奋剂或相同相对分子质量的碳酸氢钠溶液 1/3 量混合后滴注，以减轻或避免呼吸抑制现象，此外氨丁三醇还易引起低血糖、低血压、低血钙、高血钾等。个别病例由于血 pH 突然上升而致严重碱中毒，有时由于血钙明显降低，可引起心搏骤停。因此，静脉输注时宜缓慢且剂量不要过大。

氨丁三醇静脉用药，每支 10ml、20ml 及 100ml 三种类型，均为 7.28%（0.6M）氨丁三醇溶液，等渗溶液为 3.64%（0.3M）。7.28%氨丁三醇 1.66ml 等于 1mmol。1mmol = 0.3M（3.64%）溶液 3.3ml。氨丁三醇的剂量可按以下公式计算：

氨丁三醇（0.3M 溶液的毫升数）= BD（mEq/L）×体重（kg）×1.1

式中，BD（base deficit）为碱缺失（BE 的负值）。实际应用时，先给计算量的 1/2 剂量，加入 5%～10%葡萄糖溶液中，缓慢静脉滴入，然后再根据血气分析监测结果和病情，酌情调整。成人一天的最大剂量为 15mmol/kg。

补碱治疗时需要注意以下几个问题：①分次补碱，每次剂量宜小不宜大，一般先给予计划总量的 1/2 左右，然后再根据血气分析监测结果和病情，酌情调整补碱剂量，以免补碱过度。②补碱的目的不是血清 HCO_3^- 水平或 pH 恢复至正常值，而是改善血流动力学和中枢神经功能，以及改善严重的酸血症（pH 恢复到＞7.20 即可，即纠正 pH 高于 7.20 为目标。多不主张 pH 一定恢复到＞7.35，因为 pH＞7.20 时通常可明显减轻对机体的危害），并使血 pH 稍偏酸状态较为妥当。③避免频繁使用高张碱性药物：除了少数紧急情况下，直接静脉注射高张碱剂外，通常稀释为等渗溶液缓慢静脉滴注为宜。以免体液高渗透压、高钠血症，这可能发生心脏突然负荷过重或脑水肿等危险。④碳酸氢钠只在相当的通气功能时才能发挥其纠正代谢性酸中毒的作用，否则会导致 $PaCO_2$ 升高，甚至有发生或加重细胞内酸中毒的危险。

（四）肾小管性酸中毒的处理

各种类型的肾小管性酸中毒可引起丢碱过多而致正常 AG 型代谢性酸中毒。对这些肾

小管性酸中毒的治疗原则分述如下：

1. Ⅰ型（远端）肾小管性酸中毒　通常投给碱性药物，剂量为 1～2mmol/（kg · d），治疗目标是尽可能完全纠正酸中毒，中和潴留的酸性物质，这样才能避免高钙血症、骨软化症、肾钙质沉着症和肾结石等。该型患者的肾钾离子排泌量增加以交换远端肾单位的钠离子，故常引起明显低钾血症。此外又因投给碱性药物使血液碱化可导致钾离子移入细胞内，这可使低血钾更恶化，甚至威胁生命。所以在治疗开始时，通常要求补充 K^+，一旦酸中毒得到纠正后，机体处于平稳状态时，则不必再补充钾离子。

2. Ⅱ型（近端）肾小管性酸中毒　此型因为无盐的潴留，并且酸血症较轻，所以成人一般不需要用碱性药物治疗，但是慢性酸血症（chronic acidemia）可阻碍儿童骨骼发育，所以儿童每日必须补充大量的碱性药物，其剂量为 10～20mmol/（kg · d），并同时补充 K^+，因为从尿丢失 HCO_3^- 增加，可促进尿 K^+ 的丢失。

3. Ⅳ型肾小管性酸中毒　临床上，其酸血症程度轻，所以通常不需要用碱性药物治疗。但是该型易引起高钾血症。其主要治疗原则是限制钾盐摄入，使用外源性盐皮质激素如氟氢可的松（fludrocortisone）0.1～05mg/d，以及使用襻利尿剂如呋塞米（furosemide）40～160mg/d。必要时也可用碱性药物治疗，如碳酸氢钠［1～3mmol/（kg · d）］等，这些治疗可增强肾排钾、改善代谢性酸中毒有较好的疗效。

二、高 AG 型代谢性酸中毒的治疗原则与特点

高 AG 型代谢性酸中毒的治疗要点：

（1）治疗原发病和祛除诱发因素是其基本原则和主要措施。

（2）不同疾病，对其酸中毒的处理原则和特点也不尽相同。

（3）乳酸酸中毒的治疗原则与特点：纠正液体和电解质紊乱是关键。在输注碱性药物之前，应先补充液体与给氧治疗。如果血 pH 低于 7.10 且血流动力学不稳定或合并高钾血症，才可投给碳酸氢钠治疗，并将血 pH 提高到大于 7.20 即可。

（4）糖尿病性酮症酸中毒的治疗原则与特点：补充丢失的体液和维持循环血容量稳定并纠正电解质紊乱，特别是钾盐。应常规给予胰岛素等。若血 pH 低于 7.00～7.10，应该谨慎使用少量碳酸氢钠治疗。

肾衰竭的治疗要点：

（1）急性肾衰竭常采用限制水分、蛋白质、钠、钾和磷的摄入；纠正水和电解质紊乱、控制氮质血症、纠正酸碱失衡和血液透析等综合性措施。如果血 pH 小于 7.15 或血清 HCO_3^- 小于 12mmol/L 或伴有高钾血症等紧急情况时，应考虑使用碳酸氢钠。

（2）慢性肾衰竭的治疗包括防治原发病和防止任何加重肾负荷的因素与纠正水电解质紊乱、酸碱失衡及透析治疗与肾移植等。轻中度代谢性酸中毒患者，若 HCO_3^- 15mmol/L 以下时，可口服碱性药物。

（一）较严重高 AG 型代谢性酸中毒患者使用碱性药物需要注意的问题

（1）使用碱性药物以前，应首先计算矫正（校正）的 HCO_3^-［矫正的 HCO_3^- = 实测 HCO_3^- +（AG − 12）］，以除外被高 AG 型代谢性酸中毒掩盖的代谢性碱中毒或正常 AG 型代

谢性酸中毒的存在。因为合并代谢性碱中毒时通常不应轻易投给大量碱性药物。

若矫正 HCO_3^- 值＞26mmol/L，提示高 AG 型代谢性酸中毒合并代谢性碱中毒；若矫正 HCO_3^- 值＜24mmol/L，提示高 AG 型代谢性酸中毒合并正常 AG 型代谢性酸中毒。

在临床上，除了计算矫正（校正）的 HCO_3^- 以外，也可计算碳酸氢盐间隙或 delta 比值等来揭示被高 AG 型代谢性酸中毒所掩盖的其他酸碱失调的存在。

（2）使用碱性药物的目标是稳定心功能、血流动力学和中枢神经系统功能，故提高血 pH 至大于 7.20，而不是血 pH 恢复正常。

（3）补碱指征和方法，应根据酸中毒的原因和严重度区别对待，投给碱性药物的血 pH 标准也有差别：

1）在严重乳酸酸中毒的情况下，血 pH 低于 7.10 或［HCO_3^-］＜8～10mmol/L，并且血流动力学不稳定。

2）糖尿病酮症酸中毒时，血 pH 低于 7.00～7.10 或［HCO_3^-］＜6～8mmol/L。

3）在肾衰竭时，血 pH 小于 7.20 或［HCO_3^-］＜12～15mmol/L 时。除了上述病因和 pH 标准以外，若合并以下情况之一时，也可酌情使用补碱治疗：①严重酸中毒引起血流动力学指标趋于恶化或不稳定（心力衰竭或血压下降）；②合并高钾血症。

一般主张在血气监护下分次补碱，每次剂量宜小不宜大。在紧急情况时常用静脉投给碱剂。

（4）对高 AG 型代谢性酸中毒患者使用碳酸氢钠治疗是有争论的，其争论的主要问题是碱剂治疗的效能和安全性。大剂量或过量使用碳酸氢钠不仅未能取得纠酸效果，反而加重细胞内酸中毒，特别是在肺通气功能障碍或组织灌注减少引起细胞呼吸功能受损（组织低灌注）时，静脉输入的碳酸氢钠可产生 CO_2，后者弥散入细胞内，反倒引起或加重细胞内酸中毒（图 7-11）；此外应用高渗碳酸氢钠也会造成高钠血症与高渗血症等，这些均可加剧中枢神经系统障碍和影响心脏功能；过分纠酸还可发生医源性代谢性碱中毒等。此外，投给碱剂还可刺激磷酸果糖激酶的活性而增加乳酸产量导致乳酸酸中毒加剧。

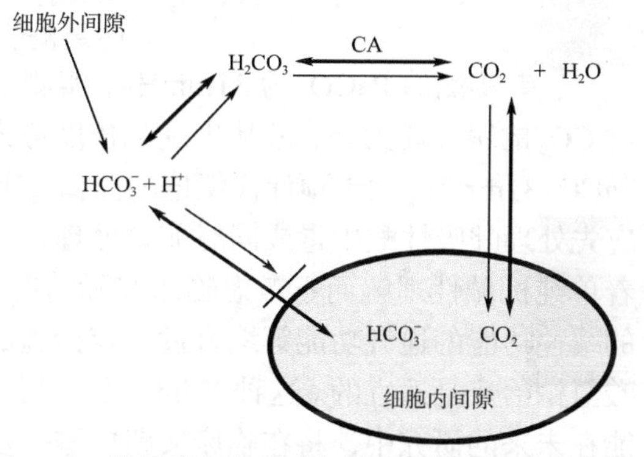

图 7-11　使用碳酸氢钠引起的反常性细胞内酸中毒的发生机制

当加入的 HCO_3^- 进入细胞外液（细箭头），HCO_3^- 结合 H^+ 并生成 H_2CO_3，而增加细胞外 CO_2 张力。通常，大多数细胞膜对 CO_2 的通透性大于 HCO_3^- 的通透性，故在短时间内导致细胞内 CO_2 张力增加大于 HCO_3^- 浓度增加，结果细胞内 pH 降低（引自：Schrier RW）

急性肾衰竭合并严重代谢性酸中毒用补碱治疗难于纠正者，应尽快改用透析治疗。

（5）Winter 公式用于评估投给碳酸氢钠的生理性参考指标：据 Fujii 和 Phillips 等研究，Winter 公式不仅用于计算预计代偿值诊断代谢性酸中毒，而且可用于评估投给碳酸氢钠的生理性参考指标。如果实测 $PaCO_2$ 高于计算的代偿预计值，表示机体对 CO_2 的处理能力不佳，细胞外投给的 HCO_3^- 不能进到细胞周围或细胞内进行缓冲（图 7-12）。

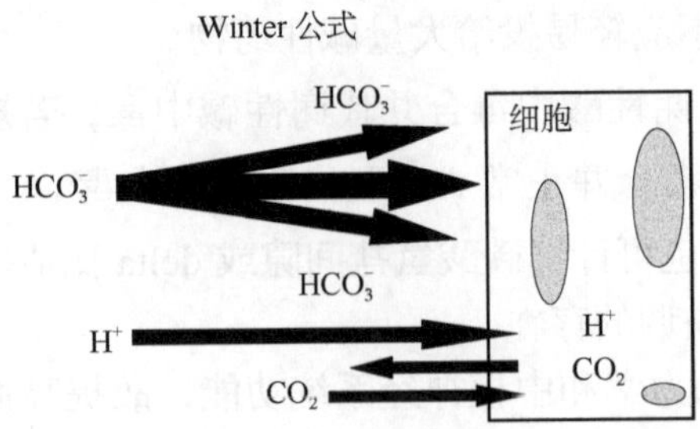

图 7-12 根据 Winter 公式评估投给碳酸氢钠

（引自：Fujii TK，et al）

举例 1：60 岁，男。诊断：脓毒性休克。脉搏 116/min，血压 96/42mmHg，动脉血 pH 7.15，PaO_2 80mmHg，$PaCO_2$ 30mmHg，HCO_3^- 16mmol/L。是否应该投给碳酸氢钠？

分析：$CO_2 + H_2O \rightleftharpoons H_2CO3 \rightleftharpoons H^+ + HCO_3^-$

在正常酸碱平衡情况下，上述方程式反应向左及右进行速度相等，但其反应方向取决于其含量。根据 Winter 公式，即预计代偿值为 $PaCO_2 = [HCO_3^-] \times 1.5 + 8 \pm 4$。

$$PaCO_2 = 16 \times 1.5 + 8 \pm 4$$
$$= 24 + 8 \pm 4 = 32 \pm 4 = 28 \sim 36$$

患者实测的 $PaCO_2$ 为 30mmHg，正处于其预计代偿值范围内，说明机体对 CO_2 的缓冲能力尚良好，故从生理学角度考虑，投给碳酸氢钠是适宜的。

举例 2：66 岁，女，冠状动脉搭桥手术进行 2 小时，脉搏 98/min，血压 98/56mmHg，动脉血 pH 7.18，PaO_2 74mmHg，$PaCO_2$ 31mmHg，HCO_3^- 10mmol/L。是否应该投给碳酸氢钠治疗？

分析：按 Winter 公式，计算其预计代偿值为

$$PaCO_2 = 10 \times 1.5 + 8 \pm 4$$
$$= 15 + 8 \pm 4 = 23 \pm 4 = 19 \sim 27$$

患者实测的 $PaCO_2$ 为 31mmHg，实测 $PaCO_2$ 值大于其预计代偿值的高值，这说明机体对 CO_2 的缓冲能力差，故从生理学角度考虑，立即投给碳酸氢钠是不适宜的。该患者实测 $PaCO_2$ 31mmHg 大于预计代偿值的高值 27mmHg，则应考虑合并有呼吸性酸中毒，故建议应先处理呼吸性酸中毒或同时兼顾处理代谢性酸中毒合并呼吸性酸中毒。但是这并不意味着单纯机械性理解而不考虑临床实际情况。当然若临床上急需且必要时，在加强对 CO_2 的缓冲功能的通气功能等综合性治疗措施的同时，严密观察下更谨慎地少量、分次投给碳酸氢钠治疗是适宜的。这种 Winter 公式用于评估投给碳酸氢钠的生理性参考指标问题，可能在未来的研究中，将在临床实践中进一步研究证实。

（二）各种高 AG 型代谢性酸中毒的治疗原则与特点

1. 乳酸酸中毒的治疗原则与特点 乳酸酸中毒可能多与组织低灌注有关，在输注碱性药物之前，应先补充液体与给氧治疗，以改善组织灌注，尽量避免使用血管收缩药物。伴有乳酸酸中毒的患者用碳酸氢盐治疗仍有争论，目前尚未证实碳酸氢盐治疗乳酸酸中毒的有益效果。有些实验性研究证明，用碳酸氢盐治疗乳酸酸中毒时，可引起脑脊液反常性酸化，并且 HCO_3^- 可刺激磷酸果糖激酶而导致更多的乳酸生成和（或）CO_2 产生和更高的 CO_2 分压，结果使细胞产生乳酸的量增加，因而导致潜在性恶化而不是酸中毒好转。另一方面，在乳酸酸中毒恢复期由于乳酸本身代谢也形成碱中毒，其产生的乳酸盐为强有力的碱，当肝利用乳酸盐使它转变成碳酸氢盐，血中 HCO_3^- 浓度增加，可形成严重碱血症。如果过早或过量使用碳酸氢钠，可能导致严重碱血症或碱中毒或过度体液负荷或高血压。然而，在严重乳酸酸中毒

的情况下，如果血 pH 低于 7.10 且血流动力学不稳定或合并高钾血症，则应投给碳酸氢钠治疗，此时用碳酸氢钠的目的不是使血清 HCO_3^- 水平恢复正常，而是改善血流动力学以稳定心血管系统，故将血 pH 提高到大于 7.20 即可，只要 pH 不低于 7.20 就可以改善心脏功能和中枢神经系统，并加强组织氧气转运，降低乳酸产量。

2. 酒精性酮症酸中毒和糖尿病性酮症酸中毒的治疗原则与特点　酒精性酮症酸中毒是由于乙酰乙酸和 β-羟丁酸在体内积聚导致的酮症酸中毒，可致 AG 增加。其主要治疗原则是补充含葡萄糖的晶体溶液（5%葡萄糖加入 0.9% NaCl 溶液）和葡萄糖维生素、钾和磷酸盐等，很少需要用碳酸氢钠治疗。糖尿病性酮症酸中毒的主要治疗措施是注射胰岛素、补液和补钾等。对于碳酸氢钠的使用尽管仍有争论，但是许多临床专家认为，血 pH 低于 7.00～7.10 时，应该谨慎使用少量的碳酸氢钠治疗。这有利于改善与纠正严重酸血症引起的血流动力学不稳定（如心力衰竭、周围循环衰竭、心律失常等）和中枢神经系统功能，以及降低血管对儿茶酚胺的反应性等。

3. 药物和毒物中毒性酸中毒的治疗原则与特点　甲醇和乙二醇中毒性高 AG 型代谢性酸中毒时，除了洗胃与保护呼吸道通畅和减轻意识障碍或防止呼吸抑制等措施外，应给予补充水分和碳酸氢钠治疗，因为这些措施通过碱化尿液会增加羟乙酸等毒物的排泄，并能纠正代谢性酸中毒。此外常规使用醇脱氢酶的竞争性抑制剂 4-甲基吡唑和配合使用硫胺素、维生素 B_6 等辅助代谢剂。如果服用乙二醇或甲醇量超过 20mg/dl，应该选用乙醇解毒，因为乙醇竞争性阻滞甲醇和乙烯糖苷转化为有毒的代谢产物。甲醇或乙二醇在血中浓度超过 25mg/dl 或伴有视觉障碍时应使用碳酸氢盐血液透析疗法。

水杨酸盐中毒的早期由于水杨酸盐刺激呼吸中枢而产生急性呼吸性碱中毒，并且不伴有明显缺氧；经 12～24 小时，则转化为代谢性酸中毒；有时可见呼吸性碱中毒与代谢性酸中毒混合存在。儿童或服用大剂量水杨酸盐或慢性水杨酸盐中毒者则以代谢性酸中毒为主，若反复呕吐，又可合并代谢性碱中毒。急性水杨酸盐中毒的治疗除了洗胃、口服或经洗胃管给予活性炭液或山梨糖醇、硫酸镁等泻药外，需要投给碱性药物治疗，一般主张在血气监护下小心翼翼地分次补碱，注意避免补碱过量。可静脉输注碳酸氢钠于5%葡萄糖溶液，此时碳酸氢钠不仅可升高血 pH（维持血 pH 7.45～7.49），并“俘获”水杨酸离子，从而减少透过血–脑屏障的水杨酸盐的数量以降低对中枢神经的损伤，而且它还可使尿液碱化能结合水杨酸盐，以阻止水杨酸盐被肾小管重吸收。补碱的同时可用低剂量乙酰唑胺（acetazolamide）以碱化尿（尿 pH 7.5），这有助于阻止尿中排泄的水杨酸转变为非离子化的水杨酸，不易被肾小管重吸收。乙酰唑胺是通过抑制肾小管上皮细胞碳酸酐酶活动，减少 HCO_3^- 形成，使肾小管重吸收 HCO_3^- 减少，增加 HCO_3^- 从尿中排出以增加碱化尿液起作用。水杨酸盐中毒伴持续的顽固性代谢性酸中毒患者（血 pH 低于 7.10）合并肾衰竭少尿期、心力衰竭、肺水肿、严重中枢神经功能障碍（昏迷、癫痫、脑水肿）或服水杨酸制剂后 6 小时，血清水杨酸盐含量超过 130mg/kg 或服用水杨酸盐剂量大于 300mg/kg 时，应进行血液透析治疗。

4. 肾衰竭的治疗原则与特点　急性肾衰竭常采用限制水分、蛋白质、钠、钾和磷的摄入；纠正水和电解质紊乱、控制氮质血症、纠正酸碱失衡和血液透析等综合性措施。必要时使用大剂量的襻利尿剂，因为呋塞米及其他襻利尿剂作用于亨利氏襻升支肾小管细胞的管腔侧，它们是由近曲肾小管细胞分泌到管腔中，然后再到达亨利氏襻的。在急性肾小管坏死时，后一过程被损坏，以致常需要持续大量应用襻利尿剂才能发挥其利尿作用。

急性肾衰竭经常会导致代谢性酸中毒，若其酸中毒程度较轻，口服碳酸氢钠即可。对急性肾衰竭合并代谢性酸中毒患者，通常不需要特殊的纠酸补碱治疗，因为常应用透析治疗就可以维持适宜的[HCO_3^-]。但是急性肾衰竭合并严重代谢性酸中毒，特别是伴发血流动力学不稳定，血 pH 小于 7.15 或血清 HCO_3^- 小于 12mmol/L 或伴有高钾血症等紧急情况时，应考虑使用碳酸氢钠。所需碳酸氢钠的剂量可按以下公式计算：

$$碳酸氢钠(mmol)=(24-实测\ HCO_3^-)\times体重(kg)\times0.3^*$$

式中，24mmol/L 为 HCO_3^- 的正常值；*指碳酸氢根在体液中的分布容积是体重的 30%，稍大于细胞外液间隙。一般应先投给上述计算量的 1/3～1/2，必要时复查血气后再调整碱剂量。静脉输注碳酸氢钠，原则上，一般分次给药，逐渐纠正代谢性酸中毒，以免钠负荷突然增加而加重心功能不全。患者血 HCO_3^- ＜10mmol/L，尿素氮＞100mg/dl 或血清肌酐＞10mg/dl 等情况时，应进行血液透析治疗。

慢性肾衰竭的治疗包括防治原发病和防止任何加重肾负荷的因素，以及纠正水电解质紊乱、酸碱失衡及透析治疗与肾移植等。慢性肾衰竭合并轻中度代谢性酸中毒患者，若 HCO_3^- 15mmol/L 以下时，可口服碱性药物（枸橼酸钠或碳酸氢钠片），口服碱性剂的剂量为 1.0～1.5mmol/(kg · d)。这不仅能预防 H^+对骨平衡的有害作用，而且能预防或延迟对肌肉的分解代谢等。用口服碳酸氢钠治疗慢性肾衰竭合并轻中度代谢性酸中毒是有意义的。这些患者大多数是酸排泌受损而不是 HCO_3^- 重吸收受损，故应给予相对中等剂量的口服碳酸氢钠，以增加血 HCO_3^-。假设存在部分酸排泌，只要每天用碳酸氢钠 30mmol（每片 600mg，每次 2 片，每日 2 次）的维持量就足够使血 HCO_3^- 增加至 20mmol/L。需要注意的是切忌快速提高血 HCO_3^- 的水平，也不要恢复到 HCO_3^- ＞20mmol/L。通常，口服补碱治疗的风险很小。一般不会引起钠潴留或细胞外液容量扩充。枸橼酸盐可促进胃肠道对铝的吸收，故不应与含铝的抗酸剂一起服用以免引起铝中毒。

三、目前有争议和尚未解决的问题

对高 AG 型代谢性酸中毒，静脉注射碳酸氢钠进行紧急治疗有许多争议，特别是在组织灌注量减少的情况下，使用这种方法是有害的。所以一般不提倡静脉注射碳酸氢钠来治疗急性高 AG 型代谢性酸中毒。但也有一些研究显示，在持续血液透析和超滤治疗同时，投给较大剂量碳酸氢钠可获得较好的治疗效果，但需要进一步临床实践证实。氨丁三醇是强有力的氨基缓冲剂，其优点为不含钠；相对分子质量小，易透过细胞膜进入细胞内而中和细胞内的 H^+，有利于纠正细胞内酸中毒；能与 H_2CO_3 的 H^+结合而使 HCO_3^- 在血中增加。但是目前使用这种碱剂的临床资料仍然有限，可能在未来的研究中将进一步证实。

参 考 文 献

郭先健. 1985. 代谢性酸中毒//毛宝龄主编. 临床血气分析. 北京：人民军医出版社，210-218.

蒋朱明. 2013. 临床水与电解质平衡. 3 版. 北京：人民卫生出版社.

金发光. 2002. 代谢性酸中毒//钱桂生主编. 现代临床血气分析. 北京：人民军医出版社，309-322.

雷振之. 1988. 关于三重酸碱紊乱判定的探讨. 中华结核和呼吸杂志，11(3)：167，168.

罗炎杰，冯玉麟. 2009. 代谢性酸中毒//罗炎杰主编. 简明临床血气分析. 2 版. 北京：人民卫生出版社，61-69.

毛宝龄. 1987. 血气和酸碱失衡判断的进展. 中华结核和呼吸杂志，10(2)：113-115.

朴镇恩. 1997. 心律失常与血液气体、酸碱平衡失调. 中华内科杂志，4：247-250.

朴镇恩. 2008. 代谢性酸中毒//朴镇恩主编. 最新血液气体与酸碱平衡. 哈尔滨：黑龙江教育出版社，245-275 .

殷莲华. 2008. 代谢性酸中毒//金惠铭主编. 病理生理学. 7 版. 北京：人民卫生出版社，54-57.

张树基，罗明绮. 1998. 代谢性酸中毒//张树基主编. 水、电解质、酸碱平衡失调的判定与处理. 北京：北京医科大学出版社，127-138.

Abramowitz MK，Melamed ML，Bauer C，et al. 2013. Effects of oral sodium bicarbonate in patients with CKD. Clin J Am Soc Nephrol，8：714.

Adrogue HJ. 1989. Assessing acid-base status in circulatory failure. N Engl J Med，320：1312.

Adrogue HJ，Rashad MN，Gorin AB，et al. 1978. Changes in plasma anion gap during chronic metabolic acid-base disturbances. Am J Physiol，F291.

Adrogue HJ. 1999. Disorders of acid-base balance// Edited by Schrier RW. Atlas of diseases of the kidney. Volume I. Philadelphia：Current Medicine.

Adrogue HJ. 2006. Metabolic acidosis：pathophysiology，diagnosis and management. J Nephrol，19(Suppl 9)：S62-69.

Batlle DC，Hizon M，Cohen E，et al. 1988. The use of the urinary anion gap in diagnosis of hyperchloremic metabolic acidosis. N Engl J Med，318：594.

Bleich HL. 1966. Tris buffer(THAM). N Engl J Med，274：782.

Bongard FC. 2002. Fluids，electrolytes，& acid-base// Edited by Bongard FS. Current critical care diagnosis & treatment. 2nd ed. New York：Lange Medical Book/McGraw-Hill，14-77.

Boron WF. 1997. The electrogenic Na^+/HCO_3^- contransporter. Wien Klin Wochenschr，109：445.

Carlisle EJ，Donnelly SM，Halperin ML. 1991. Renal tubular acidosis(RTA)：Recognize the ammonium defect and pH orget the urine pH. Pediatr Nephrol，5：242.

Cho Kerry C. 2011. Electrolyte & acid-base disorders//Edited by McPhee SJ. Current medical diagnosis & treatment.

Constable PD. 2003. Hyperchloremic acidosis：the classic example of strong ion acidosis. Anesth Analg，96：919-922.

Dobre M，Yang W，Chen J，et al. 2013. Association of serum bicarbonate with risk of renal and cardiovascular outcomes in CKD：a report from the Chronic Renal Insufficiency Cohort(CRIC) study. Am J Kidney Dis，62：670.

Driver TH，Shlipak MG，Katz R，et al. 2014. Low serum bicarbonate and kidney function decline：the Multi-Ethnic Study of Atherosclerosis(MESA). Am J Kidney Dis，64：534.

DuBose Jr TD. 2000. Acid-base disorders//Edited by Brenner BM. The Kidney. 6th ed. Philadelphia：Saunders，925-997.

DuBose Jr TD. 2004. Acid-Base Disorders//Edited by Brenner BM. The kidney. 7th ed. Philadelphia：Saunders，921-996.

DuBose Jr TD. 2005. Acidosis and alkalosis//Edited by Kasper DL. Harrison's principles of internal medicine. 16th ed. New York：McGraw-Hill，283-291.

Eledrisi MS，Alshanti MS，Shah MF，et al. 2006. Overview of the diagnosis and management of diabetic ketoacidosis. Am J Med Sci，331(5)243-251.

Emmett M，Narins RG. 1977. Clinical use of the anion gap. Medicine(Baltimore)，56：38.

Fall PJ. 2000. A stepwise approach to acid-base disorders：Practical patient evaluation for metabplic acidosis and other conditions. Postgrad Med，107：249-258.

Fencl V，Jabor A，Kazda A，et al. 2000. Diagnosis of metabolic acid-base disturbances in critically ill patients. Am J Respir Crit Care Med，162：2246-2251.

Forsythe SM，Schmidt GA. 2000. Sodium bicarbonate for the treatment of lactic acidosis. Chest，117：260-267.

Fujii TK，Phillips BJ. 2003. Quick review：winter's formula. The Internet J Academic Physician Assistants，3(1).

Fukagawa M. 2005. Fluid & electrolyte disorders//Edited by Tierney Jr LM. Current medical diagnosis & treatment. 44th ed. New York：Langge Medical Books/McGraw-Hill，837-856.

Gabow PA. 1985. Disorders associated with an altered anion gap. Kidney Int，27：472-483.

Gauthier PM，Szerlip HM. 2002. Metabolic acidosis in the intensive care unit. Crit Care Clin，18：289-308.

Gennari FJ. 2005. Acid-base disordes and thetr treatment. Taylor & Francis Group，LLC.

Gluck SL. 1998. Acid-base. Lancet，352：474.

Goldenstein L，Driver TH，Fried LF，et al. 2014. Serum bicarbonate concentrations and kidney disease progression in community-living elders：the Health，Aging，and Body Composition (Health ABC) Study. Am J Kidney Dis，64：542.

Goodkin DA，Krishna GG，Narins RG. 1984. The role of the anion gap in detecting and managing mixed metabolic acid-base disorders. Clin Endocrin Metab，13(2)：333-349.

Goraya N，Simoni J，Jo CH，et al. 2014. Treatment of metabolic acidosis in patients with stage 3 chronic kidney disease with fruits and vegetables or oral bicarbonate reduces urine angiotensinogen and preserves glomerular filtration rate. Kidney Int，86：1031.

Jehle D. 1986. Bicarbonate. Emerg Med Clin N Am，4(1)：145-169.

Kellum JA. 2000. Determinants of blood pH in health and disease. Crit Care，4：6-14.

Kellum JA. 2005. Acid-base disorders// Edited by Fink MP. Critical care. 5th ed. Philadelphia：Elseviea Saunders，51-62.

Kellum JA. Kramer DJ，Pinsky MR. 1995. Strong ion gap：a methodology for exploring unexplanined anions. J Crit Care，110：51.

Kirby RR. 1997. Acid-Base Chemistry and Physiology//Edited by Civetta JM. Ccitical care. 3rd ed. Philadelphia：Lippincott Raven，255-264.

Kokko JP. 2000. Fluids and electrolytes//Edited by Goldman L. Cecil textbook of medicine. Philadelphia：W.B. Saunders Co.

Kovesdy CP，Anderson JE，Kalantar-Zadeh K. 2009. Association of serum bicarbonate levels with mortality in patients with non-dialysis-dependent CKD. Nephrol Dial Transplant，24：1232.

Kovesdy CP. 2012. Metabolic acidosis and kidney disease：does bicarbonate therapy slow the progression of CKD? Nephrol Dial Transplant，27：3056.

Kraut JA，Madias NE. 2010. Metabolic acidosis：pathophysiology，diagnosis and management. Nat Rev Nephrol，6：274-285.

Kulpmann WR. 2007. Electrolytes，acid-base balance and blood gases. 2nd ed. New York：Springer Wien.

Levraut J，Grimaud D. 2003. Treatment of metabolic acidosis. Curr Opin Crit Care，9：260.

Longenecker JC. 1998. High-yield acid-base. Philadelphia：Lippincott Williams & Wilkins.

Luft FC. 2001. Lactic acidosis update for critical care clinicians. J Am Soc Nephrol，12：S15-S19.

Madias NE，Adrogue HJ. 2003. Cross-talk between two organs：How the kidney responds to disruption of acid-base balance by the lung. Nephron Physiol，93：61.

Morris CG，Low J. 2008. Metabolic acidosis in the critically ill：part 2. Causes and treatment. Anesthesia，63(4)：396-411.

Narins FG，Cohen JJ. 1987. Bicarbonate therapy for organic acidosis：the case for its continued use. Ann Intern Med，106：615-618.

Narins RG. 1994. Acid-base disorders：definitions and introductory concepts// Edited by Narins RG. Maxwell & Kleeman's clinical disorders of fluid and electrolyte metabolism. 5th ed. New York：McGraw-Hill，755-932.

Narins RG. 1985. Metabolic acid-base disorders：pathophysiology，classification，and treatment// Edited by Arieff AI. Fluid，electrolyte，and acid-base disorders. New York：Churchill Livingstone，269-408.

Oh MS，Carroll HJ. The anion gap. N Engl J Med，1977，297：814.

Prough DS. 2006. Acid-base，fluids，and electrolytes//Edited by Barash PG. Clinical anesthesia. 5th ed. Philadelphia：Lippincott Williams & Wilkins，175-207.

Raphael KL，Wei G，Baird BC，et al. 2011. Higher serum bicarbonate levels within the normal range are associated with better survival and renal outcomes in African Americans. Kidney Int，79：356.

Raphael KL，Zhang Y，Wei G，et al. 2013. Serum bicarbonate and mortality in adults in NHANES Ⅲ. Nephrol Dial Transplant，28：1207.

Rose BD. 2001. Clinical physiology of acid-base electrolyte disorders. 5th ed. New York：McGraw-Hill.

Rosival V. 2004. Metabolic acidosis. Crit Care Med，32(12)：2563，2564.

Sabatini S，Kurtzman NA. 2009. Bicarbonate therapy in severe metabolic acidosis. J Am Soc Nephrol，20：692-695.

Sariano JR. 2002. Renal tubular acidosis：the clinical entity. J Am Soc Nephrol，13：2160.

Seifter JL. 2004. Acid-base disorders//Edited by Goldman L. Cecil textbook of medicine. 22nd ed. Philadelphia：Saunders，688-699.

Sherwin RS. 2004. Diabetes mellitus//Edited by Goldman L. Cecil textbook of medicine. 22th ed. Philadelphia：Saunders，1424-1452.

Tanner GA. 2008. Acid-Base balance//Edited by Rodney AR. Medical physiology. 3rd ed. Philadelphia：Lippincott Williams & Wilkins. 426-444.

Tierney Jr LM. 2005. Acid-base disorders//Edited by Tierney Jr LM. Current medical diagnosis & treatment. 44th ed. New York：Lange Medical Book/McGraw-Hill，856-866.

Warnock DG. 1988. Uremic acidosis. Kidney Int，34：278-287.

Wilkes P. 1998. Hypoproteinemia，strong ion difference，and acid-base status in critically ill patiens. J Appl Physiol，84：1740-1748.

Zietse R，Zoutendijk R，Hoorn EJ. 2009. Fluid，electrolyte and acid-base disorders associated with antibiotic therapy. Nat Rev Nephrol，5：193-202.

第八章　代谢性碱中毒

代谢性碱中毒诊断要点：

(1) 碱血症（>7.40）。

(2) [HCO_3^-]原发性升高（>27mmol/L）。

(3) $PaCO_2$代偿性升高（>40mmol/L）。

(4) 代谢性碱中毒按其是否伴氯离子缺失可分为盐水反应型代谢性碱中毒与盐水抵抗型代谢性碱中毒两种类型，这是临床上很常用的分类法。但是也有按其病因和氯反应与否分为盐水反应型代谢性碱中毒、盐水抵抗型代谢性碱中毒及未分类的代谢性碱中毒三种类型。有效循环血量和尿液氯离子浓度测定对鉴别前两者具有十分重要的意义：盐水反应型代谢性碱中毒的主要特点是细胞外液量减少和尿液氯离子浓度小于20mmol/L；盐水抵抗型代谢性碱中毒的主要特点是细胞外液量增加和尿液氯离子浓度大于20mmol/L。

(5) 严重的代谢性碱中毒可引起烦躁不安、精神错乱、谵妄、癫痫发作等。

(6) 严重代谢性碱中毒时，可发生室性或室上性心律失常。

(7) 代谢性碱中毒pH上升通过Bohr效应氧解离曲线左移，氧与血红蛋白的亲和力增加，在组织间氧合血红蛋白不易释放出氧，使机体各组织缺氧加重。

代谢性碱中毒是由于细胞外液碱过多或酸丢失过多而引起血浆HCO_3^-原发性增多，导致血 pH 升高为特征的酸碱失衡。$PaCO_2$则取决于肺代偿情况，可以正常或轻度升高，这应与呼吸性酸中毒的高碳酸血症经肾代偿后引起的HCO_3^-浓度升高相区别。此时血中 pH 的高低及病史的了解对确定诊断起重要作用。如果 $PaCO_2$ 大于 60mmHg（8.00kPa），一般都认为是原发性呼吸异常或代谢性碱中毒合并呼吸性酸中毒引起的，并非单纯性代谢性碱中毒（原发性）引起的肺通气代偿性减弱所致，这是因为代谢性碱中毒时 $PaCO_2$ 代偿性增高很少能超过 55mmHg（7.33kPa）。

代谢性碱中毒的分类如下。

1. 盐水反应型代谢性碱中毒[（saline-responsive metabolic alkalosis）或氯反应型代谢性碱中毒（chloride-responsive metabolic alkalosis）]　较为常见，也称低氯型。代谢性碱中毒“三联征”包括[HCO_3^-]增加，pH升高，血浆Cl^-浓度降低。盐水反应型代谢性碱中毒的主要特点是通常伴有细胞外液容积的减少，有效循环血量减少，也常伴有低钾低氯血症并且尿检查显示尿Cl^-浓度降低，常小于20mmol/L。主要见于剧烈呕吐、胃液引流或过量、绒毛状腺瘤、失氯性腹泻、长期应用利尿剂、高碳酸血症后状态和低钾血症等。

2. 盐水抵抗型代谢性碱中毒[（saline-resistant metabolic alkalosis）或氯无反应型代谢性碱中毒（chloride-unresponsive metabolic alkalosis），也称为盐水无反应型代谢性碱中毒（saline-unresponsive metabolic alkalosis）]　Cl^-缺乏不相关的碱中毒，即氯抵抗型碱中毒。多为钾丢失并伴有盐皮质激素过量分泌所致。盐水抵抗型代谢性碱中毒的主要特点是常伴有细胞外液的增多，尿氯离子浓度大于 20mmol/L。常见于原发性醛固酮增多症、高肾素性恶性高血压、严重低血钾、库欣综合征(Cushing syndrome)、巴特综合征(Bartter syndrome)、肾素分泌性肿瘤、11β-羟化酶缺乏、盐皮质激素衍生物产生过多伴血容量过度负荷或大剂量甘草摄入等。

3. 未分类的代谢性碱中毒　常见原因有外源性HCO_3^-摄入过多(注射碳酸氢钠、枸橼酸或乙酸盐或乳酸盐过多)、乳–碱综合征(milk-alkali syndrome)、非甲状旁腺功能亢进性高钙血症、大剂量静脉用青霉素类抗生素等。

在临床治疗上，盐水反应型代谢性碱中毒和盐水抵抗型代谢性碱中毒的治疗较为特殊，所以重点加以叙述。

第一节　病因与发病机制

一、盐水反应型代谢性碱中毒的常见原因与发病机制

盐水反应型代谢性碱中毒在临床上比较常见的原因为氢离子丢失过多和低氯与低钾等。

(一)氢离子丢失过多/低氯与低钾

1. 经胃丢失　由于剧烈呕吐或胃减压引流引起的胃酸(HCl)过量丢失，若丢失2L/d，可丧失氢离子约100mmol/L，这是代谢性碱中毒的最常见原因之一。在正常的胃黏膜壁细胞富含碳酸酐酶并能制造碳酸。H^+进入胃液中与Cl^-结合成HCl，而HCO_3^-则返回血液中。正常胃黏膜壁细胞分泌盐酸时，每产生1mmol的H^+，必然同时产生1mmol HCO_3^-。在病理情况下，当有严重呕吐、胃肠减压时，既大量丢失HCl，且H^+及Cl^-也大量丢失，可引起低氯血症，后者是造成代谢性碱中毒的另一原因；此外，随胃液丢失大量K^+，可造成低钾血症导致低钾性代谢性碱中毒；剧烈呕吐时，不仅丢失K^+，而且又丢失Na^+，由于这些阳离子丧失过多，可引起细胞外液容量减少，后者可增加醛固酮分泌，并促进Na^+重吸收和增加H^+和K^+排出，这些也是代谢性碱中毒的原因之一。

2. 经肾丢失　长期或过量使用利尿剂时，通过抑制髓袢和远曲小管对Cl^-的重吸收而随尿排出Cl^-增加，并促进泌H^+和泌K^+。不同种类的利尿剂其作用机制稍有不同。噻嗪类利尿剂，主要作用于远曲小管髓袢升支，抑制Na^+、Cl^-的重吸收，而Cl^-的排出超过Na^+，使Cl^-与Na^+排泄增多；同时还增强膜上的Na^+-K^+交换而排K^+增多；再加上由于流至远曲小管的Na^+和水增多，尿液流率增加，促进其泌H^+、泌K^+而使尿排氢、排钾增加；呋塞米或依他尼酸(利尿酸)则主要作用于髓袢升支的粗段，抑制氯离子的主动转运，使Na^+的被动重吸收减少，结果Na^+与Cl^-从尿排出增加。当髓袢升支的重吸收被抑制后，大量Na^+到达远曲小管醛固酮作用部位，结果K^+-Na^+交换和H^+-Na^+交换加强，K^+和H^+排出增加，H^+经肾大量丢失使HCO_3^-大量被重吸收，以及因丧失大量Cl^-与Na^+的细胞外液可促进形成低钾低氯性代谢性碱中毒。这些利尿剂的作用使细胞外液容量减少，又可引起继发性醛固酮分泌增多，后者可刺激集合管泌氢细胞的H^+-ATP酶，促进H^+排泌，也可通过保Na^+排K^+促进 H^+排泌而造成低钾性代谢性碱中毒。利尿剂不仅净酸排泌增加(多以铵盐形式排

出)，而且经肾丢失 Cl^-、Na^+和 K^+增加，此外，使细胞外液容量减少，结果可限制碳酸氢盐的分布空间，而导致高碳酸氢盐血症(hyperbicarbonatemia)致代谢性碱中毒(图 8-1)。

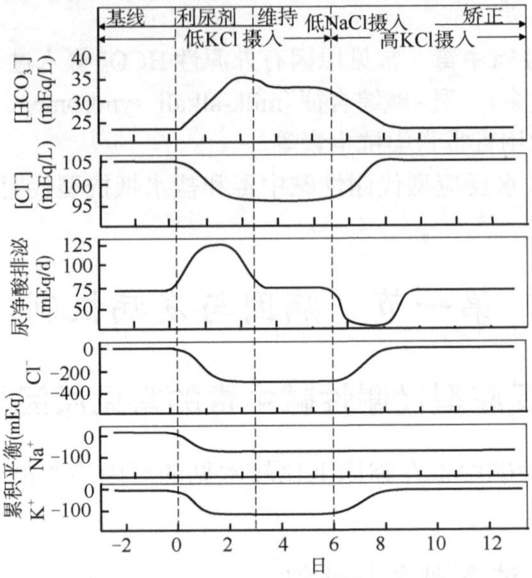

图 8-1 利尿剂引起的代谢性碱中毒各期血浆阴离子、净酸排泌和机体电解质平衡改变

利尿剂引起的代谢性碱中毒可分为三期：①发生期(development phase)；②维持期(maintenance phase)；③矫正期(correction phase)。尿净酸排泌的单位为 mEq/d；累积平衡的单位为 mEq

(引自：Adrogue HJ，et al)

3. 经肠丢失 患有结肠绒毛状腺瘤(colonic villous adenoma)的患者，可分泌大量黏液，每天可达 3L，该液体与正常结肠分泌的结肠液不同，含有大量的氢离子、氯离子、钾离子，还有钠离子，因此可引起低氯低钾性碱中毒。另外患有先天性高氯腹泻症(congenital chloridorrhea)的患者，因肠道吸收氯离子功能障碍而使氯离子自大便中大量排出，可达 140mmol/(L·d)，也可发生代谢性碱中毒。经胃肠或经肾过多丢失氢离子引起代谢性碱中毒的原因机制中，最多和最重要的是细胞外液容量减少，后者致使肾素和醛固酮分泌增加，这就引起远端肾单位大量重吸收钠离子，并导致随后 H^+和 K^+的耗损，因而可以维持或使代谢性碱中毒加重。

(二)高碳酸血症后碱中毒

当慢性呼吸性酸中毒时，由于长期 $PaCO_2$ 升高引起肾泌 H^+和 HCO_3^- 重吸收增加，血浆 HCO_3^- 代偿性增加。当使用机械通气治疗时，因其纠正过快，通气增强排出 CO_2 过急过多时，$PaCO_2$ 急剧下降，此时机体对原有呼吸性酸中毒时的碱代偿和低氯血症尚未来得及进行相应地调整，使 pH 上升引起代谢性碱中毒。

(三)饥饿后再进食

饥饿造成酮症酸中毒后再给予糖类进食，可引起代谢性碱中毒。其发生机制是，在饥饿期间，肾对于酸血症反应性生成 HCO_3^- 来维持 pH，但是当实施再进食时，酮体被转化为

HCO_3^-，从而导致代谢性碱中毒。在临床上，乳酸酸中毒或酮症酸中毒治疗后发生的代谢性碱中毒也与饥饿后再进食机制基本相同。

（四）其他

囊性纤维化引起代谢性碱中毒的主要机制是，由于其汗液中氯离子的大量丢失，导致低氯性代谢性碱中毒。这种患者常伴有明显的血容量减少而使代谢性碱中毒继续存在。

二、盐水抵抗型代谢性碱中毒的常见原因与发病机制

（一）原发性醛固酮增多症

因醛固酮可刺激 H^+-ATP 酶活性增加，促使肾小管分泌 H^+和 K^+，同时增加 Na^+重吸收，由于其潴钠作用，尿排钠减少，导致水潴留，细胞外液量增加；由于其具有明显排 K^+作用而易发生低钾血症，并且引起排 H^+增加而发生代谢性碱中毒。

（二）原发性肾素血症

肾动脉狭窄等可引起肾素分泌增加。肾素的主要作用是将血管紧张素原变为血管紧张素Ⅰ（AGⅠ），后者在血管紧张素转换酶作用下，形成血管紧张素Ⅱ（AGⅡ），这种 AGⅡ可刺激肾上腺皮质球状带，促进醛固酮的分泌。AGⅡ在氨基肽酶的作用下，转变为血管紧张素Ⅲ（AGⅢ）。AGⅢ仍可刺激醛固酮分泌增加。

（三）高糖皮质激素血症

当肾上腺皮质肿瘤或增生时，可引起脱氧皮质酮及皮质酮分泌增加，使肾小管排 H^+及排 K^+增加，而重吸收 Na^+增加，故出现代谢性碱中毒。盐皮质激素一方面能增加远曲小管中 H^+-Na^+交换与 K^+-Na^+交换，使 Na^+的重吸收增加；另一方面因伴有 H^+和 K^+的排出相应增多而不需要 Cl^-伴随 Na^+重吸收，因而尿氯离子排出增加。

（四）继发性醛固酮增多症

1. 巴特综合征　于 1962 年由 Bartter 首次报道，其病因尚未有定论，多数学者认为是常染色体隐性遗传性疾病。多见于 5 岁以下儿童，成人可因基因突变而后天获得。临床上以低钾低氯性碱中毒，伴高醛固酮、高肾素血症，但无高血压和水肿为特征。其发病机制尚不明确，多认为由于肾小管袢升段 Na^+-$2Cl^-$-K^+协同转运功能障碍或与此相关离子通道基因突变导致对 Cl^-、Na^+和 K^+重吸收减少，引起 Cl^-、Na^+和 K^+丢失增加，造成血容量减少，使肾素、血管紧张素和醛固酮增加，后者又促进远曲小管 K^+-Na^+交换而加重排 K^+致低钾血症，低钾血症又刺激前列腺素 E_2生成，因前列腺素 E_2升高后，血管对 AGⅡ不敏感，因而血压正常。

2. 假性巴特综合征　由于滥用利尿剂、泻剂或长期腹泻等引起丢失钾和氯化物，可发生低钾低氯性碱中毒，可伴高肾素血症和高醛固酮血症，但停用上述药物后其症状好转。有些抗生素如氨基糖苷类（aminoglycosides）、卷曲霉素（capreomycin）偶尔可引起代谢性碱中毒。

3. 肝硬化/充血性心力衰竭 不仅对醛固酮等的灭活功能降低，而且由于肾素–血管紧张素增加，刺激继发性醛固酮分泌增加，后者可刺激集合管泌氢细胞的 H^+-ATP 酶，促进 H^+排泌，同时通过保钠排钾，可引起低钾性碱中毒，如果同时实施利尿剂治疗更促进低钾低氯性代谢性碱中毒。

4. Gitelman 综合征 于 1966 年由 Gitelman 等首次报道。它是一种常染色体隐性遗传的肾小管性疾病，是巴特综合征的变异型。其发病较晚，多在青春后期或成年后发病。临床多以低血钾、低血镁和代谢性碱中毒，伴高肾素、高醛固酮，但血压正常为特点。其发病机制多认为是远曲小管皮质部 Na^+-Cl^-共同转运基因发生突变，导致对 Na^+和 Cl^-重吸收障碍，并抑制 Mg^{2+}重吸收，而尿 Na^+、尿 Cl^-和尿 Mg^{2+}增加，结果引起低血容量、低血钾、低血氯、低血镁和代谢性碱中毒。

5. 甘草及其制剂（某些咀嚼烟草）**的摄入过多** 由于甘草酸（glycyrrhizic acid）具有盐皮质激素活性，故能引起类似醛固酮增多症时的代谢性碱中毒。

（五）其他

1. 肾衰竭和某些肾小管疾病 尽管肾衰竭被认为是代谢性酸中毒的主要原因，但是有时已衰竭的肾不能排泌碳酸氢盐，势必引起血 HCO_3^- 水平增高，导致代谢性碱中毒。肾小管性酸中毒、急性肾小管坏死或肾移植后多尿期等时，由于肾小管对镁的重吸收功能降低而从尿排镁增加，可引起低镁血症或镁缺乏。镁是激活 Na^+，K^+-ATP 酶的重要协同因子，当缺镁时，Na^+，K^+-ATP 酶活性降低，使细胞内 K^+移出到细胞外，并由于肾保钾功能减退，导致尿排钾增加引起低钾血症。严重缺钾除引起肾小管细胞 H^+浓度升高而增加 H^+的排泌之外，还可能导致氯离子的重吸收降低，致使 H^+-Na^+交换加强而造成代谢性碱中毒。

2. 利德尔（Liddle）综合征 本综合征又称假性醛固酮增多症（pseudo-hyperaldosteronism），于 1964 年由 Liddle 首先报道。临床表现为高血压、低血钾、代谢性碱中毒，其症状像原发性醛固酮增多症，但其血浆醛固酮水平很低，且盐皮质激素受体拮抗药螺内酯对其无效，故又称为假性醛固酮增多症。其发病机制尚未明确，可能是一种常染色体显性遗传病，其基因缺陷为远端肾小管上皮细胞钠通道的 β、γ 亚单位基因突变，表现为不依赖醛固酮的离子交换异常，钠通道过度激活，引起钠重吸收增加，导致过度潴钠致细胞外液容量扩张性血压升高，钠的过度吸收造成钾过度丢失致低钾血症、低钾性碱中毒，同时抑制了肾素和醛固酮分泌等。

3. 严重低钾血症 患者血清钾常低于 2.0mmol/L，并引起代谢性碱中毒。其发生机制为：①通过细胞内外离子交换。细胞外低钾时，细胞内 K^+外移而细胞外 H^+和 Na^+向细胞内转移，从而导致细胞外 H^+减少引起 pH 升高。②通过肾小管细胞的 H^+-K^+竞争。低钾血症时，肾小管上皮细胞因 K^+缺乏可导致排泌 K^+减少，Na^+-K^+交换减少，而排泌 H^+增加，H^+-Na^+交换增加，结果 HCO_3^- 重吸收增加，于是引起代谢性碱中毒，由于肾排泌 H^+增加，此时尿液呈酸性，称为反常性酸性尿。③低钾血症时常发生低氯血症而引起或加重代谢性碱中毒。其机制为低钾血症时，产 NH_3 能力增强，排泌 H^+功能增加而 HCO_3^- 重吸收增加，并且远曲小管对 Cl^-的重吸收功能降低，保留氯能力相应降低而排出增加，结果易发生低氯血症。当血氯降低时，肾小球滤液中 Cl^-水平降低，则缺少足够的 Cl^-与 Na^+一起主动重吸收，因而泌 H^+增加，H^+-Na^+交换增强，HCO_3^-重吸收增加，结果导致或加重低氯性代谢性碱中毒。治疗严重低钾血症引起的代谢性碱中毒时，需补充钾盐治疗，单独应用氯化钠溶液不能纠正这种碱中毒。

三、未分类的代谢性碱中毒的原因与发病机制

（一）碱摄入

其中以 HCO_3^-过量负荷较为常见。摄入或输入过多的碳酸氢盐，常为医源性，矫正代谢性酸中毒时，滴注过多的碳酸氢钠而血浆 HCO_3^-浓度在短时间内急剧升高，导致代谢性碱中毒。通常，碱的摄入增多，肾能够迅速排出碱，只有维持碱中毒的因素持续发生或持续地使用碱性物质时，才可发生代谢性碱中毒。特别需要指出的是，对于患有慢性肾衰竭的患者，由于排出 HCO_3^-的能力已受到损伤，肾小球滤过率降低时，如果继续使用碱剂会使代谢性碱中毒发生或持续存在。

（二）乳碱综合征

乳碱综合征(milk-alkali syndrome)过去多发生在消化性溃疡患者使用 Sippy 饮食时，长期进食含钙、磷丰富的牛奶，并服用中到大量易吸收的碳酸钙等碱性药物引起高钙血症、代谢性碱中毒、高磷血症及不同程度的肾功能损害等一组临床综合征。与过多的钙、磷重吸收导致肾转移性钙化而引起肾的 HCO_3^-分泌功能受损有关。此时细胞外液量不增加伴有高钙血症引起甲状旁腺激素(PTH)分泌减少，可引起代谢性碱中毒持续存在。高钙血症还会减少肾血流量和肾小球滤过率，可进一步损害肾纠正代谢性碱中毒的能力。

（三）输入血制品

大量输入含枸橼酸盐的库存血液，因为枸橼酸盐经肝代谢生成 HCO_3^-的量超过了正常肾排泄 HCO_3^-的能力，即可引起暂时性代谢性碱中毒。1000ml 库存血所含的枸橼酸盐可产生 30mmol 的 HCO_3^-。

（四）非甲状旁腺功能亢进性高钙血症

除甲状旁腺功能亢进以外的原因造成的高钙血症，可诱发轻度代谢性碱中毒，其机制与甲状旁腺激素分泌受抑制之后，血浆 HCO_3^-阈值升高有关。

（五）大剂量青霉素类抗生素

大剂量静脉应用青霉素和羧苄西林时，可引起代谢性碱中毒。其主要机制是这些青霉素含有不能被重吸收的阴离子，在远端肾单位中的未被充分重吸收的阴离子增加，从而使远端肾单位内阴性电荷化促进 H^+和 K^+分泌增加，引起代谢性碱中毒。这种代谢性碱中毒可以通过补充 NaCl 和 K^+来纠正。

代谢性碱中毒的主要病因在表 8-1 中进行了概括性总结。

表 8-1 代谢性碱中毒的主要病因

氯反应型代谢性碱中毒	2. 库欣综合征
1. 呕吐	3. 巴特综合征
2. 胃引流	4. 甘草
3. 绒毛状腺瘤	5. 严重钾缺失
4. 失氯性腹泻	未分类的代谢性碱中毒
5. 髓袢及噻嗪类利尿剂治疗	1. 碱摄入
6. 高碳酸血症后碱中毒	2. 乳-碱综合征
7. 囊性纤维化	3. 输入血制品
8. 饥饿后再进食	4. 高钙血症
氯拮抗型代谢性碱中毒	5. 大剂量青霉素类抗生素
1. 原发性醛固酮增多症	

（引自：Robert WS）（编者稍加修正）

第二节 病理生理

一、代谢性碱中毒的病理生理特点

代谢性碱中毒时，由于原发性 HCO_3^- 增加或 H^+ 丢失过多引起一系列的病理生理过程。代谢性碱中毒的病理生理特点：①代谢性碱中毒是与低钾、低氯最为互为因果的酸碱失衡之一，当低血钾症时，通过细胞内外离子交换，细胞内 K^+ 移至细胞外，细胞外 H^+ 移入细胞内，导致细胞外 pH 升高；同时肾小管上皮细胞 K^+-Na^+ 交换减弱而 H^+-Na^+ 交换加强，肾泌 H^+ 增加，使 $NaHCO_3$ 进入血液增加，故导致尿液呈酸性的代谢性碱中毒；另一方面，当代谢性碱中毒时，细胞内 H^+ 逸出，而细胞外 K^+ 进入细胞内，导致血钾降低；同时由于肾小管上皮细胞 H^+-Na^+ 交换减弱，泌 H^+ 减少，而 K^+-Na^+ 交换增强，导致排泌 K^+ 增加，血钾降低。根据电中和定律，体液 Cl^- 原发性下降，可使 HCO_3^- 的代偿性增加，并且两者的变化幅度几乎相同，其特点是 $\Delta[Cl^-]\downarrow=\Delta[HCO_3^-]\uparrow$。这提示，低氯血症易引起代谢性碱中毒。相反，当代谢性碱中毒时，又易合并低血氯，这也是根据电中性原理 Cl^- 与 HCO_3^- 为细胞外液主要阴离子，两者互相消长，血 HCO_3^- 升高时，血 Cl^- 继发性下降。②代谢性碱中毒发病因素和维持因素在其病理生理和治疗中的特殊意义在于前者（发病因素）是由于体液中 H^+ 的净丢失，碱负荷增加，导致未中和的 HCO_3^- 分子积累，因为其肾小管对碳酸氢盐重吸收的最大值（maximal amount of tubular bicarbonate reabsorption，Tm）仍是正常，所以导致额外 HCO_3^- 很快排泌入尿液，此时用盐水治疗效果好，故属于盐水反应型代谢性碱中毒；但是后者（维持因素）是由于一或多个维持因素存在以升高 Tm 值，并维持较高的血清 HCO_3^- 浓度而持续保持代谢性碱中毒，此时如果不纠正其维持因素，仅用盐水治疗则无效，故属于盐水抵抗型代谢性碱中毒。③机体对酸的缓冲能力大，而对碱的缓冲能力较小，故其体液缓冲系统对代谢性碱中毒的缓冲作用较小，且较有限，再加上有时不容易纠正其维持因素，常导致代谢性碱中毒的治疗恢复拖延和难治性。

二、代谢性碱中毒的始动因素和维持因素在其病理生理中的意义

根据代谢性碱中毒发病因素和维持因素在其病理生理过程的不同可分为发病期(generation phase)和维持期(maintenance phase)(图 8-2)。

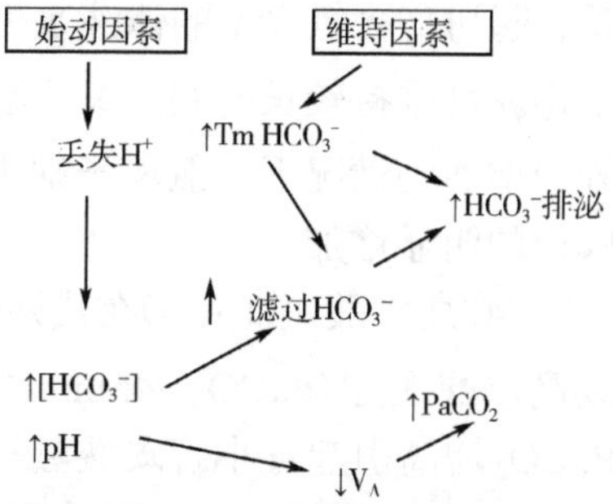

图 8-2 代谢性碱中毒的始动因素与维持因素在其发病机制中的意义

Tm：肾小管对碳酸氢盐重吸收的最大值；V_A：肺泡通气量

(引自：Robert Jr FR，et al)

1. 代谢性碱中毒发病期 始动因素主要有四方面：

(1) H^+丢失：①经胃肠道丢失 H^+；②经肾丢失 H^+。

(2) H^+移入细胞内，特别是在低钾血症时。

(3) HCO_3^-过量负荷：①大量输血；②投给过多碳酸氢盐；③乳碱综合征。

(4) 收缩性碱中毒(contraction alkalosis)：多见于长期过量使用袢或噻嗪类利尿剂等。

2. 代谢性碱中毒维持期 持续维持代谢性碱中毒时，机体必须存在一个或多个维持因素以升高肾小管对碳酸氢盐重吸收的最大值和血浆阈值(plasma threshold，PT)，并维持高于正常的血清HCO_3^-浓度。

在代谢性碱中毒时，持续维持因素主要有五个：

(1) 有效循环容量减少：是持续维持代谢性碱中毒的最主要的因素。①由于血容量减少致肾小球对HCO_3^-滤过负荷降低。②血容量减少引起近曲小管对HCO_3^-的重吸收增加的机制有二，其一为由于血容量减少使管周毛细血管对HCO_3^-的渗透性降低，于是HCO_3^-由血液回漏入管腔受到抑制；其二为细胞外液量的慢性减少，可导致近曲小管对其发生适应，后者不仅增加 Na^+-H^+交换体的活性，而且可引起小管肥厚，这些作用均可增加近曲肾单位对HCO_3^-的重吸收。③血容量减少引起远曲小管对HCO_3^-的重吸收增加的机制也有二，其一为由于血容量减少致肾血流量和肾小球滤过率降低而引起肾素–血管紧张素–醛固酮系统兴奋，使醛固酮分泌增加而促进肾远曲小管和集合管对 Na^+与HCO_3^-的重吸收，并促进 H^+和 K^+的排泌，易导致持续性代谢性碱中毒；其二为血容量减少可使远曲小管将 Cl^-输运至皮层集合管的功能降低，因为集合管排泌HCO_3^-时，需要其腔内 Cl^-与HCO_3^-交换，结果影响其交换量，势必导致HCO_3^-排泌减少。细胞外液量减少常与氯离子丢失相关，见于呕吐(盐酸丢失)、利尿剂(抑制髓袢和远曲小管对氯的重吸收)、结肠绒毛状腺瘤(分泌富含氯的腹泻液)。由于伴随 Na^+重吸收的 Cl^-量较少，肾小管将重吸收更多的滤过液中的HCO_3^-，使血清HCO_3^-水平增加以维持代谢性碱中毒，即使起初富含 Cl^-的体液丧失停止之后，只要外源性 Cl^-没有填补其空缺，则其代谢性碱中毒仍有通过此机制维持较长时间的可能性。

(2) 低钾血症：①当血清钾降低时，可加强远曲小管 H^+-Na^+交换，泌 K^+减少而泌 H^+增加，使 $NaHCO_3$重吸收增加，尿呈酸性；②另外，细胞外液低钾时，K^+从细胞内移出增加，而 Na^+和 H^+进入细胞内，使细胞外液碱性增强；③低钾血症可使集合管闰细胞内 H^+, K^+-ATP 酶增量调节(up regulation)，结果泌 H^+增加，HCO_3^-生成加快；④低钾血症可升高肾小管对碳酸氢盐重吸收的最大值和血浆阈值，并维持对HCO_3^-重吸收增加，于是

低钾血症可充当代谢性碱中毒的一个重要维持因素。

(3)低氯血症：细胞外液量减少常与富含氯离子的体液丢失相关。由于伴随钠离子重吸收的氯离子量较少，肾小管将重吸收更多的HCO_3^-，以维持代谢性碱中毒。更有意义的是，起初富含氯离子的体液丧失停止之后，只要外源性氯离子没有填补空缺，其代谢性碱中毒就可维持较长时间。又一研究证实，氯离子并不依赖于HCO_3^-的重吸收，甚至在细胞外液增加的情况下，氯离子缺失也可导致肾小管对碳酸氢盐重吸收的最大值和血浆HCO_3^-阈值的明显增加。

(4)高碳酸血症：①在代谢性碱中毒时，尽管 $PaCO_2$ 增高属于正常呼吸代偿，但是持续高碳酸血症($PaCO_2>45mmHg$)可损伤肾将血浆HCO_3^-含量恢复至正常的能力；②通过$PaCO_2$增高引起肾小管碳酸氢盐重吸收的最大值和血浆阈值升高，这种机制是由于高碳酸血症，PCO_2增高，CO_2容易通过细胞膜，极易引起细胞内(包括肾小管上皮细胞)pH 进一步降低，甚至细胞内酸中毒而促进H^+排泌，从而使血浆HCO_3^-水平增加。此外由于肾小管细胞内 PCO_2 增高，可促进碳酸酐酶活性，并催化 $CO_2+H_2O \longrightarrow H_2CO_3 \longrightarrow H^++HCO_3^-$反应，从而增加$H^+$-$Na^+$交换和$HCO_3^-$的重吸收，这种情况发生于急性和慢性高碳酸血症。

(5)盐皮质激素活性增高：由肾上腺皮质球状带所分泌的激素有两种，即醛固酮和脱氧皮质酮，前者的作用强度比后者大 15 倍，因此醛固酮为最强的盐皮质激素，这些激素尤其是醛固酮的作用(图 8-3)：①刺激远曲小管和集合管的 α-闰细胞的 H^+-ATP 酶向管腔内排泌H^+，它并不能转运Na^+，是一种非Na^+依赖性的泌H^+过程。其排泌的H^+增加伴随着集聚于细胞外液中额外的HCO_3^-产生，导致血清HCO_3^-水平增加。②通过刺激远曲小管和集合管的主细胞，促进对Na^+的主动重吸收，同时促进对K^+的排泌，一般称之为具有“保钠排钾”的作用。其排泌K^+增加引起的低钾血症时，又可引起肾小管细胞的H^+-Na^+交换增强而K^+-Na^+交换减弱，导致低钾性碱中毒。醛固酮促进Na^+重吸收的作用机制包括：管腔膜对Na^+的通透性增加、钠泵的作用加强、ATP 的产生增加以提供给钠泵更多的能量等。这种盐皮质激素活性升高效应可有效升高肾小管对碳酸氢盐重吸收的最大值，并维持较高

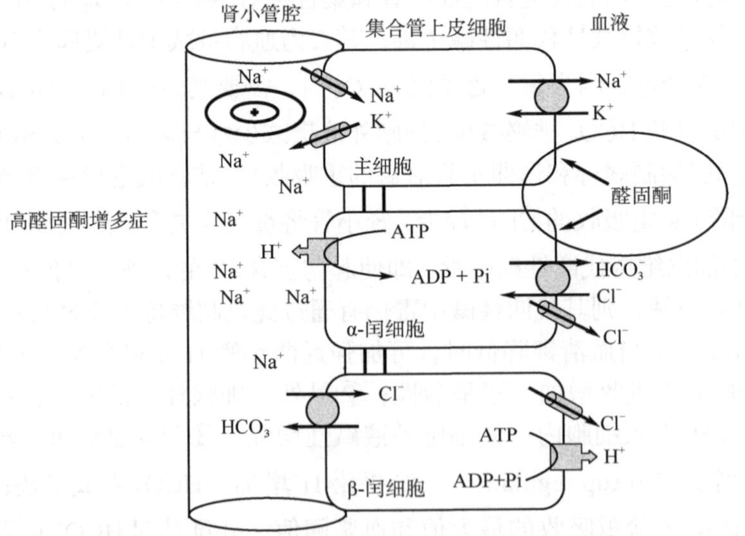

图 8-3 醛固酮增多症(原发性和继发性)在维持代谢性碱中毒中的作用

的血清HCO_3^-浓度。在代谢性碱中毒时，不仅有远曲小管和集合管，而且近曲小管和肾小球等均参与代谢性碱中毒维持因素的机制(表 8-2)。

表 8-2 代谢性碱中毒的维持

(1)近曲小管对HCO_3^-的重吸收增加	(2)远曲小管对HCO_3^-的重吸收增加
有效循环容量减少	盐皮质激素持续性过剩
低钾血症	低钾血症
$PaCO_2$增高	(3)肾小球滤过率降低

(引自：Palmer BF，et al)

三、机体的代偿调节

(一)体液缓冲系统

体液缓冲系统对碱的缓冲能力相对较小，这是因为大多数缓冲系统组成成分中，碱性成分远多于酸性成分，[HCO_3^-]为[H_2CO_3]的 20 倍，p*K*′比血液的正常 pH 明显偏位于酸性侧，这说明其对酸的缓冲能力大，而对碱的缓冲能力较小，且较有限。体液内大量的H_2CO_3与血浆中磷酸盐系统发生缓冲效应：

$$OH^- + H_2CO_3 \longrightarrow HCO_3^- + H_2O$$

$$OH^- + H_2PO_4^- \longrightarrow HPO_4^{2-} + H_2O$$

生成的HCO_3^-及HPO_4^{2-}，最后由肾调节排出。

血浆蛋白$BHCO_3$与血浆蛋白系统的缓冲效应为：

$$BHCO_3 + HPr(\text{弱酸蛋白}) \longrightarrow H_2CO_3 + BPr$$

可见，当 BPr 生成量增多时，既提高了血浆中的H_2CO_3浓度，又大量消耗了HCO_3^-，使$BHCO_3$浓度下降。由于血浆蛋白的缓冲效应及H^+的转移交换效应，使血浆中的游离钙及钾离子减少(图 8-4)。

代谢性碱中毒时，由于血 pH 升高而氧解离曲线左移，氧和血红蛋白的亲和力增加而对CO_2的亲和力降低，结果原来由血红蛋白直接携带的部分CO_2，此时则不能如数予以携带，使CO_2在血中蓄积量增加，并以此来提高$PaCO_2$。

(二)细胞内外离子交换

当细胞外液H^+减少引起代谢性碱中毒时，细胞内H^+移出到细胞外，并与细胞外液中的其他阳离子(如K^+、Na^+)进行交换，以提高细胞外液的H^+浓度，但易产生低钾血症。约有 50% OH^-通过细胞内外离子交换方式进行细胞内缓冲。

(三)肺的代偿调节

代谢性碱中毒时，当细胞外液的HCO_3^-浓度增加，H^+浓度降低，这对延髓呼吸中枢化学感受器和主动脉体等外周化学感受器刺激减弱，出现呼吸变浅变慢，肺泡通气量减少，保留较多的CO_2，从而使血中H_2CO_3浓度升高，以力求HCO_3^-/H_2CO_3比值接近正常，使血

pH 有所降低(图 8-5)。

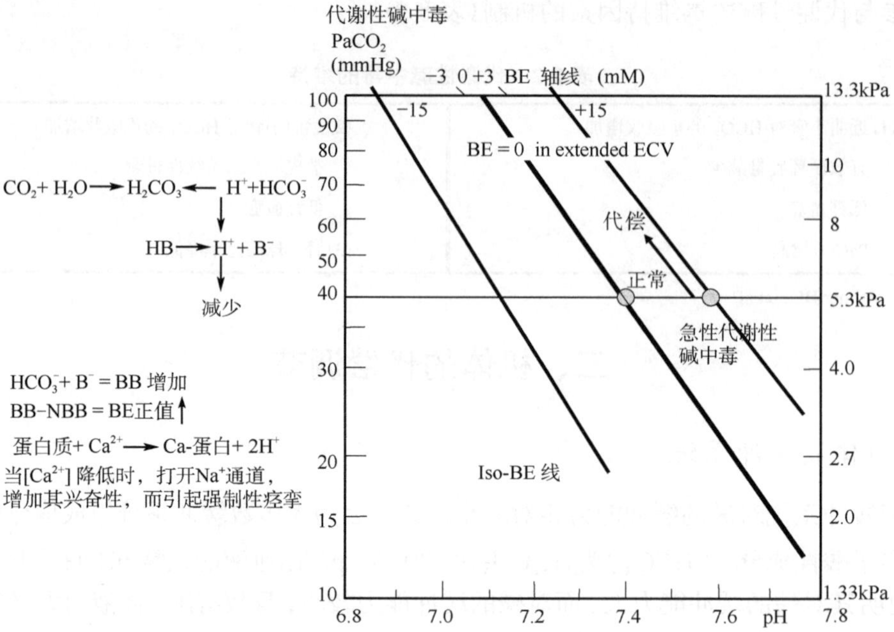

图 8-4　代谢性碱中毒的缓冲效应

BE：碱剩余；extended ECV：扩展的细胞外液；BB：缓冲碱；BB(实测缓冲碱)−NBB(正常缓冲碱)= BE 正值增加；Iso-BE：等-BE

(引自：Paulev PE)

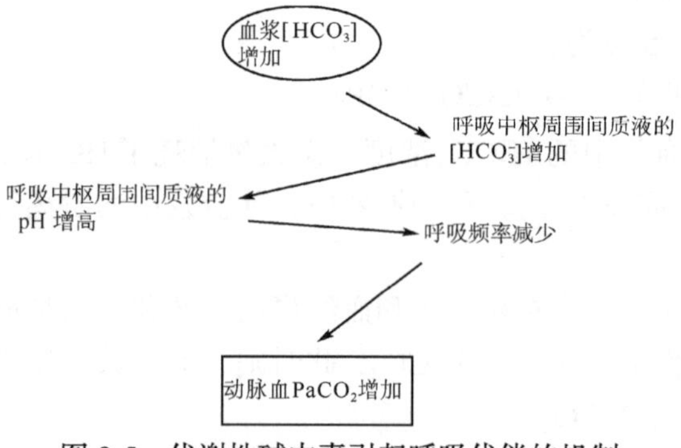

图 8-5　代谢性碱中毒引起呼吸代偿的机制

(引自：Heguilen RM)

HCO_3^- 每上升 1mmol/L 可使 $PaCO_2$ 上升 0.7mmHg。但是这种代偿有一定限度，很少能达到完全代偿，因为随着呼吸抑制而致肺泡通气量减少，不仅有 $PaCO_2$ 上升，还有 PaO_2 降低，这两者均能刺激呼吸中枢，使肺通气量增加，从而限制肺的代偿效应。因而即使严重的代谢性碱中毒，$PaCO_2$ 代偿性增高也很少能超过 55mmHg(7.33kPa)。代谢性碱中毒时，HCO_3^- 原发性升高，$PaCO_2$ 代偿性升高，其预计代偿公式为

$$PaCO_2 = 40 + (0.6\sim0.9)\times([HCO_3^-]-24)$$

$PaCO_2$ 继发性上升的代偿极限为 55mmHg(7.33kPa)。对呼吸的代偿反应是较快的，往往在数分钟即可出现(图 8-6)。12～24 小时后即达最大代偿效应。

(四) 肾的代偿调节

代谢性碱中毒时，肾代偿调节是最主要且最有效的，是代偿调节的最终保证，HCO_3^- 是唯一由肾进行调节的，但是其调节代偿作用发挥较晚，往往需要 3～5 天。代谢性碱中毒

时，血 pH 升高和血浆 H^+减少能使肾小管上皮细胞内的碳酸酐酶和谷氨酰胺酶活性降低，使 CO_2 和 H_2O 合成 H_2CO_3 的过程受抑制而减少 H^+和 HCO_3^- 的来源，结果肾小管细胞的泌 H^+减少、泌 $NH4^+$减少、可滴定酸排出减少，对 HCO_3^- 的重吸收减少而使之排出增加。此时位于皮质层集合管的 β-闰细胞通过 Cl^-- HCO_3^- 交换体向管腔内排泌 HCO_3^- 增加，而吸收 Cl^-增加，同时通过基侧膜的 H^+-ATP 酶等吸收 H^+入血增加(图 8-7)，可见这是对代谢性碱中毒最为有效的代偿。代谢性碱中毒时，一般均为碱性尿。代谢性碱中毒时，肾泌 H^+减少，H^+-Na^+交换减少，而致 K^+-Na^+交换增多，肾排 K^+增加，常使血钾降低，易引起低钾血症，说明碱中毒与低钾血症互为因果。在低钾性碱中毒和醛固酮分泌增多所致的代谢性碱中毒，因肾小管上皮细胞缺钾使 K^+-Na^+交换减少，H^+-Na^+交换增强，肾小管泌 H^+增加，尿液反而呈酸性(反常性酸性尿)，这是低钾性碱中毒的一个重要特征。

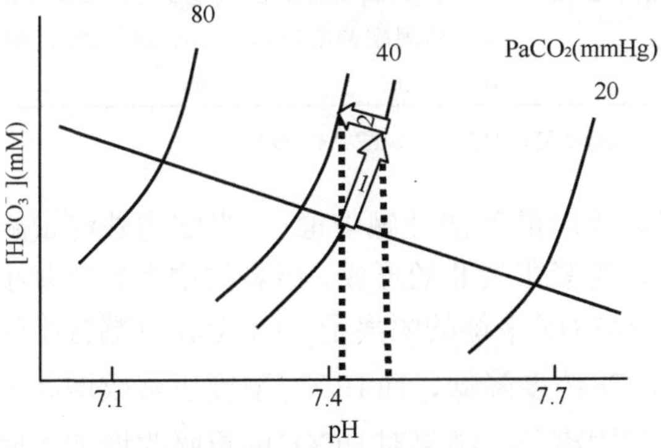

图 8-6　代谢性碱中毒时的呼吸代偿
1.代谢性碱中毒；2.代谢性碱中毒(呼吸代偿)
(引自：Kanagy NL)

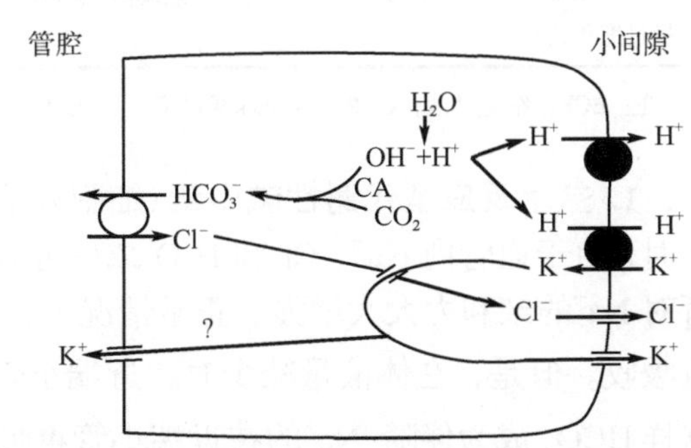

图 8-7　β-闰细胞 HCO_3^- 排泌增加的机制
●：主动转运机制(active transport mechanism)；○：被动转运体(passive transporter)；=：离子通道；CA：碳酸酐酶
(引自：Alpern RJ，et al)

持续维持的代谢性碱中毒必须存在一个或多个维持因素(有效循环容量减少、低钾血症、高碳酸血症、盐皮质激素活性升高等)以升高肾小管对碳酸氢盐重吸收的最大值和血浆阈值，并维持高于正常的血清 HCO_3^- 浓度，通过肾脏机制使之代谢性碱中毒得以持续维持。

综上所述，在代谢性碱中毒时，机体通过其酸碱调节机制可引起动脉血[HCO_3^-]的代偿适应性改变，即 HCO_3^- 每增高 1mmol/L 时其 $PaCO_2$ 大约升高 0.7mmHg，以维持其稳定状态(图 8-8)。

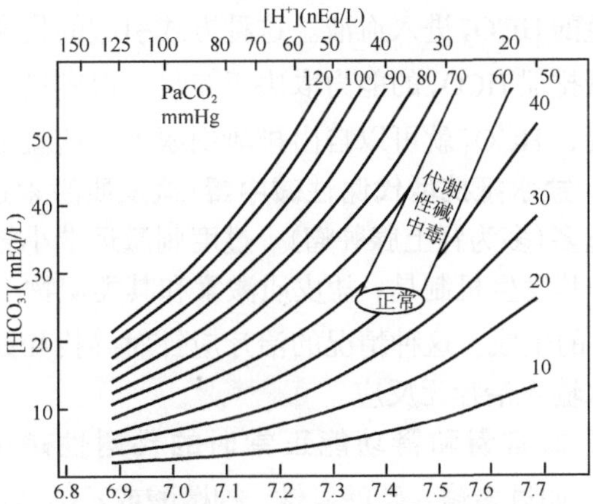

图 8-8　代谢性碱中毒时动脉血 $PaCO_2$ 的代偿适应性定量改变
(引自：Adrogue HJ，et al)

代谢性碱中毒时的肾反应按其类型不同也不相同。有以下三种形式的肾反应(表 8-3)：

表 8-3 不同类型代谢性碱中毒时肾对血清 HCO_3^- 的调节反应

类型	肾小球	近端小管	近端小管和远端小管	净作用
HCO_3^- 的大量、急性负荷(血容量)正常	血清 HCO_3^- 高于正常，HCO_3^- 滤过增多	血清 pH 和[HCO_3^-]增高抑制 HCO_3^- 重吸收	血清 pH 和[HCO_3^-]增高抑制新的 HCO_3^- 生成	大量 HCO_3^- 排泄到尿中
盐水反应型(ECF 减少)	GFR 减少导致 HCO_3^- 滤过减少收入血，H^+ 排泄到尿中	尽管血[HCO_3^-]已经增高，血管紧张素Ⅱ刺激 H^+-Na^+ 交换导致 HCO_3^- 净重吸收	醛固酮刺激 HCO_3^- 生成，$NaHCO_3$ 吸收入血，H^+ 排泄到尿中	尿中 HCO_3^- 和 Cl^- 非常少
盐水抵抗型(盐皮质激素增多伴容量过度负荷)	HCO_3^- 滤过的负荷正常	尽管血[HCO_3^-]已经增高，醛固酮刺激 HCO_3^- 重吸收	尽管血[HCO_3^-]已经增高，醛固酮刺激新的 HCO_3^- 生成	尽管血清[HCO_3^-]增高，尿[HCO_3^-]仍低

注：ECF，细胞外液；GFR，肾小球滤过率；[HCO_3^-]，碳酸氢盐浓度；HCO_3^-，碳酸氢盐(根)。

1. 盐水反应型代谢性碱中毒(细胞外液量减少时的代谢性碱中毒) 当细胞外液量减少时，由于血管内 Na^+、Cl^-和 H_2O 减少可刺激血管紧张素Ⅱ的形成，后者的增多导致肾小管对 Na^+的亲和力大大增强。正常情况下，作为与 Na^+平衡的阴离子，Cl^-会在近端肾小管重吸收。但是，在体液量减少时，近端小管的 Cl^-浓度降低，而 HCO_3^- 浓度正常或增高，这样 HCO_3^- 成为伴随 Na^+的在近端小管重吸收的阴离子，结果对 HCO_3^- 的重吸收增加而使 pH 升高。维持血容量正常的力量(Na^+的重吸收)超过了维持 pH 在正常范围的力量(排出 HCO_3^-)。远端小管对代谢性碱中毒的维持也有一定的作用，特别是在使用袢利尿剂引起血容量减少时。血容量减少可致肾素和醛固酮增加。醛固酮不仅刺激 K^+-Na^+交换增多，而且也可促进生成 HCO_3^- 和 H^+，这就使 Na^+重吸收又多了一个渠道。Na^+伴随着由远端小管细胞产生的 HCO_3^- 进入血液。这种方式引起的代谢性碱中毒被称为浓缩性碱中毒。应当记住的是肾排泄 HCO_3^- 的能力取决于充足的血容量 Na^+和 Cl^-。一旦 Cl^-增多，就可以与 Na^+吸收平衡，HCO_3^- 就可以自由排泄到尿中，这就是治疗代谢性碱中毒的重要病理生理基础。

2. 盐水抵抗型代谢性碱中毒(盐皮质激素过多时的代谢性碱中毒) 当原发性盐皮质激素过多(多为肾上腺肿瘤)、过度刺激远端小管重吸收 Na^+和排泌 H^+时，可发生代谢性碱中毒。其发生机制是：盐皮质激素和其类似物不仅使远端小管 K^+-Na^+交换增多，而且刺激 HCO_3^- 的生成。这种情况的治疗应针对寻找和处理醛固酮及其他皮质激素的来源。显然，对盐水输入治疗无反应。

3. 血容量和肾功能正常时的代谢性碱中毒 几乎不出现肾脏反应：在净获取 HCO_3^-(如过多输入碳酸氢钠、枸橼酸或乙酸盐或乳酸盐等)时，会使 HCO_3^- 一开始就升高。这种情况下，肾通过肾小管细胞停止生成和重吸收 HCO_3^-，多余的 HCO_3^- 由尿排出。通过这种机制，肾有强大的能力从体内排出大量的 HCO_3^-。只要细胞外液量不减少，HCO_3^- 就将持续保持正常水平。尽管出现 HCO_3^- 过量摄入，只要患者血容量和肾功能正常，明显的代谢性碱中毒就很难形成和维持。

第三节 对机体各系统的影响

机体对碱中毒的耐受能力比酸中毒低。据临床研究报道，严重碱中毒患者，当动脉血 pH＞7.55 时，病死率可达 45%，血 pH＞7.65 时其病死率高达 80%。代谢性碱中毒对机体最严重的危害性影响是碱中毒性癫痫发作、昏迷和恶性室性心律失常及严重组织缺氧等。

一、对中枢神经系统的影响

严重代谢性碱中毒可出现烦躁不安、精神错乱、谵妄、癫痫、昏迷等中枢神经系统兴奋性增高表现，其中碱中毒性癫痫发作有时可危及生命。其机制可能为：①γ-氨基丁酸生成减少。γ-氨基丁酸是中枢神经系统的一种起抑制作用的物质。代谢性碱中毒时，由于血 pH 增高而谷氨酸脱羧酶活性降低，使 γ-氨基丁酸生成减少；同时 γ-氨基丁酸转氨酶活性增高，使 γ-氨基丁酸分解增加。其结果是对中枢神经系统的抑制减弱而出现中枢神经系统的兴奋症状。②脑组织细胞缺氧。代谢性碱中毒 pH 大于 7.55 时，可引起脑血管痉挛收缩，脑血流量减少，甚至发生脑水肿。③合并碱中毒时氧解离曲线左移，血红蛋白和氧亲和力增高，在脑组织内不易释放 O_2 与呼吸被抑制而导致脑组织缺氧加重，特别是脑神经细胞对缺氧更为敏感，严重者可出现不可逆性脑损害。④血 pH 增高使血中游离钙减少，不仅引起周围神经、肌肉的兴奋性增强，而且对中枢神经系统的兴奋性增高，使病情复杂化，甚至发生惊厥等，结果使缺氧加重。

二、对神经肌肉系统的影响

代谢性碱中毒时，常有神经肌肉的应激性增高、手足搐搦、肌肉张力增强、肌腱反射亢进、面部和四肢肌肉抽动等。这与血 pH 增高时血 Ca^{2+}浓度降低有关。神经肌肉的兴奋性与血离子浓度的关系可用下式表示：

$$\text{神经肌肉的应激性} \propto \frac{[Na^+]+[K^+]+[HCO_3^-]}{[Ca^{2+}]+[Mg^{2+}]+[H^+]}$$

此外，γ-氨基丁酸含量减少可能也起着一定作用。

三、对心血管系统的影响

一般来说，代谢性碱中毒比酸中毒引起心律失常的几率要小。严重的代谢性碱中毒可引起心动过速、心律失常和心电图改变。血 pH＞7.6 时，可引起恶性室性心律失常（malignant ventricular arrhythmias）。在代谢性碱中毒时发生心律失常多与血清 K^+浓度降低有关。血钾降低对心脏激动形成有兴奋作用，并且使心肌细胞的膜静止电位发生降低，使心肌兴奋性增高（increased cardiac irritability）而引起各种心律失常，包括房性或室性期前收缩、阵发性房性和交界区心动过速、房性阻滞，严重者可发生室性心动过速和心室纤颤。代谢性碱中毒也可增加洋地黄类的毒性。碱中毒可引起冠状动脉痉挛，可引起心肌缺血。在轻度或中度碱中毒时，可使心脏收缩性增加。

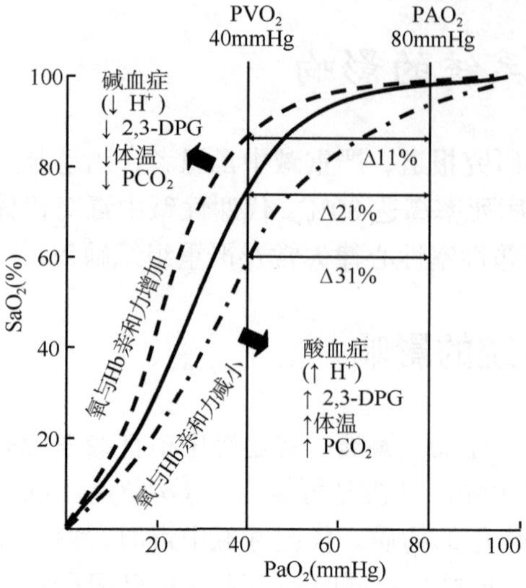

图 8-9 血红蛋白氧解离曲线(oxyhemoglobin dissociation curve)

(引自：Narins RG，et al)

四、对呼吸系统的影响

在代谢性碱中毒时，由于细胞外液 HCO_3^- 浓度增高而血 pH 上升，继而肺参与其代偿过程，呼吸中枢受抑制，呼吸变浅而慢，血中 CO_2 分压相继升高以提高 [H_2CO_3]，使 [HCO_3^-]/[H_2CO_3] 比值接近或恢复正常。但是这种代偿性低通气(compensatory hypoventilation)可引起继发性肺膨胀不全(secondary atelectasis)，导致通气/血流不匹配(V_A/Q mismatch)而血氧降低。代谢性碱中毒 pH 上升，通过 Bohr 效应氧解离曲线左移，氧与血红蛋白的亲和力增加，在组织间氧合血红蛋白不易释放出氧，使机体各组织缺氧加重。这种缺氧不能通过单纯吸氧方法得到缓解。氧解离曲线左移的机制除了 pH 通过 Bohr 效应以外，还与血 pH 增高使细胞中 2,3-二磷酸甘油酸(2,3-DPG)生成减少有关(图 8-9)。

第四节 临床表现、动脉血气及酸碱与电解质改变的特点

一、代谢性碱中毒的临床表现

最常见的临床症状是由于代谢性碱中毒而使 pH 升高致血浆游离钙减少引起的一系列症状和低钾、低镁、低氯和血容量不足等(表 8-4)。

表 8-4 严重代谢性碱中毒的主要系统损害

心血管系统	呼吸系统	代谢系统	脑/神经系统
小动脉收缩	低通气和伴随的高碳酸血症，低氧血症	刺激无氧糖酵解和有机酸产生	脑血流量减少
冠状动脉血流量减低		低钾血症	神经肌肉兴奋性增高，甚至癫痫发作、意识障碍
心绞痛阈值减低		低钙血症	
难控制的室上性和室性心律失常			
低镁合金低磷血症			

(引自：Luke RG，et al)(编者稍加修改)

轻度代谢性碱中毒患者的临床症状常不明显，只是轻度头痛、头晕、恶心或食欲不振等一般症状。根据代谢性碱中毒的程度不同，可出现不等程度的症状。

(一)神经肌肉等症状

神经肌肉兴奋性增高症状的主要表现为手、足、颜面麻木，四肢肌肉及面部肌肉小颤动或强直，有时肌肉神经呈针刺样痛、手足搐搦，甚至全身抽搐。检查时腱反射亢进，缺钙弹指试验(Chvostek)及缺钙束臂试验(Trousseau)阳性。精神多兴奋，主要表现为躁动、多语、幻觉、动作离奇、谵妄，甚至癫痫发作、意识障碍、昏迷等。伴低血钾时，肌肉无力或麻痹(软瘫)、肠梗阻和多尿等。

(二)肺部症状

呼吸浅弱而慢，肺泡通气量减少，严重时可出现潮式呼吸或间停呼吸。常伴有组织缺氧症状，这种缺氧是由于碱中毒引起血红蛋白氧解离曲线左移而致氧与血红蛋白的亲和力增加引起的，所以常不伴发绀。

(三)心血管系统症状

常发生心动过速，有时心律失常，在胸前区似心绞痛发作。周围血管收缩，颜面皮肤常变苍白。心电图示 T 波低平或倒置，有时出现 U 波或心律失常，严重代谢性碱中毒(pH＞7.6)时，可出现恶性室性心律失常。在临床上出现低氯性盐水反应型碱中毒时，因细胞外液容量减少而脱水，严重时可发生周围循环衰竭。

(四)泌尿系统症状

细胞外液容量的减少是慢性代谢性碱中毒常见的并发症，并被认为是代谢性碱中毒持续的直接原因，因此得名为“收缩性碱中毒”。细胞外液容量减少不仅参与急性期代谢性碱中毒的发生，而且又在代谢性碱中毒中并发。其主要机制有：①在低氯性碱中毒时尿浓缩能力受损；②代谢性碱中毒时，通过 Na^+-H^+交换的缓冲作用使 Na^+从细胞外进入细胞内，从而使细胞外液容量下降；③代谢性碱中毒可发生小动脉收缩作用，也可使循环血容量减少。

二、盐水反应型代谢性碱中毒与盐水抵抗型代谢性碱中毒的临床特点

盐皮质激素活动亢进相关的盐水抵抗型代谢性碱中毒，较难与低血氯引起的盐水反应型代谢性碱中毒区别。通常盐水反应型代谢性碱中毒时，细胞外液容量减少，并且尿中氯离子浓度很低，小于 20mmol/L，因所有 Cl^-均与 Na^+一起重吸收，并由于 Cl^-减少而加强的 H^+-Na^+交换和 K^+-Na^+交换可因输入氯化钠溶液而被纠正。在代谢性碱中毒中，低氯性碱中毒是最常见的代谢性碱中毒形式。低氯性碱中毒可以被分为发生、维持和纠正等三期。在维持期的显著特点是低尿氯或尿中无氯离子，除非同时使用了利尿剂或严重低钾血症影响肾小管功能，导致肾保氯功能下降。但是盐皮质激素过多(如肾上腺皮质肿瘤或增生、分泌 ACTH 的肿瘤、原发性醛固酮增多症、肾小球旁器增生等)引起的盐水抵抗型代谢性碱中毒，常伴有细胞外液容量增多，导致近曲小管对 Na^+与 Cl^-重吸收受到抑制。在盐皮质激素活动亢进的影响下，一些逃逸近曲小管重吸收的 Na^+，在远曲小管被重吸收，但是未

被近曲小管重吸收的 Cl^-将排泄于尿中而尿液中 Cl^-浓度常超过 20mmol/L。这是因为盐皮质激素能增加远曲小管 H^+-Na^+交换和 K^+-Na^+交换，使 Na^+的重吸收增加，但因伴有 H^+和 K^+的排出相应增多而不需伴 Na^+重吸收的 Cl^-，故尿中排出 Cl^-增加。这种碱中毒以不能单纯输入氯化钠溶液而得到纠正为其特点。

三、动脉血气特点与电解质改变

（一）动脉血气改变

1. 动脉血气特点

(1) HCO_3^-原发性升高，＞27mmol/L。

(2) $PaCO_2$代偿性升高，＞40mmHg (5.33kPa)。

其常用预计代偿公式为

$$PaCO_2 = 40 + (0.7 \times \Delta[HCO_3^-]) \pm 5$$

或

$$PaCO_2 = 40 + 0.7 \times ([HCO_3^-] - 24) \pm 5$$

即 $[HCO_3^-]$每增加 10mmol/L，则 $PaCO_2$增高 7mmHg，其代偿极限为 $PaCO_2$ 55mmHg (7.33kPa)。

在临床上也可以使用以下公式简便计算其完全代偿值：

$$PaCO_2(mmHg) = 0.9 \times [HCO_3^-](mmol/L) + 9 \pm 2$$

(3) pH＞7.45 (失代偿)，pH＝ 正常 (代偿)。

(4) BE：正值增大。

2. 代谢性碱中毒的预计代偿公式 见表 8-5。

表 8-5 代谢性碱中毒的预计代偿公式

预计代偿公式	代偿极限 (mmHg)
(1) $PaCO_2(mmHg) = 40 + 0.7 \times ([HCO_3^-] - 24) \pm 5$	$PaCO_2 = 55$
(2) $PaCO_2(mmHg) = 0.95 \times [HCO_3^-] + 15$	$PaCO_2 = 55$
(3) $PaCO_2(mmHg) = 40 + (0.6 \times \Delta[HCO_3^-]) \pm 4$	$PaCO_2 = 55$

(引自：Preston RA，Rose BD，et al；Kulpmann W R，et al；Concept by Baker Ⅲ HA)

（二）电解质改变

代谢性碱中毒典型的电解质改变包括低钾血症、低氯血症、低钙血症和有时可有的低镁血症等。

1. 血钾改变 代谢性碱中毒时，往往伴有血钾降低。血 pH 每上升 0.1 时，血钾可降低 0.6mmol/L。

2. 血氯改变 代谢性碱中毒时，由于原发性 HCO_3^-浓度增加而血氯离子势必降低。这是因为遵循电中和定律，阴离子与阳离子数应相等的原理。

3. 血钙改变 血 pH 升高时，可促进钙离子与血浆蛋白在碱性环境中生成结合钙，而使游离钙离子减少。通常，血 pH 每升高 0.1，则血清钙离子浓度下降 0.05mmol/L。

第五节 诊断要点

一、原发疾病与临床表现及血气特点和预计代偿值

积极寻找代谢性碱中毒的原发疾病和诱发因素，特别是丢 H^+或碱过度负荷或引起盐皮质激素分泌亢进等病因，包括低钾、低氯血症等可能原因，确诊依赖于血气分析及血、尿生物化学检查资料，只要有原发性[HCO_3^-]升高，高于 27mmol/L，血 pH 增高，高于 7.45（或[H^+]＜35nmol/L）即可诊断为代谢性碱中毒（失代偿性）。如果完全代偿，血 pH 可以正常。代谢性碱中毒时，[HCO_3^-]每上升 10mmol/L，则可使 $PaCO_2$ 上升 6～9mmHg。呼吸代偿的最高限值为 $PaCO_2$ = 55mmHg，$PaCO_2$ 超过 60mmHg 时则提示代谢性碱中毒合并呼吸性酸中毒。在诊断过程中，根据 $PaCO_2$ 的升高或降低，不仅对是否伴有呼吸代偿充分或未充分，而且对判断是否合并其他酸碱紊乱也具有重要意义。常用的预计代偿公式为

$$PaCO_2 = 40 + 0.7 \times ([HCO_3^-] - 24) \pm 5$$

如果患者实测 $PaCO_2$ 值在预计代偿值范围内为单纯性代谢性酸中毒；若其实测 $PaCO_2$ 值大于预计代偿值的高值，则应考虑合并有呼吸性酸中毒；相反，若实测 $PaCO_2$ 小于预计代偿值的低值，则应考虑合并呼吸性碱中毒。

二、使用酸碱列线图诊断

如果患者的[HCO_3^-]与 $PaCO_2$ 相交点落于代谢性碱中毒代偿带内，即代谢性碱中毒。如果其相交点落于其可信带之上或之下，可能为代谢性碱中毒合并其他酸碱失衡。

举例：男，25 岁，幽门梗阻引起严重恶心呕吐。急查动脉血气分析示，血 pH 为 7.52，$PaCO_2$ 为 48mmHg，[HCO_3^-]为 37mmol/L。使用酸碱列线图分析，患者[HCO_3^-] 37mmol/L 与 $PaCO_2$ 48mmHg 相交点正好位于代谢性碱中毒带内（图 8-10 之代谢性碱中毒带中 X 处），故提示该患者为单纯性代谢性碱中毒。

三、盐水反应型代谢性碱中毒与盐水抵抗型代谢性碱中毒的鉴别要点

尿液氯离子测定对代谢性碱中毒的病因诊断具有十分重要的意义。尿液氯离子测定在鉴别盐水反应型代谢性碱中毒与盐水抵抗型代谢性碱中毒方面相当重要。前者主要特点之一就是尿液氯离子浓度小于 20mmol/L，后者为尿液氯离子浓度增加，常大于 20mmol/L。其鉴别要点概括于表 8-6。

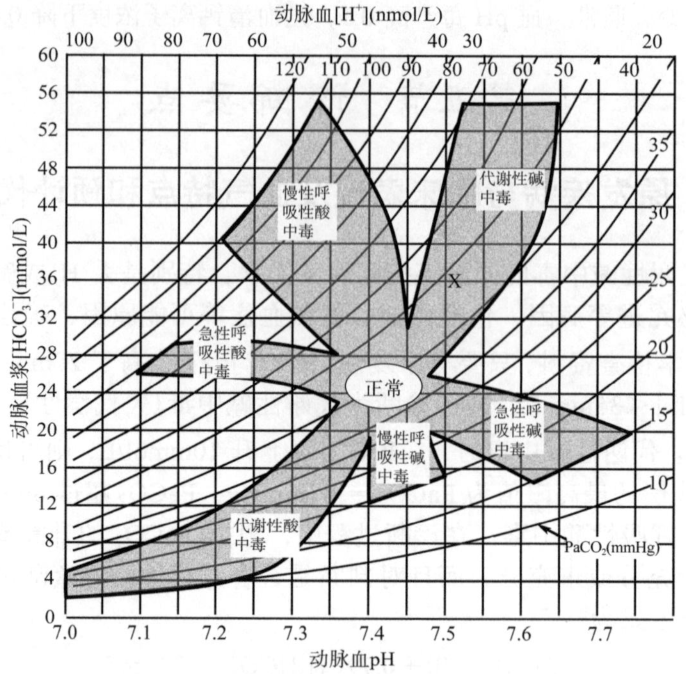

图 8-10　酸碱列线图（acid-base nomogram）

以 pH 和［HCO_3^-］为 *XY* 轴的图解

（引自：Cogen MG，Rector Jr FC）

表 8-6　盐水反应型代谢性碱中毒与盐水抵抗型代谢性碱中毒的鉴别要点

鉴别要点	盐水反应型代谢性碱中毒	盐水抵抗型代谢性碱中毒
细胞外液量	减少	增加
尿氯离子浓度	低（<20mmol/L）	高或正常（>20mmol/L）
输入氯化钠溶液	能纠正	不能纠正

其鉴别诊断步骤概括于图 8-11。

四、矫正的 HCO_3^- 或碳酸氢盐间隙或 delta 比值对代谢性碱中毒的诊断意义

如果患者有高 AG 型代谢性酸中毒，可选以下几种公式中任意一种，这对确认是否存在高 AG 型代谢性酸中毒掩盖的代谢性碱中毒具有重要意义。

1. 计算"矫正的 HCO_3^-"　根据矫正的 HCO_3^- 公式［矫正 HCO_3^-=实测 HCO_3^-+（AG－12）］计算，若矫正 HCO_3^- >24mmol/L，则提示高 AG 型代谢性酸中毒合并代谢性碱中毒。

2. 计算碳酸氢盐间隙　按碳酸氢盐间隙公式［（AG－12）－（24－HXO_3^-）］计算，若碳酸氢盐间隙>6mmol/L，则提示高 AG 型代谢性酸中毒合并代谢性碱中毒。

3. 计算 delta 比值　按 delta 比值公式［（AG－10）÷（24－HCO_3^-）］计算，若 delta 比值>2.0，则提示高 AG 型代谢性酸中毒合并有代谢性碱中毒。

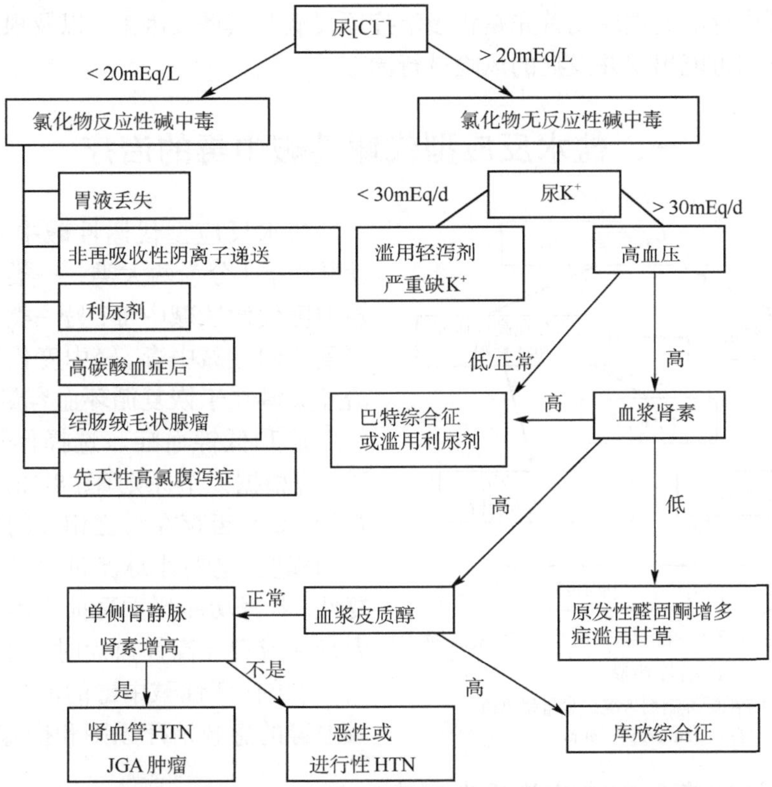

图 8-11　尿液氯离子测定对代谢性碱中毒原因疾病的鉴别诊断步骤示意图

HTN：高血压；JGA：近肾小球装置(juxtaglomerular apparatus)

(引自：DuBose TD，Jr)

第六节　治　　疗

代谢性碱中毒治疗要点：

(1) 盐水反应型代谢性碱中毒的治疗

1) 轻中度代谢性碱中毒(pH<7.6)的治疗关键在于恢复循环血容量，纠正相关的低氯血症和低钾血症。

2) 严重代谢性碱中毒(pH>7.6)的主要治疗原则为：首选的步骤是将控制 $PaCO_2$ 作为紧急干预措施；一旦情况好转，通过中心静脉输注 0.1mol/L 的 HCl 溶液；投给盐酸精氨酸和乙酰唑胺及考虑实施血液透析治疗等一系列治疗措施。

(2) 盐水抵抗型代谢性碱中毒的治疗

1) 其治疗应针对寻找醛固酮及其他盐皮质激素的来源。对肾上腺增生引起的原发性醛固酮增多症患者和继发性醛固酮分泌过多的患者可使用醛固酮活动的直接拮抗剂——螺内酯(安体舒通)(spironolactone)，这是一种治疗选择。

2) 若伴严重低钾血症时，矫正其低钾血症是治疗关键。

3) 对醛固酮腺瘤(APA)患者较合理的治疗是去除盐皮质类激素活动的源泉，即切除腺瘤。

代谢性碱中毒的处理原则首先是积极治疗原发病及其诱发因素，以及根据代谢性碱中毒的严重程度和可能出现并发症的风险进行治疗。

一、盐水反应型代谢性碱中毒的治疗

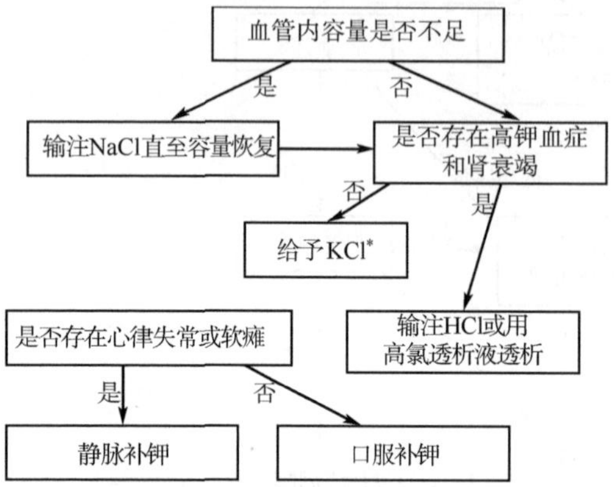

图 8-12　选择适当方式纠正盐水反应型代谢性碱中毒治疗步骤

*可以加用碳酸酐抑制剂来解决容量超负荷

（引自：Gennari FJ，et al）

盐水反应型代谢性碱中毒的治疗根据动脉血 pH 分为两大类：一类是 pH<7.6 的轻中度代谢性碱中毒；另一类是 pH>7.6 的严重代谢性碱中毒。轻中度代谢性碱中毒的治疗关键在于恢复循环血容量，纠正相关低氯血症和低钾血症。选择伴随补充的电解质，应根据以下原则（图 8-12）：①细胞外液容量；②是否存在与之相关的低钾或低氯血症和程度；③肾小球滤过率受抑制程度和可复性。若肾功能严重受损或难治性充血性心力衰竭或存在高钾血症时，则不能补充钾和钠。严重代谢性碱中毒的治疗见严重代谢性碱中毒的急救治疗原则和措施（下述）。

（一）积极治疗原发病及其诱发因素

积极治疗引起代谢性碱中毒的原发病、去除引起代谢性碱中毒的始发因素和维持因素具有重要意义。合理使用失钾、失氯性利尿剂或天然甘草等。若为严重呕吐/胃管引流丧失胃液所致的代谢性碱中毒，则重在补充等渗盐水或葡萄糖盐水。有器质性幽门梗阻或高位肠梗阻者多伴有血容量不足、低血钾与低血氯，应积极补充血容量和纠正低钾与低氯等治疗。在代谢性酸中毒的纠酸治疗过程中，应避免使用过量碱性药物，或治疗呼吸性酸中毒时，也应避免过度的机械通气等，这些都是防治代谢性碱中毒的重要措施。胃引流或经肾过多丢失[H^+]引起的代谢性碱中毒患者应停用利尿剂，并投给 H_2 受体阻滞剂，后者系 H^+，K^+-ATP 酶抑制剂，有一定的好处。

（二）轻中度代谢性碱中毒

轻中度代谢性碱中毒是指动脉血 pH<7.6。其主要以治疗原发病和恢复循环血容量，并纠正相关低氯血症和低钾血症，注意定期复查血气分析。对于轻度代谢性碱中毒患者，如果无特殊不适症状，通常不需要治疗。

1. 以等张（0.9%）或半张（0.45%）盐水来补充细胞外液容量　在临床中最常见的情况是细胞外液容量减少和低氯血症同时存在。补充含氯离子溶液是治疗细胞外液容量减少和过多丢失含氯离子体液相关的盐水反应型代谢性碱中毒患者的重要措施。因为这种生理盐水治疗可以恢复有效细胞外液容量，以减轻因血容量减少导致的盐皮质激素活动继发性亢进。另外，生理盐水中氯离子含量比血浆高 40～50mmol，并且氯离子不易进入细胞内，而钠离子较易进入细胞内，同时带HCO_3^-入细胞内，故生理盐水具有增加细胞外氯离子而降低细胞外HCO_3^-浓度的效果，因此它可改善代谢性碱中毒。生理盐水静脉滴注是伴有细胞外液容量减少的盐水反应型代谢性碱中毒治疗的一种有效措施。输注生理盐水后，肾小管腔中Na^+浓度增加，因缺乏与之交换的H^+而使肾小管细胞的泌K^+功能加强，以排泌更多的K^+与Na^+进行交换而有引起或加重低钾血症的可能性，因此，在临床上应予以注意。对于合并心力衰竭和重度肺损伤的患者，应避免过多的输入氯化钠溶液。必要时可用下式计算：

$$\text{氯离子缺乏量(mmol)} = 0.27 \times \text{体重(kg)} \times (100 - Cl^-\text{浓度})$$

$$\text{生理盐水需要量(L)} = \text{氯离子缺乏量(mmol)}/154$$

通常，用等张(0.9%)或半张(0.45%)盐水来补充细胞外液容量。

2. 氯化钾治疗 补钾是低钾性碱中毒的首选治疗，补钾时常用氯化钾。既可补充K^+，又可补Cl^-，前者能促进替补H^+自细胞内移出，后者尚能加速肾对HCO_3^-的排出，以改善代谢性碱中毒。补钾时应遵循一般输液原则，即“见尿给钾、多尿多补、少尿少补、无尿不补”。先纠正低血容量，待尿量不少于500ml/d时，才能补钾。对于肾功能不全进展期合并少尿或无尿或高血钾的患者，禁忌补钾。

轻症可口服氯化钾，每次1～2g，每日3～4次。中重度低钾血症时，可以通过静脉滴注方式补充，但必须注意滴注速度与剂量，以及液体负荷量、尿量等。补钾量取决于缺钾程度。必要时可按下式计算：

$$\text{氯化钾(g)} = [4.5 - \text{血}K^+\text{测定值(mmol/L)}] \times \text{体重(kg)} \times 0.4/13.4$$

1g氯化钾溶液含K^+ 13.4mmol。大部分K^+存在于细胞内，故补充的容量为细胞外液的1倍，即40%或0.4。补充规定速度通常为每小时滴注0.75g。补钾速度不要过快，因静脉输入的K^+需经15小时，细胞内外才能达到平衡。补钾不能操之过急。

3. 氯化铵治疗 氯化铵能使血浆HCO_3^-含量减少和H_2CO_3含量增加。或当$NH4^+$在肝内与CO_2合成尿素时，放出H^+，故两者均可酸化体液，以纠正碱中毒。

$$2NH_4Cl + 2HCO_3^- \longrightarrow (NH_2)_2CO + H_2CO_3 + 2Cl^- + 2H_2O$$

$$2NH4^+ + CO_2 \longrightarrow (NH_2)_2CO + 2H^+ + H_2O$$

轻症可口服氯化铵，每次1～2g，每日3次。必要时，可按下列公式计算：

$$Cl^-(\text{mmol}) = (85 - \text{测得血}Cl^-) \times \text{体重(kg)} \times 20\%$$

85为正常血氯值(mmol)，体重(kg)的20%为细胞外液。氯化铵1g含氯和氨各为19mmol。按上述公式计算后，将所需补充，先将计算氯量的1/2量加入于5%～10%葡萄糖溶液并稀释成0.9%等渗氯化铵溶液，缓慢静脉滴注。由于氯化铵中含氨，并且直接进入体循环中，故肝功能严重损害、右心衰竭与肾功能不全患者不宜使用。

二、严重代谢性碱中毒的急救治疗原则和措施

严重代谢性碱中毒是指动脉血pH＞7.6，或$[HCO_3^-]$＞40mmol/L，此时可引起潜在的生命威胁(potentially life-threatening)，并且由于心脑等重要器官的广泛动脉血管收缩引起灌注减少可导致碱中毒性癫痫发作、严重心绞痛或恶性室性心律失常等。若血pH＞7.65，

其病死率高达 80%。对这些患者应实施急救措施，虽然历来提倡应用稀盐酸或同类物（如盐酸精氨酸或氯化铵）等来纠正代谢性碱中毒，但是不提倡单独采用这种方法，原因是所有这些药物应用后都可能出现潜在的并发症，如稀盐酸可造成溶血和组织坏死，氯化铵有氨的毒性等，然而更重要的是这些药物不能单独迅速地阻止或治疗危及生命的并发症。因此，建议其主要治疗原则为：首选的步骤是将控制 $PaCO_2$ 作为紧急干预措施；一旦情况好转，通过中心静脉输注 0.1mol/L 的 HCl 溶液；投给盐酸精氨酸和乙酰唑胺及考虑实施血液透析治疗等一系列治疗措施。当然也不可忘记代谢性碱中毒的恢复循环血量和纠正相关的低钾血症等基本治疗措施。

1. 控制 $PaCO_2$ 作为紧急干预措施　控制 $PaCO_2$ 主要通过控制低通气来迅速降低机体 pH，包括气管插管、镇静药物及使用呼吸机控制低通气[有时吸入 CO_2 和（或）吸入 O_2 防止缺氧等]等治疗，这些紧急措施是基于代谢性碱中毒的呼吸代偿原理，控制其通气以增加 $PaCO_2$ 水平，尽量维持 HCO_3^-/H_2CO_3 的比值趋于正常，使血 pH 有所下降，这将有助于挽救生命。

2. 稀盐酸溶液　严重代谢性碱中毒（动脉血 pH＞7.55～7.60）并伴有细胞外液量过负荷或肾衰竭或存在补钠、钾禁忌证时，为了急救可使用 0.1N（mol/L）稀盐酸溶液通过中心静脉缓慢滴入。HCl 可缓冲体内的碱（HCO_3^-）后生成 NaCl。可用下式表示：

$$HCl + NaHCO_3 \longrightarrow NaCl + H_2CO_3 \longrightarrow CO_2 + H_2O$$

所需的盐酸量实际上等于机体体液中 HCO_3^- 剩余量（HCO_3^- excess），可用以下公式计算：

$$\text{盐酸(HCl)(mmol)} = ([HCO_3^-] - 24) \times 0.5 \times \text{体重(kg)} \quad (1)$$

式中，0.5 指碳酸氢盐（HCO_3^-）分布容积是体重（kg）的 50%，24 为血浆正常的 HCO_3^- 含量（mmol/L）。

根据上式计算 HCO_3^- 剩余量，再计算其等渗（0.1mol/L）盐酸溶液量（ml），后者的公式为

$$\text{需要的等渗盐酸溶液(ml)} = [(HCO_3^- - 24) \times \text{体重} \times 0.5 \times 1000]/150 \quad (2)$$

或

$$\text{需要的等渗盐酸溶液(ml)} = (HCO_3^- - 24) \times \text{体重} \times 3 \quad (3)$$

配制等渗（0.1mol/L）盐酸溶液的方法：37%盐酸等于 12M（12mol），盐酸的相对分子质量为 36.5。12mol×36.5＝438g/L＝438mg/ml。配制 0.1mol（0.1M＝0.1N）盐酸时，0.1M×36.5＝3.65g/L＝3650mg，∴3650mg÷438mg/ml＝8.33ml。即取 37%盐酸 8.3ml，用生理盐水或 5%葡萄糖液 1000ml 稀释即成 0.1N 盐酸溶液（100mmol/L）。通常 H^+ 每增加 100mmol/L，可降低血 HCO_3^- 7mmol/L。

先给上述计算量的 1/2 量。通过中心静脉经 8～12 小时慢速滴入，复查血气分析，必要时在第二天再给另 1/2 量。使用稀盐酸治疗时，有时可引起血管内溶血现象和组织坏死。输注盐酸时，必须注意以下几个问题：①务必选用中心静脉输入，切忌通过周围静脉滴入，以免局部组织坏死；②盐酸必须用生理盐水或 5%葡萄糖溶液或注射用水稀释成 0.1N（0.1M）浓度的稀盐酸，切忌高浓度盐酸直接输入；③滴入速度要缓慢，小心翼翼地进行输注［＜0.2mmol/（kg·h）］，通常将所需 HCl 计算量的 1/2 量，经至少 8～12 小时缓慢输注；④反复监测血气和电解质浓度，若动脉血 pH＜7.6，并且患者无危险性症状时，应停止输注盐酸；⑤患者最好在重症监护病房（室）治疗，需要密切监测 pH、$PaCO_2$

和电解质等。

举例：严重代谢性碱中毒患者体重 55kg，血气分析结果为：pH 7.62，HCO_3^- 40mmol/L，计算等渗（0.1N）HCl 的需要量。

可按上述公式（3）计算：

$$0.1N\ 盐酸(ml)=(40-24)\times55\times3=2640ml$$

先给其计算量的 1/2 量，即 0.1N 盐酸 1320ml，通过中心静脉经 8～12 小时缓慢滴入即可。

3. 盐酸精氨酸　因含有盐酸既可直接补充 H^+，又可补充 Cl^-，可有效纠正低氯性代谢性碱中毒。每次以 20g 盐酸精氨酸加入 5%葡萄糖溶液 500ml 中静脉滴注，每日 1～2 次。必要时，按以下公式计算：

$$盐酸精氨酸(g)=(HCO_3^-实测值-24)\times体重(kg)\times0.2/4.8$$

1g 盐酸精氨酸含 H^+及 Cl^-各 4.8mmol，20g 盐酸精氨酸可提供约 100mmol 盐酸，HCO_3^-大部分在细胞外液，细胞外液约占体重的 20%。精氨酸为肝鸟氨酸循环中的一个重要氨基酸，它能催化尿素合成，并尽快移除 NH_3 及 CO_2，所以对伴有血氨增高的肝功能不良患者，可能有一定价值。精氨酸不含钠，无加重水肿、促进心力衰竭之虑。此药尚有抑制体内醛固酮排钾的作用，大量或过速静脉投给精氨酸时，由于血液 pH 的急速转变，细胞内 K^+ 迅速外移到细胞外可造成严重高钾血症，甚至致命性危险，故静脉输注盐酸精氨酸时切忌过大剂量过快滴注，特别是合并肾功能障碍时不宜大量使用。其他酸性药物如单盐酸赖氨酸（lysine monohydrochloride）也与盐酸精氨酸类似，可能造成高钾血症，有时可致命，故应严加注意。

4. 乙酰唑胺　在少数情况下，若无血容量不足，也可使用乙酰唑胺（acetazolamide，diamox），其作用机制为抑制肾小管对 HCO_3^-的重吸收，并且排泌 H^+，增加 K^+、Na^+和 HCO_3^-的排出，结果不仅降低细胞外液 pH、改善代谢性碱中毒，而且也可利尿而减轻水肿，故适用于合并有水肿或细胞外液过度负荷的代谢性碱中毒患者。只要患者无低血容量状态和无肾功能不全（血肌酐＜4.0mg/dl）的代谢性碱中毒均可使用。在紧急情况时，可静脉或口服乙酰唑胺，每次 250mg，每 6 小时 1 次，或单次 500mg/d。也可按 5～10mg/（kg·d），每 6 小时 1 次。当动脉血 pH＜7.6 和无危险性症状时，应停止乙酰唑胺静脉用药。必须提高警惕的是长期反复投给乙酰唑胺时，也可引起血容量减少和加重低钾血症。乙酰唑胺是碳酸酐酶抑制剂，直接影响组织内 CO_2 转变为 HCO_3^-，导致组织内 CO_2 积聚而致 $PaCO_2$ 升高（通常可升高 3～7mmHg）。对于慢性高碳酸血症患者，在纠正急性 CO_2 潴留造成的代谢性碱中毒和高钾血症时，使用乙酰唑胺是特别合适的选择。因为红细胞和肺毛细血管内皮细胞中的碳酸酐酶参与了 HCO_3^-脱水形成 CO_2，并将 CO_2 通过肺排出体外。不过，临床医生仍应警惕乙酰唑胺所致的潜在的 CO_2 潴留。使用乙酰唑胺的治疗目的是只把血浆 HCO_3^-浓度降低到适当水平即可，而不是降到正常。至于 COPD 和肺心病伴 CO_2 潴留较严重者，一般来说应慎用此药物。

5. 血液/腹透析治疗　严重代谢性碱中毒伴肾衰竭或伴细胞外液过度负荷的患者，可考虑实施血液/腹透析治疗。这种透析液中包括 HCO_3^-或其前体（如乳酸盐），其浓度为

25～40mmol/L，从而使代谢性碱中毒患者血中 HCO_3^- 降低。在紧急情况下，也可使用含 0.15mol/L 的消毒 NaCl 作为洗脱液并通过静脉补充。此时需要监测血钾、钙和镁等电解质浓度。

6. 氯化钙治疗 氯化钙既能补充氯离子，又可补充钙离子。对代谢性碱中毒合并低血钙引起手足搐搦症者，可用氯化钙静脉注射或稀释后静脉滴注，以缓解手足搐搦症状。

三、盐水抵抗型代谢性碱中毒的治疗

(一) 积极治疗原发病及其诱发因素

盐水抵抗型代谢性碱中毒主要见于醛固酮增多症、严重低钾血症和全身性水肿患者，其中醛固酮增多症、严重低钾血症是代谢性碱中毒的主要维持因素。这些形式的代谢性碱中毒常是氯离子抵抗型。对于盐皮质类激素活动亢进相关的盐水抵抗型代谢性碱中毒，其病因包括单个醛固酮腺瘤，对这种腺瘤引起的碱中毒，较合理的治疗是去除盐皮质类激素活动的源头，即切除腺瘤。对全身性水肿患者，控制补液量为重要原则。应尽量少用髓襻或噻嗪类利尿剂，以预防低钾性代谢性碱中毒等。肾功能不全患者应避免过多过急使用碱性药物，以免发生碱剂过量负荷性代谢性碱中毒。

(二) 醛固酮拮抗剂治疗

对肾上腺增生引起的原发性醛固酮增多症患者和继发性醛固酮分泌过多的患者可使用醛固酮活动的直接拮抗剂——螺内酯，这是一种治疗选择，特别是在没有更为确切的治疗方法之前，使用螺内酯可能起较关键的作用。螺内酯可以拮抗醛固酮分泌增多而减少集合管泌氢细胞排泌氢离子的功能和降低其保钠排钾作用。必要时也可选用血管紧张素转化酶(ACE)抑制剂，以阻滞醛固酮的作用，这有利于去除代谢性碱中毒的维持因素。

(三) 矫正低钾血症

肾上腺皮质激素过多引起的盐水抵抗型代谢性碱中毒多为严重低钾血症，故矫正其低钾血症是治疗关键。这是因为在代谢性碱中毒时，细胞外液 H^+浓度降低，细胞内 H^+逸出，细胞外 K^+进入细胞内，致血钾降低；同时由于肾小管上皮细胞泌 H^+减少，H^+-Na^+交换减弱而 K^+-Na^+交换增强，导致排泌 K^+增加，引起血钾降低，结果低钾血症和代谢性碱中毒互为因果，成为难治性疾病，因此矫正低钾血症是治疗关键。较口服大剂量的氯化钾盐治疗，必要时静脉输注氯化钾，一般需要补钾 5～7 天才能使细胞内缺钾得到纠正。若补钾后低钾血症仍无好转，应查血镁，伴低镁血症时，应用硫酸镁每日 2～3g 加入 500～1000ml 输液中进行静脉滴注。纠正低钾血症也是去除代谢性碱中毒维持因素的关键措施之一。

(四) 乙酰唑胺治疗

乙酰唑胺也可用于盐水拮抗型代谢性碱中毒患者，它可抑制肾小管上皮细胞内的碳酸酐酶的活性，因而排泌 H^+和重吸收 HCO_3^- 减少，以增加 Na^+和 HCO_3^- 的排出，结果既达到治疗代谢性碱中毒的目的，又减轻了全身水肿。在动脉血 pH＜7.6 时，可口服 250～375mg，每日 1 次或 2 次。

（五）其他

严重肾功能障碍患者可采用血液透析治疗。对肾腺瘤引起的原发性醛固酮增多症患者，可行腺瘤切除术。

参 考 文 献

陈文彬. 1994. 血气变化与酸碱失衡//蔡如升主编. 慢性肺心病 20 年防治研究. 北京：科学技术出版社，127-146.

陈治平. 2000. 酸碱平衡失常//王一山主编. 实用重症监护治疗学. 上海：上海科学技术文献出版社，59-66.

古国贤. 1985. 代谢性碱中毒//毛宝龄主编. 临床血气分析. 北京：人民军医出版社，227-234.

蒋朱明. 2013. 临床水与电解质平衡. 3 版. 北京：人民卫生出版社.

朴镇恩. 2008. 代谢性碱中毒//朴镇恩编. 最新血液气体与酸碱平衡. 哈尔滨：黑龙江人民出版社，276-293.

朴镇恩. 2013. 代谢性碱中毒//朴镇恩编著.动脉血气分析快速解读. 北京：中国医药科技出版社，125-133.

吴国明. 2002. 代谢性碱中毒//钱桂生主编. 现代临床血气分析. 北京：人民军医出版社，323-328.

殷莲华. 2008. 单纯性酸碱平衡紊乱//金惠铭主编. 病理生理学. 7 版. 北京：人民卫生出版社，54-64.

朱雷，何礼贤. 2003. 酸碱紊乱//朱雷主编. 水、电解质与酸碱平衡紊乱. 上海：上海科学技术出版社，132-142.

Adrogue HJ. 1999. Disorders of acid-base balance// Edited by Schrier RW. Atlas of diseases of the Kidney. Volume I. Philadelphia：Current Medicine.

Adrogue HJ. Madias NE. 1998. Management of life- threatening acid-base disorders. N Engl J Med，378：107-111.

Alpern RJ. 1992. Metabolic alkalosis//Edited by Seldin D. The kidney. 2nd ed. New York：Raven Press，2733.

Ashfaq H. 2013. The analysis of blood gases. Handbook of blood gas/acid-base interpretation. London：Springer，253-266.

Bongard FS. 2002. Fluids，electrolytes，& acid-base//Edited by Bongard FS. Current critical care diagnosis & treatment. 2nd ed. New York：Lange Medical Books/McGraw-Hill，14-77.

Cho Kerry C. 2011. Electrolyte & acid-base disorders//Edited by McPhee SJ. Current Medical Diagnosis & Treatment.

Cogan MG. 1983. Metabolic alkalosis. Med Clin North Am，67：903.

DuBose TD Jr. 1981. Metabolic alkalosis. Semin Nephrol，1：281.

DuBose TD，Jr. 2004. Acid-base disorders//Edited by Brenner BM. The kidney. 7th ed. Philadelphia：Saunders，921-996.

DuBose TD，Jr. 2005. Acidosis and alkalosis//Edited by Kasper DL. Harrison's principles of internal medicine. 16th ed. New York：McGrraw-Hill，283-291.

Fine A. 1990. Application of principles of physiology and biochemistry to the bedside：Metabolic alkalosis and hypokalemia. Clin Invest Med，13：47-52.

Galla J H. 2000. Metabolic alkalosis. J Am Soc Nephrol，11(2)：369.

Gennari FJ. 2005. Acid-base disordes and thetr treatment. Taylor & Francis Group，LLC.

Guyton AC. 2000. Regulation of acid-base balance//Edited by Guyton AC. Medical physiology. 10th ed. Philadelphia：W.B. Saunders Co，346-363.

Humphreys MH. 2003. Fluid & electrolyte management//Edited by Way LW. Current surgical diagnosis & treatment. 11th ed. New York：Lange Medical Books/McGraw-Hill，142-155.

Kellum JA. 2005. Acid-base disorders//Edited by Fink MP. Critical Care. 5th ed. Philadelphia：Elseviea Saunders，51-62 .

Kellum JA. 2007. Disorders of Acid-base Balance. Crit Care Med，35：2630-2636.

Khanna A. 2001. Metabolic alkalosis. Respir Care，46：354.

Khanna A. 2006. Metabolic alkalosis. J Nephrol，19(Suppl 9)：S86-96.

Kulpmann WR. 2007. Electrolytes，acid-base balance and blood gases. 2nd ed. New York：Springer Wien.

Longenecker JC. 1998. High-yield acid-base. Philadelphia：Lippincott Williams & Wilkins.

Luke RG，Galla JH. 2012. It is chloride depletion alkalosis，not contraction alkalosis. J Am Soc Nephrol，23：204.

Narins RG. 1994. Clinical disorders of fluid and electrolyte metabolism. 5th ed. New York：McGraw-Hill，755-982.

Prough DS. 2006. Acid-base，fluids，and electrolytes//Edited by Barash PG. Clinical anesthesia. 5th ed. Philadelphia：Lippincott Williams & Wilkins，175-207.

Robert F R，Jr. 2007. Instant access：acid-base，fluids，and electrolytes. New York：McGraw Hill Comp.

Rose BD. 2001. Clinical physiology of acid-base electrolyte disorders. 5th ed. New York：McGraw-Hill.

Rosen RA，Julian BA，Duborsky EV，et al. 1988. On the mechanism by which chloride corrects metabolic alkalosis in man. Am J Med，84：449.

Sabatini S，Kurtzman NA. 1984. The maintenance of metabolic alkalosis：factors which decrease bicarbonate excretion. Kidney Int，25：357.

Seldin DW. 1972. The generation and maintenance of metabolic alkalosis. Kidney Int，1：306.

Shah N，Laterre PF，Jadoul M，et al. 2008. Metabolic alkalosis in the intensive care unit. Neth J Crit Care，12(3)：113-119.

Shangraw RE. 2000. Acid-base balance//Edited by Miller RD. Anesthesia. 5th ed. Volume I. Philadelphia：Churchill Livingstone，1390-1413.

Stephani J，Wagner M，Breining T，et al. 2012. Metabolic alkalosis，acute renal failure and epileptic seizures as unusual manifestations of an upside-down stomach. Case Rep Gastroenterol，6：452.

Tanner GA. 2008. Acid-base balance//Edited by Rodney AR. Medical physiology. 3rd ed. Philadelphia：Lippincott Williams & Wilkins，426-444.

Tierney LM，Jr. 2005. Acid-base disorders//Edited by Tierney LM，Jr. Current medical diagnosis & treatment. 44th ed. New York：Lange Medical Books/McGraw-Hill，856-866.

Webster NR. 1999. Metabolic alkalosis in critically ill. Crit Rev Clin Lab Sci，36：497.

Wesson DE，Dolson GM. 1993. Enhanced HCO_3^- secretion by distal tubule contributes to NaCl-induced correction of chronic alkalosis. Am J Physiol，264：F899.

Zietse R，Zoutendijk R，Hoorn EJ. 2009. Fluid，electrolyte and acid-base disorders associated with antibiotic therapy. Nat Rev Nephrol，5：193-202.

第九章　混合性酸碱失衡

第一节　混合性酸碱失衡的类型

混合性酸碱失衡(mixed acid-base disorders)是对两种或两种以上的酸碱平衡紊乱同时存在者而言。其中两种酸碱紊乱(DABD)并存的情况主要有七种：①呼吸性酸中毒合并代谢性酸中毒(respiratory acidosis + metabolic acidosis)；②呼吸性酸中毒合并代谢性碱中毒(respiratory acidosis + metabolic alkalosis)；③呼吸性碱中毒合并代谢性碱中毒(respiratory alkalosis + metabolic alkalosis)；④呼吸性碱中毒合并代谢性酸中毒(respiratory alkalosis + metabolic acidosis)；⑤代谢性酸中毒合并代谢性碱中毒(metabolic acidosis + metabolic alkalosis)；⑥急性呼吸性酸中毒合并慢性呼吸性酸中毒(acute respiratory acidosis + chronic respiratory acidosis)；⑦急性呼吸性碱中毒合并慢性呼吸性酸中毒(acute respiratory alkalosis + chronic respiratory acidosis)。

另外三种酸碱紊乱并存情况又称为三重酸碱紊乱(TABD)，共有三种：①呼吸性酸中毒合并代谢性酸中毒加代谢性碱中毒(respiratory acidosis/ metabolic acidosis plus metabolic alkalosis)；②呼吸性碱中毒合并代谢性酸中毒加代谢性碱中毒(respiratory alkalosis/metabolic acidosis plus metabolic alkalosis)；③慢性呼吸性酸中毒与急性呼吸性酸中毒合并代谢性碱中毒(chronic respiratory acidosis + acute respiratory acidosis + metabolic alkalosis)。

关于混合性酸碱平衡紊乱的常见类型参见表9-1。

表9-1　混合性酸碱平衡紊乱的主要类型

混合性代谢性和呼吸性酸碱紊乱	混合性呼吸性酸碱紊乱
叠加	叠加
代谢性酸中毒合并呼吸性酸中毒	急性呼吸性酸中毒合并慢性呼吸性酸中毒
代谢性碱中毒合并呼吸性碱中毒	抗衡
抗衡	急性呼吸性碱中毒合并慢性呼吸性酸中毒
代谢性酸中毒合并呼吸性碱中毒	多种(三重)酸碱紊乱
代谢性碱中毒合并呼吸性酸中毒	代谢性酸中毒+代谢性碱中毒+呼吸性酸中毒或呼吸性碱中毒
混合性代谢性酸碱紊乱	慢性呼吸性酸中毒+急性呼吸性酸中毒+代谢性碱中毒
抗衡	
代谢性酸中毒合并代谢性碱中毒	

(引自：Gennari FJ，et al)

由于血液气体分析与阴离子间隙(AG)概念的认识进一步加深，在临床上对混合性酸碱失衡可能有更广泛的理解，因为有些患者还存在除了上述以外的两种以上混合性酸碱平衡紊乱，如高AG型代谢性酸中毒加正常AG型代谢性酸中毒等也包括在混合性酸碱失衡的范畴内，所以双重性酸碱失衡实际上共有八种。

本章将着重阐述临床上比较常见的其中六种双重酸碱失衡和两种三重酸碱失衡的主要病因、对机体的危害、血液气体与电解质特点，以及判断其酸碱失衡的方法步骤、治疗原则等。众所周知，对这些混合性酸碱紊乱进行准确而迅速地分析、判断，往往是治疗成功与否的关键，因此必须综合临床资料、血液气体电解质参数，应用判断酸碱紊乱的基本原则加以分析，简捷准确地做出判断。为了熟悉其诊断方法与步骤，本章对每个混合性酸碱失衡都列举了不同的实际例子加以说明。

第二节　呼吸性酸中毒合并代谢性酸中毒

呼吸性酸中毒合并代谢性酸中毒诊断要点：

(1) 明显酸血症（血 pH 明显降低，常 pH＜7.20）。

(2) 若以慢性呼吸性酸中毒为主，$PaCO_2$ 升高（＞45mmHg），HCO_3^- 代偿性增加，但实测 HCO_3^- ＜{[HCO_3^-]=24+[($PaCO_2$ − 40) ×0.4]−3}，应考虑为呼吸性酸中毒合并代谢性酸中毒。

(3) 若以代谢性酸中毒为主，血中 HCO_3^- 减少（＜22mmol/L），代偿性 $PaCO_2$ 降低，实测 $PaCO_2$＞[40 −(24 −[HCO_3^-]) ×1.2 + 2] 或实测 $PaCO_2$＞(1.5× HCO_3^- + 8 + 2)，则提示代谢性酸中毒合并呼吸性酸中毒。

(4) 实测 AG 值＞16mmol/L，多提示合并高 AG 型代谢性酸中毒。

(5) 血钾多为升高。

(6) 在高氯性正常 AG 型代谢性酸中毒时血氯明显增高；高 AG 型代谢性酸中毒时血氯正常。

(7) 严重混合性酸中毒时，容易发生心血管功能不稳定和心律失常。

一、病　　因

呼吸性酸中毒合并代谢性酸中毒是比较常见的混合性酸碱失衡。呼吸性酸中毒和代谢性酸中毒两者混合的酸中毒可发生于以下原因：①多见于阻塞性肺部疾病（COPD）、肺源性心脏病（肺心病）或呼吸衰竭合并严重缺氧、休克、心功能不全和严重感染等；②心搏呼吸骤停引起急性呼吸性酸中毒和严重缺氧性乳酸酸中毒或合并休克、急性肾衰竭等；③休克引起代谢性酸中毒基础上，又合并休克肺等严重呼吸功能障碍；④急慢性肾衰竭又合并严重肺功能衰竭；⑤肾小管酸中毒合并严重低钾引起肌肉麻痹和通气障碍；⑥糖尿病酮症酸中毒合并肺部感染引起呼吸衰竭等。

一般而言，AG 正常的代谢性酸中毒合并呼吸性酸中毒比较少见。

二、特　　点

呼吸性酸中毒和代谢性酸中毒两者均是朝着酸性方面变化，属于酸性叠加，因此，HCO_3^- 减少呼吸不能代偿。当 $PaCO_2$ 增加时，肾也不能代偿，即两者不能相互代偿，结果发生严重失代偿状态，pH 下降较明显，并形成恶性循环，易发生高钾血症。

三、危 害

呼吸性酸中毒合并代谢性酸中毒是危险的组合，因为两者为互相阻止代偿的原发性单纯性酸碱失衡，呼吸性酸中毒时的高碳酸血症阻止代谢性酸中毒出现适应性低碳酸血症，代谢性酸中毒时的低 HCO_3^- 血症阻止呼吸性酸中毒的血浆[HCO_3^-]代偿性升高，这种危险组合的特点是不能进行有效代偿，故对机体的危害更大，主要有以下三点。

(一)容易发生心血管功能不稳定和心律失常

两种酸中毒合并存在，H^+浓度明显增加，血液 pH 明显下降，轻者 pH 可达 7.26，重者可达 7.10，甚至更低。结果较容易造成心功能减低、血压降低及心律失常等三个方面的心血管功能的影响。特别是当动脉血 pH 低于 7.10 时更为明显。严重酸中毒对心肌收缩力的影响很大，每搏量明显减少，脉压降低，血压降低，组织灌注减少而脱缰的乳酸浓度增加，H^+与 Ca^{2+}的竞争结果导致心肌去极化时，进入心肌细胞的 Ca^{2+}减少，可使心肌收缩力降低；同时过多的 H^+在心肌细胞内竞争性地抑制 Ca^{2+}与肌钙蛋白的结合，从而使心肌兴奋–收缩偶联发生障碍而致心肌收缩力减弱。严重酸中毒常引起各种心律失常，特别是当血 pH 下降至 7.1～7.2 时，发生心律失常者约占 35%。

(二)容易发生高钾血症

通常，血 pH 与 K^+呈负相关，即血 pH 每下降 0.1，则血清钾升高 0.6～0.7mmol/L，这两种酸中毒合并存在时高钾血症的发生频度高于任何一种酸中毒时的频度。高钾血症是发生严重心律失常，甚至心搏骤停的重要原因之一。据近年 Rose 等研究证实，代谢性酸中毒对血浆钾浓度的影响还依赖于伴随的阴离子。有机酸中毒引起酸中毒时，由于细胞膜对乳酸(如缺氧)或 *β*-羟丁酸(糖尿病酮症酸中毒)等阴离子通透而使这些阴离子伴随 H^+进入细胞内，常不引起细胞内 K^+外移，故不易引起血钾升高；但是无机酸中毒引起酸中毒时，磷酸根、硫酸根(如肾衰竭)或盐酸根(如严重腹泻和肾小管性酸中毒)等不能通透细胞膜进入细胞内，而单纯使 H^+进入细胞内，结果由于 H^+的内向移动可导致钾离子外移而易引起血钾升高。这些研究提示，代谢性有机酸中毒常不干扰细胞内 K^+外移而不引起血钾升高，如果代谢性有机酸中毒患者血钾浓度增高时，建议应当寻找其他引起高血钾的原因；相反，代谢性无机酸中毒较易引起高钾血症(图 9-1)。

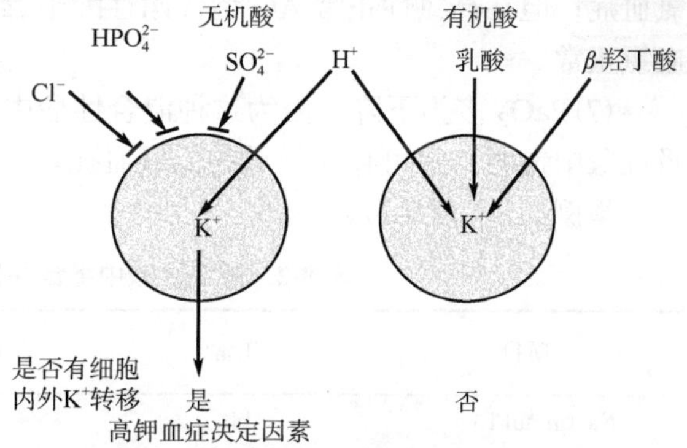

图 9-1 代谢性无机酸中毒和代谢性有机酸中毒对细胞钾外移的影响

(引自：Schrier RW)

(三)容易发生脑症状

这两种酸中毒合并存在时，由于血 pH 明显下降，脑神经细胞内酸中毒，而可增加脑内谷氨酸脱羧酶活性，使 γ-氨基丁酸生成增多，导致中枢神经细胞被抑制，另外它可增强磷脂酶活性，使溶酶体水解酶释放，引起脑神经细胞损伤，造成脑细胞功能紊乱，结果发生神志障碍，最后可因呼吸中枢和血管运动中枢麻痹而死亡。有人报道，在肺心病死亡病例中，呼吸性酸中毒合并代谢性酸中毒导致的肺性脑病患者死亡率最高。

四、动脉血气与血电解质变化特点

（1）血 pH 显著下降为其特点。由于呼吸性和代谢性因素，其指标均朝着酸性方面变化，因此 HCO_3^- 减少时呼吸不能代偿，$PaCO_2$ 增多时，肾也不能代偿，两者不能相互代偿，呈严重失代偿状态而血 pH 明显降低为其特点。

（2）若以慢性呼吸性酸中毒为主，$PaCO_2$ 升高，HCO_3^- 代偿性增加，但不会高到导致 CO_2 潴留的水平。可用慢性呼吸性酸中毒预计代偿公式：$[HCO_3^-]=24+[(PaCO_2-40)\times 0.4]\pm 3$ 或 $[HCO_3^-]=24+[(PaCO_2-40)/3]\pm 2$mmol/L 计算，实测 HCO_3^- 小于其预计代偿值下限时，应考虑为呼吸性酸中毒合并代谢性酸中毒。

（3）若以代谢性酸中毒为主，血中 HCO_3^- 减少，代偿性 $PaCO_2$ 降低，但不会降到纠正代谢性酸中毒所需要的程度。可用代谢性酸中毒预计代偿公式计算：$PaCO_2=40-(24-[HCO_3^-])\times 1.2\pm 2$ 或 $PaCO_2=1.5\times[HCO_3^-]+8\pm 2$mmHg，实测 $PaCO_2$ 大于预计代偿值的上限时，则提示代谢性酸中毒合并呼吸性酸中毒。

（4）实测 AG 值＞16mmol/L，多提示合并高 AG 型代谢性酸中毒。

（5）血钾多升高，特别是合并肾衰竭、严重腹泻或肾小管性酸中毒等引起无机酸中毒时，较易发生细胞内钾离子外移而导致高钾血症。

（6）血氯正常、稍低或升高，但以正常或升高多见。通常，在呼吸性酸中毒时多为低氯血症；但在高氯性正常 AG 型代谢性酸中毒时血氯明显增高；高 AG 型代谢性酸中毒时血氯正常。

（7）PaO_2 多为下降。因为这种混合性酸中毒患者多有明显缺氧，特别是伴有较重的呼吸性酸中毒时，常可存在严重的低氧血症。

举例如下（表 9-2）。

表 9-2　呼吸性酸中毒合并代谢性酸中毒的具体实例

项目	正常	代酸	呼酸合并代酸	
			重度	轻度
Na^+(mmol/L)	140	140	140	140
K^+(mmol/L)	4.0	4.5	5.0	4.5
Cl^-(mmol/L)	105	105	103	103
HCO_3^- (mmol/L)	25	15	17	16
AG	10	20	20	21
$PaCO_2$(mmHg)	40	30	50	37
pH	7.40	7.32	7.15	7.26

（引自：Emmett M，Narins RG）

以表 9-2 中的重度呼吸性酸中毒合并代谢性酸中毒为例，分析如下。

(1)代偿调节方向与原发性变化方向呈反向者为酸碱一致型混合性酸碱平衡紊乱的特点，即[HCO_3^-]↓↓，而 $PaCO_2$ 反而↑↑，提示酸碱一致型混合性酸碱失衡，也就是呼吸性酸中毒合并代谢性酸中毒。

(2) $PaCO_2$ 50mmHg＞40mmHg，pH 为 7.15，提示呼吸性酸中毒。

(3)该患者心搏呼吸骤停时，呼吸停止使 $PaCO_2$ 急剧升高的急性呼吸性酸中毒，而代谢紊乱引起乳酸堆积，使[HCO_3^-]明显降低，所以其原发性变化为呼吸因素，故可按急性呼吸性酸中毒的预计代偿公式计算：[HCO_3^-] = 24 + [($PaCO_2$ − 40)/10]±1.5，也就是 $PaCO_2$ 每增高 10mmHg，则[HCO_3^-]增高 1mmol/L。该患者 $PaCO_2$ 由正常 40mmHg 上升到 50mmHg，即 $\Delta PaCO_2$ 为 50mmHg − 40mmHg = 10mmHg，Δ[HCO_3^-]应增高 1mmol/L，而实测 HCO_3^- 为 17mmol/L＜24＋1±1.5mmol/L(23.5～26.5mmol/L)，即[HCO_3^-] 17mmol/L 小于预计代偿值的下限值(23.5mmol/L)，提示合并有代谢性酸中毒存在。

(4)实测 AG 值 20mmol/L＞16mmol/L，提示合并高 AG 型代谢性酸中毒。

(5)计算矫正 HCO_3^-，按其公式计算[实测 HCO_3^- +(患者 AG − 12)]，其矫正 HCO_3^- = 17 + (20 − 12) = 17 + 8 = 25，矫正 HCO_3^- = 25mmol/L 正好处于急性呼吸性酸中毒预计代偿值 23～27mmol/L 之内，故可以排除合并其他代谢性酸碱失衡。

结论：急性呼吸性酸中毒合并高 AG 型代谢性酸中毒。

五、治　　疗

(一)积极治疗原发疾病及其诱发因素

治疗包括抗感染、改善呼吸功能与心脏功能并及时治疗肝、肾功能不全及周围循环衰竭。

(二)重建通气改善呼吸功能

代谢性酸中毒患者出现呼吸衰竭时，可以很快导致严重酸中毒，此时必须按紧急处理。如果短时间内没有发现逆转倾向时，可迅速纠正其病因，则需要进行气管插管及辅助通气，以降低 $PaCO_2$ 为原则。尽管存在明显酸中毒，如经紧急处理后，其病情是可以获得逆转的。

(三)关于使用碱性药物问题

只要血 pH 在相对正常范围的轻、中度代谢性酸中毒合并呼吸性酸中毒患者，应积极改善心、肺、肾功能，特别是尽快通畅呼吸道，将潴留的 CO_2 排出，只要 $PaCO_2$ 下降了，pH 也可能随之趋向正常，所以对血 pH 相对正常范围的轻、中度混合性酸中毒患者不宜补充碱性药物为其治疗原则。另外伴有急性呼吸性酸中毒的混合性酸中毒的处理主要依靠识别和处理潜在的病因，重点在于维持呼吸道通畅，当临床指征明确时，可使用支气管扩张药物、皮质类固醇及抗生素。通常不宜使用碱性药物治疗，因为伴呼吸性酸中毒时的碳酸氢钠治疗常与下列危险情况关联：①可引起容量过负荷；②血 pH 突然升高而引起通气功能受到抑制的危险；③肺通气功能未改善前，补碱治疗只能加重呼吸性酸中毒。

使用碱性药物只能对伴有严重代谢性酸中毒的混合性酸中毒的患者具有血流动力学的不稳定；血 pH 小于 7.15 或血清或HCO_3^-少于 12mmol/L 的患者；伴有高钾血症的危急患者；先用改善呼吸治疗措施后仍然有严重代谢性酸中毒伴血流动力学不稳定的患者。补碱治疗的目的不是使血清HCO_3^-浓度恢复正常，而是改善血流动力学和中枢神经系统功能及严重酸血症，以减轻严重酸中毒对心脏收缩力的不良影响和心肌室颤阈值下降和防治酸中毒伴高血钾对心脏的毒性作用，并以加强组织细胞氧气转运，因而降低乳酸产量。其补碱计量可用以下公式计算：

$$补碱量(mmol)=(24-实测[HCO_3^-])\times 体重(kg)\times 0.3^* \quad (1)$$

或

$$补碱量(mmol)=[BE(负值)-3]\times 体重(kg)\times 0.3^* \quad (2)$$

*表示所用碳酸氢钠的“碳酸氢盐分布容积”为体重(kg)的 30%。

先补给计算出的补碱量的 1/2 剂量，用葡萄糖液或注射用水等无张液稀释成等张液缓慢输注(经 3～4 小时)，剩余剂量经复查血液气体后酌情补给。上述补碱量(mmol)，再按碱性药物的种类可折合计算。若按公式(2)计算时，可不理睬 BE(剩余碱)的负性符号。[BE(负值)－3]是实测 BE 值与 BE 正常值之差，因为 BE 的正常值为±3。不过，许多学者所用 BE 的补碱公式中，并不用其 BE 的差值，而直接用 BE(负值)的实际数，可用以下补碱公式：

$$补碱量(mmol)=BE(负值)\times 体重(kg)\times 0.3^* \quad (3)$$

*表示所用碱剂的“碱剂分布容积”为体重(kg)的 30%。先投给计算量的 1/2 量。

常用碱性药物有以下三种。

1. 碳酸氢钠 它每克含碱 12mmol。静脉用药为 5%碳酸氢钠，每支 10ml。5%碳酸氢钠 1.66ml 等于 1mmol。其等渗液为 1.5%溶液。使用碳酸氢钠治疗呼吸性酸中毒合并代谢性酸中毒时，应注意以下几个问题。

(1)应注意呼吸道管理，否则因 CO_2 排出障碍，可能加重呼吸性酸中毒的危险，所以对伴有严重呼吸性酸中毒和代谢性酸中毒患者，只有在气管插管或气管切开进行机械通气或足够通畅呼吸道的前提下，为了应急，短暂地投给碳酸氢钠，通常不应常规使用碳酸氢钠。

(2) CO_2 极易透过血脑屏障进入脑脊液中，若大量、快速补充碳酸氢钠后，由于 CO_2 透过血脑屏障较HCO_3^-快，故脑脊液 pH 反降低，使脑组织的酸中毒更明显，加重脑组织损害，特别是快速、大量补充碳酸氢钠又没有足够通畅气道措施的情况下，可能更容易发生肺性脑病等严重合并症。

(3)过量补充碳酸氢钠可引起高钠血症与大量容量负荷或渗透压升高，这对心脏负荷过重，而易引起心力衰竭或可能导致脑水肿。因此，补碱不宜过快，更切忌过量，以免导致严重碱中毒或碱血症。

2. 乳酸钠($NaC_3H_5O_3$) 每克乳酸钠含碱 9mmol。静脉用药每支 20ml 含乳酸钠 2.24g。11.2%为克分子乳酸钠溶液，等渗液为 1.9%。11.2%乳酸钠 1ml 等于 1mmol。

$$NaC_3H_5O_3 \longleftrightarrow Na^+ + C_3H_5O_3^- \longrightarrow C_3H_5O_3^- + H^+ \longleftrightarrow C_3H_6O_3$$

Na^+存在于机体内，$C_3H_5O_3^-$加H^+形成乳酸，使H^+在血中减少。乳酸在肝细胞内可合成糖原或氧化成CO_2及H_2O。乳酸钠也可引起Na^+潴留，严重缺氧或休克或严重肝功能损害者则不能发挥作用，反而形成高乳酸血症。

3. 氨丁三醇(THAM) 每克THAM含碱量为8mmol。静脉用药每支10ml、20ml及100ml三种类型，均为7.28% THAM溶液。等渗溶液为3.64%。7.28% THAM 1.66ml等于1mmol。THAM是强有力的氨基缓冲剂，其相对分子质量小，能透过细胞膜进入细胞内，而中和细胞内的H^+有利于纠正细胞内酸中毒，因其与H_2CO_3的H^+结合，而使HCO_3^-在血中增加，从而又能纠正细胞外酸中毒；THAM除了可提供HCO_3^-来补偿碱储备外，还能直接降低血浆中溶解的CO_2而使$PaCO_2$降低，因此，THAM可用于代谢性酸中毒合并呼吸性酸中毒的治疗。其优点为不含钠，尤其适用于限钠的患者，故不会加重心力衰竭，相反，THAM有一定的利尿作用。但是如果静脉输注THAM的速度过快、过大时，可引起呼吸抑制、低血压、低血钙等。若它溢于皮下组织时，可引起局部炎症或坏死等不良反应，故应予以注意。根据BE计算THAM剂量公式：THAM(mmol) = – BE×体重(kg)×0.3。

例：男，BE –16mmol/L，体重58kg。代入上述公式时，THAM(mmol) = 16×58×0.3 = 278.4，先补给1/2剂量加于5%葡萄糖溶液中，缓慢静脉滴入，然后再根据血液气体分析，酌情处理。

（四）积极纠正低氧血症

因为这种混合性酸中毒患者多有明显缺氧，特别是伴有较重的呼吸性酸中毒时，常可存在严重的低氧血症。因为肺泡气氧分压(PAO_2)除与肺泡通气量、吸入气之氧分压(PiO_2)有关外，也受$PaCO_2$的直接影响。

PAO_2和$PaCO_2$的关系是：$PAO_2 = PiO_2 - PaCO_2 \times 1/R$。$R$为呼吸商，正常情况下$R = 0.8$，$PAO_2 = 150 - (40 \times 1/0.8) = 100$mmHg。

按此公式计算，当$PaCO_2$增加1倍，即80mmHg时，则PAO_2将降至50mmHg。当$PaCO_2$升高时，pH下降还使血红蛋白(Hb)的氧离曲线向右移，血红蛋白和氧的亲和力减低。由于氧离曲线的“S”状特性，在肺泡水平，只要氧分压高于60～80mmHg，正处于氧离曲线平坦部分，即使移位，对血液从肺部摄氧影响较小。而组织的氧分压相当于氧离曲线陡直部位，如果曲线右移，则可以促使血红蛋白释放更多的氧，有利于满足代谢的需要。但是伴有$PaCO_2$明显升高的呼吸性酸中毒时，由于PAO_2降至60mmHg以下，在肺泡水平，正处于氧离曲线陡直部位，此时氧解离曲线右移，P_{50}增大，其曲线右移将明显减少肺毛细血管内血红蛋白的氧合作用而引起低氧血症。此时即使$PaCO_2$增高的情况下，增加吸入气中的氧含量，也就是吸氧治疗可能提高肺泡气中氧分压为60～80mmHg或以上，以改善患者的缺氧状态，防止乳酸性酸中毒，对保护心、肝、肾、脑等重要脏器的功能起重要作用。

吸氧治疗时，常用鼻管吸氧方法，氧浓度为30%～40%，氧流量为2～3L/min。氧浓度(%) = 21 + 4×氧流量(L/min)。对中度低氧血症(PaO_2 = 40～55mmHg)患者，需要吸氧治疗，通过吸氧使PaO_2提高到60～80mmHg即可。对这类患者的吸氧治疗，可适当配合应用呼吸中枢兴奋剂或人工辅助呼吸，以免吸氧引起的CO_2潴留加重导致肺性脑病的发生。

（五）同时合并高钾血症的治疗

如果血钾浓度不很高，不必急于处理，因为只要纠正酸中毒后多恢复正常。如果血钾浓度很高者，一定要及时按高钾血症的治疗原则给予处理。

第三节　呼吸性酸中毒合并代谢性碱中毒

呼吸性酸中毒合并代谢性碱中毒诊断要点：

(1) 呼吸性酸中毒合并代谢性碱中毒属于酸碱抗衡性，其血 pH 常不会明显偏离正常范围。其 pH 主要取决于两种酸碱失衡的相对严重程度。

(2) 呼吸性酸中毒+代谢性碱中毒（以慢性呼吸性酸中毒为主）时

1) $PaCO_2$ 升高（>45mmHg），则提示呼吸性酸中毒。

2) HCO_3^- 在血中代偿性增加，并且 HCO_3^- 增加常超过其预计代偿值上限。实测 $[HCO_3^-] > \{24 + [(PaCO_2 - 40) \times 0.4] + 3mmol/L\}$，则提示呼吸性酸中毒合并代谢性碱中毒；或 $[HCO_3^-] > 45mmol/L$（慢性呼吸性酸中毒代偿极限）也提示呼吸性酸中毒合并代谢性碱中毒。

(3) 若以代谢性碱中毒为主时

1) $[HCO_3^-]$ 原发性升高（>45mmHg），则提示代谢性碱中毒。

2) $PaCO_2$ 代偿性升高，且符合实测 $PaCO_2$ 超过其代谢性碱中毒的预计代偿值上限时，应考虑代谢性碱中毒合并呼吸性酸中毒。实测 $PaCO_2 > [40 + 0.7 \times (HCO_3^- - 24) + 5]$ 或若其 $PaCO_2$ 超过其代偿极限 55mmHg 时，也提示代谢性碱中毒合并呼吸性酸中毒。碱中毒时血红蛋白氧离曲线左移，常引起组织缺氧加重。

呼吸性酸中毒合并代谢性碱中毒是“良性”组合并混合并酸碱平衡紊乱，即其原发性病变可以互相提供过度代偿，故在理论上，其血 pH 常不会明显偏离正常范围。不过，在慢性呼吸性酸中毒时，$PaCO_2$ 原发性升高和继发性血浆 $[HCO_3^-]$ 代偿性升高的病理生理基础上，若合并代谢性碱中毒，血浆 $[HCO_3^-]$ 原发性升高常超过慢性呼吸性酸中毒的预计代偿水平，其实验室检查为两种原发性酸碱失衡共存的结果，常提示血 pH 可能较易升高到正常水平，甚至达至更高水平。机体对酸的缓冲能力远强于碱。

一、病　　因

慢性呼吸性酸中毒合并代谢性碱中毒两者混合的酸碱失衡是非常常见的一种类型。其发生原因：①慢性阻塞性肺疾病合并肺心病治疗心力衰竭时很容易被诱发，长期用利尿剂或皮质激素而导致低钾或（和）低氯血症。②慢性 CO_2 潴留患者过度过快的人工机械通气，会于短时间内使 CO_2 排出骤然增多，使血中 H_2CO_3 顿时减少，此时机体对原有呼吸性酸中毒时的碱代偿和低氯血症未及时调整，使血 pH 上升而并发代谢性碱中毒。③呼吸性酸中毒患者过量使用碱性药物，使细胞外液 H^+ 减少，血 pH 迅速上升，结果细胞外 K^+ 一方面移入细胞内，另一方面自肾排出而引起低钾血症。④呼吸衰竭患者频繁呕吐，从消化液中

丢失大量 Cl^-、K^+、H^+。⑤高碳酸血症患者长期厌食而 K^+摄入不足。

二、特　　点

呼吸性酸中毒合并代谢性碱中毒属于酸碱抗衡性，$PaCO_2$ 和血浆［HCO_3^-］均升高而且其升高程度均已超过彼此正常代偿范围。血 pH 常不会明显偏离正常范围为其特点。

三、危　　害

（一）组织缺氧加重

碱中毒时血红蛋白氧离曲线左移，其机制有二：一方面由于血 pH 上升，通过 Bohr 效应使氧离曲线左移外；另一方面因血 pH 增高，使红细胞中 2，3-二磷酸甘油酸（2，3-DPG）生成减少。氧离曲线左移，氧合血红蛋白亲和力增加，在组织中不易释放出氧气，而组织缺氧加重。这种缺氧尽管通过吸氧使血氧饱和度有所提高，但组织缺氧仍然不改善为其特点。特别是伴有较重的呼吸性酸中毒时，常可存在低氧血症。因为 PAO_2 除与肺泡通气量、PIO_2 有关外，也受 $PaCO_2$ 的直接影响。此外，当代谢性碱中毒时，由于通过呼吸代偿作用，呼吸中枢受到抑制，呼吸变浅变慢，使血中 CO_2 相继升高，以提高 H_2CO_3 浓度，使［HCO_3^-］/［H_2CO_3］比值接近或恢复正常，实际上这是一种碱中毒的代偿性呼吸功能降低引起的 $PaCO_2$ 代偿性增高，这些均可引起组织低氧血症的病理基础。

（二）血容量降低

碱中毒时肾小管细胞内碳酸酐酶活性减弱，使肾小管细胞的酸化能力受到抑制，肾小管泌氢离子减少，H^+与 Na^+互换受到影响，而排 Na^+增加，可导致血容量下降，促发循环衰竭的可能性。

（三）中枢神经系统症状

严重急性或慢性呼吸性酸中毒对机体的影响中，最重要的是对中枢神经的影响，可以导致精神错乱或昏迷。呼吸性酸中毒合并较严重的代谢性碱中毒时，常发生烦躁不安、失眠、谵妄或精神错乱，甚至意识障碍等中枢神经的兴奋症状。主要由于代谢性碱中毒可引起血中游离钙减少，脑血管收缩、痉挛和氧离曲线左移，而脑组织缺氧加重协同高碳酸血症易引起脑水肿。

四、动脉血气与血电解质变化特点

（一）急性呼吸性酸中毒合并代谢性碱中毒的特点

（1）$PaCO_2$ 多为急性升高，大于 45mmHg（6kPa），提示呼吸性酸中毒。

（2）［HCO_3^-］＞38mmol/L（急性呼吸性酸中毒代偿极限），提示合并代谢性碱中毒；若原发疾病为急性呼吸性酸中毒时，其预计代偿变化为 $PaCO_2$ 每升高 10mmHg，则[HCO_3^-]可增加 1mmol/L(Δ[HCO_3^-])。急性呼吸性酸中毒的预计代偿公式为：[HCO_3^-]= 24 + [($PaCO_2$ − 40)/10]±1.5mmol/L。

如实测[HCO_3^-]大于预计代偿值的上限值则提示合并有代谢性碱中毒。

(3) pH 可降低或正常或升高，但多为降低，其 pH 主要取决于两种酸碱失衡的相对严重程度。

(4) 急性起病的呼吸道疾病史和并发代谢性碱中毒的医源性病史。

(5) 血电解质：血钾下降或正常，血氯多为下降；血钠下降或正常。

(6) 伴急性呼吸性酸中毒时 PaO_2 多为下降。

举例：肺心病心力衰竭的治疗过程中，患者又合并严重感染咳嗽、咯黄痰明显增多。急查动脉血液气体分析发现，血 pH 7.17、$PaCO_2$ 70mmHg(9.33kPa)、HCO_3^- 36mmol/L。

分析：该患者 $PaCO_2$ 明显升高即 70mmHg＞40mmHg，提示呼吸性酸中毒；结合病史，此患者因急性感染而病情加重，再根据若 $PaCO_2$ 每改变 10mmHg 时，pH 改变 0.08，则表示急性呼吸性酸碱中毒，故考虑为急性呼吸性酸中毒；此时预计代偿值为按急性呼吸性酸中毒公式计算：[HCO_3^-]= 24 +[($PaCO_2$ − 40)/10]±1.5mmol/L = 27±1.5 = 25.5～28.5mmol/L。

实测[HCO_3^-]36mmol/L 大于预计代偿值的上限值 28.5mmol/L，则提示又合并代谢性碱中毒。

结论：急性呼吸性酸中毒合并代谢性碱中毒。

(二) 慢性呼吸性酸中毒合并代谢性碱中毒的特点

1. 若以慢性呼吸性酸中毒为主时

(1) $PaCO_2$ 升高，大于 45mmHg(6.0kPa)，则提示呼吸性酸中毒。

(2) HCO_3^- 在血中代偿性增加，并且 HCO_3^- 增加常超过其预计代偿值上限。在慢性呼吸性酸中毒时的预计代偿变化为：每升高 $PaCO_2$ 10mmHg(1.33kPa)，则Δ[HCO_3^-] = + 4mmol/L。以预计代偿公式表示时：[HCO_3^-]= 24 + [($PaCO_2$ − 40)×0.4]±3mmol/L。

如果实测[HCO_3^-]大于预计代偿值上限，则提示合并有代谢性碱中毒；或[HCO_3^-]＞45mmol/L(慢性呼吸性酸中毒代偿极限)也提示合并有代谢性碱中毒。

(3) 血 pH 下降或正常。

(4) 血钾或血氯降低。

(5) 血钠可能下降或正常。

2. 若以代谢性碱中毒为主时

(1) 血 HCO_3^- 原发性升高。

(2) $PaCO_2$ 代偿性升高，且符合实测 $PaCO_2$ 超过其代谢性碱中毒的预计代偿值上限时，应考虑有合并呼吸性酸中毒。在代谢性碱中毒时的预计代偿公式为：$PaCO_2$ = 40 + 0.7×([HCO_3^-]− 24)±5 或 $PaCO_2$ 经 12～36 小时可达最大代偿，若其 $PaCO_2$ 大于其代偿极限 55mmHg(7.33kPa)时，也提示合并有呼吸性酸中毒。

(3) pH 升高或正常。
(4) 血钾或血氯降低的机会很常见。
(5) 血钠可能正常或下降。

(三) 呼吸性酸中毒合并代谢性碱中毒和失代偿性呼吸性酸中毒临床鉴别要点

这两种情况均可引起神经精神症状，在临床上需要进行鉴别，其主要鉴别要点见表 9-3。

表 9-3 呼吸性酸中毒合并代谢性碱中毒和失代偿性呼吸性酸中毒的鉴别要点

项目	呼吸性酸中毒合并代谢性碱中毒	失代偿性呼吸性酸中毒
发生时间	多发生于治疗中或好转期	多发生于加重期或治疗前
神志	多呈兴奋躁动或谵妄	多呈抑制萎靡或嗜睡
肌张力	增强	减低
神经反射	亢进，易手足搐搦	减低
血 pH	多＞7.45 或正常	＜7.35
$PaCO_2$	轻、中度升高	明显升高
[HCO_3^-]	显著升高	轻度升高
血钾	多低钾或正常	多高钾
血钙	低钙	多升高
尿 pH	早期偏碱，后期偏酸	多呈酸性

五、治　　疗

(一) 积极治疗原发疾病及其诱发因素

避免长期大量使用排钾利尿剂；合理使用肾上腺皮质激素；补碱药物不宜过多、过快；使用人工辅助呼吸治疗时，应避免 CO_2 排出过快、过多，而应逐步改善通气，在短期内不应力求 $PaCO_2$ 降至正常。更重要的是治疗慢性呼吸性酸中毒患者时，其部分通气动力需依赖酸性 pH。

(二) 生理盐水治疗

这对盐水敏感型代谢性碱中毒 (saline-responsive metabolic alkalosis) 的治疗很有帮助。生理盐水既补充细胞外 Cl^- 减少细胞外 HCO_3^- 而改善碱中毒，又补充 Na^+ 而进入细胞内，同时带 HCO_3^- 进入细胞内，所以补充生理盐水是纠正呼吸性酸中毒合并代谢性碱中毒的首选治疗药物。

(三) 氯化钾治疗

氯化钾既可纠正低钾血症，又可补充 Cl^-，后者尚能加速肾对 HCO_3^- 的排泌，以改善碱中毒。补充氯化钾之前，应先注意肾功能。只要每日尿量在 500ml 以上，可将氯化钾 1～1.5g 稀释于 5%葡萄糖 500ml 中缓慢静脉滴注。必要时可按以下补钾公式计算：氯化钾 (g) = [(4.5 – 血钾) × 体重 (kg) × 0.4] /13.4 (1g 氯化钾含 K^+ 13.4mmol)，对轻症可每次口服 1～2g，每日 3～4 次。

（四）氯化铵治疗

氯化铵能使血浆 HCO_3^- 含量减少和 H_2CO_3 含量增加，或当 $NH4^+$ 在肝内与 CO_2 合成尿素时放出 H^+，故两者均可酸化体液，以纠正碱中毒。$2NH_4Cl + 2HCO_3^- \longrightarrow (NH_2)_2CO + H_2CO_3 + 2Cl^- + 2H_2O$；$2NH_4^+ + CO_2 \longrightarrow (NH_2)_2CO + 2H^+ + H_2O$。必要时按以下补充 Cl^- 公式计算：Cl^-(mmol)＝(85 − 血 Cl^-)×体重(kg)×0.2(细胞外液)，1g 氯化铵含氯和氨各 19mmol。轻者可每次口服 1g，每日 3 次，严重者需补充所需氯量的 1/2 量，可用 5%～10%葡萄糖液稀释成 0.9%氯化铵溶液缓慢静脉滴注。氯化铵禁用于肝功能严重损害、尿毒症患者。

（五）氯化钙治疗

碱中毒合并低钙血症者，特别是发生手足搐搦症者应补充氯化钙治疗，以补充 Cl^-与 Ca^{2+}。轻症可口服氯化钙，每次 1g，每日 2～3 次。必要时，缓慢静脉注射或稀释后静脉滴注氯化钙或葡萄糖酸钙溶液。

（六）盐酸精氨酸

盐酸精氨酸含有盐酸，可补充 H^+和 Cl^-，可有效纠正低氯性代谢性碱中毒。其特点是作用迅速、不含钠，故不加重水肿，并可尽快移除氨及 CO_2，所以对伴有心功能不全或血氨增高的肝功能不良患者，可能有一定价值。每 10g 盐酸精氨酸可补充 Cl^-和 H^+各 48mmol，20～40g 加于 5%葡萄糖液 500ml 中静脉滴注 24 小时。1g 盐酸精氨酸含 H^+及 Cl^-各 4.8mmol。对肝功能损伤、消化道出血所致的血氨增高患者，有降低血氨和恢复神志的效果。精氨酸有抑制体内醛固酮排钾的作用，若过量使用盐酸精氨酸，可引起高钾血症，特别是合并肾功能障碍时，不宜在短期内使用过大剂量。

（七）关于纠正低钠血症问题

呼吸性酸中毒合并代谢性碱中毒患者，若合并低钠血症的低钾性碱中毒时，只要每日尿量在 500ml 以上，应优先补钾，兼以补钠；如果单纯补钠，势必加重低钾血症，应予以注意。但对长期厌食、限盐、低血钠低张性脱水的代谢性碱中毒，特别是血清钠＜120mmol/L 的患者，如果持续时间较久，可引起中枢神经系统发生永久性损害，所以应适当补充氯化钠，否则尿钠排出减少，H^+排出增多，代谢性碱中毒很难得到纠正。必要时按以下补钠公式计算：补钠量(mmol)＝(125 − 血钠)×体重(kg)×0.6。

因为血清钠在 125mmol/L 以上时，不会出现临床症状与体征，因此近来多不主张将血清钠提高到 130～142mmol/L。钠离子主要分布在细胞外液，钠在细胞内液较细胞外液为低，而且细胞内液占体重的 40%，而细胞外液仅占体重的 20%，从理论上讲，测定血清 Na^+不能反映体内缺钠的情况，但可反映渗透压的改变，故应用体重乘以 0.6 来计算其缺钠量。1g 氯化钠含 Na^+ 17mmol。所需的 Na^+ mmol 折合成 3% NaCl 溶液缓慢进行静脉滴注。一般先给计算量的 1/3 或 1/2 剂量。轻症口服氯化钠最安全。纠正低钠血症时注意以下几点。

(1) 纠正低钠血症的速度要缓慢：如果补钠过快，则可引起中枢神经脱髓鞘，脑细胞发生损害。慢性低钠血症的纠正是以每小时血清 Na^+升高 0.5mmol/L 为宜；而急性低钠血症则以每小时血清 Na^+升高 1.0～2.0mmol/L 为宜。

(2) 纠正低钠血症时，绝不要超过正常血钠浓度。急性低钠血症纠正至 130mmol/L 即可，而慢性低钠血症则可纠正至 125mmol/L。

(3) 血容量正常的低钠血症，开始只给予生理盐水即可，因为生理盐水每升含钠及氯各为 154mmol/L，较血清中含钠量高。一旦低钠血症被纠正后，抗利尿激素 (antidiuretic hormone，ADH) 分泌被抑制，而排出低渗尿，多余的水分即被排出，低钠血症就可以被纠正。若有尿排出，应注意补钾，因为 K^+可进入细胞内以代替在细胞内的 Na^+，也可使血钠升高。

第四节 呼吸性碱中毒合并代谢性碱中毒

呼吸性碱中毒合并代谢性碱中毒诊断要点：

(1) 明显碱血症 (pH 明显升高)。

(2) 若急性呼吸性碱中毒合并代谢性碱中毒

1) $PaCO_2$ 下降、正常，但以下降为多见，常小于 35mmHg。

2) 实测 $[HCO_3^-] > \{24 - [(40 - PaCO_2) \times 0.2] + 2.5mmol/L\}$ (急性呼吸性碱中毒代偿上限)，则可诊断为急性呼吸性碱中毒合并代谢性碱中毒。

(3) 若以慢性呼吸性碱中毒为主时

1) $PaCO_2$ 降低小于 35mmHg。

2) $[HCO_3^-]$ 升高大于 25mmol/L，可用慢性呼吸性碱中毒的预计代偿公式计算并进行判定，其预计代偿公式为：实测 $[HCO_3^-] > \{24 - [(40 - PaCO_2) \times 0.5] \pm 2.5mmol/L\}$ (呼吸性碱中毒代偿上限)，则可诊断为慢性呼吸性碱中毒合并代谢性碱中毒。

(4) 若以代谢性碱中毒为主时

1) 血 $[HCO_3^-]$ 原发性升高 > 27mmol/L，提示代谢性碱中毒。

2) $PaCO_2$ 轻度升高或正常，实测 $PaCO_2 < [40 + 0.7 \times (HCO_3^- - 24) - 5]$ (代谢性碱中毒代偿下限)，可判定为代谢性碱中毒合并呼吸性碱中毒。

(5) 由于双重碱化因素的叠加其 pH 更加增高，发生严重的碱血症。严重碱中毒可出现烦躁不安、癫痫、昏迷等中枢神经系统兴奋性增高的表现；还可使血红蛋白与氧的亲和力增强，以致氧离曲线左移，而造成组织细胞缺氧明显加重等。

严重碱中毒时，容易发生室性心律失常。

呼吸性碱中毒合并代谢性碱中毒是较常见的混合性酸碱平衡紊乱，是属于代偿失败的危险组合，两者互相阻止代偿的原发性单纯酸碱平衡失衡，故这种组合的特点是不能进行有效代偿的危险性组合。

一、病 因

呼吸性碱中毒合并代谢性碱中毒两者混合的酸碱失衡可发生于以下原因：①肝硬化

昏迷患者因过度通气发生呼吸性碱中毒并接受过多的排钾利尿剂或发生呕吐等，而又发生代谢性碱中毒。②慢性呼吸性酸中毒患者，血浆[HCO_3^-]升高，并使用机械通气过快过多排出 CO_2，而使 $PaCO_2$ 快速下降引起低碳酸血症，在治疗过程中曾过多使用利尿剂而致代谢性碱中毒。③Ⅰ型呼吸衰竭或贫血患者，因缺氧发生过度通气导致呼吸性碱中毒，在治疗过程中，过多使用排钾、排氯利尿剂或糖皮质激素或过多碱性药物而又发生代谢性碱中毒。④脑炎或脑膜炎或脑水肿发生中枢性过度通气而呼吸性碱中毒，在治疗过程中由于排钾利尿剂或脱水剂治疗，又发生代谢性碱中毒。⑤机械通气并用排 K^+ 利尿剂或激素治疗不当，结果发生呼吸性碱中毒合并低钾、低氯性代谢性碱中毒。⑥呼吸性碱中毒基础疾病患者胃肠减压或剧吐。⑦孕妇常伴有呼吸性碱中毒，这是一种正常的生理反应，若合并恶心呕吐时又可发生代谢性碱中毒。⑧高热伴呕吐患者，高热可引起通气过度致呼吸性碱中毒，又因呕吐致代谢性碱中毒。

二、特　　点

呼吸性碱中毒和代谢性碱中毒均是朝着碱性方面变化，属于碱性叠加，因此 $PaCO_2$ 降低和[HCO_3^-]升高，两者之间未见相互代偿关系，呈严重失代偿，血 pH 明显增高，易发生血钾降低。

三、危　　害

大体上与代谢性碱中毒或呼吸性碱中毒或呼吸性酸中毒合并代谢性碱中毒时对机体的危害类似，但呼吸性碱中毒合并代谢性碱中毒时，两者均可引起血 pH 急剧升高，由于双重碱化因素的叠加其 pH 更加增高，发生严重的碱血症。机体对碱中毒的耐受能力比酸中毒低。据临床研究报道，严重碱中毒患者，若血 pH＞7.65 时其病死率高达 80%。严重碱中毒对机体最严重的危害性影响是碱中毒性癫痫发作、昏迷和恶性室性心律失常及严重组织缺氧等。

(1) 对中枢神经系统的影响：严重碱中毒可出现烦躁不安、癫痫、昏迷等中枢神经系统兴奋性增高表现，其中碱中毒性癫痫发作有时可危及生命。其机制可能为：①γ-氨基丁酸生成减少。γ-氨基丁酸是中枢神经系统的一种起抑制作用的物质，其结果是对中枢神经系统的抑制减弱而出现中枢神经系统的兴奋症状。②脑组织细胞缺氧，当 pH 大于 7.55 时，可引起脑血管痉挛收缩。③血浆游离钙明显降低导致神经兴奋性增加等。

(2) 组织缺氧明显加重：血液 pH 明显升高可使血红蛋白与氧的亲和力增强，以致氧离曲线左移，血红蛋白不易将结合的氧释放出来，而造成组织细胞缺氧明显加重。

(3) 严重心律失常：常与碱中毒引起严重低钾有关。严重时可引起恶性室性心律失常，包括心室过速和心室颤动。

(4) 血浆游离钙明显降低：由于血 pH 升高，使血浆游离钙浓度降低，导致神经、肌肉的应激性增高，更易发生手足搐搦或谵妄等症状和中枢神经兴奋症状。

(5) 易发生低钾、低氯血症：一方面由于血 pH 明显增高使细胞外液 H^+ 浓度降低，细胞内 H^+ 逸出，细胞外液 K^+ 进入细胞内，可致血钾降低；另一方面因肾小管上皮细胞泌 H^+

减少，而 H^+-Na^+互换减少，K^+-Na^+互换增强，引起排钾增加，也可使血钾降低。当血 HCO_3^- 增加，根据电中和定律必伴有 Cl^-降低，故常伴血氯降低。

四、动脉血气与血电解质变化特点

（一）急性呼吸性碱中毒合并代谢性碱中毒的特点

（1）$PaCO_2$ 下降、正常和升高，但以下降为多见，常小于 35mmHg（4.67kPa）。

（2）若急性起病，可用急性呼吸性碱中毒预计代偿公式计算并进行判定。急性呼吸性碱中毒的预计代偿公式为：HCO_3^-（预计值）= 24 －［（40 － $PaCO_2$）×0.2］±2.5mmol/L。如果实测［HCO_3^-］＞预计代偿［HCO_3^-］值上限，则可诊断为急性呼吸性碱中毒合并代谢性碱中毒。

（3）pH 明显升高。

举例：人工辅助呼吸进行机械通气治疗的患者，发生手足搐搦，急查血液气体分析发现，$PaCO_2$ 28mmHg、［HCO_3^-］30mmol/L、pH 7.60。

分析：该患者的 $PaCO_2$ 明显降低，并在机械通气中发生，属于急性起病，故提示急性呼吸性碱中毒。因此可用急性呼吸性碱中毒预计代偿公式计算：［HCO_3^-］= 24 －［（40 － $PaCO_2$）× 0.2］±2.5mmol/L，［HCO_3^-］= 24 －［（40 － 28）× 0.2］±2.5mmol/L= 24 －（12 × 0.2）±2.5 = 24 － 2.4±2.5 = 21.6±2.5= 19.1～24.1mmol/L。

∵该患者的实测［HCO_3^-］为 30mmol/L 大于预计代偿［HCO_3^-］的上限值（24.1mmol/L）。

∴提示急性呼吸性碱中毒合并代谢性碱中毒。

结论：急性呼吸性碱中毒合并代谢性碱中毒。

（二）慢性呼吸性碱中毒合并代谢性碱中毒的特点

1. 若以慢性呼吸性碱中毒为主时

（1）$PaCO_2$ 降低小于 35mmHg（4.67kPa）。

（2）［HCO_3^-］升高大于 25mmol/L。

其代偿调节方向呈反向性，即 $PaCO_2$ 下降而［HCO_3^-］上升；缓慢起病可用慢性呼吸性碱中毒的预计代偿公式计算并进行判定，其预计代偿公式为：预计［HCO_3^-］= 24 －［（40 － $PaCO_2$）×0.5］±2.5mmol/L。

如果实测［HCO_3^-］大于预计代偿［HCO_3^-］值上限，则可诊断为慢性呼吸性碱中毒合并代谢性碱中毒；当实测［HCO_3^-］落在预计代偿值的范围内，则可诊断为单纯性慢性呼吸性碱中毒；若当实测［HCO_3^-］小于预计代偿［HCO_3^-］值下限，则可诊断为慢性呼吸性碱中毒合并代谢性酸中毒。

（3）pH 明显上升。

（4）血电解质改变：血钾多为下降；血钙多为明显降低；血氯下降或正常；血钠下降或正常。

（5）SaO_2 多为升高。但由于血 pH 增高与 $PaCO_2$ 降低而血红蛋白对氧的亲和力增加，氧离曲线左移，这不利于组织毛细血管血液释放氧，使组织细胞缺氧加重。

2. 若以代谢性碱中毒为主时

(1) 血[HCO_3^-]原发性升高大于 27mmol/L 提示代谢性碱中毒。

(2) $PaCO_2$ 轻度升高或正常。可用代谢性碱中毒的预计代偿公式计算和判定。其预计代偿公式为：$PaCO_2$(预计代偿值) = 40 + 0.7×(HCO_3^- − 24) ±5。

若实测 $PaCO_2$ 小于预计代偿 $PaCO_2$(下限值)时，可判定为代谢性碱中毒合并呼吸性碱中毒；凡实测 $PaCO_2$ 落在预计代偿值的范围内，可判定为单纯性代谢性碱中毒；如果实测 $PaCO_2$ 大于预计代偿 $PaCO_2$(上限值)时，则可判定为代谢性碱中毒合并呼吸性酸中毒。

(3) 血 pH 明显升高。

(4) 血电解质改变：血钾多为降低；血钙多为明显降低；血氯降低或正常；血钠可能下降或正常。

(5) SaO_2 常上升，但由于血 pH 增高引起氧解离曲线左移，增加血红蛋白和氧的亲和力而组织缺氧。

举例如下(表 9-4)。

表 9-4 呼吸性碱中毒合并代谢性碱中毒的具体实例

项目	正常	代谢性碱中毒	呼吸性碱中毒	代谢性碱中毒合并呼吸性碱中毒	
				重	轻
Na^+ (mmol/L)	139	139	139	139	139
K^+ (mmol/L)	4.00	3.00	3.50	2.80	3.00
Cl^- (mmol/L)	105	89	107	92	92
HCO_3^- (mmol/L)	24	35	17	32	32
AG (mmol/L)	10	15	15	15	15
$PaCO_2$ (mmHg)	40	47	25	30	39
pH	7.40	7.49	7.45	7.65	7.53

(引自：Emmett M，et al)

分析上述表 9-4 中，以代谢性碱中毒合并呼吸性碱中毒(重度)数据为例，分析结果如下。

(1) 该患者的代偿调节方向呈反方向，即↑[HCO_3^-]/↓$PaCO_2$，这是混合性酸碱紊乱的特点之一。血 pH 7.65＞7.40，[HCO_3^-]32mmol/L＞24mmol/L，$PaCO_2$ 30mmHg＜40mmHg 提示呼吸性碱中毒合并代谢性碱中毒。

(2) $PaCO_2$ 30mmHg 小于正常(40mmHg)，可提示呼吸性碱中毒，并且起病 3～5 天时间，属于慢性。可按慢性呼吸性碱中毒的预计代偿公式计算：[HCO_3^-]= 24 − [(40 − $PaCO_2$)/2] ±2.5mmol/L，[HCO_3^-] = 24 − [(40 − 30)/2] ± 2.5mmol/L= 24 − (10/2) ± 2.5 = 24 − (5± 2.5) = 19 ± 2.5 = 16.5～21.5mmol/L。

实测[HCO_3^-]为 32mmol/L，并且其实测[HCO_3^-]32mmol/L＞预计代偿[HCO_3^-]上限值 21.5mmol/L，提示合并代谢性碱中毒。

(3) 再结合血液电解质改变：该患者血钾为 2.8mmol/L，明显低血钾；此外血氯为 92mmol/L，属于低氯血症。这些电解质改变也符合碱中毒时的血电解质改变特点。

(4) 根据酸碱诊断列线图进行判断（图 9-2），上例的 $PaCO_2$ 30mmHg 与［HCO_3^-］32mmol/L 相交点落于代谢性碱中毒的代偿可信带与呼吸性碱中毒代偿可信带之间的区域，提示呼吸性碱中毒合并代谢性碱中毒。

结论：呼吸性碱中毒合并代谢性碱中毒。

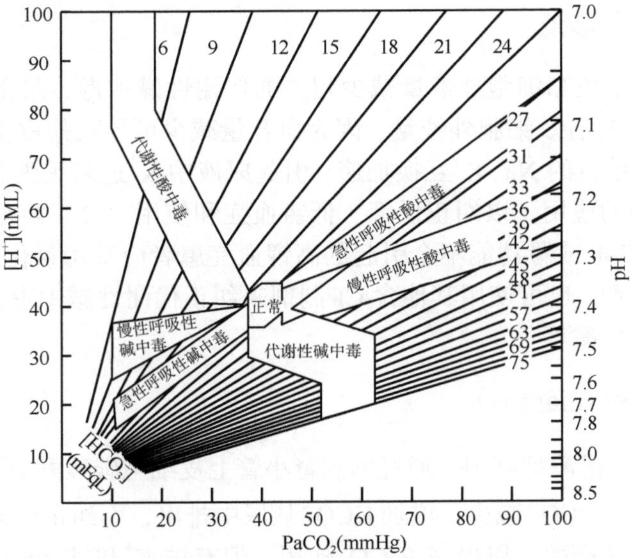

图 9-2　酸碱列线图（以 $PaCO_2$ 和 pH 为 *XY* 轴的图解）

（引自：Cogan M G，Rector FC Jr，Seldin D W）

五、治　　疗

（一）治疗原发病与诱发因素

纠正和缓解导致过度通气的原发病的治疗和纠正低钾、低氯血症是首选的重要措施。

（二）机械通气治疗

若使用机械通气治疗时，应适当控制其通气量，以提高 $PaCO_2$ 减轻呼吸性碱中毒。在治疗过程中，应避免过多使用排钾利尿剂或皮质激素或过量使用碱性药物等，以防止代谢性碱中毒发生。

（三）对合并呼吸性碱中毒的治疗

对合并呼吸性碱中毒的治疗主要为针对潜在病因的处理。在焦虑诱发的通气增加，为使其稳定，可给予一定的镇静剂，或在闭合系统中呼吸，可用纸袋罩于患者口鼻，使其再吸入呼出的气体，以增加呼吸道无效腔，有助于提高 $PaCO_2$。

（四）对手足搐搦或抽搐的治疗

血 pH 明显升高，而易引起手足搐搦或抽搐者，可静脉注射钙剂，用 10%氯化钙或 10%

葡萄糖酸钙溶液10～20ml缓慢静脉注射，必要时可在1～2小时再重复1次。若抽搐不止者，可在上述药物中任选一种20～30ml加于5%～10%葡萄糖溶液500ml，缓慢静脉滴注。若上述方法补钙效果不佳，应考虑有无低血镁。必要时，可用25%硫酸镁液10～20ml加于5%～10%葡萄糖液100～200ml进行静脉滴注。

（五）补充含氯溶液

对于 Cl^-过多丢失和细胞外液量减少相关的代谢性碱中毒，最重要的治疗是补充含Cl^-溶液，以重新恢复有效细胞外液量，因为血容量减少可导致盐皮质激素活动的继发性亢进，随后远曲肾单位的Na^+-K^+互换加速，引起尿液中K^+过多丢失和发生低钾血症。其治疗常包括氯化钾的应用，以纠正低钾、低氯血症和使用含 Na^+溶液以纠正低血容量。对于尿量＜500ml/24h或肾功能不全引起的高钾血症患者应禁用氯化钾；伴有心力衰竭患者应慎用氯化钠制剂。也可使用其他含Cl^-制剂来纠正代谢性碱中毒，如生理盐水、盐酸精氨酸、氯化铵或盐酸等。

（六）乙酰唑胺（diamox）

乙酰唑胺系碳酸酐酶抑制剂，通过抑制肾小管上皮细胞碳酸酐酶活性，减少HCO_3^-形成，使肾小管重吸收HCO_3^-减少，增加HCO_3^-从尿中排出，而纠正代谢性碱中毒；同时可抑制组织CO_2转变为碳酸，以提高$PaCO_2$作用，但有排K^+和排Na^+作用，故在伴有明显低钾血症时，不宜使用。常用剂量为每次口服0.25g，每日2次，可用1～3天。

第五节　呼吸性碱中毒合并代谢性酸中毒

呼吸性碱中毒合并代谢性酸中毒诊断要点：

(1) 血pH升高、正常或下降，其pH正常与否取决于两种酸碱失衡相对严重程度。

(2) 若急性呼吸性碱中毒合并代谢性酸中毒时

1) $PaCO_2$下降，常小于35mmHg。

2) 实测[HCO_3^-]＜{24－[(40－$PaCO_2$)×0.2]＋2.5mmol/L}(急性呼吸性碱中毒代偿下限)，或实测[HCO_3^-]＜18mmol/L时，则可诊断为急性呼吸性碱中毒合并代谢性酸中毒。

(3) 若以慢性呼吸性碱中毒为主时

1) $PaCO_2$降低小于35mmHg。

2) [HCO_3^-]升高小于25mmol/L，可用慢性呼吸性碱中毒的预计代偿公式计算并进行判定，其预计代偿公式为：实测[HCO_3^-]＜{24－[(40－$PaCO_2$)×0.5]±2.5mmol/L}(慢性呼吸性碱中毒代偿下限)或实测[HCO_3^-]小于12mmol/L时，则可诊断为慢性呼吸性碱中毒合并代谢性酸中毒。

(4) 若以代谢性酸中毒为主时

1) 血[HCO_3^-]原发性下降小于22mmol/L，提示代谢性酸中毒。

2) $PaCO_2$下降，实测$PaCO_2$＜[40－(24－[HCO_3^-])×1.2－2](代谢性酸中毒代偿下限)或实测$PaCO_2$小于10mmHg时，可判定为代谢性酸中毒合并呼吸性碱中毒。

呼吸性碱中毒合并代谢性酸中毒是"良性"的组合，两者可以互相提供过度代偿，其血 pH 可正常或稍降低或稍升高，常不会引起明显偏离正常的可能性。

一、病　因

呼吸性碱中毒合并代谢性酸中毒是极为罕见的。呼吸性碱中毒合并代谢性酸中毒两者混合的酸碱失衡可发生于以下原因：①常见于肝功能衰竭患者因过度通气而发生呼吸性碱中毒合并肾衰竭、周围循环衰竭等导致代谢性酸中毒。②各种原因引起的急性肾小管坏死或肾衰竭患者发生代谢性酸中毒，又可因严重感染高热败血症伴有通气过度而出现呼吸性碱中毒。③水杨酸中毒时，不仅可引起代谢性酸中毒，同时还可刺激呼吸中枢，引起过度通气而导致呼吸性碱中毒。呼吸性碱中毒合并代谢性酸中毒是水杨酸中毒的特征性表现。④糖尿病酮症酸中毒又合并败血症，或肺炎高热伴有通气过度而合并呼吸性碱中毒。⑤感染性休克可以同时导致呼吸性碱中毒和代谢性酸中毒（乳酸酸中毒）。

二、特　点

呼吸性碱中毒合并代谢性酸中毒属于酸碱抗衡性，$PaCO_2$ 和血浆［HCO_3^-］均降低而且两者不能相互代偿，均小于其代偿的最低值。其血 pH 常不会明显偏离正常范围为其特点。

三、危　害

呼吸性碱中毒合并代谢性酸中毒合并存在时，$PaCO_2$ 降低明显，HCO_3^- 降低也明显，但血 pH 可能正常或降低或上升。对机体的危害大体上与呼吸性酸中毒合并代谢性碱中毒时类似，但是有以下两点需要说明。

（一）对血压的影响更明显

因为代谢性酸中毒时，血 H^+ 浓度增高而 pH 下降，结果可引起心肌收缩力减弱，另外酸中毒不仅抑制儿茶酚胺的分泌，而且还能降低心肌和外周血管对交感神经和儿茶酚胺刺激的反应性，此时如果骤然排出 CO_2，则血中儿茶酚胺浓度进一步下降，造成血压下降更明显，这与使用升压药物维持血压的患者突然撤除升压药物而造成血压下降相似。

（二）对中枢神经系统的影响更明显

代谢性酸中毒时，由于 H^+ 浓度增高，血 pH 下降，增加脑谷氨酸脱羧酶活性，使 γ-氨基丁酸生成增多，导致中枢神经细胞被抑制，出现精神萎靡、神志模糊，甚至昏迷等症状。在这种病理生理基础上，一方面如果又合并呼吸性碱中毒，$PaCO_2$ 明显下降而引起脑血管收缩，脑血流量降低，再加上血 pH 上升而血红蛋白氧离曲线左移，更易发生脑细胞缺氧加重；另一方面碱中毒引起的低钙血症又加重了对神经系统的影响，使病情复杂化。

四、动脉血气与血电解质变化特点

（一）急性呼吸性碱中毒合并代谢性酸中毒的特点

（1）$PaCO_2$ 原发性下降小于 35mmHg（4.67kPa）。

（2）结合病史，按急性呼吸性碱中毒预计代偿公式计算和判定，其公式为：$[HCO_3^-]=24-(40-PaCO_2)/5\pm2.5$mmol/L，即每降低 $PaCO_2$ 1mmHg 时，则$[HCO_3^-]$降低 0.2mmol/L；另外，急性呼吸性碱中毒的代偿极限为$[HCO_3^-]$18mmol/L。判定时，若实测$[HCO_3^-]$小于预计代偿$[HCO_3^-]$下限值时，则可判定为急性呼吸性碱中毒合并代谢性酸中毒；如果其实测$[HCO_3^-]$小于急性呼吸性碱中毒时代偿极限$[HCO_3^-]$18mmol/L，也应考虑合并代谢性酸中毒。

（3）AG 值升高，大于 16mmol/L。

（4）血 pH 升高、正常或下降，其 pH 正常与否取决于两种酸碱失衡相对严重程度。

（5）血电解质改变：血钾正常或下降或升高；血氯多为升高；血钠下降或正常。

举例：患有肾功能不全合并呼吸衰竭患者在使用呼吸机治疗过程中，因通气过度而发生轻度手足搐搦，急查血液气体分析与电解质检查，结果示：血 pH 7.49，$PaCO_2$ 14mmHg，HCO_3^- 12mmol/L，Na^+ 140mmol/L，K^+ 3.5mmol/L，Cl^- 103mmol/L。

分析结果如下。

1）$PaCO_2$ 明显降低，即其值为 14mmHg，小于正常值（40mmHg），又因通气过度而诱发，属于急性起病。

2）血 pH 上升至 7.49，提示急性呼吸性碱中毒。

3）可用急性呼吸性碱中毒的预计代偿公式计算和判定，即按以下公式计算：$[HCO_3^-]=24-[(40-PaCO_2)/5]\pm2.5$mmol/L，$[HCO_3^-]=24-[(40-14)/5]\pm2.5$mmol/L $=24-26/5\pm2=24-5.2\pm2.5=18.8\pm2.5=16.3\sim21.3$mmol/L。

判定：若实测$[HCO_3^-]$小于预计代偿$[HCO_3^-]$时，可判定为合并有代谢性酸中毒，该患者实测$[HCO_3^-]$12mmol/L 小于预计代偿$[HCO_3^-]$的下限值 16.3mmol/L，则提示急性呼吸性碱中毒合并代谢性酸中毒。其实测$[HCO_3^-]$12mmol/L 小于急性呼吸性碱中毒时代偿极限$[HCO_3^-]$18mmol/L，也应考虑合并代谢性酸中毒。

4）计算 AG 值：$AG=[Na^+]-([Cl^-]+[HCO_3^-])=140-(103+12)=25$mmol/L，其 AG 值 25mmol/L＞16mmol/L，说明合并高 AG 型代谢性酸中毒。

结论：急性呼吸性碱中毒合并高 AG 型代谢性酸中毒。

（二）慢性呼吸性碱中毒合并代谢性酸中毒的特点

1. 若以慢性呼吸性碱中毒为主时

（1）$PaCO_2$ 原发性降低，小于 35mmHg（4.67kPa），起病较缓慢，多为 3～5 天时间。

（2）HCO_3^- 下降且可用慢性呼吸性碱中毒预计代偿公式计算和判定，其公式为：$[HCO_3^-]=24-[(40-PaCO_2)/2]\pm2.5$mmol/L。

若实测[HCO_3^-]小于预计代偿[HCO_3^-]下限值，则可判定为慢性呼吸性碱中毒合并代谢性酸中毒；如果实测[HCO_3^-]落在其预计代偿范围内，则考虑为单纯性呼吸性碱中毒；如果实测[HCO_3^-]大于预计代偿[HCO_3^-]上限值，则可考虑为慢性呼吸性碱中毒合并代谢性碱中毒。需要注意的是，如果实测[HCO_3^-] 小于慢性呼吸性碱中毒代偿极限 15mmol/L，也提示合并有代谢性酸中毒。

(3) 血 pH 可升高或正常，主要取决于两种酸碱平衡失调相对严重程度。

(4) AG 值升高大于 16mmol/L。

(5) 血电解质改变：血钾降低或正常；血氯升高；血钠正常或下降。

2. 若以代谢性酸中毒为主时

(1) [HCO_3^-]原发性下降。

(2) $PaCO_2$ 下降，可用代谢性酸中毒的预计代偿公式计算和判定，其常用公式为：$PaCO_2 = 1.5\times[HCO_3^-]+8\pm2$ 或 $PaCO_2 = 40-(24-[HCO_3^-])\times1.2\pm2$。

但决不能单凭一张血气分析报告计算单草率做出肯定性诊断，而是须结合病史、临床表现、其他化验检查和动态血气分析监护观察等资料进行综合性判断。

凡实测 $PaCO_2$ 小于预计代偿 $PaCO_2$ 下限值，则可判定为代谢性酸中毒合并呼吸性碱中毒；如果其实测 $PaCO_2$ 落在预计代偿 $PaCO_2$ 范围内，则判定为单纯性代谢性酸中毒；如果实测 $PaCO_2$ 大于预计代偿 $PaCO_2$ 上限值，则判定为代谢性酸中毒合并呼吸性酸中毒。代谢性酸中毒的代偿极限为 $PaCO_2$ = 15mmHg (2.00kPa)，如果 $PaCO_2 \leqslant$ 15mmHg 时，则提示可能合并有呼吸性碱中毒。

(3) 血 pH 多为小于 7.40 或在正常范围内。

(4) 血电解质改变：血钾正常或稍增高；血氯多为明显增高；血钠正常或下降。

(5) 血 AG 值升高大于 16mmol/L。

五、治　　疗

(一) 对原发性及其诱发因素的治疗

水杨酸中毒所致的呼吸性碱中毒阶段，可给予葡萄糖溶液治疗，它可促进利尿以加强水杨酸的排泄；水杨酸中毒所致的代谢性酸中毒阶段，必要时可给予碱性溶液治疗。对肝、肾衰竭或糖尿病酮症酸中毒合并高热等而引起的过度通气，应积极治疗原发病及其诱发因素，必要时积极纠正酸中毒。

(二) 提高吸入 CO_2 浓度

必要时可用一纸袋，用纸袋开口部盖住鼻口部，使其重新吸入呼出的气体或吸入含有 5%的氧气，以提高 $PaCO_2$。

(三) 适当地西泮(安定)镇静

发生手足搐搦或抽搐等症状时，可静脉注射氯化钙溶液或葡萄糖酸钙溶液治疗，必要时可适当给予地西泮镇静处理。

第六节　代谢性酸中毒合并代谢性碱中毒

代谢性酸中毒合并代谢性碱中毒诊断要点：

(1)代谢性酸中毒合并代谢性碱中毒时，有较为复杂的代偿作用。血 pH、HCO_3^-和 $PaCO_2$ 均可表现为正常、降低或升高，其主要取决于两种原发性失衡的相对严重程度。其 pH 主要取决于两种酸碱失衡的相对严重程度。

(2)高 AG 型代谢性酸中毒合并代谢性碱中毒的特点

1)AG 值升高大于 16mmol/L，提示高 AG 型代谢性酸中毒。

2)为了揭示被高 AG 型代谢性酸中毒所掩盖的代谢性碱中毒或正常 AG 型代谢性酸中毒的存在，可计算碳酸氢盐间隙(bicarbonate gap, BG)，按碳酸氢盐间隙计算公式($BG = \Delta AG - \Delta[HCO_3^-]$)，通常使用其简便公式($BG = [Na^+] - [Cl^-] - 39$)。若碳酸氢盐间隙值小于–6mmol/L 时，则提示高 AG 型代谢性酸中毒合并正常 AG 型代谢性酸中毒；若其值大于 6mmol/L 时，则提示高 AG 型代谢性酸中毒合并代谢性碱中毒。

代谢性酸中毒合并代谢性碱中毒可以在先后或同时影响血浆[HCO_3^-]向相反方向发展时就会产生这种混合性酸碱失衡。代谢性酸中毒合并很高的 AG，远大于血浆[HCO_3^-]的下降幅度时应想到这种组合，这提示代谢性酸中毒发生时，血浆[HCO_3^-]处于高于正常水平。

一、病　因

代谢性酸中毒合并代谢性碱中毒的酸碱失衡可发生于以下原因：①肾衰竭代谢性酸中毒患者，由于呕吐，长期过量使用排钾、排氯利尿剂而合并代谢性碱中毒。②急性胃肠炎因呕吐丧失 K^+、Cl^-、H^+引起低钾低氯性碱中毒，严重腹泻丢失 HCO_3^-可致代谢性酸中毒。③心搏骤停的抢救过程中，心肾功能不全致代谢性酸中毒，又由于过量使用碱性药物或过量使用排钾利尿剂、呕吐等因素合并代谢性碱中毒。④糖尿病酮症酸中毒频繁呕吐或过量使用碱性药物而又合并代谢性碱中毒。⑤充血性心力衰竭引起代谢性酸中毒，又由于厌食、呕吐或长期过量使用排钾利尿剂引起代谢性碱中毒。⑥幽门梗阻因反复呕吐，初期呈代谢性碱中毒，严重时因组织灌注量减少又合并代谢性酸中毒。⑦呕吐(可导致代谢性碱中毒)后发生严重腹泻(可引起代谢性酸中毒)。⑧急性肾衰竭患者施行胃肠减压治疗。

二、特　点

代谢性酸中毒合并代谢性碱中毒属于酸碱抗衡性，由于导致血浆[HCO_3^-]升高和降低的原因同时存在，彼此相互抵消，结果常使血浆[HCO_3^-]和 pH 在正常范围为其特点。

三、危　　害

在代谢性酸碱失衡时，对机体的危害大体上与呼吸性酸中毒合并代谢性碱中毒时类似，不过有以下两点稍加以说明。

（一）组织缺氧

在酸中毒时，可使氧和血红蛋白结合能力下降，已携带到组织的氧较多释放，这对改善组织代谢有一定好处。但是若持续12小时以上的酸中毒，则又可使红细胞内2,3-二磷酸甘油酸（2,3-DPG）合成减少，红细胞携氧能力下降，后者最终抵消了前者的作用。在这种病理生理基础上，又合并代谢性碱中毒时，氧离曲线左移，使氧和血红蛋白亲和力增加，在组织细胞内不易释放出氧气，而组织缺氧更加重，结果引起心、脑、肾等重要器官的组织细胞更加缺氧，后者又引起乳酸生成增加，加重代谢性酸中毒，互为因果而病情恶化。

（二）对心血管系统的影响

心血管系统对呼吸性酸中毒早期，也就是对CO_2具有较强的代偿能力，但是代谢性酸中毒合并代谢性碱中毒对心血管系统的影响比呼吸性酸中毒合并代谢性碱中毒较重而且发生的比较早，一般对心血管系统的影响包括心肌收缩力下降、心律失常，以及对小动脉与静脉系统的影响等。

四、动脉血气改变与血电解质变化特点

代谢性酸中毒合并代谢性碱中毒时，有较为复杂的代偿作用。血pH、HCO_3^-和$PaCO_2$均可表现为正常、降低或升高，其主要取决于两种原发性失衡的相对严重程度。识别此型失衡按AG值正常与否，可分为高AG型与正常AG型两种。

（一）高AG型代谢性酸中毒合并代谢性碱中毒的特点

（1）AG值升高大于16mmol/L，且AG值升高数（ΔAG）大于[HCO_3^-]下降数（Δ[HCO_3^-]）。

（2）揭示高AG型代谢性酸中毒所掩盖其他代谢性酸碱失衡的常用方法：在临床上，常用下列三种计算方法中任意一种，可以揭示被高AG型代谢性酸中毒所掩盖的代谢性碱中毒或正常AG型代谢性酸中毒的存在。①“矫正（校正）的碳酸氢盐”（“corrected HCO_3^-”）：是揭示被高AG型代谢性酸中毒所掩盖的代谢性碱中毒或正常AG型酸中毒的常用指标。按其公式（矫正的HCO_3^-= 实测HCO_3^-+ΔAG）计算，若矫正的HCO_3^-＞26mmol/L时，可提示合并代谢性碱中毒；若矫正的HCO_3^-＜24mmol/L时，可提示合并正常AG型代谢性酸中毒。②计算碳酸氢盐间隙：在高AG型代谢性酸中毒时，可按碳酸氢盐间隙公式：碳酸氢盐间隙（BG）=ΔAG－Δ[HCO_3^-]，计算碳酸氢盐间隙。若碳酸氢盐间隙值＜–6mmol/L时，则提示高AG型代谢性酸中毒合并正常AG型代谢性酸中毒；若其值＞6mmol/L时，则提示高AG型代酸合并代谢性碱中毒。③计算delta比值（delta ratio）：这一步也只用于高AG型代谢性酸中毒。在高AG型代谢性酸中毒前提下，若delta比值＞2.0时，提示患有高AG

型代谢性酸中毒合并代谢性碱中毒；若 delta 比值<1 时，提示患有高 AG 型代谢性酸中毒合并正常 AG 型代谢性酸中毒。

(3) pH、HCO_3^-和 $PaCO_2$ 变化不明显或在正常范围内；PaO_2 多为正常。

(4) 血电解质改变：血钾降低；血氯降低；血钠下降或正常。

(二) 正常 AG 型代谢性酸中毒合并代谢性碱中毒的特点

其诊断步骤归纳为以下几点。

(1) 在很大程度上要根据详尽的病史。临床上可见于急性胃肠炎患者同时伴有严重腹泻和呕吐，腹泻可引起高氯性代谢性酸中毒，而呕吐可以发生低钾、低氯性代谢性碱中毒，此时这种患者可表现为大致正常的动脉血液气体分析结果，其主要取决于代谢性酸中毒和代谢性碱中毒相对严重程度，如果代谢性酸中毒相对严重时，pH、$PaCO_2$ 和 [HCO_3^-] 下降；相反，若代谢性碱中毒相对严重时，pH、$PaCO_2$ 和 [HCO_3^-] 均升高；AG 值正常；而血钾多为降低；血氯取决于代谢性酸中毒和代谢性碱中毒相对严重程度，若以代谢性酸中毒为主时，则血氯升高；如果以代谢性碱中毒为主时，则血氯下降，血钠下降或正常。

(2) 尿 AG(UAG) 对评估正常 AG 型代谢性酸中毒具有一定的辅助诊断意义。正常尿 AG 为负值，因 Cl^-从尿中的排出量大于 Na^+与 K^+从尿中的排出量。在正常 AG 型代谢性酸中毒时尿液 AG 变为正值，这提示泌尿系酸化功能受损，例如，Ⅰ型肾小管性酸中毒与肾功能不全时，H^+及 NH_4^+的排出功能降低而尿 AG 值变为正值，这对评估正常 AG 型代谢性酸中毒的原因具有一定的辅助诊断意义。

五、治　　疗

(一) 对原发性及其诱发因素的防治是重要环节

及时纠正其原发病及诱发因素，特别是治疗呕吐、腹泻等引起的电解质紊乱和医源性因素（如过多使用排钾利尿剂或过量使用碱性药物等）及摄入不足造成的营养性因素等。

(二) 针对不同原发性失衡采取不同的治疗措施

在处理这种代谢性酸中毒与代谢性碱中毒同时存在的混合性酸碱失衡时，要针对不同原发性失衡采取不同的治疗措施，其中包括纠正缺氧、治疗糖尿病及维护心、肾功能。至于使用碳酸氢盐的治疗，只限于血 pH 小于 7.15 或血清 [HCO_3^-] 小于 12mmol/L，或由于碳酸氢盐的过度丧失，如严重腹泻等引起的以代谢性酸中毒为主的患者。碳酸氢钠通常不适用于已积累的碳酸氢盐前体（如乳酸或酮酸）的患者，因为这类患者能够代谢并产生碳酸氢盐。有些实验性试验研究证明，伴有乳酸酸中毒患者，过多或过早投给碳酸氢钠时，可引起脑脊液反常性酸化，可导致更多的 CO_2 产生和更高的 $PaCO_2$，故实际上升高细胞产生乳酸的量，而潜在的恶化并不是酸中毒的好转。然而，因为在合并代谢性酸中毒的情况下，使用碱性药物的目标，不是使血 HCO_3^- 恢复正常，而是稳定和改善血流动力学。如果血 pH 提高到大于 7.15 时，则可改善心脏功能并能加强组织细胞氧气转运，因而有助于降低乳酸产量。

（三）积极纠正水和电解质紊乱

输注等渗性生理盐水对逆转代谢性酸中毒合并代谢性碱中毒这两种混合性酸碱失衡往往治疗有效，特别是对于代谢性碱中毒合并乳酸酸中毒的情况。酸碱失衡可引起电解质紊乱，特别是 K^+和 Cl^-与酸碱失衡有密切关系。如严重腹泻丢失 HCO_3^-，血 Cl^-增高可致代谢性酸中毒；严重腹泻造成酸中毒时，由于细胞外 H^+进入到细胞内而细胞内 K^+外流至细胞外，故往往掩盖了低血钾，纠正酸中毒后，K^+又返回至细胞内，可出现低血钾。在代谢性碱中毒时，常引起血氯、血钾降低又可加重代谢性碱中毒。酸中毒时血中游离钙增多，但当酸中毒被纠正后，游离钙明显减少，有时可出现手足搐搦，这是因为 Ca^{2+}与血浆蛋白在碱性条件下可生成结合钙，使游离钙减少。因此在治疗这种混合性酸碱失衡时，应及时而恰当地纠正各种电解质紊乱，特别是 K^+、Cl^-、Ca^{2+}及 Na^+等是很重要的。严重肾衰竭患者无法排出过多的 HCO_3^-或生理盐水，因此对于这种合并代谢性碱中毒的治疗往往是很困难，此时可能需要血液透析治疗。

第七节　高AG型代谢性酸中毒合并正常AG型代谢性酸中毒

高 AG 型代谢性酸中毒合并正常 AG 型代谢性酸中毒诊断要点：

（1）明显酸血症，由于双重酸化因素的叠加其 pH 更加下降（血 pH 常明显降低，常小于 7.20）。

（2）$PaCO_2$ 代偿性下降。

（3）AG 值大于 16mmol/L，提示高 AG 型代谢性酸中毒。

（4）实测血 Cl^-大于 100mmol/L。

（5）为了揭示被高 AG 型代谢性酸中毒所掩盖的代谢性碱中毒或正常 AG 型代谢性酸中毒的存在，可计算碳酸氢盐间隙等。按碳酸氢盐间隙计算公式（$BG= \Delta AG - \Delta[HCO_3^-]$），通常使用其简便公式（$BG = [Na^+] - [Cl^-] - 39$），若碳酸氢盐间隙值小于−6mmol/L 时，则提示高 AG 型代谢性酸中毒合并正常 AG 型代谢性酸中毒；若其值大于 6mmol/L 时，则提示高 AG 型代谢性酸中毒合并代谢性碱中毒。

（6）严重混合性酸中毒时，容易发生心血管功能不稳定和心律失常。

高 AG 型代谢性酸中毒合并正常 AG 型代谢性酸中毒的混合性代谢性酸中毒均可引起血 pH 降低，由于双重酸化因素的叠加其 pH 更加下降，因而是可发生严重酸血症的危险组合。

一、病　因

高 AG 型代谢性酸中毒合并正常 AG 型代谢性酸中毒两者混合的酸碱失衡可发生于以下原因：①糖尿病酮症酸中毒合并严重腹泻时，糖尿病酮症酸中毒可引起高 AG 型代谢性酸中毒，而严重腹泻又可合并高氯性代谢性酸中毒。②肾功能不全时，由于肾小球损伤而可引起高 AG 型代谢性酸中毒，而肾小管功能不全时又可合并高氯性代谢性酸中毒；或肾功能不全患者合并腹泻时，可出现混合性代谢性酸中毒。③严重缺氧或休克而乳酸酸中毒患者合并严重腹泻时，因乳酸酸中毒可引起高 AG 型代谢性酸中毒基础上发生腹泻又合并高氯性代谢性酸中毒。

二、动脉血液气体和血电解质变化特点

此型失衡为高 AG 型代谢性酸中毒合并高氯性代谢性酸中毒。其动脉血液气体改变特点与单纯性代谢性酸中毒几乎完全相同。

(1) 血 HCO_3^- 原发性下降，同时 pH 较明显降低。

(2) $PaCO_2$ 代偿性下降，其预计代偿公式为：$PaCO_2 = 1.5 \times [HCO_3^-] + 8 \pm 2$ 或 $PaCO_2 = 40 - (24 - [HCO_3^-]) \times 1.2 \pm 2$，此型代谢性酸中毒时，其实测 $PaCO_2$ 值落在预计代偿 $PaCO_2$ 范围内。

(3) AG 值升高大于 16mmol/L。

(4) 单纯性高氯性代谢性酸中毒符合 Cl^- 升高数 $(\Delta[Cl^-]) = [HCO_3^-]$ 下降数 $(\Delta[HCO_3^-])$，如果在此基础上再合并高 AG 型代谢性酸中毒，$[HCO_3^-]$ 继续下降数 $(\Delta[HCO_3^-]) = AG$ 升高数 (ΔAG)，其结果为 $\Delta[HCO_3^-] = \Delta[Cl^-] + \Delta AG$，因此一旦出现 AG 升高伴 $\Delta[HCO_3^-] > \Delta[Cl^-]$ 或 $\Delta AG < \Delta[HCO_3^-]$，应考虑混合性代谢性酸中毒（高 AG 型代谢性酸中毒合并正常 AG 型代谢性酸中毒）的可能。

(5) 血电解质改变：血钾升高或正常；血氯的升高数小于 $[HCO_3^-]$ 的下降数；血钠下降或正常。

(6) PaO_2 常正常。

举例：肾功能不全患者合并腹泻，急查动脉血液气体和电解质，检查发现 HCO_3^- 为 12mmol/L、$PaCO_2$ 为 28mmHg、pH 为 7.28、Na^+ 为 140mmol/L、K^+ 为 5.0mmol/L、Cl^- 为 108mmol/L、AG 为 20mmol/L。

分析结果如下。

1) 血 HCO_3^- 12mmol/L＜24mmol/L，$PaCO_2$ 28mmHg＜40mmHg，pH 7.28＜7.40，其原发性改变结合病史应是代谢性酸中毒。

2) 按代谢性酸中毒的预计代偿公式计算 $(PaCO_2 = 1.5 \times [HCO_3^-] + 8 \pm 2)$：$PaCO_2 = 1.5 \times 12 + 8 \pm 2 = 18 + 8 \pm 2 = 26 \pm 2 = 24 \sim 28$mmHg，实测 $PaCO_2$ 28mmHg 落在此代偿范围内，说明这是属于代谢性酸中毒。

3) AG 值 20mmol/L＞16mmol/L，提示高 AG 型代谢性酸中毒。

4) 实测 Cl^- 108mmol/L＞100mmol/L，$\Delta[HCO_3^-] = 12 - 24 = -12$mmol/L，而 $\Delta[Cl^-] = 108 - 100 = 8$mmol/L，提示高氯性代谢性酸中毒，$\Delta[HCO_3^-](-12) \neq \Delta[Cl^-](+8)$。

5) $\Delta AG = 20 - 12 = 8$mmol/L，$\Delta[HCO_3^-] = 12$mmol/L，$\Delta AG(8) < \Delta[HCO_3^-](12)$。

结论：高 AG 型代谢性酸中毒合并高氯性代谢性酸中毒。

6) 高 AG 型代谢性酸中毒时，使用下列三种方法中任意一种，可以揭示被高 AG 型代谢性酸中毒所掩盖的代谢性碱中毒或正常 AG 型代谢性酸中毒的存在（可见本章第六节）。

①计算矫正 HCO_3^-；②计算碳酸氢盐间隙(Δ gap)；③也可计算 delta 比值。

三、治　疗

(一)治疗原发疾病与诱发因素

针对其原发疾病及其诱发因素的治疗通常是最好的治疗。

(二)纠酸治疗原则

轻度混合性酸中毒不必特殊治疗，多为口服碳酸氢钠片和纠正水、电解质紊乱等治疗后可缓解。但是合并重度正常 AG 型高氯性代谢性酸中毒患者，必要时可适当使用碱性药物治疗，特别是血 pH＜7.20 或血清 HCO_3^- 低于 10～12mmol/L，或伴有血流动力学不稳定的患者需给予碱性药物治疗。这种高 AG 型代谢性酸中毒合并正常 AG 型高氯性代谢性酸中毒引起原发性血 HCO_3^- 减少，此时首选的碱性药物是碳酸氢钠，因它可直接补充血 HCO_3^-，作用迅速，通常主张在血液气体分析监护下分次补给碳酸氢钠，每次剂量不宜过大。

(三)纠正水、电解质紊乱

对于这种混合性代谢性酸中毒一定要注意纠正水、电解质紊乱，特别是需要纠正其脱水状态和 HCO_3^- 原发性降低导致 Cl^- 的继发性升高，这种情况的实质是由于严重腹泻等原因致血 HCO_3^- 减少或肾中 HCO_3^- 丢失增多，此时只要补充 HCO_3^- 就可以被纠正。需要注意的是此时不要过多补充生理盐水溶液，因为生理盐水中 Cl^- 含量比血浆高出 40～50mmol/L，并且 Cl^- 不易进入细胞内，而 Na^+ 较易进入细胞内，同时带着 HCO_3^- 进入细胞内，故它不仅可增加细胞外 Cl^- 浓度而加重高氯血症，而且还可降低细胞外 HCO_3^- 浓度而加重其酸中毒的危险。不过，生理盐水可使远端肾小管重吸收 Na^+ 增加，并回收 HCO_3^- 形成短暂的碱血症，故在酸中毒时也可使用，但是对合并高氯性代谢性酸中毒患者，一般来说，不宜过多过急补充生理盐水。

第八节　三重酸碱失衡

三重酸碱失衡是一种呼吸性酸碱失衡(呼吸性酸中毒或呼吸性碱中毒)合并代谢性酸中毒加代谢性碱中毒，其情况比较复杂，必须综合分析病史、临床表现、血液气体与电解质检查结果等有价值的资料。三重酸碱失衡比较少见。

一、呼吸性酸中毒合并代谢性酸中毒加代谢性碱中毒

呼吸性酸中毒合并代谢性酸中毒加代谢性碱中毒诊断要点：

(1) $PaCO_2$ 大于 45mmHg，结合血 pH 小于 7.40，提示呼吸性酸中毒。

(2) AG 值大于 16mmol/L，提示高 AG 型代谢性酸中毒。

(3) 为了揭示被高 AG 型代谢性酸中毒所掩盖的代谢性碱中毒或正常 AG 型代谢性酸

中毒的存在，可计算矫正的 HCO_3^- 或计算碳酸氢盐间隙等。若按碳酸氢盐间隙计算公式（BG= ΔAG – Δ[HCO_3^-]），通常使用其简便公式（BG =[Na^+]–[Cl^-] – 39），若碳酸氢盐间隙值小于–6mmol/L，则提示高 AG 型代谢性酸中毒合并正常 AG 型代谢性酸中毒；若其值大于 6mmol/L，则提示高 AG 型代谢性酸中毒合并代谢性碱中毒。

（4）严重三重酸碱失衡患者有时可引起多器官功能障碍综合征（multiple dysfunction syndrome，MODS）。

呼吸性酸中毒合并代谢性酸中毒加代谢性碱中毒（respiratory acidosis/metabolic acidosis plus metabolic alkalosis），也称呼吸性酸中毒型 TABD。

（一）原因

（1）多见于阻塞性肺疾病合并肺心病心力衰竭引起呼吸性酸中毒，后经长期排钾利尿剂或皮质激素而又发生代谢性碱中毒，又因低血压、肾衰竭、败血症或严重低氧血症又合并代谢性酸中毒。

（2）呼吸性酸中毒合并代谢性酸中毒的基础上又因治疗过程中过量碱性药物或低钾、低氯而又合并代谢性碱中毒，例如，心肺复苏过程中，发生呼吸性酸中毒伴代谢性酸中毒，在抢救过程中又发生代谢性碱中毒。

（3）休克合并代谢性酸中毒基础上，又因严重呼吸功能损伤如休克肺引起呼吸衰竭而合并呼吸性酸中毒，在治疗过程中过多使用碱性药物或利尿剂等致代谢性碱中毒。

（4）急性呼吸窘迫综合征（ARDS）晚期呈现呼吸性酸中毒与代谢性酸中毒，在治疗中，由于医源性因素又合并代谢性碱中毒。

（5）严重慢性心力衰竭晚期不仅引起代谢性酸中毒，而且可发生严重肺功能损伤导致呼吸性酸中毒，又经长期排钾、排氯利尿剂等治疗而致代谢性酸中毒。

（6）肾衰竭致代谢性酸中毒患者因呕吐发生代谢性碱中毒，还可能由于合并严重肺水肿引起急性呼吸性酸中毒。

（二）危害

呼吸性酸中毒合并代谢性酸中毒患者由于双重酸化因素叠加而 pH 下降，又因低钾低氯血症引起代谢性碱中毒，这种患者常引起多器官功能障碍综合征，包括心、脑、肾功能等的严重障碍。如能得到及时而有效的治疗，多器官功能障碍综合征可能得救，但是如未能得到有效控制，则病情进一步加重，也可能发展成多系统器官衰竭（multiple system organ failure，MSOF）。

（三）动脉血液气体和血电解质变化特点

（1）$PaCO_2$ 升高大于 45mmHg，提示呼吸性酸中毒。该型多发性于肺心病急性发作期，患者在 CO_2 潴留致呼吸性酸中毒基础上，并发功能性肾功不全或休克或严重缺氧血症等而代谢性酸中毒，在治疗过程中不恰当地过多使用碱性药物、利尿剂或皮质激素等引起代谢性碱中毒，因此该型的原发性改变多为 $PaCO_2$ 升高，在此仅以原发性改变是呼吸因素为例加以说明。其他原发性改变为代谢性因素，如休克、严重心力衰竭等。

(2) AG 值升高大于 16mmol/L，提示高 AG 型代谢性酸中毒。在高 AG 型代谢性酸中毒时，应计算矫正的 HCO_3^- 或碳酸氢盐间隙或“delta 比值”。①矫正的 HCO_3^-：可用矫正的 HCO_3^- 和呼吸性酸中毒预计代偿值比较来判断；若慢性呼吸性酸中毒为原发因素时，矫正的 HCO_3^- >24 + [($PaCO_2$ – 40)/3] + 2，则提示合并代谢性碱中毒；若矫正的 HCO_3^- 小于呼吸性酸中毒预计代偿值低值{24+[($PaCO_2$ – 40)/3]– 2}，则提示高 AG 型代谢性酸中毒合并正常 AG 型代谢性酸中毒。②碳酸氢盐间隙，按碳酸氢盐间隙(BG)公式ΔAG – Δ[HCO_3^-] =(AG – 12)–(24 –[HCO_3^-])计算，若碳酸氢盐间隙值(BG)小于–6mmol/L 时，则提示高 AG 型代谢性酸中毒合并正常 AG 型代谢性酸中毒；若其值大于 6mmol/L 时，则提示高 AG 型代谢性酸中毒合并代谢性碱中毒。③delta 比值也是为了揭示被高 AG 型代谢性酸中毒所掩盖的代谢性碱中毒或正常 AG 型酸中毒的常用指标。delta 比值的计算公式为：delta 比值=(AG – 10) ÷ (24 –[HCO_3^-])。在高 AG 型代谢性酸中毒前提下，若 delta 比值>2.0 时，则提示有高 AG 型代谢性酸中毒合并代谢性碱中毒；若 delta 比值<1 时，提示有高 AG 型代谢性酸中毒合并正常 AG 型代谢性酸中毒。

(3) 血 pH 可下降、正常或升高，其 pH 取决于三种酸碱失衡的相对严重程度。

(4) 血电解质改变：血钾正常或升高或下降；血氯正常或降低；血钠正常或降低。

(5) PaO_2 常下降。

举例如下(表 9-5)。

表 9-5　呼吸性酸中毒合并代谢性碱中毒 + 代谢性酸中毒的具体实例

项目	正常	呼吸性酸中毒	呼吸性酸中毒+代谢性碱中毒	呼吸性酸中毒+代谢性碱中毒+代谢性酸中毒
Na^+(mmol/L)	140	140	140	140
K^+(mmol/L)	4.00	4.00	3.50	4.50
Cl^-(mmol/L)	103	94	90	76
HCO_3^- (mmol/L)	25	36	40	36
AG(mmol/L)	12	10	10	28
$PaCO_2$(mmHg)	40	70	67	66
pH	7.40	7.33	7.40	7.38

在上述表 9-5 中以呼吸性酸中毒合并代谢性碱中毒+代谢性酸中毒为例，分析结果如下。

(1) 该患者 $PaCO_2$ 为 66mmHg，并且>40mmHg，提示呼吸性酸中毒存在。

(2) AG 值升高 28mmol/L>16mmol/L，提示合并有高 AG 型代谢性酸中毒。

(3) 在高 AG 型代谢性酸中毒时，应计算矫正 HCO_3^- 或碳酸氢盐间隙或“delta 比值”，以揭示被高 AG 型代谢性酸中毒所掩盖的代谢性碱中毒或正常 AG 型酸中毒。①矫正的 HCO_3^-：可用矫正的 HCO_3^- 和呼吸性酸中毒预计代偿值相比较来判断；若慢性呼吸性酸中毒为原发因素时，矫正的 HCO_3^- >24+[($PaCO_2$ – 40)/3] + 2，则提示合并代谢性碱中毒；若矫正的 HCO_3^- 小于呼吸性酸中毒预计代偿值低值{24+[($PaCO_2$ – 40)/3]– 2}，则提示高 AG 型代谢性酸中毒合并正常 AG 型代谢性酸中毒。根据矫正 HCO_3^- = 实测 HCO_3^- + ΔAG 公式计算该患者的矫正 HCO_3^- = 36 +(28 – 12)= 52mmol/L。计算慢性呼吸性酸中毒的预计代偿值为

$HCO_3^- = 24 + [(PaCO_2 - 40)/3] \pm 2mmol/L = 24 + [(66 - 40)/3] \pm 2mmol/L = (32.6 \pm 2)\ mmol/L =$ 30.6～34.6mmol/L。比较矫正的HCO_3^-与慢性呼吸性酸中毒预计代偿HCO_3^-值表明，该患者的矫正的HCO_3^- 52mmol/L＞其预计代偿HCO_3^-上限值34.6mmol/L，提示合并代谢性碱中毒。结论：呼吸性酸中毒+代谢性碱中毒+高 AG 型代谢性酸中毒。②碳酸氢盐间隙，按碳酸氢盐间隙(BG)公式 $= \Delta AG - \Delta[HCO_3^-] = (AG - 12) - (24 - [HCO_3^-])$计算，该患者的碳酸氢盐间隙(BG)$= (28 - 12) - (24 - 36) = 28$，其碳酸氢盐间隙值28mmol/L＞6mmol/L时，则提示高AG型代谢性酸中毒合并代谢性碱中毒。③delta 比值，按 delta 比值公式计算$= (AG - 10)/(24 - [HCO_3^-])$，该患者的delta比值$= (28 - 10)/(24 - 36) = -1.5$，该患者delta比值为$-1.5$不属于正常范围，又不符合该患者病情。这表明delta比值在判定高AG型代谢性酸中毒合并三重酸碱失衡时，是否合并代谢性碱中毒方面尚有一定的局限性。所以在这种情况下，建议计算矫正的HCO_3^-或碳酸氢盐间隙为宜。

结论：呼吸性酸中毒+代谢性碱中毒+高 AG 型代谢性酸中毒。

（四）治疗措施

1. 对三重酸碱失衡（呼吸性酸中毒型 TABD）的原发性基础病及其诱发因素予以积极治疗 纠正呼吸性酸中毒的关键在于改善通气与换气功能，并消除CO_2潴留过多。纠正代谢性碱中毒的关键在于除尽快恢复或纠正水、电解质与酸碱紊乱外，积极改善心、肾、肺功能等综合性治疗措施，具有十分重要的意义。对三重酸碱失衡的治疗问题，必须在血液气体分析监护下，分析矛盾主次，主要看酸碱的倾向性，是以酸为主，还是以碱为主，还要找出原发性酸碱变化因素，严重而主要者应首先处理，急性变化而容易除掉者也应该先治疗，但同时应注意其病因及诱发因素的治疗和对症治疗。在治疗这种三种酸碱失衡过程中，最重要的问题是血pH低于7.20或pH大于7.50时，应给予紧急治疗（urgent therapy），并保护心、肾、肺与脑等重要脏器的功能和有效地补充血容量与纠正电解质等紊乱。

2. 关于使用生理盐水问题 酸、碱中毒患者都可以补充生理盐水，一方面因为生理盐水含Na^+与Cl^-各为154mmol/L，而Cl^-含量要比血浆高出近50%，Cl^-又不易进入细胞内，故可增加细胞外Cl^-浓度；另一方面，Na^+可进入细胞内，同时带HCO_3^-移入细胞内，以改善碱中毒的作用。在酸中毒时，补充生理盐水可使远端肾小管对Na^+的重吸收增加，并回收HCO_3^-入血形成短暂的碱血症，故在酸中毒时也可使用。因此在三重酸碱失衡时，均可以使用生理盐水。不过，生理盐水的pH为7.0，较体液pH 7.4相对为酸性，而更适合于合并有低氯性代谢性碱中毒患者。

3. 关于使用碱性药物问题 伴有呼吸性酸中毒的混合性酸碱失衡患者应注意尽快通畅呼吸道，将潴留的CO_2排出，只要$PaCO_2$下降，血pH则随之明显好转，不宜过早补充碱性药物治疗。碱性药物只能用于血pH 小于7.15或血清HCO_3^-少于12mmol/L的伴有严重代谢性酸中毒患者，并且伴有血流动力学不稳定时才能考虑，目的在于纠正威胁生命的过低 pH 提高到大于 7.15，此时使用碱性药物的目的不是血清HCO_3^-恢复正常，而是改善与稳定血流动力学，以保护心脏功能并加强组织氧气转运，因而降低乳酸产量。

4. 纠正低钾低氯 合并低钾低氯性代谢性碱中毒时，应注意纠正低钾低氯血症，常用生理盐水、氯化钾、氯化铵或盐酸精氨酸或稀盐酸等。

二、呼吸性碱中毒合并代谢性碱中毒加代谢性酸中毒

呼吸性碱中毒合并代谢性碱中毒加代谢性酸中毒诊断要点：

(1) $PaCO_2$ 小于 35mmHg，结合血 pH 大于 7.40，提示呼吸性碱中毒。

(2) AG 值大于 16mmol/L，提示高 AG 型代谢性酸中毒。

(3) 为了揭示被高 AG 型代谢性酸中毒所掩盖的代谢性碱中毒或正常 AG 型代谢性酸中毒的存在，可计算矫正的 HCO_3^- 或计算碳酸氢盐间隙等。若按碳酸氢盐间隙计算公式 ($BG=\Delta AG-\Delta[HCO_3^-]$)，通常使用其简便公式 ($BG=[Na^+]-[Cl^-]-39$)；若碳酸氢盐间隙值小于−6mmol/L 时，则提示高 AG 型代谢性酸中毒合并正常 AG 型代谢性酸中毒；若其值大于 6mmol/L 时，则提示高 AG 型代谢性酸中毒合并代谢性碱中毒。

(4) 严重三重酸碱失衡患者有时可引起多器官功能障碍综合征。

(5) 严重三重酸碱失衡为呼吸性碱中毒和代谢性碱中毒，双重碱化因素的叠加，故使血 pH 显著上升，氧离曲线明显左移，P_{50} 减小，血红蛋白与氧的亲和力增加，组织缺氧加重。

呼吸性碱中毒合并代谢性碱中毒加代谢性酸中毒，也称呼吸性碱中毒型严重三重酸碱失衡。

(一) 原因

(1) 多发生于肝性脑病患者，常有慢性通气过度而呼吸性碱中毒，又因饥饿厌食、肾功能不全或严重缺氧或酮症酸中毒或消化道大出血等引起代谢性酸中毒，不适当补碱或利尿剂、皮质激素使用不当等而又合并代谢性碱中毒。

(2) 肺心病合并呼吸性酸中毒患者，由于气管切开，过度机械通气或过量使用呼吸兴奋剂，使体内潴留的 CO_2 排出过快而导致呼吸性碱中毒；又因长期使用排钾利尿剂或厌食、呕吐等过多丢失 K^+、Cl^- 而引起代谢性碱中毒，又因肾衰竭或严重缺氧而引起代谢性酸中毒。

(3) 中枢神经系统疾病如脑血管意外、脑外伤、脑肿瘤或脑炎等中枢性通气过度而易引起呼吸性碱中毒，又因严重缺氧、饥饿性酮症酸中毒或肾功能不全等而又合并代谢性酸中毒，在治疗过程过多使用甘露醇或利尿剂等而合并代谢性碱中毒。

(4) 酒精中毒患者在酒精性酮症酸中毒和呼吸性碱中毒基础上，因反复恶心呕吐而又合并代谢性碱中毒。

(5) 重度创伤性休克患者在代谢性酸中毒基础上，由于使用机械通气而合并呼吸性碱中毒，在抢救过程中，过多使用碱性药物等又可合并代谢性碱中毒。

(二) 危害

呼吸性碱中毒严重三重酸碱失衡为呼吸性碱中毒和代谢性碱中毒，双重碱化因素的叠加，故使血 pH 显著上升，氧离曲线明显左移，P_{50} 减小，血红蛋白与氧的亲和力增加，使 HbO_2 在组织释氧明显减少，导致组织细胞缺氧加重。再加上代谢性酸中毒又可使血流动力学不稳定，结果常合并有循环功能不全、肾衰竭或消化道出血等多脏器多功能损伤。

（三）动脉血液气体和血电解质变化特点

(1) $PaCO_2$ 下降小于 35mmHg，提示呼吸性碱中毒。

(2) AG 值升高大于 16mmol/L，提示高 AG 型代谢性酸中毒。

(3) 揭示高 AG 型代谢性酸中毒所掩盖其他代谢性酸碱失衡的常用方法。在临床上，常用下列三种计算方法中任意一种：①计算矫正的 HCO_3^-，可用矫正的 HCO_3^- 和呼吸性碱中毒预计代偿值比较来判断。以慢性呼吸性碱中毒为原发因素时，若符合矫正的 HCO_3^- 大于{24 –［(40 – $PaCO_2$)/2］+2}，则提示高 AG 型代酸合并代谢性碱中毒；若矫正的 HCO_3^- 小于呼吸性碱中毒预计代偿值低值{24 –［(40 – $PaCO_2$)/2］– 2}时，则提示高 AG 型代谢性酸中毒合并正常 AG 型代谢性酸中毒。若以急性呼吸性碱中毒为原发因素时，可用急性呼吸性碱中毒时其预计代偿公式［HCO_3^-］= 24 –［(40 – $PaCO_2$)/5］±2mmol/L，然后比较矫正的 HCO_3^- 和急性呼吸性碱中毒预计代偿值来判断。②碳酸氢盐间隙，按碳酸氢盐间隙（BG）公式= ΔAG – Δ［HCO_3^-］=(AG – 12)–(24 –［HCO_3^-］)计算，其碳酸氢盐间隙值大于 6mmol/L 时，则提示高 AG 型代谢性酸中毒合并代谢性碱中毒；碳酸氢盐间隙小于–6mmol/L，这提示合并正常 AG 型代谢性酸中毒。③delta 比值，按 delta 比值公式计算［(AG – 10)÷(24 – HCO_3^-)］，若 delta 比值＞2.0，则提示有高 AG 型代谢性酸中毒合并代谢性碱中毒；若 delta 比值＜1，提示有高 AG 型代谢性酸中毒合并正常 AG 型代谢性酸中毒。

(4) 血 pH 多为升高、正常或下降，其 pH 取决于三种失衡的相对严重程度。

(5) 血电解质改变：血钾正常或下降；血氯升高、正常或下降；血钠正常或下降。

（四）治疗措施

1. 积极治疗原发疾病及其诱发因素 对这种三种酸碱紊乱的治疗，由于酸碱状态互相叠加或抵消，必须分析治疗的主次，应谨慎并及时、恰当而有效地给予处理。在血液气体分析和电解质监测下，要特别注意和认真对待心、肾、肺功能的保护。必须牢记，机体需要有一个调节和适应的过程，不可急于求成。

2. 混合性碱中毒的治疗问题

(1) 对呼吸性碱中毒的临床处理：在临床上，低碳酸血症可诱发脑血管收缩和神经、肌肉兴奋性增加，严重时手足抽搐和癫痫发作，病情严重者可发生一系列室上性心律失常等。治疗时应针对其潜在病因进行处理，对焦虑诱发的通气过度，可适当给予镇静剂；对使用机械通气治疗患者，应酌情降低呼吸频率和潮气量，减少 CO_2 的迅速排出，使 $PaCO_2$ 增高，HCO_3^-/H_2CO_3 比值降低，血 pH 可降低，从而使呼吸性碱中毒得到改善。也可使用纸袋罩于口鼻部，使患者回吸呼出的 CO_2 或 5% CO_2 的氧气吸入，有助于升高 $PaCO_2$。发生手足搐搦者可静脉注射氯化钙溶液等。

(2) 对代谢性碱中毒的临床处理：一般情况下，对呼吸性碱中毒合并代谢性碱中毒的混合性碱中毒的治疗，不必补充酸性药物，即使 pH 升高较明显的患者，也不急于投给酸性药物为其主要治疗原则；但是若血 pH 大于 7.50 应给予及时治疗。对此型的临床处理，最重要的是以下三个方面的治疗：第一为补充细胞外液容量；第二为补充 Cl^- 治疗；第三为补充 K^+ 治疗。因为代谢性碱中毒的病因学中，最常见的是细胞外液容量减少伴富含 Cl^-

体液的丧失。通过含 Cl^-溶液(包括生理盐水)的补充，以重新恢复有效细胞外液容量。这种患者可因血容量减少导致盐皮质激素活动的继发性亢进，随后远曲肾单位的 Na^+-K^+互换加速，H^+-Na^+互换减少，引起尿中 K^+丢失过多而血钾降低。一方面碱中毒与低血钾有密切关系，两者互为因果，即碱中毒易造成低血钾，而低血钾可以引起碱中毒；另一方面，低血氯易引起碱中毒(低氯性碱中毒)，而碱中毒又能发生低血氯，根据电中性原理，Cl^-与 HCO_3^-为细胞外液主要阴离子，两者互相消长，血 Cl^-降低，HCO_3^-代偿性增加；而 HCO_3^-升高，血 Cl^-继发性下降。所以代谢性碱中毒的治疗包括氯化钾的应用(尿量＞500ml/24h)，以纠正低钾血症和使用氯化钠溶液，以纠正低血容量及其他含氯溶液(氯化铵或精氨酸盐溶液等)，以纠正低氯血症和代谢性碱中毒。

(3)代谢性酸中毒的临床处理：呼吸性碱中毒性严重三重酸碱失衡患者即使存在代谢性酸中毒，只要血 pH 不低于 7.20，通常不必补充碱性药物；即或 pH＜7.20，也只能在血液气体监护下，少量补充碱性药物为宜。但需要积极治疗原发疾病和诱发因素，以及注意维护心、肾等脏器的功能及改善缺氧、水电解质状态等措施。

参 考 文 献

黄志锋. 2004. 混合性酸碱失衡，三重性酸碱失衡//韩志均，胡成进，黄志锋，等主编. 血气酸碱分析. 2 版. 沈阳：辽宁科学技术出版社，90-95.

雷振之. 1988. 关于三重酸碱紊乱判定的探讨. 中华结核和呼吸杂志，11(3)：167-168.

罗炎杰，冯玉麟. 2009. 简明临床血气分析. 2 版. 北京：人民卫生出版社，77-100.

毛宝龄. 1990. 酸碱失衡判断的进展. 四川医学，11(2)：95-98.

朴镇恩. 2008. 混合性酸碱平衡紊乱//朴镇恩编著. 最新血液气体与酸碱平衡. 哈尔滨：黑龙江教育出版社，309-346.

朴镇恩. 2013. 混合性酸碱失衡//朴镇恩编著. 动脉血气分析快速解读. 北京：中国医药科技出版社，134-149.

钱桂生. 2002. 混合性酸碱失衡的类型，诊断及处理//钱桂生主编. 现代临床血气分析. 北京：人民军医出版社，151-160.

任成山，宋勇，钱桂生. 2014. 动脉血气分析与酸碱平衡紊乱判断进展及其临床意义//钱桂生，任成山，徐剑铖主编. 实用血气分析及酸碱治疗学. 郑州：郑州大学出版社，242-281.

王为达，杜嗣廉. 2001. 酸碱失衡与三重酸碱失衡的诊断(二). 中国实用儿科杂志，16(10)：635-636.

吴善. 1985. 酸碱失衡类型筛选判断法. 中华内科杂志，24(9)：548-551.

吴书仪，毛宝龄，郭先健，等. 1987. 三重酸碱失衡的初步探讨. 中华内科杂志，26(5)：273-275.

殷莲华. 2008. 混合型酸碱平衡紊乱//金惠铭，王建枝主编. 病理生理学. 7 版. 北京：人民卫生出版社，64-68.

Adrogue H J，Madias N E. 1998. Management of life-threatening acid-base disorders. N Engl J Med，338：107-111.

Adrogué H J，Madias N E. 2010. Secondary responses to altered acid-base status：the rules of engagement. J Am Soc Nephrol，21：920.

Adrogué H J. 2006. Mixed acid-base disturbances. J Nephrol，19 Suppl 9：S97-103.

Berend K，van Hulsteijn LH，Gans R O. 2012. Chloride：the queen of electrolytes? Eur J Intern Med，23：203-211.

Berend K, Vries APJ, Gens ROB. 2014. Physiological approach to assessment of acid-base disturbances. Engl J Med, 371：1434-1445.

Berend K. 2013. Acid-base pathophysiology after 130 years：confusing，irrational and controversial. J Nephrol，26：254-265.

Berend K. 2013. Bedside rule secondary response in metabolic acid-base disorders is unreliable. J Crit Care，28：1103.

Bia M，Therir S O. 1969. Mixed acid base disturbances：A clinical approach. N Engl J Med，280：117.

Cengiz M，Ulker P，Meiselman H J，et al. 2009. Influence of tourniquet application on venous blood sampling for serum chemistry, hematological parameters，leukocyte activation and erythrocyte mechanical properties. Clin Chem Lab Med，47：769.

Corey H E. 2004. Stewart and beyond：New models of acid-base balance. Kidney Int，64：777.

DuBose T D, Jr. 2005. Acidosis and alkalosis. In：Harrison's principles of internal medicine. 16 th ed. Edited by Kasper DL. New York：McGraw-Hill，283-291.

DuBose T D Jr. 2000. Acid-base disorders//Brenner and Rector's The Kidney. 6 th ed. Edited by Brenner BM. Philadelphia：Saunders, 925-997.

Emmett M，Narins R G. 1994. Mixed acid-base disorders//Clinical disorders of fluid and electrolyte metabolism. 5th ed. Edited by

Narins R G. New York：McGraw-Hill，Inc，991-1007.

Emmett M，Narins R G. 1997. Clinical use of the anion gap. Medicine，56：38.

Fall P J. 2000. A stepwise approach to acid-base disorders：practical patient evaluation for metabolic acidosis and other condition. Postgrad Med，107：249-258.

Gabow P A. 1986. Disorders associated with an altered anion gap. Kidney Int，27：472.

Galla J H. 2000. Metabolic alkalosis. J Am Soc Nephrol，11：369.

Gauthier P M. 2002. Metabolic acidosis in the intensive care unit. Crit Care Clin，18：289-308.

Gennari F J. 2005. Acid-base disordes and their treatment. Taylor & Francis Group，LLC.

Gluck S L. 1998. Acid-base. Lancet，352：474.

Goodkin F A. 1984. The role of the anion gap in detecting and managing mixed metabolic acid - base disorders. Clin Endocrinol Metab，13：333.

Guyton A C. 2000. Regulation of acid-base balance//Textbook of medical physiology. 10th ed. Edited by Guyton AC，Holl JE. Philadelphia：W.B. Saunders，346.

Hamm L. 1990. Mixed acid-base disorders//Fluids and electrolytes. 2nd ed. Edited by Kokko JP. Philadelphia：W.B. Saunders Co.，485-501.

James A. 2002. Acid-base disturbances. Essentiols of pathophysiology，569-579.

Jung B，Rimmele T. 2011. Severe metabolic or mixed acidemia on intensive care unit admission：incidence，prognosis and administration of buffer therapy. A prospective，multiple- center study. Critical Care，15：R238.

Kaehny WD. 1980. Pathogenesis and manegement of respiratory and mixed acid–base disorders. In：Renal and electrolyte disorders. 2nd ed. Edited by Schrier RW. Boston：Little Brown Co.，159-181.

Kokko J P. 2000. Fluid and electrolytes//Cecil Textbook of Medicine. 21th ed. Edited by Goldman L. Philadelphia：W.B. Saunders Co，540-567.

Laffey J G. 2002. Medical progress：Hypocapnia. N Engl J Med，347：43-53.

Levinsky N G. 1997. Acidosis and alkalosis//Harrison's Principle of Internal Medicine. 13th ed. Edited by Isselbacher KJ. McGraw-Hill.

Metheny N M. 1992. Mixed acid-base imbalances//Fluid and electrolyte balance. 2nd ed. Edited by Metheny NM. Philadelphia：J. B. Lippincott Co，142-145.

Moe O W. 2003. Clinical acid-base pathophysiology：Disorders of plasma anion gap. Best Pract Res Clin Endocrinol Metab，17：559.

Moviat M. 2003. Conventional or physicochemical approach in intensive care unit patients with metabolic acidosis. Crit Care，7：R41-R45.

Narins R G，Emmett M. 1980. Simple and mixed acid-base disorders：A practical approach. Medicine，59：161-187.

Narins R G. 1985. Metabolic acid-base disorders：Pathophysiology，classification，and treatment//Fluid electrolyte，and acid-base disorders. Edited by Arieff AI. New York：Churchill Livingstone，269-408.

Nguyen B V，Vincent J L，Hamm J B，et al. 2009. The reproducibility of Stewart parameters for acid-base diagnosis using two central laboratory analyzers. Anesth Analg，109：1517-1523.

Otani N，Ohde S，Mochizuki T，et al. 2010. Reliability of anion gap calculated from data obtained using a blood gas analyzer：is the probability of error predictable? Am J Emerg Med，28：577-581.

Rose B D. 2001. Clinical physiology of acid-base electrolyte disorders. 5th ed. New York：McGraw-Hill.

Rose B D. 1977. Clinical physiology of acid-base and electrolyte disorders. New York：McGraw-Hill.

Rose B D. 1994. Clinical physiology of acid-base and fluid and electrolyte disorders，4th ed. New York：McGraw Hill.

Sarrazin F，Tessler M J，Kardash K，et al. 2007. Blood gas mea-surements using the Bayer Rapid Point 405：are we basing our decisions on ac-curate data? J Clin Monit Comput，21：253-256.

Seifter J L. 2004. Acid-base disorders//Cecil textbook of medicine. 22th ed. Edited by Goldman L. Philadelphia：Saunders，688-699.

Tierney L M Jr. 2005. Acid-base disorders//2005 Current medical diagnosis & treatment. 44th ed. Edited by Tierneu LM，Jr.，New York：Lange Medical Books/McGraw-Hill，856-866.

Walkey A J，Farber H W，O'Donnell C，et al. 2010. The accuracy of the central venous blood gas for acid-base monitoring. J Intensive Care Med，25：104.

Walmsley R N. 1985. Mixed acid-base disorders. Clin Chem，31：321-325.

第十章　单纯性和混合性酸碱失衡的诊断步骤

正常人动脉血酸碱指标必须维持在恒定范围内（表 10-1），才能维持正常的代谢和生理功能，这对保证生命活动的正常进行至关重要。临床上根据病史、临床表现和血液气体及电解质检测结果，分析判断酸碱失衡的类型。通常酸碱失衡可分为单纯性和混合性两大类。单纯性酸碱失衡（simple acid-base disturbance）的基本类型为呼吸性酸中毒、呼吸性碱中毒、代谢性酸中毒和代谢性碱中毒等四种。混合性酸碱失衡（mixed acid-base disturbance）包括二重酸碱失衡和三重酸碱失衡两大类。

表 10-1　动脉血的酸碱正常值

项目	平均值	范围
pH	7.40	7.35～7.45
[H^+]（nmol/L）	40	45～35
PCO_2（mmHg）	40	35～45
[HCO_3^-]（mmol/L）	24	22 ～26

（引自：Tenner GA）

第一节　单纯性酸碱失衡的诊断

根据血液气体分析（blood gas analysis，ABG）结合 Henderson-Hasselbalch（H-H）方程式考虑，将血液气体的参数可以分成三类，并且可以反映三个变量。一类是反映代谢成分的，有 AB、SB、BB、BE、CO_2-CP、TCO_2 等，这些指标主要反映[HCO_3^-]，BE 是血浆碱储量增加或减少的量，也是反映酸碱失衡代谢因素的指标，不管使用其中哪几项指标，其判断的结果基本上一致；另一类是反映呼吸成分的 $PaCO_2$；第三类指标是 pH，它实际上反映了前两类指标的比值，即[HCO_3^-]/[H_2CO_3]。三个变量指的是 pH、[HCO_3^-]和 $PaCO_2$ 三个最基本的血液气体分析的参数（图 10-1），根据这三个基本参数可初步判定单纯性酸碱失衡类型（表 10-2，图 10-2）。

表 10-2　单纯性酸碱失衡的基本类型与特点

基本类型	pH	H^+	$PaCO_2$	HCO_3^-
正常	7.4	40nmol/L	40mmHg	24mmol/L
呼吸性酸中毒	↓	↑	↑↑	↑
呼吸性碱中毒	↑	↓	↓↓	↓
代谢性酸中毒	↓	↑	↓	↓↓
代谢性碱中毒	↑	↓	↑	↑↑

注：↓，降低；↑，升高；↓↓或↑↑，原发性紊乱；原发性呼吸性酸碱失衡时，初始改变是 $PaCO_2$ 的增加或减少；原发性代谢性酸碱失衡时，初始改变是 HCO_3^- 的增加或减少。

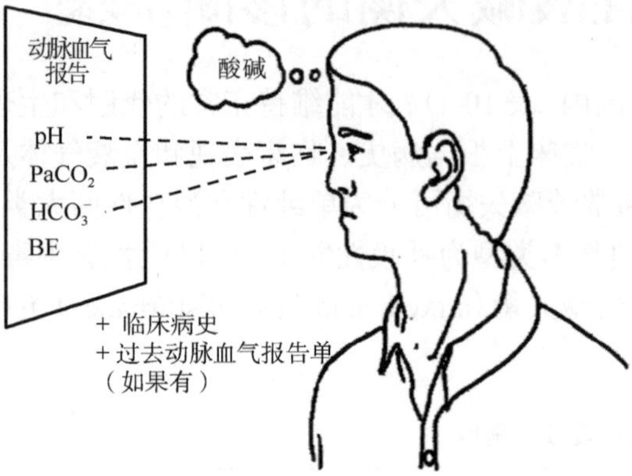

图 10-1 pH、$PaCO_2$ 和 [HCO_3^-] 三个基本参数可初步判定其酸碱失衡类型

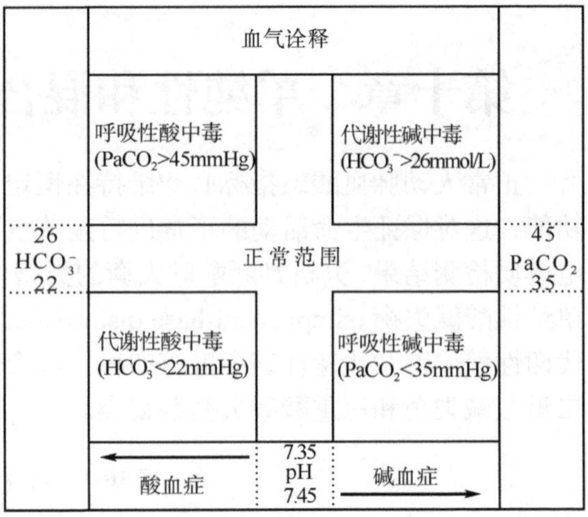

图 10-2 血液气体诠释（blood gas interpretation）中根据基本参数（pH、$PaCO_2$ 和 [HCO_3^-]）来判定其酸碱失衡的基本类型

一、根据 pH 或 H^+ 变化可判断酸血症还是碱血症

通常凡是动脉血 pH 低于 7.35 或[H^+]高于 45nmol/L，则为酸血症（acidemia）；凡是动脉血 pH 高于 7.45 或[H^+]低于 35nmol/L，则为碱血症（alkalemia）。pH 在正常范围内（7.35～7.45），则可能有以下三种情况：①酸碱平衡正常；②也可能表示代偿良好的酸碱失衡；③混合性酸碱失衡而 pH 变动相互抵消呈 pH 正常。比较 pH 和[H^+]时，[H^+]来反映酸碱状态似乎更为敏感，特别是酸中毒，故有的学者认为，动脉血[H^+]反映酸碱状态更为确切，不过在临床上习惯用 pH 沿用单位。

二、判断原发性酸碱失衡还是继发性（代偿）变化及其病理生理

在判断酸碱平衡失调类型时，必须确定原发性异常是代谢性，还是呼吸性。$PaCO_2$ 与 HCO_3^- 不仅是判定呼吸性与代谢性酸碱失衡最关键的“两把钥匙”，而且是分清原发与继发（代偿）变化的重要参数。原发性酸碱平衡的代偿性（继发）变化必须遵循以下酸碱改变的重要规律。

（1）在 $PaCO_2$ 与 [HCO_3^-] 中任何一个变量的原发变化均可引起另一个变量的同向代偿变化，也就是说代谢性酸碱紊乱时，原发 [HCO_3^-] 改变，必有 $PaCO_2$ 的同向代偿（继发）改变。以代谢性酸中毒为例，原发性[HCO_3]↓时，势必引起 $PaCO_2$↓，呈同向性代偿变化；相反，呼吸性酸碱紊乱时，原发性 $PaCO_2$ 的改变，必有 [HCO_3^-] 的同向代偿（继发）改变，以呼吸性碱中毒为例，原发性 $PaCO_2$↓时，势必引起 [HCO_3^-]↓，呈同向性代偿变化。

（2）酸碱失衡的代偿改变是向着 pH 正常的方向移动（图 10-3），决不能背着其 pH 正常方向呈背道而驰的移动，这是一个重要规律。

（3）牢记：酸碱平衡失衡的代偿性改变本身并不引起另一个继发性酸碱紊乱。

(4)酸碱平衡失调的原发性失衡变化必大于代偿(继发)变化，也就是说代偿性改变的数值永远小于原发性改变的变量。

(5)酸碱改变的原发因素是确定呼吸性或代谢性酸碱紊乱的关键。

判定原发还是继发性改变有以下五点可供参考。

(一)基础疾病与诱发因素

患者的基础疾病和诱发因素对判断原发或继发性改变具有重要意义。若病史中已有多年的慢性支气管炎，阻塞性肺气肿并发肺心病患者在吸氧过程中发生意识障碍，$PaCO_2$ 增高是原发因素，而[HCO_3^-]增高是由于 $PaCO_2$ 增高引起的代偿性继发改变。诱发因素是吸氧不慎，使血氧分压迅速增高，而缓解缺氧同时也解除了缺氧对呼吸中枢的兴奋作用，导致呼吸抑制引起意识障碍(肺性脑病)，通气量进一步降低，$PaCO_2$ 更为升高，所以其原发因素显然是呼吸性酸中毒，而其诱发因素可加重病情。又如糖尿病酮症酸中毒的患者，[HCO_3^-]降低是原发因素，继而 $PaCO_2$ 降低是由于[HCO_3^-]降低引起的继发性(代偿)改变。一般而言，先出现的失衡是由于原发性因素引起的，而其后出现的改变多为继发性(代偿)变化。

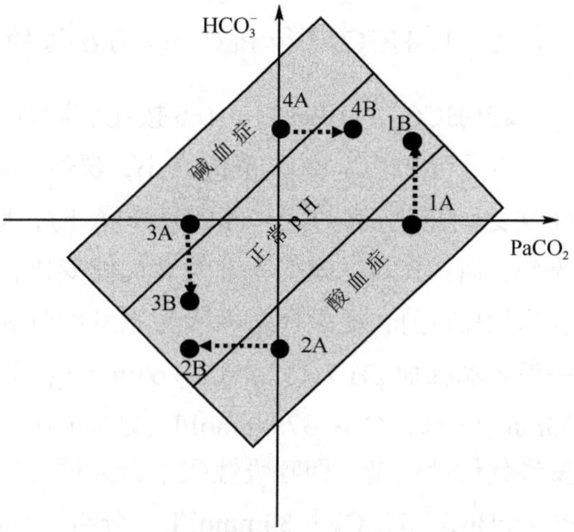

图 10-3　单纯性酸碱失衡的代偿性改变

1A：急性呼吸性酸中毒；1B：代偿性呼吸性酸中毒；2A：急性代谢性酸中毒；2B：代偿性代谢性酸中毒；3A：急性呼吸性碱中毒；3B：代偿性呼吸性碱中毒；4A：急性代谢性碱中毒；4B：代偿性代谢性碱中毒

(二)原发性改变常决定 pH 的偏酸或偏碱

一般而言，单纯性酸碱平衡失调的 pH 是由原发性变化所决定的。此时所用的动脉血 pH 是 7.40(平均值)为准。若 pH 低于 7.40，常提示其原发性失衡可能为酸中毒；相反，pH 大于 7.40，则其原发性失衡可能为碱中毒。例如，某一患者动脉血 pH 为 7.33，$PaCO_2$ 为 24mmHg，[HCO_3^-]为 15mmol/L，此时要分清原发或继发的方法之一就是看 pH 改变，该患者 $PaCO_2$(24mmHg)低于正常(40mmHg)，可能是呼吸性碱中毒或者代谢性酸中毒引起的呼吸代偿；该患者[HCO_3^-] 15mmol/L 低于正常(24mmol/L)，可能是代谢性酸中毒或呼吸性碱中毒引起的肾代偿，但是该患者 pH 为 7.33 低于 7.40，显然偏酸性，所以其原发性失衡应该是代谢性酸中毒，而不是由呼吸性碱中引起的。又如，某一肺心病患者，查动脉血 pH 为 7.34，$PaCO_2$ 为 62mmHg，[HCO_3^-]为 32mmol/L。首先分析该患者 $PaCO_2$ 62mmHg 大于正常(40mmHg)，可能是呼吸性酸中毒或者代谢性碱中毒而引起继发性呼吸代偿致 $PaCO_2$ 升高；[HCO_3^-] 32mmol/L 大于正常(24mmol/L)，可能是代谢性碱中毒或呼吸性酸中毒引起的肾代偿，但因 pH 7.34 低于正常(7.40)，偏酸性，所以其原发性失衡应该是呼吸性酸中毒，这是基于原发性酸碱改变决定 pH 的偏酸或偏碱的原理。这种判断方法用起来很简便而且很实用。

（三）[HCO_3^-]和 $PaCO_2$×0.6 值的大小

若[HCO_3^-]与 $PaCO_2$×0.6 按比例同时上升或降低，可使血 pH 不会改变。因此，比较[HCO_3^-]和 $PaCO_2$×0.6 值的大小，观察两者中更大者，其值更大的一侧，往往提示为原发性改变。假如[HCO_3^-]＜$PaCO_2$×0.6 时，其原发性改变为 $PaCO_2$，提示呼吸因素为原发性改变，而[HCO_3^-]改变为继发性代偿变化；相反，[HCO_3^-]＞$PaCO_2$×0.6 时，其原发性改变为[HCO_3^-]，提示代谢因素为原发性改变，而 $PaCO_2$ 改变为继发性代偿改变。例如，某一患者动脉血 pH 7.33，$PaCO_2$ 63mmHg，[HCO_3^-] 33mmol/L。按上式计算可见，[HCO_3^-] 33mmol/L＜$PaCO_2$ 37.8mmol/L（63×0.6），提示 $PaCO_2$ 是原发性改变而[HCO_3^-]变化是继发性代偿性改变，即呼吸性酸中毒为原发性改变。又如某一患者的动脉血 pH 7.46，$PaCO_2$ 49mmHg，[HCO_3^-] 34mmol/L。分析：$PaCO_2$×0.6 ＝ 49×0.6 ＝ 29.4mmol/L，[HCO_3^-] 34mmol/L＞$PaCO_2$ 29.4mmol/L，说明[HCO_3^-]是原发性改变，提示：代谢性碱中毒为原发性改变。

（四）$PaCO_2$ 和[HCO_3^-]与其正常值的距离大小

观察 $PaCO_2$ 和[HCO_3^-]两者中，看何者距其本身的正常值较远，距正常值较远的指标，往往提示为原发性改变。例如，某一患者动脉血 pH 7.48，$PaCO_2$ 55mmHg，[HCO_3^-] 44mmol/L。分析：$PaCO_2$ 正常值平均为 40mmHg，$PaCO_2$ 实测值与正常值的差值为 55－40＝15mmHg，[HCO_3^-]正常值平均为 24mmol/L，[HCO_3^-]实测值与正常值的差值为 44 － 24 ＝ 20mmol/L。$PaCO_2$ 差值 15mmol/L＜[HCO_3^-]差值 20mmol/L。提示：其原发性失衡为代谢性碱中毒。

（五）[HCO_3^-]或 $PaCO_2$ 与 pH 比较是否均降（或均升）或其中一个升（或一个降）

（1）pH 降低（＜7.35）同时[HCO_3^-]也降低（＜24mmol/L）时，提示代谢性酸中毒是原发性失衡。

（2）pH 升高（＞7.45）同时[HCO_3^-]也增加（＞24mmol/L）时，提示代谢性碱中毒是原发性失衡。

（3）pH 降低（＜7.35）而 $PaCO_2$ 增加（＞40mmHg）时，提示呼吸性酸中毒是原发性失衡。

（4）pH 升高（＞7.45）而 $PaCO_2$ 降低（＜40mmol/L）时，提示呼吸性碱中毒是原发性失衡。

三、以代偿调节的方向性判别单纯性或混合性酸碱失衡

在酸碱失衡时，机体的代偿调节有一定的规律性，其规律性除了其代偿预计值和代偿限度（后述）外，还有以下三个规律性特点对判别单纯性或混合性酸碱失衡有重要意义。

（1）代偿调节有一定的同向性：也就是说其代偿调节的方向与原发性变化的方向呈同向性变化者通常为单纯性酸碱失衡。若代偿调节呈反向性变化者为混合性酸碱失衡。

举例 1：慢性支气管炎、阻塞性肺气肿、肺心病继发感染患者，查动脉血液气体分析结果：pH 7.28，$PaCO_2$ 60mmHg，[HCO_3^-] 27mmol/L，PaO_2 58mmHg。

分析：该患者有慢性阻塞性肺部疾病史，再根据原发性改变必大于代偿性继发改变的原理，该患者的[HCO_3^-] 27mmol/L＜$PaCO_2$ 36mmol/L(60×0.6)。根据[HCO_3^-]＜$PaCO_2$×0.6 公式，提示其呼吸因素改变($PaCO_2$)大于其代谢因素改变([HCO_3^-])，说明该患者的原发性改变是 $PaCO_2$ 改变，而[HCO_3^-]变化是继发性代偿性改变，即呼吸性改变是其原发性失衡。另外其[HCO_3^-]↑/$PaCO_2$ ↑↑，说明该患者的原发性因素 $PaCO_2$ ↑↑，而引起代偿性的[HCO_3^-]也随之↑，其代偿调节方向与原发性变化方向呈同向性改变，因此可判定为单纯性慢性呼吸性酸中毒。

举例 2：慢性肾炎合并尿毒症患者，查动脉血气分析结果：pH 7.14，[HCO_3^-] 9mmol/L，$PaCO_2$ 30mmHg。

分析：根据尿毒症病史及计算 $PaCO_2$ 和[HCO_3^-]与正常值的距离大小来看，$PaCO_2$ 正常值与实测值的差值为 40 – 30 = 10mmHg；[HCO_3^-]正常值与实测值的差值为 24 – 9 = 15mmol/L，$PaCO_2$ 差值 10mmol/L＜[HCO_3^-]差值 15mmol/L，提示其原发性失衡为代谢性因素([HCO_3^-])。因该患者的血 pH 7.14＜7.35，故该患者为失代偿性代谢性酸中毒。又因[HCO_3^-]↓↓/$PaCO_2$↓，其原发性因素[HCO_3^-]↓↓，而引起代偿性的 $PaCO_2$ 也随之↓，其代偿调节方向与原发性变化方向呈同向性，因此初步判定为单纯性代谢性酸中毒。

(2)代偿调节的反向性：也就是说其代偿调节的方向与原发性变化的方向呈反向性变化者通常为混合性酸碱失衡。

举例 3：心搏骤停实施心肺复苏中查动脉血气分析结果为 pH 7.17，[HCO_3^-] 18mmol/L，$PaCO_2$ 52mmHg。该患者 $PaCO_2$↑↑，而[HCO_3^-]↓ 呈反向性变化，并且 pH 明显低于 7.35，因此可判定为呼吸性酸中毒合并代谢性酸中毒。

(3) $PaCO_2$ 和(或)[HCO_3^-]明显同向性异常，但其 pH 属正常范围时，应考虑为混合性酸碱失衡(举例分析，见后述)。

四、确定急慢性呼吸性酸碱失衡的方法

如果原发因素是呼吸性酸碱失衡时，可用以下几点来确定急性或慢性。

(1)若 $PaCO_2$ 每改变 10mmHg 时，pH 改变 0.08，则表示急性呼吸性酸碱中毒；若 $PaCO_2$ 每改变 10mmHg 时，pH 只改变 0.03，则提示慢性呼吸性酸碱中毒，这种判定方法很实用。

可用以下公式表示：急性呼吸性酸中毒时预计降低的 pH = 0.08×(实测 $PaCO_2$ – 40)/10，慢性呼吸性酸中毒时预计降低的 pH = 0.03×(实测 $PaCO_2$ – 40)/10。

(2)参考其发病时间的缓急。急性者≤6 小时；慢性者＞12 小时；病程为 6～12 小时者，可暂按急性处理。但根据 $PaCO_2$ 与 pH 改变来区分其急慢性似乎更为准确。

五、根据酸碱失衡预计代偿公式和代偿限值来判断

单纯性酸碱平衡紊乱的代偿反应有相应的适宜数值，即代偿的预算值，此外还有个最大代偿极限。将公式计算所得结果与实测 $PaCO_2$ 或[HCO_3^-]相比较可做出判断，凡落在预计代偿公式代偿范围内可判断为单纯性酸碱失衡，相反，若落在其代偿范围外，可判断为混合性酸碱失衡，因此这种预计代偿公式不仅是判断混合性酸碱平衡失调的重要方法，而且也是确定单纯性酸碱失衡的既方便又实用的方法。此外超过其最大代偿限度也判断为混合性酸碱失衡。

目前在临床上所使用的单纯性酸碱紊乱的预计代偿公式较多，选择其中较常用的各种类型单纯性酸碱紊乱的预计代偿公式及代偿限值介绍见表 10-3，以供参考。

表 10-3 单纯性酸碱失衡预计代偿公式

酸碱失衡类型	预计代偿公式	代偿限值
呼吸性酸中毒	急性：[HCO_3^-] = 24 + [($PaCO_2$ − 40)/10] ± 1.5	[HCO_3^-]=38mmol/L
	慢性：[HCO_3^-] = 24 + [($PaCO_2$ − 40) × 0.4] ± 3.0	[HCO_3^-]=45mmol/L
呼吸性碱中毒	急性：[HCO_3^-] = 24 − [(40 − $PaCO_2$)/5] ± 2.5	[HCO_3^-]=18mmol/L
	慢性：[HCO_3^-] = 24 − [(40 − $PaCO_2$)/2] ± 2.5	[HCO_3^-]=15mmol/L
代谢性酸中毒	$PaCO_2$ = 1.5 × [HCO_3^-] + 8 ± 2	$PaCO_2$=10mmHg
	或 $PaCO_2$ = 40 − (24 − [HCO_3^-]) × 1.2 ± 2	
代谢性碱中毒	$PaCO_2$ = 40 + 0.7 × ([HCO_3^-] − 24) ± 5	$PaCO_2$=55mmHg
	或 $PaCO_2$ = 0.7 × [HCO_3^-] + 21 ± 2	

举例：动脉硬化性心脏病合并充血性心力衰竭患者，近两个月服地高辛和双氢可尿噻，检查血气发现，pH 7.58，$PaCO_2$ 45mmHg，[HCO_3^-] 37mmol/L。

分析：①先观察 $PaCO_2$ 和[HCO_3^-]与其正常值的距离大小，$PaCO_2$ 实测值与其正常值的差值为 45 − 40 = 5mmHg；[HCO_3^-]实测值与其正常值的差值为 37 − 24 = 13mmol/L；$PaCO_2$ 差值 5mmol/L＜[HCO_3^-]差值 13mmol/L，提示其原发性变化为代谢性失衡。②该患者 pH 7.58＞7.40，所以该患者为代谢性碱中毒。③按代谢性碱中毒预计代偿公式（$PaCO_2$ = 0.7× [HCO_3^-] + 21 ± 2mmHg），$PaCO_2$ = 0.7 × 37 + 21 ± 2 =(46.9 ± 2) mmHg = 44.9～48.9mmHg。该患者实测 $PaCO_2$ 45mmHg 正好落在其预计代偿值的范围内，进一步证实为单纯性代谢性碱中毒。

结论：代谢性碱中毒。

六、计算 AG 值诊断代谢性酸中毒及其类型和伴代谢性酸中毒的混合性酸碱失衡

计算两个 AG 值，包括血清 AG 和尿阴离子间隙（UAG）等对诊断代谢性酸中毒及其原

因类型和伴代谢性酸中毒的混合性酸碱失衡具有重要意义。

(1)血清阴离子间隙：有助于分析和诊断代谢性酸中毒及其类型和伴有代谢性酸中毒存在的混合性酸碱失衡。AG是按 $AG=[Na^+]-([HCO_3^-]+[Cl^-])$ 计算所得。其血清AG正常值为8～16mmol/L，凡是AG值大于16mmol/L，应考虑高AG型代谢性酸中毒存在。如果其AG值大于20～30mmol/L时，约67%的可能性是高AG型代谢性酸中毒存在；若其AG值大于30mmol/L时，可以肯定高AG型代谢性酸中毒存在。在临床实际应用时，除了同步采样测定血气分析和电解质等以排除实验误差造成的假阳性以外，需要注意的是：①须除外引起AG升高的其他原因，如脱水和含有未测定阴离子的钠盐(如乳酸钠、枸橼酸钠)等药物治疗；②有些潜在性疾病如低白蛋白血症等表现为AG降低，这种低AG有时可以影响其AG值，因此也应加以校正。血液pH正常时，所有的血清蛋白质电荷呈负性，参与阳离子的平衡。白蛋白是血清中最丰富的蛋白质，具有较高的电荷密度，每个分子约有18个负电荷，占正常AG的75%。白蛋白正常值为4.5(3.5～5.0)g/dl。当白蛋白降低时，可引起AG值降低，所以可用校正的AG来判断“血清白蛋白正常”时的AG值。因为每降低1g/dl 血浆白蛋白含量，可使血浆AG降低2.5mmol/L。故其校正的AG(AG corr)公式为

AG corr(mmol/L)=AG测定值+[2.5×(4.5－测得血清白蛋白)g/dl]

式中，4.5为白蛋白的正常值(平均，g/dl)，2.5为每降低1g/dl白蛋白时的AG降低值(mmol/L)。若AG corr＞16mmol/L，可提示合并高AG型代谢性酸中毒。

根据AG与 $[HCO_3^-]$ 相关图来判断代谢性酸中毒各种类型：利用这一相关图只在高AG型代谢性酸中毒前提下，可以判断单纯性高AG型代谢性酸中毒，也可以判断正常AG型代谢性酸中毒合并高AG型代谢性酸中毒或高AG型代谢性酸中毒合并代谢性碱中毒。

(2)尿阴离子间隙：计算尿阴离子间隙 $(UAG=U[Na^+]+U[K^+]-U[Cl^-])$ 可有助于鉴别肾性正常AG型代谢性酸中毒(UAG＞+10mmol/L)和非肾性正常AG型代谢性酸中毒(胃肠道丢失过多 HCO_3^-)(UAG＜－10mmol/L)。

七、血清渗透压间隙对某些中毒引起严重高AG型代谢性酸中毒的诊断意义

血渗透压间隙(Osm gap，Osm G)是实际测得的血渗透压(mOsm/L)与正常情况下，估测的渗透压(mOsm)之间的差距。其渗透压的计算公式为：血渗透压(mOsm/L)=[2×[Na^+](mmol/L)]+[葡萄糖(mg/dl)/18]+[BUN(mg/dl)/2.8]+[乙醇(mg/dl)/4.3]。

血渗透压的正常值为(285±5)mOsm/L，而血清渗透压间隙的正常值＜10mOsm/L。若其渗透压间隙(Osm G)大于14mOsm/L时，应做紧急医学处理；若其渗透压间隙≥25mOsm/L时，强烈提示甲醇或乙烯乙二醇中毒，并应紧急抢救治疗。

八、根据酸碱诊断图分析判断

酸碱平衡失调的诊断图实际上是根据预计代偿公式计算的数据绘制而成的，所以这两种方法所得的判断结果基本上是一致的。目前在临床上所使用的酸碱诊断图的种类很多，尽管每个诊断图的样式不一样，但是无论使用哪一种诊断图进行分析，其判断结果都基本相同。在本文中主要以酸碱列线图的分析与使用方法做一重点介绍。

这种酸碱诊断图是几种常见类型酸碱紊乱的代偿带联合制成一张图，使用起来更方便，在任何时候均可使用，并且不需要进行计算。

现将目前使用较广泛而且比较方便的由 Cogen M G 和 Rector F C Jr. 修正的酸碱列线图做一重点介绍，它是以 pH 和 [HCO_3^-] 为 *XY* 轴的诊断图解（图 10-4）。

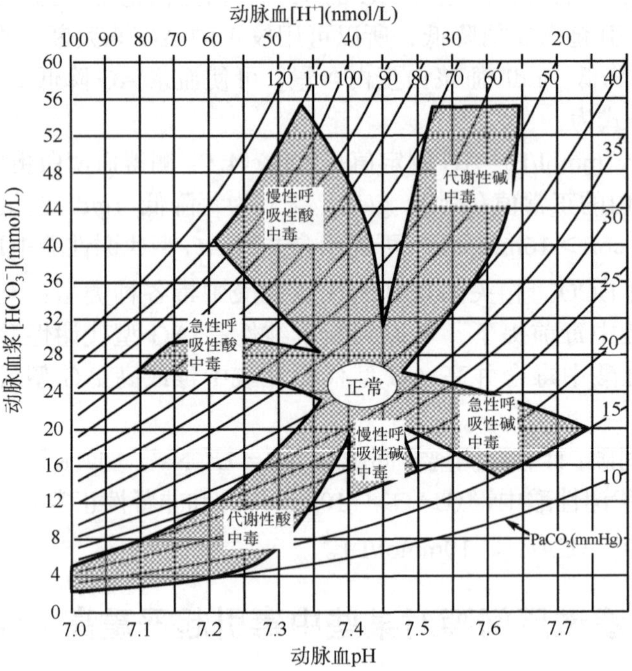

图 10-4 酸碱列线图

以 pH 和 [HCO_3^-] 为 *XY* 轴的图解

（引自：Cogen M G，Rector F C Jr.）

（一）各种坐标

此图系以动脉血 pH（H^+浓度）为横坐标和 [HCO_3^-] 为纵坐标所制成。图中指出了不同类型酸碱失衡的区域。

1. pH 与 H^+浓度 pH 列于横坐标的同时，列上 H^+浓度（nmol/L）便于对照。pH 7.40 为正常平均值。pH 7.40 为中心，左半侧为血液酸度增加，即酸血症，而右半侧为碱度增加，即碱血症。

2. HCO_3^-浓度　动脉血[HCO_3^-]列于纵坐标，单位以 mmol/L 表示，[HCO_3^-]的正常平均值为 24mmol/L。

3. $PaCO_2$　单位为 mmHg 以斜线列出。其正常平均值 40mmHg。从图之右上角向左下角与横线几乎呈 45°角斜线列出。

(二)表中各区

1. 正常区　该区标志的是，休息时，机体之酸碱正常值。通常性别及饮食情况对此稍有影响，如妇女或婴儿趋向于该区之左下，而男性趋向于右上，以植物性食物为主之饮食者，趋向于右侧，而进食富含蛋白之食物者，趋向于左侧。

2. 急性呼吸性酸中毒区　这一区标志的是由于急性肺泡通气功能降低而引起急性CO_2分压上升，提示单纯性急性呼吸性酸中毒，特点为血中CO_2上升，血浆 pH 降低，而HCO_3^-浓度尚正常或轻度上升。

3. 急性呼吸性碱中毒区　该区标志的是由于突然过度通气而血中 $PaCO_2$ 下降，提示单纯性急性呼吸性碱中毒，特点为血 $PaCO_2$ 降低，血浆 pH 增高，而HCO_3^-浓度尚正常或轻度降低。

4. 慢性呼吸性酸中毒区　该区标志慢性呼吸功能不全患者，但肾代偿功能尚正常者，提示单纯性慢性呼吸性酸中毒，特点为血 $PaCO_2$ 增高，HCO_3^-浓度增加，而血 pH 正常或轻度下降。

5. 慢性呼吸性碱中毒区　该区标志为适用于高原生活的正常人或轻度缺氧患者，肺泡通气增高而血中 $PaCO_2$ 下降，提示单纯性慢性呼吸性碱中毒，其特点为血 $PaCO_2$ 降低，HCO_3^-浓度降低而血 pH 正常或轻度增高。

6. 代谢性酸中毒区　由于HCO_3^-丢失过多或H^+浓度增加而血HCO_3^-浓度减少，多因慢性肾功能不全或糖尿病酮症酸中毒等原因引起，提示单纯性代谢性酸中毒，特点为血HCO_3^-浓度降低，$PaCO_2$降低而血 pH 降低(失代偿)或血 pH 正常(代偿)。

7. 代谢性碱中毒区　HCO_3^-增加或 H^+丢失过多，通常由于长期过多使用排钾、排氯的利尿剂或过多使用碱性药物引起血HCO_3^-浓度增加，提示单纯性代谢性碱中毒，特点为血HCO_3^-浓度增加，$PaCO_2$上升而血 pH 增高。

举例 1：某一患者患有慢性支气管炎，阻塞性肺气肿继发感染。查动脉血 $PaCO_2$ 60mmHg，HCO_3^- 36mmol/L，pH 7.42。通过酸碱列线图分析，患者 $PaCO_2$ 60mmHg 与 HCO_3^- 36mmol/L 相交点位于慢性呼吸性酸中毒区内，pH 在正常范围内。

结论：呼吸性酸中毒。

举例 2：幽门梗阻反复恶心呕吐伴手足搐搦症，查血液气体分析发现，pH 7.52，HCO_3^- 38mmol/L，$PaCO_2$ 50mmHg。其血 K^+ 3.3mmol/L，Cl^- 85mmol/L，Na^+ 139mmol/L。通过酸碱列线图分析，患者HCO_3^- 38mmol/L 与 $PaCO_2$ 50mmHg 相交点落于代谢性碱中毒区内，pH 7.52＞7.45，并且血氯与血钾均偏低。

结论：低钾低氯性代谢性碱中毒(失代偿性)。

在临床上，一些学者仍喜欢用西加德–安德森酸碱诊断图(见图 4-6)。

九、诊断单纯性酸碱失衡的六个步骤

（一）诊断单纯性酸碱失衡的六个步骤要点

第一步：先根据血pH，低于7.35为酸血症，高于7.45为碱血症。但需要注意的是，若pH在正常范围内，可能为正常，也可能为混合性酸碱失衡。

第二步：$PaCO_2$与HCO_3^-不仅是判定呼吸性还是代谢性酸碱失衡的两把关键钥匙，而且是分清原发与继发（代偿）变化的重要依据尺度。

（1）评估呼吸性和代谢性：①$[HCO_3^-]$原发性降低（<22mmol/L）且pH<7.35时，为代谢性酸中毒；②$PaCO_2$原发性升高（>45mmol/L）且pH<7.35时，呼吸性酸中毒；③$[HCO_3^-]$原发性升高（>26mmol/L）且pH>7.45时，代谢性碱中毒；④$PaCO_2$原发性降低（<35mmol/L）且pH>7.45时，呼吸性碱中毒。

（2）评估原发性与继发性：比较$[HCO_3^-]$与$PaCO_2 \times 0.6$值大小：若$[HCO_3^-] < PaCO_2 \times 0.6$时，提示其原发性改变为呼吸性；相反，若$[HCO_3^-] > PaCO_2 \times 0.6$时，其原发性改变为代谢性。

第三步：这一步只用于呼吸性酸碱失衡，是判定急性与慢性呼吸性酸碱失衡方法。急性呼吸性酸（碱）中毒时预计改变的pH（ΔpH）$= 0.08 \times \Delta PaCO_2/10$；慢性呼吸性酸（碱）中毒时预计改变的pH（ΔpH）$= 0.03 \times \Delta PaCO_2/10$。

第四步：如果代谢性酸中毒时，应计算AG值。$AG = [Na^+] - ([Cl^-] + [HCO_3^-])$；若AG值>16时，考虑为高AG型代谢性酸中毒。

第五步：这一步只用于鉴别代谢性碱中毒盐水敏感型与盐水拮抗型代谢性碱中毒。尿液Cl^-测定对鉴别盐水敏感型代谢性碱中毒与盐水拮抗型代谢性碱中毒方面相当重要。前者主要特点之一就是尿液Cl^-浓度大于20mmol/L，后者为尿液Cl^-很低，常小于10mmol/L。

第六步：常联合使用预计代偿公式和代偿极限来判断（表10-4）。

表10-4 单纯性酸碱失衡常用的预计代偿公式

类型	预计代偿公式	代偿极限
呼吸性酸碱失衡		
酸中毒	急性：$[HCO_3^-] = 24 + [(PaCO_2 - 40)/10] \pm 1.5$	$[HCO_3^-]$=38mmol/L
	慢性：$[HCO_3^-] = 24 + [(PaCO_2 - 40) \times 0.4] \pm 3.0$	$[HCO_3^-]$=45mmol/L
碱中毒	急性：$[HCO_3^-] = 24 - [(40 - PaCO_2)/5] \pm 2.5$	$[HCO_3^-]$=18mmol/L
	慢性：$[HCO_3^-] = 24 - [(40 - PaCO_2)/2] \pm 2.5$	$[HCO_3^-]$=15mmol/L
代谢性酸碱失衡		
酸中毒	$PaCO_2 = 1.5 \times [HCO_3^-] + 8 \pm 2$	$PaCO_2$=10mmHg
	或 $PaCO_2 = 40 - [24 - HCO_3^-] \times (1.2 \pm 2)$	
碱中毒	$PaCO_2 = 40 + 0.7 \times [HCO_3^- - 24] \pm 5$	$PaCO_2$=55mmHg
	或 $PaCO_2 = 0.7 \times [HCO_3^-] + 21 \pm 2$	

注：delta $PaCO_2$：$PaCO_2$的改变值。

动脉血液气体分析虽然对酸碱失衡的判断甚为重要，但是单凭一张血液气体分析报告单做出肯定的诊断，有时可能发生错误。必须结合病史、临床表现、参考其他化验检查，必要时进行动态观察等资料来综合分析，方能得出较为正确的诊断。

(二)单纯性酸碱失衡的诊断

可归纳为以下六个步骤：

第一步：先根据血 pH，低于 7.35 为酸血症，高于 7.45 为碱血症。pH 是判定酸碱失衡的最重要的指标，但需要注意的是，若 pH 在正常范围内，并不能完全说明没有酸碱紊乱。通常以 pH 7.40 为基点，看 pH 的倾向，是偏酸(pH 7.35～7.40)还是偏碱(pH 7.40～7.45)。

第二步：其次根据 $PaCO_2$ 与[HCO_3^-]值的变化判断原发与继发代偿性改变，$PaCO_2$ 与 HCO_3^- 不仅是判定呼吸性还是代谢性酸碱失衡最关键的“两把钥匙”，而且是分清原发与继发(代偿)变化的重要依据尺度。判定原发与继发性改变可参考其基础疾病、pH 偏酸或偏碱、比较[HCO_3^-]和 $PaCO_2\times0.6$、$PaCO_2$ 和[HCO_3^-]距其正常值的差距(变化幅度)等。

(1)如果 pH<7.40，提示其原发性失衡为酸中毒；相反，若 pH>7.40，则提示其原发性失衡为碱中毒。

(2)比较[HCO_3^-]与 $PaCO_2\times0.6$ 值大小：若[HCO_3^-]<$PaCO_2\times0.6$ 时，提示其原发性改变为呼吸性；相反，若[HCO_3^-]>$PaCO_2\times0.6$ 时，其原发性改变为代谢性。

(3)比较 $\Delta PaCO_2$($PaCO_2$ 离均值)和 Δ[HCO_3^-]([HCO_3^-]离均值)大小：若 $\Delta PaCO_2$>Δ[HCO_3^-]时，提示其原发性改变为呼吸因素；相反，若 $\Delta PaCO_2$<Δ[HCO_3^-]时，提示其原发性改变为代谢因素。

(4)血 pH 改变与[HCO_3^-]、$PaCO_2$ 呈同向性改变者为其原发性改变代谢因素，即 pH 降低时，其[HCO_3^-]和 $PaCO_2$ 均降低为代谢性酸中毒；相反，pH 升高时，[HCO_3^-]和 $PaCO_2$ 均升高为代谢性碱中毒。但原发性呼吸性酸碱改变时，pH 改变与[HCO_3^-]、$PaCO_2$ 呈反向性改变，即原发性呼吸性酸中毒时，pH 降低，[HCO_3^-]、$PaCO_2$ 则升高；呼吸性碱中毒，pH 升高，[HCO_3^-]、$PaCO_2$ 则降低。

(5)[HCO_3^-]或 $PaCO_2$ 与 pH 比较是否均降(或均升)或其中一个升(或一个降)：若 pH 降低的同时[HCO_3^-]也降低时，提示代谢性酸中毒是原发性失衡；若 pH 升高的同时[HCO_3^-]也增加时，提示代谢性碱中毒是原发性失衡；若 pH 降低而 $PaCO_2$ 增加时，提示呼吸性酸中毒是原发性失衡；若 pH 升高而 $PaCO_2$ 降低时，提示呼吸性碱中毒是原发性失衡。

第三步：这一步只用于单纯性呼吸性酸碱失衡，如果原发因素是呼吸性酸碱失衡时，可用以下几点来确定急性或慢性。

(1)若 $PaCO_2$ 每改变 10mmHg 时，pH 改变 0.08，则表示为急性呼吸性酸碱中毒；若 $PaCO_2$ 每改变 10mmHg 时，pH 只改变 0.03，则提示慢性呼吸性酸碱中毒，这种判定方法很实用。

(2)参考其发病时间的缓急。急性者≤6 小时；慢性者＞12 小时；病程为 6～12 小时者，可暂按急性处理。但根据 $PaCO_2$ 与 pH 改变来分类似更为准确。

第四步：这一步只用于代谢性酸中毒，或疑有合并代谢性酸中毒的混合性酸中毒患者。

(1)计算 AG：按 AG 公式[AG = [Na^+] −([Cl^-] +[HCO_3^-])]计算，若 AG 值＞16 时，考虑为高 AG 型代谢性酸中毒。也可根据 AG 与[HCO_3^-]相关图判断(后述)。

(2)计算 UAG：按 UAG 公式(UAG = U[Na^+] + U[K^+] − U[Cl^-])计算，若 UAG＞10mmol/L 时，考虑为肾性正常 AG 型代谢性酸中毒；相反，其 UAG＜−10mmol/L，为非肾性正常 AG 型代谢性酸中毒(可能经胃肠道丢失过多 HCO_3^-)。

(3)计算 Osm Gap：按 Osm Gap 公式(Osm Gap = 实测渗透压 − 计算的渗透压)计算，若 Osm Gap＞10mOsm/L 时，多提示甲醇中毒、乙烯乙醇中毒、三聚乙醛等引起的代谢性酸中毒。

第五步：这一步只用于鉴别代谢性碱中毒盐水敏感型与盐水拮抗型代谢性碱中毒。尿液 Cl^-测定对代谢性碱中毒的病因诊断具有十分重要的意义。尿液 Cl^-测定对鉴别盐水敏感型代谢性碱中毒与盐水拮抗型代谢性碱中毒方面相当重要。前者主要特点之一就是尿液 Cl^-浓度大于 20mmol/L，后者为尿液 Cl^-很低，常小于 10mmol/L。

第六步：判别单纯性或混合性酸碱失衡。在酸碱失衡时，机体的代偿调节有一定规律性，即有代偿调节的方向性、代偿调节的变化数值(预计代偿值和代偿限值)等。凡是符合规律者均为单纯性酸碱失衡；不符合规律者为混合性酸碱失衡。判定为单纯性酸碱失衡时可参考以下几点。

(1)代偿调节的方向与原发性变化方向呈同向改变者，一般来说，考虑为单纯性酸碱紊乱，相反，若代偿调节与原发性变化方向呈反向改变者为混合性酸碱失衡；有时，尽管其代偿调节的方向与原发性变化呈同向性改变，若 $PaCO_2$ 和 HCO_3^- 均有大幅度明显改变，但 pH 在基本正常范围时，可能合并混合性酸碱紊乱。

(2)单纯性酸碱失衡是其代偿反应应有的代偿数值在预计代偿值幅度范围内，并且不超过其代偿极限，但是若超出或低于其预计代偿值幅度或超过代偿限值则为混合性酸碱失衡。

(3)根据酸碱诊断图分析，患者的 $PaCO_2$ 与 HCO_3^- 相交点落于酸碱失衡的可信带区内为单纯性酸碱失衡，若在可信带区以外，则可能为混合性酸碱失衡。

需要结合临床征象和实验室资料综合判断：动脉血液气体分析和电解质测定虽然对酸碱失衡的判断甚为重要，但是单凭一张血液气体分析和电解质等报告单做出肯定的诊断，有时可能发生错误。必须结合病史、临床表现、参考各种实验室检查结果等进行综合分析，通过体液的缓冲作用、细胞内外离子交换与肺、肾调节作用来实现。其规律性包括以下三个方面：①其代偿调节有一定的方向性；②有一定的代偿范围(代偿预计值)和代偿的速率；③代偿的最大限度。凡是符合规律者一般属于单纯性酸碱平衡紊乱，必要时进行动态观察，方能得出较为正确的诊断。也可以参考 Wargo K A 提出的评估单纯性酸碱失衡的步骤(图 10-5)。

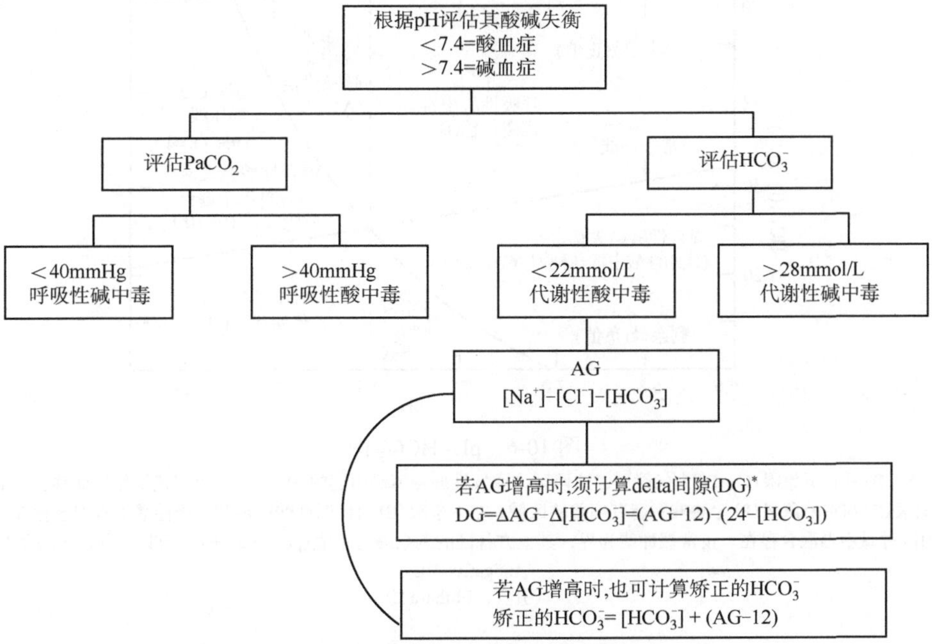

图 10-5　评估单纯性酸碱失衡的步骤

*根据 Wrenn K A 提出的 delta(delta gap、DG、ΔGap)间隙(碳酸氢盐间隙)$=\Delta AG-\Delta[HCO_3^-]=(AG-12)-(24-[HCO_3^-])$，若ΔGap>6 时，提示高 AG 型代谢性酸中毒合并代谢性碱中毒；若ΔGap<-6 时，提示高 AG 型代谢性酸中毒合并正常 AG 型代谢性酸中毒。若 AG 增高时，计算矫正的 HCO_3^-，如果其值>26 则提示合并代谢性碱中毒，>30 更有诊断意义；若其值<24 时，提示合并正常 AG 型代谢性酸中毒(编者注并且稍加修正)

(引自：Wargo KA，et al)

第二节　混合性酸碱失衡的诊断

一、混合性酸碱失衡的诊断及其病理生理基础

临床上，准确而迅速地进行酸碱分析，分清单纯性或混合性酸碱平衡失调，往往是治疗成功与否的关键。混合性酸碱失衡又分为二重酸碱失衡和三重酸碱失衡。混合性酸碱失衡的判定方法和规则是继于单纯性酸碱失衡判定的程序化方法，但是混合性酸碱失衡的判断更为复杂，常需联合使用预计代偿公式，使用更多的计算公式、更多的实验室参数，甚至在血 pH 正常范围、酸碱参数相互抵消变为正常范围下，努力探求其原因，而且实施正确的判断是一个复杂的过程。在酸碱平衡失调时，机体的代偿调节有一定的规律性，其遵循维持 pH 正常的生理规律，凡是不符合规律者皆属于混合性酸碱平衡紊乱(图 10-6)。这些情况尽管在单纯性酸碱失衡的诊断程序中均已作了说明，但在混合性酸碱失衡诊断程序部分又重新加以补充说明，并列举一些病例加以解释，其目的就是更迅速更准确地判定混合性酸碱失衡。动脉血液气体分析虽然对混合性酸碱失衡的判断甚为重要，但是单凭一张血液气体分析报告单做出肯定的诊断，有时可能发生错误，因此，必须结合病史，临床表现，参考其他化验检查如血液电解质、尿电解质等，必要时结合动态观察等资料进行综合分析，方能得出较为准确的诊断。

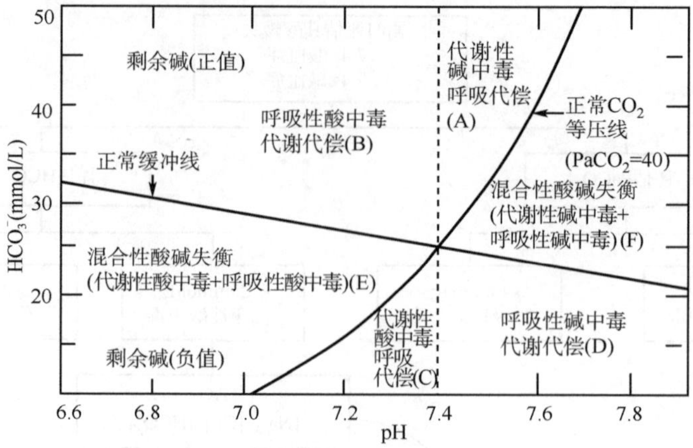

图 10-6 pH-HCO_3^-图

左上象限(A、B)及右下象限(C、D)为代偿区，这两区内原发性酸碱障碍引起的pH改变，可因代偿作用而移至pH 7.40正常线；左下象限(E)和右上象限(F)为酸碱平衡有偏差的区域，左下象限(E)内代谢性酸中毒和呼吸性酸中毒混合存在，而在右上象限(F)内两种碱中毒混合存在。正常缓冲线为界，其上方各区的剩余碱为正值(positive BE)，而其下方各区的剩余碱为负值(negative BE)

(引自：Ebihara L)

二、有助于判断混合性酸碱失衡的基本原则和关键性因素

(一)代偿调节的反向性

代偿调节的反向性即其代偿调节的方向与原发性变化的方向呈反向性变化者通常为混合性酸碱失衡。这里有以下三种情况：①HCO_3^-下降同时伴$PaCO_2$上升，这是代谢性酸中毒合并呼吸性酸中毒的特点；②$PaCO_2$升高同时伴HCO_3^-下降，这是呼吸性酸中毒合并代谢性酸中毒的特点；③HCO_3^-升高同时伴$PaCO_2$下降，这是代谢性碱中毒合并呼吸性碱中毒的特点等。

举例：在这里仅举第二种情况的实例，患有肺心病合并心力衰竭的患者，动脉血液气体分析结果，$PaCO_2$ 60mmHg(8.0kPa)，HCO_3^- 19mmol/L，pH 7.12。

分析：按上述改变简化成分数为$HCO_3^-\downarrow\downarrow/PaCO_2\uparrow\uparrow$，pH＜7.35。其代偿调节($HCO_3^-$)与原发性($PaCO_2$)方向呈反向性，这是由于慢性肺通气功能障碍使$PaCO_2$原发性升高，又因肺心病心力衰竭而加重缺氧乳酸堆积和肾排出酸性代谢产物的功能障碍，使HCO_3^-明显减少，引起代谢性酸中毒，即为混合性酸碱紊乱，故此患者为呼吸性酸中毒合并代谢性酸中毒。

(二)代偿调节的方向与原发性变化方向虽然呈同向性变化，但pH无显著变化(或正常范围)时可能是混合性酸碱紊乱

患者$PaCO_2$和HCO_3^-多明显异常，但是pH无显著变化为混合性酸碱失衡的特点。这种情况下，单靠$PaCO_2$与HCO_3^-的变化方向已难以区别是单纯性酸碱平衡紊乱，还是混合性酸碱紊乱，需要进一步分析代偿预计值和代偿限度来判断。

举例：肺心病合并充血性心力衰竭的患者，曾长期使用利尿剂，经常食欲不振，近几天来，有时恶心呕吐。检查动脉血 $PaCO_2$ 67mmHg(8.93kPa)，HCO_3^- 40mmol/L，pH 7.40，血 K^+ 3.5mmol/L，血 Cl^- 90mmol/L。

分析：$PaCO_2$ 67mmHg(8.93kPa)明显大于正常(40mmHg)；HCO_3^- 40mmol/L 明显大于正常(24mmol/L)，但 pH 7.4 在正常范围内。尽管 HCO_3^-↑↑/$PaCO_2$↑↑ 呈同向性变化，即 $PaCO_2$ 与 HCO_3^- 均明显改变，但是 pH 无显著变化的特点，提示可能为混合性酸碱紊乱，很可能为呼吸性酸中毒合并代谢性碱中毒。为了进一步确诊，可用预计代偿公式来核实。因患有肺心病可按慢性呼吸性酸中毒的预计代偿公式计算，即 HCO_3^-= 24 + [$(PaCO_2$ − 40)/3]±2mmol/L，HCO_3^- = 24 + [(67 − 40)/3]±2mmol/L = 33±2mmol/L = 31～35mmol/L(4.13～4.67kPa)。实测 HCO_3^- 为 40mmol/L 高于预计代偿值的上限值(35mmol/L)，故提示呼吸性酸中毒合并代谢性碱中毒。再通过离子分析，血钾和血氯均偏低，故考虑合并低钾低氯性代谢性碱中毒。

结论：呼吸性酸中毒合并低钾低氯性代谢性碱中毒。

(三)超过酸碱度失衡预计代偿值范围和代偿极限

区分单纯性或混合性酸碱紊乱的很有价值的方法之一就是利用预计代偿公式和代偿限度的预测进行判定。将公式计算所得结果与实测 $PaCO_2$ 或 HCO_3^- 相比较，凡落在预计代偿范围内，可判定为单纯性酸碱失衡；如超过其代偿预计值范围和最大代偿极限即为混合性酸碱失衡。正确判断混合性酸碱失衡的关键是正确应用酸碱失衡预计代偿公式和代偿极限，这种方法使用起来比较方便，也比较实用。

1. 判定两种混合性酸碱失衡

(1)代谢性酸中毒合并呼吸性酸中毒：pH＜7.35，HCO_3^- 下降＜22mmol/L，伴 $PaCO_2$ 升高(＞40mmHg)提示代谢性酸中毒+呼吸性酸中毒。若 HCO_3^- 下降伴 $PaCO_2$ 也下降，但符合 $PaCO_2$＞1.5×[HCO_3^-]+ 8±2(代谢性酸中毒代偿上限)，提示代谢性酸中毒合并呼吸性酸中毒。若 $PaCO_2$ 升高伴 HCO_3^- 增加，但符合 HCO_3^-＜24 +[($PaCO_2$ − 40)/3] − 2(慢性呼吸性酸中毒代偿下限)，可能提示慢性呼吸性酸中毒合并代谢性酸中毒。

(2)呼吸性酸中毒合并代谢性碱中毒：若慢性呼吸性酸中毒为主时，$PaCO_2$ 升高伴 HCO_3^- 增加，并符合 HCO_3^-＞24+ [($PaCO_2$ − 40)/3] + 2(慢性呼吸性酸中毒代偿上限)，或若代谢性碱中毒为主时，HCO_3^- 上升伴 $PaCO_2$ 升高，且符合 $PaCO_2$＞40+0.7×[HCO_3^-] + 21±2(代谢性碱中毒代偿上限)，或 $PaCO_2$＞55mmHg 时均提示呼吸性酸中毒合并代谢性碱中毒。

(3)代谢性酸中毒合并呼吸性碱中毒：若急性呼吸性碱中毒为主时，$PaCO_2$ 明显降低，并符合 HCO_3^-＜24 −[(40 − $PaCO_2$)/5] − 2(急性呼吸性碱中毒代偿下限)，或 HCO_3^-＜18mmHg/L 时，均提示呼吸性碱中毒合并代谢性酸中毒。若慢性呼吸性碱中毒为主时，符合 HCO_3^-＜24 −[(40 − $PaCO_2$)/2] − 2(慢性呼吸性碱中毒代偿下限)，或 HCO_3^- 为 15mmol/L 时均提示呼吸性碱中毒合并代谢性酸中毒。若代谢性酸中毒为主时，符合 $PaCO_2$＜1.5×

$[HCO_3^-]+8-2$(代谢性酸中毒代偿下限)，或 $PaCO_2<15mmHg$ 时，均提示代谢性酸中毒合并呼吸性碱中毒。

举例：某慢性肾炎、尿毒症患者，定期做血液透析，查动脉血液气体分析发现，血 pH 7.31，$PaCO_2$ 14mmHg(1.87kPa)，HCO_3^- 12mmol/L。

分析：血 pH 7.31 低于 7.35，肯定为酸中毒。pH 降低的原发可以是 $PaCO_2$ 升高或 HCO_3^- 浓度降低。该患者有慢性肾炎、尿毒症，并且 HCO_3^- 浓度明显低于正常，故可以判断为代谢性酸中毒(失代偿)。而 $PaCO_2$ 降低可能由于代谢性酸中毒的呼吸代偿，也可能由于代谢性酸中毒合并呼吸性碱中毒。按代偿反应方向判断，此例代偿反应与原发性变化方向呈同向性，似乎是单纯性代谢性酸中毒，是否存在混合性酸碱失衡，应按代谢性酸中毒的预计代偿公式计算。其 $PaCO_2$ 的代偿预计值是：$PaCO_2=1.5\times[HCO_3^-]+8\pm2$，$PaCO_2=1.5\times12+8\pm2=18+8\pm2=(26\pm2)mmHg=24\sim28mmHg(3.20\sim3.73kPa)$。

实测 $PaCO_2$ 为 14mmHg(1.87kPa)低于代谢性酸中毒代偿预计值的低值(24mmHg，即 3.20kPa)，故提示代谢性酸中毒合并呼吸性碱中毒。

结论：代谢性酸中毒合并呼吸性碱中毒。

(4)呼吸性碱中毒合并代谢性碱中毒：pH＞7.45，若急性呼吸性碱中毒为主时，$PaCO_2<35mmHg$，并符合 $HCO_3^->24-[(40-PaCO_2)/5]+2$(急性呼吸性碱中毒代偿上限)，或慢性呼吸性碱中毒为主时，应符合 $HCO_3^->24-[(40-PaCO_2)/2]+2$(慢性呼吸性碱中毒代偿上限)，均提示呼吸性碱中毒合并代谢性碱中毒。若以代谢性碱中毒为主时，符合 $PaCO_2<0.7\times[HCO_3^-]+21-2$(代谢性碱中毒代偿下限)时，提示代谢性碱中毒合并呼吸性碱中毒。

(5)代酸合并代谢性碱中毒：必须牢记：高 AG 型代谢性酸中毒合并代谢性碱中毒时，计算 AG 和矫正的 HCO_3^- 或计算碳酸氢盐间隙或计算 delta 比值等是揭示被高 AG 型代谢性酸中毒所掩盖的代谢性碱中毒或正常 AG 型代谢性酸中毒存在的重要钥匙。计算 AG 值升高＞16mmol/L 时，可判断为高 AG 型代谢性酸中毒。在高 AG 型代谢性酸中毒的情况下，需计算矫正的 HCO_3^-(矫正的 HCO_3^-= 实测 $HCO_3^-+\Delta AG$)，若矫正的 $HCO_3^->$ 26mmol/L 时，则提示合并代谢性碱中毒；或计算碳酸氢盐间隙$[BG=\Delta AG-\Delta[HCO_3^-]=(AG-12)-(24-[HCO_3^-])]$，若碳酸氢盐间隙值＞6mmol/L 时，则提示高 AG 型代谢性酸中毒合并代谢性碱中毒；或计算 delta 比值［delta 比值$=(AG-10)\div(24-[HCO_3^-])$］，若 delta 比值＞2.0 时，提示该患者有高 AG 型代谢性酸中毒合并代谢性碱中毒。此外，还有比较ΔAG 与$\Delta[HCO_3^-]$值大小法和 AG 值与血浆$[HCO_3^-]$相关图等方法对揭示被高 AG 型代谢性酸中毒所掩盖的酸碱失衡中的代谢性碱中毒或正常 AG 型代谢性酸中毒的存在有重要意义。

2. 判定三重酸碱失衡　其内容见后述。

(四)根据酸碱诊断列线图分析，测得的两个参数相交点落在代偿带外

目前使用较广泛的是 Cogen M G 和 Rector F C Jr. 修正的酸碱列线图(图 10-7)。所测得的 HCO_3^- 与 $PaCO_2$ 分别于图 10-8 的纵坐标($[HCO_3^-]$)与斜线($PaCO_2$)相交点落在其相应

的带内，多表示单纯性酸碱紊乱，如两个线的相交点落在任何带之上方或下方多提示混合性酸碱失衡。

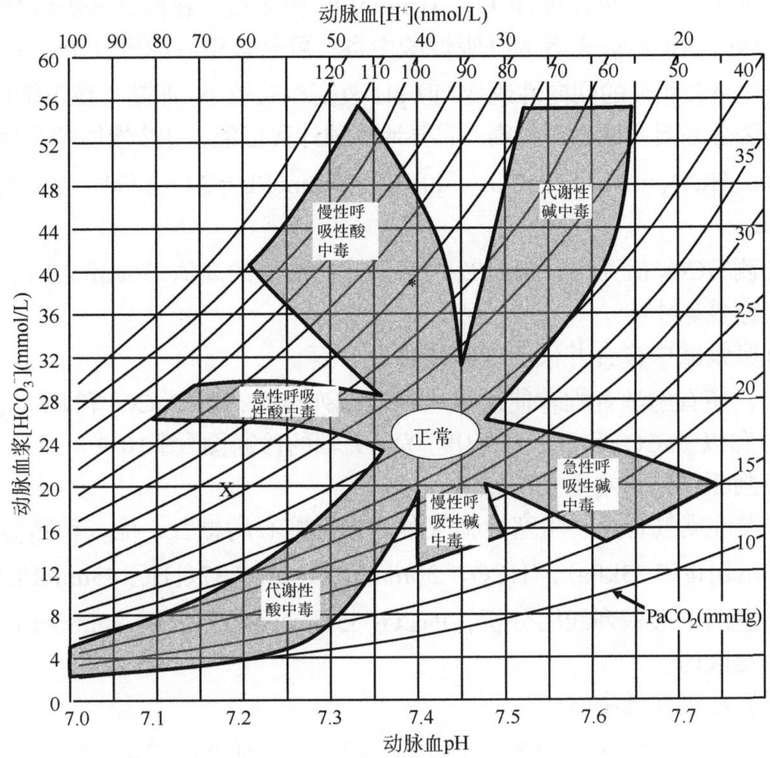

图 10-7　酸碱列线图

（引自：Cogen M G，Rector F C Jr.）

在临床上，需要注意的是有的混合性酸碱失衡的 HCO_3^- 与 $PaCO_2$ 相交点也可能落在代偿带内。如慢性高碳酸血症患者合并代谢性碱中毒时，$PaCO_2$ 与 HCO_3^- 相交点有时也可能落在慢性呼吸性酸中毒的代偿带内；又如慢性高碳酸血症患者合并代谢性酸中毒时，$PaCO_2$ 与 HCO_3^- 相交点有时也可能落在慢性或急性呼吸性酸中毒的代偿带内。因此这种酸碱图只能作为临床参考，必须结合临床或其他化验检查及预计代偿公式等资料来综合分析，方能得出较为正确的判断。

举例 1：患有慢性支气管炎、阻塞性肺气肿、肺心病心力衰竭的患者，查其动脉血液气体分析表明，$PaCO_2$ 53mmHg（7.07kPa），HCO_3^- 20mmol/L，pH 7.19。

分析：通过酸碱列线图分析，患者 $PaCO_2$ 53mmHg（7.07kPa）与 HCO_3^- 20mmol/L 相交点落在急性呼吸性酸中毒代偿可信带与代谢性酸中毒代偿可信带之间（即图 10-7 的 X 处），说明该患者是混合性酸碱紊乱，$PaCO_2$ 53mmHg（7.07kPa）＞40mmHg（5.33kPa），提示原发性呼吸性酸中毒；HCO_3^- 20mmol/L＜24mmol/L，又提示合并代谢性酸中毒；由于原发性 $PaCO_2$ 升高与继发性代偿改变 HCO_3^- 降低呈反向性改变，提示该患者是混合性酸碱失衡；pH 7.19 明显低于正常，提示失代偿性酸碱失衡。

结论：呼吸性酸中毒合并代谢性酸中毒。

举例 2：肺心病合并心力衰竭患者用强心利尿剂治疗过程中，检查动脉血液气体分析结果，$PaCO_2$ 71mmHg(9.46kPa)，HCO_3^- 41mmol/L，pH 7.40。通过酸碱列线图分析，患者 $PaCO_2$ 71mmHg(9.46kPa)与HCO_3^- 41mmol/L 相交点落在慢性呼吸性酸中毒代偿带内(即图 10-7 的*处)，提示该患者为呼吸性酸中毒；可是该患者原发性 $PaCO_2$ 改变与继发代偿性 HCO_3^- 变化呈较明显的同向性改变，但 pH 改变相对较小，即基本在正常范围(pH 7.40)，此时应怀疑是否合并混合性酸碱失衡。需要计算预计代偿值，可按慢性呼吸性酸中毒的预计代偿公式计算：$HCO_3^- = 24 + [(PaCO_2 - 40)/3] \pm 2mmol/L = 24 + [(71 - 40)/3] \pm 2 = 34 \pm 2 =$ 32～36mmol/L。

该患者实测 HCO_3^- 值为 41mmol/L 大于预计代偿值的高值(36mmol/L)，故提示呼吸性酸中毒合并代谢性碱中毒。

结论：呼吸性酸中毒合并代谢性碱中毒。

在临床上，还有的学者推荐使用另一种酸碱列线图，以 $PaCO_2$ 和 HCO_3^- 为 *XY* 轴的诊断图(图 10-8)和以 $PaCO_2$ 和 pH(H^+浓度)为 *XY* 轴的诊断图(图 10-9)。不管使用何种列线图，其原理及判断结果基本上是一致的。

举例 3：慢性支气管炎、阻塞性肺气肿、慢性肺心病患者，检查动脉血液气体分析表明，$PaCO_2$ 55mmHg(7.33kPa)，HCO_3^- 30mmol/L，pH 7.37([H^+] 43nmol/L)。

分析：通过两个酸碱列线图分析，$PaCO_2$ 55mmHg 与 HCO_3^- 30mmol/L 相交点落于慢性呼吸性酸中毒区内。

结论：慢性呼吸性酸中毒。

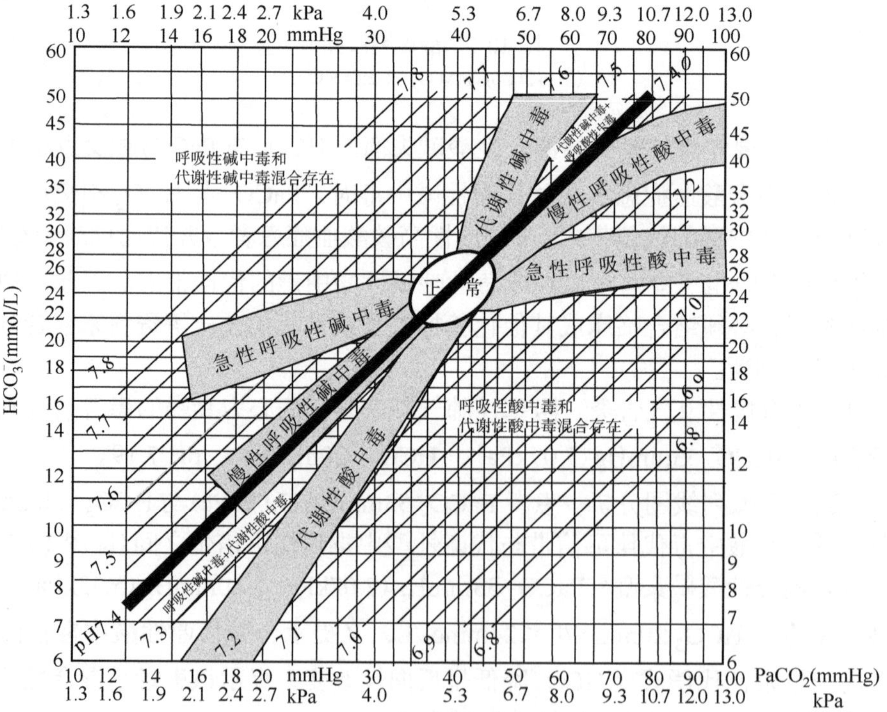

图 10-8　酸碱诊断图

(引自：Kulpmann W R，et al)

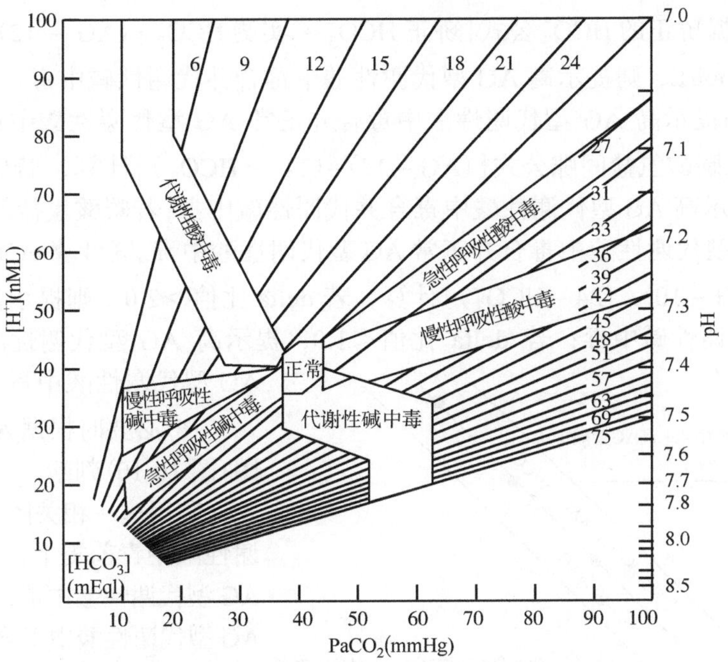

图 10-9　酸碱列线图（以 $PaCO_2$ 和 pH 为 *XY* 轴的图解）

（引自：Cogan MG，Rector FC Jr.，Seldon DW）

（五）根据 AG 值和 AG-HCO_3^- 相关图来判断代谢性酸中毒的类型及混合性酸碱紊乱

利用 AG 值不仅可判断代谢性酸中毒类型，而且也可判断单纯性或混合性酸碱紊乱。目前多以 AG 值＞16mmol/L，作为判断是否有 AG 增高型代谢性酸中毒的界限。AG 值对高 AG 型代谢性酸中毒最有诊断价值，不论 pH 是正常，还是高于正常，只要 AG 值＞16mmol/L 就可以判断为高 AG 型代谢性酸中毒。根据 AG 值是否增加，可将代谢性酸中毒分为两类，即高 AG 型代谢性酸中毒和正常 AG 型代谢性酸中毒。

AG 值对混合性酸碱平衡紊乱的诊断意义：AG 值不仅在判断两重性酸碱紊乱方面起重要作用，而且在诊断三重酸碱失衡中也起着重要作用。

对高 AG 型代谢性酸中毒及合并双或三重酸碱失衡的诊断程序，其具体步骤如下。

(1) 先计算患者的 AG 值，若患者的 AG 值超过 16mmol/L，则往往提示有高 AG 型代谢性酸中毒。

(2) 然后用预计代偿公式计算出原发性酸碱失衡的 HCO_3^- 或 $PaCO_2$ 代偿范围。

(3) 比较实测［HCO_3^-］或 $PaCO_2$ 与预计代偿值的［HCO_3^-］或 $PaCO_2$，若实测［HCO_3^-］或 $PaCO_2$ 大于或小于预计代偿值时，可能提示合并混合性酸碱失衡。

(4) 比较实测的［HCO_3^-］或 $PaCO_2$ 与其代偿极限。若患者实测的［HCO_3^-］或 $PaCO_2$ 超过其代偿极限时，则提示合并混合性酸碱失衡。

(5) 如果患者有高 AG 型代谢性酸中毒时，可选以下公式中任何一种来确认是否存在高 AG 型代谢性酸中毒掩盖的代谢性碱中毒或正常 AG 型代谢型酸中毒。①计算矫正

的 HCO_3^-：根据矫正的 HCO_3^- 公式[矫正 HCO_3^-= 实测 HCO_3^-+(AG －12)]计算，若矫正 HCO_3^-＞26mmol/L，则提示高 AG 型代谢性酸中毒合并代谢性碱中毒；若矫正 HCO_3^-＜24mmol/L，则提示高 AG 型代谢性酸中毒合并正常 AG 型代谢性酸中毒。②计算碳酸氢盐间隙：按碳酸氢盐间隙公式[(AG－12)－(24 － HCO_3^-)]计算，若碳酸氢盐间隙＞6mmol/L 则提示高 AG 型代谢性酸中毒合并代谢性碱中毒；若碳酸氢盐间隙＜-6mmol/L 则提示高 AG 型代谢性酸中毒合并正常 AG 型代谢性酸中毒。③计算 delta 比值：按 delta 比值公式[(AG－10)/(24－HCO_3^-)]计算，若 delta 比值＞2.0，则提示高 AG 型代谢性酸中毒合并代谢性碱中毒；若 delta 比值＜1.0，提示高 AG 型代谢性酸中毒合并正常 AG 型代谢性酸中毒。

(6)必要时根据 AG 与 HCO_3^- 相关图(图 10-10)判断。

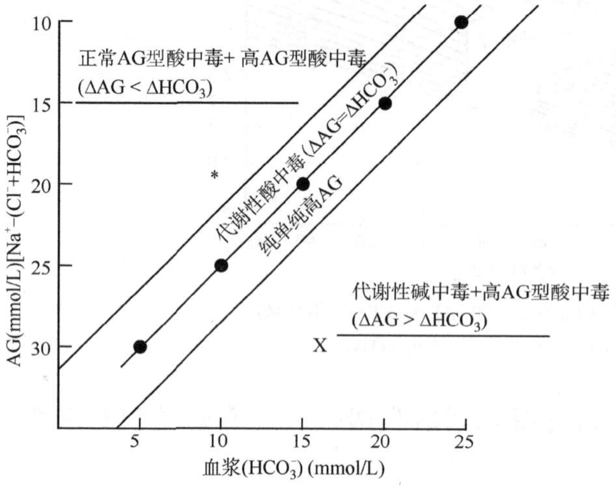

图 10-10　AG 值与血浆[HCO_3^-]相关图

X 为例 1；*为例 2

(引自：Goodkin DA)

利用这一相关图只在高 AG 型代谢性酸中毒前提下，可以判断单纯高 AG 型代谢性酸中毒，也可以判断正常 AG 型代谢性酸中毒合并高 AG 型代谢性酸中毒或高 AG 型代谢性酸中毒合并代谢性碱中毒。当测得的血浆 HCO_3^- 浓度和 AG 值相交点落在单纯代谢性酸中毒的 95%可信带内，则提示为单纯性高 AG 型代谢性酸中毒($\Delta AG = \Delta HCO_3^-$)；而落于带之上区，则提示高 AG 型代谢性酸中毒合并正常 AG 型代谢性酸中毒($\Delta AG < \Delta HCO_3^-$)；若落于其带之下区，则提示高 AG 型代谢性酸中毒合并代谢性碱中毒($\Delta AG > \Delta HCO_3^-$)。使用该相关图来判定较方便，也很实用。

举例：患有糖尿病酮症酸中毒的患者，近来反复呕吐，血 pH 7.31，HCO_3^- 16mmol/L，$PaCO_2$ 40mmHg(5.33kPa)，Na^+ 140mmol/L，K^+ 3.5mmol/L，Cl^- 95mmol/L。

分析：HCO_3^- 16mmol/L 低于正常(24mmol/L)，pH 7.31＜7.35，初步考虑为失代偿性代谢性酸中毒。然后计算 AG 值，根据 AG 公式，即 $AG = Na^+ - (Cl^- + HCO_3^-)$，AG = 140 － (95 + 16) = 29mmol/L。AG 值 29mmol/L＞16mmol/L 提示有高 AG 型代谢性酸中毒。通过 AG 与 HCO_3^- 相关图判定，该患者 HCO_3^- 16mmol/L 和 AG 值 29mmol/L 的相交点落在其可信带之下区 X 处(相当于高 AG 型代谢性酸中毒合并代谢性碱中毒区)。

∵ $\Delta AG = 29 - 12 = 17$，$\Delta HCO_3^- = 24 - 16 = 8$。

∴ ΔAG 17mmol/L＞ΔHCO_3^- 8mmol/L，血 K^+、Cl^- 均低于正常。

结论：高 AG 型代谢性酸中毒合并低钾低氯性代谢性碱中毒。

（六）揭示高 AG 型代谢性酸中毒所掩盖其他代谢性酸碱失衡的方法

在临床上，患者有高 AG 型代谢性酸中毒（AG 值＞16mmol/L）时，需根据下列三种方法中任意一种计算，可揭示被高 AG 型代谢性酸中毒所掩盖的代谢性碱中毒或正常 AG 型代谢性酸中毒的存在。

1. “矫正（校正）的 HCO_3^-”　它是揭示被高 AG 型代谢性酸中毒所掩盖的代谢性碱中毒或正常 AG 型酸中毒的常用指标。这是基于当高 AG 型代谢性酸中毒时，由于 AG 值增加引起 HCO_3^- 值降低，根据电中性原理，其 $\Delta AG\uparrow = \Delta HCO_3^-\downarrow$，所以计算其矫正的 HCO_3^- 来判断“AG 值正常”时的 HCO_3^- 值，以排除并存高 AG 型代谢性酸中毒对 HCO_3^- 掩盖作用之后的 HCO_3^-。其计算公式为：矫正的 HCO_3^- ＝ 实测 HCO_3^-＋（AG－12）。若矫正的 HCO_3^-＞26mmol/L 时，可提示合并代谢性碱中毒；若矫正 HCO_3^-＜24mmol/L 时，可提示合并正常 AG 型代谢性酸中毒。在高 AG 型代谢性酸中毒前提下，如果合并呼吸性酸碱失衡或疑合并三重酸碱失衡时，使用矫正的 HCO_3^- 和呼吸性酸（或碱）中毒预计代偿值比较来评定；若慢性呼吸性酸中毒为原发因素时，矫正的 HCO_3^-＞24+［（$PaCO_2$－40）/3］＋2，则提示高 AG 型代谢性酸中毒+呼吸性酸中毒合并代谢性碱中毒；若以慢性呼吸性碱中毒为例，若符合矫正的 HCO_3^-＞{24－［（40－$PaCO_2$）/2］+2}，则提示高 AG 型代谢性酸中毒+呼吸性碱中毒又合并代谢性碱中毒。

举例 1：患有慢性支气管炎、阻塞性肺气肿合并肺心病、心力衰竭的患者，查动脉血液气体分析表明，$PaCO_2$ 51mmHg（6.80kPa），HCO_3^-　18mmol/L，pH 7.18，Na^+ 140mmol/L，K^+ 5mmol/L，Cl^- 101mmol/L。

分析：该患者 $PaCO_2$ 51mmHg（6.80kPa）大于正常（40mmHg），pH 7.18 低于 7.35，可以肯定为失代偿性呼吸性酸中毒；按 AG＝Na^+－（Cl^-＋HCO_3^-）的公式计算：AG＝140－（101＋18）＝21mmol/L，AG 21mmol/L＞16mmol/L，提示又合并高 AG 型代谢性酸中毒。通过慢性呼吸性酸中毒的预计代偿公式计算，HCO_3^-＝24+［（$PaCO_2$－40）/3］±2。故其 HCO_3^- 浓度的预计代偿值为 24＋［（51－40）/3］±2＝25.6～29.6mmol/L。再按矫正的 HCO_3^- 公式计算，其矫正的 HCO_3^-＝ 18 ＋（21 － 12）＝ 27mmol/L。然后比较矫正的 HCO_3^- 和慢性呼吸性酸中毒的预计代偿值，结果表明，矫正的 HCO_3^- 值 27mmol/L 正处于其预计代偿范围内。

结论：呼吸性酸中毒合并高 AG 型代谢性酸中毒。

举例 2：患有肝硬化合并肝性脑病的患者，查动脉血液气体分析示：pH 7.64，$PaCO_2$ 27mmHg（3.60kPa），HCO_3^-　28mmol/L，Na^+ 140mmol/L，K^+ 3.6mmol/L，Cl^- 88mmol/L。

分析：该患者 $PaCO_2$ 27mmHg（3.60kPa）明显低于正常，pH 7.64 高于 7.45，提示呼吸性碱中毒；计算 AG 值= 140－（88+28）＝24mmol/L，AG 24mmol/L＞16mmol/L，提示又合并高 AG 型代谢性酸中毒。通过慢性呼吸性碱中毒的预计代偿公式计算，HCO_3^-=24－［（40－$PaCO_2$）/2 ］+2 ＝ 24 － ［（40–27）/2］+2 ＝ 19.5mmol/L。按矫正的 HCO_3^- 公式计算，即矫正的 HCO_3^-＝ 实测 HCO_3^-　＋ΔAG，矫正的 HCO_3^-＝28＋（24－12）＝40mmol/L。比较矫正的 HCO_3^- 和慢性呼吸性碱中毒的预计代偿值的高值，前者 40mmol/L＞后者 19.5mmol/L，则提示合

并代谢性碱中毒。

结论：呼吸性碱中毒合并高 AG 型代谢性酸中毒 ＋ 代谢性碱中毒。

由此可见，这种三重酸碱平衡失调的诊断过程中，AG 值是识别此型失衡中是否合并高 AG 型代谢性酸中毒的重要线索，另外，计算矫正的 HCO_3^- 更能明确是否合并代谢性酸碱失衡。在临床上，对高 AG 型代谢性酸中毒患者常规计算 AG 值与矫正的 HCO_3^-，往往可避免造成双重或三重酸碱失衡判断上的失误。

举例 3：慢性阻塞性肺疾病患者，肺心病合并心力衰竭和功能性肾衰竭，近几天发生腹泻。查血气和电解质结果为：$PaCO_2$ 52mmHg，HCO_3^- 15mmol/L，pH 7.20，Na^+ 140mmol/L，K^+ 3.5mmol/L，Cl^- 107mmol/L。

分析：①患者具有慢性呼吸道疾病史且 $PaCO_2$ 52mmHg 高于正常，pH 7.20 低于 7.35，故其原发性酸碱失衡为呼吸性酸中毒；②计算 AG 值 ＝ 140 －(107 ＋ 15)＝ 140 － 122 ＝ 18mmol/L，AG 值 18mmol/L＞16mmol/L，提示合并高 AG 型代谢性酸中毒；③按慢性呼吸性酸中毒的预计代偿公式计算{预计 HCO_3^-＝24+［($PaCO_2$－40)/3］±2}，故其 HCO_3^- 浓度的预计代偿值为 24＋［(52－40)/3］±2= 26～30mmol/L；④再按矫正的 HCO_3^- 公式计算，其矫正的 HCO_3^-＝15＋(18－12)＝21mmol/L；⑤矫正的 HCO_3^- (21mmol/L)＜其预计代偿值的低值(26mmol/L)，提示该患者又合并正常 AG 型代谢性酸中毒。

结论：呼吸性酸中毒合并高 AG 型代谢性酸中毒 ＋ 正常 AG 型代谢性酸中毒。

2. 碳酸氢盐间隙 按碳酸氢盐间隙(BG)公式= ΔAG －ΔHCO_3^- ＝(AG －12)－(24 －［HCO_3^-］)计算。若碳酸氢盐间隙值＜–6mmol/L 时，则提示高 AG 型代谢性酸中毒合并正常 AG 型(高氯性)代谢性酸中毒；若其值＞6mmol/L 时，则提示高 AG 型代谢性酸中毒合并代谢性碱中毒。

3. delta 比值 delta 比值是为了揭示被高 AG 型代谢性酸中毒所掩盖的代谢性碱中毒或正常 AG 型酸中毒的常用指标。delta 比值的计算公式为：delta 比值 ＝(AG－10)÷(24－HCO_3^-)。在高 AG 型代谢性酸中毒前提下，若 delta 比值＞2.0 时，提示该患者有高 AG 型代谢性酸中毒合并代谢性碱中毒。若 delta 比值＜1.0 时，提示有高 AG 型代谢性酸中毒合并正常 AG 型代谢性酸中毒。

(七)三重酸碱失衡的判断方法

目前认为临床上所指的三重酸碱失衡(TABD)有两型，即呼吸性酸中毒型 TABD(呼吸性酸中毒 ＋ 代谢性碱中毒 ＋ 代谢性酸中毒)和呼吸性碱中毒型 TABD(呼吸性碱中毒 ＋ 代谢性碱中毒 ＋ 代谢性酸中毒)。判断 TABD 时，常联合使用预计代偿公式、必须计算 AG 值和矫正 HCO_3^- 值或碳酸氢盐间隙或 delta 比值等，以揭示被高 AG 型代谢性酸中毒所掩盖的代谢性碱中毒或正常 AG 型酸中毒为主要原则。

呼吸性酸中毒型 TABD(呼吸性酸中毒+代谢性碱中毒+代谢性酸中毒)的血气特点：pH＜7.35 或正常，很少升高，$PaCO_2$＞45mmHg，提示呼吸性酸中毒；AG＞16mmol/L，提示合并高 AG 型代谢性酸中毒。此外还合并代谢性碱中毒。

呼吸性碱中毒型 TABD(呼吸性碱中毒+代谢性碱中毒+代谢性酸中毒)的血气特点：pH＞7.45 或正常，很少下降，$PaCO_2$＜35mmHg，提示呼吸性碱中毒；AG＞16mmol/L，提示合并高 AG 型代谢性酸中毒。此外还合并代谢性碱中毒。

故判断 TABD 的关键问题是高 AG 型代谢性酸中毒与代谢性碱中毒（或正常 AG 型代谢性酸中毒）共存时的鉴别。

其判断步骤如下。

（1）确定原发性呼吸性酸碱失衡的类型，并选用呼吸性酸中毒或呼吸性碱中毒预计代偿公式，计算其HCO_3^-的代偿范围。

（2）计算 AG 值，若其 AG 值＞16mmol/L 时，可考虑为高 AG 型代谢型酸中毒。

（3）在高 AG 型代谢型酸中毒的前提下，常在下列三种计算方法中任选一种，可以揭示被高 AG 型代谢性酸中毒所掩盖的代谢性碱中毒或正常 AG 型代谢性酸中毒的存在。

1）矫正的HCO_3^-（参见上述的举例）：可用矫正的HCO_3^-和呼吸性酸（或碱）中毒预计代偿值相比较来判断；若慢性呼吸性酸中毒为原发因素时，矫正的HCO_3^-＞24+[（$PaCO_2$－40）/3]＋2，则提示合并代谢性碱中毒；若以慢性呼吸性碱中毒为原发因素时，若符合矫正的HCO_3^-＞{24－[（40－$PaCO_2$）/2]+2}，则提示高 AG 型代酸合并代谢性碱中毒。若矫正的HCO_3^-＜呼吸性酸中毒预计代偿值低值{24+ [（$PaCO_2$－40）/3]－2}或矫正的HCO_3^-＜呼吸性碱中毒预计代偿值低值{24－[（40－$PaCO_2$）/2]－2}时，则提示高 AG 型代谢性酸中毒合并正常 AG 型代谢性酸中毒。

举例：肝硬化合并肝性脑病已 3 天的患者，检查动脉血气分析结果为：pH 7.51，$PaCO_2$ 14mmHg，HCO_3^- 12mmol/L；电解质检查示：K^+ 3.6mmol/L，Na^+ 140mmol/L，Cl^- 102mmol/L。

分析：①先观察$PaCO_2$和HCO_3^-距其正常值的距离大小，$PaCO_2$实测值与其正常值的差值为 40－14＝26mmHg；HCO_3^-实测值与其正常值的差值为 24－12＝12mmol/L；$PaCO_2$差值 26mmol/L＞HCO_3^-差值 12mmol/L，提示其原发性变化为呼吸性酸碱失衡。②该患者 pH 7.51＜7.40，所以该患者为呼吸性碱中毒。③按慢性呼吸性碱中毒预计代偿公式{[HCO_3^-]＝24－[（40－$PaCO_2$）/2]±2}计算其预计代偿值为：[HCO_3^-]＝24－[（40－14）/2]±2＝24－13±2＝11±2＝9～13mmol/L。该患者实测HCO_3^- 12mmol/L 正好落在其预计代偿值的范围内，进一步证实为呼吸性碱中毒。④计算 AG 值结果表明，AG＝140－（12＋102）＝26mmol/L，提示合并高 AG 型代谢性酸中毒。⑤计算矫正的HCO_3^-，按矫正的HCO_3^-＝实测HCO_3^-+（AG－12）公式，其矫正的HCO_3^-＝12＋（26－12）＝26mmol/L，比较矫正的HCO_3^- 26mmol/L＞慢性呼吸性碱中毒预计代偿值[HCO_3^-]13mmol/L，提示合并代谢性碱中毒。

结论：呼吸性碱中毒+高 AG 型代谢性酸中毒合并代谢性碱中毒。

2）碳酸氢盐间隙：按碳酸氢盐间隙（BG）公式＝ΔAG－Δ[HCO_3^-]＝（AG－12）－（24－[HCO_3^-]）计算，若碳酸氢盐间隙值＜－6mmol/L 时，则提示高 AG 型代谢性酸中毒合并正常 AG 型代谢性酸中毒；若其值＞6mmol/L 时，则提示高 AG 型代谢性酸中毒合并代谢性碱中毒。

3）delta 比值：其也是为了揭示被高 AG 型代谢性酸中毒所掩盖的代谢性碱中毒或正常

AG型酸中毒的常用指标。delta比值的计算公式为：delta比值=(AG－10)÷(24－[HCO_3^-])。在高AG型代谢性酸中毒前提下，若delta比值>2.0时，则提示有高AG型代谢性酸中毒合并代谢性碱中毒；若delta比值<1.0时，提示有高AG型代谢性酸中毒合并正常AG型代谢性酸中毒。

（八）综合判断

结合临床表现与实验室检查结果综合分析判断，必要时动态观察。

三、诊断混合性酸碱失衡的六个步骤

（一）诊断混合性酸碱失衡的六个步骤要点

第一步：先根据血pH，低于7.35为酸血症，高于7.45为碱血症。但需要注意的是，若pH在正常范围内，可能为正常，也可能为混合性酸碱失衡。

第二步：$PaCO_2$与HCO_3^-不仅是判定呼吸性和代谢性酸碱失衡的“两把关键钥匙”，而且是分清原发性与继发性(代偿)变化的重要依据。

(1) 评估呼吸性和代谢性

1) [HCO_3^-]原发性降低(<22mmol/L)且pH<7.35时，代谢性酸中毒。

2) $PaCO_2$原发性升高(>45mmol/L)且pH<7.35时，呼吸性酸中毒。

3) [HCO_3^-]原发性升高(>28mmol/L)且pH>7.45时，代谢性碱中毒。

4) $PaCO_2$原发性降低(<35mmol/L)且pH>7.45时，呼吸性碱中毒。

(2) 评估原发性与继发性：比较[HCO_3^-]与$PaCO_2 \times 0.6$大小。若[HCO_3^-]<$PaCO_2 \times 0.6$时，提示其原发性改变为呼吸性；相反，若[HCO_3^-]>$PaCO_2 \times 0.6$时，其原发性改变为代谢性。

第三步：这一步只用于呼吸性酸碱失衡，是判定急性与慢性呼吸性酸碱失衡方法。

急性呼吸性酸中毒(碱中毒)时预计改变的$pH = 0.08 \times \Delta PaCO_2/10$；

慢性呼吸性酸中毒(碱中毒)时预计改变的$pH = 0.03 \times \Delta PaCO_2/10$。

第四步：如果代谢性酸中毒时，应计算AG值。$AG = [Na^+] - ([Cl^-] + [HCO_3^-])$，若AG值>16mmol/L时，考虑为高AG型代谢性酸中毒。

第五步：揭示高AG型代谢性酸中毒所掩盖其他代谢性酸碱失衡的常用方法。计算“矫正的HCO_3^-”=实测[HCO_3^-]+(AG−12)，若矫正的HCO_3^->24mmol/L，提示合并代谢性碱中毒；若矫正的HCO_3^-<24mmol/L，提示合并正常AG型代谢性酸中毒。

第六步：常联合使用预计代偿公式和代偿极限来判断是否合并混合性酸碱紊乱(表10-5)。

表10-5　混合性酸碱失衡常用的预计代偿公式

酸碱失衡类型	预计代偿公式	代偿极限
呼吸性酸碱失衡		
酸中毒	急性：[HCO_3^-] = 24 + [($PaCO_2$ − 40)/10] ± 1.5	[HCO_3^-]=38mmol/L

续表

酸碱失衡类型	预计代偿公式	代偿极限
	慢性：$[HCO_3^-]=24+[(PaCO_2-40)\times0.4]\pm3.0$	$[HCO_3^-]$=45mmol/L
碱中毒	急性：$[HCO_3^-]=24-[(40-PaCO_2)/5]\pm2.5$	$[HCO_3^-]$=18mmol/L
	慢性：$[HCO_3^-]=24-[(40-PaCO_2)/2]\pm2.5$	$[HCO_3^-]$=15mmol/L
代谢性酸碱失衡		
酸中毒	$PaCO_2=1.5\times[HCO_3^-]+8\pm2$	$PaCO_2$=10mmHg
	或 $PaCO_2=40-(24-[HCO_3^-])\times1.2\pm2$	
碱中毒	$PaCO_2=40+0.7\times([HCO_3^-]-24)\pm5$	$PaCO_2$=55mmHg
	或 $PaCO_2=0.7\times[HCO_3^-]+21\pm2$	

（引自：Bhasin A，et al）(编者稍加修改/综合)

(二)混合性酸碱失衡的诊断需参考单纯性酸碱失衡诊断步骤

第一步：pH 是判定酸碱失衡的最重要的指标。先根据血 pH，低于 7.35 为酸血症，高于 7.45 为碱血症。但需要注意的是，若 pH 在正常范围内，可能为正常，无酸碱失衡；也可能为几乎完全代偿的单纯性酸碱失衡或酸碱相互抵消的混合性酸碱失衡。

第二步：$PaCO_2$ 与 HCO_3^- 不仅是判定呼吸性和代谢性酸碱失衡最关键的“两把钥匙”，而且是分清原发与继发(代偿)变化的重要依据。根据 $PaCO_2$ 与 HCO_3^- 值的变化判断原发性与继发性代偿性改变，判定原发性与继发性改变可参考其基础疾病、原发性失衡决定 pH 或酸或碱、比较$[HCO_3^-]$和 $PaCO_2\times0.6$、$PaCO_2$ 和 HCO_3^- 距其正常值的差距(变化幅度)、HCO_3^- 或 $PaCO_2$ 与 pH 比较是否均降(或均升)或其中一个升(或一个降)等。

第三步：这一步只用于呼吸性酸碱失衡，是判定急性与慢性呼吸性酸碱失衡的简便方法。如果原发因素是呼吸性酸碱失衡时，常用 $PaCO_2$ 和 pH 的变化关系来确定急性或慢性：若 $PaCO_2$ 每改变 10mmHg 时，pH 改变 0.08，则表示急性呼吸性酸中毒；若 $PaCO_2$ 每改变 10mmHg 时，pH 只改变 0.03，则提示慢性呼吸性酸中毒，这种判定方法很实用。再结合病史和发病速度急缓。

第四步：如果代谢性酸中毒时，计算 AG 值对判断高 AG 型代谢性酸中毒具有重要意义。按 AG 公式$[AG=Na^+-(Cl^-+HCO_3^-)]$计算，若 AG 值＞16mmol/L 时，考虑为高 AG 型代谢性酸中毒；若 AG 值＜16mmol/L 时，考虑无异常或正常 AG 型代谢性酸中毒。

第五步：揭示高 AG 型代谢性酸中毒所掩盖其他代谢性酸碱失衡的常用方法。在临床上，下列计算方法中任选一种，可以揭示被高 AG 型代谢性酸中毒所掩盖的代谢性碱中毒或正常 AG 型代谢性酸中毒的存在。

(1)“矫正(校正)的 HCO_3^-”：是揭示被高 AG 型代谢性酸中毒所掩盖的代谢性碱中毒或正常 AG 型酸中毒的常用指标。可用矫正的 HCO_3^- 和呼吸性酸(或碱)中毒预计代偿值比较来评定；若慢性呼吸性酸中毒为原发因素时，矫正的 $HCO_3^->24+[(PaCO_2-40)/3]+2$，则提示高 AG 型代谢性酸中毒+呼吸性酸中毒合并代谢性碱中毒；以慢性呼吸性碱中毒为例，若符合矫正的 HCO_3^- >{ 24 −[(40 − $PaCO_2$)/2] +2}，则提示高 AG 型代谢性酸中毒+呼吸性碱中毒又合并代谢性碱中毒。若矫正的 HCO_3^- <呼吸性酸中毒预计代偿值低值{24+[($PaCO_2$ − 40)/3] − 2}则提示高 AG 型代谢性酸中毒+呼吸性酸中毒合并正常 AG 型代谢性酸中毒。若矫正的 HCO_3^- <呼吸性碱中毒预计代偿值低值{24 −[(40 − $PaCO_2$)/2]− 2}时，则提示高 AG 型代谢性酸中毒+呼吸性碱中毒合并正常 AG 型代谢性酸中毒。

(2)计算碳酸氢盐间隙：在高 AG 型代谢性酸中毒时，可按碳酸氢盐间隙公式，碳酸氢盐间隙(BG)＝ΔAG − Δ[HCO_3^-]计算碳酸氢盐间隙。若碳酸氢盐间隙值<−6mmol/L 时，则提示高 AG 型代谢性酸中毒合并正常 AG 型代谢性酸中毒；若其值>6mmol/L 时，则提示高 AG 型代谢性酸中毒合并代谢性碱中毒。

(3)计算 delta 比值：这一步也只用于高 AG 型代谢性酸中毒。在高 AG 型代谢性酸中毒前提下，若 delta 比值>2.0 时，提示患有高 AG 型代谢性酸中毒合并代谢性碱中毒；若 delta 比值<1.0 时，提示患有高 AG 型代谢性酸中毒合并正常 AG 型代谢性酸中毒。

(4)根据 AG 与 HCO_3^- 相关图也有助于判断单纯高 AG 型代谢性酸中毒，或正常 AG 型代谢性酸中毒合并高 AG 型代谢性酸中毒或高 AG 型代谢性酸中毒合并代谢性碱中毒等混合性酸碱失衡。

第六步：根据其代偿调节的方向性、代偿调节的变化数值(预计代偿值和代偿限值)或联合使用预计代偿公式等来判别单纯性或混合性酸碱失衡。

(1)代偿调节的方向与原发性变化方向呈同向改变者，一般来说，考虑为单纯性酸碱紊乱；相反，若代偿调节与原发性变化方向呈反向改变者为混合性酸碱失衡。有时，尽管其代偿调节的方向与原发性变化呈同向性改变，若有 $PaCO_2$ 和 HCO_3^- 均有大幅度明显改变，但其 pH 在基本正常范围者，可能合并混合性酸碱紊乱。

(2)单纯性酸碱失衡是其相应应有的实测数值在预计代偿值幅度范围内，并且不超过其代偿极限，但是若超出或低于其预计代偿值幅度或超过代偿限值则为混合性酸碱失衡。根据其预计代偿公式计算出原发性酸碱失衡的 HCO_3^- 或 $PaCO_2$ 代偿范围；然后比较实测 HCO_3^- 或 $PaCO_2$ 与预计代偿值的 $PaCO_2$ 或 HCO_3^-，若实测 HCO_3^- 或 $PaCO_2$ 大于或小于预计代偿值时，可能提示合并混合性酸碱失衡；还需要比较实测的 HCO_3^- 或 $PaCO_2$ 与其代偿极限。若患者实测的 HCO_3^- 或 $PaCO_2$ 超过其代偿极限时，则提示合并混合性酸碱失衡。

(三)三重酸碱失衡的判断方法

三重酸碱失衡的判断方法较为复杂，但基本遵循上述步骤，现举例稍加以说明。判断三重酸碱失衡时，常联合使用预计代偿公式和计算必要的参数等。①先根据 $PaCO_2$ 值确定呼吸性酸碱失衡类型，因为 $PaCO_2$ 值是判定呼吸性酸碱失衡最关键且唯一的线索；凡是三重酸碱失衡必有原发性呼吸性酸碱紊乱(呼吸性酸中毒或呼吸性碱中毒)存在。$PaCO_2$ 值高于 45mmHg(6.00kPa)为呼吸性酸中毒，若其值低于 35mmHg(4.67kPa)为呼吸性碱中毒。②通常选用呼吸性酸中毒或呼吸性碱中毒的预计代偿公式计算 HCO_3^- 的代偿范围；但是，有时若以代谢性酸中毒或代谢性碱中毒为主时，也可选用代谢性酸中毒或代谢性碱中毒的预计代偿公式计算 $PaCO_2$ 的代偿范围。必要时联合使用其预计代偿公式。③计算 AG 值来判定在三重酸碱失衡中是否存在高 AG 型代谢性酸中毒。AG 值很容易计算，并且数据明确而易于判定，通常 AG 值大于 16mmol/L 时，提示高 AG 型代谢性酸中毒的可能。特别需要注意的是，代谢性酸中毒是 AG 值升高最常见但不是唯一的原因。④在三重酸碱失衡的诊断中，最核心的问题是揭示高 AG 型代谢性酸中毒所掩盖其他代谢性酸碱失衡的存在，在临床上，下列五种计算方法中任选一种(参见上述第六步)：其一是计算矫正的 HCO_3^-(实测 HCO_3^- + ΔAG)；其二是计算碳酸氢盐间隙(ΔGap)；其三是计算 delta 比值；其四是比较ΔAG 与Δ[HCO_3^-]值大小；其五是使用 AG 值与血浆[HCO_3^-]相关图等方法揭示被高 AG 型代谢性酸中毒所掩盖的酸碱失衡中的代谢性碱中毒或正常 AG 型代谢性酸中毒的存在。

必要时根据酸碱诊断图分析，患者的 $PaCO_2$ 与 HCO_3^- 相交点落于酸碱失衡的可信带区内为单纯性酸碱失衡，若其相交点在可信带区以外，则可能为混合性酸碱失衡。

有时结合临床表现与实验室检查结果综合分析判断，必要时动态观察。

举例：男，52 岁，临床诊断水杨酸中毒。其动脉血液气体分析结果为：pH 7.40，$PaCO_2$ 27mmHg，HCO_3^- 14mmol/L，PaO_2 77mmHg，SaO_2 95.2%；电解质检查结果为：Na^+ 150mmol/L，K^+ 3.8mmol/L，Cl^- 103mmol/L。

分析结果如下。

(1) 只根据血 pH 7.40 不能确定酸血症或碱血症。

(2) 根据 $PaCO_2$↓、[HCO_3^-]↓，但是比较[HCO_3^-]离均值(24－14=10)与 $PaCO_2$ 离均值(40－27 =13)表明前者＜后者，也提示呼吸因素是其原发性改变。

(3) 如果原发因素是呼吸性酸碱失衡时，常用 $PaCO_2$ 和 pH 的变化关系来确定急性或慢性：若 $PaCO_2$ 每改变 10mmHg 时，pH 改变 0.08，则表示急性呼吸性酸碱失衡；若 $PaCO_2$ 每改变 10mmHg 时，pH 只改变 0.03，则提示慢性呼吸性酸碱失衡。该患者 $PaCO_2$ 改变幅度是 13(40－27 =13)，但 pH 基本未见改变，这提示可能合并混合性酸碱失衡，再根据其病史，水杨酸中毒多属于急性，故应考虑为急性呼吸性酸碱失衡。

(4) 计算 AG：AG = [Na^+] －([Cl^-]+[HCO_3^-])= 150 －(103 + 14)= 33mmol/L，AG 33mmol/L＞16mmol/L，提示患有高 AG 型代谢性酸中毒。

(5) 在高 AG 型代谢性情况下，为了揭示被高 AG 型代谢性酸中毒所掩盖的代谢性碱中毒或正常 AG 型代谢性酸中毒的存在，可任选下列方法中之一：

1) 计算"矫正的 HCO_3^-"：按其公式[矫正的 HCO_3^-=实测 HCO_3^-+(AG －12)]计算，其矫正的 HCO_3^-=14+(33 －12)= 35，矫正的 HCO_3^- 35mmol/L＞急性呼吸性碱中毒预计代偿的高值 23.4mmol/L，这提示合并代谢性碱中毒。

2) 计算碳酸氢盐间隙：按碳酸氢盐间隙公式(BG= ΔAG －Δ[HCO_3^-])计算碳酸氢盐间隙。即碳酸氢盐间隙=(AG－12)－(24－[HCO_3^-])=(33－12) －(24－14)= 11，其碳酸氢盐间隙 11mmol/L＞6mmol/L，也提示合并代谢性碱中毒。

3) 计算 delta 比值：按 delta 比值公式[delta 比值=(AG－10) ÷(24－[HCO_3^-])]计算 delta 比值。其 delta 比值=(33－10)/(24－14)= 23/10 = 2.3，其 delta 比值 2.3＞2.0，也提示合并

代谢性碱中毒。

4）比较ΔAG 与Δ[HCO_3^-]值大小：计算ΔAG = 33 – 10 = 23，计算Δ[HCO_3^-]= 24 – 14 = 10，然后比较ΔAG 与Δ[HCO_3^-]值表明，ΔAG（23mmol/L）明显大于Δ[HCO_3^-]（10mmol/L），故提示合并代谢性碱中毒。

5）根据 AG 值与血浆[HCO_3^-]相关图（图 10-11）：不仅能诊断出单纯性高 AG 型代谢性酸中毒，而且还有助于判定是否有高 AG 型代谢性酸中毒合并其他代谢性酸碱失调。该患者 AG 值 33mmol/L 与实测 HCO_3^- 值 14mmol/L 相交点正好落在单纯高 AG 可信带之下区（图 10-11 之*处）（相当于高 AG 型酸中毒+代谢性碱中毒区）。

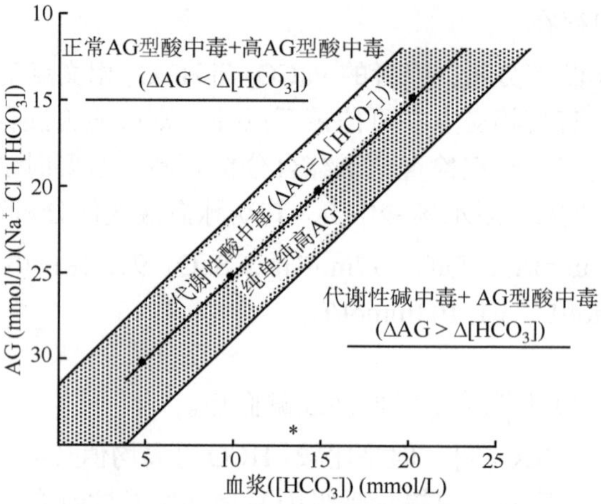

图 10-11　AG 值与血浆[HCO_3^-]相关图

（引自：Goodkin DA，et al）

（6）计算预计代偿值：该患者的原发性改变为呼吸性因素（见上述第二步），并且 $PaCO_2$ 27mmHg 低于正常值 40mmHg，按急性呼吸性碱中毒的预计代偿公式计算{[HCO_3^-]= 24–[（40 – $PaCO_2$）/5]±2}，其预计[HCO_3^-]= 24 –[（40 – 27）/5]±2 = 24 – 2.6±2 = 21.4±2 = 19.4～23.4mmol/L；实测 HCO_3^- 14mmol/L＜其代偿预计值的低值（19.4mmol/L），这提示呼吸性碱中毒合并代谢性酸中毒。

结论：呼吸性碱中毒合并高 AG 型代谢性酸中毒+代谢性碱中毒。

根据酸碱诊断图（图 10-12）分析，患者的 $PaCO_2$ 27mmHg 与 HCO_3^- 14mmol/L 相交点落于酸碱失衡的可信带区以外，相当于慢性呼吸性碱中毒 + 代谢性酸中毒区，提示为混合性酸碱失衡。

综合判定：呼吸性碱中毒型三重酸碱失衡（呼吸性碱中毒+高 AG 型代谢性酸中毒+代谢性碱中毒）。

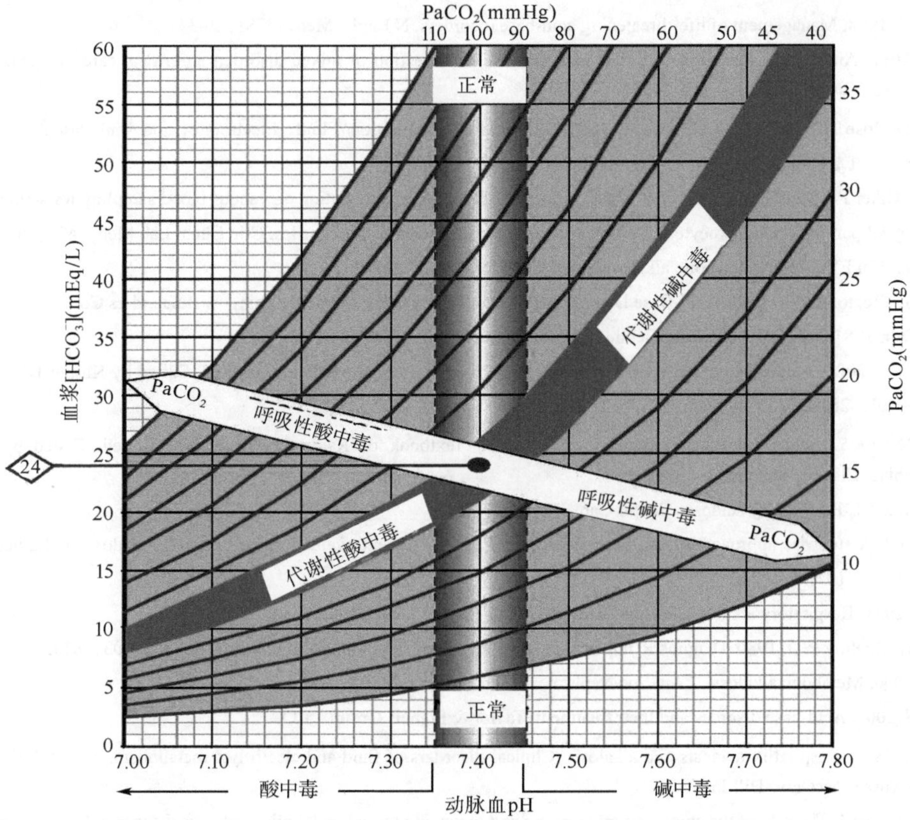

图 10-12　$PaCO_2$/血浆［HCO_3^-］/pH 相关的列线图

根据 $PaCO_2$/血浆［HCO_3^-］/pH 相关的列线图分析，患者的 $PaCO_2$ 30mmHg 与［HCO_3^-］15mmol/L 相交点落于酸碱失衡的可信带区以外，相当于慢性呼吸性碱中毒+代谢性酸中毒区，提示为混合性酸碱失衡。在临床上，可以很方便地证实其酸碱失衡的大致情况，当然要注意结合具体情况全面分析。

参 考 文 献

哈尔滨医科大学第二医院. 1975. 肺心病酸碱平衡失调和电解质紊乱//中国医学科学院阜外医院等编. 慢性肺心病的防治. 北京：人民卫生出版社，168-185.

罗炎杰，冯玉麟. 2009. 单纯性酸碱失衡//罗炎杰，冯玉麟编著. 简明临床血气分析. 2 版. 北京：人民卫生出版社，49-76.

毛宝龄. 血气和酸碱失衡判断的进展. 中华结核和呼吸杂志，10(2)：113-115.

朴镇恩. 1981. 血液气体与酸碱平衡失调的临床//洪宝源主编. 临床内科. 哈尔滨：黑龙江人民出版社，773-783.

朴镇恩. 2008. 分析判断单纯性酸碱失衡的方法及其病理//朴镇恩编. 最新血液气体与酸碱平衡. 哈尔滨：黑龙江人民出版社，294-308.

钱频，钱桂生. 2014. 酸碱失衡的类型及判断//钱桂生，任成山，徐剑铖主编. 实用血气分析及酸碱紊乱治疗学. 郑州：郑州大学出版社，225-241.

伍贻经. 1998. 酸碱平衡紊乱//苏静怡主编. 病理生理学. 重排本. 北京：北京医科大学、中国协和医科大学联合出版社，34-51.

余健民. 1999. 血气分析和酸碱平衡//余健民主编. 呼吸内科临床手册. 南昌：江西科学技术出版社，137-148.

张家骧，史延芳. 2008. 酸碱平衡和酸碱平衡紊乱. 北京：人民卫生出版社.

朱雷，何礼贤. 2003. 酸碱紊乱//朱蕾，于润江主编. 水、电解质与酸碱平衡紊乱. 上海：上海科学技术出版社，132-142.

Adrogue H J. 2006. Mixed acid-base disturbances. Journal of Nephrology，19(Suppl 9)：S97-S103.

Adroque H J. 1998. Management of life-threatening acid-base disorders. N Engl J Med，338：26-34.

Bhasin A. 2012. Analytical calculation and acid-base analysis for detection of mixed disorders in critical care medicine. JAACM，13(3)：180-184.

Bidani A，DuBose T D，Jr. 1995. Cellular and whole body acid-base regulation//Fluid，Electrolyte，and Acid-Base Disorders. 2nd ed. Edited by Arieff AI，et al. New York：Churchill Livingstone，95.

Cengiz M，Ulker P，Meiselman H J，et al. 2009. Influence of tourniquet application on venous blood sampling for serum chemistry，hematological parameters，leukocyte activation and erythrocyte mechanical properties. Clin Chem Lab Med，47：769.

Cogan M G，Liu FY，1983. Metabolic alkalosis. Med Clin North Am，67：903.

Cogen M G，Rector F C Jr. 1986. Acid-Base Disorders. //：The Kidney. 3rd ed. Philadelphia：WB Saunders Co.

Dubose T D Jr. 1981. Metabolic alkalosis. Semin Nephrol，1：281.

DuBose T D Jr. 2005. Acidosis and alkalosis//Harrison's Principles of Internal Medicine. 16th ed. Edited by Kasper DL. New York：McGraw-Hill，283-291.

Effros R M. 2005. Acid-Base Balance//Murray and Nadel's Textbook of Repiratory Medicine. 4th ed. Edited by Masos RJ. Philadelphia：Elsevier Saunders，172-193.

Epstein S K. 2001. Respiratory acidosis. Respir Care，46：366.

Fall P J. 2000. A stepwise approach to acid-base disorders：Practical patient evaluation for metabolic acidosis and other conditions. Postgrad Med，107：249-258.

Foster G T. 2001. Respiratory alkalosis. Respir Care，46：384.

Gabow P A，Kaehny WD. 1980. Diagnostic importance of an increased serum anion gap. N Engl J Med，303：854.

Galla J H. 2000. Metabolic alkalosis. J Am Soc Nephrol，11：369.

Gennari F J. 2005. Acid-base disordes and thetr treatment. Taylor & Francis Group，LLC.

Gennari F J. 1994. Respiratiry acidosis and alkalosis//Clinical disorders of fluid and electrolyte metabolism. 5th ed. Edited by Narins RG. New York：McGraw-Hill Inc.

Goodkin D A. 1984. The role of the anion gap in detecting and managing mixed metabolic acid-base disorders. Clin Endocrin Metab，13(2)：333-349.

Guyton A C. 2000. Regulation of acid-base balance//Medical physiology. 10th ed. Edited by Guyton AC，Hall JE. Philadelphia：W.B.Saunders Co，346-363.

Halperin M L. 2010. Fluid，electrolyte and acid-base physiology：A problem based approache. 4th ed. Philadelphia：Saunder Elsevier.

Kellum J A. 2005. Acid-base disorders//Textbook of Critical Care. 5th ed. Edited by Fink MP. Philadelphia：Elsevier Saunders，51-62.

Kellum J A. 2007. Disorders of Acid Base. Critical Medicine，35(11)：2630-2636.

Kelly A M，Kyle E，McAlpine R. 2002. Venous pCO(2) and pH can be used to screen for significant hypercarbia in emergency patients with acute respiratory disease. J Emerg Med，22：15.

Khanna A. 2001. Metabolic alkalosis. Respir Care，46：354.

Kirby R R. 1997. Acid-base chemistry and physiology//Critical Care. 3rd ed. Edited by Civetta JM. Philadelphia：Lippincott-Raven，255-264.

Kulpmann W R. 2007. Electrolytes，acid-base balance and blood gases. 2nd ed. Springer Wien New York.

Kurtz I. 2006. Acid-base case studies. 2nd ed. Trafford Publishing.

Laffey J G. 2002. Hypocapnia. N Engl J Med，347：43.

Lee Hamm. 1990. Mixd acid-base disordres. In：Fluids and electrolytes. 2nd ed. Edited by Kokko JP. Philadelphia：W.B. Saunders Co，485-501.

Madias N E. 2003. Cross-talk between two organs：How the kidney responds to disruption of acid-base balance by the lung. Nephron Physiol，93：61.

Malatesha G，Singh N K，Bharija A，et al. 2007. Comparison of arterial and venous pH，bicarbonate，PCO_2 and PO_2 in initial emergency department assessment. Emerg Med J，24：569.

Marni J J. 2010. Critical Care Medicine：The essential. 4th Ed. Phyladelphia：Lippincott，Williams & Wilkins.

Monson J P. 2002. Salt and water homeostasis and acid-base balance. In：Textbook of Medicine. 4th ed. Philadelphia：Churchill

Livingstone，1099-1118.

Narins R G. 1980. Simple and mixed acid-base disorders. A practical approach. Medicine，59：161-187.

Rakel R E. 2005. The respiratory system//Cann's current therapy. Edited by Rakel RE. Philadelphia：Elsevier Saunders，247-255.

Rose B D. 2001. Clinical Physiology of acid-base and electrolyte disorders. 5th ed. McGraw-Hill，583-588.

Rose B D，Post T W. 2001. Clinical Physiology of Acid-Base and Electrolyte Disorders，5th ed，New Yor：McGraw-Hill，328.

Sadjadi S A. 1995. Anew range for the anion gap. Annals of Internal Med，123（10）：807.

Scherman S C. 2008. Acid-base made easy. Scientific assembly. American College of Emer Physicians，McCormick Place，1-13.

Seifter J L. 2004. Acid-base disorders//Cecil Texbook of Medicine. 22nd ed. Edited by Goldman L. Philadelphia：Saunders，688-699.

Shangraw R E. 2000. Acid-Base balance//Anesthesia. 5th ed. Volume Ⅰ. Edited by Miller RD. Philadelphia：Churchill Livingstone，1390-1413.

Siggaard-Andersen O. 1971. An acid-base chart for arterial blood with normal and pathophysiological reference areas. Scand J Clin Lab Invest，27：239.

Szerlip H M. 2013. Chest. Critical Care Board Reviw.

Tanner GA. 2008. Acid-Base balance. In：Meedical Physiology. 3rd Ed. Edited by Rodney AR. Lippincott Williams & Wilkins，428-448.

Tierney L M Jr. 2005. Acid-Base disorders//Current medical diagnosis & treatment. 44th ed. Edited by Tierney LM Jr. New York：Lange Medical Book/McGraw- Hill，856-866.

Walmsley R N. 1985. Mixed acid-base disorders. Clin Chem，31（2）：321-325.

Wooten E W. 2003. Calculation of physiological acid-base parameters in multicompartment systems with application to human blood. J Appl Physiol，95：2333.

第十一章　水与电解质平衡概论

第一节　水与电解质代谢的常用公式与有关定律

一、水摄入与排出的平衡规律

在生理情况下，体内水分的摄入量与排出量保持动态平衡，才能维持体液容量、渗透压、酸碱度和各种电解质浓度的相对稳定。按成人计算，每日摄入的水总量共约 2500ml，包括饮水 1200ml，食物摄入 1000ml，代谢水（内生水）300ml。每日平均排出的水分总量约为 2500ml，包括经肾排出 1500ml，皮肤不显性蒸发 500ml，经肺呼吸蒸发 300ml，肠道排出（大便）100～150ml。

成人每日需水量，可根据体重或体表面积按以下公式计算：成人每日需水量（ml）=体重（kg）×40（ml）；成人每日需水量（ml）=体表面积（m^2）×1500（ml）。

体重 60kg 的成年人每日进出水量大约 2500ml，即有 1/7 的细胞外液进行了互换。每日所需水量与热量消耗成正比。由于小儿所需热量相对较高，故水的需要量按体重计算亦高于成年人。除出生后数日的新生儿出入水量较少外，年龄越小，出入水量相对越多。婴儿每日的水互换量约等于细胞外液的 1/2，而成年人仅为 1/7。所以小儿，尤其是婴儿对缺水的耐受力比成人差，在病理情况下，如果进水不足，而水分继续丧失，将比成人更易出现脱水，所以失水对婴儿的危害性更大。当某些原因引起机体水平衡严重紊乱时，不仅可发生机体机能代谢障碍，重者甚至危及生命。当一个人不能进食时，只要喝水，就可以生存 1 个多月，但是，如果没有饮水，生命期限仅有 7～10 天。可见，水对于维持机体生命相当重要。

通常每日通过呼吸和皮肤蒸发排出水分为 700～900ml（平均 800ml），这部分水的排出是感觉不到的，也是不可控制的，称为不显性失水。不显性失水量可按 0.5ml/（kg · h）或 12ml/（kg · h）等实用常数计算，当然还要根据年龄、体温、气温、湿度等做适当调整。体温在 38℃以上时，每增高 1℃，成年人每日多排出不显性水量约 10%，婴儿则多排 13%。显性失水指尿、粪、呕吐物、胃肠道吸引流物等所失去的水分。不显性失水量一般比较恒定，由于小儿生长发育快，新陈代谢旺盛，所需热量较大，其不显性失水量也较多，按体重计算约为成年人的 2 倍。

二、血浆与组织间液的平衡规律

细胞外液量占体重的 20%。细胞外液又可分为血浆和组织间液两部分。血浆量约占体重的 5%，组织间液量约占体重的 15%。绝大部分的组织间液能迅速通过具有半透膜性质的毛细血管壁，和血管内液体进行互换，取得平衡，在维持机体的水和电解质平衡上，有着很大的作用，故又称为功能性细胞外液。另有一小部分的组织间液仅有缓慢互换和取得平衡的能力，虽也有着各自的生理功能，但维持体液平衡的作用甚小，故又称无功能性细胞外液。通常，每分钟血浆中体液有 3/4 在进行互换，并维持相对稳定和动态平衡。液体在血管内外之间转换遵循 Starling 定律，即流量取决于静水压和渗透压变化，血管内外体液的净移动符合以下规律：液体流量 $(Q)=k[(Pc-Pi)-\rho(\pi c-\pi i)]$。$(Pc-Pi)$ 指静水压；$(\pi c-\pi i)$ 指渗透压；k 是渗透系数；ρ 是反流系数。

通常，血管内静水压（约等于平均血压）高于组织间静水压，液体倾向于从血管内流向血管外组织间隙，组织间渗透压通常低于血管内渗透压，因此又促进液体返回毛细血管内。

毛细血管壁就是隔在这两部分体液之间的生物性半透膜，水可以自由通过，但蛋白质则不能通过，而蛋白质又构成胶体渗透压，所以水在血管内外的转移主要与胶体渗透压有关。影响水在血管内外转移的因素除了上述的胶体渗透压和静水压以外，某种原因引起毛细血管壁通透性增加时，也会增加液体从血管内向血管外至组织间的转移。

三、细胞内液与细胞外液的平衡规律

正常情况下，水能自由地通过细胞膜，所以在细胞内液的水分与细胞外液之间经常互换，形成动态平衡。由于无机离子所产生的晶体渗透压远大于蛋白质所产生的胶体渗透压，故决定细胞外液与细胞内液水分转移的主要因素是无机离子所产生的晶体渗透压。其中主要是 Na^+浓度，Na^+不仅决定细胞外液渗透压的高低，而且也决定水在细胞内外的转移。若细胞外液晶体渗透压升高时，水自细胞内转移至细胞外，引起细胞皱缩；与此相反，当细胞外液晶体渗透压降低时，水自细胞外转移至细胞内，引起细胞肿胀。此外，细胞膜上 Na^+，K^+-ATP 酶的活性可促进 Na^+泵运转，使 Na^+从细胞内移出细胞外，而 K^+从细胞外移入细胞内，在维持细胞外晶体渗透压方面起一定的作用。在这里需要说明的是，只要存活的细胞在代谢过程中，在氧的参与下，不断地产生一定量内生水，也就不断地渗透到细胞外。由于这些特点，一般来说，也不会发生细胞内脱水或细胞内水潴留情况。

四、电中性定律（参见第一章第二节）

机体任何部分体液中带负电荷的阴离子总量必须与带正电荷的阳离子总量相等，从而保持电中性，称为电中和定律。也就是说，无论是细胞外液还是细胞内液，它们各自所含的正、负离子以毫克当量（mEq）总浓度必须相等。也就是说，体内起化学反应时，离子之间的关系不是 1mg 阳离子对 1mg 阴离子，而是以毫克当量（mEq）起化学反应。这是体液内电解质平衡的特点。

电解质在体液中以离子状态存在，绝大多数并不是以化合物状态出现。体液是个大化学反应池（chemical reaction pool），这些阴、阳离子在池内不停地活跃忙碌着，为的是使电解质平衡，从而保持电中性，这是一个重要定律，但这些阴、阳离子多互不结合。如血浆中阳离子为 153mEq/L，则阴离子也必须是 153mEq/L。细胞内液的阳离子为 182mEq/L，阴离子为 182mEq/L，因而它们都能各自保持静电平衡，也就是电中性。阴、阳离子在任何情况下，彼此间都保持平衡。当其中某一项离子因病理情况升高或降低时，另一项离子即做出相应调整，继续保持阴阳离子的平衡。酸碱物质实质也是一种电解质，即 H^+带正电荷，OH^-带负电荷，也必须遵循电中性原理。

五、钠泵与氢–钾竞争规律

各种细胞的细胞膜上普遍存在着钠钾泵(sodium-potassium pump)(也可称为钠钾-ATP 酶，Na^+，K^+-ATP 酶)，简称钠泵，其作用是在消耗代谢能的情况下，逆浓度差将细胞内的 Na^+ 移出膜外，同时把细胞外的 K^+移入膜内，因而保持了膜内高 K^+和膜外高 Na^+的不均衡离子分布。钠泵是镶嵌在膜的脂质双分子层中的一种特殊蛋白质，它除了有对 Na^+、K^+的转运功能外，还具有 ATP 酶的活性，可以分解 ATP 使之释放能量，并能利用此能量进行 Na^+和 K^+的主动转运，因此，钠泵就是 Na^+-K^+依赖式 ATP 酶的蛋白质。

1. Na^+,K^+-ATP 酶的基本原理 Na^+,K^+-ATP 酶是需要能量的主动转运(active transport)。这种转运是逆浓度梯度而产生的跨膜转运，它所需的能量来自细胞膜上的 Na^+，K^+-ATP 酶，能使 ATP 水解为 ADP 和无机磷酸(Pi)，同时释放出所需要的能量。这种离子泵每消耗 1 个 ATP，可驱出 3 个 Na^+，换进 2 个 K^+(图 11-1)。

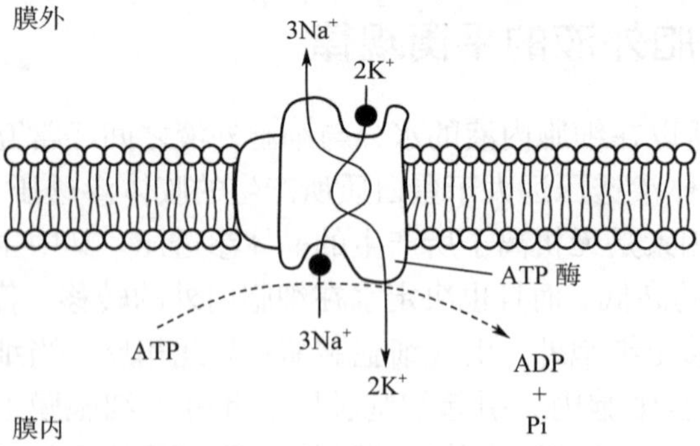

图 11-1 Na^+，K^+-ATP 酶的基本原理

(引自：Guyton A，et al)

细胞胞质内的线粒体释放 ATP 是能量的主要来源。载体是一种高分子蛋白质，它与某些被转运的基质有特殊的结合能力，并形成载体与基质的复合物后才能载运基质通过细胞膜。钠钾泵转运 Na^+-K^+的过程如图 11-2 所示。此载体在膜的内侧面由于 ATP 酶的激活，使 ATP 变为 ADP，并释放能量与 Na^+结合；当到膜外侧面时，在释放能量的同时失去与 Na^+的亲和性，而变成与 K^+有亲和性的载体而携带 K^+，当再次到膜内面时，由于 ATP 的供能而又重新变成 Na^+载体而携带 Na^+。

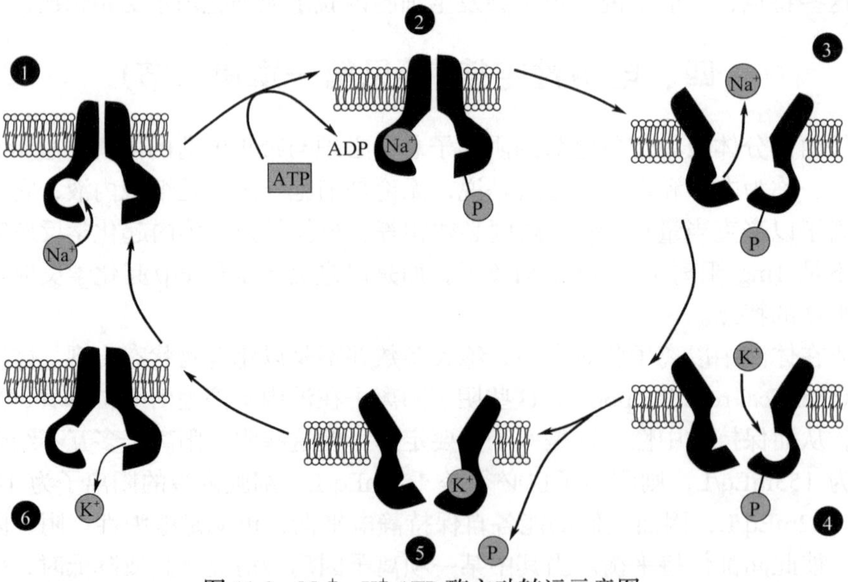

图 11-2 Na^+，K^+-ATP 酶主动转运示意图

(引自：Ville CA，et al)

钠泵蛋白质从 ATP 获得与释放磷酸根，即获得高能磷酸键的能量，来回进行着构型变化。这种构型变化进行的非常快速。

钠泵蛋白在 1 秒内可进行约 1000 次这样的构型变化。Na^+，K^+-ATP 酶以两种构型存在，当没有磷酸化时，它和 Na^+亲和力很强，可用 E1 表示；E1 酶通过 ATP 磷酸化而转变为另一构型，可用 E2-P 表示。后者与 Na^+亲和力较弱，而与 K^+亲和力强，故可释放 Na^+，并与 K^+结合。E2-P 的磷酸根极易自发脱落并又转变为 E1，由于其与 K^+亲和力降低而释出 K^+，但与 Na^+亲和力增高而结合 Na^+。因为 Na^+，K^+-ATP 酶具有足够的能量迅速转运 Na^+和 K^+，并且在细胞内外造成很大的浓度差，Na^+为 1∶14 而 K^+为 35∶1。此 ATP 酶几乎存在于所有的细胞膜并影响其功能。

2. Na^+，K^+-ATP 酶活动的主要意义

(1) Na^+，K^+-ATP 酶活动可维持细胞在静息电位：每消耗 1 个 ATP，可驱出 3 个 Na^+，换进 2 个 K^+，结果使膜内电位的负值增大，可使细胞保持在静息电位。另外，Na^+，K^+-ATP 酶活动造成的细胞内高 K^+，是许多代谢反应进行的必需条件。

(2) 维持细胞体积：钠钾泵活动可使细胞内高 K^+低 Na^+，能阻止细胞外水分大量进入细胞，防止细胞水肿。如果钠钾泵失灵，细胞允许大量细胞外 Na^+进入膜内，由于渗透压的关系，必然会导致过多水分子进入膜内，这将引起细胞的肿胀，进而破坏细胞的结构。

(3) 能够建立势能储备，供其他耗能过程利用：细胞由物质代谢所获得的能量，先以化学能的形式储存在 ATP 的高能磷酸键之中；当钠泵蛋白质分解 ATP 时，此能量用于使离子做逆电–化学势跨膜移动，于是能量又发生转换，膜两侧出现了具有高电–化学势的离子（分别为 K^+和 Na^+）而以势能的形式储存起来；由钠泵造成的离子势能储备，可用于细胞的其他耗能过程。

3. 影响 Na^+，K^+-ATP 酶的主要因素

(1) 细胞内外的 Na^+或 K^+浓度：当细胞内 Na^+浓度增高或细胞外 K^+浓度增高，这两种情况均可激活 Na^+，K^+-ATP 酶，加强 Na^+-K^+互换泵的功能，以促进 Na^+由细胞内移出细胞外，K^+可较快由细胞外进入细胞内。另外还有可能是由于 Na^+、K^+浓度梯度的影响而被动转移因素的参与，但是后者的过程进行比较缓慢。

(2) ATP 能量：离子泵作用是需要能量的，能量直接来自 ATP。凡能影响机体氧化过程（如缺氧、CO 中毒等）和氧化磷酸化过程的均可影响 ATP 生成，直接影响 Na^+-K^+泵的正常功能。

(3) 血液酸碱度：当 pH 降低发生酸中毒时，可激活细胞膜 Na^+-H^+互换蛋白，而抑制 K^+-Na^+互换，血钾浓度增高；在肾小管 H^+-Na^+互换增强，而抑制 K^+-Na^+互换，K^+排出减少。一般情况下，pH 每降低 0.1 时血钾可升高 0.6mmol/L，主要见于急性酸中毒。相反，若 pH 升高，发生碱中毒时，细胞内外 K^+-Na^+互换增强，K^+进入细胞内；肾小管细胞的 K^+-Na^+互换加强，而 H^+-Na^+互换减弱，K^+排出增加，结果易发生低钾血症。pH 每升高 0.1，血钾可降低 0.2～0.3mmol/L。

(4) 温度：低温、冷藏等物理因素，可影响细胞膜的 Na^+，K^+-ATP 酶转运功能。以血库冷藏全血为例，在冷的环境下，血细胞代谢受到抑制，细胞膜上的 Na^+，K^+-ATP 酶活动降低而其主动转运被阻滞。此时，只能通过细胞内外的 Na^+、K^+离子的弥散过程来改变血浆中的 Na^+、K^+含量，并随血液储存的时间长短不同其浓度亦不同。

(5) 药物：如洋地黄毒苷可以抑制 Na^+，K^+-ATP 酶，从而抑制某些组织中 Na^+和 K^+的运转。又如胰岛素可增加 Na^+，K^+-ATP 酶的活动，能使 K^+进入细胞内。再如儿茶酚胺能兴奋 β_2受体，可使 Na^+，K^+-ATP 酶活性增强，激活其功能。

六、渗透压平衡规律

(一) 概念

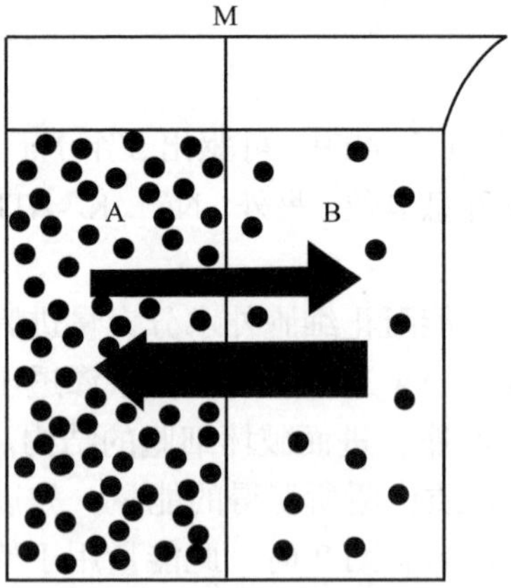

图 11-3　渗透作用的示意图
(引自：Braun B)

任何溶液都具有一定的渗透压 (osmotic pressure)，在细胞膜两边渗透压的平衡是维持其内外液体平衡的重要因素。在能够进行水互换的机体内各种体液之间，其渗透压必须是相等，换而言之，细胞外液和细胞内液的渗透压应相等。如果某一体液系统渗透压发生改变，则另一体液系统的渗透压必然发生相应的改变，直至达到一个新水平的等渗透压。渗透压是溶剂中的溶质微粒对水的吸引力。渗透压的大小与溶质 (solute) 微粒的数量成正比，而与溶质大小、分子质量和性质及荷电量无关，也就是说溶质的颗粒数目越多，其通过半透膜吸水的能力就越大，该溶液的渗透压就越大；反之，溶质的颗粒数目越少，则通过半透膜吸水的能力就越小，该溶液的渗透压也就越低 (图 11-3)。

细胞膜可看作功能极其复杂的半透膜，这种半透膜只让水分子自由通过，分子质量小的尿素和葡萄糖亦能自由通过，但这些小分子，仅供给大约 10mOsm/L 的渗透压。如果尿素或葡萄糖显著增加，也可以增加血浆渗透压。除了分子颗粒大的蛋白质不易通过细胞膜外，很多无机离子也不能随意通过。人体内大部分液体交换是依靠渗透作用来实现的。

表示体液渗透压的单位为毫渗透摩尔浓度 (简称毫渗量，mOsm)。1000g 溶剂中，加入 1 摩尔 (mol) 溶质，称为渗透重量摩尔 (osmolality)，即以 1Osmol/kg 来表示，如果溶剂为水，则以 1Osmol/kg · H_2O 来表示。

(二) 晶体渗透压

在溶液中，其溶质的分子质量较低，并且其颗粒无聚集现象，呈单分子或离子分散存在，颗粒直径多小于 1μm，而且能通透一般的半透膜，当用一束光线照射，无反射通过时，便称为晶体溶液。例如，氯化钠、碳酸氢钠等各种电解质溶液和一些小分子质量的尿素、葡萄糖、甘露醇等非电解质溶液均属于晶体溶液。在血浆中由晶体物质产生的渗透压称为晶体渗透压。由于晶体渗透压远大于蛋白质所产生的胶体渗透压，故决定细胞间液与细胞内液水转移的主要因素是无机离子所产生的晶体渗透压。如果使用国际单位制，血浆晶体渗透压的计算公式如下。

$$\text{血浆晶体渗透压(mOsm/L)} = 2\times(Na^+ \text{mmol/L} + K^+ \text{mmol/L}) + \text{葡萄糖(mmol/L)} + \text{尿素氮(BUN)(mmol/L)} \quad (1)$$

如果糖和 BUN 使用习用单位制时，其计算公式如下。

$$血浆渗透压(mOsm/L)=2\times Na^+(mmol/L)+糖(mg/dl)/18+尿素氮(BUN)(mg/dl)/2.8+9 \quad (2)$$

血浆晶体产生的渗透压又称为有效晶体渗透压。其正常值为(285±5) mOsm/L(280～310 毫渗量/升)。在此范围为等渗，低于 280mOsm/L 为低渗，高于 310mOsm/L 为高渗。如果以氯化钠的浓度为例，0.9%的氯化钠溶液为等渗溶液，其渗透压为 306mOsm/L，而 5%的氯化钠溶液为高渗溶液，其渗透压为 1700mOsm/L；0.45%的氯化钠溶液为低渗溶液，其渗透压为 153mOsm/L。如果以血钠的浓度来判断，则血钠浓度在 134～142mmol/L 范围是等渗，低于 135mmol/L 是低渗，高于 142mmol/L 是高渗。体内各部分的水转移，与渗透压密切相关。水在细胞内外的转移，与晶体渗透压关系密切，换句话说，渗透压是水分进出细胞的动力。

细胞外液阳离子含量为 155mEq/L，其中钠离子占 140mEq/L，为阳离子含量的 90%左右，所以钠离子与它相对应的阴离子一起所产生的渗透压在细胞外液中也占渗透压的 90%左右。因此钠离子对细胞外液的容量和渗透压有很重要的作用。在临床上常以检查血浆含钠量(mEq/L)来大体推算体液的张力。其简化的渗透压计算公式为：血浆晶体渗透压(mOsm/L)=血浆 Na^+(mmol/L)×2+10。

其中乘 2 是把阴离子以等量看待；加 10 是代表加入钠以外的阳离子(K^+、Ca^{2+}、Mg^{2+}等)含量。体液张力(body fluid tonicity)是指体液中不能通过半透膜的溶质量。而体液渗透压是就体液中所含溶质总量而言，因此，体液渗透压不仅包括能透过半通透膜的溶质而且也包括不能通过半通透膜的溶质的总量。体液张力和体液渗透压两者之间在概念上有些不同，也就是体液张力的改变常伴有其渗透压的改变，但渗透压的改变并非伴有体液张力的改变。

(三)渗透压间隙

若低分子质量的分子增加，如甲醇、乙醇、异丙醇、二乙烯基乙二醇和甘露醇等，其所产生的重量摩尔渗透压高于正常情况下的血清分子重量摩尔渗透压。渗透压间隙(osmolar-gap，OG)是实际测得的血浆渗透压(measured serum osmolality) (mOsm/L)与正常情况下估测计算的血浆渗透压(calculated serum osmolality) (mOsm/L)之间的差距。即渗透压间隙的公式为：渗透压间隙(mOsm/L)= 实际测得的血浆渗透压–计算的血浆渗透压。计算的血浆渗透压间隙的常用公式为：计算的血浆渗透压(mOsm/L)=2×Na^+(mmol/L)+葡萄糖(mg/dl)/18+BUN(mg/dl)/2.8。

血浆渗透压间隙的正常值为＜10mOsm/L。若渗透压间隙＞10mOsm/L 为异常。出现血浆渗透压间隙增加，可能是由于血浆中有一个或一个以上不能测定的渗透活性物质。在临床毒理学上，当血浆渗透压间隙增加时，常怀疑摄入了毒物如甲醇等，这是因为血浆渗透压间隙大小与毒物的摄入量成正比。

血浆渗透压间隙增加的常见原因为：①慢性肾衰竭；②甲醇(血 pH 降低)；③乙烯乙醇(血 pH 降低)；④甘露醇、山梨醇；⑤异丙醇；⑥乙醇；⑦造影剂等。

在毒理学上，如果血浆渗透压间隙＞17mOsm/L，应高度怀疑下列最常见物质中毒可能性：①乙醇；②甲醇；③异丙醇；④乙二醇；⑤乙二醇醚等。

高 AG 型酸中毒与血浆渗透压间隙增加的关系归纳如表 11-1。

表 11-1 高 AG 型酸中毒(AG)与血浆渗透压间隙增加(OG)的关系

原因	高 AG 型酸中毒	血浆渗透压间隙增加	注释
乙二醇	+	+	具有双间隙(AG+OG)
甲醇	+	+	具有双间隙(AG+OG)
肾衰竭	+	+	具有双间隙(AG+OG)
异丙醇	–	+	
乙醇	–	+	
脂类，蛋白类	–	+	

(引自：Anderson S)

但是需要注意的是，乙二醇(二乙烯基乙二醇)、甲醇等在机体内可被代谢，所以若患者就诊比较晚，渗透压间隙可能显示为“正常值”，但此时检查 AG，可能会很高，这是因为这些醇类在醇脱氢酶的作用下转变为有毒的阴离子酸，从而升高 AG。

(四)胶体渗透压

由胶体物质所产生的渗透压为胶体渗透压。血浆蛋白质所产生的渗透压一般很小，大约仅有 16mOsm/L。但血浆蛋白质不能自由通透血管壁，因此对维持血管内外水的互换具有重要的作用。血浆蛋白的平均相对分子质量为 8 万，约 80g 才能达到 1mOsm/L 所需的颗粒数目,所以其血浆蛋白质的克%被 8 除,所得的商即为该蛋白质的毫渗量数/升。Govaert 提示的计算公式为:胶体渗透压=白蛋白(g/dl)×5.54+球蛋白(g/dl)×1.43,其正常值为 25～27mmHg。

在细胞内液中蛋白质含量约为 25.8%，血浆中约为 6.5%，组织间液中约为 0.41%。可见蛋白质主要分布在细胞内液和血浆中，组织间液中很少。由于蛋白质与水分子的结合力较强，所以蛋白质比其他胶体溶液或非胶体溶液的稳定性强，不易聚集。在体液中存在复杂的成分，但不发生凝集或沉淀，这主要是与血浆蛋白质的保护作用有关。在胶体溶液中对胶体渗透压起主要作用的是白蛋白，因为白蛋白的相对分子质量约为 7 万，颗粒比较小，1 克%白蛋白可有 5.54mmHg 渗透压，而 1 克%球蛋白只有 1.43mmHg 渗透压。25g 白蛋白可保持 450ml 的血浆容量。机体血浆总渗透压为 5825mmHg，相当于 280～310mOsm，其中胶体渗透压为 25～27mmHg。在胶体渗透压中，大约 80%是由白蛋白维持，可见白蛋白不仅在维持其胶体渗透压方面起主要作用，而且对维持其血浆容量也起非常重要的作用。在临床上，由于某种原因发生体液的胶体渗透压改变，也就是血浆容量丧失过多时，合理选用补液种类，特别是补充胶体溶液提高胶体渗透压，以维持其血容量是很重要的。

(五)影响渗透压的因素

(1)渗透压的大小与溶质微粒的数量成正比，而与溶质量微粒大小和性质及荷电量无关。溶质在溶液中有的能解离，有的不能解离，在解离的溶质中，有的 1 个分子解离为 2 个离子，如 NaCl，有的 1 个分子解离为 3 个离子，如 $CaCl_2$。溶液的渗透压取决于溶液中含有的电解质颗粒多少，并不取决于溶液中颗粒的性质，即与溶质分子或离子数目有关，体液内起渗透作用的溶质主要是电解质。

(2) 离子是维持细胞外液渗透压的最重要的因素，因为阳离子 155mEq/L 中，Na^+ 占 142mEq/L，Na^+占细胞外液渗透压的 90%左右，因此 Na^+几乎可以代表血浆晶体渗透压。

(3) 细胞外液渗透压还可取决于体内水量。当细胞外液渗透压改变时，由于电解质不能随意通过细胞膜扩散，故主要靠水的转移来维持细胞内外渗透压的相对平衡。水过多时，体液被稀释而变为低渗。如果大量出汗而丢失水分，体液浓缩而细胞外液渗透压升高，这时不是电解质进入细胞内，而是水从细胞内向细胞外转移，以保持细胞内液和组织液渗透压的相对平衡。水在细胞内外的转移，与晶体渗透压关系较密切，而水在血管内外的转移，主要与胶体渗透压有关。

机体细胞外液渗透压是通过垂体后叶抗利尿激素（ADH）控制调节；而细胞外液容量则受醛固酮、肾脏等控制调节。

七、多南平衡效应

（一）概念

多南平衡效应（Donnan equilibrium effect）或吉布斯–多南平衡（Gibbs-Donnan equilibrium）是指一种可扩散离子（能透过半透膜之离子）在半透膜两侧呈不相等分布的平衡状态。其原因是膜的一侧有一种不可扩散的离子（不能透过半透膜之离子）存在之故。当不可扩散离子的浓度或其电荷增加时，可扩散离子不相等的分布将更为显著。半透膜一侧的不能透过膜的大分子或胶体粒子带电，则体系中本来能自由透过膜的小分子或离子在膜两边的浓度不再相等，产生了附加的渗透压，这是因为小分子或离子受大分子电荷的影响。当渗透压达到平衡时，膜两侧小分子或离子浓度不相等而产生电位差，此即多南平衡效应。在机体内有许多膜，包括细胞膜、毛细血管膜、肌膜、脑膜、胸膜及腹膜等，这些膜都可透过水分子和一些离子或小分子，但某些离子或分子又不易透过或选择性透过，所以将这种膜称为半透膜。由于生物性半透膜的存在，膜两侧的体液在成分上有明显差异，这种差异可用多南平衡效应来解释（图 11-4）。虽然按电中和定律，在机体任何部分体液中带负电荷的阴离子总量必须与带正电荷的阳离子总量相等，从而保持电中性，但是其生物半透膜借助多南平衡效应原理，在机体膜内外的各种离子浓度有着明显差异。具体来说，若一侧为 NaCl 溶液（以下称溶液 1），其离子能自由透过膜；另一侧为 NaR 溶液（以下称溶液 2），其中 R^-离子不能透过膜。在两溶液均为稀溶液时，可以将其离子活度视作离子浓度。细胞膜对水和小分子溶质（如 Na^+、Cl^-等）可以自由透过，但蛋白质等胶体（R^-）不能透过，所以当两方浓度要达到平衡时，在一方（甲）能透过的溶质的浓度乘积等于另一方（乙）同样离子浓度的乘积，将这一原理特称为多南平衡效应。

$$[Na^+]_{(1)} \times [Cl^-]_{(1)} = [Na^+]_{(2)} + [Cl^-]_{(2)} \qquad (1)$$

以 Na^+、Cl^-、R^-为例，甲方含 $NaCl+R^-$，乙方含 NaCl。(1) 甲方透过的离子；(2) 乙

方透过的离子。

$$[Na^+]_{(1)}=[Cl^-]_{(1)}+[R^-]_{(1)} \quad (2)$$

$$[Na^+]_{(2)}=[Cl^-]_{(2)} \quad (3)$$

根据(1)式，$[Na^+]_{(1)}>[Cl^-]_{(1)}$。 (4)

又根据(2)、(3)、(4)式，$[Na^+]_{(1)}>[Na^+]_{(2)}$，$[Cl^-]_{(1)}<[Cl^-]_{(2)}$。

也就是说，在膜的两方达到平衡时，含有不能透过的阴离子(R^-)的甲方溶液中的Na^+浓度必大于不含有R^-的乙方溶液中的Na^+浓度，而Cl^-浓度则相反，即甲方溶液中的Cl^-浓度低于乙方溶液中的Cl^-浓度。在细胞内的自由透过的阴离子浓度比细胞外低。红细胞内$[Cl^-]$/血浆$[Cl^-]=0.7$。

细胞内的阳离子浓度比细胞外大，以红细胞为例，大约差10mEq/L。

体液中离子和一些分子对生物性半透膜的通透性并非完全相同，大致可分为以下三大类。

(1)自由透过的：水分。

(2)可以透过的：Cl^-、Na^+、HCO_3^-、尿素、葡萄糖、氨基酸等。

(3)不易透过或选择性透过的：K^+、Na^+、Ca^{2+}、Mg^{2+}、HPO_4^{2-}、SO_4^{2-}、Pr^-等。

Na^+虽然能透过细胞膜而弥散，但其透过速度较水缓慢，另外，属于不易透过或选择性透过的相对稳定离子K^+，在细胞内常与部分蛋白质结合，所以其对细胞膜的通透性差。不过细胞内外的Na^+、K^+离子对细胞膜的通透性和转运均受钠钾ATP酶功能的直接影响。蛋白质的分子质量较大，颗粒直径大，因此不易透过细胞膜和毛细血管壁。蛋白质溶液为胶体溶液，其产生的胶体渗透压是完成体液互换的一个重要组成部分。

(二)临床意义

(1)细胞膜内外之间存在各种离子浓度差是由于生物性半透膜的多南平衡效应原理(图11-4)，因为这种半透膜的控制作用，使膜内与膜外两液中的离子浓度之间存在明显差别，结果造成两液间的电位差而使细胞生命活动发生能量的原动力基础。

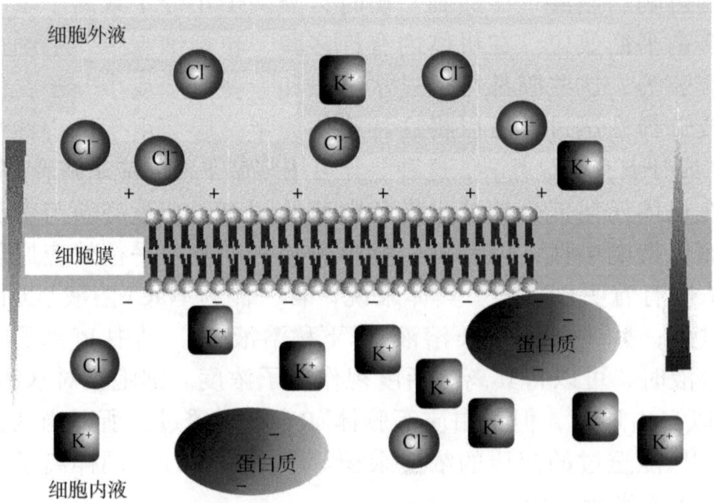

图11-4 多南平衡示意图

(引自：Grafik werkstatt)

(2)细胞内阳离子比细胞外阳离子浓度大，以人的红细胞为例，红细胞内阳离子浓度比细胞外大 10mmol/L。细胞内[H^+]比细胞外大，红细胞内 pH 比血浆低约 0.2。细胞内 K^+含量为 150mmol/L，而细胞外为 5mmol/L，相差 30 倍，细胞内与细胞外的电解质分布差异如此大，这对细胞生理活动具有特殊意义。就以 K^+为例说明：一方面，K^+是细胞代谢过程中不可缺少的阳离子，Na^+虽也是阳离子，但不具有 K^+的特殊生理功能，K^+需与一定量蛋白质结合并沉积在细胞内，在细胞外液中不具有细胞内液所含大量蛋白质；另一方面，须在 K^+存在下，通过 ATP 酶作用产能过程在细胞内不断进行。因此，这种细胞内外的离子浓度的差别是半透膜多南平衡效应的结果。

(3)就透过性阴离子而言，细胞内比细胞外低。以红细胞为例，即红细胞内[Cl^-]/血浆[Cl^-]=0.7。透过性阴离子以 Cl^-为代表，Cl^-主要存在于细胞外液中，而非透过性阴离子——磷酸根离子(HPO_4^{2-})却主要存在于细胞内，其生理意义：一方面，HPO_4^{2-}是细胞内代谢过程中不可缺少的重要物质；另一方面，HPO_4^{2-}是 2 价的，所以其维持渗透压功能低于 1 价的，如果用 Cl^-等透过性离子代替的话，当要达到和 HPO_4^{2-} 等 mmol/L 时，其 mOms/L 势必要多出 1 倍，故对维持细胞内正常渗透压不利。可见在维持细胞内重要生命活动过程中，多南平衡理论的重要意义。

(4)多南效应使血浆蛋白的胶体渗透压增加了 50%，因为蛋白质带负电荷，所以需要很多带正电荷的阳离子(主要是 Na^+或 K^+)在它的周围以平衡之。这些阳离子通常不与蛋白结合，所以造成了额外的渗透压。更重要的是，当蛋白浓度增高时，多南效应也就更加显著。

第二节 体液电解质的功能单位与换算方法

(一)百分克或百分毫克

百分克(g%)或百分毫克(mg%)是质量单位，就是每 100ml 溶液中含有多少克或毫克溶质，以 g%或 mg%来表示。以 0.9%等渗氯化钠溶液(通称生理盐水)为例，即 100ml 溶液中含有 0.9g 的氯化钠(溶质)。但这种质量单位不能表明它们在体液中所起的化学作用，也不能正确估计每一成分的相对比例及相互之间的关系。机体内无论是细胞内液还是细胞外液，它们各自所含的正、负离子当量总浓度必须相等。如血浆中，阴、阳离子分别为 153mEq/L。但是如果以百分毫克浓度计算，血浆阴离子总量为阳离子总量的 20 倍，可见毫克百分浓度并不能表示化学反应的功能单位。

(二)当量和毫当量

当量是表示各种化学物质活力(反应能力)的功能单位，即指液体中离子电荷所含的数量。单位液体容积，一般用 1L 所含离子电荷的当量 Eq/L 表示。各种化学物质的当量就是该物质的原子量或分子量被其化合价所除得的商数，此商数表示的重量即为该物质的 1 当量。如果该物质的原子量或分子量是以克为单位的，求出的 1 当量的重量也必然是以克为单位的，称为克当量，简称当量；如果该物质的原子量或分子量是以毫克为单位的，求出的重量也必然是以毫克为单位的，称为毫克当量，简称毫当量。当量或毫当量反映了单位容积的粒子的电荷数，所以当量或毫当量只能表示电解质离子，而不能表示非电解离子。一般而言，表示化学反应时，用当量或毫当量比用质量单位或摩尔(mol)更为明确。当量(Eq/L)=原子量或分子量(以克为单位)/化合价(或原子价)。

当量是参加化学反应的功能单位，如钠的原子量为23，其化合价为1价。所以1当量的钠为23g。毫当量(mEq)=原子量或分子量(以毫克为单位)/化合价(或原子价)。

如钙的原子量为40，其化合价为2价，所以1 mEq的钙为40mg/2 = 20mg。

由于体液中及临床应用的溶液中化学成分较小，为了方便临床运用，多采用毫当量来表示其离子效能。

当量溶液即1000ml溶液中含有某化学物质1个当量(克为单位)的溶液，也称1当量浓度，可写成当量/升(Eq/L)。例如 1L 溶液中含 117g 钾离子，该溶液的当量浓度是：117g/39g(K^+的克原子量为39g)=3，此浓度为3当量钾/升，或可写成3N钾离子。

用 1L 溶液中所含溶质的毫当量数表示的溶液浓度叫毫当量浓度，可写成毫当量/升(mEq/L)。例如，1L溶液中含115mg钠离子，该溶液的毫当量浓度是：115mg/23mg(Na^+的原子量23) = 5，此浓度为5毫当量/升(5mEq/L)。

mEq/L是表示溶液中电解质离子进行化学反应的活力、维持电中性和电解质平衡方面的等效性。对单一电解质离子而言，1mEq/L等于1mmol/L×电荷数。

mg%与mEq/L的换算关系，可用下列换算公式计算(表11-2)。

从mg%换算成mEq/L，可用公式：mEq/L = (mg%×10×原子价)/原子量或分子量。

例如，钠36.9mg%，换算成mEq/L时，钠mEq/L = (36.8mg%×10×1)/23 = 16mEq/L。

从mEq/L换算成mg%可用公式：mg% = (mEq/L ÷ 10×原子量或分子量)/原子价或化合价。

例如，钙5mEq/L，换算成mg%时，钙mg% = (5mEq/L ÷ 10×40)/2 = 10mg%。

表 11-2　电解质的换算表

电解质	原子量	由mEq/L换算为mg%(×换算因子)	由mg%换算为mEq/L(×换算因子)
Na^+	23	2.300	0.435
K^+	39	3.910	0.256
Cl^-	35	3.550	0.282
Ca^{2+}	40	2.000	0.500
Mg^{2+}	24	1.200	0.833
HCO_3^-	61	2.240	0.450

举例1：血清钠离子326mg%，换算为mEq/L时，326mg%×0.435=141.8mEq/L。

举例2：血清氯离子103mEq/L，换算为mg%时，103mEq/L×3.55=365.6mg%。

治疗用电解质溶液的换算见表 11-3。

表 11-3　治疗用电解质溶液的换算法

换算法
1 克氯化钠 ＝17 毫当量钠离子
1 克氯化钾 ＝13.4 毫当量钾离子
1 克碳酸氢钠 ＝12 毫当量钠离子
1 克乳酸钠 ＝9 毫当量钠离子
1 克氯化钙 ＝20 毫当量钙离子
1 克葡萄糖酸钙 ＝5 毫当量钙离子
1 克三羟甲基氨基甲烷 ＝8.2 毫克当量

注：按以下公式换算得出，1 克某物质 ＝1000/克分子量 ＝ 毫克当量。

(三)摩尔和毫摩尔

摩尔(mol)是在溶液中溶质所用量的单位，用来表示粒子的个数，1mol 的任何物质所含的粒子数皆为 6.0221367×10^{23}，此即为阿伏伽德罗常数(Avogadro's number)。摩尔的 1/1000 称为毫摩尔 (mmol)。毫摩尔/升(mmol/L)是表示体液中粒子浓度最常用的方法，既可以表示电解质离子，也可以表示非电解质粒子。各种物质的摩尔值，均照各自的相对分子质量(Mr)或相对原子量(Ar)计算，故 mmol/L 可以客观地表示体液中粒子的组成及每一成分的相对比例。

(1) mg/dl 换算成 mmol/L 公式为：(mg/dl)×10÷分子量(或原子量)＝(mmol/L)。

举例：已知血钙浓度为 9.0mg/dl，试将其转换为 mmol/L。

因为钙的原子量为 40，将其代入上述公式，则为：9×10÷40=2.25mmol/L。

(2) mmol/L 换算成 mEq/L 公式为：(mmol/L)×原子价(或化合价)＝ 毫当量(mEq/L)。

举例：已知血钙浓度为 2.5mmol/L，试将其转换为 mEq/L。

因为钙的原子价为 2，将其代入上述公式，则为：2.5×2＝5mEq/L。

(3) mEq/L 换算成 mmol/L 公式为：(mEq/L)÷原子价(或化合价)＝(mmol/L)。

例如，Na^+为 1 价，故 Na^+ 1mmol/L＝1mEq/L。

又如，已知血钙为 5mEq/L，试将其转换为 mmol/L。

因为 Ca^{2+}为 2 价，故将其代入上述公式，则为：5mEq/L÷2=2.5mmol/L。

(四)渗量和毫渗量

渗透压是溶剂中的溶质微粒对水的吸引力，渗透压的大小与溶质微粒的数量有关，与溶质微粒的大小无关。渗透压的功能单位是渗透摩尔(Osmole)，简称渗量(Osm)。有两种表示方法，一是渗透体积摩尔(Osm/L)，其含义是将 1mol 溶质加到溶剂中，再加溶剂到 1L，也就是说溶质加溶剂的总量是 1L 而言；另一是渗透重量摩尔(Osm/kg·H_2O)，其含义是在 1000g 水中，加 1mol 溶质，也就是说溶质加溶剂体积大于 1L，简单来讲，1g 分子量或 1g 原子量的溶质溶于 1L 水中，即得 1 渗量。如钠 23g 溶于 1L 水中时，即可有 1 渗透摩尔的压力。由于体液中粒子的含量很少，一般用毫渗量(mOsm/L)表示其渗透压大小。如钠 23mg 溶于 1L 水中可得 1 毫渗量/升。1 毫渗量等于 1/1000 渗量。电解质不同单位的换算公式如下(表 11-4)。

$$1\text{mOsm/L}=\frac{1\text{mg/L}}{\text{原子量(或分子量)}},\ 1\text{mmol/L}=\frac{1\text{mg/L}}{\text{原子量(或分子量)}}$$

$$1\text{mEq/L}=\frac{1\text{mmol/L}}{\text{原子量(或化合价)}},\ 1\text{mOsm/L}=1\text{mmol/L}$$

表 11-4 血浆中电解质不同单位之间的关系

电解质	不同单位之间的关系与换算
Na^+	1mmol/L = 1mEq/L = 1mOsm/L = 23mg/L
K^+	1mmol/L = 1mEq/L = 1mOsm/L = 39.1mg/L
Mg^{2+}	0.5mmol/L = 1mEq/L = 0.5mOsm/L = 12.2mg/L
Ca^{2+}	0.5mmol/L = 1mEq/L = 0.5mOsm/L = 20mg/L
Cl^-	1mmol/L = 1mEq/L = 1mOsm/L = 35.5mg/L
HCO_3^-	1mmol/L = 1mEq/L = 1mOsm/L = 61mg/L
SO_4^{2-}	0.5mmol/L = 1mEq/L = 0.5mOsm/L = 48mg/L
HPO_4^{2-}	0.5mmol/L = 1mEq/L = 0.5mOsm/L = 48.1mg/L

第三节 电解质平衡与酸碱平衡的相关性

一、酸中毒时电解质紊乱

1. 高钾血症 代谢性酸中毒或呼吸性酸中毒时，可引起的主要电解质紊乱为高钾血症。酸中毒时，引起高钾血症的原因有：①血浆内增多的 H^+向细胞内转移，而细胞内 K^+则向细胞外移出，使细胞外液 K^+浓度增加；②肾小管对 H^+和 K^+的泌出是竞争的，当酸中毒时因肾小管泌 H^+增加，而 K^+则排出减少。因此，血 pH 与血钾浓度成反比，即血钾浓度与 pH 呈负相关。一般而言，pH 每降低 0.1，血清 K^+约上升 0.6mmol/L，可见于急性酸中毒。血浆钾含量和在不同的血 pH 之下的体钾量的关系归纳如图 11-5。

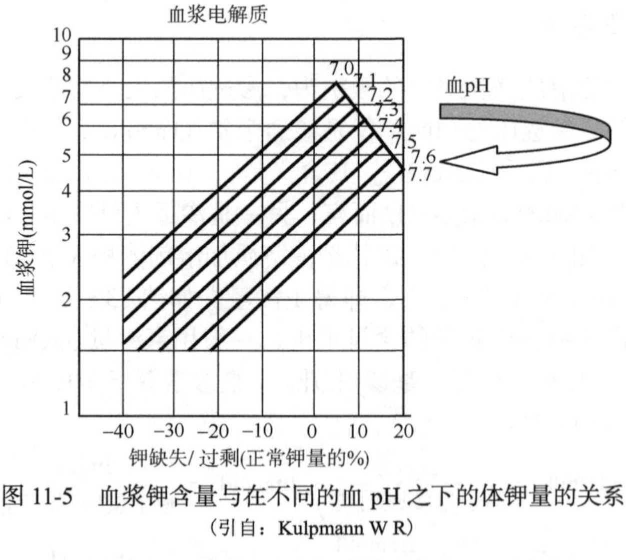

图 11-5 血浆钾含量与在不同的血 pH 之下的体钾量的关系

（引自：Kulpmann W R）

如果，酸中毒发展迅速而严重，可引起严重高钾血症，甚至发生心室纤颤或心搏骤停。

2. 低氯血症　低氯血症常见于慢性呼吸性酸中毒。呼吸性酸中毒时，引起低氯血症的原因有：①因 $PaCO_2$ 增加导致 HCO_3^- 的代偿性增加，为保持体液电中性，Cl^-进入红细胞内，血氯下降；②肾脏泌氢增加同时 Cl^-随之排出而血氯降低。

3. 高氯血症　高氯血症见于高氯性代谢性酸中毒，这与酸中毒的类型有关。即 HCO_3^- 原发性丢失，血氯增高(高氯性酸中毒)。

二、碱中毒时电解质紊乱

代谢性碱中毒或呼吸性碱中毒时的电解质改变包括低钾血症、低氯血症、低钙血症，有时可有低镁血症等。

1. 低钾血症　碱中毒时，往往伴有血钾降低。当血 pH 每上升 0.1 时，则血钾可降低 0.6mmol/L。其机制有：①因碱中毒时，使细胞内外 K^+-Na^+互换增强，K^+往细胞内移动而血钾浓度降低；②肾小管 H^+-Na^+互换减少，K^+-Na^+互换增加，可促进 K^+的排出，而血钾降低。

2. 低氯血症　碱中毒时，由于原发性 HCO_3^-浓度增加而血 Cl^-势必降低。这是因为按电中和定律，阴离子与阳离子数应相等。

3. 低钙血症　血 pH 升高时，可促进 Ca^{2+}与血浆蛋白在碱性环境中生成结合钙，而使游离 Ca^{2+}减少。通常，血 pH 每升高 0.1，则血清 Ca^{2+}浓度下降 0.05mmol/L。

三、电解质紊乱对酸碱失衡的影响

1. 低钾血症可引起代谢性碱中毒　特别是血清钾常低于 2.0mmol/L 时。其发生机制为：①通过细胞内外离子互换。细胞外低钾时，细胞内 K^+外移而细胞外 H^+和 Na^+向细胞内转移，从而导致细胞外 H^+减少引起 pH 升高。②通过肾小管细胞的 H^+-K^+竞争。低钾血症时，肾小管上皮细胞因 K^+缺乏可导致排泌 K^+减少，Na^+-K^+互换减少，而排泌 H^+增加，H^+-Na^+互换增加，结果 HCO_3^- 重吸收增加，于是引起代谢性碱中毒，由于肾排泌 H^+增加，此时尿液呈酸性，称为反常性酸性尿。③低钾血症时常发生低氯血症而引起或加重代谢性碱中毒。其机制为低钾血症时，产氨能力增强，排泌 H^+功能增加而 HCO_3^- 重吸收增加，并且远曲小管对 Cl^-重吸收功能降低，保留氯的能力相应降低而排出增加，结果易发生低氯血症。当血氯降低时，肾小球滤液中 Cl^-减少，则缺少足够的 Cl^-与 Na^+一起主动重吸收，因而泌 H^+增加，H^+-Na^+互换增强，HCO_3^- 重吸收增加，结果导致或加重低氯性代谢性碱中毒。

2. 低氯血症可引起代谢性碱中毒　根据电中性原理，当血氯降低时，HCO_3^- 代偿性增高。在低氯的情况下，红细胞内向红细胞外转移的 HCO_3^- 增多，导致细胞外碱中毒。这一过程发生在肾小管，为保持阴阳离子平衡，肾脏代偿性对 HCO_3^- 重吸收增强，而尿排氯明显减少。

参考文献

蒋朱明. 2013. 水和电解质平衡的生理概论 // 蒋朱明主编. 临床水与电解质平衡. 3 版. 北京：人民卫生出版社.

李燕芹，李光新. 2003. 水代谢紊乱//朱雷，于润江主编. 水、电解质与酸碱平衡紊乱. 上海：上海科学技术出版社，24-32.

陆大祥. 2008. 水、钠代谢障碍//金惠铭、王建枝主编. 病理生理学. 7 版. 北京：人民卫生出版社，15-30.

朴镇恩. 2008. 水代谢平衡与障碍//朴镇恩编著. 最新血液气体与酸碱平衡. 哈尔滨：黑龙江教育出版社，115-135.

唐典俊. 2006. 小儿水电解质平衡与液体疗法. 北京：中国医药科技出版社.

张树基，罗明绮. 1998. 水、电解质、酸碱平衡失调的判定与处理. 北京：北京医科大学、中国协和医科大学联合出版社，1-14.

Alberts B. 2002. Molecular biology of the Cell. 4th ed. New York：Garland Science.

Ayud J C，Arieff A I. 1996. Abnormalities of water metabolism in the elderly. Semin Nephrol，16(4)：277-288.

Berl T. 2004. Pathophysiology of water metabolism//The Kidney. 7th ed. Edited by Brenner BM. Philadelphia：Saunders.

Bert T，Schrier R W. 1997. Disorders of water metabolism // Renal and Electrolyte Disorders，5th ed. Edited by Schrier RW. Boston：Little，Brown，1-71.

Bhave G，Neilson E G. 2011. Body fluid dynamics：back to the future. J Am Soc Nephrol，22：2166.

Bongard F S. 2002. Fluids，electrolytes，& acid-base // Current Critical Care Diagnosis & Treatment. 2nd ed. Edited by Bongard FS. New York：Lange Medical Books/McGraw- Hill，14-77.

Edelman I S. 1959. Anatomy of body water and electrolytes. Am J Med，27：256.

Fanestil D D. 1994. Compartmentation of body water // Clinical disorders of fluid and electrolyte metabolism. Edited by Narins RG. New York：McGraw-Hill，3-20.

Fukagawa M. 2005. Fluid & electrolyte disorders//Current Medical Diagnosis & Treatment. 44th ed. Edited by Tierney LM，Jr. New York：Lange Medical Books/McGraw-Hill，847-845.

Glaser D S. 1996. Utility of the serum osmol gap in the diagnosis of methanol or ethylene glycol ingestion. Ann Emerg Med，343-346.

Guyton A. 2006. Medical Physiology. 11th Ed. Philadelphia：W. B. Saunders Co，291-306.

Hoffman R S. 1993. Osmol gaps revisited：Normal Values and Limitations. Clin Toxicol，31：81-93.

Kaye A D. 2000. Fluid and electrolyte physiology // Anesthesia. 5th ed. Volume 1. Edited by Miller R D. Philadelphia：Churchill Livingstone，1586-1612.

Kokko J P，Tannen R L(eds). 1990. Fluids and Electrolytes. 2nd ed. Philadelphia：W. B. Saunders.

Kokko J P. 2004. Fluids and electrolytes // Cecil Textbook of Medicine. 22nd ed. Edited by GoldmanL. Philadelphia：Saunders，669-677.

Krasowski M D. 2012. A retrospective analysis of glycol and toxic alcohol ingestion：utility of anion and osmolal gaps. BMC Clinical Pathology，12：1.

Leaf A，Chatillon J Y，Tuttle EP. J. 1954. The mechanism of the osmotic adjustment of body cells as determined in vivo by the volume of distribution of a large water load. J Clin Invest，33：1261.

Lynd L D. 2008. An evaluation of the osmole gap as a screeninhg test for toxic alcohol poisoning. BMC Emergency Medicine，8：5.

Maffly R H. 1959. The potential of water in mammalian tissues. J Gen Physiol，42：1257.

McPhee S J，Tierney L M. 2007. Fluid and electrolyte disorders. In McPhee SJ.（eds）. Current Medical Diagnosis and Treatment，46th ed. McGraw-Hill Cos.

Moretti E W. 2003. Intraoperative colloid administration reduces postoperative nausea and vomiting improves postoperative outcomes compared with crystalloid administration. Anesth Analg，96：611.

Otvos B，Kshettry V R，Benzel E C. 2014. The history of urea as a hyperosmolar agent to decrease brain swelling. Neurosurg Focus，36：E3.

Perel A. 1998. Assessing fluid responsiveness by the sysyolic pressure variation in mechanically ventilated patients. Anesthesiology，89：1309.

Rose B D. 1994. Clinical Physiology of Acid-Base and Fluid and Electrolyte disorders. 4th ed. New York：McGraw Hill.

Silver S M，Sterns R H，Halperin M L. 1996. Brain swelling after dialysis：old urea or new osmoles? Am J Kidney Dis，28：1.

Staunton M D. 1975. Clinical fluids balance. Brit J Clin Pract，29(2)：331.

Sterns R H，Silver S M. 2014. Urea for hyponatremia? Kidney Int.

Stricker E M. 2003. Water intake and body fluid // Fundamental neuroscience. Edited by Squire LR. San Diego：Academic Press，1011-1029.

Verbalis J G. 1983. Osmotic inhibition of neurohypophyseal secretion. Ann NY Acad Sci，689：227.

Verbalis J G. 2003. Disorders of body water homeostasis. Best Pract Res Clin Endocrinol Metab，17：471.

第十二章　水的正常代谢与障碍

第一节　体液的概念与正常平衡

一、体液的容量与分布

水是人体内含量最多的组成成分，并且是生命活动的必需物质。体液(body fluid)是由水和溶解于其中的电解质、低分子有机化合物及蛋白质等组成。一方面，机体内各种细胞必须在含有适量电解质的液体环境里，才能进行正常的代谢；另一方面，在细胞的内部亦必须有适量的电解质和液体，细胞才能维持正常代谢活动。这些体液是机体内环境的主要成分。体液组成成分的相对恒定才能保持细胞代谢及其生理功能的正常进行。其体液组成成分的相对恒定主要包括容量相对恒定、电解质浓度相对恒定、渗透压相对恒定和酸碱度相对恒定等。水和电解质在机体中是一种动态平衡，它可因某种因素或疾病而产生紊乱，其表现形式可能错综，不仅可有水和电解质的改变彼此影响，而且常和酸碱平衡失调互为因果。水是人体的重要组成部分，正常成人男性含有的水分约占体重的 60%，女性约占 50%。机体内的水分布在细胞内外，细胞外的水又分布在血管内(血浆)和血管外的组织间隙。体液的 2/3 分布于细胞内液(ICF)中，约占体重的 40%；1/3 分布于细胞外液(ECF)中，约占体重的 20%。细胞外液又分组织间液(interstital fluid)，包括淋巴液、脑脊液等，约占体重的 15%；和血管内液(即血浆)，约占体重的 5%。除此之外，组织间液中有极少的一部分分布于一些密闭的腔隙(如关节腔、胸膜腔、腹膜腔、蛛网膜下隙等)中，这一部分的体液，称为第三间隙(third space)液，由于这一部分是由上皮细胞分泌的，又称为跨细胞液(transcellular fluid)，第三间隙液约占体重的 1%(图 12-1)。

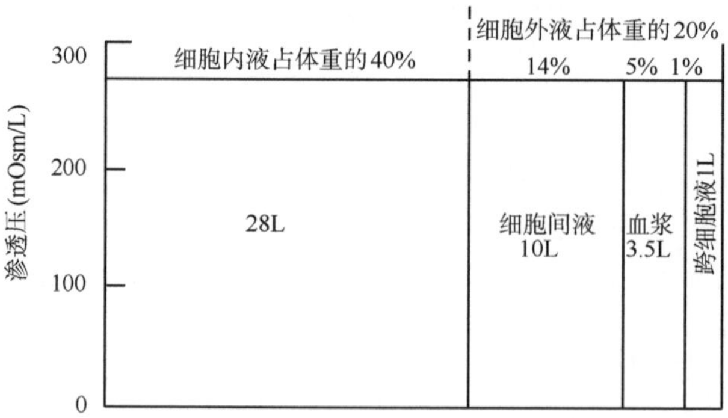

图 12-1　人体体液的分布图(以 70kg 体重为例)
(引自：Matfin G，Porth CM)

影响机体体液总量的生理因素有年龄、性别和胖瘦(脂肪含量)等三个方面(表 12-1)。①年龄：从婴儿到成年人，其体液量占体重的百分比逐渐减少。新生儿体液量约占体重的

80%，婴儿占 70%，学龄儿童约占 65%，成年人占 60%(图 12-2)；②性别：成人男性体液量约占体重的 60%，而女性占 50%～55%；③比较重要的因素是体内脂肪的含量，因为脂肪是含水分量很少的物质(约为 10%)，体内脂肪量越多，体内的体液含量就相对越少，体内的脂肪量越少，体内的体液含量就相对越多，故总体水和体内脂肪含量百分比呈负相关，因此肥胖者对体液丧失的耐受性比非肥胖者差一些。在临床上，儿童和肥胖患者发生急性脱水时，更应及时给予纠正为宜。

表 12-1　体内体液总量占体重的比例(%)

患者类型	男性		女性
消瘦体型	65		55
匀称体型	60		50
肥胖体型	55		45
新生儿		75～80	
1 岁		65～75	
1～10 岁		60～65	
10 岁至成人		50～60	

(引自：Bigatello LM，et al)

水在不同组织、器官中的含量有很大不同，如脑脊液含水量占其总重量的 99%，在血液占 83%，在脑髓(灰质)占 84%，在肾脏占 82%，在心脏和肺皆占 79%，在肌肉占 76%，在肝占 70%，在脂肪组织仅为 10%，在齿釉质中最少(约占 3%)。

体液分隔在不同的分区(compartments)内。细胞外液包括细胞间液和血浆，其中血浆中的蛋白质比细胞间液高之外，这两种液体的溶质浓度基本相同。细胞内液与细胞外液的组成有很大不同。各区间的不同组成反映了各区间的分隔具有不同的功能特点(图 12-3)。

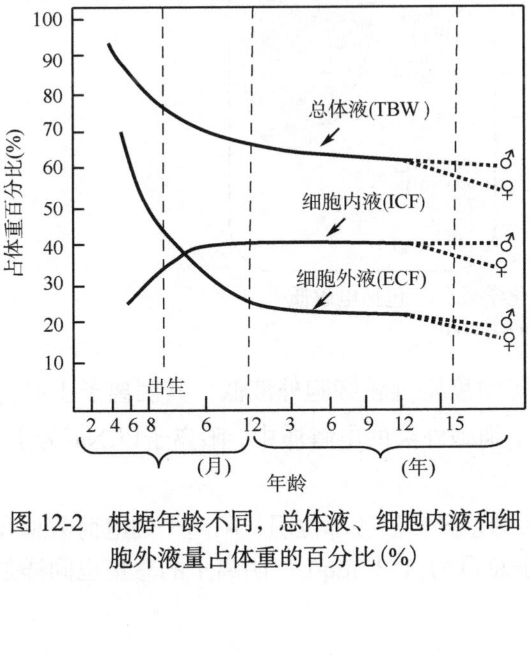

图 12-2　根据年龄不同，总体液、细胞内液和细胞外液量占体重的百分比(%)

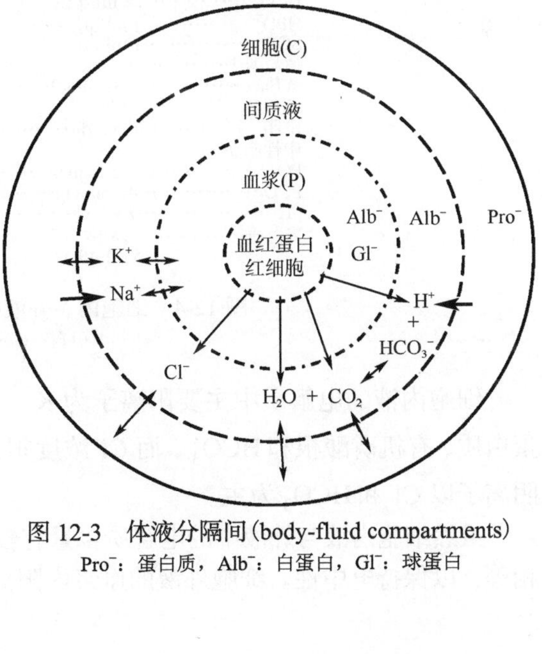

图 12-3　体液分隔间(body-fluid compartments)
Pro^-：蛋白质，Alb^-：白蛋白，Gl^-：球蛋白

二、体液中的电解质含量和分布特点

体液中的溶质分为电解质和非电解质两大类，非电解质包括尿素、葡萄糖等；电解质是指体液中能解离为阴、阳离子的物质，即溶质溶解于水时，完全解离成带电荷之阴离子和阳离子，将这种物质称为电解质，电解质溶液是极好的导电体，这是因为这些自由移动带正、负电荷的离子能起传导电流的作用。电解质是借着离子键或者强极性键所形成的，当它们溶解在水中时，由于受水分子的极性影响，致使它们由分子状态解离成自由移动的阳离子和阴离子，这种过程叫电离。离子即原子或一组原子，在原来电离中性的基础上得到或失去电子以使其带有电荷。如果失去电子则该原子带阳电为阳离子；如果得到电子则该原子带阴电为阴离子。

电解质在细胞内液和细胞外液中有很大的差异。细胞内液中的阳离子主要是 K^+，大约为 140mEq/L，而细胞外液中约为 4mEq/L，细胞内与外的 K^+之比为 35∶1；细胞外液的阳离子主要是 Na^+，大约为 142mEq/L，而细胞内液中约为 10mEq/L，细胞外与内 Na^+之比为 14∶1；Cl^-在细胞外液中为 103mEq/L，而在细胞内液中仅为 4mEq/L，相差竟达约 26 倍；细胞外液中的 HPO_4^{2-} 约为 4mEq/L，而在细胞内液中约为 75mEq/L，比细胞外液中的 HPO_4^{2-} 含量高出大约 19 倍；细胞内液中的 Mg^{2+}约为 58mEq/L，而在细胞外液中约为 1.2mEq/L，相差达 48 倍之多。细胞内液中的蛋白质约为 40mEq/L，而在细胞外液中约为 5mEq/L，相差达 8 倍(图 12-4)。

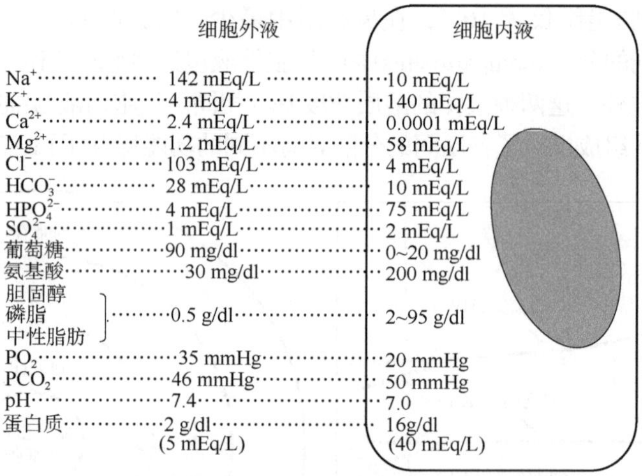

图 12-4　细胞内、外液的化学成分，包括电解质

（引自：Guyton A，et al）

细胞内液的电解质中主要阳离子为 K^+，Na^+浓度则远较细胞外液低，其阴离子主要为蛋白质、有机磷酸根和 HCO_3^-，而 Cl^-浓度很低。细胞外液的电解质中，阳离子以 Na^+为主，阴离子以 Cl^-和 HCO_3^- 为主。

虽然细胞内液与外液中的电解质含量有较大的差异，但各部位阴、阳离子的电荷数总和相等，以保持电中性。细胞外液的血浆内阳离子总量为 153mEq/L，阴离子的总量也同样是

153mEq/L，组织间液内的电解质，其阴、阳离子的总量各为 155.5mEq/L。细胞内液中的阳离子总量为 210mEq/L H_2O（210mEq/kg H_2O），其阴离子总量也为 210mEq/L H_2O（210mEq/kg H_2O）。细胞外液的组织间液和血浆的电解质在构成和数目上大致相等，但两者的主要区别在于血浆含有较高浓度的蛋白质（60～80g/L），而组织间液的蛋白质含量仅为 0.5～3.5g/L。这是因为蛋白质不易透过毛细血管膜进入组织间液，这对维持血浆胶体渗透压、稳定血管内液的血容量有着极其重要的意义。

电解质在细胞内外的分布如此悬殊，主要是由于细胞膜半透膜的特性（单纯扩散）、离子通道和载体蛋白（carrier proteins）及钠泵机制所致。前三者属于扩散机制，后者是需要能量的主动运转（图 12-5）。

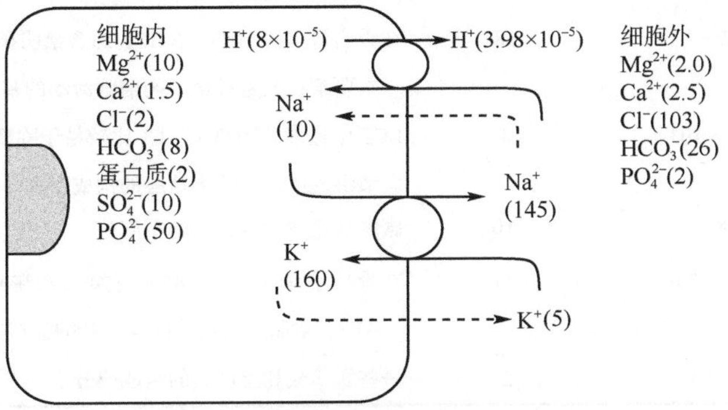

图 12-5　细胞内外离子分布与转运

括弧内数据为离子浓度(mmol/L)；实线箭头表示主动转运，虚线箭头表示被动扩散，后者取决于电化学梯度

（引自：Monson JP）

综上所述，细胞内外液中电解质的含量与分布特点可归纳为以下四点。

（1）细胞内外液中电解质的分布差异很大，细胞内液的阳离子以 K^+为主，其浓度是细胞外液 K^+的 35 倍，而在细胞外液中以 Na^+为主，其浓度是细胞内液 Na^+的 14 倍。阴离子在细胞内液中以 HPO_4^{2-} 及蛋白质为主，而在细胞外液中以 Cl^-、HCO_3^- 为主。

（2）细胞内液或细胞外液中的阴、阳离子的电荷数总和是相等，以保持电中性，细胞外液的血浆内阳离子总量为 153mEq/L，阴离子的总量也同样是 153mEq/L，组织间液内的电解质，其阴、阳离子的总量各为 155.5mEq/L。细胞内液中的阳离子为 208mEq/L，其阴离子的总量也为 208mEq/L。

（3）细胞外液中，血浆与细胞间液的离子浓度和电解质组成相当接近，其唯一的重要区别是蛋白质含量不同。血浆蛋白质含量平均为 7g/dl，而细胞间液蛋白质只有 0.05～0.35g/dl。这种差别对于血浆与细胞间液之间水的互换具有重要意义。

（4）细胞内外液的渗透压数值（用毫渗摩尔，mOsm/L H_2O 表示）近于相等。尽管细胞内液电解质总量大于细胞外液，但由于细胞内液蛋白质及多价离子含量较高，而细胞外液中以 1 价离子（Na^+、Cl^-、HCO_3^-）为主，故其血浆渗透压为 301.8mOsm/L H_2O，细胞间液渗透压为 300.8mOsm/L H_2O，细胞内液渗透压为 301.2mOsm/L H_2O。血浆渗透压主要取决于物质在溶液中的颗粒数，如 Na^+等，虽然其质量很小，但其数目比蛋白质多得多，故其血浆渗透压主要取决于物质颗粒数，而不是其每个颗粒的质量和荷电量多少。

1. 主要电解质在血浆与细胞内液的分布及作用 归纳见表 12-2。

表 12-2 主要电解质在血浆与细胞内液（ICF）的分布及作用

电解质	血浆（mEq/L）	ICF（mEq/L）	主要作用
Na^+	136～142	10	ECF 渗透压的主要决定因素；ECF 中最多的阳离子；神经肌肉细胞电活动的基本要素
K^+	3.8～5.0	141	ICF 渗透压的主要决定因素；ICF 中最多的阳离子；神经肌肉细胞电活动的基本要素
Ca^{2+}	4.6～5.5	1	在骨与牙齿内最多占 98%；维持神经肌肉细胞的正常兴奋性；血液凝固的基本要素
Mg^{2+}	1.3～2.1	58	在骨内最多占 50%；在 ICF 的含量明显多于 ECF；ATP 生成的基本要素；又是神经肌肉细胞活动的基本要素
Cl^-	95～103	4	ECF 中最多的阴离子；Cl^-比较易于弥散出入细胞内外；有助于调节渗透压；胃液中盐酸的构成要素
HCO_3^-	28	10	碳酸氢盐缓冲系统中的一部分
HPO_4^{2-}	1.7～2.6	75	在骨与牙齿内最多占 85%；主要分布在 ICF 的阴离子；DNA、RNA、ATP、磷脂类的组成因素；磷酸盐缓冲系统中的一部分
SO_4^{2-}	1	2	一些氨基酸和蛋白质的组成成分之一

（引自：Scanlon VC，et al）

2. 血清主要电解质的危急值 (critical values，or panic values) 归纳如表 12-3。

表 12-3 血清主要电解质的危急值

名称	危急值
钠	＜125mmol/L 和＞160mmol/L
钾	＜2.5mmol/L 和＞6.0mmol/L
镁	＜1.2mg /dl（＜0.49mmol/L）和＞5mg/dl（＞2.1mmol/L）
氯	＜70mmol/L 和＞120mmol/L
钙	＜6.5mg/dl（＜1.62mmol/L）和＞13mg/dl（＞3.25mmol/L）
磷酸盐	＜1.0mg/dl（＜0.32mmol/L）和＞9mg/dl（＞2.87mmol/L）

第二节 水的正常代谢

一、水的摄入与排出

（一）水的摄入

正常人每日摄入的水量与排出的水量大致相同，如正常成人，在生理情况下每日出入水量大约为 2500ml。正常人每日需水量与热能消耗成正比，即每发散 4.18 焦耳的热需要水 1ml。按体重计算，每人每千克体重需要水 30～40ml，小儿则每千克体重需要水 80～90ml，2 岁以下每千克体重需要 100～150ml，因小儿代谢旺盛，所需水量相对比成年人多。正常成年人，每日除了饮入水约 1200ml（1000～1300ml）、食物中的水约 1000ml（700～1000ml）外，体内物质氧化所产生的内生水约 300ml。内生水量一般比较恒定，所以对少尿的患者计算水量时应把它计算在内，以防止体液的负荷过重。内生水是糖、蛋白质和脂肪氧化所产生的水，每克所产生的水分别为 0.6ml、0.41ml 和 1.07ml。实际上，每个人的水摄入随着生活习惯、季节、气候变化及环境温度改变等有很大不同，但最少的需要量约为 1500ml/d，这对临床不能进食的患者很重要，是临床补液所指的每日最低生理需水量。

（二）水的排出

机体通过以下四个途径排出水分，即肾、皮肤、肺和胃肠道等，其中以肾途径最为重要。

1. 肾排出　肾功能正常时，通过肾排出量可随摄入水量的多少而增减。一般情况下，肾每日排出的水分约为 1500ml，尿比重在 1.010～1.020，但每日至少必须排出 500ml 尿量才能清除体内的代谢废物。这种每日最低排尿量的多少取决于从尿中排出的溶质量和肾的浓缩力。普通饮食者，每日代谢所产生的溶质，即固体溶质主要包括蛋白质代谢最终产物和电解质一般不少于 35g，尿液最大浓度 6g%～8g%。所谓肾的浓缩力是指每百毫升尿中所含的最大限度。也就是若将 35g 固体溶质完全排掉，最低排尿量为 500ml。在肾功能不全或脱水状态下，尿比重增高和尿量减少，因此临床上从患者的尿比重和尿量来观察机体内水代谢平衡情况。

2. 皮肤排出　正常成年人不显性出汗，每日 300～600ml，而显性出汗量则受环境的温度、湿度及本身状态（体温、体力活动等）的影响。有时可达 20L 之多。皮肤可视为排泄器官，其主要功能是调节体温，并对水分的平衡亦有一定调节作用。

3. 呼吸道排出　正常人安静状态下，每日通过肺呼吸蒸发的水分为 350～400ml，亦受环境状态和机体本身状态的影响。

4. 胃肠道排出　正常成年人每日通过粪便排出的水分只有 100～150ml，但每日却有大量的分泌液出入胃肠道，各种消化液的分泌量每日 8200ml，其中唾液约 1500ml，胃液约 2500ml，胆汁约 500ml，胰液约 700ml，肠液约 300ml 等。这样巨大量的消化液，随着食物的消化而又重新吸回入血，回收部位主要在回肠及结肠上段（图 12-6）。

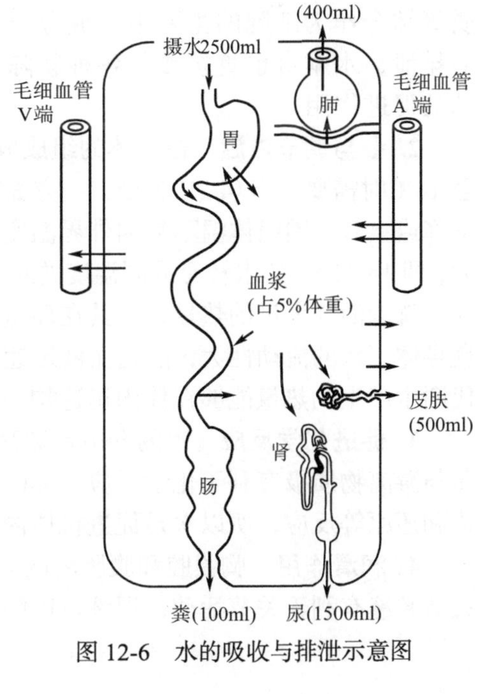

图 12-6　水的吸收与排泄示意图

二、水在体内存在的形式

细胞和毛细血管膜将全部体液分隔为三个功能部分，可用箱形图表示（图 12-7）。水在各部分液体中完全自由，但蛋白质限于血管和细胞

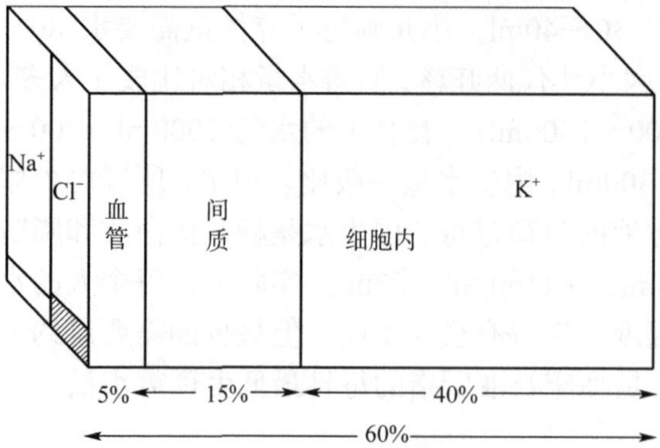

图 12-7　体液分布的箱形图
（引自：Staunton MD）

内。Na^+是主要细胞外阳离子，它可通过毛细血管膜，但不能通过细胞膜。K^+大部分限制在细胞内。细胞外伴随的阴离子是 Cl^- 和 HCO_3^-，细胞内为 SO_4^{2-} 和 PO_4^{2-}。各处的阳离子和阴离子相等，由阳离子调节其水平。渗透压平衡是保持各部分液体之间平衡的首要条件。

水在体内以三种状态存在：①结合水，系指与蛋白质、多糖及磷脂结合的亲水性胶体的水，这些物质借亲水胶体的形态均匀地存在于体液中，以防止其沉淀。电解质如钠、钾、镁、钙等离子与水结合形成水化离子。结合的水一般流动性低，溶解力下降，且在0℃时不结冰。结合水不断进行水合和脱水反应，保持其动力平衡，因此能保持其一定的含量。②自由水，流动性大，绝大部分存在于血浆、淋巴液、消化液、脑脊液和尿中，还存在于细胞间隙与组织间隙中。③不易流动的水，被细纤维网裹，存在于纤维结构里或细纤维与膜之间。以上三种形态的水相互有联系，并可以相互转换与互补，以维持其动态平衡。

三、水的生理功能与重要性

水与生命活动的关系极为密切，可以说没有水即无生命。人若不吃食物只饮水，仍可生存数十日，但若不食不饮，则只能生存数日，说明水是维持人体正常生理活动和保持生命的重要物质之一。

1. 水不仅是构成组织细胞的主要成分，而且是参与新陈代谢的重要物质　水与蛋白质等结合作为细胞的主要组成成分；水参与一切营养物质的消化、吸收、运输及废物的排泄，水本身也直接参与各种新陈代谢，包括细胞内氧化、还原等反应过程和酶活动的促进作用。

2. 参与调节体温　在人体的组成成分中水最多，水的比热值大，即 1g 水从 15℃升高至 16℃时需要 1 卡（4.2J）热量，一方面需要失去或获得较多的热能，才能使水的温度明显下降或上升，因而体温不易因外界温度的变化而有显著地改变；另一方面，水的蒸发热值大，即 1g 37℃ 的水转变成同温度的水蒸气需要吸收 575 卡（2.4KJ）热量，所以蒸发少量的汗，就能消耗大量的热量，尤其在环境温度较高时更为重要。此外，水在非金属中是热的良导体，水的流动性大，能随血液迅速分布全身，而且各部分体液的互换非常迅速，使得代谢中产生的热量能够在体内迅速均匀分布，以调节体温并维持产热和散热平衡。

3. 促进化学反应　水的介电常数高，使溶解或混悬于其中的物质便于游离，而水溶物质与游离物质极有利于化学反应。体内许多化学反应需在水中进行，水直接参与水解、氧化和还原等反应，所以水是促进机体内生化反应必不可少的物质。

4. 润滑作用　胸膜腔和腹膜腔的浆液可有利于肺的呼吸运动和减少胃肠管之间摩擦；关节腔液有利于关节活动；泪液可以防止眼球干燥而有利于眼球转动等。

5. 运输作用　水的流动性大，通过血液循环等运输营养物质和氧气到各组织细胞，同时又从各周围组织将代谢废物和二氧化碳运到排泄器官和肺而排出体外。

四、水在体内的分布动力学

（一）血管内外液的动态平衡

正常人在安静状态下，血液循环全身一周约需要 1 分钟，在运动时，可缩短为 10 秒钟。如果一种物质能通透毛细血管壁并进入组织间隙，大约于 30 分钟内达到平衡。血浆和组织间液之间隔着一层毛细血管壁，此壁是半透膜，水可自由通过，但蛋白质则不能透过。血管内血浆水和细胞间水之间，通过这种半透膜经常相互交流。其主要决定因素是毛细血管内外的胶体渗透压和静水压及毛细血管通透性等。淋巴管对消除组织间液中多余的水分和蛋白质亦起一定作用。液体在血管内外之间转移时，遵循 Starling 定律，即其流量取决于静水压及渗透压变化：$Q = k[(Pc-Pi)-\rho(\pi c-\pi i)]$。

Q 表示流体流量，Pc 和 Pi 分别表示毛细血管和组织间隙静水压，πc 和 πi 分别表示毛细血管和组织间隙渗透压，k 表示渗透系数，ρ表示反流系数。反流系数指特定的毛细血管壁对某一物质的通透性，其范围从 0（完全通透）到 1（完全不通透），在不同疾病状态下，其反流系数有所不同。通常，健康组织的反流系数约为 0.7。

血管内带负电荷的大分子量蛋白质不能透过血管壁，可维持血管内和组织间隙的渗透压梯度。与带负电荷的蛋白相结合的阳离子也可产生部分渗透压。白蛋白是产生胶体渗透压的主要蛋白质，白蛋白产生的胶体渗透压约占总胶体渗透压的 2/3。细胞本身不产生胶体渗透压。

通常，血管内静水压（约等于平均血压）高于组织间静水压，液体从血管内流向血管外组织间隙。组织间隙渗透压，这里主要指胶体渗透压低于血管内胶体渗透压时，促使液体返回毛细血管中。因此体液流动的方向取决于这两种相反力量作用的结果。在正常情况下，动脉端毛细血管内流体静水压为 32mmHg，较血浆胶体渗透压大 4mmHg，故水分从血浆流向组织间液；相反，在毛细血管静脉端，其流体静水压为 12mmHg，较血浆胶体渗透压小，故水分自组织间液流向静脉端毛细血管。于是水分从毛细血管壁滤出量与吸回量基本相等，以维持动态平衡（图 12-8）。亦有少量水分经淋巴管回流到血管内。

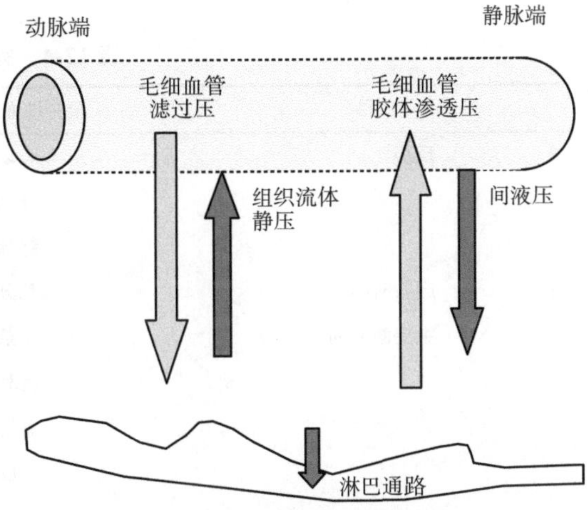

图 12-8　在毛细血管水平的液体互换
（引自：Matfin G，Porth CM）

通过这种血管内外的水分互换，血液不断向组织细胞供氧及各种营养物质，通过组织间液的回吸收，又把组织细胞的代谢产物带入血液，经肾排出体外。如果上述过程发生异常，必然影响血浆和组织间液的容量和分布。例如，毛细血管通透性增加时，血浆的水分向血管外组织间隙转移增加。这可见于一些过敏性疾病，因毛细血管上皮细胞受损，引起其通透性增高而水分由血管内流向组织间液增加所致。

（二）细胞内外液的动态平衡

细胞内液和细胞外液之间隔着一层细胞膜，细胞膜也是半透膜，水、氧分子、二氧化碳分子和小分子溶质如尿素等能自由透过细胞膜。Cl^-、HCO_3^-等电解质和葡萄糖、氨基酸等营养物质也有较高的通透性，但是Na^+、K^+、Ca^{2+}和Mg^{2+}等则不能自由通过细胞膜，结果这些无机盐离子所产生的晶体渗透压主要决定了细胞内外液的水分交流。其中主要是细胞外液Na^+浓度，Na^+不仅决定细胞外液渗透压的高低，而且也决定水在细胞内外的转移。当细胞间液的晶体渗透压升高时，细胞内液的水向细胞外转移，直至细胞内外液的晶体渗透压达到平衡为止，相反，当细胞间液的晶体渗透压降低时，水从细胞外转移到细胞内。

至于蛋白质是大分子溶质，通透性最差，其所产生的胶体渗透压远比晶体渗透压小。细胞形态的维持主要取决于蛋白质所产生的胶体渗透压，而不是晶体渗透压。影响细胞内外液之间互换的因素，除了上述的细胞膜的通透性和晶体渗透压之外，细胞膜上Na^+，K^+-ATP酶的活性具有较重要的意义。通过这种酶可促进Na^+泵运转，使Na^+从细胞内移出细胞外，而K^+从细胞外移入细胞内，这是一种消耗能量的主动转运，细胞外液的Na^+增高，直接影响细胞外液的晶体渗透压，从而也就可以决定水在细胞内外的转移。在临床上，某种原因引起的缺氧或毒素或一些药物可引起Na^+，K^+-ATP酶活性降低，Na^+泵失灵时，Na^+即进入细胞内，使细胞内的晶体渗透压升高，则可使水分由细胞外移入细胞内增多，造成细胞内水肿。

五、水平衡的调控机制

在正常生理情况下，机体内体液含量是比较恒定(homeostasis)的，这主要通过神经–内分泌系统及肾的调控机制来实现的。机体具备一套完整的机制，维持其细胞外液渗透压和容量于正常范围内(表12-4)。

表12-4 完整的容量反应

项目	全身性血流动力学改变	细胞外液的盐和水分平衡
反应	心动过速	渴感
	外周阻力增加	肾Na^+、水潴留
	静脉容量降低	
起效时间	几分钟	几小时
主要激活剂	儿茶酚胺类	儿茶酚胺类
	抗利尿激素	醛固酮
	血管紧张素Ⅰ	抗利尿激素
	内皮素-1	
	前列腺素H_2	
	血栓素 A_2	

续表

项目	全身性血流动力学改变	细胞外液的盐和水分平衡
主要灭活剂	前列腺素 E_2 心房肽(atriopeptin) 硝酸(nitric acid)	前列腺素 E_2 心房肽

(引自：Kokko JP)

这种调节机制主要通过以下五个方面：①口渴感觉(渴感)对水代谢的调节；②抗利尿激素的调节；③肾素–血管紧张素–醛固酮系统的调节；④心钠素(心房钠尿肽)(ANP)的调节；⑤肾的调节等。细胞外液渗透压主要是受垂体后叶抗利尿素所控制，而细胞外液容量则主要受醛固酮所控制。其中，下丘脑–垂体后叶–抗利尿激素系统和肾素–血管紧张素–醛固酮系统的调节起主要作用。

(一)口渴感觉对水代谢的调节

口渴是一种对水有需求的主观欲望，口渴感觉是防止脱水的第一道防线。口渴中枢位于下丘脑腹内侧区和前区的口渴中枢，在解剖学上与下丘脑的渗透压感受器及合成抗利尿激素的部位很接近。一般血渗透压上升到 295mOsm/ kg H_2O 时即有口渴感觉，该值即为渴阈值。口渴思饮是机体调节水入量的简便方式。口渴是机体缺水的最早而较可靠的一个指标。当口渴中枢受到刺激后将其兴奋传向大脑皮质而产生口渴知觉。能够引起口渴中枢兴奋的主要因素有：①血浆渗透压升高，是刺激渴觉中枢兴奋的最主要刺激；②血容量降低，低血压；③饮食习惯或条件反射等。

(二)抗利尿激素的调节

下丘脑–垂体后叶–抗利尿激素系统起着很重要的功能。渗透压感受器主要分布在下丘脑前部视上核和室旁核。在正常生理情况下，血浆晶体渗透压是调节抗利尿激素释放的主要因素。释放抗利尿激素的阈值受年龄、性别及遗传等因素的影响，通常 275～290mOsm/kg H_2O，平均为 280mOsm/kg H_2O。渗透压升高 1%～2%就可刺激抗利尿激素分泌，而血容量降低 10%才能产生相同影响。抗利尿激素主要在下丘脑合成，并储存在垂体后叶神经垂体内膨大的神经末梢。抗利尿激素的化学本质为 9 肽激素，其第 8 位氨基酸为精氨酸，故又称精氨酸加压素(arginine vasopressin，AVP)。细胞外液渗透压增高时刺激下丘脑腹内侧区和前区的口渴中枢，引起口渴感，使饮水量增加。能引起口渴需要的血浆晶体渗透压比抗利尿激素分泌的渗透压高 5mOsm/kg H_2O 左右，因此在发生口渴感觉以前，抗利尿激素的分泌已开始增加。下丘脑前部的一些室周器官存在着渗透压感受器，它们缺乏血脑屏障，除了毛细血管外，仅有一层室管膜细胞覆盖，由于这些特殊的解剖学结构，可能更容易接受脑脊液和血中的渗透压信息。

抗利尿激素的分泌与血浆晶体渗透压的升高呈直线关系，而其与血容量减少百分比呈曲线关系(图 12-9)。抗利尿激素的分泌对血浆渗透压的改变最敏感，当血浆渗透压大于 285mOsm/L 时，抗利尿激素分泌增多，而且其分泌量与渗透压升高几乎成正比，反之，其渗透压降低时，抗利尿激素分泌减少。此外，循环血容量的改变也对抗利尿激素的分泌发生重要影响，主要通过容量和压力感受器反射性引起抗利尿激素的分泌。通常，其容量改变 10%才可激发抗利尿激素的分泌。也就是说，其血浆容量改变 10%以上开始，其抗利尿激素的分泌量与血浆容量减少百分比之间呈弧形曲线关系。

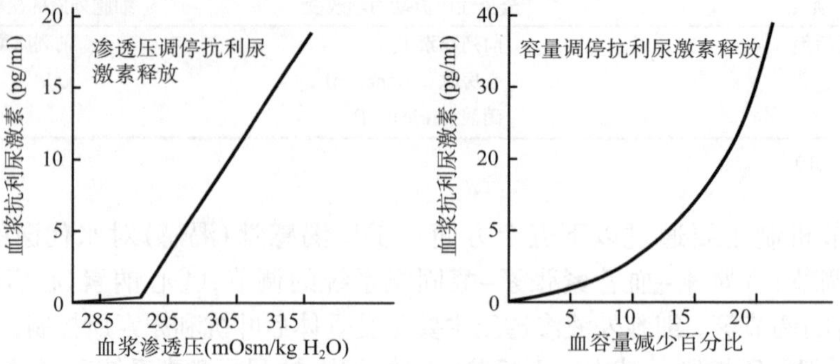

图 12-9 血浆抗利尿激素含量与细胞外液渗透压(右图)或与血容量减少百分比(左图)之间的关系
(引自：Kokko J P)

除了渗透压感受器以外，非渗透性刺激即血容量和血压变化可刺激左心房及静脉中的容量感受器和刺激颈动脉窦和主动脉弓的压力感受器而影响抗利尿激素的分泌。当血容量或血压降低时，肾素分泌增加，循环血中血管紧张素Ⅱ (angiotensin Ⅱ, Ang Ⅱ)增高，后者又刺激穹窿下器官(subfornical organ，SFO)，由此经正中视前核作用于室旁核和视上核，脑组织内血管紧张素Ⅱ也可直接作用于第 2 个核。穹窿下器官有血管紧张素Ⅱ受体；终板脉络丛器官(organum vasculosum of the lamina terminalis，OVLT)能感受血中高渗性刺激而引起抗利尿激素的分泌(图 12-10)。此外，情绪波动、气温改变、恶心、疼痛等也影响抗利尿激素的分泌。

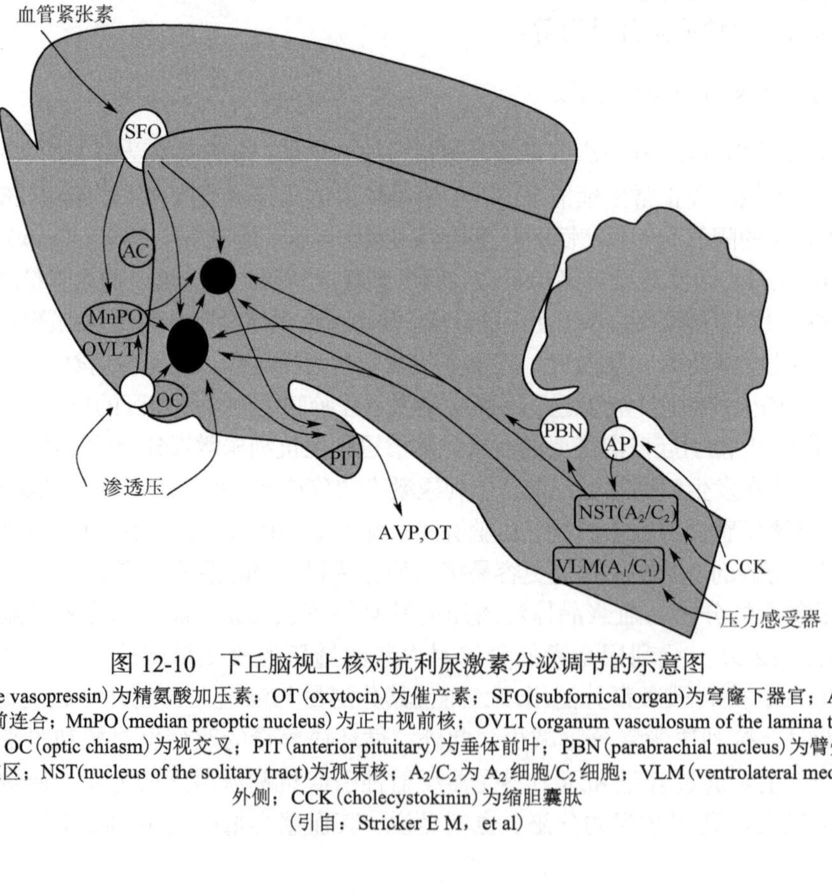

图 12-10 下丘脑视上核对抗利尿激素分泌调节的示意图

AVP (arginine vasopressin)为精氨酸加压素；OT (oxytocin)为催产素；SFO(subfornical organ)为穹窿下器官；AC (anterior commissure)为前连合；MnPO (median preoptic nucleus)为正中视前核；OVLT (organum vasculosum of the lamina terminalis)为终板脉络丛器官；OC (optic chiasm)为视交叉；PIT (anterior pituitary)为垂体前叶；PBN (parabrachial nucleus)为臂旁核；AP(area postrema)为后支区；NST(nucleus of the solitary tract)为孤束核；A_2/C_2为A_2细胞/C_2细胞；VLM (ventrolateral medulla)为延髓腹外侧；CCK (cholecystokinin)为缩胆囊肽
(引自：Stricker E M，et al)

一般而言，抗利尿激素对水平衡的调节是通过血浆晶体渗透压改变及血容量下降等两种刺激来实施，在生理条件下以前者为主，在病理情况下以后者为主。不过，在神经垂体的调控过程中，垂体后叶神经垂体膨大的木兰细胞神经元（magnocellular neurons）释放精氨酸加压素（AVP）是通过渗透压感受器（osmoreceptor）传入信息和非渗透性传入信息的兴奋与抑制来实现的，其他激素类和药物对 AVP 的分泌有直接或间接的附加影响（图 12-11）。刺激抗利尿激素释放的因素除了血浆高渗透压和低血容量以外，还包括直立体位、疼痛、情感应激、胆碱能刺激、β-肾上腺素能刺激、高温、头部外伤、出血性休克、正压通气、吗啡、尼古丁、巴比妥类、三环类抗抑郁药、长春新碱、环磷酰胺、氯化磺丙脲等；抗利尿激素释放因素包括低渗透压、高血容量、仰卧位、α-肾上腺素能刺激、摄水过多、低温、乙醇、阿托品、苯妥英钠、利血平、糖皮质激素、氯丙嗪等。

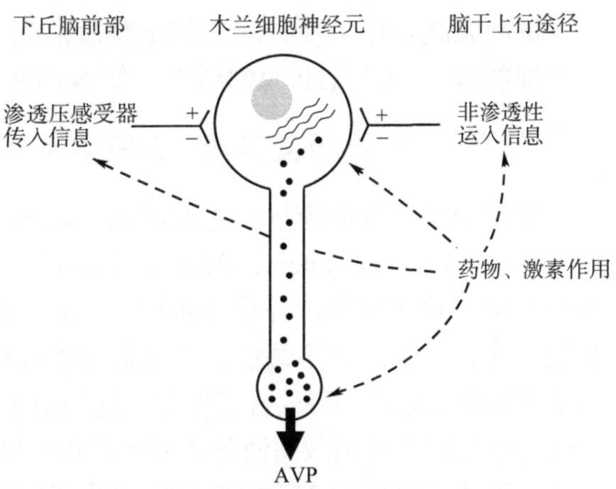

图 12-11　神经垂体释放 AVP 的调控作用

AVP 为精氨酸加压素；+表示兴奋；−表示抑制

（引自：Verbalis JG）

抗利尿激素的主要靶器官是肾，在生理情况下，由于血中抗利尿激素的浓度很低，只有抗利尿作用。其抗利尿作用的机制是与远曲小管和集合管上皮细胞的管周膜上的 V_2 受体结合而激活膜上的腺苷酸环化酶，产生 cAMP，使管腔膜蛋白磷酸化而改变膜的构型，蛋白颗粒聚集成簇而开放水分子通道，增强水通道的通透性，从而加强肾远曲小管和集合管对水的重吸收，减少水的排出，同时抑制醛固酮的分泌，降低肾小管对 Na^+ 的重吸收，增加 Na^+ 排出，降低 Na^+ 在血浆内的浓度，使其渗透压降至正常范围。如果正常人一次饮水 1000ml 后，可发生水利尿（water diuresis），其发生机制主要通过以下两个环节：①血液被稀释，血浆晶体渗透压下降，暂时抑制了抗利尿激素的释放，其渗透压小于 280mOsm/L 时，抗利尿激素的分泌完全被抑制，肾对水的重吸收减少而利尿，饮水后大约 0.5 小时尿量就开始增加，1 小时后尿量达最高值，经 2.5 小时后随着血浆渗透压的逐渐恢复，其尿量亦恢复到原来水平；②通过远曲小管和集合管对 Na^+ 的重吸收增加，以减少 Na^+ 的排出而逐渐恢复 Na^+ 在血浆的浓度，结果血浆晶体渗透压也恢复正常。通过这些调节机制，机体就能适应渗透压的变化，而且还能保持比较稳定的渗透压以防止因饮水过多而引起渗透压的明显改变（图 12-12）。

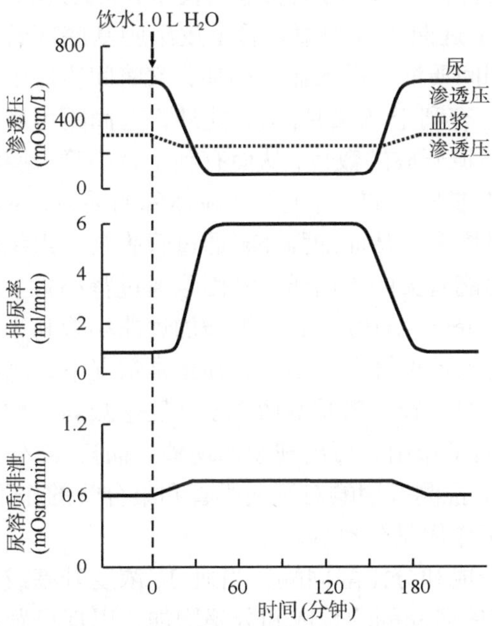

图 12-12　健康成年人一次饮水 1000ml 后的水利尿现象

（引自：Guyton AC，et al）

抗利尿激素还可使肾间质细胞释放前列腺素 E_2(PGE$_2$)。后者可扩张肾小球小动脉，并可抑制 Na^+，K^+-ATP 酶的活性，使 Na^+的主动转运过程受到抑制。

(三)肾素–血管紧张素–醛固酮系统

醛固酮是调节血容量的主要激素。醛固酮分泌的主要调节者是肾素–血管紧张素系统(rennin-angiotensin system，RAS)，肾素的产生部位在球旁复合体，也称肾小球旁器(包括球旁细胞、致密斑和球外系膜细胞)。肾小球旁细胞位于入球小动脉的近肾小球根部，其胞质中含有特殊的分泌颗粒，即肾素分泌颗粒。当血压降低或有效循环血容量降低，使肾小球旁器细胞分泌和释放肾素增加。这是由于：①肾血流灌注减少时，位于入球小动脉壁内的压力感受器受到刺激而使肾素释放增加；②肾血流量减少，肾小球滤过率降低，Na^+滤过减少，到达致密斑的 Na^+减少而激动致密斑的钠感受器，促使肾素的合成和释放；③交感神经张力增高，球旁器细胞的 β-肾上腺素能受体被刺激而使肾素释放增加。肾素是一种水解酶，它作用于由肝产生的血管紧张素原，形成血管紧张素Ⅰ(AngⅠ)，AngⅠ在血管紧张素转换酶 (angiotensin-converting enzyme，ACE)的作用下，形成 AngⅡ。ACE 广泛存在于血管内皮细胞，特别是肺部血管内皮细胞最丰富。AngⅡ 可被氨基肽酶(aminopeptidase)水解为血管紧张素Ⅲ(Ang Ⅲ)。AngⅡ 和 Ang Ⅲ都有很强的生物活性，是一组多肽类物质，不仅具有较强的缩血管和升压作用，特别是 AngⅡ，而且可刺激肾上腺皮质球状带，促进醛固酮的合成和分泌。血管紧张素的生成不仅依赖于肾素的作用，而且肾素释放量的多少是决定血浆中血管紧张素浓度的关键。每当肾素–血管紧张素在血中浓度增加时，醛固酮在血中的浓度也增加，因此，将肾素–血管紧张素–醛固酮(rennin-angiotensin-aldosterone)看作是一个作用相连接的功能系统。醛固酮是由肾上腺皮质球状带所分泌的一种激素，它对肾的主要作用是促进远曲小管和集合管对 Na^+的主动重吸收和 K^+的分泌，即具有保钠排钾作用。其主要机制是醛固酮作用于远曲小管和集合管上皮细胞基底部管周膜，兴奋 Na^+，K^+-ATP 酶，促进细胞内 Na^+泵到间质液，进入血液循环；又将间质液中的 K^+泵入细胞内，结果引起管腔内的负电荷增加，有利于 K^+的排出；此外，醛固酮可增加远曲小管和集合管上皮细胞膜管腔膜 Na^+及 K^+通道开放的数目，从而有利于肾小管管腔液内的 Na^+进入肾小管细胞。醛固酮可增强与产生能量(ATP)有关的线粒体酶的活力，ATP 增加可为钠泵提供能量，也可能使 Na^+泵的数目增多，从而加强 Na^+通过管膜泵至组织间隙液而入血循中。醛固酮还可促进形成钠通道功能有关的蛋白质，醛固酮通过肾小管上皮细胞形成醛固酮诱导蛋白(aldosterone-induced protein，AIP)，后者可增加远曲小管和集合管上皮细胞管腔膜 Na^+通道的数目，促使 Na^+进入肾小管上皮细胞。在正常情况下，当醛固酮储钠作用持续至一定时间而钠量有过多倾向时，肾小管重吸收 Na^+又发生减弱，称为脱逸现象(escape phenomenon)。醛固酮的储钠离子作用，可出现脱逸现象，而排 K^+作用则不发生脱逸现象，仍继续排钾。通过这一现象，推测醛固酮对远曲小管和集合管的作用，并不是简单的钠、钾互换，而是其排 K^+和保 Na^+作用是分离的。

血钾和血钠浓度也影响肾上腺皮质球状带合成和分泌醛固酮，当血 K^+浓度升高或血 Na^+浓度降低时，可直接刺激肾上腺皮质球状带使醛固酮的合成和分泌增加，以促进肾的保钠排钾作用。醛固酮的分泌量既受血 K^+、Na^+浓度的调节，但它又调节血钾、钠浓度的水平。此外，ACTH 分泌过多和手术操作亦刺激醛固酮的释放。

（四）心房肽，又称心房利钠肽或心钠素

心房肽有心房肌细胞产生的由 21～33 个氨基酸组成的多肽。当血容量增加、血压升高和血钠含量增高或血管紧张素增多时，可刺激心房肌细胞合成与释放心房肽。后者主要通过以下几个方面影响水钠平衡与代谢：①心房肽与肾小管上皮细胞膜上的受体结合后，通过 cGMP 关闭钠通道，使水 Na^+排出增加；②抑制肾素分泌；③抑制醛固酮分泌；④对抗血管紧张素的缩血管作用。若有效循环血量明显减少时，心房牵张感受器兴奋性降低，引起心房肽分泌减少，近曲小管对钠水的重吸收增加，而导致水肿。

综上所述，水平衡的调控主要是通过神经–内分泌系统的调节实现的。以血容量减少为例，说明其调节作用，归纳为图 12-13。

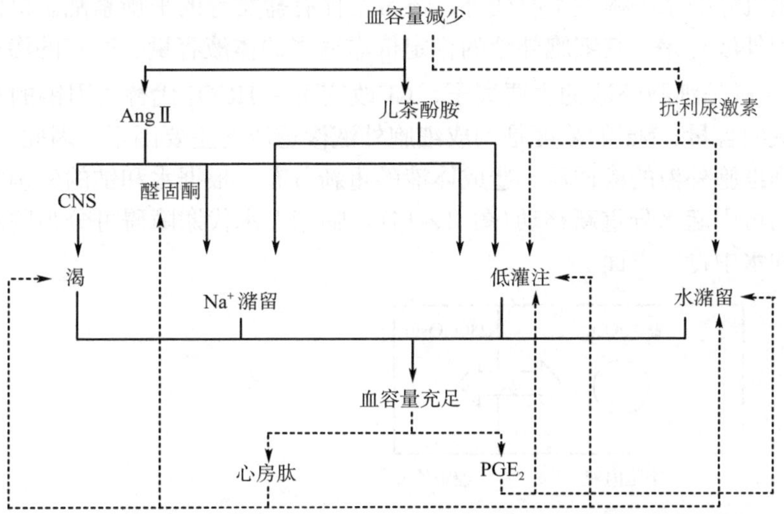

图 12-13　水平衡调控机制示意图（以血容量减少为例）

实线为正性机制（positive mechanisms）；虚线为负性反馈机制(negative feedback mechanisms)；PGE_2（prostaglandin E_2）为前列腺素 E_2；CNS（central nervous system）为中枢神经系统

（引自：Kokko J P）

（五）肾对体液的调节

肾是参与水平衡的重要器官之一，主要通过肾的浓缩和稀释功能来实现。当血浆渗透压过低时，肾可排出低渗尿，将血中相对过多的水分排出体外；相反血浆渗透压过高时，肾可排出高渗尿液，将血中过多溶质排出体外，以保存相对的水分，使过高渗的血液得以稀释。这种作用不仅可以保存水的平衡，还可以调节血浆渗透压。肾的浓缩和稀释功能主要是通过髓袢上行支的 NaCl 重吸收开始，该段对水通透性较低，NaCl 重吸收后管腔内尿液呈低渗状态；相反，髓袢下行支则对水通透性较高，滤过液在该段下行时，由于水的重吸收，NaCl 浓度逐步上升。此外，髓袢上行支与下行支平行排列，而其中滤液走向又相互逆行，因此产生了逆流倍增效果，从而使间质中的渗透浓度越靠近髓质深层越高，该梯度主要由 NaCl 组成，此外还有尿素也是组成其一部分。尿液的浓缩功能主要依赖于抗利尿激素和肾小管功能。肾能准确地控制体内水分和电解质，特别是氯化钠的排泄，以适应机

体日常对这些物质的摄入量，从而使细胞外液的容量渗透压和酸碱度保持恒定。肾在神经控制和激素的影响下，具有保留大量水分的特殊功能，一般每日双侧肾可滤过肾小球滤液为 180L，99%的滤液中水分为重吸收。肾小球滤液中大部分的 Na^+和 Cl^-也随之重吸收入血。在临床上，任何影响肾小球滤率或肾小管重吸收功能的情况都能影响体液容量、渗透压和酸碱平衡。尿液稀释功能主要依赖于：①肾髓袢升支和远曲小管功能；②集合管的无通透性；③抗利尿激素释放受到抑制。

第三节　水平衡紊乱及其治疗

水的摄入、排出和分布的任一环节发生紊乱时，均可导致水平衡障碍，但是水平衡代谢障碍时，除机体的水平衡发生改变外，还常常伴有盐类等的平衡紊乱。机体水和电解质紊乱都从细胞外液开始，其细胞外液的稳定依靠适当的体液容量、适宜的渗透压、适宜的 Cl^-浓度。钠和氯是细胞外液的主要离子，Cl^-改变可由 HCO_3^-代替，因钠的总量多少即决定于细胞外液的容量，Na^+的浓度是构成细胞外液渗透压的主要因素，因此，Na^+浓度的改变直接影响到细胞外液的渗透压，造成体液的重新分布。根据水和钠的失衡特点不同在细胞内外液之间可引起水分重新移动(图 12-14)。临床上水代谢障碍可分为脱水(失水)、水过多(水肿)和水中毒等方面。

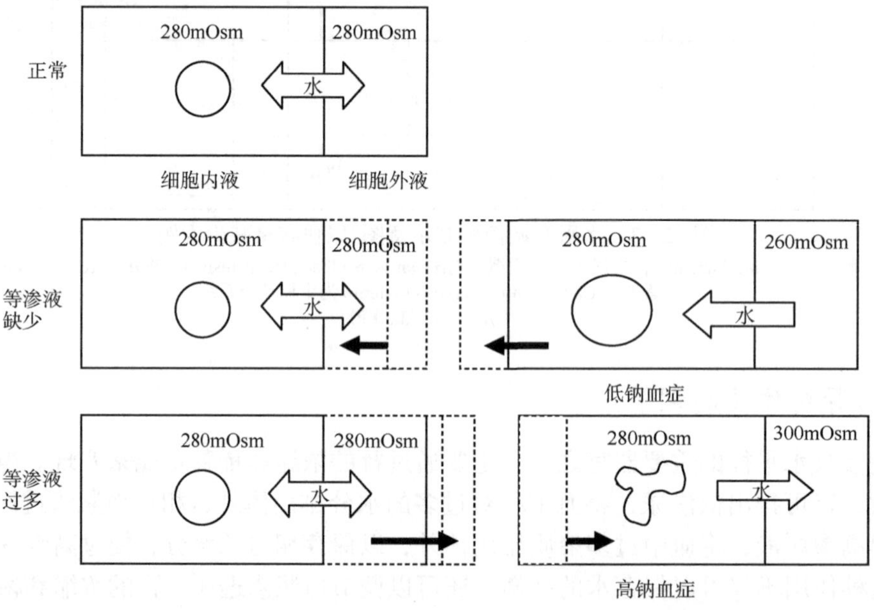

图 12-14　等渗液容量缺少、过多、低钠血症(低张)和高钠血症(高张)时细胞内外液之间水分的移动

(引自：Matfin G，Porth CM)

一、脱　　水

临床上常根据血清钠浓度的高低将脱水分为三种类型：等渗性脱水(isotonic

dehydration)、低渗性脱水(hypotonic dehydration)和高渗性脱水(hypertonic dehydration)。

(一)等渗性脱水

1. 诊断要点

(1)主要特点：水和钠是呈等比例丢失，血浆渗透压在正常范围内。
(2)主要临床表现：口渴，尿少，乏力，黏膜干燥，皮肤弹性差，严重者血压下降。
(3)血钠及血浆渗透压正常。

等渗性脱水系指机体丢失水和钠是按体液的等比例丢失，其血浆渗透压在正常范围内。这种类型的脱水在临床上最常见。

2. 病因　等渗性脱水常见于经消化道丢失消化液，如呕吐、腹泻、胃肠引流或肠胰胆瘘等；麻痹性肠梗阻时大量体液潴留于肠腔内；大量反复抽放胸部、腹腔液体；部分烧伤和剥脱性皮炎经创面大量渗液等。

3. 病理生理　等渗性脱水主要是细胞外液量的丢失，血浆容量及组织间液量明显减少，出现血容量不足的临床表现；但细胞内液量变化不大；血浆晶体渗透压在正常范围。在脱水的急性期(发病的头 3 天)液体的丢失 80%来自细胞外液，20%来自细胞内液。如果病程超过 3 天，液体丢失 60%来自细胞外液，40%来自细胞内液。由于血容量减少而引起肾素–血管紧张素–醛固酮系统兴奋，醛固酮分泌增强，通过肾远曲小管与集合管上皮细胞对水和钠的重吸收加强，可使细胞外液容量得到一定的补充。因血容量减少，亦可刺激抗利尿激素分泌，进一步增加肾对水的重吸收。如果细胞外液容量明显减少，未经任何处理，经皮肤、呼吸等不断丢失水分而转变为高渗性脱水。如只补充水分而不补充钠盐则可转变为低渗性脱水。

4. 临床表现　等渗性脱水主要表现为血容量减少，临床症状如倦怠、无力、疲乏感、易头晕，自述口渴、尿量减少等。常见体征有皮肤弹性减弱、皮肤弹性差、脉搏快而弱、血压偏低，表浅静脉萎陷，四肢偏凉等。当液体丢失在短时间内达体重的 5%时，即可出现血容量不足，如脉搏细弱、肢端湿冷、血压不稳定或下降等。当体液丧失达体重的 6%～8%时，就出现明显周围循环衰竭(休克)表现，常可伴代谢性酸中毒。若丧失液体主要为胃液时，可发生代谢性酸中毒合并代谢性碱中毒(表 12-5)。

5. 实验室检查　因血液浓缩而红细胞、血红蛋白、红细胞比容增加，但红细胞体积、平均红细胞血红蛋白浓度均正常。血钠及血浆渗透压正常。尿比重增加，尿钠、尿氯浓度和排出量减少。

表 12-5　等渗性脱水的病因与临床表现

病因	临床表现
液体摄入量不足	急性体重减少(占体重的%)
口部创伤或不能吞咽	轻度脱水：2%
不能获得摄入液体	中度脱水：2%～5%
渴感丧失	重度脱水：8%或其以上
治疗性控制液体摄入	抗利尿激素继发性增加

续表

病因	临床表现
神志丧失或渴感表达能力丧失	尿排出量减少
胃肠液丢失过多	渗透压和比重增加
呕吐	血浆渗透压增高
腹泻	渴感
胃肠吸引	红细胞比容和血尿素氮增加
胃肠道外瘘	血管容量减少
经肾丧失钠水过多	直立性低血压
利尿剂治疗	心动过速、虚弱和细脉
高渗性利尿（高血糖）	静脉充盈减少和静脉充盈时间增加
肾上腺功能减退症（Addison's 病）	低血压和休克
失盐性肾疾病	细胞外液容量降低
经皮肤丧失过多	婴儿囟门凹陷
发热	眼球凹陷和眼球变软
暴露于热环境	体温调节功能失调
烧伤和脱皮性损伤	体温升高
第三间隙丧失	
肠梗阻	
水肿	
腹水	
烧伤（头几天）	

（引自：Matfin G'Porth CM）

6. 治疗要点

（1）积极防治原发疾病。

（2）原则上应输入偏低渗溶液为主，常用生理盐水加入 5%葡萄糖溶液或平衡盐溶液。

（3）按其脱水程度应首先尽快地补充已丧失的水和盐，然后其下一步就是补充每日生理需要量（平均约 2000ml/d）和补充继续损失量。

（4）补液量可按临床估计脱水程度补充，若脉搏细速和血压下降表现，则提示细胞外液丧失量已达体重的 5%，此时应先通过静脉快速滴注 2500～3000ml（若体重 50～60kg 时）。如果患者无血容量明显不足表现，则可投给上述剂量的 1/2～2/3。必要时，可按红细胞比容计算其补充的等渗氯化钠溶液量：等渗氯化钠溶液量（L）=（红细胞比容上升值/红细胞比容正常值）×体重×0.25。

（1）积极防治原发疾病。

（2）原则上应输入偏低渗溶液为主，常用生理盐水加入 5%葡萄糖溶液或平衡盐溶液。因为生理盐水的 Na^+（153mmol/L）和 Cl^-（153mmol/L）浓度明显比血浆（含 Na^+和 Cl^-量分别为 140mmol/L 和 103mmol/L）高，如单独大量或长期使用时，可引起高氯性酸中毒的危险，因此，按生理盐水 1000ml 加 5%葡萄糖溶液 500ml 及 5%碳酸氢钠 100ml 比例配成溶液使用，这种溶液每 1000ml 含 Na^+ 133mmol、Cl^-96mmol 和 HCO_3^- 37.5mmol，与血浆含量相近。常用的平衡盐溶液主要有乳酸钠和复方氯化钠（林格）溶液（1.86%乳酸钠溶液和复方氯化钠溶液之比为 1∶2），以及碳酸氢钠和等渗盐水溶液（1.25%碳酸氢钠溶液和等渗盐水之比为 1∶2）两种。补液量可按临床估计脱水程度补充，若脉搏细速和血压下降表现，则提示细胞外液丧失量已达体重的 5%，此时应先通过静脉快速滴注 2500～3000ml（若体重 50～60kg 时）。如果患者无血容量明显不足表现，则可投给上述剂量的 1/2～2/3。必要时，可按红细胞比容计算其补充的等渗氯化钠溶液量：等渗氯化钠溶液量（L）=（红细胞比容上升值/红细胞比容正常值）×体重×0.25。

治疗等渗性脱水时，按其脱水程度应首先尽快补充已丧失的水和盐，下一步就是补充每日生理需要量（平均约 2000ml/d）和补充继续损失量，尤其对其原发病症状持续存在患者。

（二）低渗性脱水

1. 诊断要点

（1）主要特点：失 Na^+多于失水，血清 Na^+浓度降低，血浆渗透压小于正常。

（2）主要临床表现：无口渴，尿少不显著，乏力，皮肤湿黏有汗，易出现周围循环衰竭的症状与体征，包括血压降低、脉搏细速、四肢厥冷等。严重者可出现神经精神症状。

（3）血钠＜130mmol/L，血浆渗透压＜280mOsm/kg H_2O，尿比重低于正常，尿钠明显减少。

其特点是失 Na^+多于失水，血清 Na^+浓度低于 135 mmol/L，血浆渗透压小于 280mOsm/L。这种脱水又称失盐性脱水。

2. 病因　经肾丢失 Na^+，但未能及时补充，如长期使用高效利尿剂（呋塞米、依他尼酸、噻嗪类等），这些利尿剂能抑制髓袢升支对 Na^+的重吸收；又如急、慢性肾功能不全的多尿期，保钠功能下降；肾小管酸中毒时集合管分泌 H^+功能降低，H^+-Na^+互换减少，导致 Na^+随尿排出增加；肾上腺皮质功能不全时，由于醛固酮分泌不足，肾小管对 Na^+重吸收减少。通过胃肠道消化液丢失是造成丢钠的常见原因，如呕吐、腹泻或胃肠胰胆管造瘘可丢失含 Na^+的消化液。经皮肤丢失大量液体与 Na^+，如大量出汗，汗液中氯化钠含量约为 0.25%，此时仅补充水分而不补充钠盐；大面积烧伤可导致液体和 Na^+大量丢失。液体积聚在第三间隙（third space），如大量胸腔积液或腹腔积液等。

3. 病理生理

（1）细胞外液量减少是低渗性脱水的主要特点。因血浆晶体渗透压低于细胞内液，故水分向细胞内转移，因此细胞内水肿，细胞外液容量减少，又因组织间液的胶体渗透压较血浆为低，再加上，失钠后毛细血管内压降低，一部分组织间液进入血液循环，故组织间液的减少较血浆的减少更为明显。由于血容量和组织液显著减少，在早期容易出现循环血容量不足现象，甚至发生低血容量性休克，因心输出量减少，血压下降而引起直立性眩晕、四肢厥冷、脉搏细速等外周循环衰竭症状。

（2）血浆渗透压降低引起的内分泌改变主要有两个方面：一是由于低渗而反射性地抑

制垂体后叶抗利尿激素的释放，使肾小管对水的重吸收作用减弱，因而尿量增多，故在缺钠早期，可排出较多的低渗尿，以保持细胞内外晶体渗透压平衡；二是由于缺钠和血容量降低，均可引起醛固酮分泌增加，肾小管对 Na^+的重吸收增强，此时，尿中氯化钠含量很低或缺如。

(3) 低渗性脱水时，细胞内外液均呈低渗状态，故无口渴症状。

(4) 因细胞外液低渗，细胞外液向细胞内转移，故容易发生细胞内水肿，特别值得注意的是容易发生脑细胞水肿，此时可出现一系列中枢神经系统症状如恶心、呕吐、嗜睡或昏迷等。

4. 临床表现

(1) 轻度低钠（缺 NaCl 0.5g/kg 体重）：疲乏无力、头晕、淡漠等。无口渴感，饮水减少，故机体虽缺水，但却不思饮。

(2) 中度低钠（缺 NaCl 0.5～0.75g/kg 体重）：除了上述症状外，明显的失水症状与体征，包括恶心呕吐、脉搏细速、直立性眩晕、血压不稳定或下降、眼窝下陷、皮肤弹性减弱、静脉萎陷、少尿或无尿等。

(3) 重度低钠（缺 NaCl 0.75～1.25g/kg 体重）：可出现周围循环衰竭的症状与体征，包括明显血压降低、四肢厥冷等。还可出现严重神经精神症状，包括神志不清、昏迷、抽搐等。

若可出现反复恶心、呕吐、嗜睡或昏迷等症状时，常提示合并脑水肿。

5. 实验室检查

(1) 血液浓缩而血红蛋白、红细胞、红细胞比容增加，但因红细胞内水增加，故红细胞体积（MCV）增大，平均血红蛋白浓度（MCHC）降低等。

(2) 血清钠＜135mmol/L，血渗透压低于正常。

(3) 尿中钠、氯明显减少，晚期虽尿少，但尿比重未见明显增加。

6. 治疗要点

(1) 积极防治原发疾病。

(2) 必须适量补充盐水，原则上缺钠补钠。

(3) 对轻或中度低渗性脱水，则补充生理盐水即可。虽然缺钠同时总伴有缺水，但不能单补充水，因为单纯输水，一方面使细胞外液渗透压更降低而抗利尿激素分泌进一步减少，水分通过肾很快排出，并不能改善缺水状态；另一方面使细胞外液渗透压更降低，结果细胞外液向细胞内转移，可造成细胞内水肿，甚至水中毒。选用生理盐水 1000ml 加 10%葡萄糖溶液 250ml 及 5%碳酸氢钠 100ml，按比例配成溶液使用，这种溶液每 1000ml 含 Na^+158mmol，Cl^-113mmol 和 HCO_3^- 44mmol，与血浆含量相近。

(4) 对重症低渗性脱水，特别是血清钠低于 120mmol/L 时 则应补充高渗氯化钠溶液（3%～5%盐水）。选用高渗盐水可迅速纠正低钠血症；比较短时间内提高细胞外液的渗透压，以减轻细胞水肿，特别是减轻脑细胞水肿等。在心肾功能允许的条件下，可小心翼翼地静脉缓慢滴注 3%～5%氯化钠溶液（每 100ml 含 Na^+、Cl^-各 51～85mmol）。

必要时根据血清钠浓度按下列公式计算：

补钠量（mmol）=（120−钠实测值）×体重（kg）×0.6（男）或 0.5（女），可应用总体液量来计算，即男为占体重的 60%，女为占体重的 50%。1g 氯化钠含 Na^+17.1mmol，因此其补钠量（mmol）应换算成 NaCl 的克数。其公式为：NaCl（克）= 补钠量（mmol）/17.1（mmol）。

以上计算量宜分次补给，第 1 日先补给 2/3，次日补充另外的 1/3。一般每次配成 3%氯化钠溶液缓慢静脉滴注，补充速度不可太快，否则易导致脑细胞的损伤和功能障碍，必要时在血清电解质的监测下补充。

（三）高渗性脱水

1. 诊断要点

(1) 主要特点：失水大于失钠，血清 Na^+浓度大于正常，血浆渗透压大于正常。

(2) 主要临床表现：严重口渴，尿少明显，汗少，乏力，口唇干裂，皮肤干燥，严重者可发生精神神经系统症状(如躁狂、谵妄，甚至昏迷)，晚期易出现循环衰竭。

(3) 血钠＞150mmol/L，血浆渗透压＞310mOsm/kg H_2O，尿比重常增高。

其特点是失水多于失钠，血清 Na^+浓度大于 150mmol/L，血浆渗透压大于 320mOsm/L。因口渴较重，故又称口渴性脱水。

2. 病因

(1) 水摄入减少：咽下困难、水源断绝或严重疾病而造成摄水减少。

(2) 水丢失过多：如高烧、大剂量长期利尿剂、尿崩症或经胃肠道丢失水分过多如恶心、呕吐、腹泻或消化道引流等。

3. 病理生理

(1) 细胞内脱水是高渗性脱水的主要特点。因丢失水比失钠重，细胞外液钠浓度增加而成高渗状态，结果细胞内液向细胞外转移，这有助于循环血量的恢复，但同时也引起细胞内脱水致使细胞皱缩。

(2) 细胞外液渗透压升高，可通过刺激下丘脑渗透压感受器引起抗利尿激素分泌增加，促进肾小管对水的重吸收，因而尿量减少而尿比重升高，可达 1.035 以上。增高的细胞外液渗透压刺激下丘脑前部的口渴中枢，引起口渴感，再加上循环血量减少及唾液分泌减少引起口干舌燥，亦是加重口渴感的原因。

(3) 血容量减少而肾血流量减少，可通过激活肾素–血管紧张素–醛固酮系统引起醛固酮分泌增加，促进肾小管对 Na^+的重吸收，它与抗利尿激素一起有助于维持细胞外液容量和循环血量，使其不致下降太多，但在早期由于血容量变化不明显，醛固酮分泌可不增多，当液体丢失达体重的 4%时，即可引起醛固酮分泌增加。

(4) 细胞内脱水可导致细胞代谢障碍，组织分解加强，血中氧化不全的中间代谢产物增多，再加上肾血流量减少，肾排出这些分解产物功能降低，可出现氮质血症。当脑细胞严重脱水时，可引起一系列中枢神经系统功能障碍，包括烦躁、抽搐、嗜睡、昏迷等症状。

(5) 缺水性体温升高：当发生严重缺水时，从皮肤蒸发的水分减少，体温调节功能受到影响，可引起体温升高，临床称为脱水热。严重病例，尤其是小儿要特别加以注意。

4. 临床表现　高渗性脱水主要特点为口渴和三少一高(唾液少、汗少、尿少和尿比重高)。

(1) 轻度高渗性脱水(失水量为体重的 2%～4%)：口渴很明显，烦渴，尿少。

(2) 中度高渗性脱水(失水量为体重的 4%～6%)：极度口渴，唾液少而发生口干，甚至吞咽困难。还可有皮肤黏膜干燥、烦躁、软弱无力、性格改变，有时伴脱水热等，因皮肤出汗少，以致皮肤散热发生障碍，可引起体温升高。

(3) 重度高渗性脱水(失水量为体重的 6%以上)：除上述症状外，可出现脑功能障碍包括嗜睡、幻觉、谵妄、昏迷等。当血浆渗透压达至 400mOsm/L 时可出现癫痫发作等；此外，常因血容量明显降低引起失血性休克和尿闭症等。

5. 实验室检查

(1) 血液浓缩而引起血红蛋白、红细胞、红细胞比容增加。因红细胞内脱水而红细胞体积降低，平均血红蛋白浓度增加。

(2) 血清钠升高(＞150mmol/L)，血浆渗透压升高(＞350～400mOsm/L)。

(3) 尿比重升高，常＞1.030。

(4) 脱水类型的鉴别(表 12-6)。

表 12-6　脱水类型的鉴别

项目＼类型	等渗性脱水	低渗性脱水	高渗性脱水
1. 口渴	轻度	不明显	重度
2. 黏膜干燥	中度	不干	重度
3. 皮肤弹性	差	极差	尚可
4. 脉搏	细弱	快	稍快
5. 血压	可低	很低	可正常，后期降低
6. 细胞外液量	↓↓	↓↓↓	↓
7. 细胞内液量	—	↑	↓
8. 血浆渗透压	—	↓	↑
9. 红细胞	↑↑	↑↑↑	↑
10. MCV	—	↑	↓
11. MCHC	—	↓	↑
12. 血清钠	135～145mmol/L	＜135mmol/L	＞150mmol/L
13. 尿量	↓	正常	↓↓
14. 尿比重	正常	＜1.010	＞1.030

注：MCV 为红细胞体积；MCHC 为平均血红蛋白浓度。

6. 治疗要点

(1) 积极防治原发疾病。

(2) 原则上应首先补充缺少的水分：一般先用 5%葡萄糖溶液静脉滴注。5%葡萄糖虽然是等渗液，但进入机体后葡萄糖被氧化成 CO_2 和水，故实际只等于输入了水分，但如果输入葡萄糖溶液过多时，可诱发水中毒的危险。如血浆渗透压明显升高者，初时可选用 0.45%氯化钠低渗溶液。若伴有明显酸中毒患者，酎加 1.25%碳酸氢钠溶液或 1.86%乳酸钠溶液。补液量可根据临床表现估计失水量(通常，每丧失体重的 1%，可补液 400～

500ml)；或根据血清钠水平计算。根据血清钠浓度计算其缺水量公式为：男子需水量(ml)=(钠实测值 mmol/L–142)×体重(kg)×4，女子需水量(ml)=(钠实测值 mmol/L–142)×体重(kg)×3，婴儿需水量(ml)=(钠实测值 mmol/L–142)×体重(kg)×5。

健康男子要降低血钠 1mmol/L 时，需要每千克体重 4ml 的水，女子需 3ml 水，婴儿则需 5ml 水。补液的速度及一次补充量，应根据患者的病情严重程度、心、肾功能情况，灵活掌握，原则上先快后慢，随着病情的好转，及时给予调整。临床上，根据计算的所需补水量可分为两天补给，第 1 日可投给其 1/2 量，另 1/2 量在次日给予为宜，以免发生水中毒。此外，还应补给每日需要量 2000ml。待脱水基本纠正后，血钠回降、尿量增加、尿比重降低等时，在输注生理盐水与 5%葡萄糖溶液 1∶2 混合液，以补充在缺水过程中所损失的钠离子，避免体液转为低渗状态，所以待缺水纠正后，应及时适当补充 Na^+，因为各种脱水总是伴有失钠，再加上经纠正脱水状态后，常易发生 Na^+降低的缘故。

(3)适当补充钾：待脱水基本纠正后，尿量 24 小时不少于 500ml，血钾浓度又较低时适当补充钾。因为细胞内脱水时，K^+随水转移到血浆内而使血 K^+升高；当大量补充葡萄糖溶液时，尿 K^+排出增加，K^+又进入细胞内，血钾可能降低，因而在尿量大于 500ml/d 的情况下，需要适当补充 K^+。

二、水中毒与水肿

水中毒(water intoxication)又称为低渗性水过多，是指入水量超过其肾脏能够排出的限度，造成体内水过多，进而导致细胞内水过多。水中毒与水肿(edema)的概念不同，后者主要是指组织间液的异常增多，以局限性组织间液增多、可凹性水肿，严重者可有胸腔积液、腹水等主要临床表现，水肿不是独立的疾病，而是多种疾病包括心源性、肾源性、肝源性和营养不良等引起的一种病理过程。水中毒则主要指总体液，特别是细胞内液的全身弥漫性增多，并以低渗血症为主要临床表现。

(一)水中毒

1. 病因　正常人在肾功能良好的情况下，一般不会发生水中毒，因而水中毒常在急性肾功能不全患者输液不当导致输液量过多时出现。

(1)摄水过多：给低渗性脱水患者过多输入不含盐的液体超过其肾的排水能力或精神性疾病而饮水过量等。

(2)排水减少：急性肾功能不全患者由于恐惧、急性感染、外伤或手术等，交感神经兴奋解除了副交感神经对抗利尿激素分泌的抑制，造成抗利尿激素分泌增多。

2. 病理生理

(1)细胞内水肿：由于血清钠浓度降低，细胞外液渗透压降低(＜250～280mmol/L)，水自细胞外向细胞内转移，造成细胞内水肿，由于细胞内容量大于细胞外液，过多的水分大都聚集在细胞内。特别是当脑细胞水肿时，出现淡漠、举动离奇、嗜睡、躁动继而抽搐，甚至昏迷。当颅内压增高时，可出现头痛、恶心和呕吐等，如果发生脑疝可危及生命。一般当血 Na^+浓度降低至＜120mmol/L 时，可出现较明显的症状。

(2)细胞外液量增加，血液被稀释，故红细胞等指标均下降；循环血量及细胞间液增加，可表现为可凹性水肿。

3. 临床表现

(1)轻症：乏力、厌食、恶心、嗜睡等；少数表现为肌痉挛，还可有唾液、泪液分泌增加；易发生可凹性水肿。

(2)重症：发病急，由于脑细胞水肿而引起的脑功能障碍症状，如极度软弱、头痛、喷射性呕吐、定向力障碍、精神错乱、共济失调、躁动、抽搐、昏迷等。若发生脑疝时，可引起呼吸不规则，甚至心搏骤停。

4. 实验室检查　血浆蛋白和血红蛋白浓度降低，红细胞降低，红细胞比容增大，平均红细胞体积增大，平均红细胞血红蛋白浓度降低。

(1)血钠浓度降低，血浆晶体渗透压常＜280mmol/L，严重时可降至＜230mmol/L；血钠多＜120mmol/L 。

(2)尿比重降低，但24小时尿钠及氯基本在正常范围内。

5. 治疗原则

(1)防止诱因及其原发病：对急性肾衰竭、心力衰竭及手术后患者，应严格控制水的入量，以防止水中毒。对于水中毒，预防比治疗更重要。

(2)轻症：限制或停止水分摄入，限水1日，可脱水1200ml。对慢性无症状者不急于静脉投给高渗盐水治疗。

(3)急重症：除严格限制进水外，须尽快补充高渗盐水，以纠正脑细胞水肿。可用3%～5%氯化钠溶液静脉输注，以每分钟1～1.5ml的速度，最好同时观察尿量，如尿量已有明显增加，则可停止输入。必要时可同时应用呋塞米等强利尿剂，以促进体内水分的排出(参阅第二章低钠血症的治疗)。

(二)水肿

1. 病因与发生机制　水肿常见于心、肾、肝等疾病和炎症性、过敏性、理化损伤性、营养不良性等各种疾病。其发生机制为：①血浆与组织间液的体液平衡紊乱，主要由于毛细血管内压增高、毛细血管通透性增加、血浆胶体渗透压降低、静脉或淋巴回流受阻等因素；②体液排出障碍而水钠潴留(water and sodium retention)(表12-7)。

表12-7　体液排出减少的原因

原因	机制
肾损伤	降低肾小球滤过率引起球-管平衡失调而激活RAA系统和ADH分泌增加，远曲小管和集合管对水钠重吸收增加
肝硬化(低白蛋白血症)	
心力衰竭	
肾病综合征(低白蛋白血症)	
肾上腺皮质激素缺乏	
ADH分泌异常综合征(SIADH)	肾小管对水的重吸收增加

注：ADH为抗利尿激素；RAA系统为肾素-血管紧张素-醛固酮系统；SIADH为抗利尿激素分泌异常综合征。

(引自：Monson J P)

2. 水肿的临床特点

(1)皮肤特点：水肿时皮肤组织肿胀，皮肤皱纹扁平、弹性消失，可引起指凹性水肿(pitting edema)，又称为显性水肿(frank edema)。水肿时，血浆中钠水潴留，因为钠水可自由通过毛细血管壁至组织间隙，使组织间液量增加，并且其为等渗液，所以只潴留于其间隙，而不是进入细胞内。在水肿初期，其水肿液与间隙的胶体物质(胶原、透明质酸和黏多糖等)的结合尚未达到饱和状态而未形成游离液体，此时可不出现指压性凹陷，故此种水肿称为隐性水肿(recessive edema)。但是在组织间隙中其游离体形成后，指压时出现凹陷。在甲状腺功能低下时，可出现一种特殊的水肿，称为黏液水肿(myxedema)。

(2)在不同疾病或同一疾病的不同时期，其水肿出现的部位和特点各不相同。这些特点常与以下四类因素有关。①多受重力的影响：由于血浆量增多，血管内液体较易受重力变化的影响，故受重力大的部位毛细血管流体静压增高，较易出现水肿。以心力衰竭为例，由于全身静脉淤血，远离心脏的低垂部位的毛细血管内压更高，故下肢首先水肿。②组织结构特点：以肾性水肿(不合并心力衰竭者)为例，因不伴有毛细血管内压增加，受血液重力作用影响较小，故易在眼睑等组织结构疏松部位水肿，并与体位变化影响较小。③血浆胶体渗透压的影响：血浆胶体渗透压主要取决于血浆白蛋白的含量。若血浆白蛋白<2.5g%时，可引起血浆胶体渗透压下降而易引起水肿。临床上血浆白蛋白减少的原因有营养不良、严重肝疾病、肾病综合征等。④局部血流动力学因素：以肝性水肿为例，因肝硬化时肝静脉回流受阻，使肝静脉压和毛细血管流体静脉压明显增高导致肝硬化腹水。

3. 治疗

(1)治疗原发病，这是治疗水肿的关键。

(2)低盐或无盐饮食，以减少机体内钠与水分的潴留。

(3)水肿明显者可投给利尿剂，但要注意电解质紊乱的发生。

参考文献

程梅芬，林善錟. 1996. 水钠代谢 // 董德长主编. 内科各系统疾病与肾脏. 2 版. 北京：人民卫生出版社，237-245.

蒋朱明. 2013. 水和电解质平衡的生理概论//蒋朱明主编. 临床水与电解质平衡. 3 版. 北京：人民卫生出版社.

李燕芹，李光新. 2003. 水代谢紊乱//朱雷，于润江主编. 水、电解质与酸碱平衡紊乱. 上海：上海科学技术出版社，24-32.

陆大祥. 2008. 水、钠代谢障碍//金惠铭，王建枝主编. 病理生理学. 7 版. 北京：人民卫生出版社，15-30.

朴镇恩. 2008. 水代谢平衡与障碍//朴镇恩编著. 最新血液气体与酸碱平衡. 哈尔滨：黑龙江教育出版社，115-135.

Alberts B. 2002. Molecular biology of the Cell. 4th ed. New York：Garland Science.

Berl T. 2004. Pathophysiology of water metabolism//The Kidney. 7th ed. Edited by Brenner BM. Philadelphia：Saunders.

Bongard F S. 2000. Fluids，electrolytes，& acid-base//Current Critical Care Diagnosis & Treatment. 2nd ed. Edited by Bongard FS. New York：Lange Medical Books/McGraw Hill，14-77.

Boundless. 2014. "Water Balance DIsorders." Boundless Anatomy and Physiology. Boundless.

Chen L. 2009. Infectious diarrheal diseases and dehydration//Marx JA，Hockberger RS，Walls RM，et al. Rosen's Emergency Medicine：Concepts and Clinical Practice. 7th ed. Philadelphia：Mosby Elsevier，171.

Cho Kerry C. 2011. Electrolyte & Acid-Base Disorders (Chapter 21). McPhee SJ，Papadakis MA：CURRENT Medical Diagnosis & Treatment.

Fanestil D D. 1994. Compartmentation of body water//Clinical disorders of fluid and electrolyte metabolism. Edited by Narins RG. New York：McGraw-Hill，3-20.

Fischbach F T. 2004. A manual of laboratory and diagnostic tests. 7th ed. Philadelphia： Lippincott Williams & Wilkins.

Fleisher，Gary Robert，Ludwig，et al. 2010. Textbook of Pediatric Emergency Medicine. Lippincott Williams & Wilkins，811.

Fukagawa M. 2005. Fluid & electrolyte disorders//Current Medical Diagnosis & Treatment. 44th ed. Edited by Tierney LM，Jr. New York：Lange Medical Books/McGraw-Hill，847-845.

Greenbaum L A. 2011. Deficit therapy // Kliegman RM，Behrman RE，Jenson HB，et al. Nelson Textbook of Pediatrics. 19th ed. Philadelphia：Saunders Elsevier，54.

Guyton A. 2006. Medical Physiology. 11th ed. Philadelphia：W. B. Saunders Co，291-306.

Kaneshiro，Neil K. 2014. "Dehydration". National Library of Medicine，Retrieved 10.

Kaye A D. 2000. Fluid and electrolyte physiology//Anesthesia. 5th ed. Volume 1. Edited by Miller RD. Philadelphia：Churchill Livingstone，1586-1612.

Kokko J P. 2004. Fluids and electrolytes // Cecil Textbook of Medicine. 22nd ed. Edited by Goldman L. Philadelphia：Saunders，669-677.

Manson J P. 2002. Salt and water homeostasis and acid-base balance // Textbook of Medicine. 4th ed. Edited by Manson JP. Philadelphia：Elsevier Science，1099-1118.

Matfin G，Porth CM. 2004. Disorders of fluid and electrolyte balance//Porth-Pathophysiology Concepts of Alterred Health States. 7 th ed. Edited by Porth CM. Philadelphia：Lippincott Williams & Wilkins，33：1-22.

Moretti E W. 2003. Intraoperative colloid administration reduces postoperative nausea and vomiting improves postoperative outcomes compared with crystalloid administration. Anesth Analg，96：611.

Patton K T. 2010. Anatomy & Physiology. 7th ed. St. Louis：Mosby Elsevier.

Prough D S. 2000. Acid-base，fluids，and electrolytes//Clinical Anesthesia. 5th ed. Edited by Barash PG. Philadelphia：Lippincott Williams & Wilkins，175-207.

Santillanes G. Claudius I. 2013. Rehydration Techniques in Infants and Children // Roberts：Roberts and Hedges' Clinical Procedures in Emergency Medicine. 6th ed. Philadelphia：Saunders Elsevier，19.

Scanlon V C. 2003. Fluid-electrolyte and acid-base balance // Essentiols of anatomy and physiology. 5th ed. Edited by Scanlon VC，Sanders T. Philadelphia：F.A. Davis Co，439-450.

Schafer4 J A. 2003. Regulation of body fluid osmolality//Essential medical physiology. 3rd ed. Edited by Johnson LR. San Diego：Elsevier，437-446.

Silveira P F. 2004. Peptide metabolism and the control of body fluid hormeostasis. Curr Med Chem Cardiovasc Hematol Agents，2：219.

Staunton M D. 1975. Clinical fluids balance. Brit J Clin Pract.，29(2)：331.

Stricker E M. 2003. Water intake and body fluid // Fundamental neuroscience. Edited by Squire LR. San Diego：Academic Press，1011-1029.

Tanner G A. 2008. The regulation of fluid and electrolyte balance//Medical Physiology. 3rd ed. Edited by Rodney AR Philadelphia：Lippincott Williams & Wilkins，403-417.

Thomas J N. 1999. Essentials of pathophysiology. 2nd ed. Boston：WCB Mc Graw Hill.

Verbalis J G. 1997. Body water and osmolality // Textbook of Nephrology. Edited by Wilkinson B. London：Chapman & Hall，89-94.

第十三章　钠代谢平衡与障碍

第一节　钠代谢平衡

Na^+是细胞外液的主要阳离子，在维持细胞外液容量和血浆晶体渗透压方面起重要作用，同时对保持细胞和血液之间的电平衡及化学平衡起着重要作用，不仅对维持神经肌肉电兴奋和传导有重要作用，而且对酸碱平衡的调节也起着重要生理作用。对心肌细胞动作电位的产生、兴奋性的维持也有重要作用。

一、钠在体内分布

钠是人体最重要的常量元素之一。机体含量大约为 0.2%，每千克体重含钠量为 40～60mmol，其中约 98%分布在细胞外液中，仅 2%存在于细胞内。若体重 70kg 时，大约含 Na^+为 97g(=4200mmol)。正常人血清钠浓度为 135～145mmol/L(平均 140mmol/L)。在血清钠(140mmol/L)中，约 98.5%为游离 Na^+(超滤性钠 138.6mmol/L)，1%为与蛋白质结合的钠(1.4mmol/L)，另 0.5%为与碳酸盐结合的复合物($NaCO_3^-$，$NaCO_3$)。在总钠量中，大约 74%(102.1mmol/L)为“激活”Na^+(“active” Na^+)，另 26%(35.9mmol/L)为电静态性结合钠(static electricity combining with sodium)(图 13-1)。机体钠中大约 70%(=40mmol/kg)为可交换性。在骨骼中的钠，一部分为可交换性，一部分为不可交换性。大约各占 1/2。分布于体液中的钠，全部属于交换性钠。当细胞外液中 Na^+在某种原因急性丢失时，骨骼

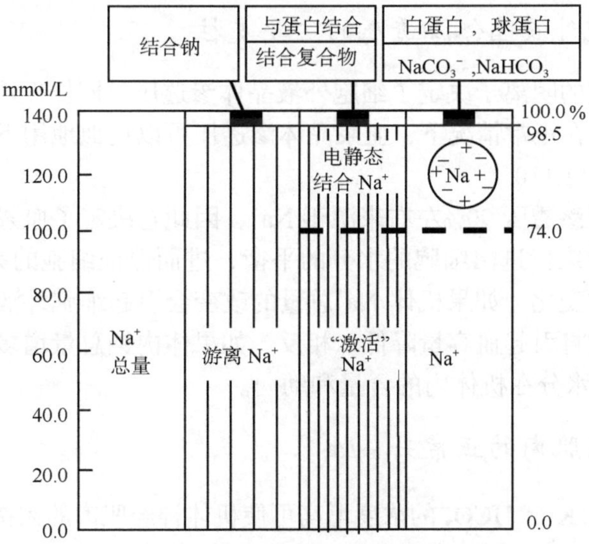

图 13-1　血清钠分数(sodium fraction)

(引自：Kulpmann WR)

中的可交换性钠即移出细胞外液中，以维持生理的 Na^+平衡。当然这个量是有限的，丧失过多的 Na^+时，需要另外补充才可。当补足钠量，这部分可交换性钠又移回到骨骼中，因此，这种骨骼中存在的交换性钠，实际上可作为后备性钠池（reserve pool of Na^+）起重要的生理作用。Na^+主要存在于细胞外液，而 K^+主要存在于细胞内，这主要是由于钠泵的作用。

机体血浆钠浓度（PNa）和机体总体钠及总体钾含量[Na^+K^+]与总体液量（TBW）之间有着密切关系。可用下列公式来表示三者之间的关系。

（1）血浆钠浓度（PNa）$\approx$ 总体[Na^++K^+]/TBW。

（2）TBW $\propto$ [Na^++K^+]/PNa。

（3）PNa $\propto$ 血浆渗透压（POP）$\propto$总体渗透压$\propto$总体溶质$\propto$1/TBW，可用[Na^++K^+]评价总体溶质的含量。

因此，血浆钠浓度与总体钠和总体钾变化成正比，与 TBW 变化成反比。可见血浆钠浓度是估计血浆水量、总体液量、血浆渗透压、总体渗透压和总体溶质的简单替换值。通常，总血浆钠浓度的升高或降低，可使血浆钠浓度发生相应改变，但在临床上，PNa 改变通常反映血浆水量的变化。即 PNa 升高，提示血浆水量降低，当 PNa 降低时，提示血浆水量升高。尽管 98%的 K^+存在于细胞内，但 PNa 也与总 K^+变化一致。在临床上，输入 Na^+与 K^+都将发生 PNa 升高，这是因为，在低钾血症时，当输入的 K^+进入细胞内时，为保持电中性，Na^+从细胞内流出或 Cl^-进入细胞内；此外，还因为血浆渗透压增高，细胞外液（ECF）允许 K^+和 Cl^- 进入细胞内，这两种机制都可能发生 PNa 增高。

通常，血浆阳离子总浓度较 Na^+浓度高 10～12mmol/L，而 Na^+浓度又较 Cl^-和 HCO_3^- 的总和高出 10～12mmol/L，故按下式可粗略估计 Na^+的含量（参考值）：[Na^+]=[Cl^-]+[HCO_3^-]+10。

二、钠的生理功能

（一）维持细胞外液晶体渗透压的主要支柱

钠离子及其对应的阴离子决定了细胞外液晶体渗透压。同样血清 Na^+浓度可以反映体液的张力。事实上，在正常情况下，血浆晶体渗透压可以近似地用下式表示：血浆晶体渗透压= 2×[Na^+]mmol/L+10。

血浆和细胞外液渗透压 90%左右来源于 Na^+，因此它决定了血浆晶体渗透压的高低。只有渗透压正常才能维持进出细胞的水分的平衡，进而保证细胞的完整性。Na^+浓度的异常就意味着总体液的变化。如果机体 Na^+总量的改变会引起细胞外液的相应改变，当体内钠总量减少时，可能将引起血容量降低，相反，如果体内钠总量增多时，会引起血容量增高。因此 Na^+可控制水分在机体内的含量和动向。

（二）维持神经肌肉的正常兴奋性

一般来说，Na^+、K^+、HCO_3^- 的浓度增高可使机体神经肌肉的兴奋性增高，故又称为兴奋性因子；而 Ca^{2+}、Mg^{2+}、H^+浓度增高，可使机体神经肌肉的兴奋性降低，故又称为抑制性因子。它们之间的关系可用下式表示：神经－肌肉兴奋性$\propto \dfrac{[Na^+]+[K^+]+[HCO_3^-]}{[Ca^{2+}]+[Mg^{2+}]+[H^+]}$。

凡是能改变神经–肌肉细胞膜对 Na^+通透性的作用，或具有使钠通道激活作用的因素，均能成为引起兴奋的刺激。无论是电的、化学的或物理性的因素，其之所以能成为刺激都必须具有这一特征。Na^+浓度可影响神经–肌肉动作电位的速度和幅度。当血浆中 Na^+浓度增加时，神经–肌肉细胞的 Na^+内流增加，后者是形成细胞兴奋的基础。即除极速度加快，幅度增加，传导性加强；间接导致复极速度加速，不应期缩短，兴奋性增强；使 Ca^{2+}内流增加，肌肉收缩加快、加强。在 Na^+内流而快速除极的同时，K^+也缓慢升高，以对消 Na^+内流而加速其复极过程。

（三）对心肌的作用

1. 钠内流是形成心肌快速反应细胞兴奋的基础 理论上，Na^+浓度改变将对心肌起着重要影响。当细胞外 Na^+浓度增加时，细胞内外浓度梯度增大，钠内流加速，传导性提高；同时，快反应自律细胞去极速度加快，自律性提高。细胞外 Na^+浓度降低时，则相反，心肌快速反应细胞传导降低，自律性也降低。但在临床实践中，Na^+浓度的一般变化，对心肌影响并不明显，Na^+浓度改变对心肌影响反而不如 K^+和 Ca^{2+}的改变重要。钠内流的机制与 Na^+通道状态有关，后者与当时膜电位(电位依从性)密切相关。以快反应的心室肌肉为例，当其膜电位为–90mV 时，给予刺激，可使膜电位达–70mV(阈电位)，Na^+通道被激活而引起快速 Na^+内流，产生动作电位引起兴奋。当膜电位为–50mV 时，Na^+通道处于失活。可见 Na^+通道的功能状态既是决定心肌兴奋性的前提条件，又与当时的膜电位有密切关系。Na^+浓度主要影响心肌细胞的动作电位除极过程，而对静息电位的影响不大。与神经–肌肉细胞的动作电位的短暂时程不同，心肌细胞和传导组织的动作电位时程较长。

2. 对心肌兴奋性的影响 离子对心肌兴奋性与神经–肌肉的兴奋性并不完全相同。其中 K^+与 Ca^{2+}对心肌的兴奋性与神经–肌肉的兴奋性的作用相反，而 Na^+对其两者并无区别，均为兴奋性因子。

（四）参与和调节酸碱平衡

Na^+与细胞外液中的 HCO_3^- 生成碳酸氢钠，并以此组成机体内最重要的碳酸氢盐缓冲系统，以维持体液酸碱平衡状态。

（五）Na^+是 Na^+,K^+-ATP 酶的主要成分

Na^+又是维持细胞膜钠钾泵功能的 Na^+,K^+-ATP 酶的主要成分之一，以维持细胞膜的正常功能。

三、钠的摄入与排出

（一）钠的摄入

钠的摄入一般主要以 NaCl(食盐)的形式。正常成人每日摄入的 NaCl 量，常与饮食习惯有关系，为 6～12g。每 1g 食盐含 Na^+与 Cl^-各为 17mmol。每日摄入食物中的钠量为 150mmol，由消化液分泌到肠道的钠，在正常情况下几乎完全被吸收。每日分泌的胃液量

大约为2500ml，其中含钠量为25～287mmol，小肠液量约为3000ml，其中含钠量为255～450mmol。正常情况下，通过每日食入及消化液分泌进入肠道的钠盐。（相当于 NaCl）共25～35g，主要在空肠和回肠内吸收。影响Na^+在胃肠道吸收的因素很多（表13-1），其中列举以下两个主要因素稍加说明。

1. 葡萄糖和氨基酸可促进Na^+吸收 在小肠黏膜细胞绒毛刷状缘存在的蛋白载体，先与Na^+和葡萄糖（G）结合后，形成Na^+-载体蛋白-G三联体，同时转运入肠黏膜细胞内，葡萄糖可经上皮细胞扩散入血液，而Na^+则由钠泵进入肠黏膜细胞内，经间质液后入血液。一个载体，可与两个Na^+及一个葡萄糖分子结合。Na^+与氨基酸在空肠的吸收，亦通过上述过程，也属主动转运，同样，借助Na^+转运系统提供能量。

2. Na^+,K^+-ATP酶活性直接影响Na^+在消化道的吸收 在肠黏膜细胞肠腔面存在Na^+，K^+-ATP酶，通过这种Na^+泵进行H^+与Na^+互换，Na^+进入肠黏膜细胞内而被吸收。

表13-1 影响Na^+在消化道吸收的因素

促进Na^+吸收的因素	抑制Na^+吸收的因素
葡萄糖	促胰液素
氨基酸	血管活性肽
Na^+，K^+-ATP酶	胰高糖素
血管紧张素Ⅱ	胆固醇

（二）钠的排出

机体对钠的保存机制比较完整，特别是肾的保钠机制。正常成年人的肾小球滤过率（GFR）约为125ml/min，每日从肾小球滤过的钠有500g以上（相当于21 739mEq），从尿中排出的仅有3～5g（130～217mEq），重吸收率达99%以上，这对维持细胞外液的总量和渗透压相对稳定有重要意义。机体对钠的排泄，除少量可以从皮肤汗液、粪便排出外，主要是从肾排出，在近曲小管的重吸收量占滤过钠量的67%，在髓袢的粗部和细部占20%，在远端肾小管占12%。近曲小管对Na^+的重吸收是消耗能量的主动过程。通过泵–漏（pump-leak）机制来实现。远曲小管腔中的Na^+顺浓度梯度和电位梯度以被动方式进入细胞内，一进入细胞内的钠便逆浓度梯度和电位梯度由细胞侧膜上的钠泵泵出，进入细胞间隙；细胞间隙内的钠蓄积，渗透压升高，吸引管腔内的水进入其间隙，并成为等渗液，随着其静水压升高，细胞间隙中的钠和水可能有一些回漏到管腔中而被重吸收。在髓袢升支粗部，由于Cl^-的主动重吸收而管腔内电位为正，管外电位为负，同时管壁对Na^+的通透性也高，故Na^+顺电位梯度而被重吸收。在髓袢升支细部，由于管腔内NaCl浓度高，管壁对Na^+的通透性高，故钠向管外顺浓度扩散。远曲小管和集合管对Na^+的重吸收方式为逆电化学梯度的主动转运过程，并接受醛固酮的调节。醛固酮可促进远曲小管和集合管对Na^+的重吸收，但醛固酮对近曲小管Na^+的重吸收没有作用。

四、钠平衡的调节

机体每日摄入钠大约150mmol，如果饮食中摄钠量减少时，Na^+几乎全部在肾中重吸收，相应减少肾排出Na^+以维持其在体内的平衡，相反，若过多摄入钠盐时，肾就多排出一些钠，以保持机体内的钠平衡(图 13-2)。钠代谢的调节主要通过肾。肾对钠的保存机制比较完整且非常强大。其规律是多进多排，少进少排，不进不排。

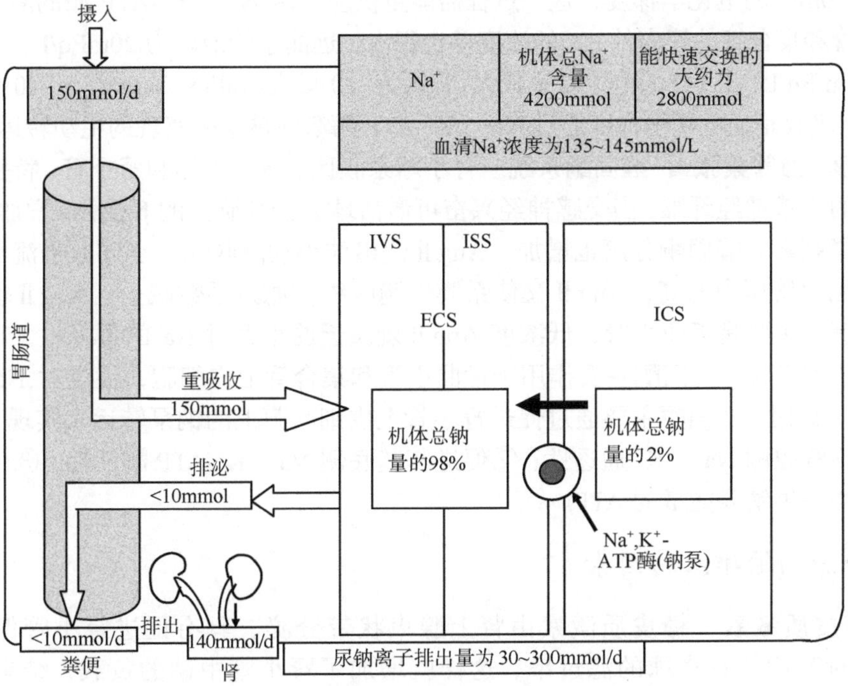

图 13-2　钠平衡示意图

ECS：细胞外间隙；ICS：细胞内间隙；ISS：细胞间隙空间；IVS：血管内空间

(引自：Kulpmann W-R，et al)

肾对Na^+的调节功能比较缓慢，一般需要 48 小时后才逐渐达到高峰。如饮食中不进钠盐，前 2 天肾照常排钠，第 4 日后排钠极少，至第 4 周几乎无钠排出。因此，尽管肾调节钠的能力很强，但由于其代偿机能缓慢，有一定的时间滞后性，如果在短暂时间内发生血液Na^+含量显著改变，也可能出现明显地Na^+紊乱。肾对Na^+的调控主要通过两个环节：①对Na^+的重吸收；②肾对钠的排泄作用。

(一)影响钠重吸收的因素

1. 肾小球–肾小管平衡(球–管平衡)　肾小球滤过钠，肾小管成比例的重吸收钠，即无论肾小球滤过的钠量如何，近曲小管始终以等渗液的形式重吸收 67%，称为肾小球–肾小管平衡，简称球–管平衡。定比重吸收的机制可根据泵漏模式来解释。近球小管对钠的重吸收率与肾小球滤过率之间存在着平衡关系。当肾小球滤过率增加时，近球小管的重吸收率也增加；反之，前者减少时，后者也相应减少。因此，肾小球对钠的滤过率直接影响近曲小管成比例重吸收的钠量。

2. 肾小管液中溶质的浓度　肾小管液中溶质所造成的渗透压，是对抗肾小管重吸收的力量。如果小管液中某些溶质的浓度很高，渗透压很大，就会阻碍水及Na^+的重吸收，使尿量增加，尿排钠增加。通常水利尿对钠的排泄没有很大影响，但当渗透性利尿时，不论负载溶质为何，都影响肾小管对钠的重吸收而增加钠排泄。钠盐本身也可作为负载的渗透溶质。

3. Na^+，K^+-ATP 酶的活性 肾小管对 Na^+重吸收除了髓袢升支以外，都是主动过程。在近曲小管中，对钠和水的重吸收是严格等渗的，肾小管上皮可使水自由透过，钠的重吸收作用要克服 20mV 的电化学梯度，这一过程需能量供应，由 Na^+，K^+-ATP 酶的激活来实现。在远曲小管和集合管的管内外 Na^+的浓度差也很大，远曲小管液内为 20mEq/L，小管周围组织液为 140mEq/L，管内外的电位差也较大，管内为–10 毫伏（milli volt，mV）～–40 毫伏（mV），对 Na^+的重吸收是逆电化学梯度通过 Na^+，K^+-ATP 酶激活钠泵来实现的主动转运过程。

4. 肾素–血管紧张素–醛固酮系统 肾小球系膜区、球旁小体和肾小管，特别是近曲小管有丰富的交感神经纤维，当交感神经兴奋可激活球旁器细胞上的 β 受体，增加肾素分泌，从而血管紧张素、醛固酮分泌也增加。Ang Ⅱ 使出球小动脉收缩，小球血浆流量减少，同时球内毛细血管压力升高，Ang Ⅱ 又使系膜细胞收缩，滤过系数减少。Ang Ⅱ 也能直接作用于肾小管，主要是近曲小管，低浓度 Ang Ⅱ 刺激近曲小管对 Na^+的重吸收，高浓度反而抑制 Na^+的重吸收。醛固酮主要作用于远曲小管和集合管上皮细胞，促进对 Na^+的重吸收及 K^+排出，此时，醛固酮主要通过促进肾小管上皮细胞膜上的钠泵转运来实现：①促进该部位主细胞管腔侧 Na^+、K^+通透性；②促进其基底侧 Na^+，K^+-ATP 酶活性；③促进生物氧化，以增加提供钠泵能量的 ATP。

（二）影响钠排泄的因素

1. 糖皮质激素 糖皮质激素由肾上腺束状带分泌，具有促进肾小管保钠排钾的作用，同时又增加肾小球的滤过率，这样就增加了肾小管中钠的负载，结果其总效率是增加钠的排泄。

2. 前列腺素（prostaglandin，PG） 前列腺素尤其是前列环素（PGI_2）、前列腺素 E_2（PGE_2），可扩张肾小球出球小动脉，有利于维持肾血流量，并可抑制 Na^+，K^+-ATP 酶的活性，使 Na^+主动运转受到抑制。

3. 心房肽 心房肽作用于肾小球系膜细胞和肾小球滤膜，通过对 Ang Ⅱ 的拮抗作用加强膜的通透性，使滤过分数增加。心房肽促进水钠排泄的主要机制是抑制近、远曲小管和集合管对 Na^+重吸收而促进水钠排泄，心房肽与肾小管上皮细胞膜上的受体结合后，通过 cGMP 关闭钠通道，而抑制对钠的重吸收。

4. 抗利尿激素 能激活磷脂酶 A_2，释放出花生四烯酸，从而增加前列腺素 E_2 的合成，而前列腺素 E_2 能抑制抗利尿激素在核酸环化酶受体的作用。前列腺素 E_2 可扩张肾小球小动脉，并抑制 Na^+，K^+-ATP 酶的活性而抑制 Na^+泵功能，降低肾小管对 Na^+的重吸收，结果肾排钠增加。

5. 激肽(kinin) 激肽释放酶（kallikrein，KK）是一种丝氨酸蛋白酶，作用于血浆中一种糖蛋白–激肽原而形成激肽。肾分泌激肽释放酶的部位在远曲小管，从致密斑到集合管这一段。激肽可使肾小动脉扩张，促进肾的排水排钠作用，通过直接抑制对 Na^+的重吸收而排出 Na^+，但不改变肾小球滤过率。

6. 钠负荷 注入高渗 NaCl 溶液时，由于血浆钠浓度的增加，立即引起钠利尿。若注入等渗盐水时，其反应很迟缓，这是由于血浆钠浓度没有改变的缘故。

五、钠离子代谢的特点

钠是人体最重要的常量元素之一。人体含量大约为0.2%。钠是细胞外液中的主要阳离子，占细胞外液中阳离子总量的90%。机体对钠的保存机制比较完整，特别是肾的保存机制。肾对Na^+的调节主要通过两个环节：①对Na^+的重吸收；②肾对Na^+的排泄作用。肾对Na^+的调节功能比较缓慢，通常需要48小时后才能逐渐达到高峰。尽管肾调节钠的能力很强，但由于其代偿机能缓慢，有一定的时间滞后性。如果在短时间内血钠浓度较急剧改变，也可能出现较明显的Na^+紊乱。肾排钠受肾素-血管紧张素-醛固酮系统调节，主要作用于远端肾小管和集合管上皮细胞对钠的重吸收。影响肾排钠的因素有肾小球肾小管平衡机制、糖皮质激素、前列腺素、心钠肽、抗利尿激素、激肽及钠负荷等，这些因素中任何一个的改变，都会引起钠排出量的改变。

细胞内外离子浓度差别的维持和细胞行使正常功能，离不开钠泵的正常运转；细胞生物电与Na^+、K^+浓度比值的正常维持和这些离子的膜内外流动有密切关系。正常的Na^+浓度有利于人体水分的保持，有利于细胞外液的渗透压和酸碱平衡的调节。

机体对Na^+的排出与调节规律为多进多排，少进少排，不进不排。

第二节 钠平衡紊乱及其治疗

机体所含钠量的98%分布在细胞外液，总体钠含量和细胞外液容量改变平行，当总钠含量降低和过多时，势必导致细胞外液容量丢失和过负荷，但这种钠含量与血清Na^+浓度具有不同的调节机制。这两个系统所发生的钠代谢障碍具有彼此独立性，可是钠含量的正常与改变和血清Na^+浓度的正常与变化，又可能是相互影响的。

血清钠离子的危急值，具体内容如下。

(1)低钠血症：危急值为＜125mmol/L。

1)＜125mmol/L时，可引起虚弱、脱水。

2)90～105mmol/L时，可引起严重神经症状、血管问题(vascular problems)。

(2)高钠血症：危急值为＞160mmol/L时，可引起心力衰竭。

一、低钠血症

(一)诊断要点

(1)血清钠浓度＜135mmol/L。

(2)低钠血症的临床症状与血钠降低的程度和下降的速度有密切关系，即血钠越低，下降速度越快，其病情越重。通常血钠＜125mmol/L或血钠迅速下降就会出现临床症状，特别是精神症状，包括意识模糊、嗜睡、新发癫痫等。

(3)大多数病例是通过常规水电解质检查发现的。

(引自：Bongard FS，et al)

(二)概念

低钠血症是指血清钠低于 135mmol/L，在住院治疗的患者中，其发生率为 2%～4%。在重症监护病房(ICU)为30%。急性低钠血症的死亡率高达50%，而慢性低钠血症为10%～20%。

讨论低钠血症时，宜排除以下两种情况。

1. 假性低钠血症 由于血浆中非水成分增多而血钠下降，例如，严重高脂血症患者，可以表现为假性低钠血症，若去除这些固体溶质，则 Na^+浓度恢复正常。如果血脂＞10g/L，或总蛋白量＞100g/L，应考虑假性低钠血症的可能。该型低钠血症无需治疗。

2. 伪低钠血症 伪低钠血症是指伴发血清渗透压升高的血清钠浓度降低，并且无论何时只要细胞外液低分子量溶质浓度较高时就会发生。这主要是由于血浆呈高渗状态(如高血糖)，而细胞内水移到细胞外，从而稀释了细胞外液中的 Na^+，结果患者并无低钠的临床表现。可见于难以控制的糖尿病和高血糖患者。高血糖患者伴伪低钠血症时，纠正其血清钠的计算公式为：校正后血清钠(mEq/L) ＝ 实测 Na^++{[实测血糖(mg/dl)/100] − 1}×1.6。

根据每升高血糖 100mg/dl，则血清 Na^+浓度应上升 1.6mEq/L 计算。例如，某一患者测定血糖值为 1000mg/dl，血清 Na^+浓度为 125mEq/L。计算其纠正后的血清钠浓度：因血糖正常值为 100mg/dl，实际上增加了 900mg/dl，所以：

校正后血清钠(mEq/L) = 125+(9×1.6)=139.4(≈140) mEq/L

(三)分型与可能的原因

低钠血症分型与可能的原因见表 13-2。

表 13-2 低钠血症分型与可能的原因

分型	可能的原因
1. 等渗性低钠血症(280～295mOsm/kg H_2O)	过多输入等渗葡萄糖溶液和甘露醇液；重度高蛋白血症；重度高脂血症
2. 高渗性低钠血症(＞295mOsm/kg H_2O)	过多输入高渗葡萄糖溶液或甘露醇液；高血糖症
3. 低渗性低钠血症(＜280mOsm/kg H_2O)	
(1)低容量性低钠血症	a. 长期过多使用利尿剂
	b. 胃肠道丢失(呕吐、腹泻等)
	c. 出血
	d. 第三间隙积聚
	e. 肾上腺功能不全
(2)高容量性低钠血症	a. 急、慢性肾衰竭
	b. 充血性心力衰竭
	c. 水摄入过多
	d. 肝硬化
	e. 肾病综合征
(3)等容量性低钠血症	a. 抗利尿激素分泌异常综合征
	b. 黏液性水肿

(引自：Zarif L)(编者稍加修改)

根据其发病的缓急而分为急性低钠血症和慢性低钠血症，其时间界限是 48 小时，若低钠血症持续 48 小时以上时属于慢性；若＜48 小时则属于急性低钠血症。

(四) 大脑对低钠血症的适应性调节

由于细胞内液和细胞外液渗透压总是必须相等，所以低钠血症形成后，常立即发生低渗状态的迅速(几分钟)效应，可有水转运入细胞内，当然也包括脑细胞内，导致脑组织水分量增加致脑水肿，使颅内压升高。此时脑在几小时之内启动快速适应性(rapid adaption)调节机制，这种调节机制主要通过脑细胞内的 Na^+、K^+和 Cl^-等电解质含量的迅速降低，继而在几天之内通过有机渗透性溶质从脑细胞丢失来启动脑缓慢适应性(slow adaptation)调节机制。这些改变促使大脑液体量恢复正常。在这种状态下，如果快速纠正低钠血症，势必引起不可逆性脑损伤(渗透性脱髓鞘)；可是若实施适宜速度纠正低钠血症，脑组织可不发生损伤，并且能够重新建立正常渗透压而恢复正常(图 13-3)。在临床上，如果出现快速发生的急性严重低钠血症，大脑没有足够时间产生适应性调节，于是发生脑水肿。若颅内压进一步增加，则发生脑疝，可能引起患者死亡。随着时间的推移，机体启动容量性调节机制可对抗脑水肿的发生，因此，慢性低钠血症的严重症状发生率和死亡率较低。据低钠血症的动物实验证实，发生低钠血症的即刻开始脑细胞内电解质丢失，尽管有一些渗透性溶质的丢失在前 24 小时内，但以后的几天内这些溶质的丢失更加严重，直到第 7 天时，在脑细胞溶质丢失情况下，通过大脑的这些适应性容量调节机制，使脑水肿降低到最低程度，由此脑内水分几乎恢复正常。

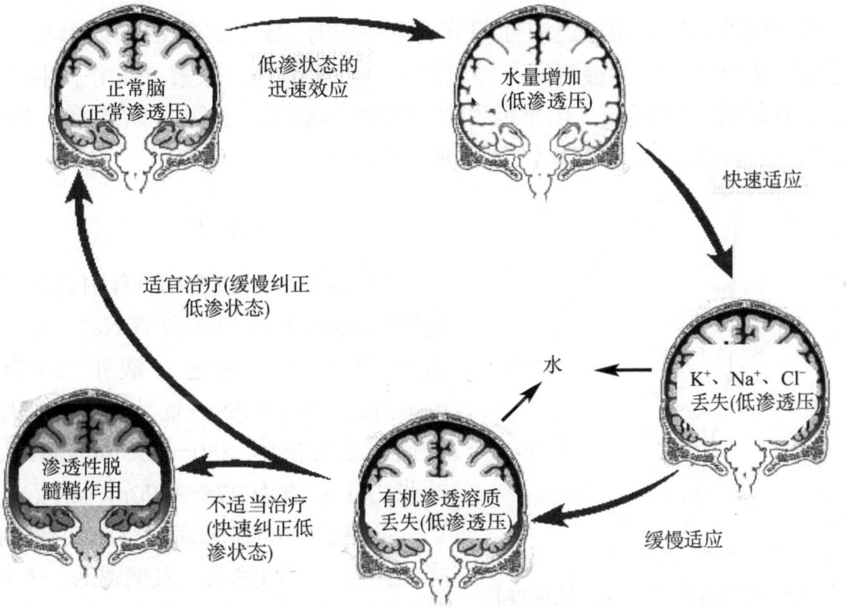

图 13-3　大脑对低钠血症的适应性调节

(引自：Adrogue H J，et al)

值得注意的病理生理学现象是：当纠正慢性低钠血症时，脑内电解质和渗透性溶质的恢复速度并不相同，其电解质可迅速甚至超量恢复，而渗透性溶质的恢复较慢，故当快速纠正慢性低钠血症时，这一过程可能引起神经脱髓鞘损伤现象等。据动物实验显示，越是慢性低钠血症，其自动渗透性调节机制的启动越好，所以其发生的症状和神经病学症状相对较少或较轻，死亡率也较低；相反，越是急性低钠血症，大脑越没有足够的时间对迅速发生的急性低钠血症做出适应性反应，故引起明显脑组织水肿，甚至死亡(图 13-4)。

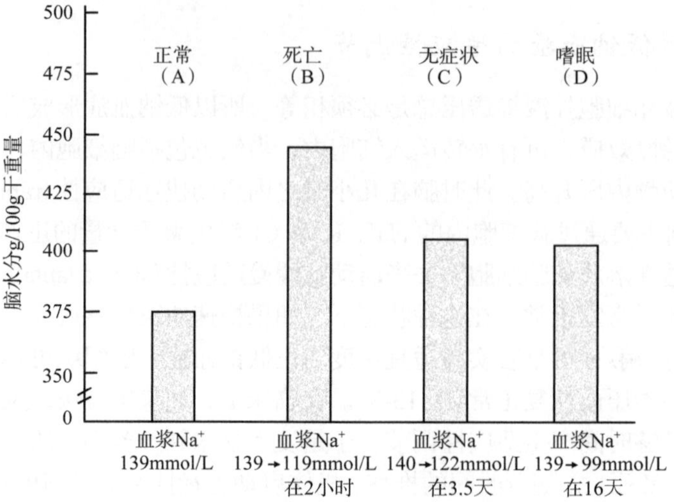

图 13-4　急、慢性低钠血症的脑水分含量与症状的关系（兔）

A：正常血钠组；B：急性低钠血症组（在 2 小时内血浆钠明显降低到 119mmol/L），其脑水分含量比正常组增加 17%，该组引起严重症状而死亡；C：慢性低钠血症组（在 3.5 天内血浆钠降低到 122mmol/L），其脑水分含量虽然比正常组增加 7%，但并不出现症状；D：慢性严重低钠血症（在 16 天内血浆钠降低到 99mmol/L），其脑水分含量轻度增加，并且只有轻度神经病学症状（mild neurologic symptoms）

（引自：Rose B D，et al）

参与大脑对低钠血症的快速适应性调节的电解质有 Na^+、K^+和 Cl^-，而参与大脑对低钠血症的缓慢适应性调节的有机渗透溶质有谷氨酸盐、谷氨酰胺、尿素、肌醇、牛磺酸、天冬氨酸、丙氨酸、甘氨酸、丝氨酸、山梨醇和甘油磷酰胆碱等。这些电解质和有机渗透性溶质均从脑细胞丢失，以使脑组织容积恢复正常（图 13-5）。

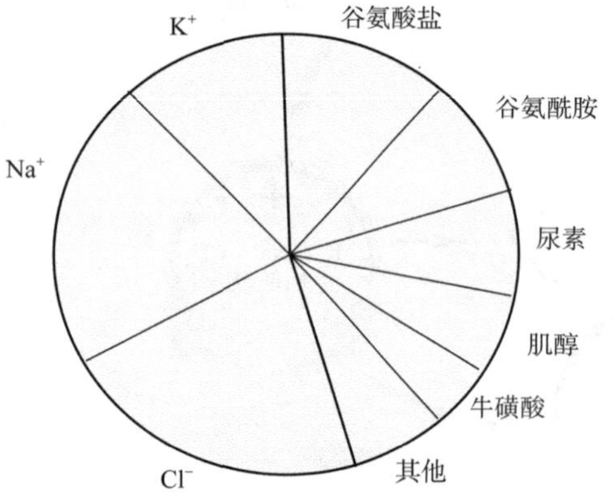

图 13-5　参与慢性低钠血症时，大脑适应性调节的电解质和有机渗透性溶质在脑细胞内减少

其他类代表甘油磷酰胆碱、天冬氨酸、丙氨酸、甘氨酸、丝氨酸等

（引自：Gullans S R，et al）

（五）临床特点

评价渗透压和张力的有用公式：细胞外液渗透压（mOsm/Kg）=2×血清 Na^+ +葡萄糖/18+尿素氮（BUN）/2.8，细胞外液张力（有效渗透压 mOsm/kg）＝2×PNa+葡萄糖/18，细胞外液（ECF）渗透压正常值为 280～295mOsm/kg，细胞外液的张力正常值为 275～290mOsm/kg。

低钠血症的临床症状与血钠降低的程度和下降的速度有密切关系，血钠越低，下降速度越快，其病情越重，但是血钠降低的速度非常重要。通常血钠低于 125mmol/L 或血钠迅速下降就会出现临床症状。低钠血症的症状一般无特征性，并且常易被原发疾病所掩盖，故及时监测其浓度甚为重要。

低钠血症的早期症状（表 13-3）多为消化道症状，如食欲不振、厌食、恶心和呕吐，甚至腹部绞痛等；血清钠低于 125mmol/L 时，可出现消化道症状。如果血清钠低于 120mmol/L 时，可引起更常见的神经精神症状，包括头痛、头胀、烦躁不安、凝视、精神错乱、共济失调等；如果急性低钠血症低于 115mmol/L 或是慢性低钠血症低于 105～110mmol/L 时，可出现昏睡、抽搐、癫痫、昏迷等。急性低钠血症常伴随水渗透性脑水肿，也称为低钠血症性脑病(hyponatremia encephalopathy)，其水的移动可能是通过水通道蛋白(aquaporin 4，AQP_4)介导而发生脑水肿，甚至发生脑疝。这是由于快速出现血钠过低，使水迅速进入脑细胞内，引起脑细胞水肿所致。严重低钠血症性脑病能引起脑干抑制致呼吸衰竭或伴肺水肿造成严重缺氧。急性低钠血症死亡率(50%)高于慢性低钠血症(10%～27%)。

表 13-3　低钠血症的症状和体征

症状	体征
嗜睡、淡漠	感觉异常
定向障碍	腱反射减弱
肌肉痉挛疼痛	潮式呼吸
厌食、恶心	低体温
易激动	病理反射(+)
	延髓性麻痹
	癫痫发作

(引自：Schrier R W)

1. 低容量性低钠血症　其主要特点是细胞外液量减少，有效循环血量降低和血浆渗透压降低。多由于胃肠道丢失水和钠(如严重呕吐、腹泻、胃肠引流、肠瘘等)、经肾丢失(如间质性肾炎、梗阻性肾病和肾盂肾炎等)(表 13-4)及由汗腺丢失等。若经肾过多丢失 Na^+时，可引起有效循环血量减少而肾小球滤过率降低，结果血尿素和肌酐含量增加，甚至发生肾前性尿毒症(prerenal uraemia)，此时内在肾功能仍保持正常(图 13-6)。主要临床表现是体位性低血压、脉快、脉细、皮肤弹性差、血压偏低、尿少、尿排钠减少和体重下降等。

表 13-4　经肾丢失钠离子的原因

特殊性肾疾病
急性肾小管坏死的恢复期(recovery phase of acute tubular necrosis)
长期持续性尿路阻塞减轻(relief of long-standing urinary obstruction)
一些慢性肾病，特别是肾小管间质性疾病(tubulointerstitial disease)
盐皮质激素缺乏
肾上腺皮质功能衰竭(adrenal failure)
孤立性醛固酮缺乏(isolated aldosterone deficiency)
利尿剂治疗

(引自：Monson JP)

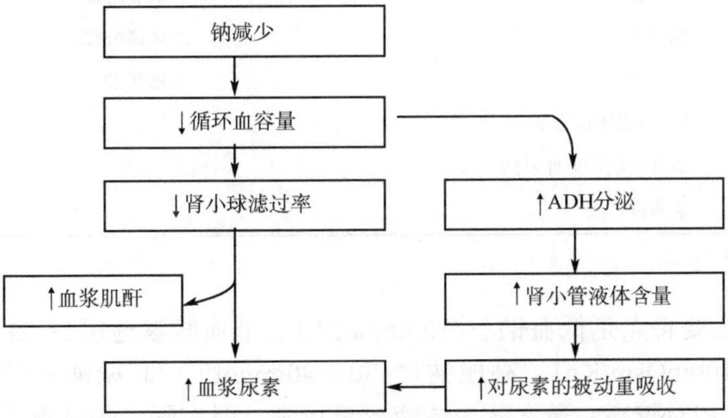

图 13-6　钠离子减少致血尿素和肌酐增长的肾机制示意图
ADH 为抗利尿激素
(引自：Monson J P)

2. 高容量性低钠血症　其主要特点是机体水潴留而体液量明显增多，于是血钠降低，常伴水肿、少尿和体重增加。这种低血钠为稀释性低钠血症，其血浆渗透压常＜280mmol/L，但体内钠总量正常或增多。

常见的原因为充血性心力衰竭、肾病综合征、肝硬化腹水、急慢性肾衰竭及饮水过多和静脉输入不含盐或含盐少的液体过多过快超过肾的排水能力等。这种低钠血症尽管总体液量增加，但有效循环血量减少，肾小球滤过率降低，近曲小管对 Na^+的重吸收增加，此外，动脉内的低容感受器受到刺激而使抗利尿激素分泌增加。

3. 等容量性低钠血症　其细胞外液容量正常或仅有轻度升高，以基础疾病的临床表现为主，临床上无水肿，原因如下。

(1) 最主要病因为抗利尿激素分泌异常综合征或抗利尿激素不适当分泌综合征(syndrome of inappropriate secretion of ADH，SIADH)，指持续、自主的释放抗利尿激素而引起水和钠的代谢异常。SIADH 的主要原因疾病为肿瘤、中枢神经系统疾病、肺部疾病、药物和其他等五类(表 13-5)。有些肿瘤本身可分泌抗利尿激素或类似有抗利尿激素活性的物质；中枢神经系统疾病本身及疼痛等刺激下丘脑前部渗透压感受器释放抗利尿激素增加；肺部疾病和正压通气或成人呼吸窘迫综合征等也可刺激抗利尿激素分泌增多。药物分两种：①促进抗利尿激素分泌的药物，包括鸦片、长春新碱、环磷酰胺、氯贝丁酯、氟哌啶醇、溴隐亭、三环类抗抑郁药物、催产素等；②加强抗利尿激素对肾作用的药物，包括氯磺丙脲、甲苯磺丁脲、对乙酰氨基酚、非甾体类抗炎药等。

表 13-5　SIADH 的主要原因疾病

(1) 肿瘤	(2) 中枢神经系统疾病	(3) 肺部疾病	(4) 药物	(5) 其他
支气管肺癌	头部创伤	肺结核	鸦片制剂	普通外科手术
胰腺癌	硬膜下血肿	肺炎	氯磺丙脲	疼痛
十二指肠癌	蛛网膜下出血	支气管扩张症	氨甲安定	呕吐
前列腺癌	脑血管意外	肺曲菌病	酚噻嗪	精神病
胸腺瘤	脑膜炎	囊性肺纤维化	三环类抗抑郁剂	
淋巴瘤	脑炎	正压通气	氯贝丁酯(安妥明)	
间皮瘤	脑脓肿		长春新碱	
	脑积水		环磷酰胺	
	脑肿瘤		催产素	
	吉兰–巴雷综合征			
	急性间歇性血卟啉病			
	震颤性谵妄			

(引自：Prough D S，et al)

SIADH 的主要特点是低血钠(＜135mmol/L)、低血浆渗透压(＜280mOsm/Kg)、尿渗透压升高(＞100mOsm/Kg)、高尿钠(＞30～40mmol/L)和(尿钠+尿钾)大于血钠，血抗利尿激素浓度相对较高。通常认为体液容量正常，但实际上是低渗性容量扩张。由于血容量扩张而肾小球滤过率增加，其结果是血尿素氮和血浆肌酐浓度降低，细胞外液增加也使心房肽升高，引起肾小球滤过率增加而促进尿钠排泄，这些是SIADH的典型表现。临床上无水肿表现。肾、心、肝、肾上腺及甲状腺功能均为正常。SIADH的主要特点归纳为表13-6，以供参考。

表 13-6　SIADH 的主要特征

低钠血症
容量扩张，不伴有水肿(volume expansion without edema)
尿钠排泄(natriuresis)
低尿酸血症(hypouricemia)
血浆肌酐水平正常或降低(normal or reduced serum creatinine level)
甲状腺和肾上腺功能正常(normal thyroid and adrenal function)

(引自：Kokko J P)

根据抗尿利激素对血浆渗透压的反应性将SIADH概括为四种类型，见表13-7。

表 13-7　SIADH 中 ADH 分泌模式

类型	特点	概率(%)
Ⅰ型	ADH分泌异常，与POP的关系不可预测	20
Ⅱ型	渗透阈重建，ADH对POP的反应正常，但ADH释放阈值降低(如250～260mOsm/kg)	35
Ⅲ型	当POP水平低下时，存在ADH抑制功能选择性丧失的ADH渗漏和ADH持续分泌；POP正常时，存在正常的ADH抑制及分泌	35
Ⅳ型	当POP水平低下时，出现ADH与抗利尿作用分离，ADH水平处于适当的低水平或测不出(可能来自肾对ADH敏感性增高，或未知的ADH样物质引起)	10

注：POP为血浆渗透压；ADH为抗利尿激素。

(引自：Sanders LR)

图13-7所示，在SIADH中，“抗利尿激素释放不稳定”（“erratic ADH release”）型，大约占37%，这种类型的抗利尿激素释放完全不依赖于血浆渗透压的调控。另一种为“渗透点重建”（“reset osmostat”）型，大约占1/3。由于抗利尿激素释放阈值处于较低渗透压水平，尽管较低的血浆渗透压，可抗利尿激素仍然分泌，再一种为“抗利尿激素渗漏”（“ADH leak”）型，大约占16%，即在低渗透阈值下持续渗漏抗利尿激素，在正常血浆渗透压时，仍按渗透信息分泌抗利尿激素。最后一种类型为“不易被检测到的抗利尿激素水平异常”（“no detectable abnormality in ADH levels”），其原因尚未完全清楚，大约占14%。此处所解释的各型患病概率与表13-7的概率稍有些差异，这与不同学者的报道有关。

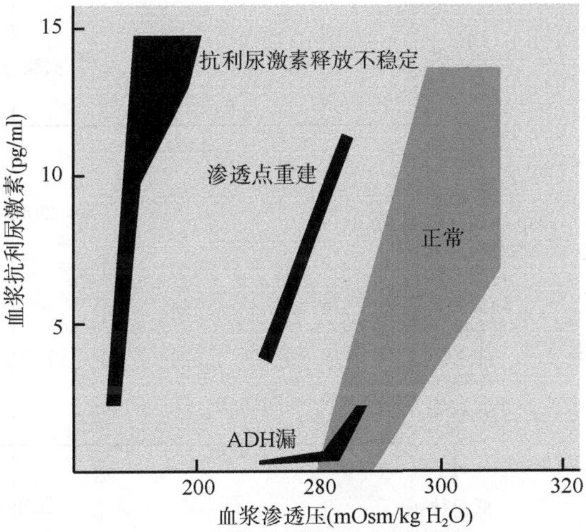

图 13-7　SIADH 血浆抗利尿激素异常的不同类型

(引自：Kokko J P)

(2)特发性低钠血症或病态细胞综合征(sick cell syndrome)：是由于位于下丘脑的渗透压感受器细胞的渗透点重调(reset osmostat)，降低了渗透压水平，以致只能维持较低的血浆渗透压和低钠血症，这也可能为SIADH的变异型。可通过测定尿钠浓度和低钠血症体液的稀释状况确诊。这种情况也可见于充血性心力衰竭、肝硬化等疾病。

(3)慢性肾上腺皮质功能减退：包括原发性和继发性皮质功能减退。多因糖皮质激素分泌减少，降低细胞膜钠泵功能而使细胞外液Na^+转移到细胞内，导致血清钠降低，此外又因盐皮质激素（醛固酮）分泌减少而尿钠排出增加，导致细胞外液减少，同时其渗透压阈值降低，这两者均可使抗利尿激素释放增加，肾排出水分减少，促使血清钠降低。

（4）利尿剂的过量或过急使用：此时，不仅可引起排出水分增加，而且排出尿钠增加，导致细胞外液容量减少，有效循环血量降低，使抗利尿激素分泌释放增加，引起低钠血症。

（六）诊断要点

（1）低钠血症的临床表现：多不具有特征性。血浆钠含量的降低速率比降低的绝对值对低钠血症患者的症状和体征更有意义。慢性低钠血症常较少引起中枢神经系统水肿和严重的并发症；急性低钠血症则不同，较多引起较严重的中枢神经系统水肿和并发症。根据其发病缓急可分为急性和慢性低钠血症。急性者是指 48 小时内发生低钠血症而言；慢性者则＞48 小时。

（2）实验室检查：血清钠低于 135mmol/L，但必须除外假性低钠血症或伪性低钠血症。按血清钠含量分为轻度低钠血症（＜135mmol/L）、中度低钠血症（＜130mmol/L）和重度低钠血症（＜120mmol/L）。血清渗透压常低于 280mOsm/L。尿钠浓度测定对低钠血症的原因疾病的判断和治疗方案的确定等具有一定的意义。尿钠（UNa）＜10～15mmol/L 时，常提示细胞外液容量减少或使用过利尿剂；UNa＞20～30mmol/L 时，常提示 SIADH、肾上腺皮质功能不全和利尿剂。

（3）评估低钠血症（图 13-8）。

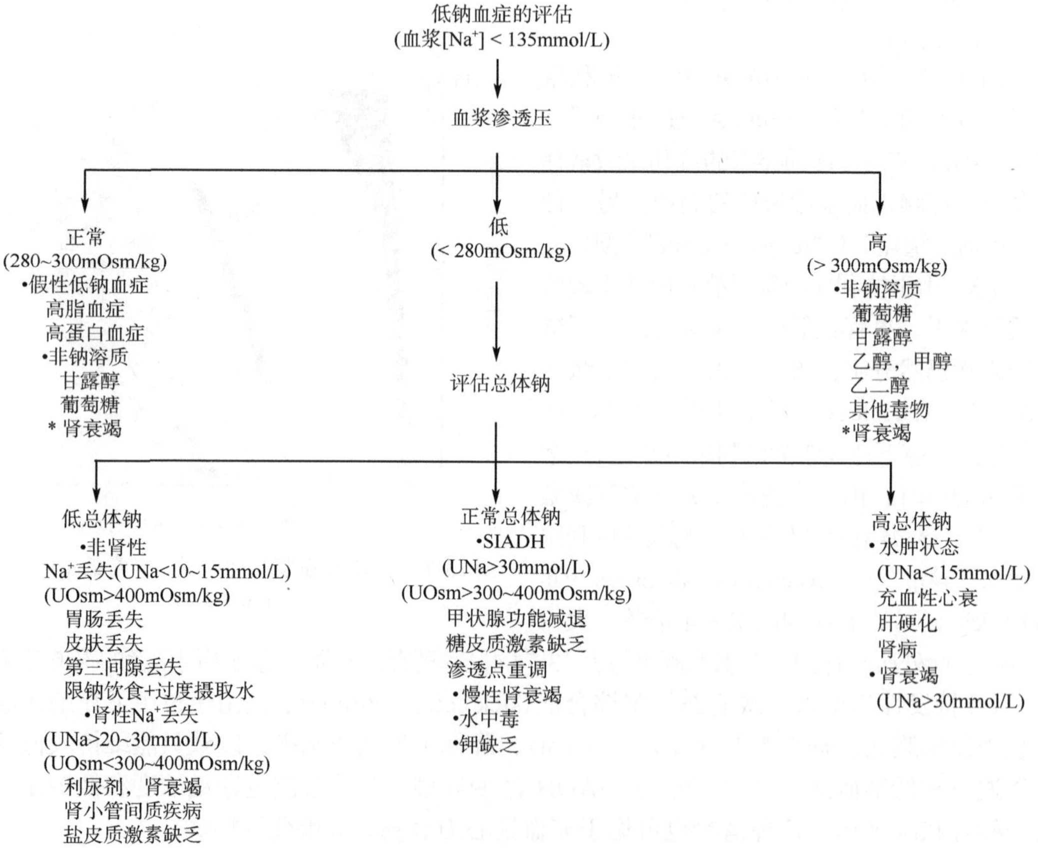

图 13-8 低钠血症的评估示意图

UNa 为尿钠；UOsm 为尿渗透压；SIADH 为抗利尿激素不适当分泌综合征

（引自：Prough DS，et al）

（七）治疗

1. 治疗要点

（1）通常急性（＜48 小时，特别是＜24 小时）低钠血症的处理原则为"急者应及时立即开始治疗，相对较迅速地纠正"，特别是其血钠降低的发病速度很快（几分钟到几小时）且有威胁生命的神经精神症状者（如癫痫发作或昏迷），应尽快及时立即治疗并且遵循下述治疗原则。大多权威医师建议，无论起初的血 Na^+水平多么低，应：①其纠正速率为 1.0～1.5mmol/L/h；②每 24 小时总的上升幅度不能大于 12mmol/L；③通过这一治疗后，其症状被消失则可改为其纠正速度约为每小时 0.5mmol/L；④多不主张血 Na^+水平一定恢复到正常值 135～140mmol/L 水平，而是应达到接近正常或稍微超过 120mmol/L 即可，或癫痫发作消退为止。

（2）对慢性（＞48 小时）低钠血症要遵循"慢者慢处理纠正"的基本原则，主要包括以下 3 方面：①其纠正速度约为每小时 0.5mmol/L（＜10mmol/L/24h），若太快提高血钠水平（＞0.5mmol/L/h），可能发生脑萎缩和易产生渗透性神经脱髓鞘综合征；②其纠正低钠血症速度应缓慢，超过 48～96 小时完成；③其血清钠水平纠正到 120mmol/L 即可，不急于很快纠正到 130mmol/L 以上，这也是不应忽视的重要原则。

（3）对无症状性慢性低钠血症，并不要求立即治疗，只是去因治疗。

（4）对慢性低钠血症患者，如果有下列情况之一时，在任何 24 小时内血清钠总上升幅度应≤8mmol/L：①血清钠≤105mmol/L；②伴有低钾血症；③有酒精中毒和（或）营养不良；④肝疾病。

（5）不同血容量时低钠血症的处理。①低容量性低钠血症：原则上给予等渗盐水，以补充细胞外液；②高容量性低钠血症：原则上限制水的摄入量、强利尿剂，必要时使用高渗盐水治疗并纠正潜在性失调；③等容量性低钠血症：原则上限制水的摄入。

2. 低钠血症的治疗原则与治疗要点　除治疗原发疾病外，治疗时，必须遵循不同类型的低钠血症给予不同的处理，即"个别对待"的治疗原则。治疗时要根据血钠降低的严重程度（Na^+＜120mmol/L）和发病的缓急及是否出现神经精神症状（例如，意识模糊、嗜睡、昏迷、癫痫等）、其血容量状态等。采取什么样治疗措施主要与以下两个因素有直接关系：低钠血症的发病时间（急性或慢性）和患者是否出现神经精神症状。这些因素多半与血清钠浓度绝对值（常＜120mmol/L）及其降低速度（24 小时内发生时，其死亡率可达 50%；相反，在几天或几周以上发生时，相对无症状）有关。

临床上，低钠血症若有以下几种情况，应遵循下述治疗原则相对较迅速地纠正低钠血症：①精神状态改变（如意识模糊、嗜睡、昏迷）或癫痫症状；②在短时间内（几分钟到几小时）突然发生的血钠变化较易产生症状；③血钠低于 120mmol/L 且有症状；④血钠低于 105mmol/L 且无症状的患者也可以考虑。如果患者无症状且低钠血症轻微、慢性时，其治疗就不需要特别紧急。其纠正速度与产生异常的速度相应的原则，也就是低钠血症的发生较缓慢（几天），则其纠正应该缓慢（几天）；相反，若发生迅速（几分钟到几小时），则应要求立即治疗。也就是说，低钠血症的发生速度很快者（＜48 小时，特别是＜24 小时），应给予及时处理；与此相反，其发生速度很慢者（＞48 小时），则可以缓慢处理。这是遵循"急者及时处理纠正，慢者慢处理纠正”基本原则。如果患者低钠血症轻微且无症状时就不需要特别处理。

3. 对急性低钠血症的处理原则 此时要考虑以下两个问题：①既减轻脑水肿，又能防止发生神经脱髓鞘综合征；②治疗上延误或不适当的治疗都能引起一系列的合并症，包括脑水肿并导致癫痫发作或低钠血症性脑病和呼吸骤停的危险。据一些研究资料，急性低钠血症如果延误治疗，死亡率可达50%，而慢性低钠血症只是6%。

通常急性（<48小时，特别是<24小时）低钠血症的处理原则为“急者应及时立即开始治疗”，特别是血钠降低的发病速度很快（几分钟到几小时）且有威胁生命的神经精神症状者（如癫痫发作或昏迷），应尽快、及时开始治疗，并且遵循下述治疗原则：因为急性症状性低钠血症伴发的神经系统症状是破坏性的，容量的适应性变化也是破坏性的，故应及时给予治疗并实施相对较迅速地纠正，一直持续到癫痫发作消退。因为此类患者的脑水肿和癫痫发作比及时纠正低钠血症带来的危险更大，总体来说，血钠大于125mmol/L或无症状者不提倡快速纠正低钠血症。对低张性低钠血症患者应联合限制水的摄入并增加水的排出。对于无症状或轻度低钠血症者，限制水的摄入即可。但是血钠低于105～110mmol/L的患者无论有无症状均需及时纠正低钠血症，包括联合使用高张盐水（3%NaCl液）和呋塞米。在临床上具体应用时，应遵循以下两个重要原则。

（1）纠正速度：遵循“及时治疗纠正”，但是绝不应以超过血钠2mmol/L/h的速度纠正；每日（24小时）总的纠正幅度不能大于20mmol/L。在纠正低钠血症的过程中应密切监测神经系统和定时监测血钠，一旦出现任何功能状态变化均应减慢其纠正速度。大多权威医师建议，无论起初的血Na^+水平多么低：①其纠正速率为1.0～1.5mmol（L·h）；②每24小时总的上升幅度不能大于12mmol/L；③通过这一治疗后其症状消失，则其速度约为每小时0.5mmol/L。

（2）对血清钠浓度的纠正程度：多不主张一定恢复到正常值135～140mmol/L水平，而是应达到或接近正常或稍微超过120mmol/L，或癫痫发作消退为止，这也是不应忽视的重要原则。因为血清钠在120～125mmol/L以上时，一般不会出现神经症状与体征。

对于有中度症状的患者，可使用3%高张盐水和呋塞米，指征：①迅速发生的急性低钠血症（<48小时，特别是<24小时），且有威胁生命的神经精神症状者（如癫痫发作或昏迷）；②对手术后、生育期妇女、应用噻嗪类利尿剂的老年人和患有精神性多饮的患者，若血清钠<120mmol/L，特别是钠<105mmol/L，且伴有神经精神症状时，如果不及时处理，可引起中枢神经系统永久性损害，甚至危及生命。此类患者的脑水肿和癫痫发作比迅速纠正低钠血症带来的危险更大。生育期妇女易患该综合征的机制尚未完全清楚，可能是由于在急性低钠血症的体液容量适应性反应时，雌性激素对脑容量的减少有抑制作用。另外，缺氧也对低钠血症的体液容量适应性反应丧失，可促发脑水肿，因此，缺氧也可能是重要的致病因子。

可按下列计算公式计算所需补充的钠量：Na^+缺失（mmol）=（120−测得血钠量）×TBW（总体液量）。

在这里需要说明的是，关于TBW的计算问题：细胞内液占体重的40%，而细胞外液仅占体重的20%，虽然钠主要分布在细胞外液，而测定的钠为血清中的钠，并不是细胞内液的钠。从理论上讲，测定血清中的钠不能反映体内缺钠的情况，只能反映细胞外液晶体渗透压的改变，故应用TBW来计算。正常男性和女性TBW分别占体重的60%和50%。

具体计算时可参考表 13-8。

表 13-8　TBW 占体重的百分比（%）

体型	婴儿	男	女
瘦	80	65	55
中等	70	60	50
肥胖	65	55	45

因此，上述公式可改为：Na^+缺失(mmol) ＝ (120–测得血钠量)×体重(kg)×0.6（男）或 0.5(女)。

在临床上，每小时测定血清钠(PNa)、尿钠(UNa)和尿钾(UK)，了解治疗结果及监测可指导继续治疗。

举例：患者体重 60kg，女，中等体型，血清钠浓度为 110mmol/L，急性发病。则补钠量为：Na^+缺失(mmol)＝(120–测得 PNa)×0.5×60kg=(120–110)×0.5×60= 300mmol。

3%高渗盐水中的 Na^+浓度是 513mmol/L。

所需要的 3%高渗盐水(ml)＝(300mmol Na^+×1000) / 513mmol= 585ml。

可用 3%高渗盐水 585ml 来纠正血清钠浓度到 120mmol/L。血浆钠提高浓度不快于 1.0～2.0mmol/h。或按 3%高渗盐水 1ml/kg 大约升高血清钠 1mmol/L 计算，根据 3%NaCl 液 1ml/(kg · h)的速度输入前 2～3 小时相对安全，直到其症状消失。建议先投给其计算量的 1/2，即先用 3%高渗盐水 292ml 缓慢静脉滴注，按血浆钠提高浓度不快于 1.0～1.5mmol/h。然后根据每 1～4 小时测血清钠浓度情况，如测定值仍然低于 120mmol/L，或仍伴有神经精神症状者，可再给予另外 1/2 剂量，其纠正速度仍不快于 1.0mmol/h；以维持血清钠升高小于 12mmol/24h。

最好同时用呋塞米以防钠超负荷并能增加水的排出：每小时可注射 20mg 呋塞米，直到癫痫发作消退。特别是伴高容量性低钠血症或非低容量性低钠血症，包括 SIADH 患者，投给高效利尿剂。

4. 对慢性(＞48 小时)低钠血症/不知其发病时间的低钠血症的处理原则

(1)治疗慢性有症状的低钠血症时，要遵循以下两个原则：

1)其纠正速度与产生异常的速度相应的原则，也就是低钠血症的发生较缓慢(＞48 小时)，则其纠正速度应该缓慢(几天)，即其发生速度很慢者，则可以缓慢处理，遵循“慢者慢处理纠正”的基本原则(“双慢”原则)。对慢性有症状的低钠血症治疗，不管其原因如何，其发生时间超过 3 天的严重慢性低钠血症(＜120mmol/L)，原则上其纠正速度约为每小时 0.5mmol/L[＜10mmol/(L · 24h)]。因为慢性低钠血症患者通过大脑溶质丢失已经适应，使大脑容量接近正常，若太快提高血清钠浓度[＞0.5mmol（L · h)]，将可能发生脑萎缩和易产生渗透性神经脱髓鞘综合征(图 13-9)。大多数学者认为其纠正低钠血症速度应缓慢，超过 48～96 小时完成。

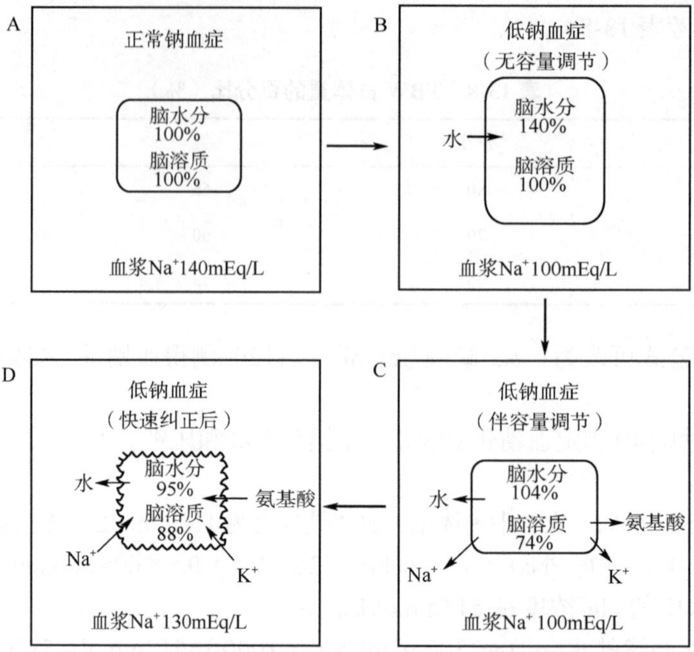

图 13-9　低钠血症时脑水分和溶质含量的变化示意图

A：正常钠血症；B：在低钠血症不伴容量调节的情况下，若突然将血浆钠浓度降低，在理论上其脑内水分也成比例地增加；C：在慢性低钠血症时，在脑细胞溶质丢失情况下通过大脑的适应性容量调节机制，使脑水肿降低到最低程度；D：若太快提高 PNa（>0.5mmol/L/h），可能发生脑萎缩和易产生渗透性神经脱髓鞘综合征

（引自：Prough D S，et al）

据动物实验研究显示，低钠血症发生后引起脑内电解质和其他渗透性溶质迅速减少，在持续的慢性低钠血症的第 2～14 天，脑内这两种溶质的量持续减少；快速纠正低钠血症的最初 2 天，脑内电解质迅速集聚并超过脑内正常水平，至治疗后第 5 天恢复至正常水平；相反，脑中有机渗透性溶质的恢复速度较为缓慢。这种电解质和渗透性溶质的不同恢复速度具有重要的病理生理学意义，该过程可以解释迅速纠正慢性低钠血症时出现明显脑脱水和神经脱髓鞘损伤现象。

2）对慢性（>48 小时）有症状者（特别是出现神经精神症状包括抽搐、昏迷者）应立即给予治疗，治疗时不仅其纠正速度至关重要，而且对伴有症状的低钠血症者，其血清钠水平纠正到 120mmol/L 即可，并不急于很快纠正到 130mmol/L 以上，这也是不应忽视的重要原则。

（2）对无症状性慢性低钠血症，并不要求立即治疗，只是去因治疗，包括若因噻嗪类诱导的低钠血症，应停用其利尿剂；对肾排水障碍者，不适当的肠道外补充水分过多引起者，应停止低张溶液治疗。对无症状性低钠血症患者，若血清钠较低时，只要仅限制水分的摄入即可。其限水程度要根据由尿中电解质含量反映的尿稀释能力的损害程度而定。若长期限制摄水很困难，也可选用拮抗 AVP 药物等。

（3）对慢性低钠血症患者，如果有下列情况之一时，在 24 小时内血清钠总上升幅度应≤8mmol/L：①血清钠≤105mmol/L；②伴有低钾症；③有酒精中毒和（或）营养不良；④肝疾病。若急于纠正低钠血症，可发生中心性脑桥髓鞘破坏的高危险性。对这种患者还要注意限制饮水量。

5. 不同血容量时的低钠血症的处理

(1)低容量性低钠血症：原则上给予等渗盐水，以补充细胞外液容量。

(2)高容量性低钠血症：原则上限制水的摄入量、强利尿剂，必要时使用高渗盐水治疗并纠正潜在性失调。

(3)等容量性低钠血症：原则上限制水的摄入；开始可静脉补充生理盐水，因为生理盐水每升含 Na^+及 Cl^-各为 154mmol/L，较血清中含 Na^+量高。一旦低血钠被纠正，抗利尿激素分泌被抑制，而排出低渗尿，多余的水即被排出，低 Na^+血症得以纠正。

对 SIADH 的治疗：原则上限制水的摄取，治疗潜在的病因，投给高效利尿剂，必要时高张盐水输入。对慢性患者中，脱甲金霉素(demeclocy cline)或锂可对抗抗利尿激素对远曲小管的作用，并有助于预防严重的低钠血症，但这两种药有一定的不良反应，特别是伴有肝硬化的低钠血症患者应禁用。有时手术后发生的 SIADH 多为暂时现象，可自行缓解。

低钠血症根据有无临床症状给予的治疗措施与原则是不同的，Mcllwaine JK 等归纳为表 13-9，以供参考。

表 13-9　低钠血症的治疗原则

1.急性症状性低钠血症
(1) 3%高渗盐水和高效利尿剂
(2)纠正速率不须超过 2mEq/(L · h)
(3)在前 24 小时纠正速率不需超过 12～15mEq(L · h)
2.慢性症状性低钠血症(>48 小时，或未知持续时间)
(1)3%高渗盐水和高效利尿剂
(2)最初纠正速率不需超过 1.5mEq/(L · h)
(3)纠正到其症状消失或纠正到 10%血浆钠浓度
(4)纠正速率不须超过 12mEq/(L · 24h)
(5)严密监视电解质和神经病学状态
3. 无症状性低钠血症
(1)正常血容量
1)治疗其基本原因
2)限制水分
3)偶尔投给高效利尿剂或去甲金霉素以降低尿渗透压
4)很少用高渗盐水
(2)低血容量
1)治疗液体丢失的基本原因
2)生理盐水
(3)高血容量
1)治疗降低有效循环血量的基本原因
2)限制水和钠盐
3)对有些患者给予高效利尿剂

(引自：Mcllwaine J K，et al)

治疗低钠血症过程中，除了经常测定血清钠水平外，还可测定尿钠(UNa)、尿钾(UK)和尿量对协助治疗具有一定意义，特别是对尿性失钠的替代治疗能更精确纠正血清钠水平。通常，每 1～2 小时测定尿钠、尿钾和尿量。若其尿量是 100ml/h，UNa=43mmol/L 和 UK=35mmol/L，则 100ml/h 尿量中，UNa+UK= 78mmol/L，在这种情况下，用 0.45%盐水(77mmol/L NaCl)静脉输注进行替代治疗，速度 100ml/h，将可防止血清钠水平与计算值出现较大的偏差。这种替代液，除了通过计算纠正血清钠水平外，还通过其血清钾浓度进行氯化钾的替代治疗。替代钾治疗使血清钾纠正到正常水平，并且通过钾替代治疗还可使血清钠水平增加，因此可参照补充的 K^+量而降低钠的替代量。

二、高钠血症

(一) 诊断要点

(1) 血清钠离子浓度＞145mmol/L。

(2) 血浆渗透压＞300mOsm/kg。

(3) 溶质摄入增多，多尿(尿崩症)或者水摄入不足。

(4) 高钠血症的严重危害是由于急性/严重高钠血症引起各种类型的中枢神经综合征，包括癫痫发作、昏迷等。

(引自：Bongard FS，et al)

(二) 概念与分型

高钠血症(hypernatremia)是指血清钠浓度高于 145mmol/L。钠是细胞外液的主要阳离子，高钠血症通常伴有高渗透压(血浆渗透压＞300mOsm/kg)。高钠血症比低钠血症少见。住院患者的发生率为 2%。重症监护病单位(ICU)发生率为 15%。该症多见于儿童和老年人。高钠血症的病死率为 40%～70%。成人血清钠浓度＞160mmol/L 时，其病死率可达＞75%，通常，慢性者病死率比急性者稍低，慢性高钠血症的死亡率约为 60%。根据细胞外液量的变化可分为以下三型。

(1) 等容量性高钠血症(isovolemic hypernatremia)：特点是血钠升高，血容量无明显改变。

(2) 高容量性高钠血症(hypervolemia hypernatremia)：特点是血容量和血钠均增高。

(3) 低容量性高钠血症(hypovolemia hypernatremia)：特点是失水多于失钠，血清 Na^+ 浓度＞145mmol/L，血浆渗透压＞300～310mmol/L，细胞内、外液量均减少，是临床上最常见的一种类型。

(三) 原因

高钠血症的主要原因(表 13-10)是全身水分丢失大于溶质丢失。偶尔，当摄入高浓度的溶质时，也可发生高钠血症，但是更为常见的情况是水分摄入不足或大量水分丢失。

1. 等容量性高钠血症的主要原因

(1) 水摄入过少：昏迷或口渴中枢障碍(如脑血管病等)或水源断绝或饮食障碍等而摄水减少引起失水性高钠血症。

(2) 经肾排出大量水分：主要原因疾病包括中枢性尿崩症(pituitary diabetes insipidus，PDI)和肾性尿崩症(nephrogenic diabetes insipidus，NDI)等两种。中枢性尿崩症是由于下丘脑分泌抗利尿激素完全或部分缺陷造成，其原因疾病有下丘脑或垂体肿瘤、炎症、创伤、休克、心搏骤停等；肾性尿崩症是由于肾小管对循环抗利尿激素效应抵抗所致，其原因疾病有先天性家族性肾性尿崩症和获得性肾性尿崩症，前者为少见的遗传性疾病，后者的病因包括慢性肾疾病、电解质紊乱(低血钾和高血钙)、药物(锂、去甲金霉素)、饮食(降低溶质的啤酒、饥饿)、骨髓瘤、呕吐、腹泻和持续性胃肠减压等。

表 13-10 高钠血症原因

分型	病理生理	相关情况
低容量性高钠血症	水和钠总量下降，但失水多于失钠	肾性钠和水丢失 渗透性利尿剂 髓襻利尿剂 肾疾病 阻塞性利尿 渗透性腹泻 呕吐 非肾性钠和水丢失 出汗 烧伤
高容量性高钠血症	体液和总钠量均升高	高醛固酮血症 Cushing 综合征 NaCl 或 $NaHCO_3$ 摄入过多 高渗性盐水和碳酸氢盐 高渗性透析
等容量性高钠血症	体液总钠含量正常但失水过多	肾性失水 中枢性尿崩症* 肾性尿崩症* 非肾性钠和水丢失 生理性丢失增加 不能获得水

*尿崩症(diabetes insipidus，DI)是抗利尿激素的生成、排泌量降低(中枢性 DI)或肾对抗利尿激素作用产生抵抗(肾性 DI)引起肾排泄水过多的一种综合征。

(引自：Sanders LR)

(3)原发性高钠血症：由于下丘脑损害而渗透压感受器阈值升高，渗透压调定点上移，故对正常水平的渗透压无反应而渴感缺乏或减退，结果饮水量减少可导致高钠血症伴细胞外液容量正常。

(4)经皮肤或呼吸道丢失大量水分：大量出汗、高热或甲状腺功能亢进或过度通气等经皮肤或呼吸道丢失过多低渗液体。

2. 高容量性高钠血症的主要原因

(1)原发性醛固酮增多症：由于肾上腺皮质球状带增生或肿瘤等引起醛固酮分泌增加，致远曲肾小管上皮细胞对钠、水的重吸收增加而总体钠及血钠含量增加，伴有细胞外液量增加。

(2)Cushing 综合征：多由于原发性肾上腺皮质增生和腺瘤或继发于下丘脑–垂体病引起糖皮质激素(主要是皮质醇)过量分泌所致。这些皮质醇有潴钠、潴水作用而可导致高容量性高钠血症。

(3)医源性钠盐输入过多：纠正代谢性酸中毒或抢救心搏呼吸骤停时，使用碳酸氢钠过多或治疗低钠血症时，过多、过速使用 3%高渗盐水或盐水流产等均可引起高容量性高钠血症。

3. 低容量性高钠血症的主要原因

(1) 渗透性利尿（osmotic diuresis）：使用甘露醇等渗透性利尿剂、高渗性鼻胃喂养（hypertonic nasogastric feeding）、糖尿病酮症酸中毒、糖尿病非酮症高渗性昏迷时引起溶质性利尿（solute diuresis）。

(2) 经胃肠道丢失低渗液：腹泻和持续性胃肠减压等大量丢失低渗液。

(3) 常见于婴幼儿和老年人，主要是因为在细胞外液丢失的情况下，未能及时摄入或补充水分。

尿崩症的特征是多尿、烦渴和当摄入水受阻时可发生高钠血症倾向。中枢性尿崩症大约 50%是特发性。引起尿崩症的病因见表 13-11。

表 13-11　尿崩症的原因

尿崩症的类型	病因
中枢性尿崩症	特发性的头部外伤
	血管损伤（血管瘤、栓塞）
	脑肿瘤（原发性的或转移性的）
	炎症（大脑炎、脑膜炎）
	类肉瘤症
	吉兰–巴雷综合征
肾性尿崩症	特发性的肾病
	急性肾小管坏死（恢复期）
	阻塞后利尿、淀粉样变性
	多发性骨髓瘤、镰刀细胞肾病
	Sjogren's 综合征
	电解质失衡：高钙血症、严重的低血钾
	药物：去甲金霉素、锂、两性霉素甲氧氟烷

（引自：Zarif L）

（四）大脑对高钠血症的适应性调节

高钠血症意味着细胞外液高渗透压，细胞外液相对高张于细胞内液，可导致细胞内的水分向细胞外移动，直至细胞内液张力达细胞外液张力并趋于平衡，这是高钠血症的最基本病理生理。由于大脑液是体内水总量一部分，它对血浆渗透压变化迅速产生适应性反应。当出现急性高钠血症和血浆渗透压升高时，水迅速被转运出大脑外，使颅内压降低。颅内压的降低可促使含 NaCl 的脑脊液进入脑部细胞外液中，以纠正其容量不足。几小时后，脑可产生进一步的适应性调节，主要通过电解质的转运机制，使脑细胞内液中 K^+、Na^+和 Cl^- 浓度增加，结果引起其渗透压升高，使水从细胞外液转运出去，使大脑液恢复约 60%。在随后几天中，大脑细胞汇集有机溶质（渗摩尔），从而提高其细胞内渗透压，使大脑液容量恢复到接近正常水平，以防止脑细胞内继续脱水。这些有机溶质包括牛磺酸、谷氨酰胺、谷氨酸盐、肌醇和磷酸肌酸等。如果快速纠正细胞外高渗状态，可引起水分子被动移入到相对高渗的细胞内，导致脑细胞水肿、损伤（图 13-10）。如果大脑没有足够时间对迅速发生的高钠血症做出适应性反应，脑组织急剧收缩，并牵张硬脑膜血管撕裂而出血、颅内压升高等。据高钠血症对脑水含量影响的动物实验证实，当盐负荷达 1～4 小时时，其脑组织水分含量明显减少，但是在第 7 天时，由于脑细胞内汇集和产生一些有机渗透溶质而提高脑细胞内渗透压，使脑组织水分含量几乎恢复为正常水平(图 13-11)。

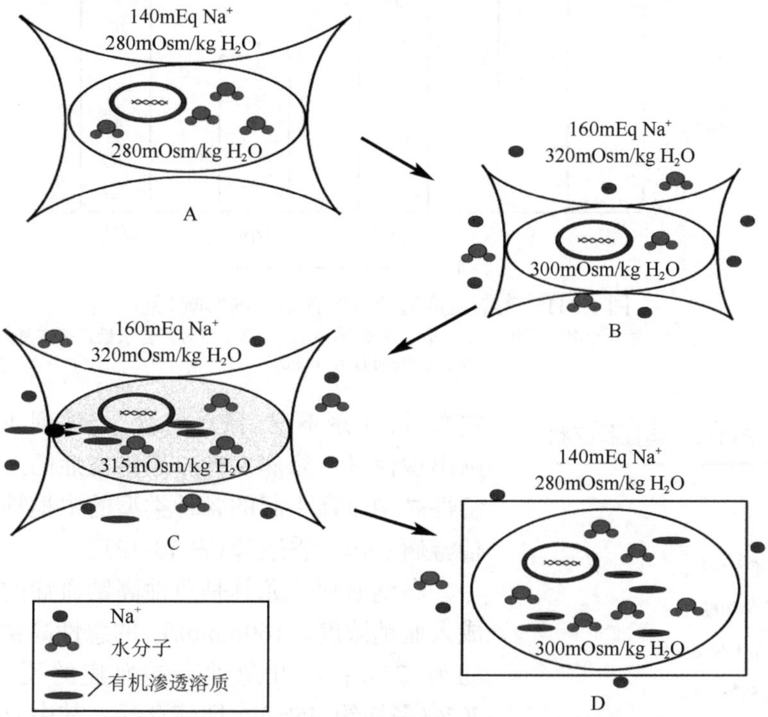

图 13-10　大脑细胞对高钠血症的调节机制

A：正常细胞；B：脑细胞对细胞外高渗性的早期反应，此时主要由于细胞外高渗作用引起细胞内水分向细胞外移动，细胞皱缩；C：脑细胞对细胞外高渗性和细胞皱缩的主动反应，为了限制细胞内水分的继续丢失，细胞通过汇集和生成有机渗透溶质，从而提高其细胞内渗透压，使大脑容量恢复到接近正常水平；D：如果快速纠正细胞外高渗状态时，可引起水分子被动移入到相对高渗的细胞内，导致脑细胞水肿、损伤或死亡

（引自：Stephanides SL，et al）

（五）临床表现

高钠血症的临床表现与血钠升高的程度、速度、持续时间、血容量及高渗程度和发病原因有关。由于血钠过高造成高渗状态，可使渗透压相对较低的细胞内液向细胞外转移，导致细胞内失水，特别是脑细胞脱水引起一系列神经精神系统的症状。高钠血症最主要的临床表现是神经学病变有关。失水越严重，则发病越快，症状越明显。高钠血症对中枢神经损害机制主要为脑细胞严重失水，如果持续时间较长，脑细胞可以积聚一些溶质在细胞内，包括 K^+、氨基酸等以平衡细胞外过高渗透压状态。其早期出现的症状包括乏力、头痛、易激动、不安、肌张力增加、腱反射亢进，后逐渐进展为震颤、共济失调、抽搐、癫痫发作以致昏迷。另外对神志清醒患者，口渴是主要表现，也可出现厌食、恶心、呕吐等消化道症状。其症状的发生似乎与其血浆渗透压高低有一定关系。当血浆渗透压达 325mOsm/L

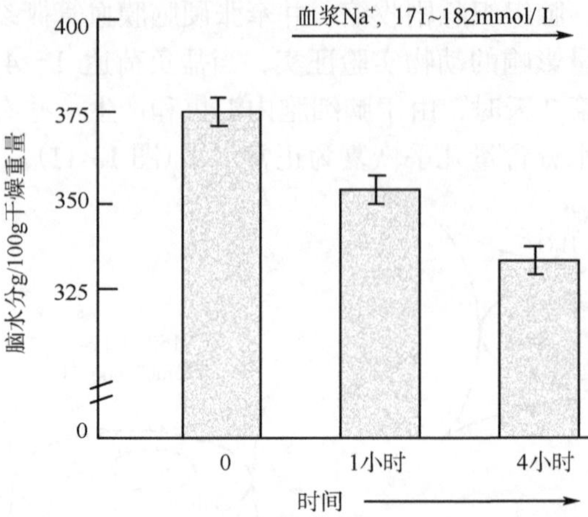

图 13-11　高钠血症对脑组织含水量的影响（兔）

高钠血症的第 1 小时、第 4 小时其脑组织含水量明显减少，但是在第 7 日时其含水量几乎恢复为正常水平

（引自：Rose BD，et al）

表 13-12　高钠血症的体征和症状

感觉迟钝
易激动
癫痫发作（成年人少见）
局灶性神经病学短缺
肌肉强直（成年人少见）
低容量体征（多种多样）
发热
恶心或呕吐
呼吸费力
强烈口渴

（引自：Lanese D，et al）

左右时，出现不安、激动症状；当达到 400mOsm/L 时，则出现惊厥、癫痫发作。高钠血症的严重危害是由于急性高钠血症引起的各种类型的中枢神经综合征，包括癫痫发作、昏迷等（表 13-12）。

高钠血症，尤其是急性高钠血症的死亡率很高，成人血钠浓度＞160mmol/L 的急性高钠血症的死亡率约为 75%；小儿急性高钠血症的死亡率为 10%～70%（平均约 45%），即使存活，其中 2/3 的小儿留有神经系统的后遗症。严重高钠血症患者因细胞外液高渗使脑细胞严重脱水导致颅骨与脑皮质之间血管张力增加，因而引起血管破裂而出现局部脑出血、蛛网膜下隙出血等。

脑组织水分和溶质的变化是高钠血症症状的重要病理生理学基础。在高钠血症早期，通过容量调整与恢复细胞的容积机制，使 Na^+和 Cl^-进入脑细胞，可大大缓解水的丢失和因渗透压改变造成的影响。发生高钠血症 7 天后，由于脑组织持续高渗，将使脑内水分恢复到正常水平，此时，其自动渗透调整机制可使脑细胞内渗透压增加 60%，结果使脑细胞的水分丢失不像预期的那样严重。参与其自动渗透调整机制的溶质包括牛磺酸、谷氨酰胺、谷氨酸盐、肌醇和磷酸肌酸等致细胞内渗透压升高，可防止脑细胞的脱水。

（六）诊断要点

（1）根据临床症状与体征，特别是神经系统的表现：急性者比慢性者明显，并与血清钠浓度高低有关。

（2）实验室检查：血清钠＞145mmol/L，常伴有血浆渗透压＞300mmol/L。尿钠浓度和尿渗透压测定对高钠血症类型和原因疾病的判断，以及治疗方案的确定具有一定指导意义。

(3)评估高钠血症：见图 13-12。

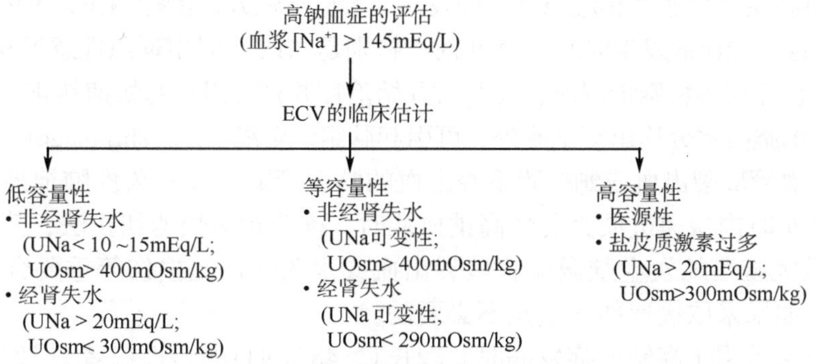

图 13-12　高钠血症的评估示意图

ECV 为细胞外液容量；$[Na^+]$为血浆钠含量；UNa 为尿钠含量；UOsm 为尿渗透压

（引自：Prough DS，et al）

(七)治疗

1. 治疗要点

(1)急性高钠血症发生时间<24 小时，特别是<12 小时出现急性意识改变、癫痫发作或中枢神经系统症状等特殊情况时，应及时开始治疗并且可以相对快速纠正。其相对快速纠正法治疗原则为：①高钠血症的发生速度很快者(数小时内或<12 小时或<24 小时)，在数小时内或 12 小时内或 24 小时内应给予及时处理纠正；②对急性高钠血症的纠正血钠速率，一般不应超过 1～2mmol/L/h，通常为每小时 1mmol/L 为宜；③每 24 小时总的下降幅度不能大于 10～12mmol/L；④血钠浓度的治疗目标是降低至>145mmol/L，多不主张一定恢复到正常值 135～140mmol/L；⑤总治疗时间不要少于 48 小时为宜。

(2)慢速纠正法适用于高钠血症发病时间较长的(>48 小时)慢性患者，或其发病时间不明确的患者也可慎重选择。慢速纠正法的治疗原则为：①高钠血症的发生速度缓慢者(>48 小时或发病持续时间不明者)，要求在 48～72 小时或数天缓慢纠正高钠血症。如纠正速率过快会发生脑水肿、脑组织损伤而发生抽搐的危险。②大多权威学者建议，对成人，有症状的慢性高钠血症患者减低血钠的适当速度为最高每小时 0.5mmol/L；对小儿，高钠血症，其纠正速率也为低于 0.5mmol/L/h。③每 24 小时总的下降幅度不能>5～6mmol/L。④血钠浓度的治疗目标是降低至>145mmol/L，多不主张一定恢复到正常值 135～140mmol/L。

(3)根据不同血容量高钠血症给予以下不同的处理

1)等容量性高钠血症：原则上补充水分以降低血钠。

2)低容量性高钠血症：若循环系统功能不稳定表现(如直立性低血压、休克等)时，不管其血清钠多高，原则是首先纠正血容量不足，实施扩容治疗。

3)高容量性高钠血症：其治疗原则是应用高效利尿剂如呋塞米(0.5～1mg/kg)静脉投给和限制水的摄入量，同时可给予 5%的葡萄糖液或 0.225%氯化钠液，以纠正高钠血症和体内水分含量过多。当肾衰竭时采用血液或腹膜透析治疗。

2. 高钠血症的治疗原则与治疗要点　首要问题是处理原发病。此外，还有根据患者发生高钠血症的速度进行补液调整，正如纠正低钠血症一样，可分为快速和慢速纠正法。纠正速度与高钠血症发生速度相应原则，即发病急者应尽快开始治疗纠正，发病缓者可给予缓慢纠正。在急性高钠血症发生时间<24小时，特别是<12小时出现急性意识改变、癫痫发作或中枢神经系统症状等特殊情况时，应及时开始治疗并且可以相对快速纠正。在急性高钠血症时，由于脑细胞内水分移出至细胞外，可引起脑组织萎缩(brain shrinkage)，结果可引起伴有脑皮质下微血管破裂出血或蜘蛛膜下腔出血的脑血管障碍或永久性脑神经损伤或导致死亡。患者在几小时内快速进展为急性高钠血症时，推荐相对快速纠正法，其目的就是在急性高钠血症致大脑萎缩发生脑微血管破裂出血或永久性神经损伤等重要合并症之前进行治疗。此时，如果采取慢速纠正法是不必要的。

慢速纠正法适用于高钠血症发病时间较长(>48小时)的慢性患者,或发病时间不明确的患者也可慎重选择，因为完全清除脑内电解质或溶质一般需数日时间。

高钠血症的治疗因病因不同而不同。细胞外液容量正常的高钠血症首先应迅速纠正病因；细胞外液减少的高钠血症患者常失钠引起的细胞外液减少较高渗状态更重要，急需恢复组织灌注。建议在超过48～72小时的一段时间内，为纠正高钠血症补充液体时，起初开始治疗时可输注等张生理盐水以挽救伴严重的低血容量患者。此后，循环恢复后再给予低张液体以完成进一步补给失水量；细胞外液容量增多的高钠血症给予利钠补水，必要时进行连续性血液净化治疗等。

高钠血症的治疗也遵循以下几个重要原则。

(1)快速纠正法适用于急性高钠血症发病时间<24小时的患者,特别是发病小于12小时、出现急性意识障碍或癫痫等症状的患者，对这种患者应该施行相对迅速纠正法才能纠正和改善其预后，并且不会引起脑水肿，因为集聚在细胞内的电解质能很快转移出。相对快速纠正法的治疗原则主要包括以下五点：①高钠血症的发生速度很快者(数小时内或<12小时或<24小时)，在数小时内或12小时内或24小时内应给予及时处理，这种方法并不增加脑水肿，反而能改善预后；在这种急性情况下，每2～4小时应进行血钠监测，一旦其严重症状消失，其血钠监测间隔时间可改为4～8小时，直到恢复正常为止。②对这类患者减低血钠的适当速度为每小时1～2mmol/L，通常为每小时1mmol/L为宜，其纠正速率不要超过2mmol/L/h。③每24小时总的下降幅度不能大于10～12mmol/L。④血钠浓度的治疗目标是降低至>145mmol/L。例如，70kg患者，血清钠为168mmol/L，实施上述治疗原则时，其治疗的最终目标为大于高钠血症诊断标准值(即>145mmol/L)即可。多不主张一定恢复到正常值135～140mmol/L。⑤总治疗时间不要少于48小时为宜。

(2)慢速纠正法适用于高钠血症发病时间较长(>48小时)的慢性患者，或发病时间不明确的患者也可慎重选择，因为完全清除脑内电解质或溶质一般需数日。在慢性高钠血症时，大脑萎缩会有适应性反应以调整并快速将脑体积正常化而使高钠血症临床症状发展缓慢并使其症状轻微，所以慢性高钠血症的症状比急性高钠血症轻。

慢速纠正法的治疗原则主要包括以下四点：①高钠血症的发生速度缓慢者(>48小时或发病持续时间不明者)，要求在48～72小时或数天缓慢纠正高钠血症。如纠正速率过快会造成脑水肿、脑组织损伤而发生抽搐。②大多数权威学者建议，对成人，有症状的慢性高钠血症患者减低血钠的适当速度为最高每小时0.5mmol/L；对小儿高钠血症，其纠正速率也应低于

0.5mmol/(L·h)。③每 24 小时总的下降幅度不能＞5～6mmol/L。④血钠浓度的治疗目标是降低至＞145mmol/L，多不主张一定恢复到正常值 135～140mmol/L。治疗时也应监测血钠浓度。

据慢性高钠血症的动物实验证实，若盐负荷 5 天以上，脑细胞内产生一些渗透保护分子(osmoprotective molecules)，这些物质包括一些氨基酸(牛磺酸、谷氨酰胺、谷氨酸、丙氨酸、天冬氨酸、甘氨酸等)、三元醇类(肌醇、山梨醇)及尿素等，从而提高其细胞内渗透压，以防止脑细胞内继续脱水。在这种状态下，如果过于迅速补充水分以快速降低细胞外液渗透压，在脑和血浆之间渗透压梯度增大，使水分快速进入脑细胞内，增大了脑水肿、严重神经损伤的危险性(图 13-13)；相反，若实施缓慢纠正就可能防止此类事件的发生。对无症状性慢性高钠血症的治疗，原则上决不应实施快速纠正法，其血钠纠正速率也应低于 5～6mmol/(L·24h)。

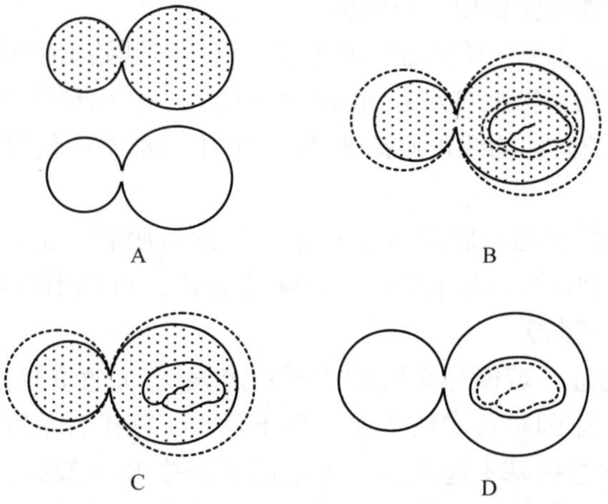

图 13-13 急速纠正高钠血症时，血浆钠含量和细胞内外液容量变化对脑损伤的影响

A：小圈代表细胞外液容量，大圈代表细胞内液容量；B：因丢水致血浆钠浓度的急速增高，导致细胞内液、细胞外液容量均明显减少(图中其小圈和大圈由虚线圈缩小为实线圈)，此时脑体积也随其他组织的细胞内液容量的减少而相应地缩小(图中脑由虚线缩小为实线脑影)；C：尽管其他组织的细胞内液容量和细胞外液容量持续性减少，但是脑组织通过自身性渗透(idiogenic osmoles)适应调节机制，急速恢复其细胞内液容量而使脑体积恢复正常(图中脑实线影恢复到虚线影)；D：当过于急速纠正高钠血症时，脑组织的膨胀体积大于其原有的大小，而导致脑水肿和颅内压升高，可引起严重神经损伤

(引自：Prough DS，et al)

(3)根据不同血容量高钠血症给予不同的处理

1)等容量性高钠血症：原则上补充水分以降低血钠。因为有纯水丢失，主要补充水分即可。轻者饮水，重者给予 5%葡萄糖液，其补液量可根据患者缺水量估计实施(下述)。

A. 补液量

a. 根据临床症状来估计

轻度失水(失水量约为体重的 2%)：轻度口渴，尿量(除尿崩症外)和血压尚正常。

中度失水(失水量约为体重的 3%～4%)：明显口渴，尿量减少，血压偏低，皮肤干燥。

重度失水(失水量约为体重的 7%以上)：高烧、谵语、昏迷和休克等。

b. 根据血钠浓度计算失水量：可用下列公式计算。

$$失水量(L)=测得血钠/140\times TBW-TBW$$

TBW 为体内水总量。正常成人男性含水量约占体重的 60%，女性或老年人约占 50%。但是在高钠血症脱水时，其水分含量也相应减少 10%，故有学者建议年轻男性或小儿 TBW

等于体重×0.5；年轻女性或老年人 TBW 为体重×0.4 为宜。

举例：体重 60kg，年轻男性，测得血清钠为 170mmol/L。计算其失水量（将血清钠浓度降低至 140mmol/L 所需要的水量），其计算如下：失水量（L）=（170/140×60×0.5）–（60×0.5）=6.4L。

该计算值（6.4L）为体内水的缺乏量，也就是纠正高钠血症所需要的水量。机体缺水量也可用下列简单公式计算：缺水量（L）=体重（kg）×0.5×（血清钠/140–1）=60×0.5×（170/140–1）=30×（1.21–1）=30×0.21=6.4L。

B. 补液速度：慢性高钠血症患者体液的失水量需要缓慢补充（48～72 小时），补液速度为前 24 小时给予计算失水量的 1/2，以后 2～3 日内再补另外 1/2 量，总的纠正时间需要 48～96 小时。成年人血清钠降低的速度以不超过 0.5mmol/（L·h）为宜。小儿也以＜0.5mmol/（L·h）为宜。每 24 小时总的下降幅度不能大于 10mmol/L，否则容易导致脑细胞水肿和功能障碍。每日补液量包括每日生理需要量加上失水量。

对 12 小时以内快速进展为高钠血症的患者，应及时开始治疗并且可以快速纠正。在纠正高钠血症的过程中应密切监测神经系统和监测血钠，一旦出现任何功能状态变化均应减慢其纠正速度。对急性高钠血症的纠正血钠速率，原则上一般不应超过 1～2mmol/（L·h）为宜，以免引起脑水肿。

C. 补充方法：原则上能口服尽可能口服，不能口服者，也可鼻饲或静脉补充 5%的葡萄糖溶液。当输注 5%葡萄糖溶液时，若输注太快，可能引起脑水肿或出现尿糖的危险，所以其输注速度应缓慢。

2）低容量性高钠血症：若循环系统功能不稳定表现（如直立性低血压、休克等）时，不管其血清钠水平多高，原则是首先纠正血容量不足，实施扩容治疗。首先应输入生理盐水或扩容，当血流动力学指标基本稳定后，可改用低张盐水（0.225% 或 0.45%的氯化钠溶液或 5%右旋糖苷溶液）、5%的葡萄糖溶液或者一半比例的生理盐水等来补充液体。

3）高容量性高钠血症：其治疗原则是应用高效利尿剂，如呋塞米（0.5～1mg/kg）静脉投给和限制水的摄入量，同时可给予 5%的葡萄糖溶液或 0.225%氯化钠溶液，以纠正高钠血症和体内水分含量过多。当肾衰竭时采用血液或腹膜透析治疗。

3. 尿崩症的治疗问题 尿崩症高钠血症的治疗需要经口摄入水或静脉投给 5%右旋糖苷溶液等方法给予足量水分，以弥补水缺乏和持续性尿液丢失。严重的尿崩症患者，其尿量可超过 500ml/h，若存在严重缺水，其补充水分的速率需要超过 600～700ml/h。

尿崩症的治疗不仅包括对多尿的治疗，也包括针对引起多尿的原因进行治疗，有中枢性与肾性两大类。

（1）中枢性尿崩症的治疗：①可选择去氨加压素（DDAVP，minirin，弥凝）（1-胱氨基-8-D-精氨酸加压素）治疗。DDAVP 具有抗利尿和加压作用，其血管加压作用只有天然 AVP 的 1 / 400，不良反应小，是目前最理想的控制中枢性尿崩症状、减少尿量的药物。作用时间 8～12 小时。有口服片剂、鼻喷雾剂、滴鼻剂及注射剂。②长效尿崩停：为油剂鞣酸加压素。每瓶 5ml 含 100mg。剂量大时，作用时间延长，初次使用从 0.1ml 开始，一般注射 1 次能控制多尿症状 4 天左右（大多为 0.3m1）。③垂体后叶素水剂：作用时间仅 3～6 小时，主要用于围术期患者、意识丧失患者等，在需要抗利尿剂治疗时临时使用，必须注意出入液量“量出为入”，以免水中毒。④氢氯噻嗪（双氢克尿塞）：对各种尿崩症都有一定作用，它是通过尿中排钠增多使钠耗竭，降低肾小球滤过率、近端肾小管回吸收增加，使到达远端肾小管的原尿减少而减少尿量。单独使用 75～150mg/d，分 3 次服用。长期使用引起低血钾并作用减弱，必要时需同时补钾。⑤病因治疗：必须注意颅内是否有占位病变，对颅内占位病变应及时处理(手术或放疗)，以保护视功能，挽救生命，但不能改善尿崩症状。

(2) 肾性尿崩症的治疗：①对急性失水者，通过静脉投给充足的水分，以保持血钠处于正常水平。②低盐、低蛋白饮食。③利钠利尿：给予氢氯噻嗪每次 25～50mg，每日 3 次口服，可使尿量减少 50%。其机制是通过影响远端肾小管产生负钠平衡来刺激近端小管对钠的再吸收，使流经髓襻与远端肾小管液呈低张性。④吲哚美辛(消炎痛)：特别是与氢氯噻嗪并用时，可使尿量明显减少，常用 25mg/次，每日 3 次。吲哚美辛为非甾体类抗炎药(NSAIDs)，在肾性尿崩症患者伴高前列腺素 E 综合征时，可使用 NSAIDs 治疗。患者使用 NSAIDs 后，能阻止前列腺素生成，又能改善临床症状。⑤选用阿米洛利(氨氯吡咪)：阿米洛利通过抑制钠和锂进入肾小管血管，对治疗碳酸锂诱发的尿崩症具有特殊效果。

Mcllwaine J K 等归纳高钠血症的治疗原则见表 13-13，以供参考。

表 13-13　高钠血症的治疗原则

(1) 计算缺水量
(2) 在前 12～24 小时内先补充其计算量的 1/2
(3) 其纠正速率决不要高于 2mEq/(L·h)
(4) 其后 48 小时内补充剩余 1/2 量
(5) 使用低渗液以补充其缺水量的过程中，若发生血流动力学不稳定，可改用等渗液直至恢复其血流动力学稳定
(6) 如果发生容量超负荷，可使用利尿剂和 5%葡萄糖溶液治疗
(7) 若发生肾衰竭时，可考虑透析治疗
(8) 同时继续补充丢失液体和丢失电解质
(9) 严密监测神经系统状态

(引自：Mcllwaine J K，et al)

参 考 文 献

林善琰. 2013. 水和钠的正常和异常代谢及相关治疗原则//蒋朱明主编. 临床水和电解质平衡. 3 版. 北京：人民卫生出版社.

陆大祥. 2008. 水、钠代谢障碍//金惠铭，王建枝主编. 病理生理学. 7 版. 北京：人民卫生出版社，15-30.

朴镇恩. 2008. 钠代谢平衡与障碍//朴镇恩编. 最新血液气体与酸碱平衡. 哈尔滨：黑龙江教育出版社，136-153.

张立人，任颖. 2002. 水与无机盐的代谢//王浩主编. 生物化学. 北京：人民卫生出版社，296-311.

张树基，罗明绮. 1998. 钠的代谢平衡与失调//张树基，罗明绮编著. 水、电解质、酸碱平衡失调的判定与处理，15-42.

钟学礼. 1981. 水和电解质代谢紊乱//林兆耆，戴自英主编. 实用内科学. 7 版. 北京：人民卫生出版社，838-852.

朱蕾，于润江，刘志诚. 2003. 钠离子平衡与紊乱//朱蕾，于润江主编. 水，电解质与酸碱平衡紊乱. 上海：上海科学技术出版社，33-61.

Adrogue H J，Madias N E. 2000. Hypernatremia. N Engl J Med，342：1493-1499，1581-1589.

Anderson R J，Chung H M，Kluge R，et al. 1985. Hyponatremia：Prospective analysis of its epidemiology and the pathogenic role of vasopressin. Ann Intern Med，102：164-172.

Babar S. 2013. SIADH Associated With Ciprofloxacin. The Annals of Pharmacotherapy (Sage Publishing)，47 (10)：1359-1363.

Bankowski K. 1978. Design of potent antagonists of the vasopressor response to arginine vasopressin. J Med Chem，21：850.

Bennett B L，Hew-Butler T，Hoffman M D，et al. 2013. Wilderness Medical Society practice guidelines for treatment of exercise-associated hyponatremia. Wilderness & environmental medicine, 24 (3): 228-240.

Berl T. 2000. Hyponatremia[letter]. N Engl J Med, 343: 887-888.

Carlotti A P. 2001. Tonicity balance, and not electrolyte-free water calculations, more accurately guiders therapy for acute changes in natremia. Intensive Care Med, 27: 921-924.

Cawley M J. 2007. Hyponatremia: current treatment strategies and the role of vasopressin antagonists. Ann Pharmacother, 41: 840-850.

Cho K C. 2010. Fluid & electrolyte disorders // Current Medical Diagnosis & Treatment. 49th ed. Edited by McPhee SJ. New York: McGraw- Hill Med, 788-815.

Deitelzweig S, McCormick L. 2011. Hyponatremia in hospitalized patients: the potential role of tolvaptan. Hosp Prac, 39: 87-98.

Fall P J. 2000. Hyponatremia and hypernatremia. A systematic approach to causes and their correction. Postgrad Med, 107: 75.

Fukagawa M. 2005. Fluid & electrolyte disorders. // Current Medical Diagnosis & Treatment. 44th ed. Edited by Tierney LM, Jr. New York: Lange Medical Books/ McGraw-Hill, 837-844.

Goh K P. 2004. Management of hyponatremia. Am Fam Physicians, 69: 2387-2394.

Gross P T. 2001. Treatment of severe hyponatremia. Kidney Int, 60: 2417-2427.

Gross P. 2001. Correction of hyponatremia. Semin Nephrol, 21: 269.

Gullans S R. 1993. Control of brain volume during hyperosmolar and hypoosmolar conditions. Ann Rev Med, 44: 289-301.

Guyton A C. 2000. Regulation of extracellular fluid osmolarity and sodium concentration//Medical Physiology. 10th ed. Edited by Guyton A C, Hall J E. Philadelphia: WB Saunders Co, 313.

Haralampos J. 2002. The hyponatremic patient: a systematic approach to laboratory diagnosis. CMAJ, 166(8): 1056-1062.

Kokko J P. 2004. Fluids and Elevtrolytes // Cecil Textbook of Medicine. 21st ed. Edited by Goldman L. Philadelphia: W.B. Saunders Co, 669-679.

Konstam M A, Gheorghiade M, Burnett J C Jr, et al. 2007. Effects of oral tolvaptan in patients hospitalized for worsening heart failure. The Everest Outcome Trial. JAMA, 297: 1319-1331.

Kraft M D. 2005. Treatment of electrolyte disorders in adult patients in the intensive care unit. Am J Health-Syst Pharm, 62: 1663-1682.

Kugler J P. 2000. Hyponatremia and hypernatremia in the elderly. Am Fam Physicians, 61: 3623-3630.

Kulpmann W R. 2007. Electrolytes, acid-base balance and blood gases. 2nd ed. New York: Springer Wien, 696-793.

Lehrich R W, Greenberg A. 2008. When is it appropriate to use vasopressin receptor antagonists? J Am Soc Nephrol, 19: 1054-1058.

Levinsky N G. 1997. Acidosis and alkalosis//Harrison's Principle of Internal Medicine. 13th ed. Edited by Isselbacher KJ. New York: McGraw-Hill.

Lindner G, Schwarz C. 2012. An update on the current management of hyponatremia. Minerva Med, 103(4) : 279-291.

Mcllwaine J K. 2005. Hypernatremia and hyponatremia//Textbook of Critical Care. 5th ed. Edited by Fink MP. Philadelphia: Elsevier Saunders, 63-66.

Monson J P. 2002. Salt and water homeostasis and acid-base balance//Textbook of Medicine. 4th ed. Philadelphia: Elsevier Science, 1109.

Moritz M L. 2003. The pathophysiology and treatment of hyponatremic encephalopathy: an update. Nephrol Dial Transplant, 18: 2486.

Muloy A L. Carvana RJ. 1995. Hyponatremic emergencies. Med Clin north Am, 79: 155-168.

Oddie SJ, Craven V, Deakin K, et al. 2013. Severe neonatal hypernatraemia: a population based study. Arch Dis Child Fetal Neonatal Ed, 98: F384.

Patton KT. 2010. Anatomy & Physiology. 7th ed. St. Louis: Mosby Elsevier.

Pham P C, Pham P M, Pham P T. 2006. Vasopressin excess and hyponatremia. Am J Kidney Dis, 47: 727-737.

Prough D S. 2006. Acid-base, fluids, and electrolytes//Clinical Anesthesia. 5th ed. Edited by Barash PG. Philadelphia: Lippincott Williams & Wilkins, 194.

Rose B D. 1994. Clinical physiology of acid-base and electrolyte disorders, 4th ed, New York: McGraw-Hill.

Rose B D. 2001. Hypoosmolal states-Hyponatremia, Hyperosmolal states-Hypernatremia // Clinical Physiology of acid-base and electrolyte disorders. 5th ed. Edited by Rose BD. New York: McGraw-Hill, 696-793.

Rough D S. 2006. Acid-base, fluids, and electrolytes.//Clinical Anesthesia. 5th ed. Edited by Barash PG, et al. Philadelphia: Lippincott Williams & Wilkins, 175-194.

Saupart A. 1992. Treatment of Chronic hyponatremia in rats by intravenous saline：Comparison of rate versus magnitude of correction. Kidney Int，41：1662.

Upadhyay A，Jaber B L，Madias N E. 2009. Epidemiology of hyponatremia. Sem Nephrol，29：227-338.

Wakil A，Atkin S L. 2010. Serum sodium disorders：safe management. Clin Med，10(1)：79-82.

Wald R，Jaber B L，Price L L，et al. 2010. Impact of hospital-associated hyponatremia on selected outcomes. Arc. Intern Med，170：294-302.

Yeates K E. 2004. Salt and water：a simple approach to hyponatremia. CMAJ，170(3)：365-369 .

Zenenberg R，Carluccio A，Merlin M. 2010. Hyponatremia：Evaluation and Management. Hospital Practice，38 (1)：89-96.

第十四章　钾代谢平衡与障碍

第一节　钾代谢平衡

K^+是机体内含量占第二位的阳离子，是生命必需电解质之一。K^+直接参与细胞内的代谢活动，细胞内许多酶的活动都需要 K^+。正常的血清钾浓度，对维持神经肌肉兴奋性，尤其对心肌收缩力和节律甚为重要。K^+在维持机体酸碱平衡和调节细胞内外的渗透压方面起重要作用。

一、钾在体内的分布

K^+是细胞内液中含量最高的阳离子，细胞内液的钾浓度为 140～160mmol/L，细胞内的钾总量约为 3300mmol。细胞外液的钾总量为 65～70mmol，细胞外液的钾浓度为(4.2±0.3)mmol/L。正常人(成人)体内钾的总量为每千克体重 50～55mmol，其中98%存在于细胞内。钾在体内的分布与器官细胞的数量和器官的大小有直接关系，因此，钾储存于肌肉中的钾占 70%，皮肤约占 10%，红细胞占 6%～7%，骨骼约占 6%，脑组织约占 4.5%，肝约占 4%，其他内脏组织约占 3.2%。正常人血清钾浓度为 3.5～5.5mmol/L，约为细胞内钾浓度的 1/25。细胞内液中钾除离子状态外，大部分与一定比例的蛋白质、磷酸盐、糖原等结合。K^+不是不能透过细胞膜，只是透过的速度远较水缓慢。细胞内外液中K^+浓度之所以有如此大的差别，主要是由于 Na^+,K^+-ATP 酶的作用。K^+分布与细胞内 K^+的流动可参见图 14-1。

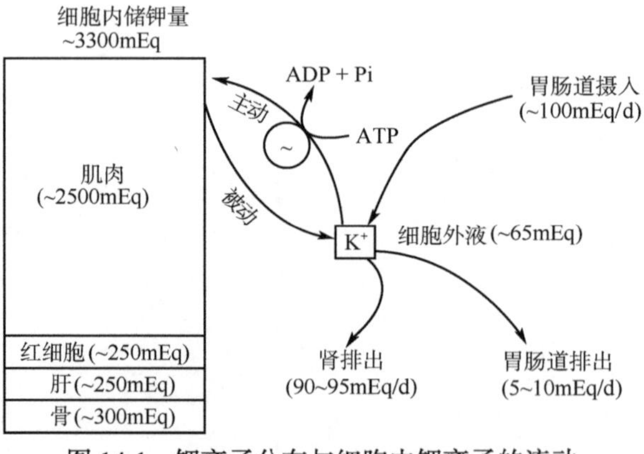

图 14-1　钾离子分布与细胞内钾离子的流动
(引自：Wingo C S，et al)

K^+的吸收全靠从饮食中获得，每日需要的钾量约为 80mmol，相当于氯化钾 6g。约 0.5 小时内在胃肠道吸收的钾，可达摄入量的 90%，但排泄亦很快，4～6 小时内通过肾排泌的K^+约占摄入量的 50%。一般而言，通过肾排出的 K^+占 85%～90%(每日由尿排出的 K^+为

90～95mmol），其余 8%经大便排出，通过汗排出的 K^+比较少。肾的保钾能力远低于保钠能力。每日尿量在 500ml 以上，一般体内钾不致滞留。肾对钾的排泄量大致与尿量成正比。K^+内环境稳定取决于细胞内外液 K^+的平衡维持(图 14-2)。

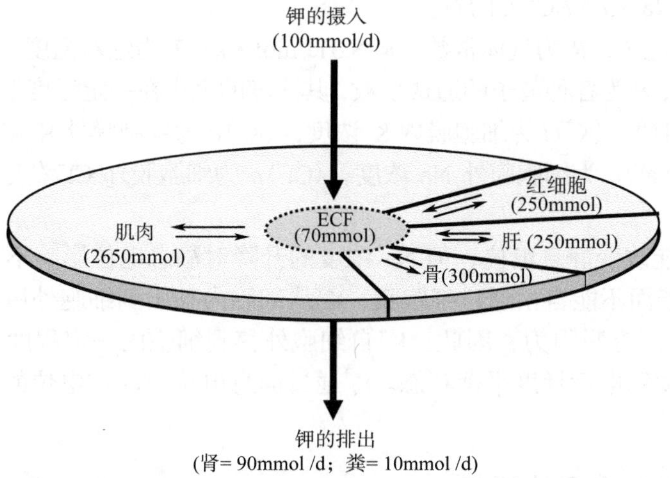

图 14-2　K^+内环境稳定取决于细胞内液(ICF)、细胞外液(ECF)K^+的平衡维持
(引自：Giebisch G)

二、钾的生理功能

(一)参与多种细胞代谢过程

1. 参与糖原合成与葡萄糖氧化　糖原合成过程中需要 K^+,有一定量的 K^+进入细胞内，每合成 1g 糖原约需要 0.15mmol 的 K^+。葡萄糖在细胞内氧化也要有 K^+的参与，K^+是维持糖原合成和糖氧化过程中一些酶活性的激动剂。

2. 参与蛋白质合成　细胞内合成蛋白质时，必须有适当浓度的钾才能维持氨基酸向细胞内的转运。在蛋白质合成代谢中，如外伤的愈合或生长时，形成新的细胞蛋白，需要 K^+的参与，即每 6.25g 蛋白质可结合 K^+105～117mg，此种情况一般对血浆浓度并无明显影响。每合成 1g 蛋白约需要 0.45mmol 的 K^+。每 6.25g 蛋白质的破坏，可释放出 1g 氮和 2.7 毫当量钾。

3. 有些酶活性的维持需要一定浓度的 K^+　细胞内一些与糖代谢有关的酶类，如磷酸化酶和含巯基的酶等必须有适宜浓度的 K^+存在才具有正常的活性。在蛋白质合成过程中，有些酶需要 K^+作为激活物质。K^+又是维持细胞膜钠–钾泵功能的 Na^+,K^+-ATP 酶的主要成分之一，以维持细胞膜的正常功能。K^+能激活缩合酶和 ATP 酶的活性，推动细胞氧化过程中三羧酸循环的正常进行而产生 ATP，并经 ATP 酶的催化而释放能量，供应膜的钠–钾泵功能的正常进行。

(二)保持神经肌肉的应激性

神经肌肉的应激性不仅需要适当的血清 K^+浓度，也需要细胞膜内外的 K^+浓度维持在一定的比例，以保持静息膜电位正常。细胞内外液 K^+浓度的比例是跨膜静息电位的主要决定因素。静息电位的大小取决于膜两边的一价离子的浓度差，也取决于膜对这些离子的通透性，以 Goldman-Hodgkin-Katz 方程式表示：$Em=RT/F\ln[PK(K^+)i+PNa(Na^+)i+PCl(Cl^-)o]$ $[PK(K^+)o+PNa(Na^+)o+PCl(Cl^-)i]$。

Em 为静息膜电位；*R* 为气体常数，*R*=8.31J/mol·k；*T* 为绝对温度；*F* 为法拉第常数，$F=9.65\times10^4$c/mol；*P* 为各种离子的通透系数，其速度的大小在一定温度下随膜的内在性质而不同。ln 为自然对数；$(K^+)i$ 为细胞膜内 K^+浓度；$(K^+)o$ 为细胞膜外 K^+浓度。$(Na^+)i$ 为细胞膜内 Na^+浓度；$(Na^+)o$ 为细胞膜外 Na^+浓度；$(Cl^-)o$ 为细胞膜外 Cl^-浓度；$(Cl^-)i$ 为细胞膜内 Cl^-浓度。

K^+浓度梯度能改变静息电位，但 Na^+浓度的升降对静息电位影响不大。细胞内有钾蛋白，蛋白为阴离子而不能自由通过细胞膜，K^+从细胞内移出到细胞外后，由于细胞内的阴离子增加，其对 K^+有吸引力，因此，K^+自细胞外移到细胞内一定程度后，即处于细胞内外的离子浓度梯度和电荷梯度平衡状态。K^+通过静息电位对动作电位的影响，直接影响神经肌肉的应激性。

（三）参与酸碱平衡的调节

K^+是细胞内阳离子的主要成分。细胞外液$[H^+]$变化必然影响细胞内，因为细胞内外离子交换是机体总的缓冲能力的重要组成部分，将细胞看作巨大的酸碱缓冲池。当细胞外液的 H^+浓度增加时，H^+和 Na^+进入细胞内，而 K^+从细胞内移出；反之，当细胞外液 H^+浓度过低时，H^+和 Na^+由细胞内移出，而 K^+从细胞外移入，通过这种细胞内外的离子交换来调节酸碱平衡。在酸碱平衡的调节过程中，K^+不仅参与细胞内外离子互换，而且还与肾的 H^+竞争性地参与与 Na^+的互换，即当细胞外液 pH 增高致碱中毒时，肾小管泌 H^+减少而排泌 K^+增加，因而可引起低钾血症；与此相反，当细胞外液 pH 降低而致酸中毒时，肾小管泌 H^+增加而排泌 K^+减少，从而引起高钾血症。通常，当血 pH 降低或升高 0.1 时，血钾升高或降低 0.6mmol/L，主要见于酸中毒或碱中毒。血浆 pH 对血浆 K^+、远端肾小管与集合管的 K^+ 排泌之间相关性的影响归纳如图 14-3。

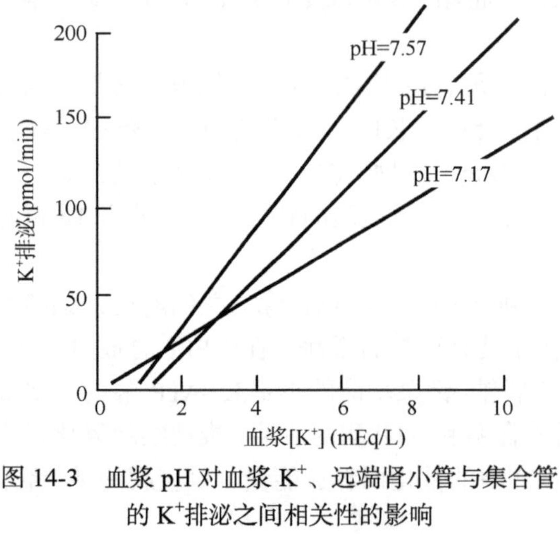

图 14-3　血浆 pH 对血浆 K^+、远端肾小管与集合管的 K^+排泌之间相关性的影响

酸中毒时远端肾小管与集合管的 K^+排泌减少；但碱中毒时则增加

（引自：Koeppen B M，Staton B A）

（四）维持细胞内外的渗透压

K^+主要储存于细胞内，且多与糖原、蛋白质与磷酸根结合，故 K^+对细胞内的晶体渗透压有一定的影响，但远不如 Na^+对细胞外液晶体渗透压重要。细胞外液 K^+虽呈游离状态，但浓度很低，对细胞外液晶体渗透压的影响也非常有限。

（五）维持心肌细胞的正常静息膜电位和复极过程

心肌细胞内外的 K^+ 浓度对心肌的自律性、传导性和兴奋性有密切关系。K^+ 对心脏细胞和一般神经肌肉细胞的影响不同，K^+ 不仅影响心肌细胞的静息膜电位，而且也影响心肌细胞的复极过程。如果血清钾浓度过高，心肌自律性、传导性和兴奋性受抑制；血清钾浓度降低时，则心肌兴奋性增高，因此无论血钾过高或过低均可引起心律失常。钾代谢失常对心肌舒缩功能亦有一定的影响。

三、钾平衡的调节

机体对 K^+ 的平衡调节主要通过两个环节：①钾的跨细胞转移；②肾的调节（图 14-4）。

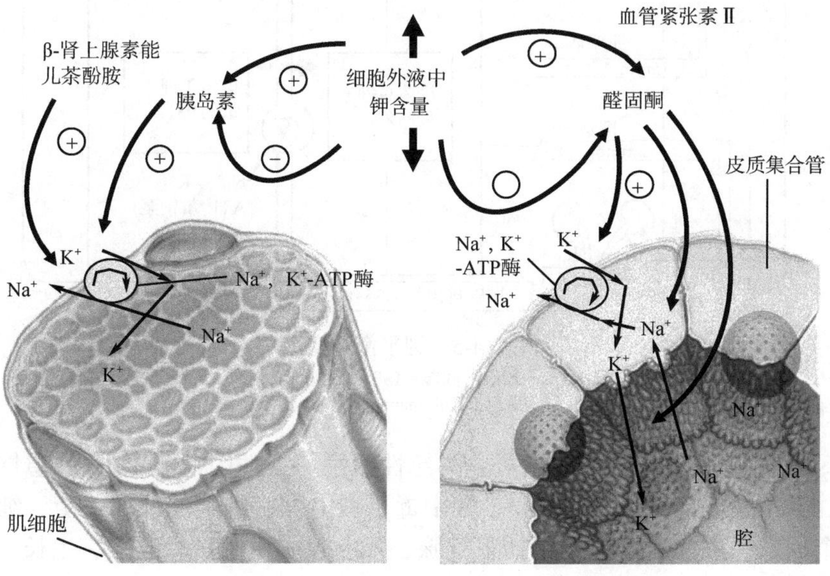

A　　　　　　　　B

图 14-4　细胞外液 K^+ 含量的正常调节

A. 钾的跨细胞转移；B. 肾的调节

+表示促进；−表示抑制，胰岛素和β-肾上腺素能儿茶酚胺通过激活 Na^+，K^+-ATP 酶可促进 K^+ 进入肌肉细胞内，醛固酮则通过其对皮层集合管细胞 Na^+，K^+ 通道上的 Na^+,K^+-ATP 酶作用促进 K^+ 的排泌，其主要机制：当细胞外液中 K^+ 含量增加时，可刺激胰岛素和醛固酮分泌，胰岛素分泌则促进 K^+ 进入细胞内，醛固酮分泌则刺激 K^+ 排泌入集合管腔内以增加尿中 K^+ 排出；与此相反，当细胞外液中 K^+ 含量降低时，可抑制这些激素分泌，引起与上述相反的机制来进行 K^+ 调节；当细胞外液 K^+ 浓度增加时，血管紧张素Ⅱ可刺激醛固酮分泌而增加 K^+ 的排泌

（引自：Gennari F J）

（一）钾的跨细胞转移

正常人血清钾含量为 3.5～5.5mmol/L，平均值为 4.5mmol/L。K^+ 之所以在血浆中的浓度能保持稳定，除与肾的调控有关以外，主要通过细胞内外的转运来实现。因为这种调控方式有两个特点，一是细胞内含有全身 98%的 K^+，即细胞外需要 K^+ 时，随时可以吸纳细胞内丰富的 K^+，将细胞内 K^+ 看作 K^+ 的储备池；二是通过钾的跨细胞转移方式可比较迅速

且准确地维持细胞外液的 K^+浓度。K^+的细胞内浓度依赖于从细胞外液的主动摄取，即 K^+逆浓度差摄入细胞内，主要通过钠–钾泵，也就是是 Na^+，K^+-ATP 酶(图 14-5)；K^+向细胞外液的被动移出，即通过顺浓度差经 K^+通道进入细胞外液，前者被称为泵(pump)，后者被称为漏(leak)。这种泵–漏机制(pump-leak mechanism)是钾的跨细胞转移的基本原理。

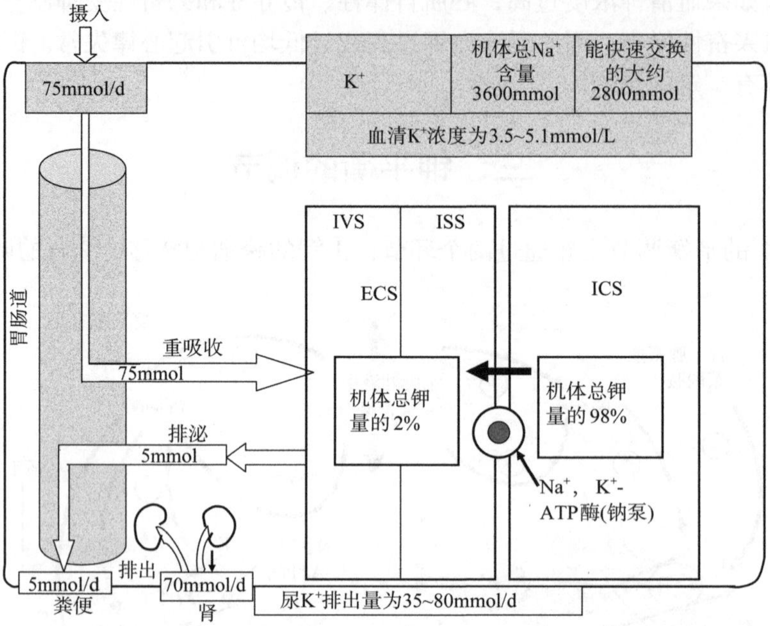

图 14-5　钾平衡示意图

ECS：细胞外间隙；ICS：细胞内间隙；ISS：细胞间隙空间；IVS：血管内空间

(引自：Kulpmann W R，et al)

影响 K^+跨细胞转移的主要因素可分为急性因素与慢性因素两个方面。急性因素主要包括胰岛素、β-儿茶酚胺、α-儿茶酚胺、酸中毒、碱中毒、细胞外钾的平衡、细胞损伤和高渗透压八个因素；慢性因素主要包括甲状腺、肾上腺皮质激素、运动、生长、糖尿病、钾缺乏和慢性肾衰竭七个因素(表 14-1)。

表 14-1　影响钾细胞内外浓度的因素

因素	效果
1. 急性	对钾的影响
(1)胰岛素	促进细胞摄钾
(2)β-儿茶酚胺	促进细胞摄钾
(3)α-儿茶酚胺	减低细胞摄钾
(4)酸中毒	减低细胞摄钾
(5)碱中毒	促进细胞摄钾
(6)细胞外 K^+浓度	依赖于血钾高低
(7)细胞损伤	减低细胞摄钾
(8)高渗状态	促进细胞漏钾

续表

因素	效果
2. 慢性	对 ATP 泵密度的影响
(1)甲状腺	增加
(2)肾上腺皮质激素	增加
(3)运动(训练)	增加
(4)生长	增加
(5)糖尿病	减少
(6)钾缺乏	减少
(7)慢性肾衰竭	减少

(引自：Giebisch G)

1. 急性因素

(1)胰岛素：通过增加 Na^+，K^+-ATP 酶的活性而促进 K^+进入细胞内，并且该作用可不依赖于葡萄糖的摄取。当静脉滴注胰岛素加葡萄糖液时，可促进 K^+移入细胞内（图 14-6B）。

(2)β-儿茶酚胺：当兴奋 β_2-肾上腺素能受体时，通过 cAMP 机制激活 Na^+，K^+-ATP 酶而促进钾进入细胞内(图 14-6A)。

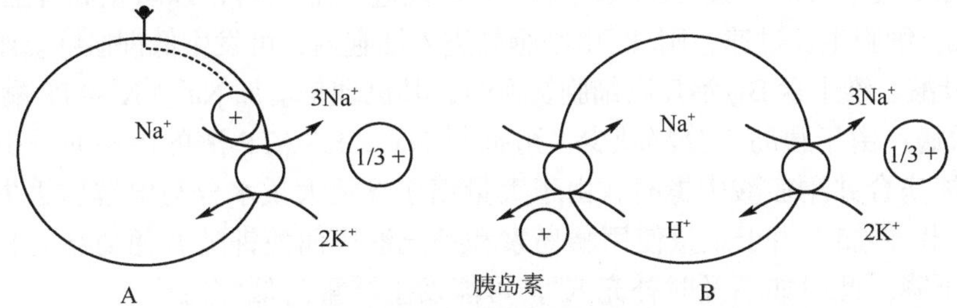

图 14-6　激素促进钾离子移入细胞内的示意图

A. β-肾上腺素能剂(β-adrenergic agent)；B. 胰岛素

(引自：Prough DS，et al)

(3)α-儿茶酚胺：α-肾上腺素能受体的激活则促进 K^+自细胞内移出。α-受体激动剂去氧肾上腺素(苯福林)则可引起 K^+由细胞内移出而发生血清钾升高。

(4)酸中毒：当 H^+浓度增加，血 pH 降低，即酸中毒时，H^+从细胞外进入细胞内，而 K^+从细胞内外移，结果血钾浓度增高，一般 pH 每降低 0.1，可升高血钾浓度 0.1～0.7mmol/L。其可能的机制为酸碱失衡引起细胞膜对 K^+通透性的改变(图 14-7)。

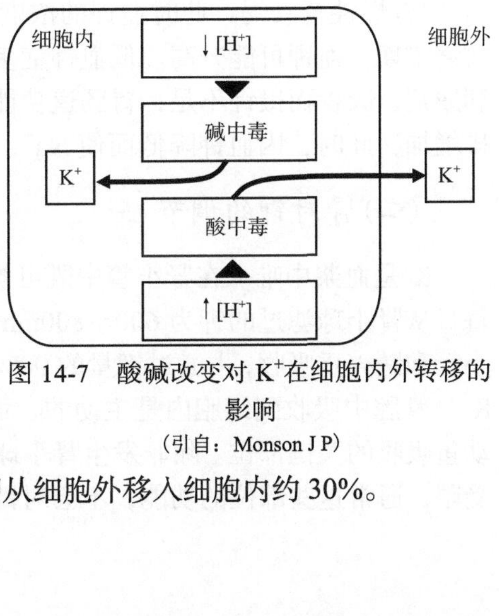

图 14-7　酸碱改变对 K^+在细胞内外转移的影响

(引自：Monson J P)

(5)碱中毒：当血 pH 增高，即碱中毒时，K^+容易从细胞外移入细胞内。pH 每增高 0.1 时，血钾从细胞外移入细胞内约 30%。

(6)细胞外K^+浓度：当细胞外液的K^+浓度增加，可直接激活Na^+，K^+-ATP酶活性，K^+进入细胞内增加，反之则减少。如果长期大量使用排钾利尿剂后，可引起细胞外液的K^+浓度降低，则K^+从细胞内移出到细胞外。

(7)细胞损伤：当组织细胞受到破坏时，细胞内K^+必然会释放出来，此时血钾浓度增加的幅度可取决于细胞破坏的多少和正常细胞摄钾的能力。

(8)高渗状态：当血浆渗透压升高时，促进K^+从细胞内移出。这是由于细胞外高渗引起细胞内水外移时，K^+也被带出；并且由于高渗引起细胞脱水使细胞内K^+浓度升高，也促进K^+外移；还有高渗引起细胞膜的钠泵功能受损，使血钾升高。

2. 慢性因素

(1)甲状腺：甲状腺激素能使儿茶酚胺的反应加强，能兴奋β_2-肾上腺素能受体，使Na^+，K^+-ATP酶的活性增加，促进K^+进入细胞内。

(2)肾上腺皮质激素：主要是皮质醇过多时，易发生低钾血症，其机制除了通过肾远曲小管和集合管对钾排泄的调节以外，还与肾上腺皮质激素可增加Na^+，K^+-ATP酶活性而促进K^+移入细胞内有关。

(3)运动(训练)：比较剧烈而且高强度的运动，使细胞内K^+外移，可引起血清钾浓度的增高。其原因为由于出汗等而脱水致使细胞外液容量减缩；运动时儿茶酚胺增多而激活α-肾上腺素能受体，结果血清钾升高。不过运动时，β_2-肾上腺素能受体也被激活，使细胞内cAMP增加，激活Na^+，K^+-ATP酶促进K^+较快进入细胞内，以防止高钾血症的发生。

(4)生长：细胞生长过速，则K^+由细胞外进入细胞内，可发生低钾血症。细胞生长过速可见于应用叶酸、维生素B_{12}治疗巨细胞贫血时，其机理是增加Na^+，K^+-ATP酶的活性。

(5)糖尿病：由于胰岛素分泌减少，可抑制Na^+，K^+-ATP酶的活性而减少细胞摄钾。但在重症糖尿病合并酮症酸中毒时，由于大量糖尿导致大量水分与电解质丢失，特别是大量K^+随尿排出，再加上由于足量使用胰岛素和补充液体而使钾随着葡萄糖的利用进入细胞内，使血钾下降。此时如不及时补充K^+，可能发生严重的低钾血症。

(6)钾缺乏：在正常情况下，血清钾浓度的高低，可反映体内总钾量的多少。血钾降低时，可抑制Na^+，K^+-ATP酶活性，减少细胞摄钾。此时，由于细胞外液的K^+浓度降低，则K^+从细胞内移至细胞外，其机制主要通过细胞内外K^+浓度差变化导致的被动转移。

(7)慢性肾衰竭：此时血钾的浓度大多正常，部分患者可有低血钾，少数患者在疾病的终末期，血钾可能升高。低血钾症多由于：肾小管排泌钾的功能失常；长期、大量使用利尿剂；厌食而摄钾不足；胃肠道功能紊乱如呕吐、腹泻丢钾；继发性醛固酮增多导致尿排增加，此时，因血钾降低而使Na^+，K^+-ATP酶活性降低，抑制细胞摄钾。

(二)肾对钾的调节

K^+是血浆中唯一在肾小管中既可被重吸收，又可被分泌的一种电解质。在正常情况下，每日从肾小球滤过的钾为600～800mmol(23.5～31.3g)。肾小球滤液中大部分的K^+在近曲小管和髓袢重吸收，占滤过钾量的90%～95%，小部分在远曲小管和集合管继续被重吸收。K^+从管腔中吸收到细胞内是主动的，而从细胞内转运入血液则是被动的。管腔膜是K^+主动重吸收的关键部位。除非发生肾小球滤过率明显下降或近曲小管和髓袢重吸收功能明显受限，通常这些部位的功能，不会对钾的平衡产生明显影响，因此，肾对钾排泄的调节主要取决于远曲小管和集合管对钾的分泌和重吸收的调节。

1. 远曲小管和集合管的钾分泌　尿中的 K^+主要是由远曲小管和集合管上皮主细胞(principal cells)分泌的，其分泌的量大约占尿钾量的 1/3。主细胞基底面的 Na^+，K^+-ATP 酶将 Na^+泵入小管间液，而将小管间液的 K^+泵入主细胞内，使这些离子逆浓度梯度而逆转，一般是从细胞内移出 3 个 Na^+换进 2 个 K^+，结果引起细胞内负电荷的净增加，从而产生电位梯度增加。与此同时，主细胞内 K^+浓度升高而顺浓度梯度，经管腔膜钾通道(ROMK)被动弥散入小管腔中。主细胞的管腔面胞膜对 K^+具有高度的通透性(图 14-8)。该膜上除了 ROMK 钾通道以外，还有许多不同类型的钾通道，如对钙敏感的 Maxi-K^+通道、对电位敏感(voltage-sensitive)的 Kv1.3 钾通道、成对孔穴(double-pore)的钾通道(TWIK-1)等。由于 Na^+由管腔内经管腔膜上皮钠离子通道(epithelial Na^+ channel，ENaC)重吸收进入到主细胞内，使管内电位为负，管外为正，即管腔内电位比管腔外低 10～45mV，这一电位差乃 K^+分泌的动力之一。由此可见，当有 Na^+重吸收时，才有 K^+的分泌。此外，主细胞基膜面的 Na^+-K^+泵活性和管腔面胞膜对 K^+的通透性亦可影响主细胞分泌 K^+。

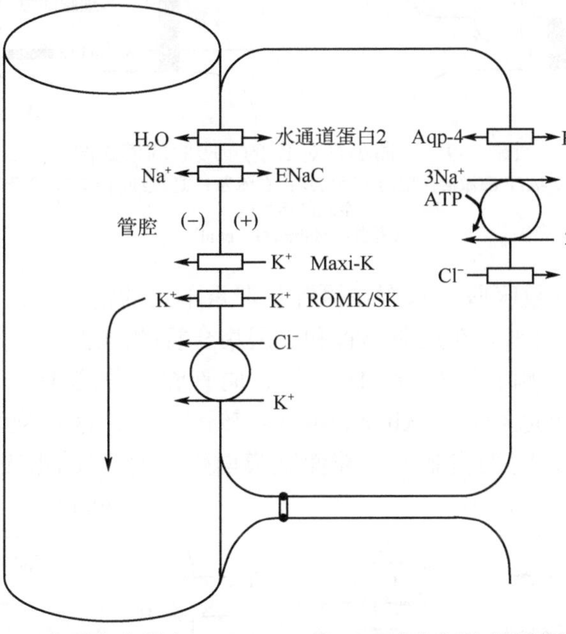

图 14-8　皮质集合管(cortical collecting duct)主细胞的钾分泌模式图

ENaC 为对阿米洛利(amiloride)敏感的上皮钠离子通道；Maxi-K 为对钙敏感的大电导性(large-conductance；150-pS)K^+通道；ROMK/SK 为经管腔膜 K^+通道/小电导性(small- conductance，SK；30-pS)

(引自：Mount D B，et al)

2. K^+在肾小管的重吸收　在近曲小管重吸收滤过钾的 65%，在髓袢重吸收滤过钾的 25%，其余 10%的钾在远端肾小管被重吸收。

(1)近曲小管对钾的重吸收：在近曲小管细胞对 K^+的重吸收过程，与 Na^+的重吸收过程相反。通常分为两个步骤：第一步为主动过程，即细胞对 K^+的重吸收是通过其细胞侧面膜和管腔膜的 Na^+，K^+-ATP 酶激活作用的主动过程。因小管腔液 K^+浓度低，细胞内 K^+浓度很高，两者浓度相差很大，故通过管腔膜的 K^+重吸收是逆浓度梯度进行的主动方式。第二步为被动过程，即 K^+从细胞内转运入血则是顺浓度梯度的被动扩散过程。因此，近曲小

管管腔膜是 K^+主动重吸收的关键部位。管腔内大部分的 K^+是通过肾小球滤过的；另外一部分 K^+是通过近曲小管细胞膜的 K^+通道漏出到管腔中；还有部分 K^+是通过近曲小管管腔膜刷状缘有节制的持续性地渗透（permeability）。

近曲小管对 K^+的重吸收除了上述通过 Na^+，K^+-ATP 酶的激活进行的主动转运机制外，还有近曲小管内存在的 K^+细胞旁（paracellular）转运途径（pathway）。K^+经过近曲小管的细胞间隙（interspace）底部的基膜（basement membrane）进入组织间液和毛细血管内，细胞间隙中 K^+和水一起重吸收入血（图 14-9）。

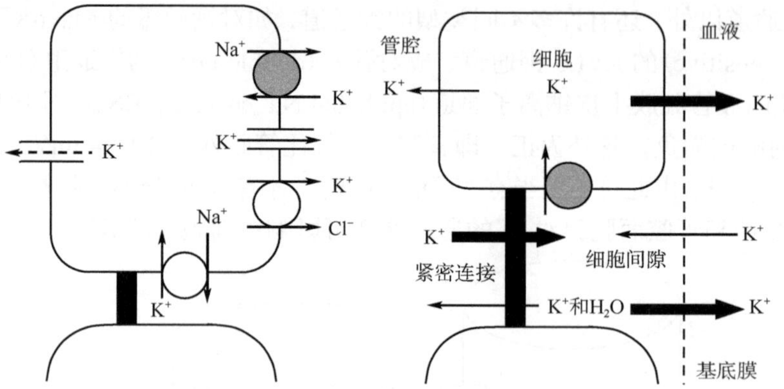

图 14-9 近曲小管对 K^+的重吸收的模式图

左图为侧面膜和管腔膜的 Na^+，K^+-ATP 酶激活作用的主动转运；右图为 K^+通过细胞旁转运途经的重吸收；淡虚点圆球：表示主动转运机制

（引自：Malnic G，et al）

（2）远曲小管对钾的重吸收：只有在摄钾量严重不足的情况下，远曲小管和集合管对 K^+的重吸收功能才显示出来。在远曲小管和皮层集合管的闰细胞（intercalated cell）的管腔面分布有 Na^+，K^+-ATP 酶，通过 K^+-H^+互换，向管腔中分泌 H^+，同时重吸收 K^+。K^+可通过基侧膜的 K^+排出途经（K^+ exit pathways）转运入血，这是顺浓度梯度的被动过程（图 14-10）。当缺钾时，闰细胞肥大，腔面胞膜增生，对 K^+的重吸收增强。

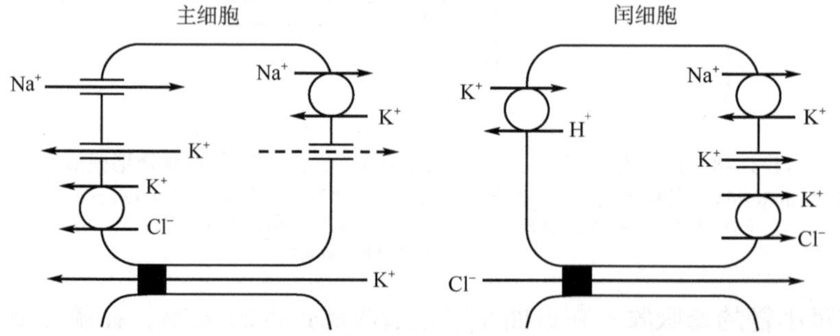

图 14-10 远曲小管和皮层集合管主细胞的 K^+分泌与闰细胞的 K^+重吸收

（引自：Malnic G，et al）

3. 影响肾对钾排泄的调节因素 肾排出钾几乎全部是在远曲小管和集合管进行的，因此远曲小管和集合管对钾的排出起着重要的调节作用。一般而言，肾对钾的排出量大致与尿量成正比。每日由尿排钾 90～95mEq。肾排 K^+的规律为多进多排、少进少排、不进也排。有人观察，当食用每日含钾仅 14mEq 的膳食，经两个月后，尿中排出的钾仍超过摄入量。

肾对钾的保留能力比对钠的保留能力差为其特点。影响远曲小管和集合管排出 K^+的因素归纳如下（图 14-11）。

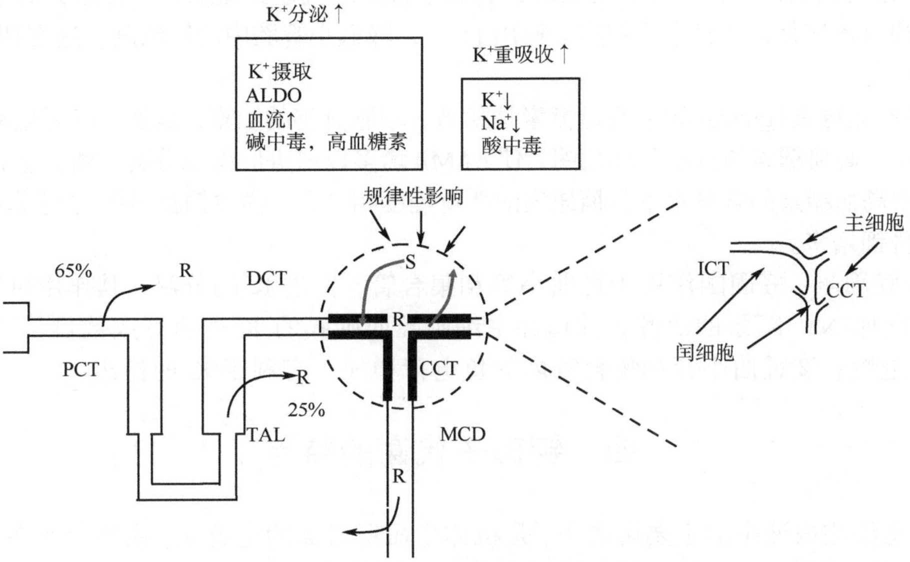

图 14-11　影响肾小管排钾与重吸收钾的因素

ALDO：醛固酮，PCT：近曲小管，TAL：髓袢升支，DCT：远曲小管，CCT：皮质层集合管，MCD：髓质层集合管，S：分泌（secretion），R：重吸收（reabsorption）

（引自：Giebisch G）

（1）血清钾的浓度：当摄入钾过多或血钾增高时，致使远曲小管和集合管细胞内的 K^+浓度增加，结果刺激主细胞基膜面的 Na^+，K^+-ATP 酶的活性；增加管腔面膜 K^+的通道开放数目，致使其对 K^+通透性增大；又由于间质液中的 K^+泵入细胞内，致使管腔内的负电荷增加，有利于 K^+排出；还可由于肾间质液 K^+浓度与小管上皮细胞内液 K^+浓度的减少，从而减少小管上皮细胞内液 K^+向肾间质的反漏等机制，促进主细胞排泌 K^+。

（2）血清酸碱度：在许多情况下，尿钾的排出量与尿 H^+排出量成反比。远曲小管和集合管的 H^+分泌决定于远曲小管和集合管细胞内的 H^+浓度，后者又与远曲小管和集合管细胞内的 K^+浓度成反比。这主要是因为 H^+浓度升高可抑制主细胞的 Na^+/K^+泵，使主细胞排泌 K^+的功能受阻，因 K^+与 H^+和 Na^+互换时，有竞争作用，酸中毒时细胞内 H^+浓度增加，而 Na^+与 H^+互换增加，但 Na^+与 K^+互换反而减少，结果致使酸中毒时肾排钾减少。与此相反，碱中毒时则肾排钾增多（图 14-12）。

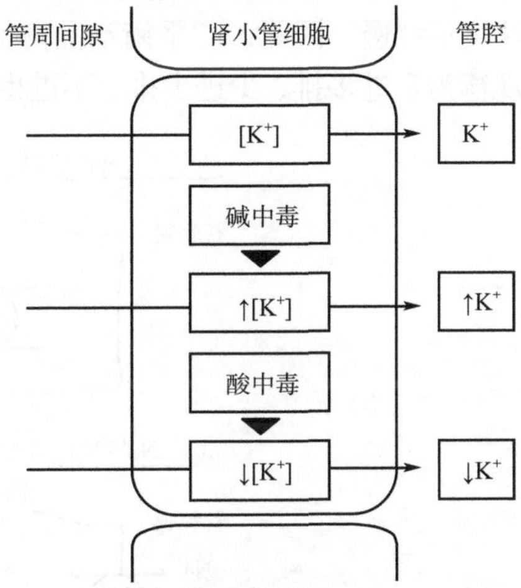

图 14-12　酸碱改变对远曲小管上皮细胞排泌 K^+的影响

（引自：Monson J P）

（3）血清钠的浓度：远曲小管和集合管细胞的 K^+排出与 Na^+重吸收有密切关系，也就是说，K^+的排出是 Na^+重吸收的结果。如果 Na^+重吸收减少，必然影响 Na^+与 K^+的互换，结果使 K^+排泌减少。当血清钠的浓度降低时，Na^+在近曲小管和髓袢几乎完全被吸收，到达远曲小管的 Na^+已很少，Na^+与 K^+的交换无法进行，结果肾排钾减少。

(4) 肾血流量：当肾血流量增加时，远曲小管原尿流速亦增加，可促进钾的排泄，因流速加快可迅速移去从肾小管细胞分泌出的 K^+，降低小管腔中的钾浓度，这有利于 K^+的进一步排泌。

(5) 高血糖素(glucagon)：高血糖素是胰岛 α 细胞分泌的激素，是腺苷酸环化酶强有力的活化剂。高血糖素通过活化环化酶，使 cAMP 增多以增进肝糖原分解、糖异生和生酮作用。血中高血糖素的含量水平与糖尿病的严重程度相平行。高血糖症所致的利尿增加总是伴有尿排钾增多。

(6) 醛固酮：醛固酮作用于远曲小管和集合管，促进 K^+的分泌。其作用机制包括：①它可增加 Na^+-K^+泵的活性，并增加主细胞腔面胞膜的 K^+通道开放数目，以增加对 K^+的通透性；②远曲小管和集合管内的负电荷增加，有利于 K^+的排出。

四、钾离子代谢的特点

K^+是细胞内液中的主要阳离子，是机体生命所必需的电解质，主要分布在细胞内，大约占其总量的 98%，且以结合形式存在，而细胞外仅占 2%。机体对 K^+的调节主要通过两个环节，一个是 K^+的跨细胞转移，但速度较慢，约 15 个小时才能达到平衡；另一个是通过肾的重吸收与分泌，但速度更缓慢，约 72 个小时达高峰。K^+跨细胞转移的基本机制是通过离子泵–漏机制；肾对钾的调节主要通过重吸收与分泌来实现。肾小管上皮细胞的 K^+转运方式可归纳为六种(图 14-13)：①Na^+，K^+-ATP 酶；②各种 K^+通道；③Na^+-$2Cl^-$/K^+联合转运(cotransport)；④K^+/Cl^-联合转运；⑤K^+，H^+-ATP 酶；⑥细胞旁扩散(paracellular diffusion)。

机体对 K^+的调节包括 K^+跨细胞转移和肾的重吸收与分泌，两者均伴随其他电解质离子的变化，并且常影响其他电解质和酸碱平衡。肾调节 K^+的能力比调节 Na^+的能力较弱，而且其速度更缓慢，因此，K^+平衡紊乱发生的机会比较多，纠正也比较困难。肾对 K^+的排泄与调节规律为多进多排、少进少排、不进也排，一般认为肾对 K^+的保留能力比对 Na^+的保留能力差。

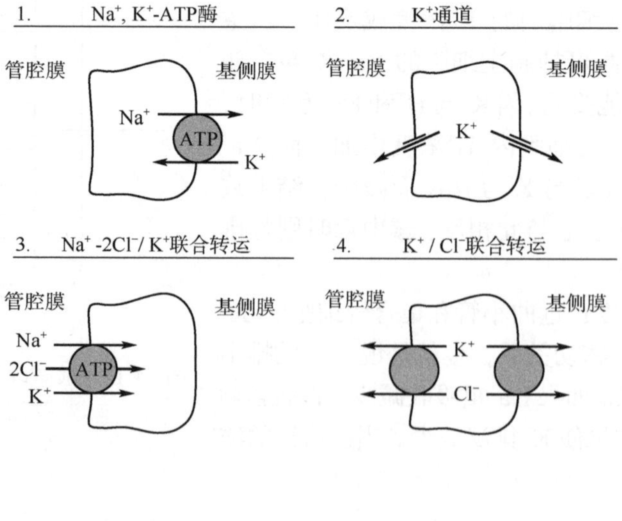

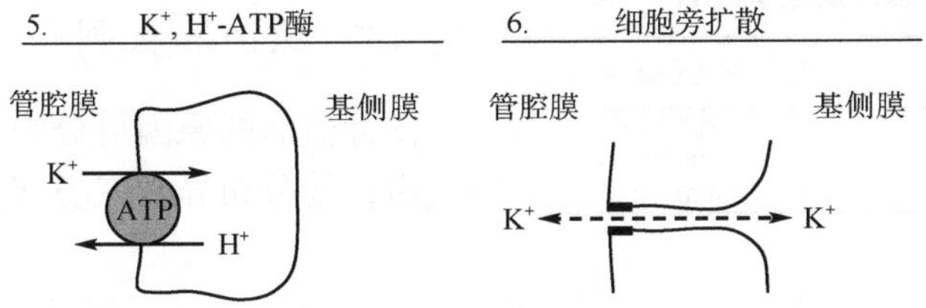

图 14-13　肾小管上皮细胞的 K^+转运模式图
（引自：Stanton B，et al）

第二节　钾平衡紊乱及其治疗

血清钾离子的危急值如下。

(1) 低钾血症：危急值＜2.5mmol/L 时，可引起室性心律失常。

(2) 高钾血症：危急值＞6.0mmol/L。

(3) 若血清钾含量＞8.5mmol/L 时，可引起呼吸麻痹或心脏停搏或心室颤动，甚至很快导致死亡。

一、低 钾 血 症

(一) 诊断要点

(1) 血清 K^+浓度＜3.5mmol/L。

(2) 常无临床症状，但可能有肌肉无力、软瘫和肌痛。

(3) 严重低钾血症可影响神经肌肉功能和心脏电活动：T 波低平而增宽，并出现 U 波；心律失常，室性心动过速，增加地高辛中毒可能性。

低钾血症和钾缺乏这两个术语的含义是不一样的。低钾血症是血清钾低于 3.5mmol/L；钾缺乏症是指机体总钾量不足。当体内缺钾总量超过 300 毫当量时，血清钾才会降低。低钾血症和缺钾常同时发生，但亦可分别发生。通常，其低钾血症的程度与机体内总缺钾量几乎成比例，体内总缺钾每 100mmol 时，血清钾可降低 0.27mmol/L（图 14-14）。低钾血症和总钾缺乏量关系通常在一定的 pH (=7.40) 下似有比例关系，一般来说，pH 降低（或上升）0.1 时，血清 K^+浓度上升（或降低）0.5mmol/L（表 14-2）。根据低血钾程度可分为轻度低钾血症（3.1～3.5mmol/L）、中度低钾血症（2.5～3.0mmol/L）、重度低钾血症（＜2.5mmol/L）。

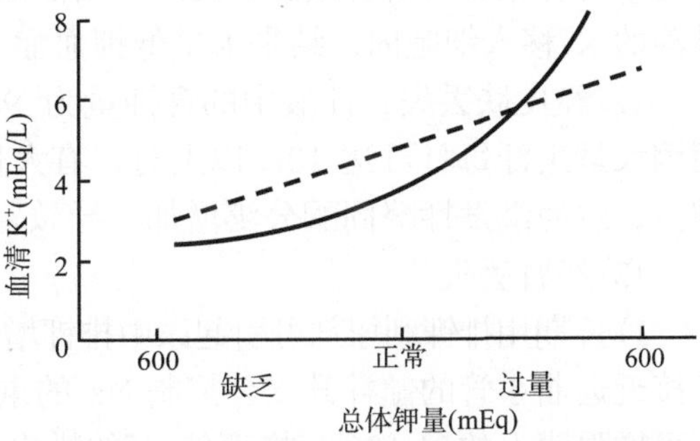

图 14-14　血清钾与机体总钾量的相关曲线
（引自：本川正浩）

表 14-2　低钾血症和总钾缺乏量（pH = 7.4）

血清钾（mmol/L）	钾缺乏量（mmol）
3.5	100
3.0	200
2.5	400

（二）原因和机制

低钾血症的原因可分为：①摄入过少；②丢失过多；③分布异常三类（图 14-15）。

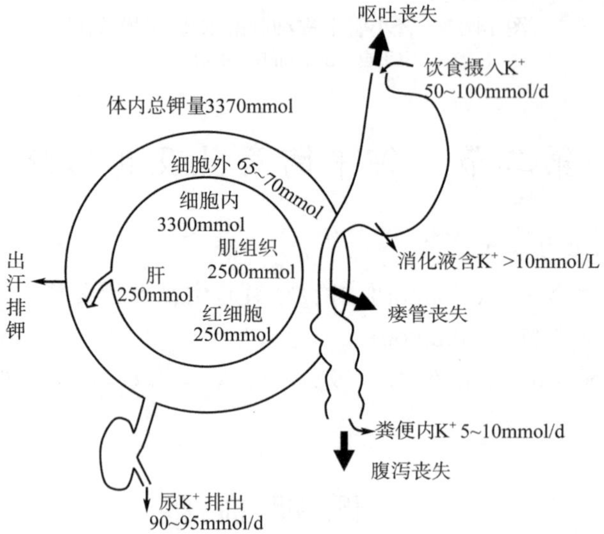

图 14-15　钾的摄入与排出和低钾血症的原因示意图

1. 钾摄入过少　厌食、禁食、长期不能进食或拒食时，因机体对保钾的功能不如保钠的功能，时间较久后，可发生低钾血症。正常人从食物摄入的钾在 40～120mmol，但当每日摄入钾 15～20mmol 时，经 4～7 天后尿排出钾开始减少，此时机体内缺钾已达 250mmol 左右，血清钾亦轻度降低。

2. 钾丢失过多

（1）经消化道丢失：经胃肠道大量丢失消化液是常见的缺钾原因。因为胃液中含钾 10～25 毫当量/升，小肠液中含钾 5～15 毫当量/升，大肠液中含钾 45 毫当量/升，故当剧烈呕吐或腹泻、胃肠减压、肠瘘等都会引起 K^+的过量丢失。当剧烈呕吐时，因丢失 HCl 和 K^+，而发生代谢性碱中毒及严重脱水，以及血容量减少所致的继发性醛固酮增多症，均可使肾远曲小管与集合管排钾增多，此外，由于血 pH 增高而引起细胞内 H^+移出到细胞外，细胞外液的 K^+移入细胞内，结果加重低钾血症。

（2）经皮肤丢失：汗液中的含钾量为 9mmol/L。在炎热环境中剧烈体力活动时，一方面因大量出汗每日可达 10L 以上时，有大量 K^+从汗液丢失；另一方面因出汗而循环血量减少，致使继发性醛固酮分泌增加，导致肾远曲小管和集合管排钾增多。

（3）经肾丢失

1）长期用排钾利尿剂可引起尿中排钾增多，其机制（图 14-16）：①噻嗪类利尿剂主要作用于接近远曲小管的髓袢升支，抑制 Na^+的重吸收，使 Na^+、Cl^-和水排泄增多而利尿；同时还可增强膜上的 Na^+/K^+互换而使 K^+的排出增多；另外由于流至远曲小管的 Na^+和水增多，而其尿液流率增加，结果使尿排钾增多。②呋塞米、依他尼酸等主要作用于髓袢升支的粗段，抑制 Cl^-的主动转运，Na^+的重吸收也随之减少，使 Na^+和 Cl^-的排泄增加而利尿。升支的重吸收被抑制后，使大量的 Na^+到达远曲小管的醛固酮作用部位，因此 Na^+/K^+互换和 Na^+/H^+互换增强，K^+和 H^+排出增加，可导致低钾血症和代谢性碱中毒。③渗透性利尿剂如甘露醇、高渗葡萄糖及高血糖症等，可伴有排钾增多。

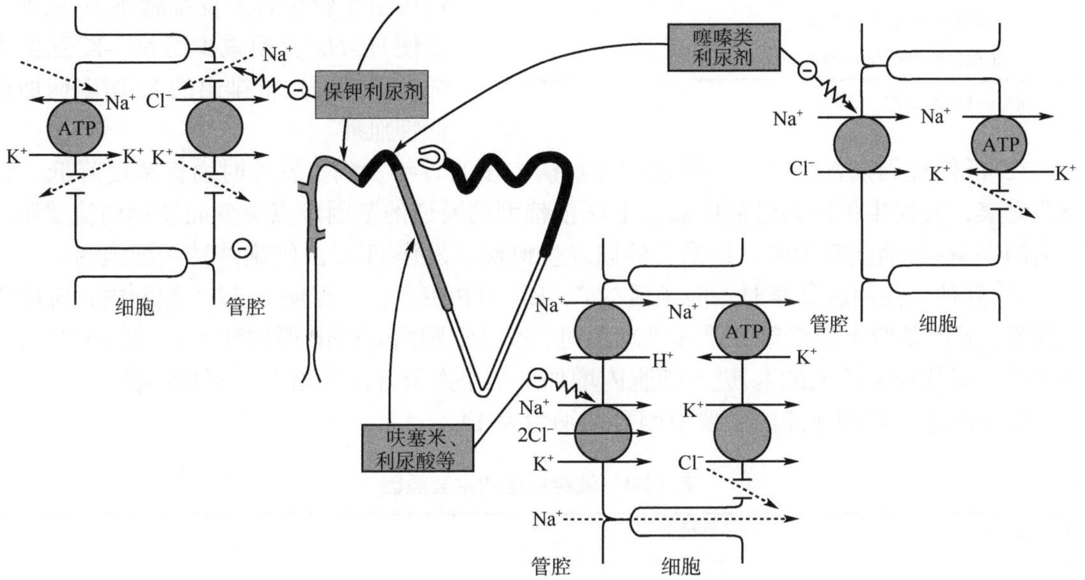

图 14-16　利尿药物的排钾机制

注：⊖表示抑制

（引自：Wilcox C S）

2）醛固酮增多症：正常情况下，醛固酮在维持血钾平衡与调节方面起着重要作用。醛固酮作用于远曲小管和集合管，促使 K^+的分泌，其主要机制是增强其基底部的 Na^+,K^+-ATP 酶的活性；管腔膜对 K^+与 Na^+通透性增强；管腔内的负电荷增加，有利于 K^+的排出。醛固酮的排钾作用比盐皮质激素（mineralocorticoid）强 5 倍左右。①原发性醛固酮增多症，可见于肾上腺皮质结节性增生、肾上腺皮质腺瘤或皮质醇增多症等发生尿排钾过多而易致低钾血症。②继发性醛固酮增多症，多继发于充血性心力衰竭、肝硬化腹水等而致肾素–血管紧张素–醛固酮系统激活，结果发生钠与水的潴留，同时肾排钾增加。

3）肾上腺皮质类固醇激素分泌过多，或长期服用皮质醇、可的松制剂等可促进排钾作用。

4）肾小管性酸中毒：可分远曲小管性酸中毒（Ⅰ型）与近曲小管性酸中毒（Ⅱ型）。前者主要由于其质子泵功能障碍而致 H^+排泄和 K^+重吸收减少，结果发生 H^+在体内潴留和排 K^+增多。后者主要由于近曲小管对 K^+的重吸收障碍而引起尿排 K^+增加。另外凡可尼综合征（Fanconi's syndrome）是一种混合性重吸收障碍的病症，除了低血钾、酸中毒以外，涉及许多氨基酸、葡萄糖、磷酸盐和尿酸的重吸收障碍，并包括肾性骨营养不良。

5）促进肾丢失 K^+的因素（表 14-3）。在这些因素中，其中任何一个就可引起 K^+从尿中排泌增加而导致低钾血症。

表 14-3　促进经肾丢失 K^+ 的因素

(1) 盐皮质激素增加
(2) 输送 Na^+ 到集合管 (delivery of Na^+ to collecting duct) 增加
(3) 液体流 (fluid flow) 到远曲小管增加
(4) 代谢性和呼吸性碱中毒
(5) 非重吸收溶质 (non-reabsorbable) 排泄增加

(引自：Kokko J P)

3. 钾离子由细胞外转移入细胞内而发生低钾血症

(1) 碱中毒时，K^+ 进入细胞内，H^+ 自细胞内外移，可引起低钾血症，还可由于肾小管上皮细胞排 H^+ 减少，致使 H^+-Na^+ 互换减少而 Na^+-K^+ 互换增强，导致通过肾排出的 K^+ 增多而加重低钾血症。

(2) 低钾性周期性麻痹：一种遗传性疾病，多为青年发病。发作时血钾浓度降低、骨骼肌瘫痪，其发生机制为骨骼肌膜上电压依赖型钙通道的基因位点突变而使钙内流受阻，肌肉的兴奋–收缩偶联障碍，结果骨骼肌发生瘫痪，发作期 K^+ 由细胞外转入细胞内。

(3) 其他：使用胰岛素时，能激活 Na^+, K^+-ATP 酶活性，促使 K^+ 进入细胞内；应用肾上腺素、异丙基肾上腺素等 β 受体激动剂时，通过细胞内 cAMP 增加和 Na^+, K^+-ATP 酶活性增强，而使细胞外液的 K^+ 进入细胞内增加，结果血清钾浓度暂时性轻度降低。

综上所述，低钾血症的主要原因可归纳为表 14-4。

表 14-4　低钾血症的主要原因

摄取量不足	神经性厌食
	饥饿
	酒精中毒 (alcoholism)
	盐皮质激素过度分泌：原发性和继发性醛固酮增多症
经肾过度丢失	Bartter 综合征*
	多尿 (diuresis)
	利尿剂
	慢性代谢性碱中毒
	非渗透性阴离子抗生素**：羧卞西林、青霉素、萘夫西林 (Nafcillin)、替卡西林 (Ticarcillin)
	肾小管性酸中毒
	低镁血症 (hypomagnesemia)
	骨髓单核细胞性白血病 (myelomonocytic leukemia)
经胃肠道丢失	呕吐
	腹泻，特别是分泌性腹泻 (secretory diarrheas)
	绒毛状腺瘤 (villous adenoma)
K^+ 由细胞外移入细胞内/改变体内钾平衡	β_2-激动剂 (β_2-agonists)
	急性碱中毒 (acute alkalosis)
	低钾性周期性麻痹 (hypokalemic periodic paralysis)
	胰岛素治疗
	维生素 B_{12} 治疗
	锂过量 (lithium overdose)

*Bartter 综合征是自幼发病，智力差。多因肾小球旁体细胞肥大增生而产生过多的血管紧张素，增加醛固酮分泌，可发生高肾素血症、高醛固酮血症，伴尿浓缩功能缺陷而致高尿酸血症。此外尿排钾、排氯增多而引起低钾血症、低钾低氯性碱中毒等。

**非渗透性阴离子抗生素 (impermeant anion antibiotics)：这种抗生素经肾排泄进入远曲小管时成为一种非渗透性吸收的阴离子，结果使细胞内外的电位差发生改变，以利于 K^+ 自细胞内移入管腔中，而促进 K^+ 排泄致低钾血症 (编者注)。

(引自：Kaye A D，et al)

(三)对机体的影响与病理生理

低钾血症对机体的影响不仅取决于血钾浓度降低的程度，更重要的是取决于钾降低的速度和期限。一般而言，血钾浓度越低，降低速度越快，降低期限越长，从而对机体的影响就越明显。

1. 对心脏的影响

(1)对心肌电生理的影响

1)对膜电位的影响：血清钾水平降低对心脏静息膜电位(transmembrane resting potential，TRP)发生的影响。静息膜电位与按照 Nernst 方程计算的钾平衡电位很相近，即

$$Em \approx E\,K^+ = 61.51\ \lg\frac{[K^+]e}{[K^+]i}$$

式中，Em 为膜电位，E K^+为 K^+的平衡电位，$[K^+]e$ 为细胞膜外 K^+浓度，$[K^+]i$ 为细胞膜内 K^+浓度。当$[K^+]e$ 变动时，Em 也将随之改变，从而造成膜兴奋性的变化。

低钾血症时，一般来说，由于细胞外 K^+浓度降低，使细胞内外 K^+浓度梯度增大，静息膜电位绝对值加大。根据 Nernst 方程式计算低钾血症时的预期静息膜电位幅度：

$$Em(\text{静息电位}) = -61.51\ \lg\frac{3/2[K^+]i + 0.01[Na^+]i}{3/2[K^+]e + 0.01[Na^+]e}$$

3/2 为 Na^+/K^+主动运转率；0.01 为 Na^+对 K^+的相对膜通透性。实际上在细胞外 K^+浓度降低不很明显时，静息膜电位的绝对值可加大，但是在细胞外 K^+浓度明显降低，如血清钾浓度低于 3mmol/L 时，其静息膜电位的绝对值不增大，反而减小，其发生机制是由于细胞外钾离子浓度降低，使钠电流的“背景电流”(background current)降低了膜对 K^+的通透性，而心肌细胞膜的钾电导降低，因而复极延缓，有时甚至恢复不到正常的膜电位水平。低血钾的这种效应对了解血清钾过低而引起的心律失常是很重要的，也就是说低钾血症引起静息电位变小(负值变小)，使它更接近于阈电位，引起兴奋所需要的刺激减小，表现为心肌兴奋性增高，较容易发生心律失常。

2)对动作电位(action potential)的影响：血清钾降低的第二个效应是延长心肌动作电位，主要表现在动作电位 3 相复极过程延缓。3 相复极的主要离子电流是 K^+的外流，但当低钾血症时造成膜对 K^+的通透性下降，导致该过程延缓，心电图上 T 波降低、平坦。低钾血症时由于浦肯野(Purkinje)纤维的复极过程延长而出现 U 波增高。低钾血症的这个效应，对了解心律失常的产生也极为重要。

(2)对心肌生理特性的影响

1)自律性(automaticity)增高：低钾血症时，心肌细胞膜对 K^+的通透性受到抑制，K^+外流减少，致使钾电导降低，但钠内流则相对较快，因而房室束-浦肯野纤维的快反应细胞在舒张期自动除极加快，致使自律性增高。

2)兴奋性(excitability)增高：当细胞外 K^+浓度明显降低时，心肌细胞膜对 K^+的通透性降低，这种变化伴有钾电导下降，由于电导下降的结果，复极延缓同时静息电位变小(负值变小)，使它更接近阈电位，则心肌兴奋性增高。

3)传导性(conduction)降低：低钾血症时发生传导障碍的机会较少。但是可因洋地黄

中毒或由于快速异位节律发生继发性传导障碍。低钾血症时发生传导障碍的主要机制为由于心肌细胞膜对 K^+的通透性受到抑制，使细胞内 K^+外流减少，从而引起静息电位的减小；细胞内吸引细胞外 Na^+进入细胞及细胞外有足够的正电荷排斥细胞外 Na^+进入到细胞内的电动势均有一定的减弱，致使驱动 Na^+内流的电位梯度变小，也就是 Na^+由细胞外进入细胞内的数量及速度均降低，导致动作电位 0 相除极化速度减慢及幅度变小。一般导致动作电位 0 相除极速度慢、幅度低则其传导变慢，故低钾血症时心肌传导性降低。

4）对收缩性（contractility）的影响：细胞外液的钾和钙在心肌细胞膜上存在着竞争抑制现象。在急性低钾血症时，K^+对 Ca^{2+}和细胞膜结合的抑制作用减弱，致使 Ca^{2+}进入细胞内增加，结果细胞内钙浓度增高，心肌兴奋–收缩偶联增强，致使心肌收缩性增高。但严重持久缺钾时，心肌细胞内也发生 K^+减低，导致细胞代谢障碍而心肌收缩性降低。

（3）低钾血症的心电图改变：血钾低于 3.5 毫当量/升，即可出现一些特征性的心电图变化（下述）。

（4）低钾血症易诱发洋地黄中毒：实验与临床观察表明，不论急性或慢性低钾血症，只要 $[K^+]i/[K^+]e$ 比值上升，即能产生心肌电生理改变，其机制是低钾血症时，洋地黄与 Na^+，K^+-ATP 酶的亲和力增高，使心肌异位起搏活力的自律性增高，而房室传导减慢。由于低钾与洋地黄的协同作用加重了自律性的改变，结果易引起洋地黄中毒所致的心律失常。

2. 对酸碱平衡和其他电解质平衡的影响 低钾血症时容易引起代谢性碱中毒，其主要机制包括两个方面：①通过细胞内外的离子交换，低钾血症时，细胞内 K^+外移而细胞外 H^+和 Na^+内移，结果出现细胞外液的 H^+浓度减少而 pH 增加；②通过肾小管上皮细胞的 H^+-K^+竞争，低钾血症时，肾小管上皮细胞内 K^+减少，H^+增多，导致排钾减少，排氢增多，而 H^+/Na^+互换增强，Na^+/K^+互换减弱。由于 H^+/Na^+互换增强，则重吸收入血液的 HCO_3^-也随之增多，故常伴有代谢性碱中毒，此时尿液呈酸性，称为反常性酸性尿，此为一个重要特征。

低钾血症时，也可发生其他电解质紊乱，常见的有两种：低钠血症和低氯血症。低钠血症的主要机制包括两个方面：①细胞内外的离子转运，低钾血症时，由于细胞内 K^+ 移出细胞外，同时细胞外的 Na^+和 H^+进入细胞内增加，细胞内 Na^+增多而细胞外 Na^+减少，结果易发生低钠血症；②肾小管上皮细胞钠泵活性减弱，低钾血症时，因肾小管上皮细胞钠泵活性减弱，使细胞内外离子主动转运减少，而被动扩散相对增加，氢–钠互换比例超过钾–钠互换，细胞内 Na^+增多，肾小管液 Na^+回吸收减少，结果易发生低钠血症。低氯血症的主要机制是低钾血症时，产氨能力增强，排 H^+功能增加，HCO_3^-重吸收增加，但保氯能力相应下降，结果易发生低氯血症。

3. 对神经–肌肉系统的影响

（1）对神经系统的影响：缺钾时可发生情绪激动、烦躁、倦怠；较严重时，精神萎靡、抑郁、嗜睡、定向力减退等；更严重的低钾血症，则神志不清、谵妄或昏迷等。其机制主要与低钾血症引起细胞膜电位异常，缺钾影响糖代谢、能量代谢及某些酶活性障碍有关。

（2）对骨骼肌的影响：钾缺乏症时骨骼肌的突出表现为肌无力、软瘫和肌痛。一般当血清钾低于 3mmol/L 时，可出现软弱无力，一般从下肢开始，特别是股四头肌，表现为走路不稳、蹲下站不起来、走路困难等；当血清钾低于2.5mmol/L时，可发生软瘫，表现为肌肉松弛，呈肌肉麻痹状态，严重时呼吸肌活动障碍，而发生呼吸困难等。肌痛的主要表现在肩痛、颈部肌肉疼痛、周身肌肉酸痛，但感觉障碍者不多见。其发病机制主要与低钾血症时，某些酶，特别是与能量代谢有关的酶活性降低，生成能量降低，乙酰胆碱合成减少导致神经兴奋性与传递功能障碍有关；缺钾时Na^+-K^+泵活性降低，细胞内Na^+增多，伴随Na^+的物质转运发生障碍；缺钾时运动性舒血管反应发生障碍，造成肌肉缺血有关。严重的低钾血症可发生肌细胞坏死、肌纤维溶解等。

(3)对平滑肌的影响：低钾血症时可引起平滑肌的无力和麻痹症状，主要表现为腹胀、食欲不振、恶心呕吐、胃区不舒、便秘；严重低钾血症可引起麻痹性肠梗阻，也可发生尿潴留。

（四）临床表现

在低钾血症的临床表现中，最主要的为神经肌肉系统表现和心脏表现，常与血清钾降低的程度密切相关。一般血清钾＜3.0mmol/L时出现症状。

1. 神经肌肉系统 低钾血症可抑制神经肌肉的兴奋性而导致肌肉无力、活动困难、肌痛，甚至麻痹（软瘫、肠麻痹，甚至横纹肌溶解等）。当血清钾低于3mmol/L时，可出现肌肉软弱无力，而低于2.5mmol/L时可出现软瘫，以四肢肌肉最为突出，腱反射迟钝或消失。当呼吸肌受累时则引起呼吸困难。中枢神经系统症状，轻者精神抑郁、淡漠、萎靡不振，重者嗜睡，甚至昏迷等。

2. 心血管系统 低钾血症最严重的危害是其对心脏的毒性，可引起各种心律失常，包括房性和室性期前收缩、心动过速，甚至心室纤颤等。特别是在短时期内发生严重低钾血症时，其症状发生迅速而严重，甚至引起猝死。此外，还可有血压下降，重者呈低钾性心肌病。

低钾血症的心电图改变：血钾低于3.5毫当量/升，即可出现如下变化。

(1)T波低平而增宽，并出现U波（U波＞1mm）。

(2)T波更低、双相或倒置，U波明显增大，在同一导联中U波＞T波。ST段下降常呈下垂型下降≥0.5mm。

(3)严重的低钾血症则引起P-R间期延长、QRS波群增宽和Q-T间期延长等。

(4)心律失常：按发生多少的顺序，有窦性心动过速、室性期前收缩、室上性心动过速伴房室传导阻滞、心房颤动等；室性心动过速及心室纤颤较少见。

临床上需要注意的是，低钾血症的U波与其他情况出现的U波心电图须加以鉴别，具体内容如下。

(1)左心室肥厚可有U波增高，但如果在右心导联上出现ST段下降则应考虑有低钾血症，因为左心室肥厚者右心导联的ST段应上升。

(2)心动过缓，特别是第三度房室传导阻滞时，可出现U波增高，但此时，T波振幅增高，T波与U波的比例并不符合低钾血症的情况。

(3)药物影响，如普鲁卡因胺、奎尼丁、苯妥英钠等，也可出现U波增高。

3. 消化系统 低钾血症可引起肠蠕动减弱，轻者有食欲不振、恶心、便秘，严重者可发生腹胀、麻痹性肠梗阻等。

4. 泌尿系统 长期缺钾可引起肾小管细胞变性坏死，肾小管浓缩功能障碍，排出大量低比重尿，进而可发生失钾性肾病。低钾血症可导致膀胱平滑肌张力减弱，出现尿潴留，继而易合并肾盂肾炎。

5. 代谢系统 低钾血症可引起代谢性碱中毒，其发生机制为：①通过细胞内外离子交换。细胞外低钾时，细胞内 K^+外移而细胞外 H^+和 Na^+向细胞内转移，从而导致细胞外 H^+减少引起 pH 升高。②通过肾小管细胞的 H^+/K^+竞争。低钾血症时，肾小管上皮细胞因 K^+缺乏可导致排泌 K^+减少，Na^+/K^+互换减少，而排泌 H^+增加，H^+/Na^+互换增加，结果 HCO_3^-重吸收增加，于是引起代谢性碱中毒。③低钾血症时常发生低氯血症而引起或加重代谢性碱中毒。其机制为低钾血症时，产氨能力增强，排泌 H^+功能增加而 HCO_3^-重吸收增加，并且远曲小管对 Cl^-的重吸收功能降低，保留氯的能力相应降低而排出增加，结果易发生低氯血症。当血氯降低时，肾小球滤液中 Cl^-水平降低，则缺少足够的 Cl^-与 Na^+一起主动重吸收，因而泌 H^+增加，H^+/Na^+互换增强，HCO_3^-重吸收增加，结果导致或加重低氯性代谢性碱中毒。

（五）实验室检查

1. 血清钾浓度 血清钾低于 3.5mmol/L 即可考虑诊断为低钾血症。一般来说，机体发生细胞内外 K^+转移时，血清钾水平不能反映机体总的缺钾。在酸碱失衡时，细胞内外 K^+发生转移，当碱中毒时，pH 上升而血 K^+进入细胞内。

2. 尿钾浓度 对缺钾的病因分析有一定的帮助。如血清钾＜3.5mmol/L，而尿钾含量＞30mmol/L 时，缺钾可能为肾病变所致；若血清钾＜3.5mmol/L，而尿钾含量＜15mmol/L 时，应考虑为肾外病因所致。

3. 钾排泄分数（fractional excretion of potassium，FEK） 其计算公式为：FEK=[（Uk/Sk）×100%]/（Ucr/Scr）。

上式中，Uk 为尿钾，Sk 为血浆钾，Ucr 为尿肌酐，Scr 为血浆肌酐。若 FEK＞9%则提示为由肾性原因引起的低钾血症；相反，若 FEK＜6.4%则提示为由肾外因素引起的低钾血症。

4. 尿钾/尿肌酐比值 若为肾外因素引起的低钾血症，其比值应＞1。这项检查的优点是可以用随机的尿标本检查，而且 1～2 小时可得到结果。

5. 钾梯度（transtubular potassium gradient，TTKG） TTKG 是反映皮质集合管钾分泌动力的指标。其公式为：TTKG =［Uk /（Uosm/Sosm）］/Sk。

上式中，Uk 为尿钾，Uosm 为尿渗透压，Sosm 为血浆渗透压，Sk 为血浆钾。若为肾外因素引起的低钾血症时，TTKG＜2；若为由肾失钾引起的低钾血症，特别是继发于醛固酮增多症时，其 TTKG 则远大于 6。

（六）诊断要点

（1）首先了解发生低钾血症的可能原因，包括使用的药物、给药方法及详细病史对其诊断和鉴别诊断确有一定的帮助。

（2）低钾血症的临床表现：最主要的为神经肌肉系统表现（反复发作的周期性瘫痪是转

移性低钾血症的重要特点）和心脏表现，特别是特异的心电图表现（如 T 波低平、增宽，Q-T 间期延长和 U 波等）。

（3）实验室检查：血清钾低于 3.5mmol/L（13.7mg/dl）可考虑诊断为低钾血症。

（七）治疗

♣治疗要点

（1）针对低钾血症的原因疾病及其严重程度，分别采取相应防治措施是很重要的。

（2）一般情况下，对慢性缺钾和轻症缺钾的治疗需要以进行缓慢纠正为原则。口服既安全又有效，是常用的方法。

（3）不能进食或紧急情况时，可静脉滴注补钾，但也不能超过 10～20mmol/L/h，静脉滴注补钾时须进行心电图监测，以免补钾过速和过多。

（4）重症或不能经口补钾者静脉滴注补钾：在补钾前一定要考虑肾脏情况，如果无尿或少尿时，最好先适当输入生理盐水，待尿量增多（＞700ml/d）后，再静脉滴注钾盐较安全。

（5）缺镁是难治性低钾血症的潜在病因，如果对静脉补钾疗效不好，低钾血症难以完全纠正时，应检查血镁浓度。

1. 原发病的治疗　对于长期使用排钾利尿剂、肾上腺皮质激素，呕吐、腹泻、胃肠减压和厌食等患者，应注意补充 K^+。针对低钾血症的原因疾病，分别采取相应防治措施是很重要的。

2. 补钾治疗　临床医师在决定应用钾盐时必须考虑以下几个问题。①患者的酸碱平衡状况：对于代谢性碱中毒患者常合并低氯，所以选用含氯的钾盐来纠正其低钾血症可同时治疗碱中毒；对于代谢性酸中毒患者合并低钾血症时，碳酸氢钾（$KHCO_3$）或枸橼酸钾盐是补钾的首选药物。②一般情况下，对慢性缺钾的治疗应以缓慢纠正为原则。口服既安全又有效，是常用的方法。不能进食或紧急情况时，可静脉滴注补钾，但也不能超过 10～20mmol/（L·h），静脉滴注补钾时须进行心电图监测，以免补钾过速和过多。通常，所补钾最开始是只分布于细胞外液。若过快补钾，钾未进入细胞内，导致细胞外和血浆中 K^+浓度升高过快，甚至危及生命。③静脉滴注补钾时，原则上不含葡萄糖，因为葡萄糖可使血糖增加，并促进胰岛素分泌，将导致血钾入细胞内，结果使其血钾浓度进一步降低。④补钾时，一定注意其尿量或肾功能情况，如果无尿（＜100ml/d）或少尿（＜400ml/d）时，应更加谨慎。无尿或少尿时最好先适当输入生理盐水，待尿量增多（＞700ml/d 或＞30ml/h）后，再缓慢静脉滴注钾盐较安全。

（1）轻症口服钾盐：血清钾在 3.5～3.5mmol/L 时，口服钾盐即可，首选氯化钾，一般每日给予 10%氯化钾溶液 30ml，分次服。

（2）重症或不能经口补钾者静脉滴注补钾：在补钾前一定要考虑肾脏情况，如果无尿或少尿时，最好先适当输入生理盐水，待尿量增多（＞700ml/d）后，再静脉滴注钾盐较安全。此时先用生理盐水较葡萄糖液为佳，因为葡萄糖使 K^+向细胞内转移，可能加重血钾降低的倾向。一般以 10%氯化钾溶液 15～30ml 加入于生理盐水 1000ml，即稀释成 0.3%溶液缓慢静脉滴注（速度不超过 60 滴/分），最好加以心电图严密监视。小儿每分钟输入 0.3%氯化钾溶液不宜超过 0.7ml（10～12 滴/分）。必要时按以下公式计算：

$$补钾量(g)=\frac{(4.5-血钾mmol)\times 0.4\times 体重(kg)}{13.4}+每日排钾量(g)。$$

0.4 为细胞外液的 1 倍即 40%，因为 K^+大部分存在于细胞内；1g 氯化钾溶液含钾 13.4mmol；每日排钾量约 3g。通常比较安全的静脉滴注补钾速率为 10mmol/h，不能超过 10～20mmol/(L·h)，补钾溶液的钾浓度不能超过 40mmol/L。一日补钾总量不能超过 240mmol/(L·d)。静脉滴注补钾时须进行心电图监测，一般第一日补充上述公式计算量的 2/3；次日补充 1/3。细胞内外 K^+互换需要 15 个小时左右才能达到平衡。对慢性缺钾，有时需要数天才能纠正。如果低钾血症是由碱中毒引发，在治疗时需纠正碱中毒同时补充 K^+。发生威胁生命的严重低钾血症时，可在心电图监测和经常测量血钾的条件下，外周静脉滴注补钾速率可达 40mmol/h（相当于浓度 60mmol/L），但其浓度超过 40mmol/L 时易引起局部疼痛甚至静脉炎等。威胁生命的严重低钾血症建议使用中心静脉补钾法。经中心静脉通路补充 K^+可避免静脉炎等合并症，通过中心静脉输注时其安全补钾速率为 20mmol/h，在危及生命的情况下，其补钾速率可为 40mmol/h。

综上所述，在低钾血症的治疗中，最主要的治疗是补充氯化钾治疗。轻症则口服既安全又有效，是临床常用的方法。较重病例主要经静脉输入氯化钾液来治疗。低钾血症的经验性治疗（empirical treatment of hypokalemia）归纳于表 14-5。

表 14-5 低钾血症的经验性治疗措施

严重度	血清钾含量（mmol/L）	静脉滴注补钾剂量（mmol）*
轻度至中度	2.5～3.4	20～40
重度	＜2.5	40～80

*患者肾功能正常状态下；若患者合并肾功能不全，应投给≤50%的初始经验剂量。钾滴注速率=10～20mmol/h；钾最大滴注速率=40mmol/h，需持续性心脏监测；当通过中心静脉导管滴注时，建议其滴注速率＞10mmol/h。

（引自：Kraft MD，et al）

（3）周围静脉补钾注意点：①尿量必须在 30ml/h 以上或每日尿量＞700ml 时，方可考虑补钾；②静脉滴注浓度切忌过浓，最大浓度不宜超过 40mmol/L（即＜0.3%）；③静脉滴注速度切忌过快，最大速度不宜超过 20mmol/h，建议补钾速度控制在每小时 10mmol 之内为宜；④静脉补钾时，应选择不含葡萄糖的液体，因为葡萄糖使 K^+向细胞内转移，可能加重血钾降低的倾向；⑤如果合并代谢性酸中毒，可用碳酸氢钾或类似物（如柠檬酸钾或乙酸钾等），因为这些药物既可补钾又可纠正酸中毒；⑥周围静脉补钾时应严密观察，进行心电图监测和经常测量血钾，以免发生高钾血症或严重心律失常。

（4）治疗难点与特殊点：①缺镁是难治性低钾血症的潜在病因，如果对静脉补钾疗效不好，低钾血症难以完全纠正时，应检查血镁浓度。在缺镁情况下，有时低钾血症难以纠正，补镁后，血钾很快恢复正常水平。②低钾血症合并低钙血症时，补钾过程中可出现手足搐搦症，此时应给予补钙治疗。③低钾血症患者接受洋地黄治疗时，更易发生严重心律失常，此时必须严密监护。④补钾治疗时因 K^+进入细胞内的速度缓慢，约经 15 小时才达到细胞内外平衡，而在细胞功能不全如缺氧或酸中毒等情况下，K^+的平衡时间更长，约需 1 周或更长，说明纠正缺钾需历时数日，勿操之过急。⑤对难治性低钾血症应注意是否合并代谢性碱中毒，因为血 pH 每上升 0.1，血清钾浓度降低 0.6mmol，此时若注意纠正碱中毒则有利于纠正低钾血症。

二、高钾血症

♣**诊断要点**

(1) 血清 K^+浓度＞5mmol/L。

(2) 临床表现：最严重的是对心脏的毒性，高钾血症典型的心电图是 T 波变高、变尖、变窄，以及各种心脏传导阻滞和心动过缓，出现增宽的 QRS 波，并与异常 T 波融合呈正弦波浪形室性心动过速甚至心搏骤停；其次为感觉异常和肌肉软弱无力、神经肌肉麻痹(但常无中枢神经系统功能紊乱)等。

(一) 概念

高钾血症是指血清钾浓度高于 5.5mmol/L。若血清钾浓度高于 7.0mmol/L 则为严重高钾血症。高钾血症是电解质紊乱中最危险的一种，因为高钾可引起严重心律失常，甚至威胁生命，因而需及时进行有效治疗。在诊断高钾血症时必须排除假性高钾血症，后者指测量的血钾水平升高，但其并不反映真正的血钾离子浓度。常见的假性高钾血症包括以下四种：①大量的血小板溶解或白细胞溶解时，释放大量 K^+，当血小板计数大于 1 000 000/mm^3 或白细胞计数大于 70 000mm^3 时，血样的凝血过程中，可能释放 K^+；②亦可见于当抽血时，使用止血带时间过长或肌肉收缩较紧；③过多震动抽血试管或不慎溶血；④血样放置时间过长，使白细胞的 K^+释放增加而血清 K^+浓度升高。

(二) 原因和机制

1. 钾排出减少 肾是最主要的排钾途径。肾排钾减少是高钾血症的主要原因。

(1) 急性肾衰竭：少尿或无尿期容易引起高钾血症。其机制是肾小球滤过率明显降低，K^+滤出受阻而血钾升高；功能性肾小管数量减少，致使排 K^+功能明显障碍。

(2) 慢性肾衰竭末期：只有肾小球滤过率小于 10ml/min 时，才会引起高钾血症。

(3) 有效循环血容量减少：其机制是由于脱水、失血等循环血量减少，血压降低，影响肾的血液灌注，血 K^+及其他代谢产物排出减少；脱水引起的低血容量可发生浓缩性高钾血症。

(4) 肾素–血管紧张素–醛固酮系统功能减退：其机制是远曲小管和集合管分泌 K^+的功能发生障碍，因为该段小管的泌钾功能主要受醛固酮调节，结果肾保钠排钾作用减弱引起血钾增高。

2. 钾的跨细胞分布异常 各种原因引起 K^+从细胞内移出，超过了肾代偿排出能力时，血 K^+升高，可见于以下三种情况。

(1) 酸中毒：一般来说，酸中毒时因血中 H^+浓度增加，H^+进入细胞内而细胞内 K^+外移，结果使血 K^+增高；远曲小管细胞的 H^+/Na^+互换增强，而抑制 K^+/Na^+互换，血 K^+排出减少，进一步升高血 K^+。但是酸中毒的种类不同对血钾的影响也有不同。细胞外液的无机酸导致代谢性酸中毒(如高氯性酸中毒)而造成的血钾升高最多见，为潜在的危及生命的高钾血症。其机制可能是细胞外液 H^+和细胞内 K^+互换，同时细胞外 Cl^-向细胞内移动。对于有机酸导致的代谢性酸中毒(如乳酸中毒或酮症酸中毒)，其对血浆 K^+浓度影响较小。

(2)胰岛素不足：胰岛素分泌不足时发生高钾血症的主要机制为胰岛素缺乏，进入细胞内的 K^+减少，细胞内 K^+跨膜外移而血钾增高；由于胰岛素缺乏，不能促使肝细胞及肌肉细胞摄取钾，使血钾升高；再加上胰岛素缺乏造成高血糖致使细胞外液高渗也加重血钾升高，这是因为高渗与胰岛素缺乏使 K^+从细胞内逸出，肾排钾功能减退，使 K^+潴留于体内。

(3)某些药物：β 受体阻滞剂、洋地黄类中毒等通过干扰 Na^+，K^+-ATP 酶活性而影响细胞摄钾。

3. 钾摄取过多

(1)静脉途径输钾过快或过多而引起高钾血症。

(2)大量输入库存血而引起一过性高钾血症。

(3)自杀性大量摄入高钾溶液时导致高钾血症。

高钾血症的常见病因见表 14-6。

表 14-6　高钾血症的原因

1. 排出减少	(2)药物(β 受体阻断剂、琥珀胆碱、肾小管疾病治疗用精氨酸、洋地黄中毒)
(1)肾疾病	
急性肾衰竭	(3)酸中毒
严重慢性肾衰竭	(4)高渗透压
(2)醛固酮不足	(5)胰岛素不足
肾上腺疾病	(6)高钾性周期性麻痹
(3)低肾素血症(见于肾小管间质性疾病，使用血管紧张素转移酶抑制剂、β 受体阻断剂、前列腺抑制剂)	4. 假性高钾血症 (1)血小板溶解
(4)保钾利尿剂(螺内酯、阿米洛利和氨苯蝶啶)	(2)白细胞溶解
2. 摄入过多	(3)静脉穿刺技术不正确
3. K^+跨细胞转移(transcellular shifts)	(4)溶血
(1)组织损伤(肌肉创伤、溶血、内出血)	

(引自：Prabhakar SS)

(三)对机体的影响与病理生理

高钾血症对机体的影响取决于血钾升高的程度与速度，以及机体对高钾血症的耐受程度。

1. 对心脏的影响　高钾血症对机体最大的威胁是对心脏的毒性作用，即基于其深刻的电生理效应，引起各种心律失常，特别危险的是心室纤颤和心搏骤停。

(1)对心肌生理特性的影响

1)心肌兴奋性先增高后降低：高钾血症时，心肌细胞外 K^+浓度增高，细胞内外的 K^+浓度梯度变小，Nernst 静息膜电位负值变小，与阈电位的差距缩小，使心肌易于兴奋，即兴奋性增高。但当静息膜电位达到−60～−55mV 时，快 Na^+通道失活，Na^+内流减少，使心肌兴奋性明显降低，即去极化阻滞(depolarized blocking)，故高钾血症发展过程中，心肌兴奋性呈先增高后降低的双相变化。

2) 心肌传导性降低：高钾血症时，心肌细胞内外 K^+浓度梯度降低，细胞内 K^+外流减少，静息膜电位的绝对值减少。0 相去极化的速度降低，幅度变小，0 相上升速度与幅度直接关系到兴奋冲动传导的速度，故其传导性降低，且当快 Na^+通道失活，而由 Ca^{2+}内流来完成动作电位的 0 相去极化时，传导性下降会相当严重。所以在高钾血症时，房内、房室间及室内传导均可减慢而产生传导阻滞，加上室肌兴奋性降低甚至消失，常易引起心搏骤停。高钾血症引起心搏骤停或心室纤颤，主要决定于血钾上升的速度，若是血钾缓慢上升，则心脏各部位发生阻滞，使起搏点下移以致心脏停搏；若是血钾快速增高，心脏各部位的自律性上升，可发生室性期前收缩、室性心动过速，以致心室纤颤。

3) 心肌自律性降低：高钾血症时，心肌细胞外 K^+浓度增高，一方面使细胞内 K^+外流少，致使静息膜电位减小；另一方面细胞外 K^+浓度升高使膜对 K^+的通透性增强，致使细胞内 K^+外流增多及加速。特别是对 3 相影响更明显，使复极加快，心肌不应期缩短。舒张期间 K^+外流增大，而持续性 Na^+内流相对缓慢，致使房室束–浦肯野纤维系统的快反应细胞在 4 相的净内向电流的自动除极延缓，造成心肌自律性降低。

4) 心肌收缩性减弱：细胞外液 K^+浓度升高干扰 Ca^{2+}内流，Ca^{2+}进入细胞内减少和延缓，结果心肌细胞的兴奋–收缩偶联过程受到影响，引起心肌收缩性减弱。

(2) 高钾对心电图的影响

1) T 波高尖：高钾血症最早的心电图改变是 T 波高耸。典型的图像是 T 波变高、变尖、变窄(基底变窄)。似乎与血钾浓度有一定关系，即血钾浓度越高，其 T 波高尖程度越明显。血清 K^+超过 5.5mmol/L 时即可出现。其发生机制：由于血清 K^+浓度增高，促进膜对 K^+通透性升高，结果其复极速率加快，动作电位中对应于心电图的 3 相钾外向电流加速，使 T 波变高尖。如果心电图上只是 T 波高尖，则提示血清 K^+小于 6.5mmol/L。

2) R 波降低：QRS 波振幅降低、间期增宽，出现宽而深的 S 波。R 波降低是继 T 波改变后出现较早的心电图改变。这主要是由于高钾血症时，细胞外 K^+浓度增高，细胞内 K^+外流减少，静息膜电位减小，并且 Na^+内流的数量及速度均降低，造成动作电位 0 相去极化的速度变慢，幅度减小，导致心电图 R 波降低。最危险的心电图改变是当血清钾升至 7.0～8.0mmol/L 或更高时，出现增宽的 QRS 波，并与异常 T 波融合呈正弦波浪形室性心动过速。

3) P 波低平与 P-R 间期延长：当血清 K^+升高至 7.0mmol/L 时，P 波低平，继而消失。这是由于心房去极化的 P 波因传导延缓变得低平，严重时无法辨认。由于传导性降低，可出现房内、房室传导阻滞等。

4) 其他各种类型的心律失常：高钾血症早期有心动过缓、传导阻滞(房室、房内、室内传导阻滞等)，后期才发生其他异位节律，而低钾血症早期可有心动过速及异位节律，这是由于两者发生心律失常的电生理基础不同(图 14-17)。

2. 对神经和肌肉的影响 其影响与血钾升高速度有关。即血钾急速升高时，由于细胞内 K^+浓度改变不大，故$[K^+]i/[K^+]e$ 比值减小。细胞内外 K^+浓度梯度减小，使 K^+外流减少，静息膜电位降低(负值变小)，导致静息膜电位和阈电位差距变小，兴奋性提高，较小的刺激即可引起动作电位，故轻度高钾血症时神经肌肉应激性增高，表现为手足感觉异常(麻木)、肌肉震颤等。但较重的高钾血症，促使钠内流的电势过小，发生除极阻滞，兴奋性

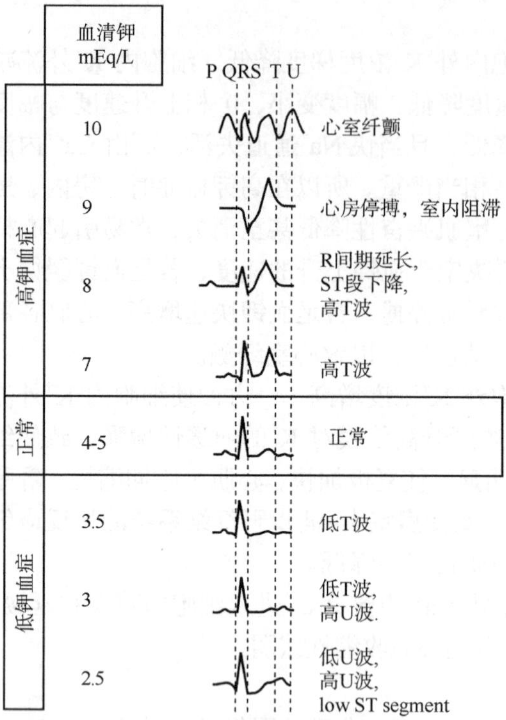

图 14-17　高钾血症与低钾血症的心电图改变
（引自：本川正浩）

降低，产生肌肉无力及麻痹（软瘫）、腱反射减低或消失。严重时，呼吸肌亦可受累。但是血清钾浓度升高缓慢，K^+逐渐移入细胞内，致使细胞内外的 K^+均有一定程度的升高。$[K^+]i/[K^+]e$ 比值变化不大，结果神经肌肉症状并不明显。

3. 对酸碱平衡的影响　高钾血症时，容易发生代谢性酸中毒。主要机制有：①细胞外 K^+浓度增高时，部分 K^+进入细胞内，将 H^+和 Na^+替换出来，一般是每 3 个 K^+与 1 个 H^+及 2 个 Na^+互换，以维持细胞内外的电荷平衡。其结果为细胞外液 pH 降低导致酸中毒。②肾远曲小管细胞内 K^+浓度相对较高而 H^+浓度相对较低，因而向管腔排泌的 K^+增多而 H^+则排泌减少，即 Na^+/K^+互换增强而 H^+/Na^+互换减弱，表现为相互抑制与相互竞争作用，结果加重酸中毒。③高钾血症时，高钾可抑制近曲小管细胞对 HCO_3^- 的重吸收，故血清 HCO_3^- 减少，结果细胞外液的 H^+增加及 HCO_3^- 减少，加重酸中毒的发展。

（四）临床表现

最主要表现为以下两个方面：①最严重的是对心脏的毒性，各种心脏传导阻滞和心动过缓，甚至心搏骤停；②感觉异常和肌肉软弱无力、神经肌肉麻痹（但常无中枢神经系统功能紊乱）等。

1. 心血管系统　最严重的是对心脏的毒性，主要表现为对心肌的抑制作用，心肌收缩功能降低；各种心律失常，如各种心脏传导阻滞和心动过缓，甚至心室纤颤或心脏停搏于舒张状态等。低钠血症、低钙血症、高镁血症可加剧高钾血症对心肌的毒性。

高钾血症的心电图特征性改变：最早期的改变是 T 波高耸（T 波变高、变尖、变窄），P-R 间期延长，Q-T 间期延长，QRS 波间期增宽，P 波消失，增宽的 QRS 波与 T 波融合呈正弦波，并且可出现各种心律失常的心电图表现（图 14-18），进而可发生心室纤颤或心脏停搏。心搏骤停在高钾血症比低钾血症更多见。

2. 神经肌肉系统　高钾血症主要引起骨骼肌无力和麻痹，早期常有手足麻木等感觉异常和肌肉软弱无力、腱反射消失、四肢松弛瘫痪，最后影响到呼吸肌等。但常无严重的中枢神经系统功能紊乱。

3. 代谢系统　高钾血症时，容易发生代谢性酸中毒（可参见上述高钾血症对酸碱平衡的影响）。

(五)诊断要点

1. 病史与病因　最常见于少尿或无尿的急性与慢性肾衰竭的患者。此外，酸中毒、高渗状态和胰岛素缺乏等使细胞内钾移出而引起明显血钾升高等病因。

2. 临床表现　主要表现为以下两个方面：最严重的是对心脏的毒性，各种心脏传导阻滞和心动过缓，甚至心搏骤停；其次为感觉异常和肌肉软弱无力、神经肌肉麻痹等。

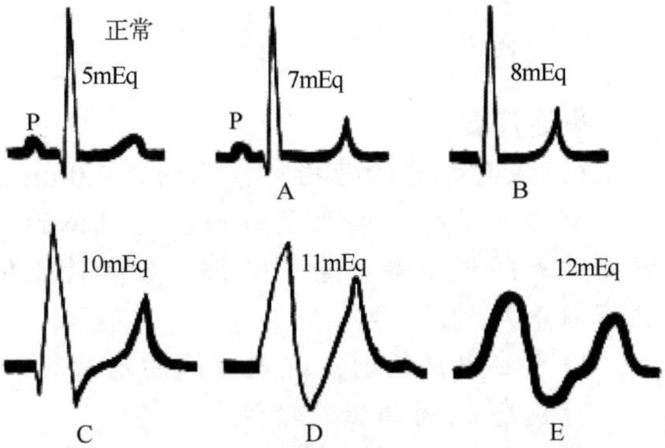

图 14-18　高钾血症的心电图改变特点
(引自：Kanarian S)

3. 心电图的典型高钾表现　T 波高而尖，R 波降低，P 波低平，P-R 间期延长，QRS 波增宽与 T 波融合呈正弦波及心动过缓和各种心律失常等。血清钾在 5.5～7.0mmol/L 时初始出现高尖 T 波。

4. 实验室检查　血清钾含量高于 5.5mmol/L 时，可考虑为高钾血症。需要注意的是应排除假性高钾血症。根据血清钾含量可分为以下四种。

(1)轻度高钾血症：血清钾含量为 5.5～6.0mmol/L。

(2)中度高钾血症：血清钾含量为 6.1～7.0mmol/L。

(3)重度高钾血症：血清钾含量为≥7.0mmol/L。

(4)当血清钾含量＞8.5mmol/L 时，可引起呼吸麻痹或心脏停搏，甚至很快导致死亡。

假性高钾血症是测量的血钾水平升高，但其并不反映真正的血钾水平。容易发生假性高钾血症的原因：①最常见的是抽血时使用止血带时间过长或过紧，当手反复握紧或松开也能人为地使血钾水平升高；②较高的白细胞计数(＞7×10^{10}/L)患者或较高的血小板计数(＞1×10^{12}/L)患者均能引起血清钾水平增高，因为白细胞和血小板都含有丰富的 K^+，在凝血过程中细胞内储备的大量 K^+释放。③血标本溶血是另一个引起误差的常见原因，试管震动或血样放置时间过长等可导致红细胞破坏溶解。心电图检查有助于鉴别真性高钾和假性高钾血症。

通过计算钾排泄分数(FEK)、钾梯度(TTKG)等高钾血症诊断等式(diagnostic equations for hyperkalemia)有助于评估和判定肾源性高钾血症与肾外因素引起的高钾血症(表 14-7)。

表 14-7　高钾血症的诊断等式

检查	等式	估标准	说明
钾排泄分数(FEK)	[(Uk / Sk)×100%] / (Ucr / Scr) 或(Uk×Scr/Sk×Ucr)×100	FEK＜10%提示肾性病因 FEK＞10%提示肾外病因	在慢性肾衰竭时其值可增加
跨管钾梯度(TTKG)	[(Uk)/(Uosm/Sosm)] / Sk 或(Uk×Sosm)/(Sk×Uosm)	TTKG＜6～8 提示肾性病因 TTKG＞6～8 提示肾外病因	在慢性肾衰竭时其值可增加

注：Uk，尿钾；Sk，血清钾；Ucr，尿肌酐；Scr，血清肌酐；Uosm，尿渗透压；Sosm，血清渗透压。

(引自：Hollander-Rodriguez J C，et al)

（六）治疗

♣治疗要点

（1）强有力的治疗措施：血钾＞6.0mmol/L 或心电图没有出现高钾血症表现者，需要强有力的治疗。因为高钾血症对机体的主要威胁是心脏抑制。其主要治疗原则是保护心脏和降低血钾。除了低钾饮食和停止使用可导致血钾升高的药物等外，其治疗措施有以下几种。

1）主要用钙制剂，这是首选的治疗。

2）胰岛素/葡萄糖液输注。

3）碳酸氢钠（特别是伴代谢性酸中毒患者）。

4）吸入 β_2-肾上腺素能受体激动剂：如沙丁胺醇（salbutamal）喷雾剂 10～20mg 吸入 10 分钟，在 15～30 分钟内起效，持续 2～3 小时。

5）必要时采用血液透析等治疗。

（2）高钾血症的非急症（non-emergency）处理原则：若肾功能正常的高钾血症，可使用高效利尿剂，如呋塞米。若肾功能不全时也可经胃肠道给予 K^+结合树脂，如聚磺苯乙烯等。必要时可用血液透析等治疗。吸入 β_2-肾上腺素能受体激动剂，如沙丁胺醇等。该治疗对液体负荷量过重的肾功能不全患者较实用。

治疗高钾血症时，首先要考虑以下四个问题：①血清钾的水平；②有无心电图改变；③有无神经肌肉症状；④肾功能的情况等。之后确定治疗方案。高钾血症是所有电解质紊乱中最危险的一种，特别是出现有生命危险的心电图改变（QRS 波群增宽或正弦波形）时应采取特别紧急措施。

1. 轻度高钾血症 血清钾浓度 5.5～6.5mmol/L，心电图上只是 T 波高尖，此时可采取以下治疗措施。

（1）低钾饮食和停止使用可导致血钾升高的药物：每日摄入钾限于 50～60mmol。停用一切可导致血钾升高的药物，包括抑制肾素–血管紧张素–醛固酮药物等。

（2）促进 K^+进入细胞内：常用的方法为 10%葡萄糖液 200～500ml 加 10 单位胰岛素静脉滴入（30 分钟），必要时 4～6 小时重复给一次。胰岛素在 2～5 分钟内见效，K^+进入细胞 1 小时可发挥作用。其降低血钾的作用可持续几个小时。

（3）沙丁胺醇（羟甲叔定肾上腺素）：是一种选择性 β_2-肾上腺素能受体，通过 cAMP 机制激活 Na^+，K^+ -ATP 酶而促进 K^+进入细胞内，以降低血钾水平。可用喷雾型沙丁胺醇 10～20mg 加入 4ml 生理盐水中，雾化吸入 10 分钟，通常 20～30 分钟起效，可持续 2～3 小时或 4 小时。

（4）加速 K^+排出：如肾功能正常，可用高效利尿剂，如呋塞米等；也可经肠道加速排出 K^+，给予离子交换树脂，如聚磺苯乙烯，30g 口服或 50g 灌肠。树脂和泻药一起服用，既可排泄肠道内的 K^+，又能起到通便作用。其作用机制是聚苯乙烯为含 Na^+树脂，可用 Na^+来互换 K^+，每克的聚苯乙烯可以排出 1 毫当量的 K^+。需要注意的是，随着血中的 K^+进入肠腔，会有 Na^+的大量吸收，因此可能会引起钠潴留。

2. 中度或严重高钾血症 血清钾浓度＞6.5～7.0mmol/L，并且心电图上见到明显的高钾血症表现，例如，明显心脏传导系统障碍或 QRS 波宽大和 T 波融合形成正弦波浪形时，除了上述治疗措施外，应进行以下对抗高钾心肌毒性的紧急措施。

(1) 静脉输注钙：只要血钾＞6.5mmol/L，并且存在心电图异常，推荐经静脉钙剂治疗。用钙盐来拮抗高 K^+对心肌的毒性，立即静脉内注入 10%氯化钙或葡萄糖酸钙 10～20ml，最好在心电图监测下超过 5～10 分钟缓慢注入。在心电图上出现正弦波或心脏停搏时，应快速静脉推注(5～10ml/2min)。钙剂的保护作用非常快，通常 5 分钟内起效，并能维持 30 分钟。钙是拮抗 K^+对心肌作用最有效的阳离子。其作用机制是 Ca^{2+}能拮抗 K^+诱导的膜兴奋性降低，以恢复其膜兴奋性至正常。血浆 K^+浓度影响静息膜电位，而血浆 Ca^{2+}浓度影响阈电位，Ca^{2+}可提高细胞的除极阈值来稳定细胞，即 Ca^{2+}可抑制 Na^+流入细胞内，使 Na^+内流减少，阈电位上移，静息电位与阈电位的差距拉大，从而拮抗高钾血症对心肌的作用。高钾血症引起持久的阈下电位除极，Na^+通道失活，使得膜逐渐失去兴奋性。高钾血症患者经钙剂治疗使血浆 Ca^{2+}浓度升高，导致静息电位和阈电位之间的距离正常化，钠通道活性恢复。另外 Ca^{2+}可拮抗高钾减弱心肌收缩力的作用，而使心肌收缩增强。钙盐不会纠正高血钾，但它可稳定心肌细胞膜，降低发生心室纤颤的危险性，并为确切治疗提供时间。当给予洋地黄治疗患者钙制剂时应谨慎，因为可促发心律失常。

(2) 静脉内输注胰岛素和葡萄糖液：胰岛素可通过促进 K^+由细胞外转移入细胞内，同时补给葡萄糖以防止低血糖反应。普通胰岛素 10 单位加入 50ml 50%葡萄糖液中静脉注射。经 15～45 分钟起效，持续时间为 2～6 小时，这种用法可以降低血浆钾浓度 0.5～1.5mmol/L。实施起始的胰岛素–葡萄糖治疗后，为了预防后期的低血糖，有的学者建议，输注 10%葡萄糖液 1000ml 是必要的，这还可使促胰岛素分泌释放，使 K^+向细胞内转移降而低血浆钾水平。

(3) 吸入 β_2-肾上腺素能受体激动剂：如沙丁胺醇喷雾剂 10～20mg 吸入 10 分钟，在 15～30 分钟内起效，持续 2～3 小时。这种治疗法可在 30～60 分钟内降低血浆钾浓度 0.5～1.5mmol/L。其作用机制是可兴奋 β_2-肾上腺素能受体，通过 cAMP 机制激活 Na^+，K^+-ATP 酶而促进钾进入细胞内(图 14-19)。这种治疗对液体负荷量过重的肾功能不全患者较实用，它又可治疗支气管痉挛引起的肺水肿。

(4) 碳酸氢钠溶液：患者无体液过多的代谢性酸中毒伴高钾血症时，可经静脉给予碳酸氢钠 50～150 毫当量。因碳酸氢钠可提高细胞外液的 pH 浓度，细胞外液的 H^+浓度降低，使 H^+由细胞内移出，而 K^+从细胞外移入到细胞内，以降低血钾水平。此外，碳酸氢钠还可提高细胞外液的 Na^+浓度，从而使到达远曲小管的 Na^+增多，以促进尿 K^+ 排出；Na^+ 还可增加心肌兴奋性，加速兴奋的传导，以对抗高钾引起的兴奋性与传导性降低。每毫当量碳酸氢钠含 84mg 碳酸氢钠。使用碳酸氢钠溶液治疗时只要给予碳酸氢钠逆转高钾血症即可，没有必要完全纠正代谢性酸中毒。碳酸氢钠可改善高钾对心肌传导性的影响，对合并酸中毒的高钾血症的治疗机制：因碳酸氢钠可提高细胞外液的 Na^+浓度，而 Na^+内流增加，促进心肌兴奋传导，以对抗高钾引起的

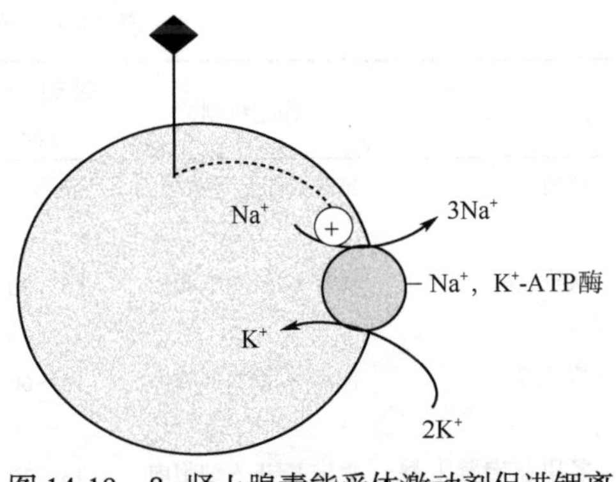

图 14-19　β_2-肾上腺素能受体激动剂促进钾离子移入细胞内示意图
(引自：Prough DS，et al)

心肌传导性降低；另外，碳酸氢钠可提高细胞外液 Na^+浓度，使到达远曲小管的 Na^+增多，以促进尿 K^+的排出；还可以通过提高 pH，促进 K^+进入细胞内。通常静脉内给予碳酸氢钠 50～100mmol(每安瓿含 44.6～50mEq/L)。起效时间为 30～60 分钟，持续时间为 2～6 小时。应注意的是碳酸氢钠对细胞外液容量增加或肾功能不全伴细胞外液容量扩大的患者应慎用。

(5)排钾措施：若肾功能正常的高钾血症，可使用高效利尿剂，如呋塞米 20～40mg 加入生理盐水静脉注射，经 5～15 分钟起效，持续时间为 4～6 小时，有时能够使肾排钾量大量增加，通常也需经胃肠道给予 K^+结合树脂，如聚磺苯乙烯 30g 口服或 50g 灌肠，起效时间为 1 小时，持续时间为 4～6 小时。树脂和泻药一起服用，既可排泄肠道内的钾，又能起到通便作用。

(6)必要时可进行腹膜透析或血液透析，以纠正高钾血症。血液透析疗法是降低血清钾的最快和最有效方法，经 15～30 分钟起效，适用于病情严重、酸中毒的严重高血钾患者，特别适用于肾功能不全合并高钾血症患者。

(7)静脉滴入镁对心室异位节律的患者具有一定的意义，但对慢性肾衰竭伴高镁血症者具有一定的危险性。

高钾血症的治疗根据病情的急缓可分为急症和非急症两种。在重症高钾血症(血钾含量>7.0mmol/L 或高钾心电图改变)时，根据患者情况，可选用急症处理原则(表 14-8)，或非急症处理方式(表 14-9)中的任何一个或几个等综合治疗。治疗重症高钾血症时，需心电图和血钾水平的监测。

威胁生命的高钾血症的治疗(therapy of life-threatening hyperkalemia)可分为以下三步。

第一步：稳定膜电位治疗，主要用钙制剂，这是首选的治疗。

第二步：促进 K^+移入细胞内的措施，①胰岛素/葡萄糖液输注；②碳酸氢钠(特别是伴代谢性酸中毒患者)；③吸入 β_2-肾上腺素能受体激动剂。

第三步：促进 K^+排出体外，采取血液透析等治疗。

表 14-8 高钾血症的急症处理原则

方式	作用机制	起效时间(分钟)	持续时间(小时)	药物	钾由机体移去量
钙剂	拮抗心脏传导异常	0～5	1	10%葡萄糖酸钙，5～10ml，Ⅳ；或 5%氯化钙 5～30ml，Ⅳ	0
碳酸氢钠	促进 K^+进入细胞内	15～30	1～2	$NaHCO_3$，44～88mEq(1～2 安瓿瓶)，Ⅳ	0
胰岛素	促进 K^+进入细胞内	15～60	4～6	普通胰岛素 5～10 单位+葡萄糖 50g(1 安瓿瓶)，Ⅳ	0
羟甲叔定肾上腺素(沙丁胺醇)*	促进 K^+进入细胞内	15～30	2～4	喷雾型羟甲叔定肾上腺素 10～20mg 加入 4ml 生理盐水，雾化吸入 10 分钟	0

*羟甲叔定肾上腺素主要通过兴奋 β-受体而促进 K^+进入细胞内。对高血压、心功能不全、甲状腺功能亢进、糖尿病患者等慎用(编者注)。

(引自：Fukugawa M，et al)

表 14-9　高钾血症的非急症处理原则

方式	作用机制	治疗时间(小时)	药物	钾由机体移去量
高效利尿剂	增加肾排 K^+	0.5～2	呋塞米 40～160mg，IV；或伴口服/不伴口服碳酸氢钠，0.5～3mEq/kg/d	可变性
聚磺苯乙烯（sodium polystyrene sulfonate）(kayexalate)	离子交换树脂结合 K^+	1～3	口服：15～30g 加于 20%山梨醇(sorbital) 50～100ml 灌肠：50g 加于 20%山梨醇	0.5～1mEq/g
血液透析	将 K^+由机体移去	48	血流≥200～300ml/min，透析液[K^+]～0	200～300mEq
腹膜透析	移去腹膜 K^+	48	快速互换，3～4L/h	200～300mEq

（引自：Fukugawa M，et al）

参 考 文 献

蒋朱明，李海龙，于康，等. 2013. 钾的正常和异常代谢及相关治疗原则//蒋朱明主编. 临床水与电解质平衡. 3 版. 北京：人民卫生出版社.

朴镇恩. 2008. 钾代谢平衡与障碍//朴镇恩编. 最新血液气体与酸碱平衡. 哈尔滨：黑龙江教育出版社，154-173.

王万铁. 2004. 钾代谢障碍//金惠铭，王建枝主编. 病理生理学. 7 版. 北京：人民卫生出版社，30-35.

姚培炎. 2000. 水与电解质紊乱//王一山主编. 实用重症监护治疗学. 上海：上海科学技术出版社，48-58.

张树基，罗明绮. 1998. 钾的代谢平衡与失调//水、电解质、酸碱平衡失调的判定与处理. 北京：北京医科大学，中国协和医科大学联合出版社，43-64.

周蕊，刘军. 2004. 低钾血症 80 例病因分析及防治对策. 中华中西医杂志，5(12).

朱蕾，于润江. 2003. 钾离子平衡与紊乱//水、电解质与酸碱平衡紊乱. 上海：上海科学技术出版社，62-81.

An J N，Lee J P. 2012. Severe hyperkalemia requiring hospitalization：predictors of mortality. Crit Care，16(6)：R225.

Aronson P S. Giebisch G. 2001. Effects of pH on potassium：new explanations for old observations. J Am Soc Nephrol，22：1981.

Crambert G，Hasler U，Beggah A T，et al. 2000. Transport and pharmacological properties of nine different human Na^+，K^+-ATPase isozymes. J Biol Chem，275：1976-1986.

De Fronzo R A. 1980. Hyperkalemia and hyporeninemic hypoaldosteronism. Kidney In，17：118-134.

DeWeer P. 1992. Cellular Sodium-Potassium Transport // The Kidney-Physiology and Pathophysiology. 2nd ed. Edited by Seldin DW. NewYork：Raven Press.

Dorup I，Clausen T. 1993. Correlation between magnesium and potassium contents in muscle：Role of $Na^{(+)}$-$K^{(+)}$pump. Am J Physiol，264：C457-463.

Elisaf M. 2000. Potassium excretion indices in the diagnostic approach to hypokalemia. Q J Med，93：318-319.

Fukagawa M. 2005. Fluid & electrolyte disorders//Current Medical Diagnosis & Treatment. 44th ed. Edited by Tierney LM. New York：Lange Medical Books/McGraw-Hill，837-856.

Gennari F J. 1998. Hypokalemia. New Eng J Med，339：451-458.

Giebisch G. 1998. Renal potassium transport：mechanisms and regulation. Am J Physiol，274：F817-F833.

Halperin M L. 1998. Potassium. Lancet，352：135.

Harel Z，Harel S. 2013. Gastrointestinal adverse evevts with sodium polystyrene sulfonate (kayexalate) use：a systematic review. Am J Med，126(3)：264.

James P F，Grupp I L，Grupp G，et al. 1999. Identification of a specific role for the Na^+，K^+-ATPase alpha 2 isoform as a regulator of calcium in the heart. Mol Cell，3：555-563.

Joyce C. 2006. Hyperkalemia. Am Fam Physician，73：283-290.

Kamel K S. 2003. Controversial issues in the treatment of hyperkalemia. Nephrol Dial Transplant，18：2215.

Kaye A D. 2000. Fluid and electrolyte physiology//Anesthesia. 5th ed. Volume 1. Edited by Miller RD. New York：Churchill Livingstone，1586-1612.

Kim G H, Han J S. 2002. Therapeutic approach to hypokalemia: Nephron, 92 (suppl 1): 28.

Koeppen B M, Stanton B A. 2013. Renal Physiology. 5th ed. Elsevier.

Kokko J P. 2000. Fluids and electrolytes//Cecil Textbook of Medicine. 21th ed. Volume 1. Edited by Goldman L. Philadelphia: W.B.Saunders Co, 540-567.

Kraft M D. 2005. Treatment of electrolyte disorders in adult patients in the intensive care unit. Am J Health -Syst Pharm, 62: 1663-1682.

Kulpmann W R. 2007. Electrolytes, acid-base balance and blood gases. 2nd ed. New York: Springer Wien, 696-793.

Lee Hamm L, Hering-Smith K S, Nakhoul N L. 2013. Acid-base and potassium homeostasis. Semin Nephrol, 33 (3): 257-64.

Lin S H , Lin Y F, Chen D T, et al. 2004. laboratory test to determine the cause of hypokalemia and paralysis. Arch of intmed, 164: 1561.

Lin S H, Lin Y F. 2001. Propranolol rapidly reverses paralysis. hypokalemia and hypophosphatemia in thyrotoxic periodic paralysis . Am J Kidney Dis, 37 : 620.

Lingrel J B, Croyle M L, Woo A L, et al. 1998. Ligand binding sites of Na^+, K^+-ATPase. Acta Physiol Scand, Suppl 643: 69-77.

Malnic G. 2004. Control of renal potassium excretion//The Kidney, 7th ed, Edited by Brenner BM. Philadelphia: WB Saunders, 453-488.

Matfin G. 2004. Disorders of fluid and electrolyte balance//Porth-pathophysiology concepts of altered health states. 7th ed. Edited by Porth CM, Philadelphia: Lippincott Williams & Wilkins, 22-29.

McDonough A A, Thompson C B, Youn J H. 2002. Skeletal Muscle Regulates Extracellular Potassium. Am J Physiol Renal Physiol, 282: F967-F974.

Mount D B, Zandi-Nejad, K. 2008. Disorders of potassium balance // Brenner and Rector's The Kidney. Brenner BM (Ed), Philadelphia : W.B Saunders co, 547.

Mount D B. 2004. Disorders of potassium balance//The Kidney. 7th ed. Edited by Brenner BM. Philadelphia: WB Saunders, 1052-1027.

Osa R M, Epstein F H. 2000. Extrarenal potassium metabolism // The Kidney: Physiology and Pathophysiology. Edited by Seldin DW, Giebisch G. New York: Lippincott Williams & Wilkins, 1552-1573.

Prough D S. 2006. Acid-base, fluids, and electrolytes//Clinical Anesthesis. 5th ed. Edited by Barash PG. Philadelphia: Lippincott Williams & Wilkins, 175-207.

Rose B D. 2001. Hypokalemia in: clinical physiology of acid base & electrolyte disorders, 5th ed. New York: Mc Graw Hill, 836.

Tassone H, Moulin A, Henderson S O. 2004. The pitfalls of potassium replacement in thyrotoxic periodic paralysis a case report and review of the literature. J Emerg Med, 26: 157.

Weisberg L S. 2008. Management of severe hyperkalemia. Crit Care Med, 36 (12): 3246-3256.

Wilcox C S. 2004. Diuretics // The Kidney. Volume Ⅱ, 7th ed. Edited by Brenner BM. Philadelphia: WB Saunders, 2345.

Williams M E, Rosa R M, Silva, et al. 1984. Impoairment of extrarenal potassium disposal by alpha-adrenergic stimulation. N Engl J Med, 311: 145-149.

Wingo C S. 2000. Disorders of potassium balance//The Kidney. 6th ed. Edited by Brenner BM. Philadelphia: WB Saunders, 998-1035.

Zanotti-Cavazzoni S. 2005//Textbook of Critical Care. 5th ed. Edited by Fink MP. Philadelphia: Elsevier Saunders, 67-70.

第十五章　镁代谢平衡与障碍

第一节　镁代谢平衡

镁是体内含量占第四位的重要阳离子，在细胞内阳离子成分中居第二位，绝大部分 Mg^{2+}(99%)都分布在细胞内，参与300多种酶反应，对维持细胞的正常功能具有重要作用。镁具有较多的生理作用，其代谢紊乱常导致各种生理功能受到影响，特别是对心血管系统和神经系统具有明显的作用，是细胞代谢过程中不可缺少的重要物质。

一、镁在体内的分布

在成年人机体内镁总含量为875～1200mmol(21～28g，平均24g)，约每千克体重含镁为30毫当量。其中绝大部分分布在细胞内，只有1%分布在细胞外液(ECF)中。镁在机体内的分布是：60%～69%在骨骼中，约20%在骨骼肌中，约20%在其他软组织中(其中肝脏中的含量较多)，＜1%在细胞外液中。骨是镁的主要来源，大约30%的骨镁存在于骨表面，可以自由交换。细胞外镁对细胞内镁分布的影响与钾不同。细胞外 K^+ 的微小变化可迅速引起肌肉细胞内的 K^+ 变化；但是镁没有上述变化，这与镁和细胞内配体结合而不易在肌肉内进行交换有关，肌肉和红细胞内可交换的镁不超过15%。心肌镁含量约为3.73mmol/100g干重心肌，其细胞内的 Mg^{2+} 大部分以ATP-Mg^{2+} 的复合形式存在，胞浆游离 Mg^{2+} 的含量为0.6～1.0mmol/L。正常血清镁浓度为0.75～1.25mmol/L，或0.75～1.10mmol/L。在血浆中的镁以游离镁、络合镁或复合镁(主要与磷酸根、碳酸根、柠檬酸根等形成复合物)、结合镁(主要是蛋质结合结合)等形式存在。在血浆中游离镁占55%～65%，络合(复合)镁占5%～10%，结合镁占30%(图15-1)。镁与蛋白质结合的仅占30%，显然比钙与蛋白质结合的40%少，所以，血浆蛋白浓度的改变对血清镁浓度的影响比血清钙浓度的影响要小。游离镁(离子型)和络合镁(复合镁)可扩散而且可自由通过毛细血管膜和经肾小球滤过。游离镁具有重要的生物学活性和生理功能。血浆中的镁占体内镁总含量的0.2%。脑脊液中的镁含量较血浆为高，约1.25mmol/L。血清镁浓度并不一定能精确反映体内总镁含量。因为给予缺镁饮食20天以上时，尽管人体内总镁负平衡达到42～72mEq，但血镁浓度仍可维持正常。

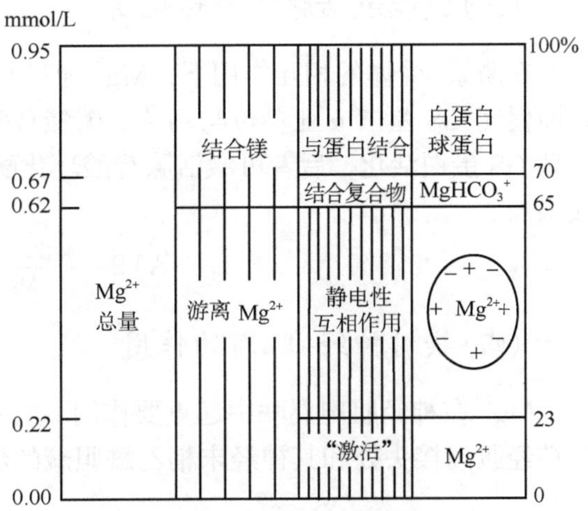

图15-1　血清镁分数(magnesium fraction)
(引自：Kulpmann W R，et al)

能影响镁离子在体内分布的因素，归纳有以下几种：

(1) 血液 pH：急性呼吸性碱中毒时，血清镁升高；而急性呼吸性酸中毒时，则降低。

(2) 输注胰岛素可使细胞外液的镁进入组织细胞内而使血浆镁降低。

(3) 雌性激素抑制骨镁的吸收，并使 Mg^{2+}沉积在组织内而血浆镁降低；孕激素则使血镁升高。

(4) 儿茶酚胺增多时，通过 β_2 受体使血镁进入细胞内。

二、镁的生理功能

(一) 催化或激活体内 300 多种酶

镁是许多关键性酶的辅助因子(essential cofactor)。镁主要集中于线粒体中，特别是对与调节线粒体氧化磷酸化有关的酶的生物活性极为重要。这些酶可以产生或者需要 ATP。镁对于包括各种磷酸激酶与磷酸酶在内的许多酶促进反应是必需的。Mg^{2+}参与体内许多重要的代谢过程，包括糖、脂肪、蛋白质及核酸代谢、能量代谢、细胞呼吸酶等。镁是许多酶系的辅助因子和激动剂，包括辅酶的合成、核酸的复制、DNA 相关酶系中的主要辅助因子等，几乎在生命活动的各个环节中发挥至关重要的作用。

(二) 对细胞膜离子通透性及离子泵的影响

Mg^{2+}通过激活 Na^+/K^+泵使细胞内 Na^+泵出，而细胞外 Mg^{2+}通过膜内外 Na^+- Mg^{2+} 交换促进 Na^+外流，因此，Mg^{2+}可防止细胞内 Na^+过多；激活 Na^+，K^+-ATP 酶，使细胞外 K^+重新泵入细胞内，维持细胞内的高钾状态；又是 Ca^{2+} 内流的天然拮抗物，通过与 Ca^{2+}竞争载体而抑制 Ca^{2+}内流。在离子泵的运转过程中，Mg^{2+}是不可缺少的物质，离子泵对细胞膜的通透性也起重要作用。

(三) 镁能激活腺苷酸环化酶

在激素–受体的相互作用下，Mg^{2+}通过与兴奋性 G 蛋白(GS 蛋白)上低亲和力部位结合而促使 GS 蛋白 α 亚单位与鸟苷二磷酸(GDP)解离，并与鸟苷三磷酸(GTP)结合，从而导致 GS 蛋白活化，后者可激活腺苷酸环化酶(AC)，导致以 Mg^{2+}-ATP 为底物的 cAMP 合成增加。

$$\text{ATP} \xrightarrow[\text{Mg}^{2+}]{\text{腺苷酸环化酶}} \text{cAMP} + \text{PPi}$$

(四) 镁对神经–肌肉的作用

Mg^{2+}在神经肌肉偶联中起重要作用，主要通过与 Ca^{2+}的相互作用来完成，通过抑制运动神经肌肉接头处和其神经末梢乙酰胆碱的释放来实现。

$$\text{神经肌肉兴奋性} \propto \frac{[Na^+][K^+]}{[Ca^{2+}][Mg^{2+}][H^+]}$$

因此，低镁易出现神经肌肉兴奋及抽搐，高镁时可使深部腱反射消失或肌肉麻痹。

Mg^{2+}与 Ca^{2+}的化学性质接近，所以这两个离子可出现竞争作用。

(五)镁对心肌的作用

(1)在心肌线粒体的能量代谢中起重要作用：Mg^{2+}是线粒体氧化磷酸化过程所必需的，同时也影响氧化磷酸化的速率。

(2)Mg^{2+}是 Na^+，K^+-ATP 酶所必需的辅助因子：一方面，该酶的激活使得细胞外 K^+重新泵入细胞内，以维持细胞内高钾状态，另一方面，细胞外 Mg^{2+}通过膜内外 Na^+-Mg^{2+}交换促进 Na^+外流。因此，Mg^{2+}能够防止心肌细胞内 Na^+过多。

(3)Mg^{2+}是心肌内流的天然拮抗物：机制是 Mg^{2+}与 Ca^{2+}竞争载体而抑制 Ca^{2+}内流；通过 Mg^{2+}-Na^+交换抑制 Ca^{2+}-Na^+交换，影响 Ca^{2+}内流。

三、镁的摄入与排出

(一)镁的摄入

成人每日每千克体重需镁 0.3～0.5mEq，大体上，机体每日需要约 5mg/kg。但妊娠和哺乳期妇女镁的每日需要量约为上述量的 1 倍。肠道内镁吸收与镁摄入量呈反向关系，即低镁饮食(1mmol/d)时，在胃肠道内的吸收率为 80%；高镁饮食(22.5mmol/d 或更多)时，其吸收率仅 25%。食物中的镁大部分在小肠被吸收，主要是十二指肠和回肠末端，结肠吸收甚少。镁的吸收是经跨细胞途径和细胞旁途径顺着电化学梯度实现的。在跨细胞吸收途径中，镁经肠道细胞刷状缘顺着电化学梯度通过载体协助转运，因而转运速度受到限制；在细胞旁转运途径中，镁可通过跨细胞旁通道的化学梯度而被吸收。镁的吸收还受细胞旁水重吸收的影响，长期腹泻患者会导致肠道镁吸收障碍。许多因素能影响镁的吸收，促进素包括：肠腔内 Na^+浓度升高、高蛋白或低磷饮食、甲状旁腺激素、1,25-$(OH)_2D_3$等。有些学者对维生素 D 缺乏患者的研究显示，即使补足维生素 D，镁的吸收也只有轻度增加，这一点与钙吸收的大幅度增加情况有显著不同。还有研究发现，使用生理剂量的 1,25-$(OH)_2D_3$ 可以纠正尿毒症患者的空肠镁吸收轻度缺陷。抑制因素包括：肠腔内 K^+、Ca^{2+}浓度，因为镁与钾、钙在肠道有竞争吸收，当 K^+、Ca^{2+}增高时，Mg^{2+}吸收减少；磷酸、醛固酮、脂肪等均可减少 Mg^{2+}的吸收。氨基酸可增加难溶性镁盐的溶解度而促进其吸收，纤维则降低镁的吸收。肠道对钙与镁的吸收各自独立，互不影响，这一点与肾脏不同。不过，肠腔内钙和镁浓度相同时，钙流动速率通常是镁流动的 2 倍，可能只有离子形式的镁才被吸收。

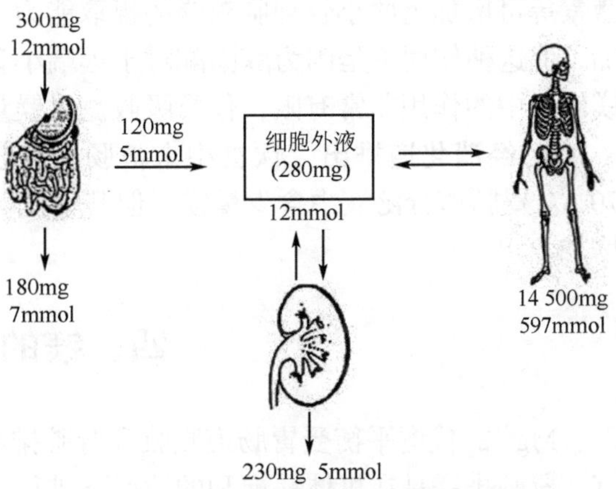

图 15-2　正常人每日镁的摄入和排出量及其稳态

(引自：Robert F R Jr，et al)

不溶性磷酸盐、碳酸盐等可引起镁沉淀也会间接影响镁的吸收量；反之，肠腔内镁浓度升高也可促使磷酸盐沉淀，从而使钙的吸收增加（图 15-2）。

（二）镁的排出

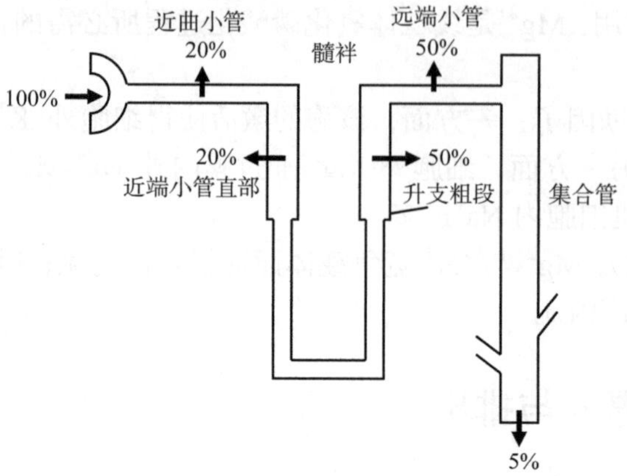

图 15-3　肾小管超滤镁重吸收的正常分布百分比
（引自：Schrier R W）（编者稍加修改）

1. 经肾脏排出　肾脏是镁的主要排出器官，血浆中的游离镁与复合镁约占 75%，可经肾小球滤过，但大部分被肾小管重吸收，每日经尿排出的镁仅为滤过镁的 5%。正常人每日尿中镁的排出量约为 4.15mmol（100mg）。血镁浓度增高时，排出量增加；而血镁浓度降低时，尿中几乎无镁排出。这说明，当机体需要时，肾脏有相当强大的保留镁的能力。肾小管重吸收镁的主要部位是皮质 Henle 袢升支粗段，占 50%～70%，降支约占 20%；近曲小管仅占 15%～25%；最后 5%～10%到达远曲小管被重吸收而少量排出（图 15-3）。

髓袢处镁的吸收是被动重吸收，依赖于跨上皮电压，主要通过一种肾脏紧密连接蛋白-1（paracellin-1），在髓袢升支粗段经细胞旁传导通路吸收。大部分镁重吸收的改变也发生在此部位。因此，髓袢升支粗段对镁的重吸收可以决定尿中实际的镁排泄量。在髓袢升支粗段的管腔膜侧，由于 Cl^-或 Na^+的主动重吸收使 Mg^{2+}依电化学梯度被动进入肾小管细胞内，而在管周膜侧通过 Na^+-Mg^{2+}交换或独立的镁主动转运机制泵出细胞外。在低镁血症状态下，髓袢重吸收比正常时增加，其滤过的镁中仅有不足 3%到达远端小管经尿排出体外；与此相反，在高镁血症状态下，镁在髓袢处的重吸收接近 0。

在远曲小管处镁的转运为跨细胞的主动转运，随着远端镁转运的增加，重吸收很容易达到饱和（图 15-4）。肽类激素，如降钙素、高胰高血糖素、精氨酸血管加压素与甲状旁腺激素等可增加远曲小管细胞对镁的摄取能力。若长期用盐皮质激素会引起镁排泄的轻度增加，但这种作用不是因为醛固酮对于远端小管的直接作用，而是因为容积扩张。集合管在镁转运中的作用非常有限，仅重吸收滤过镁量的 1%～3%。

2. 经消化道排出　饮食中未被肠道吸收的镁随粪便排出体外，占摄入量的 60%～70%。胃肠道分泌液中含少量镁，但几乎全部被胃肠道重吸收。腹泻或胃肠道引流时排镁增加。

四、镁的代谢调节

Mg^{2+}的代谢平衡受胃肠道吸收和肾脏排泄的影响，其中，肾脏是调节镁代谢的主要器官，肾脏排镁是在机体镁饱和的情况下进行的（图 15-5）。

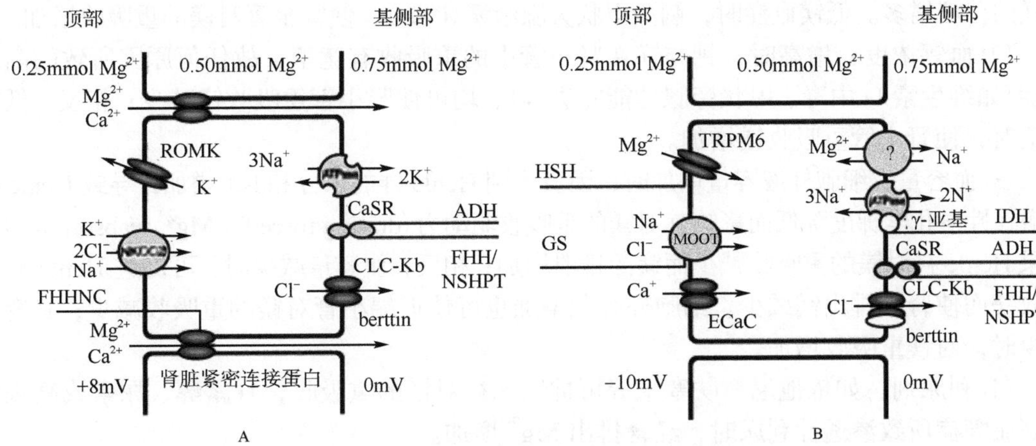

图 15-4 髓袢与远曲小管处的镁转运机制

A. 髓袢升支粗段对镁的重吸收是被动过程：在髓袢升支粗段的管腔膜侧，由于 Cl^-或 Na^+的主动重吸收使 Mg^{2+}依电化学梯度被动进入肾小管细胞内；B. 在远曲小管处对镁的重吸收是主动过程：镁可通过其顶部膜借助于镁通路进入主动转达，由基侧膜转而吸收入血，可能通过 Na^+-Mg^{2+}交换机制

FHHNC (familial hypomagnesemia with hypercalciuria and nephrocalcinosis)，家族性低镁血症伴高尿钙和肾钙质沉着症；ADH (autosomal-dominant hypocalcemia)，常染色体优势性低钙血症；FHH/NSHPT(familial hypomagnesemia /neonatal severe hyperparathyroidism)，家族性低镁血症/新生儿严重的甲状旁腺功能亢进；ROMK：肾髓质外带钾通道。HSH(hypomagnesemia with secondary hypocalcemia)，低镁血症伴继发性低钙血症；GS(Gitelman syndrome)，Gitelman 综合征；IDH(isolated dominant hypomagnesemia)，孤立优势性低镁血症

（引自：Konrad M，et al）

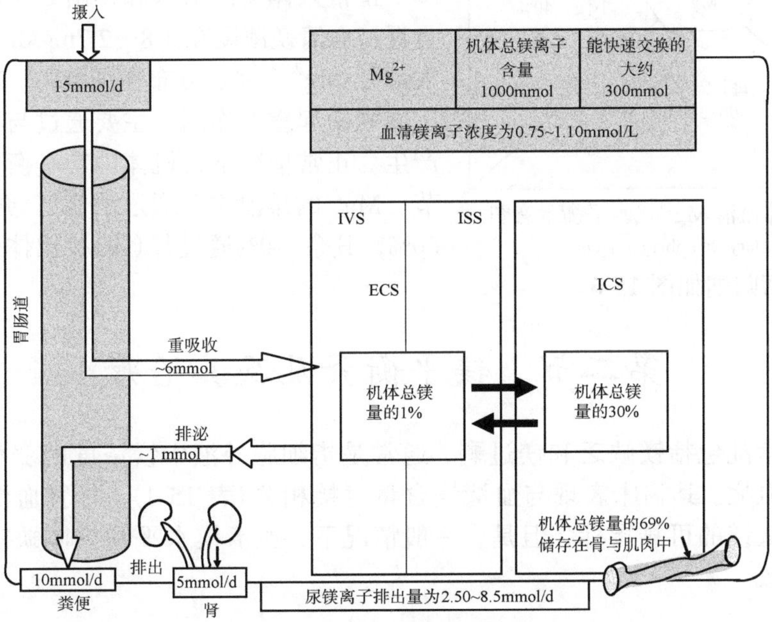

图 15-5 镁平衡示意图

ECS，细胞外间隙；ICS，细胞内间隙；ISS，细胞间隙空间；IVS，血管内空间

（引自：Kulpmann W R，et al）

影响肾脏排镁的因素有很多，归纳有以下几种：

(1) 血镁浓度：静脉滴注 Mg^{2+}时，镁的肾小球滤过明显增多，而肾小管的重吸收明显减低，这可能与高血镁能抑制血管侧镁的转运有关，且直部和下降支排泌镁增加，远曲小管也有镁的分泌增多。低镁血症时，刺激甲状旁腺激素(PTH)，使肾小管对镁的重吸收增加。

(2)血钙浓度：增高时，钙与镁在肾小管中的重吸收有竞争，故任何原因所致的高钙血症(如维生素D中毒、甲状旁腺功能亢进等)，均可使肾小管重吸收镁减少；相反，低钙血症时，使肾小管重吸收镁增加。

(3)血容量：细胞外液容量增加时，因流入到Henle袢的水分和Na^+增加，导致Henle袢的潜在性电化学梯度降低而影响其对镁的重吸收驱动力(driving force for Mg^{2+} reabsorption)，结果Henle袢对镁的重吸收减少而镁的排泄增加；相反，血容量减少时，可促进Henle袢重吸收镁而使肾脏排出镁减少。细胞外容积增加也可使近端小管对镁的重吸收减少；其容积减少时，对镁重吸收增加。

(4)利尿剂：如依他尼、呋塞米等可抑制髓袢对镁的重吸收；甘露醇、尿素或高张糖或高血糖症所致渗透性利尿时，经肾排出Mg^{2+}增加。

(5)糖皮质激素、ACTH、洋地黄类强心苷等可促进肾脏排Mg^{2+}。

(6)酒精中毒：乙醇能抑制肾小管对镁的重吸收；慢性酒精中毒常伴营养不良和腹泻，可加重低镁血症。

(7)其他：心房肽、促胰液素、1,25-$(OH)_2D_3$等也可增加肾对镁的排泄。

正常人体镁的摄入和排出处于动态平衡，并且保持血清镁浓度在1.8～2.7mg/dl的范围内。绝大部分Mg^{2+}(99%)分布在细胞内。Mg^{2+}在神经肌肉偶联中起重要作用，主要通过与钙的相互作用产生。正常情况下，机体内镁平衡主要靠肾脏调节。Mg^{2+}的排泄主要通过消化道(粪便)，大约占60%，其余40%通过肾(尿)排出体外。机体血清Mg^{2+}代谢平衡归纳如图15-6。

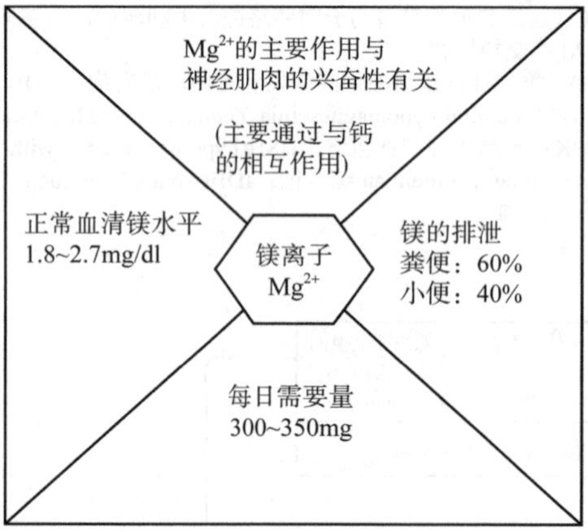

图15-6 机体血清Mg^{2+}代谢平衡示意图
(引自：Mary Baumberger–Henry)

第二节 镁平衡紊乱及其治疗

镁代谢紊乱包括镁缺乏和镁过剩，通常是指细胞外液中镁浓度的变化，包括低镁血症和高镁血症。其临床表现与血清镁含量直接相关(表15-1)。尽管血清镁浓度并不完全是机体缺镁的可靠指标，但是，一般情况下，血清镁水平和机体缺镁或镁过剩的程度似乎一致。

表15-1 血清镁含量改变与临床征象的关系

血清镁含量			表现
mg/dl	mEq/L	mmol/L	
＜1.2	＜1	＜0.5	手足搐搦，癫痫发作，心律失常

续表

血清镁含量			表现
mg/dl	mEq/L	mmol/L	
1.2～1.8	1.0～1.5	0.5～0.75	神经肌肉兴奋性增高 低钙血症 低钾血症
1.8～2.5	1.5～2.1	0.75～1.05	正常镁含量
2.5～5.0	2.1～4.2	1.05～2.1	无特征性表现
5.0～7.0	4.2～5.8	2.1～2.9	嗜眠，倦睡，面红 恶心和呕吐 深腱反射降低
7.0～12	5.8～10	2.9～5	瞌睡 深腱反射消失 低血压 心电图改变
＞12	＞10	＞5	完全性心脏传导阻滞 心搏停止 呼吸暂停 麻痹 昏迷

（引自：Prough D S，et al）

血清 Mg^{2+}的危急值(panic values for magnesium)：

(1)低镁血症：危急值＜0.49mmol/L(＜1.2mg/dl)，可引起手足搐搦。

(2)高镁血症：危急值＞2.1mmol/L(＜5.0mg/dl)时。

1)2.1～4.1mmol/L(5.0～10.0mg/dl)时，可引起中枢神经系统被抑制、恶心、呕吐、疲乏。

2)4.1～6.2mmol/L(10～15mg/dl)时，可引起昏迷、心电图改变、呼吸麻痹。

3)12.3mmol/L(30mg/dl)时，可引起完全性心脏阻滞。

4)14.0～16.0mmol/L(34～40mg/dl)时，心脏停搏。

一、低镁血症

♣诊断要点

(1)血清 Mg^{2+}浓度＜0.75mmol/L(＜1.7mg/dl)。

(2)临床表现：①心律失常是低镁血症的最重要表现。主要有：心动过速、房性和室性期前收缩、阵发性室上性、室性心动过速、扭转性心律失常等。②镁缺乏是造成顽固性低钾的原因。③低钙血症的临床症状(手足搐搦、乏力、深反射亢进、意识改变、癫痫发作等)。

（引自：Bongard FS/Cho KC）（编者稍加修改）

（一）概念

低镁血症（hypomagnesemia）是指血清镁浓度＜1.7mg/dl 或＜0.75mmol/L（1.4mEq/L）。临床上，低镁血症一般较常见。在 ICU 中的发生率约为 65%，在一般病房的发生率约为 12%。血清镁浓度并不一定反映体内总镁含量，因为血清中的镁 25%与蛋白质结合，该部分镁并不发挥生理效应；并且 Mg^{2+}主要在细胞内。因此，当机体内镁负平衡达到 42～72mEq 时，血清镁仍可能维持在正常范围。一般情况下，血清镁降低，常提示机体总镁量不同程度的缺乏。对不清楚是否存在缺镁的病例，可试用口服（50mg 元素镁）或静脉（2.4mg/kg 超过 4 小时）负荷之后，测量镁潴留，可识别镁的缺乏。24 小时以内正常人排泄 80%的镁于尿液中；镁缺乏者，尿液中的排泌量＜40%的负荷量。正常人的肾脏有强大的保镁能力，故镁摄入减少一般不会出现镁缺乏症状，而且大多数蔬菜和肉类食物中都含有较丰富的 Mg^{2+}，因此，一般不会发生镁的缺乏。

（二）常见的病因

低镁血症的常见病因可分为三类：摄入及胃肠道吸收减少；胃肠道及肾脏丢失过多；镁在体内重新分布。现分述如下：

1. 摄入及胃肠道吸收减少　通常膳食含镁较丰富，且肾脏具有较大的保镁功能，所以正常进食不易发生缺镁。但较长时间的厌食、禁食、恶心或静脉营养与导管营养不注意补镁等，可引起摄入镁不足。哺乳或怀孕妇女、婴幼儿对镁的需求量增加，不注意补镁，可发生低镁血症。吸收不良综合征、遗传性镁吸收缺陷、广泛小肠切除或胰腺炎等，可发生吸收镁降低而引起低镁血症。

2. 胃肠道及肾脏丢失过多

（1）经胃肠道丢失过多：严重腹泻、脂肪泻、严重呕吐、肠瘘或胆瘘或胃肠减压引流等均可引起镁丢失过多，同时又有镁摄入不足而引起低镁血症。

（2）经肾脏丢失过多

1）利尿剂：依他尼酸或呋塞米可抑制髓袢升支对镁的重吸收。因此，长期或过量使用这些利尿剂，可增加镁的排泄。

2）高钙血症：钙与镁在肾小管重吸收的过程中，呈竞争关系。故任何原因所致的高钙血症均可使肾小管对镁的重吸收减少。

3）乙醇：能抑制肾小管对镁的重吸收，长期大量饮酒可发生低镁血症。乙醇易致低镁血症的机制可有以下几种：①乙醇既直接抑制肾小管重吸收镁，还可刺激醛固酮分泌，后者能抑制肾小管对镁的重吸收；②摄入乙醇后尿中乳酸排出增加并与镁形成复合物而排出；③饮食中摄入镁严重减少等。

4）洋地黄类药物：可抑制肾小管对镁的重吸收。在低镁血症时，无论有无低钾血症，均易发生洋地黄中毒，这是因为镁是激活 ATP 酶的金属辅酶。镁的缺乏可导致 ATP 酶的活性降低，可能有利于洋地黄对 ATP 酶的阻抑，结果易引起细胞内 K^+的降低和心肌对洋地黄的敏感和中毒。

5）内分泌疾病：甲状旁腺功能亢进、醛固酮增多症等均可使肾小管对镁的重吸收减少而排镁增加。

6）大量输注钠溶液：大量输注生理盐水可使尿镁排出显著增加，特别是同时并用利尿剂（除乙酰唑胺外）时。通常，输注量适当和持续时间短时，并不引起严重的镁丢失。

7）原发性肾脏镁丢失：包括遗传性和获得性原因引起的原发性肾脏镁丢失。遗传性因素引起的原发性肾脏镁丢失是最近研究报道较多的多种遗传性肾脏镁丢失的形式之一。经典的巴特综合征（Classic Bartter syndrome，Type Ⅱ Bartter syndrome）时，肾排镁增加，血清镁降低，与髓袢升支皮质厚段 Cl^-重吸收障碍而抑制镁的重吸收有关。巴特综合征多发生于年轻人，临床症状较严重且伴有肾脏钙丢失。而Gitelman综合征时，肾保钾、保镁能力受损，产生低血钾与低钾性碱中毒和低血镁，伴高肾素、高醛固酮、尿前列腺素 E_2（prostaglandin E_2，PGE_2）增多，但尿钙低，对呋塞米的反应正常。Gitelman综合征是一种家族性遗传性肾病，多见于老年人，临床症状轻，预后较好。还有常染色体9q12-22.2隐性遗传病，表现为低镁血症伴继发性低钙血症。单纯肾脏镁丢失引起的低镁血症是一种常染色体显性遗传病，其改变基因定位于11q23染色体。家族性遗传性低镁血症–高钙尿是由肾小管髓袢升支粗段对镁与钙的重吸收严重受损引起的，主要是由于编码肾脏紧密连接蛋白的基因 *PCLN-1* 突变所致，其临床特点包括肾钙沉着、多尿症、血尿、肾功能不全、低镁血症与尿中镁和钙排泄增加，多发生于青壮年，而且对镁输入治疗十分不敏感。还有常染色体显性甲状旁腺功能减退引起的不稳定性低镁血症，与细胞外钙识别受体（calcium-sensing receptor）"功能获得性"突变引起的过度反应有关。

获得性肾脏镁丢失大部分是由药物引起的，包括两性霉素B、顺铂（cis-DDP）、庆大霉素、环孢菌素、氨基糖苷类抗生素等均可引起肾小管对镁的重吸收减少而肾排镁增加。

8）充血性心力衰竭：引起低镁血症的主要机制包括如下几项。①血容量增加而抑制近曲小管对 Mg^{2+}的重吸收；②反复使用利尿剂而影响髓袢对镁的重吸收功能；③继发性醛固酮增多而引起肾小管对镁的重吸收减少，结果经肾脏排出镁增加，导致低镁血症。

9）肝硬化：引起低镁血症的原因为继发性醛固酮分泌增多使尿中 Mg^{2+}排出增加。

10）呼吸衰竭与肺心病：此时引起低镁血症的原因包括如下几项。①除了摄入镁及肠道吸收减少之外，还可促发继发性醛固酮增多症而经肾排镁增加；②$PaCO_2$升高所致的pH下降导致 Mg^{2+}转入细胞内。

3. 镁在体内重新分布　细胞外液中的镁进入细胞内液中，可引起低镁血症，常见的原因有：

（1）糖尿病酮症酸中毒的处理：用胰岛素治疗这种酸中毒时，因糖原合成需要镁，可使细胞外的 Mg^{2+}转入细胞内，血清镁会陡然下降，有可能引起手足搐搦。

（2）饥饿后再进食综合征（refeeding syndrome）：与细胞内合成代谢增强、大量镁进入细胞内有关。

（3）静脉用葡萄糖或氨基酸时，细胞外 Mg^{2+}转入细胞内。

（4）急性胰腺炎：因胰腺周围脂肪坏死而形成脂肪酸，脂肪酸与 Mg^{2+}结合形成镁皂，主要因 Mg^{2+}沉积在胰腺周围坏死的脂肪组织内，使血清镁降低。

（5）骨饥饿综合征（hungry bone syndrome）：原因是经切除甲状旁腺瘤后在修复其骨病的过程中，大量的镁沉积于骨质中，此时血清镁降低。

低镁血症的常见原因在表 15-2 中进行了总结。

表 15-2 低镁血症的常见原因

摄入与吸收下降	肾排泄增加	其他
吸收障碍	利尿剂治疗（袢利尿剂、噻嗪类利尿剂）	糖尿病
慢性腹泻	高醛固酮增多症	甲状旁腺切除术后（骨性饥饿综合征）
滥用轻泄剂	Gitelman's 综合征（Bartter's 综合征的变异型）	呼吸性碱中毒
胃肠引流延长	妊娠	
小肠引流术	甲状旁腺功能亢进	
营养不良	甲状腺功能亢进	
酒精中毒	高钙血症	
肠胃外营养投给中镁含量不足	血容量增加	
	肾小管间质疾病	
	肾脏移植	
	药物：氨基糖苷、两性霉素 B、顺铂、喷他脒	

（引自：Fukagawa M，et al）

（三）临床表现

低镁血症常同时合并其他电解质紊乱，特别是低钾血症、低钙血症，且与基础原发疾病的临床表现混杂在一起，或为后者所掩盖，故临床表现比较复杂。当血清镁浓度＜0.5mmol/L（1.0mEq/L，1.21mg/dl）时，就可以出现低镁血症的临床表现，临床上有以下三组综合征：

1. 心血管系统

（1）心律失常与心电图改变：心律失常是低镁血症的最重要表现。缺镁的电生理效应是：①窦房结兴奋性增高引起心率增快；②绝对不应期缩短，相对不应期延长，导致易损期延长，容易发生各种心律失常。低镁血症诱发的心律失常主要以心动过速最为常见，包括房性和室性期前收缩、阵发性室上性、室性心动过速，扭转性心律失常（图 15-7）、心房颤动，严重者可发生心室纤颤或停搏等。低镁血症的心电图主要为非典型的 T 波改变（T 波低平或倒置），偶尔出现 U 波，以及 QRS 增宽、QT 间期延长、U 波出现、PR 间期延长、QU 间期延长等，与低钾表现类似。

低镁血症时发生各种心律失常与心电图改变的主要机制有：①Mg^{2+}是 Na^+，K^+-ATP 酶必需的辅助因子，缺镁时 Na^+-K^+泵失灵，导致心肌细胞静息电位负值显著变小和相对除极化，心肌兴奋性增高；②缺镁时，Mg^{2+}对 Na^+的阻断作用减弱，结果 Na^+内流相对加快，导致心肌快反应自律细胞的自动除极化加速，心肌自律性增高；③缺镁时，Na^+，K^+-ATP 酶活性减弱，K^+从心肌细胞内转移到细胞外，心肌细胞内缺钾。心肌细胞的静息膜电位决定于细胞内外 K^+浓度的比值，其比值的改变引起细胞膜钾电导及复极的变化，结果导致折返性心律失常的形成。

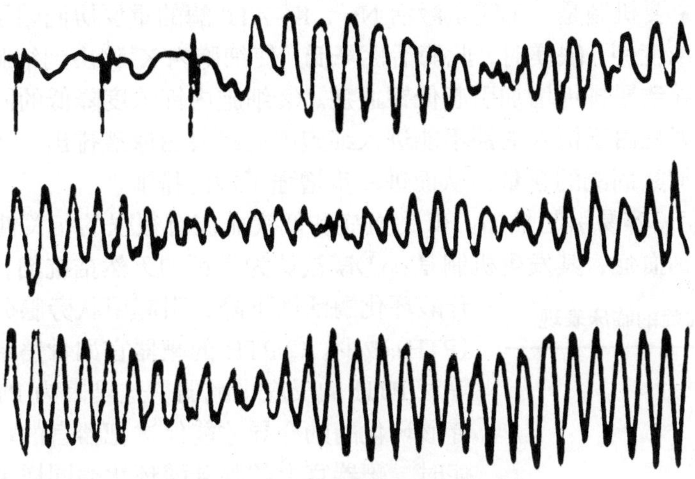

图 15-7　尖端扭转性室性心动过速

（引自：Sagraves S G）

(2) 急性心肌梗死：低镁血症和急性心肌梗死有关，但这并不能用肾源性或其他的 Mg^{2+} 排泄增加来解释。急性心肌梗死可发生于低镁血症持续 5～12 小时时，之后 Mg^{2+}逐渐恢复正常。对于心肌梗死伴低镁血症的患者，应给予镁剂治疗，以减少室性心律失常发生的可能性，这一点也证明了两者有关联性。

(3) 容易发生洋地黄中毒：机制是镁缺乏使 ATP 酶活性降低，有利于洋地黄对 ATP 酶的阻抑，结果引起心肌细胞内 K^+浓度降低；还可能由于低镁使心肌细胞内 Ca^{2+}增加，后者可促进“振荡后电位”的发生频度而发生洋地黄中毒性心律失常。

(4) 高血压：低镁血症患者大约半数血压升高，手足搐搦发作时更明显。低镁血症发生高血压的机制为：①缺镁时 Na^+-K^+泵失灵，细胞内 Na^+、Ca^{2+}增加而 K^+减少；②缺镁时血管内皮细胞通透性增大，血管平滑肌细胞增生和重构，血管中层增厚、僵硬；③缺镁时，儿茶酚胺及增加血管活性的内皮素分泌量增加，而扩张血管的前列环素等分泌减少。上述诸因素均可导致外周阻力增大而血压升高。

2. 神经肌肉和中枢神经系统　低镁血症时，神经肌肉和中枢神经系统表现为疲乏无力、肌肉震颤、手足搐搦或手足徐动、眼球震颤、反射亢进、Chvostek 征和 Trousseau 征阳性、运动失调、精神错乱或幻觉、听觉过敏，甚至惊厥、昏迷等。

低镁血症时神经肌肉兴奋性增高的机制：

(1) 缺镁时，Mg^{2+}对神经肌肉接头处释放乙酰胆碱的抑制作用减弱，致使乙酰胆碱释放增多，与 Mg^{2+}竞争性抑制 Ca^{2+}进入轴突的作用减弱有关。

(2) Mg^{2+}抑制终板膜上乙酰胆碱受体敏感性的作用减弱。

(3) Mg^{2+}是与能量代谢有关的酶系必需的辅助因子，当缺镁时，常导致能量代谢障碍。

(4) 由于缺镁，Mg^{2+}阻滞中枢神经兴奋性 *N*-甲基-D-天冬氨酸受体的作用减弱。

3. 电解质代谢系统　低钾血症和低钙血症两种电解质紊乱与低镁血症和体内总镁降低具有紧密的联系。

(1) 低钾血症：容易引起肌无力。低钾血症患者中约 40%伴有低镁血症，可能是由于肾脏对这些阳离子的代谢类似或者这些阳离子同时经胃肠道丢失，镁缺乏是造成顽固性钾缺乏的原因。其主要机制是：①镁是激活 Na^+，K^+-ATP 酶的重要协同因子，此酶能保持正常人细胞内的高浓度钾。缺镁时，此酶活性降低，使细胞内 K^+移出到细胞外，并由于肾保钾功能减退，而导致尿排钾增加引起低钾血症。②细胞内钾浓度降低的同时细胞内钠浓度升高，顽固性低钾是由于摄入的钾不能进入细胞内而经肾由尿液排出。③低镁血症也可刺激肾素释放，增加醛固酮的含量，从而进一步增强了钾的排泄。

(2)低钙血症：容易引起抽搐。低钙血症和低镁血症有很强的相关性。中至重度低镁血症常可引起低钙血症，其发生机制是：①镁被认为是钙的天然拮抗剂，当镁缺乏时，腺苷酸环化酶活性下降，引起甲状旁腺分泌甲状旁腺激素(PTH)减少。②PTH 的靶器官如骨骼系统和肾小管上皮等对 PTH 的反应也减弱。这是因为 PTH 也必须通过腺苷酸环化酶的介导才能促进靶器官的功能活动。低镁血症时，靶器官上的腺苷酸环化酶同样也不能激活，因而骨钙的动员和钙在肾小管的重吸收发生障碍，血钙得不到补充。这也是低钙血症发生的重要原因。与靶器官对 PTH 的反应减低，胃肠道吸收钙、肾小管对钙的重吸收和骨动员钙的能力发生障碍等有关(表 15-3)。

表 15-3 低镁血症的临床表现

心血管系统
心电图异常
非特异性 T 波改变
U 波
QT 和 QU 间期延长
复极过程变化
心律失常
室性异位节律
阵发性室性心动过速
扭转性心律失常
心室纤颤
易诱发洋地黄中毒
神经肌肉系统
肌肉无力
肌肉震颤(muscle tremor)与抽搐(twitching)
Trousseau 征与 Chvostek 征阳性
手足搐搦(tetany)
垂直和水平性眼球震颤(vertical and horizontal nystagmus)
感觉异常(paresthesia)
癫痫发作(seizure)：全身性或多病灶性
代谢系统
低钾血症(hypokalemia)
低钙血症(hypocalcemia)

(引自：Pollak M R，et al)

(四)诊断要点

(1)血清镁浓度<0.75mmol/L(1.7mg/dl，1.4mEq/L)，且具有引起缺镁的各种病因和缺镁的临床表现时，常提示体内总镁量不同程度的缺乏，所以就可诊断为低镁血症。

(2)血清镁含量在正常范围,但具有低镁病因或临床表现时，可做镁负荷试验，有助于镁缺乏的诊断。其方法是：硫酸镁或氯化镁 2.4mg/kg，加入稀释液 500ml 中经 4 小时静脉滴注后，收集 24 小时尿液测定镁含量，尿镁总量大于注入镁量的 80%时，提示为正常；尿镁排出量<40%的负荷量，甚至尿中排出镁量为<1mmol/d 时，提示有低镁血症的存在。硫酸镁 1g 含 8.3mEq 的镁，氯化镁 1g 含 10mEq 的镁。镁负荷试验不适用于肾功能障碍或肾脏镁丢失引起的镁缺乏患者。

必要时可用下列公式计算镁的排泌分数(fractional excretion of magnesium，FEMg)：

$$FEMg = [(UMg \times PCr)/(PMg \times UCr \times 0.7)] \times 100$$

式中，UMg 为尿镁含量；PCr 为血浆肌酐浓度；PMg 为血浆镁含量；UCr 为尿肌酐含量；0.7 为能自由通过肾小球滤过的游离镁和复合镁的含量百分比。FEMg>3%时，提示肾脏对镁的排泄功能正常。

（五）治疗

♣治疗要点

(1) 轻度低镁血症：无临床症状时，只口服镁制剂即可。

(2) 较严重低镁血症：特别是伴有心律失常或神经肌肉系统症状或血清镁低于 1.0mg/dl 时，需要通过胃肠外补镁，可通过肌内注射或静脉投给。紧急时也可将 25%硫酸镁溶液 10ml 加于 5%葡萄糖溶液或生理盐水 200～500ml 中，缓慢的静脉滴入。

(3) 低镁血症容易合并低钾、低钙、低磷血症和碱中毒，故应注意监测，必要时应同时纠正，否则可能加重其临床症状或难治。

(1) 对原发病的治疗是治疗低镁血症的重要措施。

(2) 轻度低镁血症：无临床症状时，只口服镁制剂即可，通过镁盐（如氧化镁）轻泻剂量的口服补充通常是足够的。每日镁的需要量为 0.3～0.4mEq/kg。通常口服氧化镁每次 0.25～0.5g，每日 3～4 次。镁为 2 价阳离子，在肠道吸收缓慢，应用较大剂量时，可发生渗透性腹泻，必要时可与氢氧化铝同时服用。

(3) 较严重低镁血症：特别是伴有心律失常或神经肌肉系统症状或血清镁＜1.0mg/dl 时，需要通过胃肠外补镁，可通过肌内注射或静脉投给。补充镁可以有效治疗尖端扭转性室性心动过速和一些与洋地黄中毒有关的快速型心律失常，至少也应作为辅助治疗。由于缺镁量难以判断，故一般是根据经验来估计的。明显低镁血症时，缺镁量可能为每千克 1～2mEq。补镁量一般为估测量的 2 倍，因为即使严重缺镁者，输入镁的 50%也通过肾脏丢失。每克硫酸镁含有 4.06mmol 的镁（8.12mEq，97.56mg），可视病情危急程度给予肌内注射或静脉缓慢滴注给药。一般在第 1 天给予一半量，其余部分在以后的 3～5 天内补给。肾功能正常者，开始 8～24 小时内静脉滴注 50mEq 镁。目前推荐 24 小时内静脉补充 Mg^{2+} 不应超过 50mmol，除非存在危及生命的低镁血症。补镁治疗时需监测血浆 Mg^{2+}、Ca^{2+}、K^{+}浓度以指导治疗。常用的是 25%硫酸镁 5～10ml，肌内注射，第 1 天为每 4 小时 1 次，第 2 天为每 6 小时 1 次。静脉滴注时，通常其输入速度不应超过 1mEq/h，紧急时也可将 25%硫酸镁溶液 10ml 加入 5%葡萄糖溶液或生理盐水 200～500ml 中，缓慢静脉滴注。治疗心律失常，特别是存在尖端扭转性室性心动过速时，建议静脉推注硫酸镁 8mmol，推注时间在 1 分钟以上或用量为 1.5mmol/kg，推注时间应超过 10 分钟为宜。高浓度快速静脉推注有血压急剧下降、心搏骤停的危险，要避免。必要时，应控制静脉滴注速度，并给予监测为宜。补镁时常缓慢地和细胞内间隙达到平衡，治疗通常持续至少 5 天时间。低钾血症伴有任何程度低镁血症的患者，原则上应该联合补充这两种离子进行治疗。

在任何可能的情况下，应避免对儿童采取静脉途径补镁，因为这样易诱发低血压。体重为 4～7kg 的患儿首次用药的安全剂量为 50%硫酸镁 0.5ml（1mmol 镁）肌内注射，体重稍大一些的儿童可以用 50%硫酸镁 1.0ml 肌内注射。

成年人肾功能正常者投给镁的治疗剂量和给药方法列于表 15-4，可供参考。

表 15-4 成年人低镁血症的补镁治疗

肌内注射（50%硫酸镁）
第 1 天：4ml（8.15mmol 镁）每 2 小时 1 次，可注射 3 次，然后每 4 小时 1 次，注射 4 次
第 2 天：2ml（4.05mmol 镁）每 4 小时 1 次，注射 6 次
第 3～5 天：2ml（4.05mmol 镁）每 6 小时 1 次
静脉应用（50%硫酸镁）
非急症
第 1 天：12ml（24.5mmol 镁）溶于 1000ml 葡萄糖溶液中，不少于 3 小时输完，然后在每瓶 1000ml 溶液（共 2 瓶）中加入镁 10ml（20mmol），持续静脉滴注维持
第 2 天：12ml（24.5mmol 镁）平均分到每瓶溶液中，静脉滴注整日
第 3～5 天：同第 2 天
急症（抽搐发作）（50%硫酸镁）
4ml（8.15mmol 镁）溶于 100ml 液体静脉推注，不少于 10 分钟
口服治疗（氧化镁）
250～500mg（6.25～12.5mmol 镁）每日 4 次

（引自：Schrier R W）

重度低镁血症的紧急处理方案列于表 15-5：

表 15-5 重度低镁血症的紧急处理原则

静脉输注镁：8～16mEq（$MgSO_4$ 1～2g）加入稀释液中，经 1 小时静脉缓慢滴注，接着继续输注 2～4mEq/h（$MgSO_4$ 250～500mg/h）
肌内注射镁：10mEq（$MgSO_4$），每 4～6 小时 1 次

注：$MgSO_4$ 1g =Mg 8mEq；$MgCl_2$ 1g = Mg 10mEq。

（引自：Prough D S，et al）

（4）注意纠正其他电解质失调：低镁血症时，常伴有低血钾、低血钙、低血磷等，故需要同时加以纠正。

二、高镁血症

♣诊断要点

（1）血清 Mg^{2+}浓度＞2.7mg/dl（＞1.25mmol/L）。

（2）临床表现

1）血清 Mg^{2+}浓度＞7 mg/dl 时：乏力、腱反射消失、瘫痪等。

2）血清 Mg^{2+}浓度＞10mg/dl 时：可有低血压和心律失常（房性和室性期前收缩、阵发性室上性、室性心动过速、扭转性心律失常等）。

（引自：Bongard FS，et al）

（一）概念

高镁血症（hypermagnesemia）是指血清镁浓度＞1.25mmol/L（2.7mg/dl2.5mEq/L）。在临床上，一般不易发生高镁血症。肾功能损害是发生高镁血症的最主要病因，但大多数有症状的高镁血症均与使用含镁药物有关。

（二）常见的病因

（1）肾排镁减少是高镁血症最重要的原因，可见于：

1）急性肾衰竭：在急性肾衰竭少尿期，当摄入镁盐或合并酸中毒时，血镁可明显升高，但在多尿期多可恢复。

2）慢性肾衰竭伴外源镁摄入过多时，常发生高镁血症，特别是当肾小球滤过率只有30ml/min时，血镁多增高。一般来说，随着肾衰竭病情的加重，其高血镁的程度与发生率亦随之增加。

3）严重脱水伴少尿时，引起肾排镁减少；同时低血容量状态下，肾小管对镁的重吸收增加。

4）严重低钠血症时，镁在肾近曲小管的重吸收增加，尿排出镁减少而引起高镁血症。

（2）摄镁过多或胃肠道吸收镁增加

1）摄镁过多：多由药物引起，长期口服过多含镁制剂，如氧化镁、氢氧化镁或硫酸镁等；静脉或肌内注射硫酸镁过多过快，如大量使用硫酸镁治疗先兆子痫或子痫、手足搐搦等。

2）胃肠道吸收镁增加：大剂量使用维生素 D 有时可引起高镁血症，因为维生素 D 可增加肠对镁的吸收量。

（3）镁在体内分布异常

1）细胞内镁外移过多：糖尿病酮症酸中毒时，由于脱水，细胞内镁向细胞外释出，再加上肾排出镁减少而引起高镁血症，这种情况可在使用胰岛素治疗之前发生。大面积烧伤、严重创伤、骨骼肌溶解等组织细胞破坏时，镁从细胞中大量释放出来，在发生高钾血症的同时，发生高镁血症。

2）骨镁释出过多：骨肿瘤或恶性肿瘤骨转移时，骨内储存的镁释放入血，引起高镁血症（表 15-6）。

表 15-6　高镁血症的主要原因

常见
急性肾衰竭
慢性肾衰竭伴过多镁摄入
子痫治疗
较少见
慢性肾衰竭而无过多外源镁摄入
镁盐的灌肠
不常见或仅轻度高镁血症
Addison's 病
急性糖尿病酮症酸中毒
甲状腺功能低下
生长激素缺乏性侏儒症
锂盐治疗
乳-碱综合征

（引自：Chareandle C，et al）

（三）临床表现

镁是细胞内许多酶的活化剂，对心血管系统、神经肌肉与中枢神经系统的兴奋性具有抑制作用。高镁血症的早期表现缺乏特异性，只是食欲缺乏、恶心、呕吐、头痛、头晕等。

1. 心血管系统　血清镁浓度＞2～2.5mmol/L（4～5mEq/L）时，常出现心血管系统表现，高镁能抑制房室和心室内传导，并降低心肌兴奋性，故主要出现各种传导阻滞和心动过缓。

(1)心电图表现：PR 间期延长、QRS 综合波增宽、QT 间期延长、P 波电压降低，因高血镁常伴随高血钾，故常出现高尖 T 波。高镁时首先是短暂心动过速，继之转为心动过缓。细胞外镁升高时，镁对钙通道具有抑制作用而引起心动过缓和心肌变力作用减弱；高镁对外向钾电流(IK)、内向整流电流(IKI)、ATP 依赖性钾电流(KATP)和乙酰胆碱门控钾电流(IKACH)具有抑制作用，结果动作电位延长；另外，高镁可直接抑制自律细胞的作用。

表 15-7 高镁血症对神经系统的作用

突触阻断
乙酰胆碱释放减少
突触后反应降低
与钙竞争共同的受体部位
抑制终板膜上乙酰胆碱受体敏感性
阻滞中枢兴奋性 *N*-甲基-D 天冬氨酸受体
继发性中枢神经系统抑制，低血压和缺氧也可能是部分原因

(引自：陈家伦)

(2)血压降低：血清镁浓度＞10mg/dl 时血压降低。高镁血症发生血压降低的机制为：①高血镁可抑制交感神经节前纤维乙酰胆碱的释放，相应去甲肾上腺素释放减少；②高血镁对钙通道具有抑制作用而使心肌变力作用减弱；③高血镁对血管平滑肌的直接抑制作用引起外周血管舒张，这不仅使血压降低、皮肤变潮红，而且引起排尿、排便平滑肌麻痹，导致排尿、排便障碍等。

2. 神经肌肉与中枢神经系统 血清镁增高可抑制神经肌肉接头及中枢神经乙酰胆碱的释放。血清镁水平＞2mmol/L 时，最早的表现为深部腱反射抑制；血清镁水平＞4～5mmol/L 时，可出现四肢弛缓性麻痹、肌无力、肌肉瘫软、深腱反射消失，严重时，嗜睡或昏迷，甚至呼吸肌麻痹而死亡。高镁血症的最大危险是呼吸肌麻痹。高镁血症对神经系统的作用见表 15-7。

(四)诊断要点

高镁血症的诊断主要依据病史，最常见的是肾衰竭伴少尿；血清镁含量＞1.25mmol/L(2.7mg/dl，2.5mEq/L)时可诊断为高镁血症。严重高镁血症时，可引起神经肌肉接头冲动传递功能降低，发生嗜睡、昏睡、深腱反射减低及心电图改变(PR 和 QT 间期延长、QRS 宽大等)等临床表现也有助于诊断。

(五)治疗

♣治疗要点

(1)急性高镁血症的治疗：具有临床症状（肌无力、瘫痪、呼吸抑制、低血压或心搏骤停等）并且血浆镁离子>8～10mg/dl 的患者需要紧急处理。可按如下方案处理：

1)钙离子是镁的直接拮抗剂，静脉注射 10%氯化钙或 10%葡萄糖酸钙等。

2)急、慢性肾功能不全患者发生高镁血症可考虑血液透析，尤其适用于严重高血镁（>8mEq/L）伴高血钾和肾衰竭的患者。

(2)轻、中度高镁血症的治疗：一般不需要紧急处理。

1)针对原发病进行治疗。

2）限制镁摄入。

3）输液和应用利尿剂：非严重肾功能不全患者可应用补液和利尿剂，以促进镁的排泄。

(1)治疗原发疾病：严重高镁血症大多见于接受镁盐治疗的患者，这些药物的谨慎使用能起预防作用。应用镁制剂治疗其他疾病时，只要怀疑为高镁血症，应立即停用镁制剂。

(2)急性高镁血症的治疗：具有临床症状(肌无力、瘫痪、呼吸抑制、低血压或心搏骤停等)且血浆 Mg^{2+}＞8～10mg/dl 的患者需要紧急处理。可按如下方案处理：

1)使用钙制剂：钙是镁的直接拮抗剂。静脉注射 10%氯化钙或 10%葡萄糖酸钙 10～20ml，必要时可重复上述剂量，静脉注射一定要缓慢，能缓解心脏传导或神经肌肉潜在性致死性抑制。只要注射 2.5～5mmol 钙就可以迅速缓解致命性呼吸抑制或心律失常，所以当高镁血症出现危及生命的并发症时，应首选静脉补钙治疗。10%氯化钙的钙含量比葡萄糖酸钙高，作用比葡萄糖酸钙强，缓慢静脉注射后，30 秒左右即可改善症状。急性严重高镁血症患者，若静脉注射后 2 分钟内未见效，可重复使用。必要时，可将钙剂加入适量液体中，在 4 小时内静脉滴注。钙剂在高镁血症的应用有一定限制，慢性肾功能不全患者如果血浆磷浓度增高，即使发生高镁血症，一般也应限制或不用钙剂。必须应用钙剂时也要以小剂量应用，并密切观察，以防发生高钙血症。

2)血液透析：急、慢性肾功能不全患者发生高镁血症时，采用血液透析治疗很有效，特别是对于严重高血镁(＞8mEq/L)伴高血钾和肾衰竭的患者。因为肾功能不全时常合并高镁血症和高钙血症，此时不能使用钙剂治疗。透析时要用无镁透析液。

3)胆碱酯酶抑制剂：镁有箭毒样作用，能抑制神经末梢释放乙酰胆碱。新斯的明等胆碱酯酶抑制剂可减轻高镁血症引起的乙酰胆碱减少致神经肌肉接头兴奋性降低等作用，因而能减轻镁的箭毒样作用。

4)纠正脱水和使用利尿药剂：肾功能正常者有脱水伴高镁血症时，应纠正脱水和不足的血容量。适当补充生理盐水和 5%葡萄糖溶液，可加快镁的排泄。在补足血容量的同时，还可给予利尿剂，以加速镁的排泄。可将噻嗪类利尿剂与襻利尿剂合用，如氢氯噻嗪加呋塞米联用。但肾功能不全和少尿的患者，需注意防止发生水过多。

5)合并呼吸肌抑制时，可使用呼吸机治疗，必要时投给氧气。

(3)轻、中度高镁血症的治疗：一般不需要紧急处理。处理原则如下：

1)祛除病因，针对原发病进行治疗。

2)限制镁摄入。

3)输液和应用利尿剂：非严重肾功能不全患者出现轻、中度高镁血症时，可应用利尿剂，以促进镁的排泄，如氢氯噻嗪或呋塞米，或两者联用。有脱水者，应纠正脱水。适当补充生理盐水和 5%葡萄糖溶液，以及纠正脱水和补足血容量。

4)血液透析：肾功能不全患者出现轻、中度高镁血症时，应使用无镁透析液透析。

参 考 文 献

曹辛，李丽红. 1994. 缺镁与心律失常. 现代诊断与治疗，5(6)：282-382.

陈家伦. 1996. 镁代谢//董德长主编. 内科各系统疾病与肾脏. 2 版. 北京：人民卫生出版社，280-287.
欧阳静萍. 2003. 正常镁代谢及镁代谢障碍//吴立玲主编. 病理生理学. 北京：北京大学医学出版社，32-34.
朴镇恩. 2008. 镁代谢与障碍//朴镇恩编. 最新血液气体与酸碱平衡. 哈尔滨：黑龙江教育出版社，174-184.
王万铁. 2008. 镁代谢紊乱//金惠铭主编. 病理生理学. 7 版. 北京：人民卫生出版社，36-38.
吴凝萃，于润江，李艳玲，等. 1994. 慢性肺心病与低镁血症. 中华内科杂志，23：261-263.
徐海. 1999. 镁在心肌缺血再灌注中的意义//卫生部继续医学教育委员会编. 心血管病学分册(第一辑). 长春：长春出版社，186-191.
徐长庆. 2004. 镁代谢障碍//金惠铭，王建枝主编. 病理生理学. 6 版. 北京：人民卫生出版社，39-44.
于润江，朱蕾，李燕芹. 2003. 镁代谢紊乱//朱蕾主编. 水、电解质与酸碱平衡紊乱. 上海：上海科学技术出版社，84-94.
张树基，罗明绮. 1998. 镁的代谢平衡与失调//张树基编著. 水、电解质、酸碱平衡失调的判定与处理. 北京：北京医科大学、中国协和医科大学联合出版社，88-98.
赵建新，蒋朱明，鲁重美. 2013. 镁的正常和异常代谢及相关治疗原则 // 蒋朱明主编. 临床水与电解质平衡. 3 版. 北京：人民卫生出版社.
Abbot L G，Rude R K. 1993. Clinical manifestations of magnesium deficiency. Miner Electrolyte Metab，19：314-322.
Agraharkar M. 2006. Hypomagnesemia. eMedicine，1-11.
Agus Z S. 1999. Hypomagnesemia. J Am Soc Nephrol，10(7)：1616-1622 .
Al-Ghamdi S M, Cameron E C, Sutton R A. 1994. Magnesium deficiency: Pathophysiological and clinical overview. Am J Kidney Dis，24：737-752.
Argus Z S. 1999. Hypomagnesemia. J Am Soc Nephrol，10：1616.
Bar R S, Wilson H E, Mazzaferri E L. 1975. Hypomagnesemia hypocalcemia secondary to renal magnesium wasting. Ann Intern Med，82：646-649.
Celi L A, Scott D J, Lee J, et al. 2013. Association of hypermagnesemia and blood pressure in the critically ill. J Hypertens，31: 2136.
Cho K C. 2010. Fluid & electrolyte disorders // Edited by McPhee SJ. Current Medical Diagnosis & Treatment. 49th ed. New York：McGraw- Hill Med，788-815.
Cowan J A. 2002. Structural and catalytic chemistry of magnesium-dependent enzymes. BioMetals，15：225-235.
Dacey M. 2001. Hypomagnesemic disorders. Crit Care Clin，17：155.
Fukagawa M，MurrayPT. 2005. Fluid & electrolyte disorders//Edited by Tierney LM. Jr. Current Medical Diagnosis & Treatment. 44th ed. New York： Lange Medical Books/ McGraw-Hill，837-856.
Gardner R C. 2003. Genes for magnesium transport. Current Opinion in Plant Biology，6：263-267.
Haynes W J，Kung C，Saimi Y et al. 2002. An exchanger-like protein underlies the large Mg^{2+} current in Paramecium. PNAS，99：15717-15722.
Jahnen-Dechent W，Ketteler M. 2012. “Magnesium basics” . Clin Kidney J，5(Suppl 1)：i3-i14.
Kaye AD. 2000. Fluid and electrolyte physiology//Edited by Miller R D. Anesthesia. Volume 1. 5th ed. Philadelphia： Churchill Livingstone，1586-1612.
Konrad M，Schlingmann KP，GudermannT. 2004. Insights into the molecular nature of magnesium homeostasis. Am J Physiol，286：F599-F605.
Konrad M. 2003. Recent advances in molecular genetics of hereditary magnesium-losing disorders. J Am Soc Nephrol，14：249.
Kraft M D，Btaiche IF，Sacks GS，et al. 2005. Treatment of electrolyte disorders in adult patients in the intensive care unit. Am J Health-Syst Pharm，62：1663-1682.
Kulpmann W R. 2007. Electrolytes，acid-base balance and blood gases. 2nd ed. New York：Springer，696-793.
Mary Baumberger-Henry. 2005. Fluid and Electrolytes. Sudbury. Jones and Bartlett Publishers，Inc.
Massy Z A，Drüeke T B. 2012. “Magnesium and outcomes in patients with chronic kidney disease：focus on vascular calcification，atherosclerosis，and survival” . Clin Kidney J，5(Suppl 1)：i52-i61.
Musso C G. 2009. Magnesium metabolism in health and disease. Int Urol Nephril，41(2)：357-362.
Nielsen H. 1994. Hypomagnesaemia associated with pentemidine therapy [letter]. AIDS，8：561-563.
Pollak M R. 2004. Clinical disturbances of calcium, magnesium, and phosphate metabolism//Edited by Brenner B M, et al. The Kidney. 7th ed. Philadelphia：WB Saunders，1041-1076.

Prough D S. 2006. Acid-base，fluids，and electrolytes//Edited by Barash P G，et al. Clinical Anesthesia. 5th ed. Philadelphia：Lippincott Williams & Wilkins，175-207.

Robert F R Jr. 2007. Instant Access：Acid-Base，Fluids，and Flectrolytes. New York： McGraw Hill Comp.

Romani，Andrea，M. P. 2013. "Chapter 3. Magnesium in Health and Disease". In Astrid Sigel，Helmut Sigel and Roland K. O. Sigel. Interrelations between Essential Metal Ions and Human Diseases. Metal Ions in Life Sciences，13. Springer，49-79.

Salem S，Bruck H，Bahlmann F H，et al. 2012. "Relationship between magnesium and clinical biomarkers on inhibition of vascular calcification". Am J Nephrol，35：31-39.

Shalev H，Phillip M，Galil A，et al. 1998. Clinical presentation and outcome in primary familial hypomagnesaemia. Arch Dis Child，78：127-130.

Sutton R A，Sakhaee K. 1995. Magnesium balance and metabolism //Edited by Jacbson HR，et al. The principle and practice of nephrology. 2nd. St. Louis：Mosby，1005-1008.

Topf J M，Murray P T. 2003. Hypomagnesemia and hypermagnesemia. Rev Endocr Metab Disord，4：195-206.

Touyz R M. Murray P T. 2003. Role of magnesium in the pathogenesis of hypertension. Molecular Aspects of Medicine，24：107-136.

Warren M A，Kucharski L M，Veenstra A，et al. 2004. The CorA Mg^{2+} transporter is a homotetramer. Journal of Bacteriology，186：4605-4612.

第十六章 氯代谢平衡与障碍

第一节 氯代谢平衡

氯是人体内另一种重要的常量元素，是细胞外液的主要阴离子，正常血清 Cl^-的浓度为98～105mmol/L，大多与钠、钾结合在一起。Cl^-参与调节酸碱平衡，调节和维持体液阴、阳离子的电荷平衡等。

一、氯在体内的分布与调节

(一)氯在体内的分布

氯主要存在于细胞外液中，但红细胞中也存在一定数量的氯，其他组织细胞含氯量较少。体重约 70kg 的正常人大约含 Cl^- 80g(2260mmol)，其中约 30%首先被固定于红细胞和肌肉细胞中，只有 60g(1600mmol)的 Cl^-能够迅速被交换。在人体内总 Cl^-(80g)中，大约88%分布于细胞外液(ECS)中，另外 12%则分布于细胞内液中(图 16-1)。人体每日需要的氯量约 5g(150mmol)，大多来自食盐，摄入的氯在小肠中被完全吸收。

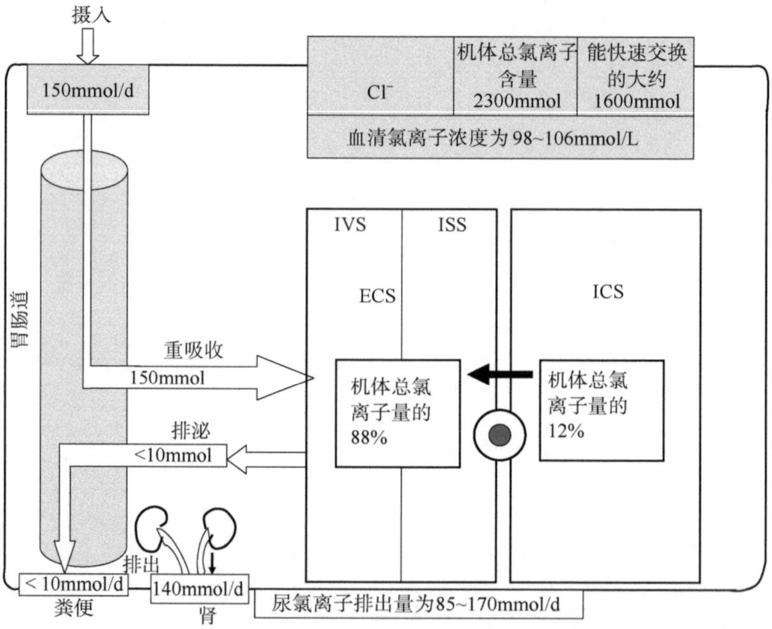

图 16-1 氯平衡示意图

ECS，细胞外间隙；ICS，细胞内间隙；ISS，细胞间隙空间；IVS，血管内空间

(引自：Kulpmann W R，et al)

(二) 肾脏对氯的调节

在机体内，肾脏对氯的调节主要是通过肾小管重吸收从肾小球滤出的 Cl^-。在近曲小管60%～70%的肾小球滤液被重吸收，其余30%分别在髓袢升支、远曲小管及集合管被重吸收。

1. 近曲小管对氯的转运 在近曲小管，随着钠的泵漏模式主动重吸收时，可被动重吸收等量的 Cl^-和HCO_3^-。氯在近曲小管被重吸收是由于钠的主动重吸收，形成小管内外的电位差。在电位差的作用下，HCO_3^-和Cl^-被重吸收，在这一过程中，HCO_3^-比Cl^-优先吸收，加上渗透压差引起水的重吸收，肾小管液中氯浓度将升高，其浓度差又进一步促使Cl^-被重吸收。在近曲小管后半段，Cl^-是通过细胞旁路和跨上皮细胞两条途径被重吸收的。氯经细胞旁路途径重吸收机制：小管液进入近曲小管后半段时，由于HCO_3^-重吸收速率明显大于Cl^-重吸收，造成其小管液中Cl^-浓度比管周组织间液高20%～40%，因此，Cl^-可顺浓度梯度经细胞旁路（紧密连接进入细胞间隙）而重吸收回血，由于 Cl^-被动重吸收是生电性的，使小管液中正离子相对较多，造成管内外电位差，管腔内带正电，管腔外带负电。在这种电位差的作用下，Cl^-通过细胞旁路重吸收是顺浓度梯度进行的。氯经跨上皮细胞途径重吸收：主要通过管腔膜上相互偶联的Na^+-H^+交换和Cl^--甲酸根（formate，F^-）交换。在正常肾小管液中含有低浓度甲酸根，通过Na^+-H^+交换，Na^+进入细胞，H^+分泌到小管液中，并与小管液中的甲酸根结合形成甲酸（formic acid，HF）。甲酸是脂溶性的，可迅速通过管腔膜进入细胞，在细胞内分解为H^+和甲酸根。甲酸根与小管液中的Cl^-进行逆向转运，结果，Cl^-进入细胞内并通过基侧膜而被重吸收，甲酸根则从细胞内进入小管液中，如此H^+和甲酸根可再循环使用，以实施Cl^-和Na^+的重吸收（图16-2）。

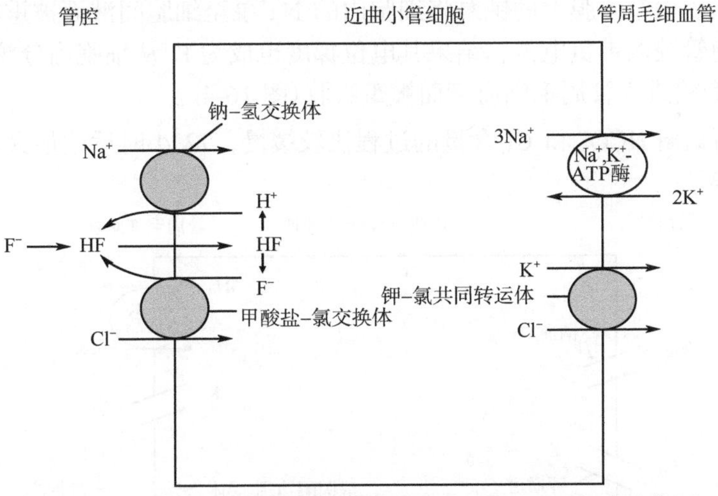

图16-2 近曲小管中被滤过的甲酸盐在Cl^-重吸收过程中的作用
（引自：Rose B D，et al）

2. 髓袢升支粗段对氯的转运 在髓袢升支粗段的管腔膜处，吸收氯的作用主要是由电中性的钠–钾–氯共同转运体（Na^+-K^+-$2Cl^-$cotransporter，NK2CC）介导的同向转运，在这一过程中，血管紧张素（AVP）可能在髓袢升支粗段的Na^+和Cl^-重吸收中起调控作用。在髓袢升支粗段的NK2CC的离子转运比例是2个Cl^-、1个K^+和1个Na^+共同进入细胞内。这三种离子中缺少任何一种时，都将影响其他两种离子的转运。因此，在髓袢升支粗段的 Cl^-转运属于继发性主动转运。为了保证小管液内 K^+的供应，细胞内 K^+必须通过肾髓质外带钾(ROMK)通道漏出至肾小管腔内，一旦 Na^+和 Cl^-进入细胞内，Cl^-通过基侧膜的一个氯通道离开细胞至肾小管周围的组织间液中，同时进入细胞内的 Na^+通过 Na^+，K^+-ATP 酶将 Na^+泵出到肾小管周围组织间液内，从肾小管重吸收回血液中(图 16-3)。

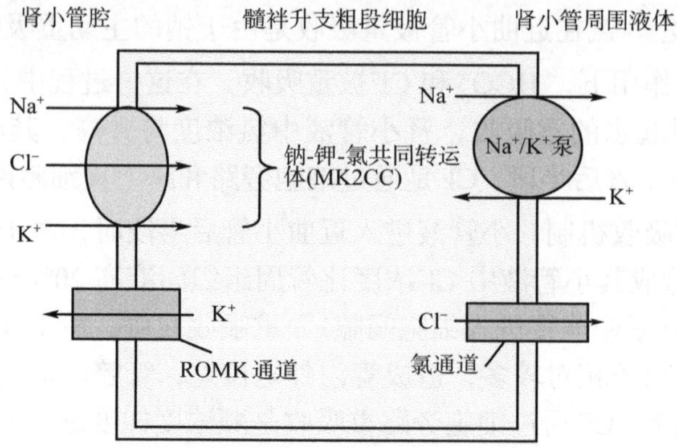

图 16-3 髓袢升支粗段从肾小管腔重吸收 Na^+和 Cl^-的示意图
ROMK 通道，肾髓质外带钾通道
(引自：Schrier R W)(编者稍加修改)

3. 远曲小管和集合管对氯的转运 7%的滤过钠和氯通过分布于远曲小管的噻嗪类敏感的 Na^+-Cl^-同向转运体(Na^+-Cl^- cotransporter，NCC)进入细胞内，然后由钠泵将 Na^+泵出细胞而主动重吸收回血。其余 2%～3%的钠通过皮质集合小管的主细胞管腔膜上的钠通道进入细胞内，然后由基侧膜上的钠泵将细胞内的 Na^+泵至细胞间液而被重吸收，这是一种生电性过程，使管腔内带负电位，结果其电位梯度也成为 K^+从细胞内分泌至管腔的动力；Cl^-则通过细胞旁路进入管周毛细血管而被重吸收(图 16-4)。

在肾脏进行调解 HCO_3^- 和 Cl^-含量的过程比较缓慢，72 小时后达最大调解水平，习惯上称为肾脏代偿。

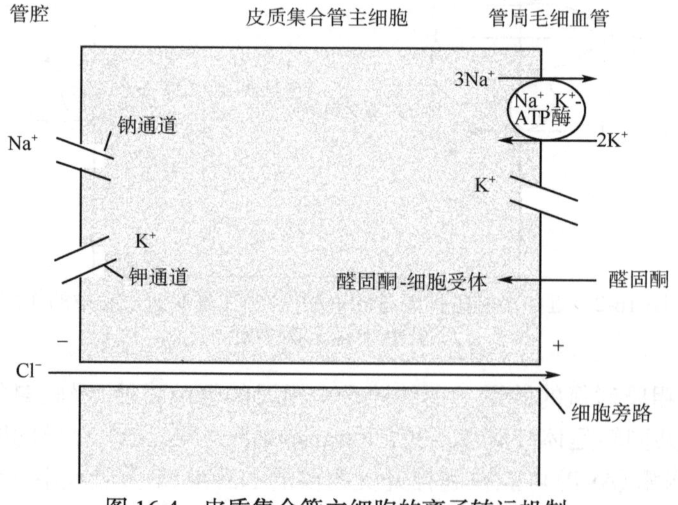

图 16-4 皮质集合管主细胞的离子转运机制
(引自：Rose B D，et al)

二、氯的生理功能

氯的主要生理功能是维持细胞外液中的阴离子总量，并维持细胞外液的渗透压，以控制水分在机体内的正常含量及动向。通过电中性原理，参与调节酸碱平衡，以及调节和维持体液阴、阳离子的电荷平衡。细胞外液中主要的阳离子是 Na^+，主要的阴离子是 Cl^-和 HCO_3^-。当阴离子发生改变时，首先变动的是 HCO_3^-。阴离子总量的改变随阳离子总量的改变而改变，阴离子在变化时又以 Cl^-的含量为基础。可见，细胞外液的阴离子 Cl^-与 HCO_3^-两者互为消长，当其中某一离子减少时，必然引起另一种离子的增加。也就是说，血 Cl^-与 HCO_3^-呈反向变化。这个变化遵循的是电中性原理，即为了维持血液阴离子总数为相对常数。另外，当 Na^+大量丧失时，可使阳离子总量下降，机体又无补偿阳离子总量的功能，所以阴离子就必须做出相应的减少，以维持电解质的电中性平衡。因为 HCO_3^-阴离子最易变动，此时的阴离子减少便是 HCO_3^-减少。由于阳离子与阴离子的总量均下降，体液的渗透压也随之下降。临床上可有 5 种情况：①代谢性酸中毒时，血 HCO_3^-水平下降，而必有血 Cl^-浓度升高，引起高氯性酸中毒；②血 Cl^-水平降低时，肾小球滤液中 Cl^-不足，则缺乏足够的 Cl^-与 Na^+一起主动重吸收，因而泌 H^+增加，H^+-Na^+交换增强，$NaHCO_3$ 重吸收增多，结果导致血浆 HCO_3^-浓度升高，可引起低氯性碱中毒；③代谢性碱中毒时，由于血 HCO_3^-水平升高，必然导致 Cl^-水平降低，以维持 Cl^-与 HCO_3^-两者之和为一常数，并维持阴离子与阳离子平衡；④血氯水平升高时，肾小球滤液中有足够的 Cl^-伴 Na^+一起主动重吸收，因而泌 H^+减少，H^+-Na^+交换减弱，$NaHCO_3$ 重吸收减少，结果使血浆中的 $NaHCO_3$ 浓度降低，可出现高氯性酸中毒；⑤血氯水平往往也受 Na^+水平的影响，当血钠水平降低时，血 Cl^-或 HCO_3^-相应减少或同时减少，以求阴阳离子总和相等。肾脏调节钠的能力很强，当血钠减少时，引起肾脏排钠量减少，同时伴有氯排出量也减少；相反，当血钠水平增高时，引起肾脏排钠增加，同时伴有氯排出增加。当血钠水平增高时，血 Cl^-或 HCO_3^-相应增加，以维持体液阴、阳离子电荷平衡。

血清 Cl^-紊乱与酸碱平衡失调的关系是：当血 Cl^-水平降低时，必然导致血浆 HCO_3^-浓度升高，可引起低氯性碱中毒；与此相反，当血 Cl^-水平升高时，必然导致血浆 HCO_3^-浓度降低，可出现高氯性酸中毒。原因是维持 Cl^-与 HCO_3^-两者之和为一常数，并维持阴离子与阳离子平衡(图 16-5)。

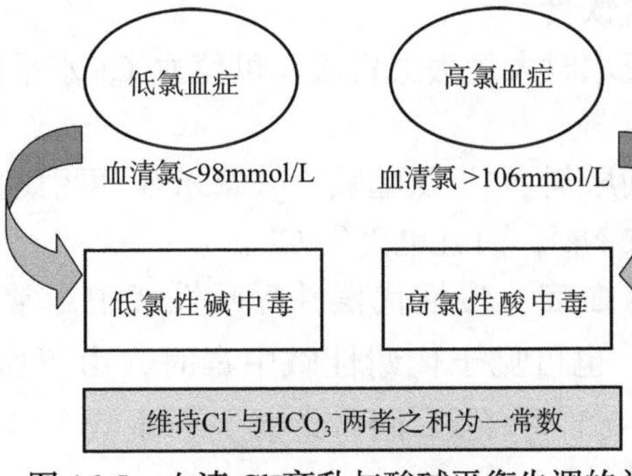

图 16-5　血清 Cl^-紊乱与酸碱平衡失调的关系

此外，氯的另一个生理功能是可与红细胞内的HCO_3^-进行置换，以协助红细胞完成对机体代谢产生的CO_2的携带与缓冲的全部过程(Cl^-转移机制)，以维持体液的正常酸碱度，而且保持细胞内外的渗透压平衡和细胞内外两个区域的电中性，并且最终达到运输CO_2的目的，该过程发生迅速；Cl^-还可参与胃内盐酸生成的过程，并调整控制胃液的酸度，对食物混合消化、营养素的吸收起催化作用。

第二节 氯平衡紊乱及其治疗

血清氯离子的危急值(panic values for chloride)：
(1)低氯血症：危急值为＜70mmol/L。
(2)高氯血症：危急值为＞120mmol/L。

一、低氯血症

♣**诊断要点**

(1)血清氯浓度＜98mmol/L。
(2)临床表现：低氯血症时，常合并代谢性碱中毒，可有类似低钙血症的神经肌肉表现。

低氯血症(hypochloremia)是指血清氯浓度＜98mmol/L。Cl^-紊乱常常是其他离子和酸碱紊乱的伴随因素，特别是与K^+和HCO_3^-的关系最密切。Cl^-对细胞外液和细胞内液所产生的影响与丧失K^+时所产生的影响基本相同。氯与钾两者中任何一种离子的缺乏将引起另一种离子的缺乏，即Cl^-缺乏时，势必引起K^+的缺乏；反之亦然。例如，Cl^-缺乏时，HCO_3^-即见增加，以补充Cl^-的缺乏，结果产生代谢性碱中毒，然后K^+从细胞中释放出来，由尿中排出增加，而Na^+和K^+则进入细胞内；同理，当K^+缺乏时，由于HCO_3^-的增加而引起代谢性碱中毒，Cl^-则由尿中排出增加。

(一)病因与发病机制

1. 缺氯性(原发性)低氯血症

(1)摄入减少和长期低盐饮食。

(2)呕吐或持续性胃引流术时大量丢失胃液，可使血Cl^-水平降低，且血Cl^-降低大于血Na^+降低。

(3)长期使用排钾排氯利尿剂(如氢氯噻嗪、呋塞米等)可引起低钾低氯。

(4)大量出汗时不仅丢失Na^+，而且也丢失Cl^-。

2. 代偿性(继发性)低氯血症 慢性代偿性呼吸性酸中毒常为慢性呼吸性酸中毒血CO_2潴留时机体代偿所致；也可见于代谢性碱中毒时，由于血HCO_3^-水平升高，必然导致Cl^-水平降低，以维持Cl^-与HCO_3^-两者之和为一常数，并维持阴离子与阳离子平衡所致。

3. 遗传性疾病

(1) 巴特综合征(Bartter's syndrome)：是常染色体隐性遗传性疾病，多见于 5 岁以下儿童，伴有生长迟缓。成人可因基因突变而后天获得。临床上以低钾低氯性碱中毒，伴高醛固酮、高肾素血症，大多数血浆镁浓度正常或轻度降低，但无高血压和水肿。其发病机制尚不明确，多认为是由于肾小管袢升段 Na^+-$2Cl^-$-K^+同向转体功能障碍或与此相关的离子通道基因突变导致对 Cl^-、Na^+和 K^+重吸收减少，引起 Cl^-、Na^+和 K^+丢失增加，造成血容量减少，使肾素、血管紧张素和醛固酮增加，后者又促进远曲小管 K^+-Na^+交换而加重排 K^+致低钾血症。

(2) Gitelman 综合征：是一种常染色体隐性遗传的肾小管性疾病，是巴特综合征的变异型。其发病较晚，多在青春期后期或成年后发病。其临床表现多以低钾、低镁和代谢性碱中毒，伴高肾素、高醛固酮，但血压正常为特点。其发病机制多认为是远曲小管皮质部 Na^+/Cl^- 共同转运基因发生突变，导致对 Na^+和 Cl^-的重吸收障碍，并抑制 Mg^{2+}重吸收，而尿 Na^+、尿 Cl^-和尿 Mg^{2+}增加，结果引起低血容量、低钾、低氯、低镁和代谢性碱中毒。

(二) 临床表现

低氯血症的临床表现归纳为表 16-1：

表 16-1 低氯血症的临床表现

易激动	痛性痉挛/颤搐
兴奋性增加	手足搐搦
反射亢进	低氯血症+代谢性碱中毒 ＝ 呼吸频率减少

(引自：Mary Baumberger-Henry)

(三) 治疗

♣治疗要点

(1) 首先应纠正其发生原因。

(2) 对缺氯性低氯血症则应给予补氯治疗，这些患者多合并低钠血症，或伴低钾血症，故常需要同时纠正低钠血症、低钾血症，则可使低氯血症也自然被纠正。临床上，可酌情使用氯化钠、氯化钾、盐酸（当动脉血 $pH>7.55$ 时）或氯化铵，必要时通过血液透析或腹膜透析等可以对氯离子和 HCO_3^- 的进行交换来纠正严重低氯性碱中毒。

(3) 代谢性碱中毒时 HCO_3^- 原发性增高引起的继发性低氯血症的治疗一般应以补充氯为原则。

(4) 慢性呼吸性酸中毒血 CO_2 潴留引起的继发性低氯血症的治疗一般不必补氯。

(1) 慢性呼吸性酸中毒血 CO_2 潴留引起的继发性低氯血症的治疗一般以不必补氯为原则，因补氯可使代偿性 HCO_3^- 升高作用减弱，而加重血 pH 降低。此时，只要采取改善通气功能的措施，以纠正 CO_2 潴留，血氯即可上升并恢复正常。但随着治疗的好转，$PaCO_2$ 降低，应常规投给氯化钾，以防止高碳酸血症后碱中毒的发生。

(2) 代谢性碱中毒时 HCO_3^- 原发性增高引起的继发性低氯血症的治疗一般以补充氯为

原则，因补氯后血 Cl^- 水平增高，远端肾小管液中 Cl^- 含量增加，可使皮质集合管上皮细胞分泌 HCO_3^- 的功能增强，从而加速肾对 HCO_3^- 的排出，有利于改善代谢性碱中毒。

(3) 缺氯性低氯血症应给予补氯治疗，这些患者多合并低钠血症，或伴低钾血症，故采取“习惯上”纠正低钠血症、低钾血症的方法，低氯血症自然会被纠正。如何正确选择伴随补充的阳离子(如 Na^+、K^+ 或其他等)，在临床上，应注意以下几点：

1) 细胞外液(ECF)量的状态：Cl^- 与 ECF 的缺乏同时存在，这在临床中是最常见的情况，此时补充等张 NaCl 溶液是最合适的，对于伴有低血压、心动过速和皮肤弹性减低等容量不足的患者，应最少给予 3～5L 等张 NaCl 溶液，并在治疗中补充 K^+ 等电解质的累积损失量。ECF 正常的低氯性碱中毒患者的体内缺氯量可以通过以下公式计算：

$$体内缺氯量=体重(kg)\times 0.2\times 预计增加的血浆\ Cl^-浓度(mmol/L)$$

无血容量不足时，也可使用乙酰唑胺，其作用机制为抑制肾小管对 HCO_3^- 的重吸收，并且排泌 H^+，增加 K^+、Na^+ 和 HCO_3^- 的排出，不仅可降低细胞外液 pH、改善代谢性碱中毒，而且有利尿而减轻水肿的作用，故适用于合并有水肿或细胞外液过度负荷的低氯性代谢性碱中毒患者。只要患者无低血容量状态和无肾功能不全((血肌酐＜4.0mg/dl) 的代谢性碱中毒均可使用。

2) 是否存在与之相关的 K^+ 缺乏及缺钾程度：补钾既可以通过口服(轻、中度低钾血症时) 补给；也可以通过静脉(重度低钾血症时) 缓慢输注氯化钾(不能大于 20mmol/h)，但需要心电图监测。

3) 肾小球滤过率受抑制程度和可复性：存在肾功能不全或高钾血症时，可以选择以下两种治疗方案。①输注 Cl^-，如腔静脉输注 HCl(动脉血 pH＞7.55 时)，输注速度不能超过 0.2mmol/(kg·h)，并需要在重症监护病房进行密切监测；或可使用 NH_4Cl 来代替 HCl，它可以从外周静脉输注，输注速度不能大于 300mmol/24h。在肝肾功能不全时禁忌使用 NH_4Cl。②血液透析或腹膜透析等可以通过 Cl^- 和 HCO_3^- 的交换来纠正严重低氯性碱中毒。

(4) 巴特综合征和 Gitelman 综合征的治疗：伴严重低血钾的患者，可选用螺内酯或其他保钾利尿剂，如阿米洛利(amiloride)等；转换酶抑制剂治疗低钾血症可能有用；应用前列腺素合成酶抑制剂和积极纠正低镁血症与氯化钾替代治疗等。对 Gitelman 综合征的治疗与巴特综合征相似。

二、高 氯 血 症

♣诊断要点

(1) 血清氯浓度＞106mmol/L。

(2) 临床表现：高氯血症时，常合并代谢性酸中毒，可能出现代谢性酸中毒的临床表现。

(一) 病因与发病机制

高氯血症主要是由于 HCO_3^- 的原发性降低、经肾或胃肠道丢失导致 Cl^- 的继发性升高引起的。另外，慢性呼吸性碱中毒时可引起 Cl^- 升高。

1. 高氯性代谢性酸中毒

(1) 胃肠道丢失 HCO_3^-：①腹泻、胃肠道引流或瘘等可造成 HCO_3^- 大量丢失，引起高氯性代谢性酸中毒。其中，腹泻是高氯性代谢性酸中毒最常见的病因。②尿分流入肠，如输尿管乙状结肠吻合术可引起高氯性代谢性酸中毒，这种手术后，由于大量含 Cl^- 的尿液经输尿管进入乙状结肠，Cl^- 被大量重吸收，并且 HCO_3^- 通过肠道大量丢失。

(2) 经肾丢失 HCO_3^-：①近端肾小管性酸中毒（Ⅱ型 RTA），可为原发性而发生于婴儿，或药物损害（铅、汞、镉中毒，过期四环素）或多发性骨髓瘤等继发引起。正常情况下，近端肾小管重吸收 85%的 HCO_3^-，但当近端肾小管重吸收 HCO_3^- 的功能受损时，富含 HCO_3^- 的液体输送至远端肾单位将引起明显的重碳酸盐尿，同时伴有尿性失钾和失钠，出现低钾血症和高氯性代谢性酸中毒。②远端肾小管性酸中毒（Ⅰ型 RTA），由于远端肾小管的酸净排出（NAE）功能障碍和 NH_4^+ 排泌减少引起尿排 H^+ 减少而不能尿液酸化，引起高氯血性代谢性酸中毒。发生远端肾单位尿酸化作用减弱的机制有：①通过上皮裂隙回漏；②H^+-ATP 酶功能缺陷而不能出足够数量的 H^+；③电压缺陷，由于转运至远侧肾单位的 Na^+ 减少或在远侧肾单位对 Na^+ 的重吸收减少，故不能产生适当的跨上皮电压；④速度缺陷或 NH_4^+ 缺陷，尿 pH 降低但 NH_4^+ 排泌和 NAE 不能增加至正常水平。低钾血症性远端 RTA 可能是由回漏或泵缺陷引起的。高钾性远端 RTA 可能是由电压缺陷或速度缺陷/NH_4^+ 缺陷造成的。在临床上，高钾性远端 RTA 比典型的远端和近端 RTA 更常见。其中，尿路梗阻是最常见和最重要的原因。此外，还有肾毒性和肾移植的排斥反应等。

(3) 投给盐酸或等同制剂（盐酸或氯化铵、盐酸精氨酸、盐酸赖氨酸）：由于过多投给含有 Cl^- 的药物，可过速消耗 HCO_3^- 而不产生有机阴离子，从而导致高氯性代谢性酸中毒。另外，还由于含钠物质补充过多或过多输入生理盐水等引起血氯浓度增高。

(4) 胃肠外营养：输入氨基酸而不同时补充碱（或生成碱的前体）时，可发生盐酸增加相似的高氯性代谢性酸中毒。

(5) 糖尿病酮症酸中毒（DKA）恢复期：在 DKA 的恢复过程中，有时肾脏清除有机阴离子的速度要比纠正酸中毒更快，患者出现非阴离子间隙或高氯性代谢性酸中毒。

2. 慢性呼吸性碱中毒　在慢性呼吸性碱中毒时，肾脏减少时 HCO_3^- 的重吸收，增加尿中排出的 HCO_3^- 是代偿机制，根据电中性原理，当血 HCO_3^- 下降时，必有血氯升高而引起高氯血症（表 16-2）。

表 16-2　高氯血症的相关病因

高氯性代谢性酸中毒
投给盐酸或等同制剂（盐酸或氯化铵、盐酸精氨酸、盐酸赖氨酸）
碳酸氢盐丢失：①经肾丢失碳酸氢盐（近端肾小管性酸中毒、远端肾小管性酸中毒）；②经胃肠道丢失碳酸氢盐（腹泻、膀胱-乙状结肠吻合术）；③甲状旁腺功能亢进
慢性呼吸性碱中毒
通气过度

（引自：Kulpmann WR，et al）

3. 原发性高氯血症 原发性高氯血症多是含钠物质补充过多或过多输入生理盐水等引起的。

（二）临床表现

高氯血症的临床表现归纳如表 16-3：

表 16-3 高氯血症的临床表现

高氯血症时，常可继发血清 HCO_3^- 浓度减少
代谢性酸中毒的临床表现（嗜眠、虚弱、意识水平降低、呼吸急促、Kussmoul's 呼吸等）高氯血症如果合并高钠血症时，易发生水肿、激动、呼吸急促、呼吸困难、血压升高、心动过速等

（引自：Mary Baumberger-Henry）

（三）治疗要点

（1）纠正其病因。

（2）较严重正常 AG 型高氯性代谢性酸中毒的补碱治疗的适应证有：

1）血 pH 低于 7.20 或血清 HCO_3^- 浓度小于 12mmol/L；

2）伴有血流动力学不稳定包括心功能降低和血压降低趋势；

3）代谢性酸中毒伴有高钾血症的患者。

（3）对慢性呼吸性碱中毒引起的继发性高氯血症的治疗，针对引起通气过度的病因进行治疗，用呼吸机患者适当控制呼吸频率与潮气量。

*若足搐搦者可静脉注射氯化钙或镇静剂等。

（1）高氯性代谢性酸中毒引起的继发性高氯血症的治疗：原则上只要补充 HCO_3^- 即可纠正。机体丢碱过多（如严重腹泻或肠梗阻、肠道减压、造口等）引起的高氯性酸中毒应及时纠正脱水和电解质紊乱，特别是伴有中度以上脱水而低血容量患者，只要不存在水中毒的危险或水的排泄障碍，应及时纠正水与电解质紊乱、恢复有效循环血量和改善组织血液灌注状态。轻度或中度高氯性代谢性酸中毒患者，必要时可以口服碳酸氢钠，每次 1～2g，每日 3 次。严重腹泻引起的血 HCO_3^- 明显丧失致高氯性代谢性酸中毒患者，实施碳酸氢盐治疗是很有益的。根据患者的原发病因即 HCO_3^- 减少，首选的碱性药物是碳酸氢钠，因碳酸氢钠具有直接补充血浆缓冲碱、作用迅速等特点。较严重的正常 AG 型高氯性代谢性酸中毒补碱治疗的适应证有：①血 pH＜7.20 或血清 HCO_3^-＜12mmol/L；②伴有血流动力学不稳定，包括心功能降低和血压降低趋势；③代谢性酸中毒伴有高钾血症患者。需要通过静脉途径补充碱性药物时，可按下列公式计算：

$$补碱量(mmol)=(24-实测\ HCO_3^-)\times 体重(kg)\times 0.3（婴儿\ 0.3）$$

式中，0.3 为中度酸中毒时，所用碳酸氢盐的 HCO_3^- “分布容积”（volume of distribution，VOD）是体重的 30%。中度酸中毒患者选用 0.3 来计算较为安全。细胞外液（ECF）为体重的 20%，细胞内液（ICF）为 40%。HCO_3^- 在 30 分钟内可分布于 98%的细胞外液中，但它分布于 98%的细胞内液中需要 18 个小时之多。

上式计算的补碱量，不要一次给足，首先给 1/2 量，急救时静脉一次性注射(缓慢)其 1/2 剂量或用无张溶液(葡萄糖液或注射用水)稀释其 1/2 量为等张碳酸氢钠液(1.4%)，经 3～4 小时静脉滴注[输入速率不应超过 1mmol/(kg · min)，剩余剂量用静脉滴注的方式持续 6～12 小时给药或根据血气分析情况加以调整。在治疗期间应经常监测血气分析，以了解碳酸氢盐治疗的反应并及时相应地调整剂量。投给碳酸氢钠时必须以充分的通气条件为前提。通气不足会导致 CO_2 蓄积。理论上，在通气不畅的情况下，碳酸氢钠所形成的 CO_2 容易弥散入细胞内，并在碳酸酐酶的催化下生成 H_2CO_3，后者又解离为另一新的 H^+，导致细胞内酸中毒，这对细胞功能是有害的；也可选用乳酸钠或 THAM(三羟甲基氨基甲烷)治疗。

(2)慢性呼吸性碱中毒引起的继发性高氯血症的治疗：针对引起通气过度的病因进行治疗，对使用呼吸机的患者适当控制呼吸频率与潮气量。手足搐搦者可静脉注射氯化钙或镇静剂等。

(3)伴有高钠血症的高氯血症的治疗：原则上治疗高钠血症，实际就是治疗高氯血症(参见高钠血症的治疗)。

参 考 文 献

罗炎杰，冯玉麟. 2009. 简明临床血气分析. 2 版. 北京：人民卫生出版社，112-113.

朴镇恩. 2008. 最新血液气体与酸碱平衡. 哈尔滨：黑龙江教育出版社.

钱桂生. 2002. 电解质平衡 // 钱桂生主编. 现代临床血气分析. 北京：人民军医出版社，104-115.

朱蕾. 2003. 氯离子紊乱//朱蕾主编. 水、电解质与酸碱平衡紊乱. 上海：上海科学技术出版社，82-83.

Blume R S，MacLowry J D, Wolff S M. 1968. Limitations of chloride determination in the diagnosis of bromism. N Engl J Med，279：593-595.

Butterworth J F，Mythen M G. 2003. Should "Normal" Saline Be Our Usual Choice in Normal Surgical Patients?. Anesthesia & Analgesia，117(2)：290-291

Cambier C，Detry B，Beerens D，et al. 1998. Effects of hyperchloremia on blood oxygen binding in healthy calves. J Appl Physiol，85(4)：1267-1272.

Cotlove E，Nishi H H. 1961. Automatic titration with direct read out of chloride concentration. Clin Chem，7：285-291.

Funk G C，Doberer D，Heinze G，et al. 2004. Changes of serum chloride and metabolic acid-base state in critical illness. Anaesthesia. 2004，59(11)：1111-1115.

Kellum J A，Song M，Li J. 2004. Lactic and hydrochloric acids induce different patterns of inflammatory response in LPS-stimulated RAW 264.7 cells. Am J Physiol Regul Integr Comp Physiol，286：R686-R692.

Kellum J A，Song M，Venkataraman R. 2004. Effects of hyperchloremic acidosis on arterial pressure and circulating inflammatory molecules in experimental sepsis. Chest，125：243-248.

Kellum J A. 2002. Saline-induced hyperchloremic metabolic acidosis. Crit Care Med，30：259-261.

Kellum J A. 2002. "Fluid resuscitation and hyperchloremic acidosis in experimental sepsis：improved short-term survival and acid-base balance with Hextend compared with saline". Crit. Care Med，30(2)：300-305.

Kokko J P. 1985. Renal chloride trassport//Edited by Selden D W，et al. The kidney：Physiology and pathophysiology. New York：Raven Press，1097-1117.

Kulpmann W R. 2007. Electrolytes，acid-base balance and blood gases. New York：Springer Wien，22-25.

Lavie C J，Crocker E F，Key K J，et al. 1986. Marked hypochloremic metabolic alkalosis with severe compensatory hypoventilation. South Med J，79(10)：1296-1299.

Levitin H，Branscome W，Epstein F H. 1958. The pathogenesis of hypochloremia in respiratory acidosis. J Clin Invest，37(12)：1667-1675.

Mary Baumberger-Henry. 2005. Fluid and Electrolytes. Sudbury. Jones and Bartlett Publishers，Inc：55-56.

McCluskey S A，Karkout K，Wijeysundera D，et al. 2013. Hyperchloremia after noncardiac surgery is independently associated with increased morbidity and mortality：a propensity-matched cohort study. Anesthesia & Analgesia，117(2)：412-421.

Schrier R W. 2003. Renal and electrolyte disorders. 6th ed. Philadelphia：Lippincott Williams & Wilkins.

Schrier R W. 2006. Body water homeostasis：clinical disorders of urinary dilution and concentration. JASN，17：1820-1832.

Seldin D W，Rector FC Jr. 1972. The generation and maintenance of metabolic alkalosis. Kidney Int，1：306-321.

第十七章　钙代谢平衡与障碍

第一节　钙代谢平衡

钙是人体内含量最丰富的二价阳离子，是组成人体的一种重要元素。机体中钙的含量占总体重的 2%，其中绝大多数（约 98%）以羟基磷灰石形式存在于骨骼中，因此，骨骼是体内钙的储存库，仅有很少一部分存在于细胞外液中。生命的形成和成长过程伴随着骨组织的扩增活动。钙对机体的生长发育起重要作用。维持正常的血钙浓度，对于机体代谢、骨骼形成和成长、细胞功能、细胞内外酶活性、维持神经肌肉与心肌电生理正常活动等起着至关重要的作用。

一、钙在体内的分布

钙是体内含量最多的阳离子，总量为 1000～1500g，其中 99%与骨结合，其余 1%钙的分布情况是骨骼肌中占 0.3%，皮肤中占 0.08%，肝脏中占 0.02%，中枢神经系统中占 0.01%，其他组织中占 0.6%，少量在细胞外。只有很少量的骨骼中钙与细胞外液中钙可自由交换。骨与细胞外液间的交换有两种形式：一种是骨翻新，即生命过程中骨的再生与重建，每日 5～10mmol，速度缓慢；另一种是静止骨表面进行钙交换的自身平衡过程，每日 50～100mmol，速度比较快，因而有重要的血钙调节作用。

正常血清钙含量为 2.25～2.55mmol/L（4.5～5.10mEq/L，9～10.2mg/dl）。血钙分为非扩散钙（nondiffusible calcium）和可扩散钙（diffusible calcium）两种。非扩散钙是指与血浆蛋白结合的钙占血浆钙的 40%。蛋白结合钙中，与白蛋白结合的占 80%；与球蛋白结合的占 20%，其中主要是与 β 球蛋白结合。非扩散钙不易透过毛细血管壁。当血清白蛋白浓度为 4mg/dl 时，白蛋白浓度每增加（或降低）1g/dl，血清钙浓度就增加（或降低）0.8mg/dl。球蛋白浓度每增加或降低 1mg/dl，血清钙浓度增加或降低 0.16mg/dl。这些结合蛋白的变化通常不影响血清游离钙浓度，因而不引起钙相关性症状。另一种可扩散钙主要为游离钙（“离子”钙），占血浆钙的 50%，离子钙浓度的正常值为 4.5～5mg/dl；其次为与阴离子结合的钙复合物，占血浆钙的 10%，主要与重碳酸盐、柠檬酸盐、磷酸盐和硫酸盐等结合形成超滤性钙（ultrafilterable，UF）（图 17-1）。只有血清中游离钙水平的升降与症状和体征有关。pH 改变会影响钙与蛋白质的结合，pH 每增加或减少 0.1 个单位，蛋白质结合钙相应地增加或减少 0.12mg/dl。而离子钙则正相反，即血清 pH 每增加 0.1 个单位，离子钙浓度则随之降低 0.16mg/dl。

成年人机体钙总含量约为 1kg（25 000mmol），约占体重的 2%，其中 99%存在于骨骼中，只有＜1%分布于细胞外间隙（ECS）和细胞内空间（ICS）。细胞外液钙是与骨表面能够迅速进行钙交换的自身动力性平衡过程，这种钙约 100mmol，因而具有重要的血钙调节作用（图 17-2）。细胞外液钙浓度主要受甲状旁腺激素（PTH）、维生素 D 活性产物［1，25-$(OH)_2D_3$］

等的调节。

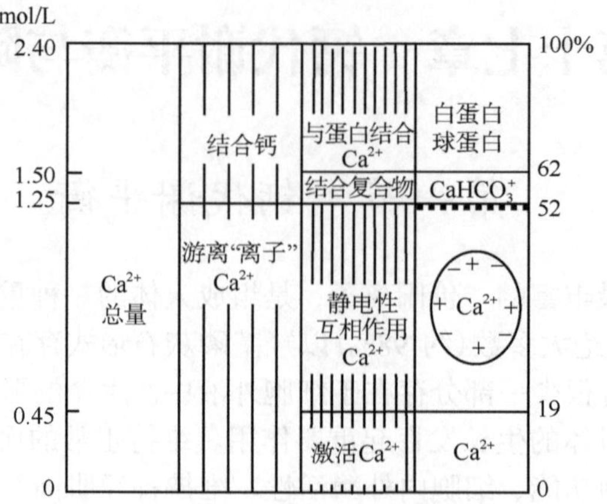

图 17-1 血清钙分数(calcium fraction)

(引自：Kulpmann W R，et al)

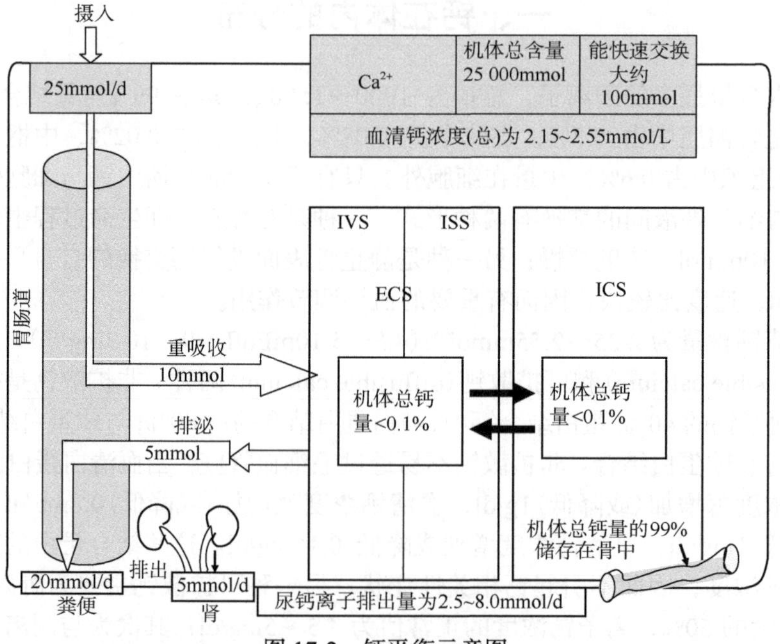

图 17-2 钙平衡示意图

ECS：细胞外间隙；ICS：细胞内间隙；ISS：细胞间隙空间；IVS：血管内空间

(引自：Kulpmann W R，et al)

在临床上，血清白蛋白的含量可影响血清总钙浓度，所以，若血清白蛋白过低时，应用白蛋白浓度校正公式计算其校正血清钙含量：

钙含量 mg/dl(校正值)＝钙实测值 mg/dl＋[(4.0－血清白蛋白含量 g/dl)×0.8]

钙在细胞内存在的形式有三种：①线粒体和肌浆网的储存钙，约占细胞内总钙的 44%；②质膜上的结合钙；③细胞质中的游离钙。

细胞内钙浓度为 10^{-8}～10^{-7}mol/L，细胞外钙浓度为 10^{-3}～10^{-2}mol/L。Ca^{2+}在细胞内外如此悬殊的差别，主要取决于生物膜对钙的不自由通透性和钙泵主动转运系统的调节

(图 17-3)。Ca^{2+}进入细胞内主要通过 Ca^{2+}顺浓度梯度的被动过程。细胞内 Ca^{2+}增加主要取决于内钙释放，主要通过以下两个通道：一是质膜钙通道，包括电压依赖性钙通道(voltage dependent calcium channel，VDCC)和受体操纵性钙通道(receptor operated calcium channel，rOCC)，这些通道如果与激动剂结合后，开放其钙通道；另一是细胞内钙库释放通道(calcium release channel)，包括三磷酸肌醇操纵的钙通道(IP3 受体通道)、Ryanodine 敏感的钙通道。这里发生"钙火花"(Ca^{2+} spark)是由于偶联于横小管和肌浆网的 Ryanodine 受体钙通道同时开放，局部游离钙浓度升高而导致。自发性钙火花是细胞内钙释放的基本单位，可引发钙振荡(calcium oscillation)和钙波(calcium wave)的位点，构成了心肌细胞兴奋–收缩偶联的基础。Ca^{2+}离开胞液是逆浓度梯度、耗能的主动过程。这种主动过程通过以下三个机制来实现：①钙泵即 Ca^{2+}，Mg^{2+}-ATP 酶，它存在于质膜、内质网膜和线粒体膜上。当细胞内 Ca^{2+}浓度升高时，该酶被激活，水解 ATP 而提供能量，将 Ca^{2+}泵出细胞或泵入内质网及线粒体，使细胞内 Ca^{2+}浓度下降。②Na^+-Ca^{2+}交换，以 3 个 Na^+交换 1 个 Ca^{2+}，Na^+-Ca^{2+}交换主要受跨膜 Na^+梯度调节。在生理条件下，Na^+顺着电化学梯度进入细胞内，而 Ca^{2+}则逆着电化学梯度移出细胞。③Ca^{2+}-H^+交换，当细胞内 Ca^{2+}浓度升高时，被线粒体摄取 Ca^{2+}，H^+则排至胞液中。

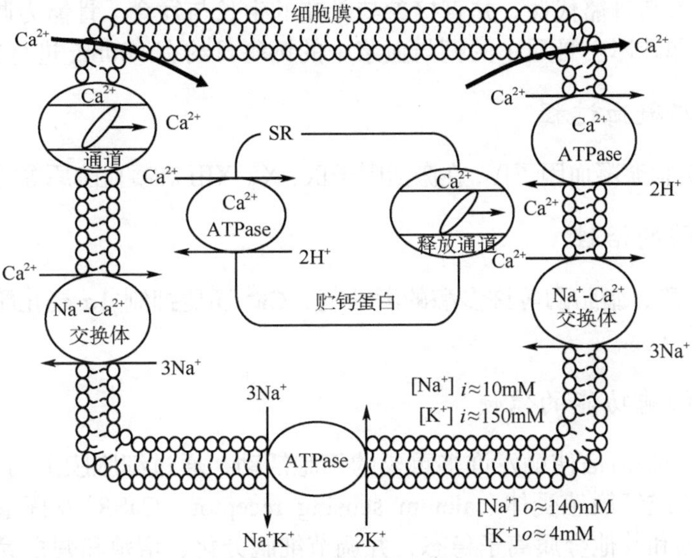

图 17-3　细胞内钙稳态调节示意图

SR(sarcoplasmic reticulum)：肌浆网；ATPase：ATP 酶；$[Na^+]i$：细胞内 Na^+浓度；$[K^+]i$：细胞内 K^+浓度；$[Na^+]o$：细胞外 Na^+浓度；$[K^+]o$：细胞外 K^+浓度；Ca^{2+} ATPase：Ca^{2+} ATP 酶

(引自：Kelly R A，et al)

二、钙的生理功能

(一) 对心血管的作用

1. 钙是心肌兴奋-收缩偶联的最重要参与者　心肌兴奋过程中，心肌膜上的电压敏感钙通道开放，少量 Ca^{2+}内流转而触发肌浆网释放大量 Ca^{2+}，同时，Ca^{2+}依赖性钙通道激活开放，钙库内的Ca^{2+}顺浓度进入肌浆，使肌浆中Ca^{2+}浓度明显升高，结果心肌细胞收缩。当细胞外液Ca^{2+}的浓度较低时，心肌收缩无力，说明心肌收缩依赖于细胞外液中的Ca^{2+}。

2. Ca^{2+}参与心肌电生理动作电位的离子动力学基础 在心肌动作电位 2 期（平台期），Ca^{2+}缓慢内流，心肌收缩力增强，而在 4 期，细胞膜上的离子泵将细胞内多余的Na^+及Ca^{2+}泵出膜外，将K^+泵入膜内。

（二）维持神经肌肉的应激性

Ca^{2+}与其他电解质共同维持神经肌肉的正常兴奋性：

$$\text{神经肌肉的应激性} \propto \frac{[Na^+]+[K^+]+[HCO_3^-]}{[Ca^{2+}]+[Mg^{2+}]+[H^+]}$$

血浆Ca^{2+}浓度降低时，神经肌肉兴奋性增高，甚至肌肉震颤；反之，则神经肌肉兴奋性降低。

（三）钙为骨骼代谢的最重要离子

钙与磷共同参与骨骼代谢，并直接参与骨骼的生长与发育。骨骼为调节细胞外液游离钙磷恒定的钙库和磷库。骨质中的钙与血浆中的钙每日约有 500mg 进行交换。

（四）钙参与凝血过程

血浆Ca^{2+}作为血浆凝血因子Ⅳ，在激活因子Ⅸ、Ⅹ、XIII 和凝血酶原等的过程中不可缺少。

（五）调节酶的活性

Ca^{2+}是 ATP 酶、脂肪酶等许多酶的激活剂，Ca^{2+}还能抑制 1α-羟化酶的活性，从而影响代谢。

（六）调节细胞功能的信使

钙可以作为细胞内信使触发许多重要的细胞活动，通过细胞膜上的钙通道（电压依赖性或受体门控性）或钙敏感受体（calcium sensing receptor，CaSR）发挥重要的调节作用。CaSR 参与维持钙和其他金属离子稳态，并调节细胞分化、增殖和凋亡等。细胞内Ca^{2+}作为第二信使，如肌肉收缩的兴奋–收缩偶联因子、激素和神经递质的刺激–分泌偶联因子等发挥重要的调节作用。

三、钙摄入与排出

（一）钙的摄入

机体所需的钙主要从食物中获得，正常成年人每日摄取钙约为 1000mg，因年龄等情况不同其每日摄取量也有些差别（表 17-1）。此外，并不是所有的食物钙都能被人体所吸收，多数食物中的钙以结合形式或复合物形式存在，不能被直接吸收，必须成为离子后才可为机体所用。钙盐在酸性环境中较易溶解，因此，钙的吸收主要在十二指肠和小肠上部，吸收率约为 30%。饭后 4 小时内食物中的钙被完全吸收。胃肠道钙吸收通过两种转运途径：①跨细胞转运途径钙吸收，具有可饱和性，受生理性调节，经过如下步骤：钙由肠腔经顶端膜钙通道进入黏膜细胞；钙与蛋白载体–钙结合蛋白(calbindin 9K)结合，转运至浆膜侧；在肠腔基底侧膜通过 Ca^{2+}-ATP 酶(钙泵)主动转运出细胞，也可以通过 Na^{+}-Ca^{2+} 交换转运出细胞。最近有学者研究在跨细胞钙吸收途径中，新型上皮钙通道(epithelial calcium channel，ECaC)的重要作用，结果显示，ECaC 是钙主动吸收的速率–限制因子，钙由顶端膜通道进入上皮细胞受 ECaC 调节。②细胞旁转运途径钙吸收，无饱和现象，受腔侧与浆膜侧的钙浓度差驱动，因此，钙吸收速率主要由肠腔内钙浓度决定，该途径主要在原端小肠发挥作用。

表 17-1 每日摄取的钙量和可耐受的钙摄取最大量

	适宜摄取量(mg/d)	可耐受的钙摄取最大量(mg/d)
婴儿		
0～6 个月	210	ND
7～12 个月	270	ND
小儿		
1～3 岁	500	2500
4～8 岁	800	2500
男		
9～13 岁	1300	2500
14～18 岁	1300	2500
19～50 岁	1000	2500
＞50 岁	1200	2500
女		
9～13 岁	1300	2500
14～18 岁	1300	2500
19～50 岁	1000	2500
＞50 岁	1200	2500
妊娠		
≤18 岁	1300	2500
19～50 岁	1000	2500

注：ND(not determinable)为未被证实，因对这一年龄组的不利作用的数据尚未被确定； 2500mg/d 为可容忍的钙摄取最大量，如果大于这一剂量，可引起肾结石和软组织钙化等。

钙的吸收率依赖于：①肠腔内 pH 高低，在酸性环境中，即 pH 偏酸时可促进钙吸收；而 pH 偏碱时，可减少钙吸收。②机体对钙的需要，在生长发育期的儿童、妊娠和哺乳期妇女，吸收率增加。③钙的总摄入量，通常，钙的摄取与摄入量成正比。但是当摄入钙量减少时，吸收率反而较高，以保证机体有足够的钙。④食物的种类，食物中钙的来源以牛奶(普通牛奶含钙量 1.14mg/g)及奶制品最好，不但含量丰富，且吸收率高；蔬菜、豆类和油料作物种子的含钙量也较丰富，其中特别突出的有黄豆(含钙量 1.91mg/g)及其制品(豆腐含钙量 1.64mg/g)、黑豆、赤小豆、各种瓜子、芝麻、小白菜、海带、小虾皮等。食物中含磷酸盐及草酸盐过多时抑制钙的吸收。食物中脂肪量过多也影响钙的吸收。⑤维生素 D 有利于钙的吸收，若体内维生素 D 缺乏时，可影响钙的吸收(图 17-4)。⑥钙磷比值，钙的吸收还依赖于适宜的钙磷比值(约为 2/1)。⑦肠蠕动过快或腹泻均影响钙的吸收。

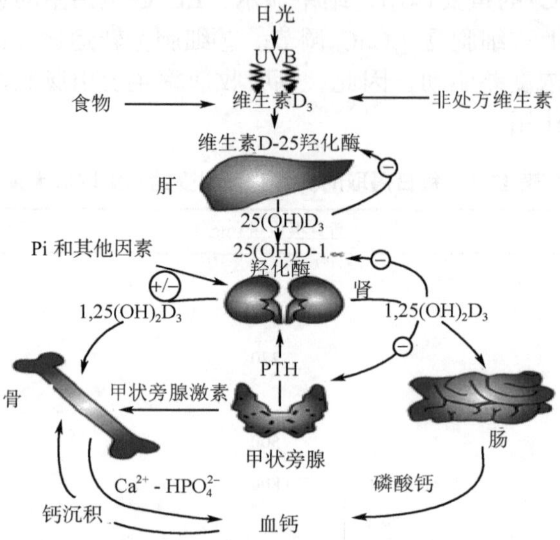

图 17-4 体内维生素 D 代谢及其功能中激素控制环(hormonal control loop)的影响示意图

UVB，中波紫外线；PTH，甲状旁腺激素；+ 表示促进；– 表示抑制；Ca^{2+}- HPO_4^{2-}，磷酸钙。当血清钙浓度降低至 2.3mmol/L(8.8mg/dl)以下时，PTH 的分泌也相应地增加，同时钙从骨中游离增多。PTH 可促进肾脏合成 1，25(OH)$_2$D$_3$，而 1，25(OH)$_2$D$_3$ 又可刺激骨增加钙的游离和刺激肠更多地吸收钙。这些又通过负反馈机制来调解 PTH 的合成，以使血清钙水平趋于正常

(引自：Braunwald E，et al)

影响钙吸收和利用的膳食因素可参见表 17-2：

表 17-2 影响钙吸收和利用的膳食因素

有利于钙吸收和利用的因素	不利于钙吸收和利用的因素
维生素 D	维生素 D 缺乏
酸性介质	碱性介质
钙磷比值为 2/1	钙磷比值＜2/1(磷酸盐过多)
蛋白质	脂肪
乳糖	膳食纤维
	植酸
	草酸

钙在肠道内的吸收是通过被动吸收与主动吸收来完成的。在吸收的钙中，约 1/10 的饮食钙属于被动吸收，其余的主要通过主动转运完成。前者是顺浓度梯度的被动扩散，与磷脂合成有关，不依赖于蛋白合成，但是这一过程比较缓慢，与微绒毛对 Ca^{2+}的通透

性较低有关。Ca^{2+}主要是通过钙结合蛋白(calcium binding protein，CaBP)作为转运载体的主动过程来吸收的。通过肠黏膜细胞微绒毛上的钙结合蛋白与肠腔中的 Ca^{2+}结合，转运至基膜的钙泵，然后运入细胞外液。在基膜侧 Ca^{2+}向细胞外液的转运是在钙依赖性 ATP 酶(calcium dependent ATPase)作用下的主动耗能过程，维生素 D 可促进肠黏膜吸收钙。1, 25-$(OH)_2D_3$ 对肠钙的吸收既作用于肠壁，也作用于肠细胞和肠基膜。钠对钙的吸收也是必需的。钙在肠腔中与磷酸盐和游离脂肪酸结合形成不溶性盐类，从而干扰其吸收。

(二) 钙的排出

正常人从饮食中摄入的钙量是 1000mg/d，通过肠道吸收约 300mg，其余 700mg 被排出，又额外分泌出 100mg，所以肠道每日排出 800mg 的钙。正常成年人，每日从肾小球滤过的钙约为 10 000mg，其中 9800mg 被肾小管重吸收，占滤过钙的 98%；每日自尿排出的钙量为 200mg 或 4mg/kg。图 17-5 对正常钙代谢平衡进行了总结。

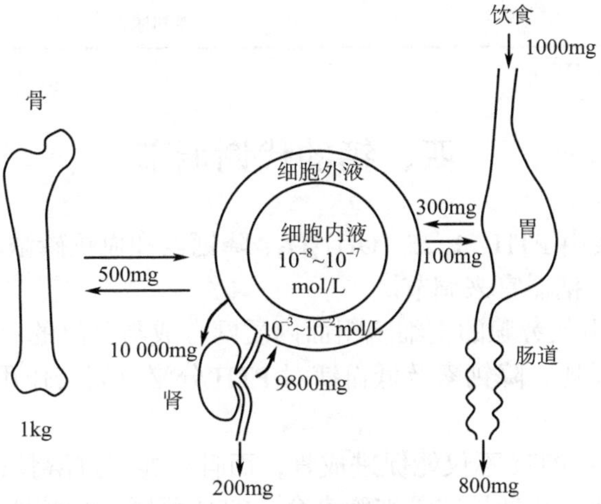

图 17-5　正常钙代谢平衡

只有能通过肾小球毛细血管壁的超滤钙才能被肾小管上皮细胞部分重吸收，在成年人体内有 97%～99%的超滤钙在肾小管被重吸收，其中，在近端肾单位被重吸收的占 50%～70%(平均 60%)，在近端小管终末端与远端小管之间被重吸收的占 30%～40%，剩余的 10%在远端肾单位被重吸收。肾单位各段肾小管运输钙的机制是：滤过钙的主要部分通过细胞旁转运途径被动吸收，该途径由近端小管与髓袢升支粗段处化学梯度驱动。上皮允许钙选择性地从顶端膜向基底侧面流动，通过细胞间的细胞旁流动或经过细胞的跨细胞转运途径。紧密连接构成髓袢升支粗段内二价阳离子的细胞旁传导途径。最近的研究显示，紧密连接蛋白-1(paracellin-1，PCLN-1)是选择性转运二价阳离子的细胞旁转运途径中的重要成分，而远曲小管与连接小管的上皮钙通道(ECaC1)是钙跨细胞主动转运的顶端膜通道。

肾脏排出钙的主要影响因素归纳有：①血钙的高低；②维生素 D，主要是维生素 D_3；③血镁与血磷的高低；④降钙素(calcitonin，CT)；⑤甲状旁腺激素(PTH)等(表 17-3)。

表 17-3 影响肾脏钙排出的主要因素

肾脏钙排出减少	肾脏钙排出增加
低钙血症	高钙血症
甲状旁腺功能减退	肾小管性酸中毒
正常或高钙血症	肿瘤性高钙血症
家族性低尿钙性高钙血症	骨溶解过程
乳–碱综合征	类肉瘤病
噻嗪类治疗	甲状旁腺功能亢进
	甲状腺毒症
	维生素 D 中毒
	库欣综合征
	正常性钙血症
	袢利尿剂

（引自：Kulpmann W R，et al）

四、钙的代谢调节

体内钙代谢，主要由 PTH、1, 25-$(OH)_2D_3$、降钙素和血钙磷浓度水平四个因素作用于骨骼、肾脏和小肠三个靶器官来调节。

1. PTH PTH 为甲状旁腺的主细胞粗面内质网合成与分泌的一种单链多肽激素，PTH 的分泌与血钙浓度成反比，降钙素及低血镁对 PTH 分泌有兴奋作用，而 1, 25-$(OH)_2D_3$ 对 PTH 分泌有抑制作用。

(1) 对骨骼的作用：PTH 不仅能促进成骨，而且还能促进溶骨；PTH 还能增加单核吞噬细胞向破骨细胞转化，并延长破骨细胞寿命；PTH 可影响骨胶原的合成速率。一般小剂量 PTH 刺激骨细胞分泌胰岛素样生长因子，促进胶原和基质合成，有助于成骨；大剂量 PTH 能使前破骨细胞和间质细胞转化为破骨细胞，并增加破骨细胞的数量和活性，分泌各种水解酶和胶原酶，促进骨基质和骨盐溶解，导致钙从骨骼中释放。其机制是：成骨细胞膜上有两个受体，分别为 PTH 受体和 Ca^{2+}受体。PTH 受体与 PTH 结合后，激活成骨细胞膜上的腺苷环化酶，增加胞质内 cAMP 及焦磷酸盐浓度。cAMP 能促进线粒体 Ca^{2+}转移到胞质而焦磷酸盐则作用于细胞膜外侧，使膜外侧 Ca^{2+}进入细胞内，结果可导致胞质内 Ca^{2+}增加；PTH 还能激活成骨细胞膜上的 Ca^{2+}-ATP 酶，将 Ca^{2+}主动转运至细胞外液，导致血钙增高。成骨细胞膜上 Ca^{2+}受体兴奋，可使 Ca^{2+}进入细胞内，以维持 Ca^{2+}稳态调节。破骨细胞缺乏 PTH 受体，所以，PTH 对破骨细胞的作用是间接的。

(2) 对肾脏的作用：肾是 PTH 代谢的主要器官。PTH 对肾脏的重要作用为：①PTH 只控制远曲肾小管对钙的重吸收，而近曲肾小管对钙的重吸收不受 PTH 调控。PTH 增加远曲小管对钙的重吸收。②PTH 是 1α-羟化酶的主要激活剂，它以 cAMP 为介导激活近曲小管的 1α-羟化酶，促进 1, 25-$(OH)_2D_3$ 合成。PTH 与肾小管表面细胞中高度特异的受体结合，激活腺苷酸环化酶，导致 cAMP 分泌增加。

(3) 对小肠的作用：PTH 对小肠没有直接作用，但 PTH 通过激活肾脏 1α-羟化酶，促进 1, 25-(OH)$_2$D$_3$ 的合成，而后者能增加小肠对钙的吸收。

2. 1, 25-(OH)$_2$D$_3$ 1, 25-(OH)$_2$D$_3$ 是一种生理活性激素。维生素 D$_2$ 从食物中摄取，而维生素 D$_3$ 是通过紫外线在皮肤中合成。这两种维生素入血后，需要两步羟化：第一步是在肝细胞微粒体中 25-羟化酶的催化下，形成 25-(OH) D$_2$ 和 25-(OH) D$_3$，这两种形式的维生素都参与循环，且其生物活性相同。第二步是在肾近曲小管上皮细胞线粒体内 1α-羟化酶的作用下，转变成 1, 25-(OH)$_2$D$_3$，其活性比维生素 D$_3$ 大 10～15 倍，并对钙的代谢有重要的生理作用。PTH 能促进 1α-羟化酶合成。

(1) 对骨的作用：骨和软骨是 1, 25-(OH)$_2$D$_3$ 作用的第三个靶器官，具有溶骨和成骨双重作用，既能刺激破骨细胞的活性和加速破骨细胞的生成，又能刺激成骨细胞分泌胶原等，促进骨的生成。上述作用取决于血钙水平，当血钙降低时，主要促进溶骨，使血钙升高；相反，当血钙充足时，主要促进成骨。溶骨作用以 1, 25-(OH)$_2$D$_3$ 的活性最高，骨钙沉着于骨端。软骨作用也以 1, 25-(OH)$_2$D$_3$ 最明显，提示 1, 25-(OH)$_2$D$_3$ 的溶骨作用可为促进骨的钙化提供必要的 Ca^{2+}。

(2) 对肾的作用：肾脏是活化和分泌 1, 25-(OH)$_2$D$_3$ 的器官，又是 1, 25-(OH)$_2$D$_3$ 的靶器官。1, 25-(OH)$_2$D$_3$ 对肾上管上皮细胞的作用为可诱导 24-羟化酶，促进钙结合蛋白合成。通过增加细胞内钙结合蛋白合成以促进 Ca^{2+} 的重吸收，但其作用远小于对肠黏膜上皮细胞的作用，且需要 PTH 的协同。

(3) 对小肠的作用：1, 25-(OH)$_2$D$_3$ 与肠黏膜上皮细胞的特异受体结合后，直接作用于肠上皮细胞刷状缘存在的可控制 Ca^{2+} 通透的孔道，从而增加钙的通透性；1, 25-(OH)$_2$D$_3$ 与其受体结合后进入细胞核内，它能启动 mRNA 的转录，促进钙结合蛋白的合成；还能促进刷状缘中的 Ca^{2+}-ATP 酶合成，使 ATP 分解供给能量，促进 Ca^{2+} 主动吸收。依赖 1, 25-(OH)$_2$D$_3$ 受体介导的钙结合蛋白和 Ca^{2+}-ATP 酶作用下的主动耗能过程对整个钙吸收过程起关键作用。

3. 降钙素 (calcitonin，CT) 是由甲状腺滤泡旁细胞（又称 C 细胞）所合成和分泌的一种由 32 个氨基酸组成的单链多肽类激素。甲状旁腺和胸腺也合成和分泌少量 CT。CT 的分子质量约为 3500Da，其直链分子的 N 端和第 7 个氨基酸之间由一双硫键连接两个胱氨酸形成一个环。CT 合成及分泌受血钙浓度的调节，血钙浓度升高时，可使其合成与分泌增加；反之，则抑制其合成与分泌。

(1) 对骨骼的作用：CT 可抑制破骨细胞的生成和活性，抑制骨盐溶解，减少钙从骨释放。因为破骨细胞具有与 CT 特异结合的受体，由 cAMP 介导，从而抑制破骨细胞的活性，减少骨吸收，增加骨钙储存，使升高的血钙迅速降至正常范围。另外，CT 还加速破骨细胞、间质细胞转化为成骨细胞，以增强成骨作用。

(2) 对肾脏的作用：CT 能抑制肾小管对钙的重吸收，从而增加尿钙排出，致使血钙降低。

(3) 对小肠的作用：CT 能抑制肾 1α-羟化酶而间接抑制小肠对钙的吸收。

4. 血钙浓度 PTH、1, 25-(OH)$_2$D$_3$ 和 CT 的主要作用都是调整血钙浓度，而它们自身又直接受血钙浓度所控制，这就使血钙浓度、PTH、1, 25-(OH)$_2$D$_3$ 和 CT 的分泌量都能保持在相对恒定的水平。血中钙与磷浓度关系密切，正常时，钙磷乘积（[Ca]×[P]）

为 30～40mg/dl，如＞40mg/dl，则钙磷以骨盐形式沉积于骨组织；若＜35mg/dl，则骨骼钙化障碍，甚至骨盐溶解。由于钙、磷浓度乘积必须维持一常数，所以当血钙下降时，血磷必然升高；相反，当血钙上升时，血磷必然下降。表 17-4 对钙代谢调节作用进行了总结。

表 17-4 钙代谢调节作用

种类	直接作用
PTH	增加骨对钙的释放
	增加远曲小管对钙的重吸收
	增加肾合成 1, 25-(OH) $_2$D$_3$
	最终作用：增高血钙
1，25-(OH) $_2$D$_3$	增加骨对钙的释放
	增加肾对钙的重吸收
	增加肠道对钙的吸收
	减少 PTH 的生成
	减少肾合成 1, 25-(OH) $_2$D$_3$
	最终作用：升高血钙
CT	减少骨对钙的释放
	减少肾对钙的重吸收
	减少肠道对钙的吸收
	最终作用：降低血钙
钙	降低 PTH
	降低 1, 25-(OH) $_2$D$_3$
	降低血磷
	升高 CT
磷	升高 PTH
	降低 1, 25-(OH) $_2$D$_3$
	降低血钙

（引自：Sanders L R）

第二节 钙平衡紊乱及其治疗

血清 Ca^{2+}的危急值(panic values for calcium)：

(1)低钙血症：危急值＜1.62mmol/L(6.5mg/dl)，可引起手足搐搦、惊厥等，即全身性痉挛的危险性极高。

(2)高钙血症：危急值＞3.25mmol/L(13mg/dl)，可引起心脏毒性、心律失常，甚至昏迷。

一、低 钙 血 症

♣ **诊断要点**

(1) 血清 Ca^{2+}浓度＜2.2mmol/L (8.8mg/dl)。

(2) 主要临床表现

1) 神经系统兴奋性增高，包括精神状态改变、局灶和全身癫痫发作、感觉异常、手足搐搦、反射亢进、肌无力等。Chvostek 征(面部叩击征)和 Trousseau 征(束臂征)阳性。需要注意的是，4%～10%的正常人也可发生 Chvostek 征阳性，Trousseau 征比前者更有特性，也更可靠。

2) QT 间期延长、心律失常等。

(引自：Bongard F S，et al)(编者稍加修改)

(一) 概念

低钙血症(hypocalcemia)是指当血清蛋白浓度正常时，血钙＜2.2mmol/L(＜8.8mg/dl，或＜4.4mEq/L)而言。低蛋白血症可使血清总钙水平下降而出现假性低钙血症，此时需要校正血钙浓度。低蛋白血症患者，钙浓度的纠正方法是根据血清白蛋白浓度，每降低 1g/dl，钙浓度可增加 0.2mmol/L。若血清白蛋白浓度过低时，应用白蛋白浓度校正公式计算其修正血清钙含量：

钙含量 mg/dl(校正值)= 钙实测值 mg/dl +［(4.0 − 血清白蛋白含量 g/dl)×0.8］

计算举例：测得的血钙浓度为 1.9mmol/L，白蛋白为 2.4g/dl，假定正常血清白蛋白是 4.0 g/dl，计算校正后血钙浓度?

按上述公式计算：钙含量 mg/dl(校正值)= 钙实测值 mg/dl +［(4.0 − 血清白蛋白含量 g/dl)×0.8］= 7.6 +［(4.0 − 2.4)×0.8］= 8.88mg/dl。

校正后血钙浓度为 8.88mg/dl (2.22mmol/L)，说明校正后血钙浓度基本在正常血钙范围之内，并且与低蛋白血症相适应。

除白蛋白外，影响血清游离钙水平的因素还有血液 pH。即血液 pH＜7.35，即酸中毒，钙与蛋白结合降低；碱中毒时，钙与蛋白结合增加。pH 每上升 0.1，血清钙浓度下降 0.04～0.05mmol/L；反之，则升高。钙螯合剂如柠檬酸浓度的提高也能降低游离钙水平，肝素也同样可降低游离钙水平。

(二) 病因(表 17-5)

1. 甲状旁腺功能减退

(1) PTH 合成与分泌减少：可见于甲状旁腺切除或损伤、自身免疫或遗传因素导致甲状旁腺发育障碍或损伤、原因不明的甲状旁腺功能减退或恶性肿瘤侵犯或放疗后并发症。由于 PTH 合成与分泌减少，钙从骨动员减少，肾小管重吸收钙减少，同时 1, 25-$(OH)_2D_3$ 生成减少，随之小肠钙吸收降低，结果引起低钙血症。

(2) PTH 抵抗：可见于假性甲状旁腺功能低下(pseudohypoparathyroidism)，这是一种家族性疾病，其机制为 PTH 的靶细胞，如骨骼及肾小管上皮细胞缺陷，血中 PTH 浓度虽然不低，但靶细胞对其不起反应，故发生低钙血症。还可见于假–假性甲状旁腺功能减退(pseudo-pseudohypoparathyroidism)，这种疾病的骨骼畸形似甲状旁腺功能减退，但甲状旁腺功能正常，靶细胞对 PTH 的反应有抵抗，血中钙、磷均正常。在低镁血症(hypomagnesemia)时，PTH 靶器官对 PTH 反应有抵抗，并且 PTH 分泌亦减少，骨盐 Mg^{2+}-Ca^{2+}交换障碍。

表 17-5　ICU 患者低钙血症的危险因素

钙摄入减少	慢性肾功能不全
钙或维生素 D 吸收不良	其他
脂肪泻	脓毒性休克
PTH 减少或 PTH 作用减弱	横纹肌溶解症
甲状旁腺功能减退，甲状旁腺切除	急性高磷血症
低镁血症	高钙血症
急性胰腺炎	低白蛋白血症
维生素 D 缺乏	

(引自：Bongard F S，et al)

2. 维生素 D 代谢障碍

(1)维生素 D 缺乏：食物摄入维生素 D 不足或吸收不良(慢性腹泻、阻塞性黄疸等)。

(2)维生素 D 羟化障碍：慢性肝病、肾衰竭均导致维生素 D 25 位羟化受阻；遗传性 1α-羟化酶缺乏症等。

(3)对维生素 D 作用的对抗：维生素 D 依赖性 I 型佝偻病(肾脏 1α-羟化酶缺陷)和 II 型佝偻病(维生素 D 受体分子缺陷)。

3. 骨病　因甲状旁腺功能亢进或甲状腺功能亢进恢复引起的骨饥饿综合征(hungry bone syndrome)；有严重纤维囊性骨炎的原发性和继发性甲状旁腺功能亢进患者甲状旁腺手术后，由于骨形成大于骨吸收，可出现严重低血钙、低血磷、低血镁。

4. 肾脏疾病　肾脏疾病特别是慢性肾衰竭时，可发生血钙降低，其发生原因为：①肾小球滤过率降低，肾脏排磷减少而血磷增高，因为血液钙磷乘积为一常数，故血清 Ca^{2+} 浓度降低。②肾单位减少，1, 25-$(OH)_2D_3$合成、释放减少，因为 1α-羟化酶功能减退，不能使 25-$(OH)D_3$转变为 1, 25-$(OH)_2D_3$，结果肠钙吸收减少。③反复使用呋塞米、净利尿酸等抑制髓袢对 Mg^{2+}的重吸收，可引起低镁血症，后者使 PTH 分泌减少，PTH 靶器官对 PTH 反应降低，骨动员减少而血钙降低；应用排钠利尿剂，因其可抑制 Henle 袢对钙的重吸收，排钙增多，而血钙降低。④肾性毒物损伤胃肠道，影响肠道钙吸收。⑤慢性肾衰竭时，骨骼对 PTH 敏感性降低，而改变钙调定点，使 PTH 不能代偿以满足其需要。⑥当血磷在机体内蓄积时，肠道分泌磷酸根增多，与食物钙结合形成难溶性磷酸钙，随粪便排出。⑦肾小管酸中毒(renal tubular acidosis，RTA)患者常出现佝偻病和低钙血症，RTA 时发生骨软化是由于酸中毒引起的，它妨碍了 1, 25-$(OH)_2D_3$合成。⑧在肾衰竭晚期伴少尿时，镁排出障碍，可引起高镁血症，镁与钙在肠道有竞争吸收，当血镁增高时，Ca^{2+}吸收减少，而可引起低钙血症。

5. 急性胰腺炎　急性胰腺炎时，可发生低钙血症，并预示预后不良，由于胰腺炎症和坏死释放出的脂肪酸与钙结合成钙皂沉积在胰腺内或其周围组织而导致低血钙。

6. 其他因素　低白蛋白血症或某些药物的影响可引起低钙血症。多种化疗药物，如长春新碱、泼尼松龙-16（VP-16）及抗生素（如两性霉素 B）和氨基糖苷类等，都会引起低钙血症，后者降低了 PTH 分泌，促进骨骼组织对 PTH 抵抗，使钙的稳态受损，引起低钙血症。另外，苯巴比妥、二苯羟胺、苯乙哌啶酮可促进肝 25-（OH）D_3 的代谢，导致低钙血症。缓泻剂或灌肠剂可导致大量磷负荷，也可引起低钙血症。

此外，在重症监护情况下，常发生低钙血症的主要原因是低白蛋白血症，此外，给予的阴离子负荷，即柠檬酸、乳酸、草酸、碳酸氢盐、磷酸盐、乙二胺四乙酸（EDTA）和造影剂与钙结合，使血中游离钙浓度降低。在这些情况下，甲状旁腺功能衰竭和维生素 D 合成减少也起一定作用。快速输入柠檬酸盐离子剂进行保护和抗凝治疗可能使血中游离钙浓度暂时下降 14%～40%。

慢性低钙血症的常见病因在表 17-6 中进行了总结。

表 17-6　慢性低钙血症的常见病因

甲状旁腺功能减退	甲状旁腺激素抵抗（parathyroid hormone resistance）
钙/甲状旁腺激素调定点改变（钙受体突变）	假性甲状旁腺功能低下（pseudohypoparathyroidism）
甲状旁腺激素基因缺损（parathyroid hormone gene defects）	假-假性甲状旁腺功能减退（pseudo-pseudohypoparathyroidism）
甲状旁腺手术后	低镁血症
颈部放射线照射（neck irradiation）	其他
甲状旁腺浸润性疾病	维生素 D 缺乏
低镁血症/高镁血症	维生素 D 代谢障碍
自身免疫性疾病（autoimmune disease）	药物引起

（引自：Pollak M R，et al）

（三）临床表现

低钙血症的临床表现与发病原因有关，可轻可重。血液 pH 及其他电解质异常可影响症状的轻重。低钙血症最常见的临床症状是中枢神经和外周神经系统症状。

1. 外周神经肌肉系统　低钙血症时，神经肌肉兴奋性增加、刺激阈降低，因而可出现麻木感、针刺感、肌肉痛性痉挛、肌纤维自发性收缩、手足搐搦，搐搦常以指端和口周围感觉异常开始，进展到手部肌肉、喉和其他部位的典型的痛性痉挛，如喉痉挛或喉鸣等。自主神经功能亦发生障碍而平滑肌痉挛，表现为腹痛、腹泻、胆绞痛、尿意感等。当出现搐搦时通常提示 Ca^{2+}浓度≤1.75mmol/L（7mg/dl）。潜伏的搐搦可由 Chvostek 征（面部叩击征）和 Trousseau 征（束臂征）试验发现。Chvostek 征是敲击面部颧弓所诱发的面肌抽动，尤其是嘴角部位。Trousseau 征是上臂缚血压带充气至收缩压以上 20mmHg 持续 3 分钟引起的前臂痉挛。需要注意的是，4%～10%的正常人也可发生 Chvostek 征阳性，但 Trousseau 征比前者更有特性，也更可靠。当病情严重时，低钙血症可引起肌无力。

2. 中枢神经系统　中枢神经系统症状包括烦躁、易怒、焦虑、妄想、抑郁、嗜睡、昏迷、癫痫发作。癫痫发作是由于引发癫痫的阈值降低，被认为是“脑性抽搐”，而不是真的癫痫发作。严重时全身抽搐，以致精神错乱，有时可能发生器质性脑病综合征和锥体外系的表现，如帕金森病、舞蹈病、手足徐动症、偏身颤搐，甚至痉挛性截瘫等。儿童长期低钙血症可出现精神萎靡、智力迟缓。基底区小血管可发生基底神经节钙化，但通常不表现症状。常规脑部 CT 扫描可发现 0.7%的患者显示基底神经节钙化。

3. 心血管系统 低钙血症主要引起 QT 间期延长、室性心律失常，甚至心室颤动。低血钙对心肌细胞 Na^{+}内流的膜屏障作用减弱，心肌兴奋性和传导性升高。但因膜内外 Ca^{2+}的浓度差减小，Ca^{2+}内流减慢，引起动作电位平台期延长，不应期亦延长。心电图表现为 QT 间期延长，钙水平与 Q 波到 T 波高峰之间的间期关系最为密切，但这种关系是不恒定的。ST 段延长、T 波低平或倒置、房室传导阻滞或其他心律失常，包括室性心律失常，甚至心室颤动。钙与心肌自律性有关，心肌收缩也需要钙，所以低钙血症易引起心肌收缩力减弱，甚至发生心力衰竭。低血钙可使迷走神经兴奋性增高，可发生心脏停搏。低血钙可使心肌对洋地黄的敏感性降低。

4. 骨骼系统 低钙血症时，可发生长骨皮质变薄，椎体脱钙萎缩，呈双凹畸形，特征有假骨折线，即 Looser 带或 Milkman's 带。在甲状旁腺功能减退时，骨密度可正常或略增高，而在假性甲状旁腺功能减退时，则有骨营养不良，包括短指(趾)、异位(皮下)钙化等。长期低钙血症的幼儿出现佝偻病样改变、牙釉质发育不全和恒牙不出；成人易早期牙齿脱落、骨质软化、骨质疏松、纤维性骨炎和纤维囊性骨炎等。

5. 外胚层组织营养变性 低钙血症时，易出现皮肤干燥、粗糙、色素沉着、毛发干燥脱落、指(趾)甲脆弱等。在亚急性和慢性低钙血症时会发生视盘水肿，随着血钙水平的恢复，通常会发生视盘水肿的逆转。长期低钙血症也可发生晶体白内障，但一旦血钙被纠正后，白内障通常不会继续进展。

表 17-7 对低钙血症的主要临床特征进行了总结：

表 17-7 低钙血症的主要临床特征

心血管系统	呼吸系统
心律失常	呼吸暂停
对洋地黄敏感	喉痉挛
心电图改变	支气管痉挛
心力衰竭	精神系统
低血压	焦虑
神经肌肉系统	痴呆
手足搐搦	抑郁
肌肉痉挛	精神病
视盘水肿	
癫痫发作	
虚弱	
疲劳	

(引自：Prough D S，et al)

(四)实验室检查

实验室检查对于低钙血症的诊断与鉴别诊断有很重要的意义。表 17-8 概括了帮助诊断的实验室检查。

表 17-8　低钙血症实验室评价的鉴别诊断

	钙	磷	PTH	25-(OH)D_3*	1,25-$(OH)_2D_3$**
甲状旁腺功能减退症	↓	↑	↓	正常	↓
假性甲状旁腺功能减退症	↓	↑	↑	正常	↓或正常
肝脏疾病	↓	↓	↑	↓	↓或正常
肾脏疾病	↓	↑	↑	正常	↓或正常

*25-(OH)D_3 血中正常值为 37～200nmol/L；**1,25-$(OH)_2D_3$ 血中正常值为 62～156pmol/L。

（引自：Christensen R S）

（五）诊断

(1)原因、病史(钙摄入不足、急性胰腺炎、甲状旁腺受损害、长期肠瘘、胆瘘等)。

(2)临床特点：易激动、肌肉抽动、手足搐搦、耳前叩击试验及上臂压迫试验阳性。

(3)当血清蛋白浓度正常时，血清 Ca^{2+}浓度＜2.2mmol/L(8.8mg/dl)。

（六）治疗

♣治疗要点

(1)急性低钙血症的治疗

1)静脉补充钙：通常，可用 10%葡萄糖酸钙溶液 10～20ml，以不超过 2ml/min 的速度静脉推注。必要时可用 10%葡萄糖酸钙溶液 20～30ml，加入 5%或 10%葡萄糖溶液 500ml 中，当急性低钙血症时，按 0.5～2.0mg/(kg·h)的速度静脉滴注，输液时间不少于 6～8 小时。

2)经上述方法无明显效果时，应测定血镁浓度，若伴低镁血症，可以用 25%硫酸镁 20ml 肌内注射或 25%硫酸镁溶液 10ml 加入 5%或 10%葡萄糖溶液 100～200ml 中静脉滴注(缓慢)。

3)甲状旁腺切除后，因骨饥饿征引起的低钙血症常较严重，除了上述方法以外，应限制摄入磷，降低血磷有助于恢复血清钙浓度。还可用维生素 D 治疗，1,25-$(OH)_2D_3$ 的作用较迅速，开始剂量为 2～3μg/d，血钙恢复正常后，应迅速减量。

4)心电图监测。

(2)慢性低钙血症的治疗

1)可口服钙剂和维生素 D 衍生物补充钙。

2)严重甲状旁腺功能减退引起的低钙血症患者，给予大剂量的维生素 D 是其重要特点。

3)治疗佝偻病时，口服维生素 D_2 500～5000U/d，肌内注射维生素 D_3 30 万～60 万 U/d，必要时隔 1 个月后再注射 1 次，同时口服钙制剂治疗。

1. 对原发病的治疗

2. 对急性低钙血症的治疗(表 17-9)　急性或出现明显症状的低钙血症应立即给予静脉补充钙措施，以减轻手足搐搦，防治癫痫发作、喉痉挛、心律失常及其他危险后果。可用 10%葡萄糖酸钙溶液 10～20ml，以不超过 2ml/min 的速度静脉推注。鉴于患者对氯化钙的耐受不如葡萄糖酸钙，若非伴有心搏骤停或严重心律失常，推荐葡萄糖酸钙。此外，葡萄糖酸钙的局部刺激性较氯化钙小些，较为优选。通常，可用10%葡萄糖酸钙溶液10～20ml，以不超过2ml/min的速度静脉推注。必要时可用10%葡萄糖酸钙溶液20～30ml，加入5%或10%葡萄糖溶液500ml中，急性低钙血症时，按0.5～2.0mg/(kg · h)的速度静脉滴注，输液时间不少于6～8小时。葡萄糖酸钙溶液1g含Ca^{2+} 2.5mmol；氯化钙1g含Ca^{2+} 10mmol；10%葡萄糖酸钙溶液 100ml 大约含 Ca^{2+} 900mg。需 2～3 小时测定血钙浓度，以达2.20mmol/L(9mg/dl)左右为宜。经上述方法无明显效果时，应测定血镁浓度，若伴低镁血症，可以用25%硫酸镁20ml肌内注射或25%硫酸镁溶液10ml加入5%或10%葡萄糖溶液100～200ml中静脉滴注(缓慢)。甲状旁腺切除后，因骨饥饿征引起低钙血症常较严重，除了上述方法以外，应限制摄入磷，降低血磷有助于恢复血清钙浓度。还可用维生素D治疗，1, 25-(OH)$_2$D$_3$的作用较迅速，开始剂量为2～3μg/d，血钙恢复正常后，应迅速减量。如果合并碱中毒引起离子化钙减少时，应同时治疗其碱中毒。接受洋地黄治疗的患者，静脉注射钙剂有时可能出现治疗意外，故应慎用或应缓慢给药。

表 17-9　急性低钙血症的治疗

投给钙剂
静脉注射：10%葡萄糖酸钙液*10ml缓慢静脉注射(经10分钟)，其后继续补Ca^{2+}剂0.3～2.0mg/(kg · h)
口服：Ca^{2+}剂500～1000mg，每6小时1次
投给维生素D
麦角骨化醇(ergocalciferol) 1200μg/d (T1/2** = 30日)
二氢速[变]甾醇(dihydrotachysterol) 200～400μg/d (T1/2** = 7日)
1, 25-二羟胆骨化醇(1, 25-dihydroxycholecalciferol) 0.25～1.0μg/d (T1/2** = 1日)
心电图监测

*10%葡萄糖酸钙液10ml含Ca^{2+} 93mg；** T1/2 (half-life)为半衰期(半存留期)。

(引自：Prough D S，et al)

3. 慢性低钙血症的治疗　慢性低钙血症可口服钙剂和维生素D衍生物补充钙，口服钙剂是对一些症状较轻病例的最佳早期治疗方式，常用制剂为片剂，乳酸钙300mg(含钙60mg)，或可用咀嚼的葡萄糖酸钙1000mg(含钙60mg)与碳酸钙(含钙250mg)。如用乳酸钙或葡萄糖酸钙时，每次1～2g，每日3次。对口服钙无反应的患者，可同时口服大剂量维生素D治疗。一般用含1.25mg维生素D$_2$(50 000U)(麦角骨化醇)的胶囊，一般剂量是1.25～3.75mg/d。双氢速甾醇(DHT$_3$)增加血清钙浓度的能力是维生素D$_2$的3倍，每一个胶囊含0.125mg DHT$_3$，一般每日用0.25～1.00mg。甲状旁腺功能减退和假性甲状旁腺功能减退引起的轻度低钙血症，可单用口服钙制剂治疗。有时用噻嗪类利尿剂可收到额外效果，其可能机制为噻嗪类利尿剂可协助控制高尿钙。如果这些治疗无效时，可加用维生素D治疗。严重甲状旁腺功能减退的患者，可投给维生素D 50 000～100 000U/d。因为甲状旁腺功能减退而PTH缺陷导致25-(OH)D$_3$转变为1, 25-(OH)$_2$D$_3$的过程受损，从而使小肠吸收钙功能减少，为了克服这种缺陷，给予大剂量的维生素D是治疗甲状旁腺功能减退所致低钙血症的重要特点。可选用1, 25-(OH)$_2$D$_3$ 0.5～2μg/d或25-(OH)D$_3$ 50～200μg/d。钙剂与维生素D合用时，要避免发生高钙血症。假性甲状旁腺功能患者，应用1, 25-(OH)$_2$D$_3$治疗时，肾小管对PTH钙吸收反应正常。营养性维生素缺乏症患者，可用400U/d的维生素D$_2$或维

生素 D_3 口服治疗。治疗佝偻病时，口服维生素 D_2 500～5000U/d，肌内注射维生素 D_3 300 000～600 000U/d，必要时隔 1 个月后再注射 1 次，同时口服钙制剂治疗。

二、高钙血症

♣ **诊断要点**

(1) 血清 Ca^{2+}浓度>2.6mmol/L (10.5mg/dl)。

(2) 主要临床表现

1) 精神状态改变：意识错乱、嗜睡、精神异常、昏迷等。

2) 心电图表现：QT 间期缩短，严重高钙血症时也可出现 ST 段下降、T 波改变、窦性停搏及房室传导阻滞等。

3) 便秘、胰腺炎。

(3) 慢性高钙血症的特点：骨骼改变、带状角膜病。也许伴有以下疾病的临床特点：甲状旁腺功能亢进、恶性肿瘤、结节病、维生素 A 中毒。

(引自：Bongard F S，et al) (编者稍加修改)

(一) 概念

高钙血症 (hypercalcemia) 是指当血清蛋白浓度正常时，血清钙＞2.6mmol/L (10.5mg/dl)。不同患者对不同水平的血钙升高所表现出的症状有很大差异。有时仅在验血时发现，患者毫无症状，但也可发生严重的临床表现，如昏迷或谵妄等。在诊断高钙血症时，必须排除假性高钙血症，常见假性高钙血症发生的原因有以下三种：①在采血过程中，使用止血带时间过长或过紧而静脉过分瘀滞引起高蛋白血症；②高 γ 球蛋白血症或多发性骨髓瘤引起的副蛋白血症；③高白蛋白血症等。因此，诊断高钙血症时，以至少三次验血发现血钙浓度大于正常值上限为准。正确地检验高钙血症，应检查游离钙的浓度。但因不方便及费用较昂贵，所以临床上常检查总血清钙浓度。对于高蛋白血症患者，钙浓度的纠正方法是根据血清白蛋白浓度每增加 1g/dl，血钙浓度可增加 0.2mmol/L。

当血清白蛋白水平增高时，对其血钙浓度应加以校正，其校正公式为

$$校正血清钙(mg/dl) = 测量血清钙(mg/dl) - [(白蛋白\ g/dl - 4.0) \times 0.8]$$

$$校正血清钙(mmol/L) = 测量血清钙 - [(白蛋白\ g/dl - 4.0) \times 0.2]$$

在临床上，根据血清钙浓度可将高钙血症分为轻、中、重三度：轻度高钙血症的血清钙浓度为 11～12mg/dl；中度为 12～14mg/dl；如果血钙浓度超过 14mg/dl，应认为是重度高钙血症，这是一种危险状态，必须加以严密监护。

(二) 常见病因

高钙血症的最常见原因是恶性肿瘤 (占高钙血症患者总数的 45%) 和甲状旁腺功能亢进 (占高钙血症患者总数的 45%)，其他原因仅占 10%。ICU 患者高钙血症的危险因素在表 17-10 中进行了总结。

(1) 恶性肿瘤：可分为两种常见类型。

1) 恶性肿瘤体液性高钙血症 (HHM)：恶性肿瘤是高钙血症的最常见原因。其中常见的

是肺癌，特别是鳞状细胞癌。其他与之相关的肿瘤包括头部、颈部和食管的鳞状细胞癌及肾脏、膀胱、胰腺、乳腺和卵巢的腺癌。这些恶性肿瘤发生反分化时，可产生大量体液介质，如甲状旁腺激素相关多肽(PTHγP)，这种物质可与其受体结合，从而刺激骨吸收，并抑制肾脏的钙排泄，这种双重作用可使血钙浓度增高。

表 17-10　ICU 患者高钙血症的危险因素

钙摄入增加	维生素 D 转化增加
含钙抗酸药	骨破坏
乳–碱综合征	细胞因子
PTH 增加或 PTH 作用增强	其他
甲状旁腺功能亢进	噻嗪类利尿剂
维生素 D 中毒	固定化作用
恶性肿瘤所致高钙血症	甲状腺素毒性
PTH 相关肽	肉芽肿性疾病(维生素 D 转化)

(引自：Bongard F S，et al)

2)局部骨溶解高钙血症(LOH)：可见于已发生骨转移的乳腺癌、淋巴癌、多发性肌瘤，有时还有白血病，与这些肿瘤恶性细胞产生的破骨刺激因子直接作用于骨表面有关。这些因子包括 PTHγP、白介素、淋巴细胞毒素、转移生长因子、前列腺素和前列环素 D 等。淋巴组织瘤恶性细胞表达的 1α-羟化酶活性增加，引起 25-(OH)D_3 大量转化为 1,25-(OH)D_3，从而增加肠道钙的吸收，最后可能发生高钙血症。

(2)甲状旁腺功能亢进：在所有高钙血症患者中有 10%～20%出现原发性甲状旁腺功能亢进。原发性甲状旁腺功能亢进常见于甲状旁腺腺瘤(占 85%)、多发性腺瘤(占 5%)、甲状旁腺增生(占 10%)，只有<1%的患者为甲状旁腺癌。继发性甲状旁腺功能亢进见于维生素 D 缺乏症或慢性肾衰竭等引起的长期低血钙，刺激甲状旁腺代偿性增生，继发性 PTH 过度分泌，促进破骨细胞活性，破骨过程超过成骨过程，钙自骨释放入血，使血钙升高。

(3)维生素 D 中毒：常为医源性，可出现于大剂量维生素 D 治疗甲状旁腺功能减退、维生素 D 抵抗佝偻病、骨质疏松患者。

(4)甲状腺功能亢进：可因甲状腺激素直接刺激骨吸收增加。此外，甲状腺功能亢进症与甲状旁腺功能亢进症常可共存。中度甲状腺功能亢进症患者约 20%伴高钙血症。

(5)其他：维生素 A 过多症或中毒时，可增加 PTH 释放，骨吸收增加，引起高钙血症。乳–碱综合征是由于 Sippy 饮食中，常含碳酸钙与大量牛奶，加上肾损害和碱中毒造成尿钙排泄减少，引起高钙血症。其他病因还有噻嗪类利尿剂、肉芽肿类疾病、固定术、多发性内分泌瘤Ⅰ型和Ⅱ型、肾衰竭及家族性低尿钙性高钙血症等。家族性低尿钙性高钙血症(familial hypocalciuric hypercalcemia，FHH)也称良性家族性高钙血症，是由于常染色体发生基因突变导致甲状旁腺和肾小管细胞膜上钙受器和受体发生异常而引起的疾病，特别是肾脏对钙的清除减少；血清 PTH 水平正常或高于正常；相对较轻的高镁血症；血磷正常或低于正常；钙的排泌分数(FEca)<1%。在临床上，与轻度原发性甲状旁腺功能亢进相似，两者的鉴别要点为 FHH 有良性高钙血症的家族史和 FEca<1%，而原发性甲状旁腺功能亢进则通常 FEca>2%。FHH 通常无症状，没有相关合并症，亦不需要特殊治疗。多发性内分泌瘤（multiple endocrine neoplasia，MEN）有 3 种家族性综合征，其中两种由于甲状旁腺功能亢进而引起高钙血症。MEN Ⅰ型也称 Wermer 综合征，包括垂体、甲状旁腺及胰腺肿瘤三种。MEN Ⅱ型包括甲状腺髓样癌（MCT）和嗜铬细胞瘤两种。

表 17-11 对高钙血症的主要病因进行了总结。

表 17-11　高钙血症的主要病因

- 常见病因
  - 原发性甲状旁腺功能亢进（primary hyperparathyroidism）
    - 腺癌（adenoma）
    - 癌（carcinoma）
    - 增生（hyperplasia）
    - 恶性肿瘤
    - 体液性高钙血症（humoral hypercalcemia）
    - 骨溶解性疾病（lytic bone disease）
    - 1, 25-$(OH)_2D_3$ 的异位生成［ectopic 1, 25-$(OH)_2D_3$ production］
- 不常见病因
  - 遗传性疾病（inherited disease）
    - 多发性内分泌瘤Ⅰ型、Ⅱ型（multiple endocrine neoplasia type Ⅰ，Ⅱ）
    - 家族性低尿钙性高钙血症
    - 其他
  - 肉芽肿病（granulomatous disease）
  - 药物引起
    - 锂（lythium）
    - 维生素 D
    - 噻嗪类（thiazides）
    - 氨茶碱（aminophylline）
    - 雌性激素（estrogen）
    - 维生素 A
  - 乳–碱综合征
  - 非甲状旁腺性内分泌病（non-parathyroid endocrinopathies）
  - 固定术（immobilization）
  - 肾衰竭（renal failure）
  - 新生儿高钙血症（neonatal hypercalcemia）

（引自：Pollak M R，et al）

（三）临床表现

临床表现的严重程度取决于血钙升高的速度、程度及持续时间的长短。轻度高钙血症通常无症状，而中、重度及快速发生的轻度高钙血症常伴有明显的症状和体征。常见的症状和体征分述于下：

(1)神经肌肉和中枢神经系统：神经肌肉的兴奋性与体液电解质浓度和比例的相互关系为

$$神经肌肉的兴奋性 \propto \frac{[Na^+]+[K^+]}{[Ca^{2+}]+[Mg^{2+}]+[H^+]}$$

当血钙升高时，神经肌肉兴奋性降低，表现为腱反射消失及肌肉无力，下肢更明显；还可出现肌肉痛与关节痛等。中枢神经系统症状为表情淡漠、精神迟钝、木僵、嗜睡，甚至昏迷。

(2)心血管系统：Ca^{2+}对心肌细胞Na^+内流具有竞争抑制作用，称为膜屏障作用。高血钙时膜屏障作用增强，心肌兴奋性和传导性降低。Ca^{2+}内流加速，引起心脏动作电位平台期缩短，复极加速。高钙血症的典型心电图改变是QT间期缩短。严重高钙血症时也可出现ST段下降、T波改变、窦性停搏及房室传导阻滞等。高血钙对血管的影响可使小动脉收缩而发生高血压。高血钙可使心肌对洋地黄的敏感性增加，容易发生洋地黄中毒。

(3)消化系统：高血钙使胃肠道平滑肌张力降低，常表现为便秘，可视为高钙血症的早期症状。由于胃排空延迟而恶心、呕吐、厌食等。高血钙可导致胃窦G细胞分泌促胃液素增加，从而引起胃酸分泌过多，易发生溃疡病。钙容易沉积在含碱性胰液的胰导管及胰腺内，激活胰蛋白酶原，导致胰腺炎发作。

(4)泌尿系统：高血钙对肾脏的影响主要是肾小管损害，其次是易发生肾结石及肾钙质沉着。早期表现为浓缩障碍，晚期发展为肾衰竭。此外，还可继发水、电解质及酸碱平衡紊乱。在甲状旁腺功能亢进时，可发生Ⅱ型肾小管性酸中毒，表现为高氯性代谢性酸中毒。常因高血钙引起肾钙质沉着而造成肾小管堵塞、间质性肾炎、肾血管收缩、肾小球超滤系数减少等，导致肾功能不全。持续性高钙血症可引起慢性钙性肾病(chronic calcium nephropathy)，是以肾小球滤过率减低，蛋白质、细胞、管型相对减少和明显多尿为特点的间质性肾炎。多尿与低比重是尿浓缩功能障碍的早期表现。由于肾脏受累继发的水、电解质及酸碱失衡主要为低钾血症、低钠血症、低磷血症、低镁血症及代谢性酸中毒等。

(5)高血钙危象：临床特点是血钙>4.5mmol/L(18.75mg/dl)，伴严重脱水、循环衰竭、急性肾衰竭及神志障碍等。常发生顽固恶心、呕吐、多饮、多尿、脱水、高热、心律失常、嗜睡、谵妄、昏迷，甚至死于心搏骤停。这种高血钙危象患者有多年的甲状旁腺功能亢进和高钙血症病史，并有慢性合并症，包括肾结石和骨密度减低。甲状旁腺激素(PTH)通常大于正常值上限的5～10倍。

(四)诊断

(1)高钙血症最常见的病因为原发性甲状旁腺功能亢进症。本病进展缓慢，早期50%的患者仅仅表现为高血钙、低血磷和甲状旁腺激素增高，临床上勿轻易放过高钙血症这一早期诊断线索。

(2)高钙血症是指当血清蛋白浓度正常时，血清离子钙浓度升高。通常，临床上测定的血钙为血浆总钙，>2.6mmol/L(10.5mg/dl)即可认为是高钙血症。血浆总钙包括蛋白结合钙、复合钙和离子钙。根据血钙水平，高钙血症可分为轻度(血钙在2.7～3.0mmol/L)、中度(3.0～3.4mmol/L)及重度(3.4mmol/L以上)。血钙在3.75mmol/L(13.5mg/dl)以上，即为高钙危象。

(3)临床表现：神经精神症状的发生主要是高钙对脑细胞的毒性，可干扰脑细胞电生理活动。中枢神经系统症状为表情淡漠、精神迟钝、木僵、嗜睡，甚至昏迷。神经肌肉兴奋性降低，表现为腱反射消失及肌肉无力，下肢更明显；还可出现肌肉痛与关节痛等。高钙血症的典型心电图改变是QT间期缩短。严重的高钙血症也可出现ST段下降、T波改变、窦性停搏及房室传导阻滞等。便秘重者发生麻痹性肠梗性肠梗阻、急性胰腺炎。慢性高钙血症的特点：骨骼改变、带状角膜病。也许伴有以下疾病的临床特点：甲状旁腺功能亢进、恶性肿瘤、结节病、维生素A中毒。钙在肾实质中沉积可引起间质性肾炎、失盐性肾病、肾钙质沉积症，最终发展为肾衰竭，也易发生泌尿系感染和结石等。

(五)治疗

♣ **治疗要点**

(1)紧急治疗：重度高钙血症(血清钙＞12～13mg/dl)时，即使无症状也需要紧急治疗。通常需要采取以下四个方面的主要措施：①扩容，输注生理盐水的扩容治疗；②利尿剂，呋塞米冲击疗法；③降钙素；④减少骨质钙动员，帕米磷酸钠(pamidronate，APD)等。

(2)慢性治疗：包括轻度与中度高钙血症的治疗。①鼓励患者活动；②增加口服补液量；③口服磷酸盐类等。

要使血清钙浓度降低需采取以下措施：①抑制骨钙释放或增加钙在骨与其他组织的沉积，也可以两者都存在；②增加钙从细胞外液(ECF)中移出或抑制其在肠道的吸收；③通过螯合其他物质形成复合物形式以减少离子钙。

1. 治疗原发病 原发性甲状旁腺功能亢进患者应进行甲状旁腺切除，肿瘤患者应给予相应的合理治疗。

2. 紧急治疗 急性或出现明显症状的重症高钙血症患者需积极的治疗，特别是当血清钙浓度＞15mg%，可危及生命。有高钙危象者不管有无症状均应紧急处理。治疗的第一步是恢复体液的扩容治疗，第二步是在水分补足后，可以加上利尿剂，并用排钠性利尿剂，同时用盐和呋塞米可使尿排钠和排钙平行，且以较高的速度输注液体，但不发生肺水肿为其原则。

(1)输注生理盐水的扩容治疗：高血钙危象的患者，均伴有脱水，体液减少则肾小球滤过率降低，减少钙从肾脏的排出，故静脉输注大量生理盐水是初始治疗严重高钙血症的重要一步。其输入量一般为每日3～4L或更多(＞10L)。每小时200～300ml通常是安全的，在严密监护下每日可以输注超过10L的体液。治疗中注意输入量等于或稍大于排出量，以避免再出现脱水状态，此时使用生理盐水的机制是通过扩充血容量来稀释血钙，而且使肾排出钠的同时增加尿钙排出。根据情况也可用生理盐水加右旋糖酐-5(D5W)溶液(两者之比为4∶1)一起输注。根据血清电解质的测量值和尿钾、尿钠及尿量，可适当加入钾与镁的输入。纠正脱水状态后，可使血钙浓度下降0.5～0.75mmol/L(2～3mg/dl)。在静脉滴注上述液体的过程中，要注意监测心肺功能，特别是要测定中心静脉压(CVP)/肺毛楔压(PCWP)和胸部X线摄影等，注意避免发生肺水肿或心功能不全。常合用袢利尿剂作为辅助治疗不仅可减少液体过负荷的危险，也可以相应增加尿钙排泄。通常，只要患者心脏功能可以耐受，在监测血钙和其他电解质、血流动力学变化的情况下，以输入较大量的生理盐水为重要原则。

(2)呋塞米冲击疗法来增加钙排泄：常用初始呋塞米，促进钙离子由尿液排泄，效果更佳。呋塞米用量为 80～100mg，加入上述生理盐水静脉滴注小壶内投给，此后，呋塞米用量为 20～80mg，每 2～4 小时 1 次，以保证排出最大量的钠和钙。通过这种加强利尿法和生理盐水治疗，其钙净排泄率(net calcium excretion rate)可达到 2000～4000mg/24h，这种排泄率比单用生理盐水增加了 8 倍。呋塞米加生理盐水疗法的治疗机制是一方面盐水可阻止近曲小管对钙的吸收，另一方面呋塞米可阻止远曲肾小管对钙的吸收，促进钙离子由尿液排泄。但是，噻嗪类利尿剂可通过升高肾脏对钙的重吸收而减少钙排泄并易诱发轻度或暂时性高钙血症的危险，故在高钙血症时，不应该选用噻嗪类利尿剂。亚急性高钙血症每 4～6 小时给予呋塞米 40mg。在使用呋塞米之前，应确保患者已充分扩容，也就是说，只有等到体液容量补足后，才可用利尿剂，以增加排钠，并伴随钙的排出增多。

(3)减少骨质钙动员

1)二磷酸盐：能抑制破骨细胞活性，对存在破骨细胞活性增加的癌症患者也有效。目前它的替代药有帕米磷酸钠(APD)、阿来屈酯(alendronate)及羟乙双磷酸钠(etidronate)等。这些药物只通过静脉给药。APD 是目前最有效的抗骨吸收药物，是恶性高钙血症的首选药物。轻度或重度高钙血症常用的静脉注射剂量分别是 60mg 或 90mg，需经 4～24 小时静脉滴注，每 1～2 周可重复 1 次，以维持治疗。通常在 48 小时内有效率为 90%，并持续 2～8 周。APD 的副作用较少，但可能发生轻度一过性发热。阿来屈酯治疗高钙血症并非首选。二磷酸盐可由肾脏排出，对于有明显肾衰竭(估计肾小球滤过率＜20ml/min)的患者应半量静脉滴注，时间不少于 24 小时。羟乙双磷酸钠的有效率为 40%，常用剂量为 7.5mg/(kg · d)，加入生理盐水 250ml 中静脉滴注，连用 4～7 天，每次静脉滴注时间应超过 4 小时，肾衰竭时，应投给半量。

2)降钙素：能有效降低血钙，且作用比较迅速(24～48 小时)，具有抑制 PTH 的作用，抑制肾小管重吸收钙，抑制骨吸收。在高血钙危象时，可给予 4～8U/kg，每 6～12 小时 1 次，肌内或皮下注射。其缺点是常发生快速耐药性，可能与抗体产生有关。如果同时给予泼尼松，有协同效果，有时会延迟耐药性的发生。有时产生过敏反应，所以使用前可用降钙素 1U 做皮试，皮试反应阴性时，才可安全使用。降钙素能使 20%的患者在 2～4 小时内血钙恢复正常，并持续作用 2～3 天。虽然降钙素相对无毒性，但是＞25%的患者未见明显效果，所以，不适于作为高血钙危象的一线治疗药物。

3)光神霉素(mithramycin)：具有抑制 RNA 合成、对破骨细胞有细胞毒性、减少骨吸收的作用。其有效率为 60%，24 小时起效，48～72 小时达峰值，持续作用时间为 5～7 天。其使用剂量为 12.5～25μg/(kg · d)，静脉滴注需超过 4 小时，每 2～3 天 1 次。光神霉素的主要毒性是可发生肾功能不全、血小板减少症、肾脏毒性及肝脏毒性等，如果较长期重复输注，可引起骨髓抑制、肝肾功能损伤，限制了其长期使用。需监测血常规、血小板、PT/PTT 和肝肾功能等。

4)硝酸镓(gallium nitrate)：剂量为每日按每平方米体表面积投给 100～200mg，加入生理盐水 1000ml 中静脉滴注，连续 5 天。其有效率为 75%，但对肾脏有毒性，肌酐＞2.5mg/dl 时，应忌用。硝酸镓能减少羟磷化石晶体的溶解，减少骨吸收。

5)磷酸盐：剂量为每日给予 1000mg，在 8～12 小时内输完。过快、过多输注磷酸盐，有引起低血压、心脏猝死的危险。磷酸盐可阻止破骨细胞的骨吸收和肾脏的1, 25-(OH)$_2$D$_3$合成，减少肠道吸收钙，可提高钙磷乘积，使钙在胃、血管和软组织沉积。

6)氨磷汀(amifostine，WR-2721)：有机三磷酸盐，为放疗或化学药物治疗肿瘤中的正常组织保护剂，它可抑制 PTH 分泌以使血钙降低，并能直接抑制骨的重吸收，减少肾小管钙的重吸收。

7)顺铂(cisplatin)：有直接抑制骨的重吸收作用，具有安全、有效和疗效持久的特点，其疗效最短可维持 4 天，最长可达 115 天，平均 38 天，1 次静脉滴注剂量为 100mg/m^2。癌症引起的高钙血症在其他降钙药无效时可采用此药治疗。

8)钙螯合剂：依地酸二钠可与钙形成可溶解的复合物，从尿中排出。每日 2～4g 加入生理盐水中静脉滴注，于 4 小时滴完。此药对肾有毒，故有肾功能不全者应慎用或不用。

(4)其他治疗

1)泼尼松或甲泼尼龙：对高钙血症合并多发性骨髓瘤、恶性淋巴瘤、维生素 D 中毒，以及与1, 25-(OH)$_2$D$_3$相关的肿瘤或肉瘤或破骨细胞–激活因子(osteoclast-activating factor)等疾病有效。每日 40～60mg，口服或静脉投给。这种激素可能与降钙素有协同作用，对于1, 25-(OH)$_2$D$_3$相关性高钙血症有效，因为糖皮质激素能抑制1, 25-(OH)$_2$D$_3$的合成和减少小肠对钙的吸收而降低血清钙含量。

2)钙受体激动剂(calcium receptor agonists)：近来，它可能成为治疗原发性和继发性甲状旁腺功能亢进的选用药物。这种药物还可降低无机磷酸盐含量(Pi)和钙×磷酸盐的产量。

3)钙螯合剂：依地酸二钠(EDTA)可与钙形成可溶解的复合物，从尿中排出。用于高血钙危象，静脉注射剂量为 50mg/(kg · d)，加入生理盐水，持续 3～4 小时，最大剂量为每 24 小时不超过 3g，连续用 5 日。此药对肾有毒，故有肾功能不全者应慎用或不用。

4)透析治疗：包括腹膜或血液透析。可用于高血钙危象或顽固性高钙血症及肾衰竭。透析治疗可从血液中直接将钙去除，血液透析的钙净排泄率可达到每 8 小时 6000mg。对肾衰竭患者，血液透析或腹膜透析也是降低血钙的有效方法。

3. 慢性治疗　慢性治疗包括轻度与中度高钙血症的治疗，这是对原发病治疗的一种辅助治疗。

(1)鼓励患者活动。

(2)增加口服补液量。

(3)口服磷酸盐：如果血磷浓度不高时，可口服磷酸盐每日 1000～2000mg(磷钾片，1 次 3 片，1 日 3 次)。

(4)糖皮质激素：口服泼尼松每日 50～60mg，降低血钙的作用似不明显，但对有淋巴瘤、结节病、骨髓瘤和乳腺癌转移时的高钙血症效果较好。其作用机制为由于降低1, 25-(OH)$_2$D$_3$的血中浓度，并能抑制白介素-1、肿瘤坏死因子等对骨的破坏。一般有＞50%恶性肿瘤高钙血症患者对糖皮质激素无效，通常需要其他治疗方法。

(5)二磷酸盐：口服羟乙二磷酸二钠，剂量为 5～20mg/(kg · d)，口服阿来屈酯 10mg/d，或帕米磷酸钠 60～90mg 持续静脉滴注 4～12 小时，每 1～2 周 1 次，以后可改为每日 1 次。

(6)光神霉素：通过抑制骨吸收来降低血清钙浓度，每次 25μg/kg 溶于右旋糖酐-5(D5W)溶液中持续滴注 3 小时以上，注射后 24～48 小时开始发挥作用，维持数日，需要时隔 4～7 天重复 1 次。副作用为抑制骨髓活性和肝肾毒性。因此，有肝脏疾病和血小板减少者应为禁忌。光神霉素对有骨转移的乳腺癌有额外化疗作用，可促进骨愈合。

高钙血症的治疗原则归纳为表 17-12，供参考。

表 17-12 高钙血症的治疗原则

输液治疗	透析
盐水利尿（saline diuresis）	纠正其主要原因
二磷酸盐（bisphosphonates）	松动术（mobilization）
降钙素	甲状旁腺切除
硝酸镓（gallium nitrate）	停用有关药物
糖皮质激素	化学治疗
磷酸盐（phosphate）	

（引自：Pollak M R，et al）

参 考 文 献

方智野，刘志诚. 2003. 钙、磷代谢平衡与紊乱//朱蕾主编. 水、电解质与酸碱平衡紊乱. 上海：上海科学技术出版社，95-110.

李树清. 2008. 钙磷代谢障碍//金惠铭主编. 病理生理学. 7 版. 北京：人民卫生出版社，39-45.

朴镇恩. 2008. 钙代谢与障碍//朴镇恩编. 最新血液气体与酸碱平衡. 哈尔滨：黑龙江教育出版社，185-201.

山东医学院生物化学教研室. 1978. 骨的疾病与钙代谢//人体疾病生化紊乱. 北京：人民卫生出版社，306-324.

汪仕良，黎鳌. 1996. 创伤后水、电解质和酸碱失衡的类型//黎鳌主编. 现代创伤学. 北京：人民卫生出版社，238-248.

吴小南. 1999. 钙、镁的生理作用与钙缺乏症//颜世铭主编. 实用元素医学. 郑州：河南医科大学出版社，90-99.

姚培炎. 2000. 钙的代谢紊乱//王一山主编. 实用重症监护治疗学，55-58.

Ariyan C E，Sosa J A. 2004. Assessment and management of patients with abnormal calcium. Crit Care Med，32：S14.

Bai M，Pearce S H，Kifor O，et al. 1997. In vivo and in vitro characterization of neonatal hyperparathyroidism resulting from a de novo，heterozygous mutation in the Ca^{2+}-sensing receptor gene：Normal maternal calcium homeostasis as a cause of secondary hyperparathyroidism in familial benign hypocalciuric hypercalcemia. J Clin Invest，99：88-96.

Bilezikian J P. 1992. Management of acute hypercalcemia. N Engl J Med，326：1196-1203.

Braunwald E. 1998. Harrison's Principle of Internal Medicine. 14th ed. New York：McGraw- Hill Co.

Canavese C. 2005. Seizures and renal failure：is there a link? . Nephrology，dialysis，transplantation：official publication of the European Dialysis and Transplant Association - European Renal Association，20(12)：2855-2857.

Cho K C. 2010. Fluid & electrolyte disorders//Edited by McPhee S J. Current Medical Diagnosis & Treatment. 49th ed. New York：McGraw- Hill Med，788-815.

Cook J S，Stone M S，Hansen J R. 1992. Hypercalcemia in association with subcutaneous fat necrosis of the newborn：Studies of calcium-regulating hormones. Pediatrics，90：93-96.

Cooper M S，Gittoes N J. 2008. Diagnosis and management of hypocalcaemia. BMJ，336：1298.

Fong J，Khan A. 2012. Hypocalcemia：updates in diagnosis and management for primary care.Can Fam Physician，58(2)：158-162.

Goltzman D，Cole DEC. 2006. Hypoparathyroidism. In Primer on the metabolic bone diseases and disorders of mineral metabolism. American Society of Bone and Mineral Research，6：216.

Handy G N，D'Souza-Li L，Yang B，et al. 2000. Mutations of the calcium-sensing receptor(CASR) in familial hypocalciuric hypercalcemia，neonatal severe hyperparathyroidism，and autosomal dominant hypocalemia. Hum Mutat，16：281-296.

Heath D A. 1980. The emergency management of disorders of calcium and magnesium. Clin Endocrinol Metab，9：487-502.

Hosokawa Y，Pollak M R，Brown E M，et al. 1995. Mutational analysis of the extracellular Ca^{2+}-sensing receptor gene in human parathyroid tumors. J Clin Endocrinol Metab，80：3107-3110.

Kelly R A. 1994. Digitalis Glycocides//Edited by Hosenpud J D. Congestive Heart Failure. New York：Springer-Verlag，354-374.

Kiyoshi Kurokawa. 1987. Calcium-regulating hormone and the kidney. Kidney Int，32：760.

Kulpmann W R. 2007. Electrolytes，acid-base balance and blood gases. 2nd ed. New York：Springer Wien，696-793.

Kumar R. 1990. Vitamin D metabolism and mechanisms of calcium transport. J Am Soc Nephrol，3：30.

Mannstadt M，Clarke B L，Vokes T，et al. 2013. Efficacy and safety of recombinant human parathyroid hormone(1-84) in hypoparathyroidism(REPLACE)：a double-blind，placebo-controlled，randomised，phase 3 study. Lancet Diabetes Endocrinol，1：275.

Mortensen L，Hyldstrup L，Charles P. 1997. Effect of vitamin D treatment in hypoparathyroid patients：a study on calcium，phosphate and magnesium homeostasis. Eur J Endocrinol，136：52.

Motoyama H I，Friedman P A. 2002. Calcium-sensing receptor regulation of PTH-dependent calcium absorption by mouse cortical ascending limbs. Am J Physiol Renal Physiol，283：F399-F406.

Muller D，Hoenderop J G，van OS C H，et al. 2001. The epithelial calcium channel，ECaC1：molecular details of a novel player in renal calcium handling. Nephrol Dial Transplant，16：1329-1335.

Mundy G R，Reasner C A. 1995. Hypercalcemia//Edited by Jacobson H R. The Principles and Practice of Nephrology，2nd ed. St. Louis：Mosby，977-986.

Nadarajah A，Hartog M，Redfern B，et al. 1968. Calcium metabolism in acromegaly. BMJ，4：797-801.

Pollak M R，Seidman C E，Brown E M. 1996. Three inherited disorders of calcium sensing. Medicine(Baltimore)，75：115-123.

Pollak M R. 2004. Clinical disturbances of calcium，magnesium，and phosphate metabolism//Edited by Brenner B M. The Kidney. Volume 1. 7th ed. Philadelphia：Saunders，1041-1076.

Prough D S. 2006. Acid-base，fluid，and electrolytes//Edited by Barash P G. Clinical Anesthesia. 5th ed. Philadelphia：Lippincott Williams & Wilkins，175-207.

Rosenthal N，Insoqna K L，Godsall J W，et al. 1995. Elevations in circulating 1，25-dihydroxyvitamin D in three patients with lymphoma-associated hypercalcemia. J Clin Endocrinol Metab，60：29-33.

Rubin M R，Dempster D W，Sliney J Jr，et al. 2011. PTH(1-84) administration reverses abnormal bone-remodeling dynamics and structure in hypoparathyroidism. J Bone Miner Res，26：2727.

Rubin M R，Sliney J Jr，McMahon D J，et al. 2010. Therapy of hypoparathyroidism with intact parathyroid hormone. Osteoporos Int，21：1927.

RuDusky，B M. 2001. ECG abnormalities associated with hypocalcemia. Chest，119(2)：668-669.

Shane E. 1996. Hypercalcemia：Pathogenesis，clinical manifestations，differential diagnosis，and management//Edited by Favus M J. Primer on the Metabolic Bone Diseases and Disorders of the Mineral Metabolism. 3rd ed. Philadelphia：Lippincott-Raven，177-181，217-219.

Shoback D. 2008. Clinical practice. Hypoparathyroidism. N Engl J Med，359：391.

Sikjaer T，Rejnmark L，Rolighed L，et al. 2011. The effect of adding PTH(1-84) to conventional treatment of hypoparathyroidism：a randomized，placebo-controlled study. J Bone Miner Res，26：2358.

Silverberg S J. 2007. Vitamin D deficiency and primary hyperparathyroidism. J Bone Miner Res，22(Suppl 2)：V100.

Slomp J，Van der Voort P H，Gerritsen R T，et al. 2003. Albumin-adjusted calcium is not suitable for diagnosis of hyper-and hypocalcemia in the critically ill. Crit Care Med，31：1389.

Stewart A E. 1995. Malignancy-associated hypercalcemia//DeGroot Endocrinology. Philadelphia：Saunders，1061-1074.

Thakker R. 2006. Hypocalcemia：pathogenesis，differential diagnosis，and management. In Primer on the Metabolic Bone Diseases and Disorders of Mineral Metabolism，American Society of Bone and Mineral Research，6：213.

Winer K K，Ko C W，Reynolds J C，et al. 2003. Long-term treatment of hypoparathyroidism：a randomized controlled study comparing parathyroid hormone-(1-34) versus calcitriol and calcium. J Clin Endocrinol Metab，88：4214.

Winer K K，Sinaii N，Peterson D，et al. 2008. Effects of once versus twice-daily parathyroid hormone 1-34 therapy in children with hypoparathyroidism. J Clin Endocrinol Metab，93：3389.

第十八章　磷代谢平衡与障碍

第一节　磷代谢平衡

磷是人体必需的宏量元素，是重要的生命必需元素，羟磷灰石和氟磷灰石是骨骼和牙齿的组成成分；细胞能量代谢、细胞膜及遗传物质，如核酸等都需要磷的参与；许多酶都含有磷；磷酸缓冲系统在酸碱平衡的调控方面也起重要作用。磷又是循环于血清中的有机和无机分子的构成成分。在血清中的磷以有机磷与无机磷两种形式存在。有机磷全部由磷脂结合蛋白组成,无机磷是血循环内的主要形式。约 90%的无机磷是可超滤的,其中约 53%的血清超滤无机磷是游离状态，$H_2PO_4^-$ 与 HPO_4^{2-} 的比值是 1∶4；超滤磷酸盐的剩余部分以钠盐、钙盐与镁盐的形式存在。无机磷酸盐是从焦磷酸盐的一种离子成分或正磷酸衍生的离子型盐。在血液的 pH 正常范围内，不溶解的磷酸和三价磷酸盐的浓度很小。

$$H_3PO_4 \Longleftrightarrow H^+ + H_2PO_4^- \Longleftrightarrow H^+ + HPO_4^{2-} \Longleftrightarrow H^+ + PO_4^{3-}$$

在正常血浆谱 pH 为 7.4，$H_2PO_4^- / HPO_4^{2-}$ 之比是 1.4，并且其混合物的平均效价为 1.8。

一、磷在体内的分布

一般成人体内磷含量为 600～900g，多分布在细胞内。磷在人体的分布不均，在骨骼约占 85%，肌肉等软组织细胞内约占 14%，其余约 1%则在血液和细胞外液中。大部分磷在骨骼中形成骨盐。骨骼中的磷可以与细胞外液中的磷进行交换，但速度较慢，软组织中的磷则交换速度相对较快(图 18-1)。磷在不同的细胞中含量不完全相同。细胞中的磷大都以有机磷的形式存在，如焦磷酸、磷酸腺苷、磷酸肌苷、磷脂、磷蛋白、磷糖等。无机磷虽然含量很少，但大部分用来形成 ATP。正常成年人，血清无机磷为 0.81～1.45mmol/L (2.5～4.5mg/dl)。血浆中磷酸盐(phosphate)的分布可参见表 18-1。如果磷能全部通过肾小球，则超滤液中磷浓度的 1.18 倍为血浆磷浓度。此数值为血浆水纠正因素(血浆中含 93%的水)1.08 乘上 Gibbs-Donnan 纠正因素 1.09 所得。体内主要有两种形式的游离磷，即二价的 HPO_4^{2-}、单价的 $H_2PO_4^-$，在 pH 7.4 时，两者比例为 4∶1。

二、磷的生理功能

(一)促使骨骼形成和钙化

磷、钙组成羟磷灰石，又与氟、钙组成氟磷灰石，两者均是骨骼的物质基础，也是牙釉质的重要组成。正常成年人，体内含钙总量约 1000g，含磷总量约 682g。钙总量的 98%、磷总量的 85%在骨骼中。钙与磷在骨骼中结合形成无机盐，是骨盐的主要成分，后者和基质组成骨骼。儿童钙磷代谢不断更新，每年约更新 20%，成年以后需 10～12 年更新一遍。

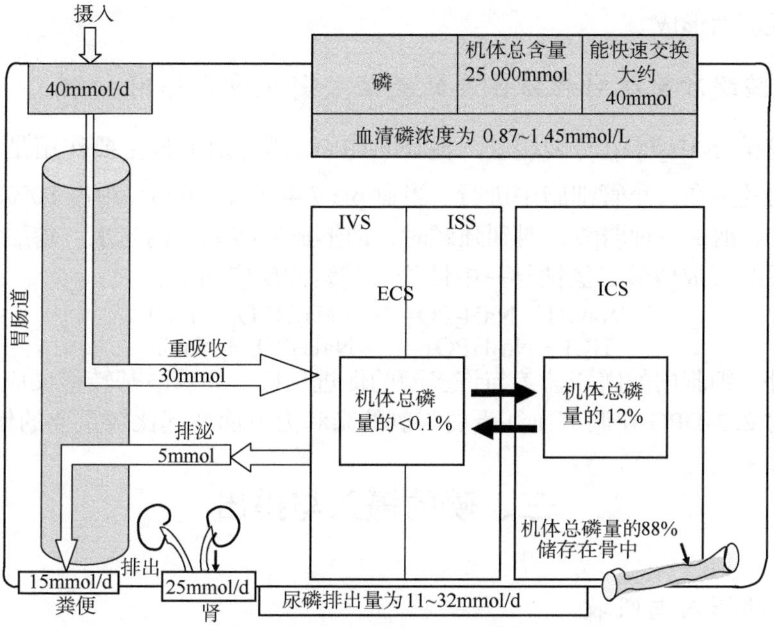

图 18-1　磷平衡示意图

ECS，细胞外间隙；ICS，细胞内间隙；ISS，细胞间隙空间；IVS，血管内空间

（引自：Kulpmann W R，et al）

表 18-1　正常人血浆中的磷酸盐分布

分布	含量(mmol)	含量(mg /dl)	占总量的百分比(%)
游离 HPO_4^{2-}	0.50	1.55	44
游离 $H_2PO_4^-$	0.11	0.34	10
蛋白结合	0.14	0.43	12
$NaHPO_4^-$	0.33	1.02	28
$CaHPO_4$	0.04	0.12	3
$MgHPO_4$	0.03	0.10	3
总量	1.15	3.56	—

（引自：Bringhurst F R，et al）

（二）构成所有生物基本结构的重要组成成分

磷脂组成细胞的膜性结构，包括外膜与内膜（内质网、溶酶体、核膜）的主要成分，还构成核酸的骨架；磷又是重要蛋白质（各种酶类等）等基本组成成分的必需元素。

（三）参与能量代谢与储存和转运

在能量的代谢、储存过程中起关键作用的是高能磷酸键 ATP-ADP 系统。ADP 可以接受一个磷酸基团和一部分能量，而形成 ATP。

$$ATP \Longleftrightarrow ADP + Pi \Longleftrightarrow AMP + Pi$$

当机体活动需要能量时，能量才从 ATP 中释放出来，供给生命活动。ATP 参与肌肉收缩、离子泵的运转、第二信使 cAMP 的形成。ATP 的形成主要是在细胞内的线粒体，通过氧化磷酸化反应而形成。

（四）磷酸缓冲系统对维持体液的酸碱平衡起重要作用

磷酸二氢钠（NaH_2PO_4）与磷酸氢二钠（Na_2HPO_4）缓冲对的最主要作用是在红细胞及其他细胞内，尤其是在肾小管细胞中进行。当血 pH 7.40 时，HPO_4^{2-} 约占 80%，$H_2PO_4^-$ 约占 20%。磷酸二氢钠是一种弱酸，遇到强碱时，即形成磷酸氢二钠与水。磷酸氢二钠是碱性盐，遇到强酸时形成磷酸二氢钠与一中性盐。其缓冲反应如下：

$$NaOH + NaH_2PO_4 \longrightarrow Na_2HPO_4 + H_2O$$
$$HCl + Na_2HPO_4 \longrightarrow NaH_2PO_4 + NaCl$$

除此之外，细胞内的磷酸盐参与许多酶的促进反应，如磷酸基转移反应、加磷酸分解反应等，并对 2, 3-DPG 在调节血红蛋白与氧的亲和力方面亦起比较重要的作用。

三、磷的摄入与排出

（一）磷的摄入与吸收

磷广泛存在于动物、植物之中，并与蛋白质或脂肪结合。正常成人每日从食物摄入的磷为 800～1500mg，每千克体重每日平均摄入磷量为 20mg。自消化液分泌到肠道的磷量为 100mg。磷在肠道各部位均可吸收，但最大吸收部位为空肠，吸收率达 70%，其次为回肠。食物中的有机磷酸酯，在肠管内被磷酸酶分解为无机磷酸盐后被肠道吸收。磷蛋白首先被分解成核苷酸或含磷氨基酸，再被肠黏膜细胞绒毛刷状缘上的碱性磷酸酶分解为无机磷后才能吸收。磷在肠道内的吸收过程是通过钠依赖吸收过程的主动吸收与通过肠黏膜细胞短路旁道的被动扩散两个途径进行。钠依赖性磷共同转运系统位于肠黏膜上皮细胞的肠腔侧。每 2 个 Na^+进入肠黏膜细胞内，可同时带入 1 个 $H_2PO_4^-$ 或 1 个 HPO_4^{2-}，这种吸收过程是逆肠腔与肠黏膜细胞内磷的浓度梯度进行消耗能量的主动吸收，也就是磷伴随 Na^+的吸收进入肠黏膜细胞内，又随 Na^+的泵出而至细胞外液（血管侧），称为继发性主动转运（secondary active transport）。

影响磷在肠道吸收的因素主要有：

（1）钙磷比值：一般认为，钙磷比值为 1∶1 有利于磷吸收。饮食中钙多时，磷吸收减少，可能是由于在肠道中形成磷酸钙而不易被吸收。

（2）维生素 D：不仅可促进钙吸收，而且亦增加对磷的吸收。其机制为 1，25-$(OH)_2D_3$ 可直接影响肠黏膜细胞膜上的钠依赖性磷共同运转系统（sodium dependent phosphate cotransport system）而增加对磷的主动吸收。

（3）含铝的制酸剂：胃病患者长期口服氢氧化铝凝胶，可与磷酸盐结合，减少磷在肠道内的吸收。

（4）吸收不良或继发性腹泻、脂肪痢等影响肠道吸收磷。

（二）磷的排出

每日从粪便排出的磷约 400mg。肾是排磷的主要器官，排磷约 800mg/d。肾排出的磷约占总磷排出量的 70%，其余 30%由粪便排出。肾脏对磷的调控作用是通过肾脏排磷的多少，以保持血中磷浓度的稳定。血浆中约10%的磷为与蛋白质结合的非肾小球滤过性磷，另90%能滤过，其中6%为与钙镁结合的磷，30%与钠结合，54%以离子形式存在。游离磷离子和这些复合物组成超滤性磷（UFPi）。正常成人每日平均有35mg/dl的UFPi经肾小球滤过，即每日有5.25g磷滤过肾脏。通常从肾小球滤过的80%～90%的无机磷被肾小管重吸收。在近曲肾小管有60%～70%被重吸收，而在远曲小管重吸收10%～20%，其余被排出（图18-2）。增加肾脏排泌磷的主要因素有：①甲状旁腺激素；②碱中毒；③渗透性利尿；④酮症酸中毒；⑤饮食中摄取磷增多。

成人每日从饮食中摄入的磷约为1200mg，主要在空肠中被吸收，磷在肠道的吸收包括以钠依赖的主动吸收和通过细胞旁道的被动吸收两种过程。磷的排出主要是通过肾脏排出（800mg/d）和粪便排出（400mg/d）。图18-3对正常磷代谢平衡进行了总结。

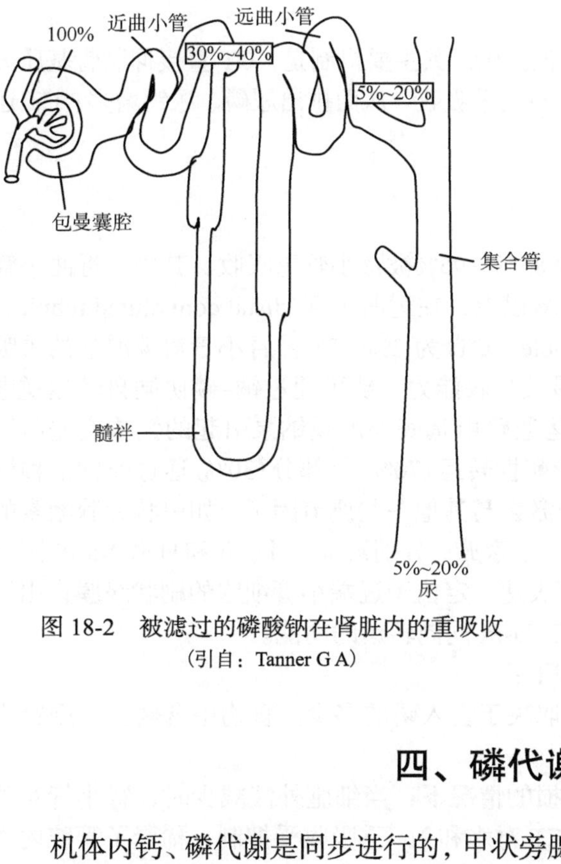

图18-2　被滤过的磷酸钠在肾脏内的重吸收
（引自：Tanner G A）

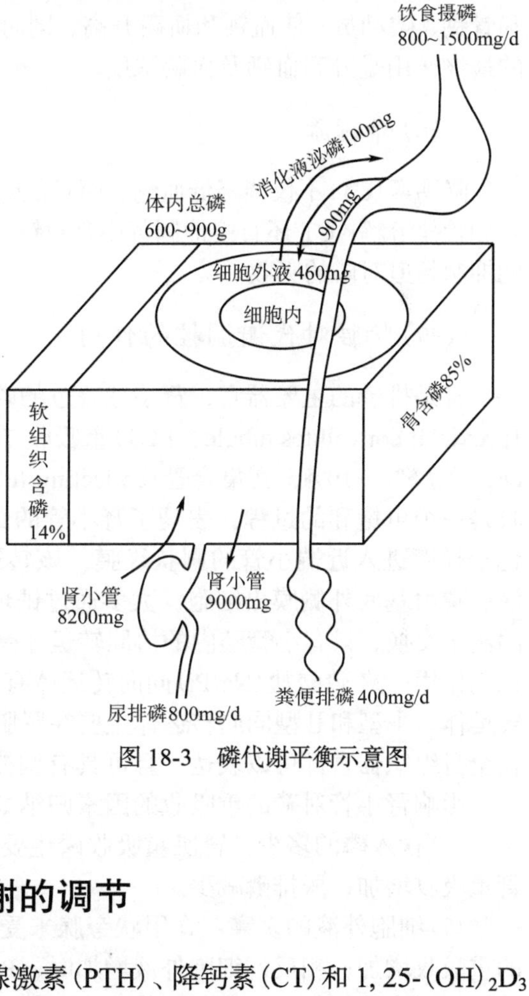

图18-3　磷代谢平衡示意图

四、磷代谢的调节

机体内钙、磷代谢是同步进行的，甲状旁腺激素（PTH）、降钙素（CT）和1, 25-$(OH)_2D_3$三个激素与肾脏、骨骼和小肠三个靶器官是钙、磷代谢的主要调节者，三者密切配合而起调节作用。对磷来说主要是PTH和1, 25-$(OH)_2D_3$。

（一）甲状旁腺激素

抑制近曲小管及远曲小管对磷的重吸收，而尿排磷增多。PTH也抑制近曲小管对钙、钠的再吸收，抑制钠吸收能力比磷高100倍，但钠还可在远曲小管再吸收，磷则不被重吸收。PTH是调节肾对磷的重吸收的主要激素，可增加磷的排泄。近髓质近曲小管对PTH较表面肾单位敏感。PTH刺激磷转运，主要通过cAMP水平的变化，使肾小管上皮刷状缘侧膜磷酸化。生理浓度的PTH主要通过蛋白酶C，仅高浓度的PTH才通过cAMP起作用。PTH增加基底侧膜钙流入，调节cAMP合成、磷酸二酯酶活性及其他代谢过程。此外，钙的进入可启动磷酸肌醇分解。综上所述，PTH具有升高血钙、降低血磷酸盐的作用。

（二）1, 25-$(OH)_2D_3$

1, 25-$(OH)_2D_3$能促进小肠对磷的吸收和转运，但较促进钙吸收入血的作用小一些；还能促进肾小管对磷的重吸收；1, 25-$(OH)_2D_3$和PTH有协同作用，两者可增加钙和磷转运和骨钙、磷动员，使血钙和血磷升高，同时，可促进骨骼生长。1, 25-$(OH)_2D_3$对钙磷调节的最终作用是升高血钙及血磷浓度。

（三）降钙素

降钙素（CT）不仅能降低血钙，而且能降低血磷。其主要机制是，CT直接抑制骨基质分解和骨盐溶解；CT还直接抑制肾小管对钙、磷的重吸收，从而排出尿磷、尿钙增多；CT还能抑制肠道对磷的吸收。

（四）肾脏对代谢调控的作用

肾是排磷的主要器官，肾小球滤过的磷85%～95%被肾小管重吸收，其中在近曲小管（proximal convolutes tubule，PCT）重吸收70%以上，在远曲小管（distal convoluted tubule，DCT）为5%～10%，在集合管（collecting tubule，CT）为2%～3%。肾小管对磷酸盐的重吸收是一个可饱和的过程，表现了肾小管的最大吸收能力。磷可通过钠–磷协同自转运逆电化学梯度进入近端小管的刷状缘膜，该转运通路由基底外侧膜钠泵引起的钠浓度差所激活。磷由基底外侧膜出细胞，大多通过钠依赖性转运（70%），部分（30%）通过非钠依赖性阴离子交换，只有小管腔内的协同转运才受激素与其他一些调节因子，如甲状旁腺激素的控制作用。钠-磷酸盐（Na-Pi）同向转运体有3个家族，分别被称为Ⅰ、Ⅱ和Ⅲ型Na-Pi同向转运体。Ⅰ型和Ⅱ型同向转运体主要在肾脏表达，定位于近端小管细胞的刷状缘膜；Ⅲ型在全身组织器官都可以表达，且可具有调控Na-Pi同向转运的功能。

影响肾小管对磷的重吸收的因素归纳如下：

（1）食入磷的多少：肾脏重吸收磷主要取决于食入磷的多少。食物中含磷少，则肾小管重吸收增加，尿排磷减少。

（2）细胞外液的多寡：在甲状旁腺未受损的情况下，当细胞外液减少时，肾小管对磷的重吸收增加；相反，细胞外液增加时，PCT对水和Na^+重吸收受抑制，稀释了管腔内磷浓度，因为该部位对磷的重吸收取决于管腔内磷的浓度。

（3）血液酸碱度：急、慢性碱中毒时，可增加肾小管对磷的重吸收而减少磷的排泄，相反，急、慢性酸中毒时，肾小管对磷的重吸收减少而增加磷的排泄。

（4）血清钙浓度：正常人血浆钙、磷离子浓度的乘积为一常数，即$[Ca^{2+}] \times [Pi] = 30 \sim 40$。由于钙、磷浓度乘积必须维持一常数，所以当血磷下降时，血钙必然升高；相反，当血磷上升时，血钙必然下降。当血钙浓度增加时，PTH 分泌减少，磷在肾小管重吸收增加，尿排磷减少；相反，血钙降低时，PTH 分泌增加，肾小管对磷的重吸收减少。

(5) PTH：是调节肾磷重吸收的主要激素，它通过抑制肾小管对磷的重吸收，增加尿磷排泌，降低血磷。

(6) 1, 25-$(OH)_2D_3$：增加肾小管对磷的重吸收，增加血磷。

(7) CT：抑制肾小管对磷的重吸收，可能与血浆离子钙减少，从而抑制近曲小管对磷的转运有关。

(8) 胰岛素、生长激素和甲状腺激素：均可使肾小管对磷的重吸收增加。胰岛素能使近曲小管对磷的重吸收增加，同时因减少糖原异生，减少胞质中的磷。

(9) 糖皮质激素：短期投给可的松或 ACTH 时，可引起不依赖于 PTH 的尿磷排泄，此时，肾小管对磷的重吸收减少。地塞米松可抑制近曲小管刷状缘膜依赖于钠的磷转运。

(10) 利尿剂：其中以乙酰唑胺的排尿磷作用最强，其次为噻嗪类利尿剂、呋塞米。乙酰唑胺的排尿磷作用是：与抑制近曲小管依赖于钠的碳酸氢盐转运有关。噻嗪类的尿排磷与抑制碳脱水酶活性、抑制 H^+排泄有关。呋塞米和依他尼酸等髓袢利尿剂的排尿磷机制是：呋塞米主要抑制碳脱水酶活性，抑制磷转运，增加磷排泄；依他尼酸抑制近曲小管对磷的重吸收。

肾小管对磷的重吸收过程：磷在肾小管的重吸收是通过钠、磷共同转运系统，在肾小管上皮的刷状缘，磷伴随 Na^+的吸收而进入肾小管上皮细胞膜，通过 Na^+载体和磷的载体转运系统进行。磷在通过肾小管上皮细胞基膜时，通过 Na^+，K^+-ATP 酶，将 Na^+自肾小管上皮细胞内泵到间质液中，而磷可由电位梯度，被扩散出去。当血浆磷增加时，磷在肾小球的滤过和重吸收也增加，但当肾小球滤过的磷达到一定程度之后，肾小管重吸收磷可达到最大的重吸收率(TmP)时，即使血浆中的磷再增加，肾小管重吸收磷也不再增加。因此，血浆磷在很窄的范围内受调节。

(五) 影响磷在细胞内外转移的主要因素

(1) 血液酸碱度：当血 pH 升高引起碱中毒时，葡萄糖的酵解增强，磷与葡萄糖代谢的中间产物结合增加，血浆中的磷进入细胞内增多；相反，酸中毒时细胞内磷可转移到细胞外，而可发生高磷酸盐血症。

(2) 葡萄糖和胰岛素：输注葡萄糖后，可刺激胰岛素释放，促进葡萄糖与磷进入细胞内，参与葡萄糖代谢。合并使用胰岛素和葡萄糖时，可加强上述过程而促使血磷进入细胞内。

(3) 细胞膜损伤：严重的肌肉损伤、肌纤维溶解、抗癌药物使淋巴系统恶性肿瘤细胞崩解等因素破坏细胞膜，将细胞内的磷释放到血液中，可引起高磷血症。

第二节 磷平衡紊乱及其治疗

> 血清磷酸盐的危急值(panic values for phosphate)：
> 低磷酸盐血症：成人危急值＜1.0mg/dl(＜0.32mmol/L)。
> 高磷酸盐血症：成人危急值＞9mg/dl(＞2.87mmol/L)。

一、低磷酸盐血症（低磷血症）

♣ **诊断要点**

(1) 血清磷离子浓度<2.5mg/dl(<0.81mmol/L)，严重者<1.0mg/dl。
(2) 主要临床表现
1) 可能出现肌无力，包括呼吸肌无力和心功能不全。
2) 存在氧输送受损证据。
3) 血小板和白细胞功能受损。当血磷浓度<1mg/dl 时，会发生溶血和横纹肌溶解。
4) 骨软化和骨痛等。

（一）概念

低磷酸盐血症（hypophosphatemia）是指正常成人血清无机磷酸盐浓度<0.81mmol/L (2.5mg/dl) 而言。低磷酸盐血症占住院患者的 2%，但某些人群有较高的患病率，如嗜酒者，约占住院患者的 10%。低磷酸盐血症的发生率为(0.24～2.15)/1000，但低血磷并不意味着磷缺乏，当体内磷缺乏时，血磷可正常甚至升高。儿童血清磷酸盐<1.4mmol/L (4.3mg/dl) 才能诊断为低磷酸盐血症。在临床上，根据血清磷酸盐水平将其分为轻、中和重度低磷酸盐血症。轻度磷酸盐血症的血清磷酸盐浓度为 2.0～2.5mg/dl，中度低磷酸盐血症的血清磷酸盐浓度为 1.0～2.0mg/dl，通常不发生明显的低磷症状，对比之下，在重度低磷酸盐血症（其血磷浓度低于 1.0mg/dl）时常出现较明显的低磷血症的临床征象。

（二）病因

(1) 肠道吸收能力下降：长期低磷饮食或饥饿或吸收不良、呕吐、腹泻、吸收不良综合征、长期使用含镁或含铝制酸剂等。

(2) 泌尿系统丢失增加：通过肾脏排出增加是低磷血症最常见的原因。长期用利尿剂、糖皮质类固醇、慢性酒精中毒、甲状旁腺功能亢进（原发性、继发性）、肾小管性酸中毒、维生素 D 缺乏或维生素 D 抵抗性佝偻病、代谢性酸中毒、糖尿病酮症酸中毒、血容量增多或盐水输注、醛固酮增多症等。酒精中毒时可出现低磷酸盐血症，可能由于进食少、腹泻、呕吐、抗酸剂的使用和饥饿后再进食效应。还可能与酒精性酸中毒而细胞内有机磷酸盐分解增加，并发生尿磷酸盐增多等有关。

(3) 跨细胞再分布：①呼吸性碱中毒时发生血清磷酸盐下降的主要机制是。由于磷酸盐的细胞转移以缓冲碱中毒而交换有机酸；还可由于呼吸性碱中毒时，CO_2 由细胞内自由移出，迅速弥散，导致细胞内 pH 上升，激活磷酸果糖激酶促使葡萄糖和果糖磷酸化，细胞内磷酸化的糖类增加，使血磷酸盐下降，而尿磷酸盐排泄减少。呼吸性碱中毒可见于酒精中毒和各种代谢性脑病患者的过度换气，此时常使血磷酸盐下降。在代谢性碱中毒时，因血中 HCO_3^- 增加，可引起中度血磷酸盐降低，伴有尿排磷酸盐增加。总之，碱中毒时，即 pH 升高时，血浆中磷进入细胞内增加，并加强葡萄糖的酵解，磷与葡萄糖代谢的中间产物结合较多，这是呼吸性或代谢性碱中毒使血磷酸盐降低的主要机制。②胰岛素水平升高，使用胰岛素之后，常出现磷的细胞内转移。输入葡萄糖后，由于胰岛素释放增加，促使葡萄糖与磷进入细胞内，参与葡萄糖的代谢，而血磷酸盐降低。

表 18-2 对低磷酸盐血症的发生原因进行了总结。

表 18-2　低磷酸盐血症的发生原因

尿磷排泄增加	慢性腹泻（chronic diarrhea）
甲状旁腺功能亢进	结合磷酸盐的制酸剂（phosphate-binding antacids）
血容量增加（volume expansion）	慢性酒精中毒（chronic alcoholism）
维生素 D 缺乏或抵抗	磷的分布异常
Fanconi 综合征	急性呼吸性碱中毒（acute respiratory alkalosis）
乙酰唑胺（acetazolamide）	骨饥饿综合征（hungry bone syndrome）可发生于甲状旁腺切除术后
肾脏移植术后	糖尿病酮症酸中毒的治疗
遗传性疾病	营养性疾病或嗜酒者饥饿后再进食效应
胃肠道吸收磷减低	白血病（leukemia）
磷摄入不足	

（引自：Pollak M R，et al）

在重症监护病房（ICU）中，低磷酸盐血症的最常见原因是使用胰岛素和葡萄糖或急性通气过度或慢性酒精中毒等（表 18-3）。在治疗糖尿病酮症酸中毒等过程中，应注意观察或检查血磷，以防止发生低磷酸盐血症。此外，应用呼吸机治疗的过程中，不慎发生急性呼吸性碱中毒时，若过度通气 10 分钟就有可能使血 pH 升高，磷自血浆转移入细胞内，可导致血磷酸盐降低，因此，在 ICU 中，使用机械呼吸的患者，定期查血磷酸盐是必要的。慢性严重酒精中毒患者的 1/2 以上都存在低磷酸盐血症。这是因为慢性酒精中毒患者易发生呼吸性碱中毒而使血清磷转移入细胞内、饮食摄入减少而从胃肠道吸收磷减少、在治疗过程中投给的葡萄糖又促进磷进入细胞内、伴有近曲小管的慢性损伤导致磷酸盐从尿中排出增加、乙醇本身可引起磷酸盐尿或伴低镁血症致增加磷酸盐尿等。

表 18-3　在重症监护病房患者中可致低磷酸盐血症的危险性疾病

先天的全身或细胞外磷减少	细胞外磷的急性重新分布（acute redistribution of extracellular phosphorus）
营养不良	呼吸性碱中毒
肾脏丢失磷酸盐的慢性增加	脓毒病（sepsis）
糖尿病酮症酸中毒（渗透性利尿）	水杨酸盐中毒
酒精中毒	肝性脑病（hepatic encephalopathy）
维生素 D 缺乏	毒性休克综合征（toxic shock syndrome）
脂肪吸收障碍（fat malabsorption）	投给葡萄糖–胰岛素（glucose-insulin administration）
慢性使用抗酸剂（chronic antacid use）	糖尿病酮症酸中毒
	再进食综合征（refeeding syndrome）
	静脉内高营养法（hyperalimentation）
	高钾血症的治疗

（引自：Bongard F S，et al）

（三）临床表现

磷为机体的重要能量来源，低磷酸盐血症可引起 ATP 合成不足和红细胞内 2, 3-二磷酸甘油酸盐(2, 3-DPG)减少，因此直接影响红细胞将氧输送到组织中的功能。

1. 血液学方面

(1)红细胞功能障碍：当红细胞内缺磷时，2, 3-DPG及ATP生成减少。ATP的功能是对维持红细胞膜的完整性及结构起重要作用。正常的2, 3-DPG对于氧合血红蛋白起一种独特的变构效应，使氧解离曲线右移，因而增加组织对氧的利用。如果红细胞2, 3-DPG减少则降低红细胞向外输送氧的作用。

(2)溶血现象：当血清磷酸盐低于 0.32mmol/L(1mg/dl)时，红细胞的能量代谢就会受到影响而ATP生成减少到临界水平，不能维持其红细胞膜的完整性，从而发生溶血现象。

(3)白细胞功能异常：由于低磷血症而导致ATP生成不足，可能也包括膜磷脂合成不足，结果发生白细胞的趋化、吞噬作用和杀菌功能受到损伤。

(4)血小板功能障碍：低血酸盐磷时，血小板数量减少，血小板直径增大，其寿命变短，血小板ATP含量减少，血块收缩功能损伤等。

2. 神经肌肉与中枢神经系统

(1)肌肉痛：慢性磷缺乏可导致近端肌肉萎缩和疼痛。因肌细胞内含磷量减少，而水及钠含量增加，肌细胞膜电位减低。

(2)肌无力：低磷酸盐血症时，可出现明显肌乏力与无力，严重时，可进展至麻痹性肌无力。有时膈肌活动亦受限、呼吸肌无力或麻痹而发生窒息。

(3)横纹肌溶解：是重度低磷酸盐血症的少见并发症，其发病机制与ATP缺乏有关。横纹肌溶解的表现是血清肌酶浓度升高，例如，醛缩酶和磷酸肌酸激酶增加；肌肉虚弱综合征；肌肉疼痛伴肌球蛋白尿症等。

(4)中枢神经系统：可发生与低血磷有关的代谢性脑病，可有易烦躁、忧虑、麻木、感觉异常、构语障碍、癫痫样发作及昏迷等。这种代谢性脑病是由于继于ATP耗竭的脑能量代谢异常所致。

3. 心血管系统 低血磷引起心肌收缩力下降，心脏每搏输出量减少，使左心室终末压升高，甚至可发生心力衰竭。

4. 骨骼系统 低血磷可引起骨软化和骨痛，主要为负重骨如下肢、腰下部、骨盆与髋部骨等。血磷酸盐降低时，发生破骨细胞活动加强，骨骼的吸收增加，可导致佝偻病及软骨病，有时发生病理性骨折(表18-4)。

表18-4 严重低磷酸盐血症的主要临床表现

呼吸系统	吞噬细胞功能紊乱或化学毒
急性呼吸衰竭(acute respiratory failure)	神经系统
呼吸器依赖	精神变化状态(altered mental status)
骨骼肌系统	步态障碍(gait disturbance)
肌肉虚弱(muscle weakness)	感觉异常(paresthesia)
横纹肌溶解(rhabdomyolysis)	心血管系统
骨性脱钙(bone demineralization)	心肌病(cardiomyopathy)
血液系统	正性肌力降低(decreased inotropy)
溶血(hemolysis)	

(引自：Trzeciak S，et al)

（四）诊断要点

（1）参考可能发生低磷酸盐血症的原因及其病史：如在临床上，酒精中毒，特别是在戒酒阶段，易发生低磷酸盐血症的可能原因包括进食过少、呕吐或腹泻、过多输入葡萄糖液、戒酒致特征性过度通气、乙醇性排泌磷酸盐尿增加或伴钙缺乏致继发性甲状旁腺功能亢进等均可降低血清磷酸盐。

（2）临床表现：轻、中度或短暂性低磷酸盐血症时，其临床表现不明显。因为无特征性症状与体征，故常漏诊或易被其他疾病表现掩盖。当重度低磷酸盐血症时，除了食欲缺乏、恶心呕吐等消化道症状外，还有肌肉虚弱综合征（muscle weakness syndrome），常伴有肌肉疼痛，甚至可发生麻痹性肌无力或横纹肌溶解；严重时可引起中枢神经功能障碍症状，常有代谢性脑病表现；当血磷浓度＜1mg/dl 时，可发生溶血等症状，此外，还可有血小板功能障碍和白细胞功能障碍等血液系统症状或骨痛等。

（3）实验室检查

1）血清磷酸盐水平低于 0.81mmol/L（2.5mg/dl）时，可诊断为低磷酸盐血症。

2）检查尿磷水平可有助于鉴别低磷酸盐血症的原因疾病。若低磷酸盐血症伴有尿排磷增加时，可考虑是由肾脏疾病对磷酸盐的重吸收功能障碍引起。若伴有尿磷排出低于 4mg/dl，可考虑因胃肠道对磷的吸收障碍或磷酸盐骨内转移引起的低磷酸盐血症或磷向细胞内转移等。

（五）治疗

♣ 治疗要点

（1）紧急治疗：对严重低磷酸盐血症（＜1～1.5mg/dl）或发生肌无力累及呼吸肌导致呼吸衰竭等症状性低磷酸盐血症（symptomatic hypophosphatemia）患者，应立即采取紧急措施。通常需要磷酸钠盐或磷酸钾盐静脉滴注，推荐剂量为 5～7.0mg/kg，超过 4～6 小时缓慢输入。在静脉滴注过程中，反复进行血磷测定，并严密监护。

（2）轻、中度低磷酸盐症的治疗：口服摄入磷，其中最安全有效的方法是服用低脂牛奶；亦可服用磷酸盐等。

（1）对原发病的治疗：很多情况下原发病因如营养治疗、过度换气等大多为短暂性低磷酸盐血症，故对原发病因进行治疗即能使血磷酸盐恢复正常。

（2）轻、中度低磷酸盐症的治疗：口服摄入磷，其中最安全有效的方法是服用低脂牛奶，每毫升含 0.9mg 磷。较重的低磷酸盐血症，每日需服牛奶 960～1920ml，每 240ml 含 216mg 磷。平均每日需 1000～2000mg 磷，在 7～10 天内将磷补足。亦可服用磷酸盐，但几乎所有商品性口服磷酸盐均可致腹泻。临床上，疑有肾脏丢失磷或胃肠丢失磷较重或因酒精中毒、营养不良等而缺磷时，应适当补充磷酸盐。

（3）重度或急性低磷酸盐血症的治疗（表 18-5）：严重低磷酸盐血症（＜1.0～1.5mg/dl）或发生肌无力累及呼吸肌导致呼吸衰竭等症状性低磷酸盐血症（symptomatic hypophosphatemia）患者，需要立即采取紧急措施。可用磷酸钠盐或磷酸钾盐静脉滴注，推荐剂量为 5～7.0mg/kg，超过 4～6 小时缓慢输入。静脉补充磷酸盐溶液的潜在副作用包括手足搐搦（由于离子钙降低引起）、软组织转移性钙化及高钾血症（使用钾盐时）。因而

表 18-5 重度或伴症状性低磷酸盐血症的急性处理

静脉滴注磷酸盐：0.2～0.68mmol/(kg · 12h) [5～16mg/(kg · 12h)]
磷酸钾盐（含磷酸盐 93mg/ml）
磷酸钠盐（含磷酸盐 93mg/ml）

（引自：Prough D S，et al）

静脉滴注这些药物仅用于严重症状性低磷酸血症患者。静脉输注时，可加于右旋糖苷液或 0.9%氯化钠溶液 1000ml 中。在静脉滴注过程中，反复进行血磷测定，并需要严密监护。

在表 18-6 中介绍了肾功能正常的低磷酸盐血症患者建议使用的静脉输注磷酸盐的经验性剂量，若合并肾功能不全，建议投予量为≤50%的初始经验剂量。明显肥胖患者应计算其调整体重（AdjBW），按调整体重计算其静脉输注磷酸盐的经验剂量，这种给法可避免过多剂量引起的高磷酸盐血症，以使其危险性最小化。

表 18-6 低磷酸盐血症的经验性治疗建议

血清磷酸盐含量 (mg/dl)	静脉输注磷酸盐剂量 (mmol/kg)[a, b]
2.3～2.7	0.08～0.16
1.5～2.2	0.16～0.32
＜1.5	0.32～0.64

a. 肾功能正常的患者；若肾功能不全时，应投给≤50%的初始经验剂量；最大滴注速率为 7mmol/h。b. 明显肥胖患者[理想体重＞130%，或体重指数 (IBM) ＞30kg/m^2]，建议计算其 AdjBW，其 AdjBW（男）计算公式为=[体重 (kg) – IBM (kg)] ×0.3 + IBM；AdjBW（女）=[体重 (kg) – IBM (kg)] ×0.25 + IBM。

（引自：Kraft M D，et al）

为了预防低磷血症的发生，建议在以下情况时采取相应的措施：①在输注葡萄糖时，需要考虑补充磷；②接受肠外高营养的成年患者，每日大约需要 1g 磷，或每 1000kcal 的能量约需补充 12mmol (372mg) 磷；③治疗糖尿病酮症酸中毒时，常规补充磷已得到学者们的认同。

二、高磷酸盐血症（高磷血症）

♣ **诊断要点**

(1) 血清磷浓度＞1.61mmol/L (5mg/dl)。
(2) 主要临床表现
1) 通常无急性症状。
2) 可出现低钙血症的特征：手足搐搦，严重时发生抽搐、癫痫样发作。
3) 心脏传导功能障碍。
4) 转移性软组织钙化。

（一）概念

高磷酸盐血症 (hyperphosphatemia) 是指正常成人血清磷＞1.61mmol/L (5mg/dl)，儿童＞2mmol/L (6.2mg/dl)。正常肾脏有足够的能力排出大量的磷，故通常不易发生高磷酸盐血症。血磷在夏季偏高，中午较早晨高，生长发育期偏高。如果采血时溶血，则血磷浓度呈假性升高。

（二）病因

1. 肾脏排磷功能障碍

(1) 急、慢性肾衰竭：由于肾小球滤过率降低，特别是其滤过率低于正常的1/6时，肾脏排磷减少，血磷升高，血清Ca^{2+}浓度降低，后者可引起甲状旁腺释放甲状旁腺激素（PTH）。如果肾小球滤过率进一步降低，当继发性PTH分泌，不能再促使磷的排出时，则造成血磷酸盐增多。由于肾实质破坏，1, 25-$(OH)_2D_3$生成降低，直接影响肠道吸收钙而加重低钙血症，造成血磷酸盐升高。两者形成正反馈，加剧高血磷酸盐的发生。

(2) 甲状旁腺功能降低、假性甲状旁腺功能低下：由于PTH分泌减少，尿排磷减少；PTH分泌减少时，维生素D的活性也减低，造成血钙减少而加重高血磷酸盐。

(3) 肢端肥大症：由于生长激素过多，促进1, 25-$(OH)_2D_3$生成，后者能增加肾对钙磷的重吸收；生长激素增多，还能促进肠道钙磷吸收，可发生高磷酸盐血症和高钙血症。

2. 磷酸盐负荷增加

(1) 摄磷酸盐增加：输入磷制剂过多或过快时，可引起高磷酸盐血症。短时间内食入大量含高磷酸盐的食物或过多使用含磷缓泻剂。

(2) 维生素D中毒：维生素D可促进肠道吸收磷酸盐，又能促进肾小管对磷酸盐的重吸收，导致血磷酸盐升高。

(3) 分解代谢升高或组织破坏：主要发生于甲状腺功能亢进、急性溶血或骨骼溶解等。甲状腺激素能促进肾小管对磷酸盐的重吸收及骨盐溶解，故甲状腺功能亢进可发生高磷酸盐血症。血型不合的输血、阵发性夜间血红蛋白尿或横纹肌溶解等，因为大量红细胞或肌细胞破坏，细胞内的磷移出到血液中，使血磷酸盐升高。

(4) 肿瘤及肿瘤溶解综合征：应用抗癌药物治疗恶性肿瘤时，如治疗淋巴系统恶性肿瘤，因淋巴母细胞内较其他细胞含磷量高，当抗癌药物崩解肿瘤细胞时，其细胞内的磷被释放到血液中，引起高磷酸盐血症。

3. 跨细胞再分布

(1) 酸中毒：呼吸性酸中毒或乳酸性酸中毒时，由于细胞代谢障碍，细胞内磷转移到细胞外，而发生高磷酸盐血症，但这种高磷酸盐血症多较轻，而且呈一过性。

(2) 胰岛素缺乏：通常，胰岛素能使磷从细胞外转移入细胞内，但是胰岛素缺乏时，不能促使葡萄糖与磷进入细胞内而使血磷酸盐增高。

高磷酸盐血症的主要病因在表18-7进行了总结。

表18-7　高磷酸盐血症的主要病因

肾脏排磷酸盐减少	磷的再分布
肾功能不全（renal insufficiency）	肿瘤溶解综合征（tumor lysis syndrome）
甲状旁腺功能减退，假性甲状旁腺功能减退	呼吸性酸中毒（respiratory acidosis）
肢端肥大症（acromegaly）	外源性磷酸盐摄入增加
肿瘤性钙质沉着症（tumoral calcinosis）	含磷灌肠剂的吸收
	静脉输注磷酸盐制剂

（引自：Pollak M R，et al）

（三）临床表现

高磷酸盐血症必然引起低血钙，这是因为钙磷乘积为一常数，血浆中钙与磷浓度关系密切。正常时两者的乘积[Ca]×[P]为30～40。当血磷上升时，血钙必然下降。血无机磷浓度增加时，骨盐中钙的溶解度降低，使血钙–骨钙平衡向右进行。磷具有对抗甲状旁腺激素的作用，能抑制肾脏1α-羟化酶和骨的重吸收，可引起以下三种后果：

（1）低钙血症：可发生手足搐搦，严重时发生抽搐、癫痫样发作，Chvostek征和Trousseau征阳性。其症状与低钙血症的发生速度及程度有关。

（2）转移性软组织钙化：高血磷的另一个后果是无定形磷酸钙形成的异位钙化。钙磷浓度的乘积超过40，特别是超过70时，更易引起软组织的异位性钙化，主要发生在结膜、肾、肺、血管壁、关节周围及心脏等。以肾脏最易受害，当肾间质钙化，可发生肾功能损害，也较易发生尿路结石。关节周围也可发生转移性钙化。当心脏发生钙化时，可发生心功能不全或心律失常。主动脉瓣钙化时，可发生主动脉瓣狭窄或关闭不全，可出现相应的症状及体征。

（3）继发性甲状旁腺功能亢进：血磷酸盐缓慢升高，血钙降低引起继发性甲状旁腺功能亢进，使血钙浓度正常，或血钙高于正常。

（四）诊断要点

1. 病因与病史 高磷酸盐血症最常见的原因疾病为急、慢性肾衰竭。一旦发生急性或慢性肾衰竭时，几乎都引起高磷酸盐血症。此外，磷在细胞内外重分布的因素，如酸中毒、胰岛素缺乏、分解代谢亢进、有肿瘤及溶解综合征等病史，也有助于诊断。

2. 临床表现 缓慢或轻度高磷酸盐血症时，其临床症状不明显，但是急性或重度高磷酸盐血症时常出现低钙血症的临床表现及其进展性后果：①低钙血症和手足搐搦与抽搐；②转移性软组织钙化；③继发性甲状旁腺功能亢进等。

3. 实验室检查

（1）血清磷酸盐含量，成人＞1.61mmol/L（5mg/dl），儿童＞2mmol/L（6.2mg/dl），即可诊断为高磷酸盐血症。

（2）血清肌酸激酶（creatine kinase，CK），又称磷酸肌酸激酶（creatine phosphokinase，CPK）。血浆CPK含量为25～200U/L。伴血浆CPK水平增高时，可考虑由肌病引起的高磷酸盐血症。

（3）血清肌红蛋白水平增高和尿肌红蛋白含量增加时，提示肌肉细胞溶解。

（五）治疗

♣ 治疗要点

（1）紧急处理：如果显示心脏传导阻滞或有症状伴严重低钙血症时，需要紧急处理。单纯血磷增高时并不需要立即处理。

1）无肾衰竭的急性或重症高磷血症的急症处理，包括限磷（包括磷酸盐结合剂以减少胃肠道吸收）、扩容（输入葡萄糖溶液，同时加入胰岛素或输入生理盐水等）、利尿和对高钾血症与低钙血症的处理等。

2)伴肾衰竭的患者，应给予血液透析治疗来控制高磷酸盐血症。

(2)慢性高磷酸盐血症的治疗：①减少磷摄取量；②氢氧化铝凝胶；③钙制剂等；④镁制剂等。

1. 积极防治原发病

2. 急性高磷血症的治疗

无肾衰竭的急性或重症高磷血症的急症处理，包括限磷、扩容、利尿和对高钾血症与低钙血症的紧急处理。

(1)限磷：限制磷摄入和防止输入磷制剂过多或过快等，在很大程度上能防止高磷血症的发生。

(2)扩容：输入葡萄糖溶液，同时加入胰岛素或输入生理盐水等。补充足够量的液体对急性高磷血症治疗和防止急性肾衰竭具有很重要的意义。

(3)利尿：选用排钠利尿剂亦可降低血磷酸盐的作用。

(4)对高钾血症的处理：葡萄糖和胰岛素的合并使用，不仅使细胞外 K^+移入细胞内，而且使血磷移入细胞内，可使血磷酸盐浓度降低同时血钾也暂时性下降。

(5)对低钙血症抽搐的处理：10%葡萄糖酸钙 10～20ml，10～20 分钟静脉注射。必要时缓慢静脉滴注葡萄糖酸钙，20mg/kg，4～8 小时缓慢输注。碳酸钙可提高钙磷乘积，应当避免用于急性高磷血症患者。

(6)透析治疗：伴肾衰竭的患者，应给予血液透析治疗来控制高磷酸盐血症，但是其作用很短暂，与细胞外液中磷所占的比例很小有关。

3. 慢性高磷酸盐血症的治疗　主要是减少磷摄取量，除了避免食物中含大量的磷以外，可选用以下几种方法：

(1)铝制剂：氢氧化铝凝胶可在肠道内和磷结合，以减少磷在肠道的吸收，但可致便秘，长期用药可致铝蓄积中毒。用碳酸钙作为磷结合剂，可防止磷的胃肠吸收而收效，但也有一定的副作用，碳酸钙有提高血钙的危险，所以如果血钙达到 11mg/dl，不应再增加碳酸钙的用量。

(2)钙制剂：用碳酸钙作为磷结合剂，可防止磷的胃肠吸收而收效。碳酸钙含钙成分高达 40%，易耐受，疗效确切，但易致高钙血症及血管、关节周围钙化；所以如果血钙达到 11mg/dl，不应再增加碳酸钙的用量。乙酸钙是碳酸钙的改良剂型，按吸收钙量和结合磷的效果计算，乙酸钙大于碳酸钙 1 倍，但也可发生高钙血症。

(3)镁制剂：乙酸镁口服可将血磷浓度长期控制在正常范围，也不会发生高镁血症，但大剂量镁盐可致腹泻(表 18-8)。

表 18-8　高磷酸盐血症的药物治疗

药物	剂型	初始建议剂量[a]	最大建议剂量[a]
乙酸钙	片剂：667mg 胶囊：667mg	2 片或胶囊，3 次/日(与餐同服)	4 片或胶囊，3 次/日(与餐同服)，应注意避免高钙血症
碳酸钙	片剂、胶囊、液体和粉剂；各种浓度	1～2g，3 次/日(与餐同服)	7g/d，应注意避免高钙血症
氢氧化铝凝胶	片剂：300/600mg 悬液：320mg/5ml	1～2 片或 15～30ml，3～4 次/日(与餐同服和睡前服)	1800mg(3～6 片)或 30ml/4h

续表

药物	剂型	初始建议剂量[a]	最大建议剂量[a]
氢氧化镁	片剂：300/600mg 液体：400/800mg/5ml	1～2片或5～15ml，3次/日（与餐同服）	2～4片，4次/日（与餐同服）或15ml，4次/日（与餐同服和睡前服）
Sevelamer*	片剂：400/800mg 胶囊：403mg	800～1600mg，3次/日（与餐同服）	4000mg，3次/日（与餐同服）

a. 很少情况或一些慢性肾功能不全和严重高磷酸盐血症患者可能需要较高剂量，在这些情况下应根据血清磷酸盐水平调整其剂量；*. Sevelamer，萨佛拉莫，是新型非吸收式磷酸盐结合剂，不含钙，一般不引起高钙血症等并发症。

（引自：Kraft M D，et al）

（4）透析方法：能消除磷。每次血液透析能除去磷 32.5mmol（1.006g）；腹膜透析每日能清除磷（9.9±0.7）mmol。

参考文献

方智野，刘志诚. 2003. 钙、磷代谢平衡与紊乱//朱雷主编. 水、电解质与酸碱平衡紊乱. 上海：上海科学技术出版社，95-110.

侯杰. 1988. 呼吸系统疾病与低血磷. 中华内科杂志，27（6）：333.

李树清. 2008. 钙磷代谢障碍//金惠铭主编. 病理生理学. 7版. 北京：人民卫生出版社，39-45.

马骏先，董德长. 1996. 钙磷代谢//董德长主编. 内科各系统疾病与肾脏. 2版. 北京：人民卫生出版社，259-280.

朴镇恩. 2008. 磷代谢与障碍//朴镇恩编. 最新血液气体与酸碱平衡. 哈尔滨：黑龙江教育出版社，202-213.

吴凝萃. 1991. 慢性肺心病呼吸衰竭患者血尿钙磷状况. 中华结核和呼吸杂志，14（5）：276.

张立人，任颖. 2002. 钙、磷代谢//王浩主编. 生物化学. 北京：人民卫生出版社，307-311.

张树基，罗明绮. 1998. 磷的代谢平衡与失调//水、电解质酸碱平衡失调的判定与处理. 北京：北京医科大学、中国协和医科大学联合出版社，99-110.

Bai X Y，Miao D，Goltzman D，et al. 2003. The autosoaml dominant hypophosphatemic rickets R176Q mutation in FGF23 resists proteolytic cleavage and enhances in vivo biological potency. J Biol Chem，278：9843-9849.

Berndt T，Thomas L F，Craig TA，et al. 2007. Evidence for a signaling axis by which intestinal phosphate rapidly modulates renal phosphate reabsorption. Proc Natl Acad Sci U S A，104：11085.

Bhan I，Shah A，Holmes J，et al. 2006. Post-transplant hypophosphatemia：Tertiary ‘Hyper-Phosphatoninism? Kidney Int，70：1486.

Bongard F S. 2002. Fluid, electrolytes, & acid-base//Edited by Bongard F S. Current Critical Care Diagnosis & Treatment. 2nd ed. New York：Lange Medical Books/McGraw-Hill，14-77.

Bringhurst F R. 2006. Regulation of calcium and phosphate homeostasis//Edited by DeGroot L J. Endocrinoiogy. Volume 2. 5th ed. Philadelphia：Elsevier Saunders，1465-1466.

Broman M，Carlsson O，Friberg H，et al. 2011. Phosphate-containing dialysis solution prevents hypophosphatemia during continuous renal replacement therapy. Acta Anaesthesiol Scand，55：39.

Brownstein C A，Adler F，Nelson-Williams C，et al. 2008. A translocation causing increased alpha-klotho level results in hypophosphatemic rickets and hyperparathyroidism. Proc Natl Acad Sci U S A，105：3455.

Brunelli S M，Goldfarb S. 2007. Hypophosphatemia：Clinical consequences and management. J Am Soc Nephrol，18：1999-2003.

Bushinsky D A. 1998. Disorders of phosphorus homeostasis//Edited by Greenberg A. Primer on Kidney Diseases. 2nd ed. San Diego：Academic Press，111-113.

Cho K C. 2010. Fluid & electrolyte disorders//Edited by McPhee S J. Current Medical Diagnosis & Treatment. 49th ed. New York：McGraw-Hill Med，788-815.

Econs M J, McEnery P T. 1997. Autosomal dominant hypophosphatemic rickets/osteomalacia：Clinical characterization of a noval renal phosphate-wasting disorder. J Clin Endocrinol Metab，82：674-681.

Fernández-Fernández F J，Martín-Fernández A. 2014. Parenteral iron as a cause of hypophosphataemia. BMJ，349：g4616.

Fukagawa M，Oster J R，Singer I，et al. 2005. Fluid & electrolyte disorders//Edited by Tierney L M Jr. Current Medical Diagnosis &

Treatment. 44th ed. New York：Lange Medical Books/McGraw-Hill，837-854.

Gaasbeek A，Meinders A E. 2005. Hypophosphatemia：an update on its etiology and treatment. Am J Med，118：1094- 1101.

Gattineni J，Baum M. 2010. Regulation of phosphate transport by fibroblast growth factor 23 (FGF23)：implications for disorders of phosphate metabolism. Pediatr Nephrol，25：591.

Ghanekar H，Welch B J，Moe O W，et al. 2006. Post-renal transplantation hypophosphatemia：a review and novel insights. Curr Opin Nephrol Hypertens，15：97.

Giovannini I，Chiarta C，Nuzzo G. 2002. Pathophysiologic and clinical correlates of hypophosphatemia and the relationship with sepsis and outcome in postoperative patients after hepatectomy. Shock，18：111.

Gropper S S，Groff J L. 2005. Advanced Nutrition and Human Metabolism. 4th ed. Wardswirth，393-397.

Habra M A，Jimenez C，Huang S C，et al. 2008. Expression analysis of fibroblast growth factor-23，matrix extracellular phosphoglycoprotein，secreted frizzled-related protein-4，and fibroblast growth factor-7：identification of fibroblast growth factor-23 and matrix extracellular phosphoglycoprotein as major factors involved in tumor-induced osteomalacia. Endocr Pract，14：1108.

Hasani-Ranjbar S，Amoli M M，Ebrahim-Habibi A，et al. 2012. SLC34A3 intronic deletion in a new kindred with hereditary hypophosphatemic rickets with hypercalciuria. J Clin Res Pediatr Endocrinol，4：89.

Hruska K A，Kovach K L. 1995. Phosphate balance and metabolism//Edited by Jacobson F R. The Principles and Practice of Nephrology，2nd ed. St. Louis：Mosby，986-992.

Jones A，Tzenova J，Frappier D，et al. 2001. Hereditary hypophosphatemic rickets with hypercalciuria is not caused by mutations in the Na/Pi contransporter NPT2 gene. J Am Soc Nephrol，12：507-514.

Karim Z，Gérard B，Bakouh N，et al. 2008. NHERF1 mutations and responsiveness of renal parathyroid hormone. N Engl J Med，359：1128.

Kawata T，Imanishi Y，Kobayashi K，et al. 2007. Parathyroid hormone regulates fibroblast growth factor-23 in a mouse model of primary hyperparathyroidism. J Am Soc Nephrol，18：2683.

Kraft M D，Btaiche I F，Sacks G S，et al. 2005. Treatment of electrolyte disorders in adult patients in the intensive care unit.Am J Health Sys Pharm，62：1663-1682.

Kulpmann W R. 2007. Electrolytes，acid-base balance and blood gases. 2nd ed. New York：Springer Wien，54-59.

Lentz R D，Brown D M，Kjellstrand C M. 1978. Treatment of severe hypophosphatemia. Ann Intern Med，89：941-944.

Lorenz-Depiereux B，Bastepe M，Benet-Pagès A，et al. 2006. DMP1 mutations in autosomal recessive hypophosphatemia implicate a bone matrix protein in the regulation of phosphate homeostasis. Nat Genet，38：1248.

Marinella M A. 2005. Refeeding syndrome and hypophosphatemia. J Intensive Care Med，20：155.

Matfin G. 2004. Disorders of fluid and electrolyte balance//Edited by Porth C M. Porth-Pathophysiology concepts of altered health states. 7th ed. Philadelphia：Lippincott Williams & Wilkins，1-43.

Miyamoto K，Ito M，Tatsumi S，et al. 2007. New aspect of renal phosphate reabsorption：the type Ⅱ sodium-dependent phosphate transporter. Am J Nephrol，27：503.

Nafidi O，Lapointe R W，Lepage R，et al. 2009. Mechanisms of renal phosphate loss in liver resection-associated hypophosphatemia. Ann Surg，249：824.

Nowack R，Wachtler P. 2006. Hypophosphatemia and hungry bone syndrome in a dialysis patient with secondary hyperparathyroidism treated with cinacalcet proposal for an improved monitoring. Clin Lab，52：583.

Paleologos M，Stone E，Braude S. 2000. Persistent，progressive hypophosphataemia after voluntary hyperventilation. Clin Sci (Lond)，98：619-625.

Perreault M M，Ostrop N J，Tierney M G. 1997. Efficacy and safety of intravenous phosphate replacement in critically ill patients. Ann Pharmacother，31：683-688.

Pollak M R. 2004. Clinical disturbances of calcium，magnesium，and phosphate metabolism//Edited by Brenner B M. The Kidney. Volume 1. 7th ed. Philadelphia：Saunders，1041-1076.

Prie D，Huart V，Bakouh N，et al. 2002. Nephrolithiasis and osteoporosis associated with hypophosphatemia caused by mutations in the type 2a sodium-phosphate contransporter. N Engl J Med，347：983-991.

Prough D S. 2006. Acid-base，fluids，and electrolytes//Edited by Barash P G. Clinical Anesthesia. 5th ed. Philadelphia：Lippincott Williams & Wilkins，175-207.

Rosen G H，Boullata J I，O'Rangers E A，et al. 1995. Intravenous phosphate repletion regimen for critically ill patients with moderate hypophosphatemia. Crit Care Med，23：1204-1210.

Saito T，Shimizu Y，Hori M，et al. 2011. A patient with hypophosphatemic rickets and ossification of posterior longitudinal ligament caused by a novel homozygous mutation in ENPP1 gene. Bone，49：913.

Salem R R，Tray K. 2005. Hepatic resection-related hypophosphatemia is of renal origin as manifested by isolated hyperphosphaturia. Ann Surg，241：343.

Schiavi S C，Moe O W. 2002. Phosphatonins：A few class of phosphate-regulating proteins. Curr Opin Nephrol Hypertens，11：423-430.

Schouten B J，Hunt P J，Livesey J H，et al. 2009. FGF23 elevation and hypophosphatemia after intravenous iron polymaltose：a prospective study. J Clin Endocrinol Metab，94：2332.

Subramanian R，Khardori R. 2000. Severe hypophosphatemia. Pathophysiologic implications，clinical presentations，and treatment. Baltimore：Medicine，79：1.

Sullivan W，Carpenter T，Glorieux F，et al. 1992. A prospective trial of phosphate and 1，25-dihydroxyvitamin D_3 therapy in symptomatic adults with X-linked hypophosphatemic rickets. J Clin Endocrinol Metab，75：879-885.

Sutters M，Gaboury C L，Bennett W M. 1996. Severe hyperphosphatemia and hypocalcemia：a dilemma in patient management. J Am Soc Nephrol，7：2056-2061.

Tanner G A. 2008. The regulation of fluid and electrolyte balance//Edited by Rodney A R. Medical Physiology. 3rd ed. Philadelphia：Lippincott Williams & Wilkins，403-423.

Thatte L. 1995. Review of the literature：severe hyperphosphatemia. Am J Med Sci，310：167-174.

Trzeciak S. 2005. Hypophosphatemia and hyperphosphatemia//Edited by Fink M P. Textbook of Critical Care. 5th ed. Philadelphia：Elsevier Saunders，71-74.

Vannatta J B，Andress D L，Whang R，et al. 1983. High-dose intravenous phosphorus therapy for severe complicated hypophosphatemia. South Med J，76：1424-1426.

White K E，Carn G，Lorenz-Depiereux B，et al. 2001. Autosoaml-dominant hypophosphatemic rickets（ADHR）mutations stabilize FGF-23. Kidney Int，60：2079-2086.

Wolf M，Koch T A，Bregman D B. 2013. Effects of iron deficiency anemia and its treatment on fibroblast growth factor 23 and phosphate homeostasis in women. J Bone Miner Res，28：1793.

第十九章 糖尿病酮症酸中毒的酸碱失衡与水电解质紊乱

♣ **诊断要点**

(1) 1 型糖尿病(胰岛素依赖型)患者发生的急性疾病，尤其伴呕吐

1) 存在感染等导致糖代谢紊乱的诱发因素。

2) 存在血容量不足的临床症状和体征。

3) 存在代谢性酸中毒的临床特征。

(2) 实验室检查

1) 高血糖＞250mg/dl。

2) 高 AG 型代谢性酸中毒或高氯性代谢性酸中毒。

3) 血酮症(+)。

4) 酸血症(血 pH＜7.30，血浆 HCO_3^-＜15mmol/L)。

糖尿病酮症酸中毒(diabetic ketoacidosis, DKA)是 1 型糖尿病(胰岛素依赖型)和少数 2 型糖尿病(非胰岛素依赖型)患者的最严重急性并发症。DKA 的典型临床表现是高血酮、高血糖和代谢性酸中毒生物化学三联症(biochemical triad)(图 19-1)。如果仅表现为高血酮和高血糖二联症，而 pH 仍处于代偿状态时称为糖尿病酮症；当酮体大量堆积使 pH 失代偿而呈现酸中毒时称为糖尿病酮症酸中毒。酮体是乙酰乙酸、β-羟丁酸和丙酮三种化合物的总称。其中，丙酮是易挥发性物质，β-羟丁酸和丙酮是较强的有机酸。

在讨论糖尿病酮症酸中毒之前，先大概了解一下糖尿病的发生机制。

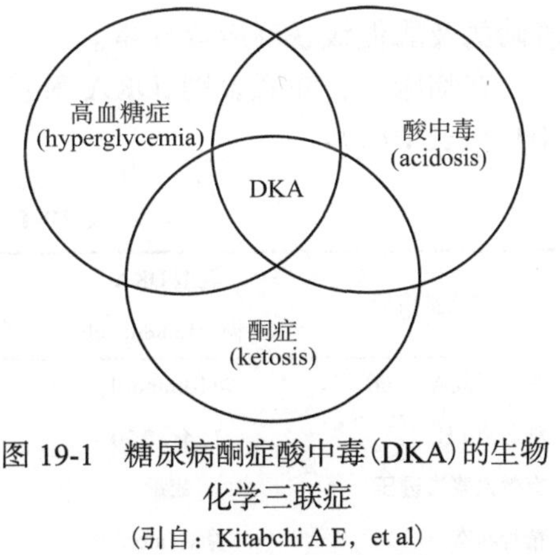

图 19-1 糖尿病酮症酸中毒(DKA)的生物化学三联症

(引自：Kitabchi A E，et al)

糖尿病的病因及发病机制至今尚未完全明了，其基本发病机制是胰岛素的绝对或相对不足。其中，1 型糖尿病是由于胰岛 B 细胞破坏造成胰岛素分泌明显减少，而胰岛素绝对不足。常以遗传易感性为基础，在某些环境因素(微生物、化学物质、食物成分)的作用下，诱发以胰岛炎症为病理特征的胰岛 B 细胞自身免疫反应，损伤的胰岛 B 细胞丧失合成和分泌胰岛素的功能，形成 1 型糖尿病。目前认为，1 型糖尿病中 B 细胞的破坏主要是细胞免疫介导的。具有 1 型糖尿病易感基因的个体，当遇到与自身 B 细胞酷似的抗原时，巨噬细胞即与 MHC Ⅱ(major histocompatibility complex Ⅱ)紧密地结合形成抗原-MHC Ⅱ分子复合体。被抗原激活的 T 细胞称为 T 辅助(T help，Th)细胞。Th1 细胞主要产生白介素-2(IL-2)、干扰素-γ(IFN-γ)、肿瘤坏死因子-α(TNF-α)和 TNF-β 等细胞素。其中，IL-2 和 IFN-γ，一方面抑制 Th2 细胞产生 IL-4 和 IL-10

等抗炎介质；另一方面激活细胞毒 T 细胞和细胞毒巨噬细胞等效应细胞，直接破坏 B 细胞表面抗原–MHC 分子–抗原复合体的靶细胞，还通过抗原非特异性炎症介质，包括氧自由基、一氧化氮(NO)和细胞素(如 IL-1、TNF-α、IFN-γ 和 TNF-β)破坏 B 细胞。T 辅助细胞能产生多种促炎细胞素，它们又可导致效应细胞活化，两者互为因果，形成炎症瀑布(inflammatory cascade)，使 B 细胞发生进行性受损，最终丧失分泌胰岛素的功能，形成 1 型糖尿病。1 型糖尿病是一种慢性自身免疫性疾病，其抗体及效应 T 细胞逐渐破坏胰岛细胞，直至大量的 B 细胞被破坏，不能分泌足够的胰岛素而引起显性糖尿病，甚至在某些触发因素的作用下发生糖尿病酮症酸中毒(图 19-2)。

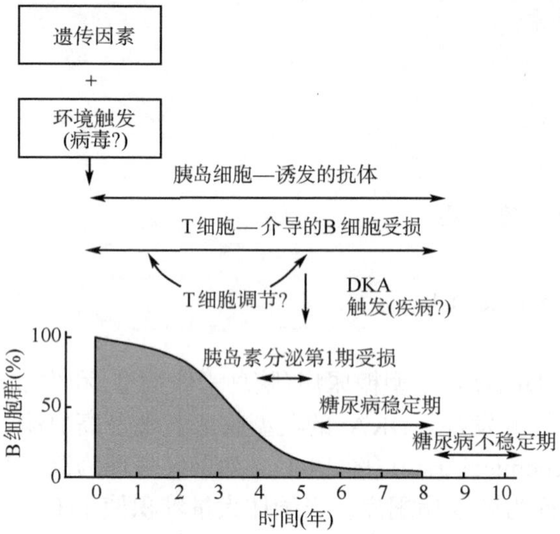

图 19-2　胰岛 B 细胞群丧失百分率(%)与 1 型糖尿病出现临床显现病象之间的关系
(引自：Sherwin R S)

2 型糖尿病的遗传倾向较 1 型糖尿病更为明显。2 型糖尿病是一种强力的基因遗传病，它不像 1 型糖尿病那样是自身免疫造成的胰岛 B 细胞破坏而胰岛素分泌减少，而是在基因缺陷的基础上，存在胰岛素抵抗和胰岛素分泌障碍两个环节。

胰岛素抵抗的发生机制是：①胰岛素受体前因素，由于胰岛素结构异常和生物活性降低而导致糖尿病。②胰岛素受体缺陷，由于胰岛素基因突变可引起胰岛素受体生物合成减少；受体插入细胞膜过程异常；受体与胰岛素亲和力下降，酪氨酸激酶活性降低；受体降解加速等。③胰岛素受体后缺陷，主要是指胰岛素与受体结合后信号向细胞内传递过程异常，包括信号传递、放大、蛋白质的交联反应、磷酸化、脱磷酶及酶促级联反应等异常。

在临床上，注意鉴别 DKA 和高渗性高血糖状态(hyperosmolar hyperglycemic state，HHS)(表 19-1)。

表 19-1　DKA 和 HHS 的诊断标准

实验室指标	轻型 DKA (血糖＞13.88mmol/L)	中等型 DKA (血糖＞13.88mmol/L)	重型 DKA (血糖＞13.88mmol/L)	HHS (血糖＞33.30mmol/L)
阴离子间隙(AG)	＞10mmol/L	＞12mmol/L	＞12mmol/L	变量
动脉血 pH	7.24～7.30	7.00～7.24	＜7.00	＞7.30
有效血浆渗透压	变量	变量	变量	＞320mOsm/kg
精神状态	警觉(alert)	警觉/昏昏欲睡	昏呆/昏迷	昏呆/昏迷
血清 HCO_3^- (mmol/L)	15～18	10～15	＜10	＞18
血酮体	+	+	+	少许
尿酮体	+	+	+	少许

(引自：Kitabchi A E，et al)

第一节　糖尿病酮症酸中毒的发病机制

糖尿病酮症酸中毒(DKA)常发生于1型糖尿病胰岛素治疗中断或剂量不足，以及2型糖尿病遭受各种应激，使拮抗胰岛素的激素持续增多的情况。DKA 发生的常见诱因为感染、创伤、手术、心肌梗死、精神刺激、暴饮暴食及随意将胰岛素不适当减量或中断等。这些诱因中任何因素都可使糖尿病加重，脂肪分解速度加快，大量脂肪酸在肝内经β氧化产生酮体，严重时血酮含量超过正常，若血酮体含量＞2mmol/L 时称为酮血症，由于酮体产生过多(血酮体含量＞5mmol/L)使血 pH 失代偿而呈现代谢性酸中毒时称为DKA。

DKA 主要由于胰岛素绝对缺乏(胰岛素治疗中断或剂量不足)和拮抗胰岛素的激素释放过多，糖原分解加强、糖原异生增加，从而引起肝性葡萄糖生成增多，同时葡萄糖的利用减少，结果导致高血糖症；高血酮症的形成同样是由于胰岛素绝对缺乏和拮抗胰岛素的激素释放过多，结果引起脂肪分解代谢增强(脂解加速)产生大量游离脂肪酸，后者在肝脏转变为酮体，在肝外，酮体利用率降低，于是形成高血酮症(图 19-3)。

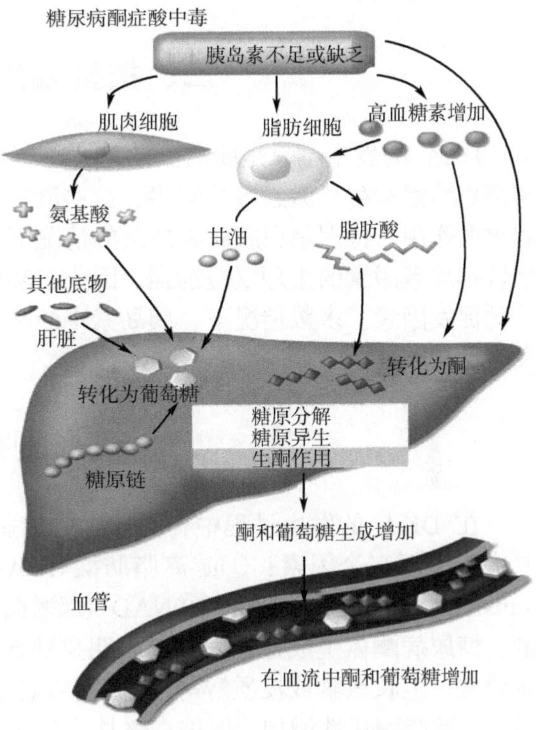

图 19-3　DKA 的发病机制

(引自：Kennedy M N)

DKA 的发病机制包括以下几个内容：①主要发生原因是双激素平衡失调，即胰岛素水平降低，与胰岛素作用相反的激素(拮抗激素)如胰高血糖素、肾上腺素、生长激素和皮质醇等作用增强；②主要病理生理学基础是高血糖症和高血酮症，两者互为因果，并在其发生机制中占很重要的地位；③分子生物学机制中，葡萄糖转运体(glucose transporter，GLUT)功能障碍可能起重要作用。

一、胰岛素缺乏或不足

DKA 常见于1型糖尿病患者，与自身免疫性胰岛B细胞破坏导致胰岛素明显不足有关。目前越来越多的研究发现，2型糖尿病发生 DKA 也与严重胰岛素不足有关。由于缺乏胰岛素而肝糖原合成减少、分解增加，糖原异生增加，肝脏摄取和利用葡萄糖的能力降低。此外，外周组织摄取和利用葡萄糖的能力降低，使血糖更进一步上升。胰岛素绝对不足时，氨基酸不能进入肝脏、肌肉等组织细胞，从而使蛋白质的合成减少而分解代谢增加导致氮的负平衡。生糖氨基酸作为糖原异生的原料，使糖原异生增加而加重高血糖。缺乏胰岛素时，脂肪合成代谢减低而分解代谢明显加速，主要机制为脂肪酶活性增高和利用脂肪氧化供能过程增强。由于脂肪代谢紊乱，使酮体生成增多，远远超过了外周组织氧化利用的能力而导致酮症酸中毒。当糖尿病胰岛素缺乏时，磷酸戊糖代谢途径减弱，因此，还原型辅酶Ⅱ(NADPH)和还原型谷酰甘肽(GSH)均减少，机体清除游离基的能力降低，使氧自由基堆积破坏细胞生物膜和损伤组织细胞，可能引起糖尿病的各种并发症，加重病情恶化。

二、拮抗胰岛素的激素过多

DKA 的发生不只是胰岛素缺乏，还有多种拮抗胰岛素的激素如儿茶酚胺、皮质醇、胰高血糖素和生长激素释放增多，这些激素刺激糖原异生和酮体生成，在 DKA 的发生中起重要作用。特别是在胰岛素缺乏的情况下，更易发生应激下的拮抗胰岛素激素释放并对拮抗胰岛素激素的生理反应加强。因此，胰岛素缺乏的程度可决定应激，并且后者可作为一种促发因素。多数情况下，胰岛素中断和拮抗胰岛素的激素释放增加共同促使 DKA 的发生。

三、高血酮症的发生机制

在 DKA 的发生过程中，酮体生成加速对其发生发展起重要作用。生成酮体的速度取决于以下三个因素：①游离脂肪酸(FFA)的供应；②肉毒碱酰基转移酶(acylcarnitine transferase，ACT)的活性；③NAD^+(烟酰胺腺嘌呤二核苷酸–氧化型)在氧化中接受 H^+的量。糖尿病酮体生成过程因胰岛素明显缺乏和(或)胰岛素的拮抗激素(如儿茶酚胺、胰高血糖素、生长激素或皮质醇等)增高而被启动，脂肪分解加速，脂肪细胞内因胰岛素水平下降而致脂酶活性增加，促进三酰甘油分解为甘油和 FFA，这一脂解过程被结合在受体的儿茶酚胺增强。FFA 进入肝脏增加，并被转变为酰基辅酶 A(CoA)，后者不能直接透过线粒体内膜，必须由肉毒碱系统转送至线粒体内。该过程受胞质丙二酰 CoA 水平减少影响，因为丙二酰 CoA 是肉毒碱酰基转移酶Ⅰ(ACT Ⅰ)的竞争性抑制物，故当胰岛素不足时，丙二酰 CoA 水平减少，实际上解除了丙二酰 CoA 对 ACT Ⅰ的抑制作用，而加强了位于线粒体内膜外侧的 ACT Ⅰ水平，催化酰基 CoA 转变为酰基肉毒碱而进入线粒体膜，酰基肉毒碱在线粒体内膜内侧 ACT Ⅱ的作用下，重新转变为酰基 CoA，经一系列的 β 氧化，生成乙酰 CoA 过多，部分参加三羧酸循环，同时也产生乙酰乙酰辅酶 A，后者在羟甲基戊二酰辅酶 A 合成酶的作用下生成羟甲基戊二酰辅酶 A(HMGCoA)，又经羟甲基戊二酰辅酶 A 裂解酶的作用，转变成乙酰乙酸。乙酰乙酸在线粒体内膜 *β*-羟丁酸脱氢酶的催化下，由 NADH 供氢还原为 *β*-羟丁酸。部分乙酰乙酸可经自发脱羧生成丙酮，*β*-羟丁酸、乙酰乙酸和丙酮三种物质合称为酮体。肝脏虽能生成酮体，但不能利用，酮体只能在肝外组织转变成乙酰辅酶 A，参加三羧酸循环进行氧化。糖尿病患者肝脏产生的酮体量超过肝外组织对酮体氧化利用限度时，在尿中出现酮体，即引起糖尿病酮症，若其代谢紊乱进一步加剧，乙酰乙酸和 *β*-羟丁酸水平明显增加，出现血 pH 下降而发生酮症酸中毒(图 19-4)。

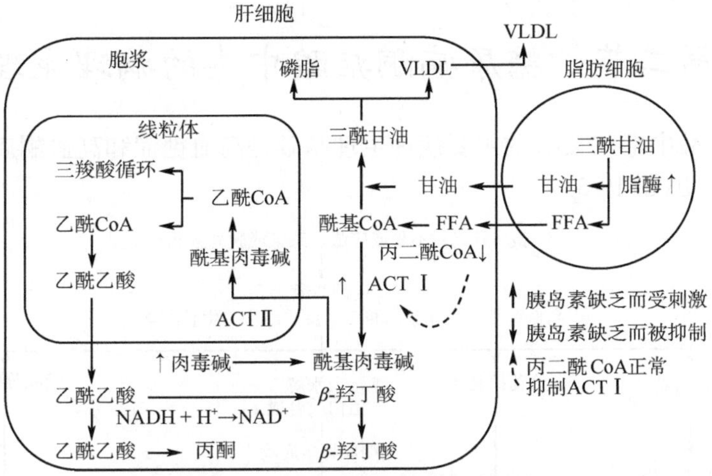

图 19-4 DKA 高血酮症的发生机制

一些反应因胰岛素缺乏而被刺激(↑)，另一些反应则由于胰岛素缺乏和高血糖素增高而被抑制(↓)，ACT Ⅰ在常态下，因丙二酰辅酶 A 的作用而被抑制(以虚线弯曲箭头表示)。FFA，游离脂肪酸；VLDL，极低密度脂蛋白；NAD^+，烟酰胺腺嘌呤二核苷酸-氧化型；NADH，烟酰胺腺嘌呤二核苷酸-还原型

(引自：Effros R M，et al)

四、严重高血糖症

DKA 主要由于胰岛素绝对缺乏(胰岛素治疗中断或剂量不足)和拮抗胰岛素的激素释放过多，引起明显糖代谢紊乱，血糖水平通常＞13.9mmol/L：①糖原合成减少，分解加速，6-磷酸葡萄糖转化为葡萄糖加速；②糖原异生增加；③葡萄糖转化为 6-磷酸葡萄糖减弱；④糖酵解和有氧氧化减弱；⑤葡萄糖进入肌肉和脂肪细胞减弱。从而引起肝性葡萄糖生成增多，同时外周组织(主要是肌肉)葡萄糖的利用明显减少，结果导致严重高血糖症。

五、葡萄糖转运体功能障碍

葡萄糖转运体(glucose transporter，GLUT)功能障碍在酮症酸中毒发病机制中的作用：在正常情况下，由于胰岛素刺激而胰岛素受体(insulin receptor)酪氨酸磷酸化信号内传，使胰岛素受体底物(insulin receptor substrates，IRS)磷酸化，从而活化磷酸肌醇磷酸盐 3-激酶(phosphoinositol phosphate 3-kinase，PI 3-kinase)，触发 $GLUT_4$ 由内核体经高尔基体向细胞表面转移，在细胞表面 $GLUT_4$ 增多，组织细胞对葡萄糖摄取增加。

不同的组织存在不同的 GLUT($GLUT_1$～$GLUT_5$)，其中，$GLUT_2$ 和 $GLUT_4$ 在酮症酸中毒发病机制中起重要作用。$GLUT_4$ 主要负责肌肉和脂肪细胞对糖的摄取，即糖被外周组织利用。通常，$GLUT_4$ 以活性形式储存在细胞内，胰岛素可引导 $GLUT_4$ 向细胞膜上的活性部位移动并被激活而摄取葡萄糖。DKA 时，由于胰岛素缺乏，$GLUT_4$ 不能向细胞膜移动而被激活，使肌肉和脂肪组织不能摄取葡萄糖而引起高血糖。$GLUT_2$ 主要负责肝细胞对葡萄糖的转运。$GLUT_2$ 不仅受胰岛素的降调节，而且受高血糖的升调节。当酮症酸中毒时，由于 $GLUT_2$ 的活性因缺乏胰岛素而增高，使肝脏输出大量葡萄糖入血，促使发生高血糖。

第二节　糖尿病酮症酸中毒的病理生理

糖尿病酮症酸中毒(DKA)的主要病理生理基础是高血糖症和高血酮症，由此可引起一系列病理生理改变(图 19-5)。

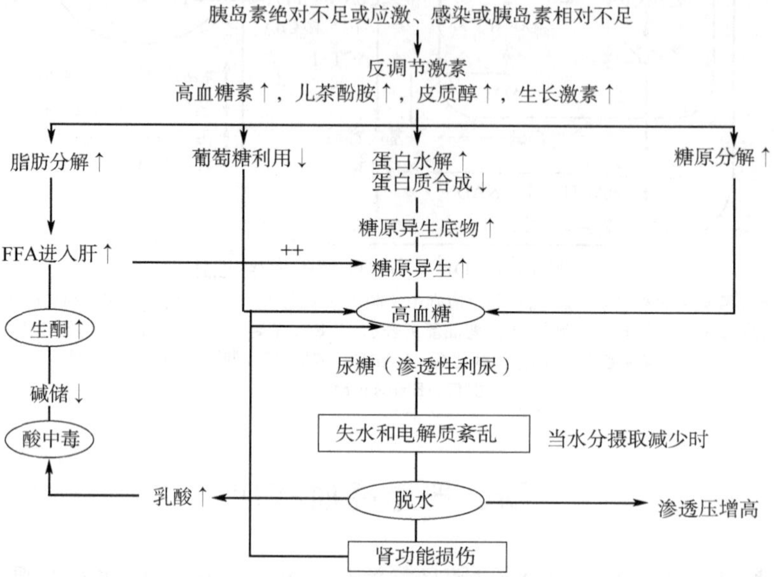

图 19-5　糖尿病酮症酸中毒的病理生理

FFA：游离脂肪酸

（引自：2006 American Diabetes Association，In：Diabetes Care，2006）

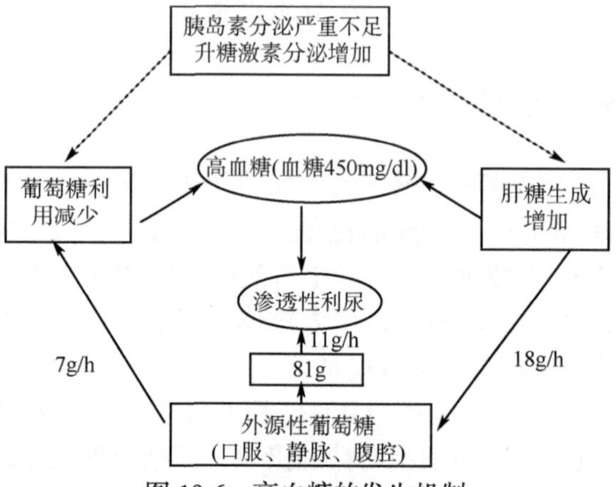

图 19-6　高血糖的发生机制

图示患者体重 70kg，血浆葡萄糖 450mg/dl。当胰岛素缺乏和升糖激素水平升高导致糖利用速度下降(约 7g/h)和肝糖合成速度增加(大约 18g/h)时，机体糖供应(肝糖生成)明显高于糖消耗(葡萄糖利用)。81g 表示细胞外液葡萄糖含量。肾脏清除血糖的速度一般约为 11g/h，因此，肾脏排泄葡萄糖是防止酮症酸中毒患者发生严重高血糖的重要原因。即肾脏对葡萄糖排泄可延缓严重高血糖的发生

（引自：Bongard F S，et al）

一、高　血　糖

DKA 引起高血糖的主要机制涉及多种激素和靶器官：①胰岛素分泌严重不足和(或)升糖激素分泌过多导致肝糖生成显著增加，尽管葡萄糖利用有所增加，但总体清除减少，因此不足以抵消肝脏糖生成的增加；②胰岛素分泌严重不足和(或)胰岛素抵抗引起葡萄糖利用减少；③DKA 发生细胞外液容量不足可导致肾脏灌注减少，使肾脏排泄葡萄糖量大约减少 1/5，也可使细胞外液葡萄糖迅速增加(图 19-6)。

二、酮症与代谢性酸中毒

酮症与代谢性酸中毒是 DKA 的重要

特征性表现之一，代谢性酸中毒发生的机制为(图 19-7)：①酮体，酮症主要由肝脏产生的酮体合成明显增加所致。血浆酮体浓度常升高至正常空腹水平的 200～300 倍，其中主要是 β-羟丁酸，而不是乙酰乙酸，并且在体内的堆积速度常超过体液和组织的缓冲能力。酮体增加导致血清阴离子间隙(AG)增加。②高氯性酸中毒(正常阴离子间隙性酸中毒)，以往认为高氯性酸中毒在 DKA 治疗后期出现，但目前认为，非容量严重不足的患者早期即可发生。③乳酸性酸中毒，也加重代谢性酸中毒。乳酸性酸中毒是由于 DKA 脱水引起有效循环血量减少，导致末梢循环障碍，组织灌注障碍性乳酸增多而引起的。④肾脏排酸减少，细胞外液容量收缩，引起肾血流量和肾小球滤过率降低，甚至发生肾衰竭，使肾清除酮体等酸性物质的能力受损。⑤蛋白质分解代谢加速，DKA 时可引起蛋白质分解代谢加速，其酸性代谢产物如硫酸、磷酸及其他有机酸增加，也加重其酸中毒状态。⑥脱水，可引起细胞外液容量减少，导致血压下降、周围循环衰竭等。

酸中毒对机体的影响是多方面的，其中，脑细胞的损害和心肌收缩力降低尤为重要。

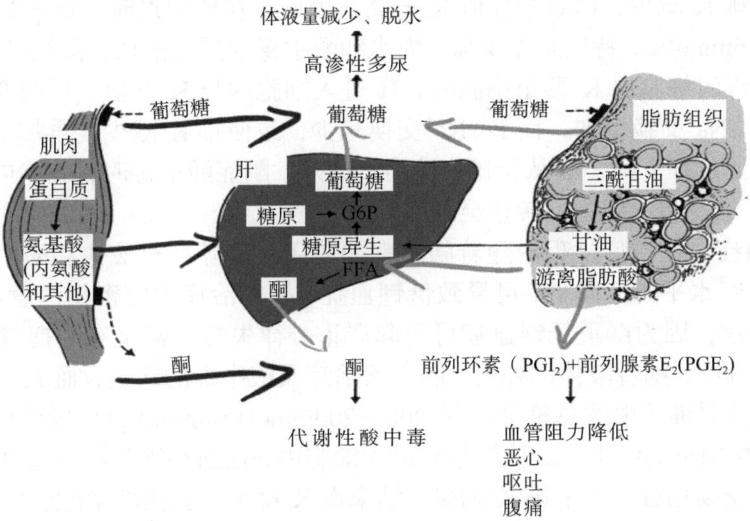

图 19-7　糖尿病酮症时发生代谢性酸中毒的主要机制

G6P：磷酸-6-葡萄糖；FFA：游离脂肪酸

三、严 重 脱 水

严重脱水是 DKA 的第三个重要特征，多数患者失水量达体重的 5%～10%(100ml/kg)。成年酮症酸中毒患者平均失水 3000～5000ml。多数 DKA 患者血糖急剧升高(＞250mg/dl，甚至＞600mg/dl)，血糖又不能透过细胞膜进入细胞内，便造成细胞外液的总渗透压明显升高，常引起细胞内液的水向细胞外转移形成细胞内脱水；此外，细胞外液高渗透压还可引起高渗性利尿，酮体在远曲小管作为不可吸收的阴离子在尿中与钠盐等一起排出体外而加重其脱水状态。

有效晶体渗透压(mOsm/kg)＝$2\times Na^+$(mmol/L)＋[血浆葡萄糖(mg/dl)/18]

如果有效晶体渗透压(mOsm/kg)＜320mOsm/kg，考虑非 DKA 性病因疾病。酮症酸中毒引起食欲缺乏、恶心呕吐等也是失水和摄水减少的原因，酮症酸中毒时，50%～80%的患者出现恶心、呕吐等症状。呼吸加快使呼吸道排出水分增加等也加重其水分丢失。

脱水可引起细胞外液容量减少，导致血压下降、周围循环衰竭；高血糖造成脱水和细胞外液渗透压升高，严重时可引起脑细胞脱水而导致中枢神经功能障碍；严重失水导致肾血流量和肾小球滤过率降低，以致少尿、无尿，甚至发生肾衰竭。

四、电解质代谢紊乱

DKA 时，常引起钾、钠和磷等电解质紊乱，其中最重要的是 K^+失衡。

（一）血钾改变

1. 高钾血症 酮症酸中毒时常显示血钾水平升高，一方面是因为酸中毒时 K^+从细胞内移出；另一方面在酸中毒时肾小管细胞内的 H^+浓度增高，H^+-Na^+交换增强而 K^+-Na^+交换减弱，尿中排 K^+减少，以致常伴血 K^+升高。因此，在酸中毒时，血 pH 每降低 0.1，血 K^+升高大约 0.6mmol/L，特别是在少尿、失水和酸中毒的严重阶段，甚至可发生高钾血症，这是由于酸中毒时细胞内 K^+移至细胞外，H^+进入细胞内与 K^+交换，同时肾小管上皮细胞泌 H^+增加，H^+-Na^+交换增加，而 K^+-Na^+交换减少，致使排 K^+减少；再加上，脱水致肾血流量和肾小球滤过率下降，K^+从肾排出障碍；此外，酮症酸中毒时，细胞内糖原和蛋白质降解，导致 K^+进一步由细胞内转移至细胞外等。

2. 低钾血症 在治疗过程中随着胰岛素的使用、静脉补充液体和酸中毒的纠正，尿量增加，血清 K^+水平迅速降低，可导致低钾血症，故在治疗中应密切注意观察血钾水平，并及时积极治疗，因为严重低钾血症可引起严重心律失常，甚至有心搏骤停的危险。

在治疗过程中，随着液体的补充、胰岛素治疗及酸中毒的纠正，血 K^+迅速降低，甚至出现低血钾。此时钾丢失的总量可达到 200～700mmol（5mmol/kg）。发生低血钾的主要机制为：①随着酸中毒的纠正，K^+从细胞外进入细胞内；远曲小管和集合管处 H^+-Na^+交换减弱，而 K^+-Na^+交换增强，尿中排 K^+增多，结果血 K^+降低。②胰岛素能够驱动 K^+回到细胞内。③血管内血糖浓度降低，水分向细胞内移动时 K^+也随之进入细胞内。④细胞内糖原的合成和储存需要 K^+。⑤随着液体的补充而尿量增多伴 K^+排出增加。DKA 合并低钾和高钾均可威胁患者生命，必须及时给予积极治疗。

（二）血钠改变

DKA 时，由于渗透性利尿作用水丢失伴有钠丢失，钠丢失总量为 300～700mmol（7mmol/kg）。但水丢失多于钠丢失，患者应发生高钠血症，但临床上血清中钠并不升高，这主要与由于渗透压作用水分从细胞内向细胞外转移有关。此时，患者反而表现为轻度低钠血症。据临床观察，DKA 时失钠与低钠较多。大约一半以上的 DKA 患者有低钠血症，但通常可能是假性低钠血症，也就是说，有不是真性血钠浓度降低的可能性。此时需要用校正血清钠公式进行矫正：

$$Na^+校正(mmol/L) = Na^+(mmol/L) + 2 \times \{[(血糖(mg) - 100]/100\}$$

该校正的血钠值是在血糖水平降至正常、水分重新回到细胞内后预测的血钠水平。校正的血钠浓度增高，提示机体严重失水和细胞内脱水。DKA 伴血钠降低的主要原因为：

①胰岛素分泌不足加以胰高血糖素过多引起肾失钠、失水增多；②排出大量酸性物质时，可损失大量水分，同时丢失 Na^+、K^+；③由于厌食、恶心、呕吐而摄入钠减少。

（三）血磷改变

血磷与 K^+一样，主要分布在细胞内，而酸中毒时从细胞内移出，可引起血磷偏高，但在治疗酮症酸中毒的过程中，K^+与磷平行下降，经 4～6 小时时可发生低磷。此时磷丢失的总量为 70～100mmol（1mmol/kg）。一般在入院治疗 2～3 日时血磷水平可能达到最低值。容易发生低磷血症的主要机制为：①使用胰岛素可促使葡萄糖与磷一起进入细胞内，参与葡萄糖代谢；②高血糖素可使肾小管重吸收磷的功能降低，从尿排磷增加；③通过治疗其细胞外液增加时，甲状腺素（PTH）可抑制肾小管对磷的重吸收，而增加尿排磷；④随着脱水情况的改善而尿量增多，尿排 K^+同时排磷增加。

（四）血氯改变

DKA 时，失钠的同时大量 Cl^-丢失，但 Cl^-的丢失量往往比 Na^+少一些，Cl^-丢失总量为 350～500mmol（5mmol/kg）。在尿液中 Cl^-的丢失比 Na^+相对少，所以一般来说血清氯浓度正常。在食欲缺乏、呕吐与多尿的情况下，Cl^-损失更多。在正常情况下，大部分 Cl^-是伴随肾小管对 Cl^-的主动重吸收而被动重吸收。在 DKA 时，由于渗透性利尿而肾小管对钠的重吸收作用受到抑制，再加上酮体从尿中排出时也结合一定量的 Na^+，这些均可使 Na^+排出增加同时排 Cl^-也增多。Cl^-的丢失较 Na^+为少，这是因为肾脏排出酮盐代替了 Cl^-的排出。在 DKA 的治疗过程中，有时发生正常 AG 型高氯性代谢性酸中毒。其主要原因之一与快速投给过多氯化物有关，生理盐水中 Cl^-的含量比血浆高 40～50mmol，其中的 Cl^-不易进入细胞内，故生理盐水具有增加细胞外 Cl^-的作用。

五、重要脏器的功能障碍

DKA 时，可引起心、肾和脑等脏器功能障碍。①心律失常和心功能障碍，主要原因为：严重高钾血症和低钾血症引起严重心律失常，甚至心搏骤停；严重脱水可导致低血容量性休克；输液过多、过速诱发左心功能不全；严重酸中毒对心肌收缩力降低的影响。②肾功能障碍，严重失水导致肾血流量和肾小球滤过率降低，甚至发生急性肾衰竭；此外，可引起糖尿病性肾病，严重时可发展为肾衰竭。③脑功能障碍，酸中毒和脱水引起中枢神经功能障碍；脑水肿是酮症酸中毒及其治疗中的一种严重并发症。儿童脑水肿的发病率为 0.7%～1.0%，其脑水肿死亡率高达 21%～24%，成年人脑水肿相对较少。其发生机制为：酮症酸中毒时，大量酮体进入脑细胞，并激活细胞膜上的 Na^+-H^+泵，促进 Na^+-H^+交换而使 Na^+在细胞内增多，有利于水进入脑细胞内；胰岛素治疗时，不仅使糖进入细胞内，而且还可刺激 Na^+-H^+交换，使 Na^+进入脑细胞内增多，加重脑水肿；补充液体治疗，不管采用等渗还是采用低渗溶液，均可暂时降低细胞外液渗透压，促进水分向细胞内转移，结果易致脑细胞内外渗透压梯度加大（细胞内高渗，细胞外低渗）导致脑水肿。故在治疗酮症酸中毒时，纠正高渗的速度适当放慢是预防脑水肿的一种措施。

第三节　糖尿病酮症酸中毒血气改变、酸碱失衡与水电解质紊乱的特点

一、PaO_2 与组织缺氧

大多数 DKA 患者的 PaO_2 多在正常范围内，只有较严重或晚期酮症酸中毒患者，特别是伴有意识障碍或肺功能障碍或重度心功能障碍时，可有动脉血氧低于正常。DKA 时常存在组织缺氧，其发生机制为：①酸中毒时，一方面，由于血 pH 降低，氧解离曲线右移，P_{50} 增大，通过 Bohr 效应，使血红蛋白释放氧增多，对组织缺氧起代偿作用，但在肺部 Hb 与 O_2 的亲和力减小，使血红蛋白携氧能力降低；另一方面，在纠正酸中毒的过程中，急速纠正酸中毒时，使血 pH 迅速上升而削弱 Bohr 效应，从而发生组织缺氧加重。②由于胰岛素缺乏，不能很好地控制血糖，结果糖基化血红蛋白浓度增高。血红蛋白一旦糖基化即与氧的亲和力增加，在组织中释氧减少。③DKA 时常伴血磷降低，后者可引起红细胞内 2, 3-二磷酸甘油酸（2, 3-DPG）含量降低，使氧解离曲线左移，P_{50} 减小，可使 Hb 与 O_2 的亲和力增加，在组织中释氧减少而加重组织缺氧。④血容量减少而心排血量下降或血压降低时，也可导致组织缺氧加重。⑤酮症酸中毒治疗过程中，因输液过多或过快而诱发左心功能不全、补液导致血浆渗透压下降或特发性肺毛细血管通透性增高致肺水肿等引起 PaO_2 降低。

二、酸碱失衡

（一）代谢性酸中毒

酮体中乙酰乙酸与 β-羟丁酸是强酸，仅丙酮属于中性。酮症酸中毒时大量酮体堆积是发生代谢性酸中毒的主要原因。尽管通过血液缓冲系统、肺与肾脏的酸碱调节机制，不断进行代偿，但这种代偿是有限的。首先，当血中 HCO_3^-/H_2CO_3 的正常比值无法维持时，血 pH 就会下降，酸碱失衡由部分代偿发展成为失代偿状态；其次，在 DKA 时，由于糖代谢不完全也可产生乳酸过多而加重代谢性酸中毒；再次，酮症酸中毒因高血糖发生细胞外渗透压增高而脱水，严重者可导致循环衰竭或（和）肾功能不全等而加重代谢性酸中毒。DKA 时常引起阴离子间隙（AG）增高，大多数 DKA 有高 AG 型代谢性酸中毒，但是其他类型的代谢性酸中毒也可见到，如正常 AG 型代谢性酸中毒。后者的发生机制是：①治疗 DKA 以后，由于细胞外液量的增加而尿中排出酮体增加，排出酮体的同时排出大量 HCO_3^- 而使血 HCO_3^- 浓度减少，导致血 Cl^- 浓度代偿性升高引起正常 AG 型高氯性代谢性酸中毒；② HCO_3^- 排出增加与 HCO_3^- 生成减少，导致血中 HCO_3^- 浓度降低，使 Cl^- 浓度代偿性升高，结果引起正常 AG 型高氯性代谢性酸中毒；③其主要原因之一与快速投给过多氯化物有关，生理盐水中 Cl^- 的含量比血浆高 40～50mmol，并且其中的 Cl^- 不易进入细胞内，故生理盐水具有增加细胞外 Cl^- 的作用。

大约 75%的患者在治疗 DKA 的过程中可出现正常 AG 型高氯性代谢性酸中毒，多在 48～72 小时内恢复正常。

(二)代谢性酸中毒合并代谢性碱中毒

DKA 患者由于严重呕吐而丢失大量含 HCl 的胃液或脱水时，有时只丢失水和 NaCl 造成浓缩性碱中毒(contraction alkalosis)；或在治疗过程中，随着液体的补充、胰岛素治疗及酸中毒的改善，血钾降低而致低钾血症，这些因素又可合并代谢性碱中毒。

(三)三重酸碱失衡(TABD)

DKA 患者在合并代谢性碱中毒的基础上有时可出现腹痛，其发生率大约为 20%。腹痛的原因尚未完全清楚，可能的解释是胃胀和肝囊的牵拉或肾盂肾炎或阑尾炎等。腹痛时由于疼痛使呼吸浅快或精神紧张而 CO_2 排出过多导致呼吸性碱中毒。因此，这种三重酸碱失衡为高 AG 型代谢性酸中毒合并代谢性碱中毒加呼吸性碱中毒。

三、体液大量丢失

DKA 时可引起大量水分丢失，其总量达体重的 5%～10%(100ml/kg)。DKA 导致严重失水的原因及其发生机制为：①血糖水平超过肾糖阈时，可引起高渗性利尿。②蛋白质、脂肪分解加速，产生大量酸性代谢产物如磷酸、硫酸、酮酸及其他有机酸，排出这些酸性产物时，大量水分与 Na^+、K^+等一起排出。③酮症酸中毒时，厌食、恶心呕吐可进一步丢失水和电解质。④正常情况下，胰岛素促进肾小管对 Na^+的重吸收。在酮症酸中毒时，由于胰岛素缺乏即可引起尿 Na^+丢失，同时一起排出水分；另外，胰高血糖素使尿 Na^+丢失的同时伴水分一起丢失。⑤血浆渗透压升高导致细胞内液向细胞外转移，而引起细胞内脱水，这种细胞内脱水不易为临床所发现。⑥酮症酸中毒可引起呼吸加深加快，通过呼吸道丢失水分。

四、电解质代谢紊乱

(一)低钠血症

DKA 时失钠与低钠较多，丢失总量为 300～700mmol(7mmol/kg)。血糖每升高 100mg/dl，血钠浓度降低约 2mmol/L，所以，评价血钠水平时可用校正血钠公式进行矫正。校正的血钠浓度增高提示机体严重失水和细胞内脱水。在临床上，轻度低钠血症比较常见。

(二)血钾改变

虽然失钾是 DKA 的特征之一，但酸中毒早期血钾通常可正常，甚至偏高。即使体内钾总量实际降低[3～10mmol/(L·kg·d)]，但由于酸中毒引起细胞内钾向细胞外转移，因此血清钾正常或升高。在治疗过程中，随着液体的补充、胰岛素治疗及酸中毒的纠正，其血 K^+迅速降低，而常出现低血钾。及时给予积极治疗是很重要的。

(三)血磷改变

大多数 DKA 患者在入院时有高磷血症，但是绝大多数患者体内总磷含量是降低的，而且在治疗酮症酸中毒的过程中，K^+与磷进入细胞内，血中这两种离子平行下降，经 4～6 小时可发生低磷水平。确诊为低磷血症者大约占 10%。然而在有对照的实验研究中发现，补磷治疗并未有明显益处，除非低磷血症确实严重。

(四)血氯改变

DKA 时，失钠的同时丢失大量 Cl^-，但 Cl^-的丢失量往往比 Na^+少一些，血清 Cl^-的浓度通常为正常。但是在 DKA 的治疗过程中，有时发生正常 AG 型高氯性代谢性酸中毒。

第四节　糖尿病酮症酸中毒酸碱失衡与水电解质紊乱的治疗

♣ **治疗要点**

(1)补充血容量的纠正脱水是治疗糖尿病酮症酸中毒的首要的、极其关键的措施。常用液体补充策略为：快速扩容，先快后慢，先等张后半张，必要时监测血流动力学来调节其速度和输液量。以开始治疗前 1 小时内首先补充生理盐水 1000ml 最关键。以后每 1～2 小时再补 1000ml。在前 5 小时补液总量为 3500～5000ml。严重脱水者在第 1 个 24 小时补液 6000～8000ml。

(2)使用胰岛素也是治疗的关键，也就是说，治疗糖尿病酮症酸中毒时，不使用胰岛素就不可能使疾病得到恢复。目前推荐的小剂量胰岛素静脉投给法[首先静脉推注胰岛素 0.15U/kg，继以静脉滴注胰岛素 0.1U/(kg·h)或 5～10U/h]，胰岛素剂量应按每小时监测的血糖水平调节，合适的胰岛素输注应使血糖下降速度为 50～80mg/(dl·h)[平均 75mg/(dl·h)]，可继续仍以 5～10U/h 的速度滴注胰岛素，直到糖尿病酮症酸中毒得到缓解后，可转为胰岛素第三阶段治疗。

(3)低钾血症的治疗：特别是经补液和胰岛素治疗后 3～6 小时尿量增加且血 K^+常明显降低者，应及时补钾。

(4)补碱治疗：只有动脉血 pH<7.00 时，才需要用碳酸氢钠治疗。其原则是纠酸不宜过早，补碱不宜过多，补碱速度不宜过快。

一、补液治疗

补充血容量、纠正脱水是治疗糖尿病酮症酸中毒(DKA)的重要措施。因为脱水可加重胰岛素抵抗及代谢紊乱，严重者可导致循环功能衰竭、肾功能不全、严重组织缺氧而加重代谢性酸中毒。补液量与补液速度根据脱水的程度因人而异。非老年患者又无心功能不全者开始补液的速度应较快。

成人 DKA 患者大多数平均液体丢失量为体重的 10%～15%。补液总量至少按原体重的 10%估计。推荐的补液方法有多种。粗略、常用的液体补充策略为：快速扩容，先快后慢，先等张后半张，必要时监测血流动力学来调节其速度和输液量，特别是老年或伴心或肾疾病者。

较重的病例一般最初 0.5～1 小时，应给予生理盐水 1000ml[15～20ml/(kg · h)]，以达快速扩容的目的。以开始治疗前 1 小时内首先补充生理盐水 1000ml 为最关键。以后每 1～2 小时再补 1000ml。在前 5 小时补液总量为 3500～5000ml，第 6～12 小时的补液量为 250～500ml/h。在前 1 小时给予 1000ml 等渗液后，究竟是用等张(0.9%)还是用半张(0.45%)生理盐水，应根据校正的血钠值变化决定，若校正的血钠浓度增高(＞155mmol/L)，可给予半张(0.45%)生理盐水；若校正的血钠浓度降低，可静脉滴注等张(0.9%)生理盐水。通常，第 1 天总补液量为 4000～5000ml，甚至可达 8000ml(表 19-2)。当血糖降低至 13.88mmol/L 时，应使用 5%葡萄糖溶液静脉滴注，此时葡萄糖与胰岛素的比例为 2～4g : 1U。一般而言，在一开始纠正低血容量时至少应首先使用 2000～3000ml 等张盐水，然后再根据血流动力学参数和血钠水平补充恰当的液体。糖尿病性心脏病或冠心病等心血管疾病或肾功能不全患者的补液量不宜过快、过多，必要时监测中心静脉压而估计其补液量和补液速度。当血糖浓度达到 250～300mg/dl 时，应开始输注 5%葡萄糖溶液，并根据患者对 NaCl 的需要量给予适当补充。多数学者的意见是当血钠＞155mmol/L 时，以输入 1/2 张(0.45%)NaCl 液为宜。

表 19-2　DKA 和高渗性高血糖状态的液体治疗

先用等渗生理盐水积极补液直至脱水缓解并维持血流动力学稳定的状态，然后采取如下通常的指引措施：

- 前 4 小时投给生理盐水(NS)
- 当血钠＞155mmol/L 时，可输入 1/2 张(0.45%)NS
- 当血糖≤13.88mmol/L 时，可输入 5%葡萄糖液+1/2 张 NS

时间	容量
前 0.5～1 小时	1000ml
第 2 小时	1000ml
第 3 小时	500～1000ml
第 4 小时	500～1000ml
第 5 小时	500～1000ml
总量(前 5 小时)	3500～5000ml
第 6～12 小时	250～500ml/h

注：年长者和伴有充血性心力衰竭或肾衰竭的患者需要调整其补液种类和速率。

(引自：Wyckoff J，et al)

二、胰岛素治疗

胰岛素治疗不仅能使血糖降低，而且能抑制脂肪分解和酮体生成，可促进肌肉等组织摄取葡萄糖。因此，及时而合理地使用胰岛素对抢救 DKA 也有十分重要的意义。DKA 补液治疗开始时，使用胰岛素是治疗的关键。目前推荐的小剂量胰岛素静脉投给法的要点是：第一阶段治疗时首先静脉推注胰岛素 0.15U/kg，继以 0.1U/(kg · h)或 5～10U/h 的速度静脉滴注胰岛素。静脉滴注液的配制方法是将胰岛素 500U 加入生理盐水 1000ml(0.5U/ml)中。胰岛素治疗开始后，应每小时测 1 次床旁血糖，每 2 小时送检血糖及血清电解质检测。合适的胰岛素输注应使血糖下降速度为 50～80mg/dl/h(平均 75mg/dl/h)，可继续以 5～10U/h

的速度滴注胰岛素。如果血糖仍不下降或者下降缓慢，说明可能有胰岛素抵抗，这时胰岛素的输注速度可以加倍(实际上，胰岛素剂量加大到 10～20U/h)。一旦出现“低血糖症”(血糖浓度＜13.88mmol/L)，先应停止使用胰岛素。当血糖水平接近 13.88mmol/L 时，可转为第二阶段治疗，即将液体改为 5%右旋葡萄糖液继续输注，此时葡萄糖与胰岛素的比例为 2～4g：1U，胰岛素以 0.05～0.1U/(kg · h)的速度滴注。维持血糖＞200mg/dl，直到糖尿病酮症酸中毒缓解。

当 DKA 得到缓解后，可转为第三阶段治疗，继续静脉滴注胰岛素 1 小时，之后改为皮下注射胰岛素，以维持胰岛素的浓度。通常在停用胰岛素静脉滴注前 1 小时，皮下注射一次胰岛素(8U)，以防血糖回跳。

在胰岛素治疗过程中需要注意的是：

(1) 只要酸中毒存在，胰岛素的剂量就应该不断调整以维持血糖浓度在 200～250mg/dl，一直到患者能够进食或酸中毒控制为止。一般来说，纠正酮症酸中毒的时间需要 10～20 小时，比纠正血糖的时间(4～8 小时)长，因此不要过早过快减少或停用胰岛素的用量。

(2) 指导 DKA 治疗的最可信赖的指标是阴离子间隙(AG)。当 DKA 得到有效治疗后，经过较长一段时间尿中酮体依然阳性，因此不能用尿酮体来评价治疗是否有效。但是一旦阴离子间隙恢复正常，说明机体不再产生酮酸，此时可继续输入胰岛素几个小时以确保疗效。之后，如果患者能够进食，就可以恢复从前的胰岛素治疗方案。如果效果满意，可停止输入胰岛素。如果患者不能进食，给予胰岛素 5U 加入于右旋葡萄糖液，并按照血糖水平，每 4 小时追加胰岛素 5～15U。

(3) DKA 的治疗过程中，出现正常 AG 型高氯性代谢性酸中毒是暂时现象，多在 48～72 小时内恢复正常，这并不意味着胰岛素治疗无效，也不是酮症酸中毒加重的征象。治疗 DKA 以后不少患者出现正常 AG 型高氯性代谢性酸中毒。

三、纠正电解质紊乱

(一) 低钾血症的治疗

DKA 经过补液和胰岛素治疗后血容量趋向恢复，尿量增加时，尿中大量排出 K^+，同时因胰岛素驱动 K^+回入细胞内并促进葡萄糖利用，在细胞内合成糖原时需要 K^+，又因为酸中毒得到纠正后，K^+与 H^+交换而 K^+进入细胞内，因此，在 DKA 治疗过程中，失 K^+引起低钾血症是重要的特征之一。特别是经补液和胰岛素治疗后 3～6 小时血 K^+常明显降低。此时，若不及时补充 K^+，则因低血钾而致严重心律失常，甚至心搏骤停而危及生命。因此，密切监测血 K^+变化，及时补充 K^+是很重要的治疗措施。

表 19-3　DKA 治疗期间血钾含量降低的主要原因

(1) 再水化的稀释作用
(2) 酸中毒的矫正(由于 pH 增加，较少 K^+在细胞外调换 H^+)
(3) 给予胰岛素(因葡萄糖利用增加，K^+进入细胞内)
(4) 进行性尿钾丧失

(引自：Rolin R A，et al)

鉴于以上原因(表 19-3)，通常 DKA 钾丢失量约为 300mmol，但也可高达 1000mmol。近来临床医生更趋向主张提早开始补充钾，补钾应积极。只要患者的血钾＜5.5mmol/L 且尿量＞50ml/h 时，即胰岛素治疗的同时补 K^+，也就是说，在输注第一瓶液体的时候开始静脉滴注 K^+。可用氯化钾或磷酸钾溶液，为了避免氯水平升高，可以将补钾量的 2/3 用氯化钾，1/3 用磷酸盐钾，根据检测的血钾水平及时调整补钾量。通常为：$[K^+]$= 4.5～5.4mmol/L 时，可补 K^+ 20mmol；$[K^+]$= 3.5～4.4mmol/L 时，可补 K^+ 30mmol；$[K^+]$＜3.5mmol/L 时，可补 K^+ 40mmol。若$[K^+]$＞5.5mmol/L 时，暂停补 K^+。如果血钾偏高而少尿或无尿，待补液后尿量增加到 500ml/24h 以上时可开始补 K^+。在治疗过程中应监护心电图，可从 T 波变化监视其血 K^+变化。每 1 小时或每 2～4 小时反复测定血钾浓度，以便及时调整其补钾量。细胞外 K^+进入细胞内达到平衡，补充与纠正其 K^+水平至少需要 5～7 日。一般而言，患者进食后仍需口服钾盐 1 周左右。1g 氯化钾等于 13.45mmol K^+。

（二）低钠血症的治疗

在 DKA 时，由于失水比失钠严重、脱水和血液浓缩等因素，缺钠不能被明显表现出来，但经生理盐水及胰岛素等治疗后，其低钠状态比较容易被暴露出来。有时因补充大量生理盐水可以使血氯更高，甚至可促发高氯性酸中毒，但这种酸中毒一般能在 48～72 小时恢复正常。需要注意的是，DKA 患者约 50%以上可有低钠血症，但通常这是一种假性低钠血症，只是由于血糖含量升高所致，即血糖水平每升高 100mg/dl，血清钠含量下降 2mmol/L。常用血钠校正公式计算。校正的血清 Na^+值是在血糖水平降至正常、水分重新回到细胞内后预测的血 Na^+水平。

举例：某一 DKA 患者，测定血糖值为 950mg/dl，而测得的血清 Na^+浓度为 115mmol/L。计算其校正后的血清 Na^+浓度应是：按校正公式计算，血糖正常值为 100mg/dl，实际上增加了 850mg/dl。故其校正后的血清 Na^+为

$$校正的血清\ Na^+(mmol/L) = 115 + 2\times[(950 - 100)/100] = 115 + 17 = 132mmol/L$$

校正的血清 Na^+浓度（132mmol/L）＜135mmol/L，此时应按低钠血症处理。若补钠而不补 K^+时，往往引起失 K^+而进一步导致低血钾。

（三）低磷血症的治疗

DKA 的治疗过程中，磷与钾一样，通过尿排出磷，经 4～6 小时可达低血磷水平。当血磷＜1mg/dl 且出现明显低磷血症（伴有心肌收缩力降低、呼吸肌无力和呼吸衰竭、溶血及横纹肌溶解等）时，需要补充磷，通常在 0.45%盐水 1000ml 中加磷酸钾 20～30mmol 和氯化钾 20mmol，以维持磷＞2mg/dl。补磷治疗时可能发生低血钙和低镁血症等合并症，因此需要密切监测血钙、血镁变化。关于 DKA 的治疗是否应常规补磷尚存有争议。一般认为，血磷浓度轻度降低并无明显害处，所以主张不需要常规补磷。不过，约 10%的患者在就诊时即有血磷降低，在治疗过程中，有时下降明显，甚至引起低磷综合征，此时，不可引起红细胞内 2，3-二磷酸甘油酯减少，导致氧解离曲线左移而使组织氧释放减少。低磷综合征（血磷降至＜1.0mg/dl）的临床表现，包括呼吸功能不全、心肌收缩力降低、横纹肌溶解等。在这种情况下，原则上需要补磷治疗。

四、补碱治疗

DKA 的生化基础是胰岛素缺乏，酮体生成过多，大量酮体堆积。尽管血 HCO_3^- 短缺（bicarbonate deficit），但一般不必先用碳酸氢钠而应采用胰岛素，因为后者可抑制酮

体生成，促进酮体氧化，酮体氧化后产生 HCO_3^-，约 90%以上的 DKA 患者只通过补液和胰岛素治疗其酸中毒自行被纠正，故通常不主张过早过多地投给碳酸氢钠，这是因为：①比较使用不同剂量的碳酸氢钠治疗组与对照组（不用碳酸氢钠）酮症酸中毒患者（动脉血 pH 为 6.9～7.14）的前瞻性研究资料表明，无论从临床表现还是生化指标上看，碳酸氢钠均无明显的益处。②大量碳酸氢钠可使低血钾的发生率增高。③高钠和高渗负荷过多，不利于病情恢复，有时反而加重病情，甚至导致脑水肿或增加心脏负荷而致心力衰竭。④碳酸氢钠生成的 CO_2 易于弥散入细胞内和通过血脑屏障，而 HCO_3^- 通过细胞膜或血脑屏障的速度缓慢，结果可导致细胞内或颅内压 pH 反常性降低。⑤过早使用碳酸氢钠易引起医源性代谢性碱中毒。尽管纠正酸中毒时，碳酸氢钠的补充量不多，但随着原发病的纠正，血液中显著增加的有机阴离子被代谢而产生过多 HCO_3^- 致碱中毒；碱中毒时氧解离曲线左移，P_{50} 减小。氧和血红蛋白的亲和力增加，使 HbO_2 在组织释氧减少而组织缺氧加重；碱中毒还可引起脑血管收缩，协同脑组织缺氧和 Na^+ 过度负荷引起脑水肿。⑥酮症酸中毒时，若过早过多使用碳酸氢钠来急速纠正酸中毒可发生心脏功能损伤（impairment of cardiac function），后者发生的主要机制为碳酸氢钠促进 K^+ 向细胞内转移易发生低钾血症，低钾不仅可发生心律失常，而且能使心肌收缩力减弱。低钾时，一方面心肌细胞内的 Ca^{2+} 结合到线粒体的量增多而被摄入肌浆网的量减少，导致心肌收缩力减弱；另一方面碳酸氢钠生成的 CO_2 迅速弥散到如心肌细胞内，使心肌细胞内的 CO_2 分压迅速增高，可影响心脏收缩功能，特别是伴有肺功能不全或呼吸中枢受抑制的病例。

鉴于上述原因，许多学者认为，DKA 时推荐：①纠酸不宜过早；②补碱不宜过多；③补碱的速度不宜过快三原则。只有动脉血 pH＜7.00 时，才需要用碳酸氢钠治疗。其剂量可按以下公式计算或参考图 19-8 的碳酸氢钠治疗策略投给：

$$\text{碳酸氢钠(mmol)} = (\text{期望 } HCO_3^- - \text{实测 } HCO_3^-) \times \text{体重(kg)} \times 0.3$$

式中，期望 HCO_3^- 初步定为 15mmol/L；这种期望 HCO_3^- 值是根据酸中毒的严重程度和患者病情的不同，所要求的拟提高血 HCO_3^- 的目标。0.3 为“碳酸氢根分布容积”是体重（kg）的 30%。

$$1.5\%\text{碳酸氢钠(ml)} = [\text{所需碳酸氢钠(mmol)} \times 1000]/178$$

按上述公式计算的补碱量，不要一次给足，首先给 1/2 量，以后根据血气分析情况再加以调整，直到血 pH≥7.00。在治疗期间应经常监测血气分析（每 2 小时监测），以了解碳酸氢盐治疗的反应并及时相应地调整剂量，动脉血 pH 维持在 7.00 以上，即当 pH 上升至 7.00 时原则上应停止补碱。

为了防止严重酸中毒对机体的威胁，投给碳酸氢钠的指征可归纳为以下三方面（表 19-4）：①动脉血 pH＜7.00，HCO_3^-＜5mmol/L，无论是否存在血流动力学紊乱；②通过心电图发现有严重高钾血症的征象或血钾明显增高（血钾＞7mmol/L）；③动脉血 pH＜7.15，HCO_3^-＜10mmol/L。且合并下列指征中的 1 项或多项者也可考虑，此时可谨慎地使用少量碳酸氢钠：伴有对容量补充无反应的休克；几小时治疗后其酸中毒仍然持续或加重；以高氯性代谢性酸中毒为主，而不是高 AG 型酸中毒；精神症状加重或者中枢神经系统抑制等。

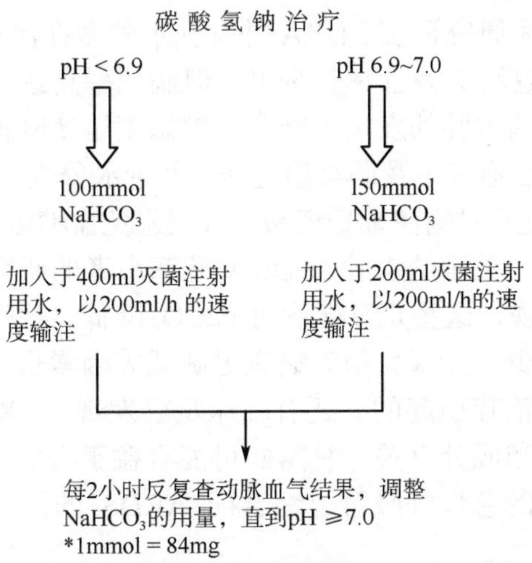

图 19-8　美国糖尿病协会（ADA）推荐 DKA 时的碳酸氢钠治疗

表 19-4　DKA 治疗时给予碳酸氢钠的指征、目的和剂量估计

指征
重度代谢性酸中毒（pH＜7.00，HCO_3^- ＜5mmol/L），无论是否存在血流动力学紊乱
重度代谢性酸中毒（pH＜7.15，HCO_3^- ＜10mmol/L），合并下列指征中的一项或多项
休克对容量补充无反应
在治疗几小时后酸中毒仍然持续或者加重
以高氯性代谢性酸中毒为主，而不是表现为通常的高阴离子间隙中毒
精神症状加重或者中枢神经系统抑制
重度高钾血症（血清 K^+ ＞7mmol/L）
目标和剂量估计
如果 HCO_3^- ＜5mmol/L（指征 1），应当升高到不低于 8～10mmol/L
如果 HCO_3^- ＜5～10mmol/L（指征 2），应当升高到不低于 13～15mmol/L
剂量估计：（预计血浆 HCO_3^- –实测 HCO_3^- ）×体重（kg）×0.5
计算出的碳酸氢钠的剂量在静脉输液中（1～2 安瓶或者 44～88mmol $NaHCO_3$/L）或者静脉推注给予（50%估计剂量立即给予，余下的在 2～4 小时内没有发生低钾血症或者治疗时没有发现肺水肿的证据时给予）
在给予患者首次碳酸氢钠治疗后 2～4 小时，每 30～60 分钟监测患者的血液酸碱情况，并及时调整患者的需要量

（引自：Adrogue H J，et al）

经过权衡利弊，显然对于动脉血 pH＜7.00 的患者，特别是对以高氯性代谢性酸中毒为主要表现的患者，是利大于弊。原则上，碳酸氢钠应当采用稀释后静脉滴注，而不是静脉推注，除非患者合并有高钾血症。

当 pH 过低时酸血症的危害超过碱治疗的危害，尤其是 pH＜7.00 时，出现心肌收缩力降低、血管扩张、脑功能抑制、胰岛素抵抗和酶活性降低等。美国糖尿病协会（ADA）推荐在严重酸中毒时使用碳酸氢钠的方法可参考图 19-8。

目前有争议和尚未解决的问题：补充血容量纠正脱水是治疗 DKA 的重要措施之一。关于其补液量的问题有不同的观点。有一研究比较了治疗开始 8 小时内补液 3L 与 6L 的治疗结果显示，两组的预后未见明显差异。不过其研究的病例选择上尚缺乏严重容量不足的患者，所以还需要继续扩大研究证实。DKA 并发脑水肿多在治疗早期（12 小时以内）发生，主要见于儿童和年轻人，这种并发症尽管少见，但病死率高达 90%以上。通过动物实验研究资料显示，治疗过程中脑水肿的发生可能与血糖浓度迅速降低有关。这是由于血糖下降过快引起渗透压降低，脑细胞来不及调整渗透压，大量水分进入脑细胞导致脑水肿。因此，在 DKA 的治疗过程中，应适时输注葡萄糖液，可能避免血糖浓度突然低于 200～300mg/dl 的脑水肿的发生。还有另一关于脑水肿的 DKA 儿童患者的研究显示，脑水肿的发生与低碳酸血症有关。研究者发现，这些儿童就诊时 $PaCO_2$ 降低，呼吸性碱中毒可引起脑血管痉挛及极度脱水使脑灌注减少，儿童大脑对缺氧更敏感等因素也参与其中，故推测，脑水肿的发生可能并不是补液等治疗引起的。还有临床观察发现，DKA 患者中亚临床脑水肿比较常见，可能与补液速度和成分有关，甘露醇可能有益于有症状的脑水肿的治疗。此外，有人怀疑比较少见而严重的急性呼吸窘迫综合征（ARDS）的发生可能与过度补液有关，但有待于继续观察证实。

参考文献

丛亚丽. 1985. 糖尿病酮症酸中毒的病理生理基础及血氧变化//毛宝龄主编. 临床血气分析. 北京：人民军医出版社，218-226.

黄振文. 1998. 糖尿病//黄振文主编. 临床内科精萃. 郑州：河南医科大学出版社，398-426.

朴镇恩. 2008. 糖尿病急症并发症的血液气体改变和酸碱失衡与水电解质紊乱//朴镇恩 编著. 最新血液气体酸碱平衡. 哈尔滨：黑龙江教育出版社，573-592.

王姮，李玉秀. 2013. 糖尿病的水电解质代谢//蒋朱明主编. 临床水与电解质平衡. 3 版. 北京：人民卫生出版社.

姚伟，胡明冬，任成山. 2014. 糖尿病患者的血气变化及酸碱平衡紊乱//钱桂生主编. 实用血气分析及酸碱紊乱治疗学. 郑州：郑州大学出版社，481-495.

殷莲华. 2008. 酸碱平衡紊乱//金惠铭主编. 病理生理学. 7 版. 北京：人民卫生出版社，46-68.

赵咏桔. 2001. 糖尿病//袁耀宗主编. 胰腺病学新进展与新技术. 上海：上海科学技术文献出版社，214-282.

左静南. 1996. 糖尿病//董德长主编. 内科各系统疾病与肾脏. 2 版. 北京：人民卫生出版社，182-193.

Adrogue H J，Wilson H，Boyd A E，et al. 1982. Prasma acid-base patterns in diabetic ketoacidosis. N Engl J Med，307：1603-1610.

Alberti K. 2001. Low-dose insulin in the treatment of diabetic ketoacidosis. Arch Intern Med，137：1367-1376.

American Diabetes Association. 2000. Clinical practice recommendations. Diabetes Care，24（suppl）：1-8.

American Diabetes Association. 2012. Medical Management of Type 1 Diabetes. Alexandria，VA，American Diabetes Association.

American Diabetes Association. 2012. Medical Management of Type 2 Diabetes. Alexandria，VA，American Diabetes Association.

Bell G I，Polousky K S. 2001. Diabetes mellitus and genetically programmed defects in beta-cell function. Nature，414：788-791.

Bigatello L M. 2006. Critical care handbook of the Massachusetts general hospital. 4th ed. Philadelphia：Lippincott Williams & Wilkins.

Bongard F S. 2008. Current diagnosis & treatment critical care. 3rd ed. McGraw-Hill Com.

Brownlee M. 2003. Complications of diabetes mellitus//Edited by Larsen P R. Williams textbook of Endocrinology. 10th ed. Philadelphia：Saunders，1510-1556.

Buse J B. 2003. Type 2 diabetes mellitus//Edited by Larsen P R. Williams textbook of Endocrinology. 10th ed. Philadelphia：Saunders，1427-1481.

Calabrese A T，Coley K C，Papos S V，et al. 2002. Evaluation of prescribing practices：Risk of lactic acidosis with metformin therapy. Arch Intern Med，162：434-437.

De Backer D. 2003. Lactic acidosis. Intensive Care Med，29：699-702.

De Fronzo R A. 2000. Pharmacologic therapy for type 2 diabetes mellitus. Ann Intern Med，133：73-74.

Dyannep P，Westerberg D O. 2013. Diabetic Ketoacidosis：Evaluation and Treatment. Am Fam Physician，87（5）：337-346.

Edlund H. 2001. Factors controlling pancreatic cell differentiation and function. Diabetologia，44：1071-1079.

Effros R M. 2005. Acid-Base Balance//Edited by Mason R J. Murray and Nadel's Textbook of Respiratory Medicine. 4th ed.

Philadelphia：Elsevier Saunders，172-196.
Eisenbarth G S. 2003. Type 1 diabetes mellitus//Edited by Larsen P R. Williams textbook of Endocrinology. 10th ed. Philadelphia：Saunders，1485-1508.
Fajans S S, Bell G I, Polonsky K S. 2001. Molecular mechanisms and clinical pathophysiology of maturity- onset diabetes of the young. N Engl J Med，345：971-980.
Fall P J. 2000. Stepwise approach to acid-base disorders：Practical patient evaluation for metabolic acidosis and other conditions. Postgrad Med，107：249-258.
Fulop M. 1989. Alcoholism，ketoacidosis，and lactic acidosis. Diabetes Metab Rev，5：365-378.
Funnell M M，Brown T L，Childs B P，et al. 2010. National standards for diabetes self-management education. Diabetes Care，33(suppl 1)：S89-S96.
Gauthier P M，Szerlip H M. 2002. Metabolic acidosis in the intensive care unit. Crit Care Clin，18：289-308.
Gennari F J，Adroque H J. 2005. Acid-base disorders and ther treatment. Taylor & Francis Group，LLC.
Hall D L，Drab S R，Campbell R K，et al. 2007. A Web-based interprofessional diabetes education course. Am J Pharm Educ，71(5)：93.
Hansen L A，Prakash V B，Colby T V. 1989. Pulmonary complications in diabetes mellitus. Mayo Clin Proc，64：791-799.
Harris M I，Eastman R C. 2000. Early detection of undiagnosed diabetes mellitus：a US perspective. Diabetes Metab Res Rev，16：230-236.
Hurlock-Chorostecki C. 2004. Managing diabetic ketoacidosis：the role of the ICU nurse in an endocrine emergency. Dynamics，15(1)：18-22.
Israel R S. 1989. Diabetic ketoacidosis. Emerg Med Clin North Am，7：859-871.
Kazlauskaite R，Foqelfeld L. 2003. Insulin therapy in type 2 diabetes. Dis Mon，49：377-420.
Kido Y，Nakae J，Accili D. 2001. Clinical review 125：the insulin receptor and its cellular targets. J Clin Endocrinol Metab，86：972-979.
Kitabchi A E，Umpierrez G E，Murphy M B，et al. 2006. Hyperglycemic crises in adult patients wiwt diabetes：A consensus statement from the American diabetes association. Diabetes Care，29：2739-2748.
Kitabchi A，Vmpierrez G E，Murphy M B，et al. 2001. Management of hyperglycemic crises in patients with diabetes. Diabetes Care，24：131-153.
Levraut J，Grimaud D. 2003. Treatment of metabolic acidosis. Curr Opin Crit Care，9：260.
Linfoot P，Berqstrom C，Ipp E. 2005. Pathophysiology of ketoacidosis in type 2 diabetes mellitus. Diabet Med，22： 1414-1419.
Luft F C. 2001. Lactic acidosis update for critical care clinicians. J Am Soc Nephrol，12：S 15.
Madias N E. 1986. Lactic acidosis. Kidney Int，29：752-774.
Masharani U. 2010. Diabetes mellitus & hypoglycemia//In：Edited by McPhee S J. Current Medical Diagnosis & Treatment. 49th ed. New York：McGraw-Hill，1079-1115.
Mayes P A，Silvers A，Prendergast J J. 2010. New direction for enhancing quality in diabetes care：utilizing telecommunications and paraprofessional outreach workers backed by an expert medical team. Telemed J E Health，16(3)：358-363.
Moviat M，Van Haren F，Vander Hoeven H. 2003. Conventional or physicochemical approach in intensive care unitn patients with metabolic acidosis. Crit Care，7：R41-R45.
Nair K V，Miller K，Park J，et al. 2010. Prescription co-pay reduction program for diabetic employees. Popul Health Manag，13(5)：235-245.
Pessin J E，Saltiel A R. 2000. Signaling pathways in insulin action：molecular targets of insulin resistance. J Clin Invest，106：165-169.
Powers A C. 2001. Diabetes mellitus//Edited by Braunwald E. Harrison's Principles of Internal Medicine. 15th ed. New York：McGraw-Hill，2109-2137.
Riley S B，Marshall E S. 2010. Group visits in diabetes care：a systematic review. Diabetes Educ，36(6)：936-944.
Rosenbloom A L. 1990. Intracerebral crises during treatment of diabetic ketoacidosis. Diabetes Care，13：22-33.
Screening for diabetes. 2002. American Diabetes Association. Diabetes Care，25(suppl 1)：S21-S24.
Seifter J L. 2004. Acid-base disorders// Edited by Goldman L. Cecil Textbook of Medicine. 22nd ed. Philadelphia：Saunders，688-699.
Sherwin R S. 2004. Diabetes mellitus//Edited by Goldman L. Cecil Textbook of Medicine. 22nd ed. Philadelphia：Saunders，1424-1452.

Taveira T H，Friedmann P D，Cohen L B，et al. 2010. Pharmacist-led group medical appointment model in type 2 diabetes. Diabetes Educ，36(1)：109-117.

The Expert Committee on the Diagnosis and Classification of Diabetes Mellitus. 2003. Report of the expert committee on the diagnosis and classification of diabetes mellitus. Diabetes Care，26：S5-S20.

Tierney L M Jr. 2005. Acid-base disorders//Edited by Tierney L M Jr. Current Medical Diagnosis & Treatment. 44th ed. New York：Lange Medical Books/McGraw-Hill，859-866.

Vanhorebeek I，Lanqouche L，Vanden Berghe G. 2007. Tight blood glucose control with insulin in the ICU：Facts and controversies. Chest，132：268-278.

Viallon A，Zeni F，Lafond P，et al. 1999. Does bicarbonate therapy improve the management of severe diabetic ketoacidosis? Crit Care Med，27(12)：2690-2693.

Westerberg D P. 2013. Diabetic ketoacidosis：evaluation and treatment. Am Fam Physition，87(5)：337-346.

White N H. 2003. Management of diabetic ketoacidosis. Reviews in Endocrine and Metabolic Disorders，4(4)：343-353.

White N. 2001. Diabetic ketoacidosis in children. Endocrinol Metab Clin North Am，29：657-682.

Wyckoff J. 2005. Diabetic ketoacidosis and hyperosmolar hyperglycemic state//Edited by Kahn C R. Joslin's Diabetes Mellitus. 14th ed. Philadelphia：Lippincott Williams & Wilkins，887-899.

Yehia B R. 2008. Diagnosis and management of diabetic ketoacidosis in adults. Hospital Physician，21-36.

Zimmet P，Alberti K G，Shaw J. 2001. Global and societal implication of the diabetes epidemic. Nature，414：782-787.

第二十章　急性呼吸窘迫综合征的血气改变与酸碱失衡

♣ 诊断要点

(1) AECC 标准(1994)

1) 急性呼吸窘迫综合征(ARDS)的诊断标准：①急性起病；②氧合指数(PaO_2/FiO_2)≤200mmHg(不论 PEEP 值多少)；③正位胸部 X 线片示双肺弥漫性浸润阴影；④肺动脉楔压(PAWP)≤18mmHg，或者无左心房高压的临床迹象。

2) 急性肺损伤(ALI)的诊断标准：基本上同 ARDS 诊断标准，但其 PaO_2/FiO_2≤300mmHg(不论 PEEP 值多少)。

(2) 柏林 ARDS 的诊断标准(2012)：主要以低氧血症的严重程度作为区别其轻、中、重度 ARDS 的唯一标准，并取消急性肺损伤的名称，参见表 20-1。

ARDS 是由多种病因引起的一种非心源性肺泡–毛细血管膜损伤的急性呼吸衰竭临床综合征。其主要特点是：①非心源性肺水肿；②低氧血症；③弥漫性肺实质实变。按过去的标准(1994)，其早期阶段为肺损伤(acute lung injury，ALI)，严重阶段为 ARDS，临床上以呼吸窘迫、进行性低氧血症、胸部 X 线呈弥漫性肺泡浸润等为特征。ARDS 晚期多诱发或合并多器官功能障碍综合征(MODS)。ARDS 的发病率：美国每年发病率为(40～75)/10 万，英国为 5/10 万，中国部分地区 ICU 患者中 ARDS 的构成占 17.94%。ARDS 的病死率为 30%～50%。该综合征的病理表现为急性肺泡和肺间质水肿，肺泡内大量蛋白渗出液和炎性细胞，包括中性粒细胞和巨噬细胞浸润，其晚期特征为肺泡及肺泡管的纤维化。关于 ARDS 的诊断目前仍沿用 1994 年欧美 ARDS 联席会议推荐诊断标准：①ARDS 的诊断标准。急性起病；PaO_2/FiO_2≤200mmHg(不论 PEEP 值多少)；正位胸部 X 线片示双肺弥漫性浸润阴影；肺动脉楔压(PAWP)≤18mmHg，或者无左心房高压的临床迹象。②急性肺损伤的诊断标准。基本上同 ARDS 的诊断标准，但其 PaO_2/FiO_2≤300mmHg(不论 PEEP 值多少)。

2012 年，由欧洲危重病医学学会发起，并得到美国胸科学会和美国危重医学学会认可，提出了柏林 ARDS 定义(诊断标准)。该定义是在 1994 年美国–欧洲共识会议(AECC)所提出定义基础上的进一步完善。该定义的最重要的特点是基于氧合情况(PaO_2/FiO_2)，将 ARDS 分为轻度、中度和重度(表 20-1)。这样分度的好处是：更好地预测机械通气的时间和 ARDS 的病死率，选择治疗 ARDS 的某些新方法等。应用这一新标准的 ARDS 分度进行系统分析发现，ARDS 的病死率轻度为 27%、中度为 32%、重度为 45%，三者比较差异有统计学意义($P<0.001$)。与 AECC 标准进行统计学分析发现，新标准对于预测 ARDS 的病死率具有更高的有效性。

表 20-1　柏林 ARDS 的诊断标准(2012)

起病时间：1 周内已知的临床受损或新发或加重的呼吸系症状			
胸部影像：X 线或 CT 扫描示双肺浸润影(opacity)，无法完全用胸腔积液、肺叶/肺不张或肺结节解释			
肺水肿原因：呼吸衰竭不能完全用液体过度负荷性心力衰竭来解释；假如不存在危险因素，则需行其他客观检查(如超声心动图)以排除静水压增高型肺水肿(hydrostatic pulmonary edema)			
氧合情况*：	轻度	中度	重度
	PaO_2/FiO_2 = 201～300mmHg	PaO_2/FiO_2 = 101～200mmHg	PaO_2/FiO_2 ≤100mmHg
	PEEP 或 CPAP≥5cmH_2O	PEEP 或 CPAP≥5cmH_2O	PEEP 或 CPAP≥5cmH_2O

注：CPAP，持续气道正压；PEEP，呼气末正压；*如果海拔超过 1000m，PaO_2/FiO_2 值需用公式校正[校正公式：PaO_2/FiO_2=PaO_2/FiO_2×(当地大气压/760)]；1mmHg=0.133kPa；1cmH_2O=0.098kPa。

(引自：Ranieri V M，et al)

第一节　急性呼吸窘迫综合征的发病机制

急性呼吸窘迫综合征(ARDS)的共同基础是肺泡–毛细血管膜的急性损伤。其主要原因包括直接肺损伤和间接肺损伤两方面，前者如胃酸、溺水或毒气吸入、肺创伤和严重肺炎等物理、化学或生物等因素直接引起的肺损伤；后者如脓毒症、严重创伤、休克、大量输血(液)或急性胰腺炎或体外循环等原发疾患和诱因是远离肺脏的间接性肺损伤。在临床上更多见的是间接性肺损伤。ARDS 的发病机制目前尚未完全清楚。但是现已确认，系统性炎症反应(systemic inflammatory response syndrome，SIRS)在 ARDS 的发病机制上起重要作用，在肺泡毛细血管水平由细胞和体液介导的急性炎症反应，涉及两个主要过程即炎症细胞的迁移与聚集、炎症介质的释放，两者相辅相成，共同作用于肺脏靶器官，导致肺泡–毛细血管膜损伤和通透性增高致渗透性肺水肿、肺弥散功能障碍等，结果导致呼吸窘迫性进行性低氧血症。其炎症反应发生发展的过程可分为：开始(initial)、扩展(amplification)和损伤(injury)三个阶段。将其过程简单归纳为：各种 ARDS 的病因(感染或非感染因素)作用于机体后，直接或间接引起机体炎症反应，最初为局限在局部。炎症启动的特征是效应器细胞(中性多形核白细胞、巨噬细胞及血管内皮细胞)被激活。肺脏是首位靶器官，被激活的中性多形核白细胞聚集在肺毛细血管内并黏附在肺毛细血管内皮表面，这种效应器细胞(或称炎症细胞)激活后产生多种促炎细胞因子，它们又可导致炎症细胞活化，两者互为因果，形成炎症瀑布。被活化的炎症细胞不仅释放大量的促炎细胞介质(TNF-α、IL-1、IL6、IL-8、磷脂酶 A_2、血小板激活因子)等细胞因子，而且可产生有害物质(氧自由基、蛋白溶解酶、花生四烯酸代谢产物等)。后者是损伤肺泡毛细血管膜的主要物质，而肺泡毛细血管膜的损伤是形成肺毛细血管通透性增高性肺水肿的主要病理基础。在 SIRS 时，激活的效应器细胞突破了其本身产生这些介质的自限作用，通过自我持续放大的级联反应释放更多的促炎介质。肺是最先受累的器官。肺之所以特别容易受损，可能有以下几方面的原因和机制：①肺是全身血液的滤过器，凡是流到血液的活性物质和一些毒性物质都要经过肺，甚至被阻而留滞在肺脏。②被激活的中性粒细胞流经肺毛细血管时，易黏附在毛细血管内皮表面，并使其内皮的通透性增加；此外，由中性粒细胞激活释放的氧自由基、蛋白酶、细胞因子、脂质代谢产物及肽类物质等可引起肺泡–毛细血管膜损伤，通过裂解基膜蛋白和(或)细胞黏附因子、改变细胞外系纤维基质网结构、影响细胞骨架的纤维系统致细胞变性和连接断裂等机制改变膜屏障的通透性。③肺富含巨噬细胞，这种细胞也是效应器细胞的一种，它不仅释放一系列损伤性炎症介质，更重要的是，是肺局部趋化因子的主要来源，可导致中性粒细胞等在肺内聚集，造成肺损伤。④肺弥散性血管内凝血和广泛微血栓形成，其发生机制为：血小板激活、聚集、黏附导致肺内微血栓形成；肺血管内皮细胞损伤可释放组织因子(tissue factor，TF)，启动凝血系统，促凝作用加强；肺血流缓慢淤滞与微循环障碍；肺血管舒缩功能异常。细胞因子可使内皮细胞产生组织型纤溶酶原激活物(tPA)减少，而纤溶酶原激活物抑制物-1(PAI-1)产生增多，使生成血栓的溶解障碍等。效应器细胞既能产生促炎介质，也能生成抗炎介质(anti-inflammatory mediators)，主要的抗炎介质有前列腺素 E_2 (PGE_2)、前列环素(PGI_2)、IL-4、IL-10、IL-13、可溶性 TNF-α 受体(soluble TNF-α receptor，STNF-α R)等。适量的抗炎介质有助于控制炎症，但过强的抗炎症反应或过量的抗炎介质则泛滥入血，可引起代偿性抗炎反应综合征(compensatory anti-inflammatory response syndrome，CARS)，结果造成机体损伤进一步加剧，免疫功能严重受抑制而发生包括急性肺损伤(ALI)、ARDS 在内的多器官功能障碍综合征(MODS)。在 MODS 的发生发展过程中，ALI 出现最早，发生率也最高。一般早期 24～72 小时内即可出现呼吸功能障碍，可将 ALI 视为发生 MODS 的先兆。因此，对 ALI、ARDS 的理解不能局限于肺脏本身的病变，而应认识到 SIRS 是 ALI、ARDS 和 MODS 的共同发病基础。重度 ALI 是 ARDS，而 ARDS 晚期多诱发或合并 MODS。ARDS 时干扰气体交换的细胞和分子学机制归纳如图 20-1。

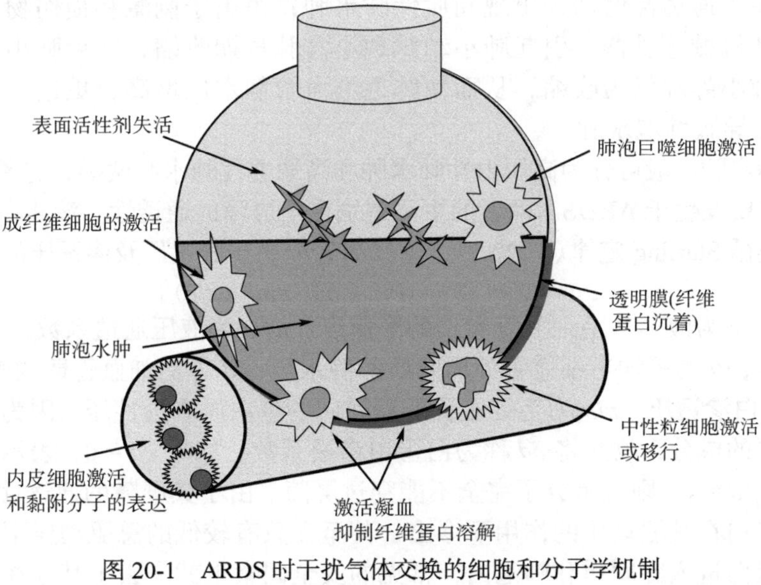

图 20-1　ARDS 时干扰气体交换的细胞和分子学机制

(引自：Piantadosi C A，et al)

第二节　急性呼吸窘迫综合征的病理生理

ARDS 的病因是多种多样的，但在肺脏所发生的病理生理改变却基本相似。其主要是严重低氧血症，呈进行性加重，有以下三个特点：①提高吸氧浓度（FiO_2＞0.6），但其氧分压（PaO_2）＜50mmHg（6.67kPa）；②全肺和胸廓顺应性降低，分别为＜50ml/cmH_2O 和 20～30ml/cm H_2O；③肺分流率（Qs/Qr）和无效腔通气率（V_D/V_T）均增加。

发生低氧血症的肺部的主要病理生理变化为急性炎症导致的肺泡毛细血管膜损伤，其主要特征为：①肺毛细血管壁通透性增加而肺间质水肿；②肺泡水肿；③肺表面活性物质缺失而肺泡群萎陷；④肺泡内毛细血管 DIC 和透明膜形成；⑤晚期肺纤维化。这些改变导致肺顺应性降低、肺通气/血流比值失调、肺内分流增加，产生严重低氧血症，结果促使患者拼命吸气，因而早期常伴有 $PaCO_2$ 降低而引起呼吸性碱中毒。长期而严重的病理性缺氧可引起乳酸增多性代谢性酸中毒或合并严重肺功能损伤而 CO_2 潴留，导致呼吸性酸中毒。在 ARDS 晚期常可发生 PaO_2＜40mmHg（5.3kPa）、$PaCO_2$＞45mmHg（6.2kPa）。在 ALI/ARDS 时由于代谢率明显增加，氧需求量增加，氧供临界阈值明显升高，组织细胞摄取氧的能力缺陷，出现氧供（DO_2）–氧耗（VO_2）的病理性氧供依赖，结果易发生氧债（oxygen debt），组织无氧代谢增加，动脉血乳酸则随氧供减少而呈线性增高。所以，在临床上易出现乳酸性酸中毒，后者常提示严重缺氧或组织灌注不足（见后述）。

一、高通透性肺水肿

活化的中性多形核白细胞释放大量的促炎介质和有害物质，如氧自由基、弹力蛋白酶、花生四烯酸代谢产物白三烯等，进一步损伤Ⅰ型肺泡细胞和肺毛细血管内皮细胞，使毛细血管通透性增加，出现间质性肺水肿；再由于刺激和损伤物质可通过肺内化学感受器和机械感受器，引起肺小动脉和小静脉早期收缩，随后肺小动脉丧失张力而扩张，但肺小静脉仍为收缩，从而使肺毛细血管静水压增高，更进一步增加血气屏障的通透性而导致肺泡水肿。

病理性肺水肿一般可分为高压力性肺水肿和高通透性肺水肿两类，前者主要见于左心衰竭；后者主要发生于 ARDS。两者的主要差别在于屏障的通透性。液体在毛细血管内外之间转换时遵循 Starling 定律（图 20-2），即其流量取决于静水压及渗透压的变化：

$$Jv = Kf.c[(Pc - Pi) - \delta d\ (\pi pp - \pi ip)]$$

上式中，Jv 为液体从毛细血管渗出的净速度；$Kf.c$ 为液压通透系数；Pc 为平均毛细血管的静水压；Pi 为平均毛细血管外周间质的静水压；δd 为毛细血管壁的胶体渗透系数；πpp 为血浆蛋白渗透压；πip 为毛细血管外周间质的蛋白质渗透性压。因为白蛋白是血浆蛋白中最重要的成分，故又将 δd 称为白蛋白渗透系数，如果 $\delta d = 0$，表示分子可自由穿过血管屏障；$\delta d = 1$，则表示分子完全不能穿过屏障。由于其屏障的通透性加大，会有大量的液体和蛋白在其驱动压的作用下渗出，甚至在只有较低的总驱动压下，也可引起较大量液体和蛋白进入肺间质和肺泡内，常见的安全因素也就失去了其存在的基础，因为渗透压安全因素只有在肺毛细血管屏障正常（如高压力性肺水肿）时起作用，而当屏障功能受损（如高通透性肺水肿）时由于其屏障通透系数增高，胶体渗透系数下降，使其安全作用近于无效（图 20-3）。正因为这些原因，在 ARDS 时高通透性肺水肿往往都进展迅速，而且较严重。

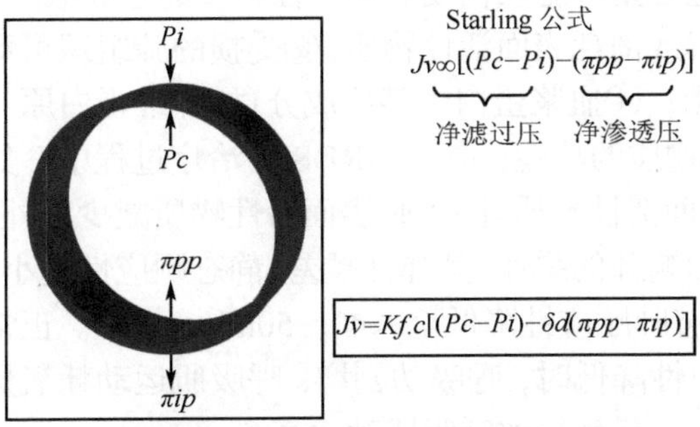

图 20-2　用 Starling 公式阐明肺毛细血管液体滤出

Jv，液体从毛细血管渗出的净速度；*Kf.c*，液压通透系数；*Pc*，平均毛细血管的静水压；*Pi*，平均毛细血管外周间质的静水压；*πpp*，血浆蛋白渗透压；*πip*，毛细血管外周间质的蛋白质渗透性压；*δd*，毛细血管壁的胶体渗透系数，因为白蛋白是血浆蛋白中最重要的成分，故又将 *δd* 称为白蛋白渗透系数

（引自：Piantadosi C A，et al）

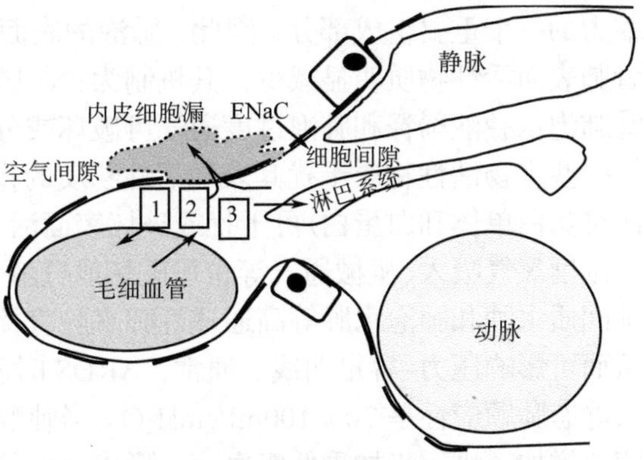

图 20-3　ARDS 时肺水肿安全因素作用

安全因素（以正方形 1，2，3 来表示）；ENaC（epithelial sodium channel），内皮细胞 Na^+ 通道，当滤过压增高时，稀释液从毛细血管进入到细胞间隙，使细胞间隙的渗透压降低，后者可增加其吸收力以对抗静水压（正方形 1）；细胞间隙压力增高时，细胞间液进入到血管周围间隙，并引起血管周围水肿导致血管周围呈套状（perivascular cuffing），而且失去有效气体交换的细胞间隙水肿（正方形 2）；通过肺淋巴系统将细胞间液转运到肺外的能力（正方形 3）

（引自：Piantadosi C A，et al）

通常，肺毛细血管内静水压高于组织间静水压，血管内液体从管内进入到血管外组织间隙，这一情况引起组织间隙蛋白浓度被稀释而渗透压降低，因此又促使液体返回毛细血管，这是肺水肿的安全因素（lung's edema safety factor），以防止肺水肿的发生。这种安全因素主要包括：毛细血管外周间质的蛋白质渗透性压（*πip*）、间质静水压升高和淋巴系统等，多在液体聚积于间质腔时发挥作用。当组织间质液体容量增加到大约 40% 时，组织间液压可超过其安全因素而导致肺泡水肿。在 ARDS 时，其肺水肿的安全因素比正常人降低大约 50%，故在较低的毛细血管压下也可引起肺水肿的发生（图 20-4）。目前对初始肺泡漏出的确切部位尚有争论，但是供认的两个主要部位是：①小肺泡管水平，这个部位连接上皮细胞；②或与上皮细胞紧密接界之间。这些中的任何部位肺泡漏出是非选择性，而且任何大小的血浆蛋白可通透。富有蛋白的肺水肿可损害气体交换。

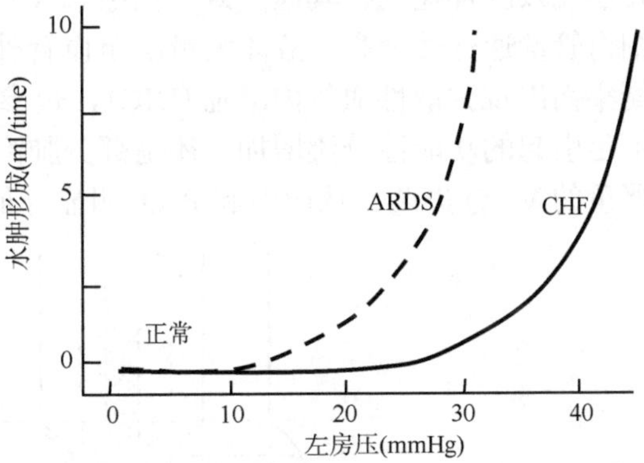

图 20-4　ARDS 和充血性心力衰竭（CHF）时的肺水肿形成

在充血性心力衰竭时肺毛细血管静水压必须超过 21mmHg 时才可引起肺泡水肿，这是因为肺水肿的安全因素可预防肺水肿的发生；但是在 ARDS 时，在正常的肺毛细血管压下就可发生肺水肿，而且在升高的肺毛细血管压下更快速引起肺水肿，ARDS 时的压力-液体曲线（pressure-fluid curve）向左移

（引自：Piantadosi C A，et al）

二、肺顺应性降低

肺顺应性降低是 ARDS 的主要典型病理生理改变之一。肺泡的表面张力是构成肺泡回

缩力的一个重要组成部分，因此，肺泡的表面张力是影响肺泡顺应性的重要因素。ARDS 患者肺表面活性物质明显减少，其机制为：①肺泡Ⅱ型细胞损伤使表面活性物质的生成减少；②肺泡水肿液稀释和肺泡过度通气可破坏或分解或消耗表面活性物质；③受损的肺组织可释放一些生物活性物质干扰其表面活性物质的作用；④血浆蛋白中某些成分（如纤维蛋白原、纤维蛋白单体和白蛋白）可干扰或破坏表面活性物质的功能；⑤在 ARDS 的治疗过程中，如高浓度氧气吸入、机械通气等也可破坏或分解表面活性物质。除了肺表面活性物质减少以外，肺间质水肿和肺泡水肿等高通透性肺水肿直接影响肺的弹性，其弹性越差，静态顺应性越小，从而可影响压力–容量曲线。通常，ARDS 时静态肺顺应性降低至＜40～50ml/cmH_2O。正常人静态肺顺应性是 70～100ml/cmH_2O。当肺顺应性降低时，呼吸功剧增，呼吸肌运动耗氧量相应增加，进一步加重低氧血症，形成恶性循环，最后导致呼吸肌动力衰竭。

三、通气（V_A）/血流（Q）比例失调

ARDS 患者严重低氧血症的主要病理生理基础之一是通气/血流比例（V_A/Q）失调（图 20-5）。ARDS 时，既有由肺表面活性物质缺乏或活性降低引起肺泡塌陷致微肺不张引起的功能性肺内分流，ARDS 早期其分流量可高达 15%～20%，随后可增高到 40%，V_A/Q 显著＜0.8；又有微血栓形成和肺血管痉挛收缩致肺微循环血流缓慢引起的无效腔样通气或几乎无效腔样通气，其通气效果指数（V_D/V_T）可高达 0.6，V_A/Q 显著＞0.8。ARDS 因肺毛细血管壁通透性增高，液体大量漏至血管外，而毛细血管内血液浓缩导致红细胞、血小板凝集而出现弥散性血管内凝血（DIC），也参与功能性无效腔的增加。无论是部分肺泡通气不足引起的功能性分流增加，还是部分肺泡血流不足引起的功能性无效腔增加，均可导致严重的 V_A/Q 失调，从而引起 PaO_2 明显降低，也是吸氧疗法难以纠正的重要原因之一。

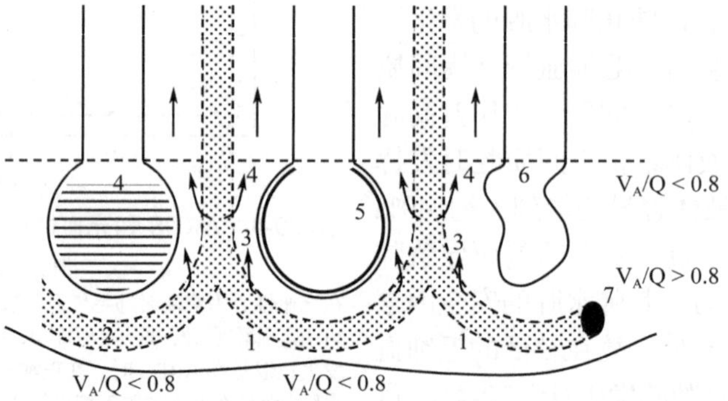

图 20-5　ARDS 发生肺泡通气与血流比例失调的示意图

1. 肺泡毛细血管膜损害；2. 内皮细胞损伤；3. 通透性增加（虚线）；4. 肺间质和肺泡水肿；5. 透明膜形成；6. 表面活性物质减少，肺泡萎陷；7. 微血栓，DIC

（引自：朴镇恩）

四、氧供与氧耗的病理性依赖

在 ARDS 时，机体常处于高代谢状态，组织的氧需求量增加，氧耗（VO_2）明显增加，氧供给量必须成倍甚至 3 倍增长才能满足组织高代谢的需要，可是机体在这种严重的病理

条件下，DO_2不能满足如此增高的氧需求，并且氧供临界阈值(critical DO_2，DO_{2c})成倍增高，出现氧耗(VO_2)的病理性氧供依赖(pathologic dependence of VO_2 on DO_2)，VO_2将依赖于 DO_2 呈线性下降，此时组织的氧摄取能力明显障碍，其氧摄取率(O_2ER)可降低至正常值的50%或更低。发生组织 O_2ER 明显降低的机制有：①ARDS时，应激释放的各种损伤因子导致血管内皮细胞损伤，从而引起组织水肿，后者加大氧气向组织细胞的弥散距离而使摄取氧能力降低。②ARDS时，不仅由于中性粒细胞介导所致内皮细胞损伤致内皮素等缩血管物质增多，而且由交感神经介导的血管舒缩功能遭到破坏，导致微血管异常收缩，使DO_2比率减少，微血管和组织细胞间的PO_2梯度变小。③再加上微血管栓塞等引起无效腔样通气、肺泡塌陷致微肺不张引起的功能性肺内分流增加等引起 V/Q 失衡，从而影响组织对氧的摄取能力。④ARDS早期，通常动脉血pH上升可引起氧解离曲线左移，这将加强血红蛋白和氧亲和力而影响组织摄取氧。⑤线粒体功能受到损害，直接影响组织细胞摄取氧的能力等。组织氧摄取能力的缺陷可引起氧债而组织无氧代谢增加，导致血乳酸水平升高。因此，应用DO_2和VO_2的关系是评价组织氧合状态的有用指标，在DO_2的病理性氧供依赖时，DO_2和VO_2呈同向性改变；VO_2明显增加；动脉血乳酸含量增加等，不过血乳酸半衰期较长，为1～18 小时，不能及时反映循环改变，故应结合临床动态观察综合性评估为宜。氧供与氧耗的病理性依赖见图20-6。

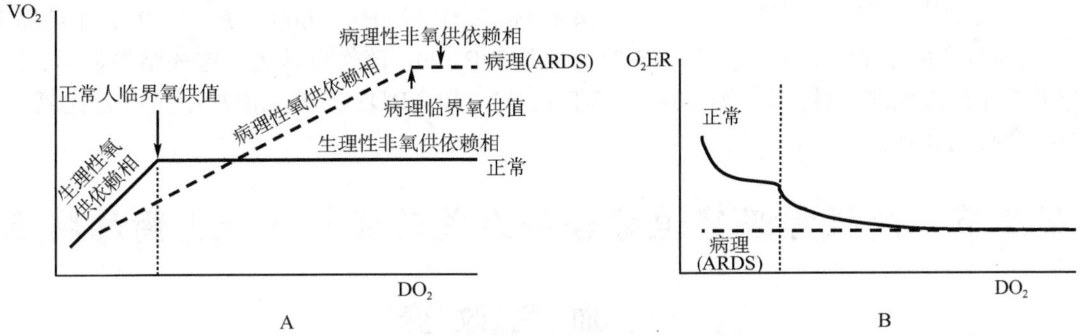

图20-6　氧供与氧耗的病理性依赖

A. 正常人和ARDS患者的生理性氧供依赖相与病理性氧供依赖相；B. 正常人和ARDS患者的组织氧摄取率在病理状态(ARDS)下，组织氧摄取率明显损害是一个重要特征；图A提示，病理状态下的临界氧供值(DO_{2c})比正常DO_{2c}明显升高，并且病理性氧供依赖相的坡度比生理性氧供依赖相降低，表示组织摄氧的能力降低；病理性非氧供依赖相明显增高达到超正常水平(supranormal levels)，提示氧债存在。DO_2：氧供；VO_2：氧耗；O_2ER：氧摄取率

DO_2是心脏每分钟将携带氧经血液输送到组织的氧量。DO_2等于心排血量(CO)和动脉血氧含量(CaO_2)的乘积，即$DO_2=CO\times CaO_2\times 10$。$DO_2$的正常值为1000ml/min。在ARDS时，引起DO_2减少的主要原因为：①严重换气功能障碍，肺间质水肿、肺泡水肿、透明膜形成而气血屏障增厚，氧弥散功能障碍导致 PaO_2 下降；又因肺表面活性物质减少，部分肺泡群萎陷，V_A/Q失调，动静脉分流增加，加重PaO_2的下降。②在ARDS较晚期，当机体无氧代谢加强致乳酸性酸中毒和合并呼吸性酸中毒引起的酸血症或体温增高或贫血等引起肺毛细血管内血红蛋白氧合作用降低，可加重动脉血氧含量降低。③心排血量降低，由于心率加快、肺血管和外周血管阻力增加、回心血量减少及呼吸衰竭致缺氧和酸中毒本身可影响心肌收缩力；若使用正压机械呼吸时，可能引起回心血量减少和肺血管阻力增加，这些因素均影响心脏的前负荷和右心的后负荷。

五、氧合指数(PaO_2/FiO_2)和脉搏血氧饱和度与吸入气氧浓度之比(SpO_2/FiO_2)

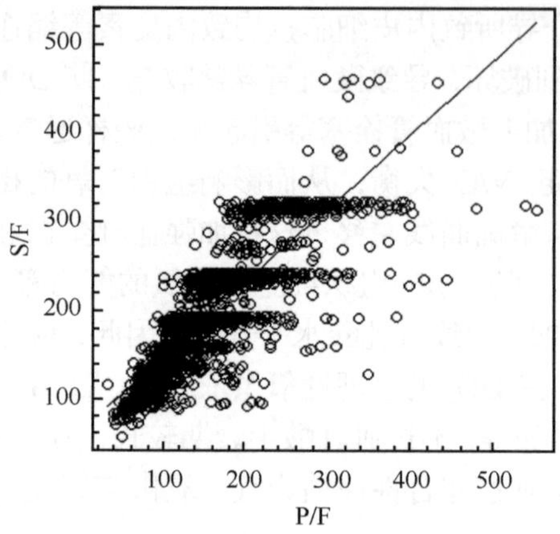

图 20-7　S/F 和 P/F 的关系
(引自：Rice T W，et al)

PaO_2/FiO_2是较早判断 ARDS 的有效方法，按过去的标准(1994)：①PaO_2/FiO_2<300mmHg 可提示肺气体交换有严重障碍；在 ALI 时其PaO_2/FiO_2≤300mmHg；②PaO_2/FiO_2≤200mmHg 时，提示有 ARDS；③也可作为其呼吸功能不全的病情程度和治疗效果的观察指标。PaO_2/FiO_2 需行动脉血气分析，为了减少这些患者的频繁动脉穿刺与实验室检查分析，许多学者研究提出用脉搏血氧饱和度(SpO_2)替代动脉血氧分压(PaO_2)的方法。其中较有代表意义的研究是，Rice 等对 ALI/ARDS 患者进行 SpO_2/FiO_2(S/F)和 PaO_2/FiO_2(P/F)比较，研究表明，S/F 和 P/F 的关系有以下公式可以说明：S/F=64 + 0.84×(P/F)[P<0.0001；R = 0.89]，并且提出 S/F 235 对应的是 P/F 200；而 S/F 315 对应的是 P/F 300。该作者认为，这些结果显示，S/F 与 P/F 存在类似的线性关系(图 20-7)，S/F 在 ALI 和 ARDS 诊断和治疗中是可替代氧 P/F 的一个有用指标。

第三节　急性呼吸窘迫综合征血气改变与酸碱失衡的特点

一、血 气 改 变

低氧血症是 ARDS 的重要表现，不仅呈进行性低氧血症，而且以一般吸氧难以取得疗效的顽固性低氧血症为特点；ARDS 早、中期，尽管存在严重低氧血症[PaO_2<60mmHg(8kPa)]，但无 CO_2潴留，甚至 $PaCO_2$常<35mmHg(4.7kPa)，只是在晚期因伴有肺通气不足而 $PaCO_2$升高，>50mmHg(6.67kPa)为其另一个特点。

PaO_2/FiO_2的正常值为 400～500mmHg。按过去的标准(1994)，ALI 时，PaO_2/FiO_2≤300mmHg；ARDS 时，PaO_2/FiO_2≤200mmHg。ALI/ARDS 时，由于存在严重肺内分流，PaO_2降低明显，提高 FiO_2并不能明显提高 PaO_2，故 PaO_2/FiO_2常明显降低。如果吸氧后 PaO_2/FiO_2<300，表明吸氧的疗效差，则可提示为顽固性氧血症。

ARDS 时，肺泡–动脉氧压差[P(A-a)O_2]增加的原因有：①V/Q 失调；②肺泡弥散障碍，由于透明膜形成、间质性肺水肿等均增厚气血屏障而弥散障碍；③功能性肺内分流量(Qs/Qt)增加。ARDS 患者因弥散性肺泡水肿和气道闭塞(如肺泡水肿、肺萎陷、肺不张等)不能参与气体交换的血量增加，肺内分流量增加。

ARDS 时，混合静脉血氧分压(PvO_2)可降低，常低于 40～45mmHg(5.33～6.00kPa)。PvO_2 的正常值为 40～45mmHg(5.33～6.00kPa)，是判断组织氧合状态较可靠而实用的指标，又是反映氧输送和组织对氧利用的最好综合指标，是判断机体组织水平氧分压较合理的指标之一。

ARDS时，动脉血CO_2分压($PaCO_2$)改变的特点是，发病早期因肺通气过度，$PaCO_2$常为30mmHg(4kPa)或更低。晚期患者由于严重的组织缺氧和肺功能高度衰竭发生$PaCO_2$升高。

二、酸碱失衡

ARDS常以极度呼吸困难呈窘迫状态并迅速呈进行性低氧血症为重要特点，再加上因累及呼吸器官已失去了肺对酸碱平衡调节上的代偿功能，结果不仅其酸碱失衡的类型复杂，而且其变化迅速多变。早期主要为呼吸性碱中毒；中期因为组织缺氧更为严重而导致乳酸逐渐堆积，可合并代谢性酸中毒；在治疗过程中，由于医源性因素而可引起代谢性碱中毒；在疾病晚期，如果发生严重肺功能损伤时可发生CO_2排出障碍，导致$PaCO_2$增高，最终呈现呼吸性酸中毒与代谢性酸中毒。在疾病的进展过程中，也可合并三重酸碱失衡(TABD)。

(一)呼吸性碱中毒

ARDS早期发生的酸碱失衡为呼吸性碱中毒。呼吸性碱中毒的原因主要与过度通气有关，其原因为：①低氧血症，低氧作用于颈动脉体化学感受器而呼吸频率和潮气量增加，排出CO_2增加使$PaCO_2$降低，导致呼吸性碱中毒。PaO_2下降至60mmHg(8.0kPa)以下时，肺通气反应明显增加。②败血症或严重感染等时，由于高热和低氧血症也可引起肺通气过度。③由于精神紧张或创伤等刺激呼吸中枢，使通气量增加而$PaCO_2$下降。

(二)呼吸性碱中毒合并代谢性酸中毒

由于严重低氧血症而组织缺氧加重，无氧代谢增加，导致乳酸性酸中毒而合并代谢性酸中毒；严重缺氧可引起肾功能损伤而尿少，也可加重代谢性酸中毒；阿司匹林过量或中毒可引起酸中毒，经缓冲而HCO_3^-浓度下降。

(三)呼吸性碱中毒合并代谢性碱中毒

ARDS的治疗过程中，在呼吸性碱中毒的基础上因医源性因素可引起代谢性碱中毒。不适当地过量使用碱性药物或长期使用肾上腺皮质激素、排钾排氯利尿剂等引起低钾、低氯性代谢性碱中毒。

(四)呼吸性酸中毒伴代谢性酸中毒

ARDS晚期，如果发生严重的肺通气功能障碍可引起CO_2排出障碍，$PaCO_2$增高，最终发生呼吸性酸中毒。随着病情的加重又可能合并严重肾功能不全、休克、严重缺氧等而加剧代谢性酸中毒。一旦出现呼吸性酸中毒合并代谢性酸中毒，预示病情危重，预后极差。

(五)呼吸性酸中毒

ARDS采用小潮气量低通气“允许性高碳酸血症”治疗策略，是限制呼吸机相关ALI

的方法之一。只要能维持 pH 不低于 7.20，$PaCO_2$ 缓慢升高导致轻至中度呼吸性酸中毒并不一定有害。

（六）TABD

ARDS 时可发生呼吸性碱中毒型 TABD，即呼吸性碱中毒 + 代谢性碱中毒 + 高 AG 型代谢性酸中毒。在呼吸性碱中毒合并严重低氧血症的基础上，不适当使用排钾利尿剂、肾上腺糖皮质激素等医源性因素可合并代谢性碱中毒；再由于严重缺氧性乳酸性酸中毒、肾功能不全、休克等又可引起高 AG 型代谢性酸中毒，即为呼吸性碱中毒型 TABD。在 ARDS 的晚期，也可发生呼吸性酸中毒型 TABD（呼吸性酸中毒 + 代谢性碱中毒 + 代谢性酸中毒）。一旦发生 TABD，提示病情危重，预后很差。

第四节　急性呼吸窘迫综合征的防治及其病理生理基础

近年来对 ARDS 的治疗虽然有了一些进展，但至今尚无特效的方法。积极治疗原发病，尽早祛除诱因是预防本病的重要原则。

♣ **治疗要点**

（1）及时纠正严重缺氧：通常采用面罩持续气道正压(CPAP)吸氧，但大多需要通过机械通气吸入氧气。一般认为吸氧浓度（FiO_2）＞0.6。

（2）机械通气是抢救 ARDS 最重要的支持和治疗手段：采取肺保护性通气策略［主要包括小潮气量通气和允许性高碳酸血症，最佳呼气末正压通气（appropriate PEEP）］。即其潮气量≤6ml/kg 时，允许 $PaCO_2$ 增高至 60～80mmHg，pH 不低于 7.20。只要 $PaCO_2$ 上升速度不是太快，肾脏有时间进行代偿，动脉血 pH 维持＞7.20～7.25，并确保血流动力学稳定。

（3）减轻肺水肿与改善肺微循环障碍。

（4）其他药物与营养支持疗法。

（5）对酸碱失衡的治疗：发生呼吸性酸中毒合并代谢性酸中毒时，应保持呼吸道通畅，增加肺泡通气量，改善氧合或使用人工机械通气等治疗。除非动脉血 pH 很低（＜7.15）或伴有血流动力学不稳定，或伴有严重高钾血症，一般不宜过早使用碱性药物。

（一）呼吸支持治疗与纠正低氧血症的措施

1. 氧疗　在 ARDS 时要及时纠正严重缺氧，赢得治疗基础疾病和支持治疗的宝贵时间是特别重要的。通常采用面罩持续气道正压（CPAP）吸氧，但大多需要通过机械通气吸入氧气。一般认为 FiO_2＞0.6 的情况下，PaO_2 仍＜60mmHg 和 SaO_2＜90%是机械通气的指征。

2. 机械通气治疗　通常，使用一般给氧法难以改善其低氧血症，故常需要使用呼吸器治疗以改善呼吸功能。机械通气是抢救 ARDS 最重要的支持和治疗手段。传统的机械通气策略是重点放在改善低动脉血氧分压，采用较大的潮气量，结果易导致肺泡过度膨胀与肺损伤。目前人们对 ARDS 病理生理特征有了进一步认识，为了保障 ARDS 患者组织充分的氧供，又最大程度地减少呼吸机相关的肺损伤，推荐肺保护性通气和肺复张通气策略，对 ARDS 治疗具有重要意义。

(1)通气策略改变的病理生理基础：①肺容积明显减少是 ARDS 的最重要的病理生理特征之一，严重的 ARDS 患者，仅 20%～30%的肺泡能参与通气，因此，ARDS 的肺又称“小肺”或“婴儿肺”。此时，应用常规潮气量进行机械呼吸时，必然引起肺泡过度膨胀和呼吸机相关肺损伤。②肺病变分布具有非均匀性，小片肺不张主要分布在肺野上部，肺泡水肿和肺间质水肿在肺野下部。当应用常规水平的压力和潮气量进行通气时，病变严重的肺泡尚未开放，而相对正常的肺泡已被过度扩张，在塌陷肺泡和正常肺泡之间产生较大的剪切力，有引起气压伤的可能。③过去 ARDS 机械通气效果指标的重点放在改善低动脉血氧分压，目前认识到组织供氧更为重要。任何影响心排血量的因素都可影响氧的转运，这一概念对使用合理的 PEEP 尤为重要。④最大限度地减少呼吸机相关的肺损伤。通常使用一般给氧法难以改善其低氧血症，故常需要使用呼吸器治疗以改善呼吸功能。

(2)肺保护性通气策略：现代 ARDS 的重要治疗进展之一为肺保护性通气策略，其基本要点有两方面：第一，通过小潮气量通气和允许性高碳酸血症通气来减少肺容积损伤；第二，肺复张策略(lung recruitment maneuver)，主要包括开放肺(open the lung)和维持肺(泡)开放(keep the lung open)两个内容。开放肺可通过控制性肺膨胀(SI)、PEEP 递增法(IP)、压控法(PCV)和叹息等方式来实现；维持肺(泡)开放主要通过最佳 PEEP 来维持大部分肺泡处于开放状态。在这里，将肺保护性通气策略中最重要的几个部分稍加以介绍：

1)小潮气量通气(small tidal volume ventilation)：是最重要的肺保护性通气措施之一。这是基于 ARDS 肺容积明显减少和肺病变不均一性的两个主要病理生理特征。如果使用传统的较大潮气量通气策略时，必然引起肺泡过度膨胀；此外，由于 ARDS 肺病变非均一性，病变严重的肺泡尚未开放，而相对正常的肺泡已被过度扩张，在塌陷肺泡和正常肺泡之间产生较大的剪切力，引起气压伤。为防止这些损伤，需要应用小潮气量通气。一般情况下，建议潮气量为 6～8ml/kg，小潮气量通气的目的是为了降低平均气道压，以防止气道平台压力过高致肺过度膨胀造成的容积伤和气压伤。

2)允许性高碳酸血症通气(permissive hypercapnia，PHC)：降低潮气量可能导致 $PaCO_2$ 升高，即引起允许性高碳酸血症通气(PHC)策略，通常，其潮气量≤6ml/kg 时，允许 $PaCO_2$ 增高至 60～80mmHg，pH 不低于 7.20。只要 $PaCO_2$ 上升速度不是太快，肾脏有时间进行代偿，动脉血 pH 维持＞7.20～7.25，并确保血流动力学稳定，则患者可以耐受。若 $PaCO_2$ 上升过快，可适当增加通气率等以增加 CO_2 的排出；或采用体外膜氧合法(ECMO)，后者由体外膜肺和泵系统组成，氧气通过氧合器进入血液，同时将 CO_2 排出。从大静脉引出的血液，经滚动泵被驱入膜肺进行氧合和 CO_2 清除。每分钟输入 100ml 以上的氧气并排出等量的 CO_2；或采用气管内吹气法等。颅内压过高或严重左心功能不全者应禁用。

3)最佳呼气末正压通气(appropriate PEEP)：是 ARDS 时最常用的通气模式，它不仅是纠正低氧血症的一种有效手段，更重要的是在肺损伤中有保护作用。它不仅可恢复肺泡床，维持肺泡的持续开放和增加功能残气量，纠正肺泡萎陷，从而维持肺泡的开放，恢复部分肺泡通气，使肺分流减轻，改善低氧血症，而且还可避免肺泡反复开放和陷闭引起周期剪切力所致的肺损伤。因此，选择最佳的 PEEP，使之既可防止呼气末肺泡萎陷，又能避免肺泡过度膨胀是十分必要的。对 PEEP 的选择，应以能最大限度地改善肺的顺应性、最佳复张容积、最佳氧输送和压力-容量曲线等指标进行选择。目前使用的压力-容量曲线(pressure volume curve，PV 曲线)，最好应选择“安全窗”(safe window)带，相当于于高位转折点(上拐点，HIP)与低位转折点(下拐点，LIP)之间，在机械通气时将 PEEP 及平台压设在该“安全窗”带内，可以避免肺过度膨胀或肺泡萎陷，这是呼吸机相关肺损伤防治的关键带。应避免选用超过高位转折点和低于低位转折点这两个肺损伤区。有时低位转折点不清楚时，两个拐点连线的向下延长线和 PV 曲线起始部延长线的交点作为低位转折点（图 20-8）。

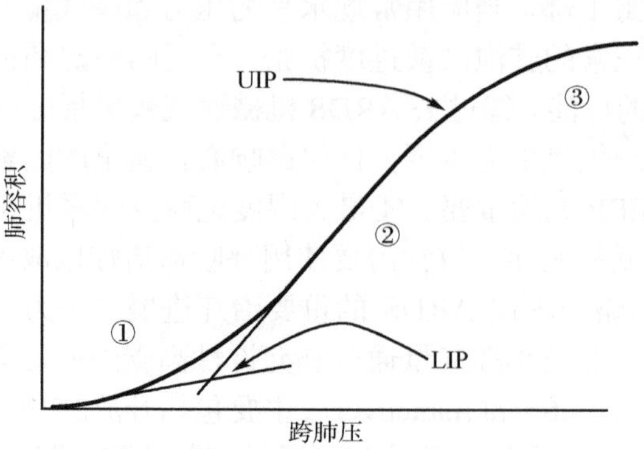

图 20-8　压力–容积曲线（PV curve）

横坐标为跨肺压（transpulmonary pressure）；纵坐标为肺容积（volume）；曲线为胸肺顺应性曲线，正常呈“S”形。其曲线的上下段各有一个曲折点，上拐点③（upper inflection point，UIP）和下拐点①（lower inflection point，LIP）之间②（曲线斜度）较大，表明在此范围内肺容积随肺内压增加而较快增长。在上下拐点以外的曲线部分平坦，此时若增加肺内压并不能引起肺容积的相应增加

（引自：Grinnan D C，et al）

最佳 PEEP 的选择应该是在 PV 曲线的低位转折点上方 2cmH_2O，以保证肺泡复张。一般认为，最佳 PEEP 为 10～15cmH_2O，初从低压开始（5cmH_2O），逐渐增加至最适宜 PEEP（10～15cmH_2O）。对 PEEP 的选择，应以能最大限度地改善肺的顺应性、降低肺内分流、提高氧分压而又对循环功能影响最小为原则。如果实在不能确定下拐点，则 10～15cmH_2O 的 PEEP 常常足够。据有些研究建议，可在肺复张后通过逐渐降低 PEEP 水平来选择其最佳 PEEP，因为最佳 PEEP 被认为是不会引起 PaO_2 明显下降（＞10%）的最小 PEEP。而另一些学者提出，可根据准静态 PV 曲线选择 50%肺总量（TLC）时的 PEEP 作为最佳 PEEP。目前最佳 PEEP 的设定更趋向于联合多项，如氧合、肺力学、血流动力学等，需有待进一步研究证实。原则上应使用必需的最少数量的 PEEP，以保持在＜60%的 FiO_2 情况下超过 90%的 SaO_2。如果 PEEP 超过 15cmH_2O（1.5kPa）时，易引起循环功能抑制。对循环功能较差的患者，最好使 PEEP 值＜肺动脉楔压（PCWP）值才不发生危险。在治疗过程中，随着病情好转，肺顺应性增高，如果此时未能及时调整 PEEP 水平，则容易出现气压伤或循环抑制。一旦肺顺应性明显恢复，应及时相应地减少 PEEP。需要注意的是，PEEP 的递增或递减法也应该逐步进行，PEEP 每 30 秒递增 5cmH_2O，吸气压随之上升 5cmH_2O，维持吸气压和 PEEP 的压力差不变。当吸气压上升到 35cmH_2O 时，可只每 30 秒递增 PEEP 5cmH_2O，直至 PEEP 为 35cmH_2O 维持 30 秒，随后吸气压与 PEEP 每 30 秒递减 5cmH_2O；除监测 PaO_2、P（A-a）O_2、Qs/Qt、心排血量和动脉与静脉血氧含量或混合静脉血氧分压以外，用静态和动态容积–压力曲线可预测 PEEP 对 ARDS 的治疗效果。使用 PEEP 的目标是：①SaO_2≥90%，PaO_2≥60mmHg；②FiO_2≤0.6；③气道压（PAP）＜40～45cmH_2O。PEEP 能改善 ARDS 的呼吸功能，主要通过其吸气末正压使陷闭的小支气管和闭合的肺泡张开而提

高其功能残气作用，故它是一种“肺开放的措施”(open lung approach)。即吸气时加用足够的压力让陷肺泡复张(通常将吸气压限定在 30～35cmH$_2$O，不应超过 35cmH$_2$O)，呼气时加用最佳 PEEP 让其保持开放。PEEP 是在实施小潮气量等肺保护性通气策略的基础上进行的，故能有效提高 PaO$_2$，改善动脉血氧合，降低 FiO$_2$，从而发挥治疗 ARDS 的作用(图 20-9)。

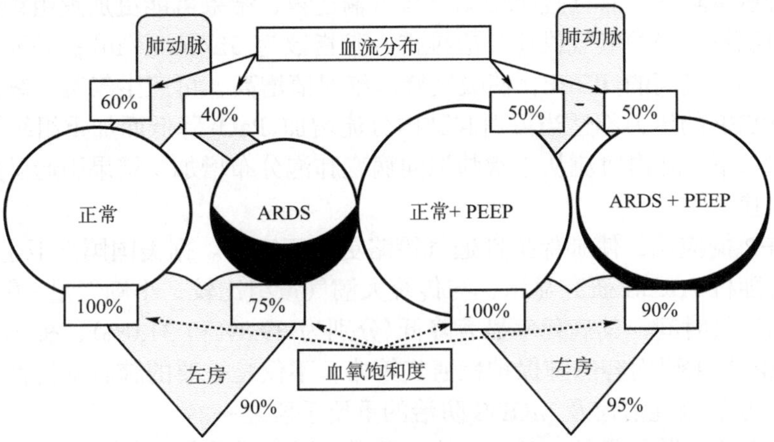

图 20-9　PEEP 治疗对 ARDS 改善气体交换的影响

ARDS，呼吸窘迫综合征；PEEP，呼气末正压通气；在图右侧显示，ARDS 经 PEEP 治疗时 SaO$_2$ 可增加到 90%，显然比未用 PEEP 治疗时的 SaO$_2$ = 75%(左侧 ARDS 肺泡图)明显提高

(引自：Piantadosi C A，et al)

PEEP 治疗 ARDS 的主要机制可归纳为：①克服肺泡萎陷、改善功能残气量(FRC)，由于气道在整个呼吸周期保持正压水平，吸气正压使萎陷肺泡复张，呼气末呼吸道持续正压，以防止有不张倾向的肺泡陷闭，增加肺泡功能单位，使原已降低的功能残气量得以恢复，并增加血气屏障面积以改善气体交换。②改善肺间质和肺泡水肿，由于增加肺泡内气体压力和增加肺间质静液压，可阻抑肺泡和肺间质水肿的形成与聚集，并有利于间质液回流到血管腔内。同时由于肺泡压力增高，在相同的 FiO$_2$ 条件下，肺泡氧分压较高，有利于氧向血液的弥散以增加 PaO$_2$(图 20-10)。③增加肺的顺应性，由于肺泡扩张充气，肺含气量增加，内径增加，表面张力减少，结果肺的顺应性增加而改善肺泡弹性。④改善通气/血流比值失衡和减少肺内分流，由于持续肺泡正压，肺泡充气改善以减轻通气/血流比值失衡，减少肺内分流而提高 PaO$_2$。⑤减少呼吸运动所需的氧耗量以缓解呼吸窘迫，由于正压吸气而减轻吸气肌负担，减少呼吸运动所消耗的氧量以缓解呼吸窘迫。

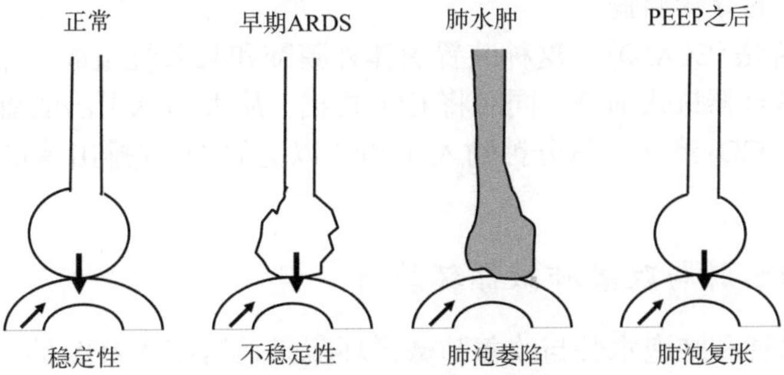

图 20-10　PEEP 对 ARDS 肺泡的影响

(引自：Potter P)

但是PEEP也有一定的缺点，即如果PEEP压力过高，可引起心排血量、氧输送量减少而更加重组织缺氧的危险。因为正常情况下，呼吸时其胸膜腔内压低于大气压，胸内保持负压有利于腔静脉血的回心循环。如果PEEP压力过高时，则回心血量减少而心排血量相应减少；又因为氧输送量(DO_2)为心排血量与动脉血氧含量(CaO_2)的乘积，PEEP压力过高不仅心排血量降低，而且直接影响全身氧输送量，结果可能更加重组织缺氧，故为了保证提供给组织较适当的氧气供应，应维持心脏指数为3L/(min·m)；必要时适当补充血容量或强心剂等。过高的PEEP，使吸气峰压绝对值增高，可产生气胸、纵隔气肿或心包和皮下气肿。PEEP的压力不适当可引起肺内分流增加，PaO_2降低而加重组织缺氧。在PEEP压力过高的状态下，肺内血流从正常肺泡向病变肺泡分布增加，结果引起肺内分流量增加而加重低氧血症。

最佳PEEP的应用，使肺保护性通气策略更趋于完善。据美国国立卫生研究院(NIH)主持的多中心随机ARDS研究显示，与传统大潮气量组比较，小潮气量+最佳PEEP组可明显缩短机械通气时间，其病死率显著降低(分别为39.8%和31.0%)，提示，应用小潮气量+最佳PEEP为主要内容的肺保护性通气策略，不仅是重要的肺脏支持性治疗措施，而且也成为ARDS病因性治疗及MODS防治的重要手段之一。

4)肺复张策略中除了最佳PEEP以外，还要包括以下手段：①控制性肺膨胀(sustained inflation，SI)，是一种肺复张方法，即在吸气开始时给予足够的气道压力(30～40cmH$_2$O)，使塌陷肺泡充分开放，并持续一定时间(20秒)，然后再回到SI以前的通气模式。这是一种促使不张的肺泡复张和增加肺容积的肺复张方法，通过SI复张的塌陷肺泡，在相当时间内能够继续维持复张状态。②PEEP的递增法，调节气道压上限为35cmH$_2$O，PEEP每30秒递增5cmH$_2$O，吸气压随之上升5cmH$_2$O，维持吸气压和PEEP的压力差不变。当吸气压上升到35cmH$_2$O时，可只每30秒递增PEEP 5cmH$_2$O，直至PEEP为35cmH$_2$O维持30秒，随后吸气压与PEEP每30秒递减5cmH$_2$O。③俯卧位通气，ARDS肺损伤以重力依赖区(背部)为主，采用俯卧位通气不仅有利于背部肺泡复张，而且心脏和纵隔对肺的压迫减少，最终通气/血流比值改善而肺内分流减少，有纠正低氧血症等功效。据研究，ARDS患者由仰卧位改变为俯卧位时可增加PaO_2，平均达69mmHg(9.17kPa)，并可持续3天之久。此外，由于病变肺区静水压高于肺尖，这些区域出现肺泡或肺间质水肿，但改为俯卧位时，与静水压下降使背部浸润肺区水肿消退，同时在俯卧位时支气管引流也变为较好有一定关系。其具体方法是患者每天取俯卧位一次，平均8小时(6～10小时)行控制呼吸。俯卧体位采取胸部位于脊柱架垫枕上，两臂于侧面舒展固定，额部放于软垫，以便随时能使气管和气管切开的导管通畅。

3. 体外膜氧合法(ECMO) 这种装置由体外膜肺和泵系统组成，由膜板构成巨大气体交换面，O_2通过氧合器进入血液，同时将CO_2排出。从大静脉引出的血液，经滚动泵被驱入膜肺进行氧合和CO_2清除。每分钟输入100ml以上的O_2并排出等量的CO_2，但其临床疗效正在探索中。

(二)减轻肺水肿与改善肺微循环障碍

减轻肺间质水肿和肺泡水肿与改善肺微循环障碍是治疗ARDS的重要环节，也是增加DO_2的主要措施之一。

(1)控制液体入量，保持体液负平衡：急性期患者，液体入量应严格控制，保持体液的负平衡，以免肺循环流体静压增加。每日输入液量以不超过 1500～2000ml 为宜。原则上入量应少于出量，以保持体液负平衡，但循环灌注压过低，又会影响心排血量，不利于组织氧供。因此，应根据患者的具体情况进行个体化的血流动力学治疗，并且液体管理应行血流动力学监测，应把肺动脉楔压(PCWP)维持在 14～16cmH_2O，以防止循环血量明显减少或输液量过多而加重病情恶化。伴有水潴留全身水肿或下肢水肿的患者，或 PCWP 增高者，可用利尿剂治疗，如呋塞米(速尿)，每日 40～60mg。

(2)糖皮质激素：糖皮质激素治疗 ARDS 的时机和策略上有了一定的更改，这是因为经认真设计、严格随机的多中心临床研究结果显示，在 ARDS 早期使用大剂量糖皮质激素未显示出任何有效的反应，也无预防性治疗作用。因此，在 ARDS 时不推荐常规使用糖皮质激素。但是以下几种情况可以考虑早期使用糖皮质激素：①刺激性气体吸入、误吸、呼吸道烧伤等所致的 ARDS；②过敏原因导致的 ARDS，患者血液或肺泡灌洗液中发现嗜酸性粒细胞增高是使用肾上腺皮质激素的适应证；③外伤骨折引起的脂肪栓塞性 ARDS；④感染性休克或合并有肾上腺皮质功能不全所致的 ARDS。

ARDS 时糖皮质激素治疗的主要原则是早期、大剂量和短疗程。所谓早期治疗应在肺泡毛细血管内膜明显受损之前。在早期可以使用糖皮质激素(地塞米松 60～80mg/d，或氢化可的松 1000～2000mg/d，连用 2 日，有效者继续使用 1～2 日停药，无效者立即停用)。

根据一些研究建议，ARDS 晚期(发病后 7～24 日)，肺纤维增生期使用糖皮质激素治疗可能抑制其持续存在的炎症反应，并能防止过度的胶原沉积，从而对晚期 ARDS 有一定保护作用。因此，建议在 ARDS 晚期纤维增生期可试用糖皮质激素。有一项研究显示，甲泼尼龙 2～4mg/kg，7～14 日后减量，虽然其 60 日病死率不降低，但可明显改善低氧血症和肺顺应性、缩短休克持续时间和机械通气时间。

一项临床对照试验研究显示，在 ARDS 起病 7～10 日开始的纤维增生阶段，应用甲泼尼龙(0.5mg/kg，每 6 小时 1 次)3 周疗程后迅速减量。激素治疗的主要风险是感染，使用激素时要注意预防全身感染或做适当的相应治疗。

糖皮质激素的作用机制，目前仍不完全清楚，至今仍无一致看法。可能与以下几个因素有关：①抑制肺组织纤维化，以减少肺部后遗症，维护肺功能；②减轻肺小血管痉挛，改善肺毛细血管静水压，以减轻肺间质水肿倾向；③促进肺表面活性物质的合成和分泌，有助于稳定肺泡功能，因为激素可保护肺泡Ⅱ型细胞的功能；④抑制中性粒细胞在肺毛细血管内聚集，从而减轻这种炎症细胞被活化释放促炎介质，以减轻肺泡毛细血管膜的损伤和改善微循环；⑤降低外周血管阻力，使心肌收缩增强以改善肺水肿。

(3)输血：创伤出血过多的患者应输入新鲜血液，滴速不宜过快，切忌过量。

(三)其他药物与营养支持疗法

(1)吸入 NO：NO 是从血管内皮释放出的，具有舒张血管功效的一种有力的内生介质。NO 是选择性肺血管舒张剂，无降低体循环血压的作用。吸入 NO 后可从肺泡扩散到血管平滑肌，使通气较好的血管舒张，结果改善了通气/血流的不协调，并减少了右向左分流而改善了氧合，但不影响血压系统和心排血量。此外，NO 具有扩张支气管的作用，并能抑制血小板聚集和阻止有丝分裂，还具有白细胞黏附的内源性调节剂作用。但 NO 有潜在的毒性，包括用来作电子输送的以血红素为基础的酶活性下降，只要保持 NO 浓度在 24 小时内使用不超过 5～20ppm，可无任何毒副作用。

(2)前列腺素 E_1(PGE$_1$)和前列环素(PGI$_2$)：这些药物不仅可抑制血小板聚集，而且可降低肺动脉压，并抑制内毒素对肺微血管的损伤。有人报道，这些药物可提高 PaO_2/FiO_2，使外科的 ARDS 存活率增高，但其临床疗效需进一步探索。

(3)超氧化物歧化酶(SOD)：可防止超氧阴离子(O_2^-)和过氧化氢(H_2O_2)的氧化作用引起的 ARDS，有待进一步临床证明。

(4)外源性肺表面活性物质：可减少气道阻力，改善通气，且具有一定的抗菌及免疫功能。这种外源性肺表面活性物质对婴儿 ARDS 有一定疗效，但对成人 ARDS 的疗效有待进一步临床观察。

(5)营养支持疗法：ARDS 患者多需要较长时间应用人工呼吸机，常难以正常进食，再加上呼吸功的能量消耗增加，故需用静脉高营养或经胃肠道投给营养的支持疗法和维持水、电解质的平衡。

(6)抗生素：必要时可使用抗生素，因为 ARDS 患者常合并感染，特别是肺炎最常见。还有，对 ARDS 患者必须权衡预防性使用广谱抗生素、可能造成的药物毒性反应、选择性耐药细菌的风险性。

(7)免疫治疗：通过中和致病因子、对抗炎性介质和抑制效应细胞来治疗 ARDS。目前研究较多的有抗内毒素抗体、抗肿瘤细胞因子(TNF)、IL-1、IL-6、IL-8 及抗细胞黏附分子的抗体或药物等。

（四）对酸碱失衡的治疗原则

(1)呼吸性碱中毒的处理：一般以治疗原发病为主，原则上控制其通气量，并加大机械通气的呼吸无效腔，必要时吸入 O_2 与 CO_2 的混合气体或增加 CO_2 的复吸。当出现抽搐或手足搐搦时，可给予钙剂治疗。

(2)呼吸性碱中毒合并代谢性酸中毒的处理：治疗的关键是积极纠正低氧血症和纠正酸碱平衡失调，对后者的处理是根据其 pH 的倾向，是以酸为主，还是以碱为主，原则上先处理首发因素及影响血流动力学的主要因素。

(3)呼吸性碱中毒合并代谢性碱中毒的处理：呼吸性碱中毒的处理主要是针对其病因治疗，控制其通气量，利用重复呼吸以保留 CO_2；出现低钙综合征时可静脉注射氯化钙溶液等。治疗代谢性碱中毒的关键是纠正水、电解质紊乱，这种代谢性碱中毒多属于盐水敏感性碱中毒(saline-responsive alkalosis)，故首先使用等渗盐水治疗，因为它不仅可扩充细胞外液容量，而且因其所含 Cl^- 较血液多 1/3，有利于补充 Cl^-，后者可促进皮质集合管分泌 HCO_3^-，结果从尿排出 HCO_3^- 增加，从而纠正代谢性碱中毒。碱中毒时多伴有低钾低氯，轻症者宜口服含钾饮食或口服氯化钾；较重的代谢性碱中毒患者，只要 24 小时尿量超过 500ml，可通过静脉滴注法补充氯化钾溶液，通常每 500ml 生理盐水中加入 10%氯化钾 10～15ml，缓慢静脉滴入(不宜超过 25 滴/分)。补钾切忌速度过快，必要时应严密监视，以防短期内血钾过高而引起意外。除补充氯化钾外，还可使用氯化铵，因为氯化铵在无明显肝功能障碍时可在肝脏转变为尿素和盐酸，有纠正碱中毒之效。轻症者可口服氯化铵；较重者可静脉滴注氯化铵溶液，宜用 1/6mol/L 的等渗溶液，相当于 0.9%氯化铵溶液。必要时可用以下氯化铵公式计算其输注量：

$$2\%氯化铵液(ml)=(100-实测\ Cl^-)\times 体重(kg)\times 0.3\times 2.6$$

式中，0.3 为细胞外液量；2.6 为 2%氯化铵 2.6ml 含 1mmol 的 Cl^-之换算值。补充时不可将上述公式计算的总量一次补入，而应补充其计算量的 1/2 加入 5%葡萄糖溶液 300ml 中缓慢静脉滴注(经 2～4 小时滴完)，以后酌情适当补充。

严重代谢性碱中毒患者可使用盐酸精氨酸治疗，它既可提供 H^+，又可补充 Cl^-，有纠正代谢性碱中毒的作用(10g 盐酸精氨酸含 48mmol 的 H^+和 Cl^-)。其需要量可用以下盐酸精氨酸公式计算：

$$25\%盐酸精氨酸液(ml)=(实测\ BE-3)\times 体重(kg)\times 0.3\times 0.8$$

式中，0.3 为细胞外液量；0.8 为 25%盐酸精氨酸 0.8ml 含 1mmol H^+和 Cl^-。先投给计算值的 1/2～2/3，以后根据血气分析结果酌情补充。

(4)呼吸性酸中毒合并代谢性酸中毒的处理：应保持呼吸道通畅，增加肺泡通气量，改善氧合或使用人工机械通气，将潴留的 CO_2 排出，只要 $PaCO_2$ 下降，pH 随之趋向正常。必要时进行气管插管或气管切开。有呼吸道感染者需用有效抗生素治疗。除非动脉血 pH 很低(<7.15)或伴有血流动力学不稳定，或伴有严重高钾血症，一般不宜过早使用碱性药物。严重酸中毒患者如急需碱性药物治疗时，可用以下碱性药物治疗公式计算：

$$所需\ HCO_3^-(mmol)=(24-实测\ HCO_3^-)\times 体重(kg)\times 0.3$$

式中，24 为期望 HCO_3^-浓度(mmol)；0.3 为投给碳酸氢钠时，“碳酸氢根分布容积”增长到体重的 30%。一般将上述计算量的 1/2 加入 5%或 10%葡萄糖溶液 500ml 中进行静脉滴注(2～4 小时)。以后根据血气分析结果指导治疗。投给碳酸氢钠时，必须在呼吸道通畅或呼吸机治疗的前提下，才能谨慎地使用。在呼吸性酸中毒合并代谢性酸中毒时，可选用三羟甲基氨基甲烷(THAM)，因为此药不仅可与 H^+结合以降低血液酸度，而且还可与 CO_2 结合以降低 $PaCO_2$，不含钠且有利尿的作用，故更适于伴心力衰竭或水肿或肾功能障碍的患者。在这些碱性药物中，THAM 更适合于 ARDS 合并混合性酸中毒的患者。通常在使用 THAM 时，切忌静脉滴注过快，以免发生低血压、呼吸抑制、低血钙等；滴注时要注意防止溢漏至血管外。合并有严重肝功能障碍或伴严重缺氧引起乳酸性酸中毒患者，应忌用乳酸钠。若已存在高钠血症或伴高血浆渗透压者，应忌用含钠的碱性药物。对于呼吸性酸中毒伴代谢性酸中毒而以呼吸性酸中毒为主者，$PaCO_2$ 很高时，应慎用或不用碳酸氢钠，或只在气管插管或气管切开进行辅助呼吸的情况下，短暂使用碳酸氢钠。

(5)三重酸碱失衡的处理：针对不同原发性失衡采取不同的治疗措施，同时要注意兼顾纠正酸碱失衡与水、电解质紊乱。

根据 2012 柏林 ARDS 定义的 ARDS 治疗流程，为选择治疗 ARDS 的某些新方法，如俯卧位通气、高频振荡通气(HFO)、体外消除二氧化碳(ECO_2R)、体外膜氧合(ECMO)及神经肌肉阻滞剂的应用等提供参考(图 20-11)。

目前存在的问题：2012 柏林 ARDS 定义(诊断标准)可更好地为预测机械通气的时间和 ARDS 的病死率、选择治疗 ARDS 的某些新方法等提供不少帮助。然而，ARDS 是一个无论在其发生机制或是病理及病理生理等各方面都很复杂的综合征，并且其病死率仍很高，随着对 ARDS 越来越深的理解和研究，可能出现更好的下一版 ARDS 治疗措施。无论需要多少年，有一件事情是肯定的，那就是人们将继续书写 ARDS 治疗的新篇章。

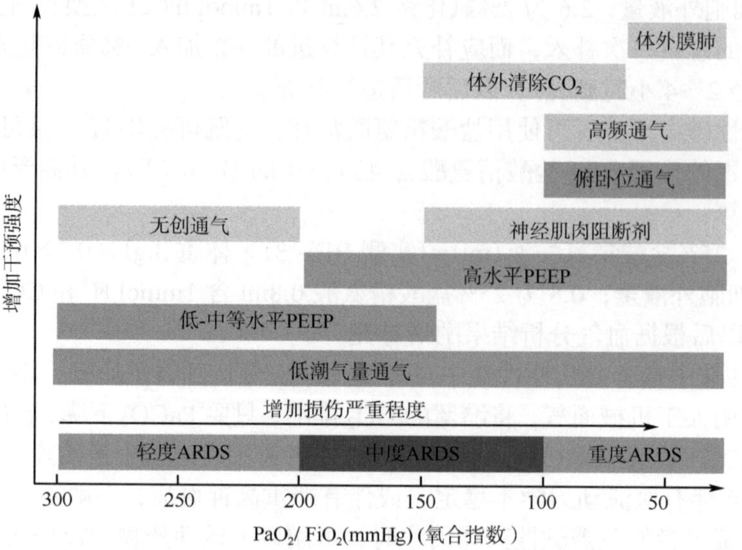

图 20-11　根据柏林定义评估的 ARDS 严重度，可供选择的治疗流程

（引自：2012 the Berlin definition of ARDS）

参 考 文 献

范关荣. 2000. 急性呼吸窘迫综合征//王一山主编. 实用重症监护治疗学. 上海：上海科学技术文献出版社，670-673.

李华德. 1991. 成人呼吸窘迫综合征//崔祥瑸主编. 实用肺脏病学. 上海：上海科学技术出版社，601-609.

毛宝龄. 2005. 急性呼吸窘迫综合征//毛宝龄主编. 呼吸衰竭. 上海：上海科学技术出版社，194-219.

朴镇恩. 1976. 休克肺. 心脏血管疾病，1：60-67.

朴镇恩. 2008. 急性肺损伤/急性呼吸窘迫综合征及其血液气体改变与酸碱失衡//朴镇恩编著. 最新血液气体与酸碱平衡. 哈尔滨：黑龙江教育出版社.

钱桂生. 2002. 急性呼吸窘迫综合征酸碱失衡与电解质紊乱//钱桂生主编. 现代临床血气分析. 北京：人民军医出版社，184-185.

王辰，翁心植. 1999. 急性呼吸窘迫综合征机械通气策略的转变. 中华医学杂志，77(11)：875.

王京岚，朱元珏. 2013. 肺病时水电解质平衡的紊乱及治疗//蒋朱明主编. 临床水与电解质平衡. 3 版. 北京：人民卫生出版社.

姚蓉，梁宗安. 2006. 急性肺损伤和急性呼吸窘迫综合征//蔡映云主编. 呼吸重症监护和治疗. 北京：科学技术文献出版社，482-492.

余健民. 1999. 急性呼吸窘迫综合征(ARDS)//余健民主编. 呼吸内科临床手册. 南昌：江西科学技术出版社，319-329.

曾勉，谢灿茂. 2000. 急性呼吸窘迫综合征//谢灿茂主编. 呼吸系统疾病. 北京：科学技术文献出版社，276-291.

张楚毅. 1985. 成人呼吸窘迫综合征的血气变化//毛宝龄主编. 临床血气分析. 北京：人民军医出版社，117-132.

Ashbaugh D G，Biqelow D B，Petly T L，et al. 1967. Acute respiratory distress in adult. Lancet，2：319.

Bakowitz M, Bruns B, McCunn M. 2012. “Acute lung injury and the acute respiratory distress syndrome in the injured patient”. Scand Trauma，Resusc Emerg Med，20：54.

Behrendt C F. 2000. Acute respiratory failure in the United States：Incidence and 31-day survival. Chest，118：1100.

Bell R C，Coalson J J，Smith J D，et al. 1983. Multiple organ system failure and infection in adult respiratory distress syndrome. Ann Intern Med，99：293.

Bernard G R，Artigas A，Briqham K L，et al. 1994. Report of the American-European Consensus Conference on acute respiratory distress syndrome：definitions，mechanisms，relevant outcomes，and clinical trial coordination. Am J Respir Crit Care Med，149：818-824.

Bratton S L. 2006. Fluid therapy for acute lung injury. AAP Grand Rounds，16：53-54.

Brower R G, Kuebler W M. 2000. Ventilation with lower tidal volumes as compared with traditional tidal volumes for acute lung injury and the acute respiratory distress syndrome. New Eng J Med，342：1301-1308.

Calfee C S，Malthay M A. 2007. Nonventilatory treatments for acute lung injury and ARDS. Chest，131：913-920.

Cherkas，David. 2011. "Traumatic Hemorrhagic Shock：Advances In Fluid Management". Emergency Medicine Practice，13(11)：1-19.

Cordingley J J，Keogh B F. 2002. The pulmonary physician in critical care. 8：Ven-tilatory management of ALI/ARDS. Thorax，57：729-734.

Dakin J，Griffiths M. 2002. The pulmonary physician in critical care 1：pulmonary investigations for acute respiratory failure. Thorax，57：79-85.

DuBose T D Jr. 2005. Acidosis and alkalosis//Edited by Kasper D. Harrison's principles of Internal Medicine. 16th ed. New York：McGraw-Hill，283-291.

Elliot C G，Morris A H，Cenqiz M. 1981. Pulmonary function and exercise gas exchange in survivors of the adult respiratory distress syndrome. Am Rev Respir Dis，123：492.

Elliott C G. 1990. Pulmonary sequelae in survivors of the adult respiratory distress syndrome. Clin Chest Med，11：789-800.

Epistein S K，Singh N. 2001. Respiratory acidosis. Respir Care，46：366.

Evans T W. 2001. International Consensus Conference in Intensive Care Medicine：Non-invasive positive pressure ventilation in acute respiratory failure. Intensive Care Med，27：166-178.

Ferguson N D，Fan E，Camporota L，et al. 2012. "The Berlin definition of ARDS：an expanded rationale，justification，and supplementary material". Intensive Care Med，38(10)：1573-1582.

Fowler A A，Hamman R F，Good J T，et al. 1983. Adult respiratory distress syndrome：Risk with common predispositions. Ann Intern Med，98：593-597.

Gattinoni L，Toqnoni G，Pesenti A，et al. 2001. Effect of prone positioning on the survival of patients with acute respiratory failure. N Engl J Med，345：568-573.

Herridge M S，Tansey C M，Matté A，et al. 2011. Functional disability 5 years after acute respiratory distress syndrome. N Engl J Med，364：1293.

Hichling K G, Walsh J, Henderson S, et al. 1994. Low mortality rate in adult respiratory distress syndrome using low volume, pressure limited ventilation with permissive hypercapnia：a prospective study. Crt Care Med，22：1568.

Huang YC. 2005. Monitoring Oxygen Delivery in the Critically ill. Chest，128：554S-560S.

Hudson L D. 1990. The prediction and prevention of ARDS. Respir Care，35：161-172.

Hudson L D. 1994. Epidemiology of the adult respiratory distress syndrome. Semin Respir Crit Care Med，15：254-259.

Hudson L D. 2004. Acute respiratory failure//Edited by Goldman L. Cecil Textbook of Medicine. 22nd ed. Philadelphia：Saunders，587-597.

Hurewitz A. 1981. ARDS. Med Clin North Am，5(61)：33.

Kallet R H，Jasmer R M，Luce J M，et al. 2000. The treatment of acidosis in acute lung injury with THAM. AJRCCM，161(4 pt 1)：1149-1153.

Kollef M H，Schuster D P. 1995. The acute respiratory distress syndrome. N Engl J Med，332：27-37.

Landesberg G，Gilon D，Meroz Y，et al. 2012. Diastolic dysfunction and mortality in severe sepsis and septic shock. Eur Heart J，33：895.

Leach R M，Treacher D F. 1998. Oxygen transport- 2. Tissue hypoxia. BMJ，317：1370-1373.

Levy M M. 1996. Pulmonary capillary pressure：Clinical implications. Crit Care Clin，12：819.

Levy M M. 2005. Pathophysiology of oxygen delivery in respiratory failure. Chest，128：547S-553S.

Lewandowski K，Lewandowski M. 2006. Epidemiology of ARDS. Minerva Anestesiol，72(6)：473-477.

Lilly C. 2005. Respiratory failure//Edited by Kasper D L. Harrison's principles of Internal Medicine. 16th ed. New York：McGraw-Hill，1588-1591.

Luce J M. 1998. Acute lung injury and acute respiratory syndrome. Crit Care Med，26(2)：369-376.

Luce J M. 2004. Respiratory monitoring in critical care//Edited by Goldman L. Cecil Textbook of Medicine. 22nd ed. Philadelphia：

Saunders, 597.

Madias N E. 1992. Respiratory alkalosis and acidosis//Edited by Seldin D W. The kidney: Physiology and pathophysiology. 2nd ed. New York: Raven, 2733-2758.

Matthay M A, Inqbur D H. 1994. Fluid and hemodynamic management in acute lung injury. Semin Respir Crit Care Med, 15: 271-288.

McHugh L G, Milberg J A, Whitcomb M E, et al. 1994. Recovery of function in survivors of the adult respiratory distress syndrome. Am J Respir Crit Care Med, 150: 90-94.

Mikkelsen M E, Christie J D, Lanken P N, et al. 2012. The adult respiratory distress syndrome cognitive outcomes study: long-term neuropsychological function in survivors of acute lung injury. Am J Respir Crit Care Med, 185: 1307.

Milberg J A, Davis D R, Steinberg K P, et al. 1995. Improved survival of patients with acute respiratory distress syndrome (ARDS): 1983-1993. JAMA, 273: 306-309.

Molloy D W, Ducas J, Dobson K, et al. 1986. Hemodynamic management in clinical acute hypoxemia respiratory failure. Dopamine vs dobutamine Chest, 89 (5): 636-640.

Moss M, Bucher B, Moore F A, et al. 1996. The role of chronic alcohol abuse in the development of acute respiratory distress syndrome in adults. JAMA, 275 (1): 50-54.

Moss M, Guidot D M, Steinberg K P, et al. 2000. Diabetic patients have a decreased incidence of acute respiratory distress syndrome. Crit Care Med, 28 (7): 2187-2192.

Moss M. 1994. Mechanical ventilation and the adult respiratory distress syndrome. Semin Respir Crit Care Med, 15: 289-299.

Piantadosi C A, Schwartz D A. 2004. The acute respiratory distress syndrome. Ann Intern Med, 141 (6): 460-470.

Ram F S, Liqhtowler J V, Wedzicha J A. 2003. Non-invasive positive pressure ventilation for treatment of respiratory failure due to exacerbations of chronic obstructive pulmonary disease. Cochrane Database Syst Rev, (1): CD 004104.

Ranieri V M, Rubenfeld G D, Thompson BT, et al. 2012. Acute respiratory distress syndrome: the berlin definition. JAMA, 307 (23): 2526-2533.

Rice T W, Wheeler A P, Bemard G R, et al. 2007. Comparison of the SpO_2/FiO_2 ratio and the PaO_2/FiO_2 ratio in patients with acute lung injury or ARDS. Chest, 132 (2): 410-417.

Ruffalo R L. 1990. Aspiration pneumonitis: Risk factors of the critically ill patient. DICP, 24: S12-S16.

Sokol J, Jacobs S E, Bohn D. 2003. Inhaled nitric oxide for acute hypoxemic respiratory failure in children and adults. Cochrane Database Syst Rev, (1): CD 002787.

Soubani A O, Pieroni R. 1999. Acute respiratory distress syndrome: a clinical update. South Med J, 92 (5): 450-457.

Suchyta M R, Clemmer T P, Elliott C G, et al. 1992. The adult respiratory distress syndrome: A report of survival and modifying factors. Chest, 101: 1074-1079.

Sud S, Friedrich J O, Adhikari N K, et al. 2014. "Effect of prone positioning during mechanical ventilation on mortality among patients with acute respiratory distress syndrome: a systematic review and meta-analysis". CMAJ, 186 (10): E381-390.

Thille A W, Esteban A, Fernández-Segoviano P, et al. 2013. Comparison of the Berlin definition for acute respiratory distress syndrome with autopsy. Am J Respir Crit Care Med, 187: 761.

Unger K M, Shibel E M, Moser K M. 1975. Defection of left ventricular failure in patients with adult respiratory distress syndrome. Chest, 67: 8.

van den Boogaard M, Schoonhoven L, Evers A W, et al. 2012. Delirium in critically ill patients: impact on long-term health-related quality of life and cognitive functioning. Crit Care Med, 40: 112.

Vincent J L, Akca S, De Mendonca A, et al. 2002. The epidemiology of acute respiratory failure in critically ill patients. Chest, 121: 1602.

Vincent J L, Sakr Y, Ranieri V M. 2003. Epidemiology and outcome of acute respiratory failure in intensive care unit patients. Crit Care Med, 31 (4 suppl): S296-S299.

Vlaar A P, Binnekade J M, Prins D, et al. 2010. Risk factors and outcome of transfusion-related acute lung injury in the critically ill: a nested case-control study. Crit Care Med, 38 (3): 771-778.

Ware L B, Matthay M A. 2000. The acute respiratory distress syndrome. N Engl J Med, 342: 1334-1349.

Ware L B, Matthay M A. 2000. The acute respiratory distress syndrome. N Engl J Med, 342 (18): 1334.

Wheeler A P, Bernard G R, Thompson BT, et al. 2006. Pulmonary-artery versus central venous catheter to guide treatment of acute lung injury. N Engl J Med，354：2213-2224.

Wiedemann H P. 2000. Partial liquid ventilation for acute respiratory distress syndrome. Clin Chest Med，21(3)：543-554.

Wit M. 2005. Acute respiratory failure//Edited by Rakel R E. Conn's Current therapy 2005. Philadelphia：Elsevier Saunders，247-255.

Zapol W M，Snider W T. 1977. Pulmonary hypertension in severe acute respiratory failure. N Engl J Med，296：476.

Zapol W M，Trelstad R L，Coffey J W，et al. 1979. Pulmonary fibrosis in severe acute respiratory failure. Am Rev Respir Dis，119：547

第二十一章 呼吸衰竭的血气改变、酸碱失衡与水电解质紊乱

第一节 概 念

呼吸衰竭(respiratory failure)是各种原因引起的肺通气功能和(或)换气功能发生严重障碍，以致不能进行有效的气体交换，导致缺 O_2 伴或不伴 CO_2 潴留，从而引起一系列生理功能和代谢障碍的临床综合征。其血气标准为，在海平面(即 1 个大气压)下，静息状态呼吸空气时所测得的动脉血氧分压(PaO_2)低于 60mmHg(8.0kPa)，伴或不伴有动脉血 CO_2 分压($PaCO_2$)高于 50mmHg(6.67kPa)，并排除心脏右至左的血液分流和代谢性碱中毒呼吸代偿，即为呼吸衰竭。这种血气改变发生在运动后则称为呼吸功能不全(respiratory insufficiency)。

(一)呼吸衰竭的分类

(1)按起因的急缓、病程长短可分为急性和慢性呼吸衰竭两型，两者之间无确切的界限。急性呼吸衰竭(acute respiratory failure，ARF)多在几分钟、几个小时内迅速发生或者在几天内迅速发生，病情危重，发展迅速，常需及时抢救；慢性呼吸衰竭(chronic respiratory failure，CRF)是指在原有慢性阻塞性肺疾患(COPD)等的基础上，肺功能障碍逐渐加重，初为代偿性，但由于某种诱因而使其代偿丧失的病理过程。

(2)根据动脉血气分析将呼吸衰竭分为Ⅰ型呼吸衰竭和Ⅱ型呼吸衰竭两型。Ⅰ型呼吸衰竭由换气功能障碍所致，仅有低氧血症，PaO_2＜60mmHg(8.0kPa)，不伴有高碳酸血症；Ⅱ型呼吸衰竭由通气功能障碍所引起，既有低氧血症又伴有高碳酸血症，PaO_2＜60mmHg(8.0kPa)，$PaCO_2$＞50mmHg(6.7kPa)。也有人将 PaO_2＜50mmHg(6.67kPa)，$PaCO_2$＞45mmHg(6.0kPa)定为Ⅱ型呼吸衰竭。

一般认为，在海平面水平，中年人静息呼吸空气条件下，若动脉血 PaO_2(正常值为 80～100mmHg，10.7～13.3kPa)低于 80mmHg(10.7kPa)或正常下限，则为低氧症(hypoxia)或低氧血症(hypoxemia)。实际上，低氧症或低氧血症与缺氧症(anoxia)或缺氧血症(anoxemia)是有区别的，低氧血症是指从大气传递至血的氧减少，即 PaO_2 下降而言；而缺氧症或缺氧血症是指氧气传递至组织减少，即组织细胞内缺氧而言。所以，可有低血氧而无缺氧，反之也一样。理论上可认为，组织缺氧最好的指标是混合静脉血氧分压(PvO_2)。其正常值为 35～45mmHg(4.67～6.0kPa)，主要取决于组织摄氧和利用氧的能力。在安静状态下，其 PvO_2 低于 35mmHg(4.67kPa)时，可以考虑组织缺氧。后者是由于组织的氧供应不足，或组织的利用氧能力障碍导致机体组织细胞功能和形态结构异常改变的病理过程，甚至危及机体生命。在临床上多采用这种分类法(表 21-1)。

表 21-1　根据其病理生理将呼吸衰竭分为两种类型

Ⅰ型呼吸衰竭	Ⅱ型呼吸衰竭
称为：Ⅰ型呼吸衰竭 肺衰竭(lung failure) 氧合衰竭(oxygenation failure) 换气功能衰竭	称为：Ⅱ型呼吸衰竭 呼吸泵衰竭(respiratory pump failure) 通气衰竭(ventilatory failure)
定义：由于低氧血症型呼吸衰竭而难于提供适当的氧气以满足组织代谢需要	定义：由于高碳酸血症型呼吸衰竭而限制其 CO_2 的正常排出
标准：静息状态下吸入空气(FiO_2=0.21)时，PaO_2＜60mmHg，而 $PaCO_2$ 正常或降低	标准：静息状态下吸入空气(FiO_2= 0.21)时，PaO_2＜60mmHg，而同时 $PaCO_2$＞50mmHg
主要原因：肺内右向左的分流量增加 通气/血流不匹配 肺泡低通气 肺弥散缺陷	主要原因：呼吸泵衰竭(呼吸驱动或呼吸肌损伤等) CO_2 生成增加 右向左分流 无效腔增加

(3)按其病理生理分类

1)肺衰竭：主要由于气道、肺间质或胸膜、肺循环障碍引起呼吸衰竭。其特点是几乎都存在低氧血症。

2)泵衰竭：主要由于呼吸驱动或制约呼吸运动的中枢与周围神经、呼吸肌、胸廓等限制引起呼吸衰竭。其特点是常引起通气障碍，表现为既有低氧血症又有高碳酸血症。

(4)根据其发病机制可分为低通气量为主的呼吸衰竭、通气/灌注比值失调为主的呼吸衰竭、弥散障碍为主的呼吸衰竭和肺内分流为主的呼吸衰竭四个类型。这种分类有利于了解其发病机制，指导治疗。

(5)按病变部位可分为中枢性和周围性呼吸衰竭。

呼吸衰竭的病因是各种各样的，包括脑、脊髓、神经肌肉系统、胸廓和胸膜、上呼吸道、心血管系统、下呼吸道和肺泡等病变，在这些病因中任何能减损呼吸功能的因素都可导致呼吸衰竭，即其病因环中任何一环受到破坏时，就可能引起呼吸衰竭。以急性呼吸衰竭的病因环为例，其病因环包括脑、脊髓、神经肌肉系统、胸廓和胸膜、上呼吸道、心血管系统、下呼吸道和肺泡等，归纳于图 21-1。

临床上常见的呼吸衰竭的病因大致有以下五类，包括呼吸调控障碍(controller dysfunction)、呼吸泵功能障碍(pump dysfunction)、呼吸道障碍(airway dysfunction)、肺泡单位障碍(alveolar units dysfunction)和肺血管病变(pulmonary vascular dysfunction)(表 21-2)。

图 21-1　急性呼吸衰竭的病因环
(引自：Hanley M E，et al)

表 21-2　不同病因引起的呼吸衰竭气体交换异常的主要类型

主要障碍	病因举例	气体交换异常的主要类型
调控障碍	镇静药物	高碳酸血症
	慢性阻塞或间质性肺疾病	低氧血症+高碳酸血症
	药物中毒	低氧血症+高碳酸血症
	术后低温状态	高碳酸血症
	脑干中风	高碳酸血症
呼吸泵障碍	药物/中毒（麻醉药、氨基糖苷类、类固醇、肉毒中毒）	高碳酸血症
	肌病	高碳酸血症
	肌炎	高碳酸血症
	代谢异常（甲状腺功能减退、低磷酸盐血症）	高碳酸血症
	重症肌无力	高碳酸血症
	格–巴氏综合征	高碳酸血症
	肿瘤样综合征	高碳酸血症
	术后或放疗后膈神经损伤	高碳酸血症
	术后疼痛/裂开	低氧血症+高碳酸血症
呼吸道障碍	支气管哮喘	轻、中度：低氧血症+高碳酸血症
	肺气肿/支气管炎	低氧血症+高碳酸血症
	细支气管炎	低氧血症+高碳酸血症
	支气管肿瘤或狭窄	易变性
肺泡单位障碍	肺炎	低氧血症+高碳酸血症
	肺水肿	低氧血症+高碳酸血症
	肺出血	低氧血症+高碳酸血症
	ARDS	低氧血症+高碳酸血症
	药物反应	低氧血症+高碳酸血症
	肺挫伤	低氧血症+高碳酸血症
肺血管病变	急性肺栓塞	突然低氧血症伴/不伴高碳酸血症
	肺动脉高压	运动性低氧血症
	AVM 或心内分流	低氧血症（吸氧治疗不改善）

注：ARDS，急性呼吸道窘迫综合征；AVM（arteriovenous malformation），动静脉畸形。

（引自：Lilly C，et al）

（二）呼吸调控障碍

呼吸调控障碍主要由于呼吸中枢兴奋性降低所致，常见于镇静药过量、药物中毒、各种脑血管疾病、脑外伤、脑炎、脑肿瘤、慢性阻塞性或间质性肺疾患及手术后低温状态等。

（三）呼吸泵功能障碍

呼吸泵功能障碍主要是由于神经肌肉病变，引起呼吸动力机制障碍，导致胸廓扩张和收缩失去动力所致，常见于脊髓前角灰白质炎、多发性神经炎、重症肌无力、各种肌病与肌炎、膈肌麻痹、胸廓-胸膜病变及脊柱病变等。

（四）呼吸道疾病

呼吸道疾病常见于大气道或小支气管的阻塞性疾病，如喉头水肿、气管异物或肿瘤或慢性支气管炎、阻塞性肺气肿等慢性阻塞性肺疾病（COPD）及哮喘等，这些原因引起气道阻塞、通气阻力增加和呼吸肌负担，最后发展至呼吸动力衰竭；还可由于 COPD 等所致肺组织病变引起肺循环阻力增加，进而发生肺源性心脏病，最后发展至右心衰竭，其病理生理改变的基础是缺氧和高碳酸血症。COPD 是造成慢性呼吸衰竭的最常见原因之一，COPD 的概念归纳为图 21-2。

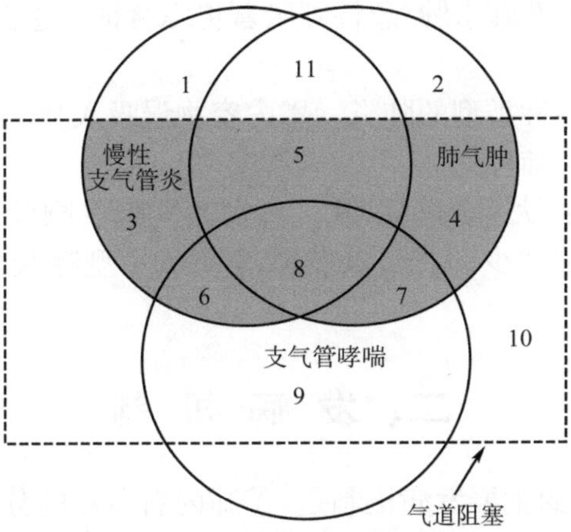

图 21-2　慢性阻塞性肺疾病示意图

慢性支气管炎、肺气肿和支气管哮喘以三个相互重叠的圆表示。图中 3、4、5、6、7 和 8 区内为 COPD（密点区）患者，其中，3 区为仅有咳嗽、多痰不合并肺气肿；4 区为只有肺气肿而无慢性支气管炎；5 区为慢性支气管炎合并肺气肿患者，常需要临床治疗；8 区为三种疾病表现合并存在，治疗中难以奏效；6、7 区支气管哮喘合并慢性支气管炎或合并肺气肿。9 区仅指支气管哮喘，其气道阻塞为可逆性，不属于 COPD 范围。1、2 和 11 区患者不属于 COPD 的范围，这些患者通过临床或影像学、病理形态学证实有慢性支气管炎（1）、肺气肿（2）和慢性支气管炎合并肺气肿（11），但不能用常规肺功能检查（如 FEV1）证实有气道阻塞存在

（引自：Shapiro S D，et al）

（五）肺泡单位障碍

肺泡单位障碍常见于各种肺炎、肺水肿、肺出血、肺纤维化、弥漫性肺部疾病、急性呼吸窘迫综合征、药物反应或肺部挫伤等。

（六）肺血管病变

肺血管病变常见于肺血管栓塞、血栓、阻塞性血管炎、肺毛细血管瘤，使肺泡通气/血流比例失调，而损害肺换气功能。

表 21-2 中所示，呼吸衰竭一方面可由于供氧能力衰竭引起低氧血症型呼吸衰竭，另一方面是由于高碳酸血症型呼吸衰竭。在某个患者身上也可能两种病变过程合并存在，但是往往以其中的某个类型为主。

高碳酸血症型呼吸衰竭的主要原因是肺泡通气不足，其原因性疾病为：①中枢神经系统疾病，正常呼吸运动减弱；②神经与肌肉系统疾病，呼吸肌驱动力减弱、神经传递或肌

肉反应或能力减弱；③胸壁异常，呼吸运动受限制；④肺组织和气道异常，阻塞性或限制性通气不足。据罗德岛医院(Rhode Island Hospital)胸科门诊资料，79例慢性低通气导致的慢性呼吸衰竭患者，由于慢性阻塞性肺疾患引起者有46例(58%)最多。

第二节　Ⅰ型呼吸衰竭(低氧血症型呼吸衰竭)

一、病　因

低氧血症型呼吸衰竭比高碳酸血症型呼吸衰竭更加常见。常见的原因如下：

(1)肺水肿：包括肺源性肺水肿(急性呼吸窘迫综合征、急性高原病、复张性肺水肿和心源性肺水肿)等。

(2)肺实质性病变：各种类型的肺炎、胃内容物误吸入肺、淹溺等。

(3)肺血管疾病：急性肺梗死。

(4)胸膜和胸腔疾病：大量胸腔积液、自发性气胸、胸壁外伤等可影响胸廓运动和肺脏扩张，导致肺通气量减少和(或)换气减少而致Ⅰ型呼吸衰竭，严重者可发生Ⅱ型呼吸衰竭。

二、发病机制

低氧血症型呼吸衰竭的主要发病机制是：①肺内右向左的分流；②通气/血流比值失调；③弥散障碍；④肺泡通气减少。

低氧血症的主要发病机制有四个方面：

(1)肺内右向左的分流量增加：未经氧合的静脉血没有经肺泡进行充分氧合就进入到动脉(静脉血掺杂)而导致低氧血症。例如，当肺或肺叶不张而血流量正常；又如心源性肺水肿或急性呼吸窘迫综合征(ARDS)致肺水肿或肺泡塌陷时也可产生未氧合的静脉血掺杂而导致低氧血症。

(2)通气/血流比例(V_A/Q)失调：这是肺部疾患发生低氧血症最常见的机制之一。正常人平静呼吸时，V_A/Q 比值为0.8，从而才能保证有效地进行气体交换。任何原因引起的 V_A/Q 比例失调，均可造成肺内气体交换障碍而发生低氧血症(图21-3)。肺泡 V_A/Q 比例失调有两种基本形式：

1)部分肺泡通气不足，即由于部分肺泡通气明显减少，而血流未相应地减少，使 V_A/Q 比例显著降低，以致经这部分肺泡的静脉血未经充分动脉化便掺入动脉血，类似功能性分流(functional shunt)或静脉血掺杂(venous admixture)。当 V_A/Q 比值<0.8时，形成功能性静动脉分流(functional shunt)，也称分流样改变，此时，静脉血没有得到很好的氧合，因而引起低氧血症。这种功能性分流在肺部疾患时尤为常见，如肺不张、肺实变、小支气管狭窄或堵塞等。

2)部分肺泡血流不足，即由于部分肺泡血流减少，而肺泡通气未有相应减少，使 V_A/Q 比值显著大于正常(>0.8)时，肺泡通气不能充分被利用而引起低氧血症。这种无效腔样通气(dead space like ventilation)，也称无效通气。此时肺泡通气良好而血流减少或停止，进入该肺泡的气体得不到正常的气体交换而造成低氧血症，这种情况见于肺动脉分支栓塞、肺动脉炎、肺血管收缩及弥散性血管内凝血或肺毛细血管床减少等。

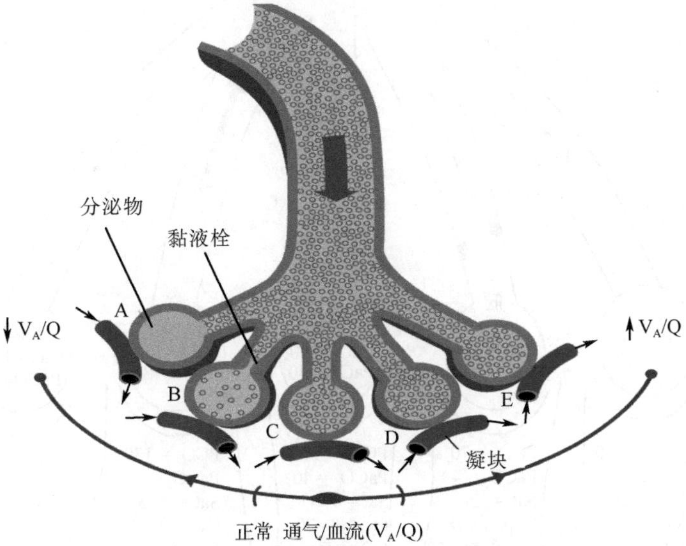

图 21-3　通气/血流比值(V_A/Q)失调

(引自：Arbour R)

总之，无论是解剖分流增加(V_A/Q 比值=0)、部分肺泡通气不足引起的 V_A/Q 比值降低，还是部分肺泡血流不足引起的功能性无效腔增加(V_A/Q 比值显著大于正常或∞)，均可导致 PaO_2 降低，而 $PaCO_2$ 可正常或降低，在晚期或严重时 $PaCO_2$ 也可升高(图 21-4)。一般而言，大多数 V_A/Q 比值失调对氧气治疗效应较好，因此，通过氧疗可使 PaO_2 改善，也常提示存在 V_A/Q 比值失调的佐证。

(3) 肺弥散障碍(diffusion impairment)：弥散面积减少或肺泡呼吸膜增厚、弥散时间缩短可引起肺弥散障碍。气体弥散速度取决于肺泡两侧的气体分压差、气体的相对分子质量、溶解度、肺泡膜的面积和厚度。根据 Graham 定律，气体弥散(D)可用以下公式加以概括：

$$D \propto \Delta P \times A \times \alpha/d \times \sqrt{Mw}$$

式中，ΔP 为膜两侧的气体分压差；A 为有效弥散面积；α 为气体溶解度；d 为弥散距离；Mw 为弥散分子的相对分子质量。可见，气体弥散量与膜两侧的气体分压差(或称分压梯度)成正比，与它在弥散膜间质液中的 α 成正比，并与它的 A 成正比，其弥散面积包括肺泡膜、肺毛细血管壁之间有效接触面积、红细胞壁面积和血红蛋白表面积。气体弥散量与弥散分子的 Mw 的平方根成反比；与弥散距离成反比，其弥散距离包括红细胞壁厚度、肺泡膜、毛细血管厚度及细胞质中弥散距离直至与 HB 结合为止的距离。正常呼吸膜的厚度为 0.2～0.6μm，气体经过肺泡表面的液体层、血管内血浆和红细胞膜，其总厚度不到 5μm，故呼吸气体极容易通过。但是当肺水肿、肺部炎症、肺泡透明膜形成、肺纤维化和肺泡毛细血管扩张等病变时，使呼吸膜增厚或可使气体在液相中的扩散距离增加，因而影响其弥散速度(图 21-5)。

在病理情况下，肺泡呼吸面积减少可见于肺气肿时肺泡融合或肺叶切除、肺不张、肺实变等。由于 CO_2 的物理特性，其弥散能力约为氧的 21 倍，如同时还考虑气体分压，CO_2

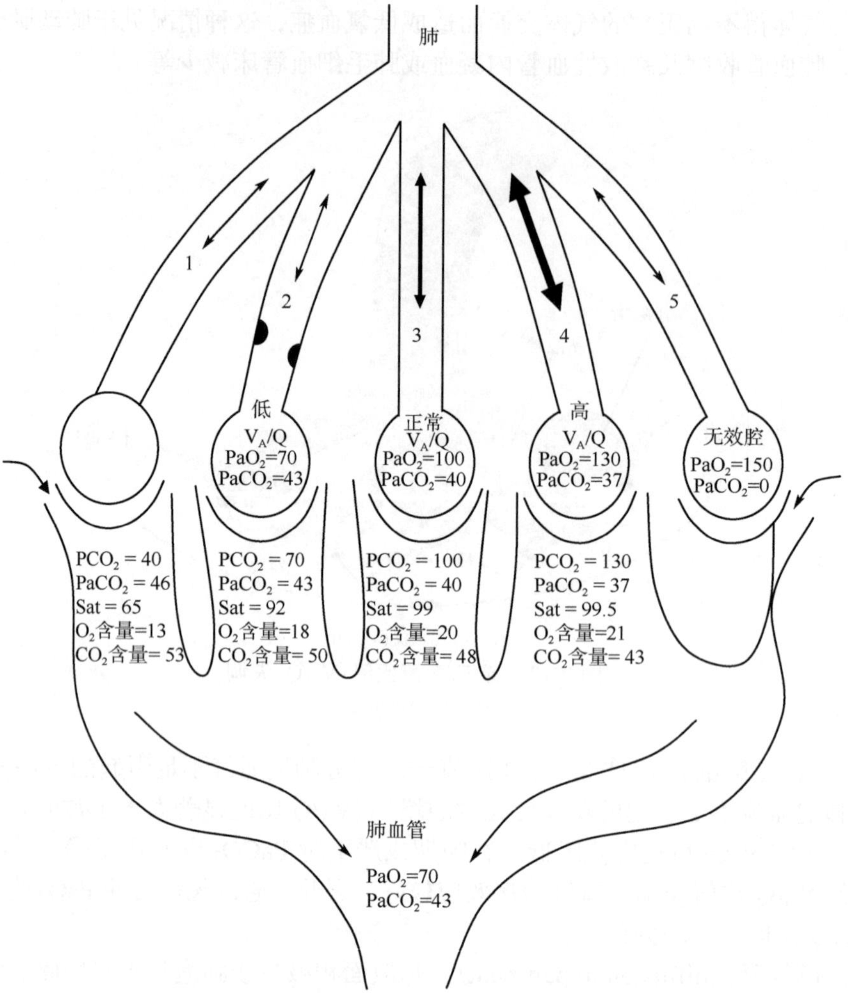

图 21-4　通气/血流比值（V_A/Q）对气体交换的影响

1. 静动脉分流（V_A/Q 比值=0）；2. V_A/Q 比值降低＜0.8；3. V_A/Q 比值正常；4. V_A/Q 比值增加＞0.8；5. 无效腔样通气（V_A/Q 比值显著增加或∞）

（引自：Fraser R S，et al）

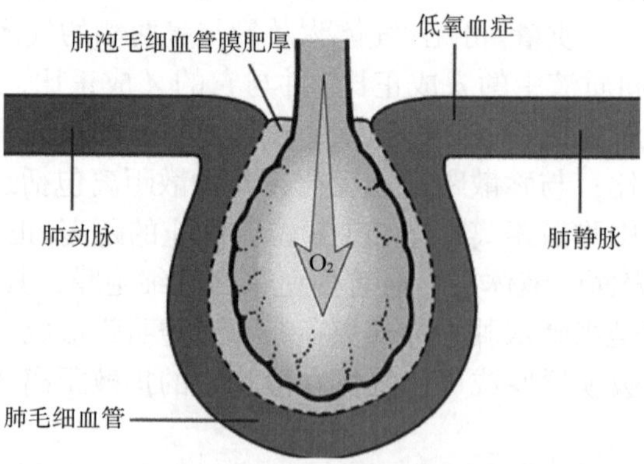

图 21-5　肺泡毛细血管膜增厚引起弥散障碍

在体内的弥散速率约为氧的 2 倍。因此，在病理状态下，弥散障碍首先影响氧的交换，仅发生低氧血症而 $PaCO_2$ 可正常，甚至可由于缺氧性通气加强而使 CO_2 排出过多导致 $PaCO_2$ 降低；只是当肺部受损严重时，才伴有高碳酸血症。血液和肺泡接触时间过短也影响气体的弥散，正常安静时流经肺泡壁毛细血管的血液与肺泡接触时间约为 0.75 秒，而完成气体交换所需要的时间，氧为 0.25～0.3 秒，CO_2 只需要 0.072 秒。但在贫血或运动等情况下，由于血流加快，通过肺泡毛细血管的时间缩短，血液尚未充分氧合就已进入静脉端，影响氧的弥散导致低氧血症。不过，弥散功能障碍并不是低氧血症的常见原因。

(4) 肺泡通气减少：正如通过肺泡气方程式可预见到的那样，任何原因引起的肺泡 CO_2 分压增加必导致肺泡氧分压下降。因此，肺泡通气不足可以导致肺泡氧分压下降，结果发生动脉血氧分压下降。

简化的肺泡气体方程式可以显示肺泡氧分压与肺泡 CO_2 分压之间的关系：

$$PAO_2 = PiO_2 - PaCO_2 \times 1/R$$

PiO_2 为吸入气氧分压；R 为呼吸商(安静状态下约为 0.8)。

$$PAO_2 = PiO_2 - PaCO_2 \times 1.25$$

在海平面吸入空气($FiO_2 = 0.21$)的状态下，简化的肺泡气体方程式：

$$PAO_2 = 150 - PaCO_2 \times 1.25$$

按此公式计算，若患者 $PaCO_2$ 增高至 80mmHg 时，则其 PAO_2 将降低至 50mmHg ($PAO_2 = 150 - 80 \times 1.25 = 50$)。可见，当高碳酸血症时，仅高 $PaCO_2$ 因素(吸入空气时)就可能引起肺泡气氧分压降低而致动脉血缺氧，PaO_2 明显降低，此时生命是无法耐受的。在极高的碳酸血症，严重的 CO_2 潴留常常是不恰当氧疗的结果。此时必须同时给予充足的通气治疗来降低 CO_2 分压是很重要的。再者由于 $PaCO_2$ 升高、pH 降低等因素，还可使血红蛋白氧离曲线右移，结果血红蛋白和氧的亲和力降低而影响肺摄氧能力。

三、全身氧输送障碍是低氧血症和组织缺氧的常见原因之一

呼吸系统的重要功能是给组织输送足够的氧气，需要正常的肺心及循环功能。低氧血症是导致氧输送下降和组织缺氧的常见原因之一，即氧供(DO_2)减少和氧耗(VO_2)增加是低氧血症和组织缺氧的主要因素之一。因此，在纠正低氧血症或异常血气变化的同时，及时处理全身氧输送障碍也是呼吸衰竭治疗的首要策略。

DO_2 是单位时间内心脏向组织输送的氧量(ml/min)，主要由心排血量(CO)和动脉血氧含量(CaO_2)决定。其计算公式为

$$DO_2 = CO \times CaO_2 \times 10$$

DO_2 的正常值为 1000ml/min(800～1600ml/min)。氧供指数(oxygen delivery index，DO_2I)为将 DO_2 流量指标以体表面积(BSA)标准化使不同体格患者的指标指数化，其计算公式为

$$DO_2I = DO_2/BSA$$

DO_2I 的正常值为 600ml/(min · m^2)[520～720ml/(min · m^2)]。

呼吸衰竭时 DO_2 下降与 CO 降低和 CaO_2 减低有关。在呼吸衰竭的早期因心率加快、心肌收缩力增强而 CO 增加，但在呼吸衰竭的晚期或严重呼吸衰竭时由于严重缺氧或严重酸中毒而使心肌严重损伤，心肌收缩力减弱，导致 CO 减低。后者是 DO_2 降低的主要因素；

再加上，缺氧引起肺小动脉收缩、明显肺动脉高压，特别是 COPD 引起的呼吸衰竭由于长期肺动脉高压导致右心负荷加重引起肺心病，甚至心力衰竭，更使 DO_2 进一步降低；此外，呼吸衰竭所涉及的肺通气功能障碍、通气/血流比值失调、肺弥散功能障碍和肺内动-静脉分流增加等均能引起动脉血氧含量降低。

VO_2 是单位时间内全身消耗的氧量（ml/min），主要由 CO 和 $CaO_2 - CvO_2$ 决定。VO_2 的正常值为 250ml/min（150～400ml/min）。

氧耗量增加是加重缺氧和发生呼吸衰竭的原因之一。呼吸时的机械功，呼吸肌需要消耗氧，支气管阻塞患者呼吸肌消耗氧增加，总氧耗量增加致不成比例的氧耗量增加，早在通气较低时就开始出现（图 21-6）。每分通气量（V_E）与氧耗量（VO_2）的关系，可用下列公式表示：

$$VO_2=(FiO_2-FEO_2)\times V_E$$

FiO_2 为吸入气氧浓度；FEO_2（fractional concentration of oxygen in expired air）为呼出气氧浓度。或

$$VO_2=CO\times(CaO_2-CvO_2)\times 10$$

CO 为心排血量；CaO_2 为动脉血氧含量；CvO_2 为混合静脉血氧含量；10 为矫正 CaO_2 单位与 CO 单位间的差别系数，因为 10dl = 1L。

氧耗指数（oxygen consumption index，VO_2I）等于 VO_2 与体表面积（BSA）的比值。即

$$VO_2I=VO_2/BSA$$

VO_2I 的正常值为 150ml/(min · m^2)［115～165ml/(min · m^2)］。

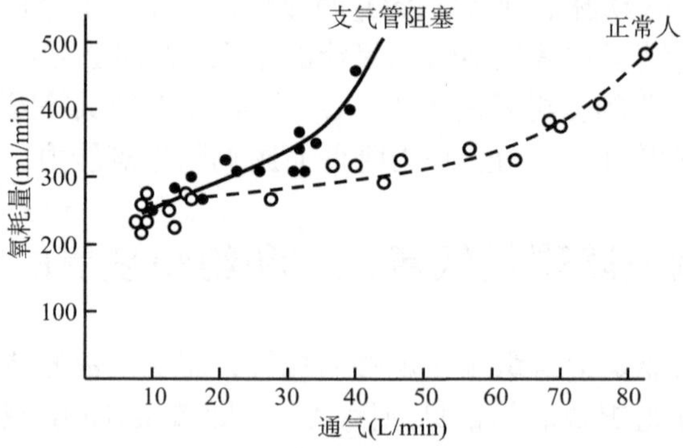

图 21-6　正常人和支气管阻塞患者通气量增加时的氧耗量变化

（引自：Cherniack R M，et al）

在严重呼吸衰竭时由于氧供临界阈值（DO_{2c}）明显增高、组织摄氧能力的严重缺陷等引起“氧耗的病理性氧供依赖”（pathologic dependence of VO_2 on oxygen delivery）。此时，VO_2 依赖于 DO_2 下降而呈线性降低。这意味着组织由有氧代谢转为无氧代谢，引起乳酸水平增高。造成“氧耗的病理性氧供依赖”的主要原因是组织摄取氧能力的缺陷。后者的发生机制为：①严重缺氧、酸性代谢产物增加、神经内分泌损伤介质等引起微血管功能严重失调，因而发生组织调整氧摄取率以适应 DO_2 的变化能力受到障碍；②缺氧、氧自由基和酯质过氧化物等引起血管内皮损伤、血管通透性增高导致组织水肿，增加氧的弥散距离而降低组织对氧的摄取率；③微血管内血液循环障碍，部分毛细血管储备能力降低，或微血管栓塞致动静脉分流，使血流重新分布，改变组织的血液供应，从而抑制了组织对氧的摄取能力。

呼吸困难、发热寒战等都会增加机体氧耗量。严重支气管哮喘，随着呼吸困难的增加，氧耗量可高达正常的十几倍，氧耗量增加发生在呼吸功能不全的患者时，由于其代偿功能差，势必引起肺泡氧分压下降导致低氧血症。

四、临床表现

低氧血症型呼吸衰竭的临床表现是动脉血低氧血症和组织缺氧共同作用的结果（表 21-3）。

机体对低氧血症有良好的代偿功能，因此早期轻度或慢性缺氧，其症状不明显。当严重低氧血症时才出现一系列临床表现。

表 21-3　低氧血症的临床表现

焦虑	意识模糊
心动过速	发绀
呼吸急促	高血压
出汗	低血压
心律失常	抽搐
意识状态改变	乳酸酸中毒

（引自：Bongard F S，et al）

(1) 呼吸困难：是最早出现的临床症状，可有呼吸频率、节律与呼吸动力的改变。其机制是动脉血低氧血症通过刺激颈动脉体化学感受器引起肺通气增加。通气增加的程度取决于机体感受低氧血症的能力和呼吸系统的反应能力。如果有严重肺部疾病或通气受限的低氧血症患者其肺通气量几乎没有或仅少许增加，并且不会发生过度通气。若当颈动脉体化学感受器功能受损时对低氧血症的通气反应减弱或消失。临床上可按呼吸辅助肌参与呼吸运动的范围和程度将呼吸困难分为三度：Ⅰ度呼吸困难，仅有肋间肌参与呼吸运动，吸气时肋间肌凹陷；Ⅱ度呼吸困难，所有呼吸辅助肌，尤其是胸锁乳突肌参与呼吸运动，吸气时抬头耸肩、肋间凹陷；Ⅲ度呼吸困难，在Ⅱ度呼吸困难的基础上合并有意识障碍，此时常伴有呼吸不均匀或慢而不规则呼吸等。一般呼吸困难的程度与缺氧的程度成正比。正常用于呼吸的氧耗仅占基础代谢的 1%～2%，而缺氧性呼吸困难的氧耗量可达正常的十几倍。

(2) 发绀：是缺氧的典型表现，其程度取决于低氧血症程度、血红蛋白浓度和血流灌流状态。它在还原血红蛋白超过 5%时出现。发绀程度与缺氧程度和血红蛋白的含量、种类有关。中度以上低氧血症即 PaO_2＜50mmHg(6.67kPa)、SaO_2＜80%时才出现发绀。在严重贫血时血红蛋白低，还原血红蛋白更低，即使缺氧严重也不出现发绀。红细胞增多症则发绀早现。CO 中毒时由于 HbCO 的特性，即使严重缺氧也不发生发绀，口唇反呈樱桃红色。

(3) 神经精神症状：脑皮质细胞对缺氧最敏感。轻度缺氧即可注意力不集中、头痛、定向力障碍；随着缺氧的加重可出现神志恍惚、烦躁、谵妄，甚至昏迷。

(4) 心血管症状：缺氧早期心率增快、每搏输出量增加、血压上升，缺氧加重时可出现心率减慢，尤其是小儿发生突然心率减慢，这实际上是严重缺氧的表现（后述）。

低氧血症另一方面在临床上为组织缺氧引起的一系列表现，其程度还取决于组织氧输送下降的程度，即氧供下降时更为明显：①随着组织缺氧转为无氧代谢而血乳酸增加，进一步刺激通气而增加肺通气；②心理行为能力减退，早期轻度的组织缺氧可引起心理行为能力减退，包括完成较复杂任务的能力和抽象思维能力等；③严重的组织缺氧可引起严重的意识状态变化，包括嗜睡、昏迷、抽搐，甚至永久性低氧性脑损伤；④严重者还可出现明显的心血管病变，包括心动过缓、低血压或休克、心肌缺血、心肌梗死、心律失常、心力衰竭等；⑤交感神经系统活性增强症状，包括出汗、呼吸频率增速、全身血管收缩引起高血压等。

第三节 Ⅱ型呼吸衰竭(高碳酸血症型呼吸衰竭)

一、病 因

高碳酸血症型呼吸衰竭的主要原因是肺泡通气不足，其原因为：

(1)肺泡通气量不足：慢性肺部疾病(阻塞性或限制性)是引起Ⅱ型呼吸衰竭的主要原因。此外，还有严重哮喘、肺间质纤维化终末期等。

(2)中枢神经系统疾病：由于呼吸中枢系统(CNS)病变(脑血管意外、颅脑损伤、脑炎、脑肿瘤)而致正常的呼吸运动减弱。此时肺本身可能不受病变累及。药物过量可减少呼吸驱动力或膈肌麻痹。

(3)神经与肌肉系统疾病：呼吸肌驱动力减弱、神经传递或肌肉反应能力减弱；泵衰竭的原发性疾病主要影响呼吸系统的肺外结构，如呼吸肌病变(重症肌无力、多发性肌炎)、周围神经病变[格林–巴利综合征(Guillian-Barre Syndrome)、周期性瘫痪]。

(4)胸壁异常：呼吸运动受限制。

(5)上气道阻塞：包括气管异物、喉头水肿等，是急性Ⅱ型呼吸衰竭的常见病因。

二、发 病 机 制

1. 肺泡通气不足(alveolar hypoventilation) 正常人在静息状态下，每分钟肺通气量(V_E)为 6～8L，是潮气量(V_T)和呼吸频率(f)的乘积。肺泡通气量(V_A)为 V_T 减去无效腔气量(V_D)后乘以 f。用公式表示为

$$V_A = (V_T - V_D) \times f$$

在病理情况下，一部分肺泡虽有通气但无血液供应，不能进行有效的气体交换，在功能上类似无效腔(死腔)，称为肺泡无效腔。解剖无效腔和肺泡无效腔之和称为生理无效腔。无效腔的存在可降低气体交换率，通常用 V_D 与 V_T 的比值(V_D/V_T)反映每次肺通气效率的高低，其比值越高，无效腔效应越大，肺通气效率越低。正常人 V_D 为 150ml，平静呼吸时，V_T 为 500ml，其 V_D/V_T 约为 0.3(或 167ml)。V_D/V_T 比值越高，说明其无效腔效应越大，肺通气效率越低。在肺部疾患时，由于严重通气/血流失调，V_D/V_T 比值常显著增高。

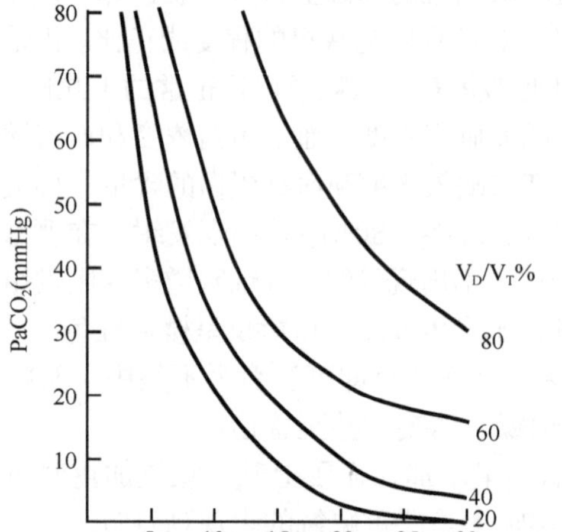

图 21-7 不同的 V_D/V_T 对 V_E 和 $PaCO_2$ 的影响
V_D/V_T，无效腔量与潮气量比值；V_E，每分通气量；$PaCO_2$，动脉血二氧化碳分压
(引自：Benumof J L)

在不同的 V_D/V_T 情况下，V_E 和 $PaCO_2$ 之间成反比的参数曲线如图 21-7。当 V_E 下降时，$PaCO_2$ 在所有不同比值的 V_D/V_T 曲线上，均为增高。若 V_D/V_T 比值增加时，随着 V_E 的降低，$PaCO_2$ 更明显增高。

$$V_D/V_T = (PaCO_2 - PECO_2)/PaCO_2$$

上式中，$PaCO_2$ 为动脉血 CO_2 分压；$PECO_2$ 为收集所有呼出气混合后的 CO_2 分压。

肺泡气二氧化碳分压（$PACO_2$）和动脉血二氧化碳分压（$PaCO_2$）却随肺泡通气量（V_A）的减少而增高，可用下列方程式表示：

$$PaCO_2 = 0.863 \times VCO_2/V_A$$

VCO_2 为每分钟代谢产生的 CO_2（ml/min）；0.863 为换算系数（mmHg）。如果 VCO_2 保持不变，在一定范围内 V_A 与 $PaCO_2$ 呈负相关。因此，高碳酸血症意味着存在肺泡通气不足，而低碳酸血症则伴随着肺泡过度通气（图 21-8）。由于肺泡通气量无法测量，只能通过 $PaCO_2$ 和上述公式估测肺泡通气量。

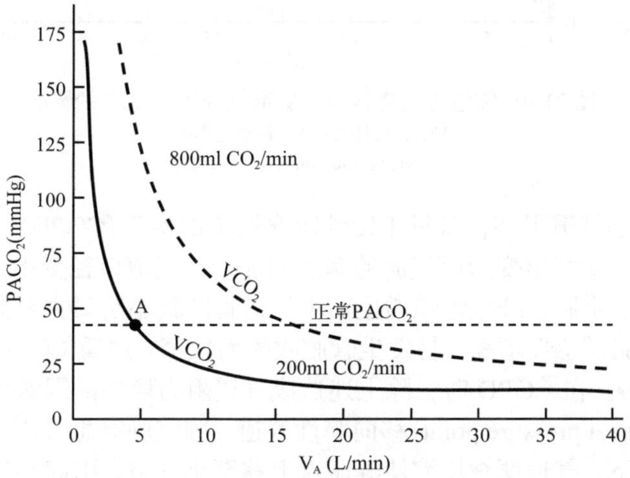

图 21-8　肺泡通气量（V_A）对肺泡 CO_2 分压（$PACO_2$）的影响

VCO_2，每分钟代谢产生的 CO_2（ml/min）；A，正常运作点

（引自：Guyton A C，et al）

从 $PaCO_2$ 方程式可以看出，很明显，通气不足引起 $PaCO_2$ 增加是真正的“与 CO_2 生成相关肺泡低通气”。与此类似，通气过度引起 $PaCO_2$ 减少是真正的“与 CO_2 生成相关肺泡高通气”。决定患者肺泡通气状态唯一的数值是 $PaCO_2$。在临床上，常不必知道肺泡通气量或 CO_2 生成的具体量。$PaCO_2$ 超过 45mmHg 为高碳酸血症，其主要原因一为肺泡通气量不足；另一为代谢增加引起 CO_2 产量增加，运动时多见。$PaCO_2$ 低于 35mmHg 为低碳酸血症，其可能原因一为通气过度而 CO_2 排出增加；另一为 CO_2 生成减少，后者主要由于神经肌肉阻滞和低温而致机体代谢率降低等。

肺泡气氧分压（PAO_2）与 V_A 的关系，可以用下列公式表示：

$$PAO_2 = PiO_2 - 0.863 \times VO_2/V_A$$

PiO_2 为吸入气氧分压；VO_2 为氧耗量，正常为 250ml/min。可见当 VO_2 和吸入气氧浓度（FiO_2）不变的情况下，PAO_2 和动脉血氧分压（PaO_2）均可随肺泡通气量的减少而降低，从而引起低氧血症（图 21-9）。

（1）阻塞性通气不足（obstructive hypoventilation）：气道阻力、气道两端压力差和气流速度的关系可用下式表示：

$$气道阻力[cmH_2O/(L \cdot S)] = 气道两端压力差(cmH_2O)/气流速度(L/S)$$

成年人气道总阻力为 1～3$cmH_2O/(L \cdot S)$。当支气管痉挛而发生气道阻塞时，非弹性阻力显著增加；而非弹性阻力是气道阻力和组织稠力（tissue viscous resistance）的总和。临

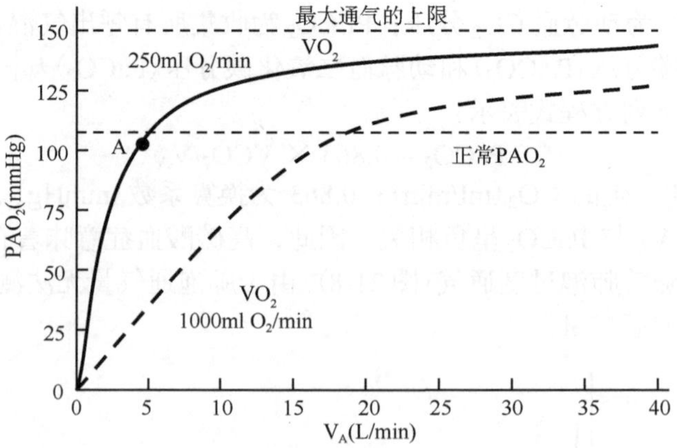

图 21-9　肺泡通气量(V_A)对肺泡氧分压(PAO_2)的影响

VO_2，氧耗量；A，正常运作点

(引自：Guyton A C，et al)

床上，最多见的是小气道阻塞，常见于慢性阻塞性肺部疾患(COPD)，这些疾病引起气道阻力增加的机制有：①气道变形而气流的涡流增加；②气道口径变小，由于支气管痉挛，小支气管黏膜增厚、水肿，纤维组织增生而小气道管腔狭小是最主要的因素；③小支气管阻塞；④管壁平滑肌敏感性增高，易发生管腔收缩而狭窄。严重 COPD 的小气道阻力可高达正常的 10～20 倍。在 COPD 时，除上述造成气道阻力增加的因素外，还有肺弹性回缩力降低和等压点(equal pressure point)移向膜性气道。肺气肿等患者用力呼气时，肺泡内气体含量较高的情况下，气道便被压缩使等压点上移至小气道，引起小气道闭合等因素都可以造成阻塞性通气障碍。在临床上，能反映小气道功能较敏感而实用的流量–容量曲线是最大呼气流量–容积曲线(maximum expired flow/volume curve，MEFVC)。在阻塞性肺疾患时的流量–容量曲线的特点是呼气呈扇形；在限制性肺疾患时尽管肺容积减少，但其肺容积的流速为正常；不同类型上气道阻塞的流速–容量曲线是不同的(图 21-10)。

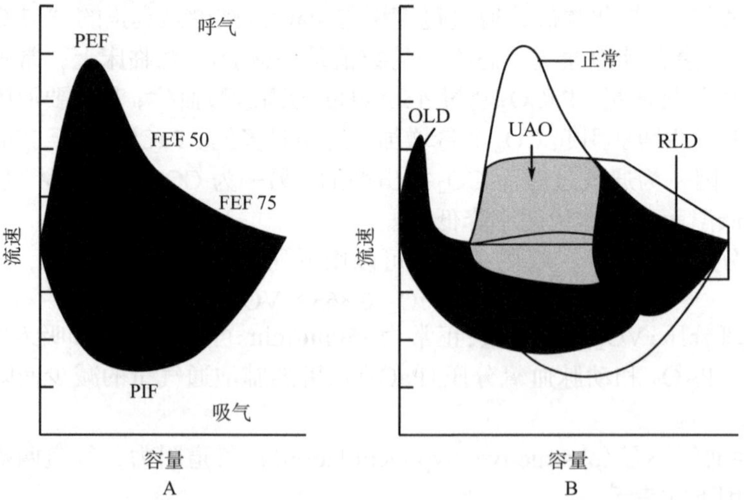

图 21-10　正常人(A)与不同肺疾患(B)的最大呼气流量–容积曲线

PEF，最大呼气流量；FEF50、FEF75 分别为在 50%、75%肺活量单位的最大呼气流量；PIF，最大吸气流量；OLD(obstructive lung disease)，阻塞性肺疾患；RLD(restrictive lung disease)，限制性肺疾患；UAO(upper airway obstruction)，上气道阻塞

(引自：Andreoli T，et al)

最大呼气流量–容积曲线是用力呼吸流量体积的瞬间流量，包括峰流量和反映小气道阻塞的低肺体积时的各种流量；其整个曲线形态可反映：①小气道阻塞；②限制性肺疾患；③胸外固定梗阻；④胸外可变梗阻；⑤胸外大气道梗阻。不同疾病出现不同的曲线，其形态特点是不同的，以此来分析鉴别(图 21-11)。

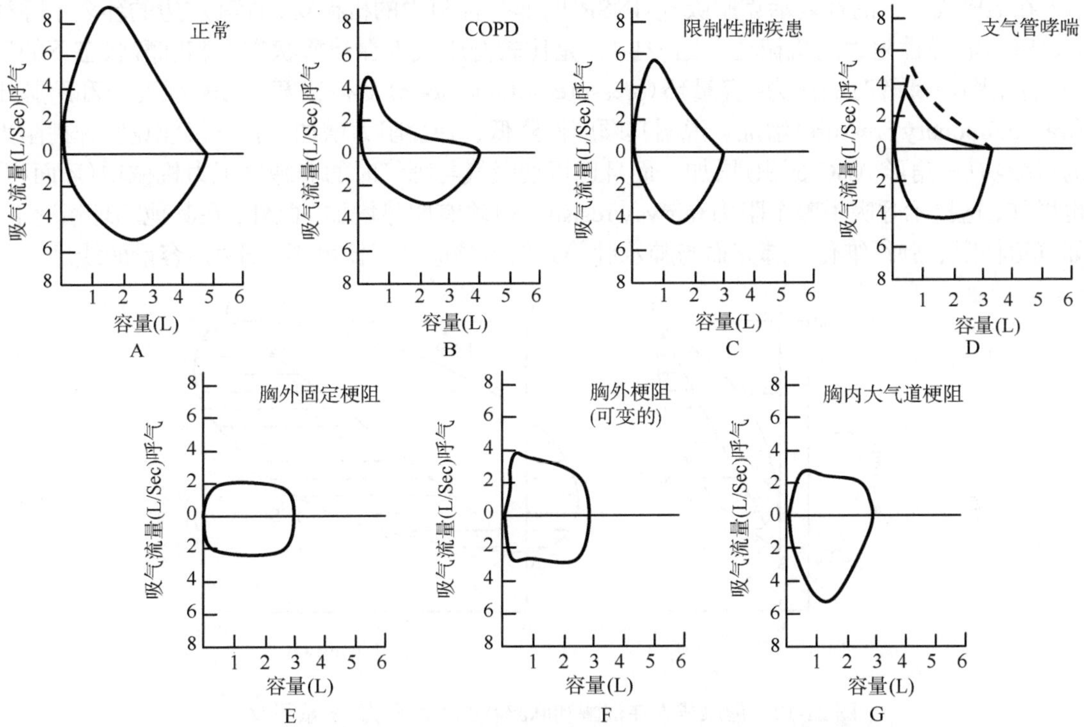

图 21-11　小气道阻塞、胸内外不同疾患和梗阻时呼吸流量–容量曲线的改变

(引自：Galant S P)

(2) 限制性通气不足(restrictive hypoventilation)：呼吸泵衰竭(respiratory pump failure)、肺与胸廓的顺应性(compliance)降低是限制性通气不足的主要发病机制。呼吸泵是通过吸气肌的收缩引起的主动过程，呼气是肺泡弹性回缩、肋骨与胸骨借重力作用复位的被动过程。其中，主动过程发生障碍引起肺泡扩张受限，主要是由于呼吸肌功能受累(常因神经与肌肉系统障碍)，胸廓、呼吸中枢和肺的顺应性障碍导致呼吸泵衰竭。呼吸泵的作用是通过呼吸肌收缩，改变胸廓容积以达到肺脏通气的功能。因此，呼吸肌功能障碍(包括呼吸肌疲劳)引起的呼吸泵衰竭，在通气功能衰竭中占有重要地位。

呼吸器官的顺应性是胸廓顺应性和肺顺应性之和。胸廓顺应性主要受胸廓弹性组织和临近器官组织影响，可因肥胖、胸廓畸形与胸膜肥厚而减少。肺顺应性是由肺容量和肺的弹性阻力决定的，可因肺部炎症、肺实变、肺充血、肺纤维化、肺不张或肺泡表面活性物质减少等而降低。单位压力变化与容量变化的比率称为顺应性。可以用下式表示：

$$\text{顺应性}(C)=\text{容量变化}(\Delta V)\,\text{ml}/\text{压力变化}(\Delta P)\,\text{cmH}_2\text{O}$$

反映弹性阻力的顺应性称为静态顺应性；反映弹性阻力和非弹性阻力的综合顺应性称为动态顺应性。呼吸器官组织的阻力越小、弹性越好，顺应性越大；反之，阻力越大、弹性越差，顺应性越小。胸廓与肺脏的弹性反映压力与肺容量之间的依从关系，其压力–容量图

(pressure-volume diagram)(图 21-12)的外缘表示呼吸周期中肺充气时的胸膜腔内压改变，连接呼气终末(A)和吸气终末(B)的直线，代表呼吸周期中任何一段时间内克服弹性阻力的压力。呼吸时的胸膜腔内压和任何一段时间内克服阻力之间的压力差，代表这段时间内克服非弹性阻力的压力。克服弹性阻力的机械功(elastic resistance work)可以从三角形 ABC 面积计算，在 AB 线右边的环表示克服吸气(INSP)时非弹性阻力的机械功，而其左边的环表示呼气(EXP)时非弹性阻力的机械功。图 21-12 是比较健康成人在清醒状态下和麻醉状态下的压力–容量图。麻醉时的压力–容量环(pressure-volume loop)变得很宽、AB 线变长和跨肺压(transpulmonary pressure)增加，说明其顺应性降低，弹性阻力增加；它不仅使克服弹性阻力的机械功(三角形 ABC 面积)增加，而且还可使吸气与呼气时的非弹性阻力机械功(环面积)也增加，这提示呼吸道整个阻力(airway resistance)均有明显增加。此外，在其他病理情况下，如气道梗阻、肺纤维化、肺充血与肺水肿等，发生顺应性降低可影响压力–容量曲线。

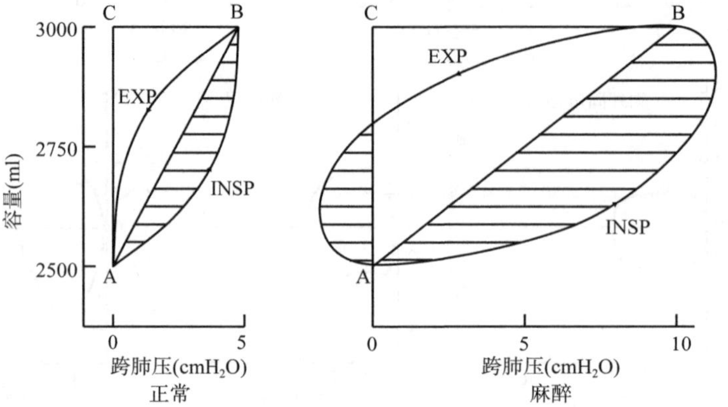

图 21-12 健康成人在清醒和麻醉状态下的压力–容量图改变

EXP，呼气；INSP，吸气

(引自：Benumof J L)

肺泡扩张时的回缩力主要是由肺泡表面张力决定的，因此，肺泡的表面张力是影响肺泡顺应性的一个重要因素。根据物理学 Laplace 定律，液泡的回缩力(P)与表面张力(T)成正比，与半径(r)成反比，可用下式表示：

$$P(\text{达因/厘米}^2) = 2T(\text{达因/厘米})/r(\text{厘米})$$

可见，液泡的半径越小，表面张力越大，其回缩力也就越大。肺泡表面张力主要取决于肺泡表面活性物质的多少。因此，表面活性物质是维持正常的肺顺应性的重要物质之一。正常肺泡Ⅱ型上皮细胞板层体合成和分泌表面活性物质，其主要化学成分是二软脂酰卵磷脂，具有降低肺泡表面张力的作用，使肺泡容易扩张。其半衰期约为 14 小时，每 18～24 小时更新 1 次。肺泡表面活性物质减少的原因：①合成障碍，任何原因造成的肺组织缺氧、缺血、氧中毒或体外循环心脏手术过程中暂时阻断肺动脉等均可损害肺泡Ⅱ型上皮细胞，而肺泡表面活性物质减少；②分解加强，过度通气、肺水肿、急性出血性胰腺炎、炎性渗出物中的磷脂酶、蛋白水解酶等均可破坏或分解表面活性物质，结果使许多肺泡发生萎缩，肺顺应性降低。

2. 通气/血流比值失调 通常，通气/血流(V_A/Q)比值失调被认为是引起低氧血症而不是引起高碳酸血症的常见机制，但是 V_A/Q 比值失调同样可以引起 $PaCO_2$ 增高。一般而言，

V_A/Q 比值失调不是很严重的情况下，升高的 $PaCO_2$ 可以通过刺激呼吸中枢引起肺通气增加，从而使 $PaCO_2$ 降为正常。不过当无效腔与潮气量的比值（V_D/V_T）升高时，生理无效腔增加较肺动-静脉样分流更易发生 $PaCO_2$ 增高，这是因为，前者代偿性通气增加也会增加无效腔样通气，与有效肺泡通气量增加较少有关。

3. 弥散障碍（diffusion impairment）　真正的气体弥散障碍在成人危重疾病患者中并不常见。气体弥散障碍可见于肺气肿或肺叶切除等肺泡毛细血管床的有效弥散面积减小，或者肺泡毛细血管膜的厚度增加（肺泡表面透明膜形成、肺间质水肿等），或者弥漫性肺间质纤维化和结节病等弥散距离增宽等。

三、临 床 表 现

早期 CO_2 潴留常不具有特异性，随着 CO_2 潴留加重，神经精神症状较早出现，其次是周围血管扩张及眼部症状等。

（1）中枢神经症状：急性高碳酸血症表现为兴奋，烦躁，精神错乱，震颤，面部、手部肌肉抽搐，甚至昏迷等。慢性高碳酸血症表现为白天嗜睡、夜间失眠、定向力减退。当 $PaCO_2$ 达至 80mmHg（10.6kPa）左右时，可发生 CO_2 麻醉表现，即神志恍惚、精神错乱、抽搐、昏睡、昏迷等（表 21-4）。其发生机制是 $PaCO_2$ 急性增高时，CO_2 可以迅速弥散进入脑脊液中，引起中枢神经系统（CNS）内 pH 急剧下降，从而抑制中枢神经系统。能否发生主要取决于：与绝对 $PaCO_2$ 水平升高相比，脑脊液 pH 的下降更易引起高碳酸血症患者意识改变和其他临床症状。

表 21-4　高碳酸血症的临床表现

嗜睡	震颤
昏睡	语言不清
昏迷	头痛
扑翼样震颤	视盘水肿
躁动	

（引自：Bongard F S，et al）

（2）周围血管扩张症状：四肢表浅静脉扩张使皮肤与肢端温暖红润、潮湿和多汗，有时可掩盖循环衰竭症状。

（3）眼部征象：由于高碳酸血症而致脑血管扩张，可通过眼的球结膜、瞳孔和眼底三方面的变化显示出来。眼球结膜充血水肿，状如“蛙眼”。瞳孔缩小和眼底视盘水肿为颅内压增高的征象；瞳孔大小不等或忽大忽小为脑疝的征兆。

（4）心脏收缩力降低与心律失常：严重高碳血症可引起呼吸性酸中毒加剧，并可合并代谢性酸中毒而使心肌收缩力减低，再加上由于严重酸中毒使血钾升高，高钾对心肌的毒性作用，不仅加重对心肌收缩的抑制，而且还可发生严重心律失常，甚至心室颤动至心室停搏。个别病例因心肌细胞内 CO_2 分压突然升高而可引起心脏电机械分离。

（5）高碳酸血症的症状可与低氧血症的某些症状重叠，也可出现呼吸困难、呼吸急促和呼吸深快，但也可表现为呼吸过缓和呼吸浅慢等。在临床上，应注意鉴别其病因是肺源性疾病（肺衰竭）还是肺外疾病（泵衰竭）。肺源性疾病（肺衰竭）往往存在与高碳酸血症不成比例的低氧血症，此时可以通过肺泡气-动脉血氧分压差［(A-a)O_2］来评估：肺源性疾病（肺衰竭）时，肺泡气-动脉血氧分压差［(A-a)O_2］增加；肺外疾病（泵衰竭）时，(A-a)O_2 正常。肺源性疾病（肺衰竭）高碳酸血症常表现为无效腔与潮气量的比值（V_D/V_T）增加、每分钟通气量增加、呼吸急促等。

如果有呼吸困难、发热寒战等都会增加氧耗量。严重支气管哮喘，随着呼吸困难的增加，氧耗量可高达正常的十几倍，氧耗量增加发生在呼吸功能不全的患者时，由于其代偿功能差，势必引起肺泡氧分压下降导致低氧血症。

根据临床表现和血气分析，将呼吸衰竭的程度可分为三度（表 21-5）：

表 21-5 呼吸衰竭的分度

项目	Ⅰ度（轻）	Ⅱ度（中）	Ⅲ度（重）
发绀	无	轻度	明显
神志	清楚	嗜睡或烦躁	昏迷
PaO_2（mmHg）	＞50，＜60	40～50	＜40
$PaCO_2$（mmHg）	＞50	＞70	＞80

第四节 呼吸衰竭的病理生理

低氧血症、CO_2潴留及伴随的酸碱平衡失调与电解质紊乱是呼吸衰竭的主要病理生理基础。机体对低氧血症和高碳酸血症引起一系列代偿适应性反应，以改善组织的供氧，调解 CO_2潴留引起的酸碱改变及改变组织器官的功能、代谢以适应新的机体内环境。当呼吸衰竭进一步加重时，机体就可失去其代偿作用而出现各系统的严重功能紊乱和器官组织损伤。肺是气体交换器官，呼吸生理和呼吸衰竭的病理生理有着复杂的分子生物学基础。目前已知许多细胞因子参与了这一过程。现已证明肺在许多细胞因子的生成、释放、激活、灭活和代谢等方面起重要作用。特别是在低氧条件下，肺血管内皮细胞功能障碍，后者对许多细胞因子的代谢有重要作用。

一、低氧血症对机体各系统的影响

（一）对循环系统的影响

心血管系统对缺氧十分敏感。

（1）心率增快、每搏输出量增加和血压升高：缺氧早期可引起交感神经兴奋，它是通过化学感受器神经反射的影响和对血管的直接反应引起的，可表现出心率增快、每搏输出量增加和血压升高。

（2）冠状动脉扩张：急性缺氧早期常可使冠状动脉扩张、冠脉血流量增加，以利于保证重要生命器官的血氧供应，具有代偿意义。这是低氧性冠状动脉扩张（hypoxic coronary vasodilation，HCVD）导致的，其发生机制为：①低氧血症通过血管内皮细胞介导的一氧化氮（NO）释放增加，后者是由于内皮细胞感受氧张力变化导致细胞内 Ca^{2+}浓度增加，通过激活一氧化氮生成酶（NOS）而促进 NO 生成，以扩张冠状动脉；②低氧血症使心肌内腺苷量增加，后者也可扩张冠状动脉。心肌细胞和内皮细胞释放的腺苷是一种低氧性代谢产物，其作用是维持由 NO 启动的血管扩张；③缺氧可增强血红素氧化酶-1（heme oxygenase-1，HO-1）基因的表达，后者可增加心脏血管平滑肌细胞内环–磷酸鸟苷（cGMP）的含量，舒张血管平滑肌。*HO-1* 基因是心肌细胞表达的缺氧敏感型基因之一，又是一种应激蛋白。

(3) 肺血管收缩：急性缺氧或缺氧早期可引起肺血管收缩(hypoxic pulmonary vasoconstriction，HPV)，是维持通气和血流比值相适应的早期代偿性保护机制。其发生机制为：①因低氧血症和 H^+浓度的改变干扰了肺血管平滑肌细胞膜 K^+ 和 Na^+交换而抑制了 K^+ 外流，使细胞内 K^+浓度增加，电压增高引起除极加强而肺血管收缩；②缺氧可直接激发电压依赖性钙通道开放，使肺血管平滑肌 Ca^{2+}内流增加，进而激活钙池中 Ca^{2+}释放，结果引起肺血管平滑肌收缩；③肺泡缺氧可致肺局部缩血管物质如血管紧张素Ⅱ、血栓素(TXA_2)、白三烯 C_3、白三烯 C_4、内皮素、血小板刺激因子等释放增加，此外，低氧血症时肺血管 α-肾上腺素能受体的敏感性明显增加，均加重肺血管收缩；④反射性效应，低氧刺激颈动脉窦和主动脉体化学感受器，反射性通过交感神经或肾上腺素能神经而儿茶酚胺分泌增加致肺血管收缩。

(4) 肺动脉高压(图 21-13)：慢性低氧血症持续存在，特别是慢性阻塞性肺疾患合并呼吸衰竭时，除了肺毛细血管床减少、肺小血管阻塞等肺解剖学病变因素和上述肺血管收缩机制以外，肺血管重构(pulmonary vascular structural remodeling)、肺血流增加和全肺性血管收缩等病理生理机制对肺动脉高压的发生发展起重要作用。

1) 肺血管重构：在慢性缺氧等刺激因子的作用下，正常无平滑肌的肺小动脉出现平滑肌细胞；肌肉型肺动脉中平滑肌细胞大量增生；在肺内外产生的多种细胞因子的参与下，促使肺血管内皮损伤、中层成纤维细胞肥大增生、胶原蛋白和弹性蛋白合成增加，导致肺血管壁增厚、管腔狭窄，甚至部分堵塞，结果发生持久的肺血管阻力增加而肺动脉高压。

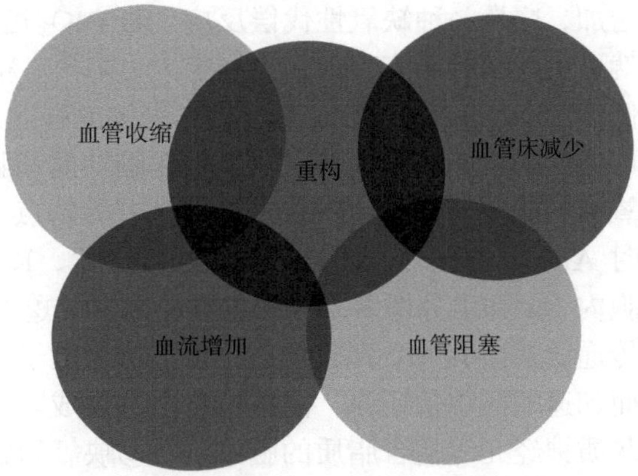

图 21-13　肺动脉高压发生发展的病理生理机制

(引自：Lawrence E C，et al)

2) 肺血流增加和血液黏稠度增加：缺氧等引起交感神经兴奋和肾素–血管紧张素–醛固酮系统活性增高，促使水、钠潴留而血容量增加；在阻塞性肺部疾患合并肺心病时，肺部侧支循环大为增多，支气管动脉增宽，且支气管动脉压力比肺动脉压力高，故血液由支气管动脉流向肺动脉而增加肺动脉系统的血流量，导致肺动脉压力增加；慢性缺氧可导致促红细胞生成素(erythropoietin)分泌增加，继而红细胞生成增多和血液黏稠度增高，在肺循环阻力增加的情况下，可加重肺动脉高压。

3) 全肺性血管收缩：在慢性阻塞性肺部疾病(COPD)早期，常因肺的局部性低氧血症(regional hypoxia)导致局部性肺血管收缩(local pulmonary vasoconstriction)，使其通气与血流相应地匹配而并不引起肺动脉高压，但是随着 COPD 的进一步进展而致肺广泛性低氧血症(generalized hypoxia)，导致全肺血管收缩(global vasoconstriction)，则可发生肺动脉高压(图 21-14)。

(5) 低氧血症进一步加重，特别是当动脉血氧饱和度＜50%时，心肌收缩力明显减弱、心排血量减少、心率减慢、血压降低，可出现各种心律失常，最后可导致心室颤动或心搏骤停。

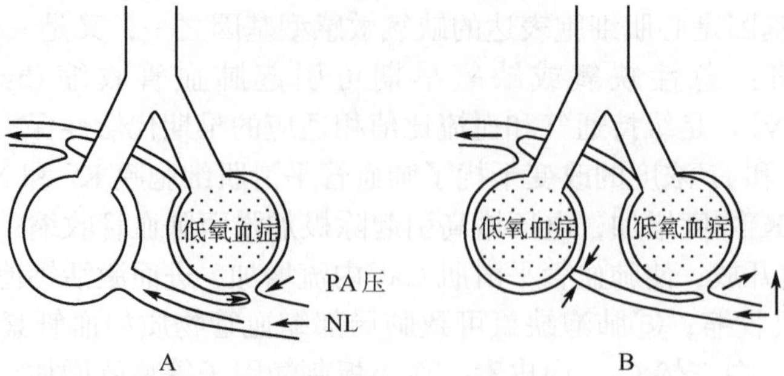

图 21-14 肺的局部性/全肺性低氧血症引起的肺血流动力学改变示意图

A. 肺局部性低氧血症；B. 全肺性低氧血症

PA，肺动脉；NL，正常肺

（引自：Lawrence E C，et al）

（二）对中枢神经系统的影响

中枢神经系统对缺氧最敏感，当轻度缺氧时，PaO_2 低于 60mmHg（7.98kPa），可出现头胀、头痛、注意力不集中、智力减退和视力轻度降低等。此时，脑血管扩张、脑血流量增加，这是一种缺氧性代偿反应。若 PaO_2 迅速降低至 40～50mmHg（5.33～6.67kPa）以下，就可引起精神不安、记忆力和定向力障碍、精神错乱或嗜睡、神志恍惚、谵妄。如果 PaO_2 低于 30mmHg（3.99kPa）时，神志丧失或昏迷。若 PaO_2 低于 20mmHg（2.67kPa）则可引起不可逆性脑组织细胞损伤。缺氧引起脑功能和脑细胞损伤的主要机制是：①脑以代谢高、耗氧大、能源储备少而对缺氧的耐受差为特点。当脑循环中断 10 秒时，储备氧耗尽。缺氧时 ATP 很快耗竭，使神经突触后膜 Na^+，K^+-ATP 酶活性受抑制而钠泵失灵，可引起脑细胞内 Na^+和水分增多，导致脑细胞水肿。②当脑细胞明显缺氧时，可使脑细胞线粒体电子传递链首当其冲受到破坏，结果不能为电子传递链的细胞色素氧化酶提供足够的电子，因而加速氧的单价还原，促进氧自由基生成。后者可损害脑血管内皮细胞、平滑肌细胞及脑灰质神经元等富含脂质的脑细胞。③缺氧和脑神经细胞内酸中毒可增加脑谷氨酸脱羧酶活性，导致 γ-氨基丁酸生成增加，引起中枢神经系统受抑制。④缺氧和酸中毒还可损伤脑血管内皮而增加其通透性，结果发生脑间质水肿。

综上所述，脑组织缺氧性脑水肿和脑间质水肿及由此产生的颅内压增高，使脑循环血流减少而供氧更不足，互为因果。

（三）对呼吸系统的影响

当 PaO_2 低于 60mmHg（8.0kPa）时，可刺激颈动脉窦和主动脉体的化学感受器而反射性引起呼吸加深加快，使肺通气量增加以提高肺泡气氧分压的代偿反应。但是在严重缺氧，当 PaO_2 低于 30mmHg（3.99kPa）时，缺氧对呼吸中枢有直接抑制作用，表现为呼吸频率减少、肺通气量明显减少或呼吸不规则或潮式呼吸等。

（四）对细胞代谢的影响

缺氧时组织细胞的无氧糖酵解增强，在一定程度上可补偿能量的不足；另外，在慢性缺氧时细胞内线粒体的数目和其有效表面积增加，以增加氧与酶接触的机会而提高细胞利用氧的能力，并便于氧的弥散、摄取。缺氧超过细胞代偿能力时，可造成细胞代谢障碍和细胞损伤。归纳有以下六方面：

(1)乳酸酸中毒：严重缺氧时，细胞内糖的无氧酵解增强可引起乳酸酸中毒。

(2)无机磷蓄积增加：严重缺氧时，由于细胞氧化磷酸化过程受到抑制，不能有效利用它所产生的能量来吸收无机磷形成新的三磷酸腺苷(ATP)，于是在组织中无机磷不断蓄积，可进一步加重代谢性酸中毒。

(3)能量代谢障碍：严重缺氧时，细胞内的无氧糖酵解增强。通过糖酵解过程产生的能量，明显少于有氧氧化过程中所产生的能量。在有氧状态下，每克分子葡萄糖完全氧化可产生 36mol 的 ATP，而在无氧糖酵解时仅产生 2mol 的 ATP。当 PaO_2 降至 30～20mmHg(4.0～2.67kPa)时，线粒体内 PO_2 则低于 1.5mmHg(0.2kPa)，细胞内线粒体内的能量代谢转变为无氧代谢，结果造成能量供应的严重不足。

(4)细胞膜离子泵功能障碍：细胞膜是细胞缺氧最早发生损伤的部位。细胞膜损伤可引起细胞膜离子泵，即 Na^+，K^+-ATP 酶功能障碍。严重缺氧时，由于 ATP 生成减少，使钠泵功能障碍，细胞内 Na^+增多，K^+移向细胞外，造成细胞内酸中毒，而细胞外高血钾。

(5)线粒体损伤：若严重缺氧，当线粒体部位的 PO_2 降低到临界点[1mmHg(0.13kPa)]时，可抑制线粒体内脱氢酶的功能，ATP 生成进一步减少，甚至引起线粒体肿胀、脊断裂崩解和基质外溢等结构损伤。

(6)溶酶体损伤：严重缺氧和酸中毒可使溶酶体膜通透性增加，甚至破裂，溶酶体内的蛋白水解酶被释放出来，引起细胞自溶，溶酶体酶进入血液循环中，可造成广泛的组织细胞损伤。

(五)对其他系统的影响

缺氧对泌尿系统的影响是在缺氧早期可出现尿蛋白、红细胞、白细胞等；严重缺氧可引起急性肾衰竭。缺氧对消化系统的影响是轻度缺氧或缺氧早期，通常未见明显影响，但严重缺氧时可发生胃肠黏膜糜烂、溃疡或出血等。有时可引起肝细胞损伤而谷丙转氨酶升高。

二、高碳酸血症对机体各系统的影响

(一)对呼吸系统的影响

高碳酸血症轻症和早期，呼吸系统的代偿反应归纳为肺通气量增加、肺血管收缩和支气管扩张三方面；但是当存在严重的高碳酸血症时，呼吸被抑制。

(1)肺通气量增加：CO_2 是强力呼吸刺激剂，当 $PaCO_2$ 增加时通过延脑和颈动脉窦化学感受器的刺激作用而增加呼吸频率和潮气量，结果每分通气量增加，有助于 CO_2 的排出以改善高碳酸血症。在安静状态下，$PaCO_2$ 在不超过 80mmHg(10.7kPa)时，每增加 1mmHg(0.133kPa)，每分钟肺通气量增加 2L/min。高碳酸血症对呼吸的影响还与 $PaCO_2$ 上升的速度有关，若 $PaCO_2$ 缓慢增高时，肺通气量增加不如急速升高时明显。CO_2 虽然对中枢化学感受器和外周化学感受器都起作用，后者的灵敏性比前者大，但作用的持续性前

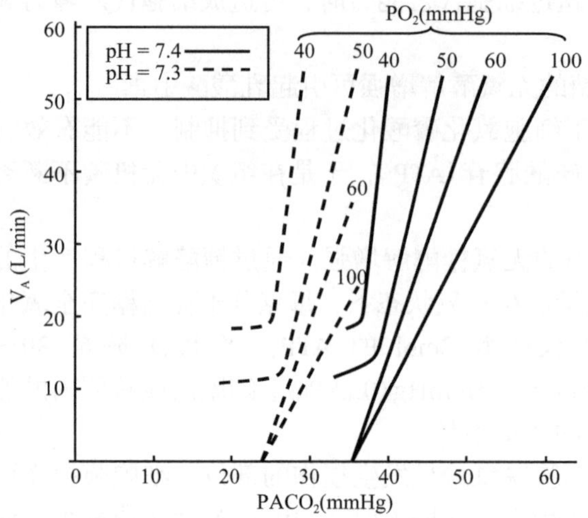

图 21-15 肺泡气 CO_2 分压对不同 PaO_2 引起的肺通气反应

V_A，肺泡通气量；$PACO_2$，肺泡气 CO_2 分压

（引自：Guyton A C，et al）

者长于后者。$PaCO_2$ 增高引起的肺通气效应，70%～80%起源于中枢化学感受器，20%～30%起源于外周感受器。中枢化学感受器的反应较慢，所以当 $PaCO_2$ 突然升高时，外周化学感受器的快速呼吸反应可能起主要作用。从肺泡气 CO_2 分压对不同 PaO_2 引起（100、60、50 及 40mmHg）的肺通气反应的影响图（图 21-15）中可以看到，随着 PaO_2 降低引起的肺通气反应曲线变得更陡，说明 PaO_2 和 PCO_2 在引起肺通气反应中有互相强化的作用，这可能是由于 PaO_2 的降低提高了外周化学感受器对 PCO_2 变化的敏感性。

（2）肺血管收缩：高碳酸血症时肺血管收缩，若同时伴有低氧血症则肺血管收缩更明显。CO_2 潴留初期引起肺血管收缩，有利于通气/血流比值改善。

（3）支气管扩张：高碳酸血症还可使支气管平滑肌舒张。当吸入 6% CO_2 时则扩张支气管的作用最大，但吸入的 CO_2 浓度达 15%以上时，支气管不再进一步扩张。这种作用在无血液供应及离体肺仍有反应，表明 CO_2 对支气管扩张的作用机制是对平滑肌的直接影响。

（4）严重高碳酸血症，即 $PaCO_2$ 大于 80mmHg（10.7kPa）时，呼吸被抑制，这主要与 CO_2 对呼吸中枢的直接抑制作用或周围化学感受器的敏感性和反应性均减退有关。

（二）对中枢神经系统的影响

CO_2 潴留初期，中枢神经系统对高碳酸血症有其代偿反应，首先表现为脑血流量增加，通常每增加 $PaCO_2$ 1mmHg（0.13kPa），脑血流量约增加 4%；其次通过中枢化学感受器而增加肺通气量以降低 $PaCO_2$，CO_2 通常弥散透过血–脑屏障和血–脑脊液屏障较迅速，$PaCO_2$ 增高在几分钟便可反映在脑脊液内，完全平衡仅需 30 分钟，而全身代谢改变引起脑细胞外液 H^+ 的改变需要数小时。CO_2 的这种特点很快引起对中枢化学感受器的刺激，导致肺通气代偿效应。严重高碳酸血症对中枢神经系统的损伤性反应可归纳为以下三方面：

（1）脑水肿和颅内压增高：CO_2 潴留引起脑血管扩张、毛细血管通透性增加，可导致脑间质水肿；血液中的 CO_2 容易通过血–脑屏障和脑细胞膜，$PaCO_2$ 升高使脑细胞外液和脑细胞内的 CO_2 分压迅速增高而使[H^+]升高，影响钠泵功能，可引起细胞内 Na^+和水分增多，导致脑细胞水肿。脑间质水肿和脑细胞水肿均可使颅内压增高，严重时可发生脑疝。

（2）脑细胞功能严重障碍：导致“二氧化碳麻醉”（carbon dioxide narcosis）。CO_2 潴留使 $PaCO_2$ 超过 80mmHg（10.7kPa）时，中枢神经明显抑制致完全麻醉状态。急性 CO_2 潴留比慢性潴留更易发生“二氧化碳麻醉”。由于严重 CO_2 潴留并且 CO_2 易于通过血–脑屏障和脑细胞膜而导致脑细胞内酸中毒，后者可增加脑谷氨酸脱羧酶活性，使 γ-氨基丁酸（GABA）

生成增多，GABA 对中枢神经有明显的抑制作用，故称为抑制性氨基酸(inhibitory amino acid，IAA)；脑细胞内酸中毒可损伤细胞膜功能而影响脑的功能；脑细胞内酸中毒可激活磷脂酶，分解膜磷脂使溶酶体水解酶释放引起脑神经细胞损伤。

(3)对脑细胞代谢的影响：高碳酸血症时由于 CO_2 能迅速渗透脑细胞膜进入细胞内，使脑细胞内 pH 降低而导致脑细胞内酸中毒，结果不仅影响脑细胞能量代谢，而且还可损伤脑细胞膜离子泵功能，甚至严重影响细胞酶功能。

(三)对心血管系统的影响

高碳酸血症早期或轻症时，CO_2 潴留可兴奋交感神经而引起儿茶酚胺释放增多，使心率增快、心肌收缩力增强。心排血量的增加大约和血中儿茶酚胺浓度成一定的比例关系。CO_2 对全身血管平滑肌的作用有一定的差异性：对表浅毛细血管和静脉多表现为扩张；对心脏等生命脏器的血管则表现为扩张；对骨骼肌血管则表现为收缩，有利于增加重要器官的氧供，是一种代偿作用。当 $PaCO_2$ 进一步升高时，进入心肌细胞内的 CO_2 和 H^+ 增多，导致心肌细胞内酸中毒而抑制心肌舒缩功能，使心率减慢、心排血量降低和血压下降等。急性高碳酸血症除引起窦性心动过速外，较少引起严重心律失常，但是有时 CO_2 明显急剧升高时，由于 CO_2 极易透过心肌细胞膜导致细胞内 CO_2 分压突然明显上升而发生心脏电机械分离(electromechanical dissociation)。高碳酸血症合并低氧血症时，严重心律失常的发生率明显增高。

(四)对酸碱与电解质代谢的影响

高碳酸血症对酸碱平衡的影响主要取决于：①$PaCO_2$ 的上升速度和程度及持续时间；②肺的代偿调节功能；③血液原有的 HCO_3^- 浓度；④肾脏的代偿调节功能。$PaCO_2$ 与 pH 的关系可用 Henderson-Hasselbach 公式表示：

$$pH = pK + \lg [HCO_3^-]/0.03 \times PaCO_2$$

可见，$PaCO_2$ 的增高直接影响血液 pH。血液的 pH 取决于碳酸和碳酸氢盐的比值，肺呼吸直接影响 CO_2 的排出，因此，肺呼吸对酸碱平衡的调节具有十分重要的意义。如果 $PaCO_2$ 急性升高时，则 pH 降低可造成急性呼吸酸中毒。人体每分钟产生 CO_2 的量为 25ml，正常成人每日通过肺排出的碳酸可达 15 000mmol 之多。如呼吸停止 1 分钟使 $PaCO_2$ 升高 3～6mmHg(0.4～0.8kPa)，如呼吸停止 20 分钟，则 $PaCO_2$ 即可上升至 110mmHg(14.7kPa)，pH 至 7.03。在慢性 CO_2 潴留时，即 $PaCO_2$ 逐渐升高并经 6～18 小时后，肾脏的代偿作用开始起作用，经 5～7 天内肾脏可达最大代偿程度。只要 $PaCO_2$ 不超过 60mmHg(8.0kPa)，则 pH 可以恢复到正常范围，但是 $PaCO_2$ 大于 60mmHg(8.0kPa)，超过了肾脏代偿极限，可能时 pH 降低而发生失代偿性呼吸性酸中毒。高碳酸血症引起呼吸性酸中毒可使细胞内 K^+ 外移，而肾小管排 K^+ 减少，结果导致高钾血症。高碳酸血症容易引起低氯血症，这是由于高碳酸血症使红细胞中 HCO_3^- 生成增多，并与细胞外 Cl^- 交换可引起 Cl^- 转移入细胞内；根据电中和定律，细胞外液中 HCO_3^- 与 Cl^- 的数量之和基本为一常数，故 HCO_3^- 的上升必然导致 Cl^- 降低；呼吸性酸中毒时肾小管上皮细胞产生 NH_3 增加，通过尿排出 NH_4Cl 和 NaCl 增多，结果血清 Cl^- 减少。

第五节 呼吸衰竭血气改变、酸碱失衡与水电解质紊乱的特点

呼吸衰竭时由于气体交换发生障碍，致使动脉血 O_2 分压降低，引起低氧血症性呼吸衰竭；或者由于动脉血 CO_2 分压升高，引起高碳酸血症性呼吸衰竭；或者也可能两种病变过程合并存在，但是往往以其中某个类型为主。呼吸衰竭时可引起各种血气改变、酸碱平衡紊乱及电解质变化，分述于后。

一、血 气 改 变

(一)低通气量为主的呼吸衰竭

无论是限制性通气功能障碍或阻塞性通气功能障碍，最后都产生肺泡通气量减少。肺泡通气不足时血气变化的主要特点是：

(1)肺泡气 O_2 分压(PAO_2)与动脉血 O_2 分压(PaO_2)下降，低于 60mmHg(8.0kPa)。

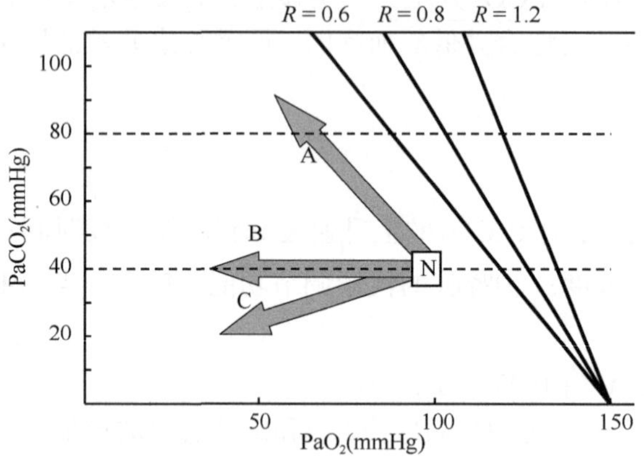

图 21-16　肺泡通气障碍时血气改变的特点
A，单纯性肺泡通气障碍；B，通气/血流比值失衡；C，肺内分流；R，呼吸商

(2)肺泡气 CO_2 分压($PACO_2$)与动脉血 CO_2 分压($PaCO_2$)升高，高于 50mmHg(6.67kPa)。

在氧耗量(VO_2)和吸入气氧浓度(FiO_2)不变的情况下，肺泡氧分压和动脉血氧分压均随肺泡通气量的减少而降低，从而引起低氧血症；相反，肺泡 CO_2 分压和动脉血 CO_2 分压随肺泡通气量的减少而增高(图 21-16)。$PaCO_2$ 是反映总肺泡通气量变化的最佳指标。

(3)$P(A\text{-}a)O_2$ 在正常范围：正常值为吸空气时＜15mmHg(2.67kPa)，吸纯氧时＜75mmHg(10kPa)。

(二)通气/血流比值失调为主的呼吸衰竭

通气/血流(V_A/Q)比值失调可分为两种情况：

(1)功能性分流(分流样血流)：通气减少而血流正常导致 $V_A/Q<0.8$，静脉血没有得到很好的氧合而造成低氧血症，但不伴有高碳酸血症。

(2)无效腔样通气(无效通气)：通气正常而血流减少导致 $V_A/Q>0.8$，得不到正常的气体交换而造成低氧血症，但一般不伴有高碳酸血症。

V_A/Q 比值失调时，除非伴有严重通气不足，通常主要引起低氧血症并无明显高碳酸血症(见图 21-16)，其原因有二：①O_2 和 CO_2 解离曲线的特点不同。CO_2 解离曲线相对陡直，故通气过度肺泡区域，即使 $PaCO_2$ 很低，还是很容易排出；缺 O_2 和 CO_2 潴留都能刺激肺泡通气而排出 CO_2 代偿性增多，此时肺毛细血管血氧分压已处于氧解离曲线的平坦部

分，即使过度通气 PAO_2 再有所增加，SaO_2 却改善甚微，因而主要表现为低氧血症。②静动脉血氧分压差为 60mmHg(7.89kPa)，而 CO_2 分压差仅为 6mmHg(0.79kPa)，相差 10 倍，因此，静脉血分流入动脉，动脉血氧分压下降的程度也远较 CO_2 分压显著，因而主要表现为低氧血症，不伴有高碳酸血症。

V_A/Q 比值失调时，$P(A\text{-}a)O_2$ 中等程度升高，吸空气时为 15～35mmHg(2.67～4.7kPa)。

(三)肺内分流为主的呼吸衰竭

(1)发绀明显与难以纠正的低氧血症。

(2)早期 PaO_2 下降＜60mmHg(8.0kPa)，而 $PaCO_2$ 并不升高(见图 21-16)，但后期 $PaCO_2$ 升高。

(3)$P(A\text{-}a)O_2$ 显著升高，吸空气时＞50mmHg(6.7kPa)，吸纯氧时＞100mmHg(13.3kPa)。

(四)弥散障碍为主的呼吸衰竭

弥散障碍引起的血气改变的特点通常多为单纯性低氧血症，PaO_2 下降低于 60mmHg(8.0kPa)而 $PaCO_2$ 多为正常。这是由于 O_2 和 CO_2 的物理性质不同，CO_2 的弥散能力远大于 O_2，为 O_2 的 21 倍，故在病理情况下弥散障碍主要影响氧的交换。

(1)PaO_2 下降＜60mmHg(8.0kPa)而 $PaCO_2$ 多在正常范围＜45mmHg(6.0kPa)。

(2)$P(A\text{-}a)O_2$ 升高，吸空气时＞40mmHg(5.33kPa)。

在呼吸衰竭的病情发展过程中，上述四种类型可以同时存在，并有所侧重，也可以互相转化，所以应重视血气的监测，必要时需要计算肺泡–动脉血氧压差[$P(A\text{-}a)O_2$]。肺泡气氧分压和动脉血氧分压之间存在差别，正常情况下，呼吸空气时，$P(A\text{-}a)O_2$ 为 10～15mmHg(1.33～2.00kPa)，并随年龄的增长而增长，但不超过 24mmHg(3.2kPa)。$P(A\text{-}a)O_2$ 增加的常见原因有肺泡弥散障碍、生理分流增加或病理分流及 V_A/Q 严重失调等。其计算方法是

$$P(A\text{-}a)O_2 = \text{肺泡气氧分压} - \text{动脉血氧分压}$$

$$PAO_2 = FiO_2(PB - PH_2O) - PaCO_2/R$$

FiO_2 为吸入气氧浓度(室内空气为 21% = 0.21)；PB 为大气压(海平面是 760mmHg)；PH_2O 为水蒸气压(通常为 47mmHg)；R 为呼吸商(约为 0.8)。

血气分析与肺泡–动脉血氧分压差[$P(A\text{-}a)O_2$]可作为区别上述几种类型呼吸衰竭的实用指标(表 21-6)。

表 21-6　呼吸衰竭类型的鉴别(按发病机制分类)

呼吸衰竭类型	PaO_2	$PaCO_2$	$P(A\text{-}a)O_2$(吸入空气)	$P(A\text{-}a)O_2$(吸纯氧)
肺泡通气降低	⇓	⇑	＜15	＜75
V_A/Q 失调	⇓	N 或⇓	15～35	⇑
弥散障碍	⇓	N	＞40	⇑
肺内分流	⇓	N	＞50	＞100

注：⇓，下降；N，正常范围；⇑，升高。

二、呼吸衰竭的酸碱失衡

(一) 常见酸碱失衡的类型

呼吸衰竭是由于各种原因引起的呼吸功能严重障碍，以致不能进行有效的气体交换，导致缺氧和(或) CO_2 潴留，可并发酸碱平衡失衡。当 CO_2 潴留时，直接产生呼吸性酸中毒，加上严重缺氧，乳酸产量增加，因此可伴有代谢性酸中毒而形成复合性酸中毒。若呼吸性酸中毒患者不适当过量使用利尿剂或碱性药物等可引起代谢性碱中毒。有时使用机械通气不当等又可导致呼吸性碱中毒。常发生双重酸碱失衡(DABD)，少数呈三重酸碱失衡(TABD)。

(1) 呼吸性酸中毒(急性与慢性)

1) 可用以下几点来确定急性或慢性

A. $PaCO_2$ 每增高 10mmHg 时，pH 降低 0.08，表示急性呼吸性酸中毒；$PaCO_2$ 每增高 10mmHg 时，pH 只降低 0.03，提示慢性呼吸性酸中毒，这种判定方法很实用。

B. 参考其发病时间的缓急(图 21-17)。

2) HCO_3^- 代偿性增高：急性呼吸性酸中毒时，必须符合预计 $HCO_3^-=24+[(PaCO_2-40)/10]\pm2$；慢性呼吸性酸中毒时，必须符合预计 $HCO_3^-=24+[(PaCO_2-40)/3]\pm2$。

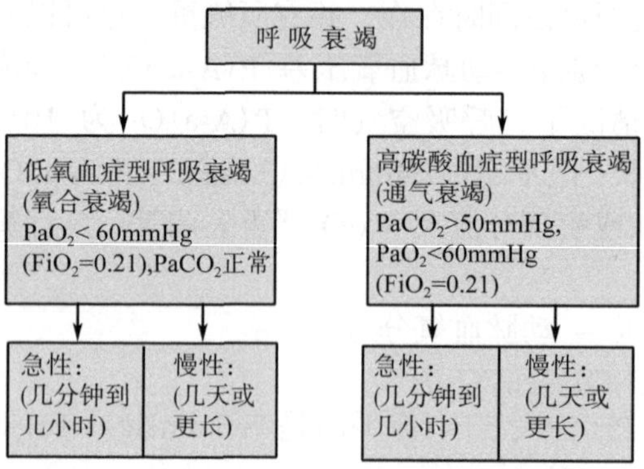

图 21-17 呼吸衰竭的分类及其急慢性的确定

3) 血 pH<7.35。

(2) 慢性呼吸性酸中毒合并代谢性酸中毒

1) $PaCO_2$ 原发性增高>40mmHg。

2) HCO_3^- 常$<24+[(PaCO_2-40)/3]-2$。

3) 血 pH 明显下降。

4) AG 值>16mmol/L；在高 AG 型代谢性酸中毒时，需要计算矫正 HCO_3^- 或碳酸氢盐间隙，或“delta 比值”，以揭示高 AG 型代谢性酸中毒所掩盖的代谢性碱中毒或正常 AG 型酸中毒。

5) 计算矫正 HCO_3^-，按以下公式计算：

$$矫正 HCO_3^- = 实测 HCO_3^- + (AG-12)$$

若矫正 HCO_3^->24，提示合并代谢性碱中毒。为了防止假性结果，有的学者提出矫正 HCO_3^- 值>30 时，才能判定为合并代谢性碱中毒。若矫正 HCO_3^-<24，提示又合并正常 AG 型代谢性酸中毒。

6) 计算碳酸氢盐间隙(bicarbonate gap，delta-delta)，按以下公式计算：

$$碳酸氢盐间隙(\Delta\ gap)=Na^+-Cl^--39$$

碳酸氢盐间隙是用于判断高 AG 型代谢性酸中毒是否合并其他代谢性酸碱失衡的实用指标。若碳酸氢盐间隙<−6mEq/L，提示合并高氯性代谢性酸中毒；若碳酸氢盐间隙>

6mEq/L，提示合并代谢性碱中毒。

7) 计算“delta 比值”（“delta ratio”），计算公式如下：

$$\text{“delta 比值”} = (AG - 10) \div (24 - HCO_3^-)$$

其正常值为 1～1.6mmol/L。在高 AG 型代谢性酸中毒前提下，若“delta 比值”＜1.0，提示该患者有高 AG 型代谢性酸中毒合并正常 AG 型代谢性酸中毒。若“delta 比值”＞2.0，提示该患者有高 AG 型代谢性酸中毒合并代谢性碱中毒。

(3) 慢性呼吸性酸中毒合并代谢性碱中毒

1) 原发性 $PaCO_2$ 增高＞40mmHg。

2) 实测 HCO_3^- ＞24+[($PaCO_2$ － 40)/3]+ 2，提示合并代谢性碱中毒；若 HCO_3^- ＞45mmHg，也提示合并代谢性碱中毒。

3) 血 pH 多为正常，或降低或增高。

4) 计算强离子差(SID)：SID 是酸碱调节的独立变量(independent variables)。其计算公式为：$SID = (Na^+ + K^+ + Ca^{2+} + Mg^{2+}) - (Cl^- +$ 乳酸根)，也就是 $SID = (Na^+ + K^+) - (Cl^- +$ 乳酸根)，其简便计算法为：$SID = Na^+ - (Cl^- +$ 乳酸根)。成人(健康)血浆 SID 的正常值为(40 ±2) mmol/L。如果机体脱水，强离子含量被浓缩为更碱化，引起浓缩性代谢性碱中毒(contraction alkalosis)，此时[SID]增加。此外，代谢性碱中毒时，不管 AG 值正常与否，其强离子差可增加。

(4) 呼吸性碱中毒(急性与慢性)

1) 可用以下几点来确定急性或慢性：

A. 若 $PaCO_2$ 每降低 10mmHg 时，pH 增高 0.08，表示急性呼吸性碱中毒；若 $PaCO_2$ 每降低 10mmHg 时，pH 只增高 0.03，提示慢性呼吸性碱中毒。

B. 参考其发病时间的缓急。

2) HCO_3^- 代偿性降低：急性呼吸性碱中毒时，其实测 HCO_3^- 必须符合预计 HCO_3^- =24 + [(40– $PaCO_2$) /5] ±2；慢性呼吸性碱中毒时，必须符合预计 HCO_3^-=24+[(40–$PaCO_2$)/2] ±2。

3) 血 pH＞7.45。

(5) 三重酸碱失衡(TABD)

1) 呼吸性酸中毒型 TABD

A. 原发性 $PaCO_2$ 增高。

B. AG 值＞16，提示高 AG 型代谢性酸中毒；在高 AG 型代谢性酸中毒时，需要计算矫正 HCO_3^- 或碳酸氢盐间隙或“delta 比值”，以揭示高 AG 型代谢性酸中毒所掩盖的代谢性碱中毒或正常 AG 型酸中毒。

C. 计算矫正 HCO_3^-，按以下公式计算：

$$HCO_3^- = \text{实测 } HCO_3^- + (AG - 12)$$

若矫正 HCO_3^- ＞慢性呼吸性酸中毒预计 HCO_3^- 的高值{24+ [($PaCO_2$ – 40)/3] + 2}时，提示合并代谢性碱中毒。

D. 计算碳酸氢盐间隙，按以下公式计算：

$$\text{碳酸氢盐间隙} = Na^+ - Cl^- - 39$$

若碳酸氢盐间隙＞6mEq/L 时，提示合并代谢性碱中毒；若碳酸氢盐间隙＜–6mEq/L 时，提示合并高氯性代谢性酸中毒。

E. 血 pH 下降或正常。

2）呼吸性碱中毒型 TABD

A. 原发性 $PaCO_2$ 下降。

B. AG 值＞16，提示高 AG 型代谢性酸中毒；在高 AG 型代谢性酸中毒时，需要计算矫正 HCO_3^-，或碳酸氢盐间隙或“delta 比值”，以揭示高 AG 型代谢性酸中毒所掩盖的代谢性碱中毒或正常 AG 型酸中毒。

C. 计算矫正 HCO_3^-［实测 HCO_3^- +（AG－12）］：若矫正 HCO_3^-＞24，提示合并代谢性碱中毒；若矫正 HCO_3^-＜24，提示合并正常 AG 型代谢性酸中毒。

D. 按碳酸氢盐间隙公式（$Na^+ - Cl^- - 39$）计算，若碳酸氢盐间隙＞6mEq/L 时，提示合并代谢性碱中毒；若碳酸氢盐间隙＜−6mEq/L 时，提示合并高氯性代谢性酸中毒。

E. 血 pH 多为增高。

（二）酸碱失衡的主要原因（表 21-7）

表 21-7 常见酸碱失衡的原因

1. 呼吸性酸中毒
（1）呼吸中枢抑制：各种脑疾患、脑血管疾病、药物中毒、麻醉
（2）神经路破坏影响呼吸肌：神经肌肉病变
（3）胸廓–胸膜–脊椎病变
（4）支气管–肺病变
（5）呼吸肌疲劳
2. 呼吸性酸中毒合并代谢性酸中毒
（1）严重缺氧引起乳酸酸中毒
（2）功能性肾功能不全
（3）合并休克
3. 呼吸性酸中毒合并代谢性碱中毒
（1）低血钾、低血氯
（2）补碱过量
（3）过度机械通气
4. 呼吸性碱中毒
（1）呼吸中枢受刺激：缺氧、焦虑、中枢神经病变
（2）过度机械通气
5. 三重酸碱失衡（TABD）
（1）呼吸性酸中毒 TABD（呼吸性酸中毒+代谢性酸中毒+代谢性碱中毒）
1）低钾低氯性代谢性碱中毒
2）合并肾功能不全
3）合并休克
4）严重缺氧
5）微循环障碍

续表

(2)呼吸性碱中毒 TABD（呼吸性碱中毒+代谢性碱中毒+代谢性酸中毒）
1)严重缺氧
2)补碱过量
3)低钾、低氯
4)过度机械通气
5)呼吸兴奋剂过量

（三）常见酸碱失衡类型的血气改变（表 21-8）

表 21-8　常见酸碱失衡类型的血气改变

类型	pH	$PaCO_2$	HCO_3^-
急性呼吸性酸中毒	↓	↑	=、稍↑
慢性呼吸性酸中毒	↓	↑	↑
呼吸性酸中毒＋代谢性酸中毒	↓↓	↑	多为↓、=
呼吸性酸中毒＋代谢性碱中毒	↓↑、=	↑	↑↑
呼吸性碱中毒	↑	↓	↓
三重酸碱失衡（TABD）			
呼吸性酸中毒型 TABD	多为↓、=	↑	多为↑
呼吸性碱中毒型 TABD	多为↑、=	↓	多为↓

注：↓，下降；↓↓，明显下降；=，正常范围；↑，上升；↑↑，明显上升。

三、电解质变化

（一）呼吸性酸中毒或呼吸性酸中毒合并代谢性酸中毒时的电解质变化

(1)高钾血症：酸中毒时一方面由于血浆内增多的 H^+向细胞内转移，K^+从细胞内移出，而使血钾升高；另一方面由于肾小管上皮细胞在酸中毒时排 H^+增多而排 K^+减少的缘故可导致高钾血症。若伴有肾功能不全或休克，其酸中毒可能会导致致命性高钾血症。

(2)低氯血症：其产生原因一方面为肾脏排 H^+增加时，同时也有更多的 Cl^-以 NH_4Cl 形式从尿排出；另一方面由于潴留在红细胞中的 CO_2 在碳酸酐酶的作用下形成大量 H_2CO_3，并解离为 H^+和 HCO_3^-，后者移至细胞外。与此同时，血浆 Cl^-进入红细胞内，故血浆 Cl^-减少，这是根据电中和定律，细胞外液中的 HCO_3^- 和 Cl^-数量之和为一常数的原因。

（二）呼吸性碱中毒或呼吸性酸中毒合并代谢性碱中毒时的电解质变化

(1)低钾血症：碱中毒时由于细胞外液 H^+降低，细胞内 H^+移出，而细胞外 K^+向细胞内转移；另一方面由于肾小管上皮细胞排 H^+减少，故 H^+-Na^+交换减少，而 K^+-Na^+交换加强，因而排 K^+增多。碱中毒与低钾血症互为因果。

(2) 低氯血症：碱中毒常合并低血氯，这是由于碱中毒时，HCO_3^-升高，根据电中性原理，HCO_3^-与Cl^-为细胞外液的主要阴离子，两者互相消长，HCO_3^-增高必然导致血Cl^-降低。

(3) 低钙血症：碱中毒时Ca^{2+}解离作用受抑制，血中游离钙降低，易产生手足搐搦症。

第六节　呼吸衰竭的诊断要点

呼吸衰竭的血气诊断标准为：在海平面大气压下，静息状态呼吸室内空气，其动脉血氧分压(PaO_2)低于 60mmHg(7.89kPa)，和(或)$PaCO_2$高于 50mmHg(6.67kPa)，并能排除心内解剖分流和代谢性碱中毒呼吸代偿等情况，即可诊断为呼吸衰竭。血气分析的标准固然重要，但必须结合病史及缺氧和CO_2潴留的临床表现进行综合判断。急性和慢性呼吸衰竭，这两者之间无确切的时间界限。急性呼吸衰竭多在几分钟、几个小时或者几天内迅速发生，以病情危重和发展迅速为特点。急性呼吸窘迫综合征(ARDS)是一种特殊类型的急性呼吸衰竭(见第二十章)。慢性呼吸衰竭多为在原有慢性阻塞性肺疾患等的基础上，肺功能障碍逐渐加重，初为代偿，但由于某种诱因而变为失代偿的病理过程。

从$PaCO_2$和肺泡气–动脉血氧分压差[$P(A\text{-}a)O_2$]的变化值来初步评估呼吸衰竭的可能机制：①即使$PaCO_2$增高而$P(A\text{-}a)O_2$正常，表明肺泡通气量降低是引起这种低氧血症的唯一原因。②$P(A\text{-}a)O_2$增大而$PaCO_2$正常或可能降低(有时缺氧性过度通气)，表明其低氧血症的可能原因为肺泡水平气体交换障碍(弥散障碍、V_A/Q失调或分流)。③$P(A\text{-}a)O_2$与$PaCO_2$同时增加，表明肺泡通气障碍与肺泡水平气体交换障碍两者都存在的混合型呼吸。

第七节　呼吸衰竭的治疗及其病理生理基础

一、积极治疗原发病及其诱发因素、保持呼吸道通畅

积极治疗原发病及其诱发因素、保持呼吸道通畅是最基本最主要的治疗措施，有助于增加通气量、减少呼吸道阻力、缓解支气管痉挛、改善通气/血流比值，以增加气体交换效率。其措施包括：消除黏膜水肿、排除痰液、抗感染及解除支气管痉挛等。必要时，可使用口咽气道或气管插管，或气管切开等人工气道措施，以保证气道通畅。

二、氧 气 疗 法

通过氧气疗法纠正缺氧在呼吸衰竭中占有重要地位。临床上，给氧浓度的选择，原则上应根据呼吸衰竭的类型而定。

(1) 急性呼吸衰竭：对急性肺水肿、呼吸心搏骤停、急性呼吸窘迫综合征等急性呼吸衰竭患者，应使用高浓度或纯氧吸入，以纠正缺氧。

(2) Ⅰ型呼吸衰竭患者(低氧血型呼吸衰竭)的最主要治疗措施是氧气治疗(氧疗)，可吸入较高浓度的氧，以求能较快地纠正缺氧。通常可先吸入 40%浓度的氧，使PaO_2保持

在 55～75mmHg（7.3～10kPa），但给氧浓度一般不应超过 60%，以免长时间吸入较高浓度的氧而导致氧中毒。给氧方法可用空气–氧混合面罩或鼻管或鼻塞给氧法。如 PaO_2 难以提高，应考虑使用呼吸器治疗，以提高给氧浓度。这种较高浓度的给氧治疗法适于通气/血流比值失调为主呼吸衰竭患者或弥散障碍为主呼吸衰竭患者。

（3）Ⅱ型呼吸衰竭患者的给氧原则为控制性氧疗法，即低浓度持续给氧法，氧浓度为 24%～30%，可用鼻导管或鼻塞给氧。这种给氧方法既能使肺泡气氧分压达到生理所需要的水平，又不致引起解除缺氧对呼吸中枢的刺激而导致呼吸抑制。鼻导管给氧浓度（%）= 21 + 4 ×氧流量（L/min）。通常，使用鼻导管吸氧时，氧流量应设为 0.5～3L/min。较理想的氧疗目标为 PaO_2 达到 60mmHg（8kPa），而 $PaCO_2$ 的上升值不超过 10mmHg（1.33kPa）。对伴有严重 CO_2 潴留的呼吸衰竭，特别是对于"CO_2 麻醉"的呼吸性脑病（respiratory encephalopathy）患者应给予持续低流量吸氧，同时并用静脉滴注呼吸兴奋剂，后者通过刺激大脑皮质，使其意识状态有所恢复，有利于咳嗽咳痰，以保持呼吸道通畅；并且呼吸兴奋剂还能防止由于吸氧而引起的通气减弱，致 CO_2 分压更升高；必须牢记，使用呼吸兴奋剂的主要目的并不在于刺激呼吸中枢而增加肺通气量。应用呼吸兴奋剂只是一种临时的抢救措施，Ⅱ型呼吸衰竭患者当 $PaCO_2$＞75mmHg 时，即使无意识障碍也可酌情使用呼吸兴奋剂。应用时应注意下列几个问题：①呼吸道需保持通畅，否则反而增加呼吸做功，增加机体耗氧量而更加重缺氧；②呼吸兴奋剂作用时间短暂，故应用时持续静脉滴注，若 12 小时后未见改善，可改用机械通气治疗；③对严重脑水肿或严重脑缺氧引起的全身抽搐者应慎用呼吸兴奋剂；④最好在血气监护或严密观察下使用呼吸兴奋剂，以避免其剂量过大或滴注过快而引起副作用。

（4）肺内分流为主呼吸衰竭患者难以用一般吸氧方法纠正其缺氧。肺内分流为主呼吸衰竭如伴有进行性低氧血症时，可使用鼻管吸氧或用面罩做气道持续正压（CPAP）供氧；如果 PaO_2 仍低于 50mmHg（6.7kPa），可使用人工呼吸器；如 PaO_2 仍无法提高，可先用增加呼气末正压（PEEP）的办法提高血氧，而不贸然增加吸入氧浓度。开始时，先将 PEEP 定于 4～5cmH_2O（0.4～0.5kPa），15 分钟后做血气分析，若 PaO_2 仍低于 60mmHg（8.0kPa），可逐渐调高 PEEP。如果 PEEP 仍无法纠正低氧血症，可试用高频喷射通气（HFJV）治疗。

三、机械通气治疗

机械通气治疗是增加通气量、改善缺氧、缓解 CO_2 潴留、减轻呼吸功的最直接最可靠的治疗方法。有效的机械通气不仅可以纠正血气紊乱，而且可改善全身状态、延长患者生命。以往，机械通气的目的是使动脉血气的结果恢复正常，但是，近年来人们逐渐认识到，对严重肺部疾病患者，一味地调整潮气量和呼吸频率使动脉血 CO_2 分压维持正常水平，往往会对肺部造成进一步的损伤。现在，对急性呼吸窘迫综合征或哮喘病患者使用小潮气量通气策略，允许性高碳酸血症，可减少肺部损伤并降低病死率。

（一）应用指征

一般来说，对于急性气喘等急性呼吸衰竭患者，当通气功能降低引起动脉血 $PaCO_2$＞

50mmHg(6.67kPa)、pH<7.3时，需要进行气管插管和机械通气治疗，以防止病情进一步恶化而可能导致死亡，但是对于慢性肺通气功能障碍的患者，因其本身的慢性肾脏代偿作用，$PaCO_2$高达 80mmHg(10.7kPa)以上、pH 7.20～7.25，如果 FiO_2 为 0.4，能维持 PaO_2<50mmHg(6.67kPa)时，可考虑进行气管插管和机械通气治疗。可见，呼吸衰竭发生的快慢是决定开始用机械通气治疗的一个重要考虑因素。机械通气的适应证可归纳如下：

1. 急性呼吸衰竭

(1)呼吸泵衰竭：重症肌无力、脊髓灰质炎、多发性神经根炎等引起呼吸肌麻痹。

(2)呼吸中枢病变或过度抑制：脑炎、脑外伤、脑血管意外、药物中毒等。

(3)急性呼吸窘迫综合征、心源性肺水肿、广泛性肺炎、弥漫性肺泡出血综合征等。当患者不能保持肺泡的充分通气，吸入 50%以上的氧 30 分钟后，仍有 PaO_2<50mmHg(6.7kPa)、$PaCO_2$>70～80mmHg(9.3～10.7kPa)，pH<7.2～7.25，是机械通气的指征，可加用呼气末正压。有时，为了维持正常的 $PaCO_2$，需要额外的呼吸做功而引起呼吸肌疲劳及呼吸泵衰竭，这时也需要进行机械通气治疗。

(4)严重支气管哮喘时机械通气的指征是：①$PaCO_2$ 进行性增高；②窒息、几乎窒息或心肺衰竭；③嗜睡和昏睡；④极度疲劳和即将精疲力竭的程度；⑤尽管各种药物治疗，但气体交换仍持续恶化；⑥伴严重代谢性酸中毒；⑦危及生命的严重心律失常或伴气胸。

(5)不规则呼吸或呼吸心脏停搏。

2. 慢性呼吸衰竭 慢性呼吸衰竭的患者，除非在危及生命的情况下，通常建议将机械通气作为最后的治疗手段，当氧气疗法失败以后，患者出现以下情况，可考虑使用通气治疗：

(1)缺氧进行性加重，通过采取各种措施无效，$PaCO_2$>60mmHg(8.0kPa)，PaO_2<50mmHg(6.6kPa)，pH<7.26。

(2)进一步呼吸肌疲劳，此时进行机械通气治疗应持续 24～48 小时或以上，可缓解呼吸肌疲劳。

(3)出现不可唤醒的昏睡状态或明显的意识障碍。

(二)通气参数的设置

1. 通气量 一般而言，成人通气量(V_T)设定为 8～12ml/kg，呼吸频率(f)为 12～18 次/分。其每分通气量(V_E)为 6～12L/min。小儿潮气量按 10～15ml/kg 调节，儿童呼吸频率为 16～25 次/分，婴幼儿为 28～30 次/分。每分钟通气量按体重(ml/kg)计算时，成人为 100～120ml/kg，儿童为 120～130ml/kg。通气量设置时应考虑的因素有：①疾病种类，阻塞性肺气肿或肺顺应性差等气道压力较高的患者，潮气量不宜过大，以免引起肺损伤和肺泡内皮屏障损伤。②呼吸机开始使用 20～30 分钟后，观察患者临床症状的反应和变化及血气分析情况进行调节，患者安静、血压心率稳定、$PaCO_2$ 维持在 35～45mmHg(4.7～6.0kPa)时表示呼吸机运转良好。③参考患者平时自主呼吸的潮气量、呼吸频率、年龄和身材等。

2. 吸/呼时间比(I/E) 一般吸气持续时间与呼气持续时间之比为 1∶1.5～2。根据基础疾病和 $PaCO_2$ 水平进行调节。慢性阻塞性肺疾患和高碳酸血症患者呼气时间可适当延长，I/E 为 1∶2.5 或 1∶3，以利于 CO_2 排出；限制性通气障碍和呼吸性碱中毒患者呼气时间应缩短而吸气时间应长一些，I/E 为 1∶1。急性呼吸窘迫综合征患者用反比通气(IRV)，其吸气时间应长于呼气时间，即 I/E＞1。因呼气不充分，产生自体 PEEP（内源性 PEEP），可发挥与外加 PEEP 类似的作用。

3. 通气压力　一般成人维持在 15～20cmH_2O，儿童为 12～15cmH_2O。原则上，以保证足够的通气量而不影响其循环功能为宜。最多不宜超过 30cmH_2O，以免造成肺气压伤和影响循环功能。决定通气压力的因素有胸肺顺应性、潮气量大小、呼吸道通畅程度等。

4. 吸氧浓度　根据基础疾病的种类和呼吸衰竭的类型及严重程度，给氧浓度也不同。①呼吸心搏骤停、急性呼吸窘迫综合征和急性肺水肿等严重缺氧患者应先用高浓度氧（＞60%）或纯氧；②Ⅰ型呼吸衰竭（只缺氧，无 CO_2 潴留）患者给氧浓度也较高（40%～60%），但持续时间应＜6 小时，以免氧中毒；③Ⅱ型呼吸衰竭（低氧伴高碳酸血症）患者应投给低浓度氧（＜35%）。

给氧浓度的调节原则应是 PaO_2 维持在 60mmHg 以上（＞8.0kPa），而又要尽量降低吸氧浓度（低于 50%），特别是长时间给氧时，以防止氧对机体的损害。

（三）呼吸机的选用

使用呼吸机辅助呼吸以代替、控制或改变自主呼吸，达到增加通气量、扩张肺泡、改善通气/血流比值、减少静动脉分流、减少呼吸运动的能量消耗，从而达到缓解或纠正缺氧和 CO_2 潴留的目的。对病情较轻、通气障碍并意识清醒、具有自主呼吸，但呼吸幅度大小不等、呼吸频率不匀等患者，如慢性支气管炎、阻塞性肺气肿等引起的呼吸衰竭，可选用压力控制呼吸机。对肺顺应性下降、肺广泛性炎症、急性肺水肿、急性呼吸窘迫综合征或哮喘持续状态等气道阻力明显增加的病例，可使用容量控制呼吸机。

四、纠正酸碱平衡失调

（一）呼吸性酸中毒和呼吸性酸中毒合并代谢性酸中毒的治疗原则

根本治疗原则是增加肺泡通气量，以排出过多的 CO_2，使 $PaCO_2$ 下降以便恢复 [HCO_3^-] 与 [H_2CO_3] 的正常比值，使血 pH 趋向正常；纠正严重缺氧状态；并注意维护心血管功能、肾脏和脑功能。对轻度或中度失代偿性呼吸性酸中毒患者，即使血 pH 降低，原则上也不投给碱性药物治疗。特别是在肺通气尚未改善之前，错误地使用大量 $NaHCO_3$ 时，不仅可导致 $PaCO_2$ 更进一步升高而加重呼吸性酸中毒，而且可对机体产生严重的不良后果：①$NaHCO_3$ 通过与血液缓冲系统作用而生成 H_2CO_3，再进一步分解为水和 CO_2，只有在 CO_2 排出体外的条件下才能起缓冲作用。当严重肺通气功能障碍时，机体处于类似“半密闭状态”，此时如果静脉注射大量 $NaHCO_3$，势必导致 $PaCO_2$ 更增高，加重呼吸性酸中毒。②CO_2 是脂溶性物质，容易透过细胞膜。当严重呼吸衰竭合并循环功能障碍而血流缓慢时，若静脉投给大剂量 $NaHCO_3$ 可致 CO_2 进入心肌细胞内而心肌细胞内 CO_2 分压明显升高，此时就有可能导致心脏电机械分离（electromechanical dissociation）。③大量投给 $NaHCO_3$ 引起的高碳酸血症不仅使脑血管壁通透性加大，而且可迅速通过血–脑屏障加重脑细胞内酸中毒，后者可增加脑谷氨酸脱羧酶活性而致 γ-氨基丁酸增多，易促发“CO_2 麻醉”。④过大剂量的 $NaHCO_3$ 容易造成代谢性碱中毒，碱中毒使氧解离曲线左移而使血红蛋白不易将结合的氧释放出来，结果可引起组织更加缺氧。⑤$NaHCO_3$本身可导致细胞外液的高渗状态，在短时间内投给较大剂量的高渗$NaHCO_3$时，可引起医源性高钠血症，对心、脑、肾功能有不利的影响。因此，只有在严重呼吸性酸中毒血 pH 低于 7.10，或合并严重代谢性酸中毒伴有血流动力学不稳定时投给 $NaHCO_3$，在气管插管或气管切开进行辅助呼吸或呼吸道通畅的前提下，除了应急、短暂投给 $NaHCO_3$ 以外，通常不应常规使用。必要时酌情使用三羟甲基氨基甲烷（THAM），不仅可纠正细胞外酸中毒，而且还能纠正细胞内酸中毒；它还可使 $PaCO_2$ 降低以纠正呼吸性酸中毒；因不含钠，无加重水肿或促发心力衰竭的危险。但是 THAM 的 pH 为 10，碱性很高，故对局部组织有明显刺激、抑制呼吸、降低血压等缺点，使用时避免剂量过大、滴速过快，要注意防止其溢于皮下。

（二）呼吸性酸中毒合并代谢性碱中毒的处理原则

从呼吸性酸中毒合并代谢性碱中毒的形成过程来看可分为两个临床类型。第一型发生于呼吸衰竭经过一段的治疗处于恢复期，由于通气改善，CO_2迅速排出，但机体未能及时排出呼吸性酸中毒代偿所产生的HCO_3^-，使细胞外液的HCO_3^-相对增加。此型碱中毒的产生是由于肾脏的排碱代偿迟发于肺的排酸（CO_2）代偿所致。因此对此型的治疗是适当纠正水、电解质紊乱，特别是纠正低氯血症，并经过一阶段的肾功能调节过程比较容易纠正。第二型则发生于过多、过久使用排钾利尿剂、激素，或长期厌食、吐泻等原因引起的低钾、低氯性代谢性碱中毒。此型的治疗不易奏效，因为严重呼吸性酸中毒，肾脏泌H^+排Cl^-的代偿功能限制了体外补氯的效果，结果低氯性碱中毒不易得到纠正。对此型的主要治疗是补充生理盐水，因为细胞外脱水时，肾脏代偿性地对Na^+重吸收增加，为了保持电中性，Na^+的吸收必伴有等量阴离子的吸收或等量阳离子的排出。在Cl^-的缺失下，将导致HCO_3^-的再吸收，或排出其他阳离子，如K^+或H^+。因此，在细胞外脱水时，肾脏代偿性地对Na^+重吸收增加，反而可增加对HCO_3^-的重吸收，排出阳离子K^+，更加重了代谢性碱中毒。在临床治疗中，充分补充生理盐水，既可补充水与Na^+的缺失，又可限制肾小管对Na^+重吸收的反作用，这是治疗代谢性碱中毒的主要生理基础。另外，只要尿量维持在 500ml/d 以上，就可补充氯化钾，以纠正代谢性碱中毒。也可应用盐酸精氨酸来治疗，它是参与肝脏鸟氨酸循环的酸性制剂，特点是作用快且不含钠，并有除氨及降低$PaCO_2$的作用，还有抑制醛固酮排钾的功能，因此更适用于呼吸性酸中毒合并低钾性代谢性酸中毒患者，但是如果合并有肾功能障碍时，不宜使用过大剂量的盐酸精氨酸，以免发生高钾血症。

（三）呼吸性碱中毒的处理原则

使用人工呼吸机时，力求避免过度通气，因为慢性高碳酸血症患者，伴有$PaCO_2$越高，其持续时间越长，CO_2骤然排出后血压越易下降，而且易引起心律失常或抽搐，所以逐渐降低$PaCO_2$是非常重要的原则。

（四）三重酸碱失衡的处理原则

三重酸碱失衡的处理措施可参考第九章第八节中三重酸碱失衡治疗的部分内容。在这里只提出其处理原则，可供参考：①先纠正威胁生命的过低 pH（pH＜7.10）或过高 pH (pH＞7.50)，特别是合并心血管功能不稳定时；②通常要及时处理原发性始动因素，而代偿性继发改变不应给予纠正；③呼吸性酸碱失衡，只需从改善通气角度求得解决；④代谢性碱中毒的治疗关键是纠正水、电解质紊乱；⑤注意改善与保护心、肾、肺、脑功能，切忌急于求成。

五、呼吸衰竭电解质紊乱的处理原则

(一)高钾血症的处理

对因严重的呼吸性酸中毒或呼吸性酸中毒合并代谢性酸中毒而引起的高钾血症的处理，除了积极治疗酸中毒以外，可采取下列主要措施：

(1)使用钙盐拮抗高血钾的心脏效应：Ca^{2+} 可提高心肌细胞的除极阈值以稳定心肌细胞，从而拮抗和减轻高血钾对心肌的毒性作用。可用 10%氯化钙或葡萄糖酸钙溶液 10～20ml，以不超过 2ml/min 的速度静脉推注，因氯化钙含 Ca^{2+}，比葡萄糖酸钙较为优选。静脉推注 5 分钟内起效，并可维持 30～60 分钟。钙盐尽管不降低血钾水平，但是可稳定心肌细胞膜而保护心脏，并可为更多的确切治疗提供时间。

(2)使用钠盐也可直接对抗 K^+的毒性作用：对存在严重 CO_2 潴留伴有高钾血症的患者，使用 $NaHCO_3$ 时应在气管插管或气管切开进行辅助呼吸的前提下，应急、短暂投给 5%$NaHCO_3$ 溶液 60～100ml 静脉推注。钠盐一方面可提高细胞外液的 Na^+浓度，后者能对抗 K^+对心脏的毒性；另一方面可促使 K^+进入细胞内，并促使肾小管 H^+-Na^+交换减少，K^+-Na^+交换增加，以促进尿 K^+排出增加。

(3)葡萄糖加胰岛素治疗可促进 K^+ 进入细胞内：常用 10%葡萄糖溶液 200～500ml 加胰岛素 10U 经 30～60 分钟静脉滴注，必要时 4～6 小时重复 1 次。这些药物既能静脉推注，也可持续静脉滴注。在紧急状态下，先用 50%葡萄糖溶液 40～80ml 加胰岛素 10U 缓慢静脉推注，继以静脉滴注 10%葡萄糖溶液 500ml 加胰岛素 10U。葡萄糖加胰岛素可促进细胞内的糖原生成，使 K^+进入细胞内；胰岛素激活钠泵，进一步促进 K^+移入细胞内。K^+进入细胞内大约 1 小时可发挥作用。

(4)使用排钾利尿剂或离子交换树脂，和(或)血液透析，或腹膜透析以促进 K^+排出体外：肾功能正常时，可用呋塞米等髓襻利尿剂加盐水利尿排出体内的 K^+是比较理想的措施。若伴有肾功能障碍，可经胃肠道(口服或保留灌肠)给予聚苯乙烯等阳离子交换树脂，后者是含钠树脂，它用 Na^+来交换 K^+，每克聚苯乙烯可从患者体内排出 1mmol K^+。紧急透析对降低血钾十分有效，但是一般只在经胃肠道排钾无效，或者严重水肿，或严重高血钾的情况下才可使用。

(二)低钾血症的处理

呼吸性碱中毒或呼吸性酸中毒合并代谢性碱中毒时，可发生低钾血症。除了去除其诱发因素和鼓励患者进食富含钾的食物以外，可采取下列主要措施：

(1)口服钾盐是既安全又有效的常用方法：轻症低钾血症口服钾盐即可。

(2)静脉滴注补钾：下面的情况应考虑静脉滴注补钾。①不能口服钾盐或胃肠功能障碍；②呼吸窘迫；③严重低钾血症；④由于低钾引起心律失常；⑤严重低钾而破坏细胞引起横纹肌溶解等。静脉滴注补钾的基本原则为：见尿补钾，多尿多补，少尿少补，无尿不补。如 24 小时尿量不少于 500ml，可试用氯化钾 1.0～1.5g（含 K^+ 13.4～20.1mmol）稀释于 500ml 生理盐水中静脉滴注，每小时滴注剂量不应超过 10mmol，如果其滴注速率＞10mmol/h，应同时进行心脏监测。如果 24 小时尿量少于 500ml，最好先适当输入生理盐水，待尿量增多后再补钾为宜。在补钾时先使用生理盐水比葡萄糖溶液为好，因为葡萄糖在细胞内合成糖原时有带 K^+向细胞内转移的倾向，结果有使血清钾更为降低的可能。通过静脉滴注的钾大约需要 15 个小时才能使细胞内外液 K^+达到平衡，补钾不能企图短时间内补足，而应经过几天时间。

（三）低氯血症的处理

呼吸衰竭合并呼吸性碱中毒，或呼吸性酸中毒合并代谢性碱中毒，或慢性呼吸性酸中毒代偿期可有低氯血症，但是慢性呼吸性酸中毒代偿期发生的代偿性（继发性）低氯血症，一般不需要补充 Cl^-，只要通过改善通气，随着高碳酸血症的好转，血氯即可上升并恢复到正常范围。缺氯性（原发性）低氯血症，或低氯性碱中毒，或呼吸性酸中毒经治疗后 $PaCO_2$ 虽然已恢复正常，但血 HCO_3^- 仍很高而有明显低氯血症者，则应补充 Cl^-。通常，肾脏排氯容易、积氯难，而且 HCO_3^- 的排泌又较缓慢，故随着血浆 HCO_3^- 的增加，Cl^-较易降低。低氯血症又会导致 HCO_3^- 增加，结果引起碱血症而代谢性碱中毒。此时应采取下列主要措施：

（1）静脉滴注生理盐水治疗：是既补充 Cl^-，又扩充细胞外液容量以消除因血容量减少引起继发性盐皮质激素活动亢进的有效措施。

（2）氯化钾治疗：如果低氯血症合并低血钾时，可使用氯化钾口服或静脉滴注（尿量不少于 500ml/d 的情况下）。

（3）氯化铵治疗：可补充 Cl^-并能使血浆 HCO_3^- 含量增加。此外，NH_4^+ 在肝脏内与 CO_2 合成尿素时，放出 H^+，结果不仅改善低氯血症，而且能酸化体液以纠正碱中毒。一般口服，每次 1～2g，每日 3 次；必要时静脉滴注，将氯化铵配成 0.9%等渗溶液缓慢输入。对肝功能障碍者不宜使用。

（4）盐酸精氨酸治疗：既补 Cl^-，又直接供给 H^+，故能有效纠正低氯血症和低氯性碱中毒。盐酸精氨酸 1g 含 Cl^-和 H^+各 4.75mmol。以作用迅速、不含钠为其特点。但大量快速静脉补充时，因精氨酸离子进入细胞内而 K^+自细胞内移出，此外，精氨酸可抑制醛固酮的排钾作用，故可引起高钾血症，特别是肾功能障碍者更易发生高钾血症，应注意。

（四）低钙血症的处理

呼吸衰竭合并呼吸性碱中毒，或呼吸性酸中毒合并代谢性碱中毒时，血液中 Ca^{2+}降低而引起手足搐搦等症状者，可静脉注射（缓慢）5%氯化钙溶液 10ml，或稀释后静脉滴注。氯化钙 1g 含 Ca^{2+}10mmol。对慢性低钙血症患者可服乳酸钙和维生素 D 制剂。

参 考 文 献

陈文彬. 1994. 血气变化与酸碱失衡//蔡茹升主编. 慢性肺心病 20 年防治研究. 北京：科学技术文献出版社，127-149.
程显声，林江涛. 1995. 呼吸衰竭的诊断和治疗：呼吸衰竭的病因、类型及诊断. 新医学，26(11).

董声焕. 1993. 呼吸衰竭基础与临床. 北京：人民军医出版社.
范关荣. 2000. 呼吸衰竭//王一山主编. 实用重症监护治疗学. 上海：上海科学技术文献出版社，663-669.
李华德. 1991. 呼吸衰竭//崔祥瑸主编. 实用肺脏病学. 上海：上海科学技术出版社，588-599.
罗慰慈. 1997. 现代呼吸病学. 北京：人民军医出版社.
倪子俞. 1994. 氧气治疗的进展//钟南山主编. 现代呼吸病进展. 北京：中国医药科技出版社，639-657.
朴镇恩. 1978. 肺心病时的血液气体与酸碱平衡失调和电解质紊乱. 中华医学杂志，9：527-530.
朴镇恩. 1981. 慢性肺原性心脏病//洪宝源主编. 临床内科. 哈尔滨：黑龙江人民出版社，17-27.
朴镇恩. 2008. 呼吸衰竭的血液气体改变与酸碱失衡和电解质紊乱//朴镇恩编著. 最新血液气体与酸碱平衡. 哈尔滨：黑龙江教育出版社，371-398.
钱频，钱桂生，任成山. 2014. 呼吸衰竭及其酸碱平衡紊乱//钱桂生主编. 实用血气分析及酸碱紊乱治疗学. 郑州：郑州大学出版社，289-321.
王建枝. 2008. 肺功能不全//金惠铭主编. 病理生理学. 7 版. 北京：人民卫生出版社，219-231.
王京岚，朱元珏. 2013. 肺病时水电解质平衡紊乱及治疗//蒋朱明主编. 临床水与电解质平衡. 3 版. 北京：人民卫生出版社，377-399.
王舟琪. 1985. 急性呼吸衰竭//毛宝龄主编. 临床血气分析. 北京：人民军医出版社，109-116.
翁心植. 1999. 慢性阻塞性肺疾病与肺源性心脏病. 北京：北京出版社.
郑孝浦. 1981. 呼吸衰竭//洪宝源主编. 临床内科. 哈尔滨：黑龙江人民出版社，40-54.
朱元珏，陈文斌. 2003. 呼吸病学. 北京：人民卫生出版社.
Andreoli T. 2001. Diagnostic techniques and their indications//Cecil Essentials of Medicine. 5th ed. Philadelphia：W.B. Saunders，183.
Bakke S A，Botker M T，Riddervold I S，et al. 2014. “Continuous positive airway pressure and noninvasive ventilation in prehospital treatment of patients with acute respiratory failure：a systematic review of controlled studies.” . Scandinavian journal of trauma, resuscitation and emergency medicine，22(1)：69.
Benumof J L. 2000. Respiratory physiology and respiratory function during anesthesia// Edited by Miller R D. Anesthesia. Volume 1. 5th ed. New York：Churchill Livingstone，578-618.
Bongard F S. 2008. Current Diagnosis & Treatment Critical Care. 3rd ed. McGraw-Hill Co.，Inc.
Burt，Christiana C，Arrowsmith，Joseph E. 2009. “Respiratory failure” . Surgery (Oxford)，27(11)：475-479.
Cherniack R M. 1962. Respiration：in health and disease. Philadelphia：W.B. Saunders Co.
Davies D E，Wicks J，Powell R M，et al. 2003. Airway remodeling in asthma：New insights. J Allergy Clin Immunol，111：215-225.
Epstein S K，Singh N. 2001. Respiratory acidosis. Respir Care，46：366.
Frank J A. 2000. General principles of managing the patient with respiratory failure//George R B (ed) . Chest Medicine：Essentials of Pulmonary and Critical Care Medicine，4th ed. Lippincott Williams & Wilkins.
Greenberg H G. 1994. Pulmonary hypertention pathophysiology and clinical disorders// Edited by Baum G L. Textbook of Pulmonary Diseases. Volume II. 5th ed. Boston：Little，Broun and Co，1294.
Guyton A C，Hall J E. 2000. Medical physiology. 10th ed. Philadelphia：W.B. Saunders Co.
Hanley M E，Bone R C. 1986. Acute respiratory failure. Postgraduate Med，79(1)：166-176.
Honore I，Nunes H，Groussard O，et al. 2003. Acute respiratory failure after interferon-γ therapy of end- stage pulmonary fibrosis. Am J Respir Crit Care Med，167：953-957.
Hudson L D. 2004. Acute respiratory failure//Edited by Goldman L. Cecil Textbook of Medicine. 22nd ed. Philadelphia：Saunders，587-597.
Ingenito E P. 2001. Mechanical ventilatory support//Edited by Brounwald E. Harrison's Principles of Internal Medicine. 15th ed. New York：McGraw-Hill，1526-1530.
Kress J P，Hall J B. 2012. Approach to the patient with critical illness//Longo D L. Harrison's Principles of Internal Medicine. 18th ed. New York：McGraw-Hill Professional.
Lawrence E C，Brigham K L. 2004. Chronic Cor Pulmonale//Edited by Fuster V. Hurst's the Heart. Volume 2. 11th ed. New York：McGraw-Hill Med. Pub. Division，1617-1632.
Leff A R. 1993. Respiratory physiology：Basics and applications. Philadelphia：W.B. Saunders Co.
Levy M M. 2005. Pathophysiology of oxygen delivery in respiratory failure. Chest，128：547S-553S.

Lilly C. 2005. Respiratory. 16th ed. Failure//Edited by Kasper D L. Volume II. Harrison's Principles of internal medicine. New York：McGraw-Hill，1588-1591.

Littner M. 2005. Management of chronic obstructive pulmonary disease//Edited by Rakel R E. Conn's Current therapy 2005. Philadelphia：Elsevier Saunders，P255.

Luce J M. 2004. Respiratory monitoring in critical care//Goldman L. Cecil Textbook of Medicine. 22nd ed. Philadelphia：Saunders，597-602.

Luce J M. 2004. Ventilator management in the intensive care unit//Edited by Goldman L. Cecill Textbook of Medicine. 22th ed. Philadelphia：Saunders，602.

Mattay MA. 1994. Critical care for acute respiratory failure//Edited by Baum G L. Textbook of pulmonary diseases. Volume II. 5th ed. Boston：Little，Brown and Company，1161-1214.

Nava S，Hill N. 2009. Non-invasive ventilation in acute respiratory failure. Lancet，374(9685)：250-259.

Pinson R. 2013. Revisiting respiratory failure，part 2. ACP Hosp，5-8.

Rappaport E. 2000. Cor pulmonale//Edited by Murray J. Textbook of Respiratory Medicine. 3rd ed. New York：Saunders，1635.

Roussos C，Koutsoukou A. 2003. Respiratory failure. Eur Respir J Suppl，47：3s-14s.

Schraufnagel D. 2010. Breathing in America：Diseases，Progress，and Hope. American Thoracic Society.

Seider N，Abinader E G，Oiliven A. 1993. Cardiac arrhythmias after inhaled brochodilators in patients with COPD and ischemic heart disease. Chest，104：1070.

Vincent JL，Akca S，De Mendonca A，et al. 2002. The epidemiology of acute respiratory failure in critically ill patients. Chest，121：1602.

Ware L B，Matthay M A. 2000. The acute respiratory distress syndrome. N Engl J Med，342.

Weinberger S E. 2001. Disturbances of respiratory function//Edited by Braunwald E. Harrison's Principles of Internal Medicine. 15th ed. New York：McGraw-Hill，1446-1453.

Wit M. 2005. Acute respiratory failure//Edited by Rakel R E. Conn's Current therapy 2005. Philadelphia：Elsevier Saunders，247-255.

第二十二章　心力衰竭的血气改变、酸碱失衡与水电解质紊乱

第一节　概　　念

心脏借助于其血泵功能，将由压力低的体静脉及肺静脉到达心室的血液输送到压力高的肺动脉及主动脉，因此当心脏功能受损时，可以出现两种结果：①静脉贮血不能排空；②压送入肺动脉及主动脉的血液减少。

心力衰竭(HF)是由任何心脏结构或功能异常导致心室充盈或射血能力受损的一组临床综合征。也就是说，由于心脏收缩和（或）舒张功能障碍，使心排血量绝对或相对不足，从而全身动脉系统供血不足，不能满足机体代谢需要的循环血流量的一种病理过程，临床上以肺循环和(或)体循环淤血与组织灌注不足为主要特征。

心力衰竭有多种分类方法，如急/慢性心力衰竭、左/右/全心衰竭、高/低心排血量的心力衰竭、前/后向性心力衰竭和收缩性/舒张性心力衰竭等。

充血性心力衰竭(congestive heart failure，CHF)是指心力衰竭呈慢性经过，心脏失去代偿能力的情况下，由于心泵功能障碍而致心排血量减少，在动脉系统产生血液供应不足，而在静脉系统产生静脉和内脏淤血及水分潴留，临床上以后者表现为主的病理生理综合征。

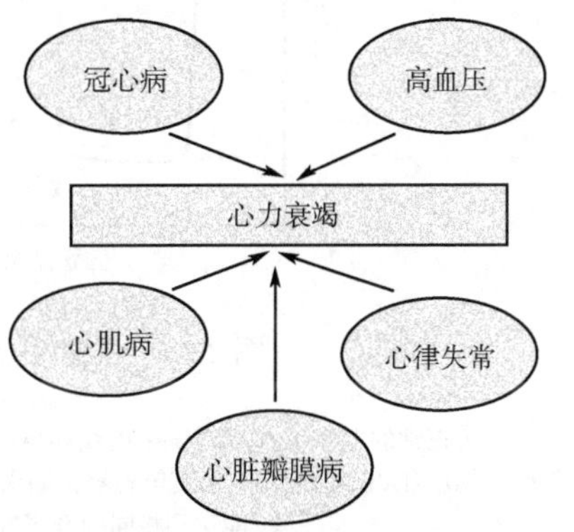

图 22-1　引起心力衰竭的主要病因疾病

临床上心脏病患者出现静脉系统淤血征象之前，有一无症状阶段，但此时已有心室舒张终末压升高，虽然存在心室肥厚和某些血流动力学指标异常，但无体循环静脉淤血征象，乃是显性心力衰竭的前驱期，称为无症状性心力衰竭(asymptomatic heart failure)。在临床上，认识和治疗无症状性心力衰竭，将可防止或延缓其进展为显性心力衰竭。引起心力衰竭的最常见病因疾病有五类，归纳如图 22-1 所示。

心力衰竭临床表现的病理生理基础是体、肺循环淤血和因心室舒缩功能异常而心排血量减少及由此引起的神经内分泌过度激活，从而加剧心肌重塑(myocardial remodeling)和促进心力衰竭的多相性综合征(multiphaseted syndrome)(图 22-2)。

根据心脏功能受损的病理生理基础，将心力衰竭分为收缩性心力衰竭(systolic heart failure)和舒张性心力衰竭(diastolic heart failure)。对收缩性/舒张性心力衰竭的研究，近年来仍有很大的关注。收缩性心力衰竭在心肌肌原纤维的收缩幅度减小时发生，其原因系全心或局部心肌的收缩力降低或心室射血时的阻力增高。其临床特点是心脏扩大、收缩末期容积增大和射血分数降低。通过提高前负荷而提高左心室舒张末期容积，可使收缩性心力

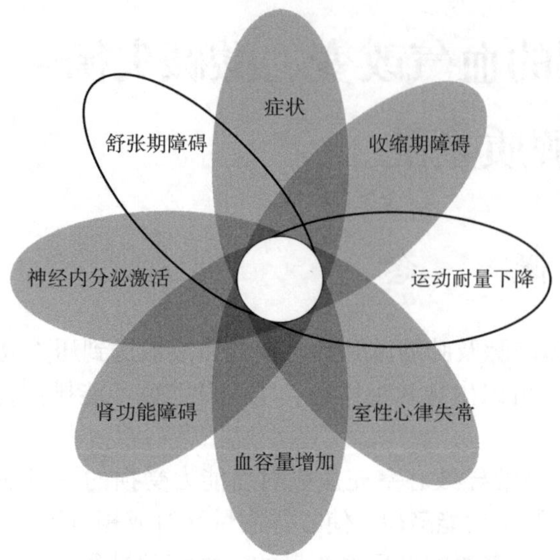

图 22-2 心力衰竭的病理生理示意图
（引自：Massie B M）

衰竭得到短期的代偿。通常其心肌肥厚和肌原纤维增生可得到长期的代偿。舒张性心力衰竭由于心室主动松弛减退、心室壁顺应性降低和心肌僵硬度增加三大因素中任何一个或几个则均可发生。据研究，心力衰竭中有 15%～20%，甚至高达 30%～40%的患者伴有舒张功能不全。其临床特点是心肌显著肥厚、心腔可无明显增大、射血分数可正常和左心室舒张充盈减少。心室的舒张需要能量，并依赖于心肌细胞胞质内 Ca^{2+} 向肌浆网复流；另外，心室舒张尚受到心肌的质量、胶原的含量及诸如心包病变等外力的不良影响。通常，舒张功能减退在先，进而出现收缩功能障碍。收缩性与舒张性心力衰竭的左心室压力–容积环的特点可参见图 22-3。

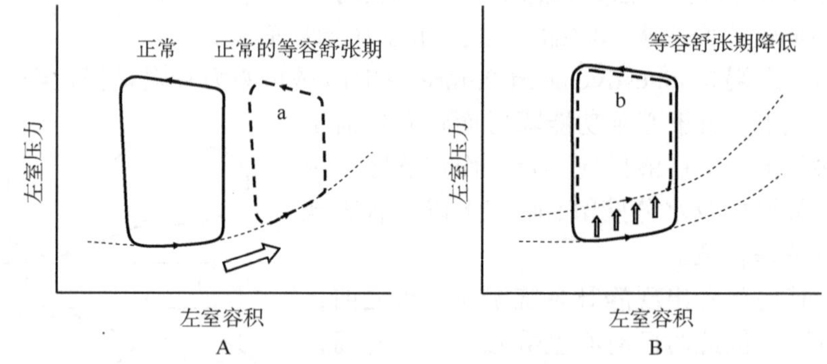

图 22-3 收缩性心力衰竭与舒张性心力衰竭的左室压力–容积环
A. 收缩性心力衰竭；B. 舒张性心力衰竭
实线环为正常的左室压力–容积环；虚线环（a）为收缩性心力衰竭，其心室收缩末期容积增加，每搏输出量（stroke volume）降低，舒张末期压（LVEDP）增高，但其等容舒张期未见改变。虚线环（b）为舒张性心力衰竭，其等容舒张期降低需要较高的舒张压才能达到相同的舒张容积。其舒张末期容积未见改变，而其等容收缩期变短
（引自：Francis G S，et al）

收缩性心力衰竭与舒张性心力衰竭的鉴别要点参见表 22-1。

表 22-1 收缩性心力衰竭与舒张性心力衰竭的鉴别

收缩性心力衰竭	舒张性心力衰竭
大而扩张的心脏	左室腔变小，左室向心性肥厚
血压正常或较低	系统性高血压
广泛的年龄层，但更常见于男性	中年以上女性多见
射血分数（EF）较低	射血分数正常或增高
可有 S3 奔马律	可有 S4 奔马律
超声心动图可见收缩期和舒张期损伤	各种指标测量提示舒张期损伤

续表

收缩性心力衰竭	舒张性心力衰竭
既定的有效治疗方案	尚难于确定固定的治疗方案
预后差	预后并不差
在选择性病例中可见到心肌缺血证据	常有心肌缺血

（引自：Francis G S，et al）

收缩性心力衰竭与舒张性心力衰竭两者合并存在的混合型的特点是：①常见于扩张型心肌病(DCM)；②射血分数(EF)较低；③伴有肺动脉高压征象。

急性心力衰竭和慢性心力衰竭时左心室压力–容积环与正常健康人的比较归纳如图 22-4。

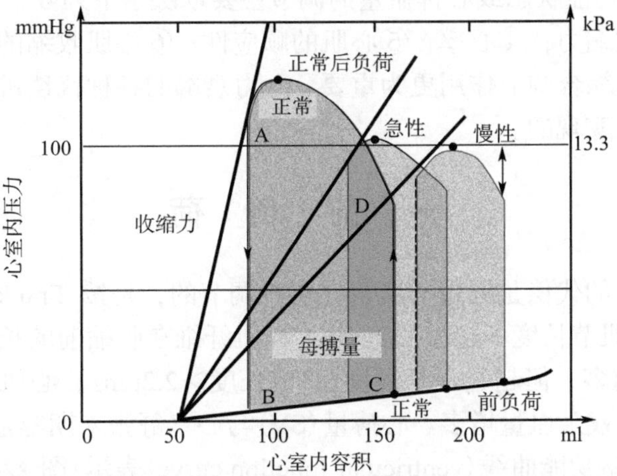

图 22-4　健康人与急性心力衰竭和慢性心力衰竭的左心室压力–容积环的比较

根据 ACC/AHA 心力衰竭发生发展的过程，从心力衰竭的危险因素进展成结构性心脏病，出现心力衰竭症状，直至难治性终末期心力衰竭，可分为前心力衰竭(A 阶段)、前临床心力衰竭(B 阶段)、临床心力衰竭(C 阶段)和难治性终末心力衰竭(D 阶段)(图 22-5)。心力衰竭是一种慢性、自发进展性疾病，较难根治，但可以预防。心力衰竭的阶段划分正

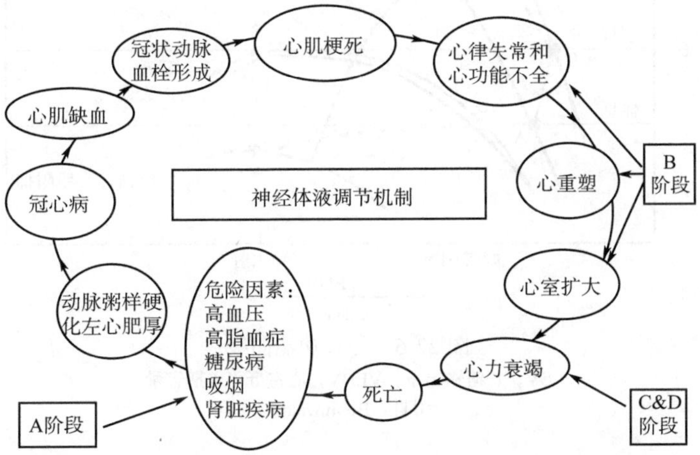

图 22-5　ACC/AHA 心力衰竭发生发展的各阶段(以冠心病为例)

是体现了重在预防的概念，其中预防患者从 A 阶段进展至 B 阶段，即防止发生结构性心脏病，以及预防从 B 阶段进展至 C 阶段，即防止出现心力衰竭的症状和体征，尤为重要。

心脏不仅是一个泵血器官，而且也是调节水、电解质代谢的重要器官，特别是在重度顽固性心力衰竭和急性心功能不全时可发生较明显的血气异常，酸碱失衡和水、电解质紊乱，后者又影响心力衰竭的病情与预后，因此，正确、及时纠正血气改变，酸碱失衡与水、电解质紊乱是治疗心力衰竭中不可忽视的重要一环。

第二节 心力衰竭的病理生理

现已阐明，心脏功能状态或心排血量的调节主要取决于下列 6 个基本因素：①前负荷；②后负荷；③心肌收缩力；④心率；⑤心肌的顺应性；⑥心肌收缩的协调性。在这些基本因素中，以前三者的综合调节作用更为重要。心力衰竭的各种代偿机制也是通过直接或间接改变这些基本因素实现的。

一、前 负 荷

心肌损伤后最早的代偿是通过心肌内在机制调节的，是按 Frank-Starling 定律而实现的。即一定范围内（肌节长度不超过 2.2μm），心肌纤维在收缩前的长度越大，心肌收缩力越强，每搏输出量越多，但超过一定限度（肌节长度＞2.2μm），心肌过度伸展，每搏输出量反而减少，心脏内残余血量增多。心搏量（SV）与心室舒张末期容量（VEDV）的关系，可用 Frank-Starling 心室功能曲线（ventricular function curve）表示（图 22-6）。

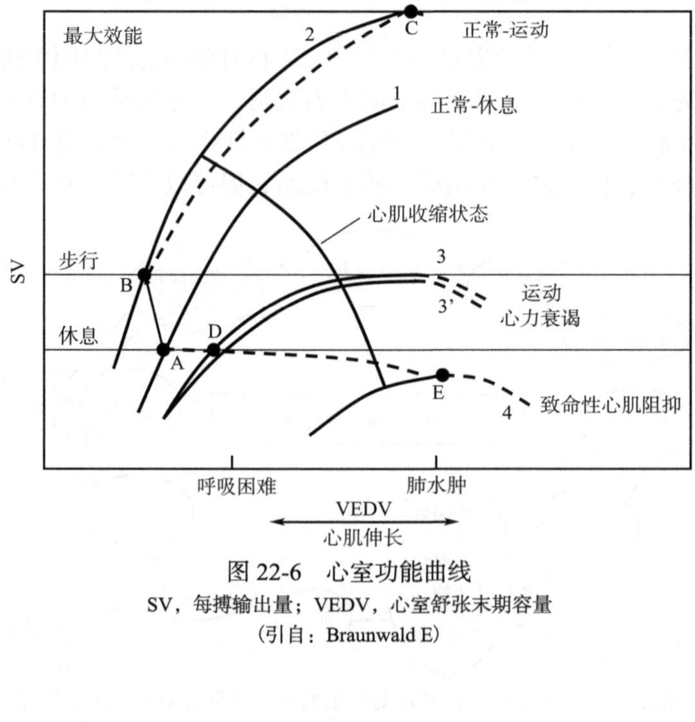

图 22-6 心室功能曲线

SV，每搏输出量；VEDV，心室舒张末期容量

（引自：Braunwald E）

从图 22-6 中可以看到，SV 根据其不同的心脏收缩力有其不同的心室功能曲线；也可见，在一定范围内，随着心室舒张末期容量的增高，其心搏量也相应增加；还可以看到，心室容量过度增大，即心室舒张末期压超过 18mmHg 时，心搏量不仅不继续增加反而下降，且势必导致呼吸困难、肺水肿等心力衰竭征象。心室舒张末期压力（VEDP）取决于 VEDV 和心肌顺应性两种因素，如果后者无明显改变时，VEDP 可反映 VEDV。通常测量压力比容量更容易，因此常用 VEDP 表示前负荷。前负荷即指心脏在舒张末期所承受的容量负荷（回心血量），也就是心肌纤维在收缩前的初长。

二、后 负 荷

心脏后负荷是心外因素参与的另一个心脏功能调节因素。后负荷是心室射血时心室壁产生的张力。根据 Laplace 定律，心室壁张力与心室内压和心腔半径成正比，与心室壁厚度成反比。

$$T(\text{张力})=P(\text{压力})\times r(\text{半径})/2\times h(\text{厚度})$$

心室排血时心室内压力决定于主动脉血流的阻抗。后者又由大动脉顺应性、小动脉阻力、动脉内血液容量及血液黏稠度等因素所决定，但主要与前两者有关，特别是小动脉的总阻力常反映后负荷的程度。在心肌收缩力、前负荷等保持恒定的条件下，后负荷越大，心肌收缩时耗氧越大，每搏输出量越少。

三、心肌收缩力

影响心肌收缩力的因素，除了前负荷（容量负荷）和后负荷（压力负荷）以外，心肌收缩单位（肌节）的多少、在一定范围内的心肌肥大程度及交感神经的兴奋作用等均可增强心肌收缩力。心肌肥大可在以下两方面发挥其代偿作用，一是可以增加心肌收缩力，有助于维持心排血量；二是降低室壁张力，降低心肌耗氧量，有助于减轻心脏负担。心肌肥大常在慢性代偿过程中，通过一些病理因素的作用而发生：①压力负荷和牵张刺激，主要通过磷脂酶系统，激活蛋白酶 C 而起作用；②血管紧张素Ⅰ通过与 G 蛋白偶联的受体和磷脂酶 C，激活蛋白酶 C 和钙调蛋白依赖的蛋白激酶起作用；③儿茶酚胺通过 α 或 β 受体激活 G 蛋白，再经 cAMP 系统和蛋白激酶起作用。但是心肌肥大也有负面影响，由于收缩的肌纤维与能量代谢的线粒体不能成比例增长，以致相对的氧和能量供应不足；加之肥厚的心肌纤维可能有质的变化，并且较易发生能量代谢障碍而心肌收缩力降低。

四、神经体液因素

心力衰竭时不仅发生血流动力学紊乱，而且还有明显的神经元介质系统紊乱。心功能减退时，每搏输出量减少，一方面，通过主动脉及颈动脉内压力感受器和心室内舒张末期压力增高而反射性引起交感–肾上腺髓质系统最先被兴奋，致大量儿茶酚胺分泌，去甲肾上腺素（NE）的释放量比正常时增加 50 倍。交感–肾上腺髓质兴奋使心率加速、心肌收缩力加强、心排血量迅速回升、周围血管收缩、血压上升，组织灌注压也随之升高，有利于组织灌注改善。与此同时，血流重新分布以保证生命重要器官（主要是心、脑）的血液供应。另一方面，每搏输出量减少，肾血管收缩，肾素释放增加，其释放机制为：①肾小球旁细胞可起压力感受器作用，当肾灌注压降低时即释放肾素；②致密斑细胞具有化学感受器作用，当肾小管远端钠负荷降低时，可通过肾小球旁细胞释放肾素；③交感神经系统兴奋时可通过β受体引起肾素释放；④血容量减少与低血钾也可使肾素释放增加。肾素是一个水解酶，可分解产自肝脏的血管紧张素（α_2球蛋白）而形成血管紧张素Ⅰ（AngⅠ），后者在血管紧张素转氨酶（angiotensin converting enzyme，ACE）的作用下，形成血管紧张素Ⅱ（AngⅡ）。血管紧张素Ⅱ可刺激肾上腺皮质球状带，促进醛固酮的合成及分泌，从而形成肾素–血管紧张素–醛固酮系统（RAAS），其中AngⅡ除了具有上述促进醛固酮分泌作用以外，还可刺激血管内皮细胞促进内皮素（endothelin，ET）的合成和释放。ET是迄今所知作用最强、持续时间最久的缩血管肽，它具有更强的缩血管作用和正性肌力作用。ET的正性肌力作用是特异性受体介导的Ca^{2+}依赖过程；AngⅡ可强化交感–肾上腺髓质系统的心血管效应，使血管平滑肌收缩而血压上升；此外，AngⅡ可刺激垂体后叶大量分泌抗利尿激素（antidiuretic hormone，ADH），增强远端肾小管对水分的重吸收而增加血容量。这些反应在维持心功能方面有代偿意义。醛固酮是一种类固醇激素，它可促进肾小管对水、钠的重吸收，以利于血浆扩容，增加10%～20%的细胞外液。

在充血性心力衰竭时水与电解质代谢紊乱的发生除了心泵功能障碍而动脉系统血供不足、血量重新分布、静脉系统淤血和水分潴留等血流动力学因素外，神经体液因素起很重要的作用，特别是：①RAAS在水、钠潴留机制中占有重要地位。②ADH分泌增加，ADH可增强远端肾小管和集合管对水分的重吸收。③心钠素（atrial natriuretic peptide，ANP）：通常在心力衰竭时因心房充盈压增高可刺激ANP释放而促进水、钠排出。心钠素具有利钠、利水和舒张血管作用，因此，ANP是肾素–血管紧张素系统的内源性拮抗剂，但是ANP常不足以抵消肾素–血管紧张素系统的作用。有些慢性心力衰竭患者的ANP分泌和合成反而又减少，这可能与长期分泌过多，心房内ANP储存耗竭有关。④前列腺素：当心力衰竭时因心、肾的低灌注状态，AngⅡ、NE、缓激肽等可刺激内源性前列腺素I_2和E_2释放。前列腺素E_2除了扩血管作用外，还具有促进钠和水排出的作用。事实上，在心力衰竭时这些神经体液因素互相协调而发挥其代偿机制，但是若其中有些神经内分泌过度激活而失衡时不仅加重血流动力学紊乱，而且加重水、电解质紊乱和酸碱失衡。心力衰竭时参与神经体液控制机制的主要介质归纳如表22-2。

表22-2　心力衰竭时参与神经体液控制机制的主要介质

去甲肾上腺素	钠尿肽
肾上腺素	内皮素
血浆和组织的肾素激活	内啡肽
血管紧张素Ⅱ	降钙素基因相关肽

续表

醛固酮	生长激素
前列腺素	皮质醇
加压素	促炎性细胞因子
神经肽 Y	神经激肽 A
血管活性肠肽	P 物质

（引自：Massie B M）

心力衰竭时病理生理变化的发生发展过程可概括如图 22-7。

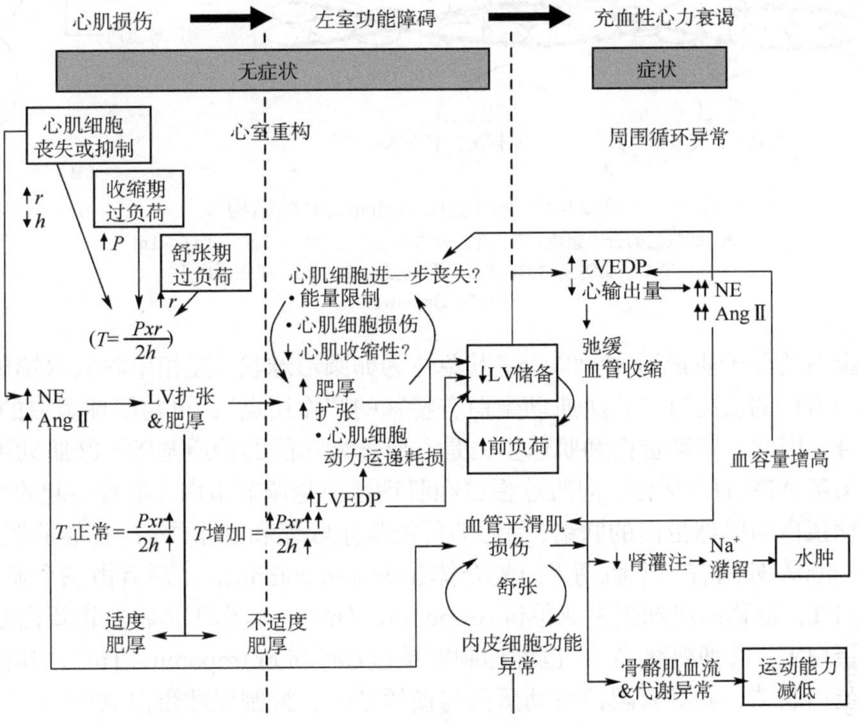

图 22-7　心力衰竭的病理生理

T，张力；P，压力；r，半径；h，厚度；NE，去甲肾上腺素；Ang Ⅱ，血管紧张素 Ⅱ；LV，左心室；LVEDP，左心室舒张末期压；Na^+，钠离子

（引自：Francis G S，et al）

第三节　心力衰竭的发病机制

一、心肌舒缩的分子生物学基础

心力衰竭发病机制的研究，从器官水平向细胞和分子水平日益深入。首先简要地复习心肌舒缩的分子生物学基础。心肌细胞肌原纤维（myofibril）肌节是心肌舒缩的基本单位，至少含 4 种蛋白质：肌球蛋白（myosin）、肌动蛋白（actin）、向肌球蛋白（tropomyosin）和肌钙蛋白（troponin）。粗肌丝（thick filaments）的主要成分是肌球蛋白，是大而长的分子，其分

子质量约为 48 万 Da，长度约为 1600 Å (angstrom)，一端为球状头部，由主干向外突出，形成横桥(cross-bridge)。其头部的功能有二：①具有 ATP 酶活性，可分解 ATP 以供肌丝滑动所需；②可与肌动蛋白结合成肌动球蛋白(actomyosin)。肌球蛋白的另一端为细长的尾部，尾部由两条 α-螺旋多肽链缠绕成缆状，成为粗肌丝的主干。细肌丝的主要成分是肌动蛋白、向肌球蛋白和肌钙蛋白(图 22-8)。

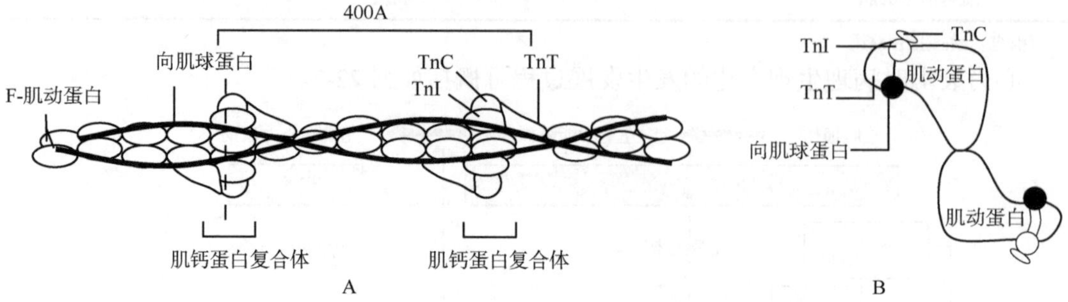

图 22-8　细肌丝(thin filament)的结构

A. 细肌丝的分子组成；B. 肌钙蛋白的三个亚单位（TnC，TnT，TnI）

TnC，肌钙蛋白 C；TnT，肌钙蛋白 T；TnI，肌钙蛋白 I

（引自：Braunwald E）

肌动蛋白的分子质量为 47 000Da，其单体为卵圆形球状，互相串联成双螺旋的细长聚合体。肌动蛋白的功能有二：①肌动蛋白有特殊的“作用点”，可与肌球蛋白的横桥形成可逆性结合，因此，肌动蛋白和肌球蛋白是心肌舒缩功能的物质基础；②肌动蛋白可增强肌球蛋白头部 ATP 酶的活性。向肌球蛋白和肌钙蛋白是调节蛋白，本身不起收缩作用，但能调节肌动蛋白与肌球蛋白的联结，使心肌纤维发生收缩和舒张作用。在卷曲肌动蛋白上，每距 365～400Å 处附有一个肌钙蛋白复合体(troponin complex)，后者由三个亚单位组成：①肌钙蛋白 T，也称向肌球蛋白亚单位(troponin，TnT)，其作用是将肌钙蛋白复合体附着在向肌球蛋白上；②肌钙蛋白 I，也称抑制亚单位(inhibitor troponin，TnI)，其作用是可直接与肌动蛋白联结，并具有阻挡肌动蛋白与横桥结合，抑制肌球蛋白 ATP 酶活性的作用；③肌钙蛋白 C，也称钙结合亚单位(calcium combining troponin，TnC)，每克分子带有 30 个负电荷，能与 Ca^{2+}结合，它是钙受体蛋白，与 Ca^{2+}结合后能改变肌钙蛋白–向肌球蛋白复合体的构象，使肌钙蛋白 I 与肌动蛋白脱离，使向肌球蛋白转移至肌动蛋白双螺旋的沟槽中，以致肌动蛋白的作用部分暴露出来，肌球蛋白横桥得与之结合，肌肉得以收缩。Ca^{2+}在心肌兴奋与收缩过程中起偶联作用，心肌兴奋时肌浆中 Ca^{2+}浓度可以决定肌球蛋白与肌动蛋白之间搭桥的数量，成为决定心肌收缩力的重要因素(图 22-9)。

ATP 不仅是心肌收缩的直接能源，而且是推动钠泵(Na^+，K^+- ATP 酶)和钙泵(Ca^{2+}-ATP 酶)的动力。前者与维持心肌细胞内外正常 Na^+、K^+浓度梯度有关，后者与肌浆网主动摄取和储存 Ca^{2+}有关。在心肌中氧化生成 ATP，但心肌中 ATP 的含量很少，约为每克心肌 5μg 分子，若无补充来源，则只能维持心肌收缩 5 秒。心肌在执行机械化学换能器的功能时，以一定的化学反应循环为基础。在心肌收缩蛋白利用 ATP 产生机械功的反应机制中的化学反应序列步骤简述如图 22-10：

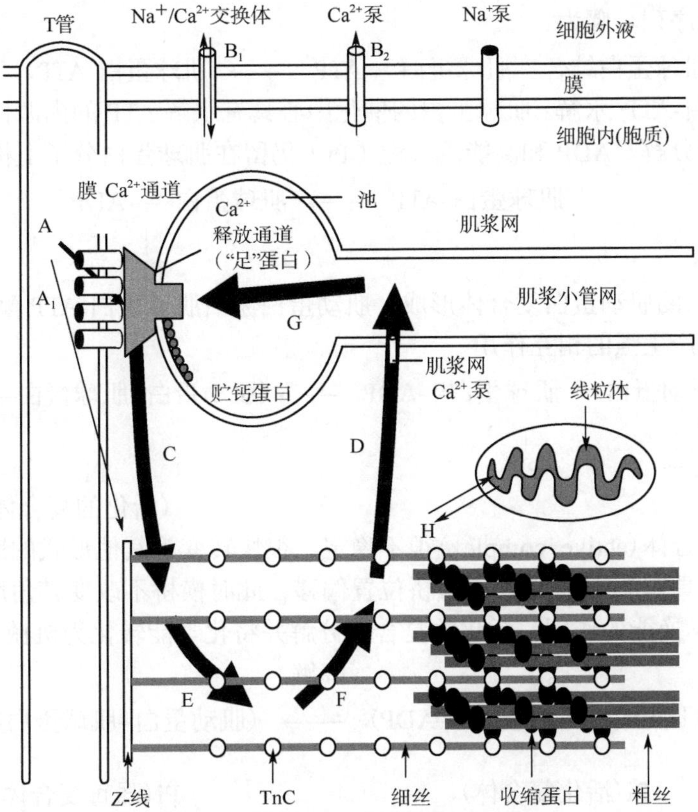

图 22-9　心肌兴奋–收缩偶联中的钙流动

A：Ca^{2+}通过钙通道进入细胞；A_1：Ca^{2+}直接激活收缩蛋白；B_1：Na^+/Ca^{2+}交换体；B_2：Ca^{2+}泵；C：细胞内Ca^{2+}周期中，通过Ca^{2+}池通道释放Ca^{2+}；D：Ca^{2+}通过肌浆小管网的钙泵摄取活化Ca^{2+}；E：Ca^{2+}由肌浆网释放并与肌钙蛋白结合时可引起心肌收缩；F：Ca^{2+}从肌钙蛋白解离时，肌浆网Ca^{2+}浓度降低；G：肌浆网中Ca^{2+}弥散到钙池并以贮钙蛋白形式储藏；H：Ca^{2+}也可能移到线粒体与胞质之间

（引自：Katz A M）

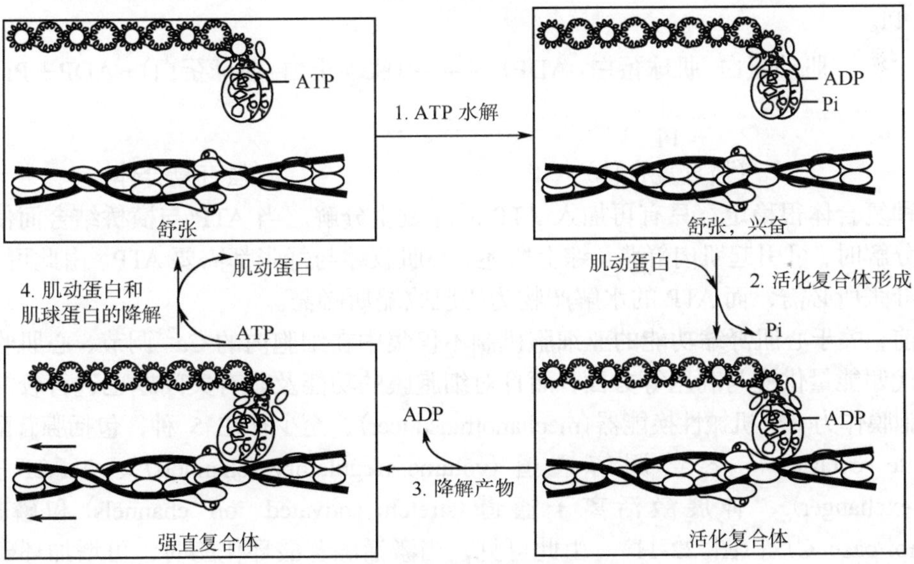

图 22-10　肌动球蛋白 ATP 酶的反应机制

（引自：Braunwald E）

其化学反应序列步骤为：

(1) ATP 与肌球蛋白结合：肌球蛋白 + ATP ⟶ 肌球蛋白-ATP。

(2)肌球蛋白-ATP 水解：肌球蛋白的催化中心具有水解 ATP 的内源性能力，ATP 的水解产物并不立即分解。ADP 和高能磷酸键（Pi）仍留在肌球蛋白分子上构成复合体。

肌球蛋白-ATP ⟶ 肌球蛋白 —ADP
　　　　　　　　　　　　　|
　　　　　　　　　　　　　Pi

(3)“活化”的肌动蛋白复合体形成：肌动蛋白激活肌球蛋白 ATP 酶，同时粗丝、细丝两种蛋白之间产生强的相互作用。

肌动蛋白 + 肌球蛋白—ADP ⟶（肌动蛋白–肌球蛋白—ADP）
　　　　　　　|　　　　　　　　　　　　　|
　　　　　　　Pi　　　　　　　　　　　　　Pi
　　　　　　　　　　　　　　　　　　（活化的复合体）

这种活化复合体(active complex)很不稳定，很快转变为其他形式的肌动蛋白–肌球蛋白复合体，后者具有 Pi 的释放伴有横桥位置偏移，此时横桥不改变其角度。

(4)机械化学换能的作用：活化的复合体分解并将化学能转化为机械能。

　　　　　　　　　　　　　降解
（肌动蛋白–肌球蛋白—ADP） ⟶ （肌动蛋白–肌球蛋白--ADP）
　　　　　　|　　　　　　　　　　　　　　　　¦
　　　Pi(活化复合体)　　　　　　　　　　Pi(强直复合体)

在降解过程中，同时伴有横桥偏移，从而将细丝拉向肌节的中央，结果形成肌动蛋白–肌球蛋白复合体，后者也被称为强直复合体(rigor complex)。在强直复合体的形成过程中，肌球蛋白横桥角度发生偏移。

(5)水解产物的释放：在和 ATP 重新结合之前，降解肌动蛋白–肌球蛋白复合体时释放 ADP 和 Pi。

（肌动蛋白–肌球蛋白--ADP） ⟶（肌动蛋白–肌球蛋白）+ ADP + Pi
　　　　　　¦
　　　　　　Pi
　　　（强直复合体）　　　　　　　　　　（强直复合体）

这种复合体很稳定，只有再加入 ATP 时才发生分解。当 ATP 与横桥结合而使强直复合体被分解时，可引起肌肉舒张。综上所述，心肌收缩与舒张都需要 ATP。由此可见，ATP 为心肌舒张所必需，而 ATP 的水解产物为心肌收缩所必需。

目前，关于心肌舒缩功能的亚细胞机制不仅集中在细胞内的 Ca^{2+}调节、心肌收缩蛋白和心肌代谢能量供应与利用等方面，而且对细胞膜的功能及其有关问题也进行较深入的研究。细胞膜作为一个机械性换能器(mechanotransducer)，至少存在 5 种，包括腺苷酸环化酶(adenylate cyclase)、容量调解通道(volume regulatory channels)、Na^+/H^+ 交换体(Na^+/H^+exchanger)、伸展激活离子通道(stretch activated ion channels)和磷脂酶 C (phospholipase C)等(图 22-11)。由此可见，当激活腺苷酸环化酶时，可增加环磷酸腺苷(cAMP)水平，后者本身又成为化学信号，还可与无活性的蛋白激活酶结合，使其产生变构效应而变为活性蛋白激酶。腺苷酸环化酶这一膜信息传递系统的含量及功能变化在心肌舒缩功能中起重要作用。此外，其他两种通道和交换体及磷脂酶 C 等装置在心肌舒缩功能方面也起很重要的作用。

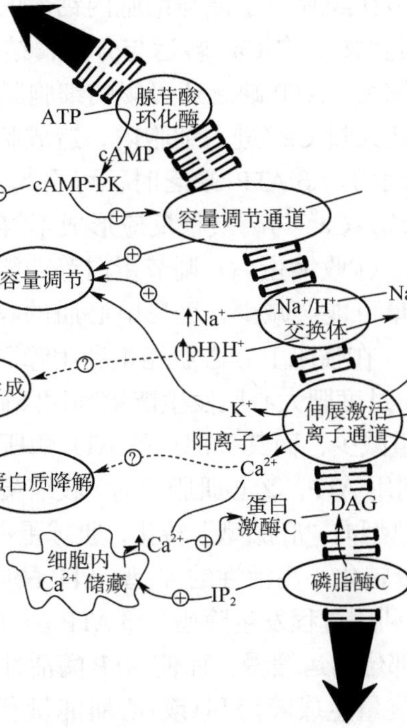

图 22-11　心肌舒缩时的细胞膜功能：作为一个机械性换能器发挥其重要作用

DNA：脱氧核糖核酸；cAMP：环磷酸腺苷；cAMP-PK：cAMP 依赖蛋白激酶

（引自：Kupfer J，et al）

二、心力衰竭的细胞分子生物学发病机制

（一）心肌能量代谢障碍

心力衰竭的根本问题是心肌舒缩功能障碍，在心肌能量代谢中任何一环发生障碍均可导致心肌舒缩功能障碍。心肌收缩是一个主动耗能过程，Ca^{2+}的转运和肌丝的滑动都需要 ATP。心肌舒张也是一个耗能过程，因此提出心肌内 Ca^{2+}异常及其生化改变乃是舒张功能异常的关键所在。

1. 心肌能量生成障碍　临床上引起心肌能量生成障碍最常见的原因是心肌缺血、缺氧，如贫血、维生素 B 缺乏、冠心病、心肌过度肥大等。以心肌肥大为例，导致能量生成障碍的主要机制为：①肥大心肌细胞体积和重量增加大于其表面积增加，细胞表面积的相对减少而使 Na^+-K^+、Na^+-Ca^{2+}转运能力减弱，包括 Ca^{2+}内流相对不足，同时线粒体膜表面积与心肌纤维重量的比值也明显减少，不仅线粒体数量减少，而且质量发生改变，直接影响能量的生成。②心肌肥大时单位面积毛细血管密度相对减少，氧的弥散间距增大，故心肌较容易缺氧而导致有氧代谢减弱，能量生成降低。③心肌肥大时不仅心肌细胞体积增大，而且心肌间质细胞和结缔组织增多又使能量产生不足。

心肌能量生成障碍，ATP生成减少而影响心肌舒缩功能的主要机制为：①ATP缺乏时不能有效提供粗、细肌丝滑动的能源。②Ca^{2+}的转运对心肌舒缩装置的激活和失活起关键性作用，一般认为其转运是在经膜离子流与细胞内钙库的双重控制下进行的，这些过程均需要ATP。当ATP缺乏时直接影响Ca^{2+}转运与分布，结果引起Ca^{2+}与肌钙蛋白的结合、解离均异常而影响心肌收缩力。ATP缺乏还可影响细胞膜的"钠泵"，使大量Na^+进入细胞内并通过Na^+-Ca^{2+}交换而使大量Ca^{2+}进入细胞内，造成胞内钙超载(calcium overload)，导致心肌挛缩而影响心肌收缩力。③ATP缺乏时，可引起线粒体膜通透性改变，大量Ca^{2+}进入线粒体内，形成钙超载，Ca^{2+}与磷酸根反应形成不溶性钙盐沉积在线粒体基质内，影响线粒体生成ATP的功能。④收缩蛋白、调节蛋白等功能蛋白的合成和更新需要ATP，当ATP缺乏时这些蛋白的含量可能会减少，而影响心肌的收缩功能。

2. 心肌能量利用障碍 在临床上，心肌能量利用障碍的最常见原因是长期心脏负荷过重而引起的心肌过度肥大。过度肥大心肌发生能量利用障碍的机制为：①肌球蛋白分子的头部在整个分子中所占的比重减少，而其头部正是ATP酶所在的部位，结果使ATP酶的活性相对降低，导致不能正常利用ATP。②心肌肥厚时，收缩蛋白除量的增加外，质也发生改变，即心肌收缩蛋白基因从成熟型向"胚胎型"转化，肌球蛋白由α-重链(α-myosin heavy chain，α-MHC)向β-重链(β-MHC)转化，高活性的V_1型ATP酶向低活性的V_3型ATP酶转化，由于ATP酶活性降低而能量利用过程发生障碍。③ATP酶又受Ca^{2+}的激活，当心肌肥厚时，由于Ca^{2+}向肌球蛋白横桥部位转运缓慢，而使ATP酶活性进一步降低，影响其能量利用。

综上所述，无论心肌能量生成障碍和(或)心肌能量利用障碍均可使心肌细胞处于"能量饥饿"状态，结果导致心肌收缩或(和)舒张功能障碍。

(二)心肌兴奋–收缩偶联障碍

Ca^{2+}转运失常引起的心肌兴奋–收缩偶联障碍是心力衰竭发病机制中的重要一环。心肌肌浆网(sarcoplasmic reticulum，SR)是调节肌浆游离Ca^{2+}的最重要细胞器。肌浆网Ca^{2+}处理功能障碍、细胞外Ca^{2+}内流障碍和肌钙蛋白与Ca^{2+}结合障碍三个环节中，任何一个或几个因素都会影响心肌的兴奋–收缩偶联。

1. 肌浆网Ca^{2+}处理功能障碍 肌浆网具有摄取、储存和释放Ca^{2+}的功能。从肌浆中逆浓度差摄取Ca^{2+}需有钙泵的作用，钙泵为肌浆网的ATP酶。过度肥大的心肌肌浆网ATP酶活性降低，因而在心肌复极化时肌浆网摄取Ca^{2+}和储存Ca^{2+}的量减少，除极化时肌浆网向胞质释放的Ca^{2+}也因之减少。在心力衰竭时除了肌浆网ATP酶活性降低以外，还由于心肌内去甲肾上腺素减少及β-受体下调，引起受磷蛋白(phospholamban，PLN)磷酸化减弱，也可使肌浆网摄取Ca^{2+}能力下降。PLN对肌浆网Ca^{2+}泵有可逆性抑制作用。在肌浆网摄取Ca^{2+}减少的同时，线粒体对Ca^{2+}的摄取量增多，但线粒体释放Ca^{2+}的速度比肌浆网慢100倍以上，因而在心肌细胞中这种异常的钙分布也是胞质Ca^{2+}浓度降低的一个原因。

由于肌浆网Ca^{2+}泵的摄取钙能力下降，而线粒体摄取Ca^{2+}反而增多，胞膜Na^+-Ca^{2+}交换的Ca^{2+}外排功能代偿性增强而胞质Ca^{2+}浓度进一步下降，不利于肌浆网的Ca^{2+}储存。因肌浆网Ca^{2+}储存量减少，可引起心肌收缩时释放到胞质中的Ca^{2+}减少，导致心肌收缩力减少。此外，在心力衰竭时由于心肌肌浆网钙释放通道 Ry-受体(ryanodin receptor，RyR)蛋白和 RyRmRNA 均减少，导致肌浆网 Ca^{2+}释放功能下降。至于肌浆网 Ca^{2+}释放的机制除了电偶联(electrical coupling)和机械偶联(mechanical coupling)以外，目前比较公认的是钙诱发的钙释放(calcium-induced calcium release，CICR)，即在心肌兴奋过程中，肌膜上电压敏感钙通道开放，少量 Ca^{2+}内流转而触发肌浆网释放大量 Ca^{2+}，也就是说，少量内流的 Ca^{2+}进入胞内后，激活肌浆网膜上 Ca^{2+}依赖性钙通道开放，钙库内 Ca^{2+}顺浓度差进入肌浆，使肌浆内浓度明显增高，以供足量 Ca^{2+}结合至收缩蛋白启动心肌收缩(图 22-12)。

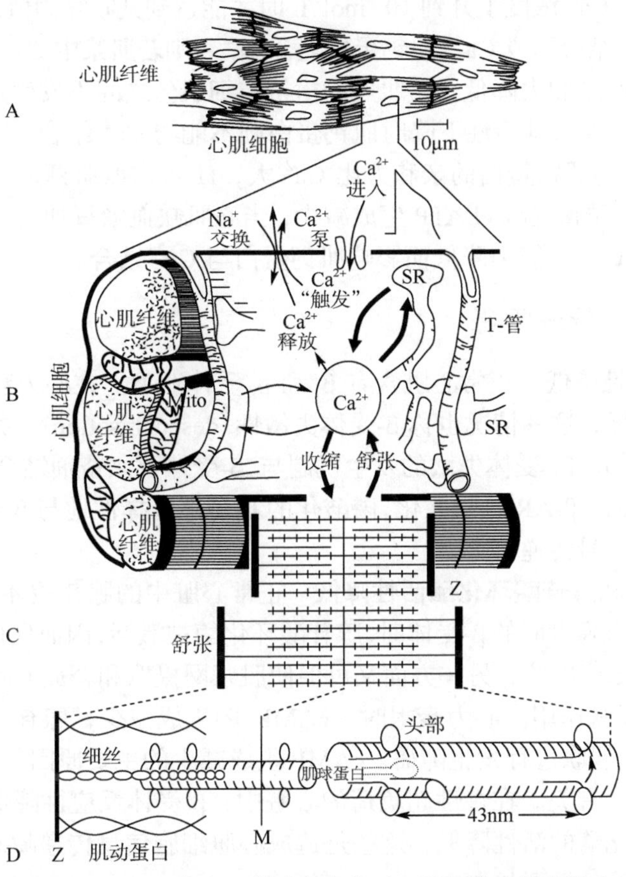

图 22-12　心肌浆内 Ca^{2+}浓度变化对心肌舒缩功能的影响

A. 心肌的显微镜像；B. 心肌舒缩时的肌浆 Ca^{2+}含量变化；C. 心肌舒缩时的肌动蛋白与肌球蛋白的重叠(overlap)；D. 粗肌丝和细肌丝在收缩与舒张时的相互关系

SR：肌浆网(sarcoplasmic reticulum)；Mito：线粒体(mitochondrion)；Z：Z 线

(引自：Braunwald E)

2. 细胞外 Ca^{2+}内流障碍　各种原因引起的心脏负荷过重，或酸中毒或高钾血症等情况，可引起细胞外 Ca^{2+}内流受阻。例如，当心肌肥大时不仅发生心肌肌膜β-受体密度相对减少，而且心肌内去甲肾上腺素含量降低而导致胞外 Ca^{2+}内流受阻。因为当去甲肾上腺素与β-受体结合时，可激活腺苷酸环化酶使 ATP 变为 cAMP，激活胞膜上的受体依赖性 Ca^{2+}通道而开放其通道，Ca^{2+}进入细胞内。但是如果当去甲肾上腺素减少时，上述功能受到障碍而 Ca^{2+}内流受阻。酸中毒时发生胞外 Ca^{2+}内流受阻的机制为：①当酸中毒时，因细胞外

H^+增多不仅可竞争性抑制 Ca^{2+}与心肌肌钙蛋白亚单位结合而影响心肌兴奋–收缩偶联，而且还可使 β-受体对去甲肾上腺素敏感性降低而影响 Ca^{2+}内流。②当酸中毒时，因细胞外 H^+进入细胞内与 K^+交换，K^+由细胞内向细胞外转移和酸中毒使肾小管上皮细胞泌 H^+增多，而排 K^+减少等机制发生高钾血症。高钾血症时 K^+与 Ca^{2+}在心肌细胞膜有竞争性并可阻止 Ca^{2+}的内流。

3. 肌钙蛋白与 Ca^{2+}结合障碍 心肌细胞肌浆内 Ca^{2+}与肌钙蛋白亚单位 C 结合是心肌机械性收缩活动的关键。影响肌钙蛋白亚单位 C 与 Ca^{2+}结合的因素归纳有：①肌浆内足够浓度的 Ca^{2+}，通常，Ca^{2+}浓度上升到 10^{-5}mol /L 时才能达到其收缩阈值，使肌钙蛋白对 Ca^{2+}的亲和力升高，两者结合形成 Ca^{2+}-肌钙蛋白复合体，否则若肌浆中 Ca^{2+}浓度低于 10^{-7}mol /L 时，肌钙蛋白与 Ca^{2+}亲和力降低，粗肌丝的横桥与细肌丝之间不发生连接。②还取决于肌钙蛋白的正常活性，如果其活性下降时肌钙蛋白则不能与 Ca^{2+}结合。③H^+浓度，心肌细胞酸中毒时，由于 H^+与肌钙蛋白的亲和力比 Ca^{2+}大，H^+可占取肌钙蛋白上 Ca^{2+}结合部位而影响肌钙蛋白与 Ca^{2+}的结合。④ATP 生成减少，当心肌缺血缺氧加重时 ATP 生成减少，可使肌浆网钙泵运转 Ca^{2+}的能力降低而影响肌钙蛋白与 Ca^{2+}结合。

（三）细胞信息传递障碍

1. β-受体反应性降低 正常心脏含有 β_1 和 β_2 受体亚型。在心力衰竭时，对 β-受体兴奋剂反应性明显降低，这种情况也称 β-受体失敏性（desensitisation），并且往往随着心力衰竭的严重程度而增加。β_1-受体失敏的发生机制与 β-受体及兴奋剂结合后可为 β-受体激酶（β-adrenoceptor kinase，β-ARK）磷酸化，磷酸化的 β-受体选择性地与 β-arrestin 蛋白质结合，从而抑制其受体的信号传递有关。

2. cAMP 水平和腺苷酸环化酶活性降低 正常心脏中的腺苷酸环化酶存在于肌膜上，当儿茶酚胺作用于肌膜表面的β-受体时，腺苷酸环化酶被激活，因而促使ATP转化为AMP，cAMP 一方面促使 Ca^{2+}内流，另一方面又可促使肌浆网摄取和释放 Ca^{2+}速度增高，从而加强心肌兴奋–收缩偶联作用。心力衰竭时，cAMP 的生成减少，腺苷酸环化酶活性降低，结果心肌兴奋–收缩偶联过程发生障碍。cAMP 生成减少的主要原因与 β-受体减少及 Gi 蛋白增加而抑制其产生有关。在慢性超负荷的心脏中，β-受体反应性降低，并且在有些心脏中可见到腺苷酸环化酶的活性降低，这些是造成心肌细胞信息传递障碍的主要原因，也是导致心肌收缩力降低的重要机制之一。

（四）心肌细胞凋亡与坏死

心肌细胞凋亡与坏死造成心肌细胞数量减少同样可能是心力衰竭发病的重要机制之一。在心力衰竭的发生发展过程中，因压力/容量负荷过重，或神经–内分泌失调，或线粒体功能异常，或钙稳态失衡，或由于氧自由基（oxygen free radical，OFR）和（或）抗氧化功能减低导致氧化应激（oxidative stress），可引起心肌细胞膜损伤，甚至发生心肌细胞凋亡。心力衰竭时，有些细胞因子产生过多，如肿瘤坏死因子（TNF）、白介素-1（IL-1）、白介素-6（IL-6）、干扰素-γ（IFN-γ）等也可促进心肌细胞凋亡。严重的缺血缺氧可引起心肌能量代谢障碍，造成线粒体跨膜电位下降，线粒体膜通透性增大导致心肌细胞损伤，甚至心肌细胞坏死或凋亡，后者能使收缩相关蛋白质破坏，结果发生心肌收缩功能严重受损。在心力衰竭时不仅有心肌细胞功能的异常，而且还有心肌细胞凋亡与坏死引起的心肌细胞数量减少。

第四节　心力衰竭血气改变与酸碱失衡的特点

一、　血气、氧代谢动力学与酸碱监测

心力衰竭时血气与酸碱监测的特点如表 22-3，氧合状态的各种参数及其计算公式如表 22-4。

表 22-3　心力衰竭时的血气与酸碱监测

项目	正常值(法定单位)	正常值(习用单位)	换算系数
动脉血 pH	7.35～7.45	7.35～7.45	
动脉血氧分压(PaO_2)	9.3～13.3kPa	72～100mmHg	0.133
动脉血氧饱和度(SaO_2)	0.92～0.98	92%～98%	0.01
动脉血 CO_2 分压($PaCO_2$)	4.5～6.0kPa	35～45mmHg	0.133
实际 HCO_3^-	(24±2) mmol/L	(24±2) mEq/L	
剩余碱(BE)	±3mmol/L	±3mEq/L	
动脉血氧含量(CaO_2)	6.7～10.3mmol/L	15～23ml/dl	0.446
阴离子间隙(AG)	(12±2) mmol/L	(12±2) mEq/L	

表 22-4　氧合状态的各种参数及其计算公式

项目	正常值	计算公式
氧供(DO_2)	1000ml/min(800～1600ml/min)	CO(L/min)×CaO_2×10
氧耗(VO_2)	250ml/min(150～400ml/min)	(CaO_2-CvO_2)×CO×10
氧摄取率(OER)	25%(22%～32%)	VO_2/DO_2×100

循环系统的根本功能是提供给组织和器官足够的氧气以满足其代谢需要，因此，通过监测氧代谢动力学来了解循环状态是近年来循环监测和治疗上较有意义的巨大进步，特别是较严重或难治性心力衰竭患者。

二、急性心力衰竭

急性心力衰竭常引起急性肺水肿，此时发生端坐呼吸(orthopnea)，还可以发生夜间阵发性呼吸困难(paroxysmal nocturnal dyspnea)，由于常伴有哮鸣音，所以称为心性哮喘(cardiac asthma)。由于肺淤血水肿又可引起低氧血症性缺氧，早期只是轻度低氧血症，但病情发展至肺泡性水肿时，通常出现较明显的低氧血症。

（一）PaO_2降低

急性心力衰竭肺水肿时 PaO_2 降低的主要机制为：①由于肺淤血、肺间质及肺泡水肿而引起肺泡与毛细血管间的气体交换发生障碍；②肺通气与血流比值失调，肺泡处于无气或仅有少量气体的状态下，循环于毛细血管内的静脉血不能得到充分的氧化；③肺顺应性降低，由于肺间质和肺泡水肿，表面活性物质减少，肺泡群萎陷而肺顺应性降低；④由于严重呼吸困难，呼吸肌运动所消耗的氧量剧增，有效肺泡通气量降低，缺氧加剧，造成 PaO_2 降低。

（二）肺泡气–动脉血氧压差[P（A-a）O_2]增加

由于肺水肿产生肺泡–毛细血管膜（弥散膜）总厚度增加或Ⅱ型肺泡上皮细胞破坏，表面活性物质减少，出现肺泡群萎陷，或肺的通气/血流比值的失调，未经氧合的肺毛细血管渗入肺静脉的量增加等均可导致 PaO_2 明显下降，引起 P（A-a）O_2 增大。

（三）$PaCO_2$改变

在急性心力衰竭早期，$PaCO_2$ 常降低，这与急性心功能不全缺氧引起的过度通气，或情绪紧张，或呼吸窘迫等所致呼吸加深加快有关。若病情进一步加重，或在急性心力衰竭晚期，当呼吸功能严重障碍时，则会出现动脉血低氧血症，进一步加重，同时 $PaCO_2$ 可能会上升。

（四）血 pH 改变

动脉血 pH 变化与 $PaCO_2$、PaO_2 有密切关系。在急性心力衰竭早期，由于缺氧或呼吸窘迫而过度通气导致 $PaCO_2$ 下降，甚至低于 35mmHg（4.7kPa）而发生呼吸性碱中毒。但在急性心力衰竭晚期，由于严重缺氧，其 PaO_2 明显降低致缺氧性代谢性酸中毒的基础上又可合并肺功能严重受损，导致 $PaCO_2$ 升高，结果又引起呼吸性酸中毒而动脉血 pH 下降。

举一较重急性心力衰竭的具体实例（表 22-5）：

表 22-5 较重急性心力衰竭实例数据（代谢性酸中毒+呼吸性酸中毒）

项目	正常	代谢性酸中毒	代谢性酸中毒 + 呼吸性酸中毒
HCO_3^-	25	16	17.5
AG	10	19	18.5
$PaCO_2$	40	32	45
pH	7.40	7.32	7.18
Na^+	140	140	140
K^+	4.0	4.6	4.8
Cl^-	105	105	104

注：电解质单位为 mmol/L；$PaCO_2$ 单位为 mmHg。

分析：

(1) HCO_3^- 为 17.5mmol/L＜24mmol/L，pH 为 7.18，再根据 AG 为 18.5mmol/L＞16mmol/L 均提示代谢性酸中毒。

(2)按代谢性酸中毒公式计算 $PaCO_2$ 的预计代偿值：

$$PaCO_2 = 1.5 \times [HCO_3^-] + 8 \pm 2$$
$$PaCO_2 = 1.5 \times 17.5 + 8 \pm 2 = 26.3 + 8 \pm 2 = 34.3 \pm 2$$

实测 $PaCO_2$ 为 45mmHg，45＞34.3+2，提示又合并呼吸性酸中毒。

(3)根据酸碱图(图 22-13)，$PaCO_2$ 45mmHg 与 HCO_3^- 17.5 mmol/L 相交点落于急性呼吸性酸中毒与代谢性酸中毒可信带之间，说明该患者有代谢性酸中毒合并呼吸性酸中毒。

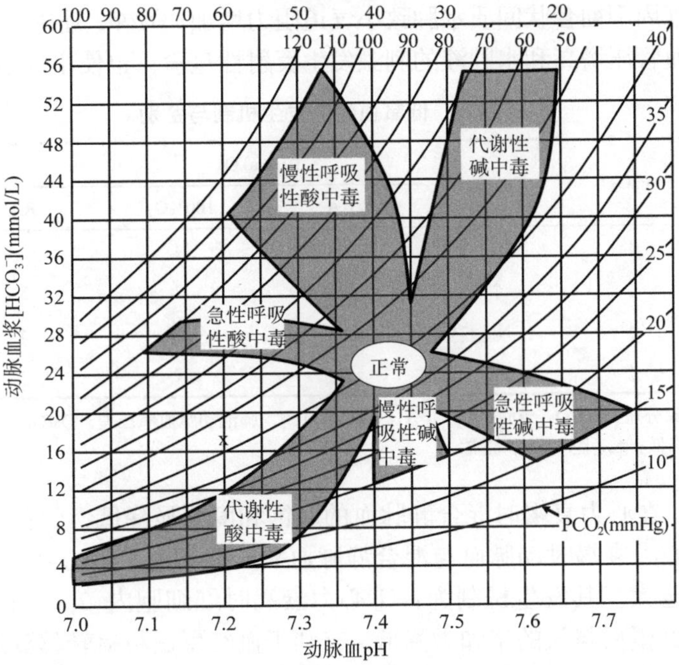

图 22-13　酸碱图

X，$PaCO_2$ 45mmHg 与 HCO_3^- 17.5mmol/L 相交点，提示代谢性酸中毒与呼吸性酸中毒合并存在；$[H^+]$，氢离子浓度；$[HCO_3^-]$，碳酸氢根浓度；PCO_2，二氧化碳分压

三、慢性心力衰竭

当心脏不能泵出足够的排血量，不能满足机体代谢需要的循环血流量时，在体内可能发生一系列血流动力学与神经体液因素的变化，不仅可以发生水、电解质平衡紊乱，而且也可以发生血气改变与酸碱平衡失调。

(一) 血氧改变

慢性心力衰竭时，PaO_2 和 SaO_2 多为正常，但是由于全身血液循环障碍，血液流经组织毛细血管的时间延长，组织细胞从血液中摄取的氧增多而混合静脉血氧分压、混合静脉血氧饱和度都下降，故动脉血与混合静脉血氧含量差增大。在重度慢性心力衰竭或晚期心力衰竭时，可发生较明显的低氧血症。其主要发生机制为(表 22-6)：①心力衰竭时由于体循环静脉淤血和血流速度缓慢，单位时间内流过组织毛细血管的血量减少，引起循环性缺氧，还因肺淤血水肿引起肺性低氧性缺氧。②由于肺淤血而支气管静脉与肺静脉之间侧支循环增加，使其解剖分流量增加，而静脉血掺杂(venous admixture)增多。③心力衰竭引起呼吸困难而呼吸肌做功耗氧耗能增加，再加上全身耗氧耗能增加可促进缺氧和低氧血症的发生。④心力衰竭时除了肺淤血引起的肺泡-毛细血管膜增厚、功能降低及有效呼吸面积减少以外，还可引起小气道阻力增加，结果发生肺通气功能障碍，导致 PaO_2 降低。小气道阻力增加的主要原因为细支气管周围袖套状间质水肿致小气道阻力增加；另外，还由于支气管因“刺激感受器”受肺毛细血管压增高和水肿液的刺激发生反射性痉挛，也使小气道阻力增加。

表 22-6 低氧血症的发生机制与鉴别

机制	PaO_2	$PaCO_2$	P(A-a)O_2		Qs/Qt	
			RA	100%O_2	RA	100%O_2
弥散障碍	↓	N	↑	N	↑	N
通气障碍	↓	↑	N	N	N	N
分流	↓	N/↓	↑	↑	↑	↑
通气/血流失衡	↓	N/↑	↑	N	↑	N

注：PaO_2，动脉血氧分压；$PaCO_2$，动脉血 CO_2 分压；P(A-a)O_2，肺泡动脉血氧压差；Qs/Qt，分流率；RA，室内空气；100%O_2，吸纯氧；↓，降低；↑，上升；N，正常。

据研究报道，在心力衰竭时混合静脉血的氧饱和度明显降低，后者与心力衰竭的严重程度呈正相关。心力衰竭时动脉血与混合静脉血氧压差增大，其心功能越差，动脉-混合静脉血氧压差也越大。其发生机制为：①心力衰竭时红细胞内 2,3-二磷酸甘油酸盐(2, 3-DPG)增多，血红蛋白与氧的亲和力降低，有利于血红蛋白将氧转移到组织，表现为氧解离曲线右移，使低灌注组织的毛细血管血液中的氧易于释放出去。②线粒体中呼吸酶活性增强，线粒体数量也增多，因而组织细胞利用氧的能力也增强。

在慢性心力衰竭时氧供(DO_2)减少与氧耗(VO_2)增加：在慢性心力衰竭时常以反应较慢的神经内分泌机制过度激活，机体处于高代谢状态，组织的氧需求量明显增加，VO_2 明显增多，临界氧供 DO_{2c} 明显提高，组织细胞的氧摄取能力障碍，造成“氧耗的病理性氧供依赖”，结果 VO_2 将依赖于 DO_2 降低而呈线性下降。此时，心脏功能已明显失代偿而组织细胞的 DO_2 明显降低，导致缺氧，表现为血乳酸水平增高。DO_2 等于心排血量和动脉血氧含量的乘积。在慢性心力衰竭的较晚期由于心排血量减少和动脉血氧含量降低，导致 DO_2 明显减少。

(二) $PaCO_2$ 改变

在心力衰竭早、中期，$PaCO_2$ 通常未见明显改变，因为 CO_2 在血液内的溶解度大，其弥散力较氧大 20 倍，所以常先发生低氧血症，而 $PaCO_2$ 通常为正常，甚至有时因缺氧引起或肺淤血而刺激肺毛细血管旁的“J”感受器，反射性引起呼吸频率增加，导致肺泡过度通气，使 $PaCO_2$ 降低，发生低碳酸血症。在心力衰竭晚期，由于肺功能严重受损以致不能足够地维持肺泡通气量而使 $PaCO_2$ 也增高，导致高碳酸血症。

(三) 动脉血 pH 改变

1. 早期或轻度心力衰竭　动脉血 pH 多为未见明显改变，但是部分病例可发生呼吸性碱中毒，这是由于循环性缺氧可刺激颈动脉体与主动脉弓的化学感受器而反射性引起呼吸加深加快，这是一种代偿性变化，通过增加肺泡通气量，以提高肺泡气和动脉血氧分压，但是这种过度通气还可使 $PaCO_2$ 下降，血 pH 升高导致呼吸性碱中毒。

2. 中期或中度心力衰竭　可能发生以下几种类型的酸碱失衡：①代谢性酸中毒；②代谢性碱中毒；③代谢性酸中毒合并代谢性碱中毒。

(1) 代谢性酸中毒：一方面，由于体循环静脉淤血和血流速度缓慢导致循环性缺氧，组织细胞无氧酵解增强，乳酸生成增多而致代谢性酸中毒。另一方面，由于心排血量减少，加上交感神经兴奋使肾小动脉收缩，肾血液灌流量减少，肾小球滤过率下降，尿量减少而不能及时排出固定酸等酸性代谢产物；还由于呼吸运动增强而呼吸做功增加，耗氧耗能增大，加重其缺氧，这是因为肺循环淤血，肺组织顺应性降低，与正常人比较，要吸入同样量的空气，需要更大的吸气力量，消耗更多的能量和氧气。心力衰竭引起的肺淤血导致肺泡通气/血流失调、肺泡–毛细血管膜增厚及右–左生理分流量增加等均可发生较明显的低氧血症而加重其酸中毒发生。

(2) 代谢性碱中毒：其主要发生机制如下。①多由于长期厌食或呕吐等因素摄入 K^+ 过少或过多丢失 K^+ 与 Cl^- 而引起低钾低氯性碱中毒。②长期或过多使用排 K^+ 排 Cl^- 利尿剂，可抑制肾髓袢升支对 Cl^- 的主动重吸收，使 Na^+ 被动重吸收减少，到达远曲小管的 NaCl 含量增高，促进远曲小管细胞泌 H^+ 排 K^+ 功能增加；另外，还由于肾小管远端流速增加而发生的冲洗作用，也可促进 H^+ 的排泌，使 HCO_3^- 大量被重吸收，结果细胞外液形成低钾低氯性碱中毒。③一旦发生碱中毒后，细胞外液 H^+ 浓度降低，细胞内 H^+ 向细胞外逸出，而 K^+ 由细胞外转移入细胞内，细胞内外 K^+-Na^+ 交换增强，结果血钾浓度降低，此时，肾小管上皮细胞排 H^+ 减少，故 H^+-Na^+ 交换减少而 K^+-Na^+ 交换加强，因而排 K^+ 增多，导致碱中毒与低钾血症互为因果。④继发性醛固酮增多，它通过刺激集合管泌氢细胞的 H^+-ATP 酶（氢泵），促进 H^+ 排泌，并增强对 Na^+ 的重吸收，同时促进 K^+ 的排泌而造成低钾性碱中毒。

(3) 代谢性酸中毒合并代谢性碱中毒：此型失衡往往见于心力衰竭经过一段时间治疗后，大部分是医源性的。由于慢性缺氧性乳酸增多或（和）不能及时排出酸性代谢产物等引起代谢性酸中毒的基础上，又因长期过量使用排 K^+ 排 Cl^- 利尿剂、长期低盐饮食纳差不能及时补充 K^+ 等造成低钾低氯血症引起代谢性碱中毒，其 pH 依何种紊乱为主而定。例如，血 pH 偏碱或正常，若计算阴离子间隙（AG）＞16mmol/L，则可判断为合并高 AG 型代谢性酸中毒。此时需要计算矫正 HCO_3^- [按公式：矫正 HCO_3^- ＝ 实测 HCO_3^- +（AG – 12）]，若矫正 HCO_3^- ＞24mmol/L 时，可判定为合并代谢型碱中毒。不过这种混合性酸碱紊乱，大多数以合并低钾和（或）低氯血症为其特点。若矫正 HCO_3^- ＜24mmol/L，提示又合并正常 AG

型代谢性酸中毒。

3. 晚期或重度心力衰竭 这种心力衰竭可发生以下几种类型的酸碱失衡：①代谢性酸中毒；②代谢性酸中毒合并呼吸性酸中毒；③还可以发生代谢性酸中毒合并代谢性碱中毒，甚至发生三重酸碱失衡，即呼吸性酸中毒合并AG增高型代谢性酸中毒合并代谢性碱中毒。

心力衰竭较严重或进行性加重或难治性者可导致多器官功能障碍与衰竭，包括心、肺与肾衰竭，此时不仅有较严重的代谢性酸中毒合并呼吸性酸中毒，而且又因心力衰竭接受利尿剂或皮质激素等治疗，可合并低钾低氯性代谢性碱中毒。这种三重酸碱失衡往往病情较重或迁延，常因酸中毒加重，心肌收缩力降低，又因碱中毒性组织缺氧加重，互为因果，常变为更难治性心力衰竭。严重酸中毒通过下列机制可诱发或加重心力衰竭：①酸中毒可减慢钙转运入肌浆网的速度并抑制钙库充盈，结果心肌的兴奋–收缩偶联发生障碍。②酸中毒可降低心肌收缩蛋白对Ca^{2+}的敏感性。酸中毒的心脏需要比正常更多的Ca^{2+}才能完成肌动蛋白与肌球蛋白的相互作用。③酸中毒时H^+竞争性抑制Ca^{2+}与心肌肌钙蛋白结合，H^+过多就能取代Ca^{2+}的位置而使心肌兴奋–收缩偶联发生障碍。④酸中毒时因H^+增多可抑制肌球蛋白ATP酶活性，此时不仅心肌能量利用障碍，而且因ATP不足使肌浆网钙泵运转Ca^{2+}能力降低，从而心肌收缩功能降低。⑤酸中毒时由于细胞外液H^+增加，后者可降低β-受体对去甲肾上腺素的敏感性，使Ca^{2+}内流受阻，并能抑制肌浆网的Ca^{2+}释放而使心肌收缩力减弱。⑥酸中毒常并发血钾升高。K^+与Ca^{2+}在心肌细胞膜上有互相竞争作用，当细胞外K^+浓度增高时，动作电位中Ca^{2+}内流减少，因而心肌胞质中Ca^{2+}浓度降低，这也是引起心肌兴奋–收缩偶联障碍的原因之一。⑦酸中毒时可引起微循环灌多流少而使回心血量减少，前负荷降低，结果发生心排血量减少。

碱中毒通过以下机制对心脏产生影响：如合并代谢性碱中毒时，可引起血红蛋白氧离曲线左移，血红蛋白不易将结合的氧释放出来，造成心肌组织缺氧加重；再由于碱中毒使血浆游离钙减少，神经肌肉兴奋性增高而全身耗氧增加，加重心肌缺氧。

第五节 心力衰竭水电解质紊乱的特点

心力衰竭时水、电解质平衡紊乱的主要表现为水、钠潴留；其次是其他各种类型的电解质紊乱等。

一、水、钠潴留

心力衰竭时的水、钠潴留是一种机体在心力衰竭代偿过程中的反馈机制。心力衰竭时，细胞内、外液的体液量增加，其中以细胞外液量增加更为明显。在细胞外液中，血浆容量及组织间液量均增加，以组织间液量的增加尤为明显。通常认为，当患者有明显可见的水肿时，细胞外液量至少增加2倍。过度的水、钠潴留可引起以下负面影响：①血容量增多，导致回心血量也增加，因而使心室过度充盈与扩张，引起前负荷过度，后者可使心搏量进一步下降，而加重心力衰竭；②随着血容量的增加，静脉压与毛细血管静水压也随之上升，故易使血管内液体渗入组织间隙而引起周围水肿或肺间质和(或)肺泡水肿或胸腔积液、腹水；③血管壁内含 Na^+量也随之增加，加上周围水肿组织对血管壁的压力，而使周围小动脉的管壁硬度增加，故限制了其扩张能力，增加心脏后负荷。

水、钠潴留的发生机制：在心力衰竭时除了因心腔舒张末期容积增大和压力升高引起静脉系统发生淤滞而静脉压升高或(和)肺循环压力升高而肺组织间液增多等因素致体循环或肺循环系统淤血水肿以外，水、钠潴留的发生机制有：

(1)血浆肾素–血管紧张素–醛固酮系统(RAAS)在心力衰竭的水、钠潴留机制中占有重要地位，心力衰竭时心排血量减少，由于血量的重新分布而肾脏灌注不足，肾动脉压降低会刺激肾入球动脉的球旁细胞而肾素分泌增加，并促进 RAAS 系统活性增强，使醛固酮分泌增多，后者作用于远曲小管及集合管，增强对钠、水的重吸收，从而增加钠、水潴留，也增加钾的排泄。醛固酮促进钠重吸收的机制，包括：①管腔膜对钠的通透性增加；②“钠泵”的功能加强；③醛固酮不仅使 ATP 的生成增多，而且促进 ATP 水解成 ADP 而释放自由能，给“钠泵”提供较多的能量。心力衰竭时，醛固酮在肝脏内灭活减少而其半衰期延长，这也是醛固酮在血内含量增加的一个因素。

(2)抗利尿激素(ADH)分泌增加：在心力衰竭时由于有效循环血量减少而刺激位于左心房、主动脉弓和颈动脉窦的压力感受器，反射性地引起丘脑–垂体系统 ADH 分泌增加，此外，由于继发性醛固酮增多而钠潴留，使细胞外液的渗透压增高，也能促使 ADH 分泌增加。ADH 可激活腺苷酸环化酶的活性而使肾小管和集合管细胞内环磷酸腺苷(cAMP)增高，再次激活 cAMP 依赖的蛋白激酶 A(protein kinase A，PKA)，后者可通过增加其管腔膜的水通道及通透性，增加对水的重吸收。

(3)肾小球滤过分数(filtration fraction，FF)增加和肾小管对水、钠的重吸收增加：FF 等于肾小球滤过率/肾血浆流量。正常时约有 20%的肾血浆流量经肾小球滤过。在心力衰竭时，肾血流量可能只占心排血量的 10%或更少。通常，肾血流量降低与心功能降低的程度成正比。由于出球小动脉收缩比入球小动脉收缩明显，肾小球滤过率相对增高，随之 FF 增加。后者增加肾脏毛细血管内血浆蛋白浓缩，胶体渗透压增高，同时由于肾血流量的减少，流体静压下降，于是近曲小管重吸收水、钠增加，导致水、钠潴留；心力衰竭时因交感神经兴奋或在血管紧张素Ⅱ(AngⅡ)等的作用下，肾内血流可重新分布，即其血流由皮质肾单位转移入近髓肾单位，结果肾小管对水、钠的重吸收增加；心力衰竭时因醛固酮和 ADH 等激素可增加肾小管对水、钠的重吸收。

(4)抑制水、钠重吸收的激素减少：心钠素(或称心房利钠肽，ANP)具有利钠、利水作用。有些心力衰竭虽然 ANP 分泌增高，但 ANP 受体却有下调现象，因而减弱因 ANP 增高的代偿作用。在慢性或顽固性心力衰竭时，ANP 的分泌和合成反而减少，因而近曲小管对钠、水的重吸收增加而促进钠、水潴留。前列腺素 E_2(PGE_2)也具有促进钠、水排出的作用，在心力衰竭时 PGE_2 合成、分泌减少，结果近曲小管对水、钠的重吸收增加而加重水、钠潴留。

二、低钠血症

心力衰竭时，体内总钠量明显增加，但血清钠浓度可低于正常而造成低钠血症(血清钠浓度低于135mmol/L)。常由于体内水潴留超过钠潴留或钠缺乏所致。其基本形式有稀释性低钠血症(高容量性低钠血症)、缺钠性低钠血症和混合性低钠血症三种。

（一）稀释性低钠血症

稀释性低钠血症的特点是体内水、钠潴留过多，水潴留超过钠潴留，体钠总量增多，但血钠降低，其血清钠浓度低于 130mmol/L，血浆渗透压小于 280mmol/L，常伴明显的水肿。

原因和发生机制：①心力衰竭时肾素–血管紧张素–醛固酮系统（RAAS）明显被激活，血管紧张素Ⅱ可引起肾小动脉强烈收缩，使肾小球滤过率降低，并且直接刺激肾上腺皮质释放大量醛固酮，后者可促使远曲小管和集合管增强对水、钠的重吸收而发生水、钠潴留，水潴留超过钠潴留时发生稀释性低钠血症。②心力衰竭时因心排血量减少引起有效循环血量降低，可刺激心血管压力感受器而使抗利尿激素（ADH）分泌增多；此外，血管紧张素Ⅱ水平增高也可刺激其释放。ADH 可加强远端肾小管和集合管对水的重吸收导致水潴留。③心力衰竭时常伴有肾脏的排水排钠功能障碍而可加重稀释性低钠血症。④长期过度限盐而不限制水分摄入。

（二）缺钠性低钠血症

缺钠性低钠血症的特点是不仅体内总钠量不足，而且血清钠也低于 130mmol/L，常伴有细胞外液量减少，无水肿，甚至具有一定的脱水征象。

原因和发生机制：①长期低盐饮食，Na^+摄入量不足，使机体内的钠量处于较低水平；②长期或大量使用噻嗪类、呋塞米等利尿剂，这些利尿剂能抑制髓袢升支对 Na^+的重吸收，从尿排出 Na^+增加；③心力衰竭伴有肾功能障碍时，肾小管泌 H^+功能降低而致 H^+-Na^+交换减少，引起尿中 Na^+排出量增多；④有时发生呕吐或腹泻或大量出汗等情况时，经消化道丢失大量 Na^+或经皮肤丢失 Na^+。

（三）混合性低钠血症

混合性低钠血症的特点是不仅具有稀释性低钠血症的征象，而且还具有缺钠性低钠血症的特点。血清钠低于 130mmol/L，一般不伴有血容量的明显改变或仅有轻度升高。

三、低钾血症

在心力衰竭时较易发生低钾血症（血清钾＜3.5mmol/L）。发生低钾血症的主要原因和机制是：①钾的摄入量减少，通常饮食中含钾量较丰富，一般不易发生低钾血症。但是在长期厌食或不含钾饮食的情况下，肾脏每日不停顿地继续排钾，若维持 1 周以上就可引起低钾血症，这与机体对 K^+的平衡规律“多进多排，少进少排，不进也排”有关。②长期或大量使用噻嗪类或髓襻利尿剂等排钾利尿剂，这些利尿剂通过远曲小管流速增加、抑制肾髓袢升支对 Cl^-的主动重吸收而引起 Cl^-丢失，当氯缺失时远端肾单位的 K^+排泌持续增多、利尿引起血容量减少致继发性醛固酮分泌增加等机制排出 K^+。使用上述利尿剂的尿量＞2000ml/24h，一定要注意低钾血症的发生。③心力衰竭时 RAAS 被激活，继发性醛固酮分泌增加而保钠排钾。④心力衰竭时交感神经兴奋性增强，儿茶酚胺分泌量增多，可激活细胞膜上的 β_2 受体，钠泵活性增强，使细胞外 K^+可逆离子浓度而进入细胞内。⑤如发生代谢性碱中毒时，K^+进入细胞内而H^+自细胞内移出；同时由于肾小管上皮细胞排H^+减少，故H^+-Na^+交换减少，而K^+-Na^+交换加强，因而排K^+增多。碱中毒与低钾血症互为因果。⑥呕吐或腹泻等时可引起大量K^+丢失，也可造成低钾血症，因为胃液内含钾量比血清高2～5倍，平均为13mmol/L，腹泻时每公斤粪便中丢失钾10～80mmol。

低钾血症对心血管系统的影响不仅取决于低钾的程度，而且取决于丢钾的速度。低钾血症最重要的危害是：①低钾血症易导致心律失常，血钾过低时K^+随化学浓度差自细胞内向胞外的力减弱，静息膜电位的绝对值减小，与阈电位的差距减小，因此产生各种异位节律；低钾也可使浦肯野纤维与心室肌动作电位持续时间的差别增大，从而促进折返运动，因而易引起快速性心律失常。②低钾易诱发洋地黄中毒，低钾血症时心肌细胞对洋地黄的敏感性增强。K^+能与洋地黄竞争性激活Na^+，K^+-ATP酶。当低钾时，洋地黄与心肌细胞上的Na^+，K^+-ATP酶的亲和力增高而使其酶活性降低，结果使心肌细胞内K^+外逸而造成心肌细胞内低钾，致细胞内静息膜电位绝对值变小，与阈电位值接近，此时可明显增加洋地黄致心律失常的毒性作用。

四、低镁血症

Mg^{2+}是各种酶的激活剂，是心肌细胞Na^+，K^+-ATP酶的金属辅酶，Mg^{2+}对于维护心肌正常的生理活动具有很重要的作用。镁在体内的代谢常与K^+代谢相似，影响K^+吸收、排泄的因素也往往影响Mg^{2+}。心力衰竭时可发生低镁血症（血清镁低于0.75 mmol/L）。

心力衰竭时发生低镁血症的主要原因和机制是：①洋地黄类药物可抑制肾小管对Mg^{2+}的重吸收而促进肾排镁；②长期使用噻嗪类和髓襻利尿剂可抑制对Mg^{2+}的重吸收而尿镁排出增加25%～400%；③心力衰竭时RAAS被激活，醛固酮增多，在保钠排钾的同时经肾排出的Mg^{2+}增加，可导致低镁血症；④充血性心力衰竭时由于血容量增加而抑制近曲小管对Mg^{2+}的重吸收；⑤长期厌食而镁的摄入不足。

低镁血症对心血管系统最主要的影响是：①低镁血症可致心律失常，其机制为，Mg^{2+}是心肌细胞Na^+，K^+-ATP酶必需的辅因子，缺镁时可引起Na^+-K^+泵功能失灵而心肌细胞静息电位负值明显减小，并与阈电位的差距变小，则心肌兴奋性增高而易致心律失常；缺镁时因Na^+-K^+泵失灵而不能使细胞内的Na^+泵出，而且Mg^{2+}通过膜内外Na^+-Mg^{2+}交换致Na^+外流功能降低，导致细胞内Na^+过多而心肌快反应自律细胞的自动去极化加速，引起心肌自律性增高致心律失常；缺镁时由于Na^+，K^+-ATP酶活性降低，肾脏保K^+功能减退而常伴有低钾血症，后者也促进发生心律失常；缺镁时心肌细胞内K^+减少且细胞内Na^+增加，后者可刺激Na^+/Ca^{2+}反向逆转，3g分子量的Na^+换取1g分子量的Ca^{2+}，故引起细胞内Ca^{2+}增多，从而易发生心律失常。②低镁血症易诱发洋地黄中毒：其机制为Mg^{2+}是心肌细胞Na^+，K^+-ATP酶的金属辅酶，当缺镁时可抑制Na^+，K^+-ATP酶活性，因而心肌细胞内K^+外流增加，造成心肌细胞内低K^+，有利于诱发洋地黄中毒；Mg^{2+}是心肌细胞Ca^{2+}内流的天然拮抗物，但是缺镁时通过与Ca^{2+}竞争载体而抑制Ca^{2+}内流过程障碍，结果势必Ca^{2+}内流增加，因而心肌对洋地黄更为敏感。

五、高钾血症

在心力衰竭时发生高钾血症的频率较低，但是在以下情况时可引起高钾血症：

(1)心力衰竭伴有明显尿少或肾功能障碍时肾小球滤过率减少，从而使K^+滤出受阻而血钾升高。

(2)充血性心力衰竭时由于Na^+及水分被送到远端肾小管及集合管不足，致使远端肾小管的排泌K^+减少，可导致高钾血症，因为Na^+及水分被释放到远端肾小管的多少可影响K^+的排泌率。

(3)长期使用氨苯蝶啶或阿米洛利(amiloride)等保钾利尿剂，这些药物通过阻断Na^+进入远曲小管细胞，减少跨膜电位差，从而影响K^+的排泌作用而引起高钾血症。

(4)严重心力衰竭致明显的低氧血症和肾功能损伤而导致失代偿性代谢性酸中毒时，因细胞外H^+浓度增高，过多的H^+移入细胞内而细胞内K^+外逸，引起高钾血症，另外，肾小管上皮细胞内H^+增多及K^+减少，致使H^+-Na^+交换增强而K^+-Na^+交换减弱，从尿中排钾减少而血钾升高。

第六节 心力衰竭血气改变、酸碱失衡与水电解质紊乱的防治

一、心力衰竭的防治原则

概括地温习心力衰竭的防治原则，根据心力衰竭发生发展不同阶段的临床特点(图 22-14)应给予合理的治疗，包括神经元介质系统紊乱的治疗措施，改善心脏舒缩功能，减轻心脏前、后负荷的防治对策，以及控制水钠潴留等一系列综合措施(图 22-15)。

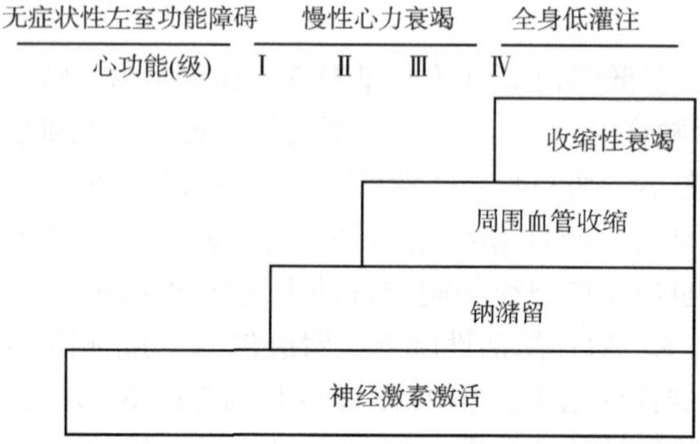

图 22-14 心力衰竭发生发展不同阶段的临床特点

(引自：Packer M)

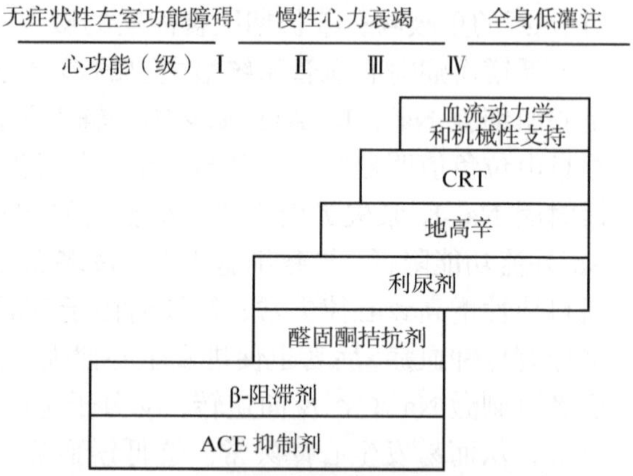

图 22-15 心力衰竭不同阶段的治疗策略

CRT (cardiac resynchronization therapy)，心脏重新同步治疗。大约30%的心力衰竭患者由于心脏电传导系统异常（室内传导迟延或束支传导阻滞）引起两个心室不同步搏动，结果导致心室有效每搏输出量明显减少致心力衰竭，此时可用两心室起搏器来调控，使其心室重新同步，以治疗心力衰竭，这种治疗方法称为 CRT

(引自：Packer M)

血管紧张素转换酶抑制剂(ACEI)是被证实能减低心力衰竭患者病死率的第一类药物，也是循证医学证据积累最多的药物，是公认的治疗心力衰竭的基石和首选药物，适用于所有左心室收缩功能不全(LVEF＜40%)的患者。无症状的 A 阶段的心力衰竭高发人群也可使用，可预防或延缓发生心力衰竭。禁忌证：①曾发生过致命性喉头水肿；②严重肾衰竭和妊娠妇女。以下情况慎用：①双侧肾动脉狭窄；②伴症状性低血压(收缩压＜90mmHg)；③左心室流出道梗阻(如主动脉瓣狭窄、肥厚梗阻性心肌病等)；④高血钾(＞5.5mmol/L)；⑤该药的另一副作用是咳嗽，使用该药后有咳嗽增加趋势者，应慎用。

二、血气改变、酸碱失衡与水电解质紊乱的防治

(一)治疗原发病及其诱发因素

及时去除引起酸碱紊乱的发病原因是治疗酸碱失衡的基本原则和措施，同时纠正水、电解质紊乱。严重缺氧患者应及时给予氧气治疗，以纠正和改善组织缺氧，防治严重低氧血症引起的代谢性酸中毒。

(二)缺氧的治疗

急性左心功能不全导致急性肺水肿时，常发生严重缺氧而 PaO_2 明显降低，致极度呼吸困难，患者应取半坐位或坐位，两下肢下垂以减少静脉回心血量和减少心脏前负荷；应持续高流量(6～8L/min)加压(3～6mmHg，即 0.4～0.8kPa)给氧，可给面罩加压吸氧或应用呼气末正压通气(PEEP)，并可使用 50%～75%的乙醇或有机硅消泡剂的湿化瓶，以降低肺泡表面张力，消除泡沫促进换气的作用。这种加压给氧法有助于提高肺泡内压力、减少浆液渗出。必要时可用非再呼吸性面罩加压供氧或持续正压通气(CPAP)等措施，以维持足够的动脉血氧饱和度(＞90%)。慢性心功能不全患者只要在安静状态下出现较明显的胸闷、气急症状时，可给氧气吸入治疗。一般采用鼻塞，或鼻导管，或面罩吸氧，氧流量为 4～5L/min，至症状消失后可停止吸氧。充分的吸氧治疗不仅可增加血氧饱和度，改善心肌缺氧状态，而且也可减少洋地黄的毒性反应。因此，吸氧治疗是临床治疗心力衰竭的措施之一，特别是急性呼吸衰竭；但是慢性心力衰竭无指征者不必常规吸氧治疗。至于心力衰竭合并代谢性碱中毒时，因血红蛋白氧离曲线左移而氧合血红蛋白不易释放出氧，致组织缺氧，尽管吸氧治疗，使动脉血氧饱和度也有所提高，但是不能改善其组织缺氧，因此，在临床上遇到心力衰竭合并代谢性碱中毒时，应首先纠正碱中毒，而不是仅先吸氧治疗。

(三)代谢性酸中毒的治疗

轻、中度代谢性酸中毒患者通常不需要给予碱性药物治疗。只有在严重的代谢性酸中毒、动脉血 pH＜7.20 或血清 HCO_3^- 浓度＜12mmol/L 并伴有血流动力学不稳定的状态下才能给予碱性药物治疗。一般主张在血气监护下分次补充碱性药物，每次补碱量宜小不宜过大。首选的碱性药物是碳酸氢钠，因为它可直接补充血浆缓冲碱，以作用迅速为特点，但是有含钠并可产生 CO_2 的缺点，因此，使用碳酸氢钠时应注意以下

两点：①碳酸氢钠的剂量不要过大，因含钠可发生高钠血症，有加重心力衰竭之虞；②注意呼吸道通畅，否则因 CO_2 排出障碍而有 CO_2 蓄积的危险，所以用碳酸氢钠的同时应配合用氨茶碱或人工辅助呼吸等措施，可有助于 CO_2 排出。碱性药物的使用剂量可用以下公式计算：

$$所需碱性药物量(mmol)=(24-测得[HCO_3^-])\times 体重(kg)\times 0.3$$

补充时应先投给计算量的 1/3～1/2，然后再根据患者病情或血气分析结果进行补充。

0.3 为“碳酸氢根分布空间”(distribution space for bicarbonate)，占体重的 30%；24mmol/L 为[HCO_3^-]的正常值。5%碳酸氢钠液 1ml 等于 0.66mmol。每克碳酸氢钠含碱量为 12mmol。每克三羟甲基氨基甲烷(THAM)含碱量为 8mmol。至于乳酸钠，通常通过肝脏转化为 HCO_3^-，所以在心力衰竭伴肝脏肿大或严重缺氧致乳酸明显增多的患者不宜使用。THAM 是不含钠的有机胺碱性药物，既可治疗呼吸性酸中毒，又可治疗代谢性酸中毒，特别是能纠正细胞内的酸中毒。缺点是使用时静脉滴速过快可发生抑制呼吸、低血钙等，或若溢于皮下可引起皮肤坏死。

(四)代谢性碱中毒的治疗

在心力衰竭时较常见的碱中毒类型为盐水敏感性碱中毒(saline-responsive alkalosis)，其治疗原则为：

(1)氯化钾：如果合并低钾低氯性碱中毒时，可补充氯化钾治疗，既可纠正低钾血症，又可补充 Cl^-，后者尚能加速肾脏对 HCO_3^- 的排出，以改善碱中毒。轻症则口服氯化钾，每次 1～2g，每日 3 次。严重低血钾时，如尿量不少于 500ml/24h，可缓慢静脉滴注氯化钾溶液。

(2)盐酸精氨酸：20g 盐酸精氨酸可补充 96mmol 的 H^+和 Cl^-，作用迅速，不含钠，无加重心力衰竭之虞，不过，大量、快速使用盐酸精氨酸时，可引起高钾血症，特别是合并肾功能障碍或尿量＜500ml/24h 的病例。

(3)生理盐水：因含 Cl^-量高于血浆，所以具有补充 Cl^-的功效，Cl^-可使过多的 HCO_3^- 从尿中排出，并且由于远曲小管中 Cl^-含量增加，使皮质集合管分泌 HCO_3^- 的功能增加。

(五)呼吸性碱中毒的治疗

只要祛除其病因，配合改善呼吸功能并给予氧气治疗以改善缺氧状态和缓解支气管痉挛等措施，一般均可纠正呼吸性碱中毒。呼吸性碱中毒伴有手足搐搦者可静脉注射(缓慢)氯化钙溶液治疗。

(六)呼吸性酸中毒的治疗

只要经过改善通气、维持呼吸道通畅和支气管解痉剂及祛痰剂等治疗，随通气量的增加而排出 CO_2，呼吸性酸中毒一般可得到缓解。必要时建立人工气道并配合机械通气治疗。通常不主张使用碱性药物治疗。

（七）三重复合型酸碱失衡的治疗

原则上首先纠正 pH 严重失代偿状态，并要防止其他酸碱失衡的加重和新的酸碱失衡的发生；保护和改善重要器官的功能；同时，纠正水、电解质紊乱和一般支持疗法等。

（八）水、钠潴留的治疗

(1) 合理限制钠盐摄入和液体输入：心力衰竭患者应限制钠盐摄入，以减轻水、钠潴留而降低心脏前负荷。这是因为一方面，Na^+可使血容量增加，另一方面，血清 Na^+可刺激下丘脑视上核附近的化学感受器而使抗利尿激素（ADH）释放增加，从而进一步增加血容量。轻度心力衰竭患者应限制在氯化钠 5g/d 以下，中度心力衰竭患者应限制在 3g/d 以下，重度心力衰竭应控制在 1g/d 以下。通常，美国纽约心脏病学会（NYHA）Ⅲ～Ⅳ级心力衰竭患者原则上应限钠盐。特别是心力衰竭急性发作伴有容量负荷过重者，要限制钠盐摄入（<2g/d）。一般情况下，严重低钠血症（血钠<130mmol/L）患者液体摄入量应<2L/d。严重心力衰竭患者液体量限制不宜超过 1500～2000ml/d，若输液时，其速度不宜过快，通常控制在 1～2ml/min。

(2) 利尿剂：不论是收缩功能不全，还是舒张功能不全，只要是水、钠潴留致容量负荷过重的心力衰竭患者，应给予利尿剂治疗，以减轻心脏前负荷而改善心功能。因此，利尿剂是治疗心力衰竭的常用药物。从小剂量开始，逐渐增加剂量直至尿量增加，体重每日减轻 0.2～1.0kg 为宜。每日体质量的变化是最可靠的监测利尿效果和调整利尿剂剂量的指标。不同类型的利尿剂在肾小管的主要作用部位是有差别的（图 22-16）。

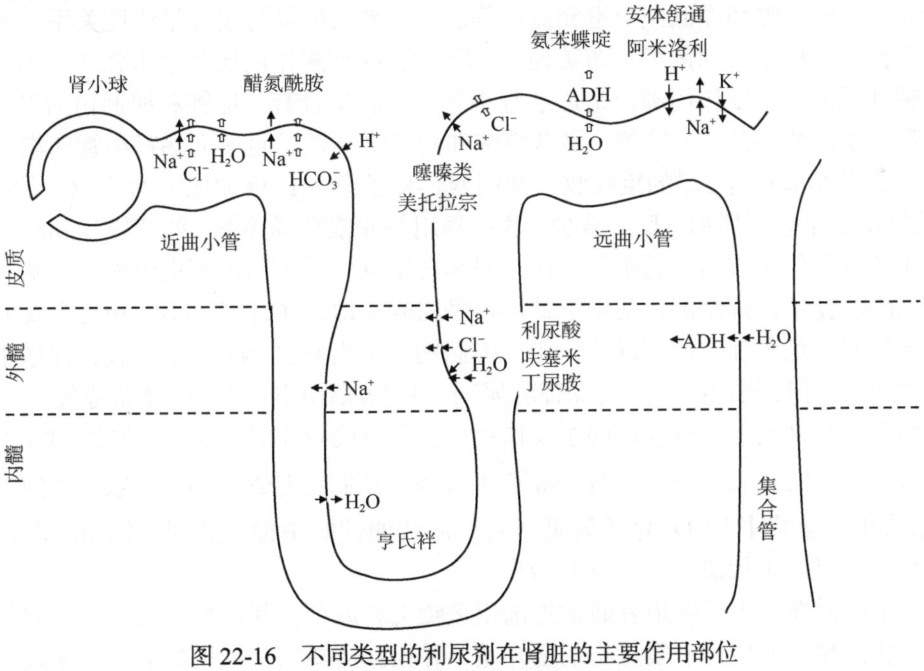

图 22-16　不同类型的利尿剂在肾脏的主要作用部位

←，主动转运；⇐被动转运

（引自：GottliebS）

噻嗪类利尿剂（如氢氯噻嗪、美托拉宗等）的主要作用部位是远端肾小管近段和肾小管袢升支的皮质部分。通过抑制 Na^+、Cl^-和水的重吸收而利尿，一方面，由于对 Na^+的重吸收减少而到达远端肾小管腔中的 Na^+增加，因此 K^+-Na^+交换增强，以促进 K^+排出，K^+的排出量约等于 Na^+排出量的 50%；另一方面，噻嗪类有轻度抑制碳酸酐酶而使 H^+排泌减少的作用，因而，管腔中 H^+浓度降低而 H^+-Na^+交换减少，Na^+-K^+交换增强，尿中排 K^+增加，可引起低钾血症。此外，通过管周膜内 Na^+-Ca^{2+}交换增加而促进远端肾小管对 Ca^{2+}的重吸收，以减少 Ca^{2+}在肾小管腔的沉积。因此，噻嗪类利尿剂是中效利尿剂，只影响肾的稀释功能，而对其浓缩功能无作用，具有排 Na^+、排 Cl^-和排 K^+等作用。噻嗪类利尿剂仅适用于轻度液体潴留、伴有高血压而肾功能正常的心力衰竭患者。氢氯噻嗪的最大剂量为100mg/d，再增量也无效。

襻利尿剂（呋塞米、布美他尼、托拉塞米等）主要适用于有明显液体潴留或伴有肾功能损伤的患者。襻利尿剂的主要作用部位是髓袢升支粗段（外髓部）。通过抑制髓袢升支对 Cl^-的重吸收而发挥排 Na^+利尿作用，由于对 Cl^-的主动重吸收过程受到抑制，而使管腔内电位降低，管腔外电位升高，故 Na^+顺电位梯度而被动重吸收过程也受到抑制，从而明显增加 Cl^-和 Na^+的排出而利尿。襻利尿剂的另一个利尿机制是通过前列腺素分泌增加而间接增加肾皮质血流量，从而提高肾小球滤过率而增加利尿。这类利尿剂以速效、强效为其特点，除易造成低血氯、低血钠以外，还可引起低血钾、低血镁等电解质紊乱。低血钾的发生机制为：因为这种利尿剂能抑制髓袢升支对 Na^+及水的重吸收，使流至远端肾小管的 Na^+与水增加而远端肾小管尿液流率加速，再加上其管腔内液中 Na^+含量增多，以促进 K^+-Na^+交换而尿排 K^+增加。襻利尿剂不仅影响肾的稀释功能，而且还可影响肾的浓缩功能，不仅抑制 Na^+、Cl^-的重吸收，也可抑制 Ca^{2+}、K^+和 Mg^{2+}的重吸收。呋塞米还可降低肺动脉压，减轻肺充血、肺水肿和降低左心室充盈压等。呋塞米的剂量与效应呈线性关系，剂量不受限，但不推荐使用很大的剂量。布美他尼（丁尿胺）的利尿作用比呋塞米强 40～60 倍。

保钾利尿剂的主要作用部位是远端肾小管远段和集合管。保钾利尿剂包括氨苯蝶啶、阿米洛利、螺内酯（安体舒通）等。氨苯蝶啶和阿米洛利通过阻滞远端肾小管和集合管上皮细胞的钠通道而抑制对 Na^+的重吸收，抑制 Na^+-K^+交换，以增加尿中 Na^+、Cl^-的排出量，但 K^+的排出量不但不增加，反而减少。这一作用并非依赖醛固酮。氨苯蝶啶和阿米洛利等单独使用的利尿作用较弱，通常与其他利尿剂合用有协同作用而不提倡先用。螺内酯为内源性醛固酮的竞争性抑制剂，其化学结构与醛固酮类似，在远端肾小管和集合管上皮细胞的受体部位发生竞争性拮抗而发挥作用，抑制钠通道而减少 Na^+的重吸收，使尿中 Na^+、Cl^-排出增加，而 K^+排出减少，为保钾利尿剂。其利尿作用较弱、缓慢而持久。

碳酸酐酶抑制剂（乙酰唑胺）的主要作用部位是近端肾小管。通过抑制近端肾小管细胞内的碳酸酐酶，使 H^+分泌减少，H^+-Na^+交换减少，抑制对 HCO_3^- 的重吸收，而使 HCO_3^- 随 Na^+和水排出，血浆中 HCO_3^- 浓度降低，可引起代谢性酸中毒。其利尿作用较弱，且易产生耐药性，但可用于代谢性碱中毒的治疗。

轻、中度慢性心力衰竭患者通常先选用噻嗪类利尿剂，其剂量要根据病情的严重程度和患者的实际情况而定。一般从小剂量开始，并根据需要按倍数增加剂量。原则上，以缓慢或中速利尿为宜，采取小量、短程、联合（与保钾利尿剂合并使用）、间歇或交替给药。对重度或急性心力衰竭或上述药物效果不佳而明显水钠潴留的患者，可加用或改用襻利尿剂，如呋塞米或依他尼酸钠等静脉注射。使用利尿剂时易引起水、电解质紊乱与酸碱失衡

(表 22-7)，最常见的是低血钾，故应注意补充钾盐。使用利尿剂时，需经常监测血气、酸碱和电解质以防酸碱失衡与电解质紊乱。

表 22-7　常用利尿剂引起的代谢异常

	噻嗪类利尿剂	襻利尿剂	碳酸酐酶抑制剂	保钾利尿剂
血容量减少	↓↓	↓↓↓	↓	↓
血清钠	↓↓	↓↓	↓	↓↓
血清钾	↓↓↓	↓↓	↓↓	↑↑
血清镁	↓↓	↓↓	↑	↑
血清钙	↑↑	↓	↓	±
酸碱失衡	碱中毒	碱中毒	酸中毒	酸中毒
高尿酸血症	↑↑	↑↑	±	±
糖类不耐性	↑↑	±/↑	±	±
高脂血症	↑↑	±/↑	±	±

注：↓，轻度减少；↓↓，中度减少；↓↓↓，重度减少；↑，轻度增加；↑↑，中度增加；±/↑，不定/轻度增加；±，不定。

(引自：Schnapp L M)

(九)低钾血症的治疗

(1)钾盐治疗：轻症可口服钾盐；若不能口服，或缺钾明显，或低钾性心律失常时，常需静脉滴注氯化钾溶液，氯化钾 1.5g 溶于生理盐水 500ml 中缓慢静脉滴注。补钾的速度应严格控制在每小时 10mmol 之内，以防止血钾突然升高对心脏带来有害影响。补钾时通常不用葡萄糖溶液作为稀释液，因为葡萄糖可引起胰岛素分泌，使细胞外的钾进入细胞内，反而加重低钾血症。静脉滴注补钾时，24 小时尿量应＞500ml。

(2)控制 Na^+的摄入和输入：因为 Na^+浓度升高可促进 K^+由细胞外向细胞内转移和肾脏排钾增加。

(3)联合使用血管紧张素转换酶抑制剂(ACEI)：有助于抑制 AngⅡ和醛固酮的作用，而排 K^+减少，以收到增加血钾的效果。

(4)可使用保钾利尿剂：如氨苯蝶啶或螺内酯等，有助于提高血钾和降低血钠。不过保钾利尿剂只在其他利尿剂使用的基础上加用，一般不单独先使用。

(十)低钠血症的治疗(详见钠代谢平衡与障碍)

(1)稀释性低钠血症的治疗：轻症患者只要严格限制水分摄入和给予噻嗪类和(或)襻利尿剂治疗即可恢复，并且应控制输液的量与速度。一般情况下，每人饮水或输液的量以不超过 1000ml 为宜，输液速度应控制在 1～2ml/min。重症或伴脑水肿的急症患者，除上述治疗外，应静脉给予甘露醇等渗透性利尿剂和(或)静脉注射呋塞米等强利尿剂治疗，以排出过多的水分。必要时可用高渗盐水治疗，但其纠正速度必须缓慢进行。

(2)缺钠性低钠血症的治疗：原则上可给予补钠治疗，但由于存在心力衰竭，其补钠量应逐渐增加，以保持血钠逐渐上升。若伴有严重低钠致神经精神症状的患者需要静脉补充钠盐时，应在血流动力学和血钠监测的条件下，缓慢进行补充，以免加重心力衰竭。

(3)混合性低钠血症的治疗：既有稀释性低钠血症，又有缺钠性低钠血症的混合性低钠血症，可见于晚期慢性心力衰竭患者。此时的治疗原则应是严格限制水分摄入，同时既要使用利尿剂，又要补充 Na^+。伴有精神症状的严重低钠血症患者，可使用高渗氯化钠溶液进行补钠，补钠时应遵循以下两个原则：①缺钠的纠正速度应该缓慢；②多不主张血钠水平提高到正常值水平(135～140mmol/L)，提高到 120mmol/L 即可，因为血清钠在 120～125mmol/L 以上时，并不出现脑症状等危险的临床征象。使用利尿剂时，也要遵循其应用原则，防止血容量突然降低或电解质紊乱引起的不良后果。

(十一)低镁血症的治疗

(1)轻症可口服天门冬氨酸钾镁片剂。镁为 2 价阳离子，在肠道吸收缓慢，应用剂量较大时，可发生渗透性腹泻，必要时可与氢氧化铝同时服用。

(2)必要时，可用 25%硫酸镁溶液 10ml 加入 200～500ml 生理盐水或 5%～10%葡萄糖溶液中静脉缓慢滴注。

(3)保钾利尿剂和 ACE 抑制剂可减少尿镁的排泄。

(十二)高钾血症的治疗

(1)葡萄糖加胰岛素：葡萄糖在细胞内合成糖原时需 K^+，结果 K^+由细胞外移入细胞内，再加上胰岛素能激活钠泵，促进 K^+向细胞内转移而使血 K^+浓度下降。常用 10%～25%葡萄糖溶液 200～250ml 加胰岛素静脉滴注，每 3～4g 葡萄糖加 1U 胰岛素。滴入后 30 分钟起效，持续 4～6 小时。

(2)碳酸氢钠：过高的血钾会引起危及生命的心律失常，此时紧急处理的措施之一是缓慢静脉注射高渗碳酸氢钠溶液。治疗过程中要密切观察，以免过多钠盐诱发肺水肿或加重心力衰竭的危险。碳酸氢钠治疗高钾血症的机制为：①Na^+直接对抗 K^+的心脏毒性作用；②碳酸氢钠可造成碱血症，以促进 K^+向细胞内转移；③细胞内液和血浆 Na^+浓度升高，激活钠泵使 K^+由细胞外移入细胞内。通常用 5%碳酸氢钠溶液 60～100ml 静脉推注，大约数分钟起效。

(3)应用排钾利尿剂，必要时腹膜透析或血液透析等，以促进 K^+排出体外。

参 考 文 献

陈灏珠，林果为. 2009. 实用内科学. 13 版. 北京：人民卫生出版社.

方圻，朱文玲. 2000. 充血性心力衰竭时水与电解质代谢紊乱及其发生机制//陈敏章主编. 临床水与电解质平衡. 2 版. 北京：人民卫生出版社，100-111.

傅世英，黄永麟. 1980. 充血性心力衰竭的发病机理和治疗//吴英恺主编. 心血管病学进展. 哈尔滨：黑龙江科学技术出版社，297-313.

朴镇恩. 1982. 心血管疾病常见的血液气体异常与酸碱平衡失调及电解质紊乱. 黑龙江医药，9：11-19.

朴镇恩. 2008. 心力衰竭及其血液气体改变和酸碱失衡与水电解质紊乱//朴镇恩编著. 最新血液气体与酸碱平衡. 哈尔滨：黑龙江教育出版社，495-519.

任成山. 2002. 危重病人的动脉血气变化及酸碱平衡紊乱//钱桂生主编. 现代临床血气分析. 北京：人民军医出版社，205-212.

师树英. 1999. 心力衰竭的病理生理及治疗//卫生部继续医学教育委员会编. 国家级继续医学教育项目系列教材选编(心血管病

学). 长春：长春出版社，253-265.

王彬尧，王长谦. 2000. 心力衰竭//王一山主编. 实用重症监护治疗学. 上海：上海科学技术文献出版社，590-601.

吴立玲. 2008. 心功能不全//金惠铭主编. 病理生理学. 7版. 北京：人民卫生出版社，199-217.

吴立岭. 1999. 心力衰竭发病机制的研究进展//卫生部继续医学教育委员会编. 国家级继续医学教育项目系列教材选编(心血管病学分册). 长春：长春出版社，273-278.

朱雷，王齐冰，盛华. 2003. 心功能不全患者的水、电解质代谢紊乱//朱雷主编. 水、电解质与酸碱平衡紊乱. 上海：上海科学技术出版社，173-180.

Adrogué H J，Madias N E. 2000. Hyponatremia. N Engl J Med，342：1581-1589.

Angeja B G，Gross man W. 2003. Evaluation management of diastolic heart failure. Circulation，107：659-663.

Bongard F S. 2002. Fluids，electrolytes，& acid-base// Bongard F S. Current Critical Care Diagonosis Treatment. 2nd ed. New York：Lange Medical Books/McGraw-Hill，14-77.

Braunwald E. 2005. Normal and abnormal myocardial function//Edited by Kasper DL. Harrison's Principles of Internal Medicine. 16th ed. New York：McGraw-Hill，1358-1367.

Chen H H，Lainchbury J G，Senni M，et al. 2002. Diastolic heart failure in the community：Clinical profile，natural history，therapy，and impact of proposed diagnostic criteria. J Card Fail，8：279-287.

Dickstein K，Cohen-Solal A，Filippatos G，et al. 2008. ESC Guidelines for the diagnosis and treatment of acute and chronic heart failure 2008：the Task Force for the Diagnosis and Treatment of Acute and Chronic Heart Failure 2008 of the European Society of Cardiology. Developed in collaboration with the Heart Failure Association of the ESC(HFA) and endorsed by the European Society of Intensive Care Medicine(ESICM). Eur Heart J，29(19)：2388-2442.

Douglas P S. 1999. Diastolic dysfunction：Old dog，new tricks. Am Heart J，137：777-778.

Drazner M H，Rame J E，Stevenson L W，2001. Prognostic importance of elevated jugular venous pressure and a third heart sound in patients with heart failure. N Engl J Med，345：574-581.

Dworzynski K，Roberts E，Ludman A，et al. 2014. Diagnosing and managing acute heart failure in adults：summary of NICE guidance. BMJ(Clinical research ed.)，349：g5695.

Effect of metoprolol CR/XL in chronic heart failure：Metoprolol CR/XL randomised intervention trial in congestive heart failure(MERIT-HF). Lancet，353：2001-2007.

Faris RF，Flather M，Purcell H，et al. 2012. Diuretics for heart failure. Cochrane Database Syst Rev，2：CD003838.

Francis G S. 2004. Pathophysiology of heart failure//Edited by Fuster V. Hurst's the Heart. 11th ed. New York：McGraw-Hill，697-721.

Gheorghide M，Cody R J，Francis G S，et al. 2000. Current medical therapy for advanced heart failure. Heart Lung，29：16.

Herzog E. 2012. The Cardiac Care Unit Survival Guide. Lippincott Williams & Wilkins：98.

Jessup M，Abraham WT，Casey D E，et al. 2009. 2009 focused update：ACCF/AHA guidelines for the diagnosis and management of heart failure in adults：a report of the American College of Cardiology Foundation/American Heart Association Task Force on Practice Guidelines：developed in collaboration with the International Society for Heart and Lung Transplantation. Circulation，119(14)：1977-2016.

Jessup M，Brozena S. 2003. Heart failure. N Engl J Med，348：2007-2018.

Katz A M. 2000. Heart failure. New York：Raven，381.

Kotecha D，Holmes J，Kram H，et al. 2014. Efficacy of β blockers in patients with heart failure plus atrial fibrillation：an individual-patient data meta-analysis. The Lancet，384(9961)：2235-2243.

Krug A W，Grossmann C，Schuster C，et al. 2003. Aldosterone stimulates epidermal growth factor receptor expression. J. Biol. Chem，278(44)：43060-43066.

LeWinter MM. 2004. Normal physiology of the cardiovascular system// Edited by Fuster V. Hurst's the Heart. 11th ed. New York：McGgraw-Hill，87-112.

Liu F，Chen Y，Feng X，et al. 2014. Effects of beta-blockers on heart failure with preserved ejection fraction：a meta-analysis，Plos one，9(3)：e90555.

Loscalzo Joseph，Fauci Anthony S.，Braunwald Eugene. et al. 2008. Harrison's Principles of Internal Medicine. 17 ed. New York：McGraw-Hill Medical，1447.

Maisel A S，Krishnas wamy P，Nowak R M，et al. 2002. Rapid measurement of B-type natriuretic peptide in the emergency diagnosis of heart failure. N Engl J Med，347：161-167.

Massie B M. 2004. Heart failure：Pathophysiology and diagnosis//Edited by Goldman L. Cecil Textbook of Medicine. 22 nd ed. Philadelphia：Saunders，291-299.

McDonagh T A. 2011. Oxford textbook of heart failure. Oxford：Oxford University Press，3.

McMurray J J，Pfeffer M A. 2005. Heart failure. Lancet，365（9474）：1877-1889.

Monson J P. 2002. Salt and water homeostasis and acid-base balance//Textbook of Medicine. 4th ed. Philadelphia：Churchill Livingstone，1099-1118.

Nieminen M S，Böhm M，Cowie M R，et al. 2005. Executive summary of the guidelines on the diagnosis and treatment of acute heart failure：the Task Force on Acute Heart Failure of the European Society of Cardiology. Eur. Heart J，26（4）：384-416.

Olson TM. 2002. Metavinculin mutations alter actin interaction in dilated cardiomyopathy. Circulation，105：431-437.

Packer M. 2004. Heart failure：Management and prognosis// Edited by Goldman L. Cecil Textbook of Medicine. 22nd ed. Philadelphia：Sauders，300-310.

Rosamond W，Fleqal K，Furie K，et al. 2008. Heart disease and stroke statistics-2008 update：a report from the American Heart Association Statistics Committee and Stroke Statistics Subcommittee. Circulation，117（4）：e25-146.

Soupart A，Decaux G. 1996. Therapeutic recommendations for management of severe hyponatremia：Current concepts on pathogenesis and prevention of neurologic complications. Clin Nephrol，46：149-169.

Swynghedauw B. 1999. Molecular mechanisms of myocardial remodeling. Physiol Rev，79：215-262.

Torres Filho IP，Spiess B D，Pittman R N，et al. 2005. Experimental analysis of critical oxygen delivery. Am J Physiol Heart Circ Physiol，288：H1071-H1079.

Vasan R S，Larson M G，Benjamin E J，1999. Congestive heart failure in subjects with normal versus reduced left ventricular ejection fraction：Prevalence and mortality in a population- based cohort. J Am Coll Cardiol，33：1948-1955.

von Lueder，AtarD，Krum H. 2013. Diuretic use in heart failure and outcomes. Clin Pharmacol Ther，94（4）：490-498.

Watson P A. 1991. Function follows form：generation of intracellular signals by cell deformation. FASEB J，5：2013-2019.

Yancy C W，Jessup M，Bozkurt B，et al. 2013. 2013 ACCF/AHA guideline for the management of heart failure：a report of the American College of Cardiology Foundation/American Heart Association Task Force on Practice Guidelines. Circulation，128（16）：e240-e327.

Yancy C W，Jessup M，Bozkurt B，et al. 2013. 2013 ACCF/AHA guideline for the management of heart failure：a report of the American College of Cardiology Foundation/American Heart Association Task Force on Practice Guidelines. Circulation，62（16）：e147-e239.

Zile M R. 2003. Heart failure with preserved ejection fraction：is this diastolic heart failure. JACC，41（9）：1519-1522.

第二十三章　休克的血气改变、酸碱失衡与水电解质紊乱

第一节　概　　念

休克是指各种原因引起的，以组织有效血液流量急剧降低为特征，并导致全身重要器官功能代谢紊乱和结构损伤的一种急性循环功能不全的综合征（acute circulatory insufficient syndrome）。它是由于多种严重病因导致多种神经体液因子参与下引起急性循环功能不全所致微循环功能紊乱致严重组织细胞灌注衰竭，包括有效血容量不足、每搏输出量减少或周围血流分布异常，广泛而持久的严重周围组织与器官灌注不足，出现一系列病理生理改变导致细胞功能不全、代谢改变与重要器官衰竭，甚至可发生潜在的不可逆性组织损害的临床综合征。对休克的认识和研究已有200多年的历史，1731年，Henri Francois Le Dran（法国外科医师）首次描述被创击而处于生命器官功能虚脱的状态称为“secousse”。休克的临床表现主要为周围循环衰竭（四肢湿冷、脉快细弱、面色苍白或发绀、脉压缩小、尿量减少或神志淡漠等），血压下降，组织细胞与器官的血流灌注减少、氧供降低导致微循环功能障碍，甚至可能引起多器官功能障碍（multiple organ dysfunction syndrome，MODS）或可发展成多系统器官衰竭（multiple system organ failure，MSOF）等征象。20世纪80年代以来，休克研究的热点已转向细胞、亚细胞和分子水平，特别是体液因子对微循环、细胞和器官功能的影响。休克是多病因、多发病环节、有多种体液因子参与的循环血流和氧供不能满足机体代谢的需要，尤其是微循环功能障碍为主要特征的病理过程。对休克的认识，即由整体–组织（微循环学说）–细胞（“休克细胞”）–分子水平。无论需要多少年，可以肯定的是人们还会继续书写休克研究的新篇章。休克时常引起不同程度的血气改变、酸碱失衡，因此，正确及时地纠正血气改变和酸碱失衡是抢救休克患者不可缺少的重要一环。

休克的主要分类有以下几种：

（一）按血流动力学改变分类

1. 低动力型休克　此型的血流动力学特点是心排血量减少、外周阻力增加、中心静脉压降低和动脉血压降低。临床表现为皮肤苍白湿冷，甚至出现发绀、脉快细弱、尿量减少、表情淡漠等，因此，这一型休克又称为冷休克。多见于低血容量性休克、心源性休克及部分感染性休克。

2. 高动力型休克　此型的血流动力学特点是心排血量增加、外周阻力降低、中心静脉压高、动脉血压低。其临床表现为皮肤潮红、干燥、呼吸急促、脉充实有力，故又称为暖休克。主要见于某些类型的感染性休克。

（二）按病理生理分类

休克按其病理生理可分为低血容量性、血管源性、心源性与心脏外阻塞性休克四种（图 23-1）。这种分类是基于血流由血容量、血管张力与泵功能三个因素决定的病理生理原则。

1. 低血容量性休克　此型多见于消化道出血、动脉瘤破裂、严重的糖尿病酮症酸中毒，以及剧烈呕吐、腹泻、肠梗阻等。低血容量性休克在临床上出现“三低一高”的典型表现，即动脉血压降低、心排血量减少和中心静脉压（central venous pressure，CVP）降低，而总外周阻力（total peripheral resistance，TPR）增高。若有明显的血压下降则表示可能有 30%的失血量或低血容量。

2. 血管源性休克　此型可见于过敏性休克、败血症休克、神经源性休克和药物性休克等。这些病因可通过内源性或外源性血管活性物质的作用，使小血管特别是腹腔内脏的小血管舒张，大量血液淤滞在舒张的小血管内，导致有效循环血量减少引起血管源性休克（vasogenic shock）或称分布异常性休克（maldistributive shock）。

3. 心源性休克　此型可见于急性心肌梗死并发休克、心肌病、瓣膜病变（特别是严重的主动脉狭窄和关闭不全）、心律失常和其他严重的心脏病晚期等，其中以急性心肌梗死最为常见。主要是由于心脏泵血功能极度减退，心排血量急剧减少，有效循环血量下降，不能维持正常的组织灌注而引起的。

4. 心脏外阻塞性休克　此型主要由于非心肌源性，即心脏外部的原因包括阻塞性或压力性原因使心脏舒张期充盈减少，如急性心脏压塞或心脏射血受阻（如肺血管栓塞）等。

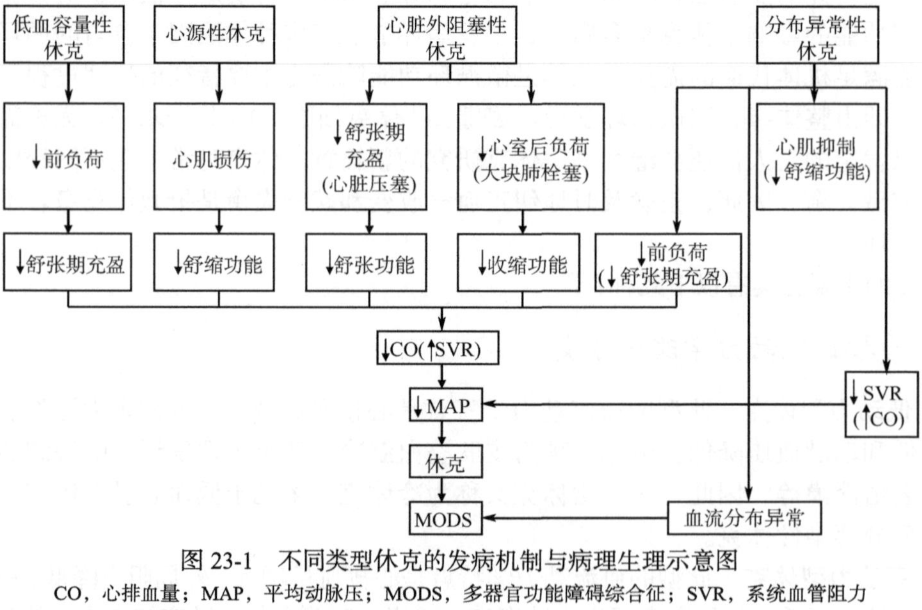

图 23-1　不同类型休克的发病机制与病理生理示意图

CO，心排血量；MAP，平均动脉压；MODS，多器官功能障碍综合征；SVR，系统血管阻力

（引自：Parrillo J E）

（三）按病因分类

休克的原因很多，各型休克的主要生理特点归纳为表 23-1。

表 23-1　各型休克的生理特点

类型	CVP 和 PCWP	心排血量	体循环阻力	静脉血氧饱和度
低血容量性休克	↓	↓	↑	↓
心源性休克	↑	↓	↑	↓
感染性休克				
高动力型	↑↓	↑	↓	↑
低动力型	↑↓	↓	↑	↑↓
创伤性休克	↓	↑↓	↑↓	↓
神经源性休克	↓	↓	↓	↓
肾上腺功能减退性				
休克	↑↓	↓	=↓	↓

注：CVP，中心静脉压；PCWP，肺毛细血管楔压。

（引自：Maier R V）

第二节　休克的分期及其病理生理

休克的病因虽有不同，但一般均有共同的病理生理基础，即发生各种血流动力学改变和微循环障碍。休克时较常用的血流动力学参数及其计算公式参见表 23-2。

表 23-2　血流动力学参数及其计算公式

项目	计算公式	正常值
心排血量（CO）	SV×HR	4～8 L/min
心脏指数（CI）	CO/BSA	2.6～4.2（L · min）/m^2
每搏输出量（SV）	CO/HR	50～100ml/每搏
体循环阻力（SVR）	[（MAP–RAP）/CO]×80	700～1600dyne·s/cm^5
肺循环阻力（PVR）	[（PAPm–PCWP）/CO]×80	20～130dyne·s/cm^5
左心室搏动（LVSW）	SV（MAP–PCWP）×0.0136	60～80g^{-m}/ 每搏
右心室搏动（RVSW）	SV（PAPm–RAP）	10～15g^{-m}/每搏

注：HR，心率；BSA，体表面积；MAP，平均动脉血；RAP，右心房压；PAPm，平均肺动脉压；PCWP，肺毛细血管楔压。

（引自：Maier R V）

根据血流动力学和微循环变化的规律，可将休克的发生发展分为以下三期：①休克代偿期（compensatory stage of shock）（休克Ⅰ期，休克早期，微血管痉挛期）；②休克进展期（progressive stage of shock）（休克Ⅱ期，微循环淤血缺氧期）；③休克难治期（crefractory stage of shock）（休克Ⅲ期，休克失代偿期，休克晚期，微循环衰竭期）。

一、休克代偿期(休克Ⅰ期，休克早期，微循环缺血性缺氧期)

休克Ⅰ期也称血液灌注减少期、微循环缺血性缺氧期或休克代偿期。休克是急性循环功能不全综合征，它不仅引起心排血量(CO)和(或)外周血管阻力(SCR)发生明显变化，而且，大血管内循环不能支持微循环障碍导致组织灌注衰竭。机体循环大致分为大血管内循环和微循环两部分。这两部分循环都遵循物理学定律，即压力(P)等于流量(F 或 Q)和阻力(R)的乘积。一般微循环的功能状态取决于微循环灌流状态。其微循环的血流量(Q)与血压(P)成正比，与阻力(R)成反比，即

$$Q = P / R$$

在临床上相当于动脉血压(BP)、心输出量(CO)和外周血管阻力(SCR)。

而一种液体流经一般细管时，阻力大小与管长(L)及液体的黏滞系数(μ)成正比，而与管径(πr^4)成反比。可用下式表示：

$$R = 8\mu L/\pi r^4$$

将上述两公式合并即得：

$$Q = \pi r^4 P / 8\mu L$$

这就是“泊肃叶”(Poiseuilli)公式。在生理状态下，血管长度一般不变，血液黏滞度改变也不大，但血压与微小动脉的口径经常发生变化，可见，微循环血流量取决于血压与微小动脉的通畅程度。

在休克早期，由于休克动因的刺激，机体发生一系列代偿应激反应。不同原因引起的休克，其始动环节不同，在始动因素的作用下，其有效循环血量减少，微循环缺血缺氧的基本机制是：①由于交感–肾上腺髓质系统强烈兴奋，从而使儿茶酚胺大量释放入血。在休克早期，儿茶酚胺(CAs)10～30倍释放入血，是引起外周阻力升高和微循环缺血的主要原因。此时，不同器官的血管对儿茶酚胺的反应并非完全相同，如腹腔内脏、皮肤、骨骼肌和肾脏等的血管α-受体密度高，对儿茶酚胺比较敏感而使小动脉、微动脉和后微动脉处于收缩状态；但是，脑和心脏血管则无明显改变，以保证主要生命器官，如脑和心脏的血液供应，这是一种代偿机制。通过交感–肾上腺素髓质系统应激反应引起的周围血管收缩而增加的血管总阻力可达(2530±1190) dyne · s/cm^5。此时，动脉压即使仍维持正常，进入微循环的血量和速度已明显减少、减慢，血液供应的营养物质与氧不能满足组织细胞正常代谢的需要，因此，休克时微循环血液灌注不足的改变显然比仅注意动脉压的高低重要得多。②血管紧张素Ⅱ等生成增加。在休克早期，由于交感神经及儿茶酚胺的作用和血容量减少，均可引起肾素–血管紧张素系统(RAS)活动加强，而使血管紧张素Ⅱ生成增加，神经垂体加压素(vasopressin)分泌增多，这些都有强烈的缩血管作用。③血栓素(thromboxane A_2，TXA_2)和前列腺素(PGI_2)的生成和释放都增加，除了血管紧张素Ⅱ等体液因子参与血管收缩外，由花生四烯酸通过环氧化酶生成的 TXA_2 和 PGI_2 的生成和释放都增加，前者具有很强的缩血管作用，主要在血小板聚集过程中合成；后者除具有很强的扩血管作用外，还能抑制血小板聚集，主要在血管内皮细胞生成。在正常情况下，PGI_2 和 TXA_2 相互拮抗，相互制约，两者处于动态平衡，使微血管保持正常张力；但在休克时，由于缺氧、酸中毒和氧自由基等致病因素造成血管内皮损伤，PGI_2 合成相对减少，因而不能对抗致病因子激活的血小板

所释放的 TXA_2，使 PGI_2/TXA_2 比例降低，TXA_2 作用加强，从而引起微血管强烈收缩与痉挛，加重微循环缺血、缺氧。④内皮素水平显著增加，在各种休克时，循环内皮素(endothelin，ET)水平显著升高，且与组织损伤程度呈正相关，与血流动力学参数呈负相关。内皮素是已知的缩血管物质中作用很强、作用时间最久的物质。总之，参与休克发病的体液因子有很多，有的尚未完全阐明。

在休克代偿期(休克Ⅰ期)，通过体液因子的作用，机体可发生以下三方面的代偿作用：

(1)血液重新分布：休克初期，在皮肤、腹腔内脏和肾血管收缩而血流显著减少的同时，保证心、脑等重要器官的血液供应，实际上是一种“移缓救急”作用。此外，血管介质作用于特定的血管床，使血液重新分布，如前列腺素、激肽等介质能使心内膜的血流转移至心外膜；血管紧张素Ⅱ可使肾皮质血流转移至肾髓质等。

(2)“自身输液”作用：有助于回心血量和动脉血压的维持。毛细血管前括约肌、后微动脉和微动脉几乎不受神经支配，它们主要受体液因素的调节，特别是对儿茶酚胺的敏感性比微静脉更为明显，导致毛细血管前阻力大于后阻力，毛细血管中流体静压显著下降，因而促进组织液回流入毛细血管内而起“自身输液”的作用，以增加回心血量。有人估计，在休克初期的 2 小时以内，由组织间隙进入毛细血管的体液量可达 50～120ml/h。

“自身输血”作用：在休克早期由于小静脉和肌性微静脉收缩和痉挛，肝脾储血库紧缩而短暂地减少血管床容量，增加回心血量，以利于维持动脉血压。

(3)交感神经的兴奋和血中儿茶酚胺的增多，可使心率加快，心肌收缩性增强，从而也可使心排血量增加；通过肾素–血管紧张素–醛固酮系统和抗利尿激素也可使循环血量增加，是重要的休克的代偿作用之一。

二、休克进展期(休克Ⅱ期，微循环淤血性缺氧期)

休克Ⅱ期，也称可逆性失代偿期或休克进展期、休克中期。休克继续进展，不仅组织的细胞水平将处于越来越严重的低灌注状态，而且在毛细血管中发生血液淤滞而处于微循环淤血状态。微循环淤血性缺氧是此期的主要特征。微循环缺血、缺氧的基本机制是：①酸中毒，由于长时间微血管痉挛，毛细血管血流持续性减少，组织缺血、缺氧加重，于是组织中糖的无氧酵解过程加强，乳酸等酸性代谢产物大量聚积而引起酸中毒。此时，微动脉和毛细血管前括约肌对酸的耐受性较差，对儿茶酚胺的缩血管反应性降低而松弛；但是，微静脉和小静脉对酸的耐受性较强，在儿茶酚胺等缩血管物质的作用下继续收缩，结果毛细血管网大量开放，其开放的数目要比总数 1/5 的正常开放数大得多，微循环处于灌入多而流出少的血液淤滞状态。这种微循环内大量的血液淤滞，一方面可引起回心血量显著减少，心排血量明显降低，从而引起氧供(DO_2)明显减少；另一方面因微循环内淤血，使毛细血管的流体静压增高，毛细血管通透性增高，液体从毛细血管大量移入组织间隙，使回心血量更进一步减少；再一方面使血液浓缩，血液黏滞性增高，血流更加缓慢，又加上因血流更加缓慢导致白细胞靠边，白细胞在内皮细胞表面的细胞间黏附分子-1(intercellular adhesion molecule-1，ICAM-1)的介导下，沿着血管内皮细胞滚动，并黏附于内皮细胞，嵌塞毛细血管或在微静脉附壁黏着，使血流受阻，毛细血管后阻力增加，更加重微循环淤滞和障碍。②腺苷、激肽和组胺等扩血管物质生成增多，当严重缺氧时，细胞内 cAMP 经 5-核苷酸酶大量分解产生腺苷，腺苷是强有力的扩血管物质，可通过激活血管平滑肌细胞膜上的腺苷受体，提高平滑肌细胞内的 cAMP 含量，抑制细胞外 Ca^{2+}内流，从而使平滑肌松弛引起血管扩张。休克时，血管内皮受损，凝血因子Ⅻ被激活，同时白细胞释放的组织蛋白酶可激活激肽释放酶，进而将激肽水解为缓激肽。后者不仅可扩张小血管，而且可增加毛细血管通透性。此外，因酸中毒而致 K^+从细胞内外移增多，并通过 ATP 敏感的 K^+通道开放，导致电压门控性 Ca^{2+}通道抑制，Ca^{2+}内流减少，结果血管反应性与收缩性降低。休克时，肥大细胞脱颗粒向循环血液中释放大量的组胺，有人将后者称为休克“触发因子”(trigger factor)，它具有对抗肾上腺素的作用或直接作用于微血管，使小动脉、小静脉和毛细血管扩张，毛细血管的通透性显著增高。这也是休克Ⅱ期发生微血管扩张的一种原因。③内毒素的作用，细菌内毒素(脂多糖，LPS)触发巨噬细胞、T 细胞释放炎性细胞介质，诱导血管平滑肌及组织巨噬细胞诱导型 NOS(iNOS)过度表达，由此大量生成 NO，后者不仅有松弛血管平滑肌的作用，而且可产生细胞毒性损伤组织。④血液流变学的改变，休克进展期血流明显降低，红细胞易聚集，加上组胺的作用，毛细血管通透性增加，血浆外渗，血液黏度增加；灌流压下降，引起白细胞黏附并激活白细胞，通过释放氧自由基和溶酶体酶导致血管内皮损伤，进一步发生微循环障碍。由于微循环血液淤滞加重，机体的代偿性“自身输液”“自身输血”“功能逐渐停止，优先保证血供能力丧失，并且由于微循环血管床大量开放，导致有效循环血量锐减，回心血量减少，DO_2 明显减少，组织缺血缺氧更趋严重，形成恶性循环，机体由代偿逐渐向失代偿发展，在失代偿初期救治病情仍属可逆，但是若持续时间较长，则进入休克难治期(休克Ⅲ期)。

三、休克难治期(休克Ⅲ期，休克失代偿期，休克晚期，微循环衰竭期)

休克难治期，也称休克Ⅲ期、休克失代偿期、微循环衰竭期或“不可逆性”休克期。休克发展到晚期，由于休克为时过久，毛细血管血流淤滞、血流缓慢和血液流体静力压增高，又因缺氧和酸性代谢产物越来越严重，由于酸性血液有高凝特性，使红细胞和血小板易于积聚。休克引起血 pH 降低至 6.9 时，其血液黏度比正常时增加 2 倍，若血压持续下降，则其血液黏度增加 6 倍之多；再加上休克时，肥大细胞脱颗粒向循环血中释放大量组胺和 5-羟色胺(5-hydroxytryptamine，也称 serotonin，5-HT)，后者也可由血管内皮细胞在缺氧或儿茶酚胺的刺激下释放。这些物质引起小动脉、小静脉扩张，使毛细血管壁通透性增加，大量血浆外溢，从而引起毛细血管内血液浓缩、血液黏滞度增高。此时，另一些体液因素如血小板激活因子(platelet activating factor，PAF)、血栓素(TXA_2)等的作用，使血小板和红细胞易于聚集而形成微栓，血液处于高凝状态，随后由于凝血因子的耗竭，纤溶系统活性亢进可发生出血，结果形成弥散性血管内凝血(disseminate or diffuse intravascular coagulation，DIC)。在微循环衰竭期中最重要的病理生理特点是 DIC。

休克难治期的主要临床特征表现为：①血压进行性下降，给升压药物仍难以恢复；②毛细血管无复流，这与毛细血管内皮肿胀和并发 DIC 微血栓堵塞管腔所致毛细血管不能复流有关；③微循环淤血不断加重和 DIC 发生，甚至引起多器官功能障碍综合征。

在休克晚期发生 DIC，下列因素参与其发生机制：①血管内皮细胞损伤引起凝血、抗凝调控失调；②组织因子大量释放启动凝血系统；③多种细胞因子促进微血栓形成，导致 DIC 的发生发展。血管内皮损伤是其重要的始动环节。休克为时过久时由于严重缺氧和酸中毒，可造成血管内皮损伤，后者可释放大量组织因子（TF），启动凝血系统，促凝作用加强；损伤的内皮细胞产生组织型纤溶酶原激活物（tPA）减少，而纤溶酶原激活物抑制物-1（PAI-1）产生增多，使纤溶活性降低；使血管内皮下面的胶原暴露出来，血管内膜变粗糙，从而激活内源性凝血系统，故凝血酶形成增加，促使更多的纤维蛋白原转化为纤维蛋白。血管内皮变粗糙还有利于血小板凝集，凝集的血小板被破坏后可释放出各种血小板因子，又促进凝血过程。在此过程中被激活的Ⅻa 又可激活纤溶活化素原使其生成活化素，后者又促使纤溶酶原生成纤溶酶，因而纤溶机制被激活，使得已形成的纤维蛋白血栓被溶解，而产生继发性出血。此外，前列环素（PGI_2）由内皮细胞合成，它除了有很强的扩血管作用外，还有抑制血小板的聚集作用，在休克晚期严重缺氧、酸中毒和内毒素等引起血管内皮明显受损时，PGI_2 生成和释放减少。休克为时过久时由于严重缺氧和酸中毒，不仅使许多酶体系的活性减低或丧失，而且还可使细胞内的溶酶体膜破裂，被释出的溶酶体酶类可使生命重要器官发生不可逆的严重损害。有学者提出，败血症休克引起多器官衰竭的病理生理主要与炎性反应失控、凝血系统障碍、纤维蛋白溶解障碍与血管内皮损伤等共同参与有关（图 23-2）。

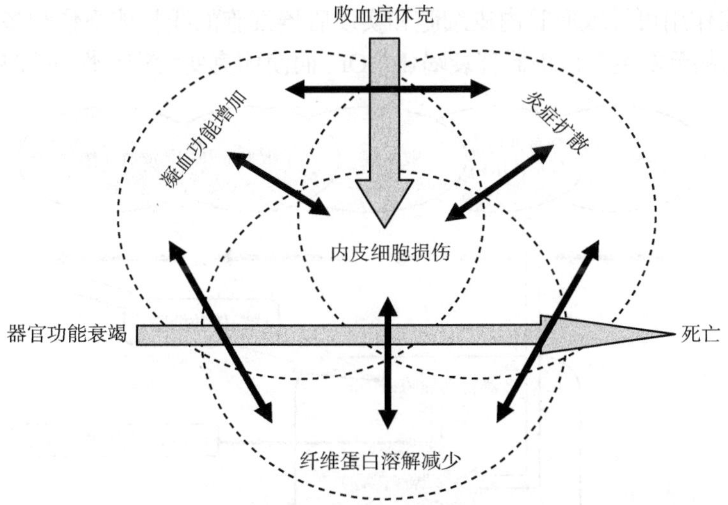

图 23-2　败血症休克的病理生理机制

（引自：Faust S）

休克时血管生理与病理生理性血管活性因子，特别是血管内皮损伤或内皮功能异常在休克的发生发展过程中可起关键性作用（图 23-3）。

应该指出的是，并非所有的休克均一定发生 DIC，但是发生 DIC 后病情必然更为严重。在休克的发生发展过程中，各种感染与非感染性因子引起休克的同时，直接或间接地通过单核巨噬细胞系统分泌促炎细胞因子，后者可刺激单核细胞和血管内皮细胞表达、释

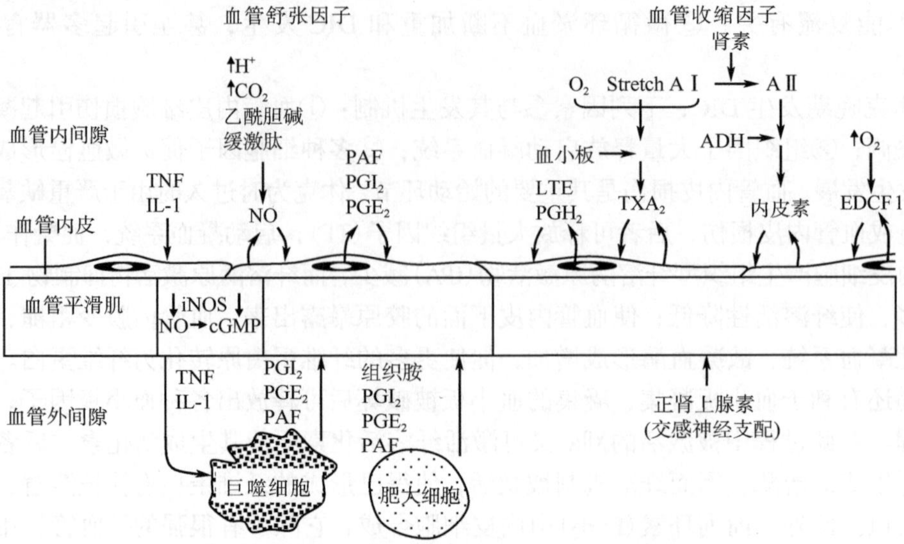

图 23-3 休克时血管的生理与病理生理性血管活性因子

ADH，抗利尿激素；AⅠ，血管紧张素Ⅰ：AⅡ，血管紧张素Ⅱ；cGMP，环鸟苷一磷酸；EDCF1，内皮衍生收缩因子；IL-1β，中性白细胞素-1β；iNOS，诱导氮氧化合成酶；LTE_4，白三烯 E_4；NO，一氧化氮；O_2^-，超氧阴离子；PAF，血小板激活因子；PGE_2，前列腺素 E_2；PGH_2，前列腺素 H_2；TNF-α，肿瘤坏死因子-α；TXA_2，凝血素 A_2；PGI_2，前列腺素 I_2

(引自：Parrillo J E)

放 TF，可引起全身炎症反应综合征(SIRS)。激活的炎症细胞产生多种促炎介质并泛滥入血，同时机体又引起代偿性抗炎反应综合征(CARS)。促炎介质与抗炎介质失衡，以及氧自由基和溶酶体酶的损伤作用可导致血管内皮细胞和实质脏器细胞的线粒体损伤和多器官功能障碍综合征(MODS)，甚至发生多系统器官衰竭(MSOF)而使休克变为难治性(图 23-4)。

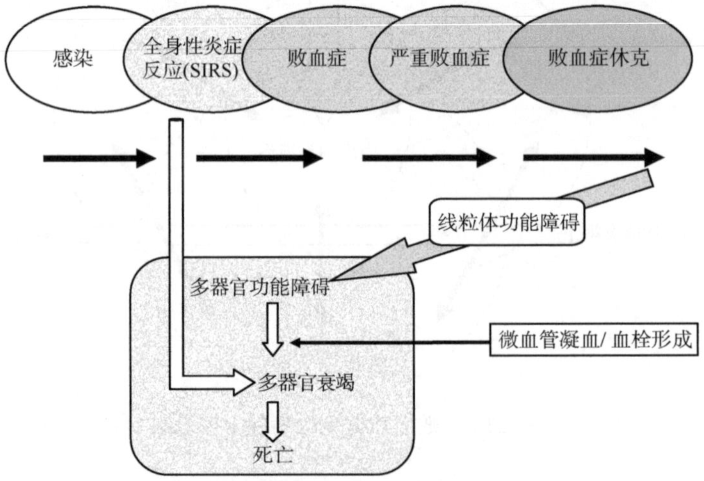

图 23-4 败血症休克的发病示意图

(引自：Lopez V O)

休克引起多器官功能障碍综合征的发生机制很复杂，非单一机制所造成，它是诸多促发因素对各器官协同损害的结果。现有微循环说、巨噬细胞说、低灌注说、肠道学说、免疫抑制说、高代谢状态说、缺血–再灌注损伤说等，最后导致线粒体及亚细胞结构功能障碍而引发 MODS，甚至衰竭。

休克引起的多器官功能障碍的主要表现归纳如表 23-3。

表 23-3　休克多器官功能障碍综合征的主要表现

器官系统	主要表现
中枢神经系统	脑病(缺血或脓毒性)，皮层坏死
心脏	心动过速，心动过缓，室上性心动过速，室性期前收缩，心肌缺血，心肌抑制
肺脏	急性呼吸衰竭，急性呼吸窘迫综合征
肾脏	肾前性肾衰竭，急性肾小管坏死
胃肠道	肠梗阻，糜烂性胃炎，胰腺炎，胆囊炎，结肠黏膜下出血，细菌/内毒素的穿腔移位*
肝脏	缺血性肝炎，“休克肝”（shock liver）
血液	弥散性血管内凝血，稀释性血小板减少症
代谢	高血糖症，糖原分解，糖原生成，低血糖症(晚期)，高三酰甘油血症
免疫系统	肠屏障功能降低，细胞免疫抑制，体液免疫抑制

*细菌/内毒素的穿腔移位。

（引自：Parrillo J E）

第三节　休克血气改变与酸碱失衡的特点

休克时不论何种原因，均发生明显的血流动力学、微循环障碍，以及不同程度的血气改变与酸碱失衡。休克时势必发生组织缺氧，监测其组织氧合状态的各种参数及计算公式可参见表 23-4。

表 23-4　休克时监测其组织氧合状态的各种参数及计算公式

参数	计算公式	正常值
血红蛋白携带氧量		1.39ml/g*
血浆氧含量		$PO_2 \times 0.0031$
动脉血氧含量(CaO_2)	$(1.39^* \times SaO_2)+(0.0031 \times PaO_2)$	20ml/dl
静脉血氧含量(CvO_2)	$(1.39^* \times SvO_2)+(0.0031 \times PvO_2)$	15.5ml/dl
动静脉氧含量差(CaO_2-CvO_2)	$1.39^*(SaO_2-SvO_2)+0.0031 \times (PaO_2-PvO_2)$	3.5ml/dl
氧供(DO_2)	$CaO_2 \times CO$(L/min)×10(dL/L) 或 $1.39^* \times SaO_2 \times CO \times 10$	800～1600ml/min
氧耗(VO_2)	$(CaO_2-CvO_2) \times CO \times 10$ 或 $1.39^* \times (SaO_2-SvO_2) \times CO \times 10$	150～400ml/min
氧供指数(DO_2I)	DO_2/BSA	520～720ml/(min·m^2)
氧耗指数(VO_2I)	VO_2/BSA	115～165ml/(min·m^2)
氧摄取率(OER)	$[1-(VO_2/DO_2)] \times 100$	22%～32%

注：PaO_2，动脉血氧分压；SaO_2，动脉血氧饱和度；PO_2，血氧分压；SvO_2，静脉血氧饱和度；PvO_2，静脉血氧饱和度；CO，心排血量；BSA，体表面积。

*在通常计算中仍用 1.34 ml/g。

（引自：Maier R V）

一、动脉血氧分压

动脉血氧分压（PaO_2）的降低程度与休克的严重程度基本一致。在休克早期(微循环缺血缺氧期)，PaO_2平均为70～75mmHg(9.33～10.0kPa)；在休克Ⅱ期(微循环淤血缺氧期)，由于微循环淤血且外周阻力降低，动脉血压显著下降，此期PaO_2平均为50mmHg(6.67kPa)左右；在休克晚期(微循环衰竭期)，通常休克较难以逆转，可发生DIC和多个重要脏器功能衰竭，其PaO_2明显降低至30～35mmHg(4.0～4.67kPa)。可见，休克越严重其PaO_2越降低；严重缺氧又加重休克，形成恶性循环。休克时发生低氧血症和缺氧血症的主要机制为：①大部分肺组织血流量灌注不足；②氧输送量(DO_2，也称氧供)明显减少，DO_2是指单位时间内循环系统向全身组织输送的氧量。

在休克时，由于心排血量降低、动脉血氧含量减少而氧输送量明显减少；至于心排血量原因降低可能与血压降低致冠状动脉血流减少、酸中毒直接对心肌收缩功能的影响、心肌抑制因子(MDF)使心肌收缩功能减低及微循环淤血或衰竭导致有效循环血量锐减而回心血量减少等因素有关。由此可见，DO_2不仅反映了循环系统的运输功能，而且反映了肺气体交换功能，说明心与肺两脏中任何一脏受损时，可影响另一脏，互为因果而恶性循环(图23-5)。

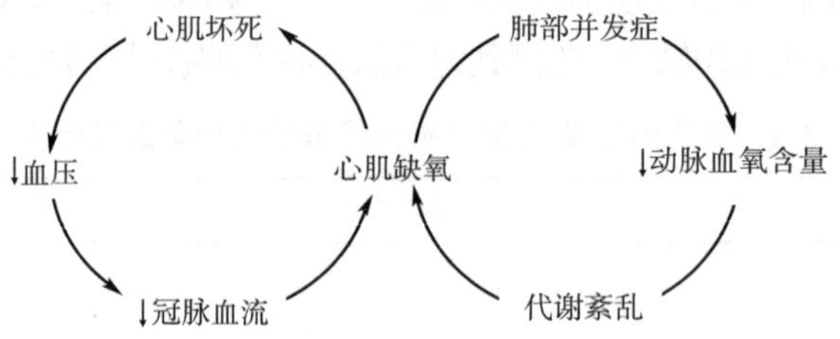

图23-5 心源性休克的恶性循环(The“vicious cycle”of cardiogenic shock)
(引自：Kones R J)

肺部微循环的动、静脉短路开放，可发生未经氧合的静脉血直接流入肺静脉增加；血流通过没有通气或通气减少的肺泡，即部分未经氧合的静脉血掺入到动脉血中，也就是V_A/Q比值降低或由于肺微血管发生微栓塞而有通气无血液灌注，V_A/Q比值增高(图23-6)；肺表面活性物质减少而使肺泡表面张力增高，因而肺泡容易萎陷导致肺不张；由于肺泡表面透明膜形成，肺间质水肿，肺泡上皮细胞肥大、增生等均可增厚气血屏障直接影响肺的弥散功能；在休克Ⅱ期、Ⅲ期，由于酸血症而使氧解离曲线右移，结果血液的携氧能力降低，每次循环于肺毛细血管内的血液氧合不充分。

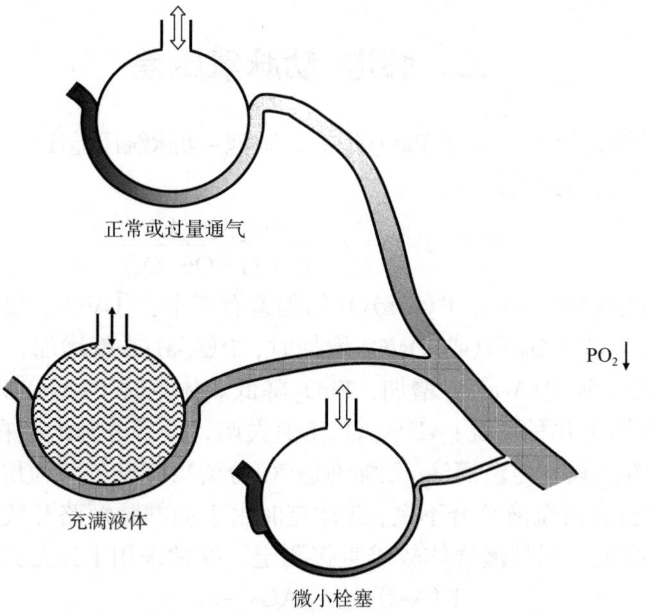

图 23-6　心源性休克时通气/血流比值失调
（引自：Thal A P，et al）

二、氧供和氧耗

休克时组织细胞得不到充分的氧供应是很重要的问题。DO_2 等于心排血量（CO）和动脉血氧含量（CaO_2）之乘积。其计算公式为

$$DO_2 = CO \times CaO_2 \times 10$$

DO_2 的正常值为 1000ml / min（700～1400ml/L）。

随着休克的进展，DO_2 逐渐降低，其主要原因为：①CO 降低是 DO_2 降低的主要原因。由于血压降低、严重缺氧、心率频速使冠脉血流量减少和心肌抑制因子（MDF）增加，以及严重代谢性酸中毒对心肌收缩力的影响等直接引起心肌收缩力减弱，此外，休克时因微循环障碍致有效血容量减少和周围血管阻力增加等引起心脏前负荷减少和心脏后负荷增加均加重 CO 降低。②CaO_2 降低是 DO_2 降低的另一重要因素。休克时，CaO_2 减少的原因有：V_A/Q 比值异常，与肺血流降低、肺毛细血管痉挛、肺微血栓，或肺泡表面活性物质降低导致部分肺泡微萎陷等有关；肺间质性水肿、肺泡水肿、透明膜形成等引起肺换气功能障碍；严重酸中毒时动脉血 pH 下降可引起氧合血红蛋白解离曲线右移，在肺内血红蛋白与氧的亲和力降低而影响血红蛋白的氧合作用；在休克晚期合并严重肺功能损伤引起通气与换气功能障碍。

氧耗（VO_2）等于心排血量和动–静脉血氧含量差的乘积。氧摄取率（OER）等于 VO_2 与 DO_2 的比值。正常氧耗量为 250ml/min（200～280ml/min）。OER 的正常值为 25%～30%。VO_2 反映每分钟组织所利用的氧量；OER 反映组织摄取氧的能力。在休克早期，由于交感神经–肾上腺素髓质系统兴奋而呈高代谢状态，VO_2 明显增加，并且临界氧供（DO_{2c}）成倍增高，造成“氧耗的病理性氧供依赖”，此时，VO_2 随 DO_2 呈线性下降，组织摄取氧的能力缺陷，表明组织无氧代谢增加，出现乳酸水平增加。

三、肺泡–动脉氧压差

当休克状态继续进展时，常使 PaO_2 降低，肺泡–动脉氧压差[$P(A-a)O_2$]增加。根据奥田氏用 100%氧吸入法得到的公式：

$$P(A-a)O_2 = K \cdot \frac{VO_2 \cdot Qs/Qt}{Qt \cdot (1-Qs/Qt)}$$

由上述公式可以看出，决定 $P(A-a)O_2$ 的因素有三个：①VO_2；②肺内分流（Qs/Qt）；③每搏输出量（Qt）。若 VO_2 和（或）Qs/Qt 增加时，$P(A-a)O_2$ 就增加，而 PaO_2 势必降低。相反，Qt 减少也会导致 $P(A-a)O_2$ 增加，PaO_2 降低。休克时 $P(A-a)O_2$ 增加的原因，除了上述因素外，还有以下几种情况：①V_A/Q 比值失调，即部分肺泡存在通气，但无血流灌注（无效），而另一方面只有血流灌注，无肺泡通气（分流）；②肺的气血屏障（blood-gas barrier）改变，使肺泡周围血管内血液氧合不良；③休克时由于动静脉短路开放而真性分流量增加。至于 $P(A-a)O_2$ 的测定，因肺泡气体较难直接测定，故常采用下述公式计算：

$$P(A-a)O_2 = PAO_2 - PaO_2$$

$$PAO_2 = PiO_2 - PACO_2/R$$

$$= FiO_2 \times (PB-47) - PaCO_2/R$$

PAO_2 为肺泡气氧分压；$PACO_2$ 为肺泡气 CO_2 分压；FiO_2 为吸入氧浓度；PB 为大气压；47 为呼吸道饱和水蒸气（mmHg）；R 为呼吸商，通常为 0.8。

四、动脉血 $PaCO_2$

$PaCO_2$ 的改变似与休克的程度、时期有一定的关系。休克早期，$PaCO_2$ 多为降低，比正常值降低 10mmHg（1.33kPa），即 $PaCO_2$ 平均值为 30mmHg（4.0kPa）左右。$PaCO_2$ 的降低主要与过度通气有关，其机制为：①在休克早期因血压降低而组织缺血缺氧的情况下，通过主动脉体与颈动脉窦的化学感受器受到刺激而引起肺通气增强；②氧张力轻度降低，有时虽然不足以直接引起呼吸反应，但它能增强 CO_2 对呼吸中枢的刺激作用。

当休克进入Ⅱ期时，肺功能受到损伤而 $PaCO_2$ 增高，比正常值升高 10mmHg（1.33kPa）左右，即 $PaCO_2$ 平均升高到 60mmHg（8.00kPa）左右。在休克晚期 $PaCO_2$ 平均升高到 75mmHg（10.0 kPa）以上。随着休克病情的加重而肺功能损伤也进一步加重，甚至导致较重的休克肺，此时出现进行性呼吸困难和 $PaCO_2$ 明显升高。肺小动脉和肺小静脉收缩从休克一开始就已存在，然后肺小动脉丧失张力而扩张，但肺小静脉仍收缩，从而肺血管阻力增加，肺动脉压上升，肺灌注量减少，尤其是休克所致的酸中毒和组胺、五羟色胺、缓激肽、儿茶酚胺及细菌毒素等物质，更增强了肺血管和支气管的收缩，从而使肺毛细血管静水压和肺血管的通透性增高，结果导致肺毛细血管淤血，继发肺间质水肿或肺泡水肿，或肺毛细血管血栓与栓塞，进而引起 V_A/Q 比值的失衡。在休克Ⅲ期 $PaCO_2$ 增高引起高碳酸血症。动脉血 CO_2 水平由下列关系所决定：

$$PaCO_2 = 0.863 \times VCO_2 / V_A$$

可见，$PaCO_2$ 与肺泡通气（V_A）成反比，而与组织产生的 CO_2 量（VCO_2）成正比。当肺泡通气不足时，必然导致 V_A 减少，结果没有足够的 V_A 以排出 VCO_2 而引起 $PaCO_2$ 增高。在严重休克时引起肺泡通气不足的机制有：①呼吸控制中枢的变化，在休克晚期由于严重缺血缺氧而脑细胞功能障碍，神志淡漠，甚至昏迷，再加上出现DIC，使脑循环障碍加重，可引起脑水肿，甚至形成脑疝，压迫延髓呼吸中枢；$PaCO_2$增加到80mmHg(10.7kPa)以上时，呼吸中枢对CO_2的反应变迟钝，更加重CO_2潴留。②休克缺血缺氧可引起支气管痉挛，管腔被黏液与渗出物等阻塞，肺组织弹性降低以致对气道管壁的牵引力减弱，这些因素均可使气道内径变窄或不规则，从而引起阻塞性通气不足。③由于缺血缺氧酸中毒等引起呼吸肌无力，或严重缺氧引起长时间呼吸困难，呼吸运动增强所引起的呼吸肌疲劳，或肺泡表面活性物质减少而降低肺的顺应性等导致限制性通气不足。肺泡通气减少是$PaCO_2$增高的最重要因素之一。除了肺泡通气量变化之外，影响$PaCO_2$的另一个重要因素就是体内CO_2产量(VCO_2)。在休克晚期由于缺血缺氧而长时间呼吸困难、呼吸运动增强导致呼吸肌的耗氧量明显增加，甚至有时达到总氧耗量的30%～50%，因而机体产生CO_2量明显增加，结果$PaCO_2$升高。当发生休克肺时，既有肺泡通气功能障碍、体内VCO_2增加，还有由肺不张引起的肺内分流、微血栓形成，肺血管收缩引起的无效腔样通气、肺间质水肿，肺泡水肿或透明膜形成引起的气体弥散功能障碍，导致PaO_2降低，同时$PaCO_2$增高。

第四节　休克各期酸碱失衡与血气异常的特点

♣ **诊断要点**

(1)血压降低伴周围循环障碍(肢体末梢皮温下降，出现发绀)。
(2)少尿或无尿。
(3)可有意识障碍。
(4)多有代谢性酸中毒的症状和体征。
(5)明显的低氧血症。
(6)休克晚期或重症可发生多器官功能障碍综合征。

一、休克代偿期(休克早期，休克Ⅰ期)

在休克早期酸碱失衡的主要类型为：①呼吸性碱中毒；②呼吸性碱中毒合并代谢性酸中毒；③呼吸性碱中毒合并代谢性碱中毒，这一种比较少见。在休克早期发生呼吸性碱中毒的主要机制为：①PaO_2降低反射性引起“缺氧性过度通气”；②休克引起有效循环血量降低可导致反射性刺激性通气增强，$PaCO_2$可随之下降；③焦虑、疼痛、激动等因素，促使休克早期自发性过度通气。呼吸性碱中毒合并代谢性酸中毒的主要机制与在上述呼吸性碱中毒的基础上因休克造成的组织缺氧性乳酸增多、肾缺血损伤引起的肾功能不全等有关。至于合并代谢性碱中毒的主要原因，与有效血容量降低引起一时性醛固酮增多，或早期过多输入碱性药物或输枸橼酸盐血，或呕吐，或经胃管引流丢失的盐酸等有关。

休克早期主要的血气改变为：①PaO_2降低；②$PaCO_2$下降，主要由于“缺氧性过度通气”所致。

二、休克进展期(休克Ⅱ期)

此期酸碱失衡主要包括以下两种类型。①代谢性酸中毒，其发生机制为：组织严重缺氧引起乳酸酸中毒，是最主要的机制；肾血流量明显降低，甚至发生急性肾衰竭而少尿或无尿等可加重代谢性酸中毒；肝脏因缺氧而不能充分摄取乳酸并经过糖异生作用使之转变为葡萄糖和糖原，加重乳酸酸中毒；休克引起冠状动脉血流量急剧降低，使心肌收缩性减弱，直接影响氧供(DO_2)，严重休克时，当 DO_2 为临界氧供值(DO_{2c})以下时，氧耗(VO_2)随 DO_2 的下降而呈线性下降，组织摄取氧的能力缺陷，结果组织无氧代谢增加，引起乳酸水平明显增加而加重代谢性酸中毒(图 23-7)。②比较少见的是代谢性酸中毒合并代谢性碱中毒，后者主要与过多输入碱性药物或恶心呕吐等过多丢失 K^+ 与 Cl^- 等有关。

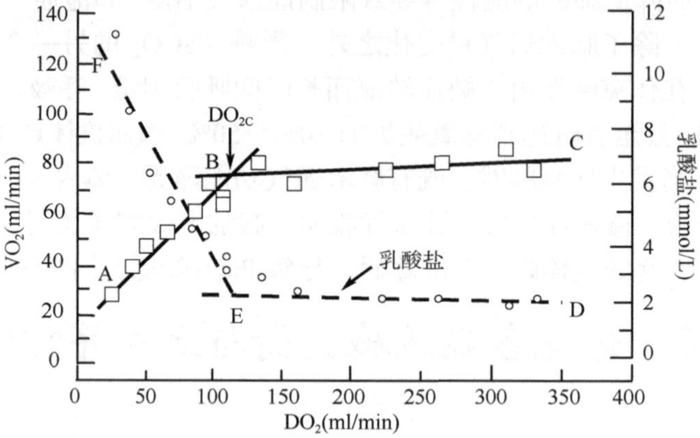

图 23-7 氧供(DO_2)与氧耗(VO_2)之间的关系

该图是根据心脏压塞或出血引起的 DO_2 急剧降低时，DO_2 和 VO_2 之间病理性依赖相(A-B)与病理性非依赖相(B-C)的多个动物实验资料综合绘制而成。DO_{2c} 为病理状态下的临界氧供值；当 DO_2 急剧降低(DO_{2c} 点以下)时，乳酸盐水平急剧上升(E-F)

(引自：Vincent J L，et al)

休克进展期主要的血气改变为：①PaO_2 进一步降低；②随着休克的进展，DO_2 逐渐降低，其主要原因为心排血量降低；③$PaCO_2$ 下降或正常或升高。

三、休克难治期(休克Ⅲ期)

休克难治期(休克晚期)酸碱失衡的主要类型为：①代谢性酸中毒合并呼吸性酸中毒；②较严重的单纯性代谢性酸中毒；③比较少见的是三重酸碱失衡(TABD)，多以呼酸型TABD(呼酸+代酸+代碱)为主。有时也可发生呼碱型 TABD(呼酸+代酸+代碱)。呼吸性酸碱失衡的主要发生机制为(图 23-8)：①休克进行性加重导致休克肺，或呼吸窘迫综合征(ARDS)，常由于活化的中性粒细胞释放氧自由基等损伤内皮细胞，致肺毛细血管通透性增加，引起间质性肺水肿，后者刺激毛细血管旁“J”感受器反射性通气加强而导致呼吸性碱中毒；或由于严重的肺功能损害引起严重的 CO_2 潴留致呼吸性酸中毒。②休克时由于血流速度缓慢，不仅组织缺血缺氧加重，流经组织的血 CO_2 也增高。③重度休克引起的神经障碍，可能抑制呼吸中枢。④休克时，肺微循环障碍，动静脉短路开放，肺动脉血未经充分气体交换而进入肺静脉血，静脉血掺杂，严重影响肺换气功能。⑤Ⅱ型肺泡上皮板层体数目减少，引起肺泡表面活性物质合成和分泌减少，导致肺泡微萎陷。⑥肺泡内毛细血管弥散性血管内凝血(DIC)。⑦肺泡腔内壁透明膜形成等。代谢性酸中毒的发生机制，除了上述的严重缺氧导致乳酸增多性酸中毒和合并肾衰竭致代谢性酸中毒及急性心力衰竭而 DO_2 明显降低导致血乳酸水平增高等外，重症休克或休克晚期可发生多器官功能障碍或衰竭，可加重酸碱失衡而预后不良。代谢性碱中毒的主要原因与过多输入碱性药物或恶心

呕吐等引起 K^+、Cl^-丢失等有关。

休克难治期主要的血气改变为：①PaO_2 进一步降低；②DO_2 明显降低，与严重心功能损伤和(或)乳酸酸中毒或肾衰竭致代谢性酸中毒有关。在重症休克或休克晚期可发生多器官功能障碍或衰竭时更加重；③$PaCO_2$ 升高，与休克进行性加重导致休克肺，或呼吸窘迫综合征(ARDS)等有关。

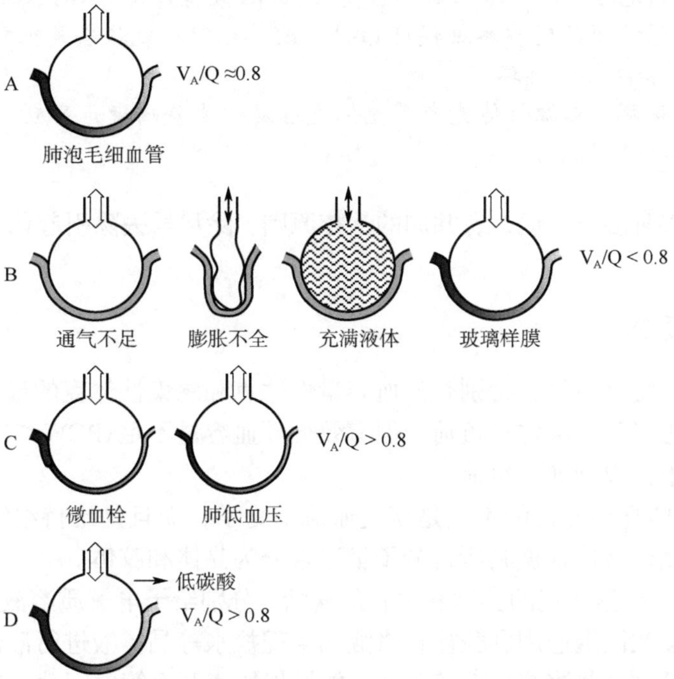

图 23-8　在正常和病理状态下，肺泡通气与肺毛细血管灌流的关系

A. 肺泡通气与灌流正常；B. 肺泡通气异常-静脉血混合；C. 灌流异常；D. 通气过度

(引自：Thal A P，et al)

第五节　休克的主要治疗原则及其病理生理基础

休克的治疗可分三个阶段：第一阶段，根据纠正血流动力学进行液体复苏和使用血管活性药物；第二阶段，根据乳酸盐评估并纠正组织的缺氧状态进行液体复苏和使用血管活性药物；第三阶段，靶器官损害或衰竭的支持与替代治疗。

休克治疗的主要目标有三个：①平均动脉压必须维持在 60mmHg 以上才能保持重要脏器的适宜血流灌注；②休克最容易损伤的脏器是肾、肝、中枢神经和肺等，故保证这些器官的血流量是治疗的重要关键，其中，表示肾脏血流灌注的粗略指标是每小时尿量，是一个有用的指标；③动脉血乳酸浓度须维持在 22mmol/L 以下。

♣ 治疗要点

(1) 任何休克的治疗都要围绕其原发病，并逆转和阻止其进行。

(2) 主要治疗策略

1) 液体复苏：是关键性治疗，特别是低血容量性休克和感染性休克最重要的治疗方法。

2）合理使用血管活性药物。

3）纠正酸碱失衡和电解质紊乱：休克时组织缺血缺氧常导致乳酸血症性代谢性酸中毒，酸中毒还可引起高血钾症。动脉血 pH＜7.20，或 HCO_3^-＜16mmol/L，或血流动力学不稳定，或合并严重高钾血症时，原则上给予碱性药物治疗。

4）根据氧供（DO_2）原理，增加心排血量（增加心脏前负荷和心肌收缩力）、提高肺泡氧合功能等，以适应增高的临界氧供（DO_{2c}），改善组织缺氧状态是很重要的。

5）治疗 DIC 和改善微循环。

6）机械辅助循环：心源性休克或严重休克继发心力衰竭者，可应用主动脉内气囊反搏术或体外加压反搏术。

休克的原因多种多样，但是有共同的治疗原则，除尽早去除引起休克的原因以外，其主要治疗策略是：

（一）液体复苏

液体复苏是关键性治疗，特别是低血容量性休克和感染性休克的最重要的治疗方法。尽管心源性休克患者存在液体过负荷，但有效循环血容量不足（PCW＜10～12mmHg）时，也需要适当输注液体以增加前负荷。

1. 目的 液体复苏的目的不仅是恢复血流动力学，而且是维持组织的氧供和代谢平衡。静脉复苏所用的液体根据其所含分子量通常分为晶体和胶体。

2. 液体种类 根据休克的类型和患者的病情，分别给予电解质溶液、右旋糖酐、血浆或全血等。绝大多数医生选用乳酸盐林格液和生理盐水等晶体液进行液体复苏，其中，乳酸盐林格液为首选。这些溶液接近等张液，能够很快离开血管内间隙，通常需要补充血管内容量缺乏量的 3～4 倍才能恢复循环血容量。生理盐水也可用作替代品。低血容量性休克患者使用晶体液复苏安全有效。目前，低血容量性休克时晶体液复苏种类的选择仍很大程度上依据个人经验。生理盐水的优点在于其应用广泛，并且是唯一能和血制品混合的晶体溶液，但其缺点是含 Cl^-浓度明显高于血浆，过量的生理盐水复苏时，可引起顽固性高氯性代谢性酸中毒，需要经肾脏排氯来纠正。乳酸林格液的优点在于其电解质组成更接近生理情况，除极其危重患者外，液体含有的乳酸能较易通过肝脏转变为碳酸氢盐。高渗盐溶液（3%NaCl）可以补充血管内容量而不显著增加血管外容量，对低血容量性休克进行液体复苏所需用量少而有效，而且对于合并或不合并颅脑损伤患者的复苏皆可使用，近来受到关注。但也有报告，高渗盐溶液复苏可能增加出血的风险，有待于继续研究观察。在休克抢救过程中，晶体液（如生理盐水、林格液等）可很快充盈血管内间隙，从而恢复血容量。由于其不含蛋白质等大分子物质，所以其所含晶体连同其中的水形成扩散性成分并很快弥散至组织间隙及细胞内达到平衡。因此，靠这些液体获得的血容量恢复持续时间较短（1～2 小时），输液需要更多量的液体，直至达到体液平衡。所以在临床上，根据病情可选用高晶体–高胶体渗透压混合液、右旋糖酐（dextran）、人血白蛋白（albumin）、羟乙基淀粉（hydroxyethyl starch，HAES）或琥珀酰明胶（gelofusine，血定安）或勃脉力等。胶体溶液是依靠其高分子量溶质产生的渗透效应的一组溶液。与晶体相比，胶体具有在血管内存留时间长、恢复循环血量所需的胶体量相对少等优点。但是至今的研究报告，胶体溶液与晶体液的治疗效果相似。据临床资料和经验，一般认为，右旋糖酐和706代血浆等效果较好，但是右旋糖酐的主要缺点是过敏、肾衰竭及出血。肾功能障碍患者应该避免使用右旋糖酐40(90%的分子质量为40kDa)，右旋糖酐70(90%的分子质量为70kDa)与肾衰竭无关。通常，5%葡萄糖溶液不推荐用于液体复苏治疗，因为它很快分布到细胞内间隙而不能起到液体复苏的效果。

3. 补液速度和量 原则上补液量应当超过估计的失液量，因为休克患者不仅可向体外丢失液体，还有血管容量的扩大、血液在微循环中的淤积及液体向血管外溢出。当然，补液过多也是有害的，因此，在补液过程中，应选择合适的监测手段。应当监测中心静脉压(center venous pressure，CVP)或肺毛细血管楔压(pulmonary capillary wedge pressure，PCWP)。根据休克类型的不同，补充血容量的要求也不完全相同。CVP主要反映右心功能，若CVP＜5mmHg(＜7cm H_2O)，则表示血容量不足，应进行补液，通过补液维持在8～12mmHg；用Swan-Ganz漂浮导管监测PCWP是代表左心室充盈压的一个指标，PCWP通常要求达到 10～15mmHg。若PCWP≥18mmHg时，应停止扩容治疗。如PCWP上升，组织灌流无改善或更坏，则应停止补液，并给予血管扩张剂。

对于不具备测定CVP条件的，可以根据病史、尿量等情况估计，尿量＜20ml/h、比重＞1.030也提示血容量不足。

休克患者为了迅速扩大有效循环血量，首次适宜的补液量，成人通常为1000～2000ml，儿童为 20ml/kg。补液时应观察血压、心率及尿量等以判断补液效果。补液有效的预期尿量，成人为50ml/h，儿童为10ml/(kg·h)。

4. 液体复苏的早期目标 作为感染性休克治疗指南的液体复苏的早期目标(液体复苏前6小时)包括以下4个方面(供参考)：①CVP 8～12mmHg；②中心静脉或混合静脉血氧饱和度分别为70%或65%；③平均动脉血压≥65mmHg；④尿量≥0.5ml/(kg·h)。

(二)血管活性药物

1. 缩血管药物/正性肌力药物 适当输液治疗后，血压仍不能恢复为使用缩血管药物和正性肌力药物的指征。另外，在血压降低至危及生命的情况下，即使容量复苏仍在进行，低血容量并未完全纠正，也需要立即使用缩血管药物/正性肌力药物以维持组织灌注。

(1)多巴胺：是去甲肾上腺素和肾上腺素的前体。小剂量[0.5～2μg/(kg·min)]时影响血管的 δ_1-多巴胺受体引起肾脏血管扩张。较大剂量[2～5μg/(kg·min)]时可激动 β_1-肾上腺素受体引起心脏收缩力增强。更大剂量[10μg/(kg·min)]时可激动 α_1-肾上腺素受体引起全身血管收缩。在充分的液体复苏后，多巴胺剂量通常从5μg/(kg·min)开始，并逐步增加至血压升高。因多巴胺能改善肾脏灌注和心排血量，所以经常作为治疗休克的第一线药物，但是，多巴胺的心动过速及致心律失常等副作用，又限制了心肌缺血患者的使用。

(2)多巴酚丁胺：具有显著的 β_1-肾上腺素受体能作用，但是没有 δ_1 和 α_1-肾上腺素受体激动作用，因此，能增加心脏收缩力和降低外周血管扩张，这是治疗心源性休克的极佳选择。但是，高剂量可能会引起外周血管扩张的低血压和心动过速而限制其使用。一些研究显示，在外科大手术后使用多巴酚丁胺，可减少术后并发症和缩短住院日期。通常在充分液体复苏后仍然存在低心排血量时，可使用多巴酚丁胺以增加心排血量。如果同时存在低血压则考虑联合使用血管活性药物。

(3)间羟胺：有激动 α-肾上腺素能作用，但对 β-肾上腺素能作用较弱。刺激 α 受体，使血管收缩，血压升高。略增加心脏收缩力，心排血量增加，但对心率的影响不明显，很少引起心律失常。此药较去甲肾上腺素作用缓和而持久，且肾血管收缩作用较弱，因而常被列为首选药。

(4)去甲肾上腺素：激动 α_1 受体和 β_1 受体。由于强大的血管收缩作用和正性肌力作用而适用于难治性血管扩张或其他血管活性无效的休克患者。还可用于早期神经源性休克或药物中毒性低血压。去甲肾上腺素剂量过大或使用时间过长时，可使肾血管强烈收缩，甚至损伤肾功能等。

(5)血管加压素(抗利尿激素)：仅有直接血管收缩作用，而没有正性肌力作用和变时效应。在血浆浓度较低时，可引起冠脉、颅脑血管和肺血管扩张以增加冠脉流量和增加脑血供等，还可增加尿量。血管加压素和肾上腺素有协同作用。加压素＞0.04U/min 时，可能引起过度血管收缩等。

2. 血管舒张剂 血容量已补足，但休克症状未有明显改善，特别是有交感神经亢进的表现和全身血管阻力明显增高而致左心室负担进一步加重，心排血量降低，甚至血流动力学完全崩溃状态时，可以谨慎使用血管扩张剂。

(1)硝普钠：直接作用于小动脉和静脉平滑肌，降低外周血管阻力，减轻心脏前后负荷，对心脏本身无直接影响。大剂量或连续使用时可引起血浆氰化物浓度增高而中毒。

(2)酚妥拉明：为 α-肾上腺素能阻滞剂，同时有 β-肾上腺素能兴奋作用，可减轻心脏后负荷。

(3)硝酸甘油：主要作用于静脉，扩张外周动脉的作用较弱。硝酸甘油因可降低心脏前负荷，所以在休克时应避免使用。

(三)机械辅助循环

心源性休克或严重休克继发心力衰竭者，可应用主动脉内气囊反搏术或体外加压反搏术。

第六节 休克时酸碱失衡与水电解质紊乱的防治及其病理生理基础

各类型的休克及其不同阶段，除了去因、扩血管药物、缩血管药物、纠正血液流变学改变、氧气疗法等综合性抗休克措施外，根据水、电解质、血气改变与酸碱指标的不同，给予相应的治疗。大致可按以下三期进行不同重点的治疗。特别是根据氧供(DO_2)原理，增加心排血量(增加心脏前负荷和心肌收缩力)、提高肺泡氧合功能等，以适应增高的临界氧供(DO_{2c})，改善组织缺氧状态是很重要的。当然，组织器官的血液低灌注状态是代谢性酸中毒的根本原因，所以治疗代谢性酸中毒的最根本方法在于改善微循环灌注。

乳酸酸中毒可能多与组织低灌注有关。在感染性休克、心源性休克、低血容量性休克等时，常发生乳酸酸中毒。其产生代谢性酸中毒，常与休克的严重程度和持续时间有关。在输注碱性药物之前，应先补充液体与给氧治疗，以改善组织灌注，这是首要治疗，也就是说，强调实施病因处理与容量复苏。伴有乳酸酸中毒的患者用碳酸氢盐治疗仍有争论，目前尚未肯定证实碳酸氢盐治疗乳酸酸中毒的有益效果。有些研究证明，用碳酸氢盐治疗乳酸酸中毒时，可引起脑脊液反常性酸化，并且HCO_3^-可刺激磷酸果糖激酶而导致更多的乳酸生成，因而导致潜在性恶化而不是酸中毒的好转。乳酸酸中毒在恢复期由于乳酸本身代谢也形成碱中毒，其产生的乳酸盐为强有力的碱，当肝脏利用乳酸盐使它转变成碳酸氢盐时，血中HCO_3^-浓度增加，可形成严重碱血症。如果过早或过量使用碳酸氢钠，可能导致严重碱血症，或碱中毒，或过度体液负荷，过度的血液碱化可使氧解离曲线左移，不利于组织供氧。尽管如此，大多数学者认为，在严重酸中毒等紧急情况时仍输注少量碳酸氢钠，以维持动脉血 pH>7.20。碳酸氢钠带来的不良后果可以通过给药数量和速度降到最小，并且合理选择其适应证很重要。通常，对于合并严重代谢性酸中毒患者，如果血 pH<7.20，并伴有血流动力学不稳定，或精神症状加重/中枢神经系统抑制，或伴有高钾血症等时应短暂给予碱性药物治疗。此时用碳酸氢钠的目的不是使血清HCO_3^-水平恢复正常，而是改善血流动力学以稳定心血管系统和中枢神经系统，故将血 pH 提高到>7.20 即可，只要 pH 不低于 7.20 就可以改善心脏功能和中枢神经系统，并起一定的急救效应。特别是合并以高氯性代谢性酸中毒为主的患者，使用碳酸氢钠治疗是很有益的。在临床上，使用碳酸氢钠能短暂改善休克时的酸中毒，但不主张常规使用。

一、休克时酸碱失衡

(一)休克代偿期(休克早期，休克Ⅰ期)

此期的主要治疗原则为改善组织灌注与纠正低氧血症。此时只有缺氧而无CO_2潴留时，可吸入较高浓度的氧(一般不超过 50%)。心源性休克的治疗包括急诊血管重建术[早期溶栓、急诊经皮冠状动脉腔内血管成形术(PTCA)或冠状动脉旁路移植术(CABG)]、机械性辅助循环装置和合理使用血管活性药物，如血管扩张和血管收缩药物等。不同类型的休克其治疗重点也有不同。特别是感染性休克可以引起严重的血管舒缩功能障碍，其中包括组织缺氧时使血管舒张，血液中的液体成分渗漏到组织间隙。血流动力学的改变主要表现为早期心脏指数的增大(高动力状态)、全身血管阻力的极度减少及肺动脉楔压(PAWP)减少。随着败血症的不断发展，感染组织所释放出的毒性物质加重低血容量状态和心功能抑制。因此，补充血容量是抢救休克不可缺少的措施之一。补液不仅可增加有效循环血量，提高氧供(DO_2)，而且可以解除微循环障碍，改善组织的血液灌注。根据休克类型的不同，补充血容量的要求也不完全相同。任何原因所致的低血容量性休克应需要有效的体液复苏来纠正体液容量和血管系统有效容量的不平衡，这是预防重要器官衰竭的关键。低血容量性休克的治疗应遵循以下原则：①扩容治疗不仅要根据局部丢失的液体量，而且要考虑因血管扩张导致的循环血容量的相对不足和毛细血管通透性增加引起的容量向组织间的移动；②扩容治疗时应同时纠正组织代谢需求的氧不足，以增加DO_2/VO_2；③现代休克治疗要求争分夺秒，尽快恢复组织细胞DO_2，因为随着休克时间持续，细胞缺氧损伤加重，甚至可造成可逆或不可逆性多脏器功能损害（MODS）。

血气监测：在休克早期，应当根据血气和酸碱度监测，合理而及时地给予处理。不仅需要测定动脉血氧分压，而且需要测定混合静脉血氧含量和饱和度，同时通过测定心排血量和动脉血含量大体计算 DO_2，同样通过心排血量和动静脉血氧含量差计算 VO_2，以评价循环功能和组织代谢状态。在休克早期主要是呼吸性碱中毒或合并代谢性酸中毒。对于呼吸性碱中毒只要纠正其缺血缺氧状态，通过合理吸氧治疗和补充血容量等措施，就能自然恢复而不必特殊处理。休克时常由于有效循环血量减少可导致组织灌注不足，发生代谢性酸中毒，其严重程度与休克的严重程度、持续时间相关。一些前瞻性多中心研究显示，碱缺失（–BE）降低明显与低血压、凝血时间延长、高创伤评分相关。碱缺失的变化可以提示早期干预治疗的效果。有学者对创伤患者回顾性死亡因素分析发现，80%的患者有碱缺失（<–15mmol/L），其死亡率达 25%，48 小时未恢复正常者其死亡率可达 86%。另外，早期持续高乳酸水平也与创伤后发生多脏器功能损害明显相关性。此外，快速发生的代谢性酸中毒更易引起严重低血压、心律失常和死亡等。在临床上，纠正代谢性酸中毒，强调积极病因处理和容量复苏，必要时可短暂使用碳酸氢钠来纠正代谢性酸中毒。除了严重的代谢性酸中毒（动脉血 pH<7.20，或 HCO_3^- <16mmol/L，或合并血流动力学不稳定）以外，通常不主张大量常规使用碱性药物，因为休克时在组织灌注恢复过程中代谢性酸中毒状态也可逐步被纠正，过度的血液碱化使氧解离曲线左移，不利于组织细胞供氧。

（二）休克进展期（休克Ⅱ期，可逆性代偿期）

休克进展期主要以失代偿性代谢性酸中毒与较明显的低氧血症为特点，此期除了上述休克代偿期（休克Ⅰ期）的治疗措施外，若有严重的代谢性酸中毒征象，动脉血 pH<7.20 或 HCO_3^- <16mmol/L 或血流动力学不稳定或合并严重高钾血症时，原则上给予碱性药物治疗。严重代谢性酸中毒时，特别是 pH<7.20 时，不仅加重微循环淤血状态，而且还能抑制心肌收缩力，也可使心肌室颤阈值降低，同时还能降低周围血管对血管活性物质的反应性，使休克难以纠正，故需在补液和采取其他抗休克措施的同时，及时纠正代谢性酸中毒。首选的碱性药物为碳酸氢钠，因为其作用迅速，在有效通气条件下，可直接提供 HCO_3^- 而中和酸。补碳酸氢钠的剂量和方法应根据病情严重程度和血气分析结果可有所不同。使用剂量可根据公式计算：

$$补碱量(mmol) = BE \times 体重(kg) \times 0.5$$

式中，BE 为碱剩余，正常值为（0±3）mmol/L，在代谢性酸中毒时 BE 负值增加，0.5 为在严重酸中毒时，所用 HCO_3^- 分布容积是体重的 50%。静脉滴注用碳酸氢钠为 5%溶液，等渗液为 1.5%，每克含碱量为 12mmol。补充时应先投给计算量的 1/2，加入于葡萄糖液或注射用水 200ml 或 400ml 中，以每小时 200ml 的速度滴注，然后再根据病情或血气分析补充剩余剂量，也可以静脉滴注方式给药。原则上，碳酸氢钠应当采用稀释后静脉滴注，而不是静脉推注，除非患者合并有高钾血症。

其他碱性药物如乳酸钠，必须通过肝脏转化为 HCO_3^- 才可起缓冲作用，故休克伴严重缺氧引起乳酸酸中毒或肝功能障碍的患者通常不宜使用。另外，三羟甲基氨甲烷（THAM）是不含钠的有机缓冲剂，其缓冲效果强于碳酸氢钠的 2～3 倍。此药既可治疗代谢性酸中毒又可纠治呼吸性酸中毒。缺点是呼吸抑制、降低血压、低血钙等，故静脉滴注时，应避免滴速过快、剂量过大；使用时不应溢于皮下以防局部组织坏死。THAM 有每支 10ml、20ml、100ml 三种，均为 7.28%溶液。3.64%为等渗溶液，每克 THAM 含碱量为 8mmol。使用时加入 5%～10%葡萄糖溶液中缓慢静脉滴注。

心源性休克或严重休克继发心力衰竭者，可应用主动脉内气囊反搏术或体外加压反搏术。

(三)休克难治期(休克晚期，休克Ⅲ期)

休克难治期以代谢性酸中毒合并呼吸性酸中毒、重度低氧血症及 DIC 为特点。休克晚期治疗是在上述休克Ⅰ期、Ⅱ期治疗措施的基础上，以积极改善肺功能和 DIC 治疗为重点，其中包括通畅呼吸道，必要时可行气管插管、气管切开及人工呼吸器进行辅助通气治疗等。在这里仅就呼吸器辅助治疗问题，稍加以说明。

呼吸器治疗的目的是提高肺泡通气、降低呼吸功率、减轻肺间质水肿和纠正呼吸性酸中毒。在休克肺时使用呼气末正压通气(PEEP)的主要作用是：①呼气末正压防止肺泡萎陷，增加功能残气量(FRC)，提高换气效率；②增加肺组织顺应性，肺泡扩张充气，内径增加，表面张力减少；③改善肺间质和肺泡水肿，呼气末正压增加了肺泡及肺间质的压力，以减少肺毛细血管内液体外渗；④改善通气/血流比值失衡，因为 PEEP 能改善肺泡充气，减少肺部动静脉分流，以提高动脉血分压；⑤减轻吸气肌负担，可减少呼吸运动氧耗量。通常，应用 PEEP 时，一般从低压开始，即从 3～5cmH_2O(0.3～0.5kPa)开始，以后根据病情需要逐渐增加，但最高不要超过 15cmH_2O(2.0kPa)。

休克晚期常见的是代谢性酸中毒合并呼吸性酸中毒，此时应给予纠正缺氧，通畅呼吸道、改善呼吸功能，控制心功能不全，治疗肾功能障碍，改善脑功能及一系列抗休克措施，包括投给碱性药物、纠正水电解质紊乱等。若应用碳酸氢钠时，应以呼吸道管理，同时用人工辅助呼吸为前提，否则有因 CO_2 排出障碍而加重呼吸性酸中毒的危险。

其他治疗：如果合并 DIC 时，可用肝素治疗。其剂量为 0.5～1.0mg/(kg·d)，静脉滴注，使凝血时间延长至正常的 2～3 倍。如并用双嘧达莫时，肝素的剂量可酌减。在有效控制感染的前提下，可用肾上腺皮质激素短程疗法。皮质激素能减轻休克肺的支气管痉挛，并具有减轻肺毛细血管的通透性、改善肺泡水肿、降低外周阻力、扩张血管、抑制炎症反应、拮抗内毒素减轻毒血症等作用，另外，皮质激素能稳定溶酶体膜，从而防止溶酶体酶的释放，故激素对休克肺的防治具有一定的作用。休克晚期可能合并多器官功能障碍或多系统器官衰竭，所以维护心脏功能、防治脑水肿、维护肾功能及防治肺衰竭等均为休克Ⅲ期治疗的重要组成部分。实际上，休克治疗的关键在于早期预防、早期治疗。

二、休克时水电解质紊乱

(一)水代谢障碍

休克的病因虽然不同，但一般均有共同的病理生理基础(有效循环血量减少和血管床容积扩大)，其中，毛细血管床扩张较正常为 2～4 倍。此外，患者由于厌食、恶心、呕吐或腹泻、出汗等因素更加重体液丧失和水平衡障碍。因此，要维持组织正常灌注，容量补充是休克治疗的基础，特别是低血容量性休克和分布性休克治疗的关键。治疗这些休克时，通常需要补充血管内容量缺乏量的3～4倍才能恢复循环容量。

（二）电解质紊乱

严重休克时容易发生高钾血症，其主要机制是：①由于严重酸中毒引起无尿或少尿，导致磷酸或硫酸等无机酸中毒，此时 H^+进入细胞内，而 K^+移出细胞外。休克时组织细胞缺氧引起的代谢性有机酸中毒（如乳酸性酸中毒）通常不易导致细胞钾外移，故常不会发生细胞内 K^+外向移动性高钾血症。②休克合并肾功能不全时由于尿排钾减少也可加重高血钾。③在休克晚期并发 DIC 时，由于组织细胞坏死放出细胞内 K^+而使血钾浓度上升。对高钾血症的治疗可参考高钾血症处理。

◆病例（休克昏迷）

42岁，男性，昏迷，反复恶心、呕吐，急诊送入 ICU 治疗。查体发现，意识障碍，昏迷，只对疼痛刺激有反应，血压85/40mmHg，其他未见明显异常。动脉血气和静脉血实验室检查：动脉血，pH 7.12，$PaCO_2$ 45mmHg，PaO_2 95mmHg，HCO_3^- 15mmol/L，BE–12mmol/L；静脉血，Na^+ 144mmol/L，K^+ 3.5mmol/L，Cl^- 96mmol/L，CO_2值 16mmol/L，HB 15.0g/dl。

♣提问

（1）酸碱失衡状态？

（2）酸碱失衡的可能原因？

（3）酸碱失衡的治疗原则？

♣临床分析

1. 酸碱失衡状态

（1）动脉血气资料 pH↓（7.12）＜ 7.35，故应是酸中毒。$PaCO_2$↑，HCO_3^-↓呈反向性变化，提示代谢性酸中毒合并呼吸性酸中毒，此外，BE 负值明显增大（–12mmol/L）也考虑有代谢性酸中毒。

（2）比较$\Delta PaCO_2$（$PaCO_2$离均值）和ΔHCO_3^-（HCO_3^-离均值）大小判定其原发性失衡。若$\Delta PaCO_2 > \Delta HCO_3^-$ 时，提示其原发性改变为呼吸因素；相反，若$\Delta PaCO_2 < \Delta HCO_3^-$时，提示其原发性改变为代谢因素。该患者的$\Delta PaCO_2$=45–40 =5mmHg，$\Delta HCO_3^-$=24–15=9mmol/L，很显然 $\Delta PaCO_2 < \Delta HCO_3^-$，所以提示其原发性因素是代谢性酸中毒。

（3）按代谢性酸中毒预计代偿公式（$PaCO_2=1.5\times HCO_3^- +8\pm 2$mmHg）计算，$PaCO_2$ = $1.5\times 15+8\pm 2$ =（30.5 ± 2）mmHg = 28.5～32.5mmHg。该患者的实测 $PaCO_2$为 45mmHg 大于预计代偿值的高限值，提示代谢性酸中毒合并呼吸性酸中毒。

（4）计算 AG =144 –（96 + 16）= 32 mmol/L。AG 为 32＞16，提示合并高 AG 型代谢性酸中毒。

（5）在高 AG 型代谢性酸中毒情况下，为了揭示被高 AG 型代谢性酸中毒所掩盖的代谢性碱中毒或正常 AG 型代谢性酸中毒的存在，可计算矫正的碳酸氢盐（corrected HCO_3^-），按其计算公式[矫正的碳酸氢盐=实测 HCO_3^- +(AG–12)]可计算为：矫正的碳酸氢盐 = 16 + (32 – 12)=36mmol/L。目前多以矫正的碳酸氢盐值＞26mmol/L，作为判断高 AG 型代谢性酸中毒合并代谢性碱中毒的界限。也可以计算碳酸氢盐间隙(BG)，按碳酸氢盐间隙公式($BG= Na^+ – Cl^-–39$)计算碳酸氢盐间隙。即碳酸氢盐间隙=144–96–39=9mmol/L，临床上，若 BG 值＞6mmol/L 时，提示高 AG 型代谢性酸中毒合并代谢性碱中毒的存在。再次确认为合并代谢性碱中毒。

结论：三重酸碱失衡(原发性高 AG 型代谢性酸中毒合并呼吸性酸中毒 + 代谢性碱中毒)。

2. 酸碱失衡的可能原因

(1)原发性代谢性酸中毒的主要原因可能是血压降低引起末梢循环障碍导致休克。

(2)休克处于昏迷状态时，由于意识障碍导致中枢神经系统抑制呼吸功能而致通气功能障碍，导致高碳酸血症型呼吸衰竭。

(3)休克合并反复恶心、呕吐而丢失大量的 Cl^-和 K^+等引起/合并代谢性碱中毒。该患者的血电解质检查也显示血钾和血氯偏低(分别为 K^+ 3.5mmol/L，Cl^- 96mmol/L)。

3. 酸碱失衡的治疗原则　三重酸碱失衡的治疗问题，必须在血气分析监护下，分析矛盾主次，主要看酸碱的倾向性，是以酸为主，还是以碱为主，还要找出原发性酸碱变化因素，严重而主要者应首先处理，急性变化而容易除掉者也应该先治疗，但同时应注意其病因及诱发因素的治疗和对症治疗。在治疗这种三重酸碱失衡的过程中，最重要的问题是血 pH＜7.20 或 pH＞7.50 时，应给予紧急治疗，并保护心、肾、肺与脑等重要脏器的功能，有效补充血容量，纠正电解质等紊乱。

该患者有三重酸碱失衡(原发性高 AG 型代谢性酸中毒合并呼吸性酸中毒+代谢性碱中毒)，但其中原发性代谢性酸中毒为最严重的威胁生命的主要因素，该患者原发性代谢性酸中毒的主要原因可能是：血压降低引起末梢循环障碍导致休克；休克处于昏迷状态时，由于意识障碍导致中枢神经系统抑制呼吸功能而致通气障碍性高碳酸血症型呼吸衰竭。该患者属于严重代谢性酸中毒，表现在：①动脉血 pH＜7.20；②BE–12mmol/L 和 HCO_3^-＜16mmol/L；③合并有休克等血流动力学不稳定。故应在补液和采取其他抗休克措施的同时，及时纠正代谢性酸中毒。首选的碱性药物为碳酸氢钠，因其作用迅速，在有效通气的条件下，可直接提供 HCO_3^- 而中和酸。使用剂量可根据公式计算：

$$补碱量(mmol) = BE \times 体重(kg) \times 0.5$$

静脉用碳酸氢钠为 5%溶液，等渗液为 1.5%，每克含碱量为 12mmol。补充时应先投给计算量的 1/2，加入等渗葡萄糖液或注射用水 200ml 中，以 200ml/h 的速度滴注，然后再根据病情或血气分析进行补充。原则上，反复血气分析需再进一步调整剂量。

该患者合并的呼吸性酸中毒尽管实测 $PaCO_2$(45mmHg)大于预计代偿值的高限值，提示代谢性酸中毒合并呼吸性酸中毒，但是 $PaCO_2$ 并不高，治疗上随着休克治疗的好转，也可能得到缓解，所以不必急于给予处理。

反复呕吐引起的低氯/低钾性代谢性碱中毒，静脉输入氯化钠可以补充 Cl^-，并纠正代谢性碱中毒。至于补钾问题，该患者患有休克伴代谢性酸中毒，其尿量＜500ml/d 时，不宜补钾。

第七节　休克多器官功能衰竭综合征的治疗原则

（一）积极治疗原发病与清除诱发因素

对原发病的治疗是预防多器官功能衰竭综合征（MODS）的重要环节，以感染性休克为例，应迅速控制全身感染，必须使用抗生素，关键是选药合理，既要做到有的放矢，配伍合理，又要避免医源性菌群失调，还要考虑某些抗生素对重要脏器的毒性，特别是对肾脏有毒的庆大霉素、卡那霉素等应予以避免。及时发现和清除潜在性毒性物质，并设法阻断引发 MODS 的有害传递介质的释放等。

（二）纠正低灌流状态

首先补足有效循环血量，原则上“需多少，补多少”，动态观察血压、尿量、中心静脉压、肺动脉楔压（PAWP）等，以指导补液。合理使用血管活性药物和增加心肌收缩力药物，以维持动脉血压，必要时应用小剂量多巴胺等改善微循环的药物，既可增加心排血量，增加氧供（DO_2），又能改善组织微循环。

（三）纠正酸碱失衡

休克时酸碱失衡可造成机体内环境紊乱，后者又进一步促进 MODS 的发生发展。因此，必须及时纠正水、电解质与酸碱失衡，特别是动脉血 pH＜7.20 的严重酸中毒，应及时纠正，但应避免过多投给碳酸氢钠等碱性药物。

（四）防治细胞损伤

休克时对细胞功能的防护是防治 MODS 的重要一环。改善微循环是防止细胞损伤的主要措施之一。此外，还可通过抑制过度炎症反应、抑制体液因子的合成、阻断体液因子的受体、拮抗体液因子的效应等措施来降低这些因子对组织细胞的损伤。如皮质激素能抑制效应器细胞受内毒素刺激后产生肿瘤坏死因子（TNF），后者是引起炎症反应的最关键传递介子；皮质激素还可抑制核因子-κB（nuclear factor-kappa B，NF-κB）的核移位，从而抑制细胞因子的合成和表达。又如吲哚美辛等非类固醇抗炎药物具有抑制环氧化酶、抗细胞因子和稳定中性粒细胞的作用；抑肽酶可减少激肽的生成等。

（五）保护器官功能的支持疗法

最大限度地保护各器官系统的功能，切断可能存在的恶性循环。针对不同器官的功能障碍采取不同的合理有效的治疗措施。特别是对肠黏膜屏障的保护，因为休克时，由于胃肠道黏膜的低灌注、缺血缺氧发生得最早、最严重。因此，保护胃肠道黏膜的屏障功能，减少细菌与毒素移位是休克治疗的重要内容。应行营养支持疗法以确保热量平衡和水、电解质平衡，也是很重要的。

第八节 休克复苏终点与预后评估指标

1. 临床指标 休克患者结束液体复苏治疗的指征是传统临床指标，包括心率恢复正常、毛细血管再灌注时间<2秒、血压升高、四肢温暖、尿量增加[>1ml/(kg·h)]、意识状态正常等。但是，在应激反应和药物的作用下，这些指标往往不能真实地反映休克时组织灌注的有效改善。所以，这些指标对于指导休克治疗有一定的临床意义，但是，不能作为复苏的终点目标。

2. 血乳酸水平 血乳酸恢复正常的时间和血乳酸清除率不仅能评估复苏效果，而且是评估预后的有用指标。持续高水平的血乳酸(>4mmol/L)可预示患者预后不佳。通常，以血乳酸浓度≤2mmol/L为标准，经复苏治疗的第 1 个 24 小时血乳酸浓度恢复正常(≤2mmol/L)极为关键，在病因消除的情况下，患者的生存率可明显增加。血乳酸清除率比单纯的血乳酸值可更好地反映患者的预后。

3. 碱缺失(BE) BE的水平与预后密切相关。在临床上，休克复苏时动态监测是必要的。碱缺失可反映全身组织酸中毒的程度。碱缺失可分为三种程度：轻度，BE−5～−2mmol/L；中度，−15mmol/L≤BE<−5mmol/L；重度，BE<−15mmol/L。碱缺失的水平与创伤后第一个 24 小时晶体和血液补充量相关。据研究，碱缺失的水平越低，其MODS发生率、死亡率和凝血障碍的概率越高，住院时间也越长。

4. 胃黏膜内pH(pHi)和胃黏膜内CO_2分压($PgCO_2$) pHi可反映内脏或局部组织的灌流状态，对休克具有早期预警意义，并与预后具有相关性。研究证实，$PgCO_2$比pHi更可靠。但也有相反的研究报告，pHi和$PgCO_2$与其病死率、MODS发生率和住院日数等并无明显统计学意义。

5. 氧输送与氧消耗 人们曾把心脏指数>4.5L/(min·m^2)、氧消耗>170ml/(min·m^2)、氧输送>600ml/(min·m^2)作为包括低血容量休克在内的创伤高危患者的复苏目标。然而，有一些研究显示，这些指标并不能够降低创伤患者的病死率。但是也有相反报道，复苏早期已达到上述指标的患者，其存活率明显上升。因此，该指标可作为一个预测预后的指标，而不是复苏终点指标。

参考文献

郭恒怡. 2008. 休克//金惠铭主编. 病理生理学. 7版. 北京：人民卫生出版社，156-177.

吉勇，张敏. 1999. 休克发病机制的研究进展//卫生部继续医学教育委员会编. 国家级继续医学教育项目系列教材选编(心血管病学分册). 长春：长春出版社，279-284.

朴镇恩. 1976. 急性心肌梗塞并发休克的治疗进展. 天津医药，11：577-582.

朴镇恩. 1976. 休克肺. 心脏血管疾病，1：60-67.

朴镇恩. 1980. 休克的血液气体与酸碱平衡失调. 中华心血管病杂志，2：134.

朴镇恩. 2008. 休克的血液气体改变与酸碱平衡失调//朴镇恩编著. 最新血液气体与酸碱平衡. 哈尔滨：黑龙江教育出版社，441-456.

苏静怡. 1998. 休克//苏静怡主编. 病理生理学. 重排本. 北京：北京医科大学、中国协和医科大学联合出版社，83-101.

王爱霞. 2013. 感染性休克的水与电解质代谢及治疗//蒋朱明主编. 临床水与电解质平衡. 3版. 北京：人民卫生出版社.

王一镗. 2000. 休克//王一山主编. 实用重症监护治疗学. 上海：上海科学技术文献出版社，44-47.

杨宗成. 1996. 创伤性休克//黎鳌主编. 现代创伤学. 北京：人民卫生出版社，197-212.

Agus M S，Steil G M，Wypij D，et al. 2012. Tight glycemic control versus standard care after pediatric cardiac surgery. N Engl J Med，367：1208.

Anderson J T，Wisner D H，Sullivan P E，et al. 1997. Initial small volume hypertonic resuscitation of shock and brain injury：Short and long-term effects. J Trauma，42：592-601.

Astiz M E，Rackow E C. 1998. Septic shock. Lancet，351：1501.

Boyd J H，Walley K R. 2008. Is there a role for sodium bicarbonate in treating lactic acidosis from shock? Curr Opin Crit Care，14：379-383.

Chang M C，Meredith J W，Kincaid E H，et al. 2000. Maintaining survivors' values of left ventricular power output during shock resuscitation：a prospective pilot study. J Trauma，49：26.

Chiara O，Pelosi P，Brazzi L，et al. 2003. Resuscitation from hemorrhagic shock：Experimental model comparing normal saline，dextran，and hypertonic saline solutions. Crit Care Med，31(7)：1915-1922.

Dellinger R P，Levy M M，Rhodes A，et al. 2012. Surviving sepsis compaign：International guidelines for management of severe sepsis and septic shock. Crit Care Med，41(2)：580-637.

Dellinger R P，Levy M M，Rhodes A，et al. 2013. Surviving sepsis campaign：international guidelines for management of severe sepsis and septic shock：2012. Crit Care Med，41：580.

Diebel L N，Tyburski J G，Dulchavsky S A. 2000. Effect of acute hemodilution on intestinal perfusion and intramucosal pH after shock. J Trauma，49：800.

Dunser M W，Mayr A J,Ulmer H，et al. 2003. Arginine vasopressin in advanced vasodilatory shock：A prospective，randomized controlled study. Circulation，107：2313-2319.

Gunnerson K J，Kellum J A. 2003. Acid-base and electrolyte analysis in critically ill patients：are we ready for the new millennium? Curr Opin Crit Care，9：468-473.

Halperin M L. 1999. Fluid，electrolyte，and acid-base physiology. 3rd ed. Harcourt Publishers Limited.

Hameed S M，Aird W C，Cohn S M. 2003. Oxygen delivery. Crit Care Med，31：S658-S667.

Heckbert S R，Vedder N B，Hoffman W，et al. 1998. Outcome after hemorrhagic shock in trauma patients. J Trauma，45：545.

Hochman J S，Sleeper L A,Webb J G，et al. 1999. Early revascularization in acute myocardial infarction complicated by cardiogenic shock. Shock Investigators. Should we emergently revascularize occluded coronaries for cardiogenic shock. N Engl J Med，341：625-634.

Holcroft J W，Vassar M J，Tumer J E，et al. 1987. 3% NaCl and 7.5% NaCl / dextran in the resuscitation of severely injured patients. Ann Surg，206：279-288.

Holmes D R. 2004. Cardiogenic shock// Edited by Goldman L. Cecil Textbook of Medicine. 22nd ed. Philadelphia：Saunders，615.

Holt T R，Withington D E，Mitchell E. 2011. Which pressure to believe? A comparison of direct arterial with indirect blood pressure measurement techniques in the pediatric intensive care unit. Pediatr Crit Care Med，12：e391.

Huang YC. 2005. Monitoring Oxygen Delivery in the Critically ill. Chest，128：554S-560S.

Humphreys M H. 2003. Fluid & electrolyte management// Edited by Way L W. Current Surgical diagnosis & treatment. 11th ed. New York：Lange Medical Books/ McGraw-Hill，142-155.

Jaramillo-Bustamante J C，Marín-Agudelo A，Fernández-Laverde M，et al. 2012. Epidemiology of sepsis in pediatric intensive care units：first Colombian multicenter study. Pediatr Crit Care Med，13：501.

Jung B，RimmeleT，Le Goff C，et al. 2011. Severe metabolic or mixed acidemia on intensive care unit admission：incidence，prognosis and administration of buffer therapy. a prospective，multiple-center study. Critical Care，15：R238.

Kones R J. 1974. Hypoxia and oxygen therapy//Edited by Kones R J. Cardiogenic shock：mechanism and management. New York：Futura Publ Co，145-165.

Kortgen A，Niederprüm P，Bauer M. 2006. Implementation of an evidence-based "standard operating procedure" and outcome in septic shock. Crit Care Med，34：943.

Kumar A. 2001. Shock：Classification，pathophysiology，and approach to management// Edited by Parrillo J E. Critical Care Medicine：Principles，Diagnosis and Management in the adult. 2nd ed. St. Louis：Mosby，371-400.

Larsen G Y，Mecham N，Greenberg R. 2011. An emergency department septic shock protocol and care guideline for children initiated at triage. Pediatrics，127：e1585.

Leach R M，Treacher D F. 2002. The pulmonary physician in critical care2：Oxygen delivery and consumption in critically ill. Thorax，57：170-177.

MacLaren G，Butt W，Best D，et al. 2011. Central extracorporeal membrane oxygenation for refractory pediatric septic shock. Pediatr Crit Care Med，12：133.

Maiar R V. 2001. Shock. // Edited by Braunwald E. Harrison's Principles of Internal Medicine. 15th ed. New York：McGraw-Hill，222-228.

Martí-Carvajal A J，Solà I，Gluud C，et al. 2012. Human recombinant protein C for severe sepsis and septic shock in adult and paediatric patients. Cochrane Database Syst Rev，12：CD004388.

McCowen K C，Malhotra A，Bistrian B R. 2001. Stress-induced hyperglycemia. Crit Care Clin，17：107.

McKinley B A，Marvin R G，Cocanour C S，et al. 2000. Tissue hemoglobin O_2 saturation during resuscitation of traumatic shock monitored using near infrared spectrometry. J Trauma，48：637-642.

Meisner F G，Habler O P，Kemming G I，et al. 2001. Changes in pH (i) CO_2 reflect splanchnic mucosal ischaemia more reliably than changes in pH (i) during haemorrhagic shock. Langenbecks Arch Surg，386 (5)：333-338.

Micek S T，Roubinian N，Heuring T，et al. 2006. Before-after study of a standardized hospital order set for the management of septic shock. Crit Care Med，34：2707.

Nancie U.1998. Heart failure and circulatory shock//Edited by Poth C M. Pathophysiology concepts of altered health states. 5th ed. Philadelphia：Lippincott，427-456.

Parrillo J E. 2004. Approach to the patient with shock// Edited by Goldman L. Cecil Textbook of Medicine. 22th ed. Philadelphia：Saunders，608-615.

Proctor R A. 2001. New drugs for the treatment of septic shock. Crit Care Med，29：1650-1651.

Rivers E，Nquyen B,Havstad S，et al. 2000. Early goal-directed therapy in the treatment of severe sepsis and septic shock. N Engl J Med，345：1368-1377.

Sabatini S，Kurtzman N A. 2009. Bicarbonate therapy in severe metabolic acidosis. J Am Soc Nephrol，20：692-695.

Santschi M，Jouvet P，Leclerc F，et al. 2010. Acute lung injury in children：therapeutic practice and feasibility of international clinical trials. Pediatr Crit Care Med，11：681.

Schortgen F，Clabault K，Katsahian S，et al. 2012. Fever control using external cooling in septic shock：a randomized controlled trial. Am J Respir Crit Care Med，185：1088.

Shapiro N I，Howell M D，Talmor D，et al. 2006. Implementation and outcomes of the Multiple Urgent Sepsis Therapies (MUST) protocol. Crit Care Med，34：1025.

Silva B N，Andriolo R B，Atallah A N，et al. 2013. De-escalation of antimicrobial treatment for adults with sepsis，severe sepsis or septic shock. Cochrane Database Syst Rev，3：CD007934

Thal A P. 1971. Shock . A physiologic basis for treatment . Chicago：Year Book Med Publ Inc.

Way L W. 2003. Evaluation of shock & pulmonary failure in the ICU// Edited by Way L W. Current Surgical diagnosis & treatment. 11th ed. New York：Lange Medical Books/McGraw-Hill，220-229.

Weiss S L，Parker B，Bullock M E，et al. 2012. Defining pediatric sepsis by different criteria：discrepancies in populations and implications for clinical practice. Pediatr Crit Care Med，13：e219.

第二十四章　肾衰竭的酸碱失衡与水电解质紊乱

第一节　急性肾衰竭

♣ **诊断要点**

(1) 急骤发生少尿(<400ml/24h),或无尿(<100ml/24h),但非少尿型者无少尿表现。

(2) 急骤发生和与日俱增的氮质血症(血肌酐每日上升44.2～176.8μmol/L,尿素氮每日上升3.6～10mmol/L)。

(3) 经数日至数周，如处理恰当，会出现多尿期和恢复期。

(4) 临床表现有水中毒、氮质血症、高钾血症和代谢性酸中毒的症状和体征。

急性肾衰竭(ARF)是由于各种原因引起短期内(数小时或数天)急剧进行性肾功能障碍而出现的临床综合征，临床表现为氮质代谢废物积聚，水、电解质和酸碱失调，机体内环境严重紊乱，常伴有少尿(<400ml/d)或无尿(<100ml/d)，少数病例尿量不减少，故将后者称为非少尿型ARF。ARF多以肾小球滤过率(GFR)下降50%以上，血氮质代谢废物，包括血尿素氮(BUN)和肌酐(creatinine)积聚等被认为是肾衰竭的重要标志。在多数情况下，ARF是可以逆转的。广义的ARF可分为肾前性(prerenal)、肾性(intrarenal)和肾后性(postrenal)三种类型。这三种类型的诊断性分析和和尿液指标的测定简单迅速，并能提供有价值的诊断资料(表24-1)。

表24-1　ARF的诊断性分析和尿液指标

尿液指标	肾前性	肾性	肾后性
尿试纸检查	0或微量蛋白	少量至中量蛋白、血红蛋白、白细胞	0或微量蛋白、红细胞、白细胞
尿沉渣	少量透明管型	颗粒和细胞管型*	可有结晶和细胞管型
尿渗透压	>500	<350	<50
尿/血清肌酐比值	>40	<20	<20
尿/血清尿素氮比值	>8	<3	<3
FENa	<1%	>1%	>1%

注：FENa，滤过钠排泄分数，FENa =(尿Na / 尿肌酐)/(血清Na / 血清肌酐)。

*管型的成分取决于肾衰竭的病因。

(引自：Bigatello L M，)

狭义的ARF是指急性肾小管坏死(acute tubular necrosis，ATN)引起的ARF，约80%的ARF是由急性肾小管坏死引起的，而且最具有特征性，故本节主要讨论狭义的ATN引起的ARF。2004年，急性透析质量倡议(Acute Dialysis Quality Initiative，ADQI)组在第二次国际共识会议上，根据血清肌酐和GFR或尿量等提出ARF的严重程度可分为危险(risk)、损伤(injury)、衰竭(failure)、肾功能丧失(loss)和终末期肾脏疾病(end state kidney disease）五期，取其首字母简称“RIFLE”标准（图 24-1）。据 20 000 例回顾性研究报告指出，“RIFLE”标准可独立预测 ARF 患者的住院死亡率。这一分期标准在 ARF 的诊断标准化和指导临床预测其死亡率方面向前迈进了重要的一步。ARF 患者，目前尽管使用了有效的血液透析治疗，但其死亡率仍然高达 30%～80%，有手术史和外伤史的 ARF 患者死亡率更高。不出现少尿的非少尿型 ARF 患者的预后较好，在分娩期发生的 ARF 死亡率较低，仅有 10%～20%。

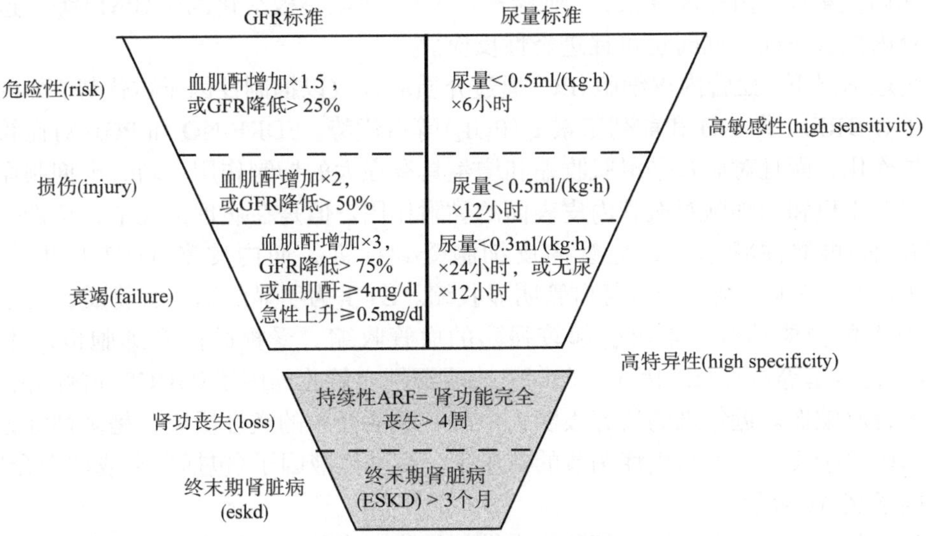

图 24-1　ARF“RIFLE”分类

GFR，肾小球滤过率；ARF，急性肾衰竭

（引自：Bellomo R，et al）

一、ARF 发病机制

不同原因引起的 ARF 机制不尽相同，本部分重点对肾性 ARF 加以阐述。ATN 引起的肾性 ARF 的病因概括为肾缺血和肾中毒两大类，这两种因素在发病机制中，常相互作用，互为因果而加重病变进展。ARF 的发病机制目前尚未完全阐明，其主要发病机制为：①发病初期和维持期，肾脏缺血是导致肾脏和肾小球血流量急剧减少，并引起早期肾功能丧失的主要原因，因此，现在多数学者认为肾缺血是 ARF 的主要起始因素，其主要环节是肾血流灌注不足，肾小动脉痉挛性收缩引起的 GFR 急剧下降，其中，肾素-血管紧张素系统（RAS）在发病的早期起重要作用。②肾小管损伤，由于肾小管上皮细胞坏死，其细胞碎片和蛋白质等引起肾小管阻塞导致少尿。③原尿的回漏，由于原尿经受损的肾小管壁漏入周围肾间质引起肾间质水肿，压迫肾小管致囊压增加，使 GFR 减少，导致少尿。④肾缺血再灌注损伤，主要为氧自由基及细胞内钙超负荷引起肾小管上皮细胞和血管内皮损伤，以致细胞死亡。

据近年来的研究，血管内皮细胞和白细胞激活介导的炎性反应在其发病机制中，可起重要作用。

肾脏的急性缺血或毒性损害，可引起许多促炎细胞因子表达增加，包括肿瘤坏死因子-α（TNF-α）、干扰素-γ（INF-γ）、中性粒细胞–巨噬细胞集落刺激因子（GM-CSF）、白介素-1（IL-1）、白介素-2（IL-2）、白介素-18（IL-18）及化学因子，如巨噬细胞炎性蛋白-2（MIP-2）、单核细胞趋化蛋白-1（MCP-1）等。此外，还有些黏附因子，如细胞间黏附因子-1（ICAM-1）、P-选择素（P-selectin）和E-选择素（E-selectin）等均表达增多和激活。这些因子可调控 ARF 伴有炎性反应。这些细胞因子中有些因子（如 TNF-α）可刺激产生血管细胞介质，如内皮素-1、白三烯（LTS）、血栓素（TXA_2）和血小板活化因子（PAT）等。这些介质可调控肾内血管收缩，同时也可促进炎性反应。

在生理情况下，血管内皮细胞（EC）通过介质的释放以抑制性因子占优势，如内皮源性舒张因子（EDRF），即 NO 和前列腺素 I_2（PGI_2）等占优势。EDRF-NO 和 PGI_2 对血管壁有重要的保护作用，而且对血管平滑肌收缩和增生具有强大的抑制作用，同时也抑制血小板聚集，抑制血小板和白细胞对血管内皮表面的黏附作用。但是在病理情况下，特别是在肾脏的急性缺血/再灌注状态时，血管内皮细胞受到损害，而内皮素-1（ET-1）生成增加，EDRF-NO 释放减少，结果导致肾血管明显收缩。ET-1 为明显的缩血管物质，与平滑肌细胞（SMC）上的受体结合，常可引起较强烈的血管收缩。受损的内皮细胞也产生血栓素（TXA_2）、超氧基等血管收缩因子，此时，内皮源性血管收缩因子（GDCF）占优势，从而促使或加重肾脏缺血。近年来的研究表明，白细胞激活介导的炎性反应，是多种细胞、多种因子参与的复杂反应。参与炎症调节的有激素、多种体液因子（包括促炎或抗炎介质）及细胞黏附因子（CAMs）等。

炎症细胞主要包括单核巨噬细胞、中性粒细胞、嗜酸性粒细胞及参与炎症反应的血小板和血管内皮细胞等。在肾缺血/再灌注时，内皮细胞和白细胞在 TNF-α、IFN-γ、IL-1 和 IL-8 等的作用下被激活，血管内皮细胞表面的 ICAM-1、P-选择素、E-选择素、内皮细胞–白细胞黏附因子（ELAM）、血管细胞黏附因子（VCAM）、血小板内皮细胞黏附因子（PECAM）及白细胞膜表面的整合素（integrins）表达增多，促进白细胞、血小板黏附和聚集，激活的白细胞经过滚动–牢固黏附–穿出血管过程进入组织间隙，转变为巨噬细胞。白细胞激活后能产生多种促炎细胞因子，可导致炎细胞的进一步激活和炎症反应的扩大，引起炎症级联反应，也称炎症瀑布。激活白细胞释放的促炎介质有超氧阴离子自由基（O_2^-）、NO、羟自由基（OH^-）、过氧亚硝酸盐、次氯酸等氧化剂，这些物质进一步损伤内皮和内皮细胞。内皮损伤可增加 ET-1 释放而减少内皮舒张因子（EDNO）释放，ET-1 也可受血管紧张素Ⅱ刺激的影响。从上述可见，内皮损伤、白细胞激活和血小板聚集，不仅可进一步加重炎性反应，而且可引起肾髓质层微循环的血管充血，促进肾缺血/再灌注损伤，导致持续性肾髓质层缺血缺氧，进而发生肾小管细胞损伤，形成恶性循环，促使 ARF 的发生（图 24-2）。

其他各种因素在某些病例的某个时期可起到一定作用，并非所有病例都有这些因素参与。在缺血性 ATN 时，最易受损的是肾髓质外层的近端肾小管直部和亨利袢升支粗段。但是 ARF 维持期的关键机制是由于肾小管坏死造成的肾小管堵塞和肾小管内液回漏。维持低 GFR 的主要原因是由于肾小管坏死导致的脱落细胞阻塞管腔和原尿回漏。管腔内原尿漏入肾间质后，原尿在间质内积聚，形成肾间质水肿，而使间质内压升高，压迫肾小管和管周毛细血管，可导致肾小管阻塞加重和肾血流更进一步减少，使 GFR 进一步降低，结果引起或加重ARF(图24-3)。

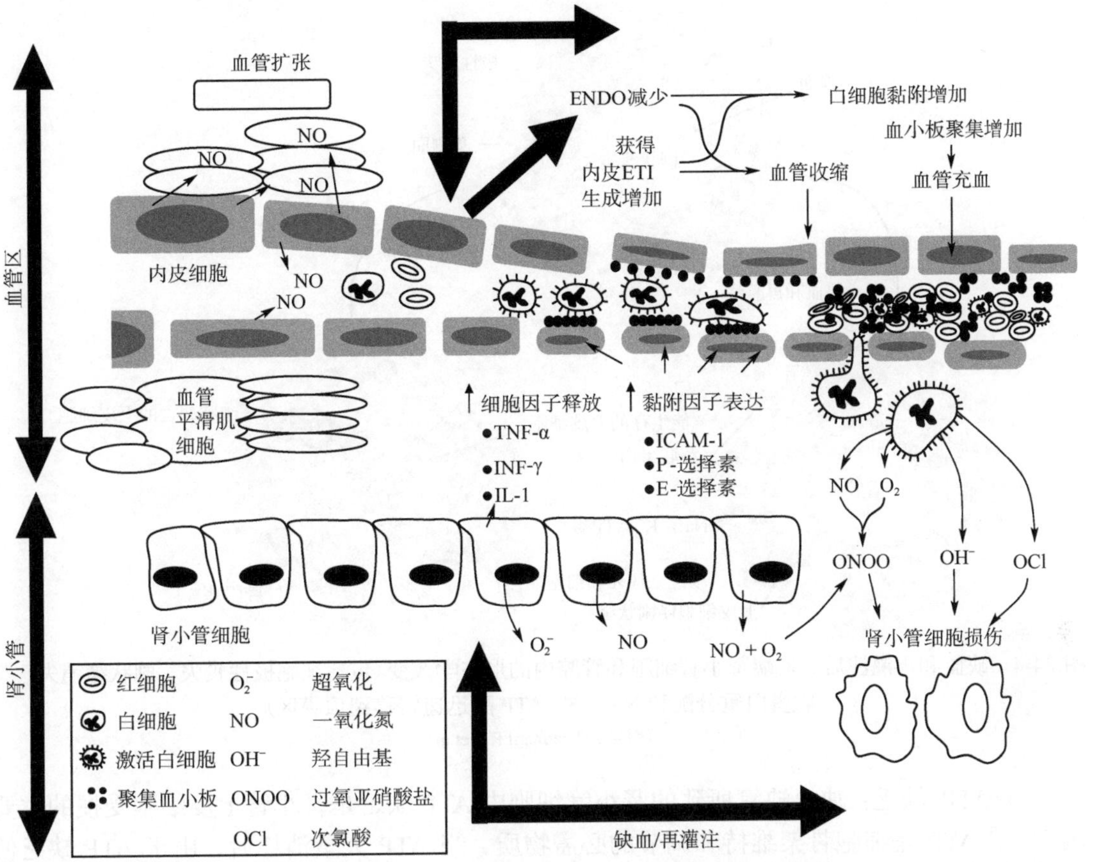

图24-2　炎症在肾缺血引起的ARF发生机制中的作用

TNF-α，肿瘤坏死因子-α；INF-γ，干扰素-γ；IL-1，白介素-1；ICAM-1，细胞间黏附因子-1；EDNO，内皮源性舒张因子—一氧化氮

(引自：Brady H R，et al)

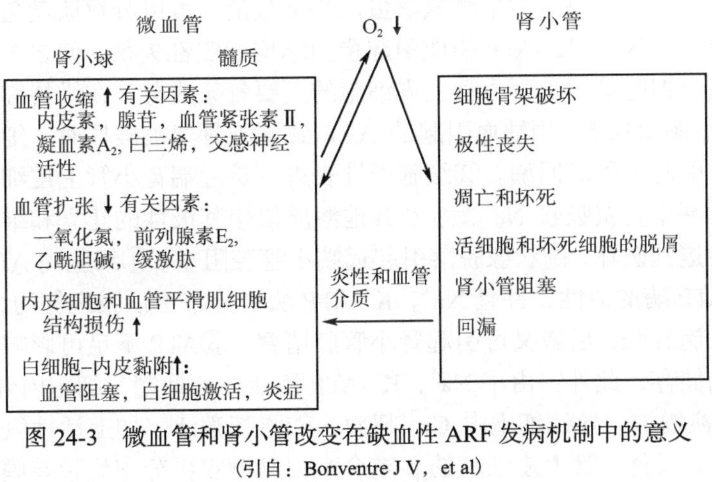

图24-3　微血管和肾小管改变在缺血性ARF发病机制中的意义

(引自：Bonventre J V，et al)

缺血性肾细胞损伤的细胞分子学机制（图 24-4）：

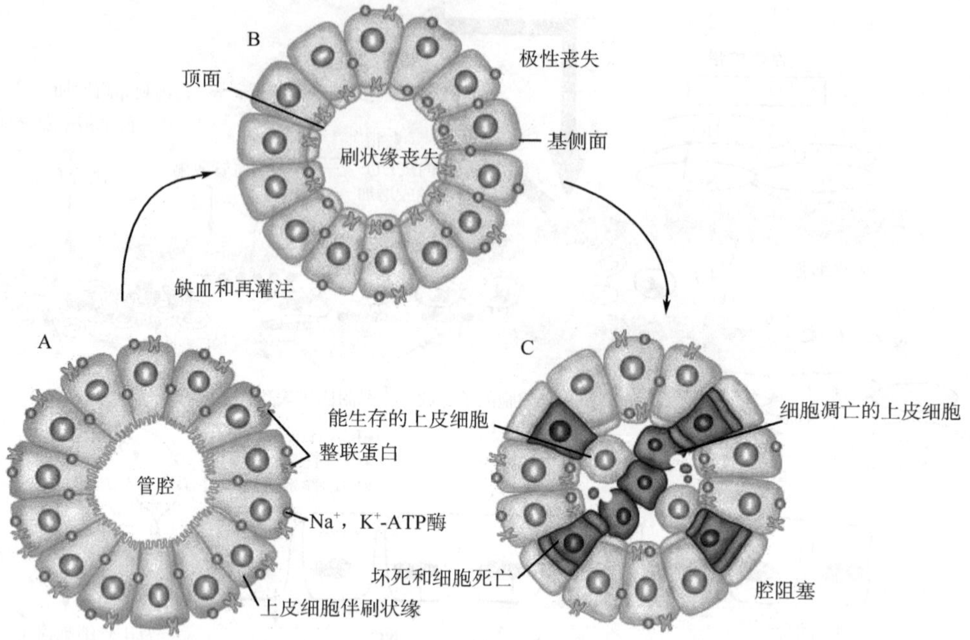

图 24-4 缺血和再灌注后，近端肾小管细胞和管腔内的形态学改变（包括细胞极性丧失、刷状缘消失、整联蛋白重分配和 Na^+，K^+-ATP 酶迅速转移到顶膜区）

（引自：Thadhani R，et al）

（1）ATP 缺乏：缺血缺氧所致的肾小管细胞内 ATP 缺乏是肾小管上皮细胞受损的主要因素。①ATP 是细胞骨架维持和调节的必需物质，当 ATP 大量消耗后，由于 ATP 缺乏使形成细胞骨架的肌动蛋白（actin）微丝变性，在近端小管缺氧缺血损伤中，半胱氨酸蛋白酶以细胞骨架为潜在靶点。其细胞骨架是由位于近端肾小管基侧膜的 Na^+，K^+-ATP 酶借助于锚蛋白（ankyrin）和血影蛋白（spectrin）连接于蛋白 4.1（protein 4.1）细胞骨架的肌动蛋白等构成的网状结构，当缺血缺氧时半胱氨酸蛋白酶被激活，可以分解肌动蛋白相关蛋白，如血影蛋白、锚蛋白或 Na^+，K^+-ATP 酶或引起蛋白结构稳定性失衡，使之对其他细胞酶攻击更敏感。肌动蛋白细胞骨架是肾小管上皮细胞的主要骨架成分，在维持细胞结构和功能完整上起重要作用（图 24-5）。当缺血引起的 ARF 致细胞骨架被破坏时，细胞间的紧密结合部功能障碍，可引起小管液回漏。②细胞极性丧失，是近端肾小管上皮细胞许多功能异常的原因。正常近端小管重吸收 Na^+、水及其他溶质依赖其极性的建立和维持。③刷状缘微绒毛结构完整性遭到破坏，刷状缘脱落引起远端小管腔阻塞。④细胞内 ATP 耗竭直接降低质膜 Na^+，K^+-ATP 酶的活性，并且 Na^+，K^+-ATP 酶再分布于顶膜区等均影响正常的 Na^+、K^+转运，导致细胞肿胀，后者又可引起肾小管腔堵塞。⑤ATP 不足可影响细胞内钙的外流和钙在内质网的储存，此外，由于 Na^+，K^+-ATP 酶活性被抑制，细胞内外 Na^+ -K^+交换减少，Na^+-Ca^{2+}交换增加，导致细胞内 Ca^{2+}超载，磷脂酶激活，加上活性氧的作用而致细胞受损，甚至坏死。⑥肾小管上皮细胞的 β-整合素由基侧膜再分布到顶端膜，使受损细胞顶端面黏附性增加。

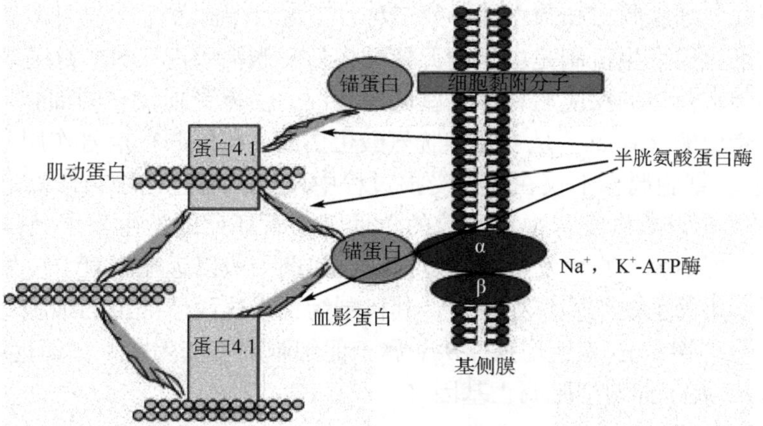

图 24-5　近端小管上皮细胞在缺氧缺血损伤中，半胱氨酸蛋白酶的潜在靶点是细胞骨架
(引自：Schrier RW，et al)

(2) 自由基的损伤：肾缺血后肾血管内皮细胞是产生氧自由基的主要部位，而在内皮细胞中，线粒体又是氧自由基产生的主要部位。自由基产生增多和清除减少在缺血性和肾毒性 ATN 细胞损伤中起主要作用。在肾缺血缺氧的情况下，其细胞膜上的 Ca^{2+}泵发生障碍，Ca^{2+}交换受阻，导致其线粒体内 Ca^{2+}浓度升高，从而激活钙离子依赖蛋白酶，后者促使黄嘌呤脱氢酶(XD)迅速转变为黄嘌呤氧化酶(XO)，XO 无法氧化次黄嘌呤，导致腺苷和次黄嘌呤堆积。次黄嘌呤在黄嘌呤氧化物的作用下生成有毒的自由氧，而肾脏内的超氧化物歧化酶、过氧化氢酶等因为缺血缺氧而抑制，不能有效清除自由基，以致氧自由基大量堆积。自由基对肾小管上皮细胞具有直接毒性，其损伤机制包括：使脂质双层膜结构过氧化、蛋白质变性和 DNA 双链断裂等。

(3) 磷脂酶 A_2(PLA_2)的激活：是参与缺血性肾损伤的另一重要因素。大多数 PLA_2 是钙依赖性酶，当肾缺血缺氧和肾中毒时，细胞内 Ca^{2+}增加和还原型谷胱甘肽(GSH)减少，此时 PLA_2 活性增高。PLA_2 是一种酶的超家族，可裂解磷脂 sn2 位点的脂肪酸，生成游离脂肪酸的溶血磷脂，直接破坏质膜的完整性。根据其损伤环节，PLA_2 对肾脏的作用包括以下五方面：①促进细胞膜磷脂分解，使细胞膜及细胞器膜结构受到损伤，并引起膜通透性改变；②在线粒体膜磷脂中，约 65%的脂肪酸含有不饱和键，PLA_2 对线粒体膜的损害，主要为对其产能呼吸链的破坏而直接影响其能量代谢；③PLA_2 活化所产生的花生四烯酸及其代谢产物，除能通过血栓形成、血管收缩甚至血管痉挛等加重肾组织缺血外，还能通过血小板活化因子(PAF)增强内皮细胞上黏附受体的表达，以促进白细胞和血小板在内皮细胞上的黏附，并通过释放大量炎性介质影响肾脏外髓部分毛细血管供血；④PLA_2 还可直接促进血小板聚集，加重肾衰竭；⑤氧自由基的脂质过氧化作用可增强膜对 PLA_2 的敏感性，产生正反馈效应，通常，在缺血再灌注条件下所产生的氧自由基和 PLA_2 具有协同作用，可加重肾细胞的损伤。

通过组织病理学研究表明，在急性肾脏早期并无明显的肾小管上皮细胞坏死，而只呈亚致死性细胞损伤(sublethal cell injury)，包括细胞骨架破坏、刷状缘消失、细胞黏附分子定位不当和细胞急性丧失等。通常，肾脏缺血早期，或轻度或持续时间较短以细胞凋亡为主，而较晚期，或重度或持续时间较长以细胞坏死为主。在 ARF 时的 ATN，其细胞死亡类型主要有坏死、细胞凋亡和凋亡性坏死三种，三者可单独发生，也可两者或三者同时存在。细胞凋亡的主要发生机制是由于内源核酸内切酶激活引起 DNA 链断裂及非生理条件下对环境周围异常信号的反应启动了某些调控基因，使得受损较轻的细胞发生细胞凋亡。半胱氨酸天冬蛋白酶(caspase)是一类半胱氨酸蛋白酶，在促凋亡信号作用下被激活，是凋亡的“执行器”。细胞凋亡不仅在增长受损过程中发生，而且在增长修复过程中也发生。这说明细胞凋亡在肾缺血或肾中毒所致的急性肾小管坏死的发生发展及修复过程中起重要的调控作用。据研究，凋亡发生的部位在缺血初期一般以远端小管上皮细胞凋亡为主或无损害，而近端小管上皮细胞坏死明显。其机制为：①这两个部位的细胞对缺血的敏感性不同；②近端肾小管 *Bax* 表达增强，*Bax* 属于促细胞凋亡基因之一，而远端肾小管 *Bcl-2* 表达增强，*Bcl-2* 属于抑制细胞凋亡基因之一。

二、ARF 时的水电解质与酸碱失衡

ARF 可分为起始期(初期)、少尿期、多尿期和恢复期四个阶段。

(一)起始期(初期)

在初期几乎未见任何临床症状，此期也未见明显的肾功能损伤征象。

(二)少尿期

尿量＜400ml/d，多持续 7～14 天，是病程中最危险的阶段。严重者尿量＜100ml/d，称为无尿或尿闭。在 ARF 时引起尿量过少的主要原因为：①肾血管收缩；②肾小球渗透性降低；③肾小管阻塞；④滤液回漏等。

(1)高钾血症：通常在病后 7 天左右发生，是 ARF 的最严重并发症。最快速可靠判断高钾血症的方法是心电图检查。发生高钾血症的主要原因为：①排 K^+减少；②K^+在体内分布异常，由于酸中毒时 K^+从细胞内移向细胞外；③组织分解加强，特别是蛋白质分解代谢加强，释放大量的 K^+；④摄 K^+过多(食入高含 K^+饮食)等。

(2)代谢性酸中毒：多为高阴离子间隙型酸中毒。其发生机制为：①GFR 降低，酸性代谢产物排出减少；②肾小管严重受损而泌氨、泌氢功能降低；③Na^+和碱性磷酸盐不能回收和保留，HCO_3^- 重吸收和再生成减少；④酸中毒又可促使组织分解代谢进一步加强，形成恶性循环。机体内有过度的酸性代谢产物积聚，如蛋白代谢中所产生的胱氨酸、蛋氨酸等蛋白硫化合物经氧化可产生硫酸；蛋白中核蛋白与磷脂水解为磷酸，虽其量不多，但亦参与代谢性酸中毒。

由于硫酸根、磷酸根等有机阴离子增加，多可造成高 AG 型代谢性酸中毒。此型的特点是：①AG 值升高，＞16mmol/L；②HCO_3^- 原发性降低，多＜22mmol/L；③$PaCO_2$ 代偿性降低，＜40mmHg(5.33kPa)，其预计代偿值为：$PaCO_2 = 1.5\times HCO_3^- + 8\pm2$；④$[H^+]$明显增高，其预计代偿值为$[H^+] = 40 + (1.5\times\Delta HCO_3^-)\pm4$。$\Delta HCO_3^- = 24 -$实测 HCO_3^-；⑤pH＜7.35。

除了高 AG 型代谢性酸中毒以外，还可发生正常阴离子间隙型酸中毒。其发生机制通常为反复恶心、呕吐或严重腹泻从细胞外液丢失 HCO_3^- 增多。

(3) 高磷血与低钙血症：肾脏是重要的排磷器官，在正常情况下，60%～80%的磷由尿中排出。当肾衰竭时，磷酸盐的排泄障碍而形成高磷血症。轻度高磷血症对机体不造成重大危害。如果血磷不能从尿排出，改由肠道排泄，与钙结合成不溶性磷酸钙，影响钙的吸收，致使血清钙浓度下降。酸中毒时，钙游离度增加，故不出现症状，但一旦酸中毒获得纠正，则可出现低钙性抽搐。

(4) 高镁血症：细胞内钾、镁和细胞内蛋白阴离子有一定联系。蛋白质被破坏时，钾与镁同时逸出细胞。在 ARF 时，血镁升高与血钾升高相平行。血镁＞6mmol/L 时，可出现镁中毒症状。

(5) 水中毒与低钠血症：由于尿少，体内分解代谢增强，以致内生水增多而水潴留。ARF 时由于稀释性低钠血症，也就是说，这种低钠血症是由被增多的水分冲淡和钠的分布紊乱引起的，不一定表示机体真正缺钠。严重低钠血症时，由于体液渗透压降低而使脑组织处于相对高渗，可产生脑水肿，甚至昏迷。在少尿期可发生全身软组织水肿、急性肺水肿；由于全身过多的水分潴留，加重心脏负担，进而可引起心力衰竭。

(6) $PaCO_2$ 有时轻度下降：由于发生代谢性酸中毒，$PaCO_2$ 可随 HCO_3^- 浓度的减少而代偿性降低，以期恢复[HCO_3^-]/[H_2CO_3]比值保持正常。血液 pH 降低的化学刺激可引起肺通气增强，结果呼吸加深、加快，导致 $PaCO_2$ 下降。

（三）多尿期

少尿期过后，24 小时尿量超过 400ml 时，即开始进入多尿期，尿量逐日增加，每日可＞2000ml，这是病情趋向好转的表示，但仍未完全脱离危险期。此期可持续 2 周。

(1) 低钠血症：大量排尿失水的同时伴有大量 Na^+排泄，导致体内 Na^+含量减少，形成缺钠性低钠血症。

(2) 低钾血症：当每日尿量超过 1000ml 时，由于肾小管功能尚未健全，结果大量 K^+随尿排出而引起低钾血症。其发生机制为：①由于新生肾小管上皮细胞功能尚未成熟，对 Na^+、K^+和水的重吸收功能仍降低。②多尿引起血容量减少导致继发性醛固酮分泌增多，后者可促进远曲小管和集合管对 K^+的排泄。③低 K^+与低 Mg^{2+}常合并发生，低镁时 Na^+，K^+-ATP 酶功能降低。髓袢升支重吸收 K^+也有赖于 Na^+，K^+-ATP 酶活动，故对 K^+重吸收减少，尿 K^+排泄增多。④多尿时常伴发低氯血症，低 Cl^-时远端肾单位的 K^+排泌持续增加。

(3) 代谢性碱中毒：动脉血 HCO_3^- 浓度增高，血 pH＞7.45，主要由低钾性碱中毒所致。低钾血症时，由于细胞内 K^+向细胞外转移，而细胞外液中的 H^+向细胞内转移；同时，肾小管上皮细胞内缺 K^+可导致 K^+-Na^+交换减少，H^+-Na^+交换加强而 H^+的排泌增多，HCO_3^- 重吸收增强而发生代谢性碱中毒。此时尿呈反常性酸性尿。此外，由于多尿而脱水，可导致 H_2O 和 Cl^-丢失造成浓缩性碱中毒（contraction alkalosis）。后者是指总体液量丢失大于总碳酸氢盐的丢失，导致血 HCO_3^- 增加而引起碱中毒，常因血容量减少致继发性醛固酮释放增加，促进 Na^+-K^+交换，并增加 K^+分泌。

(4) 脱水：多尿期间，由于大量失水，同时 Na^+排泄增加，血清 Na^+浓度＜130mmol/L，并伴有细胞外液量减少，形成低钠性脱水。

(四)恢复期

一般在发病后 1 个月左右进入恢复期。此时，肾小管功能继续恢复，各种水、电解质与酸碱平衡紊乱也开始逐渐恢复正常。肾小管功能需要数月甚至更长时间才能完全恢复。少数患者可转变为慢性肾衰竭。

三、ARF 时水电解质和酸碱失衡的治疗及其病理生理基础

♣ **治疗要点**

(1)积极防治“促进 ARF 的危险因素”是很重要的。

(2)不同类型 ARF 的治疗原则

1)肾前性 ARF 的治疗原则：血容量不足引起者，应纠正血流动力学异常，补充血容量和增加肾血流量。

A. 在心功能正常的情况下，通常静脉输注足够量的补充生理盐水(75～100ml/h)即可，大多数情况下，补液量为细胞外液量的 10%～25%(2000～4000ml)。

B. 对心功能损伤致心排血量降低引起的肾前性肾衰竭患者，若一般治疗无效，可给予低剂量多巴胺[1～3μg(kg · min)]以增加肾脏灌注。

2)肾实质性 ARF 的治疗原则：根据其原因疾病采取不同的治疗原则。

A. 起始期治疗：可试用甘露醇与呋塞米(速尿)治疗。

B. 少尿期治疗

a. 控制水分摄入量。

b. 大剂量袢利尿剂和“肾脏剂量”的多巴胺治疗。

c. 高钾血症的治疗：血 K^+>6 mmol/L 或心电图上出现 QRS 增宽即应紧急处理。

d. 代谢性酸中毒的治疗：血 pH<7.15 或血清 HCO_3^- <12mmol/L 或伴有高钾血症时，应考虑使用碳酸氢钠。

e. 肾脏替代治疗：主要包括血液透析、腹膜透析等。

C. 多尿期治疗

a. 纠正脱水：补充液体的量为尿量的 1/3～2/3 即可。

b. 纠正电解质紊乱：主要是低钠血症和低钾血症。

c. 纠正代谢性碱中毒。

D. 恢复期治疗：补充营养，给予高维生素、高蛋白饮食和对症治疗等。

3)肾后性氮质血症的治疗原则：积极解除尿路梗阻。

(一)积极治疗原发病及其诱发因素

治疗原发病及诱发因素，特别是积极防治“促进 ARF 的危险因素”是很重要的。保证充足的有效血容量和肾脏血流量可减少 ARF 继续进展的危险性。由急性肾小管坏死(ATN)引起的 ARF 经常发生于外科手术后或已经存在脱水的患者，在这种情况下，使用对肾脏有毒性的药物(如氨基糖苷、非甾体性抗炎药、造影剂等)时，可能会导致 ARF。在一些特殊情况下，如使用造影剂或开胸和胆囊手术等危险性较高的手术

时，可通过静脉注入甘露醇 12.5～25g，是预防 ARF 比较有效的辅助方法。此时，甘露醇的作用机制为：①甘露醇是一种肾血管扩张剂，能增加肾皮质血流；②可增加肾小管血流以利于清除 ATN 的坏死细胞碎渣；③作为氧自由基清除剂以利于防止肾缺血再灌注损伤。但是需要注意的是，甘露醇有时会导致充血性心力衰竭，使肾脏低灌注而加重 ARF。

(二) 不同类型 ARF 的治疗原则

不同病因所致的 ARF 需要不同的治疗措施，在这里只介绍其治疗原则。

(1) 肾前性 ARF 的治疗原则

1) 血容量不足引起者，应纠正血流动力学异常，补充血容量和增加肾血流量。

2) 补液种类与速度应取决于患者的临床情况和血清电解质与酸碱状态：在无充血性心力衰竭的情况下，通常静脉输注足够量的补充生理盐水(75～100ml/h)即可，大多数情况下，补液量为细胞外液量的 10%～25%(2000～4000ml)。但有些患者因出血或严重贫血引起的有效循环血量降低者，可输血或输注胶体液来纠正。老年人和心功能损伤患者补液时，常需要监测中心静脉压或肺动脉压。

3) 补液足够指标：临床检查资料包括血流动力学监测参数、体重、入液量、排尿量等和反映肾功能的血清肌酐浓度、尿素氮等。肾前性氮质血症通常对合理的补液反应较迅速，其肾功能一般在 3～4 日内恢复正常。

4) 对心功能损伤致心排血量降低引起的肾前性肾衰竭患者，若一般治疗无效，可给予低剂量多巴胺[1～3μg(kg · min)]以增加肾脏灌注，有轻度正性肌力作用，但也有心动过速或局部缺血等副作用。另外，可重复使用呋塞米(静脉注射，1～3g/24h)。

(2) 肾实质性 ARF 的治疗原则：根据其原因疾病不同采取不同的治疗原则。

1) 由急性肾小球肾炎引起的 ARF 患者，可使用免疫抑制剂或采用血浆提取法等。

2) 由急性间质性肾炎引起的 ARF 患者，首先去除致敏物，通常使用类固醇制剂等。

3) 由 ATN 引起的 ARF 患者，最重要的是预防其发生。

虽然有些学者研究发现钙通道阻滞剂、核苷酸、氧自由基清除剂和心房利钠因子等能改善 ARF，但是其临床疗效尚未完全肯定。少尿性 ATN 的治疗原则为：①限制液体摄入量(无尿患者仅需要补充 500ml/d)。②限制蛋白质摄入。③限制钠、钾和磷摄入。④使用利尿剂控制高血容量，多数人认为在 ATN 早期，短程使用甘露醇或呋塞米治疗可能会减少肾小管阻塞的发生。使用大剂量袢利尿剂(静脉注射呋塞米 1～3g/24h)可以使部分少尿型 ATN 转变为非少尿型 ATN，以利于更方便地调整其支持措施。⑤及时纠正代谢性酸中毒。⑥保护肾功能，调整经肾清除或代谢的药物剂量和忌用一切肾毒性药物或物质。⑦若经保守治疗无效，需给予透析治疗。

(3) 肾后性氮质血症的治疗原则：积极解除尿路梗阻。有时梗阻解除后可发生多尿症，其发生机制为：排出体内已积聚的细胞外液量，潴留的溶质快速消除引起的渗透性利尿；肾小管内压升高的机械效应引起的暂时性浓缩功能障碍；此外，由于含糖或盐的等张液等补液过多。发生尿路解除后多尿症时，应注意进行血流动力学监测，并及时纠正水、电解质紊乱。

（三）不同阶段（期）ARF的治疗原则

在 ARF 的治疗过程中不仅要考虑其不同类型的治疗特点，而且还需要根据其不同阶段（期）给予及时合理的治疗。对原发病的治疗，包括及时纠正血容量不足、抗休克、抗感染等。

1. 起始期治疗 充分补液后仍然少尿并怀疑存在肾小管坏死的患者，可试用甘露醇与呋塞米治疗。

在成人静脉注射 20%甘露醇 12.5g（62.5ml），如果经 3 小时尿量不增，则再单独用呋塞米 200mg 静脉（或 400mg 持续静脉输注 1 小时的效果优于快速静脉注射），且 6 小时可重复使用，但剂量超过 1g/ d 时可出现耳毒性。如果经上述治疗少尿仍持续超过 24 小时，表明已进入少尿期，应按少尿期处理。静脉注射甘露醇预防 ARF 的机制是：①能迅速提高血浆渗透压，血容量增加，可防止缺血性损伤；②可减轻肾小管上皮细胞肿胀和减少肾间质水肿；③有渗透性利尿作用，起到冲刷洗作用，以免肾小管内皮细胞碎片沉积堵塞肾小管造成尿闭。静脉注射甘露醇时需要注意的是：①如果初始治疗反应不佳，再次投给时常可导致血容量骤然增加，可致急性充血性心力衰竭和肺水肿，特别是有心功能不全者应慎用或忌用；②活动性脑出血应禁用；③已确定为急性或慢性肾衰竭者原则上应忌用。

2. 少尿期治疗

（1）控制水分摄入量：控制水分是治疗 ARF 少尿期的重要一环，以免发生肺水肿、心力衰竭和脑水肿等。每日水分摄入按以下计算公式来控制：

每日水需要量 = 显性失水量 +非显性失水量–内生水

显性失水量为前一个 24 小时内尿量、大便、呕吐、各种引流液的总和；非显性失水量（呼吸 500ml + 皮肤蒸发 300～400ml），可记住两个实用常数：0.5ml/(kg · h) 或 12(ml/(kg · d)；内生水：24 小时组织分解代谢（脂肪、蛋白质）所产生的水（305±30）ml 及其组织细胞原有的水分（124±10）ml，共计约 400ml，但 ARF 时，由于分解代谢增强，每日内生水可达 400～500 ml。

少尿期常发生氮质血症，应限制蛋白质而以糖和脂肪作为热量来源。为了判断少尿是否由于脱水引起，必要时可做利尿试验：用 20%甘露醇 5～10ml/kg 静脉滴注或呋塞米 1～2mg/kg 静脉注射，观察 2～3 小时，尿量＞40ml/h 则为脱水。

（2）大剂量袢利尿剂和“肾脏剂量”的多巴胺治疗：除了低血容量，或脱水或尿路梗阻外，特别是少尿型 ATN 患者可使用，目前多数学者认为，可使用大剂量袢利尿剂（如呋塞米 1g/24h 静脉投给）并可配合使用“肾脏剂量”的多巴胺[1～3μg (kg · min)]，后者可直接作用于肾小管而增加尿量，其机制是：①“肾脏剂量”的多巴胺有助于加快肾小管对利尿剂的运输；②阻止醛固酮对远曲小管的潴钠效应；③可通过特异性的肾脏多巴胺受体增加肾血流量；④又通过 β-肾上腺素能作用刺激心和脑而增加心排血量，以增加尿量。

袢利尿剂配合“肾脏剂量”的多巴胺治疗可以将少尿型 ATN 转变为非少尿型 ATN，后者的预后比少尿型 ARF 好得多。需要注意的是，利尿剂只用于 ARF 少尿期，进入多尿期后应停用。

（3）高钾血症的治疗：血 K^+超过 6mmol/L 或心电图上出现 QRS 增宽即应紧急处理。

1) 快速输注碳酸氢钠，一方面因其含 Na^+，能对抗 K^+；另一方面它可提高血液 pH，使细胞外 K^+转入细胞内而降低血 K^+浓度。但应注意，静脉注射碳酸氢钠可能会产生血流动力学负面影响，而且可能由于 Na^+的大量输入而使血容量提高。

2) 高渗葡萄糖和胰岛素静脉滴注：一方面，葡萄糖可使细胞外 K^+移入细胞内，以减轻高 K^+血症；另一方面并用胰岛素时，可加强上述过程。在这一反应过程中，也有磷带入细胞内，故同时降低血中磷酸根浓度，相应地增加钙浓度，以缓解高 K^+的毒性作用，但其作用缓慢，不及碳酸氢钠快速。

3) 静脉注射钙溶液：高钾血症如果同时存在低钙和低钠血症时，K^+对心脏的毒性加剧。氯化钙离解比葡萄糖酸钙大，10%氯化钙相当于同等剂量葡萄糖酸钙的 2 倍，故通常以前者为首选。给予 Ca^{2+}并不能降低血 K^+浓度，但可以拮抗 K^+对心脏膜电位的影响，预防或逆转高 K^+对心脏的毒性作用。

4) 其他：使用 K^+结合树脂、排钾利尿剂，以及血液透析、腹膜透析。但这些措施的见效时间比较缓慢，所以只有经过紧急处理以后才能考虑。

(4) 代谢性酸中毒的治疗：如果治疗合理，能控制蛋白质代谢和妥善处理水、电解质，其代谢性酸中毒不太严重时，可不必予以纠正。但是 ARF 合并严重代谢性酸中毒，特别是伴发血流动力学不稳定，血 pH＜7.15，或血清 HCO_3^- ＜12mmol/L，或伴有高钾血症时，应考虑使用碳酸氢钠。所需碳酸氢钠的剂量可按以下公式计算：

$$碳酸氢钠(mmol) = [HCO_3^- 正常值(mmol/L) - HCO_3^- 实测值(mmol/L)] \times 体重(kg) \times 0.3$$

HCO_3^- 正常值为 24mmol/L；0.3 为 HCO_3^- 在体液中的分布容积是体重的 30%，稍大于细胞外液间隙。一般应先投给上述计算量的 1/3～1/2，应给予 5%碳酸氢钠加入 5%葡萄糖液或注射用水 200ml 中静脉滴注（速度：200ml/h），定时复查血气后再调整用碱剂量。使用碱性药物的目的不是 HCO_3^- 浓度恢复正常，而是改善血流动力学、保护心脏及改善中枢神经系统的功能。特别要注意的是，碳酸氢钠含 Na^+，若大量快速输入可能导致血流动力学的负面影响，可能诱发肺水肿和心力衰竭的危险性。乳酸钠必须在肝脏内经过氧化代谢，使乳酸分解后才能有效，故当存在休克、严重缺氧和肝脏疾患时，应禁忌使用乳酸钠。三羟甲基氨甲烷（THAM）能与体内 H^+结合，并能降低血液中 CO_2 分压，还能透入细胞内，纠正细胞内酸中毒。THAM 不含 Na^+，更适用于肾衰竭少尿期限 Na^+摄入患者，THAM 还能干扰肾小管内 H^+- Na^+交换，抑制肾小管对 Na^+的重吸收，从而加强利尿作用，但 THAM 具有低血钙、抑制呼吸、局部溢出组织坏死等缺点，因此，输注宜缓慢，注意防止局部渗漏。

(5) 其他电解质紊乱的治疗：ARF 时发生的高磷血症可使用结合磷酸盐的抗酸剂如氢氧化铝等，对严重高磷酸血症患者需要用血液透析法来降低血磷。血磷升高可引起 Ca^{2+}沉积而常出现低钙血症，若发生低钙性手足搐搦时，可用氯化钙或葡萄糖酸钙溶液静脉注射等。严重高镁血症患者，可用静脉注射钙剂以缓解心脏传导或神经肌肉功能潜在性致死性抑制作用；高张糖和胰岛素的输注可使 Mg^{2+}暂时性进入细胞内。必要时需透析治疗。

(6) 肾脏替代治疗：主要包括血液透析、腹膜透析、持续动静脉血液过滤（CAVH）和持续动静脉血液透析（AVHD）四种，它们各有优缺点，临床医生可根据实际情况合理选择使用。血液透析是利用人工肾的泵血作用，血液中的溶质依赖透析液的浓质梯度进行交换，而水依赖压力梯度进行过滤，需要静脉切开插管、抗凝、熟练技术要求等，具有效率高、见效快等优点。腹膜透析是经腹膜而实现的，其溶质依浓度梯度，水依渗透压梯度进行交换，虽然其透析效果和见效速度不如血液透析，但具有不需要静脉插管、抗凝、技术操作较简单等优点。CAVH 不用血泵而是依赖患者血压通过流体静压梯度的驱动，应用超滤法移除血中的溶质并且使用已平衡过的电解质溶液代替，该法需要动静脉插管、抗凝，但具有操作简单、患者所受痛苦较小、无须持续监测、不需昂贵仪器等优点，尤其适用于移除大量体液，并可以清除 TNF-α 等炎性介质和毒素或者需要大量液体治疗(如肠道外营养治疗、用药等)的患者。ARF 患者伴有血流动力学很不稳定以至于不能耐受血液透析，或者需要大量肠外营养或药物滴注等时，可用 CAVH 治疗，但 CAVH 不适于患有高分解代谢或严重高钾血症患者。AVHD 也不用血泵，通过单通道逆流将透析液注入血液中，其透析液的流动速度仅是常规血液透析的 5%，依赖患者的动脉血压来维持液体流动，需要抗凝、定时更换滤器、连续监护等。AVHD 适于既要进行透析又要移除液体的患者。

ARF 时的透析指征归纳如表 24-2。重症 ARF 患者可考虑选择 24 小时连续性血液透析(CRRT)，而病情较轻的患者可使用每日或每隔 2 日的间歇性血液透析(IHD)。

表 24-2　ARF 的透析指征

少尿(尿量＜400ml/d)	对保守治疗无反应的肺水肿
无尿	高钾血症(血钾＞6.5mmol/L)
血肌酐＞7mg /d	尿毒症症状(如脑病、心包炎)
血浆尿素＞100mg /dl	代谢性酸中毒

注：出现一项表现时可以开始透析，出现不止一项表现时必须开始透析。

(引自：Schrier R W)

3. 多尿期治疗

(1)纠正脱水：多尿期的液体补充，不应当采取排多少补多少，而是补充液体的量应为尿量的 1/3～2/3 即可。若按等量补充时，可能将多尿期延长。

(2)低钠血症的治疗：每升尿约排出 Na^+ 50～75mmol，故每排 1L 尿约需要补充生理盐水 500 ml。根据测定钠值酌情补充 Na^+。

(3)低钾血症的治疗：尿量＞1500ml/24h，应酌情补充钾盐。轻症口服氯化钾即可，必要时静脉滴注氯化钾。根据测定血钾值酌情补充 K^+。

(4)代谢性碱中毒的治疗

1)氯化钾：既可补充 K^+，又可补充 Cl^-，后者能加速肾脏对 HCO_3^- 的排出，以改善碱中毒。轻者口服氯化钾 1～2g，每日 3～4 次，较严重低钾、低氯时，可静脉滴注氯化钾溶液，使用氯化钾 1.0～1.5g 稀释于生理盐水 500ml 中缓慢静脉滴注。1g 氯化钾等于 13.4mmol K^+。

2)氯化钠：对盐水反应型碱中毒患者，可用等张(0.9%)或半张(0.45%)盐水静脉滴注。生理盐水 Cl^-高于血浆，补充 Cl^-可促进排出过多的 HCO_3^-，通过远曲小管液中 Cl^-含量增加，则使皮质集合管分泌 HCO_3^- 增强；另外，补充 Cl^-，可使细胞外液 Cl^-增加。通常，Cl^- 主要存在于细胞外液，不轻易进入细胞内。水一旦进入细胞内，便只有与 Na^+同时进入细胞内，相应地进入细胞内的阴离子便是 HCO_3^-，结果细胞外 HCO_3^- 减少，而 Cl^-增加，以改善碱中毒。

3）盐酸精氨酸：每次 20g 盐酸精氨酸加于 5%葡萄糖液 500ml 中静脉滴注。20g 盐酸精氨酸可补充 96mmol H^+和 Cl^-，以纠正代谢性碱中毒。

4）氯化钙：可用于代谢性碱中毒合并低钙血症引起的手足搐搦症。使用氯化钙既可补充 Ca^{2+}，又能补 Cl^-，以纠正低氯低钙血症。轻症口服氯化钙 2～3g，分 2～3 次。必要时用 5%氯化钙 10～20ml 缓慢静脉注射。1g 氯化钙含 10mmol Ca^{2+}。

4. 恢复期治疗 ARF 恢复期的治疗原则为补充营养，给予高维生素、高蛋白饮食和对症治疗，通常经过 2～6 个月，或 1 年的治疗之后，逐步恢复正常。经抢救生存的多数 ARF 患者其肾功能可完全恢复正常。但约 50%的患者仍存在肾小球滤过作用、肾小管溶质转运、泌 H^+、尿浓缩机制等方面出现临床症状不显性肾功能缺损，并据肾活检资料显示肾小球或肾小管间质瘢痕等。

ARF 中，大约 5%的患者为不可逆性肾脏损害，主要由于肾皮质层的完全坏死，结果需要长期肾替代治疗（long-term renal replacement therapy）或肾移植。另外，5%的患者经初期、恢复期之后，肾功能遭致进行性恶化，可能与残余肾小球的滤过亢进而导致其硬化有关。据动物实验和临床研究资料证实，尽管 ARF 的肾功能恢复，但若继续暴露于肾缺血或毒素等时，有再次发展为急性和慢性肾衰竭的可能性。

第二节 慢性肾衰竭

♣诊断要点

(1) 有慢性原发或继发性肾脏疾病史。

(2) 常隐匿起病，早期症状可不明显。

(3) 主要临床症状是贫血，水、电解质紊乱(常为高钾、高磷、低钙血症)，代谢性酸中毒，氮质血症。

(4) 严重时常以尿毒症为结局。

(5) 尿改变为蛋白尿、血尿、管型尿或低比重尿。

慢性肾衰竭（CRF）是指各种慢性肾脏疾病引起肾单位不断被破坏，具有功能活动的肾单位逐渐减少，并且其肾功能进行性衰竭的临床病理过程，临床表现为氮质代谢废物潴留，水、电解质和酸碱失衡及各器官系统的功能异常等。CRF 按其程度可分为四期：①肾储备功能下降期（代偿期），此期的内生肌酐清除率在正常值的 30%以上，肾小球滤过率（GFR）为 60～89ml/（min · 1.73m^2）；②氮质血症期（肾功能不全期），此期的内生肌酐清除率降至正常的 25%～30%，GFR 为 30～59ml/（min · 1.73m^2）；③肾衰竭期，此期的内生肌酐清除率降至正常的 20%～25%，GFR 为 15～29ml/（min · 1.73m^2）；④尿毒症期（终末期肾病，ESRD），此期的内生肌酐清除率降至正常的 20%以下，GFR 为＜15ml/（min · 1.73m^2）。在 CRF 各阶段具有功能活动的肾单位逐渐减少，而其各种肾功能百分比相应降低（图 24-6）。美国肾脏病基金会（K/DOQI）专家组对慢性肾脏病（CKD）患者中 GFR 下降的群体按其 GFR 可分为六级：0 级，GFR＞90ml/（min · 1.73m^2），伴有肾脏病的危险因素（如糖尿病或高血压等），但缺乏蛋白尿或尿沉渣异常；1 级，GFR＞90ml/（min · 1.73m^2），但已有微量白蛋白尿(microalbuminuria)或蛋白尿(proteinuria)；2 级，轻度肾衰竭[GFR 60～90ml/(min·1.73m²)]；3 级，中度肾衰竭[GFR 30～59ml/(min·1.73m²)]；4 级，中度肾衰竭[GFR 15～29ml/(min·1.73m²)]，此时，已发生明显的电解质紊乱和代谢性酸中毒，多伴贫血等；5 级，重度肾衰竭[GFR＜15～29ml/(min·1.73m²)]，严重的酸碱与电解质紊乱和肾衰竭发展到最严重阶段的各种临床征象。CRF 的主要原因中慢性肾炎占多数，达 50%以上，其次为慢性间质性肾炎、高血压肾动脉硬化、多囊肾等。在欧洲及美国，以糖尿病性肾脏损伤为多数，糖尿病已成为 CRF 最常见的病因，约占全部病因的 1/3；高血压占 1/4；肾小球肾炎占 1/6。

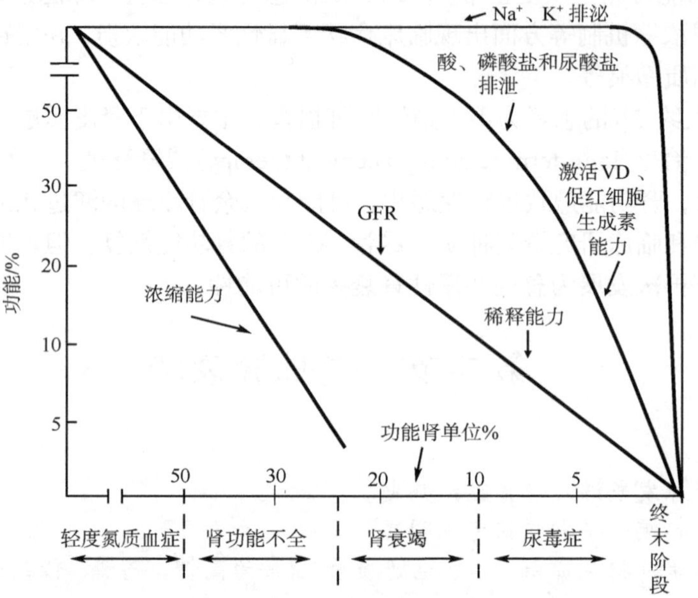

图 24-6　CRF 各阶段与各种肾功能百分比的关系曲线

GFR，肾小球滤过率；VD，维生素 D

一、CRF 的发病机制

CRF 进展的机制尚未完全清楚，归纳有六种学说：①健存肾单位学说(intact nephron hypothesis)；②矫枉失衡学说(trade-off hypothesis)；③肾小球高滤过学说(glomerular hyperfiltration hypothesis)；④脂质代谢紊乱学说(lipid metabolic disorder hypothesis)；⑤肾小管高代谢学说(renal tubular hypermetabolic hypothesis)；⑥尿毒症毒素学说(uremic toxin hypothesis)。任何一种学说都有其相对合理性，但又难于解释 CRF 的所有表现和机制，因此，需从多因素综合考虑。

各种慢性肾脏疾病引起肾单位进行性、不可逆破坏，造成病变肾单位的功能丧失，肾只能由未受损的残存肾单位来承担和代偿，从而导致“健存”肾单位发生代偿性肥大，肾小球滤过功能和肾小管处理滤液的功能增强，残余肾单位将发生代偿性血流动力学改变，以弥补毁损肾单位的不足，残余肾单位入球小动脉阻力下降程度大于出球小动脉阻力下降，结果出球小动脉阻力大于入球小动脉，肾小球血流灌注相对增加，并导致残余肾单位的高压力、高灌注、高滤过状态。这种残余肾单位的“三高”现象，不仅引起系膜细胞过度增殖和细胞外基质（extracellular matrix，ECM）集聚等，继而导致肾小球硬化（glomerulosclerosis）和间质纤维化（interstitial fibrosis），进一步丧失其功能；而且“三高”的机械性损伤，可使肾小球内皮细胞和基膜受损，血管内皮细胞表面完整性破坏和损伤，血小板聚集，炎性细胞浸润、活化，释放多种细胞因子和血管活性物质等，因而促进残余肾小球代偿性肥大，最终导致肾小球硬化而丧失其功能；残余肾单位的肾小管，尤其是近端肾小管，其代谢亢进，氧自由基产生增多，并加重肾细胞损伤；残余肾单位肾小管高代谢状态是肾小管萎缩、间质纤维化和 CRF 进展的重要因素之一。由于残余肾单位肾小管高代谢状态引起肾小管耗氧增加，氧自由基明显增加、脂质过氧化作用增强、钠滤过负荷增加、膜攻击复合物生成增多、多种酶活性增强、细胞内 Ca^{2+}增多等因素可造成肾小管–间质损伤；肾小管高代谢过程又可刺激释放肾生长因子和一些细胞因子，导致肾小管–间质进一步损伤，而且还可刺激间质成纤维细胞，以促进间质纤维化、肾小管萎缩和肾单位进一步损伤。脂质代谢紊乱在多种肾脏疾病及肾脏疾病的不同阶段均可出现，随病情发展，因健存肾单位过少，不能充分排出尿毒症毒素和某些溶质（如磷）而在体内蓄积，在尿毒症临床综合征的发病中起重要作用。

CRF 的病理学已证实，肾小球系膜细胞、间质细胞增生，细胞基质堆积是其主要病理基础，尤其细胞外基质增多是肾小球硬化发生的中心环节。分子生物学研究表明，有很多细胞生物因子与这种病理过程密切关系。生物因子包括转化生长因子-β（TGF-β）、肿瘤坏死因子（TNF）、白介素-6（IL-6）、胰岛素样生长因子（ICF）和血小板源性生长因子（PDGF）等。

二、CRF 时的水、电解质紊乱，血气改变与酸碱失衡

CRF 患者当 GFR 下降至 25ml/（min · 1.73m^2）时，可以出现体液和电解质紊乱。有趣的是，即使是晚期肾衰竭患者仍有能力排泄从正常饮食中摄入的各种元素和废物，以维持水、电解质平衡。也就是说，即使在 GFR 降至 3～5ml/（min · 1.73m^2）时，血浆电解质与体液量也只发生轻微变化，这是随着 GRF 的下降，电解质和水的清除率反而增加的缘故。这种现象命名为“放大现象”（magnification phenomenon）。然而，晚期 CRF 患者的 “放大现象”是有限的，随着肾脏的浓缩稀释能力进一步受损而发生水、电解质紊乱，血气改变与酸碱失衡。

（一）水分代谢障碍

CRF 时，由于大量肾单位破坏，肾脏的浓缩、稀释功能发生障碍，对容量及渗透压的调节功能减退，常出现多尿，如果未予及时补充足够的水分时，可导致脱水。如果水的入量过多时，又易造成水潴留，甚至发生水中毒。

（二）钾代谢障碍

CRF 时，钾代谢紊乱远较 ARF 少见。

(1)低钾血症：原因多为厌食而摄食不足、呕吐、腹泻及长期用排 K^+利尿剂等。还可能由于残存肾单位的肾小管可以代偿性地排泌 K^+增加或继发性引起醛固酮分泌增多。

(2)高钾血症：在 GFR＞5ml/(min·1.73m^2)且没有内源性或外源性钾负荷的情况下，通常很少发生高钾血症。CRF 时，发生高钾血症的主要机制是：①在晚期少尿或无尿；②合并代谢性酸中毒时，细胞内 K^+移出到细胞外，酸中毒时 pH 每下降 0.1，血清钾可增加大约 0.6mmol/L(粗略估计)；③合并感染或长期使用保钾利尿剂；④血浆肾素降低继而导致醛固酮分泌减少。

(三)代谢性酸中毒

CRF 早期不发生明显的代谢性酸中毒。不过代谢性酸中毒是慢性肾功能不全的常见表现，在早期阴离子间隙正常，在 CRF 晚期，当 GFR 下降到 1/3 以下时，才发生高 AG 型代谢性酸中毒。晚期肾衰竭患者，通常每日排出的酸总量可减少到 30～40mmol。高 AG 型代谢性酸中毒的主要发生机制为：①固定酸排出减少，硫酸根、磷酸根及其他阴离子等排出减少而在体内积聚，H^+浓度增加导致HCO_3^-浓度降低。②肾小管上皮细胞产氨排 H^+能力降低，因而发生 H^+潴留。通常，肾衰竭时，H^+排出减少和酸中毒的程度与 GFR 有平行关系，当 GFR 降到正常水平的 25%时，必然会发生代谢性酸中毒。③当 CRF 降至 30～40ml/(min·1.73m^2)以下时，铵的产量减少，即不能满足排泄每日酸负荷所需要水平。潴留于体内的酸在细胞外液中被HCO_3^-所缓冲，在组织中被细胞和骨骼缓冲，故HCO_3^-的水平随之减少。④继发性甲状旁腺激素(PTH)分泌增加，可抑制近曲小管上皮细胞碳酸酐酶活性，使近曲小管排 H^+和重吸收HCO_3^-减少。

除了高 AG 型代谢性酸中毒以外，还可发生正常阴离子间隙型酸中毒。其发生机制为：①通常由于从细胞外液丢失HCO_3^-增多，通过消化道(反复恶心、呕吐或严重腹泻)；②通过肾脏丢失HCO_3^-增多(Ⅱ型肾小管性酸中毒、Ⅰ型肾小管性酸中毒、Ⅳ型肾小管性酸中毒及肾功能不全等)；③含氯酸性药物(氯化铵、氯化钙或盐酸精氨酸等)的过量使用等。

(四)代谢性酸中毒合并代谢性碱中毒

CRF 时，在代谢性酸中毒的基础上，又可合并代谢性碱中毒，这是因为肾功能障碍而不能很好排出固定酸的患者，又因长期厌食、长期使用排 K^+利尿剂，或接受大量碱性药物治疗所致。过量使用利尿剂时，肾脏排 K^+、排 Cl^-增加，导致低钾、低氯性碱中毒，还可使细胞外液容量减少和Cl^-降低，前者刺激醛固酮分泌，后者促使HCO_3^-重吸收增多而导致代谢性碱中毒。低钾血症时，细胞内 K^+向细胞外移出，而细胞外液中的 H^+向细胞内转移，同时肾小管上皮细胞内缺 K^+，可导致 H^+的排泌增加，HCO_3^-重吸收增强而发生代谢性碱中毒。

代谢性酸中毒合并代谢性碱中毒的动脉血气与电解质改变的特点：

(1)动脉血 pH 改变不明显(或正常，或高，或低，主要取决于两种失衡的相对严重程度)。

(2)计算阴离子间隙(AG)：AG 值升高＞16mmol/L，提示高 AG 型代谢性酸中毒。此时为了揭示被高 AG 型代谢性酸中毒所掩盖的代谢性碱中毒或正常 AG 型酸中毒，应需要计算矫正的 HCO_3^- 或碳酸氢盐间隙或 delta 比值等。

(3) 计算"矫正的 HCO_3^-"("corrected HCO_3^-")：在高 AG 型代谢性酸中毒状态下，若其大于 26mmol/L，则提示高 AG 型代谢性酸中毒合并代谢性碱中毒；若其值＞30mmol/L，更能确定高 AG 型代谢性酸中毒合并代谢性碱中毒；若其值＜24mmol/L，则提示高 AG 型代谢性酸中毒合并正常 AG 型代谢性酸中毒。其矫正的 HCO_3^- 计算公式为

$$\text{矫正的}HCO_3^- = \text{实测}HCO_3^- + AG-12$$

(4) 计算碳酸氢盐间隙(BG 或"delta-delta")：在高 AG 型代谢性酸中毒状态下，按碳酸氢盐间隙公式[=(AG−12)−(24− HCO_3^-)]计算碳酸氢盐间隙。若碳酸氢盐间隙值＜−6mmol/L，提示高 AG 型代谢性酸中毒合并正常 AG 型代谢性酸中毒；若其值＞6mmol/L 时，则提示高 AG 型代谢性酸中毒合并代谢性碱中毒。

(5) 计算 delta 比值：高 AG 型代谢性酸中毒时，按 delta 比值公式[=(AG−10)÷(24− HCO_3^-)]计算。若 delta 比值＞2.0，提示高 AG 型代谢性酸中毒合并代谢性碱中毒；若 delta 比值＜1.0，提示高 AG 型代谢性酸中毒合并正常 AG 型代谢性酸中毒。

(6) HCO_3^- 和 $PaCO_2$ 变化不明显或在正常范围内；PaO_2 多为正常。

(7) 血电解质改变：血钾正常或降低；血氯多降低；血钠下降或正常。

(五) 钙磷代谢障碍

(1) 低钙血症：CRF 时发生血钙降低的原因如下。①血液中钙与磷浓度的乘积是一定的，当血磷浓度升高时，血钙浓度就会降低；②血磷浓度升高时，可抑制肾内 I2-羟化酶系，而 1，25-$(OH)_2D_3$ 合成减少，肠钙吸收减少；③肾衰竭时，血中潴留的某些毒性物质，影响胃肠道对钙的吸收；④肾实质遭到破坏时，可减少 1，25-$(OH)_2D_3$ 生成；⑤血磷升高时，肠道内磷酸根分泌增加，后者在肠内与食物中的钙结合形成难溶解的磷酸钙，妨碍钙的吸收。

(2) 高磷血症：CRF 时引起高磷血症的主要原因如下。①由于 GFR 降低，肾脏排磷减少；②由于血钙降低，引起甲状旁腺释放甲状旁腺激素(PTH)增加，后者可促进残存肾单位排磷，但到 CRF 晚期，GFR 进一步降低，肾脏排磷进一步降低，继发性 PTH 分泌增多已不能促使磷的充分排出，造成血磷增高。

(六) 钠代谢障碍

(1) 低钠血症：CRF 时常引起低钠血症，其原因如下。①过分限制食盐的摄入，但不能相应地减少尿钠排泄；②肾小管重吸收 Na^+ 功能减退；③腹泻而丢失碱性肠液；④长期用过量利尿剂而丢失 Na^+；⑤渗透性利尿，通过残存的肾单位排出溶质增多，从而产生利尿，同时排 Na^+ 增多；⑥体内甲基胍的蓄积，可抑制肾小管对 Na^+ 的重吸收。

(2) 钠潴留：如果补充 Na^+ 盐过多，超出残存肾单位对 Na^+ 负荷的承受能力，易造成血容量增多，同时钠潴留，而引起水肿、高血压，甚至引起心力衰竭。

三、CRF 时水、电解质，血气与酸碱紊乱的治疗原则及其病理生理理基础

♣ 治疗要点

(1) 消除加剧肾功能恶化的危险因素。

(2) 若脱水状态时，应及时给予补充液体，但补充不应过量。

(3) 纠正电解质紊乱：包括低钠血症、高钾血症或低钾血症。

(4) 代谢性酸中毒的治疗

1) 轻症代谢性酸中毒的治疗：口服碳酸氢钠[1.0～1.5mmol(kg · d)]治疗。

2) 较重的代谢性酸中毒，特别是血清 HCO_3^- ＜15mmol/L，或伴有血流动力学不稳定或伴有高钾血症的患者，应静脉滴注补给碳酸氢钠等碱性药物治疗。

(5) 必要时可采用腹膜和血液透析治疗或肾移植。

(一) 积极治疗原发病及其诱发因素

及时消除加剧肾功能恶化的危险因素，包括高血压、糖尿病、高蛋白饮食、高脂血症、酸中毒等。虽然应用血管紧张素转换酶抑制剂(ACEI)，如 Capton、Captopril 和 Enalapril 等药物来降低血压、扩张出球小动脉阻力，以改善肾小球的高灌注、高压力、高滤过，从而减轻肾小球硬化的进展，但是有 ACEI 也可引起肾低灌注或间质性肾炎与肾小管功能紊乱等不良反应的报告。钙通道阻滞剂对 CRF 的进展也有一定的保护作用，但其临床疗效需要进一步证实。避免使用肾毒性药物或物质等也是防止其恶化的重要方面。低蛋白饮食与营养疗法是 CRF 非透析治疗中最基本的措施，也是延缓肾衰竭进展的主要方法。其饮食疗法的原则是低蛋白、低磷，即在氮质血症期蛋白质摄入量为 0.6g/(kg · d)，磷为 6～7mg/(kg · d)；在尿毒症期，蛋白质摄入量为 0.3mg/(kg · d)，磷为 3mg/(kg · d)，需要投给足够的热量，总热量为 35cal/(kg · d)以上，注意补充维生素 B、维生素 E 等。

(二) 脱水和低钠血症的治疗

CRF 一旦发生脱水时，应及时给予补充液体，但这种患者对水、钠的耐受性差，补充不应过量，以免引起高钠血症或水中毒。每日水入量以每日排出量(尿量+不显性失水)加 500ml 即可(参见 ARF 的治疗)。

(三) 纠正 K^+ 失衡

纠正 K^+ 失衡包括低钾与高钾血症的治疗(参见 ARF 的治疗)。

(四) 代谢性酸中毒的治疗

轻症代谢性酸中毒可通过纠正水、电解质失调来得到改善。轻症代谢性酸中毒或 CRF 患者血清 HCO_3^- ＜18～22mmol/L 时，建议口服碳酸氢钠[1.0～1.5mmol/(kg · d)]治疗，以维持 HCO_3^- 浓度在大致正常水平。CRF 时，口服碳酸氢钠的意义不只是单纯纠正代谢性酸中毒，而且还能预防或延迟肌肉和蛋白质的分解代谢与尿酸代谢，降低氨的产生而延缓肾

衰竭进展；此外，还能预防 H^+对骨平衡的有害作用。口服碱性药物治疗，即使在代谢性酸中毒很轻时也是有益的，一般而言，CRF 补碱的风险较小是一个特点。合并有正常阴离子间隙型酸中毒患者的补碱效果更好些。CRF 尿毒症期较重的代谢性酸中毒血清 $HCO_3^- <$ 15mmol/L 时，应静脉滴注碳酸氢钠治疗(参见 ARF 的治疗)。在补碱过程中，随着酸中毒得到改善，游离钙明显减少，有时可出现手足搐搦，此时应静脉注射钙制剂治疗。特别是伴有血流动力学不稳定或伴有高钾血症的患者，应静脉补给碳酸氢钠等。此时使用碳酸氢钠的目的不是使血清 HCO_3^- 浓度恢复正常，而是改善血流动力学和中枢神经系统的功能和急救作用。

(五)补钙和限制磷酸盐

晚期肾衰竭患者通常有轻度低钙血症、高磷血症和轻度甲状旁腺功能亢进性骨病。根据病情可选用碳酸钙和乙酸钙，但建议应避免使用枸橼酸盐，因为后者可以引起肠道铝吸收。多在进餐时服用碳酸钙或乙酸钙 1～2g。晚期肾衰竭患者当 GFR＜60～70mg/min 时，应开始限制磷的摄入。

(六)代谢性酸中毒合并代谢性碱中毒的治疗

CRF 代谢性酸中毒合并代谢性碱中毒的治疗参见 ARF 的治疗部分。

(七)必要时可采用腹膜和血液透析治疗或肾移植

保守治疗无效的 CRF，即应进行透析治疗。其透析治疗的指征为：①GFR＜10ml/min；②尿毒症性心包炎；③尿毒症性脑病；④尿毒症性大出血；⑤用药物治疗无法控制的高血压；⑥合并严重高血钾、重度代谢性酸中毒；⑦血容量过高、严重充血性心力衰竭等。据研究报道，“早期”开始透析治疗可提高患者的长期生存率，在这里的“早期”是指患者出现显著尿毒症症状之前。通常慢性肾衰竭患者经透析治疗后，不仅能改善代谢性酸中毒、电解质紊乱和一些胃肠综合征，而且能减轻尿毒症性脑病、心包炎和抽搐等严重症状的发生。

肾移植是目前治疗晚期肾脏疾病/尿毒症最有效的方法。

参 考 文 献

楼鼎秀，赵军，马骏先. 1996. 肾脏内分泌激素与自体有效物质//董德长主编. 内科各系统疾病与肾脏. 2 版. 北京：人民卫生出版社，33-57.

毛宝龄，郭先健. 1985. 肾脏对酸碱平衡的控制和肾移植的血气变化//毛宝龄主编. 临床血气分析. 北京：人民军医出版社，196-204.

朴镇恩. 2008. 肾功能衰竭时血液气体改变与酸碱失衡和水电解质紊乱//朴镇恩编著. 最新血液气体与酸碱平衡. 哈尔滨：黑龙江教育出版社，537-557.

汤特. 1998. 肾功能衰竭//苏静怡主编. 病理生理学(重排本). 北京：北京医科大学、中国协和医科大学联合出版社，168-181.

汪关煜，朱萍. 1996. 肾脏疾病进展为慢性肾功能衰竭的因素与预防//董德长主编. 内科各系统疾病与肾脏. 2 版. 北京：人民卫生出版社，98-107.

邢景祥，赵霞，杜凌云. 2000. 肾功能监测与治疗//魏络庚主编. 麻醉治疗学(修订版). 北京：科学技术文献出版社，831-834.

熊伟. 2001. 急性肾功能衰竭的治疗//熊伟主编. 基层医师实用液体疗法. 成都：四川科学技术出版社，162-165.

徐长庆. 2008. 肾功能不全//金惠铭主编. 病理生理学，7 版. 北京：人民卫生出版社，248-265.
叶任高，陆再英. 2014. 内科学. 6 版. 北京：人民卫生出版社.
袁发焕，张志宏，任成山. 2014. 肾脏疾病患者血气和电解质及酸碱平衡紊乱//钱桂生主编. 实用血气分析及酸碱紊乱治疗学. 郑州：郑州大学出版社，403-415.
郑法雷，孙阳. 2013. 急性肾功能衰竭的水与电解质代谢//蒋朱明主编. 临床水与电解质平衡. 3 版. 北京：人民卫生出版社.
郑法雷，袁群生，殷苏燕. 2013. 慢性肾衰患者常见电解质与酸碱失衡//蒋朱明主编. 临床水与电解质平衡. 3 版. 北京：人民卫生出版社.
Ad-hoc working group of ERBP，Fliser D，Laville M，et al. 2012. A European Renal Best Practice (ERBP) position statement on the Kidney Disease Improving Global Outcomes (KDIGO) clinical practice guidelines on acute kidney injury：part 1：definitions，conservative management and contrast-induced nephropathy. Nephrol Dial Transplant，27：4263.
Aronson S. 2000. Renal function monitoring// Edited by Miller R D. Anesthesia. Volume 1. 5th ed. VPhiladelphia：Churchill Livingstone，1296-1323.
Board ADAM. 2012. "Acute kidney failure". U.S. National Library of Medicine.
Bigatello L M. 2006. Critical care handbook of the Massachusetts general hospital. 4th ed. Philadelphia：Lippincott Williams & Wilkins.
Bongard F S. 2002. Fluids，Electrolytes，& Acid-Base// Edited by Bongard F S. Current Critical Care Diagnosis & Treatment. 2nd ed. New York：Lange Medical Books/McGraw-Hill，14-77.
Bongard F S. 2008. Current diagnosis & treatment critical care. 3rd ed. New York：McGraw- Hill Com.
Bonventre J V，Weinberq J M. 2003. Recent advances in the pathophysiology of ischemic acute renal failure. J Am Soc Nephrol，14：2199-2210.
Brady H R. 2004. Acute renal failure// Edited by Brenner B M. Brenner & Rector's The Kidney. Volume 1. 7th ed. Philadelphia：Saunders，1215-1290.
Brenner R M. 2001. Disturbances of renal function// Edited by Braunwald E. Harrison's Principle of Internal Medicine. 15th ed. New York：McGraw-Hill，1535.
Brenner R M. 2005. Adaptation to renal injury// Edited by Kasper D L. Harrison's Principles of Internal Medicine. 16th ed. New York：McGraw-Hill，1639.
Claure-Del Granado R, Macedo E, Chertow G M, et al. 2012. Toward the optimal dose metric in continuous renal replacement therapy. Int J Artif Organs，35：413.
Crambert G，Hasler U，Beqqah A T，et al. 2000. Transport and Phamalogical properties of nine different human Na^{+}, K^{+}- ATPase isozymes. J Biol Chem，275：1976-1986.
Derweesh I H，Novick A C. 2005. Mechanisms of renal ischaemic injury and their clinical impact. BJU Int，95：948-950.
Friedewald J J. 2006. Acute renal failure// Edited by Rakel R E. Conn's Current Therapy 2006. Philadelphia：Saunders Elsevier，876-882.
Fry A C，Farrington K. 2006. Management of acute renal failure. Postgrad Med J，82：106-116.
Gehr Todd W B. 2005. Chronic kidney disease// Edited by Rakel R E. Conn's Current Therapy 2005. Philadelphia：Elsevier Saunders，831.
Giebisch G. 2001. Renal potassium channels：Function，regulation，and structure. Kidney Int，60：436-445.
Guyton A C. 2000. Urine formation by the kidney：Ⅱ. Tubular processing of the glomerular filtrate// Edited by Guyton A C. Medical Physiology. 10th ed. Philadelphia：W.B. Saunder，295-312.
Hosisberger J. 2000. Renal ion-translocating ATPase// Edited by Seldin D W. The Kidney：Physiology and Pothophysiology. 3rd ed. Philadelphia：Lippincott Williams & Wilkins，158.
James M，Bouchard J，Ho J，et al. 2013. Canadian Society of Nephrology commentary on the 2012 KDIGO clinical practice guideline for acute kidney injury. Am J Kidney Dis，61：673.
KDIGO. 2012. Clinical practice guideline for acute kidney injury. Kidney Int Suppl，2：8.
Kraut J A. 2006. Chronic renal failure// Edited by Rakel R E. Conn's Current Therapy 2006. Philadelphia：Saunders Elsevier，882.
Levey A S，Eckardt K U，Tsukamoto Y，et al. 2005. Definition and classification of chronic kidney disease：a position statement from Kidney Disease：Improving Global Outcomes (KDIGO). Kidney Int，67：2089.

Levey A S，Levin A，Kellum J A. 2013. Definition and classification of kidney diseases. Am J Kidney Dis，61：686.

Lieberthal W，Niqam S K. 2000. Acute renal failure：Ⅱ Experimental models of acute renal failure：Imperfect but indispensable. Am J Physiol Ren Physiol，278，F1-F12.

Medline Plus. 2012. "Kidney Failure". National Institutes of Health.

Mitch W E. 2000. Acute renal failure// Edited by Goldman L. Cecil Textbook of Medicine. Volume 1. 21st ed. Philadelphia：W.B. Saunders Co，567.

Moore E M，Bellomo R，Nichol A D. 2012. "The meaning of acute kidney injury and its relevance to intensive care and anaesthesia". Anaesthesia and Intensive Care，40(6)：929-948.

Mount D B. 2001. Renal K-Cl cotransporters. Curr Opin Nephrol Hypertens，10：685-692.

Palevsky P M，Liu K D，Brophy P D，et al. 2013. KDOQI US commentary on the 2012 KDIGO clinical practice guideline for acute kidney injury. Am J Kidney Dis，61：649.

Ricci. Z，Ronco C. 2012. New insights in acute kidney failure in the critically ill. Swiss Medical Weekly，142：w13662.

Schrier R W. 1986. Acute renal failure：Pathogenesis，diagnosis，and management// Edited by Schrier R W. Renal and electrolyte disorders. Boston：Little，Brown，423-460.

Schrier R W. 2004. Renal and electrolyte disorders. 6th ed. Lippincott Williams & Wilkins.

Schrier R W. 2010. Renal and electrolyte disorders. 7th ed. Lippincott Williams & Wilkins.

Sladen R N. 2000. Renal Physiology//Edited by Miller R D. Anesthesia. Volume 1. 5th ed. Philadelphia：Churchill Livingstone：663-693.

Therien A G. 2000. Mechanism of sodium pump regulation. Am J Physiol Cell Physiol，279：C541-C566.

Tierney L M Jr. 2005. Kidney// Edited by Tierney L M Jr. Current Medical diagnosis & treatment 2005. 44th ed. New York：Lange Medical Books/McGraw-Hill，867-873.

Watnick S. 2005. Kidney// Edited by Tierney L M Jr. Current Medical Diagnosis & Treatment. 44th ed. New York：Lange Medical Books/ McGraw-Hill，867.

Yellen G. 2002. The voltage-gated potassium channels and their relatives. Nature，419：35-42.

第二十五章　肝性脑病及肝病失代偿的血气改变、酸碱失衡与水电解质紊乱

第一节　概　　述

♣ **诊断要点**

肝性脑病的主要诊断要点：
(1) 严重肝病和(或)广泛门体侧支循环。
(2) 有肝性脑病的诱因。
(3) 精神错乱，昏睡或昏迷。
(4) 明显肝功能损害或血氨增高。
(5) 扑翼样震颤和典型脑电图改变。
(6) 水、电解质紊乱与酸碱失衡等。

各种原因引起的肝细胞严重受损，使代谢、分泌、合成、解毒和免疫等功能发生严重障碍，发生黄疸、出血、感染、肾功能障碍和肝性脑病等一系列临床综合征，称为肝功能不全(hepatic insufficiency)。肝功能不全晚期一般可称为肝衰竭(hepatic failure)。肝衰竭可分为急、慢性两类。急性肝衰竭(acute hepatic failure)病情凶险，由肝细胞大量坏死和(或)肝功能严重损害而引起，其特点是发病后 12～24 小时发生黄疸且进行性加重，迅速出现进行性神志改变，直到昏迷状态，同时可出现出血倾向。其最常见的原因是重型病毒性肝炎，其次为药物性肝炎、严重的中毒性肝炎等。慢性肝衰竭(chronic hepatic failure)病情多稳定，病程较长，往往在某些诱因的作用下，病情突然加重，进而发生昏迷。多见于各种类型肝硬化失代偿期和部分肝癌晚期等。根据肝衰竭的发病形式也可分为暴发性肝衰竭(fulminant hepatic failure，FHF)和迟发性肝衰竭(late onset of hepatic failure，LOHF)。FHF 是指先前没有肝脏疾病的患者，在重度急性肝损伤 8 周内突然快速发生肝性脑病者。在美国，FHF 的年发病约 2000 例，在实施肝移植术以前的生存率＜15%，而实施肝移植术后其生存率可达 65%。LOHF 肝性脑病指发病迟于 8 周，但短于 6 个月者而言。FHF 的主要原因疾病为甲、乙、丁、戊型急性病毒性肝炎，中毒，药物如对乙酰氨基酚和氟烷等；LOHF 的主要原因疾病为丙型、非甲、非乙、非丙型病毒性肝炎和其他药物性肝脏病。急性肝衰竭根据其脑病发生的速度和黄疸出现的情况，可分为超急性(黄疸发生后 7 天内发生脑病)、急性(黄疸发生后 8～28 天内发生脑病)和亚急性(黄疸发生后 5～12 周发生脑病)三种。肝性脑病(hepatic encephalopathy，HE)是严重急、慢性肝衰竭或门–体分流(porto-systemic venous shunting)引起的以代谢紊乱为基础的中枢神经系统功能失调的综合病症，过去称肝性昏迷(hepatic coma)，但现在认为这不十分确切，目前统一称为肝性脑病。1998 年，第十一届世界胃肠病学大会将肝性脑病(HE)分为 A、B 和 C 型三类，其中，C 型肝性脑病又

分为三个亚型（间歇型、持续型和轻微型）（表 25-1）。

表 25-1　肝性脑病（HE）的分类

A 型 HE：急性肝衰竭相关的脑病
B 型 HE：门-体分流相关并不伴有固有肝细胞疾病的脑病
C 型 HE：慢性肝脏疾患（chronic liver disease）/ 肝硬化（cirrhosis）相关的脑病
• 发作型 HE：单次发作与复发*
• 持续型 HE：轻型和重型
• 轻微型 HE：传统称为亚临床型（subclinical HE），现在推荐使用轻微 HE（minimal HE）

*1 年之内发作 2 次或 2 次以上时，可称为复发型（编者注）。

（引自：Ong J P，et al）

肝性脑病根据神志改变的轻重程度可分为四期（图 25-1）：一期（前驱期），轻微的性格、行为改变，精神活动缓慢，注意力丧失，可有轻微扑翼样震颤，脑电图可正常；二期（昏迷前期），定向力障碍、精神错乱、睡眠障碍、奇怪动作，可有明显的扑翼样震颤，并有较明显的神经体征（肌张力增高、腱反射亢进、巴宾斯基征阳性等），脑电图出现 Q 波；三期（昏睡期），昏睡（但能唤醒）、明显精神错乱、语言混乱，可有肝臭，脑电图异常，仍呈 Q 波，有时出现 δ 波；四期（昏迷期），完全丧失神志，不能唤醒，即进入完全昏迷阶段。若深昏迷时，各种反射消失，肌张力降低，无扑翼样震颤，瞳孔常散大，通气过度，有时出现阵发性惊厥，脑电图明显异常，出现 δ 波。有的学者将亚临床期列为零期，此期虽然精神状态属于正常，但在记忆力、集中力、理解力和协调力等方面发生轻微改变。

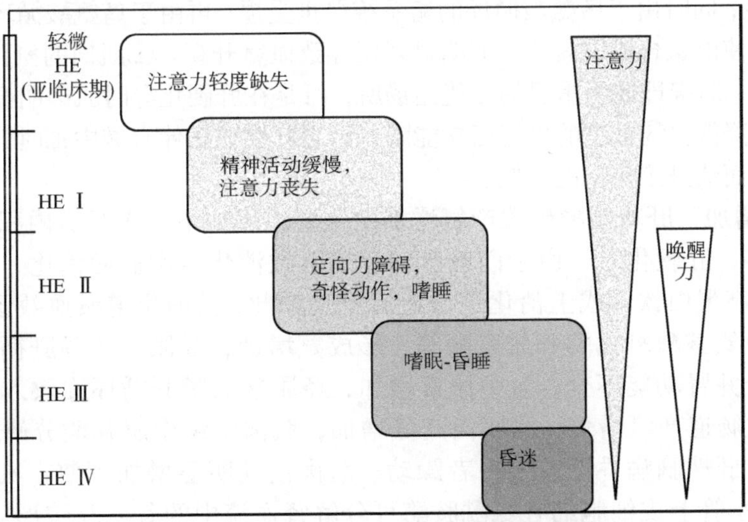

图 25-1　肝性脑病（HE）的临床过程（期）

（引自：Weissenborn K）

肝病失代偿，尤其是肝性脑病时常有血气改变，酸碱失衡和水、电解质紊乱。

第二节　肝性脑病的发病机制

目前，研究发现，肝性脑病时脑组织主要受累细胞是星形胶质细胞。肝性脑病的主要病理基础是星状胶质细胞水肿和脑水肿。肝性脑病的发病机制迄今未完全清楚。目前有氨中毒学说、假性神经递质学说、γ-氨基丁酸（GABA）学说、血浆氨基酸失衡学说、多种毒物协同学说和高血氨–氨基酸失衡统一学说等。现将前五种学说简述如下：

一、氨中毒学说

半个世纪以来，氨中毒学说在肝性脑病的发病机制中一直占有支配地位。血氨增高是肝性脑病的临床特征之一。目前，氨中毒学说是比较公认的最关键因素之一。临床上80%～90%的肝性脑病患者血及脑脊液中氨含量升高（>59μmol/L）。增多的血氨通过血脑屏障进入脑内，使脑代谢和功能障碍，导致肝性脑病，而且采用各种降血氨的治疗对策可能收到一定的治疗效果，这些均是氨中毒说的主要根据。

（一）血氨增加的原因和机制

肝性脑病时血氨增高的主要原因是氨的清除不足和产氨增加。

(1)氨的清除不足：①肝脏合成尿素减少是氨清除降低的主要原因之一，在正常状态下，体内产生的氨均在肝脏进入鸟氨酸循环，合成尿素而解毒。但在急、慢性肝功能严重衰竭和（或）门–体分流时，引起肠吸收毒性物质不能由肝脏解毒清除，直接进入体循环，透过血脑屏障达到脑组织而引起中枢神经系统功能紊乱。由于肝代谢障碍，供给鸟氨酸循环的ATP不足；同时由于鸟氨酸循环的酶系统严重受损；再由于鸟氨酸循环的各种基质缺失等机制均可使由氨合成尿素的功能明显降低导致血氨升高。②肌肉的氨代谢功能减少，肝功能障碍时，肌肉即成为重要的氨代谢场所，可是在肝硬化等时肌肉明显萎缩而致肌肉的氨代谢功能降低。③肾脏的排泌氨功能降低，当肝性脑病伴有碱中毒时，肾小管上皮细胞的泌氢减少而致排泌氨功能降低。

(2)产氨增加：肝功能障碍致产氨增加的主要原因如下。①肠道内积存的蛋白质等含氮成分增多，肝硬化时，由于门静脉回流受阻致消化道淤血而消化、吸收及排空障碍，特别是在高蛋白饮食或上消化道出血后更是如此；②消化道淤血致肠道细菌活跃，肠道细菌释放氨基酸氧化酶和尿素酶等，形成氨增加；③尿素的肠肝循环增加，慢性肝病晚期常合并肾功能不全，血中尿素增加，经尿素的肠肝循环弥散入肠腔的尿素增加，结果导致肠道产氨增多；④肌肉产氨增加，肌肉组织中腺苷酸分解是产氨的主要方式之一，在肝性脑病昏迷前期患者躁动、肌肉活动明显增加可使产氨增加；⑤肾脏产氨增加，肾小管上皮细胞的谷氨酰胺酶可分解肾血流中的谷氨酰胺形成氨和谷氨酸。氨的吸收取决于肾小管内原尿的pH。若尿pH偏碱时，氨易被吸收入血，使血氨增高。在肝性脑病因通气过度引起呼吸性碱中毒或肝硬化腹水使用排钾利尿剂过多引起代谢性碱中毒时，由于肾小管腔中H^+减少，生成NH_4^+降低，而NH_3弥散入血增加导致血氨增加。与此相反，若尿pH偏酸，进入管腔的NH_3与H^+结合成NH_4^+而被排出导致血氨降低。

（二）氨进入血脑屏障的主要因素

当血液 pH 在正常范围时，血中 99%以 NH_4^+ 的形式存在，而 NH_3 仅为 1%，两者存在动态平衡。增多的血氨进入血脑屏障，通常与以下两个因素有关：一个是血 pH 增高时，NH_3 增多，NH_3 可自由通过血脑屏障，进入脑内增加。NH_4^+ 不易通过血脑屏障。另一个是进入脑内的氨量也与血脑屏障的通透性有关。有些细胞因子，如肿瘤坏死因子-α（TNF-α）、自由基等可使其通透性增高，氨进入脑增加，从而加重肝性脑病的发生。

（三）氨对脑的损害机制

可归纳为以下几点：

（1）氨干扰脑细胞的能量代谢：一方面氨可抑制丙酮酸脱羧酶的活性，从而影响乙酰辅酶 A 的生成，妨碍三羧酸循环的正常进行，使 ATP 的产生减少；另一方面氨在大脑去毒过程中消耗大量的 ATP，即氨与 α-酮戊二酸结合成谷氨酸，后者与氨结合成谷氨酰胺等的过程中消耗大量的 ATP，结果导致脑细胞完成各种功能所需的能量严重不足，从而不能维持中枢神经系统的正常兴奋活动。

（2）脑内中枢兴奋性递质——乙酰胆碱减少：由于 NH_3 抑制了丙酮酸的氧化脱羧，使乙酰辅酶 A 减少，结果乙酰辅酶 A 与胆碱结合生成的乙酰胆碱减少，后者为中枢兴奋性递质。

（3）脑内中枢抑制性递质——γ-氨基丁酸（GABA）增多：肝脏严重受损时，由于 GABA 分解减少或通过侧支循环绕过肝脏，使其在血中的含量增加，当血脑屏障通透性增高时，进入脑内，并在神经突触间隙产生抑制作用，导致中枢系统功能抑制产生肝性脑病。

（4）氨对神经细胞膜的直接毒性作用：氨可与 K^+ 竞争通过细胞膜上的钠泵进入细胞内，造成细胞内 K^+ 减少，并且氨可干扰细胞膜 Na^+，K^+- ATP 酶活性而影响膜电位和兴奋、传导功能。

（5）谷氨酰胺增多：进入脑内的氨与谷氨酸结合生成谷氨酰胺增多，后者不仅是中枢抑制性递质，而且是一种很强的细胞内渗透剂，其增加可导致脑细胞肿胀，甚至可诱发脑水肿。谷氨酰胺在肝性脑病脑水肿机制中具有很重要的作用。有些学者提出“特洛伊木马”（Trojan horse）假说，认为氨与谷氨酸结合生成谷氨酰胺（“特洛伊木马”）之后，“秘密”进入线粒体，在谷氨酰胺酶的作用下，释放氨，进一步产生自由基，造成线粒体膜通透性增加而导致星状胶质细胞水肿。

（6）氧化应激作用：氨浓度增加可引起星状胶质细胞的脂质过氧化而产生自由基增加，造成胞膜和线粒体内膜损伤致其通透性改变而导致星状细胞水肿和功能障碍（表 25-2、图 25-2）。

氨中毒学说已成为解释肝性脑病发病机制的中心学说。在严重肝病时，由于肝脏对氨的清除减少、肠道产氨和吸收增多等原因可使血氨升高。氨不仅干扰脑的能量代谢和神经递质及其受体发生改变，而且脑星状胶质细胞水肿和功能失调。氨主要通过谷氨酰胺、氧化应激和线粒体膜通透性改变等机制，导致脑星状胶质细胞的形态学和功能障碍，这对肝性脑病的发生起重要作用（图 25-3）。高氨可激活位于线粒体内膜的通透性转换（mitochondrial permeability transition，MPT），并使线粒体跨膜电位（mitochondrial membrane potential，$\Delta\Psi m$）下降，发生线粒体肿胀，引起其能量代谢障碍和大量氧自由基（ROS）生成等，结果导致星状胶质细胞水肿和功能失调而致肝性脑病。

表 25-2 氨对脑功能的影响

铵离子的电生理作用	神经元星状胶质细胞的谷氨酸运行受损
对抑制突触后电位（IPSP）的作用	抑制谷氨酸吸收
对谷氨酸能神经传递（突触后）的作用	谷氨酸受体改变
对脑能量代谢的作用	通过脑内形成谷氨酰胺的作用
对α-酮戊二酸脱氢酶的抑制作用	细胞毒性脑水肿
对星状胶质细胞功能的作用	芳香氨基酸吸收增加
对谷氨酸转运体（GLT-1）表达的降低作用	其他
对“周围型”苯二氮受体表达的增加作用	对 L-精氨酸吸收和神经元型一氧化氮合酶（nNOS）表达的刺激作用
对阿尔茨海默病Ⅱ型（Alzheimer type Ⅱ）星状胶质细胞的作用	
对谷氨酸神经转运体系统的作用	
直接的突触后作用	

（引自：Alan S et al.）

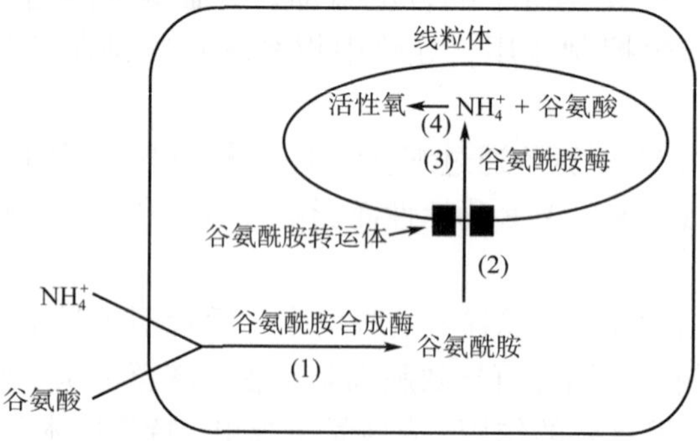

图 25-2 谷氨酰胺在细胞线粒体内产生活性氧（ROS）的示意图

（引自：Albrecht J，et al）

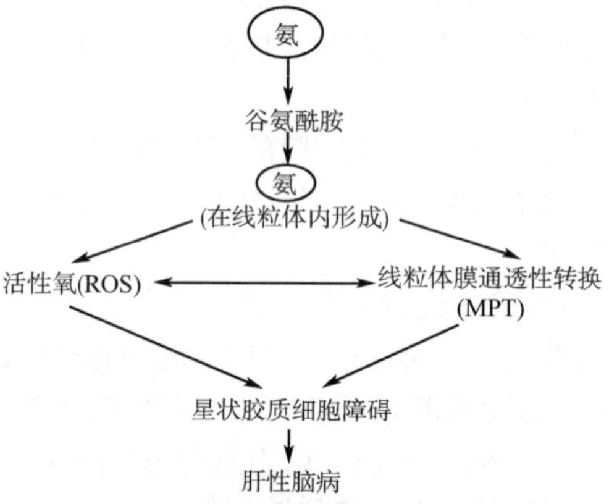

图 25-3 氨引起星状胶质细胞功能障碍及其导致肝性脑病（HE）的机制

（引自：Albrecht J，et al）

二、假性神经递质学说

正常脑内突触的主要神经递质是多巴胺和去甲肾上腺素。食物中的蛋白质在肠中分解的酪氨酸和苯丙氨酸，经肠道细菌释放的脱羧酶作用分别转变为酪胺和苯乙胺。若肝脏对酪胺和苯乙胺的清除发生障碍，这两种胺可进入脑组织，在脑细胞经β-羟化酶作用分别形成羟苯乙醇胺（β-羟酪胺，octopamine）和苯乙醇胺（phenylethanolamine）。这两种胺的化学结构与正常神经递质多巴胺及去甲肾上腺素相似，但不能传递神经冲动或作用很弱，因此，称为假性神经递质。假性神经递质可争夺脑内正常的神经递质，也就是假性神经递质被脑细胞摄取并可取代触突中的正常神经递质，结果脑神经传导发生障碍，而出现意识障碍与昏迷。这种假说的主要根据，除了在实验肝性昏迷的动物脑组织中，可发现上述胺类含量增加外，在一些肝性昏迷的患者尿中，也发现其代谢产物的排泄量显著增加，并且临床上使用左旋多巴（leve-dopa），对肝性昏迷有苏醒作用，但是这种学说尚有一定的片面性，有待进一步研究证实。

三、γ-氨基丁酸学说

γ-氨基丁酸（GABA）是哺乳动物大脑的最主要的抑制性神经介质。目前认为，GABA与肝性脑病的发生有密切关系。Schafer 等于 1980 年首先在实验性肝性昏迷血清中发现GABA 的含量比正常情况约高 12 倍，并且发现动物脑神经元突触后膜上的 GABA 受体增加。脑内 GABA 储存于突触前神经元的细胞质囊泡内，当突触前神经元兴奋时，GABA从其囊泡中释放出来，并与突触后神经元胞膜上的 GABA 受体结合而增强膜对 Cl^-的通透性，因膜外的 Cl^-浓度比膜内高，使 Cl^-向细胞内流产生超级化，导致突触后神经元被抑制。

正常情况下，血中的 GABA 主要由肠细菌丛作用于肠内容物而生成，神经细胞内的GABA 主要利用谷氨酸合成。肝功能正常时，GABA 在肝脏中被代谢分解，不参与神经生理过程，但是，肝脏功能严重障碍时，GABA 不仅不能被分解或经侧支循环绕过肝脏直接入血，而且严重肝病引起血脑屏障通透性增加，使 GABA 大量进入脑内，与高敏感度的GABA 受体结合，增强膜对 Cl^-的通透性，造成神经元超级化，而大脑抑制，导致肝性脑病。GABA 不仅是突触后抑制递质，而且是突触前抑制递质，目前认为与肝性脑病的发生有密切关系。

突触后 GABA 受体（GABAA）与另一种受体蛋白，即苯二氮革类受体（安定类受体）（benzod iazepine receptor）在神经细胞膜上结合形成复合物，后者是一种原型配（位）体–门控离子通道复合物（a prototypical ligand-gated ion channel complex）。Cl^-通道位于 GABA 受体复合物中心。这种受体复合物参与调解 Cl^-通道，增加 Cl^-由细胞外进入细胞内，产生超级化而引起中枢神经系统抑制。与上述 GABAA 复合物受体紧密相隔的部位有特殊受体（巴比妥和乙醇）。苯二氮革类或巴比妥或酒精类等均可通过增强 GABA 与其受体结合，激活 Cl^-通道，使 Cl^-进入神经细胞内，导致超极化，从而抑制中枢神经元。GABAA 受体-Cl^-通道蛋白复合物（GABAA receptor-chloride ion channel protein complex）由 5 个亚单位的异种低聚物组成，包括 α、β、γ、δ 和 p 多肽类。每种亚单位具有 4 个推定的膜–扳钳区（putative membrane-spanning domains）（图 25-4）。

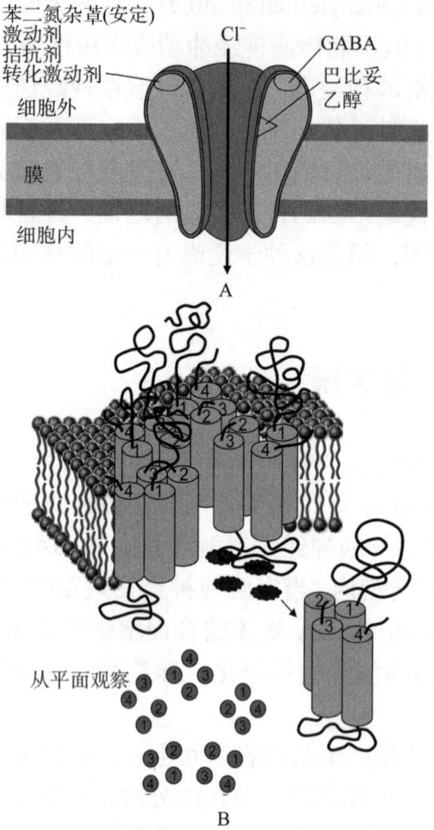

图 25-4 γ-氨基丁酸（GABA）受体复合物参与调解 Cl^- 通道示意图

A. GABAA 受体部位参与调解 Cl^- 通道；B. GABAA 受体复合物组成模型，每种亚单位具有 4 个推定的膜-扳钳区（在圆柱体上以 1～4 数字表示）

（引自：Schwinn D A，et al）

四、血浆氨基酸失衡学说

在生理状态下，芳香族氨基酸（AAA），包括苯丙氨酸、酪氨酸和色氨酸等主要在肝脏中代谢分解；支链氨基酸（BCAA），包括缬氨酸、亮氨酸和异亮氨酸等主要在骨骼肌中代谢分解。正常人血浆中 BCAA/AAA 的比值为 3～3.5，而肝性脑病时，BCAA 含量降低，AAA 含量升高，BCAA/AAA 的比值降低至 0.6～1.2。肝功能障碍时，由于肝细胞灭活胰岛素和胰高血糖素的功能降低，血中胰岛素和胰高血糖素水平升高，但血浆胰高血糖素升高远比胰岛素升高明显，这是由于肝功能不全时，因糖原异生不足，血浆中性氨基酸蓄积，再加上氨等均可使胰高血糖素水平显著升高，使血中胰岛素/胰高血糖素比值明显降低，致使机体分解代谢增强。通常，BCAA 的代谢速率受胰岛素调节。肝功能障碍而致血中胰岛素水平增高可增加骨骼肌对 BCAA 的摄取和分解，致使血中 BCAA 含量减少。AAA 因肝功能障碍不仅其降解能力降低，致使血 AAA 在循环中堆积，而且因肝脏的糖原异生作用障碍，使 AAA 转变为糖的能力降低，结果造成血 AAA 水平急剧升高，从而使 BCAA/AAA 比值减小。由于 AAA 和 BCAA 通过血脑屏障时，借助同一个载体，有竞争作用，故当肝功能障碍致血浆 AAA 水平显著增高和 BCAA 水平降低时，必然使血浆 AAA 通过血脑屏障进入脑内增多，其中主要是苯丙氨酸、酪氨酸进入脑内增加。当脑中苯丙氨酸和酪氨酸增加过多时，经脑内羟化酶的作用下又成为大量的假性神经递质，而产生的假性神经递质又可抑制正常神经递质的产生，最终导致肝性脑病。实际上，该学说是假性神经递质学说的补充和发展。

五、多种毒物协同学说

该学说认为，许多神经毒质具有协同干扰中枢神经的功能，并联合氨参与肝性脑病的发病过程，甚至在血浆和脑组织中处于较低水平时，就可产生协同作用，引起明显毒性而致肝性脑病。据研究发现，氨、硫醇及短链脂肪酸三者之间能互相增加毒性（协同作用）：据动物实验证实，小于致昏迷的氨量，动物并不发生昏迷，但若同时加用硫醇或短链脂肪酸，则可引起昏迷，说明这些毒物之间可协同作用而致昏迷。硫醇可抑制尿素合成而干扰氨的解毒，并能抑制线粒体的呼吸功能而加重毒性；在肝功能障碍时由于脂肪代谢障碍，可使血中短链脂肪酸增加，后者可抑制脑能量代谢及氨的分解代谢而加重其氨的毒性。此外，酪氨酸经肠道细菌作用产生的酚，色氨酸经肠道细菌作用产生的吲哚、甲基吲哚等，由于肝解毒功能障碍而产生毒性协同作用，也与肝性脑病的发生有一定关系。5-羟色胺、内啡肽等在肝性脑病的发病中也可能起一定作用。

肝性脑病可由肝病自行演变、恶化进展发生，但多数病例是在肝病基础上由诱因引起。其诱因为(表 25-3)：①肝硬化引起食管下端或胃底静脉曲张破裂致上消化道大出血，此时可引起门静脉血流减少致肝脏缺氧而加重肝细胞损伤；血液在消化道内积存分解并经细菌作用产氨增多，吸收后血氨升高。②大量放腹水可致腹腔内压骤降，门静脉淤血而进入肝血减少，导致肝细胞缺氧坏死加重。③镇静药物或麻醉剂的使用，可加重肝细胞损伤，并抑制大脑和呼吸中枢造成缺氧加重。④过量过急使用排钾性强利尿剂，导致低钾低氯性碱中毒，有利于氨通过脑屏障，进入脑细胞内发生毒性反应；大量丢失细胞外液而有效血容量减少，不仅使血氨浓度升高，而且还可加重其碱中毒状态。低血钠可影响血浆渗透压而引起脑水肿。⑤便秘，可使肠道细菌和含氮物质长时间接触易产生氨及其他有毒物质。⑥摄入高蛋白饮食或含氨药物如氯化铵或胆碱等。⑦感染，可引起体温升高和代谢增强，产氨增加，也可增强脑对氨与其他毒性物质的敏感性而促进肝性脑病的发生。⑧若合并肾功能障碍时，通过肾排除的尿素减少而致血氨增高。

表 25-3　肝性脑病(HE)的常见诱发因素

1. 氮负荷增加	3. 药物
胃肠道出血	麻醉、地西泮、镇静药、利尿剂(参照电解质紊乱)
过多的蛋白质饮食	4. 其他
氮质血症	感染
便秘	手术
2. 电解质失衡	合并急性肝脏疾患
低钠血症	进展性肝脏疾病
低钾血症	经颈静脉肝内门–体分流(transjugular intrahepatic porto-systemic shunt，TIPS)
代谢性碱中毒/酸中毒	
低氧血症	
低血容量	

(引自：Thmson ABR，et al)

第三节　肝性脑病及肝病失代偿血气改变、酸碱失衡与水电解质紊乱的特点

肝性脑病患者的机体内环境十分复杂，其病理生理基础是肝脏代谢功能衰竭所致的中枢神经系统功能紊乱，以意识改变和昏迷为主要表现的临床综合病征。肝脏代谢功能障碍是多方面的，不仅发生含氮物质代谢紊乱、糖与脂肪代谢紊乱，而且还可发生酸碱代谢失

衡和电解质代谢紊乱。肝性脑病时常见的酸碱失衡类型可参见表 25-4。

表 25-4 肝性脑病的酸碱失衡类型

类型	特点			
	pH	$PaCO_2$	HCO_3^-	AG
单纯呼碱	↑	↓	↓	=
呼碱合并代碱	↑↑	↓	↑	=
呼碱合并代酸	=或↓	↓	↓	↑
代酸合并呼酸	↓	↑	↓或=或↑	↑
呼碱+代碱+代酸	↑	↓	↑	↑
代酸	↓	=或↓	↓	↑

注：↑，增加；↓，减少；=，正常范围。呼碱，呼吸性碱中毒；代碱，代谢性碱中毒；代酸，代谢性酸中毒；呼酸，呼吸性酸中毒。

一、呼吸性碱中毒

在肝性脑病时，单纯性和混合性呼吸性碱中毒患者占 80%～90%，其中单纯性呼吸性碱中毒约占 1/5。

（一）发生机制

（1）血氨增高：氨能刺激呼吸中枢，引起过度通气而致呼吸性碱中毒，这是主要原因。非离子型 NH_3 较易透过血脑屏障，而离子型 NH_4^+ 则不易透过血脑屏障，NH_3 与 NH_4^+ 的相互转化受 pH 影响，可用下式表示：

$$NH_3 \underset{OH^-}{\overset{H^+}{\rightleftharpoons}} NH_4^+$$

凡能引起血 pH 增高的因素，即引起碱中毒的因素均能增加氨对脑组织细胞的毒性，两者互为因果。另有研究证明，肝脏功能衰竭时，肝对黄体酮的灭活作用降低，结果使血中黄体酮含量增加，也可刺激呼吸而加强通气功能，促进发生呼吸性碱中毒。

（2）低氧血症：在肝性脑病时，约 1/3 的患者可发生低氧血症，PaO_2 可低于 70～80mmHg（9.33～10.7KPa）。PaO_2 降低可反射性刺激通气作用，导致呼吸性碱中毒。动脉血氧降低的主要机制为：①血管活性物质不能被肝脏灭活而增多，使肺内血管正常不开放的交通支开放而形成分流，静动脉血混合而降低 PaO_2；②血管活性物质增加可使肺泡壁毛细血管增加和肺小动脉扩张，结果通气/血流比值异常而致低氧血症；③肝硬化腹水致膈肌抬高，肺活量降低而致血氧降低。

（3）脑水肿：肝性昏迷发生的第 2～3 天常出现脑水肿，有人报告 32 例肝坏死而死亡的病例中，约 1/2 合并有脑水肿。在脑水肿早期可引起中枢性通气过度，呼吸常变快而深，排出 CO_2 过多致呼吸性碱中毒。肝性脑病发生脑水肿的原因主要与脑内氨与谷氨酸结合生成谷氨酰胺增多有关，后者是一种很强的细胞内渗透剂，其增加可导致脑细胞肿胀而诱发脑水肿。此外，氨的氧化应激作用和线粒体膜的通透性转变可造成胶质细胞水肿。肝硬化腹水合并稀释性低钠血症时，细胞外渗透压降低，细胞外液进入脑细胞内而致脑水肿。

（二）动脉血气与电解质改变的特点

(1) $PaCO_2$ 原发性降低。

(2) HCO_3^- 代偿性下降，若急性呼吸性碱中毒时，必须在 $HCO_3^-=24-[(40-PaCO_2)/5]\pm2$ 范围内；若慢性呼吸性碱中毒时，必须在 $HCO_3^-=24-[(40-PaCO_2)/2]\pm2$ 范围内。

(3) pH 升高。

(4) 血 K^+ 多为下降或正常。

(5) 血 Cl^- 升高。

(6) 血 Na^+ 正常。

二、呼吸性碱中毒合并代谢性碱中毒

肝性脑病时，呼吸性碱中毒合并代谢性碱中毒的发生率为 23%～48%。

（一）主要机制

(1) 长期过量使用排钾利尿剂，特别是使用髓袢利尿剂（呋塞米）或噻嗪类利尿剂时，抑制了肾髓袢升支对 Cl^- 的主动重吸收，使 Na^+ 的被动重吸收减少，到达远曲小管的尿液流量增加，NaCl 含量增高，促进远曲小管和集合管细胞泌 H^+ 排 K^+ 增加；另外，由于肾小管远端流速增加，也有冲洗作用，使肾小管内 H^+ 浓度急剧降低，促进 H^+ 排泌，使 HCO_3^- 大量被重吸收，结果导致低钾低氯性碱中毒。

(2) 继发性醛固酮增多症可刺激集合管泌 H^+ 细胞的 H^+- ATP 酶（氢泵），促进 H^+ 排泌，也可通过保 Na^+ 排 K^+ 促进 H^+ 排泌，而造成低钾性碱中毒。

(3) 肝性昏迷后使用较大剂量的碱性谷氨酸钠治疗。

(4) 长期厌食以致 K^+ 进入不足，或呕吐（胃液的 K^+ 浓度约为血清的 8 倍），或腹泻（肠液的 K^+ 浓度约为血清的 4 倍）等经胃肠过多丢失 K^+ 导致低钾血症。

(5) H^+ 向细胞内移动：低钾血症时，因细胞外液 K^+ 浓度降低，导致细胞内 K^+ 向细胞外移出，同时细胞外的 H^+ 向细胞内移入，可发生代谢性碱中毒；此时，肾小管上皮细胞内缺 K^+，而使 K^+-Na^+ 交换减少，代之 H^+-Na^+ 交换增多，排 H^+ 增多，HCO_3^- 重吸收增加，造成低钾性碱中毒。

（二）动脉血气与电解质改变的特点

(1) $PaCO_2$ 多为下降、正常或升高。

(2) HCO_3^- 多为升高，如果以慢性呼吸性碱中毒为主，则实测 $HCO_3^- > 24-[(40-PaCO_2)/2]+2$ 时，考虑合并有代谢性碱中毒。

(3) pH 明显升高。

(4) 血 K^+ 降低。

(5)血 Cl^-下降或正常。

三、呼吸性碱中毒合并代谢性酸中毒

肝性脑病时，呼吸性碱中毒合并代谢性酸中毒的发生率为 8%～26%。

（一）主要机制

(1)肝肾综合征(hepatorenal syndrome，HRS)，又称肝性功能性肾衰竭。由于肝硬化腹水和门脉高压等原因，引起有效循环血量减少，导致肾血流量减少，同时肾素–血管紧张素–醛固酮系统活性增强，加之，肝功能严重障碍所致内皮素、内毒素等物质生成增多或灭活减少，这些可使肾小管收缩、肾小球滤过率减少，引起酸性物质排除减少致代谢性酸中毒。

(2)严重缺氧引起细胞内糖的无氧酵解增强而发生乳酸增加，导致乳酸增多性代谢性酸中毒。此外，由于严重肝功能障碍对乳酸利用障碍，促进血浆乳酸增加。

(3)由于食管、胃底静脉曲张破裂大出血而致有效循环血量减少，可使门脉血供进一步下降，加重肝脏缺氧；并且发生休克时，又可导致微循环功能障碍，加重代谢性酸中毒。

(4)肝衰竭时易合并感染，后者所致的死亡率达 20%。肝脏不仅是重要的代谢器官，而且是免疫球蛋白和补体的主要生产场所。当严重肝衰竭时，其免疫功能障碍而致各种细菌感染，常见于菌血症、细菌性心内膜炎、尿路感染和自发性细菌性腹膜炎等。这些感染可引起乳酸盐潴留导致高 AG 型代谢性酸中毒。

（二）动脉血气与电解质改变的特点

(1)$PaCO_2$下降，如果以代谢性酸中毒为主，必须符合实测 $PaCO_2<(1.5\times HCO_3^-+8)-2$(预计值)。

(2) HCO_3^-下降，如果以急性呼吸性碱中毒为主，必须符合急性呼吸性碱中毒实测 $HCO_3^-<24-[(40-PaCO_2)/5]-2$；若以慢性呼吸性碱中毒为主，必须符合实测 $HCO_3^-<24-[(40-PaCO_2)/2]-2$(预计值)。

(3)pH 升高或正常或下降，pH 取决于其中以相对为主的酸碱失衡类型。

(4)血 K^+正常或降低。

(5)血 Cl^-明显增高。

(6)AG 值升高，＞16 mmol/L。

四、代谢性酸中毒合并呼吸性酸中毒

肝性脑病时发生代谢性酸中毒合并呼吸性酸中毒的频率较低，有人报告大约占 6%，多发生在肝性脑病的晚期发生。

（一）发生机制

代谢性酸中毒合并呼吸性酸中毒的发生可能与下列因素有关：

(1) 肝性脑病处于昏迷Ⅳ级的患者，由于呼吸中枢抑制而通气功能障碍；在昏迷期间由于痰液阻塞支气管，常造成呼吸道痉挛并造成通气/血流比值失调，导致 CO_2 排出障碍；

(2) 多系统器官衰竭（MSOF），在肝性肾衰竭的基础上，又合并肺功能不全而引起通气与换气功能障碍。活化的促炎介质释放自由基、弹力蛋白酶和胶原酶，进一步损伤肺毛细血管内皮细胞，使毛细血管通透性增加，出现间质性肺水肿，甚至发生肺泡性肺水肿。肝性脑病三期的患者大约 1/3 可发生急性呼吸窘迫综合征（ARDS）。

(3) 肝性脑病晚期，由于呼吸中枢功能受损或抑制，再加上膈肌活动受限，以致肺泡不能正常扩张而致通气不足；再由于过度通气、肺水肿等，使肺泡Ⅱ型上皮细胞合成和分泌表面活性物质减少，结果肺顺应性降低而肺功能严重障碍；此外，严重缺氧引起乳酸等代谢产物增加或肾功能损伤导致尿少，排出固定酸减少，结果加重呼吸性酸中毒合并代谢性酸中毒。

（二）动脉血气与电解质改变的特点

(1) pH 明显下降，因双重酸中毒可引起 pH 明显下降。

(2) $PaCO_2$ 多为升高，有时正常或下降；如果以代谢性酸中毒为主，其实测 $PaCO_2 > [1.5\times HCO_3^- + 8]+2$ 时，可考虑代谢性酸中毒合并呼吸性酸中毒。

(3) HCO_3^- 常下降或正常或升高；如果以慢性呼吸性酸中毒为主，其实测 $HCO_3^- < 24 + [(PaCO_2 - 40)/3] - 2$ 时，可考虑呼吸性酸中毒合并代谢性酸中毒。

(4) 血 K^+ 常升高。

(5) 血 Cl^- 下降、正常或升高。

(6) AG 多为升高，＞16mmol/L。

(7) PaO_2 下降。

五、呼吸性碱中毒型三重酸碱失衡

呼吸性碱中毒型三重酸碱失衡多发生在肝性脑病晚期，其发生率为 15%～20%。

（一）发生机制

由于并发严重缺氧或氨浓度增高引起呼吸性碱中毒的基础上，过量补充碱性谷氨酸钠、排 K^+ 利尿剂或肾上腺皮质激素等医源性因素引起代谢性碱中毒，再加上长期重度低氧血症、肾功能损害、休克、上消化道出血等可并发高 AG 型代谢性酸中毒。

（二）动脉血气与电解质改变的特点

(1) $PaCO_2$ 多为下降。

(2) HCO_3^- 多为上升或正常，偶尔下降。

(3) AG 升高，＞16 mmol/L。

(4) 矫正的 HCO_3^- = 实测 HCO_3^- + ΔAG ＞24 –[(40–$PaCO_2$)/2]+ 2(慢性呼吸性碱中毒时)。

(5) pH 多为上升或正常。

(6) AG 升高，＞16mmol/L。

(7) 血 K^+多为下降。

(8) 血 Cl^-多为下降或正常。

(9) PaO_2 下降。

六、代谢性酸中毒

肝性脑病时发生单纯性代谢性酸中毒也并不少见，有人报告其发生率为 6%～20%。

(一) 发生机制

除了合并腹泻等引起正常 AG 型代谢性酸中毒以外，多为高 AG 型代谢性酸中毒，可能与下列因素有关：

(1) 血乳酸性酸中毒：肝脏是利用乳酸的主要场所。在乳酸性酸中毒动物模型中，肝脏乳酸代谢功能降低被认为是乳酸堆积的主要原因，不过在人体中这仅仅是部分原因。乳酸性酸中毒可分为 A 型与 B 型。A 型多由于组织缺氧致乳酸产生过多而引起；B 型又可分为 B_1 型、B_2 型和 B_3 型。B_1 型是由于肝硬化等肝功能障碍而不能充分代谢乳酸转化为丙酮酸，导致乳酸堆积；严重肝病时血乳酸增高。但在临床实践中 A 型和 B 型的因素经常同时发生。肝脏疾病合并多器官功能衰竭或合并休克引起低氧血症、低血压、心力衰竭等原因所致乳酸性酸中毒是多种因素引起的。

(2) 多系统器官衰竭(MSOF)，在肝性肾衰竭的基础上，又合并全身性炎性反应的代谢受损，所有这些都参与了乳酸利用和产生的失衡。

(3) 如果合并腹泻时可引起正常 AG 型代谢性酸中毒。

(二) 动脉血气与电解质改变的特点

(1) pH 下降，pH＜7.35。

(2) $PaCO_2$ 多为下降或正常。

(3) HCO_3^- 常下降。

(4) 血 K^+常升高。

(5) 血 Cl^-升高。

(6) AG 多为升高，＞16mmol/L。

(7) PaO_2 下降或正常。

(三) 肝性昏迷酸碱失衡的诊断举例

男，60 岁，肝性昏迷已 3 天，查动脉血气分析与电解质检查结果为：pH 7.62，$PaCO_2$

28mmHg，HCO_3^- 28mmol/L，K^+ 3.5mmol/L，Na^+ 140mmol/L，Cl^- 88mmol/L。

分析：

(1)患者昏迷3天，血pH 7.62(>7.45)，$PaCO_2$ 28mmHg(<40mmHg)，提示呼吸性碱中毒；根据$PaCO_2$和pH相应变化原理(即$PaCO_2$每改变10mmHg时，pH改变0.08，提示急性呼吸性酸碱紊乱；而pH只改变0.03，提示慢性呼吸性酸碱失衡)来评估其急慢性。该患者$PaCO_2$改变12mmHg(40–28=12)，其pH改变了0.22(7.62–7.40=0.22)，也就是说，其pH改变值0.22>0.096[(12 × 0.08)/10]，提示该患者为急性呼吸性碱中毒。

(2)计算AG值；根据公式$AG = [Na^+] - ([HCO_3^-] + [Cl^-])$。

AG值 = 140 –(28+88)= 24，实测AG值24>16，提示高AG型代谢性酸中毒。

(3)根据急性呼吸性碱中毒预计代偿公式计算：

$$
\begin{aligned}
HCO_3^- &= 24-[(40-PaCO_2)/5]\pm 2 \\
&= 24-[(40-28)/5]\pm 2 \\
&= 24-[12/5]\pm 2 \\
&= 24-2.4 \pm 2 = 21.6 \pm 2 = 19.6 \sim 23.6\ \text{mmol/L}
\end{aligned}
$$

(4)代偿调节呈反向性改变，即$HCO_3^-\uparrow/PaCO_2\downarrow$是呼吸性碱中毒合并代谢性碱中毒的血气特点。

(5)计算矫正的HCO_3^-；根据矫正的HCO_3^-公式(= 实测HCO_3^- + ΔAG)。

矫正的HCO_3^- = 28 +(24–12)= 28 + 12 = 40，矫正的HCO_3^-为40mmol/L。

(6)比较矫正的HCO_3^-和急性呼吸性碱中毒预计代偿值高值(HCO_3^-)，前者 40>后者23.6，提示又合并代谢性碱中毒。

(7)通过酸碱诊断图分析，实测$PaCO_2$ 28mmHg与HCO_3^- 28mmol/L的交点位于急性呼吸性碱中毒带与代谢性碱中毒带之间，提示呼吸性碱中毒合并代谢性碱中毒(图25-5)。

七、水、电解质紊乱

(一)肝硬化引起水肿和腹水的机制

肝病晚期引起肝功能不全，尤其肝硬化失代偿期患者约>75%发生水肿和腹水。肝脏结构和功能改变是肝硬化引起水肿和腹水形成的病理生理基础。其机制很复杂，有很多因素参与，特别是关于其初始因素尚未完全明了。有各种学说，包括经典的充盈不足学说(underfilling theory)、泛滥学说(overflow theory)和近来提出的周围动脉扩张学说(peripheral arterial vasodilation theory)等。

结论：呼吸性碱中毒合并高AG型代谢性酸中毒 + 代谢性碱中毒。

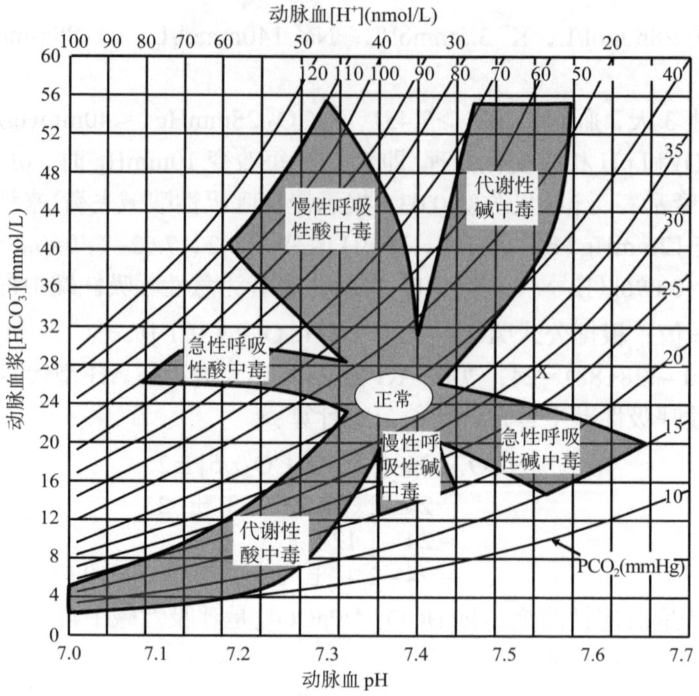

图 25-5　酸碱图（acid-base nomogram）

1. 充盈不足学说　该学说认为其原发性异常是由于门脉高压使大量血液不适宜地扣留（inappropriate sequestration）在内脏血管内，继而发生有效循环血量减少，即全身循环处于“充盈不足”状态。结果发生一系列的病理生理改变：①由于有效血容量减少，肾脏灌注压减少可刺激肾小球旁压力感受器，激活肾素–血管紧张素–醛固酮系统（RAAS），血浆醛固酮分泌增加，而加强肾小管对钠水的重吸收，促进钠水潴留；②RAAS 活动增强，使肾小动脉强烈收缩，肾小球血浆流量明显减少，加重了钠水潴留与少尿的发生；③有效循环血量减少时，激发抗利尿激素（ADH）分泌增加，此时 ADH 的分泌作用远超过血浆晶体渗透压降低对 ADH 分泌的抑制，说明机体优先维持其正常血容量，这就是“循环血容量定律”。ADH 可加强肾远曲小管和集合管对水的重吸收。

该学说主张，除了全身循环充盈不足引起的一系列改变以外，由于门脉高压使大量血液扣留于门脉所属内脏血管床（splanchnic vascular bed），称为“内脏池”（splanchnic pooling）。后者引起的一系列病理生理改变是：①其门脉系血管床及其引流的脏器血管床淤血，当门静脉压＞300mmH_2O 时，腹腔内脏血管床液体静压增加而液体漏入腹腔增多，产生腹水；②由于门脉高压促使肝淋巴液从肝包膜表面、肝门淋巴管及肠系膜淋巴管渗出到腹腔增多即形成腹水，门脉高压引起肝淋巴液生成增多，每日为 7～11L 之多（正常人只是 1～3L/d），远超过胸导管引流的能力而致渗出到腹腔；③肝内肝动脉–门静脉间异常吻合支的形成，使动脉血流入门静脉，也可使门静脉压力更升高而加重病情；④再加上因肝脏合成白蛋白减少而使血清白蛋白＜30g/L 时，引起的胶体渗透压降低，促进液体漏入腹腔增多。

该学说认为，产生腹水的主要始动因子是门脉高压引起的循环充盈不足。

2. 泛滥学说　该学说认为，肾脏不适当的钠水潴留是产生腹水的主要始动因子。其钠水潴留的机制为：①由于肝功能严重损伤，肝脏对循环血液中的一些激素的灭活功能障碍，如醛固酮、ADH 等灭活减少，使这些激素过多，肾小管重吸收钠水增多，机体内钠水潴留。②由于门脉高压、门–体分流及肝脏的灭活降解功能减弱，循环中的组胺、内啡肽、肠血管活性肽等浓度升高，这些物质可引起外周及内脏小动脉扩张，内脏血液循环淤滞，造成有效循环血容量相对不足，此时代偿性地释放血管紧张素Ⅱ和去甲肾上腺素，并且因内脏小动脉扩张而反射性地兴奋交感神经系统，释放一些缩血管物质，导致肾血流量减少、肾小球滤过率降低，也加重钠水潴留。③严重肝病、肝硬化时，不仅其醛固酮、ADH 等的灭活功能降低，而且由于肾素–血管紧张素增加，刺激醛固酮分泌增加，通过容量感受器对低有效循环血量的刺激，使 ADH 分泌增加，这两种激素作用于肾脏，在钠水潴留中起重要作用。④失代偿性肝硬化的肾皮质缺血，其肾小球滤过率(GFR)、肾血浆流量降低，主要通过血中血管舒缓素原、缓激肽等舒张血管物质减少，而肾素、血管紧张素等收缩血管物质增多，导致肾血管痉挛和肾脏缺血，这种肾血流动力学改变可影响其尿量和尿钠排出量。

3. 周围动脉扩张学说　这一学说是近来提出的，试图将上述两种学说结合起来解释产生腹水的过程。该学说认为，肝硬化患者的高动力循环由周围动脉扩张所致，后者主要是由于血管舒张因子等介质导致外周血管扩张，其中最重要的是 NO，它是由肝脏 Kupffer 细胞、Ito 细胞和其他肝细胞本身等可在内毒素、肿瘤坏死因子-α(TNF-α)、白介素-1(IL-1)等的刺激下产生 NO。NO 是一种强烈的舒血管因子，是高动力循环的始动作用者，还有其他扩血管介质如内毒素、缓激肽、血管扩张性前列腺素(PGs)、血管活性肠肽等。在肝硬化代偿期 NO 等血管舒张介质生成增加，使周围动脉扩张，再加上动脉血管内不充盈造成有效循环血量减少，通过压力感受器的刺激，激活交感神经系统、RAAS 和激发 ADH 分泌，使肾脏对钠水的重吸收增加。在失代偿期血管舒张因子和血管收缩因子之间严重失衡，而缩血管因子作用增强时，导致肾血管痉挛和肾缺血加重，促进钠水潴留而引起腹水。

综上所述，肝硬化腹水的形成是多因素参与的综合作用的结果。不过，目前主要有三种学说，即主张其始动因子(initiating factor)是原发性水钠潴留(泛滥学说)；主张其始动因子是血管内有效血容量减少(充盈不足说)；主张其始动因子是动脉血管扩张(周围动脉扩张说)等(图 25-6)。

(二)低钠血症

肝硬化失代偿期的患者大约 57%合并有低钠血症。其主要原因为：①长期低盐饮食，摄钠减少；②呕吐、腹泻等经消化道丢失大量含钠的消化液；③长期使用高效利尿剂，如呋塞米、依他尼、噻嗪类等，抑制髓袢升支对 Na^+的重吸收；④肝硬化伴腹水时，水潴留超过钠潴留，常导致稀释性低钠血症；⑤有效循环血量减少，引起 ADH 分泌增加，而肝脏灭活 ADH 功能降低，使 ADH 含量增加，促进肾小管对水分重吸收增多；⑥大量放腹水而引起丢失钠过多；⑦肝病晚期常伴有肾功能损伤，甚至肾衰竭而出现低钠血症。

低钠血症时，由于细胞外渗透压降低，水可进入细胞内，导致细胞内水肿，特别是脑细胞水肿，而引起中枢神经症状。

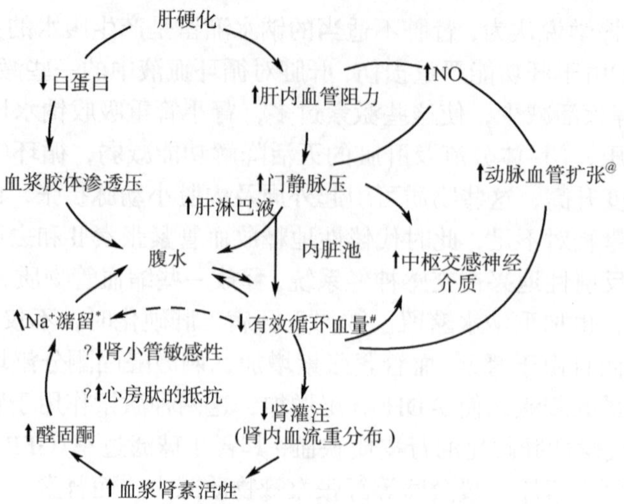

图 25-6　肝硬化腹水形成的多种因素示意图
*代表泛滥学说；#代表充盈不足学说；@代表周围动脉扩张学说
（引自：Braunwald E，et al）

（三）低钾血症

肝硬化腹水患者低钾血症的发生率大约为 60%。低钾血症发生的常见原因为：①K^+摄入不足，严重呕吐或腹泻；②应用利尿剂、糖皮质激素或输注高张糖等排 K^+增多或 K^+进入细胞内；③继发性醛固酮增多症而排 K^+增多；④由于合并低镁血症时，可引起细胞的 Na^+，K^+-ATP 酶活性降低而致细胞内缺 K^+，此外，缺 Mg^{2+}时髓袢升支重吸收 K^+减少，结果尿 K^+损失增多。

低钾血症的最主要危害是：①各种心律失常；②代谢性碱中毒等。

（四）高钾血症

高钾血症的主要原因为：①不适当地过多使用潴钾利尿剂；②伴明显少尿或伴肝肾综合征；③合并严重酸中毒。

（五）其他

低氯血症：肝硬化失代偿期比较多见。其主要原因为：①长期低盐饮食，摄取氯减少；②呕吐丢失大量胃液；③长期使用利尿剂，髓袢利尿剂（呋塞米）或噻嗪类利尿剂可抑制肾髓袢升支对 Cl^-的重吸收而排 Cl^-增加；④伴低血钾、低血钠时，Cl^-随尿排出增加。

低镁血症：由于继发性醛固酮分泌增多，尿排镁增加。

八、血 气 改 变

（一）动脉血氧分压

严重肝病失代偿或肝性脑病患者发生动脉血氧分压（PaO_2）降低的主要原因为：①肝内

肝动脉–门静脉间吻合支的动静脉分流；②肝硬化合并严重腹水时，膈肌抬高而影响肺活量，肺底部肺泡通气受限，导致通气/血流比值失调，发生 PaO_2 降低；③肝脏灭活功能障碍引起缓激肽、肠血管活性肽(VIP)、组胺等血管活性物质明显增加，后者可扩张肺毛细血管，也能引起通气/血流比值异常；④急性肝衰竭患者中大约 1/3 可发生肺水肿，导致肺换气功能障碍；⑤重性肝病合并肝性脑病患者中，发生脑水肿者占 38%～82%。后者可引起中枢性呼吸功能障碍而 PaO_2 降低；⑥合并多器官功能衰竭(MOF)时，由于呼吸衰竭、心力衰竭和脑衰竭等引起 PaO_2 进行性降低。

(二)氧供降低和氧耗增加，并引起氧耗的病理性氧供依赖

氧供(DO_2)等于心排血量(CO)和动脉血氧含量(CaO_2)的乘积，其正常值为 1000ml/min。80%～90%肝性脑病患者出现低血压，组织灌注降低，动静脉短路开放，使组织供氧减少。氧耗(VO_2)等于 CO 和动静脉血氧含量差(CaO_2-CvO_2)的乘积，其正常值为 250ml/min。在肝性脑病早期，多数患者因血氨对呼吸中枢的刺激而通气加强，消耗氧气增加；急性肝衰竭中近 80%的患者合并感染导致机体代谢率升高而 VO_2 增加。此时临界氧供(DO_{2c})明显增加，造成“氧耗的病理性氧供依赖”，VO_2 依赖于 DO_2 改变，即 VO_2 随 DO_2 的下降而呈线性降低。在这种情况下，组织的氧需求量已超过组织 DO_2 量，组织摄取氧的能力严重缺陷，即其氧摄取率(OER)明显降低(OER 的正常值为 25%)，这意味着组织已严重缺氧导致无氧酵解，因而常伴随着血清乳酸浓度的升高，甚至乳酸性酸中毒。

(三) $PaCO_2$ 原发性降低

在肝性脑病时由于血氨增高，氨能刺激呼吸中枢，引起过度通气而致 $PaCO_2$ 原发性降低，这是主要原因。单纯和混合性呼吸性碱中毒患者占 80%～90%，其中单纯性呼吸性碱中毒约占 1/5。

第四节 肝性脑病及肝病失代偿血气改变、酸碱失衡与水电解质紊乱的治疗

♣ **治疗要点**

(1) 积极防治原发疾病及其诱发因素。

(2) 营养治疗：每日供给总热量 5.0～6.7kJ。急性肝性脑病昏迷首日应停给蛋白质食物。热量主要以葡萄糖为主。除了急性肝性脑病昏迷首日应停给蛋白质外，应保持蛋白质摄入量在 40g/d 以上，随病情好转、神志清醒逐渐增加蛋白质量至每日 1.0～1.5g/kg，以达正氮平衡，可刺激肝细胞再生。

(3) 纠正水、电解质代谢紊乱。

(4) 纠正酸碱失调

1) 合并呼吸性碱中毒的治疗。

2) 合并代谢性碱中毒的治疗。

3) 合并代谢性酸中毒的治疗

A. 对轻、中度代谢性酸中毒患者，应积极改善心、肺、肾功能，并对其病因进行治疗，常可取得疗效，一般不需要进行补碱治疗。

B. 对合并严重代谢性酸中毒的患者如果血 pH 低于 7.20，并伴有血流动力学不稳定或伴有高钾血症时应给予碱性药物治疗。在肝性脑病合并代谢性酸中毒时，首选的碱性药物是碳酸氢钠。

(5) 降氨药物与减少肠道产氨措施。

(6) 肝硬化腹水的治疗。

(7) 人工肝支持系统（ALSD）和肝移植等。

一、积极防治原发疾病及其诱发因素

肝性脑病的治疗中消除引起和加重肝性脑病的诱因和减少机体对肠道细菌和蛋白质降解产物的吸收是很重要的环节，包括及时控制感染和上消化道出血，及时纠正水、电解质与酸碱失衡，减少蛋白质的摄入和预防低血糖，防止肾衰竭等。此外，及时停用诱发肝性脑病的药物，包括对乙酰氨基酚等。对乙酰氨基酚引起的暴发性肝衰竭（FHF）可应用 N-乙酰半胱氨酸治疗，140mg/kg 吞服，然后每 4 个小时给予 70mg/kg，共 17 次，为了防止或减少肝细胞坏死，必须在服对乙酰氨基酚 18 个小时以内给予为宜，其疗效随时间的延长而降低。由自身免疫性活动性肝炎引起的 FHF，可应用甾体制剂来尝试治疗。大约 80%的 FHF 和肝性昏迷患者发生脑水肿，后者的发生机制与毒素介导引起的星形细胞水肿和因血脑屏障损坏而液体外渗等综合作用有关。

二、营养治疗

1、2 期肝性脑病患者开始数日给予低蛋白饮食（20g/d），每 2～3 日增加 10g，如无肝性脑病发生，则增加至每日 1.2g/kg。急性肝性脑病和 3、4 期肝性脑病患者开始数日应停给蛋白质食物。热量主要以葡萄糖为主，因为肝性脑病时常伴有低血糖。后者发生的主要原因为肝细胞坏死及透明胞浆中的糖原颗粒和粗内质网上的 6-磷酸葡萄糖酵解酶遭到破坏，使糖原不能分解，导致低血糖，胰岛素的分解代谢减弱，使血浆胰岛素浓度增高。若血糖降低，可使脑细胞的供能不足，常致原有肝性脑病昏迷加重，因此投给葡萄糖或糖类，不仅有助于维持营养，而且在保护肝脏、增强机体抵抗力、减少蛋白质分解等方面具有特殊意义。必要时可通过胃肠外营养法进行治疗。传统的肝性脑病的营养治疗中，一律禁止摄入蛋白质的观念已予摒弃。不建议长期禁食蛋白质，除了急性肝性脑病昏迷及 3、4 期肝性脑病数日应停给蛋白质外，一旦清醒后按每 2～3 日逐渐增加蛋白质 10g，应保持蛋白质摄入量在 40g/d 以上，随病情好转、神志清醒逐渐增加蛋白质量至每日 1.0～1.5g/kg，以达正氮平衡，可刺激肝细胞再生，增加肌肉组织的摄氨能力，从而对脑病起一定缓解效应。肝病时首选植物蛋白，因为植物蛋白除了富含蛋氨酸、芳香族氨基酸外，含非吸收性纤维，后者被肠菌酵解产酸有利于排除氨，并能保持大便通畅；其次是营养丰富的牛奶蛋白，如病情稳定可适当摄入。2006 年，欧洲临床营养与代谢协会(European Society for Clinical Nutrition and Metabolism)建议肝病患者每日供应非蛋白热量为146～167kJ/kg(35～40kcal/kg)，并给予每日1.2～1.5g/kg的蛋白质摄入。

静脉通道输注葡萄糖时的注意事项：

(1)可使用较高浓度的葡萄糖溶液；建议给予足量维生素C，后者是酸性药物，可使血pH降低，以利于氨从脑向血液转移。

(2)补液速度宜慢，葡萄糖以每小时每公斤体重不超过1g为宜，因为这是葡萄糖最大的代谢率。

(3)输注葡萄糖溶液的过程中，必须警惕低钾血症的发生。

(4)注意警惕脑水肿的发生，这是因为葡萄糖可很快进入细胞内被代谢为低渗或无渗液体，易导致脑水肿发生。

三、纠正水、电解质代谢紊乱

(一)入液总量

每日控制在不超过2500ml为宜。肝硬化腹水者的入液量通常约为尿量加1000ml。如果发生稀释性低钠血症，应严格限制液体摄入或输入(<500ml/d)。

(二)低钠血症

失代偿期肝硬化腹水患者约57%并发低血钠，其原因有多方面，但一般以稀释性低钠血症为最常见。纠正体液渗透压失衡，恢复正常血容量为其主要治疗原则。其主要方法为：

(1)限制水分摄入量：以每日不超过700～1000ml为宜。

(2)利尿剂：使用呋塞米等强利尿剂以促进体内水分的排出，或静脉给予甘露醇等渗透性利尿剂，以减轻脑细胞水肿。

(3)重症或急症患者，除严格限制水分摄入外，必要时应给予补充半张或等张盐水。一般补充到脑水肿、球结膜水肿及皮下水肿消失即可，不要求血Na^+浓度达到正常水平。

(三)低钾血症

其主要治疗方法为：

(1)10%氯化钾溶液稀释后缓慢静脉滴注：补K^+时的注意事项可参见代谢性碱中毒时的补钾治疗原则。

(2)对补钾效果不佳的严重顽固性低钾血症，应注意低镁血症同时存在的可能性，此时可适当补镁，低钾血症常可得到纠正。通常将硫酸镁2～3g加入5%葡萄糖溶液500ml中缓慢静脉滴注。

(四)高钾血症

并发肝肾综合征或伴有严重酸中毒时可出现高钾血症，其处理可参见第十四章第二节高钾血症的治疗。通常，乳酸性酸中毒时，高钾血症相对少见，除非伴有肾衰竭和(或)增加组织分解代谢。

四、纠正呼吸性碱中毒的措施

(1)含2.5%CO_2的氧气吸入：严重的呼吸性碱中毒可试用含5%CO_2的氧气间断吸入或进行人工辅助呼吸，以减慢呼吸频率和减少潮气量。

(2)吸氧治疗：纠正缺氧血性呼吸性碱中毒时，常规吸氧治疗，对纠正低氧血症、促进恢复肝细胞功能和修复具有一定意义。

五、合并代谢性碱中毒的治疗原则

(一)氯化钾

补充氯化钾是最有效的措施，因为代谢性碱中毒几乎经常伴缺钾、缺氯。使用氯化钾既能纠正低钾，又能纠正低氯。补充氯化钾以纠正代谢性碱中毒的理由有：①当补充K^+时，K^+可进入细胞内，H^+由细胞内转移至细胞外，并与HCO_3^-结合形成H_2CO_3经肺以CO_2形式排出；②通过补K^+，使远曲小管细胞内K^+恢复时，H^+分泌受到抑制，以增加HCO_3^-的排出，也就是说补K^+后，可使K^+-Na^+交换增强，从而抑制H^+-Na^+交换，即肾小管每减少分泌一个H^+，就多增加一个HCO_3^-排泌，以纠正代谢性碱中毒；③补充Cl^-时，远曲肾小管液中Cl^-含量增加，则使皮质集合管分泌HCO_3^-增强，从而加速肾脏对HCO_3^-的排出，而改善代谢性碱中毒。

通过静脉滴注补钾时，一定要掌握“四不宜”原则：①即尿少或无尿时不宜补钾，要求每日尿量不得少于500ml；②滴注速度不宜过快，速度应控制在10mmol/h，不应超过20mmol/h；③溶液的含K^+浓度不宜过高，其浓度要在0.3%以下，K^+浓度不超过40mmol/L；④每日剂量不宜过大，通常成人每次补充氯化钾以3g为宜，最多不宜超过100mmol/d(含氯化钾7.5g)。补K^+不同于补Na^+，剂量不好估计，必要时可按以下公式计算：

$$补钾的量(g)=[4.5-实测血K^+(mmol/L)]\times 体重(kg)\times 0.4\div 13.3$$

其中，13.3为每克氯化钾含K^+13.3mmol。除补充K^+缺乏量外，尚需补充肾脏每日排K^+，约40mmol(约氯化钾3g)。如果超过7.5g以上时，第1日补钾量不应超过7.5g。K^+透过细胞膜到达细胞内最少约需要15小时，血浆K^+才能与细胞内K^+达到平衡，故奏效较慢。补钾不能企图在短时间内补足，而应经过5～7天才能使细胞内缺K^+得以纠正。

(二)等张(0.9%)或半张(0.45%)氯化钠溶液

盐水敏感型碱中毒患者，使用氯化钠溶液，通常用生理盐水静脉滴注即可纠正代谢性碱中毒。其治疗机制为：①生理盐水中含Na^+和Cl^-各154mmol，生理盐水含Cl^-高于血浆，通过补充Cl^-可使过多的HCO_3^-从尿中排出；②远曲小管液中Cl^-含量增加，使皮质集合管分泌HCO_3^-功能增加；③通过补充生理盐水而扩充了细胞外液容量，消除了“浓缩性碱中毒”成分的作用。

（三）碳酸酐酶抑制剂（乙酰唑胺）

碳酸酐酶抑制剂可抑制肾小管上皮细胞内的碳酸酐酶活性，因而排泌 H^+和重吸收 HCO_3^- 减少，增加了 Na^+和 HCO_3^- 的排出，结果既可治疗碱中毒，又可减轻水肿。

（四）盐酸精氨酸

盐酸精氨酸是鸟氨酸循环中重要的氨基酸，能降低血氨以促进尿素合成。但是盐酸精氨酸的作用需要依赖于肝脏功能，当严重肝衰竭时，虽然其不易发挥脱氨作用，但可直接供给 H^+，并与 HCO_3^- 结合形成 H_2CO_3 经肺以 CO_2 形式排出，结果使体液中 HCO_3^- 降低，以纠正代谢性碱中毒作用。补充盐酸精氨酸可按以下公式计算：

$$盐酸精氨酸(g)=(实测\ HCO_3^- - 24)\times 体重(kg)\times 0.2\div 4.8$$

式中，4.8 为盐酸精氨酸 1g 含 H^+和 Cl^-各 4.8mmol。在 24 小时内可使用盐酸精氨酸 20～40g，且作用较快，既能纠正代谢性碱中毒，又能降低血氨和恢复神志等。通常用盐酸精氨酸 10g 加入于 5%～10%葡萄糖液 500ml 中于 4 小时内静脉滴注。不过在短时间内投给过大、过快剂量的盐酸精氨酸时，可引起高钾血症，特别是肾功能障碍或尿量低于 500ml/24h 的患者。

（五）0.1N 稀盐酸

通过中心静脉缓慢注入 0.1N（0.1mol/L）稀盐酸来纠正严重代谢性碱中毒，它可直接补充 H^+和 Cl^-，但是有时它可引起溶血（hemolysis），使用时应特别加以注意。

六、合并代谢性酸中毒的治疗原则

（1）积极预防和治疗原发病及其诱发因素：这是治疗代谢性酸中毒的基本治疗措施。

（2）积极纠正低氧血症：包括吸氧治疗与通畅呼吸道、改善心肺功能等。

（3）积极改善肾功能的措施（参见第二十四章）。

（4）碱性药物的使用：轻、中度代谢性酸中毒患者，应积极改善心、肺、肾功能，并对其病因进行治疗，常可取得疗效，一般不需要进行补碱治疗。肝性脑病时应慎用碱性药物为宜，因为碱中毒时不仅增加氨的肠腔吸收，而且增加氨对血脑屏障的通透性，从而加重病情。

在肝性脑病合并代谢性酸中毒时，尽管有些争论，但大多数学者仍然推荐的碱性药物是碳酸氢钠。合并严重代谢性酸中毒患者如果血 pH 低于 7.20，并伴有血流动力学不稳定或伴有高钾血症时应给予碱性药物治疗。其剂量和方法，应根据酸中毒的严重程度区别对待，一般主张在血气监护下分次补碱，每次补碱量宜小不宜大，以免发生医源性代谢性碱中毒而加重病情。

可根据以下公式计算：

$$碳酸氢钠剂量(mmol)=(24-实测\ HCO_3^-)\times 体重(kg)\times 0.2$$

式中，0.2 为所用碳酸氢盐的“碳酸氢根分布容积”是体重的 20%，即相当于细胞外液量。

肝性脑病合并酸中毒患者最好先选用 0.2 来计算较为安全。24 为 HCO_3^- 的正常值。补碱时应先投给计算量的 1/2，用葡萄糖或注射用水稀释成等张液（碳酸氢钠等张液为 1.4%）缓慢滴注，然后再根据病情和血气分析结果进行补充。一般主张每次补碱量不宜过大，分次补碱，以免矫枉过正。5%碳酸氢钠 1.66ml 等于 HCO_3^- 1mmol。

至于谷氨酸钠，在理论上它能降低血氨浓度，又能纠正酸中毒。不过谷氨酸可与氨结合产生谷氨酰胺，后者通过钠泵将 Na^+和水分带入脑细胞内有引起脑水肿的可能性，故对于合并颅内压增高者应慎用为宜。另外，本品系碱性溶液，不宜透过血脑屏障，其临床效果尚难以确定，现已很少使用。

至于乳酸钠等碱性药物需要经肝转化为 HCO_3^-，所以在肝性脑病患者中不宜使用。三羟甲基氨基甲烷（THAM）是不含 Na^+的有机胺碱性药，它能与 H^+及 H_2CO_3 结合，而使 H^+浓度与 $PaCO_2$ 降低，可用于代谢性酸中毒合并呼吸性酸中毒的治疗，尤适用于限钠的患者。但应注意 THAM 静脉滴注过快时，可引起抑制呼吸、低血压、低血钙等，而且此药碱性较强，若溢漏出血管外，可引起组织坏死等副作用，故使用 THAM 时要注意输入速度和避免溢漏至血管外。

七、合并呼吸性酸中毒的治疗原则

（1）改善肺通气功能，排除积蓄的 CO_2：是最关键的治疗，包括控制感染、祛痰、解痉等治疗。必要时气管插管，以利于分泌物的吸出，且便于使用呼吸机治疗，但切忌过急排出 CO_2，使 $PaCO_2$ 迅速下降而致医源性呼吸性碱中毒或因肾脏对 HCO_3^- 升高的代偿功能还来不及做出反应，导致医源性代谢性碱中毒，使病情复杂化。

（2）原则上应该不用碱性药物：特别是通气尚未改善前，错误地使用碳酸氢钠，可引起高碳酸血症，有进一步加重的危险。如急需时可选用 THAM，既可以治疗代谢性酸中毒，又可治疗呼吸性酸中毒。

（3）伴有明显缺氧时，应给予氧气吸入：因为伴有 CO_2 潴留而致呼吸性酸中毒，最恰当的给氧措施是持续低流量吸氧（鼻导管吸氧流量为 2～3L/min），这样既能缓解机体缺氧，又能避免 CO_2 大量潴留。

八、呼吸性碱中毒型三重酸碱失衡的治疗原则

呼吸性碱中毒+高 AG 型代谢性酸中毒+代谢性碱中毒等三重酸碱失衡（TABD）的治疗必须针对不同原发失衡采取不同的治疗措施。一般情况下，混合性双重型碱中毒，即使是 pH 升高较明显的呼吸性碱中毒合并代谢性碱中毒，通常不必用酸性药物来纠正碱中毒，因为呼吸性碱中毒只要原发疾病加以纠正，自然好转；至于代谢性碱中毒处理最重要的治疗措施为纠正低钾、低氯等电解质紊乱，只要每日尿量在 500ml 以上，可常规补充氯化钾，每日 3～6g；若每日尿量少于 500ml，忌用补钾，可用氯化钠溶液，即补给生理盐水就可以纠正代谢性碱中毒，因生理盐水含 Cl^-高于血浆，补 Cl^-可以促进集合管排泌 HCO_3^- 的作用。必要时可补充盐酸精氨酸，一次 10～20g 加入 5%～10%葡萄糖溶液中静脉滴注。

即使是合并高 AG 型代谢性酸中毒，只要血 pH 在相对正常的范围，不必投给碱性药物，只有发生以下情况时可暂时补充一些碱性药物：①pH<7.20 伴有血流动力学不稳定，如血压下降、休克或心肌收缩无力、心力衰竭等征象；②pH<7.20 伴有高钾血症；③pH<7.20 伴有心律失常明显增加倾向。此外，这种 TABD 患者，常存在明显低氧血症，缺 O_2 不仅可以引起乳酸性酸中毒，还可引起心、脑、肾和肝脏等重要器官的损害加重，所以常规进行氧气治疗也是重要一环。

九、降氨药物与减少肠道产氨措施

目前仍认为，氨中毒是肝性脑病发病机制的重要环节，因此，减少氨的产生，清除氨的措施是中心环节之一。氨能刺激呼吸中枢，引起过度通气而致呼吸性碱中毒，故在理论上，降氨治疗可间接改善呼吸性碱中毒的效果。除了限制动物蛋白质食物、清洁和酸化肠道等措施以外，还可采取以下方法：

(1)乳果糖：是人工合成的含酮双糖，为乳酸的衍生物，在小肠内不被分解吸收，主要在右侧结肠内被乳酸杆菌、大肠杆菌等分解成乳酸、乙酸，以降低肠道 pH 至 5.0～5.5，减少氨的吸收并为结肠中分解糖的细菌提供了丰富的营养基，使这些有益菌增加，从而抑制了结肠中分解蛋白质的细菌，降低血氨浓度，减少氨的吸收。此外，乳果糖还可引起渗透性腹泻，促使肠道内积存物排泄，也有利于氨的生成减少和吸收减少。口服(初始剂量为 20ml/h)或者经鼻胃管饲入，直到出现腹泻，保持每日 3～4 次软便；或高位灌肠乳果糖(50%乳果糖 300ml 加入 700ml 水中，每日 3 次)，以粪便 pH 维持在 5～6 为宜。不良反应主要是腹胀、腹痛、恶心呕吐等。

(2)乳梨醇：是近年新开发的第 3 代乳果糖制剂，是乳果糖与山梨醇结合的双糖，作用机制与乳果糖相似，起效比乳果糖早，渗透压低，也具有降低血氨浓度、改善肝性脑病症状的功效，但其不良反应(如腹胀、腹泻、恶心和呕吐等)较乳果糖少。其剂量为 30～45g/d，分 3 次口服，以保持每日 2～4 次软便为宜。

(3)L-鸟氨酸-L-天门冬氨酸(LOLA)：是一种 L-鸟氨酸和 L-天门冬氨酸的混合制剂，能促进体内鸟氨酸循环而降低血氨。其降氨机制是：①鸟氨酸作为体内鸟氨酸循环的底物，可促进尿素合成；②天门冬氨酸作为谷氨酰胺合成的底物，在体内转化为谷氨酸、谷氨酰胺的过程中可消耗血氨而降低血氨。因此，LOLA 是一种较好的降氨制剂。

急、慢性肝性脑病患者初始剂量为每日可给予 20～40g，清醒后逐渐减量至 20g/d。一般将 LOLA 6 支(每支 10ml 含 5g)加入 5%葡萄糖液 440ml 中，共 500ml 静脉滴注，滴注速率为 21ml/h(最快不要超过 5g/h)，以免发生恶心呕吐等不良反应。也可口服 LOLA 制剂。

鸟氨酸-α-酮戊二酸的降氨机制与 LOLA 相似，但其疗效不如 LOLA。

(4)盐酸精氨酸：可促进鸟氨酸循环，使氨在形成尿素的过程中被排出，但精氨酸需依赖于肝脏，当严重肝衰竭时，由于缺乏鸟氨酸氨基甲酰转移酶(OCT)和精氨酸酶而不宜发挥脱氨作用，故其降氨效果差。通常，该药对重症肝炎所致的急性肝性脑病无效；而对于慢性反复发作的门体分流性肝性脑病疗效较好。该药为酸性药物，故适合于合并碱中毒或血液偏碱性患者。

(5) 谷氨酸盐：谷氨酸与氨结合形成谷氨酰胺，经肾排出而降低血氨，主要有谷氨酸钠与谷氨酸钾两种。近年来的研究认为，谷氨酸盐只能暂时降低血氨，且不易透过血–脑脊液屏障，不能降低脑组织中的氨，再加上，它还可诱发代谢性碱中毒而加重脑病症状；此外，脑内过多谷氨酰胺的产生和 Na^+增加可引起高渗效应，参与脑水肿形成等副作用，目前在临床上不再推荐使用。

(6) 抗生素

1) 新霉素是非吸收性抗生素，可抑制肠道细菌的繁殖、减少细菌分解蛋白质产生的氨与毒性物质。发作性肝性脑病患者可口服新霉素 3～6g/d，每日 3 次连用 1～2 周；持续性肝性脑病患者，以新霉素 1～2g/d，每日 3 次服用 1 个月，长期服用时可出现听力和肾功能减退。

2) 利福昔明：是利福霉素的衍生物，具有广谱强效的抑制肠内细菌生长，口服后不吸收，只在胃肠道局部起作用，无听神经及肾功能影响。每次 1200mg，每日 3 次。

(7) 其他：再有支链氨基酸，在理论上可纠正氨基酸代谢的不平衡，抑制大脑中假神经递质的形成，但对门体分流性脑病的疗效尚有争议。

十、肝硬化腹水的治疗原则

肝硬化腹水首先采取保守治疗，即限钠盐(50～88mEq/d)和卧床休息，并可给予利尿剂，常用螺内酯和呋塞米联合用药。其药物治疗的目的是建立钠盐的负平衡来治疗腹水，因此，监测尿钠排泄和测定每日体重是调整其治疗计划和寻找利尿剂最佳剂量的最好方法。测定尿钠排出量是一种较易判定的预后指标。尿钠排出量＜10mmol/d 时，其 2 年存活率为 20%，而尿钠排出量＞10mmol/d 时，其 2 年存活率为 60%。

(一) 饮食治疗

饮食治疗包括合理营养和限盐摄入。每日热量 2000cal，高糖 300g，供给足够的糖类，既能保护肝脏，又能减少蛋白质的分解；蛋白质 70～100g/d，腹水者每日需蛋白质 75g 以上(有肝性脑病倾向时，需限制动物蛋白质摄入，植物蛋白质量每日 1～1.5g，以防氨的产生)；脂肪要适量，是因为肝功能减退、脂肪代谢障碍，为防止肝内脂肪沉积，应给高维生素，特别是维生素 B、维生素 A、维生素 B_{12} 等。起初限制饮食中的钠量为 50～88mmol/d，较重的腹水患者应限制食盐量＜1.5～2.0g/d(相当于钠 25～34mmol)(住院期间应更少)。一般每克盐可潴留体液 200ml，其中 40%为腹水。所以，限钠盐摄入是腹水的基础治疗。只通过饮食限盐(不用利尿剂的情况下)，15%～20%的患者可达到钠的负平衡。

(二) 利尿剂治疗

治疗开始即用利尿剂是合理的治疗原则。利尿剂的最初应用应是螺内酯 100mg 和呋塞米 40mg，两者均口服，若经 2～3 日后，尿钠排出不增加或体重不下降，此时应逐渐增加利尿剂剂量，分别同步加量 100mg/d 或以至达到负钠平衡(即尿排出量大于饮食的摄取量)。螺内酯和呋塞米的最大剂量分别为 400mg/d 和 160mg/d。一旦腹水减少，利尿剂的应用需按病情加以调整，测定尿钠排泄和每日体重监测是寻找利尿剂最佳剂量的最好方法。为了防止利尿剂引起的电解质紊乱，使用利尿剂时应遵循以下几个原则，供参考。①潴钾利尿剂（螺内酯或氨苯蝶啶或阿米洛利等）和袢利尿剂（呋塞米等）联合使用。螺内酯不仅具有潴钾利尿，而且可拮抗继发性醛固酮增多。实践证明，开始就联合使用这两种利尿剂不仅可减少电解质紊乱，特别是高钾或低钾，而且可更快地达到利尿的目的。增加剂量时，将潴钾利尿剂的剂量调整至尿钠超过尿钾，然后加用或增加袢利尿剂，如需要时，直至利尿剂达到足量。②剂量应逐渐增加以至达到负钠平衡。负钠平衡是指尿钠排泄应大于饮食中摄入的钠量。利尿剂的每日最初剂量为螺内酯 100mg 和呋塞米 40mg，然后逐渐增加剂量以达到体重下降足够（量）的程度。③使用利尿剂时，测定每日体重和电解质监测，包括血/尿钾、钠、氯，对寻找利尿剂的最佳剂量、利尿剂的合理搭配、防止电解质紊乱等有一定的指导意义。

（三）关于腹穿放腹水治疗的问题

对肝硬化腹水患者的放腹水治疗是一种古老但安全有效的治疗措施。近 10 多年来，人们又重新对这种疗法产生了兴趣。近来已证实治疗性放腹水不仅安全，而且对重度腹水患者的血流动力学改善有良好效应。不过，反复大量放腹水可引起蛋白质丧失或诱发肝性脑病，还可引起自发性细菌性腹膜炎（SBP）。因此，此疗法不应作为所有肝硬化腹水的常规治疗，而仅适用于治疗重度和（或）难治性对于利尿剂无效的肝硬化腹水患者。但大量放腹水的最大问题是放腹水经数日或一周内又重新产生。大量放腹水后，血浆扩容疗法仍存在争议。据报道，穿刺放腹水后静脉输注白蛋白，虽然可降低低钠血症和氮质血症的发生概率，但并不提高其存活率，再加上白蛋白昂贵，一些医师建议价格较低廉的右旋糖酐液静脉输入，此尚需更多的研究证实。

（四）腹腔静脉分流

必要时可以进行腹腔颈静脉分流（peritoneojugular shunts）或经颈静脉肝内门–体分流（TIPS）或外科门–体分流（surgical portosystemic shunts）等，但需要注意的是，这些方法的并发症较多，而且并不能延长患者的生存时间。

（五）腹水体外超滤

将抽出的自身腹水 5000～10 000ml，通过腹水超滤装置系统超滤浓缩成 500ml 后再静脉回输给患者。这种方法既可减轻腹水，又可利用腹水中的蛋白质，提高血清蛋白浓度和有效循环血容量；改善肾脏循环，增加利尿和排钠，从而减轻或消除腹水。这种治疗的效果较短暂，近期疗效较好，但远期疗效并不理想，并且有发热、感染、电解质紊乱、急性肺水肿、凝血机制障碍等并发症，所以，只对较顽固而难治性肝硬化腹水患者或需要肝病手术或腹腔镜检查的患者考虑试用。

十一、其他治疗

(一)颅内压监测与治疗脑水肿

颅内压(intracranial pressure，ICP)监测和正位肝脏移植(orthotopic liver transplantation，OLT)是暴发性肝衰竭(FHF)治疗的两个重大进步。对Ⅲ期或Ⅳ期肝性脑病患者进行ICP监测十分重要，因为FHF或肝衰竭并且达到Ⅳ期的脑病患者中，大约80%可出现脑水肿并ICP升高。肝性脑病合并脑水肿和颅内高压若不及时治疗可能发展为脑疝，后者是肝性脑病患者死亡的主要原因。有时，ICP可迅速增高，而无明显临床表现。监测的目的是ICP应低于15～20mmHg，大脑灌注压应高于50mmHg(平均动脉压减去颅内压)。若ICP>30mmHg(4kPa)时，可采取以下措施：①通常用高渗性甘露醇或山梨醇快速静脉输注(1.0g/kg)，可减轻脑水肿，必要时可重复使用。若血清渗透压≥320mOsm/L，则这些药物无效。低血压或心功能不全的患者应慎用为宜。②襻利尿剂，可用呋塞米(0.5～1.0mg/kg)或依他尼(0.5～1.0mg/kg)肌内注射或静脉注射。③增加通气使$PaCO_2$保持在30～32mmHg，低碳酸血症可使脑血管收缩，从而具有降低ICP的效应。建议这种高通气方法最好以短暂实施为宜，因为据一些报道显示，低碳酸血症可使脑血管收缩而致脑缺血等不良后果。④抬高床的头侧至30°，这种位置可降低ICP 6mmHg左右。⑤低温治疗，FHF合并脑水肿时，可实施低温治疗(32℃)，能使ICP降低和脑血流恢复正常。

(二)肝硬化合并消化道出血的治疗

肝硬化引起的上消化道出血大约70%是由静脉曲张破裂引起的，其他出血的原因有溃疡病、胃炎或Mallory-Weiss syndrome等。此时主要的治疗原则为：容量复苏、降低门静脉压力和止血措施。食管静脉曲张破裂出血者优先考虑内镜下注射硬化剂(endoscopic sclerotherapy)(止血成功率可达85%)或曲张静脉绑扎术(endoscopic variceal ligation)或气囊压迫，其次是切除下端食管，但死亡率较高。常规插入鼻胃管清除上消化道积存的血，以消除任何肝性脑病的诱发因素，而且还可以通过胃管投给乳果糖以减少氨的吸收。

(三)苯二氮䓬类受体拮抗剂□□氟马西尼

肝性脑病时苯二氮䓬类物质增加，苯二氮䓬受体可通过GABA(γ-氨基丁酸)α受体结构变化，使GABA神经元活动增加，这些现象也可能与肝性脑病的发病有关。苯二氮䓬类受体拮抗剂□□氟马西尼(flumazenil，安易醒)有助于促进肝性脑病患者苏醒的作用，可在数分钟内出现效果。首次剂量0.2mg加入等渗葡萄糖注射液中静脉注射(经15分钟)，最大剂量不超过1mg。一些临床研究显示，氟马西尼可明显改善肝性脑病患者的脑电图，而且还能明显改善其精神症状。但也有报道，氟马西尼对肝性脑病脑功能状态的有效率仅15%，故需要进一步研究证实。

(四)人工肝支持系统

人工肝支持系统(artificial liver support devices，ALSD)也是肝病学领域的热点之一。

人工肝是指具有肝脏的体外装置，借助非药物性治疗手段来纠正因肝衰竭所产生的严重代谢紊乱，清除所蓄积的相关毒素，以暂时替代肝脏功能。ALSD使肝细胞能够迅速再生的可逆性肝衰竭所致的肝性脑病患者可得以生存；对于不可逆性肝衰竭是通向肝移植的桥梁。因为许多患者得不到合适的供体之前，需要人工肝辅助设施来维持其过渡阶段。对Ⅲ～Ⅳ级肝性脑病患者，必要时应进行气管插管以保持呼吸道通畅。人工肝治疗特别是对急性肝性脑病患者提供了新的治疗途径。

（五）肝移植

肝移植包括肝细胞移植和原位肝移植两种类型。FHF患者进行正位肝脏移植（OLT）后1年生存率在70%左右，有些报告高达90%。其实对所有明显处于肝病终末期的患者，如肝性脑病、严重腹水、静脉曲张大出血、肝肾综合征、自发性细菌性腹膜炎等，都可考虑肝脏移植术。ALSD也是肝病学领域的热点之一。实际上，实施肝移植是慢性肝性脑病的较理想的一种治疗手段。重型急性肝衰竭患者若不实施肝脏移植，其病死率高达80%。近年来经过改良后原位肝移植的成活率已经从50%提高到80%。

参考文献

韩德五. 1998. 肝功能障碍//苏静怡主编. 病理生理学. 重排本. 北京：北京医科大学、中国协和医科大学联合出版社，143-156.

胡杨腾. 1985. 肝性脑病的酸碱失衡//毛宝龄主编. 临床血气分析. 北京：人民军医出版社，205-209.

梁扩寰. 1995. 肝脏病学. 北京：人民卫生出版社，428-449.

刘厚钰，石虹. 2001. 亚临床肝性脑病//王兴鹏主编. 现代胃肠病学. 上海：上海科学技术文献出版社，74-81.

罗炎杰，冯玉麟. 2009. 肝性脑病//罗炎杰主编. 简明临床血气分析. 北京：人民卫生出版社，177-178.

朴镇恩. 2008. 肝功能衰竭时血液气体改变与酸碱失衡和水电解质紊乱//朴镇恩编著. 最新血液气体与酸碱平衡. 哈尔滨：黑龙江教育出版社，520-536.

任成山，胡扬腾，毛宝龄. 1994. 肝性脑病呼吸性碱中毒并发混合型酸碱失衡的诊断. 中国危重病急救医学，6(1)：23-26.

任成山，李宜辉，赵晓晏. 2014. 肝性脑病患者血气和电解质变化及酸碱平衡紊乱//钱桂生主编. 实用血气分析及酸碱紊乱治疗学. 郑州：郑州大学出版社，464-480.

熊伟. 2001. 重症肝炎及并发肝性昏迷的液体疗法//熊伟主编. 基层医师实用液体疗法. 成都：四川科学技术出版社，170-175.

张连坤. 2008. 肝功能不全//金惠铭主编. 病理生理学. 7版. 北京：人民卫生出版社，232-247.

朱峰，高永健，潘国宗. 2013. 肝硬化水与电解质紊乱//蒋朱明主编. 临床水与电解质平衡. 3版. 北京：人民卫生出版社.

Amodio P，Marchett；P，Del Piccolo F，et al. 1998. Study on the Sternberg paradigm in cirrhotic patients without overt hepatic encephalopathy. Metab Brain Dis，13：159-172.

Bajaj J S，Cordoba J，Mullen K D，et al. 2011. International Society for Hepatic Encephalopathy and nitrogen metabolism (ISHEN). Reviewarticle：the design of clinical trials in hepatic encephalopathy-an international society for Hepatic encephalopathy and nitrogen metabolism (ISHEN) consensus statement. Aliment Pharmacol Ther，33 (7)：739-747.

Bonga F S. 2008. Current diagnosis & treatment critical care. 3rd ed. New York：Mc Graw-Hill.

Braunwald E. Harrison's Principles of Internal Medicine . 15th ed. New York：McGraw-Hill.

Carithers R L. 1989. Critical care of patients with severe liver disease// Edited by Shoemaker W C. Testbook of critical care. 2nd ed. Philadelphia：W.B. Saunders，686-697.

Cohn J N，Kowey P R，Whelton P K，et al. 2000. New guidelines for potassium replacement in clinical Practice. Arch Intern Med，160：2429.

Craig G M，Crane C W. 1971. Lactic acidosis complicating liver failure after intravenous fructose. Br Med J，4：211.

Dmello D，Cruz-Flores S，Matuschak G M. 2010. Moderate hypothermia with intracranial pressure monitoring as a therapeutic paradigm for the management of acute liver failure：a systematic review. Intensive Care Med，36：210.

DuBose T D Jr. 2000. Acid-base disorders// Edited by Brenner B M. Brenner and Rector's The Kidney. 6th ed. Philadelphia：Saunders，925-997

DuBose T D. 2005. Acidosis and alkalosis//Edited by Kasper D L. Harrison's Principles of Internal Medicine. 16th ed. New York：McGraw-Hill，283-291.

Ekser B，Lin C C，Long C，et al. 2012. Potential factors influencing the development of thrombocytopenia and consumptive coagulopathy after genetically modified pig liver xenotransplantation. Transpl Int，25：882.

Fall P J. 2000. Stepwise approach to acid-base disorder：Practical patient evaluation for metabolic acidosis and other conditions. Postgrad Med，107：249-258.

Fraser C L，Arieff A J. 1985. Hepatic encephalopathy. New Eng J Med，313(4)：865-873.

Fukagawa M. 2005. Fluid & electrolyte disorders// Edited by Tierney L M Jr. Current Medical Diagnosis & Treatment. 44th ed. New York：Lange Medical Books/McGraw-Hill，837-849.

Gadranel J F，Younsi M，Pidoux B. 1995. Flumazenil therapy for hepatic encephalopathy patient：a double-blind pragmatic randomize placebo study. Eur J Gastroenterol Hepatol，7(6)：3259-3262.

Galla J H. 2000. Metabolic alkalosis. J Am Soc Nephrol，11：369.

Garg V，Garg H，Khan A，et al. 2012. Granulocyte colony-stimulating factor mobilizes CD34(+) cells and improves survival of patients with acute-on-chronic liver failure. Gastroenterology，142：505.

Gimson A E，O'Grady J，Ede RJ，et al. 1986. Late onset of hepatic failure：Clinical，serological and histological feature. Hepatology，6：288-294.

Groeneweg M，Gyr K. 1996. Effect of flumazenil on the electroencepha logram of patients with portosystemic encephalopathy. Results of a double blind，randomised，placebo controlled multicentre trial. Electroencephalogr Clin Neurophysiol，98(1)：29-34.

Gyr K，Meier R，Haussler J. 1996. Evaluation of the safty and of flumazenil in the treatment of portal systemic encephalopathy：a double blind，randomised，placebo controlled multicentre study. Gut，11(4)：329-342.

Heining R E，Clarke E F，Waterhouse C. 1979. Lactic acidosis and liver disease. Arch Intern Med，139：1229.

Isselbacher K J. 1997. Harrison's Principles of Internal Medicine. 13th ed. New York：Mc Graw-Hill.

James J H. 2002. Branched chain amino acids in hepatic encephalopathy. Am J Sueg，183(4)：424-429.

Kaur S，Kumar P，Kumar V，et al. 2013. Etiology and prognostic factors of acute liver failure in children. Indian Pediatr，50：677.

Kaye A D. 2000. Fluid and electrolyte physiology// Edited by Miller R D. Anesthesia. Volume 1. 5th ed. Philadelphia：Churchill Livingstone，1586-1612.

Kirby R R. 1997. Acid-Base Chemistry and Physiology//Edited by Civetta J M. Crinical Care. 3rd ed. Philadelphia：Lippincott-Reven，255-264.

Konig J，Cui Y，Nies A T，et al. 2000. A novel human organic anion transporting polypeptide localized to the basolateral hepatocyte membranes. Am J Physical，278：G156-G164.

Kugler J P，Hastead T. 2000. Hyponatremia and hypernatremia in the elderly. Am Fam Physician，61：3623.

Lee W M，Stravitz R T，Larson A M. 2012. Introduction to the revised American Association for the Study of Liver Diseases Position Paper on acute liver failure 2011. Hepatology，55：965.

Madias N E. 1986. Lactic acidosis. Kidney Int，29：752.

Munoz S J. 1993. Difficult management problems in fulminant hepatic failure. Semin Liver Dis，13：395-413.

O'Grady J G，Alexander G J，Hayllar K M，et al. 1989. Early indicators of prognosis in fulminant hepatic failure，Gastroenterology，97：439-445

Parkash O，Mumtaz K，Hamid S，et al. 2012. MELD score：utility and comparison with King's College criteria in non-acetaminophen acute liver failure. J Coll Physicians Surg Pak，22：492.

Rose C，Michalak A，Pannunzio P，et al. 1998. L-ornithine-L-aspartate in experimental portao-systemic encephalopathy：therapeutic efficacy and mechanism of action. Metab Brain Dis，13(2)：147-157.

Seifter J L. 2004. Acid-Base Disorders// Edited by Goldman L. Cecil Textbook of Medicine. 22nd ed. Philadelphia：Saunders，688-699.

Shawcross D，Jalan R. 2005. The pathophysiologic basis of hepatic encephalopathy：central role for ammonia and inflammation. Cell Mol Life Sci，62(19-20)：2295-2304.

Sleisenger, edited by Mark Feldman, Lawrence S. Friedman, Lawrence J. Brandt; consulting editor, Marvin H. Sleisenger & Fordtran's gastrointestinal and liver disease pathophysiology，diagnosis，management .9th ed. St. Louis，Mo. 2009.

Sood，Gagan K. 2011. Acute Liver Failure. Mescape. Retrieved 14.

Stauch S，Kircheis G，Adler G，et al. 1998. Oral L-ornithine-Laspartate therapy of chtonic hepatic encephalopathy：results of a pracebo-controlled double- blind study. J Hepatol，28(5)：856-864.

Wesson D. 2002. Lactic acidosis// DuBose T D. Acid-Base and Electrolyte Disorder：A companion to Brenner and Rector's. The Kidney. Philadelphia：W.B. Saunders，83.

Zonotti-Cavazzoni S. 2005. Hyperkalemia and hypokalemia// Edited by Fink M P. Textbook of Critical Care. 5th ed. Philadelphia：Elsevier Saunders，67-70.

第二十六章　心肺复苏的血气改变、酸碱失衡与水电解质紊乱

心搏骤停心肺复苏时动脉血气和酸碱变化特点：

(1)心肺复苏低血流下动静脉血矛盾和酸碱变化：混合静脉血严重酸血症，而动脉血低碳酸性碱血症。

(2)心肺复苏时抢救时间紧迫，病情变化迅速，且肺、肾酸碱代偿机制的严重丧失，酸碱失衡的易变性和复杂性为其另一个特点。

(3)在心肺复苏早期以呼吸性碱中毒为主，但由于心肺复苏时间的拖延或心肺复苏后期常呈酸中毒，包括代谢性酸中毒或代谢性酸中毒合并呼吸性酸中毒两者混合的酸中毒。

(4)影响心肺复苏酸碱平衡紊乱的因素中，最为重要的因素是心搏骤停后开始实施心肺复苏的时间长短；其次是心肺复苏实施的有效与否十分重要。

第一节　心肺复苏血气改变与酸碱失衡的病理生理

一、心肺复苏低血流下动静脉血“矛盾”和酸碱变化

在心搏骤停实施心肺复苏时的低血流状态下，仅有的器官灌注是靠胸外按压所产生的大约25%的心排血量和降低的组织氧气供应来维持的。在低血流状态下，静脉血和组织中 CO_2 浓度迅速升高，不仅由于缺氧使 CO_2 快速产生，而且 CO_2 从低灌注组织到肺的转运减少及肺泡 CO_2 释放减少。由于呼出 CO_2 的减少在肺前静脉血管床和组织内引起高碳酸血症。组织生成 CO_2 量的增加、在厌氧环境下 H^+ 被缓冲时内生 $NaHCO_3$ 的分解和血流速度减缓等使 CO_2 清除减少，导致 CO_2 在组织中进一步积聚。此时，混合静脉血 CO_2 的水平是动脉血的2倍。临床研究证实，随着静脉血和组织的高碳酸性酸中毒及与此同时发生的动脉血低碳酸性碱中毒，后者是在心肺复苏早期，常因过度通气排出 CO_2 过多致动脉血低碳酸性碱血症，结果引起动脉和静脉血呈“反常”或“矛盾”(paradox)现象。据动物实验和临床观察研究表明，即使存在有效循环，动脉血低碳酸血症通过对气道的直接局部效应，可引起支气管收缩并增加气道阻力。据临床研究证实，院前心搏骤停患者经气管插管后，一组给予500ml 潮气量，另一组给予1000ml 潮气量，经15分钟后测量动脉血 PCO_2 和 pH 显示，两组的平均 PCO_2 分别是28mmHg 和 56mmHg，并且分别是呼吸性碱中毒和呼吸性酸中毒，提示小潮气量与呼吸性酸中毒相关，大潮气量与呼吸性碱中毒相关。心肺复苏时，动静脉血 PCO_2 压力梯度大幅度增加，这是由于肺血流量下降，肺 CO_2 的清除减少，循环系统静脉端 CO_2 蓄积，而动脉血过度换气所造成的。随着心肺复苏过程的推移，呼吸性酸中毒和代谢性酸中毒两者根据病情独自发展，分别取决于肺泡通气量和组织灌注的有效程度。临床研究和动物心肺复苏实验已经证实，心肺复苏早期，血 pH 很大程度上是由 CO_2 浓度决定，因为 CO_2 水平不同，混合静脉血呈酸性，而动脉血经常呈碱性。混合静脉血的 CO_2 主要反映了全身和肺的血流灌注，也反映了组织的酸碱环境；低血流状态时，动脉血 PCO_2 和 PO_2 主要反映了肺泡通气

是否充分。低血流状态时，若肺泡通气充分，因通气和血流严重失调，流经肺毛细血管床的血液就处于过度换气状态。此时动-静脉血 pH 和 PCO_2 梯度在临床上常表示组织灌注不足的严重程度；但是 HCO_3^- 的动脉-静脉血梯度未见明显增加。CO_2 分子是脂溶性的，具有高度弥散能力，能快速穿透细胞膜进入毛细血管内而增加静脉血 PCO_2，从而易导致高碳酸血症，在这一过程中，一部分 CO_2 又在心肺复苏中通过少量的肺泡-毛细血管气体交换而被排出。通常，动脉血酸中毒的程度比静脉血轻，即发生动脉-静脉血矛盾现象是由于通气充足而心排血量不足引起的通气/灌注比值升高的结果；而且只有在通气不足时才引起严重的动脉血酸中毒，而在心肺复苏早期较轻的代谢性酸中毒常被同时发生的呼吸性碱中毒所补偿。心搏骤停复苏期间血气和酸碱变化与心搏呼吸骤停时间的长短、心肺复苏技术治疗实施、血流水平、自主循环恢复及心肺复苏前的病情等情况有关。在临床上，不同类型的动脉血酸碱失衡通常与心搏骤停发生的地点有关。在医院病房或者急诊科进行心肺复苏的患者比在重症监护病房实施复苏的患者有更严重的动脉血酸中毒和高碳酸血症，因此长时间心脏停搏时的酸碱变化为双重酸中毒。例如，大多数院外实施心肺复苏的患者，常呈现代谢性酸中毒和呼吸性酸中毒两者混合的酸碱失衡。心搏呼吸骤停心肺复苏期间可发生明显的血气异常与酸碱平衡失调，其改变有以下 4 个方面的特点：

（1）在心肺复苏期间混合静脉血常是严重酸血症（pHv 大约 7.15），并且多为严重高碳酸血症（$PvCO_2$ 大约为 74mmHg），然而动脉血则不像静脉血那样呈严重酸血症和高碳酸血症，相反，在心肺复苏期间其动脉血 pH 大致在正常范围（pHa 平均为 7.41），或呈轻度酸血症，甚至碱血症，这种“动静脉矛盾”（arterial venous paradox）现象主要是由于循环血流明显降低或淤滞造成的。在心肺复苏早期常呈混合静脉血高碳酸性酸血症（静脉血呼吸性酸中毒）、动脉血低碳酸血症（动脉血呼吸性碱中毒）（图 26-1）。此时，单纯动脉血气并不能反映全身组织的酸碱状态和血气改变，而混合静脉血更能反映组织酸碱状态（后述）。

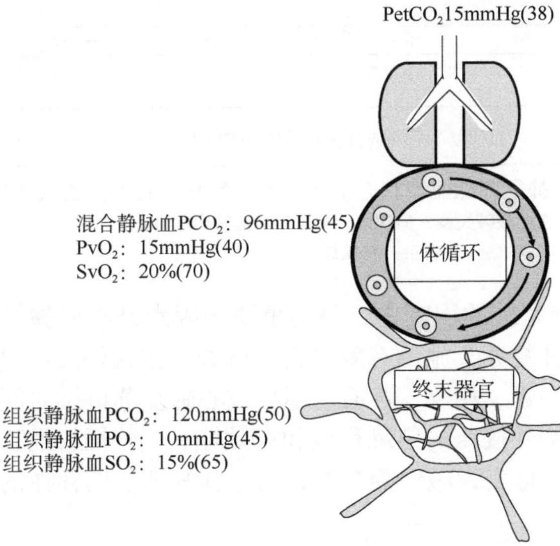

图 26-1　在心搏骤停心肺复苏时典型血液和组织气体水平的示意图

$PetCO_2$，潮气末 CO_2 浓度；$PaCO_2$，动脉血 CO_2 分压；PaO_2，动脉血 O_2 分压；SaO_2，动脉血 O_2 饱和度；PvO_2，混合静脉血 O_2 分压；SvO_2，混合静脉血 O_2 饱和度；PCO_2，CO_2 分压。括号内的数据为正常循环下典型的血液和组织气体水平

（引自：Ornato J P，et al）（编者在原图上稍加修改）

(2)心肺复苏时抢救时间紧迫，病情变化迅速，且肺、肾酸碱代偿机制的严重丧失，而其酸碱失衡易变性和复杂性为其另一个特点。

(3)心搏骤停心肺复苏时动脉血酸碱失衡的特点是：在心肺复苏早期以呼吸性碱中毒为主；但由于心肺复苏时间的拖延或心肺复苏后期常呈酸中毒，包括代谢性酸中毒或代谢性酸中毒合并呼吸性酸中毒两者混合的酸中毒，特别是在院外心肺复苏的患者。这些患者的主要酸碱失衡类型为：①呼吸性碱中毒；②呼吸性碱中毒合并代谢性酸中毒；③代谢性酸中毒；④代谢性酸中毒合并呼吸性酸中毒；⑤代谢性酸中毒合并代谢性碱中毒五种类型。即动脉血 pH 通常从低碳酸性碱中毒向酸中毒方向发展，但是静脉血从高碳酸性酸中毒向呼吸性酸中毒合并乳酸性酸中毒的双重酸中毒发展(图 26-2)。

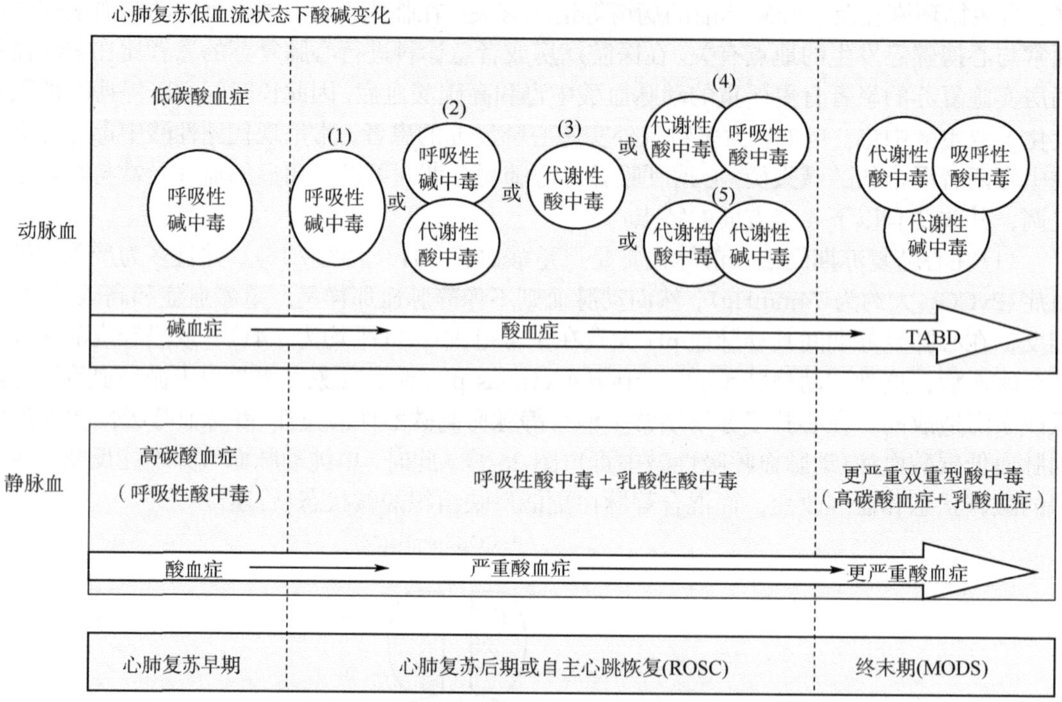

图 26-2 心搏骤停心肺复苏低血流状态下动脉血和静脉血的主要酸碱变化

TABD，三重酸碱失衡；MODS，多器官功能障碍综合征

（引自：朴镇恩）

(4)影响心肺复苏酸碱平衡紊乱的因素中，最为重要的因素是心搏骤停后开始实施心肺复苏的时间长短；其次是心肺复苏实施的有效与否，例如，在胸外按压过程中，若通气过大或过速则易导致动脉血碱中毒，相反，若通气不足或心肺复苏持续时间过于拖长则易导致动脉血酸中毒。后者常与胸外按压的熟练程度和有效性、气管插管的正确性有关；若应用过量碱性药物则动脉血 pH 可变为碱性等有关；与心肺复苏前已存在的各种酸碱失衡状态或原有疾病种类也有关。

组织低血流状态引起的严重酸中毒还可加剧缺血性损伤，其机制可能是：①酸中毒通过改变蛋白质电荷来影响一系列酶、受体、离子通道和细胞内信使系统的功能；②酸中毒还可通过 *N*-甲基-D-天门冬氨酸(NMDA)介导机制使细胞内 Ca^{2+}水平进一步增加，从而加剧缺血性损伤；③酸性环境是脂质过氧化反应产生自由基的最佳条件，乳酸性酸中毒使结合在蛋白质上的铁离子不稳定，在氧合过程中生成超氧负离子参与脂质过氧化反应，以促进形成羟自由基而促进细胞损伤。

二、心肺复苏低血流下低氧血症的病理生理

心搏骤停后血氧浓度迅速下降。一旦心跳呼吸停止，即使是进行心肺复苏术，其心排血量只是正常的25%～33%，流到脑部的血流量比正常时减少50%～90%，而进入心肌的只有正常的20%～50%，到达腹部和下肢的更少，仅占正常的5%左右。此外，在心肺复苏(CPR)情况下，口对口(鼻)人工呼吸时，患者的“吸气”是救助者的“呼气”，正常人吸入空气中的含氧量为21%，CO_2为0.04%，肺脏只能吸收氧含量的20%，其余的80%原样呼出。因此，救助者的呼出气体中，氧含量下降为16%，CO_2升高为4%。尽管CPR高通气，但由于肺血流灌注严重降低，可使通气/血流比值显著大于正常而造成无效腔样通气(dead space like ventilation)，可导致PaO_2明显降低，此时即使投给FiO_2＞60%也不能使PaO_2提高到＞100mmHg(13.3kPa)。在有效CPR情况下，可维持动脉血压60～80mmHg，心排血量仅是正常量的1/4～1/3，故其组织输氧明显降低。当CPR持续延长时其心排血量更减少，动脉血氧分压迅速下降，若降至30mmHg(4.0kPa)以下时，则机体严重缺氧。此时由有氧代谢转变为无氧糖酵解，而且因无氧糖酵解可产生大量丙酮酸，也因缺氧不能充分地循正常代谢途径氧化脱羧生成乙酰辅酶A，再经三羧酸循环氧化，因而大量丙酮酸即经还原型尼克酰胺腺嘌呤核苷酸($NADH_2$)作用生成大量乳酸。葡萄糖的无氧糖酵解，可使1mol葡萄糖分解为2mol ATP和2mol乳酸根；在缺血缺氧时，另一个H^+的主要来源是ATP及其他核苷的水解，当2mol的ATP最终水解后，会产生大约2mol H^+，其确切的比例在很大程度上依赖于pH和Mg^{2+}浓度。在缺血缺氧时产生的H^+量依赖于缺血初期血糖和肝糖原在组织中的储备。这些是在缺氧时引起细胞内外酸中毒的主要原因。

血中乳酸浓度增高的另一个原因是肝脏因缺氧的不能充分摄取乳酸的糖异生作用，使之转变为葡萄糖和糖原。据动物实验证实，缺氧时乳酸的产量比正常时增加2倍，而同时伴缺血时其乳酸产量可增加10倍之多。结果势必在短时间内在体内聚积大量乳酸，导致缺氧性乳酸增多性代谢性酸中毒。在低血流状态下的低氧血症时，代谢由需氧途经转变为厌氧途径，将产生厌氧代谢产物，如乳酸逐渐增多而积累；低氧性肺血管收缩使局部灌注与低通气相适应，随着气道PO_2和混合静脉血PO_2的降低而加剧。低氧越严重，肺血管收缩越强烈。当肺血管过度收缩时，可引起肺动脉高压。心肺复苏时其血氧浓度随时间的延长而逐渐降低。在心肺复苏过程中循环血流量明显降低，冠状动脉灌注压(CPP)＜15mmHg(2.0kPa)，中心静脉血氧饱和度($ScvO_2$)＜40%。因此，对心搏呼吸骤停患者的复苏开始越早，其存活率越高。大量临床实践证明，4分钟内开始复苏者约有60%救活；6分钟开始复苏时，仅40%可以救活；若超过8分钟者20%可被救活；如果10分钟以上开始复苏时，几乎无存活的可能。心搏骤停造成全身性缺血状态，波及全身器官系统，尤其是代谢最为旺盛的心和脑等器官在几分钟内就会出现严重缺氧，氧供(DO_2)临界点立即上升，这与其他休克所致的情况相反，猝死性心搏骤停前常不会出现代偿阶段，因此，心搏骤停在每分每秒都会比其他病因的休克造成更多时间依赖性氧债。这种严重的全身缺血比单纯心和脑的缺血更为复杂，通常会波及全身，而且心脏停搏后立即在几分钟之内导致严

重缺氧状态。另外，根据心搏骤停的原因不同，其单个器官组织可在心搏骤停或全身性缺氧之前出现进行性典型严重心肌缺血，甚至心肌梗死，而呼吸骤停和随之引起的器官和全身缺血也在真正的心搏骤停前发生。传统的心肺复苏措施不能使 DO_2 恢复至氧耗（VO_2），尤其是在脑部，高能磷酸盐在几分钟内被耗竭，而心肺复苏阶段又不能使其恢复，只有自主心跳恢复(ROSC)或其他方式的心肺复苏(如开胸心脏按压或心肺转流等)才是可能的。决定建立 ROSC 的最主要血流动力学因素是冠状动脉灌注压(CPP)。据临床研究证实，获得 ROSC 的 CPP 达到的阈值≥15mmHg，这是必需的，但并不总是能够获得 ROSC，这与其存在的原有严重冠状动脉损伤程度、损伤时间及其他因素等有密切关系。据实验研究显示，心室颤动本身可引起心内膜下血管的机械性收缩，在这种情况下，为了获得 ROSC 需要更高的压力及更多的灌注量。心肺复苏时中心静脉血氧饱和度($ScvO_2$)须达到≥40%。图 26-3 表示了正常生理和病理状态下的 DO_2 和 VO_2 之间的基本关系，在生理情况下，即使组织需氧量增加，可通过增加氧摄取量(O_2ER)来代偿，使 VO_2 可以在 DO_2 变动很大范围内保持不变(相当于 BC 段)，即 VO_2 对 DO_2 为非依赖性，但是当 DO_2 进一步下降低于临界氧供(DO_{2c})水平时，VO_2 随 DO_2 的下降呈线性下降(相当于 AB 段)，造成组织缺氧，此时 VO_2 直接依赖于 DO_2，组织细胞转为无氧代谢，表现为乳酸盐、还原型辅酶 I 等无氧代谢产物增加，细胞色素氧化酶减少。在严重休克等危重疾病时，组织利用氧和 VO_2 与氧输送之间严重不适应的复杂状态，从某种意义上讲，心搏骤停是休克状态中最严重的一种。此时其 DO_{2c} 明显升高，组织摄取氧的能力缺陷，其 VO_2 在很大程度上依赖于 DO_2，VO_2 随 DO_2 呈线性降低(相当于 DE 段，为病理性 DO_2 依赖相)，DE 段坡度比 AB 段降低，表示组织摄氧能力降低；EF 段(相当于病理性非氧供依赖相)呈斜形明显增高达到超正常水平，提示氧债存在。Shoemaker 等研究证实，其氧债的积累水平与生存率有密切相关性。

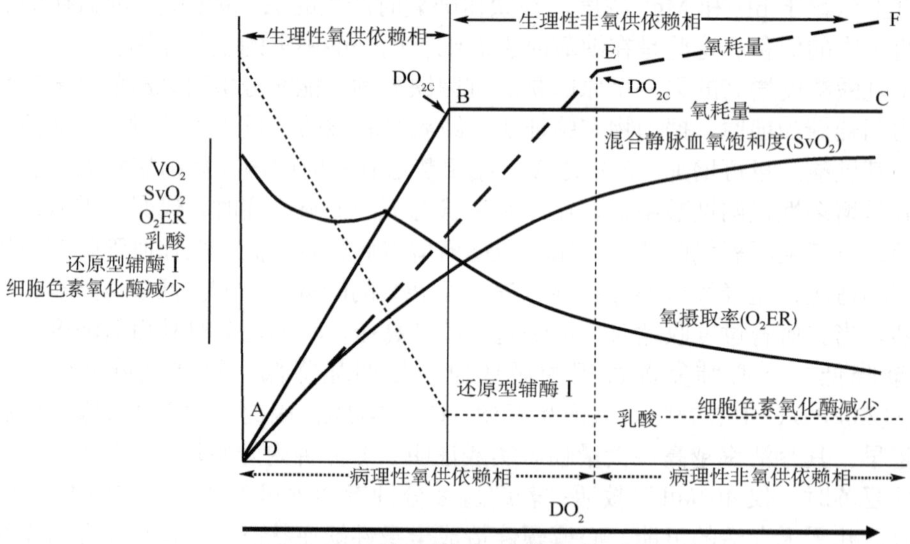

图 26-3 氧供与氧耗之间的双相关系

DO_2，氧供；VO_2，氧耗；DO_{2c}，临界氧供值。在图中 A、B、C 线(实线)为正常生理情况下的 DO_2 与 VO_2 之间的关系；D、E、F 线(虚线)为病理状态下的 DO_2 与 VO_2 之间的关系(编者将两幅原图综合为这一图，并稍加修改)

(引自：Leach R M；Ornato J P，et al)

三、心肺复苏低血流下高碳酸血症的病理生理

在心肺复苏过程中，混合静脉血常呈严重高碳酸血症。然而，动脉血不像静脉血那样呈高碳酸血症；相反，常呈低碳酸血症，其动脉血 pH 常为碱血症，或正常范围或轻度酸血症，也就是说，心肺复苏早期酸碱失衡的特征是“动静脉矛盾”。此时，静–动脉血 CO_2 差[P(v-a) CO_2]明显增加[P(v-a) CO_2 的正常值为≤8.3mmHg (1.11kPa)]，其静–动脉血 CO_2 差比正常增加 3～10 倍。这种“混合静脉血反常性高碳酸性酸中毒”现象的主要发生机制为：①由于心搏骤停循环血流急降至组织低灌注而不能将局部产生和蓄积的 CO_2 及时运送到肺部排出；②缺血组织乏氧代谢产生的 CO_2 持续进行，与缓冲乏氧代谢产生的 H^+ 起作用形成的内生碳酸继续释放 CO_2；③肺血流极度减少，肺泡 CO_2 清除能力降低。这些因素中最重要的因素是由于心搏骤停，循环血流明显降低而淤滞于组织和静脉血中的 CO_2 不能及时运到肺部而导致混合静脉血中 CO_2 分压迅速增加(图 26-4)。

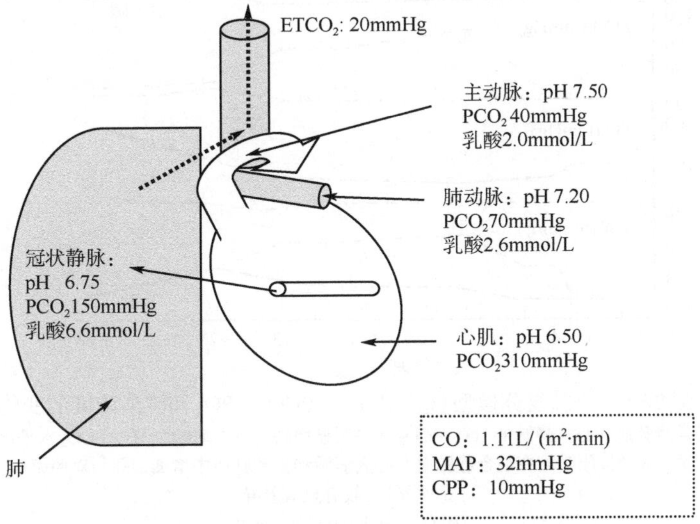

图 26-4　心肺复苏中存在的低血流性酸血症

心肺复苏过程中，进行控制性通气及机械性胸廓按压的猪酸碱平衡发生了变化。可以发现三部分酸碱代谢异常：静脉及组织高碳酸血症、动脉低碳酸血症及动脉和静脉乳酸血症。$ETCO_2$，呼气末 CO_2 分压；CO，心排血量；MAP，平均动脉压；CPP，脑灌注压

(引自：Ornato J P，et al)

在心搏骤停和心肺复苏(CPR)期间，组织细胞内 CO_2 迅速增加并容易弥散至毛细血管而入静脉，再加上全身循环明显降低、组织低灌流导致混合静脉血 PCO_2 明显升高和 pH 明显下降；在 CPR 期间尽管只有较少量的肺血流，但有时由于 CPR 高通气而排出一定量的 CO_2，使动脉血 CO_2 分压降低和 pH 增加呈碱血症(alkalemia)，有时或呈正常或轻度酸血症(slightly academia)(图 26-5)。CO_2 是脂溶性物质，极易透过细胞膜，组织细胞内 CO_2 分压上升至 90～475mmHg(12～63.2kPa)。若心肌细胞内 CO_2 分压升高至 250mmHg(33.3kPa) 以上时，就可能发生心脏的电机械分离(electromechanical dissociation，EMD)。从这种血气改变的角度也再一次证明紧急开放气道的紧迫性。

心肌的 PCO_2 也与成功恢复心脏功能的可能性相关。心肌 PCO_2 达至 400mmHg 是重要

临界值，若超过这一数值常预示着心脏停搏缺氧后心脏复苏的失败。据动物实验研究证实，当心肌 PCO_2 超过 400mmHg 时，冠状动脉灌注压常低于 10mmHg，从而导致实验性心肺复苏失败。因为冠状动脉灌注压＞15mmHg 是心肺复苏成功的临界值。心肌 PCO_2 是心脏复苏能力的决定因素，它的变化可能是血流减低的附带现象，而且心肌内高碳酸血症是心肌血流减低的继发标志。然而据实验研究证实，甚至当冠脉灌注压高于必要的生存阈值时，高碳酸血症仍具有不利影响。心肌内 CO_2 水平升高引起心肌"CO_2 麻醉"，并使心肌收缩力降低而致心肺复苏失败。这种心肌细胞内的严重 CO_2 蓄积情况，只有通过正确而及时有效的心肺复苏术，才能改善这种高碳酸血症和纠正低冠脉血流情况。CO_2 是酸中毒的主要决定因素，而 HCO_3^- 的降低显得相对次要。

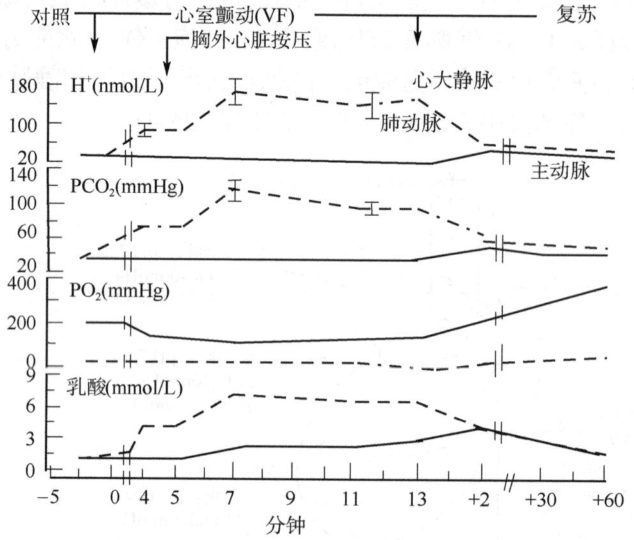

图 26-5 心肺复苏模型(猪)中 H^+、PCO_2、PO_2 和乳酸浓度的变化

实施机械胸外按压时混合静脉血和心大静脉的 H^+、PCO_2 水平明显增高，与主动脉血 H^+、PCO_2 水平比较，两者有显著性差异（$P < 0.001$）；乳酸浓度在胸外按压时均在混合静脉血、心大静脉和主动脉血中增加，并与对照组(心搏骤停实施心肺复苏前的水平)比较有显著差异

（引自：Gudipati C V，et al）

第二节 心肺复苏血气改变与酸碱失衡的诊断

一、心肺复苏时组织缺氧与酸碱监测相关的血气参数及其计算公式

心肺复苏时势必发生组织缺氧和酸碱失衡，监测其组织氧合和酸碱状态的各种参数及其计算公式可参见表 26-1。

表 26-1 心肺复苏时监测其组织氧合与酸碱状态的各种参数及其计算公式

参数	计算公式	正常值
血红蛋白携带氧量		1.34ml/g
血浆氧含量		$PO_2 \times 0.0031$
动脉血氧含量(CaO_2)	$(1.34 \times SaO_2) + (0.0031 \times PaO_2)$	20ml/dl

续表

参数	计算公式	正常值
静脉血氧含量(CvO_2)	$1.34\times SvO_2+0.0031\times PvO_2$	15.5 vol%
动静脉氧含量差(CaO_2-CvO_2)	$1.34\times(SaO_2-SvO_2)+0.0031\times(PaO_2-PvO_2)$	3.5 vol %
氧供(DO_2)	$CaO_2\times CO$(L/min)$\times10$(dl/L) 或 $1.34\times SaO_2\times CO\times10$	800～1600ml/min
氧耗(VO_2)	$(CaO_2-CvO_2)\times CO\times10$ 或 $1.34\times(SaO_2-SvO_2)\times CO\times10$	150～400ml/min
氧供指数(DO_2I)	DO_2 / BSA	520～720ml/(min · m^2)
氧耗指数(VO_2I)	VO_2 / BSA	115～165 ml/(min · m^2)
氧摄取率(OER)	$[1-(VO_2/DO_2)]\times100$	22%～32%
动脉血氧分压(PaO_2)		80～100mmHg(10.7～13.3kPa)
动脉血氧饱和度(SaO_2)		95%～98%
混合静脉血氧分压(PvO_2)		35～45mmHg(4.67～6.0kPa)
动脉血 CO_2 分压($PaCO_2$)		35～45mmHg(4.67～6.0kPa)
混合静脉血 CO_2 分压($PvCO_2$)		46.5mmHg(6.2kPa)
动脉血 pH		7.35～7.45
实际 HCO_3^-(AB)		(24 ±3) mmol/L
剩余碱(BE)		±3mmol/L

注：CO，心排血量；BSA，体表面积。

二、心搏骤停心肺复苏时酸碱失衡类型的诊断

(一) 常见酸碱失衡类型的血气改变

在心搏骤停心肺复苏(CPR)期间血气酸碱变化的特点为：①在 CPR 早期是动脉血呼吸性碱中毒、混合静脉血呼吸性酸中毒(反常性高碳酸性酸中毒)。②在 CPR 较晚期是动脉血代谢性酸中毒、混合静脉血高碳酸血症或动脉血呼吸性酸中毒合并代谢性酸中毒，甚至三重酸碱失衡。③从复苏成功自主循环恢复的最初一段时间出现 CO_2 排出明显增加，即出现“CO_2 超射”现象，这是自主循环恢复的标志之一。动脉血 pH、$PaCO_2$ 逐渐趋于正常，或合并代谢性酸中毒和(或)代谢性碱中毒和(或)呼吸性酸中毒。④难以复苏成功者合并有重要脏器的并发症或进入死亡前期或终末期，这一期间可出现呼吸性酸中毒合并代谢性酸中毒和三重酸碱失衡。⑤血气的动态改变为动脉血 pH 先高后低(先碱后酸)、$PaCO_2$ 先低后高；在 CPR 低灌注期间混合静脉血以反常性高碳酸血症为特点。现将心搏骤停及 CPR 期间动脉血气改变归纳为表 26-2。

表 26-2　常见酸碱失衡类型的血气改变

类型	pH	$PaCO_2$	HCO_3^-
呼吸性碱中毒	↑	↓	↓
急性呼吸性酸中毒	↓	↑	=、稍↑

续表

类型	pH	$PaCO_2$	HCO_3^-
慢性呼吸性酸中毒	↓	↑	↑
呼吸性酸中毒+代谢性酸中毒	↓↓	↑	多为↓、=
呼吸性酸中毒+代谢性碱中毒	↓↑、=	↑	↑↑
三重酸碱失衡			
(1)呼吸性酸中毒型 TABD	多为↓、=	↑	多为↑
(2)呼吸性碱中毒型 TABD	多为↑、=	↓	多为↓

注：↓，下降；↓↓，明显下降；=，正常范围；↑，上升；↑↑，明显上升；↓↑，下降后上升。

(二)常用酸碱失衡预计代偿公式(表 26-3)

表 26-3 常用酸碱失衡预计代偿公式

原发性酸碱失衡	预计代偿公式	代偿时限	代偿极限
代谢性酸中毒	$PaCO_2=1.5\times[HCO_3^-]+8\pm2$	12～36 小时	$PaCO_2$=15mmHg
代谢性碱中毒	$PaCO_2=0.7\times[HCO_3^-]+21\pm1.5$	12～36 小时	$PaCO_2$=55mmHg
呼吸性酸中毒			
急性	$[HCO_3^-]=[(PaCO_2-40)/10]+24\pm2$	5～10 分钟至 12 小时	$[HCO_3^-]$=38mmol/L
慢性	$[HCO_3^-]=[(PaCO_2-40)/3]+24\pm2$	24～36 小时，3～5 日达高峰	$[HCO_3^-]$=45mmol/L
呼吸性碱中毒			
急性	$[HCO_3^-]=24-[(40-PaCO_2)/5]\pm2$	5～10 分钟至 6 小时	$[HCO_3^-]$=18mmol/L
慢性	$[HCO_3^-]=24-[(40-PaCO_2)/2]\pm2$	24～36 小时，2～3 日达高峰	$[HCO_3^-]$=15mmol/L

举例：急性心肌梗死心搏骤停患者实施心肺复苏时，急查血气分析结果为 pH 7.28，$PaCO_2$ 31mmHg，HCO_3^- 16mmol/L，其酸碱失衡类型？

分析：

(1)根据代偿调节方向与原发性变化方向呈同向性($[HCO_3^-]$↓↓/$PaCO_2$↓↓)，故该患者为单纯性酸碱失衡。

(2)该患者$[HCO_3^-]$16mmol/L＜24mmol/L，pH 7.28＜7.35，初步判定为代谢性酸中毒；

(3)按代谢性酸中毒预计代偿公式($PaCO_2=1.5\times[HCO_3^-]+8\pm2$)计算：

$PaCO_2=1.5\times16+8\pm2=24+8\pm2=32\pm2=30\sim34$mmHg，该患者实测 $PaCO_2$ 31mmHg，正处于预计代偿值的范围内，再次确认为代谢性酸中毒。

结论：代谢性酸中毒(失代偿)。

(三)应用酸碱列线图有助于诊断其酸碱度类型

在临床上使用的酸碱列线图是根据预计代偿公式计算的数据绘制而成的。目前在临床上使用的酸碱诊断图的种类很多，尽管每个样式不一样，但是无论使用哪一种诊断图进行分析，其判定结果都基本相同。在此只选一种酸碱列线图(图 26-6)简略地列举一例心搏骤停 CPR 患者加以说明。这是以 $PaCO_2$ 和 pH(H^+浓度)为 *X*、*Y* 轴的诊断图解。

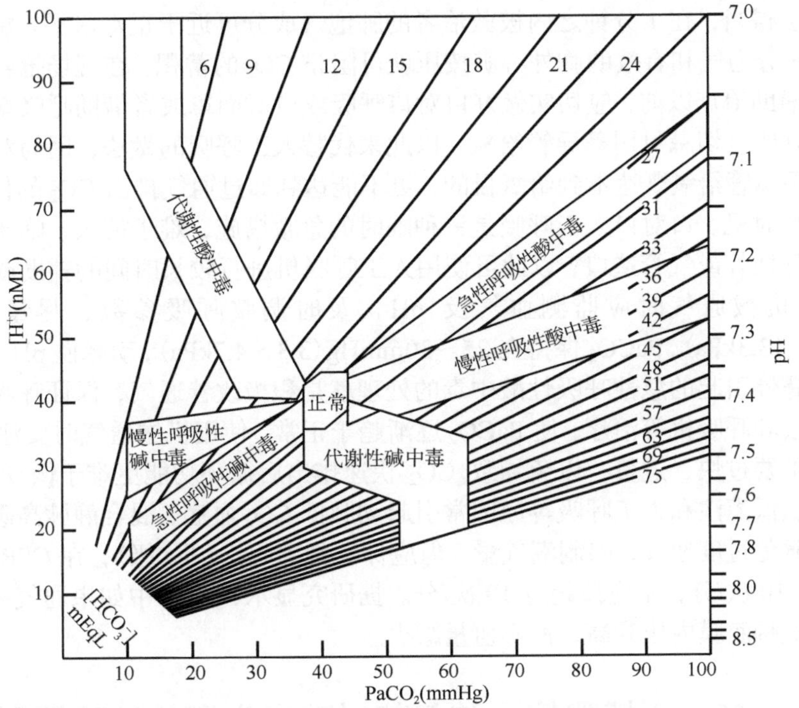

图 26-6　酸碱列线图（以 $PaCO_2$ 和 pH 为 *X*、*Y* 轴的图解）

（引自：Cogan M G，et al）

举例：冠心病心肌梗死心搏骤停CPR患者，检查动脉血气分析：$PaCO_2$ 28mmHg（3.73kPa）、HCO_3^- 29mmol/L、pH 7.52（[H^+] 30nmol/L）。通过酸碱列线图（见图 26-6）分析，$PaCO_2$ 28mmHg 与 HCO_3^- 29mmol/L 相交点落于急性呼吸性碱中毒区内。

结论：急性呼吸性碱中毒。

在临床上，一些学者喜欢用西加德–安德森酸碱诊断图（见图 4-6）。

第三节　心肺复苏血气改变与酸碱失衡的治疗

一、对心搏骤停严重缺氧、高度 CO_2 潴留和心肺复苏低 CO_2 血症的处理

心跳突然停止后呼吸多在短时间内即趋停止。呼吸停止后，不仅氧的来源中断而发生严重缺氧，而且体内 CO_2 迅速聚积引起高度 CO_2 潴留。因此，必须在胸外心脏按压的同时立即开始人工呼吸。在心肺复苏（CPR）前或早期动静脉血出现的酸碱变化及其差异的主要原因是呼吸因素，而与代谢因素的关系不大，故在 CPR 中尽快开放气道以保证良好的通气是关键。基于这种心搏骤停的病理生理机制，心搏骤停早期酸碱失衡的治疗重点已从代谢性酸中毒转移到呼吸性酸中毒。现场抢救时，口对口人工呼吸是最古老但最有效的维持通气的方法，术者呼出的气，其氧浓度为 16%～18%，CO_2 浓度为 2%，接近空气成分。

如果其方法得当，在 1 分钟之内被救治者的肺泡气成分可近于正常水平。短时间的心搏骤停，只要充分通气和有效的胸外心脏按压就可阻止 CO_2 的蓄积。在现场抢救时来不及进行其他人工辅助治疗以前，应切实做好口对口呼吸或口对面罩或者借助呼吸囊括瓣口罩装置进行辅助呼吸。切忌只用鼻导管给氧，以此来代替人工呼吸的做法，因为对无呼吸功能的患者，只是鼻管给氧既达不到给氧目的，更不能达到通过通气排出 CO_2 的作用，此法反而延误了抢救时机。口对口人工呼吸是一种临时的急救措施，难于持久，临床上还应用面罩球囊或气管插管或气管造口，以此可使用人工呼吸机进行较长时间的辅助或控制呼吸和氧气治疗。机械通气时应监测血气及 pH，及时调整呼吸参数，尽量使 PaO_2 达到 100mmHg（13.3kPa），$PaCO_2$ 保持在 25～30mmHg（3.3～4.7kPa），动脉血 pH 接近正常范围。心搏呼吸骤停引起的急性呼吸性酸中毒的处理就是积极改善通气，保证呼吸道通畅，并配合人工呼吸和呼吸机等治疗，使 $PaCO_2$ 逐渐趋于正常，使用机械通气时要注意 $PaCO_2$ 的下降速度，不要过快、过量，以免导致 CO_2 快速排出后循环功能更难于恢复。在实施 CPR 后由于组织低灌注和人工呼吸等原因常引起动脉低 CO_2 血症、混合静脉高碳酸血症，此时急救者应避免过度通气，限制潮气量，但应保证胸廓起伏（Ⅱa 级），在 CPR 中应维持通气频率为 8～10 次/分，不应该超过 10 次/分。据研究显示，CPR 中如果通气频率为 12 次/分时，会导致胸腔膜内压升高，回心血量减少。

二、心搏骤停心肺复苏时酸碱失衡的处理原则

由于心搏骤停病情危重，变化迅速，抢救时往往难以顾及有关检查，这给其酸碱失衡的诊断和治疗带来不少困惑。在心肺复苏过程中发生的酸碱失衡治疗应包括以下几方面（美国心脏协会和国际心肺复苏联盟 2000、2005、2010 年 CPR 指南）：

（一）心脏按压和人工呼吸

在自主心跳未恢复以前，应首先做好心脏按压和人工呼吸，以维持有效循环和呼吸，是纠正酸碱失衡的最基本条件。一般在心搏骤停 2～5 分钟内（未实施 CPR）或开始 CPR 未超过 10 分钟，仅以中等程度通气和胸部按压就可以纠正急性呼吸性酸中毒。

（二）必要时气管插管或气管切开

必要时应迅速做气管插管或气管切开，进行人工辅助呼吸加压给纯氧或控制呼吸，以改善缺氧状态，同时以过度通气方式排出已潴留在体内的 CO_2，以减轻急性呼吸性酸中毒。

（三）对呼吸性碱中毒的处理

只要适当控制人工辅助呼吸频率和潮气量即可逐渐恢复，不需要特殊处理。2005 年 CPR 指南强调，成人 CPR 期间通气频率为 8～10 次/分，500～600ml（6～7ml/kg）的潮气量是足够（Ⅱa 级）的。急救人员应避免过度通气，潮气量限制到刚见到胸廓抬举为度（Ⅱa 级），其通气频率不应超过 10 次/分。

（四）对代谢性酸中毒的处理

心搏骤停心肺复苏时使用碱性药物的主要原则：

(1) 在心搏骤停的复苏过程中，不建议常规使用碳酸氢钠。

在心肺复苏中考虑使用碳酸氢钠的指征：①心搏骤停以前已知原来即有代谢性酸中毒。②已知先前存在高钾血症（Ⅰ级）。③已知先前存在碳酸氢钠有反应的酸中毒(如糖尿病酮症酸中毒)（Ⅱa 级）。④三环抗抑郁药或苯海拉明(diphenhydramine)等过量或阿司匹林或其他药物过量需要尿液碱化（Ⅱa 级）。⑤长时间心搏骤停恢复自主循环后，伴有效通气的延迟性心肺复苏（Ⅱb 级）。⑥心搏骤停超过 10 分钟(≥10 分钟)或施行 CPR 超过 15～18 分钟仍未恢复自主心跳时，可考虑投给碳酸氢钠。通常动脉血 pH＜7.20 并伴有血流动力学不稳定可考虑投给。使用碳酸氢钠必须以有效肺通气为前提。⑦电除颤失败后，必要时可使用肾上腺素+抗心律失常药物，同时考虑用碳酸氢钠。

(2) 在心搏骤停心肺复苏时碳酸氢钠等碱性药物的使用原则：①宁稍晚，不宜过早，至少在心搏骤停后 8 分钟才发生，通常当心搏骤停超过 10 分钟(≥10 分钟)或施行 CPR 超过 15～18 分钟仍未恢复自主心跳时，可考虑投给碳酸氢钠；在心搏骤停 CPR 开始的 15 分钟内，只要能够维持足够的肺通气，不需要用碱性药物包括碳酸氢钠。②宁稍偏酸，不宜过碱，不宜一次完全纠正其 pH，一般主张每次补碱量宜小不宜过大，分次补给。③在有效肺通气的前提下才可考虑投给碳酸氢钠，否则无益有害。

(3) 心搏骤停心肺复苏中混合静脉血气分析比动脉血气能更准确地反映其酸碱变化。

三、碳酸氢钠不作为心搏骤停时第一线常规抢救药物

近年来相关研究没有能够证明使用缓冲剂治疗后提高生存率，特别是在心肺复苏中出现静脉血高碳酸血症、动脉血低碳酸性碱血症和动脉与静脉血乳酸性酸中毒等三重酸碱变化，使最佳缓冲剂的选择变得很困难。到目前为止，尚缺乏随机对照试验和临床资料来证实其在心肺复苏中的应用能够增加自主心跳恢复(ROSC)的概率和提高神经系统完好患者的远期存活率。各种研究资料表明，纠正心肺复苏相关的三重酸碱紊乱的最好方法是尽快纠正低血流状态。1986 年以前在心搏骤停心肺复苏(CPR)过程中，常规静脉注射碳酸氢钠以纠正酸中毒是很流行的传统治疗措施。过去，心搏骤停期间过分强调使用碳酸氢钠，曾把它作为 CPR 时第三位常用药物，但是，目前绝大多数学者提出，在心搏骤停的复苏过程中，不建议常规使用碳酸氢钠，其主要理由有三点：①在心搏骤停 CPR 开始的 15～18 分钟内，代谢性酸中毒并不严重，因为肝脏的氧合作用和代谢乳酸为 CO_2 的功能尚好，所以血浆内乳酸并未明显蓄积造成代谢性酸中毒。②在心搏骤停 CPR 早期因全身循环血流非常缓慢、低组织灌注状态下，出现低灌注肺的相对高通气引起动脉低 CO_2 血症和组织低灌注，不仅使组织内 CO_2 迅速增加。而且使混合静脉血导致肺前性高碳酸血症，即以混合静脉血反常性高碳酸性酸中毒(paradoxical hypercarbic acidosis)为特点。③心搏骤停时由于组织的低灌注比肺泡的低通气更不易使碳酸氢钠所产生的 CO_2 清除，从而加重组织中 CO_2 蓄积，CO_2 容易透过细胞膜进入细胞内，甚至心肌细胞内发生严重高碳酸血症，引起心肌细胞内 PCO_2 至 475mmHg 时可促发难治性电机械分离(incurable electromechanical dissociation)。据 Kette 等用快速反应选择性离子场效应晶体管传感器测定心搏骤停前与后(11 分钟)的动物(猪)心肌 PCO_2($PmCO_2$)，结果显示，其 $PmCO_2$ 由 54mmHg 上升至

346mmHg；同时用玻璃电极测定心肌内 H^+ 表明，由 65nmol/L（pH7.20）上升至 441nmol/L（pH 6.38），CPR 成功后 30 分钟内，其 $PmCO_2$ 几乎完全恢复到心搏骤停前水平。这提示，在心搏骤停时不仅引起混合静脉血的高碳酸血症，而且心肌内 PCO_2 明显增高和酸中毒，后者是不能用动脉血气分析来证明的。

许多实验和临床研究支持上述"碳酸氢钠不作为心搏骤停时第一线常规抢救药物"的建议：

（1）Guerci 等与 Redding 等分别报道的研究资料均证实，常规使用碳酸氢钠并不能明显提高心搏骤停心肺复苏的成功率或电除颤成功率。

（2）对于心肺复苏来说，碳酸氢钠并不是一种好的缓冲剂。因为碳酸氢钠纠正酸中毒的作用系 HCO_3^- 与血浆中 H^+ 结合后又可形成新的碳酸（H_2CO_3），再进一步分解为水和 CO_2，只有当 CO_2 排出体外时，才能起缓冲作用。其反应式为

$$NaHCO_3 \rightleftharpoons Na^+ + HCO_3^-$$
$$\downarrow$$
$$HCO_3^- + H^+ \rightleftharpoons H_2CO_3 \rightleftharpoons H_2O + CO_2\uparrow$$

在正常呼吸或机械通气及血液灌注情况下，碳酸氢钠产生的 CO_2 通过肺部排出体外，而 HCO_3^- 与多余 H^+ 结合起缓冲作用。但是，在心搏呼吸骤停心肺复苏时，机体处于类似一种"半密闭状态"或"密闭状态"，CO_2 从组织到肺部的运输及 CO_2 由肺部的排出均下降。此时，若静脉注射碳酸氢钠，HCO_3^- 缓冲作用所产生的 CO_2 不能被充分清除，结果不仅不能使血 pH 上升，反而可提高血中"非代谢性 CO_2 分压"，与代谢产生的 CO_2 一起潴留，更加重其高碳酸血症。心搏骤停后由于组织血流淤滞而细胞内 CO_2 含量很高，其细胞内 CO_2 分压可达到 90～475mmHg（12.0～63.4kPa）；另一方面，机体生物膜对于 CO_2 来说具有高通透性，CO_2 很快弥散入细胞内的速度大于 HCO_3^-，从而加重细胞内酸中毒。在这种病理生理基础上，静脉注射碳酸氢钠 130mmol（其 PCO_2 是 260～280mmHg）时，心肌细胞内 PCO_2 可能更为提高，进一步增加使心肌内 PCO_2 达到＞400mmHg 时，不仅影响心肌收缩力，而且可能导致难治性电机械分离。Weil 等报道的 16 例心搏骤停患者心肺复苏期间投给碳酸氢钠[平均（130 ± 30）mmol]后，测定动脉血和肺动脉血的血气及酸碱变化（发生心搏骤停后 23 分钟采血测定），结果发现，混合静脉血（肺动脉血）的 CO_2 分压显著增高而其 pH 明显降低，与动脉血比较均有显著性差异（$P < 0.001$）（图 26-7）。Weil 等认为，这与在心肺复苏过程中静脉投给碳酸氢钠而更加重其 CO_2 潴留有密切相关性。因为碳酸氢钠所形成 HCO_3^- 与 H^+ 结合生成新的 CO_2 增多，再一方面机体在心肺复苏期间处于一种类似"半密闭状态"或"几乎密闭状态"，并有严重循环功能障碍，此时若大量静脉投给碳酸氢钠，可致静脉血中 CO_2 急剧蓄积，结果导致混合静脉血 CO_2 分压明显升高而心肌细胞内 pH 明显降低。

（3）Clancy 和 Huseby 及 Imai 等的动物实验和临床研究报告也证实，心搏骤停心肺复苏中投给碳酸氢钠后，使混合静脉高碳酸血症加重，心肌细胞内 CO_2 分压更进一步升高，并且还导致心肌收缩力更明显降低，从而严重影响心排血量、动脉血压及组织灌注等。

（4）CO_2 极易透过血脑屏障而进入脑脊液中。在心肺复苏过程中大量反复投给碳酸氢钠时，由碳酸氢钠本身生成的 CO_2 迅速弥散，其透过血脑屏障的速度较 HCO_3^- 快，从而导致脑脊液 pH 降低，使脑细胞内酸中毒更加剧，结果即使心肺复苏成功，其意识仍长期不能得到恢复。这种情况曾由 Niemann 和 Berenyi 等分别通过实验研究证实。

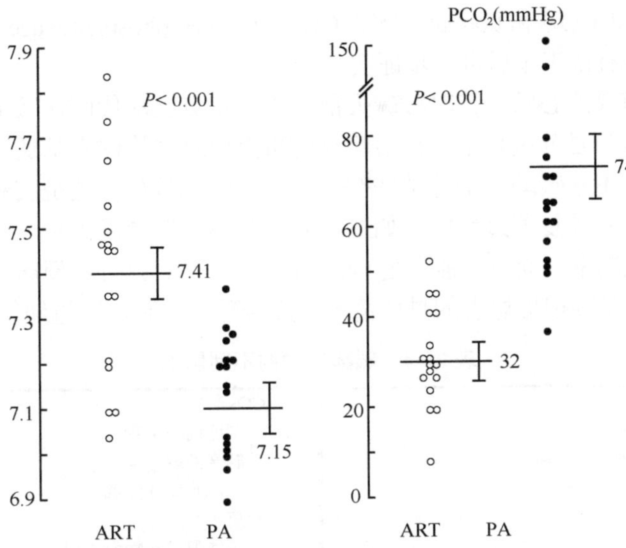

图 26-7　心搏骤停患者（16 例）在心肺复苏期间投给碳酸氢钠[平均（130±30）mmol]后测定动脉血（ART）和肺动脉血（PA）的血气及酸碱变化（$x \pm s$）

（引自：Weil M H，et al）

（5）在心肺复苏过程中，即使使用推荐剂量的碳酸氢钠也可引起容量负荷增加、晶体渗透压增高、高钠血症，使心脏负荷过重或可导致脑水肿。碳酸氢钠所导致的医源性碱中毒还可以引起脑血管收缩而脑血流减少。Bishop 等报告 6 例心肺复苏中投给碳酸氢钠后动脉血渗透压改变的研究资料，结果表明，投给碳酸氢钠后立即发生晶体渗透压明显而持续性增高（图 26-8）。一支标准安瓿含 7.5%碳酸氢钠 50ml，其中含有 44.6mmol 的碳酸氢钠并有 2000mOsm/L。

（6）在心肺复苏中应用大剂量碳酸氢钠后，脑内 pH 反常性下降，应用小剂量碳酸氢钠未见这样的结果。

（7）过多使用碳酸氢钠时可发生医源性碱中毒，使氧解离曲线左移，氧合血红蛋白亲和力增加，在组织中不易释放氧气而加重组织缺氧。此外，据研究报道，在心肺复苏期间因肺血流量明显降低，CO_2清除能力降低而易致CO_2蓄积。在有效循环建立之前，过早、过多使用碳酸氢钠可加重酸中毒的危险。

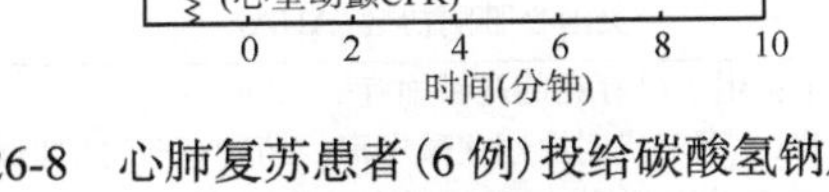

图 26-8　心肺复苏患者（6 例）投给碳酸氢钠后动脉血渗透压改变

（引自 Bishop R L，et al）

尽管有些研究证明补碱治疗可降低除颤阈值；碳酸氢钠有利于肾上腺素类药物和内源性儿茶酚胺对心肌有正性作用等；但是鉴于碳酸氢钠在心肺复苏过程中的不利作用，应用碳酸氢钠受到明显的限制。三羟甲基氨基甲烷（THAM）是一种氨基缓冲剂，它能迅速透过细胞膜与H^+结合，还能与碳酸结合，THAM 不仅能纠正细胞内酸中毒，而且还能降低 $PaCO_2$。使用 THAM 可纠正较长时间进行心肺复苏代谢性酸中毒或代谢性酸中毒合并呼吸性酸中毒。尽管 THAM 具有高度碱性，对局部有刺激，可引起高钾血症、低血钙、低血糖等缺点，但是只要细心观察，并注意其滴注速度和剂量则可以避免。除 THAM 外，还有 carbonate（Na_2CO_3）、 carbicarb (Na_2CO_3+$NaHCO_3$) 和 tibonate ($NaHCO_3$+THAM+ phosphate+acetate) 等，但在心搏骤停心肺复苏中的疗效有待于今后进一步证实。

综上所述，心搏骤停心肺复苏时酸碱失衡的治疗重点已从代谢性酸中毒转移到呼吸性酸中毒，这意味着在心肺复苏过程中，纠酸治疗的重点应是尽快建立肺通气的措施和尽快恢复自主心跳的措施，而不是碳酸氢钠等缓冲剂。无论是临床观察，还是实验研究，多数临床学者认为，在心搏骤停心肺复苏过程中，如果在心肺复苏早期常规大量反复使用碳酸氢钠，不仅不能提高其复苏成功率，而且可能有害(表 26-4)。但是，这并不意味着在心肺复苏期间完全不用碳酸氢钠，而是要根据患者的具体情况，要合理、适时、适量地使用碳酸氢钠。

表 26-4 碳酸氢钠的不利影响

碱血症	CO_2 产生
降低组织可利用的氧气	细胞内酸中毒
增加发生室性心律失常的危险	脑脊液酸中毒
高渗	心肌收缩性降低
不可逆的脑损伤	预后
动脉舒张	不能促进除颤的成功率
心肺复苏期间降低冠脉灌注压	对长期保持神经功能完好无改善

(引自：Ornato J P，et al)

四、在心搏骤停心肺复苏时使用碱性药物的适应证

在心肺复苏中出现以下情况之一时可考虑使用碳酸氢钠：①心搏骤停以前已知原来即有代谢性酸中毒。②已知先前存在高钾血症(Ⅰ级)。③已知先前存在碳酸氢钠有反应的酸中毒(如糖尿病酮症酸中毒)(Ⅱa 级)。④三环抗抑郁药或苯海拉明等过量或阿司匹林或其他药物过量需要尿液碱化(Ⅱa 级)。⑤长时间心搏骤停恢复自主循环后，伴有效通气的延迟性心肺复苏(Ⅱb 级)。⑥当心博骤停超过 10 分钟(≥10 分钟)或施行心肺复苏超过 15～18 分钟仍未恢复自主心跳时，可考虑投给碳酸氢钠。通常动脉血 pH<7.20 且伴有血流动力学不稳定可考虑投给碳酸氢钠。使用碳酸氢钠必须以有效肺通气为前提。⑦电除颤失败后，必要时可使用肾上腺素+抗心律失常药物，同时考虑用碳酸氢钠(表 26-5)。

表 26-5 心肺复苏时碳酸氢钠的推荐用法

美国心脏病协会(AHA)	欧洲复苏协会(ERC)
Class Ⅰ：用于已存在的高钾血症 Class Ⅱa：用于代谢性酮症酸中毒、药物(三环抗抑郁药、可卡因和苯海拉明)过量或需要碱化尿液 Class Ⅱb：用于复苏时间长且通气建立者；在 ROSC 和长时间的心脏停搏时 Class Ⅲ：用于高碳酸性酸中毒(如没有插管时进行的心肺复苏) 注意：良好的通气和心肺复苏才是“主要的”缓冲剂 碳酸氢钠的剂量：0.5～1.0mmol/kg	可以使用碳酸氢钠(8.4%溶液 50ml)纠正严重的代谢性酸中毒。如果不能立即进行血气分析检查，则在心脏停搏后 20～30 分钟使用碳酸氢钠

编者注：Class Ⅰ，益处>>>风险，治疗应该执行/应用；Class Ⅰa，益处>>风险，使用这些治疗是合理的，还需要有针对性的研究；Class Ⅱb，益处 ≥ 风险，治疗有帮助，需要广泛有目的性的研究；Class Ⅲ，益处≤ 风险，治疗不应执行，因为这是无帮助，甚至可能有害。ROSC，自主循环的恢复。

(引自：Ornato J P，et al)

五、在心搏骤停心肺复苏时碳酸氢钠等碱性药物的使用原则

在心搏骤停心肺复苏时碳酸氢钠等碱性药物的使用原则：①在心肺复苏过程中，建议不要常规大剂量使用碳酸氢钠。②宁稍晚，不宜过早，代谢性酸中毒发生较晚，至少在心搏骤停后8分钟才发生，通常当心搏骤停超过10分钟（≥10分钟）或施行心肺复苏超过15～18分钟仍未恢复自主心跳时，可考虑投给碳酸氢钠；在心搏骤停心肺复苏开始的15分钟内，只要能够维持足够的肺通气，不需要用碱性药物，包括碳酸氢钠。③宁稍偏酸，不宜过碱，不宜一次完全纠正其pH，一般主张每次补碱量宜小不宜过大，分次补给。④在有效肺通气的前提下才可考虑投给碳酸氢钠，否则无益有害。⑤据研究证实，当使用剂量＜1.5mmol/kg的碳酸氢钠时，未见到动–静脉血CO_2梯度的明显变化；但剂量＞2mmol/kg时，其梯度有短暂升高。故建议，根据实际碳酸氢盐的浓度和剩余碱水平，可减量使用碳酸氢钠（0.5～1.0mmol/kg，静脉注射，以后可用其半量为宜）。

碱性药物的使用剂量：最好根据动脉血气分析和混合静脉血气分析的结果决定碳酸氢钠的使用时机和用量，但是心搏骤停心肺复苏的抢救必须争分夺秒，往往难以顾及血气分析的反复测定。在抢救过程中，根据患者的具体情况用以下简便经验公式计算碳酸氢钠的首次“经验剂量”（empiric dosage）：

$$\text{碳酸氢钠“经验剂量”(mmol)} = 1\text{mmol} \times \text{体重(kg)}$$

通常，首次“经验剂量”是静脉推注，随后需要每隔10分钟重复首次剂量的1/2量，或根据血气分析指导应用碳酸氢钠的剂量。必要时按以下公式计算：

$$\text{需碱量(mmol)} = -BE \times \text{体重(kg)} \times 0.4$$

式中，–BE为剩余碱的负值，相当于碱缺失（BD）；0.4为严重酸中毒时，治疗用碳酸氢盐的“碳酸氢根分布容积”是体重（kg）的40%。以上公式计算的补碱量，不要一次给足，首先给1/2，必要时每10分钟或根据血气分析重复投给，其剂量为初次剂量的1/2。

六、心搏骤停心肺复苏中混合静脉血气分析比动脉血气可更准确地反映酸碱变化

越来越多的证据显示，尽管动脉血PCO_2和PO_2可反映肺通气功能，但是在心肺复苏低血流状态下，动脉血pH通常正常或呈低碳酸性碱中毒（相对过度通气），而静脉血呈高碳酸血症；随即出现的动静脉乳酸血症也是呈“动–静脉矛盾”，在这些组织灌注不良状态下，应用动脉血气分析不能准确地反映机体主要的酸碱状态，更不能反映组织低灌注时的实际酸碱状态。此时，混合静脉血血气分析比动脉血能更准确地反映心肺复苏时的血流情况，这是因为心搏骤停时，动脉系统内血流停滞，动脉血气分析不能反映组织细胞内代谢变化；在组织低灌注状态下，动脉血的酸碱情况可以维持13分钟而无显著变化；心脏停搏时酸碱变化的特征不仅是静脉和组织高碳酸血症和代谢性酸中毒，而且包括动脉血低碳酸性碱中毒的动静脉矛盾；特别是当心肺复苏时肺血液灌注明显降低，大量CO_2没有运输到肺泡进行气体交换，这种静脉循环中严重CO_2潴留的情况在动脉系统未能及时反映出来。虽然混合静脉血血气分析可提供心肺复苏时有关血流和酸碱状态的更多准确信息，但

是在心肺复苏实施中，很少可能放置肺动脉导管。据 Martin 研究提示，心搏骤停心肺复苏中使用静脉血气分析不仅有助于理解患者的危重情况和酸碱变化，还可推荐其治疗方案的改变，目前，虽然在大多数临床条件下不作为常规检测，但可能很有意义和实际用途。此时，可使用静脉血气分析，也可以通过酸碱列线图（图 26-9）进行酸碱失衡分析。

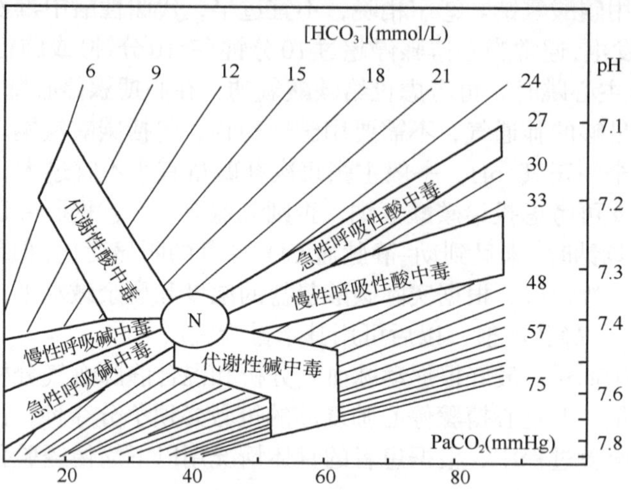

图 26-9 酸碱列线图

N：正常

七、合并代谢性碱中毒的处理

应及时去除发生代谢性碱中毒的诱发因素；纠正水、电解质紊乱，特别是要注意纠正低钾、低氯血症及脱水等措施；必要时可使用盐酸精氨酸治疗，但要注意高钾血症的发生。

八、三重酸碱失衡（TABD）的处理

首先针对其病因治疗，畅通呼吸道、有效使用呼吸机和合理氧疗，从而改善通气和换气功能，以纠正严重低氧血症和 CO_2 潴留，呼吸性酸中毒和代谢性酸中毒因之而得到改善，必要时适当投给碱性药物，特别是动脉血 pH＜7.20，且伴有血流动力学不稳定或伴高钾血症时，在有效通气的前提下，以投给适量的碱性药物为原则。合并代谢性碱中毒患者应注意纠正低钾、低氯血症或低钙血症，碱中毒致血 pH 明显增高时，应酌情给予盐酸精氨酸治疗。伴有呼吸性碱中毒时，应酌情降低呼吸频率和潮气量，减少 CO_2 的排出可改善其呼吸性碱中毒。此外，还要注意保护心、肾、脑功能等综合性措施对改善三重酸碱失衡具有重要意义。

第四节 心肺复苏的电解质紊乱及其治疗

一、心搏骤停心肺复苏时 K^+ 异常

心搏骤停心肺复苏时血 K^+ 浓度的严重程度和其变化速率的最大危险是可引起严重危

及生命的心律失常。

(一)高钾血症

高钾血症根据其血钾浓度可分为轻度(>5.5mmol/L)、中度(6～7mmol/L)和重度(>7mmol/L)高钾血症。

1. 病因与发生机制　其主要病因与发生机制为：①合并酸中毒时，肾脏的H^+-Na^+交换加强而K^+-Na^+交换降低而从尿中排钾减少；酸中毒时，细胞外H^+向细胞内转移，而细胞内K^+向细胞外逸出增多，结果导致高钾血症。②常因肾血流量降低而肾小球滤过率显著下降，特别是在肾衰竭，肾小球滤过率<30ml/min时可引起高钾血症；但在糖尿病患者情况完全不同，即使肾小球滤过率在60ml/min，也可发生高钾血症。③合并急性肾衰竭的少尿期排K^+障碍。④在肾小球滤过率较低的状态下，使用肝素、ACEI类药物、血管紧张素Ⅱ受体拮抗剂和肾上腺素受体拮抗剂等时可引起肾源性高钾血症。

2. 诊断要点

(1)病史与病因：最常见于少尿或无尿的急性与慢性肾衰竭患者。此外，严重酸中毒、高渗状态和胰岛素缺乏等使细胞内钾移出而引起明显血钾升高等。

(2)临床表现：最主要的表现包括以下两方面。①最严重的是对心脏的毒性，各种心脏传导阻滞和心动过缓，甚至心搏骤停；②为感觉异常和肌肉软弱无力、神经肌肉麻痹(但常无中枢神经系统功能紊乱)等。

(3)心电图的典型高钾表现：T波高尖，其基底变窄呈“帐篷”样改变是早期改变；随着血钾浓度的进一步升高，出现P波低平、R波降低、P-R间期延长、QRS波增宽、S波加深、S波和T波融合，甚至出现正弦波或心室颤动等。血清钾在5.5～7.0mmol/L时初始出现高尖T波。

(4)实验室检查：血清钾含量高于5.5mmol/L时，可考虑为高钾血症。需要注意的是，应排除假性高钾血症。

3. 高钾血症的治疗原则　高钾血症的最大危险是可引起危及生命的心律失常，常需要紧急处理。其主要原则为首先单独或联合使用三种缓解高钾血症的制剂(碳酸氢钠、高糖加胰岛素和β-肾上腺素能受体激动剂)。

(1)碳酸氢钠可对抗高钾对心肌的毒性：因碳酸氢钠可使细胞外液的酸碱度上升，而K^+从细胞外进入细胞内，血钾水平降低；碳酸氢钠含Na^+可促进远曲小管排K^+作用；碳酸氢钠中的Na^+还可增加心肌兴奋性，以对抗高钾引起的心肌兴奋性和传导障碍。伴严重代谢性酸中毒的高钾血症患者更为适合用碳酸氢钠。一般用碳酸氢钠液50mmol缓慢静脉注射(5分钟)，通常经数分钟即起效，必要时可15～30分钟重复1次，或可在第一次注射后接着静脉滴注5%碳酸氢钠液123～250ml，以15～45滴/分的速度滴注。但对终末期肾脏病患者效果欠佳。

(2)胰岛素加葡萄糖液治疗：直接刺激钠泵活性，促进K^+自细胞外移入细胞内，以降低血钾水平。通常用50%葡萄糖液100ml中加入胰岛素10U后于15～30分钟内静脉滴注。经20～60分钟后血钾降低1mmol/L。

(3)β-肾上腺素能受体激动剂：可激活Na^+，K^+-ATP酶而促进细胞外K^+进入细胞内，以降低血钾水平。例如，沙丁胺醇10～20mg可行雾化吸入15分钟，如发生室性期前收缩时，应停止使用。

(4)钙盐对抗高钾对心肌的毒性：钙盐尽管不能降低血钾水平，但可抑制 Na^+流入细胞内，阈电位上移而拮抗高钾对心肌的影响；钙还可增强心肌收缩力以对抗高钾致心肌收缩力减弱作用。常用首选钙剂为氯化钙，10%氯化钙 5～10ml(含 3.4～6.8mmol/L)缓慢静脉注射(1～2 分钟)，必要时重复给药。

(5)镁制剂：可激活 Na^+，K^+- ATP 酶，使 K^+由细胞外快速转移到细胞内，常 5 分钟起效，且具有对抗高钾所致的异位兴奋作用。一般以硫酸镁 1～2g(50%硫酸镁液 2～4ml)加入 5%葡萄糖液 50～100ml 中静脉注射(5～20 分钟内)。

(6)其他治疗：袢利尿剂可通过尿排出 K^+增加。以呋塞米 40～80mg 静脉注射，也可使用离子交换树脂，使 K^+排出体外。聚磺苯乙烯 15～39g 加入于 20%山梨醇溶液 50～100ml 中口服或保留灌肠。必要时，可进行血液透析，以纠正高钾血症。

(二)低钾血症

血清钾低于 3.5mmol/L 称低钾血症，是很常见的电解质紊乱，通常为良性，但在临床上最严重的并发症是心律失常和横纹肌溶解。低钾血症不一定都是体内储备钾的排泄所致，K^+的重新分布是低钾血症的常见原因。

1. 心肺复苏术中或术后发生低钾血症的主要病因与机制 其主要病因与机制为：①复苏过程中反复使用β-受体激动剂(肾上腺素等)时，β-肾上腺素通过 cAMP 机制激活 Na^+-K^+泵促进细胞摄钾而引起低钾血症。②机体处于应急转态时，如急性心肌梗死，内源性儿茶酚胺大量释放产生 β_2-肾上腺能效应，使 K^+向细胞内移动。据一些临床研究证实，在心肺复苏后心脏停搏的患者中，大多数存在低钾血症，其原因是儿茶酚胺分泌诱导 K^+内流所引起。在院外心室颤动生存的患者中，大约 50%血钾偏低。③使用皮质激素过多或继发性醛固酮增多症而通过肾脏排 K^+增多。④使用髓袢利尿剂或脱水剂或高张葡萄糖液过多等时，通过尿丢失钾增加。据最近研究显示，K^+和利尿剂与心源性猝死具有相关性，特别是排钾利尿剂更易引起致死性心律失常。⑤在纠正代谢性酸中毒的过程中，反复大量使用碳酸氢钠时，后者可提高细胞外液的 Na^+浓度，能使到达肾远曲小管的 Na^+增多而促进尿 K^+排出；碳酸氢钠还可使细胞外液的 pH 升高而使 K^+从细胞外进入细胞内，血钾水平降低。⑥急性肾衰竭多尿期从尿排出钾明显增多。⑦胃肠道丢失。

2. 诊断要点

(1)首先了解发生低钾血症的可能原因，这对其诊断和鉴别诊断有一定的帮助。

(2)低钾血症的临床表现：最主要的为神经肌肉系统表现和心脏表现，常与血清钾降低的程度密切相关。低钾血症可抑制神经肌肉的兴奋性而导致嗜睡、肌肉无力、麻痹(软瘫、肠麻痹，甚至横纹肌溶解等)。当血清钾＜3mmol/L 时，可出现肌肉软弱无力，而＜2.5mmol/L 时可出现软瘫。低钾血症最严重的危害是对心脏的毒性，可引起各种心律失常，包括房性和室性期前收缩、心动过速，甚至心室颤动等。

(3)低钾血症的心电图改变：血钾＜3.5mmol/L，即可出现如下变化。

1)T 波低平而增宽，并出现 U 波(U 波＞1mm)。

2)T 波更低、双相或倒置，U 波明显增大，在同一导联中 U 波＞T 波。ST 段常呈下垂型下降，大于或等于 0.5mm。

3）严重的低钾血症引起 P-R 间期延长、QRS 波群增宽和 Q-T 间期延长等。

4）心律失常：按发生多少的顺序，有窦性心动过速、室性期前收缩、室上性心动过速伴房室传导阻滞、心房颤动等。此外，无脉性电活动和心脏停搏等也可发生。特别是正在服用洋地黄类药物或冠心病患者易发生心律失常。

（4）实验室检查

1）血清钾浓度：血清钾＜3.5mmol/L（13.7mg/dl）即可考虑诊断为低钾血症。一般来说，机体发生细胞内外 K^+转移的情况时，血清钾水平不能反映机体总的缺钾情况。在酸碱失调时，细胞内外 K^+发生转移；碱中毒时，pH 上升而血 K^+进入细胞内。

2）尿钾浓度：对缺钾的病因分析有一定帮助。如血清钾＜3.5mmol/L，而尿钾含量＞30mmol/L 时，缺钾的可能原因疾病为肾脏病变；若血清钾＜3.5mmol/L，而尿钾含量＜15mmol/L 时，应考虑为肾外病因所致。

3. 低钾血症的治疗原则　低钾血症可引起严重心律失常，甚至心室颤动。因此，需要及时、积极、足量通过静脉给予补钾治疗。用氯化钾溶液静脉滴注时，通常将 10%氯化钾溶液 15～30ml 加入生理盐水 1000ml 中缓慢静脉滴注（钾浓度为 20～40mmol/L，滴注速度不超过 60 滴/分）。补钾时需要注意的是：①成人补钾速度不应超过 60 滴/分（0.3%氯化钾溶液）；若输入速度＞10mmol/h 时，应同时进行心脏监测。小儿不超过 10～12 滴/分（0.3%氯化钾液）。②稀释溶液用生理盐水较葡萄糖液为佳，因为葡萄糖可使细胞外 K^+进入细胞内可加重血 K^+水平降低。③补钾需在尿量＞500ml/d（尿量＞40ml/h）时，才可进行，若尿量＜500ml/24h，应先输入生理盐水，待尿量增加到＞500ml/d 后，再考虑补钾为宜。

二、心搏骤停心肺复苏时 Ca^{2+}异常

钙的生理功能包括参与心肌兴奋–收缩偶联、参与心肌电生理动作电位的离子动力学基础、维持神经肌肉的应激性、骨骼代谢的最重要离子、调节酶的活性、受体激活、血小板聚集与参与凝血过程等。钙的代谢主要受甲状旁腺激素（PTH）、维生素 D 和降钙素等的调节。钙对细胞膜的作用与 K^+、Mg^{2+}相反。因此，钙可用于对抗高钾和高镁的毒性作用。

（一）高钙血症

高钙血症（hypercalcemia）是指血清总钙＞2.75mmol/L（＞11mg/dl）或游离钙＞1.2mmol/L（离子钙＞4.8mg/dl）。

1. 主要病因

（1）90%以上的高钙血症是由原发性甲状旁腺功能亢进和恶性肿瘤引起的。

（2）使用噻嗪类利尿剂有时可发生中度高钙血症，可能与其可引起尿钙排泄减少、细胞外液浓缩等有关。

2. 临床表现与诊断要点

（1）病史：主要发生于原发性甲状旁腺功能亢进和恶性肿瘤患者。

（2）临床表现：当血钙升高时，神经肌肉兴奋性降低，表现为肌肉无力，下肢更明显；还可出现肌肉痛与关节痛等。中枢神经系统症状为表情淡漠、精神迟钝、木僵、嗜睡，甚

至昏迷。高钙的心血管系统表现多种多样：Ca^{2+}对心肌细胞Na^{+}内流具有竞争性抑制作用，称为膜屏障作用。高血钙时膜屏障作用增强，心肌兴奋性和传导性降低。Ca^{2+}内流加速，可引起心脏动作电位平台期缩短，复极加速。高钙血症的典型心电图改变是QT间期缩短（血清钙＞13mg/dl），还可出现PR间期和PQRS间期延长及ST段下降、T波改变。严重的高钙血症（血清钙＞15～20mg/dl）时也可出现窦性停搏及房室传导阻滞，进一步发展为完全性房室传导阻滞，甚至心脏停搏。高血钙对血管的影响是可使小动脉收缩而发生高血压。高血钙可使心肌对洋地黄的敏感性增加，容易发生洋地黄中毒。高血钙使胃肠道平滑肌张力降低，表现为吞咽困难、便秘，可视为高钙血症的早期症状，由于胃排空延迟而恶心、呕吐、厌食等。高血钙可以导致胃窦G细胞分泌胃泌素增加，从而引起胃酸分泌过多，易发生溃疡病。钙容易沉积在含碱性胰液的胰导管及胰腺内，激活胰蛋白酶原，导致胰腺炎发作。高血钙对肾脏的影响主要是肾小管损害，其次是易发生肾结石及肾钙质沉着。早期表现为浓缩障碍，晚期发展为肾衰竭。此外，还可继发水、电解质及酸碱平衡紊乱。

（3）高血钙危象：其临床特点是血钙超过4.5mmol/L（18.75mg/dl）、严重脱水、循环衰竭、急性肾衰竭及神志障碍等。常发生顽固恶心、呕吐、多饮、多尿、脱水、高热、心律失常、嗜睡、谵妄、昏迷，甚至死于心搏骤停。高血钙危象患者有多年的甲状旁腺功能亢进和高钙血症病史，且有慢性合并症，包括肾结石和骨密度减低。甲状旁腺激素（PTH）通常大于正常值上限的5～10倍。

（4）实验室检查血清总钙＞2.75mmol/L（＞11mg/dl）或游离钙 1.2mmol/L（离子钙＞4.8mg/dl）。在临床上，根据血清钙浓度可分为轻、中、重三度高钙血症：轻度高钙血症的血清钙浓度为2.75～3mmol/L；中度为3～3.5mmol/L；如果血钙浓度超过3.5mmol/L，应认为是重度高钙血症，这是一种危险状态，必须加以严密监护。

3. 治疗

（1）治疗原发病：原发性甲状旁腺功能亢进患者应进行甲状旁腺切除，肿瘤患者应给予相应的合理治疗。

（2）紧急治疗：急性或出现明显症状的高钙血症（通常血清总钙＞11.4mmol/L）或者血钙浓度＞17.0mmol/L）需积极治疗，特别是当血清钙浓度大于15 mg/dl时，可危及生命。首先需恢复血管内容量，并用排钠性利尿剂，同时用盐和呋塞米可使尿排钠和排钙平行，而且以较高速度输注液体但不发生肺水肿为其原则。

1）输注生理盐水、高血钙危象的患者，均伴有脱水，体液减少则肾小球滤过率降低，减少钙从肾脏排出，故静脉输注大量生理盐水是初始治疗严重高钙血症的重要一步。如果患者的心血管功能和肾功能良好，每小时300～500ml通常是安全的，直至脱水状态被纠正并出现多尿，尿量＞200～300ml/h 。补足血容量后，盐水输注速度减为100～200ml/h。治疗中注意输入量等于或稍大于排出量，以避免再出现脱水状态，此时使用生理盐水的机制是通过扩充血容量来稀释血钙，而且使肾排出钠的同时增加尿钙排出。根据情况也可用生理盐水加右旋糖酐-5（D5W）溶液（两者之比为4：1）一起输注。根据血清电解质的测量值和尿钾、尿钠及尿量，可适当输入钾与镁。纠正脱水状态后，可使血钙浓度下降0.5～0.75mmol/L（2～3mg/dl）。在静脉滴入上述液体的过程中，要注意监测心肺功能，特别是要测定中心静脉压（CVP）/肺毛楔压（PCWP）和胸部X线摄影等，注意避免发生肺水肿或心功能不全。

2) 呋塞米冲击疗法：常用初始量为 80～100mg，加入上述生理盐水静脉滴入小壶内投给，此后，用量为 20～80mg，每 2～4 小时 1 次，以保证排出最大量的钠和钙。通过这种加强利尿法和生理盐水治疗，其钙净排泄率 (net calcium excretion rate) 可达到 2000～4000mg/24h，这种排泄率比单用生理盐水增加了 8 倍。呋塞米加生理盐水疗法的治疗机制是一方面盐水可阻止近曲小管对钙的吸收；另一方面呋塞米阻止远曲肾小管对钙的吸收。但是，噻嗪类利尿剂可通过升高肾脏对钙的重吸收而减少钙排泄并易诱发轻度或暂时性高钙血症，故在高钙血症时，以不选用为宜。如果是亚急性高钙血症则以每 4～6 小时给予呋塞米 40mg。在使用呋塞米之前，应确保患者已充分扩容，也就是说，只有等到体液容量补足后，才可用利尿剂，以增加排钠，并伴随钙的排出增多。但是在高钙血症时使用呋塞米 (1mg/kg) 治疗尚存在争议。如有心力衰竭时，可使用呋塞米，但是呋塞米可促进骨钙释放，会加重高钙血症的危险。

3) 在紧急情况下，可使用螯合剂。例如，磷酸盐 50mmol 静脉滴注 (8～12 小时)，磷酸盐可阻止破骨细胞的骨吸收和肾脏的 1，25-$(OH)_2D_3$ 合成、减少肠道钙吸收作用；或依地酸 (EDTA) 10～50mg/kg 静脉滴注 (4 小时) 等。

4) 血液透析治疗：可用于高血钙危象或顽固性高钙血症及心力衰竭或肾衰竭。透析治疗可从血液中直接将钙去除，血液透析的钙净排泄率可达到 6000mg 每 8 小时。

(二) 低钙血症

低钙血症是指当血清蛋白浓度正常时，血钙低于 2.2mmol/L (<8.5mg/dl)，或游离钙<4.2mg/dl。

1. 主要病因　在心搏呼吸骤停过程中，离子钙值趋于降低，这可能与细胞间的离子转运机制异常有关 (表 26-6)。

表 26-6　低钙血症的主要病因

中毒性休克综合征	吸收不良综合征
血清镁异常 (低镁血症)	维生素 D 缺乏
甲状腺手术后	输注枸橼酸盐血过多
氟化物中毒	肾衰竭
肿瘤溶解综合征 (快速细胞破坏导致高钾血症、高磷血症和低钙血症)	高磷血症
急性胰腺炎	碱中毒

(引自：2005 AHA Guidelines for Cardiopulmonary Resuscitation and Emergency Cardiopulmonary Care)

2. 临床表现与诊断要点

(1) 通常离子钙浓度<0.625mmol/L 时出现低钙症状。最常见的症状是神经肌肉的兴奋性增强、易激动，四肢和面部感觉异常、麻木，肌肉痛性痉挛，手足痉挛搐搦等。常伴反射亢进、Chvostek 和 Trousseau 征阳性。严重者可发生癫痫发作、喉痉挛、支气管痉挛、窒息等危象。心血管表现包括心动过速、心收缩力降低、低血压、心力衰竭和心律失常等。低血钙可使迷走神经兴奋性增高，可发生心脏停搏。低血钙可使心肌对洋地黄的敏感性降低而易引起洋地黄中毒。心电图表现为 QT 间期延长，钙水平与 Q 波到 T 波高峰之间的间期关系最为密切，但这种关系是不恒定的。ST 段延长、T 波低平或倒置、房室传导阻滞或其他心律失常。

(2)实验室检查：血钙＜2.2mmol/L(＜8.5mg/dl)或离子钙＜1.1mmol/L(4.2mg/dl)。

3. 治疗 在心肺复苏药物治疗中，按补充血钙来增加心肌兴奋–收缩偶联的理论，曾经使用过静脉注射氯化钙法，但是已证明氯化钙并无存活益处。同时有研究证实，由于Ca^{2+}所诱发的心、脑血管痉挛，加重心、脑再灌注损伤，因此现在建议，在心肺复苏时不再提倡应用氯化钙，然而，对于合并高钾血症、高镁血症及钙拮抗剂所致的心搏骤停患者，静脉内给予Ca^{2+}制剂是有益的。

(1)对原发病的治疗。

(2)对急性低钙血症的治疗：急性或出现明显症状的低钙血症应给予静脉补充钙，以减轻手足搐搦，防治癫痫发作、喉痉挛、心律失常及其他危险后果。可用 10%氯化钙液 4mg/kg，经 10 分钟静脉注射，必要时 10 分钟后可重复使用，接着 6～12 小时静脉注射 36.6ml(1g)。需 4～6 小时测定血清总钙浓度，以达 1.8～2.3mmol/L 为宜。也可用 10%葡萄糖酸钙溶液 10～20ml(含元素钙 93～186mg)，以不超过 2ml/min 的速度静脉推注(＞10 分钟)。接着可用 10%葡萄糖酸钙 58～77ml(含元素钙 540～720mg)加入 5%葡萄糖溶液 500～1000ml 中，急性低钙血症时，按 0.5～2.0mg/(kg·h)(10～15mg/kg)的速度静脉滴注。葡萄糖酸钙 1g 含 Ca^{2+} 2.5mmol；氯化钙 1g 含 Ca^{2+} 10mmol；10%葡萄糖酸钙溶液 100ml 大约含 Ca^{2+} 900mg。若经上述方法治疗无明显效果时，应测定血镁浓度，若伴低镁血症，可以用 25%硫酸镁 20ml 肌内注射或 25%硫酸镁溶液 10ml，加入 5%或 10%葡萄糖溶液 100～200ml 中，静脉滴注(缓慢)。甲状旁腺切除后，因骨饥饿征引起的低钙血症常较严重，除了上述方法以外，应限制摄入磷，降低血磷有助于恢复血清钙浓度。还可用维生素 D 治疗，1，25-$(OH)_2D_3$的作用较迅速，开始剂量为 2～3μg/d，血钙恢复正常后，应迅速减量。如果合并碱中毒引起的离子化钙减少时，以同时治疗碱中毒为宜。

(3)对慢性低钙血症的治疗：慢性低钙血症可口服钙剂和维生素 D 衍生物补充钙，如乳酸钙或葡萄糖酸钙，每次 1～2 g，每日 3 次，同时口服维生素 D 治疗。甲状旁腺功能减退和假性甲状旁腺功能减退引起的轻度低钙血症，可单用口服钙制剂治疗。有时用噻嗪类利尿剂可收到额外效果，其可能机制为噻嗪类利尿剂可协助控制高尿钙。如果这些治疗无效时，可加用维生素 D 治疗。

三、心搏骤停心肺复苏时Na^+异常

体内钠总量减少时，可能引起血容量降低；相反，如果体内钠总量增多时，会引起血容量增高。因此，Na^+可控制水分在机体内的含量和动向。在这里，有三个重要的规律在维持渗透压方面起作用：①正常情况下，Na^+的浓度和血管内外渗透压通过血管膜保持平衡；②当血清钠急剧改变时，主要通过自由水进出血管来维持各部分的渗透压达到平衡；③当血清钠改变时，脑组织通过大脑的适应性脑细胞溶质丢失调节机制，使脑损伤减少到最低程度，但是这种调节功能是缓慢进行的，若血清钠发生快速变化时，势必引起脑损伤(脑水肿或脱髓鞘病变或大脑出血等)。基于上述原因对高钠或低钠血症患者，特别是在治疗时，应该密切观察神经系统功能的变化。因此，在治疗钠异常时，无论什么时候，都要以 48 小时以上缓慢纠正血清钠异常为重要原则。

（一）高钠血症

高钠血症是指血清钠浓度高于150mmol/L而言。因为钠是细胞外液的主要阳离子，因此，高钠血症伴有血浆晶体渗透压升高。高钠血症比低钠血症少见。

1. 病因

（1）等容量性高钠血症的主要原因：①经肾排出大量水分，主要原因疾病包括中枢性尿崩症（pituitary diabetes insipidus，PDI）和肾性尿崩症（nephrogenic diabetes insipidus，NDI）等。②原发性高钠血症，由于下丘脑损害而渗透压感受器阈值升高、渗透压调定点上移，故对正常水平的渗透压无反应而渴感缺乏或减退，结果饮水量减少，可导致高钠血症伴细胞外液容量正常。③经皮肤或呼吸道丢失大量水分，如大量出汗、高热或甲状腺功能亢进或过度通气等经皮肤或呼吸道丢失过多低渗液体。

（2）高容量性高钠血症的主要原因：①原发性醛固酮增多症，由于肾上腺皮质球状带增生或肿瘤等引起醛固酮分泌增加，致远曲肾小管上皮细胞对钠水的重吸收增加而总体钠及血钠含量增加，伴有细胞外液量增加。②Cushing 综合征，多由于原发性肾上腺皮质增生和腺瘤或继发于下丘脑–垂体病引起的糖皮质激素（主要是皮质醇）过量分泌所致。这些皮质醇有潴钠、潴水作用而可导致高容量性高钠血症。③医源性钠盐输入过多，纠正代谢性酸中毒或抢救心搏呼吸骤停时，使用碳酸氢钠过多或治疗低钠血症时，过多、过速使用3%高渗盐水或盐水流产等均可引起高容量性高钠血症。

（3）低容量性高钠血症的主要原因：①渗透性利尿（osmotic diuresis），使用甘露醇等渗透性利尿剂、高渗性鼻胃喂养（hypertonic nasogastric feeding）、糖尿病酮症酸中毒、糖尿病非酮症高渗性昏迷时引起溶质性利尿（solute diuresis）。②经胃肠道丢失低渗液：腹泻和持续性胃肠减压等大量丢失低渗液。③常见于婴幼儿和老年人，主要是因为在细胞外液丢失的情况下，未能及时摄入或补充水分。

2. 诊断要点

（1）根据临床症状与体征，特别是神经系统的表现。其临床表现与血钠升高的程度、速度、持续时间和发病原因有关。由于血钠过高造成高渗状态，使细胞内水分被析出，导致细胞失水，特别是脑细胞失水，引起一系列神经精神系统症状。失水越严重，发病越快，症状越明显。其早期出现的症状包括虚弱乏力、头痛、易激动、肌张力增加、腱反射亢进，后逐渐进展为震颤、共济失调、抽搐以至昏迷。另外，神志清醒的患者，口渴是主要表现，也可出现厌食、恶心、呕吐等消化道症状。其症状的发生似乎与血浆渗透压的高低有一定关系。当血浆渗透压达325mOsm/L左右时，出现不安、激动症状；当达到400mOsm/L时，则出现惊厥、癫痫发作。高钠血症的严重危害是由于急性高钠血症引起的各种类型的中枢神经综合征，包括癫痫发作、昏迷等。急性者比慢性者明显，并与血清钠浓度高低有关。

（2）实验室检查：血清钠＞150mmol/L，常伴有血浆渗透压＞300mmol/L。尿钠浓度和尿渗透压测定对高钠血症的类型和原因疾病的判断具有一定意义（参见第十三章高钠血症）。

3. 治疗原则　高钠血症的治疗应遵循以下几个重要原则：

（1）纠正速度与高钠血症的发生速度相应原则，即发病急者应尽快开始治疗，发病缓者可缓慢开始纠正。不论是急性还是慢性，如纠正速率过快会发生脑水肿、脑组织损伤而发生抽搐。为了降低其危险性，即使急性或严重高钠血症，也要求在 48～72 小时的一段时间内进行纠正，不要在 24 小时之内急速纠正完毕。因此，其血清钠降低速度以不超过 2mmol/(L·h)为宜，并宜监护血钠浓度。

(2)根据不同血容量给予不同的处理

1)等容量性高钠血症：原则上补充水分以降低血钠。必要时根据血钠浓度计算需水量，可用下列公式计算：

$$需水量(L)=(测得血浆钠浓度-140)/140 \times 体液总量(TBW)$$

式中，体液总量(TBW)：男性为体重的 50%，女性为体重的 40%。

例如，体重 60kg 的男性患者，测得血清钠为 170mmol/L，计算其缺水量：

$$缺水量(L)=(170-140)/140 \times (70 \times 0.5)=7.499\ L \approx 7.5\ L$$

体液的失水量需要缓慢补充，补液速度为前 24 小时给计算失水量的 1/2，血清钠降低速度为 0.5～1mmol/h，以血清钠下降不超过 12mmol/L 为宜。以后 48～72 小时再补另 1/2 量。

在补液过程中要密切监测血钠水平，以保证血钠逐渐缓慢下降，绝对避免快速下降为重要原则。

原则上能口服尽可能口服，不能口服者，也可鼻饲，或静脉补充。最好用生理盐水或5%葡萄糖液加同等量生理盐水来补充细胞外液(ECF)容量，以防血清钠浓度快速下降。需要注意的是，应避免单独输入5%葡萄糖液，因为其可能会导致血钠快速下降而引起不良后果。

2)低容量性高钠血症：原则是纠正血容量不足。首先应输入生理盐水扩容。当血容量基本得到纠正后，通过饮水，静脉内输入5%葡萄糖液或者一半比例的生理盐水等方法来补充液体。

3)高容量性高钠血症：治疗原则是应用袢利尿剂，同时可给予 5%葡萄糖液和同等量生理盐水，以纠正高钠血症和体内水分含量过多。

(二)低钠血症

低钠血症是指血清低于 130mmol/L 而言，但有些临床医家将低钠血症的血清钠水平定为＜135mmol/L。

1. 病因 通常是体内水负荷相对钠水平增加。大多数低钠血症见于肾脏排水功能降低，但仍继续补充水或摄水，或者尿中失钠过多等(表 26-7)。

表 26-7 低钠血症的常见病因

过多过久使用噻嗪类利尿剂
肾衰竭
细胞外液丢失(如呕吐后只补充水分)
抗利尿激素分泌失调综合征(SIADH)
水肿(如充血性心力衰竭、肝硬化腹水、肾病综合征等)
甲状腺功能低下
肾上腺功能不全
高渗性低钠血症(如控制不佳的糖尿病致高血糖伴低钠血症)
过多输入等渗葡萄糖液

(引自：2005 AHA Guidelines for Cardiopulmonary Resuscitation and Emergency Cardiopulmonary Care)

2. 诊断要点

(1)低钠血症的临床表现：多不具有特征性。血浆钠含量的降低速率比降低的绝对值对低钠血症患者的症状和体征更有意义。慢性低钠血症常较少引起中枢神经系统水肿和严重的并发症；急性低钠血症则不同，较多引起较严重的中枢神经系统水肿和并发症。根据其发病缓急可分为急性和慢性低钠血症。急性者是指 48 小时内发生低钠血症而言；慢性者则＞48 小时。

(2) 实验室检查：血浆(或血清)钠低于 130mmol/L，但必须排除假性低钠血症或伪性低钠血症。按血清钠含量分为轻度低钠血症(120～129mmol/L)、中度低钠血症(110～119 mmol/L)和重度低钠血症(＜110mmol/L)。血清渗透压常低于 280mOsm/L。尿钠浓度测定对低钠血症的原因疾病的判断和治疗方案的确定等具有一定的意义。尿钠(UNa)＜10～15mmol/L 时，常提示细胞外液容量减少或使用过利尿剂；尿钠(UNa)＞20～30mmol/L 时，常提示抗利尿激素分泌异常综合征(SIADH)、肾上腺皮质功能不全和利尿剂的过量或过急使用。

3. 治疗原则及其病理生理基础　低钠血症的治疗除治疗原发疾病外，包括补充钠和排除血管外游离水等。如果是 SIADH 时，应严格限制液体摄入(控制到维持需要量的 50%～60%)，并纠正尿液中 Na^+丢失和处理潜在病因等。

至于补钠治疗，必须遵循不同类型的低钠血症给予不同的处理，即“个别对待”的治疗原则。治疗时要根据血钠降低的程度和发病的缓急(急性或慢性)及是否出现神经精神症状等。

(1) 急性或严重低钠血症的处理原则，此时要考虑以下两个问题：一是既减轻脑水肿，又能防止发生神经脱髓鞘综合征；二是治疗上延误或不适当的治疗都能引起一系列合并症(包括脑水肿并导致癫痫发作和呼吸骤停的危险)。

通常急性低钠血症的处理速率原则为“急者急于纠正”，即血钠降低的发病速度很快时，以尽快迅速治疗为原则，简称“双急”原则。

1) 应立即给予高张盐水(3%)的指征：①血清钠＜120mmol，如果不及时处理，可引起中枢神经系统，发生永久性损害，甚至危及生命；②迅速发生的低钠血症(＜48 小时)，且有神经精神症状者，特别是出现癫痫发作。

2) 计算低钠所需要的补钠量：可按下列计算公式计算所需补充的钠量。

$$Na^+\text{缺失(mmol)}=(120-\text{测得血钠量})\times \text{TBW(总体液量)}$$

计算所需 3%高渗盐水(Na^+浓度是 513mmol/L)。

在这里需要说明两个问题：第一为对血浆钠(PNa)的纠正程度，多不主张一定恢复到正常值(135～140mmol/L)水平，而是应达到接近正常即 120mmol/L 即可，因为血清钠在 120～125mmol/L 或以上时，一般不会出现临床症状与体征；第二为 TBW 的计算问题，细胞内液占体重的 40%，而细胞外液仅占体重的 20%，虽然钠主要分布在细胞外液，而测定的钠为血清中的钠，并不是细胞内液的钠。从理论上讲，测定血清中的钠不能反映体内缺钠的情况，只能反应细胞外液晶体渗透压的改变，故应用 TBW 来计算。正常男性和女性 TBW 分别占体重的 60%和 50%。

3) 补钠速度：急性低钠血症并发神经系统症状时，需立即给予 3%氯化钠溶液静脉注射，最初 4 小时以每小时 1～1.5mmol/ L 的速度提高血清钠，直到神经系统症状改善或血清钠接近 120mmol/L 为止。然后以每小时 0.5mmol/L 的速度提高血钠水平。一些专家建议，若出现癫痫发作时，应以更快的速度纠正其低钠状态，每小时增加的血钠浓度为 2～4mmol/L，当神经系统症状改善后，继续用 3%氯化钠溶液以每小时 0.5mmol/L 的速度提高血钠浓度。补钠时需要监测血清钠和神经系统功能状态。

(2) 慢性低钠血症的处理原则：治疗慢性低钠血症时要遵循以下重要原则。其纠正速度与产生异常的速度相应的原则，也就是低钠血症的发生较缓慢（几天），其纠正应该缓慢（几天），也就是说，低钠血症发生速度很慢者，可以缓慢纠正，这是遵循“慢者慢纠正”的基本原则，简称“双慢”原则。无症状性低钠血症患者的纠正血钠水平应该缓慢逐渐进行恢复，其纠正速度为每小时使血清钠升高 0.5mmol/L 为宜。若太快提高血清钠［＞0.5mmol /（L · h）］，则易产生渗透性神经脱髓鞘综合征或脑桥中央髓鞘溶解综合征。

四、心搏骤停心肺复苏时 Mg^{2+} 异常

镁对于细胞内代谢十分重要，而且必不可少。镁是 Na^{+}、K^{+}、Ca^{2+}进出细胞所必需的物质，在稳定细胞膜的兴奋性方面也起重要作用，其中包括对钙通道的作用，所以其效果类似 Ca^{2+}通道阻滞剂作用。在许多生物化学反应中，Mg^{2+}是不可缺少的辅助因子，包括其在 Na^{+}-K^{+}泵和钙泵的 ATP 酶的评价中起很重要的作用，这对保持细胞膜内外的静息电位差是很关键的。Mg^{2+}缺乏可损伤 Na^{+}，K^{+}-ATP 酶功能，从而引起细胞膜内外静息电位差，易诱发心律失常。此外，Mg^{2+}缺乏还可以通过集中在心肌细胞上的几种 K^{+}通道来引起心律失常。已经证实，Mg^{2+}的缺乏或代谢异常是心血管和呼吸系统疾病病死率的独立危险因素。低钾常常伴随着低镁，这也是发生严重心律失常的一个重要危险因素。因此，镁平衡与钠、钙和钾的平衡有紧密相关性。

（一）高镁血症

高镁血症是指血清镁浓度高于 1.25mmol/L（2.5mEq/L）。一般不易发生高镁血症。

1. 常见病因 肾功能损害是发生高镁血症的最主要病因，但大多数引起症状的高镁血症均与使用含镁药物有关。

2. 诊断要点 血清镁含量＞1.25mmol/L（2.5mEq/L）时可诊断为高镁血症。高镁血症时可引起神经肌肉接头冲动传递功能降低，发生肌肉无力、瘫痪、共济失调、嗜睡、昏睡、深腱反射减低、血管扩张、低血压，甚至缓慢性心律失常及心电图改变（PR 和 QT 间期延长、QRS 宽大、传导阻滞等）等临床表现也有助于诊断。

3. 防治原则

（1）治疗原发疾病：严重高镁血症大多见于接受镁盐治疗的患者，特别是含镁的抗酸剂和导泄剂，这些药物的谨慎使用能起预防作用。必须停用一切含镁药物。

（2）钙制剂：Ca^{2+}是镁的直接拮抗剂。静脉注射（缓慢）10%氯化钙 5～10ml，必要时可重复上述剂量，静脉注射一定要缓慢，能缓解心脏传导或神经肌肉潜在性致死性抑制。

（3）高张葡萄糖液和胰岛素的输注：可使 Mg^{2+}进入细胞内而暂时降低血钾。

（4）促进 Mg^{2+}排泄：如肾功能良好，可用生理盐水扩容和同时使用呋塞米（1mg/kg）以增加肾脏利尿排镁，但是利尿本身也能使钙排出增加，低钙血症反而会使高镁血症恶化。

（5）胆碱酯酶抑制剂：新斯的明等胆碱酯酶抑制剂可减轻高镁血症引起的乙酰胆碱减少致神经肌肉接头兴奋性降低等情况。

（6）如果合并呼吸肌抑制时，可使用呼吸机治疗，必要时投给氧气。

（7）透析疗法：很有效，特别适用于严重高血镁伴高血钾和肾衰竭的患者。

(二)低镁血症

低镁血症是指血清镁浓度<0.65mmol/L(<1.3mEq/L)。低镁血症远比高镁血症常见。

1. 常见病因　低镁血症的常见原因在表 26-8 中进行了总结。

表 26-8　低镁血症的常见原因

摄入与吸收下降	肾排泄增加	其他
吸收障碍	利尿剂治疗(袢利尿剂、噻嗪类利尿剂)	糖尿病
慢性腹泻	高醛固酮增多症	甲状旁腺切除术后(骨性饥饿综合征)
滥用轻泄剂	Gitelman's 综合征(Bartter's 综合征的变异型)	呼吸性碱中毒
胃肠引流延长	甲状旁腺功能亢进	妊娠
小肠引流术	甲状腺功能亢进	
营养不良	高钙血症	
酒精中毒	血容量增加	
肠胃外营养投给中，镁含量不足	肾小管间质疾病	
	肾脏移植	
	药物：氨基糖苷、两性霉素 B、顺铂、责他脒	

(引自：Fukagawa M，et al)

2. 诊断要点

(1)具有引起各种缺镁的病因存在和缺镁的临床表现时，常提示体内总镁量的不同程度的缺乏。低镁血症时常引起低钙血症，因为 Mg^{2+}被认为是钙的天然拮抗剂，当镁缺乏时，腺苷酸环化酶活性下降，引起甲状旁腺分泌甲状旁腺激素(PTH)减少，同时靶器官对 PTH 的反应减低，胃肠道吸收钙、肾小管对钙的重吸收和骨动员钙的能力发生障碍。低镁可引起低钾血症，这是因为镁是激活 Na^+，K^+-ATP 酶的重要协同因子，此酶能保持正常人细胞内的高浓度钾。当缺镁时，此酶活性降低，使细胞内 K^+移出到细胞外，并由于肾保钾功能减退，而导致尿排钾增加引起低钾血症。所以，在低镁血症时，临床上可出现低镁+低钙+低钾的混合症状，其主要表现是肌肉震颤、肌束自发性收缩、眼球震颤、手足搐搦、神志改变心律失常(如尖端扭转性室速等)及其他症状(共济失调、眩晕、癫痫发作和吞咽困难等)。

(2)血清镁<0.65mmol/L(<1.3mEq/L)。

3. 防治原则

(1)对原发病的治疗是治疗低镁血症的很重要的措施。

(2)轻度低镁血症：无临床症状时，只口服镁制剂即可，通过镁盐(如氧化镁)轻泻剂量的口服补充通常是足够的。每日镁的需要量为 0.15～0.2mmol/kg。通常用氧化镁 0.25～0.5g，每日 3～4 次。镁为 2 价阳离子，在肠道吸收缓慢，应用较大剂量时，可发生渗透性腹泻，必要时可与氢氧化铝同时服用。

(3)较严重低镁血症：特别是伴有心律失常或神经肌肉系统症状或血清镁<1.0mg/dl 时，需要通过胃肠外补镁，可通过肌内注射或静脉投给。由于缺镁量难以判断，故一般是根据经验来估计的。当明显低镁血症时，缺镁量可能为每千克 0.5～1mmol。补镁量一般为

估测量的 2 倍，因为即使是严重缺镁者，输入镁的 50%通过肾脏丢失。每克硫酸镁含有 4.06mmol 的镁(8.12mEq，97.56mg)，可视病情危急程度给予肌内注射或静脉缓慢滴注给药。一般在第 1 天给予一半量，其余部分在以后的 3～5 天内补给。肾功能正常者，开始 8～24 小时内静脉滴注 25mmol 镁。常用的是 25%硫酸镁 5～10ml，肌内注射，第 1 天为每 4 小时 1 次，第 2 天为每 6 小时 1 次。严重或明显有症状的低镁血症时，静脉注射或静脉滴注 1～2g 硫酸镁(5～60 分钟)，通常其镁输入速度不应超过 0.5mmol/L。尖端扭转性室性心动过速或低镁血症引起的心搏骤停时，将硫酸镁 1～2g 稀释于 5%葡萄糖液 10ml 中经 5～20 分钟静脉注射/骨内注射(Ⅱa 级)；若伴有脉搏的尖端扭转性室性心动过速(未处于心搏骤停)时，先投给负荷剂量的硫酸镁 1～2g，稀释于 5%葡萄糖液 50～100ml 中，经 5～60 分钟静脉注射，随后投给硫酸镁 0.5～1g/h 静脉输注，直到控制尖端扭转性室性心动过速为止。如有癫痫发作时，立即给予硫酸镁 2g 静脉推注(10 分钟)，因为大多数低镁血症伴有低钙，所以可同时补钙治疗。避免高浓度直接静脉推注，因有血压急剧下降、心搏骤停的危险，因此应控制静脉滴注的速度，并给予监测为宜。羟嗪镁剂是纠正低镁血症和治疗一些急性缺镁疾病的必需药物。许多种镁制剂被用于治疗心搏骤停患者，但其作用不是取代生理学的镁缺乏，而是利用镁剂的一些药理学效应。

参 考 文 献

蔡振岭，周国明，孙新潮. 2000. 心肺脑复苏//魏绪庚主编. 麻醉治疗学. 北京：科学技术文献出版社，241-248.

樊寻梅，何庆忠. 2000. 心跳骤停与心肺复苏术//樊寻梅主编. 实用急救与危重症抢救技术图解. 北京：人民卫生出版社，9-19.

黄子通. 2004. 提高我国心肺复苏水平的措施与对策. 中华急诊医学杂志，13(3)：153-154.

李春盛. 2005. 目前心肺复苏存在的问题和对策. 中华急诊医学杂志，14(5)：362-363.

李华德. 1991. 心肺功能复苏//崔祥瑸主编. 实用肺脏病学. 上海：上海科学技术出版社，616-623.

朴镇恩. 1983. 心脏骤停的血液气体与酸碱平衡失调. 中国急救医学，3(1)：34-38.

朴镇恩. 2008. 心肺复苏及其血液气体改变与酸碱失衡和电解质紊乱//朴镇恩编著. 最新血液气体与酸碱平衡. 哈尔滨：黑龙江教育出版社，418-440.

朴镇恩. 2012. 心搏骤停心肺复苏时血气与酸碱失衡及水电解质紊乱//朴镇恩编著. 实用心肺脑复苏术. 北京：人民军医出版社，253-281.

朴镇恩. 2013. 动脉血气分析快速解读. 北京：中国医药科技出版社.

王一镗. 1996. 心肺脑复苏//顾恺时主编. 胸心外科手术学. 北京：人民卫生出版社，178-190.

夏前明. 2002. 心肺复苏期间酸碱失衡的诊断与治疗//钱桂生主编. 现代临床血气分析. 北京：人民军医出版社，213-221.

张成林，傅锡林，李芳琳. 1994. 呼吸心搏骤停初期血液酸碱状态及碱性药物的应用. 中国危重病急救医学，6(2)：85-88.

Albert C M，Chae CU，Grodstein F，et al. 2003. Prospective study of sudden cardiac death among women in the United States. Circulation，107：2096-2101.

Anstadt M P. 2003. Cardiopulmonary resuscitation. Card Surg Adult，2：471-494.

Asplin B R，White R D. 1995. Prognostic value of end- tidal carbon dioxide pressure during out-of-hospital cardiac arrest. Ann Emerg Med，25：756.

Association A H. 2005 American Heart Association Guidelines for Cardiopulmonary Resuscitation and Emergency Cardiovascular Care ϕ of pediatric and neonatal patients:neonatal resuscitation guidelines. Pediatrics，117(5)：E989-E1004.

Aufderheide T P，Siqurdsson G，Pirrallo RG，et al. 2004. Hyperventilation-induced hypotension during cardiopulmonary resuscitation. Circulation，109：1960-1965.

Belli J E，Eiqel B，Montqomery W H，et al. 2005. Management of conflict of interest issues in the activities of the American Heart Association Emergency Cardiovascular Care Committee，2000～2005. Circulation，112：Ⅳ-204～Ⅳ-205.

Byrne A L，Bennett M，Chatterji R，et al. 2014. Peripheral venous and arterial blood gas analysis in adults：are they comparable? A systematic review and meta-analysis. Respirology，19：168.

Cengiz M，Ulker P，Meiselman H J，et al. 2009. Influence of tourniquet application on venous blood sampling for serum chemistry，hematological parameters，leukocyte activation and erythrocyte mechanical properties. Clin Chem Lab Med，47：769.

Chester M. 2003. Regulation and modulation of pH in the brain. Physiol Rev，83：1183.

Dorph E，Wik L，Steen PA. 2004. Arterial blood gases with 700 ml tidal volumes during out-of-hospital CPR. Resuscitation，61：23-27.

Dorph E，Wik L，Str ϕ omme TA，et al. 2004. Oxygen delivery and return of spontaneous circulation with ventilation：compression ratio 2：30 versus chest compressions only CPR in pigs. Resuscitation，60：309-318.

DuBose TD Jr. 2005. Acidosis and alkalosis//Edited by Kasper DL. Harrison's Principles of Internal Medicine. Volume Ⅱ. 16 th ed. New York：McGraw-Hill，283-291.

Ewy G A，Dmato JP. 2000. Emergency cardiac care task force 1：Cardiac arrest. J Am Coll Cardiol，35：832.

Garnett A R，Omato J P，Gouzalez E R，et al. 1987. Endi-tidal carbon dioxide monitoring during cardiopulmonary resuscitation. JAMA，257：512.

Gennari F J. 1998. Hypokalemia. N Engl J Med，339：451.

Goldman L. 2004. Cecil Textbook of Medicine. 22nd ed. Philadelphia：Sounders，332-336.

Hanif M A，Kaji A H，Niemann J T. 2010. Advanced airway management does not improve out-of hospital cardiac arrest. Acad Emerg Med，17(9)：926-931.

Hazinski M F，Nadkami VM，Hickey R W，et al. 2005. Major changes in the 2005 AHA Guidelines for CPR and ECC：reaching the tipping point for change. Circulation，112/24，Suppl/Ⅳ-206-211.

Kelly A M，Klim S，Rees S E. 2014. Agreement between mathematically arterialised venous versus arterial blood gas values in patients undergoing non-invasive ventilation：a cohort study. Emerg Med J，31：e46.

Kette F，Weil MH，von planta M，et al. 1990. Buffer agents do not reverse intramyocardial acidosis during cardiac resuscitation. Circulation，81：1660.

Myerburg R G. 2001. Cardiac arrest and sudden cardiac death//Edited by Braunwald E. Heart Disease. 6 th ed. Philadelphia：Saunders.

Myerburg R G. 2001. Cardiovascular collapse，cardiac arrest，and sudden cardiac death// Edited by Braunwald E. Harrison's Principles of Internal Medicine. 15th ed. New York：McGraw-Hill，228-233.

Nakazawa K Hikawa Y，Saitoh Y，et al. 1994. Usefulness of central venous oxygen saturation monitoring during cardiopulmonary resuscitation：a comparative case study with end-tidal carbon dioxide monitoring. Intensive Care Med，20：450.

Neumar R W，Ward K R. 1998. Cardiopulmonary arrest// Edited by Rosen P. Emergency Medicine. Volume 1. 4th ed. St. Louis：Mosby，35-60.

Ornato J P. 2005. Cardiopulmonary resuscitation. Totowa，New Jersey：Humana Press.

Pernat A，Weil M H，Tang W，et al. 1999. Effects of hyper- and hypoventilation on gastric and sublingual PCO_2. J Appl Physiol，87：933-937.

Pinto D C，Haden-Pinneri K，Love JC. 2013. Manual and automated cardiopulmonary resuscitation(CPR)：A comparison of associated injury patterns. J Forensic Sci，58(4)：904-909.

Prough D S. 2006. Acid-base，fluids，and electrolytes//Edited by Barash P G，et al. Clinical Anesthesia. 5th ed. Philadelphia：Lippincott Williams & Wilkins，175-207.

Rea T D，Eisenberg MS，Sinibaldi G，et al. 2004. Incidence of EMS-treated out-of-hospital cardiac arrest in the United States. Resuscitation，63：17-24.

Reinhart K，Ruddph T，Bredle DL，et al. 1989. Comparison of central-venous to mixed- venous oxygen saturation during changes in oxygen-supply / demand. Chest，95：1216.

Seifter J L. 2004. Acid-base disorders// Edited by Goldman L. Cecil Textbook of Medicine. 22th ed. Philadelphia：Saunders，688-699.

Takasu A，Sakamoto T，Okada Y. 2007. Arterial base excess after CPR：The relationship to CPR duration and the characteristics related to outcome. Resuscitation，73(3)：394-399.

Tavakol K，Ghahramanpoori B，Fararouei M. 2013. Prediction of Arterial Blood pH and Partial Pressure of Carbon dioxide from Venous Blood Samples in Patients Receiving Mechanical Ventilation. J Med Signals Sens，3：180.

Vaillancourt C，Stiell JG，Canadian Cardiovascular Outcomes Research Team. 2004.Cardiac arrest care and emergency medical services in Canada. Can J Cardiol，20：1081-1090.

Viskin S，Belhassen B，Roth A，et al. 1993. Aminophylline for bradyasystolic cardiac arrest refractory to atropine and epinephrine. Ann

Intern Med，118：27.

von Planta M, Bar-Joseph G, Wiklund L, et al. 1993. Pathophysiologic and therapeutic implications of acid-base changes during CPR. Ann Emerg Med，22：404.

Walkey A J，Farber H W，O'Donnell C，et al. 2010. The accuracy of the central venous blood gas for acid-base monitoring. J Intensive Care Med，25：104.

Westfall M，Krantz S，Muiln C，et al. 2013. Mechanical versus manual chest compressions in out-of-hospital cardiac arrest：meta-analysis. Crit Care Med，41 (7)：1782-1789.

White R D. 2000. Cardiopulmonary resuscitation：Basic and advanced cardiac life support. // Edited by Miller R D. Anesthesia. Volume2.5th ed. Philadelphia：Churchill Livingston，2533-2559.

Wit M. 2005. Acute respiratory failure// Edited by Rakel RE，et al. Conn's Current therapy 2005. Philadelphia：Elsevier Saunders，247-255.

Yannopoulos D，Nadkarni V M，Mcknite S H，et al. 2005. Intrathoracic pressure regulator during continuous- chest- compression advanced cardiac resuscitation improves vital organ perfusion pressures in a porcine model of cardiac arrest. Circulation，112：803-811.

Zheng Z J，Croft J B，Giles WH，et al. 2001. Sudden cardiac death in the United States. 1989 to 1998. Circulation，104：2158-2163.

第二十七章　外科疾病常见血气改变、酸碱失衡与水电解质紊乱

外科疾病，特别是创伤、大手术、感染和重危患者，常合并血气异常、酸碱失衡及水、电解质紊乱。创伤是现代医学的一个重要领域。据WHO统计，1990年，全球因各种创伤致死人数为510万。在美国，创伤是1～44岁人群死亡的首位原因；1～34岁人群中，创伤导致的死亡人数相当于其他所有死因所致死亡人数的总和。在发达国家，创伤，特别是道路交通伤有逐年缓慢降低的趋势；而在发展中国家，这一不断增加的趋势仍未得到有效的遏制。创伤、手术、感染等外科疾病的血气，水、电解质与酸碱内环境稳态管理对保证外科手术安全、提高治愈率、降低各种合并症及提高外科危重患者救治水平均有重要意义。

第一节　外科手术创伤的应激反应

外科手术创伤可引起不同程度的创伤性应激(stress response to injury)，包括局部和全身两方面。如果无并发感染，轻度手术创伤主要引起局部反应，较重的手术创伤可引起局部和全身反应，手术创伤越严重其全身反应越显著。手术创伤引起的全身性反应，特别是与水、电解质和酸碱平衡有关的全身反应非常复杂，现分述如下：

一、神经内分泌反应

当机体受到手术创伤等强烈刺激时，应激的基本反应为一系列的神经内分泌改变，包括蓝斑–去甲肾上腺素能神经元/交感–肾上腺髓质系统、下丘脑–垂体–肾上腺皮质系统及肾素–血管紧张素–醛固酮系统的变化，这些变化均关系到器官功能和代谢变化，如果治疗和处理不当，易引起水、电解质平衡紊乱，血气改变，酸碱失衡。

(一) 蓝斑–去甲肾上腺素能神经元/交感–肾上腺髓质系统

蓝斑–去甲肾上腺素能神经元/交感–肾上腺髓质系统(locus ceruleus-norepinephrine / sympathetic-adrenal medulla axis，LC/NE)神经内分泌轴的基本组成单位为脑干蓝斑的去甲肾上腺素能神经元及交感–肾上腺髓质系统。在手术创伤等应激情况下，交感神经兴奋，其广泛的神经突触产生去甲肾上腺素，同时交感神经又促使肾上腺髓质除通过胞吐分泌方式外，还通过“胞质部分脱落”方式，释放大量肾上腺素。这些儿茶酚胺使心脏兴奋而导致心率增加、心肌收缩力增强，但可使皮肤、骨骼肌、肾和胃肠等部位的血管收缩，从而保证心、脑等重要生命器官的血供；儿茶酚胺还可激活α-受体抑制胰岛素分泌，同时激活β-受体刺激胰高血糖素分泌。结果引起血糖升高，增加体内能源供应；并促进肌组织分解氨基酸和脂肪等。儿茶酚胺的生物半衰期很短，即持续时间较短，但创伤刺激过强或持久，或过多使用外源性儿茶酚胺，可引起明显的能量消耗和组织分解，甚至导致明显的血管痉

挛，使组织缺血加重，间接影响水、电解质和酸碱平衡。

（二）下丘脑–垂体–肾上腺皮质系统

下丘脑–垂体–肾上腺皮质系统（hypothalamus- pituitary-adrenal cortex system，HPA）的基本组成单元为下丘脑的室旁核（paraventricular nucleus，PVN）、腺垂体（anterior pituitary）和肾上腺皮质（adrenal cortex）。手术创伤等刺激通过各种感受器和神经通路，促使这个系统的内分泌释放，主要包括垂体前叶释放促肾上腺皮质激素（ACTH）、垂体后叶释放抗利尿激素（ADH）和腺垂体释放生长激素（growth hormone，GH）等。其中，ACTH 释放增多时，可促进肾上腺皮质分泌糖皮质激素（glucocorticoid，GC）增多，后者可促进葡萄糖异生，与肾上腺、胰高血糖素、生长激素等共同促使血糖增高，还能与 GH 共同促进脂肪分解而产生能量；GC 参与儿茶酚胺对血管功能的调节，以维持血压。GC 作用于肾小管，促进 Na^+、水分的重吸收。ADH 也可增强肾小管对水分的重吸收而起抗利尿作用。但是，慢性应激而致 GC 持续升高不仅对免疫和炎症反应有抑制，而且对甲状腺轴（thyroid axis）有抑制，结果可引起促甲状腺释放激素（TRH）和促甲状腺素（TSH）分泌受抑制等。

（三）肾素–血管紧张素–醛固酮系统（RAAS）

手术创伤通过多种环节导致肾脏血流灌注量减少，促使球旁器分泌肾素（renin），肾素促使血管紧张素原变成血管紧张素，而血管紧张素可刺激肾上腺皮质分泌醛固酮。因醛固酮可促使远曲小管和集合管通过 Na^+与 K^+、H^+交换，排出 K^+、H^+而对 Na^+的重吸收增多，导致钠水潴留，血浆渗透压增高而刺激下丘脑渗透压感受器，使 ADH 的分泌与释放增加。醛固酮与 ADH 协同保留水分以维持细胞外液。

参与创伤应激反应的神经内分泌激素很多，其激素调节归纳为表 27-1。

表 27-1　下丘脑、垂体和自主系统的激素调节

下丘脑	垂体	自主系统
促皮质素–释放激素	垂体前叶	去甲肾上腺素
促甲状腺素–释放激素	ACTH	肾上腺素
生长激素–释放激素	皮质醇/ 糖皮质激素	醛固酮
促黄体生成激素–释放激素	促甲状腺激素	肾素–血管紧张素
	甲状腺素	胰岛素
	三碘甲状腺原氨酸	高血糖素
	生长激素	脑啡肽
	促性腺激素	
	性激素	
	胰岛素样生长因子	
	生长激素抑制因子	
	催乳激素（prolactin）	
	内啡肽（endorphin）	
	垂体后叶	
	精氨酸加压素	
	催产素（oxytocin）	

（引自：Lin E，et al）

二、创伤的炎性反应

机体组织对创伤的一系列反应中，突出的表现之一是炎性反应。一般情况下，炎症局限在局部组织中，但如果炎症失控或严重创伤或炎症介质泛溢(inflammatory mediator spillover)，可发展为全身性炎性反应(SIR)。炎性细胞因子或炎性介质可由多种细胞产生，其中主要的是巨噬细胞、中性多核粒细胞、淋巴细胞和内皮细胞等。炎性细胞因子在浓度很低的情况下，仍具有极活跃的生物效应，主要炎性细胞因子和介质包括：肿瘤坏死因子-α(TNF-α)、肿瘤坏死因子-β(TNF-β)、白介素-1(IL-1)、白介素-2(IL-2)、白介素-6(IL-6)、白介素-8(IL-8)、干扰素-γ(IFN-γ)、白三烯(LT)、血小板活化因子(PAF)和血栓素 A_2(TXA_2)等(表 27-2)。

表 27-2　主要炎性细胞因子和介质及其原发性细胞来源

细胞因子和介质	原发性细胞来源
肿瘤坏死因子-α	巨噬细胞、Kupffer 细胞、PMN、NK 细胞、胶质细胞(astrocytes cells)、内皮细胞、T 细胞
白介素-1	巨噬细胞、B 细胞、T 细胞、NK 细胞、内皮细胞、上皮细胞、角化细胞(keratinocytes cells)、成纤维细胞、成骨细胞(osteoblasts cells)、树突细胞(dendritic cells)
白介素-2	THl 细胞
白介素-4	T 细胞(CD4 和 CD8)、肥大细胞、嗜碱细胞(basophils cells)
白介素-6	T 细胞、B 细胞、巨噬细胞、内皮细胞、成纤维细胞、胶质细胞、肝细胞(hepatocytes cells)
白介素-8	巨噬细胞、内皮细胞、T 细胞、血小板
白介素-10	B 细胞、TH2 细胞
白介素-12	巨噬细胞、PMN、角化细胞、树突细胞
白介素-13	T 细胞
干扰素-γ	TH1 细胞、自然杀伤细胞(NK 细胞)、巨噬细胞
GM-SCF	T 细胞、成纤维细胞、内皮细胞、基质细胞(stromal cells)

注：PMN，中性多形核白细胞；NK 细胞，自然杀伤细胞；GM-SCF，粒细胞/巨噬细胞集落–刺激因子；TH1 细胞，1 型 T 辅助细胞；TH2 细胞，2 型 T 辅助细胞。

(引自：Lin E，et al)

巨噬细胞、中性粒细胞等炎症细胞被激活后能产生多种炎性细胞因子，它们又可导致炎症细胞激活，两者互为因果，形成炎症级联反应(inflammatory cascade)。但是，机体为防止过度的炎性反应而产生各种抗炎介质(anti-inflammatory mediators)。主要的抗炎介质有：白介素-4(IL-4)、白介素-10(IL-10)、白介素-13(IL-13)、前列腺素 I_2(PGE_2)、前列环素 I_2(PGI_2)、脂氧素(lipoxin)、NO和膜联蛋白-1(annexin-1)等。机体内抗炎介质与炎性介质能在不同的环节相互作用、相互拮抗并形成极其复杂的炎症调控网络，以防止过度炎性反应对组织的损伤。创伤早期引起的炎性反应借助于炎症局部促炎介质与抗炎介质的平衡，有助于控制炎症而逐渐恢复健康，但抗炎介质过度代偿性增加可迅速导致严重组织损伤，甚至发生多器官衰竭(MOF)或死亡；过度代偿性抗炎反应也可导致免疫功能抑制状态(immunosuppressed state)，后者可增加对感染的易感性(图 27-1)。

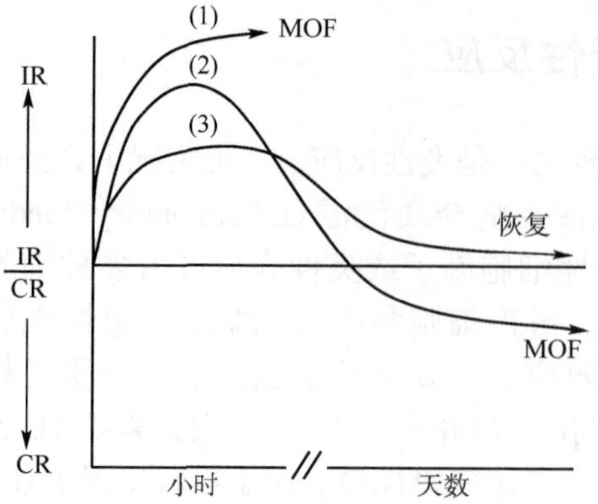

图 27-1 创伤的急性炎症反应示意图

IR，炎症反应；CR，代偿性反应；MOF，多器官衰竭。(1)表示抗炎介质的过度代偿性增加迅速引起严重组织损伤，甚至 MOF 或死亡；(2)表示过度代偿性抗炎反应可引起免疫功能抑制；(3)表示促炎介质与抗炎介质的平衡有助于机体恢复健康

(引自 Lin E，et al)

三、代谢变化的特点

创伤后的代谢反应是由创伤所激发的神经内分泌反应和炎性细胞因子、介质所共同调控的(图 27-2)，其取决于创伤的严重程度、持久性及其合并症。此外，在饮食不足或禁食的情况下，势必动用体内的能源储备。经重大手术后，尽管无并发症，但其基础能量消耗可比正常增加约 10%，如果合并感染时，其能量的需求可比正常时高 1.5～2 倍。

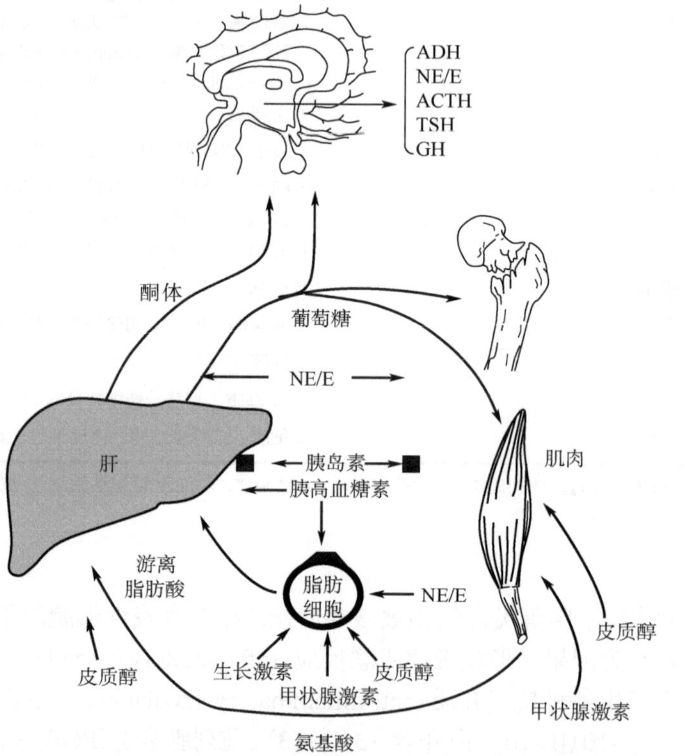

图 27-2 创伤致神经内分泌应激反应对机体代谢的影响

ADH，抗利尿激素；NE / E(norepinephrine，NE / epinephrine，E)，去甲肾上腺素/ 肾上腺素；ACTH，促肾上腺皮质激素；TSH，促甲状腺素；GH，生长激素

(引自：Margenthaler J A，et al)

(一)蛋白质代谢改变

创伤后蛋白质分解增加，同时蛋白质合成速率增快。手术创伤后组织蛋白质分解与手

术创伤大小、严重程度、有无合并症、感染、患者年龄及机体健康状态等因素有关。此外，创伤后蛋白质分解还与其他因素也有关，如皮质激素、儿茶酚胺等可促使蛋白质分解；酮体形成或麻醉镇静剂可减少蛋白质分解。

手术创伤后组织蛋白代谢改变的主要原因与机制是：①提供能量，以促进创伤愈合。在创伤情况下，约30%的能量来自蛋白质，但在单纯饥饿的情况下，首先动用的是脂肪，而不是蛋白质，即大约75%的能量来自脂肪，以节省体内蛋白质。可见，在手术创伤与饥饿时的蛋白质消耗是有差别的。②在手术和创伤时，不仅蛋白质的分解率增加，而且合成率也增加。据手术和创伤后以核素示踪法监测的蛋白质合成率和分解率的研究资料表明，重度骨创伤和腹部大手术时的蛋白质合成率和分解率分别是14.9%～50%和66%～93.5%，分解率增高比合成率增高更为明显。其%为试验组与对照组的比较百分比。③合成急性时相蛋白(acute phase protein，AP)的速度明显增高。AP 主要由肝细胞合成，创伤后肝脏将调整优先合成具有免疫防御功能的 AP，而白蛋白的合成相对减少。因此，在急性反应期 AP 浓度的迅速升高为其特征之一。AP 的种类很多，如 C-反应蛋白(C-reactive protein)、血清淀粉样 A 蛋白(serum amyloid protein A)、α-酸性糖蛋白(α-acid glycoprotein)和α-抗糜蛋白酶(α-antichymotrypsin)等。这些 AP 具有启动机体迅速防御的功能。④手术创伤后，氨基酸在组织间和器官间的转运增加，主要为丙氨酸和谷氨酰胺，前者为肝脏葡萄糖异生的原料，后者为胃肠黏膜所利用。肌肉是体内最大的氨基酸库，比血浆的含量要大30倍，加上谷氨酰胺，肌肉的氨基酸含量为总氨基酸的60%。通常，手术后血浆中的总氨基酸迅速下降，至第2～7天时又恢复至手术前水平。

(二)糖类代谢改变

手术创伤后血糖增高、糖尿，葡萄糖的氧化过程加快，葡萄糖耐量曲线常是“糖尿病”型，其改变程度与手术创伤的病情呈正相关。创伤后高血糖的发生原因与机制是：①创伤后，高血糖与一般糖尿病不同，因为它不是由胰岛素缺乏引起的，通常胰岛素水平增高，而组织对胰岛素的反应性降低，即与对胰岛素的抵抗有关，这是因为创伤反应使胰高血糖素、儿茶酚胺、皮质醇、生长激素等激素水平升高，它们均促使血糖升高。②肝对糖类和蛋白质的代谢加速，促使糖原分解为葡萄糖而进入血液，又将氨基酸转化为葡萄糖，同时进入血液中。③创伤后对葡萄糖的利用发生障碍，特别是伤后如有组织低灌注时，对葡萄糖的利用很不充分。

(三)脂肪代谢改变

创伤后机体动员储存的脂肪，以提供额外能量的需要。重大手术后，每日消耗脂肪的量可达500g。创伤后，在神经内分泌激素如 ACTH、皮质激素、儿茶酚胺、GH、胰高血糖素等的作用下，体内脂肪分解加速，主要是三酰甘油酶促使三酰甘油分解而血中脂肪酸增多。在正常情况下，酮体进入肝外组织后，经连续酶反应，分解为2分子乙酰辅酶A，进入三羧酸循环，完全氧化成 CO_2 并供给能量。脑组织在正常情况下，主要依靠葡萄糖供给能量，但在饥饿时则主要依靠酮体供给能量。饥饿患者肝酮体生成增加，这是因为在饥饿时肌肉和脑等组织利用酮体增加，以保留蛋白而减少糖原异生，但是在创伤手术时，酮体生成减少，这是由于肾上腺素、ADH 等释放过多而抑制酮体生成，但此时脂肪分解仍加速，游离脂肪酸在血液中的浓度也很高(图27-3)。

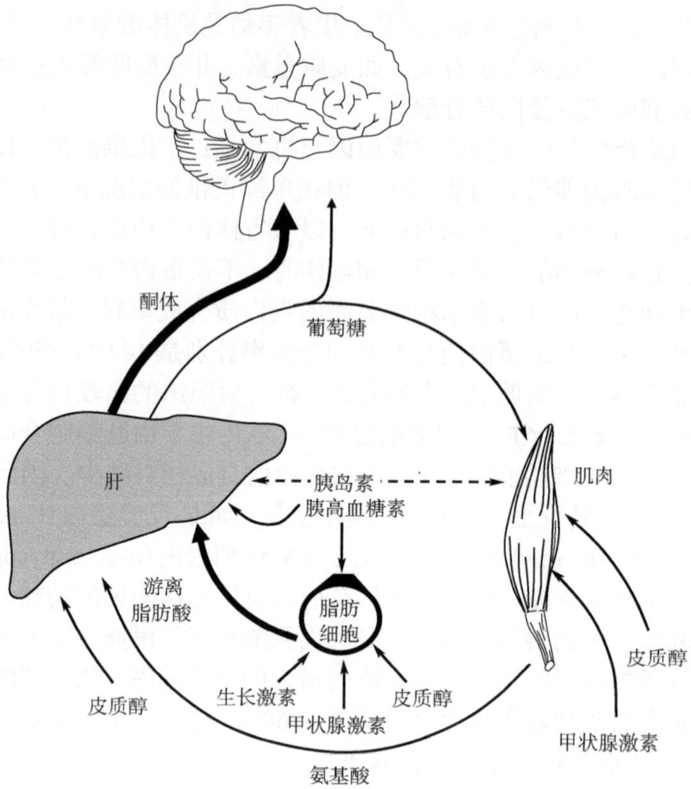

图 27-3　慢性饥饿时的机体代谢改变
（引自：Way LW，et al.）

第二节　外科疾病常见血气改变与酸碱失衡的主要类型

外科疾病常见酸碱失衡的主要类型：

（1）单纯性酸碱失衡中，最常见的是代谢性酸中毒，这与外科感染或烧伤或创伤和手术等引起代谢反应的特点和手术禁食及严重腹泻或肠道引流或肠瘘等因素有关。其次是代谢性碱中毒，主要与严重呕吐或胃肠减压引起大量丢失 Cl^-、K^+、H^+，而导致低钾低氯性代谢性碱中毒等有关。

（2）混合性酸碱失衡：外科疾病或手术时可以合并两种以上混合性酸碱失衡，如双重酸碱失衡（DABD）和三重酸碱失衡（TABD）。

外科疾病常见的酸碱失衡有以下几种类型，其主要特点归纳如表 27-3。

表 27-3　外科疾病常见的酸碱失衡类型

	pH	H^+	$PaCO_2$#	HCO_3^-	AG
正常	（7.4±0.05）	（40±5）nEq/L	（40±5）mmHg	（24±3）mmol/L	（12±4）mmol/L
单纯性酸碱失衡					
代谢性酸中毒	↓	↑	↓	⇓	↑

续表

	pH	H^+	$PaCO_2$#	HCO_3^-	AG
代谢性碱中毒	↑	↓	↑	⇑	=
呼吸性酸中毒	↓	↑	⇑	↑	=
呼吸性碱中毒	↑	↓	⇓	↓	=
复合型酸碱失衡					
代酸（高 AG）合并代碱	=	=	=	=	↑
代酸（正常 AG）合并代碱	=	=	=	=	=
代酸合并呼碱	=	=	↓	↓	↑
代酸合并呼酸	↓	↑	=	=	↑
呼酸+代碱+代酸	↓	↑	↑	↑	↑
呼碱+代碱+代酸	↑	↓	↓	↑	↑

注：=，正常范围；↑，高于正常；↓，低于正常。# $PaCO_2$ =（40±5）mmHg[（5.33±0.667）kPa]。

外科疾病常见的酸碱平衡失调可用酸碱列线图（图 27-4）初步判定出单纯性急性或慢性呼吸性酸碱失衡和代谢性酸碱失衡，而且还可以判定混合性酸碱紊乱。在图 27-4 中，A 区域为急性呼吸性酸中毒+代谢性酸中毒，B 区域为慢性呼吸性酸中毒+代谢性碱中毒，C 区域为呼吸性碱中毒+代谢性碱中毒，D 区域为慢性呼吸性碱中毒+代谢性酸中毒。该图只能作为临床参考，必须结合临床综合分析，始能得出较为正确的结论。

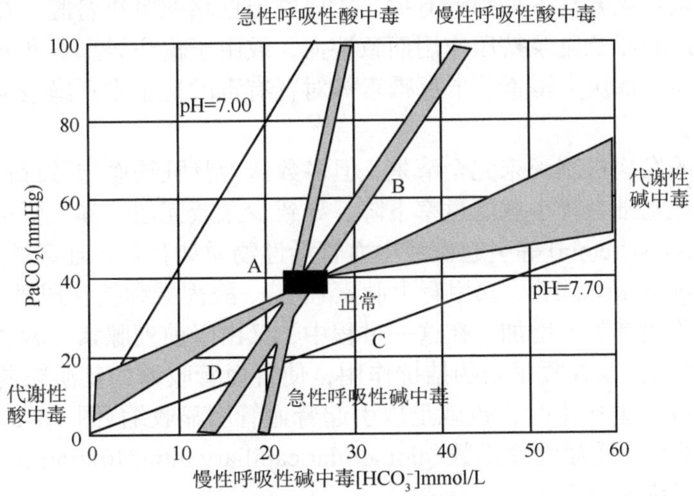

图 27-4　酸碱列线图

（引自：Robert F r J，et al）

（一）代谢性酸中毒

代谢性酸中毒是外科临床上最常见的酸碱失衡，主要有两种，一种是高 AG 型代谢性酸中毒；另一种是正常 AG 型代谢性酸中毒。

1. 外科患者发生高 AG 型代谢性酸中毒的主要原因

(1)外科疾病如感染、休克引起的循环功能不全或代谢障碍所造成的组织灌注不良，组织缺氧而致乳酸堆积导致乳酸性酸中毒，是外科患者常见的酸中毒原因之一。由于乳酸盐的绝对值增加，使血内乳酸盐与丙酮酸盐值增大，血 pH 降低。

(2)手术或创伤后有时可并发肾功能不全，因为手术创伤引起抗利尿激素分泌过多，影响排尿功能。有时长期低血压或休克等引起急性肾功能不全，妨碍酸性代谢产物的排出。体外循环及术后或大手术后可引起急性肾衰竭(ARF)。

急性肾衰竭是心脏体外循环术中或术后或创伤或大手术引起的严重并发症之一。其发生率大约为 1%，婴幼儿可达 8%～10%，死亡率很高。心脏外科手术中/术后或创伤或大手术引起的急性肾衰竭绝大多数属急性肾小管坏死，其病因主要有肾缺血性因素和肾毒性因素两方面。

1) 肾缺血性因素：主要与下列因素有关。①体外循环时低血流灌注状态，使肾血流量(RBF)和肾小球滤过率(GFR)降低，与低灌注状态的严重程度和体外循环时间延长有直接关系。通常，体外循环时间＞2.5 小时者，术后急性肾衰竭的发生率明显升高。②主动脉钳夹阻断主动脉血流 30 分钟即可造成肾血流量明显下降，血浆肾素明显升高导致肾功能损害。如同时应有股动–静脉分流或部分心肺转流增加肾血流量，可起一定的肾功能保护作用。③肾动脉栓塞：在体外循环中的血栓、气栓、脂肪栓或置换人工瓣膜心脏血栓脱落等，可引起肾动脉栓塞导致急性缺血性肾脏损害。④低心排综合征也可导致肾血流明显减少而致急性肾衰竭。

2) 肾毒性因素：主要与下列因素有关。①血红蛋白堵塞肾小管腔。在体外循环时由于血液接触管道、过滤器及血泵挤压作用而致溶血，或由于输注异型血和各种输血反应可引起溶血。②有些药物如庆大霉素、卡那霉素等对肾有毒的抗生素；磺胺类药物可在肾小管形成阻塞性肾损害。

急性肾衰竭的发病机制尚未完全清楚，但多数认为肾脏缺血与肾毒物引起的急性肾衰竭的主要病理生理基础是肾小球滤过率下降，导致少尿或无尿。其主要机制是外科应激性缺血(surgical stress ischemia)等引起血液中血管活性物质如肾素、血管紧张素、血栓素 A_2、血管加压素(vasopressin ADH)、去甲肾上腺素(NA)、醛固酮和抗利尿激素(ADH)等增加，导致肾血管收缩并使其阻力增加。在这一过程中，又由于前列腺素、激肽类和心房钠尿肽(ANP)等内源性肾素–血管紧张素的拮抗作用，使肾血管收缩的刺激减弱，但是如果前列腺素等合成减少或失去作用时，也就足以引起肾血管明显收缩(图 27-5)，结果肾血流量(RBF)和肾小球毛细血管超滤率系数(glomerular capillary ultrafiltration coefficient, *Kf*)降低而导致肾小球滤过率明显下降。

肾缺血损伤可引起肾小管受损，后者可由于血红蛋白和肾小管上皮细胞坏死脱落等因素发生肾小管阻塞和反漏机制，肾小球滤过率更加降低(图 27-6)。肾小管反漏是指肾小管上皮缺血损伤后坏死脱落，肾小管壁破坏失去其完整性，肾小管腔内原尿反流扩散到肾间质，可引起肾间质水肿，并压迫肾单位加重肾缺血，使肾小球滤过率更进一步下降。

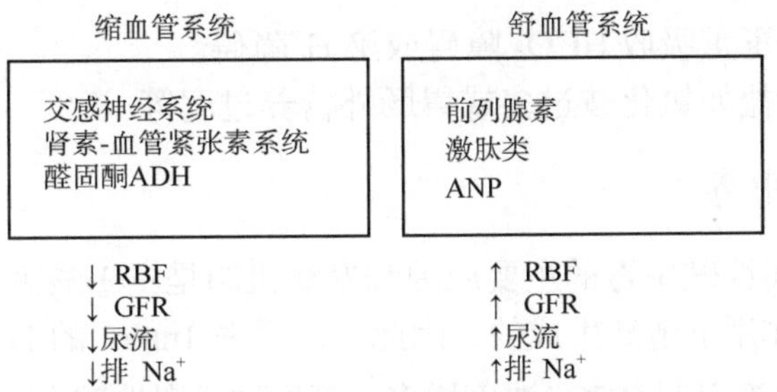

图 27-5　神经体液因素对肾脏血管的调节

RBF，肾血流；GFR，肾小球滤过率；ADH，抗利尿素；ANP，心房钠尿肽

（引自：Sladen R N）

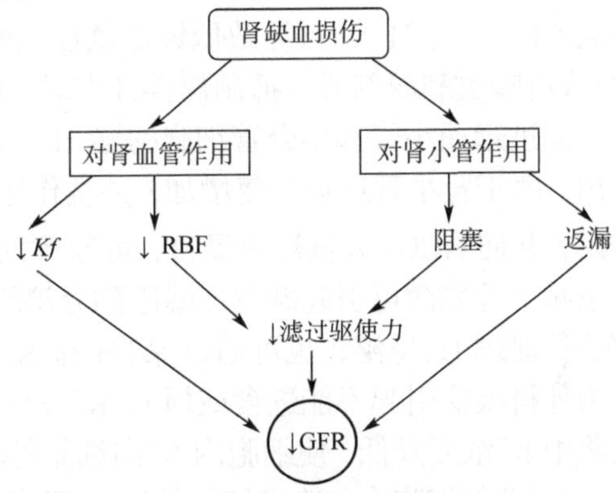

图 27-6　急性肾衰竭的发病机制示意图

Kf，肾小球毛细血管超滤率；RBF，肾血流量；GFR，肾小球滤过率

（引自：Aronson S）

体外循环中或术后或创伤或大手术引起的急性肾衰竭对水、电解质紊乱和酸碱平衡的影响，尤其是在少尿期有较明显的临床表现。①少尿和水代谢紊乱：主要由于有效循环血量不足和肾素–血管紧张素系统兴奋致肾血管痉挛，特别是肾皮质的入球小动脉发生持续性痉挛收缩，此时不仅引起肾小球滤过率显著降低，而且肾小管壁上皮细胞受损以致坏死，或沉积物阻塞肾小管，结果引起肾小球滤过液流经肾小管时漏到管外造成肾水肿。在少尿期间，体内常出现低渗性水潴留，甚至水中毒，再加上因外周循环不良而不显性失水减少或输入液体过多而加重水钠潴留。严重时可发生心力衰竭、脑水肿等。②代谢性酸中毒：与肾小管损伤，使肾小管的排泌 H^+、NH_3 功能降低；肾小管对 HCO_3^- 的重吸收和 HCO_3^- 的新生成减少；再加上，尿量锐减，以致组织分解代谢产生的酸性物质如硫酸根、磷酸根等排出降低有关。③高钾血症：与肾小管排泌 K^+ 的功能降低而致 K^+ 不能正常排出；酸中毒而使细胞内 K^+ 移出到细胞外；此外，各种毒性物质引起组织细胞的破坏或大量输入库存血等造成 K^+ 大量释放有关。

在急性肾衰竭多尿期，常因多尿伴 Na^+、K^+ 的排出也随之增加而可发生脱水、低钠血症、低钾血症、低钾低氯性代谢性碱中毒。

(3) 酮症酸中毒：在外科手术禁食或饥饿时，当体内糖原消耗后，大量动用脂肪供能可发生酮症，特别是在组织低灌注条件下，因脂肪酸和酮体不能充分氧化而更容易导致酮体增加，甚至酮症酸中毒。外科疾病合并糖尿病、酒精中毒等时，如果接受手术创伤则更加促进上述过程而引起酮症酸中毒。

2. 外科患者发生正常 AG 型代谢性酸中毒的主要原因

(1) 碱丢失过多：如严重腹泻、小肠瘘、胰瘘、胆瘘或肠道引流等使碱性物质丢失过多，这是由于含 HCO_3^- 的碱性肠液大量丢失可引起高氯性酸中毒，甚至导致低血容量性休克。

(2) 大面积烧伤和创伤时，大量血浆渗出，也可伴 HCO_3^- 大量丢失。

(3)肾小管性酸中毒重吸收HCO_3^-障碍或泌H^+障碍。

(4)应用含氯酸性盐如氯化铵过多或胃肠外营养过度等。

(二)代谢性碱中毒

外科疾病发生代谢性碱中毒的主要原因和发病机制是：①酸丢失过多，H^+是由细胞内H_2CO_3在碳酸酐酶的作用下解离生成的，因此，每丢失1nmol的H^+，必然同时生成1nmol的HCO_3^-，后者返回血液引起HCO_3^-浓度增多，可导致代谢性碱中毒。常见于严重呕吐或胃液抽吸而过多丢失含盐酸的胃液，使Cl^-、H^+丢失，造成血浆中HCO_3^-的浓度升高发生代谢性碱中毒。胃液中含较高浓度的HCl，含Cl^-、K^+、Na^+，其中，胃液中Cl^-的浓度为120～160mmol/L，比血浆中高，胃液中K^+的含量为血浆的2倍，所以严重呕吐或胃肠减压引起大量丢失Cl^-、K^+、H^+，可导致低钾低氯性代谢性碱中毒。②长期或过量使用髓襻利尿剂(如速尿)或噻嗪类利尿剂时，抑制髓袢升支对Cl^-、Na^+和水的重吸收，到达远曲小管的尿流速增加；促进远曲小管和集合管细胞的泌H^+、泌K^+增加，以加强对Na^+的重吸收，促进Cl^-的排出。由于肾小管远端流速增加，冲洗作用增强，使肾小管内H^+浓度急剧降低，促进H^+的排泌，并使HCO_3^-大量被重吸收，可导致低钾低氯性代谢性碱中毒。③手术创伤或细胞外液容量减少等刺激可引起继发性醛固酮分泌增多，通过刺激集合管泌H^+细胞的H^+-ATP酶(氢泵)，促进H^+排泌，也可通过保Na^+排K^+促进H^+排泌而导致低钾性碱中毒。④低钾血症：因外科疾病引起不能进食或摄取K^+过少或胃肠引流或严重呕吐等导致低钾血症时，由于血浆中K^+浓度降低，使细胞内K^+向细胞外转移，即细胞内每移出3个K^+，就有2个Na^+和1个H^+进入细胞内，造成细胞外液H^+降低而发生代谢性碱中毒，此时，肾小管上皮细胞内缺K^+，而K^+-Na^+交换减少，H^+-Na^+交换增强，可发生低钾性碱中毒。因肾泌H^+增多，尿液反而呈酸性为其特点。⑤碱过量负荷引起代谢性碱中毒：常见于矫正代谢性酸中毒时，输入过多的碳酸氢钠或大量输入柠檬酸盐抗凝的库存血。

(三)呼吸性酸中毒

外科疾病或创伤、手术等引起呼吸性酸中毒的主要原因是：①呼吸道梗阻，可见于呼吸道异物、喉头水肿或血肿压迫等引起呼吸道急性梗塞，是导致急性Ⅱ型呼吸衰竭的常见病因。②肺通气功能障碍，如胸、腹部手术或损伤后，可发生限制性通气不足(restrictive hypoventilation)。通常吸气运动是吸气肌收缩引起的主动过程，呼气则是肺泡弹性回缩和肋骨与胸骨借重力作用复位的被动过程。常因胸、腹部手术而直接影响这种主动过程致通气功能不足；又如呼吸道感染、支气管痉挛、支气管壁充血肿胀，管腔内分泌物潴留或肺不张、肺炎等也可使肺通气功能障碍；车祸造成的胸部创伤，大部分是非贯穿性的辗伤或压伤，可引起单一肋骨骨折、多发性肋骨骨折或肋骨骨折伴有胸骨骨折。由于多发性骨折或多个肋软骨破裂，结果常形成“打禾器”胸(flail chest)。这类创伤可致伤区胸壁反常运动，故在吸气时膈肌下降、胸腔膜内压较负，受伤区的胸壁被周围大气压向内推压；而在呼气时，胸内压大于大气压，受伤区胸壁被推向外面。由于肺的反常运动，即在呼气时空气自一侧肺流向另一侧肺，患者实际上吸入一部分由自己呼出的气体，这种交流式“钟摆运动”(pendaluft)相当于在无效腔中重复呼吸(图 27-7)。结果，进入有功能的肺泡内的气体，其PaO_2较低，而$PaCO_2$较高，导致严重的低氧及血碳酸过多，致呼吸性酸中毒。胸部贯穿伤有时可造成纵隔“钟摆”样运动，不仅妨碍正常的心脏静脉回流，还可导致循环功能不全，而且因空气在两侧肺内往返流通，使 PaO_2 下降，$PaCO_2$ 升高，导致严重缺氧及呼吸性酸中毒。③外科创伤、感染、休克或急性胰腺炎等引起急性呼吸窘迫综合征（ARDS）。在 ARDS 晚期由于严重的肺功能损伤导致呼吸性酸中毒。④在体外循环中有时可因氧合器中吹入 CO_2 浓度偏高，或其排气性能不佳，或未给自体肺进行机械通气等可发生呼吸性酸中毒。⑤颅脑损伤或脑水肿的中、晚期，呼吸中枢受到明显抑制时可引起中枢性呼吸功能障碍。

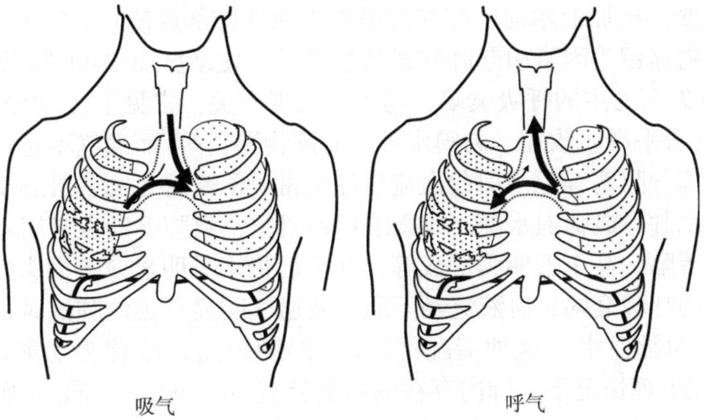

图 27-7　“打禾器”胸的反常及钟摆运动
（引自：Cherniack R M，et al）

（四）呼吸性碱中毒

外科疾病引起呼吸性碱中毒的主要原因为：①应用人工呼吸器或麻醉辅助呼吸时，呼吸频率过快、过深，潮气量过大，持续时间过长而使 CO_2 排出过多，CO_2 排出多于体内生成的 CO_2，结果 $PaCO_2$ 降低，导致呼吸性碱中毒。②在创伤后早期，由于多种肺内、肺外的刺激因素使通气增强，通气量增加，CO_2 从呼气中排出增多，而发生呼吸性碱中毒。③高热或严重感染等使机体代谢率增高，通气量增加，CO_2 排出量增加而 $PaCO_2$ 下降，致呼吸性碱中毒。④手术或创伤引起的应激反应，如代谢率增加、组织蛋白分解加速、体温升高和氧耗量增加等全身应激性代谢反应易出现过度通气。⑤各种原因引起的低氧血症早期，通过刺激颈动脉体和主动脉体的外周化学感受器，冲动经窦神经和迷走神经传入延髓，反射性地引起呼吸加深、加快。缺氧时呼吸运动增强的代偿意义是，通过增加肺泡通气量以提高 PaO_2；通过胸廓运动增强使胸腔负压增大，可增加回心血量以提高心排血量和肺血流量，有利于肺血摄取氧和运输更多的氧。⑥颅脑外伤早期，由于呼吸中枢受刺激，常使通气量增加，$PaCO_2$ 降低，此时常表现为呼吸不规则。

（五）混合性酸碱失衡

外科疾病或手术时可以合并两种以上混合性酸碱平衡失调，如双重酸碱失衡（DABD）：代谢性酸中毒（高 AG 型）合并代谢性碱中毒、代谢性酸中毒（正常 AG 型）合并代谢性碱中毒、代谢性酸中毒合并呼吸性碱中毒、代谢性酸中毒合并呼吸性酸中毒等；也可合并三重酸碱失衡（TABD），即呼吸性酸中毒合并高 AG 型代谢性酸中毒和代谢性碱中毒、呼吸性碱中毒合并高 AG 型代谢性酸中毒和代谢性碱中毒等。

（六）低氧血症

外科疾病或手术创伤可发生不同程度的低氧血症。胸心手术或腹部大手术等造成的创伤致呼吸动力改变，加上已经存在的阻塞性肺部疾患、支气管分泌物潴留、支气管痉挛等引起通气功能障碍；或因肺部感染、循环功能不全等引起通气/血流比例失调或肺内分流为主的呼吸衰竭，均可导致 PaO_2，下降致低氧血症。其发生原因与主要机制有（图 27-8）：①低通气为主的呼吸衰竭，主要由于胸部手术造成的创伤、疼痛、药物抑制或胸腔积液等原因呼吸动力改变，再加上术前已存在的慢性阻塞性肺部疾病（COPD）、小气道阻塞、支气管痉挛或分泌物潴留等因素引起肺泡通气量降低，使动脉血 PaO_2 降低与 $PaCO_2$ 升高。②通气/血流比例失调为主的呼吸衰竭，与下列因素有关：常见于 COPD 病例，由于小气道阻力增加（支气管平滑肌收缩、黏膜水肿、分泌物潴留等）而通气不足；肺泡壁毛细血管床减少及肺血管部分阻塞等原因引起血流灌注失常，导致通气/血流比例失调；在体外循环中引起的肺间质水肿，或肺泡水肿，或微细颗粒阻塞，致肺毛细血管堵塞或肺表面活性物质减少，致肺泡萎陷，甚至透明膜形成等，在术后仍未见明显改善而影响肺的弥散功能。③肺内分流为主的呼吸衰竭，血液流经不通气或通气明显不足的肺泡时，静脉血未经充分氧合而直接流入动脉血中，这种情况类似动-静脉短路，故称为功能性分流（functional shunt）。此外，在生理情况下，肺内存在的解剖分流（anatomic shunt），血流量占心排血量的 2%～3%。

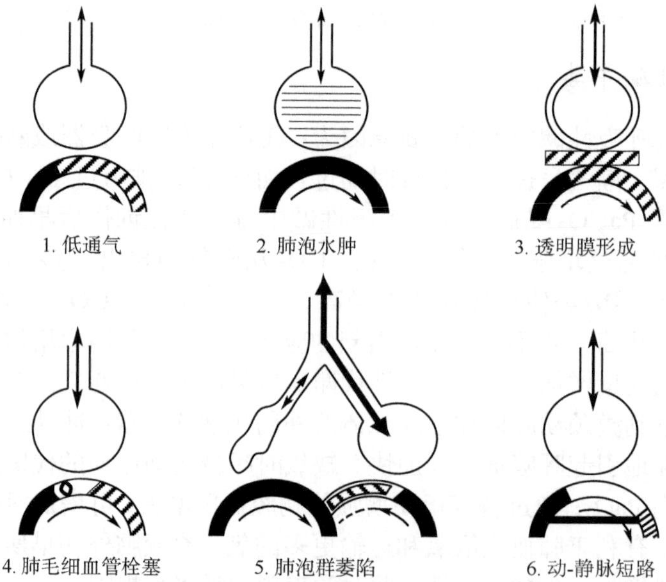

图 27-8　通气/血流比值异常低氧血症

在心脏外科手术后，肺内血流分流包括解剖分流和功能性分流增加的原因为：①在体外循环过程中，曾由于液体负荷量过多使肺毛细血管床过度充盈和淤滞，导致肺动脉高压及肺微循环障碍而部分肺动-静脉交通支开放；②肺泡-毛细血管膜的通透性增加，导致肺泡水肿；③肺泡表面活性物质减少或失效导致肺泡群萎陷；④肺泡透明膜形成，直接影响气体弥散。这些病理生理改变导致肺通气功能障碍、肺通气/血流比例失调和肺内分流增加，引起呼吸衰竭。

早期判别低氧血症的发生原因有助于其正确治疗。通过血气分析和肺泡–动脉血氧分压差可以判别和分析其缺氧的原因(表 27-4)。

表 27-4　低氧血症原因的鉴别

缺氧机制	$PaCO_2$	PaO_2	P(A-a)O_2	对吸纯氧的反应	举例
PAO_2↓					
FiO_2	↓	↓	正常	>550	高空、高原
通气障碍	↑	↓	正常	>550	神经肌肉疾病等
静脉血掺杂					
右向左分流	正常或↓	正常	↑	<550	ARDS、间隔缺损
V_A/Q 不匹配	正常或↓	正常	↑	>550	肺炎、哮喘、COPD
弥散障碍	正常或↓	正常	↑	>550	肺泡蛋白沉积症

注：PAO_2，肺泡气 O_2 分压；$PaCO_2$，动脉血氧 CO_2 分压；P(A-a)O_2，肺泡-动脉血氧分压；V_A/Q，通气/血流；FiO_2，吸入气 O_2 浓度；ARDS，急性呼吸窘迫综合征；COPD，慢性阻塞性肺疾病；P(A-a)O_2 的正常值为< 15～20mmHg。

(引自：Sue D Y，et al)

(七)氧供与氧耗关系的失衡

全身炎症反应为基础的危重病症，如脓毒血症，休克，严重肝、胰疾病等可引起氧供(DO_2)降低、氧耗(VO_2)增加、临界氧供(DO_{2c})明显增高，并引起氧耗的病理性氧供依赖相。因此，观察氧供(DO_2)和氧耗平衡状态的氧动力学监测，对了解循环状态具有很大的意义。氧供等于心排血量(CO)和动脉血氧含量(CaO_2)的乘积，其正常值为 1000ml/min。这些患者常发生组织氧供减少。氧耗等于心排血量和动静脉血氧含量差(CaO_2-CvO_2)的乘积，其正常值为 250ml/min。这些患者因全身炎症反应而代谢率升高，氧耗明显增加。此时临界氧供明显增加，造成“氧耗的病理性氧供依赖”，其氧耗依赖于氧供改变，即氧耗随氧供下降而呈线性降低。在这种情况下，组织摄取氧的能力严重缺陷，即其氧摄取率(OER)明显降低(OER 的正常值为 25%)，此时，组织已严重缺氧，导致“氧债”，细胞缺氧使糖代谢不能进入三羧酸循环而转为无氧酵解加强，因而常伴随着血清乳酸浓度高，甚至乳酸性酸中毒。

第三节　外科疾病常见水电解质紊乱的特点

外科疾病常见的水、电解质平衡失调：

(1)外科疾病常见的体液代谢失调是脱水和水中毒

1)脱水

A.等渗性脱水：外科疾病患者最易发生的一种缺水类型。

B.低渗性脱水。

C.高渗性脱水。

2)水中毒：表现为稀释性低钠血症。多发生于大手术后，机体内抗利尿激素本来已分泌过多，尿量减少，如这时大量输入 5%葡萄糖溶液即易发生水中毒等。

(2)常见的电解质紊乱是 K^+ 失调(低钾血症和高钾血症)等。

一、水、电解质代谢

水是人体组成中含量最多的成分，而且溶于其中的各种电解质等组成的体液是生命活动的必需物质。成年男性总体液(TBW)约占体重的 60%，女性约占 50%，婴儿约占 75%，老年人随年龄增长而逐渐减少。细胞内液(ICF)为总体液的 2/3，细胞外液(ECF)为总体液的 1/3，在细胞外液中，3/4 为组织间液(interstitial fluid，ISF)，另 1/4 为血管内液(intravascular fluid，IVF)。

组织间液中还有一部分分布于一些密闭的腔隙(如关节腔、颅腔、胸膜腔、腹膜腔和肠腔)中，也称第三间隙液，这一部分由上皮细胞分泌产生，又称跨细胞液(transcellular fluid)。在病理情况下，这部分水发生明显变化，影响体液平衡。体液总量随脂肪的增加而减少，脂肪组织含水量只为 10%。因此，肥胖者体液总量占体重的比例比瘦人少，通常瘦人对缺水有更大的耐受性。总体水分为两个主要部分，即细胞内水和细胞外水，两部水为细胞膜所分隔。细胞膜是半透膜，只允许水分和小分子溶质(如尿素)自由透过；Cl^-、葡萄糖、氨基酸等也有较高的通透性而大分子蛋白质及 K^+、Na^+等离子不能自由通过，所以，Na^+、Cl^-是细胞外液中的主要离子，K^+、Mg^{2+}、Cl^-各种有机酸和磷等是细胞内液中的主要离子(表 27-5)。细胞内、外液中，Na^+和 K^+的浓度相差如此之大，主要是由于细胞膜上钠泵(Na^+，K^+-ATP 酶)的作用，主动将 Na^+泵出到细胞外而将 K^+泵入到细胞内。

表 27-5 体液中主要电解质的含量

电解质	血浆(mEq/L)	细胞内液(mEq/L)	细胞外液(mEq/L)
Na^+	142	10	140
K^+	4	150	4.5
Mg^{2+}	2	40	2
Ca^{2+}	5	1	5
Cl^-	103	103	117
HCO_3^-	25	7	28

(引自：Kaye A D，et al)

细胞外液在毛细血管外的分布取决于毛细血管的静水压和渗透压平衡，其中，主要是来自心泵的毛细血管静水压和由血浆蛋白浓度所维持的胶体渗透压。血液和组织间液在静水压和渗透压的作用下处于动态平衡。液体分布达到平衡的速度可以通过 Starling 方程式进行计算，即液体通过半透膜的交换量等于其相对于半透膜的通透性乘以驱动液体交换的压力差，可用下式表示：

$$Jv = Kf(\Delta P - \Delta \pi)$$

式中，Jv 为血管和间质液之间转运液体的比率；Kf 为毛细血管床的水渗透系数；ΔP 为毛细血管和间质液之间流体静水压力梯度；$\Delta\pi$ 为毛细血管和间质液之间胶体渗透压力梯度。在正常情况下，血浆胶体渗透压的正常值为 24～26mmHg，而间质液大约为 12mmHg。水在血管内外的转移，与胶体渗透压有关，而在细胞内外的转移，与晶体渗透压关系密切。血浆晶体渗透压可用下式计算：

血浆晶体渗透压(mOsm/L)＝2×Na^+(mmol/L)＋ 葡萄糖(mg/dl)/18+尿素氮(mg/dl)/2.8

因尿素可以自由通过细胞膜，故可不计算在内，去掉尿素氮，称为有效晶体渗透压。调节细胞外液渗透压和细胞外液容量的因素，主要有抗利尿激素(ADH)、口渴中枢及肾素–血管紧张素–醛固酮系统的控制。ADH 是调节水平衡的主要激素，它由下视丘视上神经核分泌，储存于垂体后叶，当血浆渗透压升高或血容量减少时，垂体受到刺激而 ADH 分泌增多，作用于肾远曲小管和集合管上皮细胞，增加其管腔膜上的水通道而使其通透性增加，从而促进水的重吸收，减少水分排出。反之，当机体内水分过多而使细胞外渗透压降低时，ADH 分泌减少而产生利尿作用。当机体摄入较多食盐或水分不足时，细胞外渗透压升高，则刺激口渴中枢引起口渴感觉而增加饮水量。醛固酮是调节 Na^+和细胞外液容量的主要因素，它对肾脏的主要作用是促进远曲小管和集合管对 Na^+的主动重吸收，增加 Na^+-K^+交换而保 Na^+排 K^+；由于 Na^+的重吸收增加，Cl^-和水的重吸收也增加，因此也具有保水而致细胞外液量增加的作用。

正常人体每日水分的摄入和排出保持相对稳定状态。正常人每日摄入的水与排出的水是大致相同的，按生理需求分为生理需求量、显性失水和不显性失水。如正常成年人，在生理情况下每日出入水量大约是 2500ml。成人每人水分排出量包括显性失水(粪便含水 100～150ml，尿量 650～1600ml)、不显性失水(肺呼出的水排出量 300～400ml，皮肤蒸发 500ml)，合计 1500～2500ml。摄入量包括食物含水 700～1000ml、饮水 500～1200ml、内生水 300ml，合计 1500～2500ml。按体重计算，成人每日每公斤体重需要水 30～40ml，小儿则每公斤体重需要水 80～90ml，2 岁以下每公斤体重需水 100～160ml，因小儿代谢旺盛，所需水量相对成年人多。

二、水、电解质代谢失调

体液中最容易发生改变的是细胞外液部分，细胞外液部分又分为血浆和组织间液两大部分。这两部分体液的渗透压基本相等，但容量却大不相同，主要是由这两部分体液中的胶体渗透压不同所决定的。体液的渗透压主要取决于晶体液，当晶体液减少时，可使体液的渗透压明显下降，后者的降低可使血浆和组织间液中的水分都随之丧失。胶体液主要存在于血浆中，以维持血浆中的胶体渗透压。钠盐是决定细胞外液渗透压的主要无机盐，因此，血清钠浓度是决定血浆渗透压高低的主要因素。水、电解质代谢失调可以是缺乏，也可以是过剩。脱水时，根据血清钠浓度的高低将脱水分为等渗性脱水、低渗性脱水和高渗性脱水三种类型。

(一)等渗性脱水

水和钠成比例地丢失，细胞外液渗透压和血清钠均在正常范围内，是外科患者最易发生的一种缺水类型。其主要原因为：①胃肠道液大量急性丧失，如高位肠瘘、肠梗阻、频繁大量呕吐、胃肠吸引和严重腹泻等都可因丢失大量消化液而发生。各种胃肠分泌液在 24 小时可丧失的容量及其电解质量列于表 27-6。②烧伤也是造成等渗性脱水的原因之一，特别是大面积烧伤早期，体液和电解质在烧伤创面及其周围组织中大量渗出，其成分基本与细胞外液相一致。③大出血时血浆中的水和电解质均按正常比例丢失。④反复多次穿刺放出大量胸腔积液、腹水或引流。放腹水后，腹水再生很快，再生腹水的水分和电解质来自组织间液，而组织间液又从血浆获得补充。⑤细胞外液由于某种原因进入非功能性间隙(或称第三间隙)，称为内丢失(internal loss)。内丢失的常见原因是弥漫性腹膜炎或腹膜后炎症、肠梗阻、广泛性软组织创伤等。此时等渗细胞外液积聚在病变部位及其周围组织，结果导致细胞外液容量减少。

表 27-6　24 小时内可丧失的胃肠液量及其电解质量

胃肠分泌液	Na^+(mmol/L)	K^+(mmol/L)	Cl^-(mmol/L)	HCO_3^-(mmol/L)	容量(ml)
胃液(高酸度)	20(20～30)	10(5～40)	120(80～150)	0	1000～9000
胃液(低酸度)	80(70～140)	15(5～40)	90(40～120)	5～25	1000～2500
胰液	140(115～180)	5(3～8)	75(55～95)	80(60～110)	500～1000
胆汁	148(130～160)	5(3～12)	100(90～120)	35(30～40)	300～1000
小肠引流	110(80～150)	5(2～8)	105(60～125)	30(20～40)	1000～3000
回肠末端和盲肠引流	80(40～135)	8(5～30)	45(20～90)	30(20～40)	1000～3000
腹泻	120(20～160)	25(10～40)	90(30～120)	45(30～50)	500～17 000

注：括号内为 24 小时丧失量的范围。

(引自：Humphreys M H)

(二)低渗性脱水

低渗性脱水指失钠多于失水，血清 Na^+＜135mmol/L，血浆渗透压也相应＜280mOsm/L。低渗性脱水时细胞外液容量的减少更为显著，细胞外液容量减少的症状和体征较等渗性脱水更为明显，细胞外液中的水分易向细胞内液转移，甚至可导致脑细胞水肿。外科疾病引起低渗性脱水的主要原因为：①外科手术后胃肠道长期引流致胃肠道液体大量丢失或呕吐、腹泻等，失钠多于失水而发生低渗性脱水；②在外科疾病合并脱水的治疗过程中，补水过多而氯化钠补充不足时就可引起低渗性脱水；③有些外科疾病发生明显血容量降低或血压减低或肾功能损害时，肾脏的保 Na^+功能下降或失盐性肾炎会导致电解质丧失，特别是失 Na^+多于失水。

(三)高渗性脱水

高渗性脱水指失水多于失钠，血清 Na^+＞150mmol/L，血浆渗透压＞320mOsm/L。这种脱水主要是细胞内脱水，以口渴较重为特点。外科疾病发生这种脱水的主要原因为：①较长期禁食又未及时补充水分或食管疾病所致吞咽困难或昏迷患者不能进食等，水摄入严重不足；②反复大量使用脱水剂如甘露醇、高张糖或尿素之类高渗溶液。

(四)低渗性水过多(水中毒)

低渗性水过多(水中毒)是指入水量超过机体的排水量，由于水容量的扩张、溶质的稀释和细胞内水肿，表现为稀释性低钠血症。多发生于大手术后，机体内抗利尿激素本来已分泌过多，尿量减少，如这时大量输入 5%葡萄糖溶液即易发生水中毒。又如胸心手术后输血输液偏多，加上为纠正低心排综合征又输入较多缩血管药物；若合并肾衰竭而尿量减少时，体液潴留可致稀释性低钠血症。

（五）低钾血症

当血清钾＜3.5mmol/L 时即为低钾血症。外科患者比较容易发生低钾血症的原因为：①在手术后禁食阶段过多输注不含钾溶液，数日后即可造成低钾血症。即使禁食后，每日通过肾脏排出的 K^+为 20mmol，相当于氯化钾 1.5g。钠与钾不同，当钠摄入减少时，尿 Na^+排出立刻减少，使体内不致缺钠过甚，而钾不同，“多进多排，少进少排，不进也排”。②胃肠液大量丢失是外科更常见的致低钾原因，如长期呕吐、胃肠引流、幽门梗阻等。胃液中平均含 K^+为 10mmol/L，可见丢失 10～20L 胃液时，可发生明显低钾血症。输尿管乙状结肠吻合术或肠瘘或腹泻或长期过多使用泻药等可发生低钾血症。因严重腹泻每日从粪便中排水量达 3000ml，排 K^+25mmol/L，可致低钾血症。回肠末端和盲肠引流时，每日丢失水分为 1000～3000ml，丢失 K^+ 8mmol/L，可引起低钾血症。③经肾脏丢失 K^+增加，除排钾利尿剂以外，血液酸碱度变为偏碱，即血 pH＞7.45 时，肾脏排 K^+增加，这是因为在碱血症时肾小管细胞内的 H^+浓度降低，H^+-Na^+交换减弱，K^+-Na^+交换增强，尿中排 K^+增多，以致血钾降低。同时，碱血症时细胞外 H^+浓度降低，细胞内 H^+与细胞外 K^+交换，使细胞外 K^+进入细胞内而加重低血钾。而在酸中毒时则有与上述情况相反的改变。通常，血 pH 升高或降低 0.1，则血钾浓度大约降低或升高 0.6mmol/L（图 27-9）。

（六）高钾血症

当血清钾浓度＞5.5mmol/L 时即为高钾血症。外科患者发生高钾血症的主要原因为：①由于休克、脱水或失血等而有效循环血容减少，可影响肾脏的血液灌注导致 K^+从尿排出减少，而发生高钾血症。②大面积烧伤、挤压综合征、重度溶血反应等都有大量 K^+从细胞中释放出来，这些患者往往伴有一定的肾功能损害而排 K^+功能降低，导致高钾血症。③输入库存过久的血，因为血 K^+升高的程度与储血时间成正比，时间越久则 K^+浓度越高。通常，库存 2 周的血，含 K^+5～25 mmol/L。④外科疾病合并急性肾衰竭时，血钾升高较快的原因是：因少尿或无尿而从尿排出 K^+明显减少，通常，1 日无尿，血清 K^+可升高 0.3mmol/L；GFR 降低，若其滤过率＜10ml/min，进入远端的 Na^+减少而影响 Na^+与 K^+的交换；另外，还因为 ARF 合并酸中毒又可使 K^+从细胞内逸出到细胞外而血钾升高。

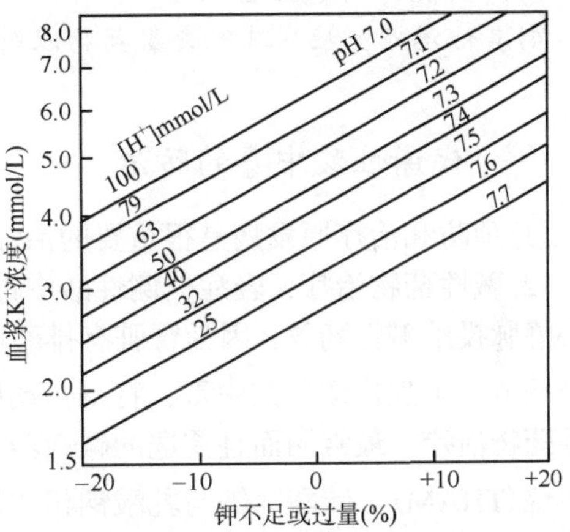

图 27-9　在不同血 pH（或 H^+ 浓度）时血浆 K^+ 浓度与机体总钾贮（total body potassium stores）之间的关系

（引自：Humphreys M H）

第四节 外科疾病常见血气改变、酸碱失衡与水电解质紊乱的治疗

一、酸碱失衡的防治原则

外科疾病常见酸碱失衡的治疗要点：

(1) 代谢性酸中毒的治疗

1) 预防和治疗原发病是很重要的治疗原则。

2) 轻症代谢性酸中毒患者可口服碳酸氢钠，每日 6g，分 3 次口服，不必静脉投给碱性药物。

3) 对重症代谢性酸中毒，特别是动脉血 pH<7.20 或 HCO_3^-<15mmol/L 时，应给予碱性药物。

(2) 代谢性碱中毒的治疗

1) 祛除病因及其诱发因素。

2) 纠正低血容量：对盐水反应型碱中毒的治疗是使用含 Na^+和含 Cl^-溶液的补充，以重新恢复有效细胞外液容量。在临床上应用等张 (0.9%) 或半张 (0.45%) 盐水静脉滴注是最重要的措施。

3) 纠正低钾低氯血症。

4) 其他治疗：应用其他含氯药物以纠正代谢性碱中毒。

(一) 代谢性酸中毒的防治

(1) 预防和治疗原发病是很重要的治疗原则。

(2) 碱性药物治疗：轻症代谢性酸中毒患者可口服碳酸氢钠，每日 6g，分 3 次口服，不必静脉投给碱性药物，因为肾脏有排酸保碱能力，约有 50%的酸要靠非碳酸氢盐缓冲系统来调节。重症代谢性酸中毒，特别是动脉血 pH<7.20 或 HCO_3^-<15mmol/L 时，应给予碱性药物治疗。最常用而且首选的碱性药物为碳酸氢钠，其次为乳酸钠，也可用三羟甲氨基甲烷 (THAM)。碳酸氢钠与乳酸钠相比较，前者因其可直接补充 HCO_3^-，作用迅速，但是因含 Na^+，过量时可增加钠负荷，而且其缓冲作用是最后分解为水和 CO_2，只有当 CO_2 排出体外才得以最终完成其缓冲作用。若通气不足会导致 CO_2 蓄积的危险，所以必须在通畅呼吸的情况下，才能使用碳酸氢钠。乳酸钠必须在肝脏内氧化分解后产生 HCO_3^- 而起缓冲作用，故显效较慢，还有加重乳酸血症的缺点，因此，乳酸钠不适于严重缺氧、休克、合并肝功能不良或心力衰竭等情况时的酸中毒治疗。THAM 为强有力的氨基缓冲剂，其优点为不含钠，既可以治疗代谢性酸中毒，又可以治疗呼吸性酸中毒，并有一定的利尿作用，但也有不少副作用，由于其碱性很强，可引起静脉炎或静脉血栓，由于 pH 迅速上升与 $PaCO_2$ 急剧降低而使呼吸抑制作用，故治疗时要注意其输入速度，并要避免其溢于皮下组织。

碱性药物用量的计算公式为

$$碱性药物用量(mmol)=(24-实测HCO_3^-)\times体重(kg)\times0.3$$

式中，24 为 HCO_3^- 的正常值(mmol/L)；0.3 为碳酸氢根在体液的分布间隙，约占体重的 30%，即稍大于细胞外液的百分比。

实际应用时，先给计算量的 1/3～1/2 量，并经 1 小时以上静脉滴注，然后根据病情与血气分析结果再加以调整。补碱治疗时在血气分析监护下，应分次补碱，每次补碱量宜小，不要过量以免导致代谢性碱中毒，特别是乳酸性酸中毒治疗时更应注意，因为乳酸性酸中毒恢复期常因乳酸本身经肝脏代谢形成 HCO_3^-，在血中 HCO_3^- 浓度增加而可形成碱血症。因此，治疗乳酸性酸中毒时，在投给碱性药物之前，应注意是否有严重低灌注或低血氧状态，若存在严重低灌注或低血氧时，应先补充液体与给氧治疗为宜。

(二)代谢性碱中毒的防治

(1)祛除病因及其诱发因素。

(2)纠正低血容量：因外科疾病伴有呕吐、厌食、禁食、胃液吸引或使用利尿剂等可发生细胞外液减少，有效循环血量不足导致盐皮质激素活动的继发性亢进，使远曲肾单位的 Na^+-K^+ 交换加速，引起尿液 K^+、Cl^- 丢失增加而发生低钾低氯性代谢性碱中毒，这种碱中毒多为盐水反应型碱中毒或盐水敏感型碱中毒。对这种碱中毒的首选治疗是使用含 Na^+ 和含 Cl^- 的溶液补充，以重新恢复有效细胞外液容量。在临床上，应用等张(0.9%)或半张(0.45%)盐水静脉滴注，即可恢复血浆 HCO_3^- 浓度。其治疗机制是因为生理盐水所含 Cl^- 较血浆多 1/3，补充 Cl^- 可促进过多 HCO_3^- 从尿中排出；此外，还由于远曲小管液中 Cl^- 含量增加，使皮质集合管分泌 HCO_3^- 增多而由尿排出 HCO_3^- 增加。

(3)纠正低钾血症：虽然盐水可以恢复血浆 HCO_3^- 浓度，但并不能改善其缺钾状态。如果不纠正低钾血症则因肾小管上皮细胞内缺钾，而 K^+-Na^+ 交换减少，代之 H^+-Na^+ 交换增多，H^+ 排出继续增多，HCO_3^- 重吸收仍增强，结果继续造成低钾性碱中毒；与此同时，因细胞外液 K^+ 浓度降低，使细胞内 K^+ 向细胞外转移，而细胞外的 H^+ 向细胞内移动，可加重代谢性碱中毒。低钾血症与碱中毒互为因果，形成恶性循环而难以得到纠正。因此，使用氯化钾治疗则既补 K^+，又补 Cl^-，是很有效的治疗措施。轻者口服氯化钾，每次 1～2g，每日 3～4 次。较严重低钾血症，如患者 24 小时尿量不少于 500ml，可静脉滴注氯化钾液，要稀释成 0.3%的溶液。通常，可将氯化钾 1～1.5g 稀释于生理盐水 500ml 中缓慢静脉滴注。在补钾之前，不要先输注较多的高渗盐水，因为高钠溶液将更加促进肾脏排 K^+，这是由于肾小管腔中 Na^+ 浓度增加后，因缺乏 H^+ 与之交换而使肾小管细胞的泌 H^+ 功能加强，以排泌更多的 K^+ 与 Na^+ 进行交换，而加重低钾状态。

(4)其他治疗：应用其他含氯药物以纠正代谢性碱中毒。

1)氯化铵：能使血浆 HCO_3^- 含量减少和 H_2CO_3 含量增加；铵在肝脏内与 CO_2 合成尿素的过程中释放 H^+，且能提高血 Cl^-，两者可酸化体液以纠正碱中毒。一般每次口服 1～2g，每日 3 次。严重者可用 0.9%氯化铵溶液缓慢静脉滴注。但是对肝肾功能不良或意识障碍者应忌用，因肝功能受损后不能将 NH_3 转变为尿素，而导致体内 NH_4^+ 升高，有时可引起中毒。

2)盐酸精氨酸：可补充 H^+ 和 Cl^- 而纠正代谢性碱中毒。每次用 20g 加入于 5%葡萄糖液 500ml 中静脉滴注。每日可用 1～2 次，每 20g 盐酸精氨酸中含 Cl^- 和 H^+ 各 96mmol。因盐酸精氨酸不含钠，故无加重水肿或心力衰竭之虞。在短时间内投给过多的盐酸精氨酸时，可引起高钾血症。

3）氯化钙：代谢性碱中毒合并低钙性抽搐或搐搦患者，可缓慢静脉注射 10%葡萄糖酸钙液 5～10ml 或 5%氯化钙液 20ml。

4）0.1mol/L（0.1N）盐酸：严重而持久的代谢性碱中毒患者可使用 0.1mol/L 盐酸来治疗。将盐酸加入生理盐水或 5%葡萄糖液 500ml 中，稀释成 0.1mol/L 的浓度，通过中心静脉导管缓慢进行滴注，其滴注速度为 10～30mmol/h。但是有时可引起溶血等副作用，故应特别加以注意。

（三）呼吸性酸中毒的防治

（1）积极防治原发病及其诱发因素。

（2）保持呼吸道通畅，解除呼吸道梗阻，缓解支气管痉挛，必要时采取气管插管，或气管切开，或人工辅助呼吸及机械通气等措施。

（3）氧气治疗：呼吸性酸中毒时给氧治疗的原则为低浓度、低流量持续给氧治疗，其目的在于稳步提高 PaO_2 的基础上，逐步降低 $PaCO_2$。

（4）通常不使用碱性药物治疗：因为多数情况下，只要采取改善通气的措施，就可以降低 $PaCO_2$ 以纠正呼吸性酸中毒。

（四）呼吸性碱中毒的防治

（1）治疗原发病及其诱发因素。

（2）吸入含 5%CO_2 的混合氧气或利用重复呼吸法，后者是在闭合系统中呼吸（如容量 3～5L 的大纸袋），使呼出的 CO_2 重新吸回肺泡以提高 $PaCO_2$。

（3）伴有低钙性抽搐时，可给予葡萄糖酸钙液或氯化钙液缓慢静脉注射。

（4）必要时可补充液体以纠正脱水，补液可促进肾脏排出 HCO_3^-，以改善碱中毒。

（五）混合性酸碱失衡的防治原则

在治疗混合性酸碱失衡时应分清是原发性或代偿性，首先针对其原发性改变进行治疗；根据血气分析和电解质检查结果及 AG 值给予及时处理；混合性酸碱紊乱与水、电解质的关系很密切，特别是代谢性碱中毒多为医源性，应以预防为主并注意纠正电解质紊乱；在治疗过程中，注意维护重要脏器的功能；以呼吸性酸中毒为原发性者其治疗重点在于通畅呼吸道、缓解支气管痉挛、解除呼吸道梗阻或人工辅助呼吸及机械通气等。关于使用碱性药物治疗的问题：以代谢性酸中毒为原发性者其治疗重点是尽快纠正血 pH<7.20 的状态，以稳定血流动力学、改善心脏功能，此时使用碱性药物的目的不是使血清 HCO_3^- 完全恢复为正常水平，而是改善血流动力学、中枢神经功能及严重酸血症。以呼吸性碱中毒为原发性者的治疗重点是针对其潜在病因的处理，对使用机械通气治疗的患者应酌情降低呼吸频率和潮气量，以减少 CO_2 的排出。

*** 临床病例分析**

◆ 病例(部分结肠切除术后，行气管插管通气和鼻胃管胃肠减压治疗的患者)

77岁，因患结肠癌进行部分结肠切除手术，术后在重症监护治疗室行气管插管通气治疗、鼻胃管胃肠减压和静脉输液支持治疗，术后第2天进行动脉血气和静脉血实验室检查：动脉血，pH 7.56，$PaCO_2$ 34mmHg，PaO_2 100mmHg，HCO_3^- 38mmol/L；静脉血，Na^+140mmol/L，K^+3.4mmol/L，Cl^-86mmol/L，CO_2值38mmol/L，Hb 15g/dl，肌酐 1.1mg/dl，尿素氮20mg/dl。

♣ 提问

(1)酸碱平衡紊乱状态?

(2)单纯性还是混合性酸碱失衡?

(3)酸碱失衡的可能原因?

(4)应该给予何种治疗?

♣临床分析

(1)判定原发性或继发性酸碱失衡：该患者pH 7.56，是碱中毒。这种碱中毒可能是呼吸性碱中毒(因为 $PaCO_2$ 34mmHg<40mmHg)，也可能是代谢性碱中毒。此时，比较$\Delta PaCO_2$($PaCO_2$离均值)和ΔHCO_3^-(HCO_3^-离均值)大小可以判定其原发性失衡。也就是说，比较这两种离均值，看何者距正常值较远(即离均值更大的一侧)，往往提示为原发性改变。若$\Delta PaCO_2 > \Delta HCO_3^-$，提示其原发性改变为呼吸因素；相反，若$\Delta PaCO_2 < \Delta HCO_3^-$，提示其原发性改变为代谢因素。该患者的$\Delta PaCO_2$=40−34=6mmHg，$\Delta HCO_3^-$ = 38−24 = 14mmol/L，很显然 $\Delta HCO_3^- > \Delta PaCO_2$，所以其原发性酸碱因素是代谢性碱中毒。

此外，还可用比较[HCO_3^-]和 $PaCO_2\times0.6$ 值的大小来评估其原发性或继发性。比较[HCO_3^-]和$PaCO_2\times0.6$值的大小，观察两者中何者更大，更大的一侧，往往提示为原发性改变。假如$HCO_3^- < PaCO_2\times0.6$，其原发性改变为$PaCO_2$，提示呼吸因素为原发性改变，而$HCO_3^-$改变为继发性代偿变化；相反，$HCO_3^- > PaCO_2\times0.6$，其原发性改变为$HCO_3^-$，提示代谢因素为原发性改变，而$PaCO_2$改变为继发性代偿改变。该患者按上式计算可见，$HCO_3^-$38 > $PaCO_2$ 20.4(34×0.6)，提示HCO_3^- 是原发性改变，提示代谢性酸中毒为原发性改变。

(2)代谢性碱中毒时，其预计代偿公式为

$$PaCO_2 = 40 + 0.7\times[HCO_3^- - 24]\pm5$$

该患者按上式计算，$PaCO_2 = 40 + 0.7\times[38-24]\pm5 = 40 + 9.8\pm5 = 44.8\sim54.8$。

该患者实测$PaCO_2$ 38mmHg 低于其预计代偿值的下限值(44.8mmHg)，故提示该患者又合并呼吸性碱中毒存在。

(3)计算阴离子间隙(AG)显示：AG = 140 −(86 + 38)= 16mmol/L。该患者AG属于正常范围。

(4)该患者血钾(K^+)3.4mmol/L，血氯(Cl^-)86mmol/L，均偏低，提示代谢性碱中毒的主要原因可能是：鼻胃管持续性胃肠减压引起 HCl 和 K^+丢失过多，引起低氯低钾性代谢性碱中毒。

(5)机械通气参数可能被不恰当地设定过高而并发呼吸性碱中毒，这是医源性因素引起的。

(6) 主要治疗措施：①静脉输入生理盐水溶液治疗，既补充细胞外 Cl^-，以减少细胞外 HCO_3^-；又补充 Na^+而进入细胞内，同时带HCO_3^-进入细胞内，纠正其低血容量状态。所以，补充生理盐水是治疗代谢性碱中毒的主要措施。②氯化钾溶液静脉滴注治疗，以补充 Cl^-和 K^+来纠正低氯低钾性代谢性碱中毒，补充氯化钾时应先注意其肾功能。只要每日尿量在 500ml 以上时，可将氯化钾 1～1.5g 稀释于上述生理盐水 500ml 中缓慢静脉滴注。③如果上述治疗未见好转时也可用盐酸精氨酸治疗。它含有盐酸，可补充 H^+和 Cl^-，可有效纠正低氯性代谢性碱中毒。其特点是作用迅速，不含钠，故不加重水肿。④重新设定呼吸机参数来调控 $PaCO_2$ 水平以纠正呼吸性碱中毒是必要的。

二、低氧血症的治疗原则

吸氧是治疗缺氧的基本方法，对各种类型的缺氧均有一定疗效，但因缺氧的类型不同，氧疗法的效果有较大差异。对低张性缺氧患者，吸氧是最有效的治疗方法。吸入氧浓度 (FiO_2) 以 24%～40%为安全，使 PaO_2 维持在 55～75mmHg (7.3～10kPa)，可用鼻导管或鼻塞或空气-氧混合面罩，多从 24%开始，根据血气分析而加减。必要时可考虑使用呼吸器及呼气末正压通气 (PEEP) 治疗。低通气为主的低氧血症，若伴有高碳酸血症时，使用呼吸器给氧治疗的吸氧浓度为低浓度开始 (从 24%开始)，并注意控制其潮气量，使 $PaCO_2$ 以每小时 11～15mmHg (1.5～2.0kPa) 的速度下降，以免 CO_2 排出引起血压急剧下降。通气/血流比值失衡为主的低氧血症的吸氧浓度以 40%为安全，但从 24%开始，若 PaO_2 难以提高，应考虑使用呼吸器治疗，以保持 PaO_2 在 55～75mmHg (7.3～10kPa)。肺内分流为主的低氧血症的吸氧浓度限制在 60%以下，使用鼻导管或鼻塞或面罩做持续气道正压通气 (CPAP) 给氧。必要时可使用呼吸器及 PEEP 治疗。PEEP 无法纠正低氧血症的病例，还可试用高频喷射通气 (HFJV) 治疗。

三、纠正水、电解质紊乱

外科疾病常见水、电解质失衡的治疗要点：

(1) 纠正体液失衡的治疗

1) 定量：补充总量包括基本生理需要量 + 额外丧失量 + 累积丧失量。

2) 定质：根据脱水的性质选定液体种类和张力。原则上，等渗性脱水应当用偏低渗液体来补充；低渗性脱水应当用生理盐水或高渗液体来补充；高渗性脱水应当用低渗液体来补充。

补液次序是先晶体后胶体，先浓后淡，先盐水后糖水，见尿补钾。

3) 定速：应先快后慢，在前 6～8 小时应补充全日量的 1/2，此后 16 个小时补充其余 1/2 量，使血容量不足能在 3～4 小时内得到明显改善。但需要注意的是，老年人、婴幼儿、心肾功能差者，应适当减慢速度为宜。

(2) 纠正电解质失衡的治疗：治疗低钾血症、高钾血症，以及低钠血症、高钠血症等。

(一)补充体液的治疗

1. 定量　在纠正水、电解质紊乱时应从三个方面去考虑：①补充每日正常基本生理消耗量；②补充继续(额外)丧失量；③补充累积丧失量。

(1)每日液体的基本生理需要：在临床上，比较通用的是计算每小时水需要量，即“4-2-1”法则，在一般正常情况下，成人每日正常生理需要的水分量为 30～35ml/kg。每日液体的基本生理需要量的简单估计法为使用“4-2-1”法则的评估计算法。以体重60kg 为例：

第一个 10kg 体重 100ml/(kg · d)：1000ml。

第二个 10kg 体重 50ml/(kg · d)：500ml。

其余 40kg 体重 20ml/(kg · d)：800ml。

所以，60kg 体重者每日总需水量为 2300ml。

要计算每小时需水量时，将上述每一步除以 24 即可，因此，第一个 10kg 体重的需水量是 4ml/(kg · h)；第二个是 2ml/(kg · h)，其余的是 1ml/(kg · h)。这就是每小时水需量的所谓“4-2-1”法则。从上可见，按“4-2-1”法则计算的正常成人每日需水量为 2000～2500ml。

(2)继续丧失量的估计：外科疾病继续(额外)丧失量包括有手术时的血液丢失、第三间隙丢失、跨细胞丢失、汗液和高热等。估计其继续丧失量的有关因素归纳如下：

1)血液丢失量：估计血液丢失量应包括吸管内、纱布和无菌巾上的血量，同时也应包括不显性丢失量，如无菌巾下和地上的血量等。目前，评估血液丢失量尚没有绝对可靠的方法。除在手术过程中血液丢失以外，还有第三间液丢失、跨细胞丢失、吸引器吸引液体等的存在，使评估血容量更加困难。在临床上，比较常用的估计血液丢失量的方法是：术前、术中或术后应连续检查红细胞比容。在没有输血的情况下，估计血容量可按下列公式计算：以成人 60kg 体重，男性，术前红细胞容积 40%为例。

$$估计全血容量(TBV)(ml) = 体重(kg) \times 估计血容量(ml/kg)$$

$$TBV = 60kg \times 75ml/kg = 4500ml$$

根据术前红细胞容积估计红细胞容量(RBCVp)：

$$RBCVp(ml) = TBV(ml) \times 术前红细胞容积 /100$$

$$RBCVp(ml) = 4500ml \times 0.40 = 1800ml$$

术后红细胞容积 32%时，估计红细胞容量(RBCV32)：

$$RBCV32(ml) = TBV(ml) \times 0.32$$

$$RBCV32(ml) = 4500ml \times 0.32 = 1440ml$$

当红细胞容积降至 32%时，估计丢失的红细胞容量(RBCV loss)：

$$RBCV\ loss = RBCVp - RBCV32$$

$$RBCV\ loss(ml) = 1800 - 1440 = 360ml$$

当红细胞容积降至 32%时，估计失血量(ml)：

$$失血量(ml) = RBCV\ loss \times 100/30$$

将红细胞容量转换为血容量结果：

$$估计失血量 = 360ml \times 3 = 1080ml$$

2)第三间隙丢失：组织损伤较小的手术不会产生太多的第三间隙液体丢失，而较大的腹部手术丢失很明显。轻度创伤手术如胆囊切除术，约为 3ml/(kg · h)；创伤较大的手术如肠切除术，为 6～8ml/(kg · h)；而腹主动脉瘤等大血管手术，为 10～20ml/(kg · h)。有一个粗略的估计原则：腹部每 1/4 受损，集聚于第三间隙的液量为 1000ml。

3)跨细胞丢失：如腹水、胸膜渗出、置胃管造成的胃肠液丢失及瘘管丢失等。

4)发热与出汗：体温(以 37℃计)每升高 1℃，非显性失水的量可增加 3～5ml/(kg · d)。中度出汗时，体液丧失为 500～1000ml(含氯化钠 1.25～2.5g)；若大汗淋漓，失水达 1000～1500ml；在出汗湿透一身衬衣衬裤时，失水大约 1000ml。

5)气管切开的患者每日自呼吸蒸发的水分比正常多 2～3 倍，相当于 800～1200ml(平均 1000ml)。

6)烧伤：使液体由创面蒸发丢失的量明显增加。每 1%的烧伤面积可丧失水分约 1.5ml/(kg · d)。

7)麻醉药物和技术的影响：全身麻醉可以通过交感神经抑制、血管舒张、心肌抑制等机制迅速掩盖低血容量状态。术前血容量充足的患者在麻醉诱导以后可发生显著的低血压。通常采用输液方法治疗即可，只有少数情况下，应用血管活性药物治疗。

8)估计围术期液体需要量：要根据经验耐心观察。其中最好的办法之一是观察尿量，每小时每千克体重尿量＜0.5ml，为少尿，表明输液不足或血流动力学不稳定。成人正常尿量应为 0.5～1.0ml/(kg · h)，尿比重为 1.012～1.025，尿渗透压为 500～800mOsm/L。水缺乏时，尿量减少，尿比重升高，尿渗透压上升；相反，水过多时，尿量增多，尿比重降低，尿渗透压下降。

9)心肾功能不佳和大手术患者需常规监测中心静脉压和肺楔压，以估计其血容量和心血管功能状态。中心静脉压的高低反映血容量和右心功能情况，正常值为 10～15cmH_2O(0.98～1.47kPa)，一般地说，中心静脉压低、血压低提示血容量不足；中心静脉压高、血压低提示心收缩功能不全或心脏压塞。左房压或肺楔压测定对血容量的补充更有指导意义，以左房压或肺楔压保持在 15mmHg(2kPa)较为适宜。

(3)累积丧失量的估计：累积丧失量系指从发病到开始治疗已经丢失的水和电解质量。细胞外液容量不足的计算方法很多，其中简单又便于记忆的是“按临床征象估计法”(表 27-7)。

表 27-7 脱水程度的判定(以成人为标准)

脱水程度	失液量占体重(%)	失液量(ml/kg)	临床征象
轻	2～3	20～30	口渴，尿少，脱水不明显
中	4～6	40～60	极度口渴，尿明显减少，脱水明显
重	7～15	70～140	上述症状+周围循环衰竭

估计累积丧失体液量(已丢失体液量)时，若其丧失的体液量过大则应先补充 1/2 量，其余 1/2 量可在第 2 日补充。一般情况下，要求在 6～8 小时内将累及丧失量补完。

补液总量=1/2 累积丧失量(若累积丧失量过大时)+继续丧失量+正常生理需量

脱水纠正后的补液不再需要累积丢失量的补充，即每日补充生理需要量和继续丢失量之和。可在补完已丢失量(累积丧失量)之后的 16 小时内以一般速度补完生理需要量和继续丢失量。

2. 定质

(1)补液种类的选择(表 27-8)：根据脱水的性质选定液体种类和张力。原则上，等渗性脱水应当用偏低渗液体来补充，低渗性脱水应当用生理盐水或高渗液体去补充，高渗性脱水应当用低渗液体来补充。

表 27-8　常用静脉输液的种类及其含有的电解质成分

溶液(mmol/L)	钠	钾	氯	碳酸氢盐/乳酸
生理盐水(0.9%NaCl)	154		154	
乳酸林格液	130	4	109	28*
1/2 张 5%葡萄糖盐水	77		77	

*乳酸较快地转化为碳酸氢盐。

(引自：Harken A H)

(2)补液次序：先晶体后胶体，先浓后淡，先盐水后糖水，见尿补钾。

1)累积丢失：等渗性脱水者应输入偏低渗的溶液，用浓度 1/3～2/3 张力的含钠溶液。目前，临床上多用平衡盐溶液代替等渗盐水，因为等渗盐水的含氯量(154mmol/L)较血清含氯量(103mmol/L)为高，如果大量使用等渗盐水时，可能有引起高氯性酸中毒(hyperchloremic acidosis)的危险。常用的平衡盐(平衡)溶液(乳酸钠 Ringer's 液)为 1.86%乳酸钠溶液(1/3)和复方氯化钠溶液(2/3)组成，含有 130mmol Na^+和 110mmol Cl^-，还有少量 Ca^{2+}。另一种平衡液为 1.25%碳酸氢钠溶液(1/3)和等渗盐水(2/3)组成。低渗性脱水者应输入 3/4～2/3 张含钠液体或生理盐水。可根据公式计算需要补充的钠量：

$$Na^+\text{缺失} =(\text{期望 } PNa^+ - \text{ 测得 } PNa^+)\times 0.6(\text{或 } 0.5)\times \text{体重(kg)}$$

式中，PNa^+为血浆钠浓度(mmol/L)，0.6 为水占体重的%(男)，0.5 为水占体重的%(女)。

求出所需钠量后，按 17mmol/L Na^+ = 1g 氯化钠计算进行补充。低渗性脱水者的治疗主要是输注生理盐水，如果肾脏功能完好，待容量补足后，过剩的水分即能从肾脏排出。低渗性脱水患者不能千篇一律常规给予高渗盐水治疗。因为高渗盐水输入体内后，细胞外液渗透压急增，细胞内水分移入细胞外液，导致细胞外液容量迅速膨胀，心脏负荷过重，尤其是老年人。当然，对于急剧发生的低渗性脱水患者伴有脑症状(神志模糊、昏迷或抽搐等)时，为了迅速纠正血浆 Na^+浓度过低引起的脑水肿状态，应该使用高张盐水治疗。快速发生的严重低钠血症，大脑没有足够的时间产生适应性调节，于是发生脑水肿。此时使用高张盐水治疗，随着 PNa^+的急剧上升，细胞外液的张力提高，促使水分由肿胀的脑组织中渗出，使大脑容量降低而恢复正常。低钠血症患者是否发生严重的神经系统并发症，不仅与血清钠降低的程度有关，而且还与低钠血症的发生速度有关，也就是低钠血症起病过程缓慢，血钠即使＜125mmol/L 水平，也不至于发生这些神经症状。在治疗这种低钠血症时，对于慢性起病的低渗性脱水患者，原则上输注生理盐水治疗，而不是使用高渗盐水治疗。但是，对于急性起病伴有严重神经系统症状的低渗性脱水患者，应及时使用高渗盐水治疗。如对这种患者未能给予及时治疗时，则可能发生严重脑水肿、癫痫、昏迷，甚至危及患者生命；相反，慢性无症状高钠血症患者的大脑对溶质的丢失已经适应，使大脑容量接近正常状态，此时如果太快提高患者血浆钠浓度(＞0.5mmol/h)时，可发生脑萎缩，甚至产生渗透性脱神经髓鞘综合征。高渗性脱水者应输入 1/3～1/2 张含钠液体。输液治疗时，要掌握先盐(生理盐水)后糖(5%葡萄糖)的原则。

2)继续丢失：继续丢失补充的液体通常为1/3～1/2张液体。一般根据继续丢失的液体性质和种类不同，所补充的液体种类和张力也有差别。例如，消化道的额外丧失液，其电解质随部位不同而有差异。消化液除了胰液、胆汁外，都是低渗液。

A. 胃液丧失的补充：胃液内Cl^-明显多于Na^+。明显呕吐或胃吸引的患者丧失的主要是Cl^-和Na^+，还有些K^+，因此，胃液的丧失主要由氯化钠来补充，再加些氯化钾。可以2/3的量用生理盐水和1/3的量用5%葡萄糖液，每1000ml内加氯化钾1.5g(尿量＞500ml/24h)。

B. 小肠液丧失的补充：小肠液内含Na^+与Cl^-基本相等，由于含HCO_3^- 20～40mmol/L，偏碱性。因此，如果小肠液丧失量较多时，在补液中应加些碱性药物。可用70%的生理盐水、20%的葡萄糖液(5%)、10%的乳酸钠液(1/6克分子)或碳酸氢钠液(1.5%)。小肠瘘的位置越低，K^+的补充越应相应增加，Cl^-的补充越应相应减少。

C. 胰液丧失的补充：因胰液中含有大量HCO_3^-(60～110mmol/L)，如果大量丧失胰液时，可引起代谢性碱中毒。根据血气分析酌情投给碱性药物。

D. 胆汁丧失的补充：胆汁中含Na^+、Cl^-、K^+的量基本与血浆相等，但胆汁中HCO_3^-为30～40mmol/L，偏碱性。当胆汁大量丧失时，可用生理盐水，并适当用等渗的碱性药物。

3)生理需要：成人生理需要的补充可用1/4～1/5张液体。临床应用时可给5%或10%葡萄糖溶液和生理盐水配成混合液或交替使用。必要时，特别是外科重症治疗患者要求输血以达到血细胞比容为45%，从而保证最佳的周身氧输送。

3. 定速 应先快后慢，在前6～8小时应补充全日量的1/2，此后16小时补充其余1/2量，使血容量不足能在3～4小时内得到明显改善。但需要注意的是，老年人、婴幼儿、心肾功能差者，应适当减慢速度。

(二)水中毒的治疗

水中毒实际上是稀释性低钠血症，可分为急性与慢性两型。

(1)急性稀释性低钠血症：多为医源性，应以预防为主，应注意控制输液量和水与盐的比例，必要时加用利尿剂。

(2)慢性稀释性低钠血症：其治疗与急性稀释性低钠血症的侧重点不同，应以严格控制入水量为主，同时缓慢利尿，适当补充Na^+和K^+，否则易导致低钾性碱中毒。

(三)低钾血症的治疗

外科患者中低钾血症很常见，首先应积极预防发生低钾血症的原发因素，以防止继续失钾，口服补钾是既安全又有效的常用方法。轻度缺钾多用含钾饮食或口服10%氯化钾液15ml，每日3次，但氯化钾常可引起胃肠道刺激症状，可改用枸橼酸钾、葡萄糖酸钾等。重症缺钾或不能口服钾的患者，需静脉滴注补钾，即每5%葡萄糖液500ml中加入10%氯化钾10～15ml，缓慢静脉滴注，补钾的速度应严格控制在每小时10mmol/L之内，以防止血钾突然升高对心脏的有害作用。尿量在500ml/24h以下或严重创伤应激状态的患者，一般不宜输钾。纠正缺钾时，切忌将缺钾量一次或短时间内补足，因为K^+通过细胞外液到达细胞内达到平衡的时间至少需要15小时。为此，必须以经数日逐渐地补充为原则。

（四）高钾血症的治疗

应立即控制外源性钾输入，并针对病因及其诱发因素进行治疗。当血清 K^+＞6.5mmol/L 或者心电图有明显的高钾血症表现，或者已经出现严重肌无力、神经肌肉麻痹（但无中枢神经系统的功能紊乱）时，均应采取紧急措施，以下三种措施是公认的权威方法。

（1）稳定细胞膜：Ca^{2+}可提高心肌细胞的除极阈值来稳定细胞膜，以拮抗高血钾对心脏的毒性效应，Ca^{2+}在 5 分钟内起效，并维持有效作用大约 30 分钟。通常，钙剂静脉注射对血清 K^+浓度并无影响，但它可稳定细胞膜并为更多的确切治疗提供时间。

（2）促进 K^+进入细胞内：有两种方法可使 K^+进入细胞内。一种是输入高渗葡萄糖液（10%葡萄糖液）200～500ml 加胰岛素 10U，在 30 分钟内输注，必要时 4～6 小时后再给 1 次；还有一种是静脉内给予碳酸氢钠 50～150mmol，碳酸氢钠通过升高患者动脉血 pH，以促进 K^+进入细胞内，故对于代谢性酸中毒合并高钾血症患者效果更好。碳酸氢钠虽可重复使用，但伴有心力衰竭或肾衰竭患者，可致容量过负荷而发生肺水肿、脑水肿或加重病情。胰岛素加高张糖和碳酸氢钠治疗在 2～5 分钟内开始见效，其血 K^+降低的持续时间为几小时。

（3）排 K^+措施：共有三种措施可促进排钾。

1）髓襻利尿剂：如果肾功能正常时，使用这种利尿剂能通过肾脏排出大量 K^+。

2）阳离子交换树脂：如聚磺苯乙烯，每次口服 20～30g，和泻药一起服用，既可排泄肠道内的 K^+，又能起到通便的作用。每克树脂可移去约 1mmol K^+。也可用 20%树脂 200～300ml，加入等量山梨醇保留灌肠。要注意的是，随着血中的 K^+进入肠腔，会有 Na^+的大量吸收，因此可能会引起钠水潴留。

3）透析治疗：一般只在上述治疗无效时，或者已经有严重水潴留的患者，或者严重酸中毒合并高钾血症的患者，降低体内钾含量的捷径是血液透析治疗。

（五）低钠血症的治疗原则

治疗低钠血症时应考虑以下四个基本原则（参见钠代谢平衡与障碍）。

（1）血容量状态：因为体液总量与总钠含量几乎成正相关，所以全面考虑患者的体液量，可选择合理的治疗方案。对这类水钠代谢紊乱患者的治疗方案应是如失钠则补 Na^+；如明显水潴留则限制水摄入；如 Na^+与水均潴留，且水多于 Na^+则应限制水与 Na^+摄入，且对水的限制更为严格为宜。在临床应用时可按下表制定其治疗方案（表 27-9）。

表 27-9　低钠血症的治疗方案

病情	体位性体征*	水肿	UNa^+(mmol/L)	治疗方案
肾性 Na^+丢失	+	−	＞ 20	给等渗盐水
非肾性 Na^+丢失	+	−	＜ 10	给等渗盐水
水过多	−	−	＞ 20	控制水
Na^+和水过多	−	+	＜ 10	水控制 ＞ 盐控制
Na^+和水过多	−	+	＞ 20	水控制 ＞ 盐控制

注：UNa^+，尿钠浓度；*体位性体征是指直立位血压下降＞20/10mmHg 和脉搏增快＞20 次/分等为阳性(+)。

(引自：Sanders L R)

(2)低钠发生的急与缓：急性低钠血症大多发生于住院患者，如外科手术后患者、精神性烦渴及使用噻嗪类利尿剂的老年妇女。慢性低钠血症是指低钠血症持续48小时以上。绝大多数就诊或送急诊室的低钠血症患者都属于慢性低钠血症。在治疗这种低钠血症时，应遵循以下重要规则：即血钠降低的速度较缓慢(几天)，应给予缓慢纠正(几天)；相反，如果血钠降低速度较迅速(几分钟至几小时)，应给予迅速纠正(几分钟至几小时)。也就是说，在治疗这些低钠血症时应遵循"急则及时处理，慢则慢处理"的原则。根据这一原则，若有严重急性低钠血症表现的患者，任何治疗上的延误都可能有发生脑水肿，甚至癫痫发作或呼吸骤停的危险。此时应立即给予高张盐水和呋塞米治疗，以减轻症状。其纠正速率应是1.0～1.5mmol/(L·h)，直至血清Na^+浓度达120mmol/L，此后应以更缓慢的纠正速率给予治疗。但是对于无症状性慢性低钠血症患者并不要求立即治疗；如果有症状时，可给予等渗盐水治疗；若伴水肿或水过多时，应限制水分或水控制大于盐控制等主要治疗措施。严重低钠血症的治疗在原则上血钠纠正速度以每小时0.5mmol/L为宜。对于慢性低钠血症患者，错误地给予高渗盐水来快速提高血Na^+水平[>0.5mmol/(L·h)]时，可能有发生脱神经髓鞘综合征(中心性脑桥髓鞘破坏)或脑萎缩的危险。

(3)有/无症状：低钠血症患者临床症状的轻重主要与血Na^+降低的速度及绝对量有关。慢性低钠血症患者如果在几天或几周以上缓慢发生时，有充足的时间使体液与Na^+达到各种平衡，即使血Na^+浓度降至120mmol/L时，较少引起脑组织水肿等现象；但是，如果血Na^+浓度在24小时迅速降至120mmol/L以下时，可引起脑水肿，甚至死亡，死亡率可达50%。低钠血症有/无伴有症状也是是否需要治疗的考虑条件之一。也就是说，低钠血症如果未见任何症状时并不要求立即治疗；相反，若伴有低钠血症的症状，特别是出现脑水肿症状时，应立即给予治疗。

(4)纠正血清Na^+水平的目标：应遵循的另一个重要规则是，纠正血钠水平的目标是将血钠浓度提高到120mmol/L以上即可，而不是提高到正常血钠水平(140mmol/L)，否则对心血管系统产生Na^+负荷过重等不利影响。

(六)高钠血症的治疗

高钠血症的血清Na^+>150mmol/L，提示存在高渗性状态。高钠血症相对比低钠血症少见。除了接受高渗性盐水和碳酸氢钠而致体液总钠含量升高以外，伴发高钠血症的大多数外科患者，包括头部外伤、脑血管意外、垂体肿瘤切除后导致神经源性高钠血症或脑潴钠综合征、高热出汗、烧伤或呕吐腹泻等引起的失水多于失钠等。根据高钠血症的不同原因与临床征象制定其治疗方案(表27-10)。

表27-10 高钠血症的治疗方案

原因	体位性体征	水肿	UNa^+(mmol/L)	Uosm	治疗方案
肾性Na^+和水丢失	+	–	> 20	=↓	低渗性盐水
非肾性Na^+和水丢失	+	–	< 10	↑	低渗性盐水
钠过多	–	–	> 20	=↑	利尿剂和水
肾性水丢失	–	–	VAR	=↓↑	水
非肾性水丢失	–	–	VAR	↑	水

注：VAR，可变；↑，高渗性；↓，低渗性；=，等渗性；UNa^+，尿钠浓度；Uosm，尿渗透压；+，有；–，无。

(引自：Sanders L R)

高钠血症患者失水量的计算公式为

$$失水量(L)=[(测得PNa^+-140)/140]\times 0.6(或0.5)\times 体重(kg)$$

式中，140 为正常血清 Na^+浓度；PNa^+ 为血浆 Na^+；0.6 为水占体重的百分比(男)，0.5 为水占体重的百分比(女)。一旦计算出水的丢失量，通常用水来补充即可。轻症患者可直接饮水补充或用葡萄糖液或用 1/2 张生理盐水(0.9%生理盐水 500ml 加蒸馏水 500ml)静脉滴注。其纠正速度不应超过 2mmol/(L·h)，补液持续时间应超过 48 小时。如果起初患者已出现血流动力学不稳定时，一开始就应使用等张盐水，以纠正伴发的严重低血容量状态，此后可使用低张液体以进一步补充所需要的失水量。

参考文献

段慧灵. 1997. 水、电解质代谢与酸碱平衡失调//段慧灵主编. 简明外科学. 北京：人民卫生出版社，46-56.

顾倬云. 1998. 老年外科病人水、电解质代谢和酸碱平衡//顾倬云主编. 老年外科学. 北京：人民卫生出版社，31-49.

黄志强. 1998. 老年外科病人的手术创伤反应//顾倬云主编. 老年外科学. 北京：人民卫生出版社，24-30.

金定炼. 1996. 胸心手术后呼吸衰竭和肾功能衰竭//顾恺时主编. 胸心外科手术学. 2 版. 北京：人民卫生出版社，190-197.

朴镇恩. 1981. 血液气体与酸碱平衡失调的临床//洪宝源主编. 临床内科. 哈尔滨：黑龙江人民出版社，765-783.

朴镇恩. 2008. 外科常见的血液气体改变与酸碱失衡及水电解质紊乱//朴镇恩编著. 哈尔滨：黑龙江教育出版社，614-634.

孙永华，蒋朱明，WilmoreD W. 2013. 创伤后水、电解质等代谢反应//蒋朱明主编. 临床水与电解质平衡. 3 版. 北京：人民卫生出版社.

汪仕良，黎鳌. 1996. 创伤后水、电解质和酸碱失衡//黎鳌主编. 现代创伤学. 北京：人民卫生出版社，229-247.

邢景祥，申英，应秀环. 2000. 酸碱平衡监测与治疗//魏绪庚主编. 麻醉治疗学(修订版). 北京：科学技术文献出版社，842-850.

Adrogue H J，Madias N E. 1998. Management of life-threatening acid-base disorders. N Engl J Med，338：26，107.

Adrogue H J，Madias N E. 2000. Hyponatremia. N Engl J Med，342：1581-1589.

Adrogue H J，Madias NE. 2000. Hypernatremia. N Engl J Med，342：1493，1581.

Ayud JC，Arieff AI. 1996. Abnormalities of water metabolism in the elderly. Semin Nephrol，16(4)：277-288.

Bongard F S. 2002. Fluid，Electrolytes，& acid-base// Edited by Bongard F S. Current Critical Care Diagnosis & Treatment. 2nd ed. New York：Lange Medical Books/McGraw-Hill，14-77.

Brandstrup B. 2006. Fluid Therapy for Surgical Patients - Best Practice & Research. Clinical Anaesthesiology，20(2)：265-283.

Bulger E M，Jurkovich G J，Gentilello L W，et al. 2000. Current clinical options for the treatment and management of acute respiratory distress syndrome. J Trauma，48：562.

Cerovic O，Golubovic V，Spec-Marn A，et al. 2003. Relationship between injury severity and lactate levels in severly injured patients. Intensive Care Med，29：1300-1305.

Chowdhury A H，Cox E F，Francis S T，et al. 2012. A randomized，controlled，double-blind crossover study on the effects of 2-liter infusions of 0.9% saline and Plasma-Lyte R 148 on renal blood flow velocity and renal cortical tissue perfusion in healthy volunteers. Ann Surg，256：18-24.

Cinat M E，Waxman K，Granger G A，et al. 1994. Trauma causes sustained elevation of soluble tumor necrosis factor receptors. J Am Coll Surg，179：529.

Cohn S M. 2000. Surgical research review. Blood substitutes in surgery. Surgery，127：599.

Costello-Boerrigter L C，Boerriqter G，Burnett JC Jr. 2003. Revisiting salt and water retention：New diuretics，aquaretics，and natriuretics. Med Clin North Am，87：473-491.

Doyle J A，Davis D P，Hoyt DB. 2001. The use of hypertonic saline in the treatment of traumatic brain injury. J Trauma，50：367.

DuBose T D Jr. 2001. Acidosis and alkalosis// Edited by Braunwald E. Harrison's Principles of Internal Medicine. 15th ed. New York：McGraw-Hill，283-291.

DuBose T D，Jr. 2004. Acid- base disorders// Edited by Brenner B M. The Kidney. Volume 1. 7th ed. Philadelphia：Saunders，921-996.

Fried L F，Palevsky P M. 1997. Hyponatremia and hypernatremia. Med Clin North Am，81：585-609.

Fukagawa M. Fluid & electrolyte disorders//Edited by Tierney LM，Jr.. Current Medical Diagnosis & Treatment. 44th ed. New York：

Lange Medical Books/McGraw-Hill，837-856.

Ganong W. 2003. Review of Medical Physiology，Twenty-first Edition. Lange.

Guyton A C. 2000. Regulation of acid-base balance// Edited by Guyton A C. Medical Physiology. 10th ed. Philadelphia：W.B. Saunders Co，346-363.

Humphreys M H. 2003. Fluid & electrolyte management// Way LW. Current Surgical Diagnosis & Treatment. 11th ed. New York：Lange Medical Books / McGraw-Hill，142-155.

Jablons D. 2003. Thoracic wall，pleura，mediastinum & lung// Edited by Way LW.Current Surgical Diagnosis & Treatment. 11th ed. New York：Lange Medical Book / McGraw-Hill，344-371.

Jackowski A. 1992. Disordered sodium and water in neurosurgery. Br J Neurosurg，6：173.

Kaplan L J，Kellum J A. 2004. Initial pH，base deficit，lactate，anion gap，strong ion difference，and strong ion gap predict outcome from major vascular injury. Crit Care Med，32(5)：1120-1124.

Kaye A D. 2000. Fluid and electrolyte physiology// Edited by Miller R D. Anesthesia. Volume 1. 5th ed. Philadelphia：Churchill Livingstone：1586-1612.

Kellum JA. 2005. Acid-base disorders// Edited by Fink M P. Textbook of Critical Care. 5th ed. Philadelphia：Elsevier Saunders，51-62.

Koeppen B M，Stanton B A. 2008. Berne and Levy：Physiology，Sixth Edition. Mosby.

Kokko J P. 2004. Fluids and electrolytes// Edited by Goldman L. Cecil Textbook of Medicine. 22nd. Philadelphia：Saunders，669-676.

Kvarnström A L，Sarbinowski R T，Bengtson J P，et al. 2012. Complement activation and interleukin response in major abdominal surgery. Scand J Immunol，75：510-516.

Levinsky N G. 1995. Acidosis and alkalosis// Edited by Isselbacher KJ. Harrison's Principles of Internal Medicine. 13th ed. New York：McGraw-Hill，255.

Liamis G，Kaloqirou M，Sauqos V，et al. 2006. Therapeutic approach in patients with dysnatraemias. Nephtol Dial Transplant . 21：1564-1569.

Lin E. 1999. The systemic response to injury// Edited by Schwartz S I. Principles of Surgery. 7th ed. New York：McGraw-Hill，3-48.

Luft F C. 2000. Lactic acidosis update for critical care clinicians. J Am Soc Nephrol，12：S15.

Margenthaler J A. 2003. Surgical metabolism & nutrition// Edited by Way L W. Current surgical diagnosis & treatment. 11th ed. New York：Lange Medical Books / McGraw-Hill，156-190.

McGee S. 1999. Is this patient hypovolemic? . JAMA，281：1022-1029.

McKinley M J，Auen AM，Mathai ML，et al. 2001. Brain angiotensin and body fluid homeostasis. Jpn J Physiol，51：281-289.

Moviat M，van Haren E，van der Hoeven H. 2003. Conventional or physicochemical approach in intensive care unit patients with metabolic acidosis. Crit Care，7：219.

Muloy AL，Garuana RJ. 1995. Hyponatremic emergencies. Med Clin North Am，79：155-168.

Pavelsky P M，Bhaqrath R，Greenlerq A. 1996. Hypernatremia in hospitalized patients. Ann Intern Med，124：197-203.

Pocock G，Richards C D. 2004. Human Physiology：The Basis of Medicine，Second Edition. Oxford Core Texts.

Prough D S. 2006. Acid-base，fluids，and electrolytes// Edited by Barash P G. Clinical Anesthesia. 5th ed. Philadelphia：Lippincott Willams & Wilkins，175-207.

Robert F R Jr. 2007. Instant Access：Acid-Base，Fluids，and Flectrolytes. New York：McGraw Hill Comp.

Rose B D. 1994. Clinical physiology of acid-base and electrolyte disorders. 4th ed. New York：McGraw-Hill.

Rose BD. 2001. Clinical physiology of acid-base and electrolyte disorders. 5th ed. New York：McGraw-Hill Medical publishing division.

Semrad C E. 2004. Approach to the patient with diarrhea and malabsorption// Edited by Goldman L. Cecil Textbook of Medicine. 22nd ed. Philadelphia：Saunders，842-844.

Shires G T Ⅲ. 1999. Fruid and electrolyte management of the surgical patient// Edited by Schwartz. Principles of Surgery. 7th ed. New York：McGraw-Hill，53.

Sinert R，Zehtabchi S，Bloem C，et al. 2006. Effect of normal saline infusion on the diagnostic utility of base deficit in identifying major injury in trauma patients. Acad Emerg Med，13：1269-1274.

Soupart A，Decaux G. 1996. Therapeutic recommendations for management of severe hyponatremia：Current concepts on pathogenesis and prevention of neurologic complications. Clin Nephrol，46：149-169.

Underwood J C，Cross S S. 2014. General and Systemic Pathology，Fifth Edition.2009. Churchill Livingstone 64. Kaneshiro，Neil K. "Dehydration. National Library of Medicine. Retrieved 10 June.

Verbalis J G. 1997. Body water and osmolality// Edited by Wilkinson B. Textbook of Nephrology. London：Chapman & Hall，89-94.

Volta C A，Trentini A，Farabegoli L，et al. 2013. Effects of two different strategies of fluid administration on inflammatory mediators，plasma electrolytes and acid/base disorders in patients undergoing major abdominal surgery：a randomized double blind study. Journal of Inflammation，10：29.

Walsh T S. 2003. Recent advances in gas exchange measurement in intensive care patients. Br J Anaesth，91(1)：120-131.

Warrell D A，Cox T，Firth J D，et al. 2003. Oxford Textbook of Medicine，Fourth Edition. Oxford.

Wedro，Benjamin. "Dehydration". MedicineNet. Retrieved 10 June 2014.

Wilmore D W. 2000. Metabolic response to severe surgical illness：overview. World J Surg，24：705.

Wilson M，Davis D P，Coimbra R. 2003. Diagnosis and monitoring of hemorrhagic shock during the initial resuscitation of multiple trauma patients：a review. J Emerg Med，24(4)：413-422.

Wisner D，Busche F，Sturm J，et al.1989. Traumatic shock and head injury：Effects of fluid resuscitation on the brain. J Surg Res，46：49.

第二十八章　妇产科疾病常见血气改变、酸碱失衡与水电解质紊乱

妇女由于在生理上有经、孕、产、乳等特点，因而月经、妊娠、分娩、产褥和绝经与有关的生理与病理生理改变及各种内分泌变化、水和电解质平衡有一定的关系，特别是有些妊娠合并症、分娩期并发症、其他妇产科急重症及其手术中或手术后可有血气与酸碱失衡、水和电解质紊乱。因此，及时监测血液气体与酸碱改变、水和电解质状态对保证妇产科患者的安全和有效治疗等具有重要的指导意义。

第一节　妊娠期循环、呼吸、血液及肾脏生理改变

一、妊娠期循环生理的改变

临近足月时，血容量与非妊娠状态相比可增加 1000～1500ml。孕妇循环血容量于妊娠 6～8 周开始随着妊娠月份的增长而增加，到妊娠 7～8 个月达最高峰，约较未妊娠时增加 35%～50%。血浆增加多于红细胞增加，使红细胞对血浆容量的比值降低而出现血液稀释，即血浆含量由 40ml/ kg 增至 70ml/kg，而红细胞可由 25ml/kg 增至 30ml/kg，导致妊娠生理性贫血。正常阴道分娩时平均失血量为 400～600ml，剖宫产失血量约为 1000ml，通常母体均为耐受的范围。一般在产后 48 小时之内，因胎盘循环停止而大量血液由子宫进入母体循环，使血容量增加 15%～25%，但多在产后 4～6 周逐渐恢复到非妊娠期水平。在妊娠期除了血容量改变之外，还有以下主要循环生理变化(表 28-1)。

表 28-1　正常妊娠期血流动力学改变*

项目	改变的方向与百分比(%)	开始变化的时间(周)	达峰值时间(周)
心排血量	↑(30～50)	±10	20～30
心率	↑(10～25)	10～14	40
血容量	↑(25～50)	6～10	32～36
血浆容量	↑(40～50)	6～10	32
红细胞数	↑(20～40)	6～10	40
血压	早期↓，无净改变 晚期↑ 无净改变	前 3 个月 第 7～9 个月	20 40
肺血管和周围血管阻力	↓(40～50)	6～10	20～24
氧耗量	↑(15～30)	12～16	40

*双胞胎或多胎者明显增加。

(引自：Grewal M，et al)

(一)心排血量

正常孕妇自妊娠第 10 周开始心排血量增加(30%~50%)，多发生在妊娠的前 3 个月。至妊娠 24 周时可达高峰，比非孕期增长 50%。到妊娠中期心排血量继续增加，但增加幅度较小，在孕晚期取仰卧位时，由于增大的子宫压迫下腔静脉，使血流回流受阻而心排血量明显减少。取左侧卧位或坐位时，心排血量也有一定的减少，但不很明显。在分娩过程中，每次子宫收缩可使心排血量增加 20%~25%，尤其是第二产程中，心脏负荷明显加重。当分娩后，由于子宫排空而解除了下腔静脉和腹主动脉的受阻、中心血容量增加及因胎盘循环停止大量血液进入母体循环，在产后 1 小时之内，随着回心血量的明显增加而心排血量增加大约 37%。

(二)血压

妊娠 6 个月开始血压下降，平均动脉压降低 15mmHg。一般舒张压轻度下降，主要与外周血管阻力降低、胎盘形成动静脉短路及血液稀释等有关。妊娠 20 周后，由于增大的子宫压迫下腔静脉可导致回心血量明显减少，此时若孕妇取较长时间的仰卧位，则易出现仰卧位性低血压综合征(下腔静脉综合征)。如果孕妇仰卧时出现明显头晕，甚至晕厥症状，则提示仰卧位低血压综合征的可能。通常取左侧卧位则可减少这种情况的发生，因为采取左侧卧位可使子宫向左旋而从腹主动脉和下腔静脉移开，以减轻这些血管的受压。

(三)心脏

随着妊娠子宫的增大，横膈上升，心脏左上移位，使大血管轻度扭曲，加之血流量增加和因血液稀释而血流速度加快，在不少孕妇的心尖区及肺动脉瓣区可听到Ⅱ级收缩期吹风样杂音，心尖部第一心音亢进和肺动脉瓣区第二心音亢进。心脏容量增加 10%~12%，心率增加 15~20 次/分，以适应妊娠的需要。一般认为，即使过去无心脏病病史，在妊娠期由于血流增加而听到舒张期杂音就提示二尖瓣或三尖瓣有器质性狭窄。在妊娠 32~34 周、分娩期和产褥期的最初 3 日内为全身血液循环改变最大与心脏负荷最重的时期，因此，在这一时期是妊娠合并心脏病孕产妇最危险的时期，极易诱发心力衰竭。

二、妊娠期呼吸生理的改变

妊娠期为了代偿膈肌的抬高，肋骨向外扩展，胸廓横径和前后径加宽(约为 2cm)，使胸廓周径加大。随着妊娠进展，妊娠晚期由于子宫增大，膈肌活动幅度减小，胸廓活动加大，以胸式呼吸为主，腹式呼吸减弱。妊娠期主要肺功能变化有(图 28-1)：肺残气量(RV)及呼气储备容量(ERV)减少，从而引起功能性呼吸储备力(FRC)降低；每分通气量(MV)增加(达

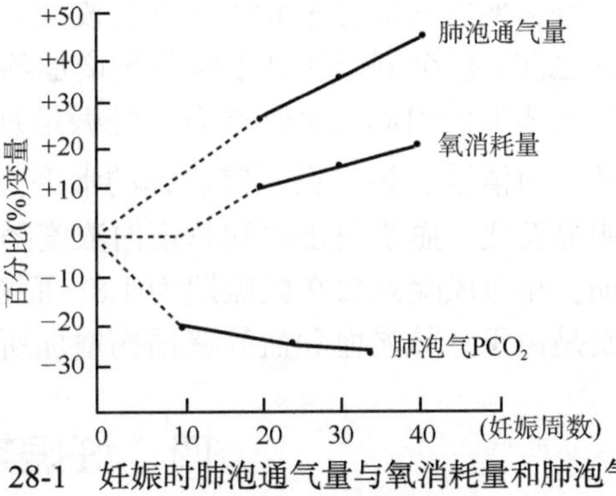

图 28-1 妊娠时肺泡通气量与氧消耗量和肺泡气 PCO_2 的改变(百分比变量)
(引自：Goodman H M)

50%)，主要是由潮气量(VT)增加引起，与呼吸频率改变的关系不大。MV 增加的主要原因与妊娠期黄体酮分泌增多而刺激呼吸中枢有关；肺活量(FVC)和第 1 秒最大呼气量(FEV1)均无明显变化，这是由于支气管扩张物质(如皮质醇类、环磷酸腺苷、前列腺素 E_1 和 E_2 等)与支气管收缩物质(如雌激素、环鸟苷酸、前列腺素 $F_{2\alpha}$ 等)在体内存在尚能达到平衡的缘故。动脉血 PO_2 轻度降低，足月孕妇大约降低 10mmHg，与功能残气量减少、氧耗增加，并且母体与胎儿所需氧增加，使孕妇氧供与氧需失去平衡有关。动脉血 PCO_2 降低，与每分通气量增加有关。如果产痛或精神紧张时，其低碳酸血症变得更为严重，血 pH 升高而致呼吸性碱中毒。妊娠期鼻、咽和气道等上呼吸道黏膜容易充血肿胀，局部抵抗力较低而较容易感染或黏膜易损伤与出血。足月孕妇呼吸生理参数变化归纳如下(表 28-2)。

表 28-2　足月孕妇呼吸生理改变

项目	呼吸系统改变	项目	呼吸系统改变
膈肌	抬高 4cm	胸壁顺应性	↓(45%)
每分通气量	↑(50%)	气道阻力	↓(36%)
肺泡通气量	↑(70%)	全肺阻力	↓(50%)
潮气量	↑(50%)	补呼气量	↓(20%)
氧耗量	↑(20%)	残气量	↓(20%)
呼吸频率	↑(15%)	闭合气量	不变或↓
PO_2	↓(10mmHg)	深吸气量	↑(5%)
血清 HCO_3^-	↓(4mmol/L)	肺活量	不变
动脉血 pH	不变	肺扩散容量	不变
PCO_2	↓(10mmHg)	最大通气量	不变
无效腔量	不变	肺总容量	↓(0～5%)
肺顺应性	不变	功能残气量	↓(20%)
总顺应性	↓(30%)		

(引自：Lobo A M)

三、妊娠期血液生理改变

妊娠期血液的容量和成分都有改变。血浆容量可增加 40%～60%，多发生于妊娠晚期开始之前。整个妊娠期红细胞数量增加约 25%，但在妊娠早期，有些孕妇因血浆容量不成比例地增加而引起稀释性贫血。妊娠足月时白细胞计数约增加至 10×10^9/L。血小板轻度降低。血清钠、钾、钙、镁、锌的水平都有轻度降低。虽然 HCO_3^- 明显降低，但 Cl^-浓度无明显变化。血浆白蛋白和总蛋白浓度随着血浆容量的增加而相应减少。血栓栓塞的风险增加，相对风险系数在妊娠期为 1.8，而在产后为 5.5。在妊娠期血栓栓塞风险增加的主要机制是由于静脉淤血和血管壁损伤增加所致。

四、妊娠期肾脏生理改变

妊娠期由于孕妇和胎儿代谢产物增加及大量黄体酮分泌的影响，其肾脏略增大约 1cm。

孕妇肾脏生理学改变及血流动力学相关变化如下。

(一)肾血浆流量

妊娠早期开始肾血浆流量(renal plasma flow，RPF)增加，在整个妊娠期间可维持较高水平，妊娠20周达高峰，其峰值比非妊娠时增加60%～80%，近分娩时尽管其RPF最高值降低25%，但较非妊娠时仍处于相对亢进状态。RPF比非孕时平均增加约35%。

(二)肾小球滤过率

在妊娠4周开始肾小球滤过率(GFR)明显增加，第9～11周时的GFR比孕前增加40%～50%，这种状态持续到妊娠36周，此后GFR降低至15%～20%，直到分娩。妊娠时由于GFR增加，尿素氮和肌酐排泄增加而血中尿素氮与肌酐水平降低，其血中浓度低于非孕妇。

(三)滤过分数

妊娠初期滤过分数(FF)降低，但在妊娠中期GFR和RPF均增加，而GFR＞RPF，故FF增高。妊娠24周后FF上升至孕前水平。

(四)肾小管功能

妊娠期肾小管对水、Na^+的重吸收增加而水、钠潴留。妊娠期间机体水分共增加6.3～7L，全身潴钠共950mmol左右。正常妊娠期肾上腺皮质激素、醛固酮、肾素、雌激素和胎盘生乳素等分泌明显增加均与水、钠潴留有关。妊娠时糖尿发生率为5%～40%，发生糖尿与GFR增加而使葡萄糖过负荷增加或肾糖阈降低、血容量增加可抑制近曲小管对葡萄糖的重吸收有关；此外，与皮质激素、生长激素和甲状腺素分泌增多引起葡萄糖耐量减少也有关。

第二节 妇产科疾病常见血气改变、酸碱失衡与水电解质紊乱的特点

一、妊娠与分娩期、妇产科手术常见酸碱失衡的类型

妊娠与分娩期和妇科手术常见酸碱失衡的类型：

(1)呼吸性碱中毒：是孕妇和妇科手术后最常见的酸碱失衡类型。主要是：①与孕妇肺通气量增加40%有关，这是由于妊娠期黄体酮分泌增多而刺激呼吸中枢所致；②在分娩期间，特别是在第一产程末和第二产程因产痛剧烈，可造成每分通气量比非孕期增加300%，结果引起PCO_2明显降低而发生呼吸性碱中毒等；③妊娠期由于母体和胎儿代谢增加，需氧增加，耗氧增加20%而使PO_2降低10mmHg，后者也可成为对呼吸中枢的低氧刺激而促进肺通气所致。

(2)除代谢性酸中毒、呼吸性酸中毒、代谢性碱中毒等以外，也可引起两种(DABD)或三种(TABD)混合性酸碱平衡失调。

在临床上，推荐使用酸碱列线图进行初步的酸碱失衡类型的判断。但必须结合临床综合分析，始能得出较为正确的诊断(图 28-2)。

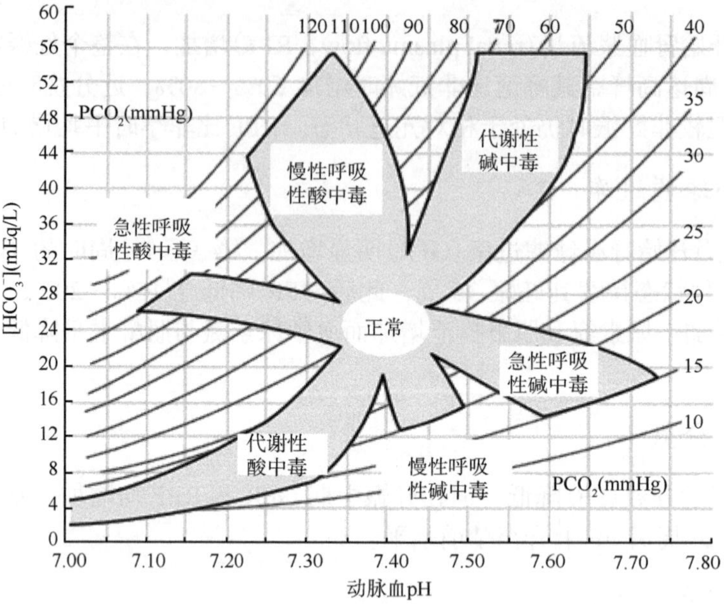

图 28-2　酸碱列线图

(一)呼吸性碱中毒

呼吸性碱中毒是孕妇和妇科手术后较常见的酸碱失衡类型之一。其发生的原因为：①孕妇肺通气量增加 40%，而过度通气导致 PCO_2 降低可致呼吸性碱中毒，这是由于妊娠期黄体酮分泌增多而刺激呼吸中枢所致。②在分娩期间，特别是在第一产程末和第二产程因产痛剧烈，可造成每分通气量比非孕期增加 300%，结果引起 PCO_2 明显降低，发生呼吸性碱中毒。③妊娠期由于母体和胎儿代谢增加，需氧增加，耗氧增加 20%而使 PO_2 降低 10mmHg，后者也可成为对呼吸中枢的低氧刺激而促进肺通气。④重症妊娠高血压综合征(pregnancy-induced hypertension syndrome，PIH，简称妊高征)合并子痫发生抽搐早期，因中枢性呼吸加深加快而通气量增加，可导致呼吸性碱中毒。⑤手术麻醉过程中通气过度。⑥术后因肺水肿或肺栓塞等引起过度换气。⑦术后疼痛等。

(二)代谢性酸中毒

妊娠与分娩期、妇产科手术中或手术后发生代谢性酸中毒的主要原因是：①妊娠剧吐，反复频繁呕吐，不能进食时不仅引起水和电解质紊乱，而且由于长期饥饿而动用脂肪供给能量，导致酮体积聚可引起代谢性酸中毒。②急性分娩期可因乳酸盐和丙酮酸盐浓度升高(多由于产程延长伴有水合作用不充分)及产妇对酸碱失衡因素的耐受性较差等原因发生急性分娩期代谢性酸中毒。③妊高征是除了高征、蛋白尿、水肿以外，严重时可引起全身抽搐、昏迷和心肾衰竭的综合征，严重者可合并代谢性酸中毒。重度妊高征常可发生肾功能障碍，甚至肾衰竭而引起代谢性酸中毒；重度妊高征合并子痫时，频繁抽搐陷入昏迷晚期可发生代谢性酸中毒。④羊水栓塞(amniotic fluid embolism)，不仅可引起肺栓塞，还可引起休克，导致组织缺血缺氧致乳酸增多和肾衰竭而不能排出代谢产物时可发生代谢性酸中毒。⑤胰岛素依赖性糖尿病患者在妊娠期间可发生糖尿病酮症酸中毒。⑥前置胎盘、胎盘早期剥离、异位妊娠或产后出血等引起的大出血合并失血性休克，导致代谢性酸中毒。⑦手术中或手术后发生急性肾衰竭或乳酸酸中毒或心力衰竭或休克等(表 28-3)。

表 28-3 代谢性酸中毒的主要原因

高阴离子间隙	正常阴离子间隙	
	高钾血性	低钾血性
尿毒症	低肾素增多症	腹泻
酮症酸中毒	原发性肾上腺衰竭	肾小管性酸中毒
乳酸酸中毒	NH_4Cl	回肠和乙状结肠膀胱吻合
阿司匹林	硫黄中毒	高营养法
甲醇	慢性肾衰竭早期	
乙烯乙二醇(ethylene glycol)	尿路阻塞	
甲基丙二酸尿(methyl malonic aciduria)		
NH_4Cl		

(引自：Clarke-Pearson，et al)

(三)呼吸性酸中毒

妊娠与分娩期，妇产科手术中或手术后发生呼吸性酸中毒的主要原因是：①妊娠或产后肺水肿，可为心源性或非心源性。肺水肿的诱发因素有：分娩或产后诱发肺水肿；妊娠合并感染；妊娠合并心脏疾患；严重妊高征合并子痫诱发肺水肿；保胎药性肺水肿(约 4%的妇女在接受 β-激动剂等保胎药的过程中，或给药后 12 小时内引起非心源性肺水肿)。由于上述诱发因素使缓激肽、5-羟色胺、组胺、儿茶酚胺及细菌毒素等物质增加，导致肺血管和支气管收缩，从而使肺毛细血管静水压和通透性增强，结果引起肺间质水肿或肺泡水肿，进而通气/血流比值失衡，肺泡通气明显减少而血流未相应减少，以致流经这部分肺泡的静脉血未充分氧合，并且其中 CO_2 未能充分排出，久之动脉血 CO_2 潴留导致呼吸性酸中毒(图 28-3)。②妊娠呼吸困难，是妊娠妇女中常见的并发症状，这主要是由合并阻塞性肺部疾病、肺部感染、肺血管性疾病与严重肺损伤或肺水肿等引起，其中气喘危象是妊娠气喘最严重的并发症。如果上述呼吸困难伴有明显的通气功能衰竭时，可发生呼吸性酸中毒。③羊水栓塞，是严重的分娩并发症，它是在分娩过程中，因羊水进入母体血液循环而引起的肺栓塞，甚至休克、弥散性血管内凝血(DIC)等。此时除羊水中含有的胎脂、角化上皮细胞、胎粪等物质可直接形成栓子外，羊水本身即为一强凝物质，可促使血液凝固而形成纤维蛋白栓、血小板微血栓，发生肺毛细血管栓塞，还因羊水及其产生的炎症性细胞质刺激肺小血管痉挛等，均使通气/血流比值失衡，导致缺氧与 CO_2 潴留致呼吸衰竭(图 28-3)。④麻醉药物过量致呼吸抑制。⑤手术中或手术后严重肺功能受损。⑥呼吸机潮气量过小。⑦因气管插管致喉头水肿或喉痉挛等。

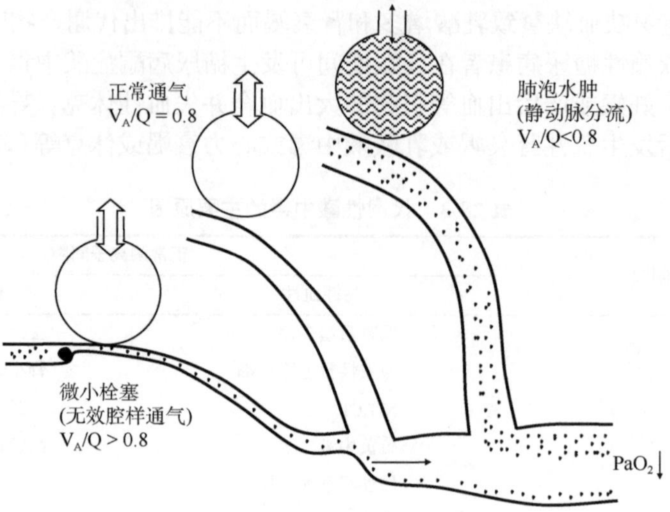

图 28-3　妊娠肺水肿和肺栓塞时肺通气/血流比值失衡

V_A/Q 为通气/血流；虚点表示静脉血

（四）代谢性碱中毒

妊娠期和妇产科手术后发生代谢性碱中毒的主要原因是：①妊娠呕吐，经胃大量丢失富含 HCl 的胃液，来自胃壁、肠液和胰腺的 HCO_3^- 得不到 H^+ 中和而被吸收入血，造成血浆 HCO_3^- 浓度升高导致代谢性碱中毒。②较长期使用排钾排氯利尿剂可引起低钾血症和低氯血症。低血钾可使细胞内 K^+ 向细胞外移动，而细胞外液中的 H^+ 向细胞内转移；同时肾小管上皮内缺 K^+ 可引起排 H^+ 减少，HCO_3^- 重吸收增强而发生代谢性碱中毒。低血氯时，为保持阴离子平衡，肾脏代偿性对 HCO_3^- 重吸收增强而发生代谢性碱中毒。③碱剂过量，为矫正代谢性酸中毒，过多使用碱性药物而导致医源性代谢性碱中毒。④胃肠减压引流（表 28-4）。

表 28-4　代谢性碱中毒的主要原因

病因	碱的来源	肾保留 HCO_3^- 的原因
胃性碱中毒	胃黏膜	↓↓ ECF，↓K^+
鼻胃引流		
呕吐		
肾性碱中毒		
利尿剂	肾上皮	↓ ECF，↓ K^+
呼吸性酸中毒和利尿剂		↓ ECF，↓ K^+，↑PCO_2
外源性碱剂	$NaHCO_3$，柠檬酸钠，乳酸钠	ECF、K^+、PCO_2 的合并障碍

注：ECF，细胞外液。

（引自：Clarke-Pearson D L，et al）

（五）混合性酸碱失衡

混合性酸碱失衡包括双重酸碱失衡（DABD）和三重酸碱失衡（TABD）。妊娠期与分娩期或妇产科手术合并急重症疾病时，不仅发生单纯性酸碱失衡，而且可引起两种或三种混合性酸碱失衡。如妊娠呕吐时，大量丢失胃酸(HCl)，不仅可引起代谢性碱中毒，而且又因严重呕吐并长期不能进食、饥饿而酮体增加，可致代谢性酸中毒，这样，两种酸碱失衡合并存在。又如孕妇因每分通气量增加而发生轻度呼吸性碱中毒是正常的，若这一患者发生严重妊娠呕吐时，又可合并存在上述代谢性碱中毒与代谢性酸中毒，结果该患者有三重酸碱失衡，即呼吸性碱中毒合并代谢性酸中毒+代谢性碱中毒。若原有慢性阻塞性肺疾患或妊娠或妇产科手术合并肺部合并症时，因 CO_2 排出障碍引起呼吸性酸中毒的基础上又合并代谢性酸中毒和代谢性碱中毒，即呼吸性酸中毒合并代谢性酸中毒+代谢性碱中毒。

临床病例分析

◆ 病例(产后大出血引起失血性休克)

患者，38 岁，女性，产后大出血，意识障碍昏迷 3 小时。血压 70/35mmHg，四肢厥冷。呼吸室内空气($FiO_2 = 0.21$)，动脉血气和静脉血检查结果：动脉血，pH 7.19，$PaCO_2$ 83mmHg，PaO_2 37mmHg，SaO_2 51%，HCO_3^- 28mmol/L；静脉血，Na^+ 139mmol/L，K^+ 4.3mmol/L，Cl^- 90mmol/L，CO_2 值 28mmol/L。

♣ 提问

1. PaO_2 降低的原因。

(1) $PaCO_2$ 增高。

(2) 中枢神经受到抑制(昏迷)。

(3) $P(A\text{-}a)O_2$ 增加。

(4) 通气/灌流比值失调。

2. 酸碱平衡紊乱状态

(1) 呼吸性酸中毒。

(2) 呼吸性酸中毒合并代谢性碱中毒。

(3) 呼吸性酸中毒合并代谢性酸中毒。

(4) 急性呼吸性酸中毒合并代谢性酸中毒和代谢性碱中毒。

♣临床分析

1. 正确答案是(1)，(2)

该患者 PaO_2 为 37mmHg，有严重的通气功能障碍引起 $PaCO_2$ 明显增加(=83mmHg)，按肺泡气公式计算其肺泡气氧分压(PAO_2)：$PAO_2 = 0.21\times(760-47)-1.2\times88 = 44.13$mmHg。又按 $P(A\text{-}a)O_2$ 公式计算：$P(A-a)O_2 = 44.13 - 37 = 7.13$mmHg，属于正常数值。患者有严重通气不足主要是由于出血性休克致中枢神经系统受抑制所致，并没有肺泡水平气体交换问题。PaO_2 降低主要是由于呼吸中枢受抑制、通气功能障碍而 $PaCO_2$ 明显增加所致。所以第 1 个问题的正确答案是(1)，(2)。

2. 正确答案是(4)

pH 7.19＜7.40，$PaCO_2$ 83mmHg＞45mmHg，并且由于急性出血的急性发病，所以初步考虑为急性呼吸性酸中毒，按急性呼吸性酸中毒计算其 HCO_3^- 的预计代偿值：$HCO_3^- = 24+[0.1\times(83-40)]\times\pm2 = 28.3\pm1.5 = 26.5\sim29.8$mmol/L。本例 HCO_3^- 28mmol/L 在其代偿范围内。不过如果合并代谢性酸中毒和代谢性碱中毒时，由于 HCO_3^- 值的互相抵消而处在其代偿范围内。这一点需要注意。

计算阴离子间隙(AG)= 139–(90 + 28)= 21mmol/L＞16mmol/L，提示高 AG 型代谢性酸中毒。

在临床上，高 AG 型代谢性酸中毒时，应在下列方法(矫正的碳酸氢盐、碳酸氢盐间隙、delta 比值等)中任选一种来揭示被高 AG 型代谢性酸中毒所掩盖的代谢性碱中毒或正常 AG 型代谢性酸中毒的存在。

(1)计算矫正的碳酸氢盐：其计算公式如下。

$$矫正的碳酸氢盐 = HCO_3^- + (AG-12)$$

$$矫正的碳酸氢盐 = 28 + (21-12) = 37mmol/L$$

若矫正的碳酸氢盐＞26mmol/L，则提示高 AG 型代谢性酸中毒合并代谢性碱中毒。本例矫正的碳酸氢盐 37 mmol/L＞26mmol/L，所以提示合并代谢性碱中毒。

(2)计算碳酸氢盐间隙 = $Na^+ - Cl^- - 39$ = 139 – 90–39 = 10mmol/L，本例碳酸氢盐间隙 10mmol/L＞6mmol/L，所以也提示合并代谢性碱中毒。

结论：急性呼吸性酸中毒合并高 AG 型代谢性酸中毒和代谢性碱中毒。

二、妊娠与分娩期、妇产科手术常见的水、电解质紊乱

妊娠期间，血容量和全身水量增加，钠潴留，体液增加量为 6.3～7L，其中 80%是细胞外液，20%是细胞内液。妊娠期间，平均体重增加为 12.5kg，各部分细胞内外增加量的分布归纳见表 28-5。体液的增加以妊娠中期速度最快，在 32 周达高峰，全身潴钠约 950mmol。水和钠潴留的主要机制是：①由于雌激素与孕激素增多而直接作用于肾小管，增加对水和钠的重吸收；这些激素对血管具有扩张作用，也促进了水肿的产生。②妊娠时血浆醛固酮水平增加，特别是自妊娠 3 个月后明显增加，至妊娠足月达高峰。醛固酮分泌增加可促进远曲小管重吸收 Na^+，进而引起水钠潴留。妊娠 6 个月开始平均动脉压降低，加之某种原因可使肾血流减少时，肾血管灌注压降低刺激入球小动脉壁的牵张感受器和流经致密斑的 Na^+量减少等，使近球细胞肾素分泌增加，肾素可激活肾素–血管紧张素–醛固酮系统。③妊娠是一个复杂的代谢过程，激素环境发生很大的变化，其中皮质醇、胎盘生乳素、前列腺素 A_1(PGA_1)等明显增加，而且与水钠潴留有关。④当孕妇采取立位和仰卧位时，因子宫压迫下腔静脉而回心血流受阻，心排血量减少，继而肾血流量和肾小球滤过率降低，导致排水、排钠碱少，并且还可促进醛固酮分泌。⑤妊高征多发生于妊娠 20 周以后，一般有高血压、蛋白尿和进行性水肿三联症状，常伴有明显的水钠潴留。妊高征的发病机制已有各种理论，但其中令人信服的是，在妊娠期子宫肌层和绒毛膜合成的肾素大量入血，引起肾素–血管紧张素–醛固酮系统活性增加，致使小动脉痉挛和水钠潴留，此作用在子宫胎盘缺血缺氧的情况下更为加重。孕妇子宫受机械性压迫或过度膨胀致使子宫–胎盘血流量减少 40%～60%。当子宫血流减少时，子宫前列腺素的前身物质——花生四烯酸量减少，致使具有扩血管作用的前列腺素合成减少，从而增强机体对血管紧张素等加压物质的敏感性，引起血压升高；在子宫缺血缺氧的情况下，子宫血管内皮受损，致使具有扩血管和抑制血小板凝集作用的前列环素(PGI_2)生成减少，而具有明显缩血管和促进血小板凝集作用的血栓素(TXA_2)释放增加，导致 TXA_2 / PGI_2 比值升高，从而引起强烈缩血管

反应，导致血压明显升高和促进凝血。全身各器官组织因血管痉挛收缩而缺血缺氧加重，特别是肾脏的缺血直接影响水钠排泄功能，加重水钠潴留。

表 28-5　评估妊娠期增加的细胞外液和细胞内液

项目	水分总量(ml)	细胞外液(ml)	细胞内液(ml)
胎儿	2343	1360	983
胎盘	540	260	280
羊水	792	792	—
子宫	743	490	253
乳腺	304	148	156
血浆	920	920	—
红细胞	163	—	163
细胞外，血管外水分	1195	1195	—
总量	7000	5165	1835

(引自：Koos B J，et al)

较重的妇产科手术创伤本身及其术后可能发生水和电解质紊乱。除了造成体液额外丢失如出血、血浆渗出等外，呼吸道和皮肤等不显性失水也显著增加，再加上术后禁食等因素，容易发生血容量不足和脱水，特别是高渗性脱水。机体对手术创伤等的应激反应包括交感神经–肾上腺髓质、下丘脑–垂体–肾上腺皮质和肾素–血管紧张素–醛固酮系统的变化，更容易发生水和电解质紊乱。在这种状态下，如果输液过多、过快则容易发生细胞外液过多或稀释性低钠血症，甚至水中毒或加重手术伤处水肿或心功能不全或肺水肿等；若过多输入钠盐则容易发生高钠性高钠血症。手术创伤较严重时，K^+由细胞内移出至细胞外，可发生高钾血症，若伴少尿或无尿时，则更易引起高钾血症。如果过多使用利尿剂或合并碱中毒或手术创伤好转时，则容易发生低钾血症。

三、妊娠与分娩期常见的重要合并症

(一) 妊娠剧吐

根据国际疾病分类标准(ICD-9)资料表明，美国平均每年有 50 000～55 000 名妇女由于严重早期妊娠反应引起水和电解质紊乱。1.3%～1.5% 的孕妇出现妊娠剧吐。呕吐多由早期妊娠开始并可持续至妊娠 17 周后自行消失。但是在妊娠 35 周时，仍有 5%的孕妇出现妊娠恶心、呕吐反应。这种反应可引起体重降低、失水、电解质紊乱及血液异常变化等潜在性不利影响。此外，还可发生营养失调、酮体聚集、尿中酮体，甚至引起代谢性酸中毒。

(二) 妊娠合并肾病

妊娠子痫前期是引起妊娠妇女并发肾病综合征的主要原因，通常发生于妊娠晚期，引发此病的其他病因还包括弥漫性膜性肾小球肾炎、轻微病变性肾小球肾炎(脂性肾病)、系统性红斑狼疮、糖尿病及肾静脉栓塞等。妊娠合并肾病患者如果合并肾功能不全时，可出现一系列水和电解质、酸碱失调症状。

（三）妊娠糖尿病

妊娠糖尿病（gestational diabetes mellitus，GDM）是指孕前没有糖尿病而在孕期（尤其在孕晚期，第 24～28 周）出现高血糖水平的状态，即妊娠期首次发生的不同程度的糖耐量异常，不包括妊娠前已存在的糖尿病。妊娠糖尿病的发生率为 0.15%～15%。在妊娠中、晚期，由于孕妇体内抗胰岛素样物质增加，如胎盘生乳素（HPL）、雌激素、黄体酮、皮质醇和胎盘胰岛素酶等使孕妇对胰岛素的敏感性随怀孕期的增加而下降。为维持正常的糖代谢水平，胰岛素的需要量便会增加，但有时上述抗胰岛素样激素等影响胰腺功能，胰岛生成的有效胰岛素量减少，结果导致孕妇血糖增高，也就这样悄悄地发生了妊娠糖尿病（图 28-4）。

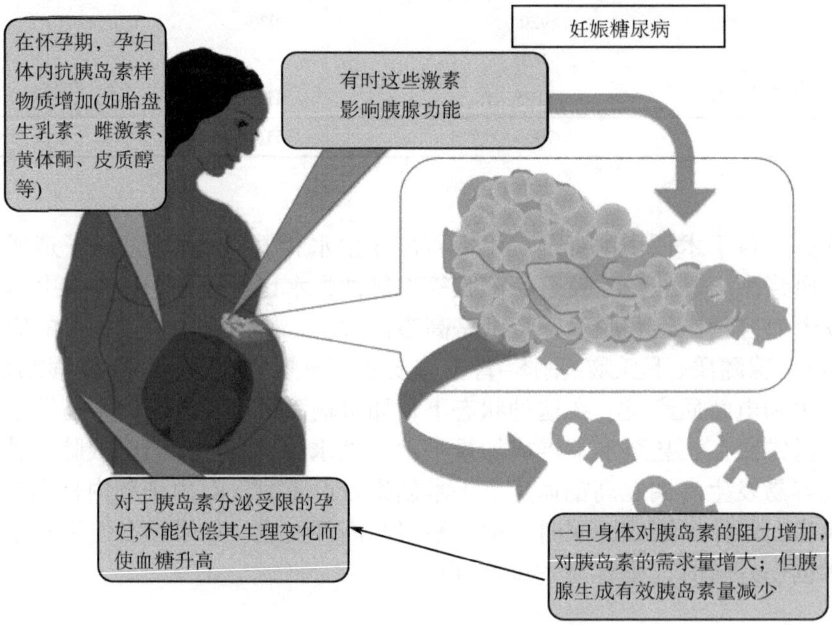

图 28-4　妊娠糖尿病发生的示意图

（引自：Kousar R，et al）

妊娠期高血糖可使胚胎发育异常甚至死亡，流产发生率达 15%～30%；发生妊娠期高血压疾病的可能性较非糖尿病孕妇高 2～4 倍；羊水过多发生率较非糖尿病孕妇多 10 倍；巨大儿发生率明显增高；难产、产道损伤概率增高；产程延长易发生产后出血。此外，易发生糖尿病酮症酸中毒及与妊娠糖尿病有关的感染，如肾盂肾炎、无症状菌尿症、产褥感染及乳腺炎等。如果妊娠糖尿病妇女未得到及时有效的治疗管理，则其将来患 2 型糖尿病的风险增加，同时妊娠糖尿病妇女还存在更高的先兆子痫和剖宫产风险。

（四）妊娠合并心脏病

妊娠合并心脏病是产科严重的合并症，是孕产妇死亡的最主要的非产科病因。妊娠合并心脏病是孕产妇死亡的主要病因之一，以风湿性心脏病最多见，占 65%～80%，其中，风湿性二尖瓣狭窄最常见。其主要合并症是肺水肿和心力衰竭，此外，还有心房颤动、血栓栓塞及咯血等。由于妊娠，子宫增大，血容量增多，加重了心脏负担；分娩时子宫及全身骨骼肌收缩使大量血液涌向心脏；产后循环血量的增加，均易使有病变的心脏发生肺水肿和心力衰竭。同时，由于长期慢性缺氧，导致胎儿宫内发育不良和胎儿窘迫。临床上尚有先天性心脏病、妊高征心脏病、围产期心肌病、贫血性心脏病等。

（五）妊娠合并肺疾病

妊娠合并气喘病的发生率为 1%，其中，大多数患者（约 70%）在分娩后 3 个月内病情可恢复至妊娠前水平，但部分患者在下次妊娠中仍会复发类似的气喘症状。极少数孕妇可发生气喘危象，这对孕妇造成的危险性较高。应按气喘危象的主要治疗原则进行处理。此外，羊水栓塞是在分娩过程中由于羊水进入母血循环而发生的肺栓塞、休克等一系列不可预期的严重症状的综合征，通常可发生于产程的任何阶段或在产后立即发生，在足月分娩发生者中死亡率可高达 80%～90%；在短期内未死亡者，可出现肺水肿、肺出血、弥散性血管内凝血（DIC）或惊厥症状。妊娠肺水肿的原因可分为心源性和非心源性两种。其中，后者中分娩诱导的产后肺水肿的发生率要比子痫前期患者肺水肿的发生率高 1 倍。这些肺水肿的治疗原则和方法与非孕妇患者肺水肿相同。

（六）其他

妇产科手术创伤本身及术后可能发生水和电解质紊乱。除了造成体液额外丢失如出血、血浆渗出等外，呼吸道和皮肤等不显性失水也显著增加，再加上术后禁食等因素，容易发生血容量不足和脱水，特别是高渗性脱水。机体对手术创伤等的应激反应包括交感神经–肾上腺髓质、下丘脑–垂体–肾上腺皮质和肾素–血管紧张素–醛固酮系统的变化，更容易发生水、电解质紊乱。在这种状态下，如果输液过多、过快则容易发生细胞外液过多或稀释性低钠血症，甚至水中毒或加重手术伤处水肿或心功能不全或肺水肿等；若过多输入钠盐则容易发生高钠性高钠血症。手术创伤较严重时，钾离子由细胞内移出至细胞外，可发生高钾血症，若伴少尿或无尿时，则更易引起高钾血症。如果过多使用利尿剂或合并碱中毒或手术创伤好转时，则容易发生低钾血症。

第三节　妇产科疾病常见血气改变、酸碱失衡与水电解质紊乱的治疗

一、酸碱失衡的防治原则

妊娠与分娩期、妇产科手术常见酸碱失衡的治疗原则：

(1) 呼吸性碱中毒的治疗

1) 孕妇发生轻度呼吸性碱中毒是正常的，不必给予特殊治疗。

2) 必要时给予镇静剂治疗。

3) 如果合并发生低钙性抽搐时，可通过静脉注射钙剂治疗。

4) 可吸入含 5%CO_2 的氧气或在容量 3～5L 的大纸袋中重复呼吸，使呼出的 CO_2 重新吸回肺泡，有利于提高 $PaCO_2$ 以改善呼吸性中毒。

(2)代谢性酸中毒的治疗

1)对轻症代谢性酸中毒患者一般不需要用碱性药物治疗。

2)血 pH＜7.20 或血清 HCO_3^-＜12mmol/L 时，应需要给予碱性药物治疗。

(3)呼吸性酸中毒的治疗：治疗重点是改善呼吸道通畅。

(4)代谢性碱中毒的治疗：关键是纠正水和电解质紊乱。最重要的治疗是补充含 Cl^- 溶液，以重新恢复有效细胞外液容量。常用生理盐水(0.9%氯化钠溶液)静脉滴注。对伴有低钾血症的代谢性碱中毒患者，应补充氯化钾治疗等。

(一)呼吸性碱中毒的防治

孕妇发生轻度呼吸性碱中毒是正常的，不必给予特殊治疗。由焦虑诱发的过度通气，应给予精神稳定，必要时给予镇静剂治疗。如果合并发生低钙性抽搐时，可通过静脉注射钙剂治疗。可吸入含 5%CO_2 的氧气或在容量 3～5L 的大纸袋中重复呼吸，使呼出的 CO_2 重新吸回肺泡，有利于提高 $PaCO_2$ 以改善呼吸性碱中毒。

(二)代谢性酸中毒的防治

治疗原发病及其诱发因素是防治代谢性酸中毒的基本原则。对轻症代谢性酸中毒患者一般不需要用碱性药物治疗，但是对较严重代谢性酸中毒患者应需要给予碱性药物治疗。具有以下特征的患者应使用碱性药物治疗：①血 pH＜7.20 或血清 HCO_3^-＜12mmol/L；②伴有血流动力学不稳定(即继发于酸中毒的严重心功能损伤和血压降低趋势等)；③伴有高钾血症等。此时碱性药物的使用目的不是使动脉血 pH 和血清 HCO_3^- 完全恢复正常，而是提高血 pH(＞7.20)、血清 HCO_3^-(＞16mmol/L)，并且改善与稳定血流动力学。碱性药物不仅对正常 AG 型代谢性酸中毒(如严重腹泻引起的)，而且对急、慢性肾衰竭引起的高 AG 型代谢性酸中毒是很有益的治疗药物；但是碱性药物不急于适用于已积累的碳酸氢盐前体(如乳酸酸中毒或酮症酸中毒)患者。首次投给的碱性药物剂量公式为

$$碳酸氢钠(mmol)=[(24-实测[HCO_3^-])\times体重(kg)\times0.3]/2$$

式中，24 为$[HCO_3^-]$的正常值(mmol/L)；0.3 为 HCO_3^- 的分布空间(distribution space for bicarbonate)，投给首剂后根据病情和血气分析再进行相应的调整。通常首选的碱性药物为碳酸氢钠，应静脉滴注治疗，其优点是内含 HCO_3^-，作用快；缺点是含钠，过量时增加心、肾的钠负荷。若通气不足会导致 CO_2 蓄积危险。5%碳酸氢钠 1.6ml 含 HCO_3^- 1mmol。婴儿或儿童患者也可按体重估计临床投给碳酸氢钠的量(首次剂量为 1～2mmol/kg)。次选的碱性药物为乳酸钠，优点是经过肝脏氧化分解可供热量；缺点是含钠，在严重缺氧和肝功能不佳时不宜选用。11.2%乳酸钠 1ml 相当于 HCO_3^- 1mmol。还有三羟甲基氨基甲烷(THAM)，不含钠，不仅能纠正代谢性酸中毒，而且还能治疗呼吸性酸中毒，但有抑制呼吸和血管刺激作用。3.6%THAM 3.3ml 相当于 HCO_3^- 1mmol。

(三)呼吸性酸中毒的防治

呼吸性酸中毒的治疗重点是改善呼吸道通畅。通过改善通气使 $PaCO_2$ 逐步降低，必要时可使用人工机械通气，但切忌过急过度通气使 $PaCO_2$ 迅速降低，以防血压突然下降和诱

发代谢性碱中毒或呼吸性碱中毒。呼吸性酸中毒通常不应用碱性药物治疗，因为在通气未改善前，误用碱性药物时高碳酸血症可能更加剧引起代谢性碱中毒的可能性。

（四）代谢性碱中毒的防治

代谢性碱中毒治疗的关键是纠正水和电解质紊乱，因为当过多使用利尿剂或剧烈呕吐时，使细胞外液容量减少和丢失含 Cl^-体液，导致盐皮质激素活动继发性亢进，致使远曲小管的Na^+-K^+交换加速，引起通过尿排出 K^+增加并导致低钾血症，进而导致代谢性碱中毒。这种属于盐水反应型（敏感型）碱中毒，最重要的治疗是补充含 Cl^-溶液，以重新恢复有效细胞外液容量。常用生理盐水（0.9%氯化钠溶液）静脉滴注，因生理盐水含 Cl^-比血浆高 1/3，既可补充 Cl^-，促进排出 HCO_3^-，又可恢复有效细胞外液。

对伴有低钾血症的代谢性碱中毒患者，应补充氯化钾治疗，既补 K^+，又补 Cl^-，一方面因补钾后可使肾小管上皮细胞内缺 K^+状态得到改善，H^+-Na^+交换减少，K^+-Na^+交换增加，H^+排出减少；另一方面因补 Cl^-后血 Cl^-增加，致使远曲小管液中 Cl^-含量增加，则使集合管排泌 HCO_3^- 增加而纠正代谢性碱中毒。轻症患者口服氯化钾治疗；较重的低钾性碱中毒患者在尿量＞500ml/24h 的情况下，可缓慢静脉滴注氯化钾液（配成 0.3%以内），以免其对血管壁的过度刺激。

对于有应用氯化钠（如心力衰竭）或氯化钾（如肾功能不全进展期引起高血钾或尿量＜500ml / 24h）禁忌证的患者，可使用以下含氯制剂：口服或静脉滴注氯化铵，静脉输注盐酸精氨酸等。严重代谢性碱中毒，特别是血 pH＞7.55 时，可引起严重心律失常或中枢神经性癫痫发作，这种紧急情况下，可通过中心静脉输入 100mmol 稀盐酸（5～10mEq/h）等，但使用盐酸有时可发生溶血现象，应特别注意。

（五）混合性酸碱失衡的防治

混合性酸碱失衡的防治包括双重和三重酸碱失衡的治疗，其治疗关键是首先处理首发因素——原发性疾病；其次要治疗酸碱失衡的原发性 pH 变化，也就是以酸为主，还是以碱为主；再次要纠正影响心、肾、脑和肺功能的因素及潜在性危险因素。在治疗过程中，应以血气分析、酸碱平衡及电解质水平监测，以合理、有效与及时地进行治疗而提高救治效果。

妇产科疾病常见的酸碱失衡及其治疗原则归纳如下（表 28-6）。

表 28-6　妇产科疾病常见的酸碱失衡及其处理原则

酸碱类型	缺陷	常见原因	主要代偿	治疗原则
呼吸性酸中毒	低通气 PCO_2↑	中枢神经系统抑制气道和肺损伤	肾排泌酸盐；HCO_3^-潴留；Cl^- 移入红细胞	改善通气；控制 CO_2 过度产生
呼吸性碱中毒	高通气 PCO_2↓	中枢神经系统兴奋	肾排泌 Na^+、K^+和过度通气	改善高通气 HCO_3^-；重吸收 H^+、Cl^-；乳酸由红细胞释放
代谢性酸中毒	丢碱过多非挥发性酸↑	Cl^-比 Na^+增加显著；丢失 HCO_3^-；乳酸酸中毒；酮症酸中毒；尿毒症；稀释性酸中毒	呼吸性碱中毒；肾排泌 H^+、Cl^-重吸收 K^+、HCO_3^-	增加 Na^+负荷；pH＜7.2 时，投给碳酸钠；恢复碱储、蛋白质、血红蛋白

续表

酸碱类型	缺陷	常见原因	主要代偿	治疗原则
代谢性碱中毒	过多丢失氯、钾；增加 HCO_3^-	胃肠道丢氯；投给过多碳酸氢；钠利尿剂；低钾血症 ECF↓	呼吸性酸中毒；可能缺氧；肾排泌 HCO_3^-、钾；重吸收 H^+、Cl^-	增加氯含量；改善低钾；投给醋唑磺胺以排出 HCO_3^-；补充血容量；必要时偶尔 0.1mol 盐酸

注：ECF 为细胞外液。

（引自：Clarke-Pearson D L，et al）

二、水、电解质紊乱的防治原则

妊娠与分娩期、妇产科手术常见酸碱失衡的治疗原则：

(1)妊娠期常有轻度水分和钠潴留及体重增加倾向，多属妊娠生理范围，通常不需要特殊处理。

(2)在妇产科手术中或手术后发生的血容量不足或各种类型的脱水，或水肿，或低钠血症，或高钠血症，或高钾血症，或低钾血症等的处理可参见有关章节。

但是出现以下情况时，应给予合理的治疗。

(一)妊娠剧吐

严重呕吐合并严重脱水、电解质紊乱时应给予治疗：尽量避免有刺激性香气或异味，这是治疗过程中的一个必要措施，因为大部分妊娠呕吐患者的嗅觉敏感性增高。严重脱水时应补充液体，静脉输注葡萄糖溶液和葡萄糖盐水。如果尿量＞500ml / 24h，在输液时加入氯化钾以纠正低钾血症。但是输注 Ringer's 乳酸盐溶液应慎重，因为妊娠剧吐患者伴神经系统功能不稳定，精神紧张型孕妇可引起烦躁不安、心悸等副作用。

(二)妊高征

妊高征，特别是重度妊高征，除了高血压、蛋白尿以外，可有先兆子痫、子痫和不同程度的水肿或肾功能障碍等。患者应取左侧卧位，以增加肾脏和子宫的血流量及改善胎盘灌注量。先兆子痫是妊娠母体死亡的常见原因之一。其病死率为 0.4%～11.9%。母体可能死于脑水肿、心肌梗死伴心脏停搏或肺水肿。妊高征尽管有水肿，但以不常规使用利尿剂为原则，因为此时患者的主要特征是血管强烈收缩、血管内皮损伤及血液浓缩，而利尿剂会使这些症状加重。为了转变血栓素(TXA_2)/ 前列环素(PGI_2)比值，在分娩前服用阿司匹林可产生积极效果。先兆子痫患者处于危险期(包括生产、分娩、产后 24 小时)都应考虑给予预防性治疗。尽管仍然有争论，但是目前硫酸镁仍是预防癫痫发作的常用药物，硫酸镁可提高其惊厥阈值而预防和控制子痫发作。此外，硫酸镁可缓解小血管痉挛、扩张血管，以降低体循环血管阻力而降低血压。Mg^{2+}可促进血管内皮细胞合成前列环素增多，有利于小血管扩张。硫酸镁的开始负荷量为 4～6g，在 10～15 分钟或以上静脉注射，随之以 2g/h 的速度静脉滴注。在治疗期间必须监测硫酸镁的血药浓度以防止镁中毒的发生。血清镁的有效治疗浓度必须维持在 4～6mEg/L。若血 Mg^{2+}浓度达到 8～10mEq/L 时，髌骨反射消失；Mg^{2+}浓度达到 12mEg/L 时，可发生呼吸抑制；Mg^{2+}浓度达到 25mEq/L 时，可致心脏停搏。如发生镁中毒，应立即使用 10%葡萄糖酸钙 10ml 缓慢静脉注射来解毒。

（三）妊娠合并心脏病及心力衰竭

妊娠合并心脏病是高危妊娠之一。从妊娠、分娩和产褥期对心脏的影响来看，妊娠 32～34 周时总血容量比未受孕时增加 35%～50%，加上心率增快（15～20 次/分）、膈肌上升使心脏移位及大血管扭曲等均加重了心脏负担；分娩期在第一产程时，每次子宫收缩约有 500ml 血液进入体循环，增加了平均动脉压（10%），增加了心脏的前、后负荷；在第二产程时，除子宫收缩外，腹肌收缩，腹压增加，引起周围循环阻力升高，同时，屏气用力使肺循环压力增高和内脏血液涌向心脏，故此期的心脏负担最重；在第三产程时，因胎盘血循环停止，血窦内的血液大量进入体循环而回心血量急剧增加，又因腹压骤降，内脏血管扩张，大量血液流向内脏血管床而回心血量明显减少，均可加重心脏负担，甚至引起心力衰竭。产褥期的最初 3 日内，因子宫缩复，大量血液进入体循环，又因组织中潴留的液体回入体循环等均使血容量明显增加，加重了心脏前负荷，可导致心力衰竭。因此，妊娠合并心脏病患者，特别是妊娠合并瓣膜性心脏病患者中，所有死亡病例的 50%发生在分娩后 24 小时，30%发生在之后 4 日，通常是由于肺水肿和充血性心力衰竭所致（75%），死亡率可达 1%～3%。掌握其危险期甚为重要，特别是要防止心力衰竭的发生。合并心脏病的患者应从妊娠 4 个月开始限制食盐摄入量（＜4～5g / d）；心功能Ⅱ、Ⅲ级患者应严格控制水、钠盐的摄入。妊娠合并心力衰竭的治疗方法与一般心力衰竭基本相同，但是孕妇对洋地黄制剂较为敏感而且耐受性差，易引起洋地黄的毒性反应；此外，孕妇具有上述血液循环改变的急剧性和显著性特点，使用洋地黄类强心药物时，必须注意的是：①尽可能选用作用和排泄较快的洋地黄制剂，避免应用收效和排泄缓慢的洋地黄制剂；②使用时不采取慢速洋地黄达到饱和量，以备病情急剧变化时，可有加大洋地黄剂量的余地；③“见好就收”的原则，病情好转就立即停用，不主张长期应用洋地黄维持量；④不主张预防性使用洋地黄制剂。合并心力衰竭的患者应使用利尿剂，通过利尿以减少循环血容量，达到减轻心脏前负荷的目的。使用利尿剂时，应短期、间断、适时给药，因为孕妇对水、电解质紊乱的调解能力较差，更易发生电解质紊乱。妊娠合并心力衰竭时，为了减轻心脏后负荷，合理使用硝普钠在内的血管扩张剂，可有助于心力衰竭的改善。但是，孕妇使用硝普钠时，只能短期使用，因为硝普钠在体内降解产生的氰化物可与血红蛋白结合形成氰化铁红蛋白，后者失去携氧能力而加重组织缺氧，而且对胎儿也有氰化物毒性作用。产后应立即加用腹带或沙袋压迫产妇的腹部，以防其腹压骤降而诱发心力衰竭。

（四）妊娠或妇产科手术合并肾脏疾病及肾衰竭

在妊娠过程中最常见的肾脏疾病是肾小球疾病和肾衰竭。肾小球疾病可继发于炎症、感染或全身性疾病（如糖尿病或系统性红斑狼疮等）。妊娠对原有肾脏病变的影响主要取决于有无高血压和肾功能损害的程度，伴有高血压或氮质血症的患者，妊娠可使肾功能恶化。

这些患者加上妊娠应激和胎盘释放大量肾素样物质，使肾素–血管紧张素–醛固酮系统活性增强，在妊娠后期更明显，血管紧张素Ⅱ增多，促使全身小动脉收缩，肾组织缺血加重而病情进一步恶化，甚至可引起肾衰竭。但是，如果不伴有高血压和肾功能代偿者(无氮质血症)，即使妊娠也未见原有肾脏病变有恶化倾向。妊娠并发急性肾衰竭的发病率很低，为 0.02%～0.05%。在妊娠早期(第 10～12 孕周)，主要由于妊娠呕吐、感染性流产，引起脓毒败血症性休克；在妊娠后期(第 34～40 孕周)，多由于胎盘早期剥离或严重子宫出血导致出血性休克、严重先兆子痫、子痫、羊水栓塞、特发性产后急性溶血性–尿毒症综合征和 HELIP 综合征等可引起急性肾衰竭。妊娠或妇产科手术合并急性肾衰竭的治疗原则与一般急性肾衰竭基本相同。少尿期(尿量＜400ml/24h)主要表现为水潴留、高血钾、代谢性酸中毒和氮质潴留，甚至脑水肿、肺水肿或心力衰竭等。此期应严格控制水分摄入和输入，限制盐的摄入(＜3g/d)；积极纠正高钾血症和代谢性酸中毒，必要时考虑早期血液透析。多尿期(尿量 5000～6000ml/24h)主要表现为脱水和低钾、低钠或低钙血症。此期应补充液体，及时补钾、补钠等。妊娠合并慢性肾衰竭的治疗原则与一般慢性肾衰竭基本相同。慢性肾衰竭早期因代谢产物堆积，产生渗透性利尿，肾小管浓缩功能减退，表现为稀释性多尿，但是当肾单位绝大部分已废弃时，最终是少尿或无尿，水、电解质的平衡维持能力很差，失水和水潴留都可以出现，并且易发生代谢性酸中毒与电解质紊乱。治疗时应注意纠正酸碱失衡和水、电解质紊乱，是很重要的处理原则。

(五)保胎药物诱导性肺水肿

妊娠妇女为了防止早产使用 β-激动剂。

三、低氧血症的防治原则

(一)除去发生缺氧血症的原因

缺氧血症发生的主要原因包括通气不足、气道分泌物过多、支气管痉挛、肺水肿等。

(二)吸入氧气治疗

吸入氧气治疗(简称氧疗)是可提高动脉血中氧分压和血氧饱和度，并能改善机体缺氧状态的重要措施。但不同类型的缺氧吸入氧浓度的方法并不完全相同，在临床上不考虑其缺氧类型，一律给予纯氧吸入的方法是不可取的(表 28-7)。

表 28-7　不同缺氧类型的吸氧治疗

类型	原因疾病(举例)	吸氧浓度
通气障碍	合并 COPD	24%～28%
V_A/Q 不匹配	羊水栓塞	35%～50%
绝对分流	妊娠肺水肿	35%～60%
弥散障碍	合并肺严重纤维化	＞ 60%
FiO_2降低	居住高原地区	中浓度(＜60%)

注：V_A/Q，通气/血流；FiO_2，吸入气氧浓度；COPD，慢性阻塞性肺疾病。

鼻导管或鼻塞吸氧是常用的氧疗方法，吸氧浓度与氧流速密切相关，临床上常用的推算公式为：

$$吸入气氧浓度(FiO_2) = 21 + 4 \times 给氧流量(L/min)$$

面罩给氧可控制吸氧浓度为25%～50%，不需要鼻腔插管，患者易于接受。还有正压给氧或高频喷射通气给氧及高压氧治疗等各种方法。根据不同疾病和缺氧类型，可以合理选择氧疗方法。吸氧治疗时，防止产生氧中毒和保证吸入气的湿化也是很重要的。如果羊水栓塞引起急性呼吸窘迫综合征(ARDS)时，可按其治疗策略进行治疗。

参考文献

傅秀兰. 1996. 妊娠与肾脏疾病//董德长主编. 内科各系统疾病与肾脏. 2版. 北京：人民卫生出版社，654-673.

洪素英. 2000. 妇产科重危病人及胎儿监护//王一山主编. 实用重症监护治疗学. 上海：上海科学技术文献出版社，497-517.

乐杰. 1999. 妊娠生理//乐杰主编. 妇产科学. 4版. 北京：人民卫生出版社，34-49，99-134.

李琦，刘双林，任成山. 2014. 危重患者动脉血气变化及酸碱平衡紊乱//钱桂生主编. 实用临床血气分析及酸碱紊乱治疗学. 郑州：郑州大学出版社，352-360.

朴镇恩. 2008. 妇产科常见血液气体改变与酸碱失衡及水电解质紊乱//朴镇恩编著. 最新血液气体与酸碱平衡. 哈尔滨：黑龙江人民出版社，635-646.

瑞华，秦洪义，李玉芳. 2003. 妊娠末期及产时各期动脉血气酸碱平衡分析临床动态研究. 中华中西医杂志，4(4)：

孙念怙，郎景和，沈铿. 2013. 妇产科疾病与水盐代谢//蒋朱明主编. 临床水与电解质平衡. 3版. 北京：人民卫生出版社.

杨振芸. 1999. 妊娠合并心脏病//卫生部继续医学教育委员会编. 国家级继续医学教育项目系列教材选编(妇产科学分册). 长春：长春出版社，23-30，82-91.

赵瑞琳. 1999. 羊水栓塞//卫生部继续医学教育委员会编. 国家级继续医学教育项目系列教材选编(妇产科学分册). 长春：长春出版社，82-91.

Adrogue H J，Madias NE.1998. Management of life-threatening acid-base disorders. N Engl J Med，338：26，107.

American College of Obstetricians and Gynecologists：Cardiac Disease in Pregnancy. 1992. ACOG Tech Bull，168.

Caglar G S，Tasci Y，Kayikcioglu F，et al. 2008. Intravenous tranexamic acid use in myomectomy：a prospective randomized double-blind placebo controlled study. Eur J Obstet Gynecol Reprod Biol，137：227.

Chapman A B，Johnson AM，Gabow PA. 1994. Pregnancy outcome and its relationship to progression of renal failure in autosomal dominant polycystic kidney disease. J Am Soc Nephrol，5：1178-1185.

Chatelain S M，Quirk JG Jr. 1990. Amniotic and thromboembolism. Clin Obstet Gynecol，33：473-48.

Clarke-Pearson DL. 2007. Preoperative evaluation and postoperative management//In：Edited by Berek JS. Berek' & Novak's Gynecology. 14th ed. Philadelphia：Lippincott Williams & Wilkins，671-747.

Crowther C. 1990. Magnesium sulphate versus diazepam in the management of eclampsia：A randomized controlled trial. Br J Obster Gynecol，97：110-117.

D'Addesio J P. 1989. Postpartum eclampsia. Ann Emerg Med，18：1105-1106.

Donovan，P J . 2010. Drugs for gestational diabetes. Australian Prescriber，33：141-144.

DuBose TD Jr. 2005. Acidosis and alkalosis// Edited by Kasper DL. Harrison's Principles of Internal Medicine. 16th ed. New York：McGraw-Hill，283-291.

Fall P J. 2000. A stepwise approach to acid-base disorders：Practical patient evaluation for metabolic acidosis and other conditions. Postgrad Med，107：249-250，253-254，257-258.

Fidler J L. 1993. Cardiopulmonary complications of pregnancy：Radiographic findings. AJR，161：937-942.

Foster G T，Vaziri ND，Sassoon CS，et al. 2001. Respiratory alkalosis. Respir Care，46：384.

Freinkel N. 1990. The mother in pregnancies complicated by diabetes// Edited by Rifkin H.　Diabetes Mellitus：Theory and Practice. 4th ed. New York：Elsevier，651-660.

Fried L F，Palevsky P M. 1997. Hyponatremia and hypernatremia. Med Clin North Am，81：585-609.

Gadsby R，Bamie-Adshead AM，Jaqqer C.1993. A prospective study of nausea and vomiting during pregnancy. Br J Gen Pract，43：

245-248.

Galla J H. 2001. Metabolic alkalosis. J Am Soc Nephrol，11：369.

Goodman HM. 2003. Maternal adaptation in pregnancy// Edited by Johnson LR. Essential Medical Physiology. 3rd ed. San Diego：Elsevier Academic Press，953-966.

Graves C R. 2002. Acute pulmonary complications during pregnancy. Clin Obstet Gynecol，45：369.

Greenberger P A. 1990. Asthma during pregnancy. J Asthma，27：341-347.

Humphreys M H. 2003. Fluid & electrolyte management// Edited by Way LW. Current Surgical Diagnosis & Treatment. 11th ed. New York：Lange Medical Book / McGraw-Hill，142-155.

Ie S，Rubio E R，Alper B，et al. 2002. Respiratory complications of pregnancy. Obstet Gynecol Surv，57：39.

Joint Task Force on the Management of Valvular Heart Disease of the European Society of Cardiology（ESC），European Association for Cardio-Thoracic Surgery（EACTS），Vahanian A，et al. 2012. Guidelines on the management of valvular heart disease（version 2012）. Eur Heart J，33：2451.

Kaplan P W，Lesser RP，Fisher RS，et al. 1990. A continuing controversy：Magnesium sulfate in the treatment of eclamptic seizures. Arch Neurol，47：1031.

Kousar R，Mayhew M. 2011. Australian Community Centre for Diabetes.

Levraut J，Grimaud D. 2003. Treatment of metabolic acidosis. Curr Opin Crit Care，9：260.

Lindheimer M D，Katz A I. 1989. Preeclampsia：Pathophysiology，diagnosis，and management. Annu Rev Med，40：233.

Lubbe W F. 1987. Low-dose aspirin in prevention of toxemia of pregnancy：Does it have a place?. Drugs，34：515.

Luft F C. 2001. Lactic acidosis update for critical care clinicians. J Am Soc Nephrol，12：S15.

Lundin E S，Johansson T，Zachrisson H，et al. 2014. Single-dose tranexamic acid in advanced ovarian cancer surgery reduces blood loss and transfusions：double-blind placebo-controlled randomized multicenter study. Acta Obstet Gynecol Scand，93：335.

Martin J N Jr，Stedman C M. 1991. Imitators of preeclampsia and HELLP syndrome. Obstet Gynecol Clin North Am，18（2）：181.

Miles J F Jr，Martin JN Jr，Blake PG，et al. 1990. Postpartum eclampsia：A recurring perinatal dilemma. Obstet Gynecol，76：328-331.

Montoro M N.1993. Outcome of pregnancy in diabetic ketoacidosis. Am J Perinatol，10：17-20.

Nishimura R A，Otto C M，Bonow R O，et al. 2014. 2014 AHA/ACC guideline for the management of patients with valvular heart disease：a report of the American College of Cardiology/American Heart Association Task Force on Practice Guidelines. J Am Coll Cardiol，63：e57.

Pereira A，Krieger B P. 2004. Pulmonary complications of pregnancy. Clin Chest Med，25：299.

Phelan J P. 1991. Pulmonary edema in obstetrics. Obstet Gynecol Clin North Am，18：319-331.

Roberts J M. 1994. Pregnancy-related hypertension// Edited by Creasy R. Maternal-Fetal Medicine：Principles and Practice. 3rd ed. Philadelphia：W.B. Saunders，804-843.

Rose BD. 2001. Clinical physiology of acid-base and electrolyte disorders. 5th ed. McGraw-Hill Medical publishing division. New York：McGraw-Hill Medical publishing division.

Seifter J L. 2004. Acid-base disorders// Edited by Goldman L. Cecil Textbook of Medicine. 22th ed. Philadelphia：Saunders，688-699.

Sullivan J. 1985. Management of medical problems in pregnancy – severe cardiac disease. N Engl J Med，304-309.

Tierney L M，Jr. Acid-base disorders// Edited by Tierney L M. 2005 Current Medical Diagnosis & Treatment. 44th ed. New York：Lange Medical Books/ McGraw-Hill，856-866.

Weinstein L. 1985. Preeclampsia/eclampsia with hemolysis，elevated liver enzymes，and thrombocytopenia. Obsted Gynecol，66：657.

Wilson R F. 1992. Acid-base problems// Edited by Tintinalli J E. Emergency Medicine：A comprehensive study guide. 4th ed. New York：McGraw-Hill，35-50.

Yawn B P，Buchanan G R，Afenyi-Annan A N，et al. 2014. Management of sickle cell disease：summary of the 2014 evidence-based report by expert panel members. JAMA，312：1033.

第二十九章　儿科疾病常见血气改变、酸碱失衡与水电解质紊乱

第一节　儿童调节酸碱平衡功能的特点

儿童体液、酸碱平衡的生理与病理生理，基本上与成人相似，但是儿童机体发育不够成熟，机体代谢比较旺盛，调节功能较差，水、电解质与酸碱平衡调节功能不够成熟，特别是新生儿和小婴儿更为明显。儿童调节酸碱平衡功能的特点有以下四方面：

(1)调节酸碱平衡的能力欠完善，所以其调节能力较差。

(2)调节酸碱平衡的能力较迟缓，其缓冲系统的调节、肺脏与肾脏的调节及代偿速率较缓慢。

(3)总的调节功能是有限的，所以小儿比成人更容易发生酸碱平衡紊乱，而且 pH 也容易波动、变动也快。一旦发生酸碱失衡时，失衡程度也比较重。

(4)儿童机体比较弱，抵抗力低，进食喝水少，新陈代谢快，产酸多，任何疾病都容易发生呕吐、腹泻、呼吸快、出汗多等情况，因此容易发生水、电解质和酸碱紊乱。

一、缓冲系统

血液缓冲系统主要有碳酸氢盐缓冲系统、磷酸盐缓冲系统、血浆蛋白缓冲系统和血红蛋白/氧合血红蛋白缓冲系统四种。其中，碳酸氢盐缓冲系统最重要，因为它缓冲能力强，占血液缓冲总量的 1/2 以上；并且可以缓冲所有的固定酸，但不能缓冲挥发酸；该系统可进行开发性调节，即碳酸能通过肺调节，HCO_3^-能通过肾调节。因小儿的肺与肾的调节功能较差，故直接影响碳酸氢盐缓冲系统的缓冲功能。

二、肺脏调节

呼吸调节是继缓冲系统作用基础上的另一个重要调节机构，主要通过 CO_2 排出量的增减来调节血浆内碳酸的含量。肺对酸碱平衡的调节是通过 $PaCO_2$ 增高对中枢化学感受器的反射推动，低 O_2 通过主动脉弓和颈动脉体的化学感受器来实现的。如果各种原因引起的动脉血中的 $PaCO_2$ 和$[H^+]$增加或 PaO_2 降低时，可引起肺的通气增加等各种呼吸道征象(图 29-1)。

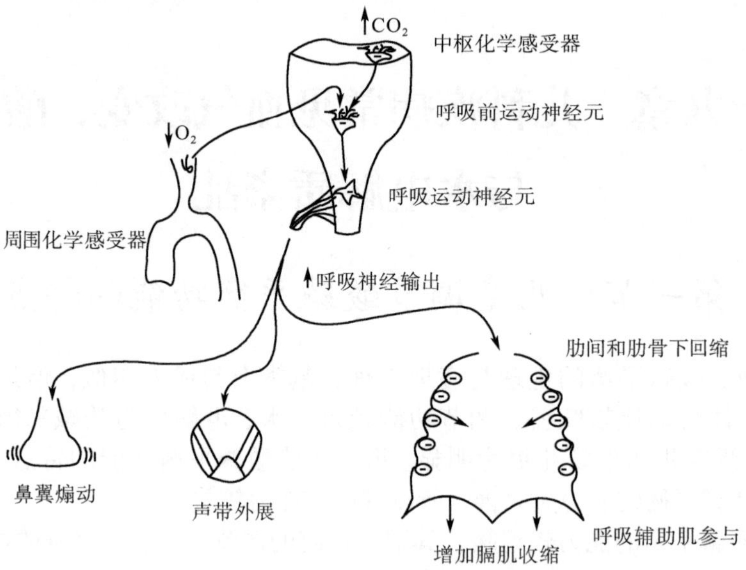

图 29-1 化学感受器反射与呼吸窘迫的各种征象
（引自 Fantan J P，et al）

新生儿及小婴儿的呼吸中枢敏感性较低，肺脏扩张度较小，呼吸表浅，因而肺对酸碱失衡的代偿调节功能较差。由于儿童气道与肺脏的解剖生理特点，不同程度地影响肺对酸碱平衡的调节机制。现归纳儿童气道、肺脏与成人的区别及意义如表 29-1。

表 29-1 儿童气道、肺脏与成人的区别及意义

儿童气道、肺脏与成人的区别	意义
强制鼻呼吸，鼻孔狭窄	婴幼儿只能通过鼻孔呼吸，易因分泌物堵塞
舌体大	易阻塞气道
未成熟儿声门位于 C3，新生儿位于 C3~C4，成人位于 C5	喉头位置靠前，通常压迫环状软骨
喉头和气管呈“漏斗”形	气道最狭窄的部位在环状软骨处
肺泡少而小	从出生到 6 岁肺泡在数量上增长 13 倍，从 6 岁到成人增长 3 倍
肺顺应性低，弹性蛋白少	气道塌陷可能性增高
气道阻力增高	呼吸做功增高，损伤小气道可能性增高
水平肋骨、肋骨和肋软骨较软	胸壁机制效应差
Ⅰ型、高氧化肌肉少	易于疲劳
肺总量低，呼吸和代谢率快	去氧合快
闭合容量高	无效腔通气增加

注：C3，颈椎 3；C4，颈椎 4；C5，颈椎 C5。
（引自：Agarwal R）

从表 29-1 可见，小儿喉相对成人长，喉腔较窄呈“漏斗”状，故儿童喉部狭窄机会较多，说明儿童在胸腔外气道阻塞的机会比成人多；胸腔内气道的管腔较细，肺弹力组织发育差，肺泡数量少，肺气量少；由于呼吸肌不发达、胸廓运动小、呼吸力较差等原因不仅胸腔内气道容易被阻塞，而且肺的通气功能也受影响，这些解剖生理特点均对酸碱平衡的调节有影响。

三、肾脏调节

肾主要排出固定酸和重吸收HCO_3^-，调节细胞外液的pH维持在正常范围内，主要通过排出H^+与重吸收HCO_3^-、排出磷酸盐（磷酸缓冲盐的酸化）及分泌氨等方式来完成。肾小球滤过液中，大约65%的Na^+、Cl^-、HCO_3^-和K^+在近端小管被吸收，几乎全部的葡萄糖和氨基酸在近端小管被重吸收，同时，近端小管细胞主动分泌H^+、有机酸及碱性物质到管腔中（图29-2A）。其余肾小球滤液中的 Na^+、Cl^-和 K^+大约 25%在远端小管亨利袢升支粗段被重吸收，大部分Ca^{2+}、HCO_3^-和Mg^{2+}也在此段被重吸收，同时分泌H^+到管腔中（图29-2B）。

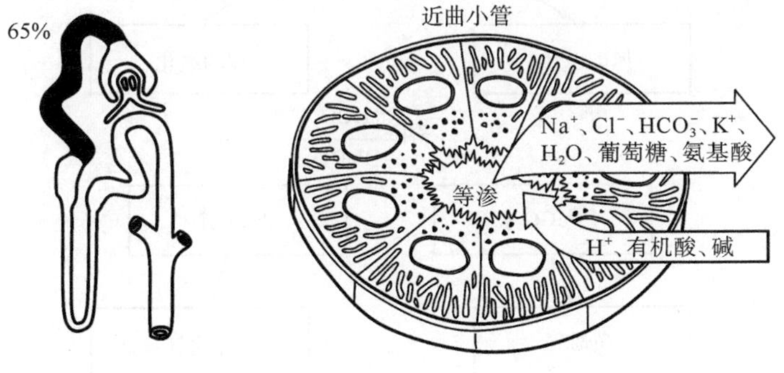

A

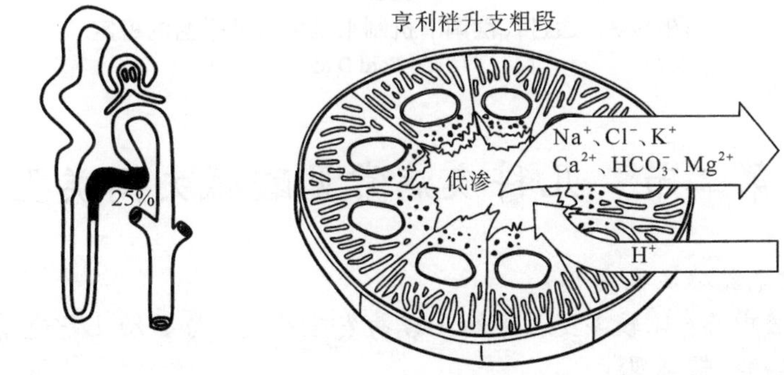

B

图29-2 肾小管细胞的超微结构和离子转运特点

A. 近曲小管；B. 远曲小管亨利袢升支粗段

（引自：Guyton A C，et al）

儿童肾脏调节酸碱平衡的能力较差，代偿功能较差，所以儿童较易发生酸碱平衡失调。6个月以内的婴儿，肾脏排出浓缩尿和稀释尿的能力较差，因此，Na^+负荷过重时，容易出现Na^+潴留。如果水入量过多时，容易出现水肿，甚至水中毒等。特别是出生后2周的新生儿，肾脏排出氯化钠的能力较差；在新生儿时期血电解质的正常波动范围比较大，主要是因为它易受饮食、呼吸、缺氧、环境温度和出生时成熟程度等因素的影响。

综上所述，缓冲系统、肺脏和肾脏三者的调节，并非各自分隔，而是相互密切关联的。机体代谢过程中产生的H^+，进入细胞外液后，主要与缓冲系统HCO_3^-/ H_2CO_3发生作用，使部分HCO_3^-得以消耗，H_2CO_3浓度相应增高，血pH下降，$PaCO_2$增加，而使肺功能调节发挥作用，从而加深呼吸，加速CO_2排出，使H_2CO_3浓度恢复正常。此时为了调整被消耗的HCO_3^-，肾脏便自然地参与调节作用，主要通过分泌H^+并重吸收HCO_3^-，使细胞外液的HCO_3^-也恢复正常，pH便上升至正常范围，代谢产物H^+则从尿中排出。因此，缓冲系统、肺脏和肾脏三者的协同调节，以保持体液的血pH稳定(图29-3)。

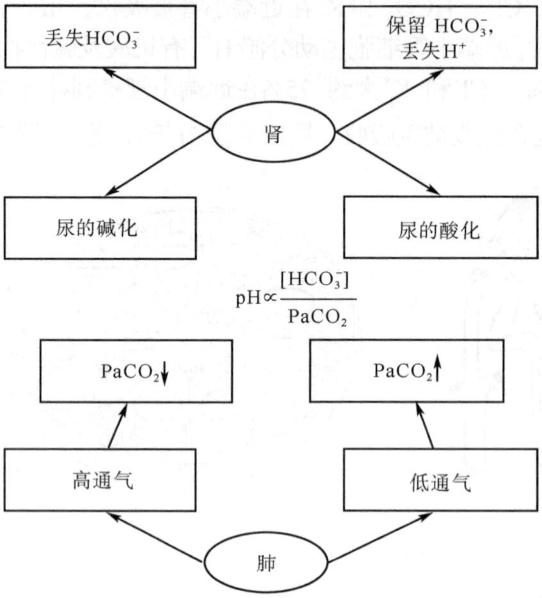

图 29-3　通过代偿调节机制来维持酸碱平衡的稳定
(引自 Ford D M)

第二节　儿科疾病常见酸碱失衡类型

儿科疾病常见酸碱失衡类型：

(1)呼吸性酸中毒：比较多见。婴幼儿容易发生肺炎，与婴幼儿气道清除功能差有关。另外，儿童哮喘病也较多见。

(2)代谢性酸中毒：最多见的一种。

(3)代谢性碱中毒：儿科疾病常见的代谢性碱中毒为盐水敏感型代谢性碱中毒。

(4)呼吸性碱中毒：比较少见。

亨德森–哈塞尔巴赫(Henderson-Hasselbalch)方程式描述了血浆pH和$PaCO_2$、HCO_3^-比值之间的关系：

$$pH=pK_a+\frac{[HCO_3^-]}{[H_2CO_3]}$$

$$pH=6.1+\lg\frac{[HCO_3^-]}{0.03\times PaCO_2}$$

$$pH=6.1+\lg\frac{[碱]}{[酸]}$$

正常血浆 $[HCO_3^-]$ 为 24mmol/L，$[HCO_3^-]=PaCO_2\times0.03$（38℃时 CO_2 的溶解系数），$pK_a=6.1$（38℃时）。该公式表明，血浆 pH 是由 $PaCO_2$ 和 HCO_3^- 的比值决定的，而不是绝对孤立的值决定的。只要 $[HCO_3^-]/[H_2CO_3]$ 的比值维持在 20∶1，则血浆 pH 可维持在 7.4（动脉血正常 pH 为 7.35～7.45）。在 pH、$[HCO_3^-]$ 和 $[H_2CO_3]$ 数值中任一个最初的改变，通常都会引起另外数值的代偿性变化，这样限制了酸中毒或碱中毒的程度。

将四种基本的单纯性酸碱紊乱以图解形式表示如图 29-4，使用此图也可以判定常见的酸碱失衡类型。诊断时必须结合临床进行综合性分析，方能得出较为正确的结论。

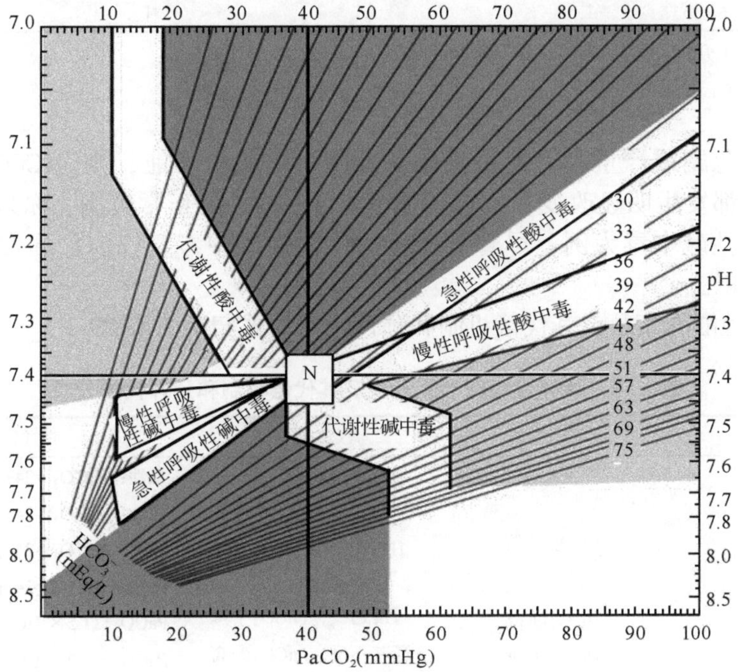

图 29-4　酸碱图

N：正常

（引自：Goldberg M，et al）

此图有利于了解原发性酸碱失衡后机体的各种代偿反应及其变化情况。这种代偿性生理反应通常用于减轻 H^+ 浓度的变化，否则 pH 将发生变化。这一情况可通过 Kassirer-Bleich $[H^+]$ 公式检验：

$$[H^+]=\frac{PaCO_2}{[HCO_3^-]}\times24$$

这一公式来源于亨德森–哈塞尔巴赫方程式。从上述两个公式可见，酸碱平衡紊乱可分为两大类，即由 $[HCO_3^-]$ 改变为原发性开始的是代谢性；而由 $PaCO_2$ 改变为原发性开始的是呼吸性。每一类可再分为两类，其中一类是 pH＜7.35，为酸中毒，另一类是 pH＞7.45，为碱中毒。根据原发性变化，将单纯性酸碱紊乱分为代谢性酸中毒、代谢性碱中毒、呼吸性酸中毒与呼吸性碱中毒四个主要类型（表 29-2）。这四种酸碱失衡在开始时，机体内体液缓冲系统发挥缓冲作用，同时继发代偿性生理效应，有肺和肾的调节参与这种代偿效应，使[HCO_3^-]和 [H_2CO_3] 比值仍维持在 20∶1 的正常范围，以保持血 pH 正常，但此时这两者的绝对含量已经发生改变，所以称为代偿性酸中毒及碱中毒。

表 29-2 儿童常见原发性酸碱平衡紊乱的主要特点

类型	pH	H^+	$PaCO_2$	HCO_3^-
正常	7.40	40nEq/L	40mmHg	24mEq/L
呼吸性酸中毒	↓	↑	⇑	↑
呼吸性碱中毒	↑	↓	⇓	↓
代谢性酸中毒	↓	↑	↓	⇓
代谢性碱中毒	↑	↓	↑	⇑

注：↓下降；↑上升；⇑或⇓(双箭头)表示原发性变化。

（引自 Guyton A C，et al）

如果病情急剧或严重时，超过机体的酸碱调节代偿功能，则[HCO_3^-] 与[H_2CO_3] 的数量和比值都发生明显改变，血 pH 超出 7.35～7.45 的正常范围，称为失代偿性酸碱失衡。以代谢性碱中毒为例，尽管有严重的代谢性碱中毒，$PaCO_2$ 通常也不会上升到 50～55mmHg 以上。

这种单纯性酸碱紊乱及其代偿机制和预计代偿公式归纳为表 29-3。

表 29-3 单纯性酸碱平衡紊乱及其代偿机制和预计代偿公式

原发性紊乱	原发改变	代偿性改变	预计代偿公式
呼吸性酸中毒	$PaCO_2$ 升高	HCO_3^- 升高	急性：HCO_3^- =24+[（$PaCO_2$–40）/10]±2
			慢性：HCO_3^- =24+[（$PaCO_2$–40）/3]±2
呼吸性碱中毒	$PaCO_2$ 下降	HCO_3^- 下降	急性：HCO_3^- =24–[(40–$PaCO_2$）/5]±2
			慢性：HCO_3^- =24–[（40–$PaCO_2$）/2]±2
代谢性酸中毒	HCO_3^- 下降	过度通气，$PaCO_2$ 下降	$PaCO_2$=（1.5× HCO_3^- ）+8 ±2
代谢性碱中毒	HCO_3^- 升高	通气不足，$PaCO_2$ 升高	$PaCO_2$=（0.7× HCO_3^- ）+21 ±2

（引自：Kellum J A）

评估单纯性酸碱失衡也可参见表 29-4。

表 29-4 评估单纯性酸碱失衡*

pH	$PaCO_2$（"emia"）	酸碱血症（primary "osis"）	原发性酸碱中毒	代偿性改变**
↓	↓	酸血症	代谢性酸中毒	$PaCO_2$↓
↓	↑	酸血症	呼吸性酸中毒	HCO_3^-↑
↑	↓	碱血症	呼吸性碱中毒	HCO_3^-↓
↑	↑	碱血症	代谢性碱中毒	$PaCO_2$↑

*以pH来确定是否有酸碱血症；**代偿性改变(继发性酸碱改变)，绝不超过其原发性改变并且很少使pH恢复正常。"emia"，acid*emia* or alkal*emia*；"osis"，acid*osis* or alkal*osis*。

（引自：Siegel N J）

由于婴儿和儿童酸碱调节功能不完善和不稳定、生长发育过程中引起的额外酸负荷，以及婴儿和儿童饮食环境因素、代谢过程的特殊性等因素，具有酸碱平衡方面的各种特殊问题。婴儿的血 pH 和[HCO_3^-]值比儿童和成人低。此外，婴儿在患病期间和饮食摄入差时更易发生代谢性酸中毒。新生儿出生时的酸碱状态可反映胎儿的酸碱状态，胎儿的血 pH 比母体低 0.1～0.2，$PaCO_2$ 比母体高 10～15mmHg，而[HCO_3^-]则无明显差异。刚出生的足月儿处于轻度代谢性酸中毒状态，平均血 pH 为 7.30。生后 24 小时，足月儿的血 pH 与成人相当(约 7.39)，但 $PaCO_2$(约 34mmHg)和[HCO_3^-](约 20mmol/L)较低，与中枢驱动的高通气有关。通常，早产儿需要更长的时间才能达到正常儿童的血 pH 和[HCO_3^-]水平。根据成人标准，新生儿可有代谢性酸中毒和呼吸性碱中毒的混合性酸碱紊乱，但随着肾脏发育和其调节功能的成熟及呼吸驱动的减少而逐渐趋于好转。儿童期间的酸碱正常值归纳为表 29-5。

表 29-5　儿童酸碱正常值

组别	血 pH	$PaCO_2$(mmHg)	[HCO_3^-](mmol/L)
早产儿	7.35±0.04	32±3	17.9±2.2
足月儿	7.34±0.03	37±1	20.2±0.8
儿童	7.41±0.04	39±3	25.2±1.6
成人(男)	7.39±0.01	41±2	25.2±1.0

(引自：Strange G R，et al)

一、呼吸性酸中毒

呼吸性酸中毒常见于 CO_2 排出障碍，导致 CO_2 潴留和 $PaCO_2$ 增高所致。常见原因为：①呼吸道梗阻，如喉头水肿、喉头狭窄，因小儿的喉相对成人较长，并且喉腔较窄，初呈“漏斗”状，软骨柔软细弱，因此小儿急性喉炎水肿或狭窄的机会多；上气道梗阻是由异物或食物误吸引起的，可分为胸腔内或胸腔外上气道梗阻，或固定性上气道梗阻或可变性梗阻。后者可分为胸腔外可变性梗阻和胸腔内可变性梗阻。胸腔外可变性梗阻是用力吸气时，气管内压力明显低于大气压，用力呼气时，因病变部分尚能有活动余地，梗阻稍轻；胸腔膜腔内可变性梗阻是用力吸气时，胸腔膜内压下降，负跨壁压使气道张开，用力呼气时，胸腔膜内压显著升高，气流受阻更为明显(图 29-5)。儿童哮喘病较多见，由于儿童的上呼吸道管腔较细，黏膜柔嫩，黏液腺体少，纤毛运动也很差，故其呼吸道清除功能比成人差。3 岁以下的婴幼儿，缺乏免疫球蛋白 IgA、IgG、IgE 等，而其中 IgE 与过敏反应有关，因此儿童呼吸道抵抗力较弱，既易感染，又易发生过敏而致哮喘。②肺和胸腔疾病，婴幼儿容易发生肺炎，因为婴幼儿气道清除功能差，肺弹力组织发育差，肺泡数少，肺含气量少，易为黏液阻塞，胸廓运动小、呼吸力差，再加上免疫功能很差，故易患肺炎并且易于扩散，甚至有的可发生新生儿呼吸窘迫综合征。③其他，如感染性多发性神经根炎等呼吸肌麻痹或心搏呼吸骤停等。

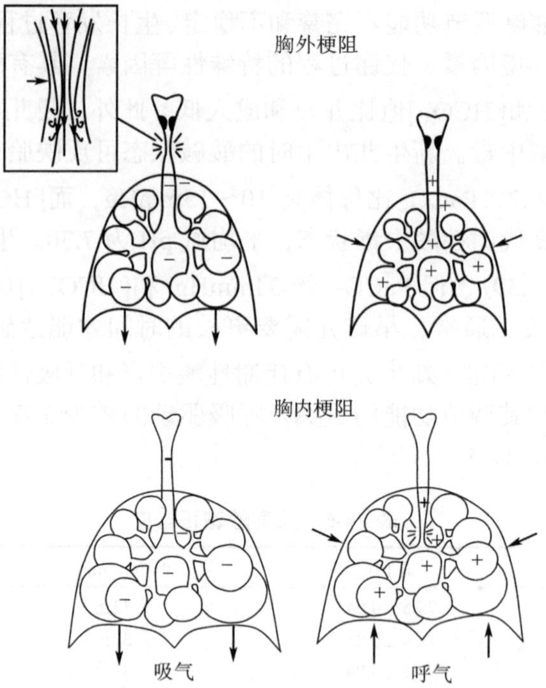

图 29-5 胸内气道和胸外气道梗阻对气道口径的影响
（引自：Fantan J P，et al）

二、呼吸性碱中毒

呼吸性碱中毒比较少见，由于通气过度而使 CO_2 排出过多，$PaCO_2$ 降低所致。其原因为：①儿童长时间剧烈哭闹而过度通气；②脑炎或脑外伤或脑水肿等中枢性过度通气；③高热或体温上升引起呼吸次数、幅度加大；④人工呼吸器使用不当而过度通气。

三、代谢性酸中毒

代谢性酸中毒是酸碱失衡中最多见的一种。由于 H^+浓度增加或 HCO_3^- 丢失所致。常见原因为：①固定酸产生过多，超过了机体代谢或肾脏的排出能力，如缺氧性乳酸增多、糖尿病酮症酸中毒、休克、严重脱水或心搏骤停等；②酸性物质排出障碍，如肾功能不全时，由于肾小球滤过率低于正常水平的 25%则可发生代谢性酸中毒；③丢失 HCO_3^- 过多，如严重腹泻、肠瘘等，因胃以下肠道消化液呈碱性，所以当丢失过多的 HCO_3^- 时易造成酸中毒；④肾小管性酸中毒，包括Ⅱ型（近端）、Ⅰ型（经典、远端）、Ⅲ型（混合型）和Ⅳ型（醛固酮缺乏型）。所有四型均与高氯血症和正常 AG 型代谢性酸中毒有关。Ⅱ型的特点是近端肾小管对 HCO_3^- 的重吸收功能降低而引起高氯性代谢性酸中毒（血 pH 和 HCO_3^- 降低、血氯增高）；尿中大量排出 HCO_3^-，即滤过 HCO_3^- 排泄分数（FE_{HCO_3}）＞15%；尿的酸化功能正常，尿 pH＜5.5；尿阴离子间隙是负数；可伴血钾降低、氨基酸尿、磷酸盐尿等。

肾小管HCO_3^-排泄分数(FE_{HCO_3})=[尿HCO_3^-×血肌酐/血HCO_3^-×尿肌酐]×100

正常儿童HCO_3^-排泄分数<5%。Ⅰ型的特点是远端肾小管泌H^+功能降低而引起高氯性代谢性酸中毒(血HCO_3^-降低、血氯增高)、尿pH>5.5、尿排出HCO_3^-量少于滤液量的5%(FE_{HCO_3}<5%)，高尿钙症是该型的重要特点，常导致肾结石和肾钙化，从尿中大量排出钾、钠，故常伴低钾血症、低钠血症；同时可有低枸橼酸尿症。儿童多见于侏儒症、佝偻病。Ⅲ型是Ⅰ型和Ⅱ型的混合型，有人认为，Ⅲ型是Ⅰ型的一种特殊表现。Ⅳ型的特点是继发性醛固酮不足或对醛固酮不敏感而致高氯性代谢性酸中毒、高钾血症和低肾素性低醛固酮血症，常见于阻塞性尿路病、肾上腺皮质疾患和慢性间质性肾炎或慢性肾移植排异等。新生儿代谢性酸中毒最常见的是乳酸酸中毒(窒息缺血缺氧局部组织损伤或先天性心脏病，其他原因包括先天性代谢病和急性肾衰竭)。新生儿高氯性酸中毒并不多见，通常是由于胃肠道或尿液丢失HCO_3^-所致；肾脏氢离子排泄不足也可引起高氯性代谢性酸中毒(表29-6)。

表29-6　新生儿代谢性酸中毒的最常见临床原因

足月儿	败血症
围生期窒息/缺氧	急性肾衰竭
周围循环差	一过性/永久性肾小管功能障碍
出血(婴儿/母亲)	高营养治疗(蛋白质过量、阳离子不足等)
败血症	坏死性小肠结肠炎
早产儿	动脉导管未闭
围生期窒息/缺氧	晚期代谢性酸中毒
周围循环差	胃肠炎(常见的晚期表现)
出血(婴儿/母亲，包括脑室内出血)	

(引自：Moore E S；Gennari FJ)

四、代谢性碱中毒

代谢性碱中毒由各种原因引起的原发性HCO_3^-在血中增加，或H^+浓度减少所致。儿科常见的代谢性碱中毒为盐水敏感型代谢性碱中毒，其常见原因为：①应用噻嗪类利尿剂而从尿中排K^+增加，并可使血容量降低，引起继发性醛固酮分泌增加，后者促使肾小管分泌H^+和K^+，而重吸收Na^+增加，故易发生代谢性碱中毒。②厌食或激素或其他原因所致的低K^+，可引起低钾性碱中毒。因为低钾可使细胞内液的K^+向细胞外液转移，而细胞外液的Na^+与H^+则向细胞内转移，因而细胞外液的H^+减少，造成细胞外液代谢性碱中毒；另外，肾小管细胞中的H^+与K^+都与尿液中的Na^+进行交换，而且H^+与K^+有竞争，当肾小管细胞内K^+降低时，K^+-Na^+交换减弱，H^+-Na^+交换增强，H^+排出量增加而加重了代谢性碱中毒。此时患者尽管有碱中毒，但尿仍为酸性，这是低钾性碱中毒的一个特点。③剧烈呕吐或胃液引流，丢失大量HCl，则会发生代谢性碱中毒。因为婴幼儿胃多呈水平，贲门较松弛，关闭作用差，幽门较紧张，关闭作用较强，所以婴幼儿容易发生溢乳或呕吐，特别是在病理状态下，上述症状可能更为严重。④过量碱性药物负荷，可发生医源性代谢性碱中毒。

盐水拮抗型代谢性碱中毒在儿科比较少见，其主要原因为原发性醛固酮增多症、肾上腺皮质肿瘤或增生、高肾素性高血压、肾动脉狭窄等。

儿童常见的酸碱失衡也可发生复合型，如代谢性酸中毒合并代谢性碱中毒、代谢性酸中毒合并呼吸性酸中毒、代谢性酸中毒合并呼吸性碱中毒等双重酸碱失衡（DABD），甚至可发生三重酸碱失衡（TABD），即在一种呼吸性酸碱失衡的基础上，再同时有高 AG 型代谢性酸中毒和代谢性碱中毒。

儿童常见酸碱失衡的诊断要点包括单纯性和混合性酸碱失衡诊断，步骤可参见第十章。

在酸碱失衡的判定中，最重要的是：①若 pH＜7.35，常提示酸中毒；相反，pH＞7.45 则可能为碱中毒。②若 $PaCO_2$＞46mmHg，可能提示呼吸性酸中毒或代谢性碱中毒的呼吸代偿；相反，若 $PaCO_2$＜34mmHg，可能提示为呼吸性碱中毒或代谢性酸中毒的呼吸代偿。③若[HCO_3^-]＞26mmol/L，可能提示代谢性碱中毒或呼吸性酸中毒的代谢代偿；相反，若[HCO_3^-]＜22mmol/L，可能提示代谢性酸中毒或呼吸性碱中毒的代谢代偿。可见，这三项指标是判定酸碱失衡的最重要的“三把钥匙”（图 29-6）。

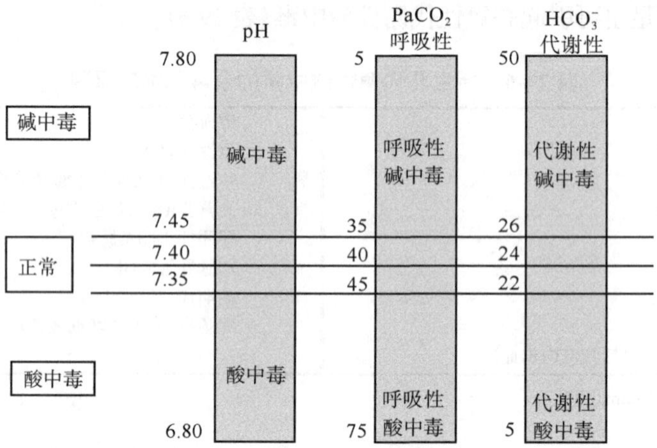

图 29-6　在单纯性酸碱失衡的判定中，pH、$PaCO_2$ 和[HCO_3^-]的重要性

***临床病例分析**

◆ 病例（支气管哮喘伴严重呕吐）

患者，9 岁，女性，患有慢性支气管哮喘 4 年，近 2 日来支气管哮喘发作，伴明显恶心、呕吐。就诊时，存在中度脱水，平卧位血压 100/60mmHg，体温正常，两肺有哮鸣音，口唇稍紫，心率 110 次/分，呼吸 16 次/分。入院时动脉血气和静脉血实验室检查结果：动脉血，pH 7.42，$PaCO_2$ 64mmHg，PaO_2 65mmHg，HCO_3^- 37mmol/L；静脉血，Na^+ 138mmol/L，K^+ 3.3mmol/L，Cl^-80mmol/L，总 CO_2 值 38mmol/L，肌酐 1.8mg/dl，尿素氮 21mg/dl。

♣ 提问

1. 酸碱平衡紊乱状态？

(1) 仅呼吸性酸中毒。

(2) 呼吸性酸中毒合并代谢性碱中毒。

(3) 呼吸性酸中毒合并代谢性酸中毒。

(4) 呼吸性酸中毒合并代谢性碱中毒和代谢性酸中毒。

2. 引起酸碱失衡的主要原因？

3. 应如何进行治疗？

♣ 临床分析

1. 正确答案是(4)。

(1)该患者动脉血 pH 为 7.42，$PaCO_2$ 为 64mmHg，HCO_3^- 为 37mmol/L。首先分析该患者 $PaCO_2$ 64mmHg 大于正常(40mmHg)，可能是呼吸性酸中毒，或者是代谢性碱中毒而引起继发性呼吸代偿致 $PaCO_2$ 升高；HCO_3^- 37mmol/L 大于正常(24mmol/L)，但比较 $\Delta PaCO_2$(64–40 =24)＞ΔHCO_3^-(37–24=13)，提示其呼吸因素为原发性改变，结合其慢性哮喘病史可能呼吸性酸中毒为原发性。

也可以用比较[HCO_3^-]和 $PaCO_2$×0.6 值的大小来评估其原发性或继发性。比较[HCO_3^-]和 $PaCO_2$×0.6 值的大小，观察两者中何者更大，更大的一侧，往往提示为原发性改变。假如[HCO_3^-]＜$PaCO_2$×0.6 时，其原发性改变为 $PaCO_2$，提示呼吸因素为原发性改变，而 HCO_3^- 改变为继发性代偿变化，相反，[HCO_3^-]＞$PaCO_2$×0.6 时，其原发改变为 HCO_3^-，提示代谢因素为原发性改变，而 $PaCO_2$ 改变为继发性代偿改变。该患者按上式计算可见，HCO_3^- 37mmol/L＜$PaCO_2$ 38mmHg(64×0.6)，提示 $PaCO_2$ 是原发性改变，说明呼吸性酸中毒为原发性改变。

(2)该患者由于严重呕吐导致低钾低氯，很可能引起代谢性碱中毒，实验室数据低钾(3.3mmol/L)、低氯(80mmol/L)也符合这种可能性。

(3)计算 AG 值 = 138–(80+38)= 20mmol/L，AG 值 20＞16，提示高 AG 型代谢性酸中毒。该患者可能由于严重呕吐和厌食等引起脱水，血压稍降低，组织灌注较差，还可能引起轻微的肾功能不全，虽然肌酐和尿素氮是轻度升高，但其可能的主要原因与脱水有关。

(4)高 AG 型代谢性酸中毒常掩盖代谢性碱中毒或正常 AG 型代谢性酸中毒，揭示这种现象的方法之一是计算矫正 HCO_3^-：按其计算公式[矫正的 HCO_3^- = 实测 HCO_3^- +(AG – 12)] = 38 +(20–12)= 46，矫正的 HCO_3^- 46＞26，提示合并代谢性碱中毒。如果矫正的 HCO_3^- 值 46＞30 时，更进一步肯定合并有代谢性碱中毒，主要与严重呕吐引起低钾低氯有关。还可以计算碳酸氢盐间隙(BG)，按其公式(= Na^+– Cl^-–39)计算 = 138 – 80 – 39 = 19。该患者 BG 19＞6，也提示合并代谢性碱中毒。

(5)该患者是一个混合性酸碱平衡失调，可从慢性呼吸性酸中毒开始着手分析，计算其预计代偿值。按慢性呼吸性酸中毒预计代偿公式：

$$HCO_3^- = 24 + (0.4 \times \Delta PaCO_2) \pm 3。$$

$$HCO_3^- = 24 + [\,0.4 \times (64 - 40)\,] \pm 3 = 33.6 \pm 3 = 30.6 \sim 36.6$$

患者实测 HCO_3^- 38mmol/L＞上述预计代偿值的上限值 36.6mmol/L，因此可以得到同样的结论，存在慢性呼吸性酸中毒合并代谢性碱中毒。

结论：慢性呼吸性酸中毒合并代谢性碱中毒和高 AG 型代谢性酸中毒。

2. 引起酸碱失衡的主要原因：①慢性支气管哮喘引起肺通气功能障碍，导致呼吸性酸中毒；②由于严重呕吐导致低钾低氯引起代谢性碱中毒；③高 AG 型代谢性酸中毒，是由于严重呕吐和厌食等引起脱水，血压降低，组织灌注较差，还可能引起轻微的肾功能损伤，肌酐和尿素氮轻度升高。

3. 关于治疗的问题：①积极治疗支气管哮喘，改善肺通气功能，包括给予恰当的支气管扩张剂吸入治疗和氧气治疗；②低钾低氯性代谢性碱中毒的治疗，原则上，应静脉缓慢滴注氯化钾和生理盐水，使用氯化钾时应注意其尿量；③适当补充液体，积极改善脱水状态，增加组织灌注，以改善肾功能，也是很重要的。

第三节　儿科疾病常见低氧血症

在海平面吸入室内空气，若动脉血 PaO_2＜80mmHg（＜10.7kPa），则为低氧血症。导致儿童低氧血症的常见原因归纳为表 29-7。

表 29-7　儿童低氧血症的常见原因

原因	病因举例
通气不足	肺炎、哮喘、呼吸道梗阻、中枢抑制
通气/血流不匹配	气道分泌物、支气管痉挛
肺内分流增加	肺水肿、肺不张、呼吸窘迫综合征（ARDS）
弥散异常	肺纤维化
吸入气氧浓度降低	高空、高山

由于婴幼儿的生理解剖学特点包括舌体较大、鼻孔较狭窄、头颅枕部较大、会厌软、口小和颈短，容易出现上呼吸道梗阻。婴儿发育越不成熟，呼吸道梗阻的发生率越高。新生儿肺活量是成人的 1/2 左右，呼吸频率是成人的 2 倍，氧耗量是成人的 2～3 倍。此外，与成人相比，新生儿 CO_2 反应曲线向右移动，也就是说婴幼儿对高碳酸血症的呼吸反应较低。儿童肺泡少而小，肺的顺应性低，儿童气道阻力易增高。儿童中枢温度调节功能较差、保温脂肪层较薄、体表面积与体重的比率较大、免疫功能不完善、易发生各种感染等因素均会不同程度影响血气的正常功能，从而直接或间接可能发生低氧血症。在临床上，儿童最常见的低氧血症是儿童呼吸衰竭，根据血气改变特点可分为两个类型：Ⅰ型呼吸衰竭的特点为 PaO_2＜60mmHg（＜8kPa），但不伴有 CO_2 潴留；Ⅱ型呼吸衰竭的特点为除 PaO_2＜60mmHg（＜8kPa）外，伴有 $PaCO_2$＞50mmHg（＞6.7kPa）（表 29-8）。

表 29-8　儿童呼吸衰竭的类型

类型	原因	病因举例
Ⅰ型呼吸衰竭（低氧，PaO_2＜60mmHg，但 $PaCO_2$ 正常）	通气/血流失调	肺不张、肺炎、ARDS、肺栓塞、支气管肺发育异常等
	弥散障碍	肺水肿、ARDS、间质性肺炎等
	肺内分流	肺动静脉畸形、先天性腺瘤样畸形
Ⅱ型呼吸衰竭（低氧伴高碳酸血症，PaO_2＜60mmHg+$PaCO_2$＞50mmHg）	通气功能障碍	神经/肌肉疾患（脊髓灰质炎、格-巴综合征）、头部创伤、镇静剂、胸壁功能障碍（烧伤）、脊柱后凸等

（引自：Carpenter T C，et al）

肺泡–动脉氧压差[$P(A\text{-}a)O_2$] 在正常情况下，吸空气时＜15mmHg（＜2.67kPa）。除了通气不足性低氧血症的 $P(A\text{-}a)O_2$ 正常以外，通气/血流比值失调、肺内分流增加和弥散障碍性低氧血症时，均有 $P(A\text{-}a)O_2$ 增高。

血气有关肺功能状态的方程式归纳为表 29-9。

表 29-9　血气有关肺功能状态的公式

PiO_2 =(大气压 －47)×吸入气 O_2 浓度(%)
$P(A\text{-}a)O_2 = PiO_2 - (PCO_2/R) - PO_2$(正常值：5～15mmHg)
CO_2 =(1.34×Hb×SaO_2)+(0.003×PO_2)
$DO_2 = CaO_2$×CI×10[正常值：(620±50)ml/(min·m²)]
VO_2 =(CaO_2－CvO_2)×CI×10[正常值：120～200ml/(min·m²)]
Qs/Qt =(CcO_2－CaO_2)/(CcO_2－CvO_2)(正常值<5%)
Vd =(PCO_2－$PeCO_2$)/$PcCO_2$(正常值：约 2ml/kg)
顺应性(compliance)= 容量(潮气量)/ 压力(PIP–PEEP)(正常值随年龄而异)

注：$P(A\text{-}a)O_2$，肺泡–动脉血氧压差(mmHg)；CaO_2，动脉血氧含量(ml/dl)；CcO_2，肺毛细血管氧含量(ml/dl)；CI，心脏指数(L/min)；CO_2，血氧含量(ml/dl)；CvO_2，混合静脉血氧含量(ml/dl)；DO_2，氧输送量，或称氧供(ml/min)；$PaCO_2$，动脉血 CO_2 分压(mmHg)；PaO_2，动脉血 O_2 分压(mmHg)；$PcCO_2$，毛细血管血 CO_2 分压(mmHg)；$PeCO_2$，呼出气 CO_2 分压(mmHg)；PiO_2，吸入气 O_2 分压(mmHg)；PIP，吸入气压顶端；Qs/Qt，肺内分流率(患者无心内分流下)(%)；*R*，呼吸商(通常为 0.8)；SaO_2，动脉血氧饱和度(%)；Vd，生理无效腔(解剖无效腔+肺泡无效腔)(ml)；Ve，呼出气每分钟容量(L/min)；VO_2，氧耗，或称耗氧量[ml/(min·m²)]。

(引自：Carpenter T C，et al)

第四节　儿科疾病体液平衡的生理特点

一、儿科总体液量与分布

按体重计，儿童体液量比成人多，年龄越小，体液总量相对越多，这与儿童新陈代谢旺盛、需水较多有关；又与儿童机体的生长主要靠水分蓄积有关。足月新生儿的体液总量约占体重的 80%；在 2～14 岁时约占体重的 65%；成人男性的体液总量占体重的 60%，而女性为 55%。体液分为细胞外液和细胞内液两大部分。细胞外液包括血浆区和间质区，血浆区液量较恒定，约占体重的 5%，间质区占的比例较成人大，是儿童体液总量相对较多的主要原因。年龄越小，其间质区液体越多，新生儿间质区体液可达体重的 40%；2～14 岁儿童占体重的 20%。成人占体重的 10%～15%，细胞内液占体重的 35%～40%。间质区体液通常最不稳定，有很大的伸缩性，故被称为“保险水库”。当机体缺水时，此区收缩，以保证其他区的水分供应；反之，当机体水分过多时，则此区膨胀，以减轻其他区的过量负担，故间质区对维持各区之间的液体量恒定起主要作用。不同年龄小儿体液的分布见表 29-10。

表 29-10　不同年龄儿童体液的分布(占体重%)

年龄	体液总量	细胞外液		细胞内液
		血浆区	间质区	
足月新生儿	80	5	40	35
1 岁	70	5	25	40
2～14 岁	65	5	20	40
成人	60	5	10～15	40～45

综上所述，儿童的体液总量和体液组成特点是“一多”“两大”。“一多”的意思是按体重计算，儿童体液量相对成人较多，即年龄越小，体液总量越多。“两大”的意思是在

体液组成上，儿童间质区占的比例较成人大，即年龄越小，其间质液越大。

二、儿童水平衡的维持

水是人体不可缺少的生命营养素，它的重要性仅次于空气，人体的各种生命活动都离不开水分，尤其是儿童正处于生长发育期，水的需求较成人更多。那么儿童的每日需要量主要取决于其基础代谢成长发育的基本生理需要量(包括新陈代谢、成长发育、摄入热量和食物性质等)、活动量、外界环境、温度及每日水丢失量(不显性失水和显性失水)。儿童水的需要量大，交换率快，其主要原因与儿童生长发育代谢快、活动量大、新陈代谢旺盛、摄入热量较高、体表面积大和呼吸频率快等有关。一般而言，按体重计算，小儿年龄愈小，每日需水量愈多。出生后 3 个月的小儿每日水的需要量为 140～160ml/kg，1 岁为 120～135ml/kg，4 岁为 100～110ml/kg，10 岁为 70～85ml/kg(表 29-11)。

表 29-11　正常情况下，不同年龄的儿童平均液体需求范围(参考)

年龄	平均体重(kg)	24 小时需要的总液体量(ml)	24 小时需要的液体量/ kg 体重
3 日	3.0	250～300	80～100
10 日	3.2	400～500	125～150
3 个月	5.4	750～850	140～160
6 个月	7.3	950～1100	130～155
9 个月	8.6	1100～1250	125～145
1 岁	9.5	1150～1300	120～135
2 岁	11.8	1350～1500	115～125
4 岁	16.2	1600～1800	100～110
6 岁	20.0	1800～2000	90～100
10 岁	28.7	2000～2500	70～85
14 岁	45.0	2200～2700	50～60
18 岁	54.0	2200～2700	40～50

(引自：The Merck Manual of Diagnosis and Therapy)

(一)不显性失水

不显性失水是指主要从皮肤和呼吸道丢失的水分，占 45%。通常，从皮肤丢失 28ml/100kcal，肺丢失 14ml/100kcal，合计 42ml/100kcal，主要用于调节体温。每日人体产生热量的 1/4 左右是通过皮肤和肺蒸发水分而丢失的，而且往往属于“净水”(纯水)，几乎不含电解质。这部分不显性失水，小儿较成人多 2 倍。很多因素影响不显性失水的丢失量：①体温每升高 1℃，不显性失水增加 12ml/(kg · d)；②环境温度升高，不显性失水增加 3～4 倍；③呼吸增快，可使肺失水增加 4～5 倍；④体力活动增加，可使不显性失水增加 30%；⑤新生儿的胎龄越小，不显性失水越多；⑥寒战反应愈多，不显性失水越多等。一般来说，不显性失水不受体内水分多少的影响。

(二)显性失水

显性失水占 55%，主要包括肾脏丢失(50%)、消化道丢失(5%)和皮肤显性出汗。其中，肾脏是调节、控制细胞外液容量和成分的重要器官，肾脏排尿为显性失水的主要途径。通常，新生儿至 5 岁每日通过肾脏排出的尿量为 60ml/kg，5～10 岁为 50ml/kg，青少年为 40ml/kg。肾脏功能正常时，水分摄入量多，尿量就多；水分摄入量少或额外体液丢失（如大汗、呕吐和腹泻）而液体补充不足时，机体通过肾脏调节，以提高尿比重、减少尿量等方式排泄体内代谢废物，最终使水的丢失减少。儿童年龄越小，肾脏的浓缩和稀释功能越不成熟和不完善。儿童在排出同量溶质时所需要的水分量较成人多，即尿量相对较多。当入水量不足或失水量增加时，较易发生高渗性脱水。儿童肾小球滤过率较低，水的排泄速度较慢，若摄入水量过多易致水肿和低钠血症。消化道丢失是指主要通过粪便排出的水分。通常，新生儿至 6 个月每日通过粪便排出的水分为 20ml/kg，6 个月至 5 岁为 10ml/kg。通过皮肤的显性失水为出汗。在过热环境（夏天、保温过度）时，出汗增多，一般为 10～25ml/kg。汗液为低渗液（含少量的钠、钾、氯）。

临床上，也可参考影响体液需要量的改变因素进行补充（表 29-12）。

表 29-12　影响体液需要量的改变因素

因素	变更的需要量
发热	12%/℃［12ml/（kg · d）/℃］
通气过度	10～16ml/100 kcal
出汗	10～25ml/100 kcal
甲状腺功能亢进	变量：25%～50%
胃肠道丢失和肾脏病	根据监测和分析其排出量进行调整治疗

（引自：Ford D M）

三、儿童各种体液的电解质含量及其平衡的维持

体液中电解质保持阴、阳离子间的平衡状态。细胞外液的阳离子以 Na^+为主，阴离子以 Cl^-和 HCO_3^-为主。血浆中的 Na^+浓度为 138～142mmol/L，为维持血浆渗透压起主要作用。婴儿细胞外液电解质成分与成人的比较如表 29-13。

表 29-13　婴儿与成人细胞外液的主要电解质含量（mmol/L）比较

成分	1～2 个月	早产儿和新生儿	成人
Na^+	138	142	138
K^+	4.8～5.0	5～8	4
Ca^{2+}	2.5	2.5	2.5
Cl^-	105	111	103
HCO_3^-	26	20	27
蛋白质	14	14	16
磷	2.5～4	2.5～4	1.75

出生后 1～2 个月的新生儿和早产儿及新生儿 K^+、Cl^-、磷偏高，HCO_3^-偏低。新生儿尤其是未足月的新生儿，可有明显的高氯血症倾向，可能与在子宫内或分娩过程中，无氧代谢及肾脏生理功能不完善有关。小儿的年龄越小，血钾、血氯越高，碳酸氢盐越低，肾脏排酸、产氨能力也越差，主要与肾脏和血液缓冲系统对这些物质的调节能力未完善有关。

体液中的电解质有很重要的生理功能，不仅与正常的渗透压、水平衡、体液的酸碱度有密切关系，而且对维持正常神经/肌肉(包括心肌)的兴奋性也有重要作用。这些电解质中最重要的阳离子有两个，即 Na^+和 K^+。Na^+平衡主要由肾脏调节，其规律是“多进多排，少进少排，不进不排”。K^+平衡也由肾脏调节，其规律是“多进多排，少进少排，不进也排”。如长期不摄入 Na^+、K^+时，肾脏可逐渐减少 Na^+排出，禁食 2 日后，Na^+排出量即减少到最低限度，但 K^+和 Na^+规律不同，肾脏仍继续排出 K^+，所以需要及时补充这些电解质，特别是 K^+。

为记忆方便，每日氯化钠的所需量为：①半岁，0.5g(8.5mmol Na^+)；②1 岁，1g(17mmol Na^+)；③2 岁，2g(34mmol Na^+)；④>3 岁，3g(51mmol Na^+)；⑤成人，4g(68mmol Na^+)。每日氯化钾的所需量为：①半岁，0.5g(6.7mmol K^+)；②1 岁，1g(13.4 mmol K^+)；③>2 岁，2g(26.8 mmol K^+)；④成人，2～4g(26.8～53.6mmol K^+)。

总之，儿童体液中电解质代谢的主要特点是儿童的年龄越小，血钾、血氯越高，碳酸氢盐越低，肾脏排酸、产氨能力也越差。肾脏是调节电解质的主要器官。总体来说，肾脏保钠作用较强，而保钾的能力稍差。正常尿中，钠、钾、氯的丢失分别为每日 2～3mmol/kg、1～2mmol/kg 和 3～5mmol/kg。在病理情况下，血内电解质含量与尿量、多汗、呕吐、腹泻、利尿剂、外科引流和烧伤等有关。

新生儿、婴幼儿及儿童的血清总钙和游离钙含量与成人的比较如表 29-14。

表 29-14 新生儿、婴幼儿及儿童的血清总钙和游离钙含量与成人的比较

年龄	mg / dl	mmol/L
血清总钙		
0～10 日	7.6～10.4	1.90～2.60
10 日至 3 岁	6.7～9.8	2.24～2.75
3～ 9 岁	8.8～10.1	2.20～ 2.70
4 ～ 11 岁	8.9～10.1	2.30～ 2.70
11～ 13 岁	8.8～10.6	2.20～ 2.65
13～15 岁	9.2～10.7	2.30～ 2.55
15～ 18 岁	8.4 ～10.7	2.10～ 2.67
成人	8.8～10.4	2.20～ 2.60
游离钙		
新生儿	4.40～5.48	1.10～1.37
1～18 岁	4.80～5.52	1.20～1.38
成人	4.65～5.28	1.16～1.32

(引自：Fischbach F T，et al)

四、儿童水代谢的特点

儿童水代谢的主要特点可归纳为以下三方面：

(1)水的需要量大，水的交换率高：儿童正处于发育阶段，机体代谢比较旺盛，所需要的热量相对较高，故对水的需要量按体重计算也高于成人，每日所需要水量与热量的消耗成正比，即其热量消耗越多，需水量越多；年龄越小(除外生后数日的新生儿)，水的出入量相对越多。通常，1 岁儿童的热量消耗为 110kcal/(kg·d)，水的需要量为 150ml/(kg·d)；而成人的热量消耗为 40kcal/(kg·d)，水的需要量为 30～45ml/(kg·d)。每日水交换量，婴儿约等于细胞外液量的 50%，而成人为 1/7～1/5。由此可见，婴儿的每日水交换率高出成人 3～4 倍。儿童对缺水的耐受力较成人差，更容易脱水。例如，成人中止进水，能维持生命 10 日左右，而儿童只能维持生命 4～5 日。

儿童每日所需要水量与热量的消耗成正比，即热量消耗越多，需水量越多。一般为每 100kcal 需要水量为 120～150ml。其简便计算法是“4-2-1”规则计算，使用起来很方便(表 29-15)。体重 3～10kg 的婴儿所需的水量是 100ml/(kg·d)；体重 11～20kg 的小儿需水量为 1000ml /d，再加上 11～20kg 部分的体重，按 50ml/(kg·d)计算。体重超过 20kg 的小儿所需的水量是 1500ml/d，再加上超过 20kg 部分的体重，按 20ml/(kg·d)计算。如果将每日需要量分成“100-50-20”三分组合，用 24 小时来除，即可得到每小时需要的液体速度，这样粗略估计是“4-2-1”。例如，对一个体重 28kg 的患儿每日液体需要量应为 1660ml，或每小时滴注速度为(10kg×4)+(10kg×2)+(4×1) = 64ml/h，这个规律可适用约 80kg 体重的患者。

表 29-15 不同体重单位生理需要的热量和水分

体重(kg)	热量(kcal/kg)	水分(ml/kg)	每小时滴注速度[ml/(kg·h)]
3～10 kg	100	100	4
11～20kg	1000kcal+50kcal/kg (体重＞10kg 时每 kg 加 50kcal)	1000ml+50ml/kg (体重＞10kg 时每 kg 加 50ml)	40 + 2 /kg
＞20kg (21～80kg)	1500kcal+20kcal/kg (体重＞20kg 时每 kg 加 20kcal)	1500ml+20ml/kg (体重＞20kg 时每 kg 加 20ml)	60+1 /kg

注：患者应在活动最小限度和无发热状态。

(引自：Ford D M；Siegel N J)

儿童水交换率高的原因为：①体表面积，按体液比例是成人的 2～3 倍，加上儿童处于生长发育阶段，代谢旺盛，所需的水分较多；②儿童呼吸快，再加上体表面积大，通过皮肤和肺蒸发的不显性水多，按体重计，儿童较成人多 2 倍；③儿童基础代谢率快，体内的代谢废物相对较多，必须由尿排出体外，再加上儿童的肾浓缩功能较差，因此，尿液排出按体重比例计算远较成人为多；④按体重计算，儿童虽体液占体重百分比较高，但由于其体重低，因此，实际体液储备少。

(2)儿童年龄越小，肾脏的浓缩和稀释功能越不成熟。新生儿和婴幼儿肾脏的浓缩功能只占成人的 50%。当入水量不足或失水量增加时，较易发生高渗性脱水。新生儿出生 1 周后肾脏稀释能力虽然几乎可达成人水平，但由于肾小球滤过率较低，水的排泄速度缓慢，若摄水量过多易致水肿或低钠血症。

(3)小儿调节水、电解质平衡的神经内分泌功能欠完善，机体内主要有两种内分泌激素，即抗利尿激素和醛固酮，对维持渗透压和血容量的恒定起重要作用，但小儿，特别是新生儿及小婴儿体液调节的神经内分泌功能不够完善，故容易发生体液平衡失调。

总之，小儿水代谢的主要特点是 ①水的需要量大；②水的交换量大，婴幼儿的水交换量为其细胞外液量的 1/2，而成人仅为 1/7；③水的交换率高，婴幼儿的水交换率较成人高 3～4 倍；④小儿年龄越小，肾脏的浓缩和稀释功能越不成熟，小儿对缺水和水过多的耐受性较成人差；⑤小儿调节水、电解质平衡的神经内分泌功能欠完善，故容易发生体液平衡失调。

第五节　儿科疾病常见体液紊乱类型和电解质紊乱

儿科疾病常见体液紊乱类型：

(1) 脱水

1) 根据脱水程度：可分为轻(丢失体液量为体重的1%～5%)、中(丢失体液量为体重的6%～10%)、重(丢失体液量为体重的＞10%)三度。

2) 根据脱水性质，可分为三种类型：①低渗性脱水(失盐多于失水)；②等渗性脱水(失水与失盐平衡)；③高渗性脱水(失水多于失盐)。

(2) 水中毒(水过多)：特别是小婴儿由于调节水、电解质的功能较差或在一些疾病的影响下，易发生水中毒。

一、脱　水

脱水是指体液总量，尤其是细胞外液量的减少，常针对缺水和失钠同时存在而发生容量性失调而言。多由于摄入液体量不足和体液丢失量过多，儿童多由于大量呕吐、腹泻等原因引起。

(一) 脱水程度

脱水可分为轻、中、重三度。轻度脱水：丢失体液量为体重的1%～5%，多有12～24小时的呕吐/ 腹泻史，伴轻度脱水体征，包括黏膜干燥、尿量减少；中度脱水：丢失体液量为体重的6%～10%，常有异常的水、电解质丢失病史，伴有帐篷皮肤(tenting of skin)、眼下陷(sunken eyes)、囟门凹陷、轻度嗜睡、口唇干燥、口黏膜干燥和直立性低血压等(图29-7)；重度脱水：丢失体液量为体重的＞10%，常伴有心血管功能不稳定(皮肤斑纹、心动过速、低血压)和昏迷等神经病学症状。若失水量超过体重的20%易发生循环衰竭。估计婴儿的脱水程度的临床表现归纳为表29-16。

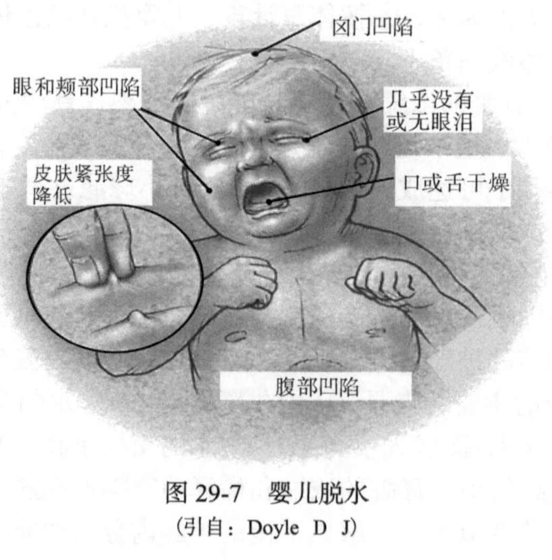

图29-7　婴儿脱水
(引自：Doyle D J)

表 29-16　脱水程度的临床表现

临床表现	轻度(5%)	中度(6%～10%)	重度(＞10%)
神志	正常	嗜睡	从嗜睡到昏迷
口渴	稍有	明显	很明显
皮肤弹性	略差	差(缩回慢)	很差(缩回极慢，＞3 秒)
皮肤充盈度	正常	减低	非常松弛或绷紧
毛细血管充盈时间	2～3 秒	3～4 秒	＞4 秒
皮肤颜色	正常/苍白	苍白或灰白	花斑状
黏膜	轻微干燥	很干燥	很干燥/干裂
眼窝	稍下陷	明显下陷	很明显下陷
眼泪	有/减少	减少或无	无
血压	正常	正常或轻度降低	下降或休克
脉搏	正常	快弱	微细数，可未触及
囟门	平/稍凹陷	凹陷	塌陷
尿量	减少[2～3ml/(kg · d)]	很少[1ml/(kg · d)]	无尿或极少(婴幼儿：少尿＜200ml/d，无尿＜30～50ml/d)
尿比重	1.010	1.025	最高
休克状态	尚未发生	代偿，末梢循环稍差	失代偿，可发生休克表现
血 pH	7.40～7.22	7.30～6.92	7.10～6.80
血 HCO_3^-	低于正常	减少(16～19mmol/L)	更减少(＜16mmol/L)
丢失体液量	约＜50ml/kg	50～100ml/kg	＞100ml/kg

(引自：Piccoli D A，et al；Ford D M)

在临床上评估婴儿和年长儿时，有时尚未得到实验室资料，此时根据临床特点也可评估其脱水程度，其主要资料归纳为图 29-8，其中所示的临床特点简明而重要，可供参考。

婴儿和年长儿的脱水程度对体重所占的百分比和临床特点

	轻度脱水	中度脱水	重度脱水	极重度脱水
婴儿	1%——⇒	5%——⇒	10%——⇒	15%——⇒
年长儿	1%——⇒	3%——⇒	6%——⇒	9%——⇒

临床特点

轻度脱水	中度脱水	重度脱水	极重度脱水
* 丢失体液病史	* 皮肤充盈度减低	*直立性低血压	*休克
* 轻度脱水征象	* 眼及囟门下陷	* 心动过速	
* 排尿次数减少	* 眼泪缺乏	* 尿过少	
	* 嗜睡	* 感觉减低	

图 29-8　评估脱水程度的常用临床特点

(引自 Siegel N J)

(二)脱水性质

根据脱水性质，可将脱水分为三种类型(表 29-17)。

表 29-17　脱水的性质

表现	低渗性脱水 (失盐多于失水)	等渗性脱水 (失水与失盐平衡)	高渗性脱水 (失水多于失盐)
口渴	不明显	一般	严重
皮肤弹性	极差	差	尚可
黏膜	湿	干	极干
脉搏	快	细弱	稍快
血压	可很低	低	可正常，严重时降低
神经/ 精神症状	可嗜睡，昏迷	少见，委靡	烦躁，谵妄，高热，抽风，昏迷
脱水征	较严重	一般	较轻
体液丢失特点	细胞外液极度减少	细胞外液明显减少	细胞内液明显减少
周围循环障碍	易发生，且症状可严重	重者出现	不易发生，严重者也可出现
尿量	正常(休克时少)	减少	明显减少
尿比重	＜1.010	正常	＞1.030
血钠	＜130mmol/L	130～150mmol/L	＞150mmol/L
血浆渗透压	＜280mOsmol/L	280～320mOsmol/L	＞320mOsmol/L
MCV	增高	正常	降低
MCHC	降低	正常	升高
发生率	20%～50%	40%～80%	＜10%

注：MCV，红细胞体积；MCHC，平均血红蛋白浓度。

二、水中毒(水过多)

在短时间内摄入或输注过多水分，肾脏一时无法将其排出体外，可发生水中毒，特别是小婴儿由于调节水、电解质的功能较差或在一些疾病的影响下，易发生水中毒。体内水分过多时，首先是细胞外液容量过多，变为低渗，因此，水中毒又称为低渗性水过多。此时水向细胞内转移，直到细胞内和细胞外渗透压达到新的平衡为止。由于细胞内、外的容量都增大，且变为低渗，体液内各种成分均下降。根据体液分布，正常时细胞内液占体重的 40%，细胞外液为 20%，水中毒时体液虽增多，但仍按此比例分布，故轻度或中度水中毒时，有时尚不足以产生指压性水肿。如果不及时治疗或急性水中毒可导致脑组织水肿，颅内压增高，甚至发生脑疝，危及生命。因此，应注意预防其发生。

三、常见电解质紊乱

儿科疾病常见电解质紊乱类型：

(1)低钠血症：指血清钠浓度＜130mmol/L，一般是原发性钠缺乏导致机体内钠的消耗或机体内水过多或者两个原因共同作用的结果。新生儿肾小管功能不成熟，对抗利尿素(ADH)及醛固酮的方面较差，尤其是早产儿和患病婴儿钠丢失较多，可达16%。

(2)高钠血症：是血钠增高到150mmol/L以上。由于水分的丧失超过溶质的丧失(高渗性脱水)或溶质负荷过度(盐中毒)所引起，或两者兼有。

(3)低钾血症：血钾＜3.5mmol/L，可支持诊断。可参考低钾的心电图表现。肌无力为最早的表现，先为四肢，继而延及躯干和呼吸肌，然后软瘫或窒息。严重低钾血症可引起室性心律失常，甚至心室颤动，特别是儿童接受地高辛时。

(4)高钾血症：血钾＞5.5mmol/L，可支持诊断。可参考高钾的心电图表现。有轻度神志模糊或淡漠、四肢软弱，严重者肌肉麻痹甚至瘫痪，严重的高血钾对心脏有抑制作用：心跳缓慢或心律不齐，甚至发生心脏停搏。

(5)低钙血症：小儿低钙血症为血清总钙含量＜2.1mmol/L(8.5mg/dl)即可诊断。

1)新生儿低钙血症：足月新生儿的血清总钙含量＜2.0mmol/L(8mg/dl)或游离钙＜1.1mmol/L(4.4mg/dl)即可诊断。但是早产儿(出生时体重＜1500g)低钙血症为血清总钙含量＜1.75mmol/L(7mg/dl)才能诊断。

2)新生儿期后低钙血症：与①维生素D代谢异常；②酸中毒后手足搐搦；③胰及小肠瘘；④肾衰竭等有关。

(6)高钙血症：血清钙浓度＞2.75mmol/L即为高钙血症。

1)早期出现疲倦、软弱、食欲减退、恶心、呕吐和体重下降。

2)严重者有头痛，或有意识模糊，甚至昏迷。

3)高钙危象：血钙＞4.5mmol/L(18.75mg/dl)，严重脱水、高热、神志障碍、心律不齐及心肾衰竭等。

(一)低钠血症

低钠血症指血清钠浓度＜130mmol/L，一般是原发性钠缺乏导致机体内钠的消耗或机体内水过多或者两个原因共同作用的结果。新生儿肾小管功能不成熟，对抗利尿素及醛固酮的方面较差，尤其是早产儿和患病婴儿钠丢失较多，可达16%，1周后恢复。

1. 主要原因

(1)儿童因胃肠功能较弱，常常是呕吐与腹泻，能够引起肠道内水的丢失和更为明显的钠丢失。钠的丢失多于水的丢失即为低钠血症。

(2)由于营养素钠摄入减少所致的低钠血症中，最为常见的原因是水中毒综合征。

(3)在导致原发性水过多的各种异常原因中，抗利尿激素不恰当分泌综合征(SIADH)最为常见。对儿童来说，在那些与抗利尿激素不恰当分泌综合征有关的各种异常情况中，急性脑膜炎的并发症是最为常见的原因。

(4)由水过多所致的低钠血症还包括外源性水过多，如静脉内使用稀释的或含钠较少的液体来治疗脱水。

2. 临床特征 临床表现的严重程度取决于血 Na^+浓度和血钠下降的速率。血 Na^+在 125mmol/L 以上时，极少引起症状；Na^+在 125～130mmol/L 时，出现症状。

(1) 胃肠道症状：主要为软弱乏力、恶心呕吐或腹胀、肠鸣音减弱等。

(2) 神经、肌肉应激性低下：表现为四肢肌张力低下、膝反射减退、头痛思睡、肌肉痛性痉挛、神经精神症状和可逆性共济失调等。

(3) 细胞外液容量减少：表现为循环不良、休克、面色苍白发灰、皮肤花纹、四肢厥冷、血压下降、少尿等。

(4) 释放 ADH 增加：水分在体内潴留，或补低张液过多，致精神委靡或嗜睡与烦躁不安交替，两眼凝视，重则惊厥、昏迷，严重时出现中枢性呼吸衰竭等。

3. 临床诊断

(1) 根据临床表现及血清钠＜130mmol/L 可确诊。

(2) 根据其病理生理及临床表现以循环不良或(脑)细胞水肿为主的特点，将本病分成四类：单纯性水中毒，系稀释性低钠血症所致；单纯性低钠；低渗性脱水；低钠性水中毒。

(3) 稀释性者多无周围循环不良；缺钠性者因细胞外液减少所致，故常有周围循环不良。

(二) 高钠血症

高钠血症是血钠增高到 150mmol/L 以上。由于水分的丧失超过溶质的丧失(高渗性脱水)或溶质负荷过度(盐中毒)所引起，或两者兼有。

1. 主要原因

(1) 过多丧失游离水(高张性脱水)：常发生在极低出生体重儿，由于水分经皮肤迅速蒸发所致(非显性脱水)。

(2) 患儿因失水，如呕吐、腹泻，伴发高热或尿崩症，或用过多的高渗溶液补充，或在饮食中加入过多的盐而引起极度口渴、发热、易受刺激，随后出现昏睡以至昏迷或发生惊厥。

(3) 肾功能不成熟而导致尿浓缩功能低下：胎龄 24～28 周出生的极低出生体重儿，由于其皮肤缺乏角质层致水分容易丧失所致。

(4) 在辐射取暖器下或接受光疗的新生儿皮肤血流和非显性脱水明显增加。

最常导致溶质负荷增加的是在婴儿配方奶中加入过多的钠盐或输入高渗性溶液，给非常小的早产儿重复输注新鲜冷冻血浆或人体白蛋白(均为等渗)，如果最终钠摄入量超过尿排钠量，其中所含钠量也会导致高钠血症。

2. 临床特征

(1) 黏膜干燥，但皮肤充实度尚好，肌腱反射亢进，肌肉强直、震颤，可有脑膜刺激征。

(2) 同时伴原发病表现和脱水体征，患儿可有轻度或有严重的循环衰竭表现。

3. 临床诊断

(1) 血钠增高到 150mmol/L 以上，可支持诊断。

(2) 根据其病理生理及其临床表现特点。

（三）低钾血症

血钾低于＜3.5mmol/L，可支持诊断。

1. 主要原因

(1)摄入钾过少：钾摄入量不足，进食不足。

(2)医源性：补液不补钾。

(3)排出过多：①经肾排出，利尿剂(排钾)、肾小管性酸中毒、盐皮质激素(醛固酮：保钠排钾)过多；②消化液丧失，呕吐、腹泻、持续胃肠减压、肠梗阻、肠瘘等丢失大量钾。

(4)钾向细胞内转移：大量输注葡萄糖和胰岛素或纠正酸中毒后K^+返回细胞内。

(5)糖原合成消耗钾。

2. 临床表现

(1)肌无力：为最早表现，先为四肢，继而延及躯干和呼吸肌，然后软瘫、腱反射减退或消失。

(2)胃肠道：出现肠麻痹，应考虑低钾。

(3)心脏：兴奋性增高，自律性增高，传导性降低和节律异常。严重低钾血症可引起室性心律失常，甚至心室颤动，特别是儿童接受地高辛时，心电图(图29-9)：早期T波低平、变宽、双相或倒置；随后ST段降低，QT间期延长，U波出现。

(4)碱中毒：尿呈酸性(反常性酸性尿)。

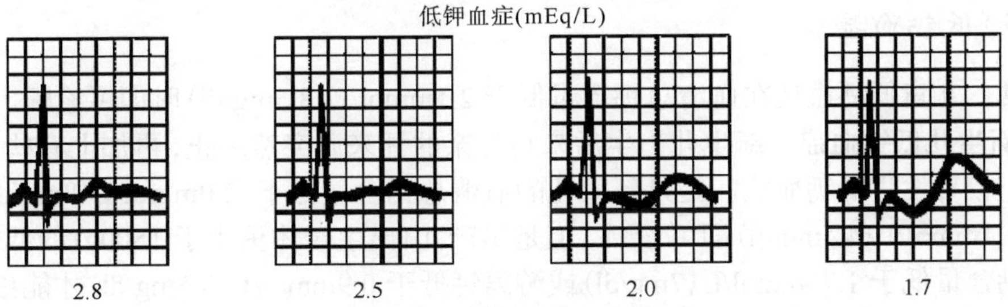

图29-9　低钾血症心电图

(引自：Doyle D J)

3. 临床诊断

(1)根据临床表现及血清钾低于＜3.5mmol/L。

(2)可参考低钾心电图表现。

（四）高钾血症

血钾高于＞5.5mmol/L，可支持诊断。

1. 主要原因

(1)摄入钾增多：应用含钾的药物、输入库存血。

(2)排出钾减少：急性少尿性肾衰竭，应用保钾利尿剂、前列腺素酶抑制剂。

(3)细胞内钾向细胞外转移：酸中毒、溶血、组织分解代谢增加或组织损伤(挤压综合征)或横纹肌溶解等。

2. 临床表现 高钾血症主要表现为心肌和骨骼肌的毒性作用。

(1)有轻度神志模糊或淡漠、感觉异常、刺痛和四肢软弱，严重者肌肉麻痹，甚至瘫痪、窒息。

(2)严重的高血钾对心脏有抑制作用：常出现心跳缓慢或心律不齐，甚至发生心室颤动、心脏停搏，或青紫、血压降低等。

(3)典型的心电图表现(尤其血钾超过 7mmol/L 时)：早期 T 波高尖，基底变窄(典型表现)，R 波降低，随后 QRS 增宽，甚至与 T 波融合呈正弦波形室性心动过速(图 29-10)。

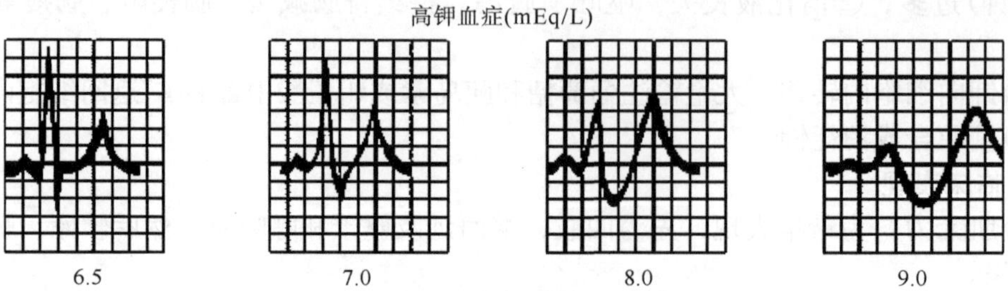

图 29-10 高钾血症心电图

(引自：Doyle D J)

3. 临床诊断

(1)根据临床表现及血清钾高于＞5.5mmol/L。

(2)可参考高钾心电图表现。

(五)低钙血症

通常，儿童低钙血症在血清总钙含量低于 2.1mmol/L(8.5mg/dl)时即可诊断。

1. 新生儿低钙血症 新生儿出生后来自母亲的钙来源突然终止，再加上有些发病因素的影响，较易发生低钙血症。足月新生儿的血清总钙含量低于 2.0mmol/L(8mg/dl)或游离钙低于 1.1mmol/L(4.4mg/dl)即可诊断。但是早产儿(出生时体重小于 1500g)的低钙血症是血清总钙含量低于 1.75mmol/L(7mg/dl)或游离钙低于 0.9mmol/L(3.5mg/dl)才能诊断。

(1)发病原因：钙的平衡主要依靠甲状旁腺和降钙素(calcitonin)调节，如调节功能不正常，或胎儿储钙不足或出生后磷进入量过多都可引起低钙血症。

1)出生后早期低钙血症：在出生后 2 日内发生，多由于暂时性甲状旁腺功能抑制所致，因在妊娠后期孕母血中的钙经胎盘主动输入胎儿的量增加，抑制了甲状旁腺功能。早产儿、低出生体重儿、窒息和患呼吸窘迫综合征的新生儿甲状旁腺功能比足月正常新生儿差，钙的储存量又少，发病率较高。这些小儿出生后的几天内血中降钙素水平较高，所以血钙也下降得更低。糖尿病母亲生出的孩子发育得往往成熟度低，也很容易发生低钙血症。早期发病者的血钙常低于 1.75mmol/L。

2)出生后晚期低血钙：发生在出生 3 日以后，高峰在第一个周末，多见于牛乳喂养的新生儿，由于牛奶中的钙磷比例不理想。使婴儿对钙的吸收不如母乳，而且牛奶中含磷较高，加上新生儿肾小球滤过率低，磷排出少而重吸收较多，导致婴幼儿血磷较高，继而发生血钙降低，血钙值常低于 2.00mmol/L。

3)少数先天性甲状旁腺功能不全引起的低钙血症，发病可早可晚，症状持续较久，达 3 周以上，但大部分患儿随年龄的增长甲状旁腺功能的发育仍可赶上正常婴儿，故仍属暂时性。

4) 用米粉、豆粉喂养的新生儿，慢性感染或者腹泻的孩子，以及母亲自身缺乏维生素 D 的新生儿都可以因钙供给不足、吸收较差而发生低血钙。偶见孕母患甲状旁腺功能亢进或患腺瘤，孕母可无症状，但血钙已高，严重抑制了胎儿的甲状旁腺功能，婴儿出生后出现持久性低钙血症。

(2) 症状体征

1) 怀孕期母亲可能有糖尿病或妊娠高血压，早产儿有窒息史者多见。

2) 多于生后数小时至 2 日发病，有不安、惊跳、肢体震颤、喉痉挛、惊厥等。发作期间小儿一般状况良好。

3) 早期低血钙常在出生 72 小时内出现，见于早产儿、低体重儿、各种难产儿，以及患颅内出血、窒息、败血症、酸中毒用碱性液后及母亲患糖尿病、妊高征和甲状旁腺功能亢进者。早产儿无症状低钙血症常可自然缓解，但仍需口服葡萄糖酸钙。

4) 晚期低血钙是指出生后 72 小时至 3 周末发生的低血钙，多为足月儿。与人工喂养、牛乳中含磷比例高影响钙的吸收有关。此型低钙血症不论足月儿还是早产儿都可能出现手足搐搦。

5) 症状轻重不一，主要表现为不安、惊跳、震颤和惊厥，偶尔出现喉痉挛和呼吸暂停。发作时期小儿一般情况良好，但肌张力稍高，腱反射增强。正常新生儿的面神经试验(佛斯特征)呈阳性反应，故无诊断意义。

2. 其他低钙血症

(1) 主要原因：①维生素 D 代谢异常(原发性/继发性维生素 D 缺乏、原发性/继发性维生素 D 拮抗)；②酸中毒后手足搐搦；③急性胰腺炎、胰及小肠瘘、坏死性筋膜炎；④肾衰竭；⑤甲状旁腺受损；⑥磷酸盐负荷过重引起继发性血清钙降低等。

(2) 临床表现及诊断

1) 神经肌肉的兴奋性增强，如容易激动、口周和指(趾)尖麻木及针刺感、手足搐搦、肌肉和腹部绞痛、腱反射亢进及 Chvostek 征和 Trousseau 征阳性。

2) 不同程度的佝偻病的症状和体征。

3) 血清钙测定低于 2mmol/L(9.0mg/dl)时，有诊断价值。

(六) 高钙血症

血清钙浓度高于 2.75mmol/L(10.5mg/dl)即为高钙血症。

1. 主要原因　主要见于甲状旁腺功能亢进，其次是骨转移癌。

2. 临床表现

(1) 可有使血钙升高的原发病存在。

(2) 早期出现疲倦、软弱、乏力、食欲减退、恶心、呕吐和体重下降。

(3) 严重者有头痛、肌痛、口渴、多尿，或有意识模糊、昏睡，甚至昏迷。

(4) 高钙危象：血钙＞4.5mmol/L(18.75mg/dl)，严重脱水、高热、神志障碍、心律失常及心肾衰竭以至死亡。

3. 临床诊断

(1) 根据临床表现及血清钙浓度高于 2.75mmol/L(10.5mg/dl)即为高钙血症。

(2) 可参考高钙血症心电图表现(QT 间期缩短，ST 段下降和 T 波改变，窦性停搏及房室传导阻滞)。

4. 评估水和电解质紊乱的基本概念 见表 29-18

表 29-18 水和电解质紊乱的基本概念

伴体重稳定或增加	肾脏的重吸收*		伴体重减少
	钠	水	
低蛋白血症（肾病、肝硬化、营养不良、肠病） 先天性心力衰竭 急性肾小球肾炎	最大	高	腹泻、呕吐、囊性纤维变性
急性血容量增加（水中毒、静脉滴注过量液体）	增加	低	多尿症（中枢性或肾性）
急性肾衰竭（脓毒性、休克、肾脏中毒）	降低	削弱	肾上腺功能不全、失盐性肾病（间质性肾炎）、囊性疾病或阻塞性肾病
非生理性 ADH 分泌（SIADH）	降低	高	糖尿病酮症酸中毒、渗透性利尿

*1 岁或年长儿：对 Na^+的最大重吸收：$UNa^+<20mEq/L$ 或 $FENa^+<1\%$；对 Na^+的重吸收降低：$UNa^+>50mEq/L$ 或 $FENa^+>2\%$；对水的高重吸收：UOsm ＞ 500mOsm/L 或 U/POsm＞1.5%；对水的低重吸收或削弱：UOsm ≤300mOsm/L 或 U/Posm＜1.2%。ADH 为抗利尿激素。

（引自：Siegel N J）

第六节 儿科疾病液体疗法的主要治疗原则

儿科疾病常见体液紊乱的治疗要点：在小儿液体疗法过程中，应遵循下列一般补液原则。

三段补液：累积损失、继续损失和生理需要。

三定：定输液量，定输液种类，定输液速度。

三先：先快后慢，先盐后糖，先浓后淡。

三见：见重酸补碱，见尿补钾，见惊补钙。

(1) 定量：即累积丢失量 + 继续丢失量 + 生理需要量。

(2) 定性：先给予盐水后糖水，先晶体后胶体，见尿给钾。根据不同情况选用不同种类的液体。

(3) 定速：先快后慢。根据脱水程度及脱水性质决定补液速度。

轻度脱水时，24 小时补液总量的 50%可在前 8～10 小时补充完，另 50%在后 14～16 小时内补完。重度脱水或中度脱水伴休克时，原则上迅速补充血容量，以纠正休克。

小儿体液代谢旺盛，但由于其机体发育不够成熟，缓冲系统与肺、肾对酸碱平衡调节的功能较差，容易受疾病和外界环境影响，因此比较容易发生水、电解质与酸碱平衡失调，从而危及生命。液体疗法的目的在于及时纠正水、电解质与酸碱失衡，以补充累积损失、供应正常生理需要与补充继续损失，从而恢复和维持血容量及内环境稳定，以达到恢复小儿机体正常生理功能的目的。首先应正确分析水、电解质和酸碱平衡紊乱的性质和程度，并且充分估计机体的调节功能，在治疗过程中，应当密切观察补液效果和反应，根据患儿病情的具体情况分别进行调整和处理，但又必须充分重视机体自身的调节能力。

一、定　　量

根据脱水程度定输液量。补液总量可从三方面考虑，即累积损失量、继续损失量和生理需要量。

(一) 累积损失量的补充

累积损失量是指从发病到开始治疗已经丢失的水分和电解质。主要根据其脱水程度而定。

轻度脱水(失水量为2%～5%体重)：需补充20～60ml/kg。

中度脱水(失水量为5%～10%体重)：需补充60～100ml/kg。

重度脱水(失水量为>10%体重)：需补充100～120ml/kg。

也可按体表面积计算其累积损失量：

轻度脱水：需补充1200ml/m^2。

中度脱水：需补充2000ml/m^2。

重度脱水：需补充3000ml/m^2。

小儿体表面积计算公式为

$$小儿体表面积(m^2) = 体重(kg) \times 0.035 + 0.1$$

此公式仅限于体重30kg以下者；体重在30～50kg者，可按体重每增加5kg，体表面积增加0.1m^2计算。

(二) 继续损失量的补充

继续损失量是指开始治疗后继续因各种原因丢失的水和电解质。根据每日大小便次数及大便性状进行估算，一般消化道丢失水分为8ml/100kcal，肾脏排尿为50～80ml/100kcal，不显性失水(肺14ml和皮肤28ml)为42ml/100kcal，或如用胃肠减压时所引出的液体量估算。临床上，也可参考影响体液需要量的改变因素进行补充(表 29-19)。实际估算有困难者，可按10～30ml/ kg 补充。

表 29-19　影响体液量的改变因素

因素	变更的需要量
发热	12%/℃[12ml/(kg·d)/℃]
通气过度	10～16ml/100kcal
出汗	10～25ml/100kcal
甲状腺功能亢进	变量：25%～50%
胃肠道丢失和肾脏病	根据监测和分析其排出量进行调整治疗

(引自：Ford D M)

（三）生理需要量的补充

生理需要量系指维持每日基础代谢所需的水及电解质。一般为每 100kcal 需水量为 120～150ml。小儿平均为 60～80ml/kg。其简便计算法是“4-2-1”规则计算（参见本章第四节）。

举例：按“4-2-1”法则计算 35kg 小儿的每小时滴注速度为：75ml/h（40ml/h + 20ml/h + 15ml/h = 75ml /h）。

第 1 个 10kg：4ml/（kg · h）×10kg = 40ml/h；

第 2 个 10kg：2ml/（kg · h）×10kg = 20ml/h；

剩余的 15kg：1ml/（kg · h）×15kg = 15ml/h。

一个体重 35kg 的患儿每日液体需要量应为：1800ml（75ml/h×24h = 1800ml/d）。

小儿生理需要量受呼吸、气温等影响。在临床上，根据不同的体重单位所需要热量和水分也有一定差别。

补液总量为累积损失量、继续损失量和生理需要量三方面的总和。轻度脱水的补液量为 120～150ml/kg；中度脱水时为 150～180ml/kg；重度脱水时为 180～200ml/kg。此补液量适用于婴幼儿。学龄前儿童应减少 1/4，学龄儿童应减少 1/3。从第二日以后的补液不再需要累积损失量的补充。

二、定　　性

根据脱水性质确定液体种类和张力。

（一）累积损失补充

等渗性脱水：需补充 1/2～2/3 张含钠液体。

低渗性脱水：需补充 2/3～3/4 张含钠液体。

高渗性脱水：需补充 1/5～1/3 张含钠液体。

（二）继续损失补充

等渗性脱水：补充 1/3～1/2 张液体。

低渗性脱水：补充 1/2 张液体。

高渗性脱水：补充 1/4～1/3 张液体。

此时液体的张力明显低于补充累积损失液体的张力，体现了“先浓后淡”的补液原则。

（三）生理需要补充

可用 1/5～1/4 张液体。液体疗法常用溶液有以下几种：

（1）葡萄糖溶液：常用 5%和 10%两种。5%葡萄糖液为等渗液（278mOsm/L），10%葡萄糖液为高渗液（556mOsm/L）。葡萄糖液可用作补充水分和热量或用于 GIK（葡萄糖、胰岛素、氯化钾）疗法、高钾血症、肝病、药物中毒等。输入葡萄糖液后，转化为糖原储存或被氧化成 CO_2、水与热量，不能维持渗透压，此时实际上其张力等于“零”。

(2) 0.9%氯化钠液（生理盐水）：含 Na^+、Cl^-量各 154mmol/L，其 Cl^-的含量比血浆高 51mmol/L。生理盐水为等渗液（308mOsm/L），可用于补充细胞外液、补充 Cl^-与 Na^+及可纠正代谢性碱中毒等。生理盐水的主要缺点是 Na^+浓度与血浆浓度近似，而 Cl^-浓度则高于血浆浓度（103mmol/L）约 1/3，故单纯大量使用时可发生高氯性酸中毒。

(3) 复方氯化钠溶液（林格氏液）：含 Na^+130mEq/L、Cl^- 109mEq/L、K^+ 4mEq/L、Ca^{2+}3mEq/L、乳酸根 28mEq/L，其渗透压为 271mOsm/L，即接近于血浆渗透压。因其电解质组成与细胞外液相似，当大量丧失细胞外液或出血等而有效循环血量减少时，本品有较好效果。此外，因含乳酸钠，经肝脏代谢后产生 HCO_3^-，有益于纠正酸中毒。

(4) 碳酸氢钠液：常用 5%和 1.4%两种。5%为高渗液，约为 3.5 张，含 Na^+和 HCO_3^-量各 600mmol/L；1.4%为等渗液（1/6mol/L，等张）含 Na^+和 HCO_3^-各 168mmol/L。碳酸氢钠为碱性药物中的首选，因其可直接补充 HCO_3^-，作用迅速，而且直接起作用。但是，碳酸氢钠在体内代谢形成 CO_2，故使用时须以通气功能良好为前提，否则可能会增加 $PaCO_2$ 的危险性。

(5) 乳酸钠液：常用 11.2%和 1.87%两种。11.2%为高渗液（6 张），含 Na^+和乳酸根各 1008mmol/L，1.87%为等渗液（1/6mol），含 Na^+和乳酸根各 168mmol/L。乳酸在肝脏内有氧条件下代谢产生 HCO_3^- 而发挥作用。故在严重缺氧、心功能不全、休克、肝功能不全或新生儿期均以不使用（或慎用）为宜。

(6) 各种混合液：常用混合液为 1∶1 液、2∶1 液、3∶2∶1 液、4∶3∶2 液、6∶2∶1 液和 1∶2 液。

1) 1∶1 液：组成为生理盐水 1 份和 10%葡萄糖液 1 份，是低渗液体，1/2 张液，可用于等渗性脱水。

2) 2∶1 液：组成为生理盐水 2 份和 1/6mol 浓度的碱性液体（1.4%碳酸氢钠或 1.87%乳酸钠）1 份。该液为等渗液，为 1 张液体。含 Na^+158mmol/L 和 Cl^-102mmol/L 和 HCO_3^-或乳酸根 56mmol/L，有利于迅速补充细胞外液容量和纠正代谢性酸中毒，并可纠正生理盐水含高氯的缺点。可由于扩容治疗。

3) 3∶2∶1 液：组成为 10%葡萄糖 3 份、生理盐水 2 份和 1/6mol 浓度碱性液体（1.4%碳酸氢钠或 1.87%乳酸钠）1 份，为 1/2 张液体，可用于等渗性脱水。

4) 4∶3∶2 液：组成为生理盐水 4 份，10%葡萄糖液 3 份和 1/6mol 浓度碱性液体（1.4%碳酸氢钠或 1.87%乳酸钠）2 份。该液为低渗液体，2/3 张液体。含 Na^+105 mmol/L，HCO_3^-或乳酸根 37mmol/L，Cl^-68mmol/L，可用于急性婴儿腹泻、低渗性脱水、代谢性酸中毒等。

5) 6∶2∶1 液：组成为 10%葡萄糖 6 份、生理盐水 2 份和 1/6mol 浓度碱性液体（1.4%碳酸氢钠或 1.87%乳酸钠）1 份，为 1/3 张液体，可用于高渗性脱水。

6) 1∶2 液：组成为 10%葡萄糖 2 份和生理盐水 1 份，为 1/3 张液体，可用于高渗性脱水。

(7) 10%氯化钾液：为高渗液，10ml 的含 K^+和 Cl^-各 13.9mmol。1.2%的氯化钾液为等渗液，但静脉滴入时，须稀释成 0.1%～0.3%的浓度。绝不能直接静脉注射，以免引起高钾血症或心搏骤停。

(8) 10%葡萄糖酸钙液：为高渗液，10ml 含 Ca^{2+}为 2.5mmol。多稀释 1 倍后静脉缓慢注射。

此外，在表 29-20 中还介绍了一些基础液的组成成分，供参考。

表 29-20 液体疗法常用基础液的组成

种类	Na^+ (mEq/L)	Cl^- (mEq/L)	K^+ (mEq/L)	乳酸根 (mEq/L)	渗透压 (mOsm/L)
生理盐水	154	154	0	0	308
1/2 生理盐水	77	77	0	0	154
1/5 生理盐水	33	30	0	0	60
乳酸钠林格液	130	109	4	28	271

(引自：Siegel N J)

(9) 口服补液盐补液(ORS)：各种腹泻引起的轻、中度脱水，皆可适用 ORS 治疗。治疗机制是：小肠上皮细胞绒毛面刷状缘有葡萄糖–钠载体，载体上有两个受体，一个受体接受葡萄糖，另一个受体接受钠，当两个受体分别与葡萄糖和钠结合后，载体才能启动进入上皮细胞入血。由于肠腔侧钠浓度高，而细胞内钠浓度低，钠可通过被动扩散方式由肠腔侧进入细胞内。依靠葡萄糖–钠载体的拖曳作用，将葡萄糖拖入细胞内。钠进入细胞后通过钠泵以主动方式移至底部细胞间隙入血，同时伴随 Cl^- 和水分被动吸收入血。结果不仅能吸收葡萄糖，而且还能吸收 Na^+、Cl^- 和水分以纠正脱水。WHO 推荐的 ORS 配方是：氯化钠 3.5g、碳酸氢钠 2.5g、氯化钾 1.5g、葡萄糖 20g，加凉开水至 1000ml。ORS 为 2/3 张溶液。适应证为：①轻、中度脱水；②用于补充累积损失、继续损失；③可用于预防腹泻引起的脱水等。相对禁忌证为：①中、重度脱水或剧烈呕吐；②伴休克，心、肾功能不全；③新生儿。

三、定　　速

根据脱水程度及脱水性质决定补液速度。轻度脱水时，24 小时补液总量的 50%可在前 8～10 小时补充完，另外 50%在后 14～16 小时内补完。重度脱水或中度脱水伴休克时，原则上迅速补充血容量，以纠正休克。可用 2∶1 等渗液(2 份生理盐水∶1 份 1.87%乳酸钠溶液或 1.4%碳酸氢钠溶液) 20ml/kg，在 0.5～1 小时静脉推入或快速滴入[相当于 4～5 滴/(kg·min)]，但伴有心功不全或高渗性脱水者，其补液速度应减慢[5～8ml/(kg·h)]或忌用。余下之累积丢失量继续静脉滴注。其补液速度为 12ml/(kg·h) [相当于 3 滴/(kg·min)]，8 小时内滴完。继续丢失量与维持生理需要量，两者可混合在一起均匀地于 14～16 小时内补充，速度为 8ml/(kg·h) [相当于 2 滴/(kg·min)]。输液滴数常以每分钟滴数计算(滴/分)，常用以下公式计算：

(1) 输液总量 ÷ 输液时数 = 输入 ml / h。

(2) 输入的液体量 ml / h÷ 60 = 输入 ml /min。

(3) 每 ml 所含液体的滴数(通常 1 ml 含 15 滴)× 输入 ml/min = 滴/ 分。

如果轻度脱水并无呕吐者可分次口服补液溶剂。

四、儿童液体疗法举例

以婴儿腹泻脱水患者为例：男性，12 个月，反复腹泻伴呕吐 4 日。起病后每日腹泻 10 余次，为不消化蛋花样稀便；每日呕吐 4～6 次；尿几乎很少，大约 5 小时。检查：体温 39.2℃(耳内温)，脉搏 162 次/分，体重 10kg，精神委靡，嗜睡，皮肤干燥、弹性差，双眼眶凹陷，肝右季肋下 1cm，两肺正常，心音较弱，肠鸣音活跃。实验室检查：血常规示血红蛋白 10.6g/dl，白细胞 11×10^9/L，大便常规示白细胞 1～3/Hp，其血气分析和电解质检查资料归纳如表 29-21。

表 29-21　某婴儿腹泻患者血气分析和电解质检查资料(治疗前)

项目	正常值	实测值
pH	7.35～7.45	7.0
HCO_3^- (mmol/L)	24 ± 2	7
$PaCO_2$ (mmHg)	40 ± 4	25
BE_5 (mmol/L)	0 ± 3	–23
Na^+ (mmol/L)	135～145	129
K^+ (mmol/L)	4.2 ±0.3	4.3
Cl^- (mmol/L)	103 ±3	112
AG (mmol/L)	12 ±2	11

该婴儿的临床诊断为婴儿腹泻，低渗性重度脱水，重度正常 AG 型代谢性酸中毒。

计算其 AG 值= 129–(7+112)= 10mmol/L。血 pH = 7.0＜7.35，HCO_3^-＜22mmol/L，故可诊断为正常 AG 型代谢性酸中毒。血氯 112mmol /L＞106，属于高氯性酸中毒。

第一阶段治疗：治疗原则为补充累积损失量，迅速恢复有效血容量。应遵循上述小儿液体疗法的原则，即先按三定原则进行补液。

(1)定量：按 100ml / kg 计算，共需要补充 1000ml。

(2)定性：用 2/3～3/4 张液。

(3)定时：8～10 小时。

因婴儿脱水比较重，可先选用 2∶1 等渗液(生理盐水 2 份与 M/6 碱性液 1 份)按 20ml/kg 共 200ml(M/6 碱性液体为 1.4%碳酸氢钠溶液或 1.87%乳酸钠溶液)。这 200ml 液体于 30～60 分钟内快速静脉滴注，剩余的 800ml 则可用 4∶3∶2 液(生理盐水 4 份，10%葡萄糖液 3 份和 1/6mol 浓度碱性液体 2 份，这是 2/3 张液体)或 3∶2∶1 液(10%葡萄糖液 3 份、生理盐水 2 份和 1/6mol 浓度碱性液体 1 份，这是 1/2 张的低渗液体)静脉滴注(可按 8～10ml/ kg 速度)。这些措施体现了“先浓后淡、先盐后糖、先快后慢”的补液原则。该患者为重度代谢性酸中毒，在上述治疗时，选用的 2∶1 液中含有的碱量为 11mmol，而 4∶3∶2 液或 3∶2∶1 液中含有的碱量分别大约为 30mmol 或 22mmol。在 8～10 小时内投给的总碱量为 41mmol 或 33mmol。如果按碱剂量公式计算时：

$$需要的碱量 = BE\times 体重\times 0.3$$

$$需要的碱量 = [-3-(-23)]\times 10\times 0.3= 200\times 0.3 = 60mmol$$

在前 1 小时内投给碱量为 11mmol，相当于上述计算量的 1/6，然后在 7～9 小时中又补充了上述计算量的 1/2。

在补液 500～600ml 后若婴儿排尿，即尿排出量达到 2ml/(kg · h)时，可根据“见尿给钾”的原则开始补充 K^+。根据低钾血症的轻、中、重不同，按 0.15g/(kg · d)、0.2 g/(kg · d)、0.25g/(kg · d)剂量的氯化钾加入液体中静脉滴注，其静脉滴注的钾盐浓度一般不超过

0.3%，其速度不宜超过 0.7ml（为 10～12 滴/分）。

在输液过程中，特别是酸中毒被纠正时常出现低钙性抽搐，这是因为酸中毒时结合钙解离为游离钙增多，但酸中毒被纠正时结合钙增多而游离钙明显减少所致。此时可给予 10%葡萄糖酸钙每次 1ml/kg，稀释 1 倍后静脉注射（缓慢）或加入静脉滴注液体中进行静脉滴注。上述措施也体现了“见重酸补碱、见惊补钙”的治疗原则。

第二阶段治疗：治疗原则为补充继续损失量和生理需要量。

1. 补充继续损失量的三定原则

（1）定量：可按 30ml/kg 计算，共 300ml。再加上该婴儿发热，体温 39℃时多需要的体液量为 24%，即 300ml + 72ml = 372ml。

（2）定性：1∶1 液（生理盐水 1 份，10%葡萄糖液 1 份，为低渗液体，1/2 张液）。根据血气分析和电解质复查结果酌情补充碱性药物和氯化钾。一般来说，每日可补充氯化钾 2～4mmol/kg，相当于 10%氯化钾 1～2ml/（kg · d），加入液体（K^+浓度为 0.15%～0.3%）中静脉滴注。

（3）定时：与生理需要量共同于 14～16 小时内输入。

2. 补充生理需要量的三定原则

（1）定量：可按 60ml/kg 计算，共 600ml。

（2）定性：1/4 张液（10%葡萄糖液 3 份，生理盐水 1 份）。

（3）定时：与继续损失量一起共需 14～16 小时。

若患者的脱水和酸中毒状态基本得到纠正后，不再继续呕吐、大便量明显减少时，可停止静脉滴注，改为口服补液。用口服补液盐补液（ORS）来补充继续损失，电解质浓度太高，应需要稀释 1 倍或 2∶1 后即用。此种液体钠含量降至 45～60mmol/L，钾 10～13.3mmol/L，氯 40～53.4mmol/L，HCO_3^- 15～20mmol/L，葡萄糖 56～74mmol/L，其葡萄糖浓度仍能促进消化道水钠吸收。ORS 液可按 10～30ml/kg 补充或视情况注意调整静脉补液轮替补充。

第七节　儿科疾病常见酸碱失衡与水电解质紊乱的治疗

儿科疾病常见酸碱紊乱的治疗要点：

（1）代谢性酸中毒的治疗原则

1）轻、中度代谢性酸中毒：不必另外补给碱性药物。

2）较重的代谢性酸中毒：若动脉血 pH＜7.10 或 HCO_3^-＜10mmol/ L 时，可投给碱性药物治疗。

（2）代谢性碱中毒的治疗原则：小儿科疾病常见的碱中毒通常多属于盐水敏感型碱中毒。治疗时只要口服或静脉滴注等张（0.9%）或半张（0.45%）盐水即可恢复血浆 HCO_3^- 浓度。同时纠正低钾低氯血症。

(3)呼吸性酸中毒的治疗原则

1)保持呼吸道通畅。

2)氧气疗法:是抢救重症婴幼儿呼吸衰竭不可缺少的疗法。氧浓度控制在30%～40%，常鼻管吸氧，使 PaO_2 达到60mmHg(8.00 kPa)以上即可。

(4)呼吸性碱中毒的治疗原则：针对原发病及其诱因治疗。试用含有 5%CO_2 的氧气吸入。呼吸性碱中毒伴有手足搐搦或肌肉震颤时，可静脉注射钙剂有助于缓解症状。

一、代谢性酸中毒的治疗

患儿代谢性酸中毒是由于严重腹泻等可丢失大量碱性物质；或由于循环血量减少，组织灌注压降低，产生较多的乳酸；或因肾脏供血降低，尿量减少，酸性物质排泄减少；患儿进食少或拒食，组织分解代谢增加而酸性产物增多所致。患儿代谢性酸中毒(包括正常AG型代谢性酸中毒和高AG型代谢性酸中毒)常随着补充液体循环血量增加,灌注压升高,其酸中毒也得以改善。因此，除了较重的代谢性酸中毒以外，不必另外补给碱性药物。许多临床医师认为，若动脉血 pH<7.10 或 HCO_3^- <10mmol/ L 时，可投给碱性药物治疗。首选的碱性药物是 $NaHCO_3$ 静脉滴注。因其可直接补充血浆缓冲碱，作用迅速，临床治疗常用。不过，投给 $NaHCO_3$ 时，必须给予足够的通气。一般主张在血气分析监护下，分次补碱，补碱量宜小不宜大。其他碱性药物如乳酸钠等也是常用来治疗代谢性酸中毒的药物，但肝功能不良或乳酸性酸中毒时不宜使用。必要时可用以下公式计算其碱性药物的需要量：

$$NaHCO_3\text{量(mmol)}=(24-\text{实测 }HCO_3^-)\times\text{体重(kg)}\times0.3\text{(婴儿 0.4)}$$

式中，24 为 HCO_3^- 的正常值，单位为 mmol/L；0.3 为 $NaHCO_3$ 输入机体后短期内在体液中分布的间隙(碳酸氢根分布间隙)，约占体重的 30%，稍大于细胞外液间隙。细胞外液(ECF)为体重的 20%，细胞内液(ICF)为 40%。HCO_3^- 在 30 分钟内可分布到 98%的细胞外液中，但它分布于 98%的细胞内液需要 18 小时之多。根据酸中毒的严重程度，也可选用 0.4(HCO_3^- 分布空间增长到体重的 40%)或 0.5(HCO_3^- 分布空间增长到体重的 50%)。应先给计算量的1/3～1/2 为妥，并经 1 小时以上静脉滴注。HCO_3^- 等渗液为 1.4%，每克碳酸氢钠含碱量为12mmol。乳酸钠等渗液为 1.87%，每克乳酸钠含碱 9mmol。三羟甲基氨基甲烷(THAM)等渗为 3.64%，每克 THAM 含碱量为 8mmol。THAM 可纠正细胞内、外液的酸中毒，而且可降低 $PaCO_2$，又不含 Na^+，故具有不会加重心力衰竭等优点，但是有发生呼吸抑制、低血压、低血钙，以及溢于皮下时易发生局部坏死等缺点。THAM 的用量公式为

$$THAM\text{(mmol)}=BE\times\text{体重}\times0.3$$

式中，0.3 为碱剂在体液中分布间隙。首次剂量为计算量的 1/2，稀释后缓慢静脉滴注。以后根据血气分析结果酌情再补充。

各类肾小管性酸中毒均可发生高氯性代谢性酸中毒，但其使用碱性药物的治疗原则并不完全相同。

Ⅰ型肾小管性酸中毒：多伴有较严重的低钾血症和代谢性酸中毒，故首先补钾为宜，因为血浆碱化将可引起 K^+进入到细胞内，可使血钾降得更低，甚至威胁患者生命，所以原则上先补充 K^+，待血钾水平恢复正常后，开始使用碱性药物。该型常有尿枸橼酸盐排出增

加，故可投给枸橼酸钠–枸橼酸钾混合剂（枸橼酸钠 100g、枸橼酸钾 100g 加水至 1000ml），每日剂量为 1.5～2ml/kg，分 3～4 次口服，枸橼酸可与尿钙结合，有防止形成肾结石的作用。若合并肾功能不全而尿枸橼酸盐排出减少时，可服用 $NaHCO_3$，每日 5～10mmol/kg，分 3～4 次。$NaHCO_3$ 1mmol 等于 84mg。

Ⅱ型肾小管性酸中毒：因为慢性酸血症可阻碍儿童骨骼发育，故每日必须补充大量的碱剂，可用碳酸氢钠，每日 10～20mmol/kg，分 3 次口服。必要时补充 K^+。较重型Ⅱ型患者可投给氢氯噻嗪，每日 1.5～2mg/kg，酸中毒得到纠正后可减量。氢氯噻嗪的治疗机制为：①减少细胞外液量而使肾小管对 HCO_3^- 的重吸收增加；②排出钙减少而使血钙增加，继而甲状旁腺分泌减少，促进肾小管对 HCO_3^- 的重吸收。

Ⅲ型肾小管性酸中毒：治疗同Ⅰ型和Ⅱ型。

Ⅳ型肾小管性酸中毒：其酸血症程度较轻，通常不需用碱剂治疗，但是高钾血症需要及时处理。①呋塞米或布美他尼或氢氧噻嗪治疗，可排出 K^+ 和 H^+，同时减少细胞外液，又可刺激醛固酮分泌增多，促进尿钾排出；②对低肾素–低醛固酮血症或肾小管对醛固酮反应不敏感者，可使用盐皮质激素，以增强肾脏排出 K^+；③上述治疗无效者，可试用钠型阳离子交换树脂或血液透析治疗。

二、代谢性碱中毒的治疗

代谢性碱中毒常为医源性，见于矫正代谢性酸中毒过程中，过多使用碱性药物；也可见于厌食、剧烈呕吐而大量丢失胃液或造成低钾低氯引起低钾低氯性代谢性碱中毒。这种碱中毒通常均属于盐水敏感型碱中毒。治疗时只要口服或静脉滴注等张（0.9%）或半张（0.45%）盐水即可恢复血浆 HCO_3^- 浓度。其治疗机制是：①生理盐水含 Cl^- 高于血浆，补充生理盐水实际上是补充 Cl^-，使过多的 HCO_3^- 从尿中排出增加；②补充生理盐水可使细胞外液量增加，消除了“浓缩性碱中毒”成分的作用；③由于远曲小管液中 Cl^- 含量增加，使皮质集合管分泌 HCO_3^- 增强；④通过含 Cl^- 溶液的补充而使有效的细胞外液量重新恢复，以消除或拮抗盐皮质激素继发性亢进。除了上述盐水治疗外，另一重要治疗措施是，使用 KCl 治疗，因为它既可补 K^+，又可补 Cl^-，以改善碱中毒。在尿量＞2ml/（kg·h）的情况下，才能进行静脉滴注（缓慢）KCl 液。必要时也可用盐酸精氨酸静脉滴注等。

三、呼吸性酸中毒的治疗

（一）积极治疗原发病及其诱因

呼吸性酸中毒的原发疾病可参见本章第二节。

（二）保持呼吸道通畅

婴幼儿常由于积痰引起的呼吸道梗阻，是造成、加重呼吸道酸中毒的重要原因，所以要及时清除呼吸道分泌物，以保持呼吸道通畅。

(三)氧气疗法

氧气疗法是抢救重症婴幼儿呼吸衰竭不可缺少的疗法。氧浓度控制在30%～40%，常鼻管吸氧，使 PaO_2 达到60mmHg(8.00 kPa)以上即可，不宜过高。

$$O_2(\%) = 21 + 4 \times O_2 \text{流量}(L/min)$$

(四)必要时可适当用呼吸兴奋剂

如果儿童有缺氧和明显 CO_2 潴留致呼吸性酸中毒，并出现呼吸变浅、意识障碍时，在吸氧治疗的同时可适当用呼吸兴奋剂，以增加呼吸深度，排出 CO_2，改善通气，防止因氧疗而引起呼吸抑制。但呼吸兴奋剂对由于呼吸道梗阻或肺部病变引起的 CO_2 潴留效果较差。使用呼吸兴奋剂时，应避免剂量过大，以免发生惊厥等症状。

(五)关于使用碱性药物的问题

呼吸性酸中毒的纠正主要是改善通气功能，呼吸道通畅，随通气量增加，CO_2 排出，呼吸性酸中毒可自然缓解。因此，在呼吸性酸中毒时，一般不主张补充碱性药物，特别是通气尚未改善前，使用 $NaHCO_3$ 等碱性药物容易引起代谢性碱中毒，并使 $PaCO_2$ 上升，加重 CO_2 潴留而致高碳酸血症更进一步加重，而且由于 CO_2 分子可迅速通过血脑屏障进入脑脊液，而 HCO_3^- 不易通过血脑屏障，以致脑脊液 H^+ 浓度明显增加，可加重中枢神经细胞内的酸中毒；还有，它可致细胞外液的高渗状态和细胞内脱水，导致病情恶化。

(六)气管插管或气管切开

晚期和危重病例，根据病情必要时可做气管插管或气管切开，并适时使用呼吸机治疗。

四、呼吸性碱中毒的治疗原则

针对原发病及其诱因治疗。试用含有 5%CO_2 的氧气吸入。呼吸性碱中毒伴有手足搐搦或肌肉震颤时，可静脉注射钙剂，有助于缓解症状。当然，吸氧治疗以改善缺氧性过度通气也有些帮助。

五、混合性酸碱失衡的治疗原则

原则上，首先纠正血 pH 的失衡状态和水、电解质紊乱，同时改善和保护重要脏器的功能、加强全身支持疗法。不应忽视病因治疗(参见混合性酸碱平衡紊乱)。

六、儿科疾病常见电解质紊乱的治疗

儿科疾病常见电解质紊乱的治疗要点：

1. 低钠血症的治疗

(1)对于有症状的急性低钠血症的治疗原则为“急者应及时开始治疗可相对较迅速纠

正”，特别是发生中枢神经症状(如癫痫，神志朦胧等)的患儿，原则上使用 3%氯化钠液静脉滴注。①其纠正速率为 1.0～1.5mmol/(L·h)；②直到症状缓解后改为低于 0.5mmol/(L·h)；③恢复到接近或稍微超过 120mmol/L 即可。

(2)慢性低钠血症要遵循“慢者慢处理纠正”的基本原则。原则上：①纠正速度约为每小时 0.4mmol/L，超过 48～96 小时完成；②恢复到接近或稍微超过 120mmol/L 即可。

2. 高钠血症的治疗　急性高钠血症(＜24 小时，特别是＜12 小时出现急性意识改变、癫痫发作患儿的治疗原则为应及时开始治疗，并且相对快速纠正)。其原则包括以下四方面内容：①血钠下降速度不允许超过 0.5mmol/(L·h)；②最好在 24 小时不超过 15mmol/L；③补充液体的成分为 5%葡萄糖液，含大约 70mEq/L 的钠，一旦证实有足够的尿量则加钾；④由钠中毒引起的极重度高钠血症(Na^+＞200mEq/L)应使用腹腔透析治疗。

3. 低钾血症的治疗

(1)轻症口服氯化钾。

(2)重症低钾血症的重要治疗原则：①见尿补钾。尿量超过 40ml/h 后，再从静脉补钾；②临床实际补钾使用 10%氯化钾溶液；静脉滴注的钾盐浓度为 0.1%～0.3%，一般不超过 0.3%；③其输注速度不宜超过 0.7ml(10～12 滴/分)。

4. 高钾血症的治疗　高钾血症的急救措施如下：

(1)静脉给予葡萄糖酸钙以保护心脏。

(2)用 25%葡萄糖溶液加入胰岛素静脉滴注(每 4g 糖加胰岛素 1U)。

(3)静脉注射 5%$NaHCO_3$溶液。应注意的是，$NaHCO_3$对细胞外液容量增加或肾功能不全伴细胞外液容量扩大的患儿应慎用。

(4)吸入 β_2-肾上腺能受体激动剂，如沙丁胺醇(羟甲叔定肾上腺素)。

5. 低钙血症的治疗

(1)新生儿低钙血症的治疗：应立即控制惊厥和喉痉挛，其次静脉补充钙剂。同时给予维生素 D。应强调母乳喂养或用钙磷比例适当的配方乳。

(2)新生儿后期低钙血症的治疗

1)应纠治原发疾病。

2)若手足搐搦发作时，静脉给予 10%葡萄糖酸钙 2ml/kg。

3)需要长期治疗的患者，可服用钙剂或同时补充维生素 D 治疗。

6. 高钙血症的治疗

(1)纠正脱水：通常接着应用呋塞米等。

(2)降钙素。

(3)硫代硫酸钠。

7. 高血钙危象的治疗

(1)磷酸钠：危急者给予 0.1mmol/L 溶液静脉滴注。

(2)静脉滴注 EDTA 等。

(3)必要时血液透析：透析治疗对高钙血症合并肾衰竭患者等有益。

(一)低钠血症的治疗

(1)有症状的急性低钠血症的治疗原则为“急者应及时开始治疗可相对较迅速纠正”，特别是发生中枢神经症状(如癫痫、神志朦胧等)的患儿，原则上是快速进行治疗。此外，严重血钠降低(Na^+＜105mEq/L)尽管无症状也可以考虑快速治疗。目前关于低钠血症纠正速度的问题，据大多数权威医师建议：①血钠纠正速度为 1.0～1.5mmol/(L·h)。②理想值为第一天血清钠上升不超过 12mmol/L，48 小时内上升不可超过 18mmol/L；也有评论说保守情况下每日可以 8mmol/L 的速度进行纠正。③使用此纠正速度，直至血清钠浓度恢复到接近或稍微超过 120mmol/L 即可。此后更缓慢的纠正速度是合适的。通常，使用 3%氯化钠液静脉滴注，用 1ml/kg 大约升高血清钠 1mmol/L。可按每 10～20 分钟用 3%氯化钠液 3ml/kg 的速度输注，其纠正速度为 1.0～1.5mmol/L/h 是相对安全的。直到症状缓解后改为<0.5mmol/(L·h)。恢复到接近或稍微超过 120mmol/L 即可。进一步治疗更要采取渐进方式，根据低钠血症是由于钠丢失还是水过多引起的，可采用生理盐水或用 2/3 张等张液纠正。总体来说，血钠>125mmol/L 或无症状者不提倡快速纠正低钠血症。

(2) 对慢性低钠血症要遵循“慢者慢处理纠正”的基本原则。原则上纠正速度约为每小时 0.4mmol/L，超过 48～96 小时完成。恢复到接近或稍微超过 120mmol/L 即可。单纯性水中毒者主要要限制水分，必要时加利尿剂，利尿剂最好在循环情况改善时使用。

(3) 对于感染患者，选择针对病原菌作用强的抗生素积极控制感染；而长期限制钠盐饮食者，应予以调整饮食等。

（二）高钠血症的治疗

高钠血症时，由于细胞外液张力增高而使液体从细胞内渗到细胞外，直到细胞膜的两侧张力平衡。不过脑组织能产生“自发性渗膜”，以增加细胞内渗透压并维持脑细胞体积，使液体丢失降到最小程度，并保护脑容量接近正常。这些“自发性渗膜”(也称有机渗透物) 主要由氨基酸等有机溶质组成。大多数有机渗透物通过形成特殊的膜通道，从细胞外被摄取入胞。因此，理论上快速使用大量低张液体可导致这些脑细胞过度膨胀，有引起脑水肿的危险。尽管存在这些争论，但是保守的建议是纠正高钠血症，应进行 2～3 日，以防止血清渗透压的迅速降低，这会造成水分快速移动进入细胞，并可引起脑水肿。为了预防这种情况，在通常状况下，血钠下降速度不允许超过 0.5mmol/(L·h)。最好在 24 小时不超过 15mmol/L。如果是几小时内快速进展的高钠血症，这种缓慢的纠正速度是不必要的。液体量与计算的损失量相同，在 2～3 日内给予，维持液体的同时给予补充液体，成分为 5%葡萄糖液，含钠大约 70mEq/L，一旦证实有足够的尿量则加钾。由钠中毒引起的极重度高钠血症(Na^+>200mEq/L) 应使用腹腔透析治疗。

（三）低钾血症的治疗

(1) 治疗低钾的病因，减少钾的丧失。

(2) 重要原则：见尿补钾。尿量超过 40ml/h 后，再从静脉补钾。

(3) 临床实际补钾时使用 10%氯化钾，这是一举两得的措施，既补 K^+，又补 Cl^-，有助于减轻碱中毒。

患儿在补液过程中，尿排出量达到 2ml/(kg·h) 时即应开始补充氯化钾。患儿能口服时，轻症可投给氯化钾 150～300mg/(kg·d)，或口服 10%氯化钾溶液 1.5～3 mg/(kg·d)，分 3 次口服。如果不能口服的明显低钾血症患儿，静脉滴注氯化钾溶液，按 2.5～4mmol/L/(kg·d) 计算，即 10%的氯化钾溶液 1～2ml/(kg·d) 加入生理盐水或 5%葡萄糖液中静脉滴注，静脉滴注的钾盐浓度为 0.1%～0.3%，一般不超过 0.3%，其输注速度是不宜超过 0.7ml/min，即不应超过 K^+0.3mmol/(kg · h)。1g 氯化钾含 13.4mmol K^+。每日补充钾盐的剂量可根据低钾血症的轻、中、重度，按 0.15g/kg、0.2g/kg、0.25g/kg(10%氯化钾 1.5ml/kg、2ml/kg、2.5ml/kg)投给。严重的缺钾者至少应持续补钾 3～5 天。如果摄入食物达正常饮食的一半时，即可停止静脉补钾。

(四) 高钾血症的治疗

(1) 减少进入：立即停止摄入钾。

(2) 增加排出：排钾利尿剂，利尿。

(3) 钙剂：钙与钾有对抗作用，可缓解钾对心肌的毒性作用。可用 10%葡萄糖酸钙每次 0.2～0.5ml/kg，加等量葡萄糖液缓慢静脉注射(＞2～10 分钟)。对已用或拟用洋地黄治疗者应禁用。

(4) 静脉注射 5%$NaHCO_3$ 溶液：可使细胞外 K^+迅速转入细胞内而降低血钾，其中含有的钠，对钾也有对抗作用。此外，还由于细胞外液碱化，促进 K^+移入细胞内，常用 5%$NaHCO_3$ 溶液 1.5～3ml/kg(最多不超过 100ml)静脉推注。这种疗法更适合于代谢性酸中毒合并高钾血症患者，此时使用 $NaHCO_3$ 溶液治疗只要给予的 $NaHCO_3$ 能逆转高钾血症即可，没有必要完全纠正代谢性酸中毒。应注意的是，$NaHCO_3$ 对细胞外液容量增加或肾功能不全伴细胞外液容量扩大的患者应慎用。

(5) 用高渗葡萄糖加胰岛素：25%葡萄糖溶液加入胰岛素静脉滴注，每 4g 糖加胰岛素 1U。其治疗机制是：①胰岛素可促进 Na^+，K^+-ATP 酶泵而使细胞外 K^+移入细胞内，以降低血钾(图 29-11)；②增加糖原合成，当合成糖原时，将 K^+移入细胞内。

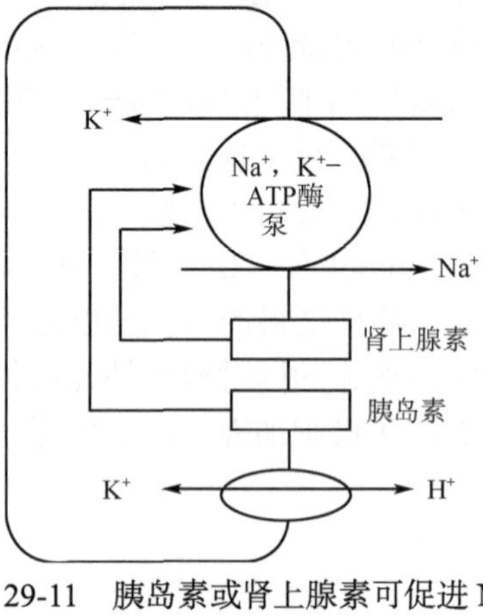

图 29-11 胰岛素或肾上腺素可促进 Na^+，K^+-ATP 酶泵而使细胞外 K^+移入细胞内

(引自：Matfin G，et al)

(6) 沙丁胺醇(羟甲叔定肾上腺素)：是一种兴奋 β_2-肾上腺素能受体，通过 cAMP 机制激活 Na^+，K^+-ATP 酶而促进 K^+进入细胞内，以降低血钾水平。可用喷雾型羟甲叔定肾上腺素 10～20mg 加入生理盐水 4ml 中，雾化吸入 10 分钟，通常 20～30 分钟起效，可持续 2～3 小时或 4 小时。

(7) 离子交换树脂：1～2g/(kg · d)，分 3 次口服或灌肠，能在胃肠道内进行 Na^+-K^+交换而促进体 K^+排出。

(8) 必要时透析疗法。

(五) 低钙血症的治疗

血清钙＜7.0mg/dl，可能会发生手足搐搦，需要治疗。如果血清钙＜6.0mg/dl，则提示随时有可能发生手足搐搦，需要立即治疗。对低钙血症的患儿，通常要收住院治疗，需建立外周静脉通路并使用静脉钙剂，每次静脉滴注时间需要 1 小时以上，并且需要床边心电图持续监测，以便及时发现和处置因静脉应用钙剂过快引起的心脏功能受损，特别是使用地高辛的患者。治疗严重低钙血症时，床边一定要准备好气管插管和喉镜等。为了防止形成钙盐沉淀，使用静脉钙溶液时，应避免使用$NaHCO_3$溶液混合。

1. 新生儿低钙血症的治疗　应立即控制惊厥和喉痉挛，其次是补充钙剂，使血钙迅速上升，同时给予维生素 D。应强调母乳喂养或用钙磷比例适当的配方乳。

(1)止痉：可用地西泮 0.3mg/kg 静脉注射或灌肠；苯巴比妥 5～8mg/kg 静脉注射。

(2)补充钙剂

1)若惊厥或有其他明显的神经肌肉兴奋症状时，静脉补充钙剂，可用 10%葡萄糖酸钙，每次 2ml/kg，以 5%～10%葡萄糖等量稀释后缓慢静脉注射(1ml/min)。必要时可间隔 6～8 小时再给 1 次，元素钙总量为每日 25～35mg /kg(10%葡萄糖酸钙含元素钙 9mg/ml)，最大剂量为每日 50～60mg/kg。在注射过程中，心率应保持在 80 次/分以上。惊厥控制后可改为口服补钙，可用葡萄糖酸钙或乳酸钙 1g/d，至血钙稳定于正常范围。较长期或晚期低钙血症，口服钙剂 2～4 周，维持血钙在 2～2.3mmol/L(8.0～9.0mg/dl)。

2)对于无症状的低钙血症，多数学者主张只有在血钙显著低下，即血清总钙早产儿＜1.5mmol/L(6mg/dl)，足月儿＜1.75mmol/L(7mg/dl)或游离钙＜0.85mmol/L(3.4mg /dl)时，才给予钙剂治疗，可口服或静脉滴注葡萄糖酸钙，剂量同前。

(3)补充镁剂：若伴有低镁血症者应注意补充镁剂。证实存在低镁血症者，应于补钙后加静脉滴注 2.5%硫酸镁 2～4ml/kg；或 25%硫酸镁 0.2～0.4ml/kg，肌内注射，8～12 小时后可重复使用。惊厥控制后可给予 10%硫酸镁，每次 1～2ml/kg，口服，2～3 次/日，共 5～7 日。

(4)维生素 D 治疗：对甲状旁腺功能不全者除补钙外，可口服维生素 D_3 1 万～2 万 U/d，疗程需数月。对先天性甲状旁腺功能不全者，需长期服用钙剂和维生素 D_3。低钙血症伴低镁血症时，单纯补钙惊厥不易控制，甚至使血镁更低，应以同时补镁为宜。

2. 新生儿后期低钙血症的治疗

(1)应纠治原发疾病。

(2)若手足搐搦发作时，以 10%葡萄糖酸钙 2ml/kg，用 5%～10%葡萄糖液等量稀释后缓慢静脉注射。

(3)如有碱中毒，需同时纠治，必要时可多次给药。

(4)对需要长期治疗的患者，可服葡萄糖酸钙或乳酸钙(1g/d)，或同时补充维生素 D 治疗。

3. 在输液中补钙治疗问题　在输液过程中，特别是酸中毒得到纠正后，有时可出现手足搐搦或抽搐，Ca^{2+}与血浆蛋白在碱性条件下可生成结合钙，酸中毒时游离Ca^{2+}增多，随着纠正酸中毒，使游离Ca^{2+}减少有关。凡是营养不良或活动性佝偻病小儿更易出现低钙症状。如果患儿出现四肢肌张力增强或出现低钙抽搐时，可补给 10%葡萄糖酸钙溶液，每次 1～2ml/kg，加入 5%～10%葡萄糖液 50～100ml 中静脉滴注，以缓解症状。需长期治疗的患儿可口服乳酸钙或葡萄糖酸钙，每次 0.5g，日服 2 次；同时口服维生素 D，每日 2000～5000U。1 个月后改服预防量，每日服维生素 D 400U。

(六)高钙血症的治疗

轻度高钙血症，若无临床症状，一般不需要立即处理或有创处理。但是对重度高钙血症（游离 Ca^{2+}＞12～13mg/dl）患儿，即使无临床症状也应进行治疗。此外，出现临床症状的任何程度的高钙血症，原则上均应积极治疗，特别是出现神经改变或癫痫发作时。

（1）纠正脱水：大多数高钙血症患儿都有脱水，使用生理盐水补液作为初始治疗。这不仅可恢复血容量，而且可通过稀释降低血清钙浓度。通常接着应用呋塞米，目标是维持尿量 3～5ml/（kg · h）。这种联合治疗可增加尿中钠、钙的排出。

（2）降钙素：4U/kg 静脉滴注，每 12 小时 1 次，共 4 次。约 20%的患者在 2～4 小时内血钙恢复正常。

（3）硫代硫酸钠：0.5g 用生理盐水稀释后加入 10%葡萄液中静脉滴注，小儿每次 10～20ml/kg，有明显的排尿钙作用。

（4）糖皮质激素：对合并某些淋巴瘤、多发性骨髓瘤、结节病或维生素 D 中毒引起的高钙血症患者，可以使用糖皮质激素。通过抑制骨质吸收，有减少小肠对钙的吸收来降低血清钙的作用，多为几日后开始起效。

（5）高血钙危象的治疗：①磷酸钠，危急者给予 0.1mmol/L 溶液静脉滴注，能迅速降低血钙，但要注意监测，因它可发生严重低钙血症，从而限制了其临床应用。②静脉滴注 EDTA，与 Ca^{2+}螯合最后通过肾排出。③必要时血液透析，透析治疗对高钙血症合并肾衰竭或有威胁生命的心律失常患者有益。

第八节　儿科疾病常见低氧血症的主要治疗原则

一、保持呼吸道通畅

首先保持呼吸道通畅，这能减少呼吸道阻力，有助于增加肺通气量和缓解呼吸困难，协调通气/血流比值，增加换气率。应及时消除呼吸道的分泌物，保证呼吸道湿化，缓解支气管痉挛。必要时建立人工气道，包括口咽气道、气管插管或气管切开等。

二、氧 气 治 疗

缺氧是Ⅰ型与Ⅱ型呼吸衰竭的共同问题，是呼吸衰竭导致全身多种病理生理改变的最重要的因素之一。因此，通过氧气疗法来纠正缺氧状态在低氧血症或呼吸衰竭治疗中占有较重要的地位。但其病因不同，给氧的原则也有些不同（表 29-22）。

表 29-22　各种氧疗方法的比较

种类	最大氧浓度（%）	氧流量范围（L/min）	优点	缺点
鼻导管	35～40	0.125～4	使用方便，较舒适	高流量时不舒适，易脱位，鼻出血，较低的氧浓度，需开通鼻气道
简单面罩	50～60	5～10	较高氧浓度，适于口呼吸	不够舒适，气道控制不良或呕吐者危险，氧浓度难以确定
面部帐篷	40～60	8～10	较高氧浓度，适于口呼吸，限制较少	不够舒适，气道控制不良或呕吐者危险，氧浓度难以确定，难以气道管理

续表

种类	最大氧浓度(%)	氧流量范围(L/min)	优点	缺点
重复呼吸面罩	80～90	5～10	较高氧浓度，适于口呼吸，最高氧浓度	不够舒适，气道控制不良或呕吐者危险，氧浓度难以确定，难以气道管理
氧罩	90～100	5～10	稳定而准确的氧浓度	需温度调节，难以气道护理

(引自：Carpenter Y C，et al)

(一) Ⅰ型呼吸衰竭

对于Ⅰ型呼吸衰竭患者，给氧浓度应较高，以求较快地纠正缺氧状态，但给氧浓度一般不应超过60%，以免发生高浓度 O_2 对肺的毒性作用，甚至发生氧中毒。

(二) Ⅱ型呼吸衰竭

原则上，对Ⅱ型呼吸衰竭患者，应低浓度持续给氧，给氧浓度在35%以下，否则由于缺氧状态的迅速改善，不再有低氧对呼吸中枢的刺激作用，从而可能导致肺通气量降低，发生严重的 CO_2 潴留。其较理想的氧疗目标为 PaO_2 达到60mmHg(8kPa)左右，而 $PaCO_2$ 上升值不超过10mmHg(1.3 kPa)。

(三) 急性呼吸窘迫综合征

急性呼吸窘迫综合征(ARDS)、急性肺水肿、心搏呼吸骤停等急性严重缺氧患者，应使用高浓度或纯氧吸入，以迅速改善严重缺氧状态。给氧方法包括鼻导管、简单面罩、面部帐篷、重复呼吸面罩和氧罩等。必要时给予机械通气治疗(FiO_2 0.4～0.5)，适宜的机械通气的目的是维持新生儿 PaO_2 在50～90mmHg(6.7～12kPa)，$PaCO_2$ 在35～45mmHg(4.7～6kPa)；维持婴幼儿 PaO_2 在 80～120mmHg(11～16kPa)，$PaCO_2$ 在 30～40mmHg(4～5.3kPa)；维持年长儿 PaO_2 在 80～150mmHg(11～20kPa)，$PaCO_2$ 在 35～45mmHg(4.7～6kPa)。动脉血 pH 均在 7.30～7.41。可是，现在有些新生儿专家认为，$PaCO_2$ 允许升高到55～60mmHg，以使气压伤降至最小程度，但是否有害仍有争论。

急性呼吸窘迫综合征等严重疾病可引起氧供降低和氧耗增加，并引起临界氧供明显增高，导致氧耗的“病理性氧供依赖相”（“pathologic DO_2-dependent phase”）。氧供等于心排血量和动脉血氧含量的乘积，其正常值为1000ml/min。急性呼吸窘迫综合征等严重疾病可引起氧供减少，其主要原因为：①严重换气功能障碍，肺间质水肿、肺泡水肿、透明膜形成而气血屏障增厚，氧弥散功能障碍，导致 PaO_2 下降。②又因肺表面活性物质减少，部分肺泡群萎陷，通气/血流比值失调，加重 PaO_2 下降。③机体无氧代谢致乳酸酸中毒和呼吸性酸中毒引起的酸血症等，引起血红蛋白氧合作用降低，可加重动脉血氧含量降低。④心排血量降低，由于心率加快、肺血管和外周血管阻力增加、回心血量减少可影响心肌收缩力；若使用正压机械呼吸时，可能引起回心血量减少和增加肺血管阻力，这些因素均影响心脏的前负荷和右心的后负荷。氧耗(VO_2)等于心排血量和动静脉血氧含量差的乘积，其正常值为250ml/min。在ARDS早期，多数患者呼吸加快、呼吸困难而消耗氧气增加，导致机体代谢率升高而氧耗增加。此时，临界氧供明显增加，造成“氧耗的病理性氧供依赖”，其氧耗依赖于氧供改变，即氧耗随氧供下降而呈线性降低。在这种情况下，组织的氧需求量已超过组织氧供量，组织摄取氧的能力严重缺陷，即氧摄取率（OER）明显降低（OER 的正常值为 25%），这意味着组织已严重缺氧，导致无氧酵解，因而常伴随着血清乳酸浓度的升高。所以在治疗时，应包括维护正常心排血量措施、纠正肺氧合降低措施、维持正常血红蛋白浓度和降低代谢率及减少氧耗等综合性措施。

参 考 文 献

杜嗣廉. 1993. 小儿水电解质平衡与液体疗法. 北京：人民卫生出版社.

樊寻梅. 1993. 实用儿科急诊医学. 北京：北京出版社，301-320.

何晓琥，胡亚美. 1996. 液体疗法//吴瑞萍等主编. 诸福棠实用儿科学. 6 版. 北京：人民卫生出版社，369.

金发光. 2002. 代谢性酸中毒//钱桂生主编. 现代临床血气分析. 北京：人民军医出版社，309-322.

李燕芹，李光新. 2003. 水代谢紊乱//朱雷等主编. 水、电解质与酸碱平衡紊乱. 上海：上海科学技术出版社，24-32.

朴镇恩. 2008. 小儿常见血液气体改变与酸碱失衡及电解质紊乱//朴镇恩编著. 最新血液气体与酸碱平衡. 哈尔滨：黑龙江教育出版社，593-613.

朴镇恩. 2013. 动脉血气分析快速解读. 北京：中国医药科技出版社.

唐典俊. 2006. 小儿水电解质平衡与液体疗法. 北京：中国医药科技出版社.

殷莲华. 2008. 酸碱平衡紊乱//金惠铭，等主编. 病理生理学. 7 版. 北京：人民卫生出版社，46-68.

张金哲，周红，魏珉，等. 2013. 儿科疾病的水与电解质代谢和治疗//蒋朱明主编. 临床水与电解质平衡. 3 版. 北京：人民卫生出版社，282-348.

Adrogue J A，Madias N E. 1995. Management of life- threatening acid-base disorders. Parts 18. Avner ED. Clinical disorders of weater metabolism：Hyponatremia and hypernatremia. Pediatr Ann，24：23.

Alizadeh-Taheri P，Sajjadian N，Eivazzadeh B. 2013. Prevalence of phototherapy induced hypocalcemia in term neonate. Iran J Pediatr，23(6)：710-711.

Alok K. 2014. Maintenance Fluid Therapy in Children [Online]. University of Texas Medical Branch，

Bateman S T，Amold J H. 2000. Acute respiratory failure in children. Curr Opin Pediatr，12(3)：233.

Carmody J B，Norwood V F. 2013. Paediatric acid-base disorders：A case-based review of procedures and pitfalls. Paediatr Child Health，18(1)：29-32.

Carpenter T C. 1999. Critical Care// Edited by Hay WW，Jr. Current Pediatric Diagnosis & Treatment. 15th ed. New York：Lange Medical Book / McGraw-Hill，319-334.

Carpenter T C. 2003. Critical Care//Edited by Hay WW. Current Pediatric Diagnosis & Treatment. 16th ed. New York：Lang Medical Book / McGraw- Hill，362-374.

Ceneviva G，Paschall JA，Maffei F，et al. 1998. Hemodynamic support in fluid-refractory pediatric septic shock. Pediatrics，102：19.

Chevalier R L. 1996. Developmental renal physiology of the low birth weight preterm newborn. J Urol，156：714-719.

Fahey J，Lister G. 1989. Response to low cardiac output：Developmental differences in metabolism during oxygen deficit and recovery in lambs. Pediatr Res，26：180-187.

Finberg L. 1993. Water and electrolytes in pediatrics：Physiology，Pathophysiology and Treatment. 2nd ed. Saunders.

Fischbach F T. 2004. A manual of laboratory and diagnostic tests. 7th ed. Philadelphia：Lippincott Williamams & Wilkins.

Fleisher G R，Ludwig S. 2010. Textbook of Pediatric Emergency Medicine. Lippincott Williams & Wilkins，811.

Fontan J P. 2003. The acutely ill infant and child// Edited by Rudolph，C D. Rudolph's Pediatrics. 21st ed. New York：McGraw-Hill，271-292.

Ford D M. 2001. Fluid，Electrolyte，& Acid-Base Disorders & Therapy// Edited by Hay W W. Current Pediatric Diagnosis & Treatment. 15th ed. New York：Lange Medical Books / McGraw-Hill，1145-1154.

Ford D M. 2003. Fluid，Electrolyte，& acid-base disorders & therapy// Edited by Hay W W Jr. Current pediatric diagnosis & treatment. 16th ed. New York：Lange Medical Books / McGraw-Hill，1280-2288.

Franklin M L. 1995. Transcutaneous measurement of the partial pressure of oxygen and carbon dioxide. Respir Care Clin N Am，1：119.

Goldberg M. 1973. Computer-based instruction and diagnosis of acid-base disorders. JAMA，223-269.

Guyton A C. 2000. Regulation of acid-base balance// Edited by Guyton A C. Medical Physiology. 10th ed. Philadelphia：W.B. Saunders Co，346-363.

Guyton A C. 2000. Urin formation by the kidneys：II. Tubular processing of the glomerular filtrate// Edited by Guyton A C. Medical Physiology. 10 th ed. Philadelphia：W.B. Saunders Co，295-312.

Hellerstein S. 1993. Fluids and electrolytes：Physiology. Pediatr Rev，14：70.

Jospe N，Forbes G. 1996. Fluids and electrolytes：Clinical aspects. Pediatr Rev，17：395.

Kaneshiro，Neil K. 2014. Dehydration. National Library of Medicine.

Kappy M S，Ganong C A. 1996. Cerebral salt wasting in children：The role of atrial natriuretic hormone. Adv Pediatr，43：271.

Larsen G L. 2001. Respiratory tract & mediastinum// Edited by Hay W W. Current Pediatric diagnosis & treatment 15th ed. New York：McGraw-Hill，428 .

Levy M M. 2005. Pathophysiology of oxygen delivery in respiratory failure. Chest，128：547S-553S.

Lewandowski K. 2000. Extracorporeal membrane oxygenation for severe acute respiratory failure. Crit Care，(3)：156.

Libelt E L. 1998. Clinical and laboratory evaluation and management of children with vomiting，diarrhea，and dehydration. Curr Opin Pediatr，10：461.

Lister G. 2000. Circulatory shock// Edited by Allen H D. Moss and Adams Heart disease in infants，children and adolescents：including the fetus and young adult. 6 th ed. Baltimore：Lippincott Williams & Wilkins，1413-1431.

Manley L. 1997. Pediatric hypovolemia：Back to the basics. Int J Trauma Nurs，3：93.

Matfin G. 2004. Disorders of fluid and electrolyte balance// Edited by Orth C M. Porth Pathophysiology Concepts of Altered Health States. 7th ed. Philadelphia：Lippincott Williams & Wilkins，1-27.

McDonald R A. 1995. Disorders of potassium balance. Pediatr Ann，24：31.

Notterman D A. 1998. Pharmacology of the cardiovascular system// Edited by Fuhrman B P. Pediatric Critical Care. 2nd ed. St. Louis：Mosby Year Book，320-346.

Paediatric Society of New Zealand Working Group. 2005. National guidelines for the management of moderate to severe diabetic ketoacidosis (DKA) in children and young people.

Parker M M. 1998. Pathophysiology of cardiovascular dysfunction in septic shock. New Horizons，6：130.

Polin R A. 1995. Pediatric secrets. Philadelphia：Hanley & Belfus，Inc.

Redding G J. 2001. Current concepts in adult respiratory distress symdrome in children. Curr Opin Pediatr，13 (3)：261.

Rivers EP，Mclntyre L，Morro D C，et al. 2005. Early and innovative interventions for severe sepsis and septic shock：taking advantage of a window of opportunity. CMAJ，25：1054-1065.

Rose B D. 2001. Clinical physiology of acid-base and electrolyte disorders. 5th ed. McGraw-Hill Medical publishing division. New York：McGraw-Hill Medical publishing division.

Seear M，Wensley D，MacNab A. 1993. Oxygen consumptionoxygen delivery relationship in children. J Pediatr，123：208.

Siegel N J. 2003. Fluids，electrolytes，and acid-base// Edited by Rudolph C D. Rudolph's Pediatrics. 21st ed. New York：McGraw-Hill，1643-1656.

Singer I，Singer J. 1999. Hyponatremia，hypoosmolality and hypotonicity. Arch Intern Med，159：333.

Steiner M J，DeWalt D A，Byerley J S. 2004. "Is this child dehydrated?" . JAMA，291 (22)：2746-2754.

Tanner G A. 2008. Acide-base balance// Edited by Rodney A R. Medical Physiology. 3rd ed. Lippincott Williams & Wilkins，426-448.

Thomas T C，Smith J M，White P C，et al. 2012. Transient neonatal hypocalcemia：presentation and outcomes. Pediatrics，129 (6)：e1461-1467.

Tobias J D，Meyer D J. 1997. Noninvasive monitoring of carbon dioxide during respiratory failure in toddlers and infants：End-tidal versus transcutaneous carbon dioxide. Anesth Analg，85：55.

Watkins S L. 1995. The basics of fluid and electrolyte therapy. Pediatr Ann，24：16-22.

Weinman E J.1993. Regulation of the renal brush border membrane Na-H exchanger. Annu Rev Physiol，55：289.

Weiss I K，Fink S，Harrison R，et al. 1999. Clinical use of continuous arterial blood gas monitoring in pediatric intensive care unit. Pediatrics，103：440.

附录 1　动脉血样的采取与注意事项

动脉血液标本的采取和处理是否得当，直接影响血气的测定结果，是保证其准确性的重要一环。在动脉血气和酸碱资料的分析过程中存在潜在的易犯的错误和技术性操作，尽管该内容不是本书要涉及的主要内容，但是在临床上，认识到这些方面的潜在错误原因，对正确分析和掌握动脉血气分析和酸碱平衡与失衡具有重要意义。下面是血气分析中常见的血样采取过程中几种易犯的错误和注意事项。

一、采血前患者的准备

(1)患者状态的稳定：取动脉血以前，患者应在安静状态下，一般采取仰卧位或坐位，先休息 3～5 分钟，待呼吸平稳。因为呼吸急促，或小儿哭闹，或暂时屏气等都可能影响测定结果。尽量减少患者恐惧感，否则将会影响 $PaCO_2$ 水平。

(2)吸入气氧浓度(FiO_2)稳定或机械通气的稳定：一般而言，肺部健康的人只需要 3 分钟就能达到稳定状态，但是有慢性气道阻塞的患者可能需要 20 分钟才能达到稳定状态。采血之前改变 FiO_2 时，至少要稳定 20 分钟后采血。对于机械通气的患者，呼吸机参数设置改变后对 PCO_2 和 PO_2 都有影响，患者至少在 30 分钟后才能达到稳定状态。

正在吸氧的患者，最好停止吸氧 5～7 分钟后采血为宜，否则应注明其吸氧浓度。

二、盛血容器的准备

(1)注射器的种类：据玻璃注射器和塑料注射器采集血样对血气检查结果的比较研究资料显示，后者比前者对 O_2 的影响较明显，随着存放时间的延长(存放 1 小时)其 PaO_2 增加(约增加 3mmHg)，特别是原有 PaO_2 越高者(=100mmHg)，其 PaO_2 越增高(约增加 10mmHg)，而玻璃注射器的影响较小。如果抽血后及时送检，尽管使用塑料注射器，不一定有明显影响。因此，建议使用玻璃注射器，或当使用塑料注射器时，采血后存放时间不应超过 30 分钟为宜。

(2)用肝素进行抗凝血问题：为避免肝素对血样的稀释而影响血气检查结果，最好使用肝素化的干注射器采血，市场上有专门用于采血气样本的专用注射器。也可事先用注射器吸取小量(0.2～0.3ml)肝素溶液(肝素 1000U / ml)，转动针栓，湿润空针内壁后，再将多余肝素液推出，勿残留气泡。但是，这种方法常因肝素溶液对血样的稀释而或多或少地影响检查结果。由于肝素本身是酸性的(pH＜7.0)，PaO_2 为 150mmHg，$PaCO_2$ 约为 0。所以，理论上当取血量很少时，可能会使样品的 pH 降低，然而由于血液是一种良好的缓冲液，这种影响所带来的 pH 误差通常是微乎其微的。肝素液对血样的稀释而影响血气的检查结果主要取决于血样品的容量。例如，在 1 个 10ml 针管及其针头的无效腔处所存在的肝素大约为 0.25ml，因此，1ml 的血液样品就会被相对稀释，样本中 $PaCO_2$ 和 HCO_3^- 的水平就可能减少 25%。PaO_2 的潜在误差也有因此而增大的可能性。如果使用过多的肝素液时，可能会影响血液检查结果。为了防止肝素液对血样的稀释，建议最好用肝素化的干燥灭菌空注射器。其制备方法是将肝素溶液湿润的注射器放置于 80℃以下的烘箱干燥即可。

如果使用肝素溶液时，原则上最好以肝素溶液只是湿润注射器内部和针头而不残留可见的量为度。

(3) 毛细玻璃管：通常所使用的毛细玻璃管长度为 120mm，容量为 100～140μl。先彻底洗净，干后充以肝素溶液，在 60～70℃的烘箱中干燥后即可使用。

三、采血样的方法

(一) 采动脉血样的方法

(1) 动脉穿刺：准确、尽快操作为成功的关键。常用桡动脉、股动脉和肱动脉等。在临床上，多采用桡动脉做穿刺采血。因为尺动脉会有侧支循环到桡动脉，离伴行的正中神经有一段距离，所以不易造成神经损伤，手部的无菌度较鼠蹊部为佳，不易感染。再加上桡动脉靠近体表，较易触得，也不易造成穿刺时疼痛(附图 1-1)。此外，股动脉穿刺也比较常用，但难度较大一些。股动脉穿刺的方法是：术者先触摸到股动脉搏动后，在其动脉的正上方，使针头切口斜面对着血流的上方，以搏动为目标大约成 60°角刺入，当针刺入动脉后，血液则借助于动脉血压力自行将注射器芯推动，此时血液尽量自然流出，不要用力抽取，但要尽快操作。若经留置动脉导管采血时，应丢弃最初抽出的混有液体的稀释血后，另换肝素溶液湿润内壁注射器采血样。

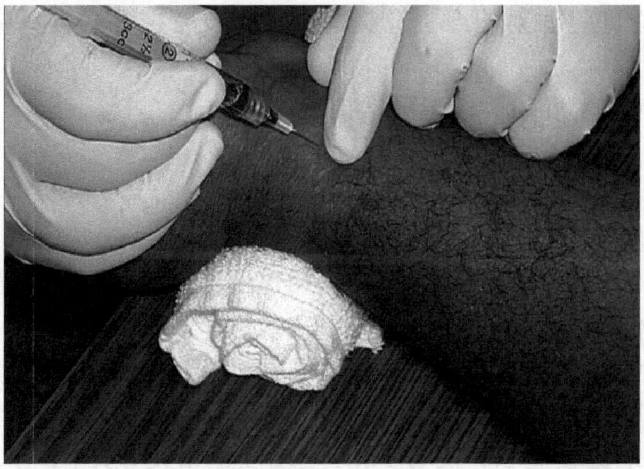

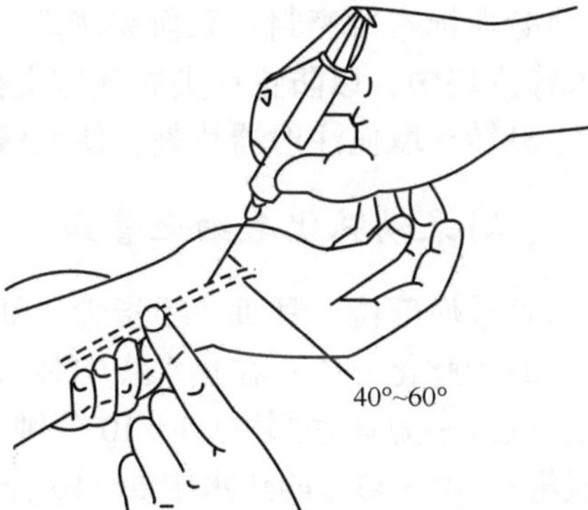

附图 1-1　桡动脉做穿刺采血

(引自：Singh V，et al)

(2) 采血时注射器内不应留有气泡，万一有空气混入产生气泡，应尽快(2 分钟内)排空。因为空气中的 PaO_2 约为 150mmHg(20.0kPa)，$PaCO_2$ 为 0.23～0.25mmHg(0.0307～0.0333kPa)，所以若空气混入而与血样本混合或接触时，必然会引起血 PaO_2 明显上升，SaO_2 显著增高，$PaCO_2$ 明显下降，以致 pH 上升。通常，其升降程度取决于混入空气的多少与时间的长短。据 Ishikawa 等的研究资料表明，其血样本中气泡混入量越大，血 PaO_2 上升越明显，$PaCO_2$ 下降越明显，但血 pH 未见明显改变。采血后 17 分钟的血样标本中，气泡量占血液量的百分比不同对血液气体的影响有明显不同。在血样本中气泡量占血液量 20%的情况下，PaO_2上升约 5mmHg(0.667kPa)，而 $PaCO_2$和 pH 未见明显改变；但气泡量占血液量 40%时，PaO_2上升约 14mmHg(1.87kPa)，而 $PaCO_2$下降 1.5～2mmHg(0.199～0.267kPa)，但 pH 未见明显改变(附图 1-2)。采血时在检体中若成泡沫状时，原则上应重新采血为宜。

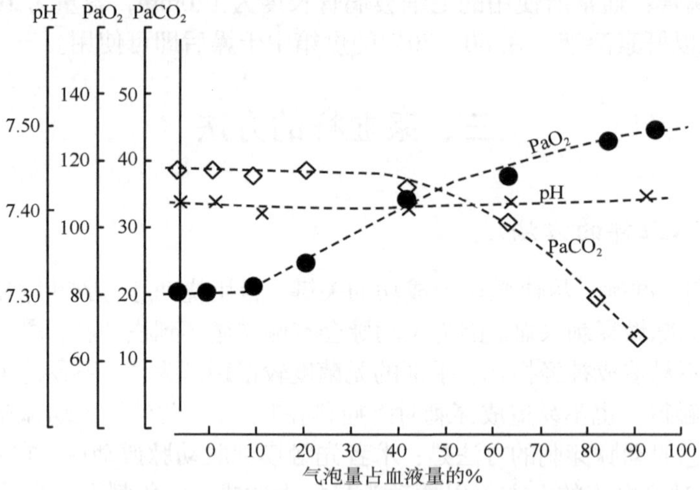

附图 1-2　气泡量大小对血气分析结果的影响

采血后在密闭玻璃注射器中放置 17 分钟的血样本资料

(引自：Ishikawa S，et al)

(3)拔针后按压动脉穿刺部位约 5 分钟。

(4)血标本要密封：采血完毕后，立即将注射器弃去针头，盖上橡皮帽或注射器针尖刺入橡皮块中，以防止针尖处气体交换。

(5)转动取血注射器片刻，使血液与肝素混匀，以达肝素抗凝的目的。

(二)采动脉化毛细血管血

(1)采血部位：耳垂、手指尖、幼儿足跟部。

(2)动脉化方法：在热水袋中装入 40～45℃的热水或用自动加热器或热毛巾热敷采血部位(成人多为耳垂部位) 5～10 分钟，使局部轻度充血，皮肤呈玫瑰红色。幼儿则将足跟部浸泡在 40～45℃的热水中 5～10 分钟，须注意水温，严防烫伤。采血局部血管扩张，动静脉短路开放，使毛细血管基本达到动脉化。根据研究资料，用上述动脉化方法采血样本与动脉穿刺采血样本的血气分析检查结果比较显示，两者 PaO_2呈线性正相关(附图 1-3)，说明充分动脉化毛细血管的 PaO_2数据与动脉穿刺血样的 PaO_2基本一致。据 Dar 等研究表明，比较 55 例的动脉化耳血(毛细血管血)和动脉血的 PaO_2、$PaCO_2$和 pH 测定结果显示，两者之间仅有微小差别(平均差别分别为 PaO_2 0.09mmHg、$PaCO_2$ 0.01 mmHg 和 pH 0.007)，统计学上无显著差异。

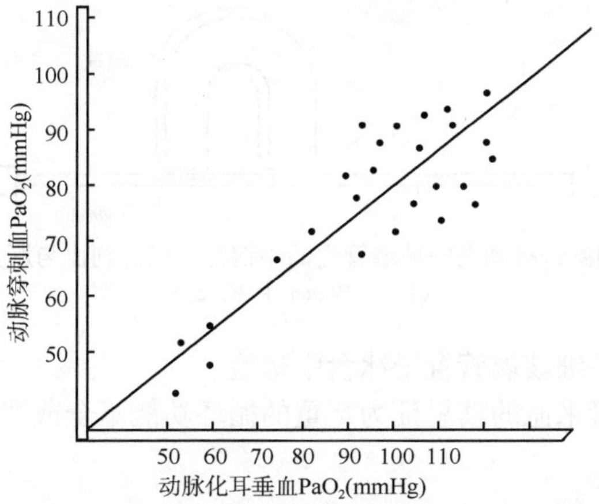

附图 1-3　动脉化耳垂血与动脉穿刺血的 PaO_2 比较

(引自：Dar K，et al)

(3) 局部消毒后使用快速穿刺针穿刺耳垂，或手指尖，或足跟部(幼儿)，待血自动流出。一般弃去第 1 滴血，让血液自然流进特制的已肝素化干燥的毛细玻璃管内，切忌挤压，以免静脉血混入。其毛细玻璃管长度为 80mm，外径为 1.2～1.5mm，根据不同需要其容量为 60～120μl。

(4) 采血时，血滴与毛细玻璃管尖端直接接触，毛细玻璃管的尾端抬高，以便血液连续地流进管内同时排出气体，这一操作步骤十分重要，管内既不含空气泡，又不使血液在空气中暴露时间过长(附图 1-4)。

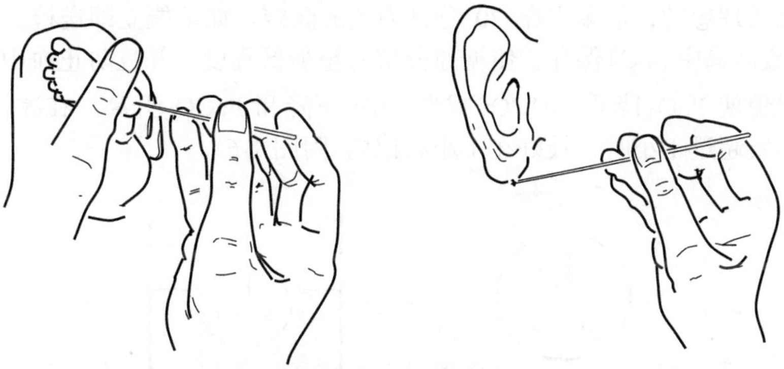

附图 1-4　从幼儿足跟或耳垂中，采动脉化毛细血管血的方法

(引自：Winters RW，et al)

(5) 毛细玻璃管中灌满血液后，向玻璃管内放入一根 5mm 长的特制小钢针，注意不可混入空气。

(6) 两端用橡皮泥或塑料盖封固毛细玻璃管两端，然后用磁铁沿毛细玻璃管纵轴来回滑动，以带动玻璃管内的小钢针，以达到血液与管壁上的肝素充分混合的目的，以免凝血(附图 1-5)。

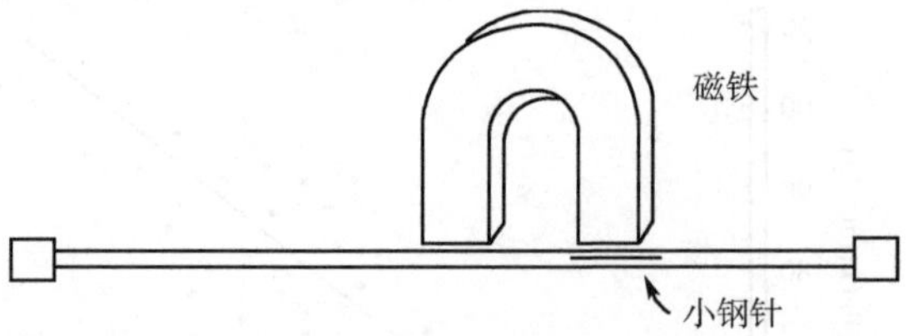

附图 1-5　用磁铁移动毛细玻璃管内的小钢针，以达到血与肝素混匀的目的
（引自：Winters R W，et al）

(7) 立即送检或将毛细玻璃管置于冰盒中送检。
(8) 动脉化毛细血管采血的禁忌证为严重的循环功能不全或严重水肿等。

（三）采静脉血样

除非有特殊需要，一般不用静脉血进行血气酸碱分析。但是有时还需要采取静脉血，做一些必要的血气分析等化验检查，不仅可了解机体酸碱平衡失调的有关情况，而且有时候还与动脉血的血气改变作一比较，对了解局部或整体的循环功能改变也有一定意义。如经 Swan-Ganz 漂浮导管采取混合静脉血时，应丢弃最初抽出的稀释血，换另一先用肝素溶液湿润内壁的注射器采血样。

四、血样的保存

原则上采血后应尽快送检进行血气分析，通常在室温(25℃以下)于采血后 5～15 分钟以内测定是比较理想的，最多应在 20 分钟内完成测定。如不能立即送检，应将血样本放在冰水(0℃)或冰箱中(4℃)保存，使糖原分解降至最低程度，并且防止血中白细胞、血小板继续代谢以免使 PaO_2 降低、HCO_3^- 减少、pH 下降和 $PaCO_2$ 升高。在冰箱(4℃)中存放血样本一般不要超过 1 小时，最好在 1 小时以内(附图 1-6)。

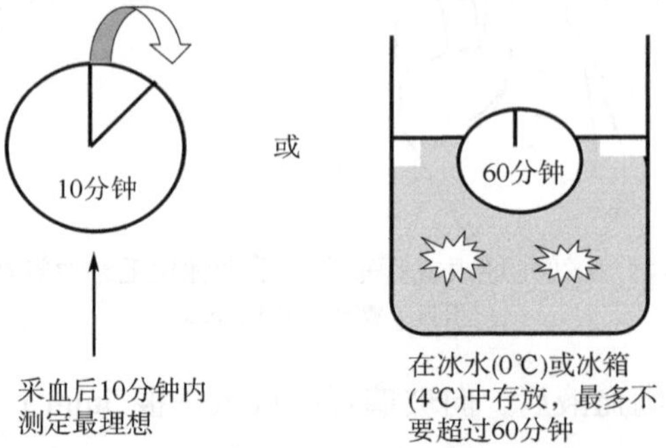

附图 1-6　采血样后测定或在冰水/冰箱中保存

据观察，如果血液样品能够在冰箱或冰水中保存并且在 1 小时内测定，PaO_2 下降等血气改变是可以忽略不计的；但是，血中含有大量白细胞或血小板时，可使 PaO_2 明显降低。因此，伴有白细胞异常增高或血小板很高的患者，原则上即时测定，不宜存放。为了提高血气检查结果的准确性，在夏季或室温较高时，采血样的针管可放置在冰水中送检(附图 1-7)。

对患者体温影响的疑惑：动脉血气分析仪是在37℃恒温条件下进行的。一般而言，每高于或低于 1℃，PaO_2 大约改变 5mmHg，$PaCO_2$ 大约改变 2mmHg。因此，如果一个发热至 39℃患者的 PaO_2 和 $PaCO_2$ 的测定值分别为 80mmHg 和 40mmHg，那么它们的实际值或者说是在机体内的值分别为 PaO_2 90mmHg、$PaCO_2$ 44mmHg。虽然有些实验室对患者的体温自动进行校正，但大部分实验室不会特意给予校正。总之，大部分医师，似乎认为体温校正不是必要的。特别是受检者的体温与测定仪温度（37℃）相差 2℃以内者，以及不要求 PaO_2 的精确具体数值而只要求其大体数值者，可不必做温度校正。

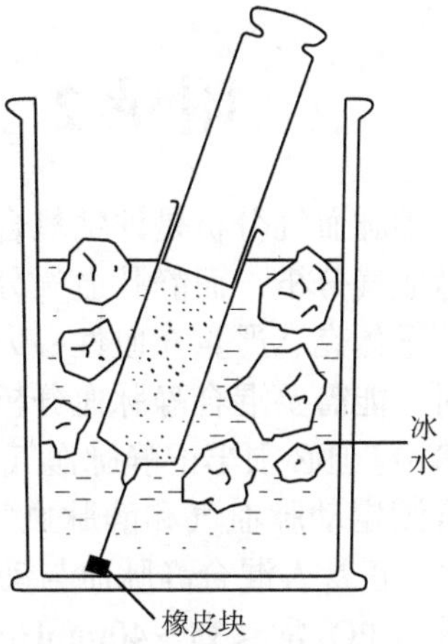

附图 1-7　采血样的针管放置在冰水中保存

（引自：筐本浩，等）

在临床上，如果需要按患者的实际体温进行温度校正时，可用“仪器温度（37℃）的血气参数换算为患者体温的简明表”（附表 1-1）来计算。

举例说明其用法：某患者在低温麻醉下接受心脏手术，患者体温是 30℃，采动脉血样立即做血气分析测定，仪器恒温 37℃下，测定的结果为：pH 7.20，$PaCO_2$ 60mmHg，PaO_2 65mmHg，试求患者体温 30℃时的血气参数。

（1）根据附表 1-1 计算体温 30℃时的校正 pH：

pH 7.20（37℃）+ 0.105（30℃时 pH 校正系数）= 7.305≈7.31

（2）根据附表 1-1 计算体温 30℃时的校正 $PaCO_2$ 值：

$PaCO_2$ 60mmHg（37℃）× 0.750（30℃时 $PaCO_2$ 校正系数）= 45mmHg

（3）根据附表 1-1 计算体温 30℃时的校正 PaO_2：

PaO_2 65mmHg（37℃）× 0.600（30℃时 PaO_2 校正系数）= 39mmHg

结论：患者体温 30℃时校正的血气参数为 pH 7.31，$PaCO_2$ 45mmHg，PaO_2 39mmHg。

附表 1-1　由仪器温度（37℃）的血气参数换算为患者体温的简明表

℃	pH	$PaCO_2$	PaO_2
29	+0.120	×0.720	×0.560
30	+0.105	×0.750	×0.600
31	+0.090	×0.780	×0.650
32	+0.075	×0.815	×0.700
33	+0.060	×0.850	×0.750
34	+0.045	×0.885	×0.805
35	+0.030	×0.920	×0.865
36	+0.015	×0.960	×0.930
37	+0.000	×1.000	×1.000
38	−0.015	×1.040	×1.070
39	−0.030	×1.080	×1.145
40	−0.045	×1.125	×1.225
41	−0.060	×1.170	×1.310

附录 2　静脉血气的评估及其意义

动脉血气分析是评估氧合、通气和酸碱状态的重要检测手段。血气分析原则上应采取动脉血气分析，而静脉血气分析仍然代替不了动脉血气分析。不过在循环功能严重衰竭，如严重休克、严重充血性心力衰竭和心搏呼吸骤停等情况下，动静脉血气出现分离现象，此时可能需要混合静脉血分析和监测，以了解机体组织的氧合和酸碱状态，指导临床适宜的诊治。但必须牢记静脉血气分析只能有助于评估酸碱平衡状态，不能单独进行氧合分析。联合测定动脉血气和静脉血气分析对危重患者特别是严重心肺衰竭患者具有一定的临床意义。正常人混合静脉血与动脉血比较显示，两者最明显的差别是 PaO_2 和 SO_2，通常混合静脉血 PO_2 常＜35～40mmHg，混合静脉血 SO_2 常＜65%～75%，混合静脉血 PO_2(或 SaO_2)反映组织循环状态，而动脉血 PO_2 常＞70～100mmHg(或 SO_2)，反映肺通气状态。其次，两者的差别是 PCO_2，正常时静脉血 PCO_2 较动脉高(动–静脉差 ＝6～8mmHg)，然而静脉血 PCO_2 依赖于血流，当血流降低时，混合静脉血 PCO_2 可显著增高，即使动脉 PCO_2 正常或降低时也可能是这样。这两者的差别是由不同的生理机制决定的(附表 2-1)。

附表 2-1　动脉血和混合静脉血气分析正常值

项目	动脉血	混合静脉血	动–静脉差
PO_2(mmHg)	70～100	35～40	～60
SO_2(%)	93～98	65～75	～25
PCO_2(mmHg)	35～45	42～52	6～8
pH	7.35～7.45	7.32～7.41	0.03～0.04
HCO_3^- (mmol/L)	22～26	24～26	2～4

(引自：Lawrence Martin)

临床和动物实验表明，即使在循环障碍时，混合静脉血和中心静脉血血气测定值也非常接近，但后者的插管技术难度、危险性和费用等都比前者小，便于推广使用。不过，一般都认为，混合静脉血气比中心静脉血气更为可靠。当使用静脉血气评价酸碱平衡时，推荐采用混合静脉血或中心静脉血。

在严重循环衰竭时，动脉血气与混合静脉血气参数之间无明显相关性，并出现动–静脉血气酸碱分离现象，其分离程度随着循环障碍程度的加重而增大，因此，此时不能只用动脉血气来指导酸碱失衡和组织氧合失常的治疗，而应同时进行混合静脉血气分析，并用动–静脉血氧含量差值的综合分析对判断组织供氧和灌注状态和适宜处理等具有重要意义。

临床上，当动脉 PaO_2 和混合静脉血氧分压(PvO_2)同时下降，动–静脉血氧含量差值(CaO_2-CvO_2)基本不变时，提示肺氧合功能障碍；PaO_2 正常，PvO_2 明显下降，导致 CaO_2-CvO_2 值增大，提示心功能减退、组织灌注血流减少；若 PaO_2 下降，PvO_2 明显降低时，提示肺氧合功能下降的同时有心功能不全。

临床上，静脉血不是评价全身酸碱状态的可靠途径。为了减少静脉血和动脉血的上述差别，通过将采血局部加温到 45℃持续 10 分钟，这样可显著提高局部静脉血的流速，静脉血便在体内产生动脉化的效果。这种方法可使动静脉的酸碱差别几乎变得可以被忽略。

一、评估组织氧合状态的意义

静脉血气常反映组织 PO_2 情况，PaO_2 和静脉血 PO_2(PvO_2)的差别极大，PvO_2 主要取决于氧输送和组织摄氧及氧耗的能力，而 PaO_2 主要取决于肺的功能。组织缺氧的指标之一是 PvO_2，低氧血症是指从大气传递至血的 O_2 减少，即 PaO_2 下降而言，而缺氧症或缺氧血症是指 O_2 传递至组织减少，即组织细胞内缺氧而言。所以可有低血氧而无缺氧，反之也一样。理论上可认为，组织缺氧最好的指标是 PvO_2，其正常值为 35～45mmHg(4.67～6.0kPa)。在安静状态下，其 PvO_2 低于 35mmHg(4.67kPa)时，可以考虑组织缺氧。后者是由于组织的氧供应不足，或组织利用氧的能力障碍，导致机体组织细胞功能和形态结构异常改变的病理过程，甚至危及机体生命。

各型缺氧的血氧改变特点(附表 2-2)如下：

附表 2-2　缺氧的类型

类型	PaO_2	SaO_2	CaO_2	CaO_2 max	A-V 血含量差	CvO_2
乏氧性缺氧(hypoxic anoxemia)	↓	↓	↓	=	↓或 =	↓
循环性缺氧(circulatory anoxemia)	=	=	=	=	↑	↓
血液性缺氧(hemic anoxemia)	=	=	↓	↓或=	↓	↑
组织中毒性缺氧(histotoxic anoxemia)	=	=	=	=	↓	↑

注：PaO_2，动脉血氧分压；SaO2，动脉血氧饱和度；CaO_2，动脉血氧含量；CaO_2max，动脉血氧容量；CvO_2，静脉血氧含量；=为接近正常或正常。

混合静脉血氧饱和度(SvO_2)评估组织氧合功能的意义：SvO_2 对有些危重患者可能是最好的评估全身氧合状态的一个指标。

健康人 SvO_2 约为 75%，一般认为，静息时 SvO_2＞65%表明组织代谢有足够的氧可以利用。如果氧需要量增加而没有相应增加氧的供应，SvO_2 将降低。当 SvO_2＜50%时，常表明组织氧合功能受损和无氧代谢的发生。影响 SvO_2 下降的因素包括心排出量(CO)、SaO_2、Hb 等，其中一种或多种因素受损或氧消耗量增加。通常较低的 SvO_2 常提示其氧运输量不充足，SvO_2 越低，其氧运输量越不充足。但如果 SvO_2 值正常，也不能保证其组织氧合是充足的。可能与以下几方面因素有关：①局部低灌注因素，由于局部低灌注而局部氧合不充分时，可将血液调整到机体其他部位，结果不会导致混合性静脉血氧含量显著下降；②左到右的分流因素，在严重循环衰竭，包括败血症，或休克，或心功能不全等时，氧合血从体循环经毛细血管旁路到静脉分流，可导致 SvO_2 正常或升高；③线粒体中毒因素，如氰化物中毒时，可引起线粒体中毒而致毛细血管和细胞之间的氧运输受阻，结果 SvO_2 可能正常，甚至更高。

在临床上，尽管 PvO_2 可以代替 SvO_2，但对这两个值而言，SvO_2 可能更可靠。如果 PvO_2 用来评估组织氧合，就必须测量其值，而不能简单地从 SvO_2 推测。

临床问题：患者 SaO_2 为 98%，SvO_2 为 75%，血红蛋白(Hb)为 14g/dl，心排血量为 5 L/min，氧消耗量(VO_2) 250ml/min。

提问：假定 VO_2 保持恒定，根据下述变化值计算其 SvO_2?

a. 心排血量= 3L/min

b. SaO_2 = 75%

c.Hb = 9g/dl

临床分析：

a. $CaO_2 = 14 \times 1.34 \times 0.98 = 18.4$ml/dl

VO_2=250ml/min = 3 L/min ×（$CaO_2 - CvO_2$）× 10

（$CaO_2 - CvO_2$）× 10 = 250 /3

$CaO_2 - CvO_2$ = 83.3 /10 = 8.3ml/dl

CvO_2 = 18.4 – 8.3 = 10.1 ml/dl

10.1ml/dl = $SvO_2 \times 1.34 \times 14$

SvO_2 = 10.1 / 18.8 = 54%

b. $CaO_2 = 14 \times 1.34 \times 0.75 = 14.1$ml/dl

VO_2=250ml/min = 5 L/min ×（$CaO_2 - CvO_2$） × 10

（$CaO_2 - CvO_2$）× 10 = 250 /5

$CaO_2 - CvO_2$ = 50.0 /10 = 5ml/dl

CvO_2 = 14.1 – 5 = 9.1 ml/dl

9.1ml/dl = $SvO_2 \times 1.34 \times 14$

SvO_2 = 9.1 / 18.8 × 100% = 48%

c. $CaO_2 = 9 \times 1.34 \times 0.98 = 11.8$ml/dl

VO_2=250ml/min = 5 L/min ×（$CaO_2 - CvO_2$）× 10

（$CaO_2 - CvO_2$）× 10 = 250 /5

$CaO_2 - CvO_2$ = 50 /10 = 5ml/dl

CvO_2 = 11.8 – 5 = 6.8 ml/dl

6.8ml/dl = $SvO_2 \times 1.34 \times 9$

SvO_2 = 6.8 / 12.1 × 100% = 56%

二、评估组织酸碱状态的意义

正常情况下，静脉血 pH（7.32～7.42）稍低于动脉血 pH（7.35～7.45），动–静脉 pH 差为 0.03～0.04，而静脉血 PCO_2（42～52mmHg），稍高于 $PaCO_2$（35～45mmHg），动–静脉 pH 差为 6～8mmHg。但是，如果有血流动力学不稳定会使动静脉血 pH 和 PCO_2 值的差别更大。通常，动–静脉血 PCO_2 差值与心排血量降低及由此而引起的组织 CO_2 清除和肺 CO_2 的排出等有关系。动–静脉血 pH 和 PCO_2 差主要由动脉血低碳酸血症和静脉血高碳酸血症引起，其主要机制是心排血量降低和存在有效的肺泡通气，因为动–静脉血[HCO_3^-]，或乳酸根浓度相差并不显著。据动物实验研究显示，心排血量仅减少 20%～40%即可引起动–静脉血酸碱参数的实际增宽。这种情况常见于在心肺复苏期间混合静脉血显示严重酸血症（pHv 大约 7.21）和严重高碳酸血症（$PvCO_2$ 大约 74mmHg），但是动脉血 pH 则在正常范围，或碱血症，这种“动静脉矛盾”现象主要由于心排血量明显降低，在心肺复苏人工或机械通气使肺泡的 CO_2 很快排除，$PaCO_2$ 降低，然而在静脉血中大量 CO_2 没有运输到肺泡进行气体交换。结果动–静脉血 pH 和 PCO_2 差值增大。在临床上，动–静脉血 pH 差值和 PCO_2 差值突然增大常提示也可能有组织缺氧，可反映血液通过组织时由组织得到的 CO_2 和 H^+ 量。后者在供氧不足的情况下，组织改用无氧途径生成 ATP，乳酸生成增加，导致 H^+ 浓度增高。

三、在阴离子间隙的计算值是使用静脉血 CO_2 值来代替动脉血[HCO_3^-]值

静脉血总 CO_2 值可替代动脉血[HCO_3^-]，而且，通常在阴离子间隙公式中使用的不是计算出的动脉血[HCO_3^-]值，而是测得的静脉血 CO_2 值。

由于血浆[HCO_3^-]不能直接定量，通常检测总 CO_2 浓度来替代。血浆总 CO_2 值是指所有游离的和结合的 CO_2，包括溶解的 CO_2、碳酸、氨基甲酸盐和 HCO_3^-，其中，HCO_3^- 占总量近 95%。因此，用总 CO_2 值可以很好地替代血浆[HCO_3^-]，而且在以静脉血测定电解质时，可以常规同时检测，并以此计算阴离子间隙。与动脉血比较，静脉血的 pH 低 0.01～0.03，$PaCO_2$ 值高 6mmHg，[HCO_3^-]大约高 2mmol/L。通常在临床上，在阴离子间隙公式中，使用的不是计算出的动脉血 HCO_3^- 值，而是测得的静脉血 CO_2 值。

危重疾病患者，有哪些潜在因素可以引起混合静脉血氧分压(PvO_2)下降？

有以下 4 个因素可以是分别或者协同作用：主要通过降低心排血量和提高组织的摄取氧量来降低 PvO_2，而小部分是由动脉血氧分压(PaO_2)、氧含量(CaO_2)和血氧饱和度(SaO_2)来决定的。危重疾病患者引起 PvO_2 下降的主要潜在因素归纳为：①低血红蛋白(Hb)水平；②低 SaO_2；③心排血量(CO)；④组织摄取氧量(VO_2)增加，

临床问题 1：患者，男性，65 岁，患严重充血性心力衰竭，在监护病房查动脉血 pH 7.40，PaO_2 60mmHg，心排血量 3.0L/min，Hb 12g/dl。

提问：

a. 动脉血氧含量？

b. 动脉氧输出量(动脉血氧运输量)？

c. 静脉氧输出量(静脉血氧运输量)？

d. 静脉血氧含量？

临床分析：

a. 临床资料中，未提供 SaO_2，所以从 PaO_2 = 74mmHg 来计算。假定没有异常的血红蛋白血症，SaO_2 在 pH 7.40 时为 90%。

$$CaO_2=(SaO_2\times Hb\times 1.34)+(0.003\times PaO_2)$$
$$=(0.90\times 12\times 1.34)+(0.003\times 60)=14.6\text{ml/dl}$$

b. 动脉氧输出量的计算，按动脉氧输出量公式：

$$\text{动脉氧输出量}=CO\times CaO_2\times 10=3.0\times 14.6\times 10=438\text{ml / min}$$

c. 静脉氧输出量的计算：因为整个氧运输量的 75%是通过静脉循环返回到心脏的，在同一机体中，动脉和静脉的心输出量是相同的。

静脉氧输出量(返回右心的氧量)= 动脉氧输出量×0.75 = 438×0.75 = 328.5ml/min。

d. 静脉血氧含量的计算：因为动脉循环和静脉循环中血红蛋白的含量是一样的，在安静状态下，组织通常摄取 25%的氧运输量，所以其静脉血氧含量(CvO_2)= 动脉血氧含量×0.75 = 14.6×0.75 = 10.9ml/dl。

临床问题 2：患者 Hb13.5g/dl，动脉血 $CaO_2$19.0 ml/dl。

提问：计算每个患者的混合静脉血氧饱和度(SvO_2)？

CO= 4L/min，VO_2= 200ml/min

CO= 2L/min，VO_2= 300ml/min

临床分析：

a. 按 VO_2 公式，即 VO_2= CO ×（CaO_2 – CvO_2）× 10

VO_2（=200ml/min）= 4L/min ×（CaO_2 – CvO_2）× 10

（CaO_2 – CvO_2）× 10 = 200 / 4

CaO_2 – CvO_2= 50/10 = 5ml/dl

由于 CaO_2 = 19ml/dl，又 CaO_2 – CvO_2= 5ml/dl，

CvO_2 = 19 – 5 = 14ml/dl = SvO_2 × 1.34 × 13.5

所以 SvO_2 = 14 /18 = 78%。

b. 按 VO_2 公式，即 VO_2= CO ×（CaO_2 – CvO_2）× 10

VO_2（=300ml/min）= 2L/min ×（CaO_2 – CvO_2）× 10

（CaO_2 – CvO_2）× 10 = 300 / 2

CaO_2 – CvO_2= 150/10 = 15ml/dl

由于 CaO_2 = 19ml/dl，又 CaO_2 – CvO_2= 15ml/dl，

CvO_2 = 19 – 15 = 4ml/dl = SvO_2 × 1.34 × 13.5

所以 SvO_2 = 4 /18 = 22%。

四、心搏呼吸骤停心肺复苏中混合静脉血气比动脉血气可更准确地反映酸碱变化

（一）心搏呼吸骤停时的动脉血气和酸碱失衡的特点

心搏呼吸骤停心肺复苏（CPR）期间可发生明显的血气异常与酸碱失衡，其改变有以下四个方面的特点：

（1）在心肺复苏期间，混合静脉血常是严重酸血症（pHv 大约 7.15），并且多为严重高碳酸血症（$PvCO_2$ 大约为 74mmHg），然而动脉血则不像静脉血那样有严重酸血症和高碳酸血症，相反，在 CPR 期间动脉血 pH 大致在正常范围（pHa 平均为 7.41），或轻度酸血症，甚至碱血症，这种“动静脉矛盾（arterial venous paradox）”现象主要是由于循环血流明显降低或淤滞造成的。在 CPR 早期常呈混合静脉血高碳酸性酸血症（静脉血呼吸性酸中毒），而动脉血低碳酸血症（动脉血呼吸性碱中毒）。此时，单纯做动脉血气并不能反映全身组织的酸碱状态和血液气体改变；而混合静脉血更能反映组织酸碱状态。

（2）CPR 时抢救时间的紧迫、病情变化的迅速性，再加上肺、肾酸碱代偿机制的严重丧失而其酸碱失衡易变性和复杂性为其另一个特点。

（3）心搏骤停 CPR 时动脉血酸碱失衡的特点是：在 CPR 早期以呼吸性碱中毒为主，但仅在循环的动脉中发生，是因为给患者进行人工通气所致。实质上，静脉循环中有较明显的 CO_2 潴留。由于心肺复苏时间的拖延或心肺复苏后期常呈酸中毒，包括代谢性酸中毒或代谢性酸中毒与呼吸性酸中毒两者混合的酸中毒，特别是院外 CPR 患者。这些患者的主要酸碱失衡类型为：①呼吸性碱中毒；②呼吸性碱中毒合并代谢性酸中毒；③代谢性酸中

毒；④代谢性酸中毒合并呼吸性酸中毒；⑤代谢性酸中毒合并代谢性碱中毒五种类型。即动脉血 pH 通常从低碳酸性碱中毒向酸中毒方向发展，但是静脉血从高碳酸性酸中毒向呼吸性酸中毒合并乳酸酸中毒的双重酸中毒发展。

(4)影响 CPR 酸碱平衡紊乱的因素中，最为重要的因素是心搏骤停后开始实施 CPR 的时间长短；其次是 CPR 实施的有效与否。例如，在胸外按压过程中，若通气过大或过速则易导致动脉血碱中毒，相反，若通气不足或 CPR 持续时间过于拖长则易导致动脉血酸中毒。后者常与胸外按压的熟练程度和有效性、气管插管的正确性有关。与应用过量碱性药物则动脉血 pH 可变为碱性等因素也有关；与在 CPR 前已存在的各种酸碱失衡状态或原有疾病种类也有关。

组织低血流状态引起的严重酸中毒还可加剧缺血性损伤，酸性环境是脂质过氧化反应产生自由基的最佳条件，乳酸酸中毒使结合在蛋白质上的铁离子不稳定，在氧合过程中生成超氧负离子参与脂质过氧化反应，以促进形成羟自由基而促进细胞损伤。

(二)心搏呼吸骤停 CPR 中混合静脉血气比动脉血气能更准确地反映酸碱变化

越来越多的证据显示，尽管动脉血 PCO_2 和 PO_2 可反映肺通气功能，但是在 CPR 低血流状态下，动脉血 pH 通常正常或呈低碳酸性碱中毒(相对过度通气)，而静脉血呈高碳酸血症；随即出现的动静脉乳酸血症也呈“动–静脉矛盾”，在这些组织灌注不良的状态下，应用动脉血气分析不能准确地反映机体主要酸碱状态，更不能反映组织低灌注时的实际酸碱状态。此时混合静脉血气分析比动脉血能更准确地反映 CPR 时的血流情况，这是因为心搏骤停时，动脉系统内血流停滞，而动脉血气分析不能反映组织细胞内的代谢变化；在组织低灌注状态下，动脉血酸碱情况可以维持 13 分钟而无显著变化；心脏停搏时酸碱变化的特征不仅是静脉和组织高碳酸血症和代谢性酸中毒，而且包括动脉血低碳酸性碱中毒的动静脉矛盾；特别是当 CPR 时肺血液灌注明显降低，大量 CO_2 没有运输到肺泡进行气体交换，这种静脉循环中严重 CO_2 潴留情况在动脉系统未能及时反映出来。虽然混合静脉血气分析可提供 CPR 时有关血流和酸碱状态的更多准确信息。据 Martin 研究提示，心搏呼吸骤停 CPR 中使用静脉血气分析不仅有助于理解患者的危重情况和酸碱变化，还可推荐其治疗方案的改变。目前，虽然在大多数临床条件不作为其常规检测，但可能很有意义和实际用途。据人体研究和动物实验研究得出结论，混合静脉血能最准确地反映 CPR 时的酸碱状态，特别是当 PCO_2 快速增高时，动脉血不能反映混合性静脉血，也包括组织、pH 显著降低的变化。因此，动脉血气分析在这种情况下，衡量酸碱状态是不适当的。$NaHCO_3$ 不再推荐作为 CPR 的常规治疗药物，因为碳酸氢盐产生的 CO_2 不能通过肺通气清除，这样会加重静脉血呼吸性酸中毒，而且也可影响心脏电除颤的成功率。

尽管静脉血气分析对评估机体组织的氧合状态、组织酸碱状态、静脉血总 CO_2 值可替代动脉血[HCO_3^-]，计算阴离子间隙和心搏呼吸骤停 CPR 中混合静脉血气比动脉血气能更准确地反映酸碱变化等方面，对指导进一步临床处理，确有重要作用。虽然在大多数临床情况下，不作为常规检测，但是毫无疑问混合静脉血气分析也很有意义和用途。但临床医生要牢记，静脉血气分析并不能代替动脉血气分析。

五、在什么情况下，静脉血气分析（VBGA）可替代动脉血气分析（ABGA）？

（一）动脉血和混合静脉血、外周静脉血的正常值比较

从附表 2-3 中可见，混合静脉血和外周静脉血的 pH、HCO_3^- 均与动脉血气参数有一定相关性（见后述），混合静脉血比外周静脉血更接近动脉血气测定结果，不过抽取外周静脉血更方便和常用。

附表 2-3　动脉血和混合静脉血、外周静脉血的正常值

项目	动脉血	混合静脉血	外周静脉血
PO_2（mmHg）	95～100	38～42	40
SO_2（%）	＞ 95	＞70	65～75
PCO_2（mmHg）	36～44	44～46	42～50
氧含量（mlO_2/dl）	约 20	约 15	约 15
pH	7.35～7.45	7.32～7.36	7.32～7.38
氢离子浓度（nmol/L）	37～43	42～45	42～48
HCO_3^-（mmol/L）	22～26	24～30	23～27

（引自：Malatesha　G，et al / Middleton P，et al）

（二）近年来有关成人静脉血气和动脉血气的临床 Meta 分析

1. 显示

（1）pH：动脉血比外周静脉血高 0.03（0.02～0.04）。

（2）PO_2：动脉血比外周静脉血高 36.9mmHg，但其两者的互换性不明。

（3）PCO_2：动脉血 PCO_2 和静脉血 PCO_2 之间也是互换性不明，但是若外周静脉血的 PCO_2＜45mmHg 时，其动脉血的 PCO_2 通常不可能超过 50mmHg。

（4）HCO_3^-：动脉血比外周静脉血低 1.03mmol/L（1～2mmol/L）。

（5）乳酸：若静脉血处于其标准值以内时，则动脉血也是通常处于其标准值范围内。

2. 结论

（1）静脉血 pH 和 HCO_3^- 可以反映动脉血的变化趋势，所以用静脉血气分析这两个值来推定动脉血是可行的。实际应用时，用上述动、静脉血之间差数即可，这是很简便的推定方法。

（2）静脉血的 PO_2、PCO_2 和乳酸则不能反映动脉血相应的变化值，所以不可用静脉血气来推定，也就是说，患有呼吸成分变化的患者，开始就应使用动脉血气分析。但是如果静脉血的 PCO_2 和乳酸值处于正常值范围内时，也可用静脉血气分析来推定动脉血。不过，静脉血的 PCO_2 和乳酸值处于正常值范围以外时，须用动脉血气分析来确认。

(三)在哪些情况下，静脉血气分析可替代动脉血气？

鉴于动、静脉血气分析正常值参数的主要区别是 PCO_2 和 PO_2，而 pH、碳酸氢盐（HCO_3^-）等指标可以反映动脉血的变化趋势。所以，对那些临床上无明显缺氧和二氧化碳改变等呼吸功能病变者，只需了解代谢性酸碱平衡紊乱情况，特别是在危重病人（如糖尿病酮症酸中毒、严重胃肠道疾病合并酸碱失衡、肾衰竭、酸中毒等）的抢救过程中，须随时了解酸碱平衡情况的，可以采用静脉血分析替代动脉血气分析。在某些情况下，比如在重症监护室或者在急诊室，对需连续多次检测的病人，动脉采血的危险性明显增加，动脉化毛细血管采血又较繁琐，此时也可考虑抽取外周静脉血进行血气分析。也可通过中心静脉导管或经肺动脉导管取中心静脉血或混合静脉血进行静脉血气分析以替代动脉血气分析。但牢记静脉血气分析只能用于判定酸碱失衡，不能用于判定呼吸功能。临床医生要牢记，静脉血气分析并不能完全代替动脉血气分析的。

参 考 文 献

曹晋桂，孟冬娅，韩志钧，等. 2004. 血气酸碱分析概要//韩志钧主编. 血气酸碱分析. 2 版. 沈阳：辽宁科学技术出版社，104-124.

曹权. 2007. 心肺复苏时酸碱代谢失衡及其处理//王一镗主编. 上海：上海科技出版社，287-290.

潘瑾. 1985. 血气分析测定方法//毛宝龄主编. 临床血气分析. 北京：人民军医出版社，59-87.

朴镇恩. 2008. 血气分析测定结果的分析计算及校正//朴镇恩编著. 最新血液气体与酸碱平衡. 哈尔滨：黑龙江教育出版社，670-691.

朴镇恩. 2012. 实用心肺脑复苏术. 北京：人民军医出版社，253-281.

朴镇恩. 2013. 动脉血气分析快速解读. 北京：中国医药科技出版社，182-189，190-192.

筐本浩，杨俊哲. 1963. 酸-盐基平衡的临床. 东京：中外医学社，147-220.

中国医学科学院阜外医院. 1975. 血液气体和酸碱平衡的检查//中国医学科学院阜外医院等编. 慢性肺心病的防治. 北京：人民卫生出版社，259-282.

Aaron S D，Vandemheen K L，Naftel S A，et al. 2003. Topical tetracaine prior to arterial puncture：a randomized，placebo-controlled clinical trial. Respir Med，97(11)：1195-1199.

Adrogue H J，Madias N E. 1998. Management of life-threatening acid-base disorders. N Engl J Med，378：107-111.

Albert M S，Winters RW. 1966. Acid-base equilibrium of blood in normal infants. Pediatrics，37：728.

Baillie，J K. 2008. "5、mple，easily memorized" ules of thumb "or the rapid assessment of physiological compensation for acid-base disorders". Thorax，63(3)：289-290.

Bloom B M. 2014. The role of venous blood gas in the Emergency Department：a systematic review and meta-analysis. Eur J Emerg Med，21：81-88.

Byrne A L，Bennett M，Chatterji R，et al. 2014. Peripheral venous and arterial blood gas analysis in adults：are they comparable? A systematic review and meta-analysis. Respirology，19(2)：168-175.

Cengiz M，Ulker P，Meiselman H J，et al. 2009. Influence of tourniquet application on venous blood sampling for serum chemistry，hematological parameters，leukocyte activation and erythrocyte mechanical properties. Clin Chem Lab Med，47：769.

Cissik J H. 1977. The effects of sodium heparin on arterial blood gas analysis. Cardiovasc Pulm，5：17-21.

Dar K，Williams T，Aitken R，et al. 1995. Arterial versus capillary sampling for analyzing blood gas pressure. British Medical J，310：24-25.

Effros R M，Swenson E R. 2010. Acid-base balance//Mason R J. Murray & Nadel's Textbook of Respiratory Medicine. 5th ed. Philadelphia：Saunders Elsevier.

Epstein S K，Singh N. 2001. Respiratory acidosis. Respir Care，46：366.

Ganter M，Zolinger A. 2003. Continuous intravascular blood gas monitoring：development，current techniques，and clinical use of a commercial device. Br J Anaesth，91(3)：397-407.

Gravenstein J S. 1989. Capnography in clinical practice. Butterworths，Stoneham. MA.

Hansen J E. 1989. Arterial blood gases// Edited by Mahler D A. Pulmonary function testing. Clin Chest Med，5：227-237.

Ishikawa S，Fornier A，Borst C，et al. 1974. The effects of air bubbles and time delay on blood gas analysis. Ann Allergy，33：72.

Kassirer J P. 1974. Current concepts：Serious acid-base disorders. N Engl J Med，291：773.

Kelly A M，Klim S，Rees S E. 2014. Agreement between mathematically arterialised venous versus arterial blood gas values in patients undergoing non-invasive ventilation：a cohort study. Emerg Med J，31：e46.

Kelly A M，McAlpine R，Kyle E，2001. Venous pH can safely replace arterial pH in the initial evaluation of patients in the emergency department. Emerg Med J，18(5)：340-342.

Kelly A M. 2010. Review article：Can venous blood gas analysis replace arterial in emergency medical care? Emerg Med Australas，22(6)：493-498.

Kirby R R. 1977. Acid-base chemistry and physiology// Edited by Civetta J M. Critical Care. 3rd ed. Philadelphia：Lippincott Raven，255-264.

Koul P A，Khan U H，Wani A A，et al. 2011. Comparison and agreement between venous and arterial gas analysis in cardiopulmonary patients in Kashmir valley of the Indian subcontinent. Ann Thorac Med，6(1)：33-37.

Luce J M. 2004. Respiratory monitoring in critical care// Edited by Goldman L. Cecil Textbook of Medicine. 22nd ed. Philadelphia：Saunders，597-602.

Ma O J，Rush M D，Godfrey M M，et al. 2003. Arterial blood gas results rarely influence emergency physician management of patients with suspected diabetic ketoacidosis. Acad Emerg Med，10(8)：836-841.

Malatesha G. 2007. Camparison of arterial and venous pH，bicarbonate，PCO_2 and PO_2 in initial　emergency department assessment. Emerg Med J，24：569..

Martin L. 1999. All you really need to know to interpret arterial blood gases. Lippincott Williams & Wilkins.

Mayer A S，Maier L A. 2010. Evaluation of respiratory impairment and disability//Mason R J. Murray and Nadel's Textbook of Respiratory Medicine. 5th ed. Philadelphia：Saunders Elsevier.

McCanny P，Bennett K，Staunton P，et al. 2012. Venous vs arterial blood gases in the assessment of patients presenting with an exacerbation of chronic obstructive pulmonary disease. Am J Emerg Med，30(6)：896-900.

Middleton P，Kelly A M，Brown J，et al. 2006. Agreement between arterial and central venous values for pH，bicarbonate，base excess，and lactate. Emerg Med J，23(8)：622-624.

Mikulcik P. 2009. Rapid analysis- Blood gases and more. Siemens Healthcare Diagnostics.

Raffin T A. 1990. Indications for arterial blood gas analysis// Edited by Sox H C，Jr. Common diagnostic tests. 2nd ed. Philadelphia：American College of Physicians，100-119.

Reeves R B. 1976. Temperature- induced changes in blood acid-base status = pH and PCO_2 in a binary buffer. J Appl Physiol，40：752.

Rivers E P. 2011. Central venous oxtgen saturation monitoring in the critical ill patient. J Curr O Pin Crit Care，7(3)：204-211.

Roca J. 2000. Principles of gas exchange// Edited by Grenvik A. Critical Care. 4 th ed. Philadelphia：W. B. Saunders Co，1195-1203.

Scalea T M，Holman M，Fuortes M，et al. 1988. Central venous blood oxygen saturation：an early，accurate measurement of velume during hemorrhage. J Trauma，28(6)725-732.

Seifter J L. 2004. Acid-base disorders// Edited by Goldman L. Cecil Textbook of Medicine. 22nd ed. Philadelphia：Saunders，688-699.

Severinghaus J W. 1958. Electrodes for blood PO_2 and PCO_2 determination. J Appl Physio，13：515.

Severinghaus J W. 1959. Recent developments in blood O_2 and CO_2 electrodes，A symposium on pH and blood gas measurement. J and A. Churchill，Ltd.

Shapiro B A. 1989. Clinical application of blood gases. 4th ed. Chicago：Year Book Medical Publishers.

Shapiro B A.1997. Blood gas analysis// Edited by Civetta J M. Critical Care. 3rd ed. Philadelphia：Lippincott Raven，921-939.

Singh V，Khatana S，Gupta P. 2013. Blood gas analysis for bedside diagnosis. Natl J Maxillofac Surg，4(2)：136-141.

Tavakol K，Ghahramanpoori B，Fararouei M. 2013. Prediction of Arterial Blood pH and Partial Pressure of Carbon dioxide from Venous Blood Samples in Patients Receiving Mechanical Ventilation. J Med Signals Sens，3：180.

Tierney L M Jr. 2005. Acid-base disorders// Edited by Tierney L M，Jr. Current Medical Diagnosis & Treatment. 44th ed. New York：Lange Medical Books / McGraw-Hill，856-866.

Tremper K K. 1990. Monitoring of oxygen// Edited by Lake C L. Clinical Monitoring. Philadelphia：W.B. Saunders，283-313.

Turnaoglu S，Tugrul M，Camci E，et al. 2001. Clinical applicability of the substitution of mixed venous oxygen saturation with central venous oxygen saturation. J Cardiothorac Vesc Anesth，15(5)：574-579.

Walkey A J，Farber H W，O'Donnell C，et al. 2010. The accuracy of the central venous blood gas for acid-base monitoring. J Intensive Care Med，25：104.

Weil M N，Rackow E C，Trevino R，et al. 1986. Difference in acid-base state between venous and arterial blood during cardiopulmonary resuscitation. N Engl J Med，315(3)：153-156.

Weisbrot I M，James L S，Prince C E，et al. 1958. Acid-base homeostasis of the newborm infant during the first 24 hours of life. JPediat，52：395.

Wilson R F. 1992. Acid-base problems//Emergency medicine：A comprehensive study guide. 4 th ed. New York：McGraw-Hill，Inc，35-50.

Winters R W. 1969. Acid-base physiology. 2nd ed. Cleveland：The London Co，273-290.